W0253880

HANDBUCH DER HAUT- UND GESCHLECHTSKRANKHEITEN

BEARBEITET VON

A. ALEXANDER · G. ALEXANDER · J. ALMKVIST · K. ALTMANN · L. ARZT · J. BARNEWITZ
S.C.BECK† · C.BENDA · FR.BERING · S.BETTMANN · H.BIBERSTEIN · K.BIERBAUM · G.BIRNBAUM
A.BITTORF · B.BLOCH · FR.BLUMENTHAL · H.BOAS · H.BOEMINGHAUS · R.BRANDT · F.BREINL
C. BRUCK · C. BRUHNS · ST. R. BRÜNAUER · A. BUSCHKE · F. CALLOMON · E. DELBANCO
F. DIETEL · O. DITTRICH · J. DÖRFFEL · S. EHRMANN† · C. EVELBAUER · O. FEHR · J. v. FICK†
E. FINGER · H. FISCHER · F. FISCHL · P. FRANGENHEIM† · R. FRANZ · W. FREI · W. FREUDENTHAL
M. v. FREY · R. FRÜHWALD · D. FUCHS · H. FUHS · F. FÜLLEBORN · E. GALEWSKY · O. GANS
A. GIGON · H. GOTTRON · A. GROENOUW · K. GRÖN · K. GRÜNBERG · O. GRÜTZ · H. GUHRAUER
J. GUSZMAN · R. HABERMANN · L. HALBERSTAEDTER · F. HAMMER · L. HAUCK · H. HAUSTEIN
H. HECHT · J. HELLER · G. HERXHEIMER · K. HERXHEIMER · W. HEUCK · W. HILGERS
R. HIRSCHFELD · C. HOCHSINGER · H. HOEPKE · C. A. HOFFMANN · E. HOFFMANN
H. HOFFMANN · V. HOFFMANN · E. HOFMANN · J. IGERSHEIMER · F. JACOBI · F. JACOBSOHN
H. JACOBY · J. JADASSOHN · W. JADASSOHN · F. JAHNEL · A. JESIONEK · M. JESSNER
S. JESSNER† · A. JOSEPH · F. JULIUSBERG · V. KAFKA · C. KAISERLING · PH. KELLER
W. KERL · O. KIESS · L. KLEEBERG · W. KLESTADT · V. KLINGMÜLLER · FR. KOGOJ
A. KOLLMANN · H. KÖNIGSTEIN · P. KRANZ · A. KRAUS† · C. KREIBICH · O. KREN · L. KUMER
E. KUZNITZKY · E. LANGER · R. LEDERMANN · C. LEINER† · F. LESSER · A. LIECHTI · A. LIEVEN
P. LINSER · B. LIPSCHÜTZ · H. LÖHE · S. LOMHOLT · W. LUTZ · A. v. MALLINCKRODT-HAUPT
P. MANTEUFEL · H. MARTENSTEIN · H. MARTIN · E. MARTINI · R. MATZENAUER · M. MAYER
J. K. MAYR · E. MEIROWSKY · L. MERK† · M. MICHAEL · G. MIESCHER · C. MONCORPS
G. MORAWETZ · A. MORGENSTERN · F. MRAS · V. MUCHA · ERICH MÜLLER · HUGO
MÜLLER · RUDOLF MÜLLER · P. MULZER · E. NAUCK · O. NAEGELI · G. NOBL · M. OPPENHEIM
K. ORZECHOWSKI · E. PASCHEN · B. PEISER · A. PERUTZ · E. PICK · W. PICK · F. PINKUS
H. v. PLANNER · K. PLATZER · F. PLAUT · A. POEHLMANN · J. POHL · R. POLLAND
C. POSNER† · H. L. POSNER · L. PULVERMACHER† · H. REIN · P. RICHTER · E. RIECKE
G. RIEHL · H. RIETSCHEL · H. DA ROCHA LIMA · K. ROSCHER · O. ROSENTHAL · R. ROSNER
G. A. ROST · ST. ROTHMAN · A. RUETE · P. RUSCH · E. SAALFELD† · U. SAALFELD · H. SACHS
O. SACHS† · W. SACK · F. SCHAAF · G. SCHERBER · H. SCHLESINGER · E. SCHMIDT
S. SCHOENHOF · W. SCHOLTZ · W. SCHÖNFELD · H. TH. SCHREUS · R SIEBECK · C. SIEBERT
H. W. SIEMENS · B. SKLAREK · G. SOBERNHEIM · W. SPALTEHOLZ · R. SPITZER · O. SPRINZ
R. O. STEIN · G. STEINER · K. STEINER · G. STICKER · G. STIEFLER · J. STRANDBERG · H. STREIT
A. STÜHMER · G. STÜMPKE · P. TACHAU · G. THEISSING · L. TÖRÖK · K. TOUTON · K. ULLMANN
P. G. UNNA† · P. UNNA · E. URBACH · F. VEIEL · R. VOLK · C. WEGELIN · W. WEISE
L. WERTHEIM · J. WERTHER · P. WICHMANN · F. WINKLER · M. WINKLER · R. WINTERNITZ
F. WIRZ · W. WORMS · H. ZIEMANN · F. ZINSSER · L. v. ZUMBUSCH · E. ZURHELLE

IM AUFTRAGE
DER DEUTSCHEN DERMATOLOGISCHEN GESELLSCHAFT
HERAUSGEGEBEN GEMEINSAM MIT

B. BLOCH · A. BUSCHKE · E. FINGER · E. HOFFMANN · C. KREIBICH
F. PINKUS · G. RIEHL · L. v. ZUMBUSCH

VON

J. JADASSOHN

SCHRIFTLEITUNG: O. SPRINZ

ZEHNTER BAND · ERSTER TEIL

BERLIN
VERLAG VON JULIUS SPRINGER
1931

TUBERKULOSE DER HAUT

VON

RICHARD VOLK

VOLLSTÄNDIG NEU BEARBEITET
UNTER ZUGRUNDELEGUNG DES
GLEICHNAMIGEN WERKES VON

F. LEWANDOWSKY†

MIT 134 ZUM TEIL FARBIGEN ABBILDUNGEN

LUPUS ERYTHEMATODES
GRANULOMA ANNULARE

BEARBEITET VON

F. VEIEL · F. JACOBI

MIT 19 ZUM TEIL FARBIGEN ABBILDUNGEN

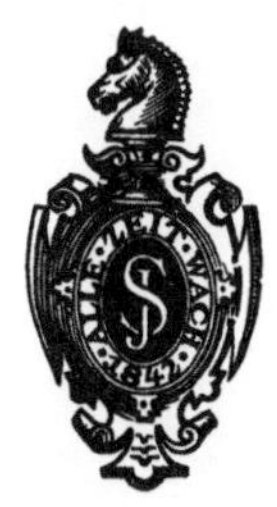

BERLIN
VERLAG VON JULIUS SPRINGER
1931

Softcover reprint of the hardcover 1st edition 1931

ISBN 978-3-7091-5673-5 ISBN 978-3-7091-5729-9 (eBook)
DOI 10.1007/978-3-7091-5729-9

Vorwort zu Tuberkulose der Haut.

Als Herr Geheimrat JADASSOHN an mich die Aufforderung richtete, das Kapitel „Hauttuberkulose“ im Handbuch zu übernehmen, war meine sofortige Reaktion eine bedauernde Ablehnung. Nach dem Standardwerk meines verehrten Lehrers im MRAČEKschen Handbuch, nach dem ausgezeichneten Buche meines allzujung verstorbenen Freundes LEWANDOWSKY mutete ich mir nicht die Fähigkeit und Eignung zu, dieses große, außerordentlich schwere und vielseitige Kapitel zu schreiben. — Ich mußte mein überzeugtes Sträuben aufgeben, als Geheimrat JADASSOHN mich an meine innige Freundschaft mit LEWANDOWSKY erinnerte, dessen Buch durch eine Neubearbeitung vor dem Veralten bewahrt werden sollte.

Schweren Herzens sagte ich zu und sah meine Aufgabe vor allem darin, soviel wie möglich vom „Lewandowsky“ zu erhalten, die so ganz reizvolle persönliche Note nach Tunlichkeit zu belassen, durch Ergänzungen und notwendige Umarbeitungen aber doch das Ganze handbuchmäßig zu gestalten, es vor allem auf den Stand unserer jetzigen Kenntnisse zu bringen. Vorwegnehmen möchte ich aber, daß es mir nicht darum zu tun war, ein Sammelreferat über sämtliche einschlägigen Publikationen zu geben; es wäre dies weder physisch möglich, noch auch erwünscht gewesen, weil eine Vollständigkeit in dieser Hinsicht meiner Meinung nach nur verwirrt hätte. Selbstverständlich wurde die große Menge von Demonstrationen und kasuistischen Mitteilungen nur vereinzelt gebracht, unbedingt aber dann, wenn sie uns neue Gesichtspunkte boten. Das Buch soll uns die Tatsachen und Kenntnisse über die Hauttuberkulose zusammenfassen, wie sie sich zur Zeit darstellen, wobei die Beziehungen zur Pathologie der gesamten Tuberkulose nicht außer acht blieben. Bezüglich älterer kritischer Literaturübersicht verweise ich, um unnötige Wiederholung zu vermeiden, auf JADASSOHN, MRAČEKs Handbuch der Hautkrankheiten, Bd. 4, 1. Hälfte, und ZIELER, Hauttuberkulose und Tuberkulide aus „Praktische Ergebnisse auf dem Gebiete der Haut- und Geschlechtskrankheiten“, III. Jg., Wiesbaden: J. F. Bergmann 1914. Diese beiden Werke sollen ergänzend immer herangezogen werden, um das Bild vollständig zu machen. Erschöpfende Angaben der neueren Literatur finden sich im Zentralblatt für Haut- und Geschlechtskrankheiten, besonders in dessen Übersichtsreferaten, wie auch in O. SPRINZ, Jahresbericht der Haut- und Geschlechtskrankheiten. Berlin: Julius Springer, und in den einschlägigen Werken über Tuberkulose.

Ich trachtete, die Einteilung im großen und ganzen beizubehalten, um dem Kenner und Freunde des „Lewandowsky“ es leichter zu machen, sich auch im neuen Buche rasch zurechtzufinden. Nur einzelne Teile konnten fast unverändert oder mit kleinen Korrekturen beibehalten werden, viele Abschnitte aber bedurften einer gründlichen Um- resp. Neubearbeitung. Der erste allgemeine Teil mußte eine wesentliche Erweiterung gegenüber dem „Lewandowsky“ erfahren, wenn sich die Darstellung dem großen Handbuche entsprechend einreihen sollte, nicht allein, weil Studium und Verständnis der einschlägigen Fragen nur auf Grund unserer theoretischen Kenntnisse aus dem fast unübersehbaren Gebiete der Tuberkulose möglich sind, sondern auch deshalb, weil von dermatologischer Seite vielfach in ausgiebiger Weise dazu Stellung genommen worden ist, und unsere Kenntnisse von da aus wesentlich erweitert wurden.

Aber auch der spezielle Teil ist durch die Flut von Arbeiten, welche auf diesem Gebiete nach dem Kriege erschienen sind, wesentlich belastet. Schon bei LEWANDOWSKY wurde aus dem verhältnismäßig kleinen Kapitel, das JADASSOHN im MRAČEKschen Handbuch in klassischer, unerreichter Weise behandelt hat, ein ziemlich umfangreiches Buch über die Hauttuberkulose. Der Formenreichtum der tuberkulösen Hauterkrankungen ist außerordentlich groß, und fast jede Form hat ihren Namen erhalten. Wollen wir nicht in den Fehler verfallen, den schon KANT an gewissen Ärzten gerügt hat, „die da glauben, ihrem Patienten viel genützt zu haben, wenn sie einer Krankheit einen Namen geben", dann muß gründlich aufgeräumt werden, denn das „mihi" hat in der Dermatologie manchen Schaden gestiftet; nur zu leicht wurde man verführt, aus kleinen Abweichungen einen neuen Typus aufzustellen. Die Versuche, diesem Übel zu steuern, sind nicht neu; auch ich bemühte mich, die verschiedenen Namen wenigstens aus dem Texte wegzulassen, und habe sie als Blütenlese und keineswegs lückenlos unter dem Strich angeführt. Eine restlose Erledigung dieser Frage müßte einer Kommission von Dermatologen vorbehalten bleiben. — Ich habe von vornherein darauf verzichtet, die Bezeichnung „Lupus" zu eliminieren; sie ist vollständig eindeutig, besonders wenn man statt Lupus erythematodes nach dem Vorschlage ROSTs nur Erythematodes gebraucht; sie hat sich durch ihr ehrwürdiges Alter ein gewisses Anrecht erworben und ist vor allem nicht auszurotten; außerdem wird sie als Adjektiv noch vielfach angewendet. Dagegen trachtete ich, JADASSOHNs berechtigte Forderung bei den anderen Hauttuberkulosen restlos durchzuführen.

Bei der Auswahl der Abbildungen war ich bestrebt, möglichst ökonomisch vorzugehen, einzelne wurden ausgetauscht und nur wenige neue hinzugefügt. Trotzdem hoffe ich auch nach dieser Richtung, dank der Großzügigkeit des Verlages, den Ansprüchen des Lesers vollauf gerecht geworden zu sein.

Zagend übergebe ich das Manuskript der Veröffentlichung, aber es mag mir zugute gehalten werden, daß es fast unmöglich ist, diesen Stoff ganz zu erfassen und zu verarbeiten. Ich glaube im Sinne meines verstorbenen Freundes LEWANDOWSKY zu handeln, wenn ich unseren geliebten und verehrten Lehrer, Herrn Geheimrat JADASSOHN, bitte, die Widmung dieses unseres Buches als Zeichen der Dankbarkeit entgegenzunehmen.

Wien, Oktober 1930.

RICHARD VOLK.

Inhaltsverzeichnis.

Tuberkulose der Haut.

Von Professor Dr. RICHARD VOLK-Wien. (Mit 134 Abbildungen.)

Lupus erythematodes (Cazenave).

Von Dr. Fritz Veiel-Cannstatt. (Mit 10 Abbildungen.)

Granuloma annulare.

Von Dr. F. Jacobi-Berlin. (Mit 9 Abbildungen.)

Inhalt von Band X/2.

Tuberkulose der Haut.

Von

Richard Volk-Wien.

Mit 134 Abbildungen.

Einleitung.

Die Lehre von der *Hauttuberkulose* ist erst wenige Jahrzehnte alt. Zwar hat schon einer der Begründer der klinischen Dermatologie, Willan, den Namen „*Lupus*", der bis dahin für alle möglichen zerstörenden Prozesse angewandt worden war, für eine einigermaßen bestimmte Krankheitsform reserviert. Aber von einer Kenntnis der *Krankheitsursache* konnte natürlich noch keine Rede sein. Auch die Folgezeit hat das klinische Bild des Lupus vervollkommnet, ohne seine Beziehungen zur Tuberkulose darzulegen. Die rein symptomatologische Auffassung zeigt sich darin, daß man von einem „Lupus syphiliticus", wie auch von einer „Psoriasis syphilitica" oder einem „Ekthyma syphiliticum" sprach. Wegen der klinischen Ähnlichkeit verbinden um 1850 Cazenave und Schedel ein anderes Krankheitsbild durch den Namen mit dem Lupus, den „*Lupus erythematodes*". In einer Zeit, die den tuberkulösen Ursprung des *Lupus vulgaris* noch nicht erkannt hatte, ward also schon jene Vereinigung mit dem *Lupus erythematodes* vollzogen, dessen Verhältnis zur Tuberkulose noch heute eine der wichtigsten Streitfragen bildet. Daß er mit Tuberkulose oder Skrofulose etwas zu tun haben könne, wird zwar von manchen, besonders von französischen Autoren, geäußert, aber von den Häuptern der Wiener Schule, Hebra und Kaposi, energisch zurückgewiesen. Doch muß Hebra das Verdienst gelassen werden, den ätiologischen Zusammenhang eines anderen, von ihm zuerst beschriebenen Krankheitsbildes wenigstens geahnt zu haben, des *Lichen scrofulosorum*, wenn auch die Vorstellungen von der Skrofulose in jener Zeit noch ziemlich unklar waren. Es ist zwar auch bei Hebra und Kaposi von „skrofulösen Hautgeschwüren" die Rede. Als echte *Tuberkulose der Haut*, die als seltenes Vorkommnis betrachtet wird, gelten hingegen nur einige Fälle, wie jene von Chiari und Jarisch, wo am Rande von Geschwüren deutlich zerfallende Tuberkelknötchen sichtbar werden, Fälle, die also wohl unserer *Tuberculosis ulcerosa miliaris* entsprechen.

Ohne des näheren auf eine Geschichte der Tuberkuloseforschung einzugehen — es werde diesbezüglich auf Neuburger-Predöhl: Die Geschichte der Tuberkulose. Hamburg: Leop. Voß 1888 und L. Brauer, G. Schröder und F. Blumenfeld: Handbuch der Tuberkulose, 3 Aufl., 1923. Kolle-Kraus-Uhlenhuth, Handbuch der pathogenen Mikroorganismen, 3. Aufl. verwiesen — sei bemerkt, daß als eine der wichtigsten Etappen in der Erkenntnis der Tuberkulose der Nachweis ihrer Infektiosität durch Villemin (1865) bezeichnet werden muß. Gewiß hatte er bereits Vorläufer, z. B. Klencke (1843), die aber nicht zu überzeugen vermochten. Auch bei Laënnec findet sich eine Angabe, die jedoch keine weitere Beachtung fand, daß er selbst sich bei der Obduktion durch einen tuberkulösen Wirbel am linken Zeigefinger offenbar spezifisch infizierte. Albers berichtete über fünf Fälle, bei denen nach gringfügigen Verletzungen bei Sektionen Tuberkulöser sich warzenartige Bildungen nach mehreren Wochen entwickelten. Durch die berühmten Kaninchenversuche von Villemin wurde die Übertragungsmöglichkeit der Tuberkulose erwiesen und Orth nennt ihn wohl mit Recht den Begründer der heutigen Lehre von der infektiösen Natur der Tuberkulose. Anfangs noch vielfach angegriffen und abgelehnt, fand diese heute fast selbstverständliche Ansicht immer mehr Verfechter und Anhänger, unter denen besonders Cohnheim, ursprünglich ein Zweifler, durch seine Verimpfung in die vordere Augenkammer die überzeugendsten Argumente beibrachte.

Neben diesen tierexperimentellen Arbeiten laufen pathologisch-anatomische und histologische Untersuchungen über den Aufbau des Tuberkels. Der Begriff des Miliartuberkels geht auf Bayle zu Anfang des 19. Jahrhunderts zurück, welcher auch dessen Entwicklung bis zur Verkäsung verfolgte. Im Verlaufe der weiteren Forschung wurde die Bedeutung des Vorkommens von Langhansschen Riesenzellen bei tuberkulösen Prozessen erkannt. Manche Wandlungen machte dann der Begriff der Tuberkulose im pathologischen Sinne durch, viele Rückschläge verschütteten bereits scheinbar feststehende Tatsachen, bis auch in dieser Richtung Virchow ordnend eingriff, vor allem die Verkäsung als pathognomonisches Zeichen der Tuberkulose verneinte, die wohl ein Endstadium des Tuberkels sein könne, es jedoch nicht sein müsse, andererseits auch bei anderen Erkrankungen vorkomme; ebensowenig seien die Langhansschen Riesenzellen für Tuberkulose absolut charakteristisch.

Über die Natur des *Lupus* finden sich noch wenig präzise Angaben, doch beobachtete schon Waldenburg bei fünf Meerschweinchen seiner großen Untersuchungsreihe Hautaffektionen, „welche dem Lupus am ähnlichsten waren.“ Vom pathologisch-anatomischen Standpunkt aus wies zwar schon C. Friedländer 1873 auf die weitgehende Ähnlichkeit des Lupus mit der echten Tuberkulose hin. Aber unter der starren Herrschaft der morphologisch-deskriptiven Pathologie konnte diese Analogie nicht genügen, da man beim Lupus ein Hauptcharakteristicum der Tuberkulose, die *Verkäsung*, vermißte. Es wird allerdings damals von den Gegnern eines Zusammenhanges mit Recht bemerkt, daß der Riesenzellentuberkel auch bei nichttuberkulösen Prozessen, so bei Syphilis, vorkommen könne. Die Versuche von Hueter und von Schüller mit Lupusmaterial durch Verimpfung auf Tiere Tuberkulose zu erzeugen, blieben zu vereinzelt, um einen Umschwung der Ansichten hervorzurufen. Zudem war Schüller auf einem falschen Wege, als er einen Mikrokokkus als Erreger der Tuberkulose und des Lupus ansprach.

Zwar fanden die Überimpfungsversuche dieser Forscher mehrfach, insbesondere durch Leloir, Bestätigung, doch wurde auch für dieses Gebiet der Dermatologie erst Licht und eine feste Grundlage durch die große Entdeckung Robert Kochs im Jahre 1882 gebracht. Fast gleichzeitig gelang es P. v. Baumgarten in mit Kalilauge aufgehellten Schnitten den Bacillus zu sehen. Bald danach fand A. Pfeiffer Tuberkelbacillen in der lupös erkrankten Conjunctiva, R. Demme bei 6 Lupusfällen (1883), denen bald auch andere Forscher mit positiven Resultaten folgten (J. Doutrelepont [25 Lupusfälle positiv], Schuchart und Krause, Cornil und Leloir, Köbner). Koch selber wies 1884 im Lupusgewebe den spezifischen Erreger nach, und er war es, der einwandfreie Übertragungen auf Tiere ausführte, und der direkt aus Lupus die Bacillen in Reinkultur züchtete. Damit war die tuberkulöse Natur des Lupus bewiesen.

Trotzdem vermochte sich die neue Wahrheit nicht allsogleich durchzusetzen. Besonders ließen die Spärlichkeit der Bacillen in der lupösen Haut und die Inkonstanz der Tierversuche manche Autoren daran zweifeln, ob der Lupus wirklich eine echte Tuberkulose oder nicht vielleicht nur eine sehr abgeschwächte Form dieser Krankheit sei. Zunächst ablehnend gegen das Neue verhielt sich KAPOSI, und nur zögernd und allmählich wich er den neuen Tatsachen zu einer Zeit, wo außer den obigen Autoren NEISSER, UNNA durch eigene Untersuchungen sich von der Richtigkeit der KOCHschen Angaben überzeugt hatten und mit aller Bestimmtheit für sie eintraten.

Beginnt also mit der Entdeckung KOCHs erst die eigentliche Geschichte der Hauttuberkulose, so sehen wir, wie in den folgenden Jahren das neue Gebiet nun rasch bebaut und erweitert wird. Schon lange bekannte, aber aus klinischen Gründen voneinander getrennte Krankheitsbilder werden in ihrer Zusammengehörigkeit erfaßt und durch die gemeinsame ätiologische Definition vereinigt, neue klinische Typen beschrieben und den alten angegliedert. Die Diagnostik der Hauttuberkulose erfährt eine ungeahnte Bereicherung durch die Entdeckung des *Tuberkulins*. Nun aber leistet die dermatologische Klinik auch selbständig produktive Arbeit, ja sie schreitet mit der Aufstellung des Begriffes der „*Tuberkulide*" den Laboratoriumsdisziplinen voraus. Es wird ihr dauernder Ruhm bleiben, zuerst das Vorkommen tuberkulöser Affektionen entdeckt zu haben, die weder durch einen typischen anatomischen Bau, noch durch den erfolgreichen Bacillennachweis ohne weiteres zu erkennen sind, eine Tatsache, deren Erklärung erst die Immunitätsforschung gegeben hat.

In den letzten Jahrzehnten haben wir dann nochmals für die Erforschung der Hauttuberkulose große Anregung durch die experimentelle Bakteriologie und Serologie gehabt, und zwar zuerst indirekt durch die Fortschritte auf dem Gebiete der Syphilis. Das Tierexperiment kam zu neuer Geltung. Wie in der Syphilidologie versuchte man anfangs durch Versuche an Affen, später auch an Kaninchen und Meerschweinchen, manche der noch schwebenden Fragen zu lösen. Und manches, was auf diesem Wege nicht herauszubringen war, wurde klar durch das Studium der lokalen Tuberkulinreaktionen am Menschen, durch die Arbeiten v. PIRQUETs und WOLFF-EISNERs. Vieles ist hier freilich noch ungeklärt und strittig, und der weitere Erfolg wird von den Fortschritten der Immunitäts- und Überempfindlichkeitslehre, der Kolloidchemie, der Konstitutionslehre abhängig sein.

Ganz außerordentlich in ihrer Vielseitigkeit und Neuheit sind in der erst so kurzen Geschichte der Hauttuberkulose die Errungenschaften der Therapie. Ohne von dem speziellen Ausbau der chirurgischen und chemischen Methoden für die Hauttuberkulose zu sprechen, wollen wir hier nur daran erinnern, daß durch die Einführung der Lichtbehandlung des Lupus durch FINSEN etwas ganz Neues geschaffen wurde, und daß es kaum eine Entdeckung auf dem Gebiete der Strahlentherapie gab, die nicht auch für die Hauttuberkulose nutzbar gemacht wurde.

I. Allgemeiner Teil.

A. Ätiologie der Hauttuberkulose.

Unter „*Hauttuberkulose*" verstehen wir *jede Erkrankung der Haut, die durch Tuberkelbacillen oder deren spezifische Derivate verursacht wird.* Diese Definition ist absichtlich etwas weiter gefaßt als die von JADASSOHN, welche noch die Anwesenheit *lebender Bacillen am Orte der Erkrankung* für den Begriff der Hauttuberkulose fordert. Es hat sich nämlich immer mehr gezeigt, daß es ganz unmöglich ist, hier eine feste Grenze zu ziehen. Davon wird noch des weiteren die Rede sein. Aber hier muß schon vorweggenommen werden, daß es Krankheitsbilder gibt, bei denen in manchen Fällen Bacillen im Schnitt gefunden werden, in manchen der Tierversuch positiv ausfällt, in andern alle Untersuchungsmethoden auf Tuberkelbacillen im Stiche lassen. Nun kann es ja sehr wohl sein — und es ist sogar nicht unwahrscheinlich —, daß die Bacillen immer lebend in die Haut gelangen und dort erst durch die Reaktion des Organismus zerstört werden, so daß sie für uns in vielen Fällen nicht mehr nachweisbar sind. Aber es liegt nicht außer dem Bereiche der Möglichkeiten, daß auch tote Bacillen oder sogar gelöste Stoffe von Bacillen ganz dieselben Wirkungen, besonders in der Haut eines tuberkulösen Individuums, auszulösen vermögen, wenigstens im Bereich der Diffusionszone um einen Bacillus herum. Jedenfalls gibt es keine einzige Erkrankung unter den hierher gehörigen, von der wir mit Sicherheit beweisen könnten, daß sie *nur* durch den einen oder anderen Modus entsteht. Es können zahlreiche Übergänge existieren.

Daß nach der obigen Definition sogar die künstlich durch Tuberkulin erzeugten Läsionen unter den Begriff der „Hauttuberkulose" fallen, schadet nichts. Denn Affektionen, die morphologisch durchaus den Charakter einer auf natürlichem Wege entstandenen echten Hauttuberkulose trugen, hat im Anschluß an subcutane Tuberkulininjektionen schon KLINGMÜLLER beschrieben, obwohl lebende Bacillen in dem injizierten Präparat nicht nachweisbar waren. Und für die flüchtigen Reaktionen auf lokale Tuberkulinapplikation haben wir heute schon Analogien in mancherlei spontan entstehenden Hauterscheinungen. Es kommt also nur auf den Tuberkelbacillus an — einerlei ob lebend oder tot, ob in seiner Form erhalten oder gelöst —, von dem man neben den säurefesten Saprophyten drei Typen unterscheidet: den Bacillus der Säugetiere-, der Geflügel- und der Kaltblütertuberkulose.

1. Der Tuberkelbacillus.

Bezüglich der *Biologie des Tuberkelbacillus* sei hier nur in aller Kürze, skizzenhaft — Details wären in den einschlägigen Handbüchern, besonders in der neuen (3.) Auflage des Handbuches der pathogenen Mikroorganismen einzusehen — darauf verwiesen, daß das schlanke Stäbchen des Typus humanus nicht nur bei verschiedenen Stämmen, sondern auch aus derselben Kultur in seiner Länge sehr schwankt, nach EASTWOODS eingehenden Messungen zwischen 1,23 bis 4,12 μ und noch mehr, wofür auch die Beschaffenheit des Nährbodens von Belang ist. Es finden sich gerade Bacillen, gekrümmte Exemplare, ja es können auch Drehungen beobachtet werden, worauf schon KOCH hingewiesen hat. Der Pleomorphismus ist ein außerordentlich großer, indem wir Segmentierungen, Körnchen-, Splitterbildungen beobachten können. Eine besondere Bedeutung erhielten die unter bestimmten Bedingungen in Kulturen, aber auch im Organismus auftretenden Faden- und Kolbenbildungen, auf Grund deren die Angliederung an andere Mikroorganismen, speziell an die Strahlenpilze, versucht wurde. Die feinere Struktur und deren Änderung unter differenten Lebensbedingungen, die Frage, ob man am Tuberkelbacillus Kern und Hülle unterscheiden könne, ist noch immer Gegenstand von Untersuchungen und nicht eindeutig zu beantworten. Ebenso unvollkommen sind unsere Kenntnisse über die granulären Formen des Bacillus, die Ansichten gehen sehr weit auseinander, die einen fassen sie als Sporen resp. als Phasen in der Entwicklung und als Reproduktionsstätten des Bacillus auf, während die anderen in ihnen Degenerations-, also Zerfallsprodukte sehen (WIRTHS, EISENBERGER, KRYLOW, CERVERÓ, KIRCHENSTEIN, FONTÈS). Auf die klinische Bedeutung der MUCHschen Granula kommen wir noch zurück.

Im Anschluß an frühere Arbeiten von FERRÀN haben WALTER (deutsche Vereinigung für Mikrobiologie), in letzter Zeit besonders SWEANY über verschiedene Mutationsformen berichtet, ihre Entstehungs- und Lebensbedingungen, sowie ihre Pathogenität studiert. Sie unterscheiden neben dem invisiblen Virus Kokken, Tetradenformen, schimmelpilzähnliche Typen, nicht säurefeste Stäbchen, deren Virulenz sehr verschieden sein soll. Diese Befunde seien nur erwähnt, eine Bestätigung derselben steht noch aus.

Auch über die Vorteile und die Verläßlichkeit der über 80 verschiedenen Färbemethoden (siehe RUSS) erübrigt sich zu sprechen. Es ist kein Zweifel, daß Übung im Färben, Gewohnheit im Sehen bei der Bevorzugung einer Methode eine große Rolle spielen. Jedenfalls ist die ZIEHL-NEELSENsche Methode, welche ja auch vielfach modifiziert wurde, noch immer eine der brauchbarsten (BERNBLUM), die positiven Befunde bleiben unanfechtbar, wenn sich uns auch andere Färbungen, so z. B. die KONRICHsche Modifikation sehr gut bewährt haben: KONRICH, dessen Methode übrigens auch mehrfach abgeändert ist, färbt ebenfalls mit heißem Karbolfuchsin 1 bis 2 Minuten, Abspülen mit Wasser, vollständige Entfärbung mit $10^0/_0$iger Natriumsulfitlösung, Wasserspülung, Nachfärbung durch $^1/_4$ bis $^1/_2$ Minute mit Malachitgrün (50 ccm gesättigte wässerige Malachitgrünlösung in 100 ccm Wasser). Seither sind die Methoden schon wieder wesentlich vermehrt, so durch die Untersuchung im dicken Aufstrich (OSOL), die Färbung nach JESSEN, KAST, OHMICHI u. a.

Zu bemerken wäre noch, daß bereits GRAM die positive Färbbarkeit der Tuberkelbacillen nach seiner Methode gekannt und eigentümliche kokkenähnliche Bilder in seinen Präparaten gesehen hat, weil auf Grund dieser Eigenschaft MUCH weiter arbeitete. Die Verschiedenheiten in Gestalt und Färbbarkeit nach ZIEHL-NEELSEN und GRAM ist für manche Autoren die Grundlage für eine allerdings von den meisten abgelehnte Einteilung der Tuberkelbacillen (KIRCHENSTEIN, KOSSOVITCH). Auf die Vorteile der Untersuchung im Hell-Dunkelfeld nach E. HOFFMANN zur Auffindung von Tuberkelbacillen im Ausstrich wurde von ZORN, SCHÖNHEIT, später von einer Reihe anderer Autoren, zuletzt von GUTMANN hingewiesen, SALOM und GERSBACH können Vorteile nicht finden, doch bedarf diese Frage noch weiterer Untersuchung.

Die ZIEHL-NEELSENsche Farblösung, bei welcher ZIEHL in der ursprünglichen Angabe EHRLICHs, das Anilinwasser durch Carbolsäure und NEELSEN das Methylviolett durch Fuchsin ersetzte, zeichnet sich durch große Haltbarkeit aus. Sie wird so hergestellt, daß zu 100 ccm $5^0/_0$iger Carbolsäurelösung 10 ccm einer konzentrierten Lösung von Brillantfuchsin in absolutem Alkohol gegeben werden. Die Färbung geschieht bekanntlich mit dieser Lösung unter vorsichtigem Erhitzen, Entfärbung mit Salpetersäure (1: 3) und $60^0/_0$igem Alkohol oder $3^0/_0$igem salzsaurem Alkohol. Nachfärbung mit verdünnter Methylenblaulösung, welche vielfach durch andere Farbstoffe zu ersetzen versucht wurde, um die Auffindbarkeit spärlicher Bacillen zu erleichtern; von manchen wird gerade der Kontrastfärbung mit Methylenblau Schuld gegeben, daß manchmal Tuberkelbacillen schwer gefunden werden, so daß sie auch aus diesem Grunde der KONRICHschen Methode den Vorzug geben (KAPELLER).

Sehr zahlreich sind die Arbeiten, welche sich mit der *chemischen* Beschaffenheit des Tuberkelbacillus beschäftigen. Neben den in der Asche enthaltenen mineralischen und anorganischen Bestandteilen (Na, K, Cl, PO_4 usw.) wurden Eiweißkörper, Kohlehydrate, eine Säure, die Tuberkulinsäure RUPPELs, wachsartige Substanzen, auf welche von den meisten Autoren die Säurefestigkeit zurückgeführt wird, verschiedene Fettkörper und auch ein Farbstoff nachgewiesen. Gerade die Tuberkelbacillenfette gaben Anlaß zu eingehenden Untersuchungen über deren antigene Natur. PALDROCK fand noch Unterschiede zwischen den so nahe verwandten Lepra- und Tuberkelbacillen, was ihm erklären würde, daß ein und dasselbe Heilmittel auf beide Erkrankungen nicht wirkt. Dienes konnte sogar 11 verschiedene Antigene erhalten, welche er durch Sera von Meerschweinchen, besonders tuberkulöser Tiere, die er mit den verschiedenen Stoffen immunisiert hatte, differenzieren zu können glaubt. Die Zusammensetzung des Tuberkelbacillus schwankt übrigens nach dem Nährboden. Ob sich aus den Aufbausubstanzen des Tuberkelbacillus, resp. aus ihrem Nährstoffbedarf bei Verwendung synthetischer, genau bekannter Nährböden eine Unterscheidung der Typen wird durchführen lassen, ist derzeit noch fraglich (Long, Braun und Kondo).

Der Tuberkelbacillus erscheint gegen alle möglichen *physikalischen und chemischen* Einflüsse infolge seiner Konstitution sehr resistent. Gegen Austrocknung sind Tuberkelbacillen im allgemeinen wenig empfindlich, behalten ihre Virulenz tage- und monatelang; niedrige Temperaturen schädigen sie gar nicht, sie halten trockene Hitze von 100^0 durch $^1/_4$ bis $^1/_2$, ja oft bis zu einer Stunde aus, während sie durch feuchte Hitze oder Kochen verhältnismäßig rasch unschädlich gemacht werden können. Große Widerstandsfähigkeit zeigt der Tuberkelbacillus gegen Desinfizientien, Laugen und Säuren, und gerade die letztere Eigenschaft ist die Grundlage für verschiedene Anreicherungsverfahren (Antiformin, Ligroin, Schwefelsäure, Kalilauge). Erwähnt seien hier auch einige Untersuchungen, welche sich mit dem Einfluß von Agenzien auf den Tuberkelbacillus in vitro beschäftigen, da diese in der Therapie verwendet werden. Zugabe von 0,01—0,1 : 1000 organischer Salze der Cerreihe zur Kulturflüssigkeit verlangsamen das Wachstum und bringen Degenerationsformen zustande (Arloing und Thévenot). Weder das von mancher Seite auch für die Behandlung der Tuberkulose empfohlene Chaulmoograöl, noch die vielfach verwendeten Goldpräparate — Koch hatte schon 1890 auf die bactericide Wirkung des Cyangold für Tuberkelbacillen hingewiesen — hatten in vitro selbst bei hohen Konzentrationen irgendwelchen Einfluß auf das Wachstum der Bacillen (John, Kolmer und M. Bang, Koizumi u. a.), wie auch Infektionen von Tieren keine Änderungen im Verlaufe durch gleichzeitige Goldbehandlung erkennen ließen. Auch die Wirkung des Sanocrysins auf die tuberkulöse Infektion scheint nach den meisten Untersuchern nur eine recht geringe zu sein, besonders da stattzufinden, wo es sich um wenig virulente Stämme handelt; vor allem ist das Problem der richtigen Dosierung dieses letzteren Präparates bei therapeutischer Anwendung, welche je nach dem Stamm verschieden zu sein scheint, ungelöst (Opitz, Kotzulla und Watjen, Bang, Lange und Feldt, Opitz und Neufeld, Madsen und Mörch).

Den Einfluß von Serum Tuberkulöser auf Tuberkelbacillen prüfte Martenstein, wobei er gewisse Wachstumsveränderungen konstatieren konnte, doch müssen darüber erst weitere Untersuchungen Aufschluß geben, ob da Gesetzmäßigkeit besteht.

Sehr starke Wirkungen übt das Sonnenlicht bei direkter Bestrahlung auf Tuberkelbacillen aus, mit ihm treten die künstlichen Lichtquellen (Kohlenbogen, Quecksilberquarzlicht) in Konkurrenz, natürlich wird die Wirkung von der Intensität und Dauer der Bestrahlung abhängen (Friedland, Howze), so finden sich auch Unterschiede der Sonnenwirkung je nach den Monaten (stärker im Mai-August als im Februar); nach Sonnenbelichtung am Meere wurden auf Glasplatten angetrocknete Bacillen in 5 Stunden, im Gebirge von 1560 m in 3 Stunden abgetötet (Treskenskaja). Ultraviolette Strahlen vermögen Tuberkelbacillen, wenn sie in Kochsalzlösung in nicht zu großer Dichte aufgeschwemmt sind, in kurzer Zeit zum Absterben zu bringen, diese Wirkung wird aber schon aufgehoben, wenn sie in Serum oder defibriniertem Blut von

Kaninchen suspendiert sind. Selbstverständlich erfolgt sie auch nicht, wenn das Licht Fensterglas statt Quarzglas passiert (EIDINOW). Man kann schon daraus mit Recht folgern, daß Finsen- und Quarzlampenbestrahlung auf tuberkulöses Gewebe indirekt zur Heilung führen.

Während selbst intensivste Bestrahlung mit Röntgen (HABERLAND und KLEIN, RITTER und MOJE) Tuberkelbacillen in ihrer Wachstumsfähigkeit gar nicht stört, vielmehr die Wirkung auf das tuberkulöse Gewebe durch Stimulation des Bindegewebes und der Phagocytose zustande kommen dürfte, konnte BECQUEREL nachweisen, daß Uran- und Thoriumsalze auf die Kulturen entwicklungshemmend wirken, und zwar erstere stärker als letztere.

Filtrierbare Form des Tuberkelbacillus.

Die letzten Jahre brachten verschiedentlich Arbeiten, welche nachweisen sollten, daß neben dem typischen KOCHschen Bacillus auch eine filtrierbare Form desselben bestehe; das Filtrat von tuberkulösem Eiter durch Berkefeldfilter verursache bei Verimpfung auf Meerschweinchen zunächst nur Drüsenschwellung und erst nach weiteren Übertragungen bisweilen, aber nicht immer, eine atypische Tuberkulose mit Stäbchen (FONTÈS, 1910). Diese Angabe fand zunächst keine Beachtung und erst mehr als ein Jahrzehnt später brachten neuere Arbeiten hauptsächlich von französischen Autoren, welche durch Berkefeld- und Chamberlandkerzen L 2 und L 3 filtrierten (VAUDREMER, CALMETTE, VALTIS, ARLOING u. a.) Bestätigungen; nähere zusammenfassende Angaben geben HAUDUROY und L. BERNARD und NELIS, jüngst erst JUON. CALMETTE und seine Schüler haben sich um eine möglichst exakte Technik bemüht, deren strikte Einhaltung bei Nachprüfungen unbedingtes Erfordernis ist. Filter- sowie Tierkontrolle darf nie fehlen. ARLOING, DUFOURT und MALARTRE beschreiben beim Meerschweinchen 3 Formen: 1. eine rasch ausheilende Infektion, 2. eine Affektion des lymphatischen Systems, wobei die Drüsen oft makroskopisch normal erscheinen und Veränderungen, nur mikroskopisch erkennbar sind, im Abstrich fänden sich nur spärliche Tuberkelbacillen oder Granula, die Tiere gehen oft unter nervösen Symptomen, kachektisch zugrunde; 3. typische tuberkulöse Erscheinungen in den Lungen, verkäste Drüsen usw.; dies ereignet sich aber selten, kann vielleicht auch ein Versuchsfehler sein. Jedenfalls ist die tuberkulöse Erkrankung stark abgeschwächt und behält diesen Charakter meist auch bei Überimpfungen bei; schwer und nicht regelmäßig werden durch mehrere Tierpassagen typische tuberkulogene Eigenschaften erlangt (VALTIS, BOCQUET, NÈGRE, ARLOING und DUFOURT). Während von einzelnen Autoren auch ein Primäraffekt beschrieben wurde, negieren diesen nach einer großen Versuchsreihe CALMETTE und VALTIS, ARLOING und DUFOURT, VASCELLARI. Aber das Vorhandensein eines filtrierbaren Virus wurde von einer ganzen Reihe Autoren bestätigt, so von ISABOLINSKY und GITOWITSCH, A. MONTANARI. Die Wertung der pathologisch-anatomischen Veränderungen ist heute fast unmöglich, da die Befunde der einzelnen Autoren weit auseinandergehen, dieselben auch nicht unter gleichen Bedingungen erhoben wurden (JUON). Von anderer Seite konnten durch Impfung mit Filtraten Infektionen überhaupt nicht erzielt werden (MONTEMARTINI, MARINO und RICCARDI, FESSLER, LOMBARDO, LEUSDEN u. a.). Auch einschlägige Versuche von SELTER und BLUMENBERG an über 200 Tieren verliefen vollkommen negativ, ebenso die von WETHMAR und KELLER, HABABOU SALA, v. D. LEE. FELSENFELD gibt zwar die Möglichkeit filtrierbarer Formen zu, bringt aber keine neuen Beweise, auch E. MOROSOWA verhält sich noch sehr reserviert.

Sehr divergent sind auch die Angaben über das Vorhandensein oder Fehlen acidoresistenter Mikroorganismen nach Filtratimpfung. Die einen (Calmette, Valtis) haben positive Befunde, indem sie nicht nur Granula, sondern auch ausgebildete Bacillen nachweisen konnten, deren Kultur vereinzelt auch gelang (Vaudremer), andere wieder hatten negative Resultate, resp. betonen die Schwierigkeiten, die Differentialdiagnose zwischen echten und paratuberkulösen Bacillen zu machen, welche beim Tiere auch durch die Nahrung in den Organismus kommen könnten (Cooper und Petroff).

Töppich, Gromelski meinen, daß der Tuberkelbacillus im Tierkörper eine Umwandlung in ein unsichtbares Virus durchmacht, und daß dieses und aus diesem entstehende neue Formen als eigentliche Krankheitserreger wirken oder besser gesagt, die charakteristischen Gewebsreaktionen veranlassen. Man könnte also eine cyklische Entwicklung desselben im Organismus und vielleicht gerade in der Haut annehmen. Löwenstein gibt zwar die Möglichkeit invisibler Formen zu, doch gelang es ihm bisher nicht, ein filtrierbares Virus nachzuweisen. Die positiven Resultate könnten auf Fehler im Filter zurückgeführt werden. Es wurde auch schon behauptet, daß den ultravisiblen Tuberkelbacillenformen bestimmte Erscheinungen entsprechen, wofür allerdings jeder Beweis fehlt. Wenn das Vorkommen einer filtrierbaren Form bestätigt würde, dann könnte diese Tatsache unserem Verständnisse näher bringen, daß bei mangelndem Nachweis von Tuberkelbacillen doch vielfach so erhebliche pathologische Veränderungen in der Haut, aber auch in Drüsen, Gelenken (Poncet), an serösen Häuten (Sterling-Okuniewski) sich finden. Über alle diese Fragen wissen wir vorläufig nichts Sicheres, wie auch die Behauptung über invisible Formen bei verschiedenen Bakterien und Protozoen (Rösser, Friedberger, Kraus, Gildemeister, Herzberg) noch in Diskussion steht. Beim Tierversuch sollten jedenfalls geschwellte Lymphdrüsen frühzeitig weiter übertragen werden.

Uns interessieren hier vor allem Erfahrungen bei Hauttuberkulose. Eine Reihe von Untersuchungen mit Lupusmaterial, welche Fischl auf meine Veranlassung unternahm, ergab bisher völlig negatives Resultat, über Kulturfiltratversuche haben wir auch kein abschließendes Urteil. Manganotti erhielt bei ähnlichen Untersuchungen Drüsenschwellungen bei den Tieren, in einzelnen Fällen auch miliare Aussaat in den Bauch- und Brustorganen, sogar mit Bacillenbefund, doch ist die Zugehörigkeit des Erregers noch nicht bestimmt. Die Drüsenschwellungen meint Hababou-Sala auch durch toxische Wirkungen des Filtrats erklären zu können, da er sie ebenso nach Injektionen von sterilem Filtrat und Rohtuberkulin auftreten sah. Flarer hatte einzelne auffallende Befunde mit Filtrat von Lupus vulgaris, Tuberculosis verrucosa usw., doch glaubt er nicht das Recht zu haben, daraus auf eine filtrierbare Form des Tuberkelbacillus schließen zu dürfen. Ebenso erhielt Tarantelli gelegentlich positive Ergebnisse und Hübschmann und Ungar berichten über solche bei einem Falle von Granuloma annulare und zwei Fällen von Lupus follicularis disseminatus. Weitere Befunde sind abzuwarten. Ravaut, Valtin und Van Deinse wollen nach ihren Befunden die Tuberkulide dem invisiblen Virus zuschreiben, während der Lupus vulgaris durch den echten Tuberkelbacillus hervorgerufen würde[1]. — Die interessanten Untersuchungen Ramels beim Erythema multiforme und nodosum sollen dort Erwähnung finden, sie schließen sich an die Angaben von Calmette und Valtis an, daß man unter Umständen selbst mit nicht filtriertem tuberkulösen Materiale atypische Tuberkulose beim Meerschweinchen sieht, welche sich in mehr weniger starken, nicht erweichenden Drüsenschwellungen kundgibt, die wieder vollständig zurückgehen können. In ihnen wurden säurefeste Bacillen gefunden. Alle diese Ergebnisse sind noch sehr unklar und geben viele Rätsel zu lösen.

[1] Acad. Méd., 1. Juli 1930.

Auch über die Art dieses Virus haben wir keine Vorstellung: ob es mit den Granulis identisch, eine noch kleinere Form derselben ist, wie, resp. unter welchen Wachstumsbedingungen es im Körper und in der Kultur zustande kommt, darüber existieren nur Hypothesen. CALMETTE hält es für eine präbacilläre Form, aus der sich die Granula und schließlich der viel resistentere Tuberkelbacillus entwickeln. Erwähnt sei auch, daß durch Infektion mit solchem „tuberkulösen Ultravirus" französische Autoren Überempfindlichkeit gegen Tuberkulin, das KOCHsche Phänomen (DEBRÉ), Komplementablenkung und eine Immunität resp. deutliche Resistenzerhöhung beim Meerschweinchen erzielt haben wollen (BOQUET, NÈGRE und VALTIS), was aber von SELTER und BLUMENBERG entschieden negiert wird.

Sollte aber eine solche Form tatsächlich bestehen — die positiven Befunde sind doch noch zu wenig zahlreich, die Fehlerquellen große (WELEMINSKY), besonders wenn man bedenkt, daß mitunter schon *ein* virulenter Bacillus zur Infektion genügt — so würde dies von der größten Bedeutung sein, vor allem auch für die *intrauterine Übertragung* der Tuberkulose, selbst bei vollständig intakter Placenta. CALMETTE und seine Mitarbeiter, ARLOING und DUFOURT, VAUDREMER, L. RABINOWITSCH-KEMPNER berichten über Passagemöglichkeiten bei trächtigen Meerschweinchen, während INVERNIZZI und SCHIEPPATI, LEUSDEN dies negieren. CALMETTE, VALTIS und LACOMME, VEYRIÈRES nehmen eine solche nach ihren Untersuchungen auch beim Menschen (nach ihrem Material sogar in 9%) an, dagegen wird allerdings, als nicht sicher, von vielen Seiten, besonders auch von deutschen Forschern, Einspruch erhoben. Wie immer es sich nun mit der invisiblen Form des Tuberkelbacillus verhalten möge, so darf nicht unerwähnt bleiben, daß auch Kliniker, besonders Kinderärzte, eine angeborene tuberkulöse Infektion (SCHEER, RIETSCHEL, RASOR) zugeben, wobei immer auch an eine Infektion intra partum zu denken wäre (MOLL); jedenfalls ereignet sich dies nicht zu oft. — HOCHSINGER führt einen Fall an, bei dem schon am sechzehnten Lebenstage die inneren Organe und Lymphdrüsen reichlich von käsigen Herden durchsetzt waren, welche man zunächst für Gummen hielt, bis reichlich Tuberkelbacillen gefunden wurden, über einschlägige Fälle berichten auch in letzter Zeit GROSSER, COUVELAIRE und LACOMME (siehe CZACZKES). Eine hereditäre Übertragung durch das Sperma oder Ovulum ist beim Menschen bisher nicht erwiesen; bemerkt sei, daß SCHOTTLÄNDER beim Kaninchen, SITZENFREY in einem Follikel beim Menschen einmal einen Bacillus nachweisen konnte, doch ist unter solchen Umständen auch der Keim schon schwer geschädigt, so daß er kaum entwicklungsfähig bleibt. Positive experimentelle Befunde durch Sperma von Tuberkulösen oder Injektion von Tuberkelbacillen in das Vas deferens von Kaninchen (FRIEDMANN und SEIGE) beweisen natürlich nichts für eine Infektion durch das Spermatozoon und sind selbstverständlich nicht auf den Menschen zu übertragen. Am geeignetsten scheinen mir für solche Versuche Hühner, welche nach Infektion mit Hühnertuberkelbacillen Eier legen, in denen sich oft sehr reichlich Keime finden.

Anders verhält es sich mit der hämatogenen Vererbung bei spezifischen Erkrankungen des Uterus und der Placenta, welche nicht nur möglich ist, sondern auch vereinzelt beobachtet wurde. Daß die Placenta kein absolut dichtes Filter darstellt, ist heute bekannt. Allerdings spielt diese Art der Ansteckung gewiß keine große Rolle in der menschlichen Pathologie und die wenigen einschlägigen Fälle wurden fast nur bei Frauen beobachtet, welche an vorgeschrittener oder miliarer Tuberkulose litten. Wenn auch in der Placenta tuberkulöse Veränderungen gefunden werden, Verimpfung von Nabelschnurblut gelegentlich positive Resultate gibt, so ist die Vererbung von Mutter auf Kind auf diesem Wege doch eine große Seltenheit, wofür ja schon die negative

Tuberkulinreaktion bei solchen lebend geborenen Säuglingen spricht. WITHMANN und GREEN konnten im ganzen nur 113 Fälle als sicher anerkennen.

Von mancher Seite (v. BAUMGARTEN, RIETSCHEL u. a.) wurde die Theorie von der *Latenz des Keimes* aufgestellt, womit besagt werden soll, daß einige wenige Keime durch Abwehrmaßnahmen lange Zeit in Schach gehalten werden, bis schließlich die Erkrankung sich manifestiert. Abgesehen davon, daß alle unsere Kenntnisse dahin gehen, daß der Säugling verhältnismäßig wenig widerstandsfähig gegen tuberkulöse Infektion ist, spricht auch die negative Tuberkulinreaktion gegen eine solche Annahme. Mag man nun in praktischer Hinsicht die Beantwortung der Frage: gibt es eine intrauterine Infektion mit Tuberkulose oder gibt es nur eine Vererbung gewisser prädisponierender konstitutioneller Eigenschaften für irrelevant halten, da ja doch fast 100% der Großstadtmenschen in früher Jugend tuberkulös infiziert werden, und eine ererbte Tuberkulose auf jeden Fall zu den Seltenheiten zählt, so bleibt das theoretische Interesse weiter bestehen. Als sicher kann man aussprechen, daß die angeborene Tuberkulose nicht häufig (9%, wie von einer Seite angenommen, ist gewiß zu hoch gegriffen vorkommt), doch wird es sich vor allem darum handeln, unter welchen Umständen diese Übertragung erfolgt, in welchem Zeitpunkte der Gravidität oder der Geburt es geschieht. Eine Bearbeitung dieser für die Pathologie der Tuberkulose sehr interessanten Fragen findet sich in der Abhandlung von H. R. SCHMIDT[1].

Eine Passage von Antikörpern von Mutter auf Kind wurde durch ROSENKRANTZ, COOKE, RIBADEAU-DUMAS, DEBRÉ und LELONG mittels Komplementablenkung nachgewiesen, natürlich vermitteln diese absolut keine Immunität, sie verlieren sich auch spätestens bis zum 3. Lebensmonate; man wird nicht fehlgehen, einer Übertragung von Stoffen, welche eine humorale relative Immunität bewirken sollen, jedwede Bedeutung abzusprechen.

Züchtung des Tuberkelbacillus.

Wenn auch der menschenpathogene Tuberkelbacillus bei der *Züchtung* auf künstlichen Nährböden keine allzu großen Ansprüche stellt, so bedarf er zum Wachstum und zu seiner Vermehrung doch ganz bestimmter Bedingungen und einer Temperatur, welche der Körpertemperatur nahe kommt; vor allem muß der Nährboden einen bestimmten Wasserstoffionengehalt haben, das Optimum liegt bei p_H 7—7,7; auch für Sauerstoffzufuhr muß gesorgt sein. Wegen seines langsamen Wachstums wird er von anderen Begleitbakterien leicht überwuchert. Will man einen rein gewonnenen Stamm fortzüchten, dann tut man gut, ihn alle 4—6 Wochen zu überimpfen.

Ein viel gebrauchter, sehr geeigneter Nährboden, dessen sich auch LEWANDOWSKY bei seinen Züchtungsversuchen unmittelbar aus lupösem Material bediente, und der zuerst von PAWLOWSKY, später von KROMPECHER und ZIMMERMANN für die chirurgische Tuberkulose empfohlen wurde, ist die glycerinierte Kartoffel. In 5%igem Glycerinwasser, dessen Zusatz NOCARD und ROUX angegeben haben, erweichte und sterilisierte Kartoffelhalbzylinder stehen in Röhrchen, mit ihrer unteren Hälfte in 5%iges Glycerinwasser eingetaucht. Nicht jede Kartoffelsorte ist geeignet, die beste soll die holländische sein. Bevor man zur Impfung mit Hautmaterial übergeht, probiere man den Nährboden am besten mit einem sicher Tuberkelbacillen enthaltenden Eiter von chirurgischer Tuberkulose aus.

Neben der Glycerin-Kartoffel, auf welcher nach LEDERMANN gerade bovine

[1] SCHMIDT, H. R.: Placentare und kongenitale Tuberkulose, in: Die extrapulmonale Tuberkulose. Bd. 2, H. 2.

Keime primär sehr schlecht angehen, wird das schon von R. Koch angegebene erstarrte Serum, dem man auch bis zu 3% Glycerin hinzusetzen kann, zur Reinzüchtung verwendet. Zur Gewinnung von Massenkulturen benützt man eine $2^1/_2$%ige Glycerinbouillon. Die Zahl der angegebenen und brauchbaren Kulturmedien ist eine sehr große, so wurden neben der Kartoffel auch andere Pflanzen verwendet, ebenso konnte der Tuberkelbacillus auf eiweißfreien und synthetisch hergestellten Medien gezüchtet werden, braucht allerdings auf diesen etwas längere Zeit zum Wachstum, sie sind für die Züchtung aus dem Gewebe nicht zu empfehlen. Carrel-Kulturen von Tuberkelbacillen sind H. E. Schmidt gelungen, wobei in der Milzpulpa tuberkelähnliche Bildungen auftraten.

Sehr gute Resultate geben die verschiedenen Hühnerei-Nährböden, zu deren Herstellung entweder nur das Eigelb oder das ganze Ei verwendet wird; solche Nährböden wurden zuerst von Dorset, dann von Lubenau, Besredka und Jupille, Weise u. a. empfohlen. Petroff bereitet einen Nährboden aus 2 Teilen ganze Eier und 1 Teil Fleischbrühe, welcher im Verhältnis 1:10000 Gentianaviolett zugesetzt ist. Besredka stellt sein Kulturmedium aus Eigelb von 20 Eiern her, dem er 1 Liter Aqua dest. und 157 ccm 1%ige Sodalösung zusetzt. Die Flüssigkeit soll möglichst homogen, in dünner Schicht durchsichtig sein; um dies zu erreichen, wird noch vorsichtig Sodalösung zugegeben, wovon etwa 10 ccm notwendig sind. Nachdem die Menge auf 7 Liter mit Aqua dest. aufgefüllt ist, wird sie der Sterilisierung durch 20 Minuten bei 110° unterworfen. — Von mancher Seite wird auch Glycerin zugefügt. So wird der Lubenausche Eigelb-Glycerinbouillonnährboden für den Typus bovinus sehr gelobt, der Lewinthalsche Eigelbrinderserumnährboden für den humanen Tuberkelbacillus. Blumenberg hebt die Schnelligkeit des Wachstums und die gute Sichtbarkeit der Kolonien auf dem Milieu von Petragnani hervor (ganze Eier, Milch, Stärke, Pepton, Kartoffeln und 2% wässeriges Malachitgrün, wodurch Begleitbakterien abgetötet werden). Isabolinsky und Gitowitsch bedienen sich eines Nährbodens aus Stierhoden, auf dem der Tuberkelbacillus nach 15—20 Tagen ein üppiges Wachstum in Form von gelblich-weißen Knötchen zeigt, und die bei Typus humanus einen rosa Farbenton annehmen sollen.

Akiyama legt das zur Züchtung verwendete Hautstückchen für 30 Minuten in 4%ige Natronlauge bei 37°, neutralisiert in 4%iger Salzsäure und bringt kleinste Teilchen auf Petroffschen Nährboden, wo die Kulturen nach 4 Wochen angehen.

Immer müssen die festen Nährböden durch luftdichten Verschluß der Röhrchen vor dem Austrocknen geschützt werden, am einfachsten mit Gummikappen, Paraffin, Siegellack oder durch eigene Verschlußapparate. Tritt schon in den ersten Tagen nach der Verimpfung auf der Oberfläche des Nährbodens eine Veränderung ein, dann rührt diese nicht vom Tuberkelbacillus her, die Reinzüchtung ist mißlungen.

Noch mehr positive Resultate ergeben sich, wenn der Züchtung eine Anreicherung der Bacillen aus Sekreten und Exkreten vorangeht. Eine ganze Reihe solcher Methoden sind angegeben. Neuestens lassen Löwenstein und Sumiyoshi 15—20%ige Schwefelsäure auf Sputum und Eiter einwirken, neutralisieren und verwenden das Sediment zur Züchtung auf Glycerin-Kartoffel. Hohn gebraucht nur 10—12% Schwefelsäure durch 20 Minuten in Schüttelröhrchen und bringt das saure Sediment auf Lubenauschen Eiernährboden, auf dem nach frühestens 8—10 Tagen, durchschnittlich nach 3—4 Wochen die Kulturen aufgehen. Das Verfahren wird sehr gelobt (Pesch und Simchowitz, Schrader, Sonnenschein, Sutterlin u. a.). Blumenberg empfiehlt *neben* der Verwendung von H_2SO_4 auch die der Salzsäure. Wenn die Menge der Begleitbakterien gering ist, geht Hohn mit der Konzentration der Schwefelsäure noch weiter bis auf 6% herunter, er züchtet übrigens auf Hämatin-Eiernährboden. Bei der niedrigen Konzentration besteht aber immer die Gefahr des Überwucherns anderer Bakterien. Bemerkenswert erscheint die Angabe Hohns, daß mit Eiter aus tuberkulösem Material beschickte Röhrchen trotz mikroskopisch sichergestelltem Bacillenbefund steril bleiben können, offenbar weil die Tuberkelbacillen abgetötet waren. Man ersieht daraus nur wieder, daß alle zur Verfügung stehenden Verfahren ausgenützt werden müssen, um eine tuberkulöse Infektion nachzuweisen.

Natürlich kann die Züchtung auch auf dem Umwege über das Tier erfolgen, indem tuberkulöse Organe, besonders geeignet hierfür ist die tuberkulös erkrankte Milz, zerdrückt werden und man dieses Material auf den Nährboden bringt. Die Kolonien werden dann schon früher, oft nach 10—14 Tagen erkennbar. Im Gegensatz zu den meisten Angaben halten Park und Krumwiede die Verimpfung aus der Milz für weniger aussichtsreich als die aus den Inguinal- oder Retroperitonealdrüsen.

Nach Lewandowsky eignet sich für die direkte Züchtung besonders der plane Lupus, was auch Ledermann neuerdings bestätigt, letzterer erhielt auch nach Desinfektion von hypertrophischem Lupus nur selten ein positives Resultat. Die Anwendung der Aufschließung von lupösem Hautmateriale mit Schwefelsäure wurde noch wenig versucht, uns gelang die Züchtung bisher nicht zu oft, jedenfalls scheint vorläufig diese Methode für die Haut nicht die Bedeutung zu haben wie für Sputum, Eiter u. a.

Arten des Tuberkelbacillus bei menschlicher Tuberkulose.

Kaltblütertuberkelbacillus.

Eine ganz untergeordnete Rolle spielen für die menschliche Pathologie die *Kaltblütertuberkelbacillen.* Wir wissen, daß bei einer ganzen Reihe von Kaltblütern: Schlangen, Schildkröten, Fröschen, Eidechsen, Fischen Tuberkelbacillen in Krankheitsprozessen gefunden wurden, eine spontane Übertragung auf den Menschen ist bisher nicht bekannt geworden, trotzdem manche Stämme eine geringe Pathogenität auch für Warmblüter besitzen. Dagegen finden sich solche Arten gelegentlich bei künstlicher Immunisierung in den durch sie erzeugten, meist scrophulodermaartigen Krankheitsprozessen an der Injektionsstelle, z. B. nach Impfung mit dem Friedmannschen Vaccin, mit Chelonin nach Rosenbaum oder Baums Kaltblüter-Vaccin; diese Erscheinungen haben nicht die Tendenz, sich weiter zu entwickeln, auch kommt es nicht zu Allgemeininfektionen.

Typus gallinaceus.

Dem Geflügeltuberkelbacillus wurde bis vor kurzem wenig Beachtung geschenkt. Zwar haben schon Kruse, Nocard und Roux, Pansini auf seine Infektiosität für den Menschen aufmerksam gemacht, aber erst durch die Forschungen von E. Löwenstein, M. Koch und Rabinowitsch, Jáncso und Elfer wurde seine Bedeutung für die menschliche Pathologie erkannt, von verschiedener Seite würden solche Infektionen, welche unter differenten Krankheitsbildern auftreten können (Tuberculosis pulmonum, renum, septisch-pyämische Prozesse, Erkrankungen des Knochenmarks, der Milz mit Veränderungen im Blutbilde, z. B. als akute Leukämie, Polycythämie) beschrieben (Joannović, Deutsch, Sternberg-Lederer u. a.). Diese Infektionen erfolgen wohl meist als Fütterungstuberkulose durch den Genuß von Eiern, in welchen sich Tuberkelbacillen nicht lange nach der Infektion finden, und wo sie durch kurzes Kochen nicht abgetötet werden. Auch bei der HODGKINschen Lymphadenitis will man Hühnertuberkelbacillen gefunden haben (L'ESPERANCE).

Morphologisch läßt sich der Typus gallinaceus kaum vom Säugetiertuberkelbacillus unterscheiden; ja von mancher Seite (RABINOWITSCH) wurde er nur für eine Varietät des Säugetiertuberkelbacillus gehalten; ein auffallender, größerer Plemorphismus kann nicht ausschlaggebend sein, denn wir finden solchen häufig auch bei den anderen Arten. Kulturell spricht für diese Art ein feuchtes, schleimiges Wachstum nach etwa 5—6 Wochen, doch gibt es da viele Übergänge bis zu den trockenen, schuppigen Kulturen des Typus humanus. Sein Sauerstoffbedürfnis ist nicht allzu groß, er bildet in der Glycerinbouillon Alkali und ist — und das ist sehr bedeutsam — imstande, in dieser auch submers zu wachsen (LÖWENSTEIN). Im Tierversuche erweisen sich alle möglichen Säugetiere, besonders auch Schweine (RAEBIGER) und Vögel, doch in verschiedenem Maße empfänglich, entscheidend für die Diagnose ist seine Pathogenität durch den Fütterungsversuch beim Huhn, welches durch Typus humanus oder bovinus nicht getötet wird. Hühner gehen auch auf intravenöse Injektionen selbst kleiner Mengen sehr rasch ein, wobei die Gewebsreaktion oft nicht sehr stark ist, doch wimmelt es in den inneren Organen von Bacillen. Gewebsmaterial verimpft man am besten intraperitoneal oder in den Musculus pectoralis. Frühzeitig erhält man bei infizierten Hühnern auch positive Tuberkulinreaktion bei intracutaner Verimpfung von Geflügeltuberkulin in den Kehllappen. Es sei aber daran erinnert, daß manche Vögel nicht so selten auch an menschlicher Tuberkulose erkranken (Papagei usw.). Kaninchen gehen auf intravenöse Injektion unter dem Bilde einer Septicämie (Typus Yersin) rasch zugrunde, während das Meerschweinchen viel weniger empfänglich ist.

Die Reichlichkeit der Bacillen in den Krankheitsprodukten des Menschen ist eine sehr verschiedene; es gibt Fälle, bei denen man sie in ungeheurer Zahl im Gewebe, in den Sekreten und Auflagerungen findet; geht da der Meerschweinchenversuch nicht an, so spricht dies sehr für Hühnertuberkulose. In anderen Fällen ist die Zahl der Tuberkelbacillen nur eine spärliche, und wir finden auch da das Gesetz, von dem später noch besonders zu sprechen sein wird, bestätigt, daß die tuberkuloide Struktur gerade dort anzutreffen ist, wo wenig Bacillen vorhanden sind, diese also offenbar im Gewebe zugrunde gehen, während reichliches Vorhandensein derselben vorwiegend zu banalen Entzündungen führt.

Biologisch spricht für eine Infektion mit Typus gallinaceus eine positive Reaktion auf Hühnertuberkulin. Natürlich kann es auch auf Säugetiertuberkulose positive Befunde geben, wenn eine Mischinfektion mit solchen vorhanden ist, aber auch ohne eine solche, da wir es ja mit einer Gruppenreaktion zu tun haben, doch wird ein auffallend stärkerer Ausfall mit Hühnertuberkulin auch da noch den Verdacht gerechtfertigt erscheinen lassen. Eine solche Beobachtung wurde jüngst von URBACH beschrieben. Eine gewisse Schwierigkeit bietet eine genaue Auswertung des Hühnertuberkulins; bei Nichtbeachtung dieser Tatsache kann man leicht zu falschen Schlüssen kommen.

In der Hautpathologie hat LIPSCHÜTZ als erster einen Fall beschrieben, bei dem es dann LÖWENSTEIN gelungen war, Typus gallinaceus zu bestimmen:

Der 20jährige Patient war seit 10 Jahren krank, hatte an den Lippen, an der Gaumen- und Rachenschleimhaut multiple Infiltrate, welche zum Teil geschwürig zerfallen waren und auf die äußere Haut in der Umgebung des Mundes und der Nase übergegriffen hatten. Am weichen Gaumen kam es zu ausgedehnten Zerstörungen und Verwachsungen mit der hinteren Rachenwand. Daneben entwickelten sich zahlreiche, bräunlich bis lividrote Infiltrate und Abscesse auch an der Haut des Stammes, welche stellenweise bedeutende Größe erreichten und schließlich auch Affekte in inneren Organen, an denen Patient zugrunde ging. Histologisch fand man ein chronisch entzündliches Granulationsgewebe, stellenweise

Epitheloidzellen, selten tuberkuloide Struktur, nirgends Verkäsung. Im frischen Eiter von Abscessen und in Abstrichpräparaten von den Mundaffektionen waren überaus zahlreiche säurefeste Bacillen nachweisbar. Die Diagnose schwankte zwischen Lues gummosa, Tuberkulose und Sporotrichose. Ja wegen der großen Zahl Säurefester und deren eigentümlicher Lagerung in den Zellen wurde auch an Lepra gedacht, nur fehlten im histologischen Schnitte die charakteristischen HANSENschen Zellen. — Aus einem von LIPSCHÜTZ ein Jahr vorher geimpften Meerschweinchen konnte LÖWENSTEIN, durch mühevolle Untersuchung den Geflügeltuberkelbacillus identifizieren. Verimpfung von Gewebsstückchen bewirkte bei Meerschweinchen rascher eine tuberkulöse Erkrankung als solche mit Sekret, doch erwies sich auch die Reinkultur für diese Tierart nicht als hochpathogen. Daß Patient auf Alttuberkulin stark reagierte, hatte wohl seinen Grund in der durch humane Tuberkelbacillen bewirkten Lungeninfektion. Hühnertuberkulin wurde damals nicht gegeben.

Durch diesen Fall wurde LÖWENSTEIN veranlaßt, 70 Fälle von Hauttuberkulose der Wiener Lupusheilstätte zu prüfen, aber keiner von diesen reagierte auf Tuberkulin von Geflügeltuberkulose, während dies auf Alttuberkulin stets prompt der Fall war; auch unsere weiteren eigenen Untersuchungen an 50 Fällen anderer Hauttuberkulose fielen negativ aus.

Da wurden nach langer Pause fast gleichzeitig drei Fälle, wieder in Wien, beobachtet, welche ganz andere Krankheitserscheinungen darboten, der eine von KERL-URBACH, welcher unter dem Bilde einer Septikämie mit hohem Fieber an den Schleimhäuten aphthöse, an der Haut impetiginöse, acneartige, pustulöse Bildungen bis zur oberflächlichen Geschwürsbildung zeigte, gleichzeitig schwerere Gelenk- und Knochenerscheinungen nebst multiplen Drüsenschwellungen aufwies. Es bestand eine starke Leukocytose (26800) mit 81% Neutrophilen, aus dem Blute ließen sich Tuberkelbacillen nicht züchten, während aus einem Gewebsstück, in dem mikroskopisch keine Tuberkelbacillen nachgewiesen werden konnten, Hühnertuberkulose aufging. Histologisch fand sich nur unspezifisches Granulationsgewebe mit eingestreuten epitheloiden Zellen, doch keine tuberkuloide Struktur, Lungen frei. Alttuberkulin negativ (1 : 10 000), Hühnertuberkulin 1 : 10—50 000 stark positiv. Im Tierversuch war der reingezüchtete Stamm für Hühner, aber auch für Kaninchen und Meerschweinchen pathogen, wobei die histologischen Präparate oft nicht tuberkuloides Gewebe aufwiesen, sich aber in inneren Organen (Leber, Milz) häufig auffallende Nekrosen zeigten.

Als einen dritten Typus konnte *ich* eine *lokalisierte ulceröse* Form bei einem jungen Burschen demonstrieren, bei dem sich, auf den Unterschenkel beschränkt, eine Reihe größerer und kleinerer, mit matschen Granulationen und schmierigen Massen bedeckte Ulcerationen fanden, welche zum Teil nur flach waren, zum Teil recht tief gingen, so daß manche an exulcerierte Gummen erinnerten.

Ihre Entstehung konnte ich leicht verfolgen, indem ein zuerst cutan-subcutanes Infiltrat auftrat, dieses nach außen durchbrach und so zu den Ulcerationen führte; es lag nach der Anordnung nahe, an eine lymphogene Verschleppung zu denken. Tuberkulinprobe und Züchtung ergaben Hühnertuberkulose. — Auffallend war, daß die Affektion seit Jahren auf den linken Unterschenkel beschränkt blieb, und weitere anamnestische Untersuchungen ließen die Vermutung berechtigt erscheinen, daß es sich um eine *exogene* Infektion handelt, indem Patient angibt, daß die ersten Erscheinungen nach einer Verletzung am äußeren Malleolus während der Kriegszeit aufgetreten war, als er meist barfuß auf einer Geflügelfarm umherlief. — Weder im Abstriche noch im Schnitte sind Tuberkelbacillen nachweisbar, dagegen finden wir histologisch meist typisches tuberkuloides Gewebe, oft auffallend reichlich Riesenzellen.

Einen sehr ähnlichen Fall beobachteten kürzlich KÖNIGSTEIN-KNOSSEW:

Die Affektion beschränkte sich auf die rechte untere Extremität und bestand in braunroten Papeln, verrukösen Wucherungen, bläulichroten, fluktuierenden Knoten und Abscessen nebst Narben, Geflügeltuberkulin ergab selbst bei $^1/_{1\,000\,000}$ starke, langpersistierende Reaktionen, aus Punktat und Gewebe wurden Geflügeltuberkelbacillen gezüchtet, histologisch wurde tuberkuloides Gewebe nachgewiesen.

Schließlich haben NICOLAU und BLUMENTAL bei einem Landarbeiter einen typischen Lupus tumidus gesehen, aus welchem sie Geflügeltuberkelbacillen herauszüchten konnten.

Zwei Fälle URBACHs vom Sarkoidtypus scheinen mir nicht genügend verifiziert, doch erscheint es uns sehr wahrscheinlich, daß die Hühnertuberkulose auch unter dieser Form auftreten kann; denn die wenigen bisher beobachteten Fälle zeigen schon einen sehr großen Pleomorphismus der Klinik. Bemerkenswert für die Diagnose oder für den Verdacht einer Erkrankung an Hühnertuberkulose ist es immer, wie ich betont habe, wenn das klinische Bild nicht so recht in die anderen gewohnten hineinpaßt, doch können die Krankheitsbilder auch ganz typisch sein und sind es oft. In der Tat hat KÖNIGSTEIN jüngst eine indurative Tuberkulose (BAZIN) gezeigt, als deren Ursache Typus gallinaceus. angesehen wurde und KREN und LÖWENSTEIN haben einen solchen aus dem Blute eines Kranken mit papulo-nekrotischen Tuberkuliden gezüchtet.

In einer Zusammenfassung beschäftigte sich URBACH ausführlich mit der Tierpathogenität, speziell auch mit den Hauterscheinungen beim Tiere; es sei darauf verwiesen. Zur Verimpfung benützt man am besten Gewebsstückchen, mit Vorteil nach Aufschließung (LÖWENSTEIN-SUMIYOSHI). Es wird die Folge zeigen, ob die Geflügeltuberkulose beim Menschen jetzt nur häufiger erkannt wird, oder ob eine solche Infektion tatsächlich öfter als früher auftritt. Letzteres wäre sehr gut möglich, da die Hühnerbestände in den Kriegsjahren außerordentlich verseucht waren, in manchen Gegenden bis zu 70% der Tiere, — doch ist der Prozentsatz jetzt schon wesentlich heruntergegangen, bis auf etwa 10% —, und eine Übertragung durch weichgekochte, in geringerem Grade selbst durch hartgekochte Eier von kranken Tieren (KOCH und RABINOWITSCH, LÖWENSTEIN, MOHLER und WASHBURN) möglich ist. Übrigens hat schon GÄRTNER 1893 nachgewiesen, daß in Eiern tuberkulöser Kanarienvögel Tuberkelbacillen nachzuweisen sind. Eine gründliche Kontrolle und Sanierung der Geflügelställe hätte unbedingt zu erfolgen.

Hier sei bemerkt, daß man durch therapeutische Verabreichung von Hühnertuberkulin zwar eine gewisse Beeinflussung erzielen kann, sie ist aber meist nicht durchgreifend; vielleicht werden die Resultate besser, wenn man ein autogenes Tuberkulin benützt (JOANNOVIĆ). Auffallend ist mir, selbst in meinem gewiß sehr gutartigen Falle die *geringe* Beeinflußbarkeit durch unsere sonst erfolgreichen therapeutischen Maßnahmen gegen Hauttuberkulose.

Die Varietäten des Säugetier-Tuberkelbacillus.

R. KOCHs Autorität gelang es 1901, nachdem vorher schon v. BAUMGARTEN und besonders TH. SMITH in außerordentlich gründlichen Untersuchungen Unterschiede zwischen Rinder- und menschlichen Tuberkelbacillen herausgefunden hatten, die Anerkennung einer strikten Trennung des *Typus humanus und bovinus* zu erreichen. Er behauptete damals nicht bloß die Unschädlichkeit des Typus humanus für das Rind, sondern auch die große Seltenheit einer Infektion des Menschen durch Rinderbacillen. Gegen den zweiten Teil seiner Behauptung wurde sofort mit Hinblick auf die Hauttuberkulose energisch und erfolgreich opponiert, und schon im folgenden Jahre erkannte KOCH die Möglichkeit der Hautinfektionen durch Perlsuchtmaterial an, wenn er in ihnen auch nur leichte lokale Erkrankungen erblickte, die zu keiner Tuberkulose anderer Organe führen könnten.

Die Bestimmung der Arten der menschlichen pathogenen Tuberkelbacillen ist nicht immer leicht, besonders da sich neben den typischen Formen auch atypische finden, welche nicht, wie man dies von mancher Seite aus wollte, durch eine Mischinfektion mit beiden Typen zu erklären sind. Es ist gewiß, daß man um so mehr atypische Tuberkelbacillen finden wird, auf je feinere und geringere Unterschiede man seine Bestimmung stützt, nicht zum Vorteil der Übersichtlichkeit und Klarheit.

Eine ganze Reihe von Unterscheidungsmerkmalen wurden angegeben. Als wichtigste charakteristische hat Kossel folgende aufgestellt, welche im Nachfolgenden mit einigen Ergänzungen angeführt seien.

human:	bovin:
Glycerinbouillon.	
Auf Glycerinserum leicht zum Wachsen zu bringen, auch in der ersten Generation (eugonisch Griffith), Glycerin notwendig; auf Glycerinbouillon weiter verimpft, nach 4—6 Wochen dicker, gefalteter Rasen, an der Glaswand aufsteigend.	In erster Generation auf Glycerinserum spärlich (dysgonisch) wachsend, auf der Glycerin-Bouillon ein dünner, schleierartiger Rasen, sich langsam ausbreitend, höchstens hie und da einige warzige Verdickungen, Glycerin nicht unbedingt nötig. Sehr günstig Petroffscher Eiernährboden für Erstkultur (Wulff). Ledermann bestimmt die Typenunterschiede erst nach 2—4 Kulturpassagen, findet Glycerinserum wenig geeignet, viel besser Glycerinkartoffel und Lubenau-Levinthalschen Nährboden.
Mikroskopisch.	
Von festen Nährböden, schlanke, gleich große Stäbchen, nach Ziehl-Neelsen ebenmäßig färbbar, nur mit erwärmtem Karbolfuchsin; aus Bouillon Bacillen leicht gekrümmt.	Viel pleomorpher, mit plumperen, oft ovalen oder körnigen Formen. Färbung nach Ziehl-Neelsen unregelmäßig annehmend, so daß sie oft gekörnt erscheinen. Karbolfuchsin auch in der Kälte aufnehmend.
Physiologisch.	
Bildet von der 3. Woche an Säure (Smith). Dieser Unterschied wird jedoch vielfach als nicht durchgreifend angesehen.	Bilden Alkali, die Acidität der Bouillon nimmt ab, kann sogar alkalisch werden, erst nach zweimonatiger Bebrütung schlägt sie wieder um.
Infektion beim Kaninchen.	
Wenig virulent für Kaninchen nach subcutaner Injektion von 0,01 g nach 3 Monaten noch überlebend, höchstens lokalisierte Tuberkulose. Auch nach intravenöser Injektion Tod erst nach 2 bis 3 Monaten, oft auch da noch überlebend, die Erkrankung der Lungen meist lokalisiert, gutartiger; manche Kaninchenrassen sind stärker empfindlich.	Bei jedem Injektionsmodus allgemeine Tuberkulose des Kaninchens, nach subcutaner Injektion von 0,01 g baldige Erkrankung an allgemeiner Tuberkulose. Exitus nach 2—3 Monaten. — Intravenöse Verabfolgung von $^1/_{100}$ mg tötet das Kaninchen infolge allgemeiner Tuberkulose in etwa 3 Wochen.
Intraokulär bei genügender Verdünnung nicht progredient, oft ausheilende Tuberkulose der Iris, evtl. der Cornea (F. Schieck).	Intraokulär: Phthisis bulbi mit Verkäsung, mit oft anschließender Allgemeintuberkulose.
Infektion beim Rinde.	
Nur lokale Veränderungen erzeugend auch bei intravenöser Infektion, Tiere sehr widerstandsfähig, Bacillen im Blute und in Organen lang virulent nachweisbar.	Bei jedem Infektionsmodus hoch pathogen. Ebenso für Ziegen, Schafe, Schweine, Affen, Katzen usw.

Bemerkt sei, daß Papageien und Kanarienvögel für beide Varietäten verhältnismäßig leicht empfänglich sind, von da aus auch wieder eine Infektion des Menschen möglich ist. Die intravenöse Injektion von 0,01—0,001 mg bei Mäusen gibt keine verläßlichen Resultate zur Differenzierung (Br. Lange), ihre Resistenz gegen Tuberkuloseinfektion wird übrigens von den Untersuchern ganz verschieden angegeben; Ratten sollen gegen bovine Keime stärker resistent sein. Ebensowenig gelingt eine Unterscheidung durch Agglutination, obzwar dies WULFF behauptet, durch Präcipitation und durch Komplementablenkung (HAENDEL, LANGE und HEUER, KIRCHNER); mittels Säureagglutination wollen SCHLOSSBERGER und PFANNENSTIEL eine Abtrennung der Hühnertuberkelbacillen ermöglicht haben. Durch Tuberkulinreaktion am infizierten Tiere versuchte CRANSTON LOW, CIUFFO die Typen zu unterscheiden, doch ist nur eine Differentialdiagnose gegenüber Hühnertuberkelbacillen möglich (KRAUS und VOLK), nicht aber zwischen Typus humanus und bovinus wie auch ANDERSEN, FÖNSS, HOLLAND, MEIROWSKY bestätigen. Während CORPER und SALING für die Diagnosestellung auch den anaphylaktischen Versuch als untauglich ansehen, berichten SCHILLING und HACKENTHAL, daß es ihnen gelungen sei, durch Prüfung mit Auszügen aus verschiedenen Tuberkelbacillen auf überlebenden Dünndarm infizierter Meerschweinchen Kontraktionen zu erzeugen, welche ihnen Spezifität zu haben scheinen, besonders deutlich erwies sich dies für die humanen Stämme. —

Zwar hat man durch Kultur und Färbung gewisse Anhaltspunkte für die Zugehörigkeit eines herausgezüchteten Stammes, doch steht es fest, daß Änderungen in der Morphologie, in der Säurefestigkeit verhältnismäßig leicht vorkommen und künstlich zu erreichen sind und auch Varianten in den Typen vorkommen (MORRISON), so daß verläßliche differential-diagnostische Schlüsse darauf nicht aufzubauen sind (ANDERSEN, FÖNSS). Alle Versuche, durch bestimmte Kulturverfahren, auf chemischem Wege, Empfindlichkeit der Tuberkelbacillen sichere Kriterien für die Typenbestimmung zu erhalten, blieben vergebens. Ausschlaggebend wird nur die Pathogenität für das Tier sein, welche auch bei vielfacher Fortzüchtung in anderen Organismen sich meist nicht ändert; geringe Abweichungen derselben wird man noch zur „fluktuierenden Variabilität" zurechnen können (LÖWENSTEIN).

Während man nun bemüht war, charakteristische Merkmale für die beiden Typen zu finden, gibt es Forscher, welche darauf hinweisen, daß eine exakte Trennung nicht immer möglich ist, einerseits, weil es atypische Übergangsformen gibt und andererseits, weil es einer Reihe von Untersuchern gelungen sein soll, selbst nach offenbar recht *wenigen* Fortzüchtungen in einer bestimmten Tierart eine Mutation des Tuberkelbacillus zu erzielen. KOLLE, SCHLOSSBERGER und PFANNENSTIEL, ebenso SANFELICE glaubten sogar erweisen zu können, daß man durch Verimpfung großer Mengen von primär nicht menschpathogenen säurefesten Kaltblütertuberkelbacillen und weitere Tierpassage deren Virulenz so zu steigern vermöge, daß eine tödlich verlaufende Tuberkulose entstehe; auch IGERSHEIMER und SCHLOSSBERGER, SEITZ schließen auf Grund von Impfungen in die vordere Augenkammer des Meerschweinchens, nach denen sie Allgemeintuberkulose auftreten sahen, auf nahe Beziehungen zwischen saprophytischen Säurefesten und echten Tuberkelbacillen. Eine ganze Reihe anderer Forscher lehnen dies rundweg ab (BR. LANGE, HEYMANN und STRAUSS, COBBETT, RONDONI, TESTONI und DAL COLLO, CALMETTE und GUÉRIN, KOIKE), den Widerspruch mit der früheren Untersuchern wollen sie durch eine zufällige Infektion mit echten Tuberkelbacillen erklären. ZLATOGOROFF, ZECHNOWITZER und KOSCHKIN gelang es nie, apathogene Keime in pathogene überzuführen, höchstens eine leichte Virulenzsteigerung konnte erzielt werden.

NÈGRE hält auch die Ergebnisse von DUBARD, BATAILLON und TERRE nicht für beweiskräftig und eine Umwandlung säurefester Saprophyten und Warmblütertuberkelbacillen auf experimentellem Wege nicht erbracht, doch wäre eine solche auf natürlichem Wege nicht auszuschließen.

Der Versuch, die Komplementbindungs- und Überempfindlichkeitsreaktion usw. zur Entscheidung dieser Frage zu verwenden, erweist nur, daß eine biologische Verwandtschaft zwischen Säugetiertuberkelbacillus, Kaltblütertuberkelbacillus und Säurefesten besteht. So versuchte MEYER durch Injektion von Trompetenbacillen ein Meerschweinchen, durch Einspritzungen von Schildkrötenbacillen ein Kind gegen humanes Tuberkulin empfindlich zu machen. Mit Butterbacillen vorbehandelte Tiere reagieren auf humanes Tuberkulin, umgekehrt besteht eine Reaktion tuberkulöser Menschen und Tiere auf Tuberkulin aus verschiedenen Säurefesten, ja diese soll quantitativ nicht einmal wesentlich vom humanen verschieden sein (B. und E. LANGE). Es können in loco auch scrophuloderma- und lupusartige Erscheinungen auftreten, wie wir sie bei humanem Neutuberkulin sehen; infolge einer Herdreaktion wurde eine Ausbreitung von Lupusherden (BUKOWSKY) oder Entstehen eines Lichen scrophulosorum beobachtet (BLUMENTHAL). Allerdings sind diese Ansichten nicht unwidersprochen geblieben (LÖWENSTEIN), sie sollen mindestens nur ausnahmsweise Geltung haben.

Auch bezüglich Umwandlung von humanen in bovinen Typus und umgekehrt gehen die Meinungen vorwiegend dahin, daß dies nicht möglich ist. Sicher ist, daß sie ihre Wesensart durch Jahre und Jahrzehnte rein behalten *können*, so hat KIRCHNER bei einem 16 Jahre bestehenden Lupus vollvirulente Rindertuberkelbacillen herausgezüchtet, ebenso KLEINE aus einer 8 Jahre bestehenden Hautaffektion bei einem Fleischer. COBBETT hat in einem 50 Jahre bestehenden Lupus Typus bovinus nachgewiesen, GRIFFITH passierte bovine Tuberkelbacillen 5 Jahre durch Kröten, ohne eine Änderung wahrzunehmen. Auch ist es gelungen, aus verschiedenen Organen derselben Person Typus humanus und bovinus zu züchten, was wohl auf eine Doppelinfektion und nicht auf eine Umwandlung zu beziehen wäre (KOSSEL, ROTHE und BIEROTTE, WEBER und HEUSS). Auf ähnliche Weise sollen die entgegengesetzten Befunde von FIBIGER und JENSEN, DAMMAN und RABINOWITSCH eine ungezwungene Erklärung finden. EBER und L. LANGE dagegen sprechen sich in bejahendem Sinne für einige eigene Fälle aus, für deren Gelingen sie besonderen Nachdruck auf die gleichzeitig vorgenommene subcutane und intraperitoneale Impfung der Versuchstiere legen, meist behaupten sie aber nur eine Annäherung der beiden Typen, nicht so sehr eine Umwandlung.

DE BESCHE, NEUFELD und seine Mitarbeiter DOLD und LINDEMANN leugnen dagegen nach ihren Befunden eine solche Möglichkeit, nehmen eher an, daß ganz vereinzelte humane Stämme für Rinder ebenfalls stärker pathogen sind. Auch Passagen durch den Hühnerorganismus zur Erzielung von Typenumwandlung wurden versucht, von NOCARD, WIENER, KOCH und RABINOWITSCH und besonders von O. BANG mit positivem Erfolge, von anderen Untersuchern wurde das entweder nicht bestätigt oder sie kamen zum entgegengesetzten Resultate (WEBER und BOFINGER, JANCSÓ und ELFER). Jedenfalls können wir aus den verschiedenen Versuchsergebnissen schließen, daß der Tuberkelbacillus seine Eigenart mindestens mit großer Zähigkeit festhält, und es fraglich ist, ob unter normalen Verhältnissen eine Änderung überhaupt zustande kommt, wobei nochmals darauf verwiesen sei, daß namhaften Forschern (siehe KLIMMER) eine Mutation des bovinen Typus im menschlichen Organismus in den Typus humanus möglich erscheint.

Auch die Virulenz ist keine absolute, unabänderliche Größe. Ob sie durch Passagen im Tierkörper Änderungen erfahren kann, ist Gegenstand vielfacher Untersuchungen gewesen, jedenfalls behalten viele Stämme sie unverändert bei. Die aus Lupus vulgaris herausgezüchteten Tuberkelbacillen zeigten zwar bei GRIFFITH in einem verhältnismäßig großen Prozentsatz herabgesetzte

Virulenz, er fand unter 140 Fällen von Lupus nur bei 30% vollvirulente Bacillen; ebenso sah er die meisten Atypien bei Lupusstämmen. Aus 4 Fällen von Lupus (2 mit innerer Tuberkulose, 2 multiple Hautherde) wurden beim selben Patienten zwar gleichartige Typen, aber von verschiedener Virulenz herausgezüchtet, die Stämme aus inneren Organen waren virulenter als die aus der Hautaffektion. Bei Lupus, der länger als 10 Jahre bestand, will er niemals vollvirulente Keime gefunden haben, — dem widerspricht aber eine eigene Angabe (siehe LEDERMANN) — während FÖNSS solche auch bei 25jähriger Dauer der lupösen Erkrankung nachweisen konnte. DARIER, ROTHE und BIEROTTE vermochten, wie auch schon R. KOCH, eine besondere Abschwächung des Virus bei Lupus nicht festzustellen, ja MÖLLER fand sogar einen Stamm aus Lupus als den virulentesten. Die Virulenz kann auch beim selben Patienten bei Züchtung aus verschiedenen Herden ungleich sein (GRIFFITH). Die geringere Infektiosität des Lupusmaterials im Tierversuch wird auf die geringe Anzahl der vorhandenen Keime zurückgeführt, wie dies bereits LELOIR getan hat. Man kann tatsächlich zeigen, daß durch geringe Bacillenmengen der Krankheitsverlauf der Tiertuberkulose protrahiert wird (GEBHARDT, WYSSOKOWITSCH). Das entspricht auch im ganzen den Beobachtungen, die LEWANDOWSKY bei der direkten Kultivierung der Tuberkelbacillen aus Lupus gemacht hat. Bei 10 Stämmen aus Lupus und 3 aus Scrophulodermen war die Virulenz zwar geringer als bei einigen stark virulenten Laboratoriumsstämmen aus innerer Tuberkulose; aber sie war im allgemeinen ebenso stark wie bei den Stämmen, die er aus dem Eiter chirurgischer Tuberkulose kultivierte. Zweifellos kann die Virulenz eines Stammes schon bei der Infektion eine geringe sein, wie man solche bei Kindern mit kurzer Infektionsdauer findet (FÖNSS, KIRCHNER), doch wäre eine solche Verminderung durch die Adaptation an die Bedingungen in der Schleimhaut und Haut möglich (ESCAT, KROMPECHER und ZIMMERMANN, GRIFFITH), wobei Immunitätsvorgänge gewiß auch eine Rolle spielen. Andererseits konnte GRIFFITH in 3 Fällen nach einem Intervall von 6 Monaten, 2 Jahren, 3 Jahren 7 Monaten eine zweite Untersuchung vornehmen, ohne daß eine Virulenzabnahme des Stammes nachzuweisen war. WAIL, LEDERMANN führen ihre Befunde aber doch zur Annahme abgeschwächter Tuberkelbacillenstämme bei Lupus vulgaris, da die Meerschweinchentuberkulose nicht nur wesentlich langsamer verläuft, sondern auch auffallende Formen produktiver Tuberkulose zeigt. Dies steht im Gegensatz zu den Angaben von ROTHE und BIEROTTE.

Wir sehen also, daß man aus Hauttuberkulosen sowohl vollvirulente Keime als auch abgeschwächte herauszüchten kann, der Verlauf der Tubekulose wird dadurch nicht allein, ja oft nicht einmal im wesentlichen bestimmt, sondern ist viel mehr von dem Ort der Ansiedlung und von der Reaktionsfähigkeit des Gewebes, seinem Immunitätszustand abhängig, ja wir kennen genug Fälle, bei denen trotz schwach virulenter Keime die Heilung äußerst schleppend, langwierig vor sich geht. Eine Prognosenstellung ist demnach aus der Virulenz des Erregers nicht statthaft. Es ist ja bekannt, daß bei der tödlichen Miliartuberkulose die Virulenz der Bacillen mitunter eine auffallend geringe sein kann (G. HAUER), und erst jüngst haben ROLOFF und PAGEL auch für die Lungentuberkulose wieder darauf verwiesen, daß zwischen Virulenz der Bacillen und Verlauf der Erkrankung kein Zusammenhang nachzuweisen ist. HOLLAND glaubt, daß man mit einiger Reserve aus dem Verlauf der Tuberkulose beim Menschen auf den des Meerschweinchens schließen kann, doch ist eine umgekehrte Folgerung nicht erlaubt. Alle diese Fragen finden eine ausführliche Besprechung in der Arbeit C. G. LEDERMANNS[1].

[1] LEDERMANN. C. G.: Beitr. klin. Chir. 1930.

Experimentell gelinge es verhältnismäßig leicht durch Änderung der Kulturbedingungen, durch Passagen in verschiedenen Organismen die Virulenz des Tuberkelbacillus abzuschwächen und zu ändern (KLIMMER)[1]. Dabei können auch die Wuchsformen und die Morphologie des Tuberkelbacillus einem Wandel unterliegen.

Durch jahrelange Fortzüchtung boviner Tuberkelbacillen auf glycerinfreien resp. rindergallehaltigen Nährboden ist es CALMETTE und GUÉRIN gelungen, sie in ihrer Virulenz stark abzuschwächen. Sie verhalten sich bezüglich ihrer physiologischen und immunisatorischen Fähigkeiten wie schwach virulente Tuberkelbacillen, indem durch sie vorübergehende, ausheilende Veränderungen im Organismus erzeugt werden. Da sie ihre volle Virulenz auf keine Weise wiedererlangen sollen, werden sie zur Immunisierung benützt.

Durch das Rind kann auch der Mensch tuberkulös infiziert werden. Die weitaus häufigste Übertragung erfolgt durch die Milch und die Milchprodukte, wobei es sich um Rindertuberkelbacillen von erkrankten Tieren handeln kann, oder in seltenen Fällen, was in diesem Zusammenhange uns nicht beschäftigt, infolge Verunreinigung durch das phthisische Wartepersonal der Kühe mit menschlichen Tuberkelbacillen. Der Infektionsweg geht gewöhnlich durch den Darmkanal, besonders bei Kindern, bei denen die Schleimhaut eine größere Durchlässigkeit und geringere Widerstandskraft hat als bei Erwachsenen.

Daß der Rindertuberkelbacillus beim Menschen auch eine Hauttuberkulose zu erzeugen vermag, ist heute eine unumstößlich bewiesene Tatsache. Eigentümlicherweise sind experimentelle Übertragungen aus älterer Zeit, über die BAUMGARTEN berichtet, negativ ausgefallen. Ein ungenannter Arzt impfte, in der Absicht, maligne Tumoren durch Antagonismus zu heilen, Perlsuchtmaterial auf Menschen, erhielt aber nur spontan vernarbende, absceßähnliche Herde an der Impfstelle. In der Praxis stellt sich aber die Sache ganz anders dar. Hier wird die unfreiwillige Überimpfung der Tuberkulose vom Rind auf die menschliche Haut gar nicht selten mit positivem Erfolge ausgeführt. Es handelt sich hier fast immer um Personen, die auf Schlachthöfen mit dem Schlachten tuberkulöser Rinder beschäftigt sind. Auf die hierdurch entstandene Krankheit, die *Tuberculosis verrucosa* der Schlachter, hat LASSAR zuerst die Aufmerksamkeit gelenkt. Unter 365 Schlachthofbeamten in Berlin fand er sieben mit typischen, drei mit suspekten Krankheitsherden. [Die gleichen Zahlen erhielt auch HEUSER.] In seiner übrigen Klientel betrug das Verhältnis der an Tuberculosis verrucosa Erkrankten zu anderen Patienten dagegen nur $^1/_3{}^0/_{00}$. JOSEPH und TRAUTMANN hatten unter 47 Patienten mit Tuberculosis verrucosa cutis acht Schlachter. WICHMANN untersuchte sämtliche Beamten des Hamburger Schlachthofes. Von denjenigen, die mit tuberkulösen Tieren in Berührung kamen, hatten $4^0/_0$ eine sichere Hauttuberkulose an Händen oder Armen, $6^0/_0$ verdächtige Krankheitserscheinungen. Unter den Beamten, die mit tuberkulösem Vieh nichts zu tun hatten, fand sich keine einzige Erkrankung. Die Tuberculosis verrucosa der Schlachter ist heute geradezu als eine Gewerbekrankheit jedem Dermatologen bekannt. Die Infektion durch Rinder-Tuberkelbacillen ist hier aus klinischen Gründen gar nicht abzustreiten. Der Verlauf ist keineswegs immer so günstig, wie KOCH angenommen hat; Übergang dieser Tuberkulose auf das Lymphsystem ist sehr häufig, fast die Regel, wie die Beobachtungen von KRAUSE, TROJE, SCHINDLER zeigen.

Aber auch bakteriologisch ist die Infektion der menschlichen Haut durch den Typus bovinus des Tuberkelbacillus nachgewiesen worden. In einem Falle

[1] Handbuch der Tuberkulose von BRAUER, SCHRÖDER und BLUMENFELD. 3. Aufl., 4. Bd.

von SPRONCK und HOEFNAGEL, wo die Hauttuberkulose im Anschluß an eine Verletzung bei der Obduktion einer tuberkulösen Kuh auftrat, wurde der Beweis geführt durch Überimpfung des exstirpierten Herdes auf ein tuberkulosefreies Rind. Es entstand bei diesem eine generalisierte Tuberkulose, was bei Inokulation von menschlicher Tuberkulose nicht der Fall ist. Ganz dasselbe Ergebnis hatten COSCO, ROSA und DE BENEDICTIS in einem analogen Fall. KLEINE kultivierte aus fünf Fällen von Tuberculosis verrucosa bei Schlachtern die Tuberkelbacillen und konnte sie in allen fünf Kulturen mit dem Typus bovinus identifizieren. HEUSER hatte in einem sorgfältig untersuchten Fall von Schlachthofinfektion den gleichen Befund. Die Kultur ergab den Typus bovinus. Daß auch die Milch tuberkulöser Kühe beim Menschen eine Hauttuberkulose erzeugen kann, beweist ein Fall von A. HELLER. Ein Arbeiter benutzte Milch zur Entfernung von Tätowierungen. An allen gestichelten und dann mit Milch imprägnierten Stellen bildeten sich tuberkulöse Hautläsionen.

Fast immer handelte es sich bei diesen exogenen Infektionen mit Tuberkelbacillen vom Rinde um die Erzeugung eines ganz bestimmten Krankheitsbildes, der *Tuberculosis verrucosa cutis*. Für den Lupus, die nicht minder häufige Reaktionsform auf Tuberkelbacilleninfektion von außen, hatte man lange nicht an die Entstehung von einer Rindertuberkulose gedacht, jedenfalls nicht für den Durchschnitt der Fälle. Den Gedanken, daß Lupus überhaupt *Rindertuberkulose* sei, finden wir zuerst in den Mitteilungen von RAW und ENGELBRETH. Die Arbeit von RAW enthält nicht den Schatten eines Beweises für diese neue Lehre. Sie begnügt sich nur, auf die Seltenheit des Zusammenvorkommens von Lupus und Lungenphthise hinzuweisen und versteigt sich schließlich zu der kühnen Behauptung, daß der humane Typus des Tuberkelbacillus die Haut nicht angreife. Auch der Aufsatz von ENGELBRETH bietet statt wissenschaftlich verwertbarer Tatsachen nur oberflächliche, manchmal etwas dilettantisch anmutende Raisonnements; und es soll hier nur der Kuriosität halber erzählt werden, daß der gleiche Autor einige Jahre später mit derselben Scheinlogik den Beweis erbracht zu haben glaubte, daß, wie der Lupus von den Rindern, so die Lepra von den Ziegen ihren Ausgang nehme. Nur ein Argument von ENGELBRETH ist wert, kurz erörtert zu werden.

Der Lupus kommt, so heißt es, viel häufiger bei der ländlichen und viehzuchttreibenden Bevölkerung vor als bei den Bewohnern der Städte, und in Ländern, wo Rinder nicht als Haustiere gehalten werden, z. B. in Grönland, gäbe es trotz zahlreicher Lungentuberkulosen kaum einen Lupus. Wenn das eine Tatsache ist, so bekommt sie doch erst für die Entstehung des Lupus eine gewisse Bedeutung nach der Entscheidung der Frage: Wie verhält es sich mit der Zahl der inneren Tuberkulosen in Stadt und Land? Man hat ja von vornherein die Neigung, die Gelegenheit zur Erwerbung einer Tuberkulose auf dem Lande geringer zu taxieren als in der Stadt. Das ist aber nicht berechtigt. DÖRNER hat für das Großherzogtum Baden nachgewiesen, daß die Tuberkulosemortalität dort, wo Landwirtschaft getrieben wird, keineswegs geringer ist als in den Städten. Mißverhältnis zwischen Größe des landwirtschaftlichen Betriebes und den vorhandenen Arbeitskräften, vermehrte Muskelarbeit bei Unterernährung, mangelhafte Hygiene und Wohnung sind Umstände, die auf dem Lande zur Verbreitung der Tuberkulose beitragen. NEHRING hat in zwei masurischen Dörfern die Zahl der tuberkulös Infizierten mittels intracutaner Tuberkulininjektion zu ermitteln gesucht, wobei er bei negativem Ausfall die Injektion nach 4 Tagen mit einer höheren Dosis wiederholte. Überraschenderweise zeigt sich eine weitgehende Durchseuchung der Landbevölkerung, welche vom Kindesalter bis zu den Erwachsenen immer mehr zunimmt, so daß die Prozentzahl der letzteren (92%) nicht sehr von der der Städter differiert. Eine sichere Erklärung ist dafür nicht zu geben, gewiß spielt aber der steigende Verkehr und die dadurch bedingte Infektionsgelegenheit, bei den Kindern die in diesen Ortschaften nicht einwandfreie Milchhygiene eine Rolle. Wo wir reichlich Gelegenheit zur Infektion von Mensch zu Mensch haben, ist es doch zum mindesten fraglich, ob die Hauttuberkulose oft vom Rinde erworben ist. Möglicherweise könnte dies von Bedeutung sein für das Überwiegen boviner Typen bei Material aus bestimmten Gegenden. Von diesem Gesichtspunkte aus hat Rupp in einer sehr instruktiven Arbeit das Hauttuberkulosematerial der Zielerschen Klinik in Würzburg geprüft. Zunächst beweist er aus den vorhandenen Statistiken, daß die Anschauung Engelbreths nicht stichhaltig ist. Die Ausbreitung des Lupus geht überall parallel mit der Verbreitung der *menschlichen*, besonders der Lungentuberkulose, nicht mit der Kurve der Rindertuberkulose. Die hochgradigen Lupusfälle sind auf dem Lande häufiger als in der Stadt, weil beginnende Fälle nicht beachtet und behandelt werden. Es zeigte sich bei Untersuchung von 80 Fällen der Würzburger Klinik, daß zwar die Mehrzahl der Patienten vom Lande war, daß aber die allermeisten teils Tuberkulosekranke in ihrer Familie hatten, teils selber an innerer Tuberkulose erkrankt waren. Bei zehn Patienten konnte sogar mit großer Wahrscheinlichkeit die direkte menschliche Infektionsquelle ermittelt werden. Fönss fand unter 1846 Patienten des Finseninstitutes keine wesentliche Differenz zwischen Stadt- und Landbevölkerung, wie auch aus den Angaben Ledermanns hervorgeht. Daß eine für bovine Infektion sprechende Anamnese dennoch täuschen kann, dafür bringt Rupp folgendes Beispiel: Ein 30jähriger Landarbeiter, dessen eigene und Familienanamnese betreffs Tuberkulose negativ war, der dagegen viel mit Vieh (Schlachten, Abziehen) beschäftigt ist, erkrankt an Lupus des Halses und der Hand. Die Untersuchung im Berliner Institut für Infektionskrankheiten ergibt Typus humanus.

Noch mehr Wert als selbst sorgfältige statistische und anamnesische Erhebungen haben natürlich exakte bakteriologische Untersuchungen. Es ist daher anfangs dieses Jahrhunderts zunächst an zwei Stellen Lupusmaterial in größerer Quantität untersucht worden; von der englischen Tuberkulosekommission und vom Berliner Institut für Infektionskrankheiten. Griffith von der englischen Kommission, der diesen Teil bearbeitet hat, fand unter 20 Lupusfällen 11mal den Typus humanus, 9mal den Typus bovinus. Aber die meisten humanen und bovinen Stämme verhielten sich atypisch in ihrer Virulenz für Tiere; die bovinen waren für Kaninchen und Rinder, die humanen für Affen und Meerschweinchen weniger pathogen als normale Kulturen. Etwas abweichend sind die Ergebnisse des Berliner Institutes, dessen Untersuchungen noch auf die Initiative von Koch zurückzuführen sind. Es scheint nämlich, daß Koch selber in seinen letzten Lebenstagen die Möglichkeit in Erwägung zog, daß beim Lupus, wegen dessen relativer Benignität der Perlsuchtbacillus eine ursächliche Rolle spielen könnte. Nach den Ergebnissen, die Rothe und Bierotte aus dem Institut für Infektionskrankheiten mitteilen, ist diese Rolle aber bedeutend geringer, als es der Bericht der englischen Kommission erwarten ließ. Von 28 Fällen, bei denen die Untersuchung abgeschlossen war, enthielten 23 den Typus humanus, 4 den Typus bovinus. Ein Fall gab ein merkwürdiges Resultat: Es bestanden bei dem Patienten zwei Lupusherde, einer an der Nase, der andere am After. Der letztere ergab nun den Typus humanus, der erstere den bovinus. Es handelte sich also wohl um zwei verschiedene Infektionen bei demselben Individuum.

Seither wurden solche Untersuchungen mehrfach vorgenommen, wobei sich verhältnismäßig oft bei Hauttuberkulosen atypische und auch abgeschwächte Stämme fanden. Atypien scheinen nach Griffith beim Typus humanus öfter vorzukommen als beim bovinus und mit dem längeren Aufenthalte im Körper zuzunehmen. FRASER und MITCHELL in Edinburg (zit. bei PHILIPPSON) erhielten in der Mehrzahl der Fälle von Knochen-Gelenk- und Lymphdrüsentuberkulose Typus bovinus. ANDERSEN bekam aus 29 Lupusfällen nur 3 bovine, LEWANDOWSKYs gezüchtete Stämme aus Lupusmaterial verhielten sich im Kaninchenversuch wie der Typus humanus, möglicherweise gingen bovine Tuberkelbacillen auf der von ihm verwendeten Glycerinkartoffel nicht an (LEDERMANN). KIRCHNER bestimmte aus 23 Herden 11 humane und 12 bovine, RABINOWITSCH 12 humane, 3 bovine und 3 atypische. — Besonders lehrreich sind die Befunde der beiden letzten Forscher. KIRCHNER konstatierte bei seinem Materiale in Übereinstimmung mit den englischen Untersuchern und im Gegensatz zu ROTHE und BIEROTTE (ältere Untersuchungen) und RABINOWITSCH ein Überwiegen der Rinderbacillen. — Es wäre gewiß möglich,. diese auffälligen Befunde auf eine Verschlechterung der Veterinärmedizin in der Nachkriegszeit zu beziehen, doch sind, schon wegen der geringen Zahl der Fälle zu weitgehende Schlüsse nicht erlaubt.

HOLLAND zählt bis zu seiner Untersuchung 172 bakteriologisch bestimmte Fälle (neben den oben angeführten sind auch noch aus anderen Ländern eine geringe Anzahl untersucht) von Hauttuberkulose, von denen 121 = 73,35% Typus humanus, 44 = 25,64% Typus bovinus und 6 = 3,49% atypische Stämme ergaben. Bei seinen eigenen sehr exakten Forschungen fand er von 32 Lupusfällen 30mal Typus humanus, nur 2mal Typus bovinus, in 4 Scrophulodermen, 3 papulonekrotischen Tuberkuliden, einem Ulcus tuberculosum ad genitale nur humane Stämme, also ein ganz kolossales Plus der letzteren. Für die Annahme mancher Autoren des Überwiegens boviner Stämme im Kindesalter scheint mir die Zahl der untersuchten Fälle doch zu gering, dazu kommt noch, daß viele Erkrankungen Erwachsener aus frühester Kindheit stammen. NEUFELD stellt für diese auffallenden Befunde von GRIFFITH die Hypothese auf, daß die englischen Kinder vielleicht weniger der überwertigen humanen Infektion ausgesetzt seien, welche vor boviner Ansteckung sonst schütze.

Für das Resultat der Untersuchung ist neben der Exaktheit der Methoden wohl Heimat, Wohnsitz und Beschäftigung von größter Bedeutung. Wie sehr dies zutrifft, zeigt uns KIRCHNERs Ergebnis, welcher bei 14 Lupusfällen aus Breslau 8 humane und 6 bovine, bei 4 aus Dresden 1 humanen und 3 bovine herauszüchtete. Andererseits findet aber AAGE FÖNSS bei 156 Lupuspatienten, davon 26 Stadt- und 130 Landbewohnern 14% bovine und 86% humane Stämme. Wir müssen daraus folgern, daß nur sehr große Untersuchungsreihen, bei strengster Technik und Beobachtung aller äußeren Umstände ein halbwegs klares Bild geben können.

Trotzdem die Zahl der auf den Typus ihres Erregers untersuchten Hauttuberkulosen in den letzten Jahren wesentlich gewachsen ist, so bleibt sie auch heute noch zu klein, um ein entgültiges Urteil zu fällen. — Wir haben uns aber zu fragen, wie sich der Prozentsatz bei anderen Lokalisationen der Tuberkulose stellt. Von der Lungentuberkulose müssen wir hier absehen. Denn nach der Berechnung von KOSSEL beträgt hier die Beteiligung des Typus bovinus nur 0,6%, nach neueren Berechnungen gar nur 0,43%. Für die übrigen Formen der Tuberkulose bleiben dagegen 16%. Nun sind aber hier die Halsdrüsen- und Intestinaltuberkulosen der Kinder mit eingerechnet, bei denen der Prozentsatz bis 50% ansteigen kann, während für die Meningitis tuberculosa 11%, für die Knochen- und Gelenktuberkulosen nur 5% bleiben. Demnach wäre der Anteil des Perlsuchtbacillus an der Erzeugung des Lupus immer noch größer als bei manchen anderen Lokalisationen der Tuberkulose, bei denen B. MÖLLERS durchschnittlich 9,1% errechnet, eine Zahl, die er übrigens als Mittel zu hoch ansieht. Nehmen wir selbst etwa 20% der Lupösen mit bovinen Tuberkelbacillen infiziert als richtig an, *so heißt das jedenfalls, daß die ganz überwiegende Mehrheit der Lupuserkrankungen der Infektion mit menschlichem Material seine Entstehung verdankt. Der Lupus ist im allgemeinen keine Rindertuberkulose*, wenn auch solche Fälle, vielleicht sogar häufiger als bei anderen Kranken (Markert) vorkommen. Auch für die Dermatologie gilt der Satz, daß der Mensch in erster Linie vor der Ansteckung durch den Menschen zu schützen ist.

Jedenfalls besteht also zu Recht, daß bei der Hauttuberkulose vorwiegend der humane Typus als Infektionserreger in Frage kommt. Die Form der tuberkulösen Affektion wird nicht durch den Erreger bestimmt, selbst die Tuberculosis verrucosa cutis wird nur bei jenen Menschen durch den bovinen Typus erzeugt, welche eben mit tuberkulösen Tieren zu tun haben, während bei den anderen häufig der humane Typus gefunden wird (Fönss, Kirchner); dasselbe gilt auch vom „Scrophuloderm", von welchen die englischen Autoren behaupten, daß es sehr häufig vom bovinen Tuberkelbacillus verursacht sei; diesbezügliche Untersuchungen sind bisher nicht zu zahlreich ausgeführt, Ledermann fand dabei nur humane Tuberkelbacillen. Bemerkenswert erscheint sein Erregernachweis von bovinem Typus bei einer Tuberculosis lichenoides und einer papulonecrotica, weil bei den Tuberkuliden bisher nur humane Stämme gezüchtet wurden.

Auch für die Schwere der Erkrankung spielt der Typus keine ausschlaggebende Rolle. Beweist uns dies schon die Klinik, so konnte Dungern bei Gibbons zeigen, daß subcutane Impfungen gleich großer Mengen von humanen und bovinen Bacillen gleich schwere Erkrankungen bewirken, es ist kein Grund zur Annahme vorhanden, daß der humane Typus einen besonders bösartigen Verlauf der Hauttuberkulose bedingen müsse. Kraus und Gross haben nach cutaner Infektion beim Rhesus mit Rindertuberkelbacillen öfter sogar viel schwerere Erkrankungen gesehen.

Hier sei der Arbeiten von Mougneau und Maginel gedacht, welche in Anlehnung an ältere Versuche von Auclair unternommen wurden und dahin gingen, ob man durch Injektion verschieden vorbehandelter Tuberkelbacillen (mit Äther, Chloroform) auch differente histologische Strukturen bei Tieren erhalten könne. Es ergaben sich zwar gewisse Unterschiede, wodurch vielleicht ein Einblick in die Pathogenese der Sarkoide möglich wäre, doch bedürfen diese Untersuchungen dringend der weiteren Prüfung.

2. Toxine des Tuberkelbacillus (Tuberkuline).

Ausgehend von seinem Grundversuch bei Reinfektion des Meerschweinchens und der dabei in Erscheinung tretenden Immunitäts- und Überempfindlichkeitserscheinungen suchte R. Koch auch nach Giften des Tuberkelbacillus, deren Vorkommen er nicht nur nachweisen konnte, sondern die er auch für diagnostische und kurative Zwecke anwandte, deren Erforschung in theoretischer und klinischer Richtung Koch Jahre seines Lebens gewidmet hat. Alle späteren Untersuchungen fußen auf seinen Ergebnissen, ja, wenn wir ehrlich sein wollen, müssen wir gestehen, daß wir bisher über seine Erkenntnisse nicht wesentlich hinaus gekommen sind, trotz eifrigstem Studium und großer aufgewandter Mühe. Wir sehen vielleicht in mancher Beziehung klarer, aber bei jedem Schritte erkennen wir, wie weit ausschauend die Ideen, wie gründlich und unerreicht die Forschungen dieses Meisters sind. Ist er doch mit seiner spezifischen Therapie der Begründer der modernen Immunisierungsmethoden mit Toxinen und Vaccinen.

Tuberkuline.

Im Laufe der Jahre sind eine ganze Reihe von Tuberkulin- und Vaccinepräparaten für die Diagnostik, besonders aber für die Therapie empfohlen worden, einige von ihnen seien aufgezählt, auf Vollständigkeit macht diese Anführung keinen Anspruch (siehe diesbezüglich B. MÖLLERS: Wert und Wirksamkeit der Tuberkuline, in BRUGSCH: Ergebnisse der gesamten Medizin, Bd. 3, Ergänzungsbd. zur Realenzyklopädie der gesamten Heilkunde von EULENBURG). Der Wert der Impfstoffe für die Behandlung der *Haut*tuberkulose ist, sofern es sich überhaupt um brauchbare Präparate handelt, von einander nicht sehr different, fast scheint es uns, daß es mehr auf das Wie als auf das Was dabei ankommt, während ja bei der Lungentuberkulose auch heute noch Differenzen in der Wahl der Präparate bestehen, da es ohne Zweifel stärker und schwächer wirkende Tuberkuline gibt.

Für die *diagnostische* Impfung kommt fast nur das KOCHsche ATK in Betracht. Zur Herstellung dieses ältesten Präparates „*Tuberkulin Koch*" AT werden 6—10 Wochen alte Tuberkelbacillenkulturen in $4^0/_0$iger Glycerinbouillon durch eine Stunde in strömendem Wasserdampf abgetötet, hierauf durch Papierfilter geschickt, das Filtrat enthält vorwiegend die Extrakte der Bacillen, gewiß keine lebenden Bacillen, und dieses wird auf $^1/_{10}$ seines Volumens eingedickt, enthält also neben den Bacillenextrakten eine $10^0/_0$ige Peptonlösung und je nach dem Glycerinzusatz 20—$40^0/_0$ dieser Substanz. In der inneren Therapie gibt es zwei Methoden: die einschleichende, homöopatische, auch anaphylaktisierende Behandlung, welche mit minimalen Dosen arbeitet, vielfach mit $^1/_{1000000}$ mg beginnt und so die Überempfindlichkeit erhalten, ja sogar gesteigert wissen will, weil deren Anhänger diese als Abwehrreaktion gegen die Infektion ansehen. Es wird also jede Herdreaktion vermieden. Sie ist jedenfalls ungefährlicher.

Bei der Hauttuberkulose, wo schwerere innere Erkrankungen in der überwiegenden Mehrzahl der Fälle fehlen, kommt wohl auch die zweite Anwendungsweise in Frage, bei der wir Herdreaktionen zu erzielen trachten, ohne daß es aber zu stärkeren Allgemeinerscheinungen und Fieber kommen soll. Auch eine schließlich erreichte Anergie gegen Tuberkulin spricht nicht gegen diese Art der Tuberkulinisierung, weil wir ja aus der Immunitätslehre wissen, daß auch ohne Reaktion der Immuntiter durch Zufuhr von Antigen erhöht werden kann.

Die Verdünnung des Tuberkulins geschieht in der Weise, daß man 1 ccm Volltuberkulin mit 9 ccm $^1/_2{}^0/_0$igem Karbolwasser oder steriler physiologischer Kochsalzlösung versetzt, diese Lösung I enthält also in 1 ccm 100 mg, in einem Teilstrich der Pravazspritze 10 mg Tuberkulin. Durch weitere 10 fache Verdünnung (1 ccm Lösung I + 9 ccm Karbolwasser) entsteht Lösung II und von da lassen sich in ähnlicher Weise weitere Verdünnungen erzielen. Gewöhnlich beginnen wir die Behandlung mit der Lösung III, welche in 1 ccm 1 mg, in $^1/_{10}$ ccm 1 dmg enthält.

Die Injektionen erfolgen zu therapeutischen Zwecken zwischen den Schulterblättern, an den Oberarmen oder Oberschenkeln. Bei fiebernden Patienten sind unbedingt kleinste probatorische Dosen anzuwenden und allmählich je nach der Reaktion zu erhöhen. Bei den größeren Verdünnungen kann man rascher steigen und alle 3—4 Tage injizieren, bei den stärkeren Konzentrationen sei man vorsichtiger in der Steigerung, etwa 2—3 Teilstriche pro Injektion, seltenere Injektionen bis zu einmal wöchentlich sind zu verabfolgen. Über 1 ccm Volltuberkulin zu gehen ist nicht notwendig. Man mache lieber eine kürzere Pause und beginne dann neuerdings mit einem Zyklus wenn nötig. Bei Erhöhung der Temperatur soll das Abklingen des Fiebers abgewartet werden, hernach gebe man dieselbe oder eine etwas kleinere Dosis. — Bei Hauttuberkulosen sind Herdreaktionen nicht unerwünscht, wenn keine sonstige Gefährdung besteht.

Das aus bovinen Tuberkelbacillen hergestellte entsprechende Tuberkulin wird mit *PTO* bezeichnet, das eingeengte als Perlsucht-Tuberkulin.

Albumosefreies Tuberkulin (AF). Tuberkelbacillen sind auf albumosetreien Salznährböden durch 5—6 Wochen gezüchtet, die Kultur wird auf $^1/_{10}$ des Volumens eingeengt, Bacillen abfiltriert, Phenolzusatz. Mild wirkend, ohne stärkere Allgemein-, doch mitunter erhebliche Stichreaktionen. Dosierung wie bei ATK.

Unermüdlich, in immer neuen Versuchen trachtete Koch das toxische Prinzip tunlichst zu entfernen, das immunisierende zu erhalten oder möglichst wenig zu schädigen, die Tuberkelbacillen in leicht resorbierbarem Zustand zu verabfolgen, um eine antibakterielle Immunität zu erzeugen. Das Resultat dieser Bemühungen ist das Präparat TR, wobei junge Kulturen im Vakuum getrocknet, dann in der Kugelmühle sehr fein zermahlen werden, bis keine unversehrten Bacillen auffindbar sind. Diese Bacillentrümmer werden in destilliertem Wasser aufgenommen, mehrere Tage geschüttelt, dann scharf zentrifugiert. Die obere Flüssigkeit bleibt leicht getrübt, enthält die wasserlöslichen Stoffwechselprodukte des Tuberkelbacillus und die spezifisch leichteren, unlöslichen Bestandteile, doch nicht die Extraktivstoffe des Alttuberkulin, während auf dem Boden die schweren Substanzen des Tuberkelbacillus bleiben (TR). TR allein in ähnlicher Weise wie AT verabreicht, wird besonders von okulistischer, aber auch von dermatologischer Seite (Doutrelepont, Pick, Waelsch) gelobt, dessen gute unterstützende und dabei milde Wirkung hervorgehoben.

Neutuberkulin-Bacillenemulsion (BE). Es werden die Tuberkelbacillen aus Glycerinbouillon zwischen Filterpapier abgepreßt, getrocknet, in Kugelmühlen durch Wochen zu feinstem Staub zermahlen, um dadurch ihre Resorbierbarkeit zu erhöhen. 5 mg Bacillenstaub werden in 1 ccm $50^0/_0$igen Glycerinwasser aufgenommen, die Emulsion enthält also lösliche und unlösliche Bestandteile, muß vor der Anwendung (in ähnlichen Dosierungen wie AT) gut durchgeschüttelt werden und macht sehr heftige, lang anhaltende Stichreaktionen entsprechend den durch die Aktion des Organismus freiwerdenden spezifischen Substanzen, während die Allgemeinreaktion gering ist. Mehrfach sind besonders bei höheren Konzentrationen scrophulodermaartige Affektionen beschrieben.

Sensibilisierte Tuberkelbacillen-Emulsion, wobei die Tuberkelbacillentrümmer mit den Antikörpern eines Immunserums beladen sind, welches durch Behandlung von Tieren mit Tuberkelbacillen gewonnen wurde.

Tuberkulin Rosenbach wird aus einer Tuberkelbacillenkultur dargestellt, welcher nach 6—8 wöchentlichem Wachstum ein Trichophyton holosericum album zugesetzt wurde. Dieses überwuchert die Tuberkelbacillenkultur, wodurch die giftigen Proteinkörper größtenteils aufgezehrt würden, während die immunisierenden Antigene des Tuberkelbacillus unversehrt bleiben sollen.

Das Tuberkulin Beranek, welches über Empfehlung Sahlis besonders in der Schweiz gerne verwendet wird, enthält Substanzen der Kulturbouillon sowie solche, welche durch Extraktion der Tuberkelbacillen mit $1^0/_0$ Orthophosphorsäure gewonnen werden. Das Laboratorium von Prof. Beranek in Neuenburg stellt es in 15 Konzentrationen her, die Steigerung der Dosis erfolgt sehr langsam.

Tuberkulomucin-Weleminsky aus Tuberkelbacillenstämmen hergestellt, welche durch jahrelange Züchtung und Auslese die im Tierversuche wirksamsten Substanzen enthalten, besitzt reichlich das in den Kulturen produzierte Mucin. Es scheint uns für die Allgemeintherapie ein sehr brauchbares Präparat, gibt öfters starke Stichreaktionen, doch wenig Allgemeinreaktionen.

Tebeprotin „Toenissen“ aus den von anhaftenden Nährbödenbestandteilen durch Waschen befreiten Bacillenleibern gewonnen, indem sie durch Kochen in Mineralsäuren aufgeschlossen und durch Kalilauge extrahiert werden. Es enthält kein Tuberkulotoxin, keine fett- und lipoidähnlichen Substanzen, ist also wenig giftig, soll aber trotzdem starke spezifische Wirkung haben. In diesem, sowie dem *Ertuban* SCHILLINGs sollen sich hauptsächlich die wasserlöslichen Substanzen finden.

Das Tebecin (DOSTAL) ist eine Emulsion von Tuberkelbacillen, bei deren Züchtung man zur Kulturflüssigkeit das lipoidlösende Saponin zugesetzt hat, wodurch den Bacillen ihre Säurefestigkeit und Giftigkeit genommen werde.

Durch verschiedene Substanzen wurde versucht, eine Lösung der Tuberkelbacillen herbeizuführen, ohne sie stärker zu schädigen, so verwendete NOGUCHI das Natriumoleat, DEYCKE-MUCH Cholin und Neurin, schwache Milchsäure, ISABOLINSKY und GITOWITSCH lipoidhaltige Stoffe u. a. m. Die Präparate konnten sich nicht behaupten. Ebenso haben die Tuberkuline aus anderen säurefesten Bacillen gewonnen, und die Immunisierungsversuche mit den Fett- und Wachssubstanzen des Tuberkelbacillus bisher keine Anerkennung und Erfolge erlangen können. Bezüglich der einschlägigen Untersuchungen sei auf die kritische Arbeit von BLUMENBERG und MÖHRKE verwiesen.

Zur perkutanen Einverleibung hat PETRUSCHKY sein Liniment, MORO sein *Ektebin* angegeben, welch letzteres nebst konzentriertem Tuberkulin abgetötete, aber morphologisch und chemisch intakte Tnberkelbacillenleiber vom Typus humanus und bovinus und eine keratolytisch wirkende Substanz in Salbenform enthält. LÖWENSTEINs *Dermotubin* ist konzentriertes Tuberkulin mit abgetöteten Tuberkelbacillen ohne Salbengrundlage.

Große werbende Kraft hatten anfangs die Ideen von DEYCKE und MUCH mit ihren *Partialantigenen*, da das Gebäude sehr schön und logisch aufgebaut schien, ja von manchen Enthusiasten wurde sogar verkündet, das Tuberkuloseproblem sei gelöst, jetzt sei die Immunisierung gegen Tuberkulose endlich gelungen. DEYCKE und MUCH macerieren Tuberkelbacillen wochenlang bei 58° mit 1%iger Milchsäure, wobei sie das Filtrat L, das wasserlösliche Reintuberkulin erhalten, dessen hohe Toxizität sie betonen; der Gesamtrückstand MTbR wird weiter in die 3 Partialantigene: A-Albumin-, F- Fettsäurelipoid- und N-Neutralfett-Fettalkohole-Fraktion zerlegt; diese geben klinisch gleichartige, aber biologisch verschieden zu wertende Reaktionen. Zu verwenden sei entweder der MTbR oder besser die einzelnen Fraktionen. Die Autoren glaubten nämlich eine mathematische Immunitätsanalyse vornehmen zu können, indem sie die einzelnen Stoffe in fallenden Dosen intracutan injizierten und so für jeden einen Titer bestimmten, welcher vor allem den Grad der *Zell*immunität anzeigte. Der Patient sollte dann mit jenem Anteil immunisiert werden, ohne daß es zu starken Lokalreaktionen kommt, dessen Titer sich als zu niedrig erwiesen hatte. Durch Injektion von L kann die Giftüberempfindlichkeit beseitigt werden; die käuflichen sonstigen Tuberkuline wirkten immunisierend nur durch den Gehalt an Partigenen. Besondere Bedeutung messen sie mit Recht der Zellimmunität zu. Allerdings könne sich der Titer auch heben durch nicht spezifische therapeutische Maßnahmen (Ernährung, Licht usw.), aber immer gebe die Analyse den Stand desselben an und würde so richtunggebend für die Behandlung sein. Die Hauttuberkulösen sollen besonders fetttüchtig sein (MÜLLER).

Von einer quantitativen Immunitätsanalyse kann aber nicht gesprochen werden wie wir uns in vielfachen Versuchen überzeugen konnten (FRIED), und schon gar nicht können wir auch nur entfernt dieselbe für eine Prognose benützen, schwerste Irrtümer wären die Folge. — Auch die Tierversuche sind keineswegs ausreichend, und die Ergebnisse derselben wurden von Uhlenhuth und Neufeld in heftigster Weise kritisiert und zurückgewiesen. Da nun auch von Anhängern der Partialantigene vielfach eine Immunisierung mit MTbR ohne Auswertung empfohlen wird, was ungefähr dem TR Kochs entspricht, bleibt von den Partigenen nichts als eine milde „Tuberkulintherapie mit kleinen Dosen" (Klemperer).

Ein heftiger Streit entspann sich wegen der antigenen Eigenschaften der Lipoide und Fette; während solche zuerst von Bang und Forssmann erkannt, dann von Deycke und Much mit aller Energie verteidigt wurden, meinen Uhlenhuth, Bürger und Möllers, daß die Tuberkelbacillenfette nicht antigen wirkten, es müßten da Eiweißstoffe mit eine Rolle spielen, resp. entründungserregende Körper (Fettsäuren) eine unspezifische Reaktion hervorzufen. Positive Ausschläge bei tuberkulosefreien Säuglingen auf F hält auch Langer für unspezifisch.

Die große Bedeutung der Lipoide und Fette in der Biologie und die Möglichkeit mit ihnen Antikörper zu erzeugen, steht übrigens heute wohl nach den Untersuchungen von Landsteiner über die „Haptene", der Arbeiten von Sachs, Citron, Bergel, White, Thiele und Embleton, Ismet u. a. fest. J. E. Wolff konnte zeigen, daß Menschenfett antigene Eigenschaften gewinnt und komplementbindende Antikörper bildet, wenn es mit einem hochmolekulären Eiweißkörper, z. B. Schweineserum, gekuppelt wird, wodurch die Befunde von Sachs, Klopstock und Weil Bestätigung fanden. Boquet und Nègre ziehen für die Tuberkulosetherapie in Erwägung, daß sich die durch den destruktiven Prozeß freiwerdenden Lipoide mit den Eiweißkörpern aus den Erregern verbinden und so antigen wirken.

Der Tuberkulose-Hautimpfstoff nach Ponndorf enthält nach den Angaben des Autors in der Form A sämtliche spezifischen Antigene des Tuberkelbacillus in B sind auch Antigene von Strepto-Staphylo-Pneumokokken und Influenzabacillen vorhanden, um gleichzeitig auch die Mischinfektion zu bekämpfen. Es dient hauptsächlich therapeutischen Zwecken, daher wird später noch davon zu sprechen sein. — Koopmann hat sich mit der histologischen Struktur der dabei auftretenden Reaktionen beschäftigt und sah Veränderungen von der banalen Entzündung bis zur spezifischen Granulombildung, welche besonders bei Spätreaktionen auftritt. Auch klinisch werden 3 Grade unterschieden: 1. Erythem bis Infiltrat; 2. Infiltration mit Blasenbildung; 3. Nekrose.

v. Behring hat in sehr zahlreichen, mühevollen Arbeiten versucht eine Tuberkulo*vaccine* herzustellen, ohne daß damit überzeugende Erfolge hatten erzielt werden können. Löwenstein strebte durch Bereitung eines *Autotuberkulins- resp. Autovaccins* die Resultate zu verbessern, und will in der Tat mit letzteren bei Urogenitaltuberkulose Gutes gesehen haben, allerdings am ehesten dann, wenn an der Einstichstelle kleinste Abscesse entstanden, wodurch der alleinige spezifische Effekt doch in Frage gestellt scheint.

Auch zur *oralen* Applikation wurden verschiedene Präparate bereitet, kommen aber kaum in Betracht, da Möllers und Heinemann gezeigt haben, daß per os selbst 1000 mg Alttuberkulin und 100 mg abgetötete Bacillenemulsion beim Tuberkulösen ohne oder mit ganz geringen Erscheinungen vertragen werden, so daß offenbar große Verluste erfolgen, von einer Dosierung nicht die Rede sein kann.

Nicht alle Tuberkulinpräparate sind gleichwertig, es gibt milder und stärker wirkende. Jedenfalls muß jede Charge erst ausgewertet werden und in deutschen Landen steht die Abgabe und Auswertung unter Staatsaufsicht. Zu diesem

Zwecke hat R. Koch angegeben, daß ein Tuberkulin dann brauchbar ist, wenn 0,5 ccm desselben Meerschweinchen 3—4 Wochen nach der Infektion in 6 bis 30 Stunden unter den charakteristischen Esrcheinungen der Tuberkulinreaktion zu töten vermag, ein Verfahren, welches von Dönitz ganz exakt ausgearbeitet wurde. Eagleton, Löwenstein benützen daneben nach Römers Vorgang die intracutane Prüfung mit 0,1 ccm einer Verdünnung 1 : 5; allerdings scheint sie nicht so scharf zu sein wie die subcutane und muß mit dieser nicht immer konform gehen (H. Müller, W. Dietrich). Trotz allem ist die Titrierung keine absolut exakte, und besonders bei Verwendung von Verdünnungen kann man mitunter Überraschungen erleben (Mayer und Böhme). Man wird also gut tun, bei Tuberkulinen unbekannter Provenienz immer erst eine Vorprobe zu machen, was gefahrlos mit Verdünnung durch intracutane Injektion auch am tuberkulösen Meerschweinchen geschehen kann. Die großen Firmen liefern verläßliche Tuberkuline, welche allerdings je nach dem Erzeugungsort differieren können. Für vergleichende Untersuchungen benützt man daher immer dasselbe Tuberkulin, wenn möglich sogar von derselben Charge.

E. R. Long, Petroff und Stewart haben die Tuberkulinprobe beim tuberkulös infizierten Meerschweinchen durch Injektion in die Hoden und histologische Beobachtungen der Veränderungen zu verfeinern versucht. Die Reaktion ist spezifisch, indem Trichophytin- und Aolaninjektionen negatives Resultat gaben, man muß nach Ledermann Dosen von mindestens 0,1 der Verdünnung 1 : 100 verwenden. Differenzierung von humanem und bovinem Typus ist auch auf diese Weise nicht möglich.

Durch Komplementfixation gelingt eine Wertbestimmung nicht, so daß die ursprüngliche intraperitoneale Injektion nach Koch doch noch die beste bleibt, auf die sich die internationalen Vereinheitlichungsbestrebungen stützen. Eine Besprechung und Kritik der einschlägigen Fragen findet sich bei B. Möllers: Die Wertbestimmung der Tuberkulinpräparate. (Arbeiten aus dem Reichs-Ges.-A. Bd. 57, 1926.)

Eine Reihe von Untersuchungen beschäftigt sich damit, die Überlegenheit des einen Präparates über das andere zu erweisen, ferner ob die Wirkung des Tuberkulins gesteigert wird, wenn solches aus humanen und bovinen Stämmen gewonnen wird (Curschmann, Hübschmann, Moro, Rüscher, Kretschmer, F. Prausnitz, Dietrich, Diehl, Rickemann, Weyer, Neustadt und Stadelmann, Kleinschmidt, Lippmann). Im allgemeinen kann man wohl behaupten, daß ein entsprechendes ATK aus humanen Stämmen für den Menschen die besten Resultate liefert; allerdings kann zuweilen eine separate Prüfung mit Perlsuchttuberkulin einige Fälle mehr aufdecken, da wird es sich aber immer noch fragen, ob dieses letztere Präparat eben nicht an und für sich stärker ist, jedenfalls ist eine Diagnose auf den Typus damit nicht möglich (Kleinschmidt, Kraus und Volk u. a.). Klose verwendet gerne, um allen Forderungen gerecht zu werden, ein Mischtuberkulin aus AT und PT.

Ob es gerade die Virulenz des zur Herstellung verwendeten Stammes ist, auf welche es für die Stärke des Tuberkulinpräparates ankommt, bleibt fraglich, jedenfalls haben Borrel, Boez und Coulon selbst mit stark abgeschwächten Tuberkelbacillen hochwertige Tuberkuline gewinnen können.

Vielfach sind auch die Untersuchungen über die Feinheit und Leistungsfähigkeit der einzelnen Methoden. Es scheint uns nicht zweifelhaft, daß die Intracutan- und Stichreaktion empfindlicher sind als die v. Pirquetsche Cutanreaktion, trotzdem das Umgekehrte gelegentlich auch der Fall sein kann, wie Egert bei seinem „Kontrastphänomen“ konstatiert hat: positiver Pirquet bei negativer Stichreaktion, doch sind dies Ausnahmsfälle. Andererseits darf nicht außer acht gelassen werden, daß je feiner eine Reaktion ist, desto leichter auch unspezifische positive Ergebnisse vorkommen. Keinesfalls dürfen wir aus dem negativen Ausfall der Hautprobe ohne weiteres auf eine mangelnde Reaktivität der inneren Organe schließen, da ja unter Umständen, z. B. beim Typhus abdominalis erstere fehlen, letztere aber erhalten bleiben kann. Es erscheint uns das um so begreiflicher als verschiedene Eingriffe die Haut in ihrer Reaktionsfähigkeit leicht beeinflussen können.

Methodik der diagnostischen Tuberkulinapplikation.

An dieser Stelle soll vorwiegend die Methode der diagnostischen Tuberkulinreaktion besprochen werden, während ihr Anwendungsgebiet für die Therapie der Hauttuberkulose einem späteren Kapitel vorbehalten ist. Ihre Brauchbarkeit für die Diagnose beruht darauf, daß hohe Dosen ATK bei gesunden Menschen (1 ccm konzentriertes Tuberkulin bei Säuglingen, SCHLOSSMANN) und Tieren (2 ccm beim Meerschweinchen, und 5 ccm beim Kaninchen) anstandslos vertragen werden, während der tuberkulöse Organismus auf kleinste Dosen heftig reagiert.

Die ursprüngliche, schon von KOCH angegebene *Methode* der *Tuberkulinzufuhr* ist die subcutane, bei der zunächst 5 dmg injiziert werden, ja wenn nicht eine Visceraltuberkulose oder eine sehr ausgedehnte Haut- oder äußere Tuberkulose vorhanden ist, darf man sogar gleich mit 1 mg bei Erwachsenen beginnen. Es kann nun schon nach dieser Menge eine der Reaktionen eintreten, über deren Bedeutung wir später sprechen wollen; sie äußern sich in einer entzündlichen, schmerzhaften Schwellung an der Injektionsstelle: *lokale oder Stichreaktion*, einer Reaktion im Krankheitsherde: *Herdreaktion*, schließlich auch als *Allgemeinreaktion* in Form von Fieber, Abgeschlagenheit, Herzklopfen, Kopfweh, Appetitlosigkeit usw. Es wäre von Vorteil, wenn allgemein diese Nomenklatur beibehalten, und nicht durch subjektive Benennungen Verwirrung hervorgerufen würde. Eine Temperaturerhöhung um $0{,}5^0$ gegenüber der Norm wurde von R. KOCH in positivem Sinne gedeutet, aber auch geringere Steigerungen können genügen, wenn gleichzeitig eine deutliche Herdreaktion vorhanden ist. Es wird also notwendig sein, vor der probatorischen Tuberkulininjektion den Patienten einige Tage messen zu lassen. Tritt keine Reaktion ein, dann darf mit der Dosis etwa um das fünffache gestiegen werden, bei Andeutungen, besonders einer allgemeinen Reaktion, ist lieber etwas vorsichtiger vorzugehen. Da für den Dermatologen am wichtigsten die Herdreaktion ist, wird man durch Steigerung der Dosis eine solche zu provozieren trachten, doch nicht früher, als bis eine vorhergehende Allgemeinreaktion abgelaufen ist. Nicht so selten verhindert die Stärke der letzteren die Dosis so zu erhöhen, daß eine Herdreaktion eintritt. Auch muß auf Herdreaktionen an anderen Organen, besonders in der Lunge, stets Rücksicht genommen werden. Im allgemeinen gehe man nicht höher als bis 3—5 mg, ausnahmsweise bis 10 mg, welche Dosis eventuell wiederholt werden kann, da bei weiterer Steigerung die Gefahr der unspezifischen Reaktion entsteht, worauf schon KOCH hingewiesen, und was ZIELER auch für die Hauttuberkulose bestätigt hat. MÖLLER, LÖWENSTEIN und OSTROWSKY unterlassen die Steigerung, injizieren 4—5mal 0,2 mg innerhalb 12 Tagen bis zum Auftreten einer Reaktion, da durch die erste Injektion eine gewisse Sensibilisierung erfolgt; unsere Untersuchungen zur Provokation einer Herdreaktion bei Hauttuberkulosen mit dieser letzteren Methode haben uns nicht von ihrer Brauchbarkeit überzeugt; es scheint uns besser zu sein, zur zweiten Injektion eine etwas höhere Dosis zu nehmen, jedenfalls begnüge man sich nicht mit einer Probe (HAMBURGER, SELTER, POHL-DRASCH) bei negativem Ausfall.

Die Herdreaktion, welche nach 5—24 Stunden eintritt, und zwar ebensowohl in der Lunge wie bei äußerer Tuberkulose, läßt sich außerordentlich schön an der Haut und Schleimhaut beobachten. JADASSOHN schildert sie folgendermaßen (MRAČEKs Handbuch):

Subjektive Symptome (Spannungsgefühl, Kribbeln, Brennen) leiten die Szene ein, das lupöse Gewebe schwillt an, wird hochrot bis braunrot, ein meist ziemlich scharf begrenzter, hellroter Saum mit speziell bei lockerem Unterhautzellgewebe starkem Ödem bildet sich in mehr oder weniger großem Umfange aus, gelegentlich vom tuberkulösen Gewebe durch eine anämische Zone getrennt. Aus erodierten und exulcerierten Stellen findet eine starke seröse oder seröshämorrhagische Exsudation statt; überhäutete Stellen können sich mit Blasen und Pusteln bedecken oder die dünne Epitheldecke wird weggeschwemmt. In den höchsten Graden kommt es (speziell an den Schleimhäuten nicht so selten) zu nekrotischem Zerfall und weißem bis grauem und schwarzbraunem Belag, gelegentlich auch zu Blutungen. In den nächsten Tagen gehen dann die aktiven entzündlichen Erscheinungen unter Krusten- und Schuppenbildung wieder zurück. Während der Reaktion ist die Berührungsempfindlichkeit ganz besonders an den Schleimhäuten (O. BRIEGER) sehr vermehrt.

Der Grad der Reaktion richtet sich einerseits nach der Reaktionsfähigkeit des Organismus, resp. des Herdes, andererseits nach der Tuberkulinmenge. Bei sehr starken Graden kann der Hautherd teilweise abgestoßen werden, in den leichtesten verspürt der Patient nur ein leichtes Brennen oder Spannungsgefühl im Herde, wozu sich vielleicht geringe Rötung hinzugesellen kann, jedenfalls ist da die Beurteilung etwas schwierig.

In manchen Fällen spricht die Hauttuberkulose leicht an, in anderen ist selbst bei sicherer Tuberkulose eine Herdreaktion nicht zu erzielen, wobei nicht außer acht zu lassen ist, daß uns manche Bedingungen für solche Hemmungen bekannt sind, darüber wird noch zu sprechen sein.

Histologisch finden sich bei Herdreaktionen die Charakteristica der akuten Entzündung (DOUTRELEPONT, ZIEGLER u. a.), welche eben unter Umständen bis zur Nekrose des Gewebes führen kann. JADASSOHN betont den Reichtum an eosinophilen Zellen.

Auch an anderen Organen, z. B. tuberkulösen Lymphdrüsen, Gelenken lassen sich schon makroskopisch Reaktionen erkennen, so schwellen die Drüsen an, mitunter rötet sich die Haut darüber; unter solchen Umständen kann es auch zur Perforation kommen, oder man konstatiert nach Abklingen einen Rückgang der Vergrößerung. Schwellungen treten mitunter auch bei den Mesenterialdrüsen ein, dann klagen ab und zu die Patienten über Magenschmerzen einige Stunden nach der Tuberkulininjektion, es sind dies peritoneale Reizerscheinungen. In der Lunge lassen sich auch auscultatorisch die Phänomene der Herdreaktion erweisen, so daß diese je nach dem Organe wechseln, während die pathologisch-anatomische Grundlage überall dieselbe ist.

Die *lokalen* Tuberkulinreaktionen haben insoferne einen Wert, als ihr *negativer* Ausfall bei Beachtung bestimmter Umstände (siehe BOECKsches Sarkoid usw.) uns anzeigen kann, daß eine Hauterkrankung aller Wahrscheinlichkeit nach *nicht* tuberkulöser Natur ist.

Zunächst sei nochmals auf die *Stichreaktion* hingewiesen, welcher HAMBURGER, REUSCHL, MONTI, eine besonders große Empfindlichkeit zuschreiben, wozu noch die Leichtigkeit und geringe Schmerzhaftigkeit der Ausführung trete. Sie wurde schon von EPSTEIN 1891 beobachtet. ESCHERICH gab ihr dann den Namen. Die erste Injektion zu diagnostischen Zwecken wird zur Vermeidung von Allgemeinreaktionen mit $^1/_{10}$ ccm einer Verdünnung 1:1000 ausgeführt, wenn diese reaktionslos vertragen wird, folgt nach 48 Stunden eine solche von

0,1 ccm 1:100, selten ist eine noch höhere Dosis erforderlich, die Injektion erfolgt subcutan, doch nicht zu tief, weil sonst die Rötung fehlen kann. An der Stelle der Deponierung des Tuberkulins entsteht nach 10—12 Stunden ein mehr minder mächtiges gerötetes, schmerzhaftes Infiltrat, oft erhält man ein zweites auch an der Einstichstelle, doch verschwimmen die beiden, wenn sie nicht zu weit voneinander liegen, häufig in eines; am dritten Tage beginnt die Rückbildung und ist nach 8 Tagen meist beendet. Als negativ ist die Reaktion anzusehen, wenn auf Tuberkulin keine Veränderung auftritt.

Während für den Internisten, und besonders den Kinderarzt eine besondere Feinheit der Lokalreaktion erwünscht ist, um eine vorausgegangene tuberkulöse Infektion überhaupt zu konstatieren, kommt es dem Dermatologen gar nicht so sehr auf diese an, zu große Feinheit kann sogar mitunter irreführen. — Deshalb sind die beiden folgenden: die intracutane (subepitheliale) und die Pirquetreaktion die von uns weit häufiger geübten. Im übrigen steht die intracutane Injektion unserer Erfahrung nach der Stichreaktion kaum an Schärfe nach, welcher Meinung auch andere sind, nur ist sie vielleicht tatsächlich etwas schwieriger auszuführen. Sie wurde zuerst von MENDEL, unabhängig von ihm und wenig später von MANTOUX angegeben. An der Streckseite des Oberarmes oder am Rücken wird eine Hautfalte fest zwischen zwei Fingern zusammengepreßt und nun mit scharfer, dünner Nadel, deren Spitze kurz geschliffen ist, möglichst flach mit der Öffnung nach oben eingestochen, so daß als erstes 0,1 ccm der Tuberkulinverdünnung 1:5000, selten stärkere Konzentrationen als 1:1000 intra- resp. subepithelial eingespritzt werden. Gelingt die Injektion, so entsteht eine weiße, sich rasch rückbildende, traumatische Quaddel von etwa 1 cm Durchmesser. Bei positivem Ausfall beginnt nach 8 Stunden eine leichte Infiltration und Rötung, welche nach etwa 30—48 Stunden ihren Höhepunkt erreicht, nach 48 Stunden beginnt die Rückbildung, welche meist in 1—3 Tagen beendet ist. Zuweilen sind die Reaktionen recht geringfügig, andererseits kann es zur Blasenbildung über einer mächtigen Papel, ja sogar zu lokaler Nekrose kommen, wonach eine pigmentierte Stelle, resp. eine Narbe, zurückbleibt. Ebensowenig wie für die interne Tuberkulose (MONTI) dürfen wir aus der Stärke des Ausfalles einen Schluß auf die Prognose einer spezifischen Hauterkrankung machen, und wenn sie auch bei aktiven Prozessen häufig stärker beobachtet wird, so kann sie nicht für solche als absolut charakteristisch gelten, ebensowenig wie die „Kokardreaktion“ (BESSAUS „Kranzphänomen“), welche so bezeichnet wird, weil sich um die Einstichstelle eine hyperämische Zone entwickelt, welche von einem anämischen Ring umgeben ist, auf den wieder eine hyperämische Zone folgt. Von mancher Seite wird sogar nur diese letztere Reaktion als charakteristisch für eine Tuberkulinreaktion angesehen (LANGER), was aber schon deshalb nicht richtig ist, da sie z. B. auch nach intracutaner Pferdeseruminjektion sogar bei nicht tuberkulösen Tieren (BLUMENBERG) vorkommt.

Die Intracutanmethode ist trotz großer Empfindlichkeit wenig gefährlich, weil, wie SAHLI meint, nur ein kleiner Teil des Tuberkulins unzersetzt resorbiert, der größte Teil in loco abgebaut wird und hier die charakteristischen Erscheinungen macht, welche bei wiederholter Anwendung der gleichen Dosis zu therapeutischen Zwecken allmählich immer geringer werden. — Nur ausnahmsweise finden sich von diesem gewöhnlichen Verlaufe Abweichungen (SAHLI, M. J. GUTMANN), 1. die primär-nekrotische Subepidermoreaktion: sofort nach der Injektion entsteht eine zentrale Nekrose der Quaddel, was daran kenntlich ist, daß zentral eine graue Verfärbung eintritt, SAHLI sieht die Ursache in einer primären Giftwirkung, ähnlich wie nach Injektion von körperfremdem Eiweiß (seltenes Vorkommnis); 2. die sekundär nekrotische Reaktion, wobei sich die Nekrose in der entwickelten Papel bildet, 3. die knotige (typisch schlaffe) Reaktion, hierbei ist die Rötung gering, es zeigen sich scharf abgegrenzte, knotige, langandauernde, lividrote Infiltrate, welche langsam, meist unter Hinterlassung einer kleinen, braunen Narbe abheilen, sie sollen meist bei prognostisch ungünstigen oder bei schlecht vorbehandelten Fällen entstehen (GUTMANN). 4. Eitrige Reaktionen, die bei geringer Rötung und Infiltration im Verlauf von Wochen zu kleinen kalten Abscessen führen. Letztere Beobachtungen sind nicht häufig, während sie SAHLI zweimal bei kalten Muskel- und Knochenabscessen mit BERANEKschem Tuberkulin gesehen und auf den Peptongehalt bezogen hat, beobachtete sie GUTMANN zuweilen auch bei Lungentuberkulösen mit ATK (vgl. auch den Fall von FRISCH).

Die *cutanen* Tuberkulinreaktionen nehmen ihren Ausgangspunkt von der PIRQUETschen Reaktion, bei welcher nach Reinigung mit Alkohol-Äther mit einem Bohrer aus Platiniridium durch drehende Bewegung oberflächliche Epitheldefekte gesetzt werden, in welche konzentriertes AT leicht eingerieben wird, das etwa 10 Minuten trocknen soll. Zur Kontrolle wird in eine ähnliche Stelle ein Tropfen Verdünnungsflüssigkeit verrieben, es muß hierbei immer darauf gesehen werden, wie auch bei den Injektionen, daß bei der Kontrolle biologisch rein gearbeitet werde, daß also auch nicht geringste Mengen von Tuberkulin an den Instrumenten haften, demnach müssen zur Kontrollinjektion andere, mit Tuberkulin gar nicht in Berührung gekommene Spritzen, Nadeln verwendet werden, der Bohrer wird vor dem Gebrauch immer gut ausgeglüht. Die sogenannte traumatische Intracutanreaktion in Form einer Quaddel mit leicht rosa Hof muß in wenigen, bestimmt nach 24 Stunden, restlos geschwunden sein. Nach HOKES Untersuchungen ist die traumatische Kontrollreaktion mit NaCl als auch die bei Verwendung differenter Substanzen (Toxin, Serum) in überpigmentierter und entzündlicher Haut, bei Kachexie, Fieber herabgesetzt, durch längere Schilddrüsenverfütterung, vielleicht bei Leukämie erhöht. Nach 12 Stunden kann eine zweite Reaktion, die *Bouillonreaktion* auftreten, welche innerhalb weniger Stunden wieder vergeht. Die eigentlich positive Probe in Form einer Papel von 10—30 mm Durchmesser ist nach 24—48 Stunden voll ausgebildet, späteres Auftreten manchmal erst nach Tagen wird als verzögerte, *retardierte*, *torpide*, als *Spätreaktion* bezeichnet. Papeln unter 5 mm Durchmesser, gelten als fraglich positiv, bei Wiederholung sehen wir dann oft deutlich stärkere Papelbildung. Bei starkem Ausfall können auf der Papel kleine Bläschen oder eine große Blase entstehen, ja gelegentlich kommt es auch zur Nekrose des Zentrums. — Andererseits ist die Papel bei der kachektischen Reaktion oft nur durch Betastung der Stelle zu erkennen.

Die Papel ist meist rund, scharf begrenzt, mitunter aber auch mit feinen strichförmigen Ausläufern versehen. — Je nach der Stärke bedarf es zur Rückbildung Tage, doch auch Wochen, eine restierende Pigmentierung kann 3 bis 4 Wochen und viel länger noch konstatiert werden.

Stark positive Cutireaktionen besonders nach intracutaner Applikation können von einer mehr weniger starken Lymphangitis, sogar von einer Adenitis gefolgt sein (W. PFLÜGER, HERZFELD); es spricht dies nicht, wie EBERSON meint, für eine spezifische Erkrankung des Lymphapparates, sondern hängt vielmehr mit der Stärke der Reaktion zusammen und ist als eine toxische Entzündung anzusehen.

Die PIRQUETsche Reaktion wurde vielfach modifiziert und „vereinfacht“. So hat Mc NEIL mit einer Stopfnadel an der Vorderseite des Unterarmes in einem kleinen Hautbezirk das Corium durch Schaben freigelegt (CUMMINS), andere machen oberflächliche Impfstriche, FEER excoriiert die Haut durch

Abreiben mit Schmiergelpapier, welches in Chloroform-Äther sterilisiert ist. PETRUSCHKY ritzt mit einer scharfen Injektionskanüle Impfkreuze ohne Blutung und unterscheidet 3 Grade: 1. Randrötung des Impfrisses, 2. geschlossener roter Hof um denselben, 3. Bläschenbildung (PETERS). Das sind natürlich Nebensächlichkeiten, der positive Ausfall macht sich durch eine nach 48 Stunden mehr weniger deutliche sicht- und tastbare papulöse Efflorescenz kenntlich, welche sich in hohen Graden der Empfindlichkeit ebenso steigern kann wie bei der Intracutaninjektion, doch zeigt auch unsere Erfahrung, daß diese letztere entschieden viel empfindlicher ist als die Pirquetreaktion, früher auftritt und im unterallergischen Stadium, z. B. während Masern, Scharlach eher positiv ausfällt (KROGSGAARD). Die Beobachtung von PIRQUET, HAMBURGER, daß eine *vorher negative* Cutanreaktion nach einer subcutanen Tuberkulindosis positiv werden kann, ebenso wie bei Wiederholung der Pirquetreaktion *(sekundäre Reaktion)* findet man öfter bestätigt.

Von MORO und DOGANOFF wurde als einfache Methode für diagnostische (und auch therapeutische) Zwecke die Einreibung der Tuberkulinsalbe angegeben, nachdem SPENGLER, LIGNIÈRES schon vorher Einreibungen mit Tuberkulin vorgenommen hatten. LAUTIER erhielt positive Ausschläge, wenn er einen mit $1^0/_0$ Tuberkulin getränkten Wattebausch durch 48 Stunden auf der Haut beließ, JADASSOHN, wenn er reines Tuberkulin auf der Haut eintrocknen ließ.

Als weitere Modifikation der cutanen Probe sei erwähnt, daß BLUMENAU auf die Klebefläche eines amerikanischen Heftpflasters einen Tropfen konzentriertes Tuberkulin bringt und es auf den Vorderarm anheftet; in ähnlicher Weise geht HABETIN vor, welcher auf der Brusthaut einen Tropfen von Dermotubin oder Ektebin mit einem 4×4 cm großen Kautschukheftpflaster bedeckt, Ablesung nach 48 Stunden; er fand gute Übereinstimmung mit PIRQUET.

Eine weitere Ausbildung erfuhren diese Kontaktverfahren durch WICHMANN, wonach von der Firma Beiersdorf Tuberkulinpflaster hergestellt werden, denen ATK allein oder außerdem Tuberkulinsäurester beigemischt sind; letzterer stellt das Endotoxin aus abgetöteten, entfetteten und entwachsten Tuberkelbacillen dar, ist leicht resorbierbar und erhöht die Reaktionen. Diese erreichen in einer Woche ihren Höhepunkt und seien streng spezifisch. Bisher haben sich diese Verfahren nicht einzubürgern vermocht. Manchmal stört hierbei die Reizung durch das Pflaster.

Bei der MOROschen Probe reibt man ein etwa erbsengroßes Stück der Salbe durch 1 Minute am besten am unteren Brustbeinende in einer Flächenausdehnung von 5 qcm mit dem Finger oder einem kleinen Glasspatel ein, nachdem man die Haut vorher mit Äther oder Benzin entfettet hat (WIDOVITZ), wodurch nach HILLE, UNSHEIM eine wesentliche Verfeinerung zustande kommt gegenüber der PIRQUETschen Probe, was aber DEUSTER nicht bestätigt. Weniger empfindlich ist die Probe bei einfachem Auflegen der Salbe. HAMBURGER verwendet gerne das bis zur Gewichtskonstanz eingedickte Tuberkulin Höchst, MORO auch das Cutituberkulin (Merck), welches aus besonders ausgelesenen Tuberkelbacillen hergestellt ist, Zusatz von Bovotuberkulin enthält und von der Haut aus viermal stärker wirken soll als das Standard ATK. In der MOROschen Salbe wurden zum „diagnostischen Tuberkulin“ (aus humanen und bovinen Stämmen) keratolytische Substanzen und abgetötete, aber chemisch und morphologisch intakte Tuberkelbacillenleiber hinzugefügt *(Ektebin)*, ähnliche Wirkungen erzielt man mit dem LÖWENSTEINschen *Dermotubin*, es ist dies eingedicktes Tuberkulin. FRISCH, REMENOWSKY und LÖWENFELD fanden das Ektebin stärker wirkend als Dermotubin, MORO, MANDL gerade das Gegenteil, nach unseren Erfahrungen ist die Differenz nicht groß. An Verläßlichkeit steht diese einfache, schmerzlose Methode der PIRQUETschen Reaktion gewiß nicht sehr nach, von vielen wird sie ihr gleichgestellt, doch ist sie entschieden weniger empfindlich als die intracutane Injektion, weshalb diese bei negativem Ausfall der ersteren immer angewendet werden soll (Czikeli und Haller). — Nach etwa 24—48 Stunden haben sich bei positivem Ausfall verschieden zahlreiche, kleinere und größere blaßrote Knötchen entwickelt; in stärkeren Graden nimmt ihre Zahl zu, die Farbe ist lebhaft rot, sie können auch zu einer der Einreibung entsprechenden Plaque konfluieren, ja es kann zur Bildung von Blasen kommen, in höchsten Graden werden diese sogar eitrig. Solche Reaktionen bleiben oft lange, 8—14 Tage, bestehen. Eine Täuschung ist insoferne möglich, als um jeden Follikel eine Rötung, doch ohne Infiltration entsteht, dies ist nicht als positive Reaktion anzusehen; solche Pseudoreaktionen sind in spätestens 30 Stunden abgeklungen. Sie sind auf Reizung bei überempfindlichen Personen durch Eiweißkörper im Lanolin, vielleicht sogar durch die Anwesenheit des Quarzsandes provoziert und zeigen histologisch banale Entzündung, ähnlich wirken in solchen Fällen zuweilen auch Pferdeserum und Diphtherieserum. Die positive Mororeaktion weist je nach Alter und Stärke mitunter nur irritative Erscheinungen auf, doch finden sich alle möglichen Übergänge bis zum tuberkuloiden Gewebe, ja zuweilen sogar typischer Knötchenbau (Nobl, Tschilin-Karian). Unspezifische Reaktionen sind nach Perutz und Kaiser vor allem auf geringe Beimengung von Eiweißstoffen (Überempfindlichkeit), resp. auf Irritationen durch den Quarzsand zurückzuführen. Natürlich ist eine gewisse Abstufung auch durch Verwendung kleinerer Mengen oder durch Verdünnung des Originalpräparates mit Vaselin, des Dermotubins mit Bouillon möglich; auch die Morosche Reaktion kann als Kontrastreaktion zur Anwendung kommen, wovon noch später gesprochen wird. Stejskal meint, daß man zur percutanen Tuberkulinprobe nur die 20—25fache Menge nehmen muß, um die gleiche Reaktion wie bei subcutaner Applikation zu erzielen.

Andere Methoden seien der Vollständigkeit halber angeführt, obwohl sie keine praktische Bedeutung erlangt haben. — Buschke und Kuttner wollen die Pirquetreaktion dadurch verfeinern, daß sie zunächst mit Cantharidenpflaster eine Blase ziehen, deren Inhalt mit feiner Kanüle aspirieren und dann in dieselbe 25%iges Tuberkulin injizieren. Auf diese Art erziele man noch positive Resultate selbst bei negativem Pirquet; damit sei auch bewiesen, daß die Hautreaktion in den tiefer liegenden Epithelschichten ausgelöst wird.

Die Ophthalmoreaktion (Wolff-Eisner, Calmette) wird so ausgeführt, daß ein Tropfen einer frisch bereiteten 1%igen Tuberkulinlösung in den Bindehautsack geträufelt wird. Nach 10—12 Stunden entwickelt sich eine mehr weniger heftige Entzündung, welche bei geringen Graden sich besonders an der Karunkel kenntlich macht, in stärkeren Graden auch 2—3 Tage anhält. Bei Erkrankung der Augen darf diese Reaktion nie angewendet werden, wie überhaupt durch sie Schädigungen vorkommen (Feer, Polland, Stock u. a.). Sie soll nach ihren Autoren nur aktive Tuberkulose anzeigen, doch versagt sie bei einer größeren Anzahl sicherer Fälle von Hauttuberkulose. — So hatte La Mensa unter 23 Lupusfällen 13 positive, 10 negative Reaktionen, ähnliche Ergebnisse Ceresole und Minassiau. Andere Autoren wie Sequeira, Kingsbury, Nicolas und Gauthier haben bei Lupus konstant positive Resultate gehabt. Jedenfalls aber ist es unzulässig, eine negative Conjunctivalreaktion als Argument gegen die tuberkulöse Natur einer Dermatose zu verwerten, sie wird heute nur mehr selten beim Menschen, häufig jedoch in der Veterinärmedizin angewendet. Mit Recht haben sich andere Reaktionen, zu welchen alle möglichen Schleimhäute herangezogen wurden, keinerlei Bedeutung verschafft; dazu gehören: *Rhinoreaktion* (Lafitte-Dupont und Molinier, Möller),

Urethralreaktion (OPPENHEIM, PAGANO), *Rektalreaktion* (RUTEMANN, LISSAUER, CALMETTE und BRETON), *Auriculoreaktion* (TEDESCHI), *Vaginalreaktion*, von SCHNÜRER besonders für die Veterinärmedizin empfohlen, doch von RICHTER als nicht brauchbar abgelehnt. Die Verabreichung des Tuberkulins *per os*, von einzelnen angegeben, muß deshalb zurückgewiesen werden, weil die Dosierung eine schwierige, ungenaue ist, und schon KOCH nachgewiesen hat, daß das Pepsin des Magensaftes Tuberkulin seiner spezifischen Wirkung beraubt; ebensowenig kann die *Inhalations*reaktion als brauchbar angesehen werden.

WILDBOLZsche Eigenharnreaktion.

Nachdem schon MARAGLIANO über Präcipitate im Harn Tuberkulöser berichtet hatte, DEBRÉ und PARAF, HEITZ-BOYER bei Nierentuberkulose im Harne Tuberkulotoxine nachgewiesen haben wollten, die allerdings von HETZER als nicht spezifisch und unverläßlich abgelehnt wurden, suchte dann WILDBOLZ eine Methode zum Nachweis einer aktiven Tuberkulose auszuarbeiten von der Annahme ausgehend, daß bei fortschreitenden Prozessen im Blute sich Antigene finden, welche im Harne ausgeschieden würden. Nach Eindampfen desselben auf $^1/_{10}$ seines Volumens unter gewissen Kautelen (siehe GROSJEAN), möglichster Beseitigung der hoch konzentrierten Salze, injizierte er 1—2 Tropfen intracutan beim Harnspender resp. anderen tuberkulinempfindlichen Patienten. Als positive Reaktion sah er das Auftreten eines Infiltrates an, welches nach 48 Stunden seinen Höhepunkt erreicht; für dessen Spezifität scheint ihm besonders das Wiederaufflammen nach Reinjektion von Tuberkulin zu sprechen.

Die Reaktion wurde von den Nachprüfern sehr verschieden beurteilt, manche halten sie für vollständig unspezifisch, auch bei nicht tuberkulöser Erkrankung auftretend und viele führen sie auf den Salzgehalt zurück (GRASS, KUŠAN, ORLIANSKI, LEWIS, ROEDELIUS, KÖNIG, LEVI, FRÄNKEL, FARAGO und RANDT), während andere Befunde wohl für eine Ausscheidung spezifischer Stoffe im Harne sprechen (CITRON und KLINKERT, ALEXANDER, BEZANÇON und WEIL, STUBBE, VENUTI, MARCUS, KIPFLER, FRIEDRICH und LÁSZLÓ). BOSCH konnte durch Extraktion mit Alkohol die Antigene gewinnen und LANZ mittels Dialyse die Salze entfernen, ohne daß die Reaktion ausblieb. Es wurden negative Resultate bei Tuberkulösen, positive auch bei Gesunden gefunden, jedenfalls hängt der Ausfall auch mit der Beschaffenheit der Haut des Versuchsobjektes zusammen (Immunitätsgehalt, Turgor, Pigmentierung: CEPULIĆ und PINNER). v. BERGEN suchte die wirksame Substanz im Harne genauer zu bestimmen, er stellt sie dem Tuberkulin nahe, ja ICHOK will sogar durch Injektion beim Kaninchen Substanzen gefunden haben, welche mit Tuberkulin Komplement binden.

Daß es sich nicht um eine unspezifische Salzwirkung handelt, scheint zwar ziemlich sicher zu sein, doch dürfte nicht die Möglichkeit bestehen, mit dieser Methode einen aktiven von einem ruhenden Prozeß zu unterscheiden (MICHE) und so eine Prognose zu stellen; selbst eine negative Eigenharnreaktion spricht nicht immer gegen eine offene Tuberkulose (AHRENS). — Die Resultate sind mit großer Vorsicht zu beurteilen, jedenfalls muß immer auch eine Tuberkulinkontrolle angestellt werden, so daß sie eigentlich keine wesentlichen Vorteile vor den anderen allergischen Reaktionen zu bieten scheint (BOSCO).

Das hohe theoretische Interesse veranlaßte auch eine Prüfung von dermatologischer Seite: da das Fortschreiten einer Hauttuberkulose viel leichter zu beurteilen ist als bei innerer Tuberkulose, wären damit für die Verwertbarkeit der Methode klarere Einblicke zu gewinnen. — MAYR und HOFSTÄDT fanden nur einen Teil der Fälle fortschreitender Hauttuberkulose positiv reagierend, manche negative Ausfälle könnten darin eine Erklärung finden, daß das Antigen nicht konstant, sondern schubweise ins Blut und in den Harn kommt, wie wir es ja auch von der Tuberkelbacillenausschwemmung ins strömende Blut wissen. — Da aber auch bei anderen Prozessen, wie Trichophytie, Furunkulose, sekundärer Lues mit Eigenharn ganz ähnliche Reaktionen mitunter erzielt werden wie bei Tuberkulose, wird letztere nur dann als positiv angenommen werden können, wenn eben solche Erkrankungen auszuschließen sind. Trotzdem sie also spezifische Antigene im Harne anzunehmen sich für berechtigt halten, glauben sie die Reaktion als eine für die Praxis der Hauterkrankungen brauchbare, verläßliche ablehnen zu müssen. — Jedenfalls kann das Antigen im Harne auch bei progredienten Tuberkulösen fehlen, bei denen Tuberkulin noch stark positive Ausschläge gibt (ALEXANDER).

Bessere Resultate erhielt FREY, indem von 47 Fällen mit Hauttuberkulose 82% positiv reagierten, während von anderen Dermatosen etwa 70% negativ waren. Er nimmt wohl eine spezifische Reaktion an, aber der negative Ausfall bei positiver Tuberkulinreaktion schließt eine aktive Tuberkulose nicht aus, auch eine Vorhersage kann darauf nicht gegründet werden. Für den Ausfall ist der Allergiezustand des Menschen, an dem die Injektion gemacht wird, von großer Bedeutung, so daß es vorkommen kann, daß der Harnspender negativ reagiert, während an anderen Personen positiver Ausfall erhalten wird.

Bemerkenswert wäre, daß NAEGELI 5—6 Wochen nach einer intracutanen Eigenharnreaktion bei zwei Kranken einen klinisch und histologisch typischen Lupus vulgaris entstehen sah; eine ähnliche Beobachtung konnte er auch an der Stelle einer Kontrollreaktion machen.

Von ähnlichen Gedankengängen ausgehend wurde im Anschluß an die WILDBOLZsche Eigenharnreaktion die Wirkung des Eigenserums untersucht, die Methodik mehrfach variiert (IMHOF, LEONE, LANZ, FRISCH), keinesfalls darf aus einer positiven Eigenserumreaktion auf Aktivität der Tuberkulose geschlossen werden; ihr Ausfall ist abhängig vom Zustand des Serumspenders und der Reaktionsstärke des Empfängers (EBERSON). Auch gewaschene und sedimentierte rote Blutkörperchen wurden, als antigen beladen, intracutan injiziert (KÜMMEL jun.), ebenso wurden im Schweiße Tuberkulöser Reaktionskörper gefunden (DORN). Alle diese Methoden haben dermatologisch keine weitere Verwertung gefunden, zumal sie, zwar theoretisch interessant, klinisch auch bei innerer Tuberkulose nur zum Teil günstig beurteilt wurden, die Tuberkulinreaktion doch weitaus empfindlicher und verläßlicher ist (SCHÖNBORN).

BUSACCA hat dann auch eine Intracutaninjektion mit 0,2 ccm Pferdeserum angegeben, welche in 87% von Hauttuberkulose und Lupus erythematodes positiv ausfallen soll, indem sich zentral ein geröteter Infiltrationskern bildet, von dem aus lymphangitische Streifen ausgehen. Die Folgerungen BUSACCAS wurden bald darauf von KUŠAN nach Prüfung an Lungentuberkulösen zurückgewiesen, die Methode als unspezifisch und unzuverlässig hingestellt (PALMIERI, NOBEL und ROSENBLÜTH). Ganz ablehnend verhält sich LÖBLICH und auch GARTIA, die Breslauer Hautklinik, welche bei anderen Dermatosen oft in der gleichen Anzahl positive Resultate erhielten wie bei Hauttuberkulose, andererseits Lupus negativ reagieren sahen, so daß die Methode gerade für die Differentialdiagnose nicht verwertbar ist. Es handelt sich wohl um eine Überempfindlichkeitsreaktion, welche nach AJELLO durch den erhöhten Tonus des Sympathicus beim Tuberkulösen in unspezifischer Weise zustande kommt.

Zusammensetzung des Tuberkulins.

Wie schon R. KOCH bemüht war, die *chemischen* Bestandteile des Tuberkelbacillus zu ermitteln, so beschäftigen sich auch eine große Reihe von Forschern (KÜHNE, LÖWENSTEIN und PICK, LOCKEMANN, PFEIFFER), in letzter Zeit TRAUTMANN, BERGEL, VAUDREMER, BOQUET et NÈGRE, GOODVIN und GAY, YOSISAWA, THOMSON, JASTROWITZ, RUPPEL u. a. durch Fällungen, chemische Reaktionen und auch durch Fermenteinwirkung ein Reintuberkulin darzustellen, resp. die Konstitution des Tuberkulin zu erschließen. Die Resultate sind nicht übereinstimmend. Chemisch weit voneinander entfernte Körper im Tuberkulin und in den Tuberkelbacillen geben die Tuberkulinreaktion, doch ist daraus nicht der Schluß erlaubt, daß es sich um verschiedene Tuberkuline handle. Das unverdünnte Tuberkulin, welches sich gegen Erhitzung sehr widerstandsfähig erweist, ist kein einheitlicher Körper, sondern ein Gemisch. BIELING konnte eine Tuberkulinsubstanz darstellen, welche weder mit der Biuret-, noch mit der Ninhydrinreaktion eine positive Eiweißreaktion gab; dieses gereinigte Tuberkulin ergab im Versuche nach FRIEDMANN und KUMAGAGAI, daß die Durchströmung einer Lösung desselben in Tyrodelösung nur beim tuberkulösen Tiere eine Gefäßkontraktion veranlaßte, nicht beim gesunden und im Versuche nach MASSINI und DALE am virginellen Uterus tuberkulöser Meerschweinchen erhielt man eine *spezifische Reaktion.* Am überlebenden Dünndarmpräparate, dem empfindlichsten Reagens, fanden sich auch da noch unspezifische Wirkungen, ein Zeichen, daß auch dieses Präparat noch nicht absolut rein ist. So ist es erklärlich, daß ZIELER die Tuberkuline für gelöste, diffusionsfähige Stoffe hält. WOLFF-EISNER, SELTER und TANCRÉ sehen Bakterienteile für das wirksame Prinzip an, KOCH, MÖLLER und HEINEMANN einen Eiweißkörper, KUHN, MATTHES und KREHL eine Albumose, ZINSER eine Protease, LOCKEMANN einen biureten Eiweißkörper; gegen letztere Annahme sprechen die Versuche von LÖWENSTEIN und PICK, welche an der Polypeptidnatur des Tuberkulins festhalten, wofür auch DEYCKE eintritt. T. B. JOHNSON, E. R. LONG fanden das wirksame Prinzip an einem wasserlöslichen, nicht koagulablen Protein gebunden.

Das Reintuberkulin ist vorläufig noch nicht dargestellt, es kann aber das Tuberkulin durch verschiedenste Körper, besonders von oberflächenaktiven Substanzen absorbiert werden und löst mit diesen oder an diesen die Reaktion aus. Daher kommt es auch, daß an sich dialysable Substanzen durch die feste Verbindung mit dem Tuberkulin schwer oder nicht dialysabel werden.

JESIONEK unterscheidet ein *Ektotuberkulin,* welches aus den in die Nährflüssigkeit ausgetretenen Stoffwechselprodukten der lebenden Tuberkelbacillen besteht, und das Endotoxin A, welches die durch Kochen extrahierbaren Bestandteile enthalte; diese beiden zusammen entsprechen etwa dem ATK. Das Endotuberkulin X ist die schwer lösliche Substanz des Tuberkelbacillus, sie haftet also an den lebenden und den zerstörten Bacillen. Diese einzelnen Substanzen seien in ihrer Wirkung verschieden und je nach der Affinität der Zellen, deren Schädigungen resp. den Reaktionen kommen die Umstimmungen und Heilungsvorgänge zustande. Die gewiß interessanten, aber vielfach hypothetischen Ausführungen JESIONEKs können nicht im Detail wiedergegeben werden, bedürfen jedenfalls noch kritischer Nachprüfung. Auch diese Tuberkuline müßten nicht verschiedener Art sein, sondern es könnte das Tuberkulin, mit verschiedenen Substanzen verkettet, auch biologisch verschieden sein.

Änderung und Beeinflussung der Tuberkulinreaktion durch chemische, physikalische und biologische Einwirkungen.

Einwirkungen chemischer und physikalischer Natur auf das Tuberkulin vermögen eine Änderung seiner Reaktionsstärke hervorzurufen (PLATONOFF und SCHAWROWA). Es wird durch Zusatz von Eidotterlipoid zum Tuberkulin seine Wirkung scheinbar sehr auffallend vermehrt (BING und ELLERMANN, GYÖRGY), Cholesterin und käufliches Lecithin hatten dagegen keinen Effekt.

Verdünnt man Tuberkulin statt mit Kochsalzlösung mit Adrenalin (1:1000), so erhält man eine deutliche Verstärkung der Wirkung, ebenso bei Zusatz von 1%—5% Morphinlösung; Pilocarpin ist ohne Einfluß, während Atropin, 20%ige Chinin-, Antipyrin-, 10%ige Pyramidonlösung abschwächen (ARONSON, BOUVEYRON, MICHAILOWSKY). Erst Erhitzung auf 186° schwächt das Tuberkulin ab, Veraschung zerstört es, während Temperaturen bis 150° die höheren Konzentrationen in ihrer Wirkung nur gering beeinträchtigen.

Bestrahlung von Tuberkulin mit Röntgen unter bestimmten Bedingungen soll eine Verstärkung bei Intracutaninjektion bewirken, was insofern bemerkenswert ist, als ein biologischer Stoff außerhalb des Zusammenhanges mit einer lebenden Zelle durch Röntgenstrahlen zu einer Erhöhung seiner biologischen Reaktivität gebracht werden kann (ALTSTÄDT).

Wie gegen Erwärmung ist das konzentrierte Tuberkulin auch gegen Belichtung außerordentlich resistent. LÖWENSTEIN konnte sogar durch wochenlange Belichtung keine Abschwächung konstatieren, auch JANSENS Versuche mit konzentriertem und 10fach verdünntem AT und Asparagintuberkulin, welche er bis zu zwei Stunden dem Lichte einer Finsenlampe aussetzte, blieben erfolglos.

Dagegen konnten BOUVEYRON und GAILLETON bei Zusatz von Eosin oder Erythrosin zum Tuberkulin und nachheriger Einwirkung von diffusem Tages- resp. Sonnenlicht Abschwächung bis vollkommene Vernichtung der Tuberkulinwirkung sehen, ähnlich wie dies NOGUCHI auch für das Schlangengift gezeigt hat, dem ähnlich sich das Tuberkulin auch in bezug auf Permanganatlösung, Trypsin, Alkohol verhält. Es findet eine Sensibilisierung durch den Farbstoff für die langwelligen Teile des Sonnenspektrums statt.

Durch sehr intensive Bestrahlung von Verdünnungen des AT und albumosefreien Tuberkulins ($^1/_{1000}$—$^1/_{250}$) ist es HAUSMANN, NEUMANN und SCHUBERT gelungen, das Tuberkulin unwirksam zu machen, wobei es sich gezeigt hat, daß Strahlen von kürzerer Wellenlänge als $\lambda = 325\,\mu\mu$ die wirksamsten sind. Von höheren Konzentrationen des Tuberkulins werden selbst in dünnen Schichten durch die Begleitstoffe die kurzwelligen Strahlen absorbiert, so daß sie ihre Wirkung nicht mehr entfalten können. Das „Ultratubin“ hätte nun die auffallende Eigenschaft, daß nach Applikation desselben die lokale Reaktion ausbleibt, während eine allgemeine oft in sehr hohem Grade statthat. Diese auffallende Teilung der Wirkungsweise wäre von hohem theoretischen Interesse und einer weiteren Bearbeitung bedürftig.

Von einer gewissen Bedeutung ist das Schicksal des Tuberkulins bei gesunden und tuberkulösen Tieren, da nach der Ansicht METCHNIKOFFS, falls sie allgemeine Geltung hat, Toxine bei primär empfindlichen Tieren rasch an die Zellen gebunden werden, während sie bei unempfindlichen lange in der Blutbahn kreisen. Es zeigt sich nun, daß das Tuberkulin sowohl beim gesunden, als auch beim tuberkulösen Tiere außerordentlich rasch, nach wenigen Stunden, aus der Blutbahn verschwindet (FRANCESCHETTI, HOLST, PEYRER, FRISCH); während die einen aber den Nachweis seiner Ausscheidung im Harne, sogar quantitativ, führen konnten, gelang dies PEYRER nicht. Immerhin muß eine wenn auch nur vorübergehende Bindung des injizierten Tuberkulins an die Körperzellen stattfinden, da doch ein gewisser Zeitraum zwischen Verschwinden aus der Blutbahn und Erscheinen im Harne vergeht. In der Tat konnte HOLST nach intravenöser Injektion in der Leber, in Gehirn und Knochenmark eine Bindung des Tuberkulins nachweisen. Man muß also annehmen, daß die erfolgte Bindung eine unspezifische ist, rasch wieder gelöst wird, daß das Tuberkulin nicht assimiliert wird, nicht als Reiz zur Erzeugung von Antikörpern beim Gesunden anregt. Auch beim tuberkulösen Kaninchen erscheint das injizierte Tuberkulin bald im Harne, doch könnte hier die Bindung an tuberkulöses Gewebe anderer Art als beim gesunden sein, auch sind quantitative Versuche über Ausscheidungsverhältnisse beim gesunden und kranken Tiere nicht vorhanden.

HOLST berichtet über eine gewisse spezifische Wirkung des Tuberkulins auf Leukocyten in vitro, indem es ihre Beweglichkeit und damit ihr Phagocytierungsvermögen herabsetzt, wobei die vitale Färbbarkeit der Granula rasch verschwindet. Leukocyten von tuberkulösen Meerschweinchen sollen empfindlicher sein als solche normaler, so daß man von einer Tuberkulinreaktion der Zelle sprechen könnte. Serum gesunder Tiere übt einen stärkeren Schutz gegen diese Schädigung als das tuberkulöser. Wir wissen auch, daß das Tuberkulin die Serumlipase inaktiviert, doch findet sich kein Unterschied zwischen Tuberkulösen und Gesunden, dagegen wirken verschiedene Tuberkuline different, was wahrscheinlich auf die in den Tuberkulinen enthaltenen Substanzen von Peptoncharakter zurückzuführen ist (FALKENHEIM und GYÖRGY).

Verschiedene lokale Einwirkungen, sowie solche allgemeiner Natur haben eine Änderung der Tuberkulinreaktion zur Folge. SAHLI versuchte, um eine Herdreaktion zu verhindern, das Tuberkulin durch Stauung lokal zu binden. PANETH wollte, um die Immunkräfte der Haut für die Tuberkulose möglichst auszunützen, die lokale Reaktion steigern, ohne Herdreaktion zu erregen und tat dies eben auf Grundlage einer Stauung bei 20—30 mg Hg, wobei er peripherwärts Tuberkulin subcutan injizierte, die Stauungsbinde erst nach 24 Stunden löste. Die Stichreaktion fällt tatsächlich stärker aus als am ungestauten Arm und kann noch erhöht werden, wenn man an derselben Stelle wiederholt injiziert. Die Wirkung beruht auf einer erhöhten Giftretention. Beim Lösen der Binde tritt mitunter hohes Fieber ein, was PANETH nicht auf Resorption von Tuberkulin, sondern auf die eines Abbauproduktes, des Tuberkulopyrins, zurückführen will, denn ersteres wirke nicht so rasch. Auch nach CIMMINO verstärkt Blutstauung die Pirquetreaktion, so daß sie in manchen Fällen noch positiv ausfällt, wo sie ohne diese negativ war.

Der Einfluß von Belichtung des Organismus ist ein verschiedener, je nachdem er allgemein stattfindet oder die lokale Wirkung desselben auf die Tuberkulinreaktion untersucht wird. Aus sehr eingehenden Untersuchungen zieht KARCZAG das Resultat, daß Allgemeinbelichtung die Allergie bei der Tuberkulose hebt, während Lichtabschluß eine Verminderung derselben herbeiführt.

Daß lokale Bestrahlungen an der Injektionsstelle umstimmend auf die Tuberkulinreaktion wirken, darüber besteht kein Zweifel, nicht zum mindesten durch direkte Wirkung auf die Zellen der Epidermis und der subpapillaren Cutisschichte. Eine absolute Gesetzmäßigkeit läßt sich allerdings noch nicht aufstellen, offenbar deshalb, weil doch eine ganze Reihe von Faktoren teils gleichsinnig, teils wieder entgegengesetzt wirken und dieses Spiel eben noch nicht ganz durchschaut werden kann. KELLER konnte nachweisen, daß durch Ultraviolettbestrahlung die Epidermiszellen eine Resistenzerhöhung gegen verschiedene Reize erfahren, während dies an den Cutiszellen und Gefäßen nicht statthat.

Sonnenbestrahlungen unterhalb der Erythemdose bewirken in der Mehrzahl der Fälle eine deutliche Steigerung der Tuberkulinreaktion, an erythematösen

Stellen trat eine Reaktionsverminderung ein; die suberythematösen Sonnenbestrahlungen wirken, wie sich aus einer pharmakodynamischen Prüfung erweist, sympathikotonisch, bei Auftreten eines Erythems dagegen kommt eine vagotonische Wirkung zur Geltung (MICHAILOWSKY). GENOESE beobachtete bei Kindern nach einer Sonnenlichtkur an den gebräunten Hautstellen schwächere Pirquetreaktion als an Körperregionen, welche vor der Belichtung geschützt worden waren.

Auch Bestrahlungen mit dem kurzwelligen Ultraviolettlicht ergaben bei schwacher, untererythematöser Einwirkung leichte Steigerung, nach Erythem und besonders im pigmentierten Bereiche Abschwächung bis zur vollständigen Unterdrückung der Tuberkulinreaktion (HOKE, SCHIMANKO, BENTIVOGLIO, LÖWE, TIMM, MORABITO, RÜSCHER; CARNOT, BÉNARD und AZERAD, VALTIS und PORTRET, LAUTMANN, CORTELLA). Es ist nicht anzunehmen, daß die durch die Hyperämie bewirkte stärkere Blutdurchströmung (SALMONY) für den Ausfall ausschlaggebend ist, denn Wärmehyperämie schwächt ab, während eine solche nach d'Arsonvalisation eine bedeutende Steigerung zur Folge hat. Auch muß Anämie nicht unbedingt abschwächen, da ja Adrenalin-Tuberkulin bedeutend stärkere Ausschläge gibt. Greifen wir auf die KELLERschen Untersuchungen von der direkten Beeinflussung der Epidermis durch Bestrahlungen zurück, wobei schwache Bestrahlungen eben anregen, stärkere hemmen würden, infolge einer Resistenzerhöhung der epidermoidalen Schichte, während dies für die Cutiszellen und Gefäße nicht gelten soll, so könnten die Vorgänge bei der cutanen-intracutanen Reaktion, nicht aber bei subcutanen Tuberkulininjektionen erklärt werden, wobei ähnliche Verhältnisse stattfinden. Allerdings scheint nach unseren neuen Auffassungen der Einfluß der Belichtung sich doch auch mindestens auf die obersten Lagen der Cutis zu erstrecken, was wir durch capillarmikroskopische Befunde glauben stützen zu können. — STORCHI beschuldigt die Blockierung des retikulo-endothelialen Apparates für die Unterdrückung der Reaktion.

Ganz ähnlich wirkt auch Röntgenbestrahlung und nachherige Tuberkulinprüfung, indem auch da kleine Dosen in einem großen Prozentsatz stimulierend, große deprimierend wirken (LIEBERSOHN und SCHIMANKO). Man kann allerdings auch bei größeren Röntgendosen nach 3—5 Tagen vorübergehend eine leichte Steigerung konstatieren, welche aber dann durch eine deutliche Abschwächung abgelöst wird. BONANNO fand diese Beeinflussung zwar bei Tuberkulin-, nicht aber bei Hautreaktionen mit Mallein, Typhusextrakt usw.

Über eine Beeinflussung der Tuberkulinreaktion durch die Menstruation berichtet COULAUD, indem die Cutireaktion im Beginne derselben fehlen, abgeschwächt oder verspätet auftreten kann, wie auch eine Ovariotomie eine Abschwächung bewirkt. Diese Verminderung der Allergie scheint aber mit dem geänderten funktionellen Verhalten der Schilddrüse während der Menses zusammenzuhängen. Mit Thyroidin vorbehandelte Meerschweinchen zeigten erhöhte Tuberkulinreaktion (KARCZAG). BOUVEYRON berichtet dagegen über eine Verstärkung der Cutanreaktion während der Menses. Durch Vermischung von Tuberkulin mit verschiedenen Ovarialsubstanzen der Kuh erzielte man Abschwächung resp. Unterdrückung der Reaktion. Nach der Entbindung fand DAUTREBANDE konstant Anergie und größere Empfänglichkeit für tuberkulöse Infektion.

Aus dem eben Mitgeteilten ist jedenfalls zu ersehen, daß innersekretorische Vorgänge auf den Ausfall der Reaktion einen Einfluß auszuüben vermögen, wir begegnen ähnlichen Befunden auch bei der Tuberkuloseimmunität. Allerdings sind die Ergebnisse noch lange nicht klar, vor allem wohl auch wegen der sehr komplizierten Korrelationen und vikariierenden Funktionen der inkretorischen Drüsen untereinander.

Durch unspezifische Reizkörpertherapie mit Aolan, Trypaflavin (BERGMANN) tritt keine Verstärkung ein, wohl aber wirkt Yatren im Sinne einer Reaktionserhöhung bei AT und den Partigenen L, A, R, während das lipoidartige F nicht beeinflußt wird; SPRINGGUT führt die Steigerung auf den Jodgehalt des Yatrens zurück.

FELLNER berichtet, daß Aufspritzen von Chloräthyl die Tuberkulinreaktion vermindere, was er auf die Anästhesierung bezieht. Bei subcutaner Injektion von 5—10 ccm einer $1^0/_0$igen Novocainlösung und nachheriger Pirquetisierung in der anästhesierten Zone sah TH. NAEGELI verspätetes Auftreten oder sogar Verhinderung der Reaktion, was DOELTER bei intracutaner Anästhesie bestätigte. BIBERSTEIN und im Verein mit ihm MORAES CARDOSO konnten eine Gesetzmäßigkeit bei diesem Vorgange nicht finden, subcutane $2^0/_0$ige Novocainlösungen vermögen die Pirquetreaktion abzuschwächen, dasselbe geschieht aber auch durch eine isomolekulare ($0{,}43^0/_0$ige) Kochsalzlösung, wenn auch nicht in gleicher Anzahl der Fälle. Intracutan appliziert führen Kochsalz und Novocain in überwiegendem Maße zu Verstärkung. Wenn auch über die Abhängigkeit des Grades einer Entzündung vom Zustand des Nervensystems als Folge des Anaestheticums kein Zweifel bestehen kann, so ist derzeit eine Gesetzmäßigkeit nicht aufzustellen. Bei obigen Versuchen darf man die Bedeutung des Quellungszustandes, des osmotischen Druckes im Gewebe nicht außer acht lassen. Wir sehen aus allen diesen Angaben, daß verschiedene physikalische und chemische Faktoren, welche in der Haut gelegen sind, die Tuberkulinreaktion zu beeinflussen vermögen. Über Serumwirkungen wird noch später die Rede sein.

Die Tuberkulinreaktion kann bei ein und demselben Individuum an verschiedenen Stellen verschieden ausfallen, wie das von den allergischen Hautreaktionen auch bekannt ist (H. L. ALEXANDER); WORRINGER und SALA stellen eine gewisse Gesetzmäßigkeit der einzelnen Körperstellen auf. Vergleichende Untersuchungen über Reaktionseinflüsse sollen daher immer an korrespondierenden Hautpartien angestellt werden. Der „factor peau", d. h. der Zustand der Haut, der von den verschiedensten Einflüssen abhängig ist, spielt eine große Rolle. Dem konstitutionellen Hautfaktor allein darf man wieder keine übertriebene Bedeutung beimessen wie dies A. MÖLLER tut, sondern alle anderen Bedingungen sind ebenfalls zu beachten, welche neben den schon angeführten Änderungen in der Empfindlichkeit provozieren; so finden wir eine beschleunigte (proergische), oft auch stärkere (hyperergische) Reaktion, wenn in das, durch eine cutane Tuberkulininjektion sensibilierte Hautgebiet abermals Tuberkulin (homöotope Impfung) gegeben wird.

Schon WOLFF-EISNER hat bei der Conjunctivaltuberkulinreaktion, SAHLI und DÜBI für die cutane und subcutane Applikation auf diese Eigentümlichkeit aufmerksam gemacht. Sie nehmen eine gewisse Sensibilisierung an, fügen aber selbst Beobachtungen hinzu, welche beweisen, daß diese keineswegs spezifisch ist, solche erhöhte Reaktionen erhält man auch durch zweite lokale Milch- oder Diphtherieseruminjektionen, wie auch umgekehrt. Ich würde vorziehen, dieses Phänomen lieber als „Bahnung" zu bezeichnen, d. h. die bereits gereizten Körperstellen sprechen auf einen neuerlichen Insult gleicher oder ähnlicher Art leichter und stärker an. Mit dieser „homotopischen" Reaktion (STOELTZNER, WEISS, F. DE POTTER) wollte man auch bessere Wirkungen bei der Tuberkulintherapie der Hauttuberkulose erzielt haben, was wir aber in keiner Weise bestätigen können. Übrigens sei bemerkt, daß nach einer gewissen Zahl von Tuberkulinapplikationen die Reaktion abgeschwächt wird oder ganz ausbleibt. Die Sensibilisierung soll zuerst im Depot und in dessen nächster Umgebung auftreten, wohin das Agens auf den Lymphbahnen gelangt, während es dann in entfernt gelegene Hautbezirke hämatogen verschleppt wird (Lehner und Rajka); auffallend ist die kurze Dauer (4—6 Wochen) dieser Überempfindlichkeit.

Entzündliche Irritation der Haut durch Reizmittel hemmt die Reaktion (Rolly). Erkrankungen der Haut erwiesen sich in geringer Zahl als die Tuberkulinreaktion fördernd, so z. B. manche akute artifizielle Erytheme; häufig führen sie zu einer Herabsetzung der Reaktionsfähigkeit, besonders deutlich ist dies auch bei den Hautsyphiliden der Frühperiode und bei Gummen der Fall (Oppenheim und Wechsler, Gutmann). Solche Untersuchungen wurden mehrfach schon vorher von französischer Seite gemacht und M. Lelong berichtet, daß die Anergisierung mit dem Positivwerden der Wa.R. beginnt, immer mehr zunimmt, und mit Einsetzen der Behandlung erscheint dann wieder die Tuberkulinreaktion, während sie bei unbehandelter Syphilis monatelang negativ bleiben kann. Das Exanthem ist an dieser Erscheinung nicht schuld, da andere Dermatosen dies nicht machen, sondern die luetische Infektion.

Daß Hauttuberkulöse oft eine sehr hohe Reaktivität haben, wird nicht wundernehmen; doch ist dies nicht durchgehends der Fall. Es wird davon noch zu sprechen sein, daß der Effekt in der tuberkulös erkrankten Hautpartie oft stärker ist als im Gesunden bei derselben Person. Aus ihren Befunden, daß andere Erkrankungen (syphilitisches Gumma, Psoriasis) lokal die Tuberkulinreaktion herabsetzen, schließen Saleur und Mosinger, daß dies bei den akuten Exanthemen auch nicht durch eine Verminderung der Immunität bewirkt wird, sondern eben durch eine Veränderung in der Hautreaktionsweise.

Vor allem vermögen bekanntlich die akuten Exantheme (Moltschanoff, Rolly bei Scarlatina) und besonders Masern die Reaktion abzuschwächen (Preisich, v. Pirquet), doch auch Vaccination, Varicellen sind dazu imstande (Ricciardi, Schönfeld), sowie man bei Flecktyphus (Koskowski), bei croupöser Pneumonie (Nothmann), Meningitis cerebrospinalis, Typhus abdominalis Unterempfindlichkeit nachgewiesen hat (Hamburger). Auch verschiedene Reizmittel der Haut (Rolly), sowie Zustandsänderungen derselben (Ödem, Ikterus usw.) können die Reaktion abschwächen, ebenso manche nicht tuberkulöse Allgemeinerkrankungen, besonders wenn sie mit stärkerem Fieber einhergehen (Hoke); bei sehr irritablem Nervensystem sieht man spezifische und unspezifische Reaktionen oft besonders intensiv auftreten. Lenneberg konnte erweisen, daß die Reaktionsfähigkeit der Haut beim Scharlach nur herabgesetzt ist, nicht völlig fehlt, auf höhere Dosen spricht sie noch an, und je nach der Größe der Dosis kann ihr Wiederauftreten am 5.—10. Tage konstatiert werden. Die Wiederkehr derselben studierte auch v. Pirquet bei Masern, bei denen sie am 6.—8. Exanthemtage wieder vorhanden ist, ohne daß sich wesentliche Unterschiede je nach dem von Exanthem befallenen Körperregionen zeigen. Auch eine verzögerte Reaktion kommt vor (Mitchell), weshalb die Ablesung erst nach 48 Stunden und später erfolgen soll.

Auf eine positive Tuberkulinreaktion konnten Hamburger und Peyrer eine negative Phase, also eine Abschwächung folgen sehen, nicht nur nach großen, sondern auch nach kleinen Tuberkulingaben. Aber auch jahreszeitliche Schwankungen sind zu beachten; so findet Peyrer die größte Empfindlichkeit in den Monaten Dezember bis Juli, während Ossoinig ein Ansteigen der Tuberkulinallergie im Laufe des Winters konstatierte, im Sommer falle sie dann ab, um im dritten Jahresviertel wieder anzusteigen. Schwankungen im Auftreten mancher Krankheiten sind uns ja mehrfach bekannt, so die Frühjahrsgipfel im Vorkommen von Tetanie, Rachitis, einzelner Augenkrankheiten (Birnbacher) und Bettmann bezieht das gehäufte Vorkommen einzelner Dermatosen im Frühjahr auf kosmisch-meteorologische Einflüsse, welche direkt oder auf dem

Wege der inneren Sekretion zur Wirkung gelangen. Hollmanns Untersuchungsreihe über verschiedenen Verlauf der Tuberkulinreaktion bei Tag und Nacht ergibt ein rascheres Auftreten bei Tage, vielleicht infolge der Lichtwirkung.

Bei schwerer letal verlaufender Tuberkulose findet man oft ein vollständiges Ausbleiben der Tuberkulinreaktion speziell der Haut *(negative Allergie)*, was wohl mit dem kachektischen Zustand in Verbindung gebracht werden muß, wie Kraus, Löwenstein und Volk auch für andere Hautreaktionen (Diphtherietoxin) zeigen konnten.

Bei aller Bedeutung für die Diagnosestellung bei einer Hauterkrankung müssen wir doch zugeben, daß mit der Probe auch gewisse Gefahren für den Patienten verbunden sind. Sie können aber auf ein Minimum reduziert werden, falls die nötigen Vorsichtsmaßregel beobachtet werden, vor allem durch eine genaue interne Untersuchung die Abwesenheit von schwererer Tuberkulose innerer Organe konstatiert wurde. Wir können jenen nicht zustimmen, welche die immerhin hohen diagnostischen Tuberkulindosen für ganz gefahrlos halten. Eine Mobilisierung von Tuberkelbacillen ist möglich, wir selbst haben doch ab und zu trotz aller Kautelen Verschlechterung des Lungenbefundes, ja auch Hämoptoen gesehen, wenn diese auch nur vorübergehend waren und keine nachweisbaren dauernden Schädigungen zurückließen. Die schweren Schäden der Anfangszeit der Tuberkulintherapie, welche sogar in einzelnen Fällen zum Tode führten, können heute bei der nötigen Gewissenhaftigkeit vermieden werden. Kontraindiziert sind Tuberkulinjektionen zu diagnostischen Zwecken bei hohem Fieber, besonders nach kurz vorher erfolgter Hämoptoe. Vorsicht ist geboten bei schweren organischen Herzfehlern, Nieren- und interkurrierenden schweren Erkrankungen. Man mache es sich zum Prinzip, höhere Dosen nur dann anzuwenden, wenn auf andere Weise eine sichere Diagnose nicht möglich ist.

Außer den Gefahren, welche in einer starken Herd- und Allgemeinreaktion an inneren Organen bestehen und die meist zu vermeiden sind, treten öfter auch neue Proruptionen auf der Haut auf, so z. B. papulo-nekrotische Tuberkulide, Tuberculosis lichenoides, auch Ausbreitung und Verschlimmerung der tuberkulösen Hautaffektion, besonders auch eines Lupus erythematodes kommt vor. Wir kennen auch *Nebenwirkungen des Tuberkulins*, welche allerdings meist keine schweren Konsequenzen haben; über diese gelegentlichen Folgen einer Tuberkulininjektion, also etwa die „Weckung“ eines Lichen scrophulosorum wird in anderem Zusammenhange die Rede sein.

Im allgemeinen gehören Tuberkulin*exantheme* zu den selteneren Vorkommnissen, sie sind makulös, masern- oder scharlachähnlich, mitunter mit stärkerer Betonung der Follikel, so daß sie zuweilen mit einem Lichen scrophulosorum Ähnlichkeit haben können. Die Ausbreitung wechselt, kleinere oder größere Partien, oft symmetrisch, können ergriffen sein, doch kommen auch Fälle universellen Befallenseins vor. Gewöhnlich geht damit eine starke lokale und Herdreaktion einher, die Temperatur erreicht häufig hohe Grade, das Allgemeinbefinden ist schwer beeinträchtigt. Neisser, Jadassodn, Klingmüller betonen, daß sie dieselben nur bei Tuberkulösen auftreten sahen, mehrfach, doch nicht immer wurden sie gerade nach hohen Tuberkulindosen gesehen. H. Schmidt beschreibt ein solches Exanthem nach Tebeprotin, mit starkem Jucken einhergehend, welches erst nach einigen Tagen abblaßte. Der Ausschlag schwand restlos ohne Abschuppung. Bruck, Rist und Jacob berichten über ein scarlatiniformes Exanthem, bei folgenden Injektionen derselben Dosis trat es immer wieder, allerdings immer mehr abgeschwächt auf, also eine

Desensibilisierung; während des Exanthems war der vorher positive Pirquet negativ. Bei weiteren, selbst steigenden Dosen können die Exantheme auch ganz ausbleiben. v. GRUNDHERR sah ein solches universelles, gyriertes Exanthem 14 Tage nach einer Tuberkulininjektion bei einem 10jährigen Kinde auftreten; es war von schweren Allgemeinerscheinungen, Fieber begleitet und persistierte durch mehrere Monate. CRANSTON LAW beobachtete bei drei verschiedenen Formen von Hauttuberkulose ein papulo-erythematöses Exanthem, bei dem neben leichter Hyperkeratose um die Gefäße des Coriums Infiltration aus Rund- und Mastzellen vorhanden war, auch die elastischen Fasern erwiesen sich teilweise zerstört. Während bei zwei Patienten das Exanthem innerhalb von 2—3 Tagen unter Abschuppung zurückging, blieb es im dritten Fall viel länger bestehen und nahm eine gewisse Ähnlichkeit mit einem Lichen scrophulosorum an.

ROSENBERG sah bei einem Patienten mit hoch positivem Pirquet nach der neunten Injektion von minimalen Tuberkulindosen entfernt von der Einstichstelle eine urticarielle Dermatitis auftreten, welche sich dann über den ganzen Körper ausbreitete und erst nach Wochen abheilte, gleichzeitig damit auch eine spezifische Augenaffektion.

Eine seltene Form beobachtete E. SCHMIDT bei einem jungen Mädchen, bei dem erstmalig auf der rechten Wange, 4 Wochen später nach Wiederholung derselben Dosis auf der linken Wange ein fünfmarkstückgroßer, kaum erhabener diffus hämorrhagischer Fleck auftrat; Artefakt, Weckung einer latenten Tuberkulose schließt er aus. Mikroskopische Untersuchungen der Tuberkulinexantheme liegen nur spärlich vor (CRANSTON LOW, MILIAN) und bieten nichts Charakteristisches; JADASSOHN hat eine Eosinophilie im Gewebe nachweisen können.

Die Einreihung der Tuberkulinexantheme ist nicht leicht. BRUCK und KLAUSNER ist Übertragung auf Meerschweinchen gelungen, ZIELER, BERNHEIM-KARRER, uns selbst nicht. Ich habe in dem später zu erwähnenden Falle versucht, durch vergleichsweise intracutane Injektion von Serum des mit Exanthem reagierenden Patienten und einem normal Tuberkulinempfindlichen nachzuweisen, daß eine besondere toxische Substanz in dem ersteren vorhanden ist, mit positivem Erfolge, indem die Reaktion mit „Exanthem"-Serum auffallend stärker ausfiel als die Kontrolle. Für die passiven Übertragungsversuche auf Tiere, ebenso für den gelungenen Versuch durch Injektion von Serum einer Reihe Patienten, welche hohe Dosen von Tuberkulin erhalten hatten (ZIELER), läßt sich immer der Einwand der spezifischen Eiweißüberempfindlichkeit durch Tuberkulin anführen, da ja das Tuberkulin nicht rein dargestellt ist. DOERR lehnt auch die Identität dieses Vorganges mit der eigentlichen Tuberkulinüberempfindlichkeit ab. Neuerdings berichten LEHNER und RAJKA, daß es ihnen gelungen sei die Tuberkulinüberempfindlichkeit auf Menschen und Tiere zu übertragen, doch muß nur mit Serum hochgradig Überempfindlichkeit dazu verwendet werden; dann konnten sie Reagine und Dereagine nachweisen, es würde also das Tuberkulin als echtes Allergen anzusehen sein (siehe dort auch einzelne Literaturangaben).

Auch nach intracutaner und MOROscher Probe sind einzelne Fälle von Exanthem und Allgemeinerscheinungen beschrieben, erst jüngst von FORNARA bei einem dreijährigen Kinde. *Wir* selbst beobachteten einen Patienten, der eine Kur bis 0,2 konz. AT absolviert hatte; nach einer CALMETTE-Impfung entstand zunächst eine papulöse Proruption an dem injizierten Arme, dem dann auf 1 mg AT intracutan am anderen Arme ein schweres scarlatiniformes Exanthem mit hohem Fieber folgte. Streng subcutan verabfolgtes Tuberkulin löste keine Hautreaktion aus (vgl. Jodoformüberempfindlichkeit JADASSOHN, VOLK u. a.).

Die von KIRCH erwähnte Oligurie bei Polyserositiden nach Tuberkulindarreichung dürfte selbst bei ausgebreiteten Hauterkrankungen kaum vorkommen. HOKE, SPITZER erwähnten den Ausbruch eines Herpes zoster nach Tuberkulininjektionen, ersterer als seltene Vorkommnisse QUINCKEsches Ödem, Periodontitis, Urticaria, Purpura, Polyneuritis; ein Fall sei im anaphylaktischen Shock zugrunde gegangen, leider ist die mitgeteilte Krankengeschichte so kurz gehalten, daß sie nicht genügend beweisend ist, auch fehlt der Obduktionsbefund des tödlich verlaufenen Falles. — FISCHER beschreibt an allen Fingernägeln mehrfache Furchenbildung, welche er mit vorübergehenden allgemeinen Schädigungen nach Tuberkulinbehandlung in Zusammenhang bringen will, wie wir sie ja nach Malaria und anderen Infektionskrankheiten kennen. — Über besondere Reaktionsformen berichten JADASSOHN in einem Falle, bei dem sich Monate nach einer Alttuberkulin-Injektion ein klinisch und histologisch typischer Lupus entwickelte, und KLINGMÜLLER, welcher nach Einspritzung eines stark bacillenhaltigen, doch für Meerschweinchen nicht virulenten Tuberkulinpräparates sich einen Absceß, später einen typischen Lupus entwickeln sah. Beide Fälle heilten spontan aus, Tierversuch fiel negativ aus. — Auch NAEGELI beobachtete die Entstehung eines Lupus an der Stelle einer Eigenharnreaktion und NADEL ein tuberkulidähnliches Infiltrat an der Tuberkulininjektionsstelle bei einem stark reagierenden Lupuspatienten.

ARZT und KUMER sahen nach Injektion von Bacillenemulsion bei Hauttuberkulösen klinische und histologische Bilder, welche von der Colliquationstuberkulose nicht zu unterscheiden sind, und die sie, weil sie nach Injektion entstanden waren, als atypische, kolliquierende Hauttuberkulose bezeichnen. *Wir* selbst kennen auch solche Bilder auf Neutuberkulin und bei einem Fall auf Geflügeltuberkulin, wobei wir bei letzterem in der Injektionsflüssigkeit Tuberkelbacillen nachweisen konnten und die klinischen Bilder eine gewisse Ähnlichkeit mit denen der Geflügeltuberkulose hatten. — Hierher gehören auch die Beobachtungen MARTINOTTIS. Auch nach Injektion mit Kaltblütertuberkelbacillen sieht man gelegentlich ähnliches. — MEYER berichtet darüber nach Injektion mit Vitaltuberkulin (Selter), FISCHL konstatierte nach Tebezininjektionen keloidartige Bildungen mit eingesprengten tuberkuloiden Knötchen, auch da fiel der Tierversuch negativ aus. VOLK und BRÜNAUER sahen bei einer Patientin mit Apicitis nach subcutan gegebenem Alttuberkulin eine scrophulodermaartige Affektion entstehen, dieser Beobachtung schließt sich eine solche von FRISCH an und erstere erwähnen noch drei Fälle von Lupus vulgaris, bei denen sich einmal nach subcutaner Injektion ein Scrophuloderm, in zwei anderen nach intracutaner Applikation von ATK lupusähnliche Gebilde entwickelten. Mit Recht lehnt v. FRISCH den Erklärungsversuch ab, als ob sich in dem ATK-Präparate zufällig Tuberkelbacillen befunden hätten, da sie einerseits nicht nachzuweisen waren, andererseits andere Patienten ganz normale Reaktionsweisen zeigten. — Auf einen Erklärungsversuch wollen wir später noch zurückkommen.

Solche Vorkommnisse sind bei therapeutischen Injektionen von Bacillenemulsion und Tebean (LÖWENSTEIN, LEVY und KRENKER, SCHRUMPF) bekannt und werden nicht ungerne gesehen, weil dadurch die Abwehrkräfte der Haut besonders herangezogen werden. — Auch über die Benennung wird noch gestritten, der Name „Pseudotuberkulose" ist wohl abzulehnen, ebenso der der *Inokulationstuberkulose*. Ich würde am passensten den Namen *Reaktionstuberkulose* finden, zum Unterschied von der Inokulationstuberkulose, welche im allgemeinen mit lebenden Tuberkelbacillen stattfindet und dann oft zu einer progredienten Erkrankung führt.

3. Die Beweise für die tuberkulöse Natur einer Hauterkrankung.

Das gesamte Gebiet der Hauttuberkulose ist auch heute noch keineswegs fest begrenzt. Bei einer ganzen Anzahl von Krankheitsbildern wird noch gestritten, ob sie zur Hauttuberkulose gehören oder nicht. Es gibt eine Gruppe, besonders französcher Autoren, welche die Tendenz hat, dieses Gebiet derartig zu erweitern, daß allmählich der größte Teil der Dermatologie in der Lehre von der Hauttuberkulose aufzugehen scheint. Die Auffassungen sind eben verschieden. Sollen klinische Eindrücke oder wissenschaftliche Beweise maßgebend sein? Wir müssen uns an letztere halten; und deshalb scheint es uns notwendig, gleich zu Anfang diejenigen Punkte zu formulieren, denen man eine Beweiskraft für die tuberkulöse Natur einer Hautläsion zusprechen kann. Die Beweismittel sind ihrem Werte nach durchaus verschieden. Man kann hier vier Abstufungen machen. Als Beweise erster Ordnung gelten diejenigen, die den Nachweis der Erreger durch das Mikroskop oder durch Anreicherung in Kultur oder Tierversuch anstreben. Die zweite Stufe nehmen die Reaktionen ein, die den Bacillus aus den Wirkungen seiner spezifischen biologisch-chemischen Produkte im Organismus erkennen wollen. In dritter Linie kommen die morphologisch-anatomischen Reaktionen des befallenen Organismus, makroskopisch-klinische und mikroskopisch-histologische. Die vierte Gruppe endlich wird gebildet von einer Reihe an sich weniger wertvoller Momente, dem Vorkommen einer Affektion bei Tuberkulösen, Zusammenauftreten mit sicheren Hauttuberkulosen, dem Einfluß der Therapie (Diagnose ex juvantibus) usw.

a) Beweise erster Ordnung: Direkter Nachweis des Tuberkelbacillus.

Als einzig sicherer Beweis, der jede andere Argumentation überflüssig macht, kann nur der direkte Nachweis des Bacillus im Krankheitsherd angesehen werden. Wie ist dieser Beweis zu erbringen? Sicher kommt der Demonstration des Tuberkelbacillus im Schnittpräparat die größte, wenn auch nicht ausschließliche Bedeutung zu. Doch muß sogleich betont werden, daß sich die Bacillen auch tatsächlich inmitten des histologisch erkrankten Gewebes befinden müssen, und nicht etwa in oberflächlichen Absonderungen, in Krusten und Borken, die der Verunreinigung von außen ausgesetzt gewesen sind. Hier ist immer eine Verwechslung mit säurefesten Saprophyten nicht ausgeschlossen. Eine große Rolle hat in diesem Zusammenhange früher der Smegmabacillus gespielt, eine Reihe solcher Befunde finden wir bei Jadassohn, Zieler. Besonders verwiesen sei auf das Mykobacterium putricolens, welches Marchoux und Halphen öfter im Nasenschleim und auch im Sputum Tuberkulöser gefunden haben, so daß es zu Verwechslungen Anlaß geben könnte. Daß selbst in pathologischen Prozessen säurefeste, von Tuberkelbacillen morphologisch nicht zu unterscheidende Bacillen vorkommen, beweisen Beobachtungen von Preis. Auch Befunde von Vörner, Siebenmann-Bloch, Boeck werden deshalb als beweisend für Tuberkulose angezweifelt. In dem Eiterausstrich plaqueförmig agminierter perifollikulärer Abscesse wurden solche Bakterien in großer Anzahl gefunden. Doch verloren sie in Schnittpräparaten ihre Säurefestigkeit. In Gewebsschnitten mit Tuberkelbacillen verwechselt werden kann von den bekannten Mikroorganismen nur der *Leprabacillus*. Wo also differentialdiagnostische Zweifel zwischen Lepra oder Tuberkulose bei positivem Bacillenbefund obwalten, ist der Tierversuch unbedingt zur Entscheidung zu fordern, dessen positiver Ausfall die Tuberkulose beweist, dessen Versagen für Lepra spricht. Im strengsten Sinne einer Beweisführung ist natürlich diese Ergänzung der mikroskopischen Untersuchung immer zu verlangen.

Färbung der Tuberkelbacillen in Schnitten nach Ziehl und Much. Wir müssen in der Regel bei tuberkulösen Hautläsionen damit rechnen, daß nur sehr wenige Krankheitserreger im Herde vorhanden oder auch, daß sie nicht gleichmäßig verteilt, sondern herdweise anzutreffen sind. Schon den ersten Untersuchern des Lupus ist es aufgefallen, daß oft viele Schnitte, ja Serien durchmustert werden mußten, ehe es gelang, einen einzigen Bacillus zu entdecken. Es ist also Wert darauf zu legen, daß bei den Entfärbungsprozessen nach Ziehl auch nicht *ein* Bacillus für die Darstellung verloren geht. Zu diesem Zwecke hat man speziell für die Haut empfohlen, die Kontrastfärbung der Kerne fortzulassen. Eine Kernfärbung mit Hämatoxylin nach Schmorl schadet nichts und macht die Präparate für histologische Zwecke bedeutend brauchbarer.

Überraschend gute Resultate erhielt Dittrich (Aknitis 2, Folliklis 1, Dermatitis nodularis necroticans 1, Erythema induratum 3, papulo-nekrotische Tuberkuloide 1, Granuloma annulare 2 positiv), wenn er sich der Methode Klingmüllers bediente, welche dieser bei der tuberkuloiden Lepra angewendet hatte: Karbolfuchsin 2—4 Stunden bei 18°, kurzes Abspülen mit Leitungswasser, 5%ige Schwefelsäure, bis die Schnitte blaß-graurosa erscheinen, 96%iger Alkohol, nur solange noch rote Farbe abgeht, also möglichst kurz, verdünnte Löffler-Methylenblaulösung oder konzentriert, dann aber nur einige Sekunden.

Gewebsstückchen, welche lange in Formalin gelegen waren, werden zweckmäßig vor der Färbung auf mehrere Stunden in 2—3%iges Ammoniakwasser gelegt (Starry und Goldberg). Gallego hat drei Abänderungen der Methoden von Biot und Konrich angegeben, nach welchen es möglich sein soll, diese auch für die Schnittfärbung mit gutem Erfolge zu verwenden.

Von großer Bedeutung in der Dermatologie ist der Nachweis von granulären Formen des Tuberkelbacillus, die schon Gram bekannt waren; man kann wohl sagen, daß sie meist dort auftreten, wo der Tuberkelbacillus unter ungünstigen Bedingungen steht, ein Vorkommnis, welches in der Haut oft auftritt. Much hat bekanntlich dieser Form besonders sein Augenmerk zugewendet und zu deren Sichtbarmachung die prolongierte Gramfärbung angegeben. Während Wirths, Eisenberger, Krylow aus letzter Zeit die Überlegenheit der Muchschen Methode betonen, behaupten Schmorl, Bittrolff und Momose sowie L. Lange, daß es kein Virus gibt, das sich nicht ebenfalls durch eine verlängerte Ziehlfärbung nachweisen läßt. Sie geben aber die Brauchbarkeit des Muchschen Verfahrens für Schnitte zu. Während Geipel die nach Ziehl nicht färbbaren Formen für abgestorbene Tuberkelbacillen hält, widerspricht Terebinsky dieser Meinung. Boas und Ditlevsen fanden bei 20 Lupusfällen nach Much in allen, nach Ziehl nur in 4 Fällen Tuberkelbacillen. Friedländer konnte bei Lupus vulgaris in 60 Schnitten nach Ziehl nur einen Tuberkelbacillus nachweisen, nach Much dagegen in jedem vierten bis fünften Schnitt. Lewandowsky hat bei Hauttuberkulose und zusammen mit Arning auch bei der Lepra mit der Muchschen Färbung gute Erfahrungen gemacht. Wenn sie auch bei den sogenannten Tuberkuliden meist ebenso versagt wie die Ziehlsche Färbung, so ist eben in solchen Läsionen mit einem weitgehenden Zerfall der Tuberkelbacillen zu rechnen; immerhin wurden bei einzelnen Tuberkulidfällen Muchsche Granula gefunden.

Collmann hat über Anregung Zielers nochmals vergleichende Untersuchungen aufgenommen und behauptet, daß man auch im dermatologischen Material bei genügenden Untersuchungsmengen und entsprechender Sorgfalt nach Ziehl Tuberkelbacillen findet, wenn solche nach der Muchschen Methode nachgewiesen wurden. Doch ergeben auch seine Befunde eigentlich bei tuberkulösen Erkrankungen häufiger positive Resultate nach Much als nach Ziehl;

er will dies auf die leichtere Auffindbarkeit der Bacillen zurückführen, aber schließlich wäre auch das ein Vorteil. Während SCHMORL mit Hämatoxylin vor- und überfärbt, beginnt COLLMANN sowohl die Färbung nach ZIEHL als auch die nach MUCH mit Karbolfuchsin, so daß die beiden Färbemethoden so verlaufen:

ZIEHL:	MUCH:
Karbolfuchsin 24 St. Zimmertemperatur	24 St. Karbolwassermethylviolett.
1% HCl = Alkohol 70%.	Jodieren 10—15 Minuten.
96% Alkohol bis zur Farblosigkeit.	5% Salpetersäure 1 Minute.
Aqua dest.	3% Salzsäure 16 Sek.
Nachfärbung mit Hämatoxylin- oder Methylenblau.	Aceton, Alkohol āā bis zur Entfärbung.
Alkohol, Xylol, Balsam.	Gegenfärbung mit verdünntem Fuchsin.

Fassen wir die Ergebnisse aus den Untersuchungen zusammen, so müssen wir zugeben, daß die MUCHsche Färbung für die Erkennung der Erreger bei der Hauttuberkulose eine wertvolle Bereicherung ist. Es dürfen aber in Hautschnitten nur Stäbchen von charakteristischer Form und Größe oder in typischem Stäbchenverband liegende, also in Reihen angeordnete Granula als beweisend angesehen werden. Bei einem Organ wie die Haut ist es fast ausgeschlossen, daß absolut jeder Niederschlag bei der Färbung vermieden wird, der einmal zur Verwechslung mit einzeln liegenden Granulis führen könnte; unregelmäßig gruppierte oder einzeln stehende Körner können darum nie überzeugend wirken, solche Befunde müssen mit größter Skepsis aufgenommen werden; auch gramnegative Kokken bedingen solche Täuschungen. Es ist sicher, daß ein nach ZIEHL leuchtendrot gefärbtes Stäbchen heute noch immer etwas überzeugenderes hat, als ein nach MUCH gefärbtes, deshalb soll, wenn möglich, die Untersuchung nach beiden Methoden erfolgen. Theoretisch ist auch der Forderung LÖWENSTEINS beizustimmen, daß ein solcher Befund erst dann als sicher anzunehmen ist, wenn er durch den Tierversuch verifiziert ist, leider gelingt dies bei manchen tuberkulösen Hautaffektionen schwer oder gar nicht, und wir müssen vorläufig nach MUCH gefärbten typischen Granulis, besonders im histologisch spezifisch veränderten Gewebe höchste Beweiskraft zuerkennen.

LUDWIG LANGE hat noch sehr gute Resultate in der Weise erhalten, daß er kleine Stückchen bacillenarmen tuberkulösen Gewebes im Mörser mit Kochsalzlösung verrieb und Ausstriche dieser Aufschwemmung nach ZIEHL färbte. Allerdings soll bei Hautaffektionen nur aus der Tiefe erhaltenes Material verwendet werden, damit nicht oberflächliche säurefeste Bacillen zu Täuschungen Anlaß geben.

Das Antiforminverfahren. Große Hoffnungen hat man auch in der Dermatologie auf das Antiforminverfahren von UHLENHUTH und XYLANDER gesetzt, an dessen Stelle vielfach auch andere Lösungsmittel verwendet wurden, zuletzt von LÖWENSTEIN und SUMIYOSCHI 20%ige Schwefelsäure oder Kalilauge. (Über Anreicherungsverfahren siehe L. LANGE, im Handbuch der mikrobiologischen Technik von KRAUS-UHLENHUTH.) Bei der Spärlichkeit der Tuberkelbacillen in der tuberkulösen Haut schien es aussichtsreich, durch Zerstörung des Gewebes die Bacillen sichtbar zu machen, besonders bei Kombination mit der MUCHschen Methode. Es hat denn auch eine ganze Anzahl Autoren diese Untersuchungen vorgenommen, und der Erfolg schien den Erwartungen zu entsprechen. Über ausschließlich positive Resultate bei Lupus vulgaris berichteten KRÜGER, HIDAKA, FRIEDLÄNDER; über recht günstige LIER und MERKEL. Und nachdem das Verfahren am Lupus geprüft war, lag es nahe, es gerade für diejenigen Läsionen heranzuziehen, deren bacilläre Natur bisher noch bezweifelt wurde, für die sog. „Tuberkulide“ und den Erythematodes. Neben den eben genannten Autoren hat sich vor allem ARNDT mit diesen Untersuchungen beschäftigt. Allen gelang es, die Zahl der positiven Befunde für die Tuberkulide durch Antiformin und MUCHsche Färbung zu erhöhen. Besonderen Eindruck machten die Resultate, die von ARNDT, HIDAKA und FRIEDLÄNDER beim Erythematodes erzielt wurden, denn hier schien es sich um die endgültige Entscheidung einer lange diskutierten Streitfrage zu handeln. Das wäre auch der Fall, wenn das Verfahren frei von Fehlerquellen wäre. Leider haben spätere Untersuchungen diese Illusionen zerstört. Daß säurefeste Bacillen aus dem Leitungswasser bei dem Antiforminverfahren mit Tuberkelbacillen verwechselt werden können, ist nach den Untersuchungen von BREHM, FARLAND, BEITZKE, KÖGEL, SCHERN und DOLD nicht zu bezweifeln. Ebenso ist es sicher, daß Lykopodiumsporen in Färbung und Gestalt den Tuberkelbacillen täuschend ähnlich sein können. Das hat schon früher DELBANCO, später wieder BONTEMPS, LEWANDOWSKY hervorgehoben. Aber diese Fehlerquellen würden sich bei peinlichster Vorsicht vermeiden lassen. Bedeutungsvoller ist ein anderer Umstand, auf Grund dessen vor der Überschätzung des Antiforminverfahrens für die Haut gewarnt werden muß. Es kommen auf der normalen Hautoberfläche säurefeste Bacillen als Saprophyten vor. Nun haben zwar FRIEDLÄNDER und HIDAKA Kontrolluntersuchungen mit normalen Hautstücken gemacht. Der erstgenannte Autor hat dabei negative Resultate erhalten, HIDAKA kurze, dicke und schlanke säurefeste Bacillen von Tuberkelbacillen-Ähnlichkeit gefunden, die aber jede Granulierung vermissen ließen. Es wird daher diese als wesentlich für die Diagnose des Tuberkelbacillus angesehen. Das ist schon ein Mißstand, denn es gibt unzweifelhaft in Kulturen und pathologischen Läsionen zahlreiche ungranulierte Formen virulenter Tuberkelbacillen. Ferner beweisen die Kontrolluntersuchungen normaler Haut noch nichts für die pathologischen Zustände dieses Organs, besonders wo diese mit Krusten- und Borkenbildungen einhergehen, wie beim Erythematodes. Es ist sehr wohl möglich, daß hier eine Vermehrung der normalerweise vorhandenen saprophytischen Bakterienflora stattfindet. JADASSOHN hat deshalb schon früher den Bacillennachweis in Krusten für nicht beweisend erklärt. Das Antiforminverfahren aber läßt keinen Schluß mehr zu, woher denn eigentlich die im Mikroskop eingestellten Bacillen stammen.

Die schwerste Erschütterung für das Ansehen des Antiforminverfahrens ist noch von anderer Seite gekommen. Nachdem LIEBERMEISTER zuerst auf das Vorkommen von Tuberkelbacillen in der Blutbahn Tuberkulöser aufmerksam gemacht hat, haben zahlreiche Autoren diese Angaben mit Hilfe des Antiforminverfahrens nachgeprüft und sind dabei zu einer immer wachsenden, schließlich zu einer erstaunlich hohen Zahl positiver Befunde auch bei leichtesten Erkrankungen gekommen (SCHNITTER, A. LIPPMANN, JESSEN und LYDIA RABINOWITSCH, E. RUMPF, KENNERKNECHT, KRABBEL u. a.). Zuletzt haben dann BACMEISTER und RUEBEN die als Tuberkelbacillen angesprochenen Gebilde im Blute von Personen gefunden, die klinisch anamnestisch und nach dem Ausfall der Pirquetreaktion frei von Tuberkulose waren; auch im Blute normaler Kaninchen waren sie vorhanden. Nach S. KAHN sind es die isolierten Stromata der roten Blutkörperchen, die einen hohen Grad von Säurefestigkeit besitzen, die bei Ziehlfärbung rot bleiben und jene falschen Tuberkelbacillen darstellen. Aber auch mit der MUCHschen Färbung hat GÖBEL bei gesunden wie bei kranken Personen in gleicher Weise Bacillen im Antiforminsediment gefunden. COLLMANN macht auf mögliche Verwechslungen mit Körnchen aus Schweißdrüsen, mit Mastzellengranula, Splittern von hyalinem Gewebe, ja Pigmentkörnern aufmerksam. Die Antiforminmethode hat damit für Blutuntersuchungen jeden Wert verloren. Der Schluß daraus auf ihre Bedeutung für die Hauttuberkulose ist leicht. Bei Untersuchung größerer Stücke von Hautaffektionen, die einen gewissen Blutreichtum haben, wie der Erythematodes, hat der mikroskopische Nachweis einzelner tuberkelbacillenähnlicher Gebilde durch das Antiforminverfahren wenig oder nichts zu bedeuten. Sollten allerdings die Stäbchen bei irgendeiner Läsion in größerer Zahl in absolut typischer Form, auch in granulierter Gestalt auftreten, so gibt das ein starkes Verdachtsmoment für Tuberkulose und ermuntert dazu, mit anderen Methoden weitere Beweise herbeizuschaffen. *Das Antiforminverfahren allein kann als ein Beweismittel erster Ordnung nicht mehr betrachtet werden.*

Das Kulturverfahren. Die einzige Methode, die für sich allein ohne jede Ergänzung durch andere Untersuchungen ausreicht, um die tuberkulöse Ätiologie einer Hautkrankheit zu beweisen, ist eigentlich die Kultivierung des Tuberkelbacillus direkt aus der Läsion. Denn hier sind Fehlerquellen kaum vorhanden. Bei dem Kulturverfahren darf kein fremder Keim dem Ausgangsmaterial beigemischt sein, wenn die Tuberkelbacillen sich entwickeln sollen. Es wird damit der einzige Einwand hinfällig, den man allerdings machen könnte, die Tuberkelbacillen könnten von der Hautoberfläche stammen. Denn wenn wirklich einmal bei tuberkulösen Individuen Tuberkelbacillen sich an der äußeren Haut finden sollten, so ist es doch kaum anzunehmen, daß sie als einzige Verunreinigung der Hautdecke hier in Reinkultur vorhanden sind. Die Kultur des Tuberkelbacillus ist so charakteristisch, daß sie mit keiner von irgendeinem anderen Mikroorganismus verwechselt werden kann. Leider aber bereitet die Züchtung des Tuberkelbacillus aus Hautläsionen noch immer gewisse Schwierigkeiten und erfordert eine besonders gute Technik, so daß sie bisher noch immer geringe praktische Bedeutung hat. Doch ist es LEWANDOWSKY seit KOCH zuerst wieder gelungen, die Tuberkelbacillen direkt aus der erkrankten Haut in Reinkultur darzustellen, wozu er die glycerinierte Kartoffel verwendete.

Das Schwierige bei der Verwendung von Hautmaterial ist der Umstand, daß die Oberfläche absolut keimfrei sein muß, und die Läsion selber mit keinem anderen Mikroorganismus sekundär infiziert sein darf. Es hat also der Excision oder Excochleation der erkrankten Hautstelle eine peinliche Oberflächendesinfektion voranzugehen, wobei aber das Desinfizienz am Schluß wieder vollständig entfernt werden muß. Derartige Untersuchungen führte jüngst wieder LEDERMANN durch, wobei er keine besonderen Unterschiede zwischen den einzelnen Medikamenten konstatierte. Die Operation selber muß mit einer im strengsten bakteriologischen Sinne einwandfreien Asepsis ausgeführt werden. Das Material wird auf das Feinste zerkleinert, zum Teil auf die Kartoffel, zum Teil in das Glycerinwasser verimpft. Das Wachstum wird makroskopisch sichtbar nie vor der fünften Woche, meist erst nach sechs bis acht Wochen, entsprechend der geringen Anzahl der Bacillen im Ausgangsmaterial. LEWANDOWSKY konnte mit diesem Verfahren aus zehn Lupus- und drei Scrofulodermfällen die Bacillen züchten. Dagegen hatte er bei einigen Fällen von „Tuberkuliden" kein Resultat. In einem Falle erwies sich die Kultur dem Tierversuch überlegen. Es wurden hier gleich große Stücke von einem Lupus auf Glycerinkartoffel gebracht und einem Meerschweinchen inokuliert. Die Kultur gelang nach fünf Wochen, während das Tier innerhalb fünf Monaten keine Erkrankung zeigte und einen negativen Sektionsbefund lieferte. Man sollte also bei Hautmanifestationen, deren tuberkulöse oder bacilläre Natur fraglich ist, immer wieder die Kultur versuchen, da jeder einzelne positive Fall von großer Wichtigkeit wäre. Sie könnte auch gegenüber der Verimpfung auf das Meerschweinchen solche Bacillen zur Ansicht bringen, welche für dieses nicht oder schwach pathogen sind. DIMTZA hält das Kulturverfahren dem Tierversuch gleichwertig. Eine gewisse Einschränkung erfährt ja leider die

Anwendung der Methode dadurch, daß scheinbar vorwiegend Läsionen mit glatter, nicht ulcerierter oder krustöser Oberfläche sich zur Kultivierung eignen (siehe auch LEDERMANN). Auch bei Tuberkulose anderer Organe, bei Untersuchung von Sekreten und Exsudaten gibt man dem Tierversuch vielfach den Vorrang vor der Züchtung, diese überragt wieder den mikroskopischen Nachweis (KEMKES, WOHLFEIL und JACOBI u. a.). Das frühere Angehen der Tuberkelbacillen in der Kultur als beim Tiere wird immer wieder betont. Nach beiden Richtungen scheinen sich gewisse Änderungen vorzubereiten, indem einerseits der Tierversuch durch die intraglanduläre Impfung abgekürzt werden kann, andererseits KEIL bei Verimpfung auf LUBENAUschen Nährboden häufiges Wachstum aus Lupus vulgaris erhalten hat, was wir aus eigenen Untersuchungen bestätigen können. Er warnt vor Verwendung des Novocain-Adrenalin als Lokalanaestheticum, weil dieses Tuberkelbacillen schädige; gebraucht 10%ige H_2SO_4 durch 25 Minuten zur Vorbehandlung.

Der Tierversuch. Weit geläufiger als die Züchtung des Tuberkelbacillus auf künstlichem Nährboden ist dem Praktiker die Anreicherung der Bacillen durch Übertragung auf einen empfänglichen Tierkörper. Als solcher kommt vorwiegend das Meerschweinchen in Betracht. Denn von den kostspieligen Versuchstieren, wie Affen, ganz abgesehen, bliebe nur noch das Kaninchen. Dieses aber verhält sich gegenüber einer Infektion mit dem Typus humanus des Tuberkelbacillus zu ungleichmäßig, um auch nur als einigermaßen zuverlässiger Indikator für die Anwesenheit von Tuberkelbacillen dienen zu können. Auch die Impfung in die vordere Kammer des Auges gibt nicht immer sichere Resultate und hat den Nachteil technischer Schwierigkeit und der Unmöglichkeit, größere Mengen Materials zu verwenden. Das Meerschweinchen ist von allen Versuchstieren sicher das empfindlichste, wenn auch nicht so absolut empfindlich gegen Tuberkelbacillen, wie manchmal angenommen wird. Zwar sollen wenige Exemplare von Tuberkelbacillen aus einer virulenten Perlsuchtkultur genügen, um ein Meerschweinchen zu infizieren, aber bei Verwendung von Hautmaterial in der Praxis verhält es sich doch wohl anders. Erstens sind die Tuberkelbacillen häufig nicht hochvirulent, zweitens sind sie oft in äußerst geringer Anzahl und tief eingebettet im Gewebe und drittens werden mit dem kranken Gewebe vielleicht auch Antikörper mit übertragen, die im Verein mit den allgemeinen Abwehrkräften des normalen Organismus genügen könnten, ganz spärliche Exemplare von Tuberkelbacillen zu vernichten (KROMPECHER und ZIMMERMANN).

Das letztere ist freilich noch hypothetisch; sicher ist nur, daß der Meerschweinchenversuch ein relativ grobes Reagens auf Tuberkelbacillen ist, daß ihm unter Umständen sogar der Kulturversuch überlegen sein kann, wie wir gesehen haben. Deshalb haben auch negative Resultate keine Bedeutung. Trotzdem das geimpfte Tier gesund blieb, könnte das Impfmaterial einer Läsion entstammen, die durch Tuberkelbacillen verursacht ist, sie waren aber möglicherweise in so geringer Zahl oder so abgeschwächt vorhanden, daß sie beim Übertragungsversuche durch die Abwehrkräfte des gesunden Tieres vernichtet wurden. Dagegen ist ein positiver Tierversuch bei einer fraglichen Affektion von großer, oft von prinzipieller Wichtigkeit. Die Fehlerquellen sind sehr gering, aber sie sind vorhanden. Als wichtigste wäre die Spontantuberkulose der Meerschweinchen zu nennen. Sie ist in guten, mit allen modernen hygienischen Einrichtungen ausgestatteten Stallungen sicher sehr selten — und ich habe, trotzdem unser Wärter mit schwerer Lungentuberkulose behaftet war, nie eine gesehen —, aber sie kommt immer wieder einmal vor, besonders wenn frisches Tiermaterial von außerhalb geliefert wurde (RÖMER). Einen gewissen Schutz vor Irrtümern kann es geben, wenn genau beachtet wird, ob Lokalisation und Ausbreitung auch wirklich der Art, dem Ort und der Zeit der Impfung entsprechen. Ein Widerspruch in dieser Beziehung muß auch an Pseudotuberkulose denken lassen. So berichtet LEWANDOWSKY, daß ein mit tuberkelbacillenhaltigem Material cutan geimpftes Tier schon drei Wochen später einging und bei der Sektion eine über fast alle Organe verbreitete grobknotige, gewissen Tuberkuloseformen täuschend ähnliche Affektion zeigte. Die mikroskopische Untersuchung ergab aber, daß es sich nicht um Tuberkelbacillen, sondern um Bacillen aus jener Gruppe handelte, die SAISAWA seither als Erreger der Pseudotuberkulose beschrieben hat. Eine mikroskopische Untersuchung sollte auch sonst in jedem wichtigen Falle bei positiven Tierversuchen angestellt werden.

Verlauf der Meerschweinchentuberkulose. Da das Meerschweinchen schon wegen seiner Billigkeit wohl das meist verwendete Tier nicht nur für das Experiment, sondern auch zum klinischen Nachweise der Tuberkulose ist, da die Versuche an diesen Tieren die wichtigsten Ergebnisse geliefert haben, sind einige allgemeine Bemerkungen über die experimentelle Tuberkulose und deren Verlauf hier gewiß am Platze.

Als Art der Impfung ist für Hautmaterial doch wohl am meisten die tief subcutane resp. subfasciale zu empfehlen. Man entnimmt das Material vom Rande der Affektion, zerkleinert es möglichst mit der Schere und bringt es in eine Tasche oben, an der Innenseite des Oberschenkels, Schluß der Wunde durch Naht oder Klammern. Bei positivem Ergebnis tritt bei großer Menge eines stark virulenten Virus nach 8—10 Tagen oder auch später unter Rötung und Schwellung der Stelle ein schmerzhafter Knoten auf, welcher im weiteren Verlaufe zur Ulceration führt; diese ergibt histologisch typisches tuberkulöses Granulationsgewebe. Die nächstgelegenen Drüsen erkranken fast gleichzeitig, bei geringer Dosis des Infektionsmaterials nicht selten sogar früher, während sie bei massiger Infektion oft erst nach Auftreten der Primärläsion anschwellen (HAMBURGER und GRÜNER). Histologisch sind oft schon nach 24 Stunden Entzündungserscheinungen wahrzunehmen, während dies in den Drüsen erst nach einer Woche der Fall ist. Mit dem Infektionsverlauf der Meerschweinchentuberkulose beschäftigen sich verschiedene Untersuchungen (OEHLECKER, A. K. KRAUSE, BALDWIN und GARDNER, PAGEL u. a.). Das Drüsensystem scheint bei diesen Tieren besonders empfänglich zu sein und so sehen wir oft weit vom Infektionsort die Drüsen erkrankt, ohne daß zugehörige Organtuberkulose vorhanden ist. A. BLOCH hat empfohlen, die zugehörigen Inguinaldrüsen zu quetschen, wodurch bewirkt werden soll, daß die Anschwellung derselben früher erfolgt. Eine gewisse Gefahr wohnt zwar diesem Verfahren inne: das der Vereiterung der Drüsen (A. WEBER), doch ist diese nicht sehr groß. Fast gleichzeitig mit den Inguinaldrüsen erkrankt die Milz, welche mitunter eine enorme Vergrößerung erfahren kann, Leber und Lunge. Die weiteren Drüsen im Abflußgebiete erkranken nach und nach, je nach der Entfernung vom Primäraffekte, doch nicht in ganz regelmäßiger Weise, wie dies schon VILLEMIN gezeigt hat, und was nachher vielfach bestätigt wurde. Mit diesen Erfahrungen am Meerschweinchen stimmen solche beim Menschen, wie wir sie bei rituellen Circumcisionen, nach exogenen primären Hauttuberkulosen bei Kindern usw. gemacht haben, sehr gut überein. In etwas anderer Form verläuft die Krankheit beim Kaninchen, bei dem die Nieren besonders oft affiziert sind.

Experimentell suchte man die zur Infektion notwendige geringste Keimzahl zu ermitteln. Zu allen diesen Untersuchungen kommen außer den Mängeln der Zählmethoden auch die Bedenken, daß nebst der Virulenz auch in jeder älteren Tuberkelbacillenkultur abgestorbene und absterbende Keime sind, so daß man nie genau ermitteln kann, ob das Infektionsmaterial ein homogenes ist. Außerdem nimmt der Meerschweinchenorganismus die Infektion nicht tatlos hin, sondern sucht sich ihrer auch aktiv zu erwehren, und da gibt es natürlich auch individuelle Differenzen, welche auf Gewicht, Rasse, Ernährungszustand der Tiere beruhen. So wird es verständlich, wenn z. B. RÖMER und JOSEPH, SELTER, BR. LANGE, LEWINTHAL meinen, daß schon 1—4 Bacillen für das Haften einer Infektion genügen und schwere fortschreitende Tuberkulosen veranlassen können, während andere Untersucher 9 (REICHENBACH) bis 100 Keime (FINDEL) annehmen und THÖNI und THAYSEN selbst bei 99—343 Keimen zuweilen noch keine Infektion erhielten, ja dieselben Untersucher erhalten Differenzen bei verschiedenen Stämmen bis zur zehnfachen Menge.

Jedenfalls sehen wir, daß offenbar schon einzelne Exemplare einer stark virulenten Tuberkelbacillenkultur unter Umständen genügen, um eine Infektion des Meerschweinchens herbeizuführen, und von der Zahl der Keime wird, falls dieselbe eine gewisse Grenze nicht überschreitet, ceteris paribus auch der anfängliche Verlauf der Infektion, etwa bis zum 50. Tage nach SASAKIs Untersuchungen abhängen, indem Krankheitserscheinungen und pathologisch-anatomische Veränderungen mit der Dosis graduelle Abstufungen zeigen. — Von einer gewissen Menge an findet man nach subcutaner Einspritzung keine wesentlichen Differenzen mehr, der Tod des Tieres tritt dann ungefähr nach demselben Intervall ein.

In die Bauchhöhle des Meerschweinchens einverleibt erfolgt der Exitus unter schweren peritonealen Verwachsungen und Veränderungen besonders am Netze, welches als dicker Wulst der großen Curvatur des Magens anliegt, während es beim Kaninchen, flächenhaft ausgebreitet, kleinere und größere Knötchen trägt; wird eine große Menge von Bacillen in die Blutbahn gespritzt, so tritt der Tod unter Erscheinungen einer käsigen Pneumonie ein. Mit Hautmaterial wird die Impfung wegen der Tierverluste durch Sekundärinfektion besser nicht intraperitoneal vorgenommen.

Werden jedoch kleinste Mengen eines nicht zu virulenten Stammes subcutan appliziert — gerade diese Bedingungen sind meist beim Tierversuch mit Material von Hauttuberkulose vorhanden —, dann zeigen sich erste Veränderungen oft erst nach vielen Monaten bis zu einem halben Jahre, und auch diese müssen nicht unaufhaltsam zum Tode führen, die Tiere können auch 2 Jahre überleben, Heilungsvorgänge aufweisen, indem die Injektionsstellen z. B. mit oder ohne Erscheinung und Durchbruch restlos abheilten (FRÄNKEL und BAUMANN, WOLFF-EISNER, RÖMER und JOSEPH, SELTER), die nächsten Lymphdrüsen scheinbar übergangen werden; es finden sich dann ganz vereinzelte Knötchen oder Kavernen in der Lunge, kleinste Drüschen, eine leicht vergrößerte Milz (Gewicht über 0,6 g ist verdächtig), welche erst bei Weiterimpfung auf gesunde Tiere eine rascher verlaufende Tuberkulose geben und die Diagnose sicher stellen (BARTEL und SPIELER).

Wir haben schon früher erwähnt, daß man bei Verimpfung von Lupusmaterial langsame und eigentümliche Verlaufsformen der Tuberkulose beim Meerschweinchen beobachtet hat (STANZIALE, ROTHE und BIEROTTE, GOSIO, KIRCHNER, BURCHARDI), was auch in neuerer Zeit bestätigt wurde (WAIL, LEDERMANN); die Erkrankung bleibt lange lokalisiert, es kommt vielfach zu indurativen Erscheinungen mit stärkerer Entwicklung des Bindegewebes. Immerhin ist ein negatives Impfergebnis bei Lupus eine seltene Erscheinung, doch kommt es gelegentlich vor.

Zur Beschleunigung der Diagnosestellung im Tierversuch wurden von RÖMER und JOSEPH, KRAUS und VOLK, ESCH, GRAETZ, intracutane Injektionen von 0,02 ATK, d. i. 0,1 der Verdünnung 1 : 5 an den seitlichen Brust- und

Bauchpartien vorgenommen, wobei man nach 48 Stunden oft eine sehr charakteristische Kokardreaktion sieht. CONRADI benützt die Pirquetreaktion und kann so schon am 10.—13. Tage eine Wahrscheinlichkeitsdiagnose machen. JACOBY und MAYER geben 0,5 ATK subcutan, worauf die positiven Tiere entweder starben oder starke Temperatursenkungen bis 35,5^0 (normal 38—39^0) zeigten. Nach intracutaner Injektion von 0,02 ATK in der Nähe leicht vergrößerter Drüsen beobachtete LEDERMANN Anschwellung und Druckschmerzhaftigkeit derselben bei Tuberkulose, die zuweilen vorhandene Überlegenheit über die Cutanreaktion wird aber auf Kosten der Spezifität erkauft.

Um eine wiederholte Untersuchung leicht zu ermöglichen, wurden Infektionen in den Conjunctivalsack oder an der Kornea vorgenommen, ein Modus, welcher sich für dermatologische Fälle wohl nicht eignet. Zu chemotherapeutischen Untersuchungen empfehlen HONL, SMITH, die intratesticuläre Infektion, welche bald zu einer charakteristischen Veränderung und Schwellung des Hodens führt. Auch ARIMA impft Kaninchen in den Hoden und konstatierte bei positiven Resultaten nach intravenöser Tuberkulininjektion 7 Wochen später bei den Tieren Temperatursteigerungen bis zu 40^0 nebst den lokalen Impfresultaten in Form von einzelnen Knoten oder einer progressiven Tuberkulose.

Die von OPPENHEIMER, MILLER zur Beschleunigung der Diagnose angegebene intrahepatische, von DAMASK und SCHWEINBURG vorgenommene intralienale Infektion kann natürlich nur mit fein zerriebenem Material durch eine dicke Kanüle bewerkstelligt werden, doch erliegen die Tiere allzu leicht dem Eingriff (LINDNER). Auch die Methode von SCHULZ, JACOBSTHAL scheint uns für Hautmaterial nicht sehr viel besser, obwohl L. RABINOWITSCH dafür eintritt; man impft danach Meerschweinchen mit nicht zu stark verdünntem Material auf der einen Seite intracutan, auf der anderen Seite subcutan, und sobald an ersterer Stelle ein Knötchen tastbar ist, wird excidiert und auf Tuberkelbacillen gefärbt, gleichzeitig auf BESREDKAS flüssigen Eiernährboden verimpft; schon nach 4—10 Tagen soll sich Wachstum der Tuberkelbacillen zeigen.

Die regionäre Inguinaldrüse erkrankt meist nach 10—14 Tagen, nimmt nach 3 Wochen Bohnengröße an. Es ist mitunter empfehlenswert, sie, sobald sie diese Größe erreicht hat, zu exstirpieren und sie histologisch und im Ausstrich zu untersuchen, um die Diagnose sicher zu stellen, eventuell weiter zu verimpfen; denn zuweilen gehen solche Drüsenschwellungen, z. B. bei Infektion mit Hühnertuberkulose, vielleicht auch nach sehr wenig virulenten oder spärlichen anderen Bacillenarten, wieder zurück. Nicht zu verwechseln sind solche Inguinaldrüsen mit den in dieser Gegend auch normalerweise vorkommenden Fettläppchen.

BR. BLOCH führt zum Nachweis sehr spärlicher Bacillen die *Serienimpfung* durch, welche doch noch zuweilen positives Resultat gibt, wie dies in einigen Fällen von Erythematodes gelungen ist. — Er und sein Mitarbeiter H. FUCHS gingen so vor, daß sie Stücke von Erythematodes excidierten und möglichst viel in fein zerkleinertem Zustande auf Meerschweinchen verimpften. — Ließ sich bei diesen Tieren nach einigen Monaten keine Tuberkulose nachweisen, so wurden sie getötet und ihre Drüsen auf frische Tiere überimpft und von diesen nach einigen Monaten eventuell noch auf eine dritte Serie.

Neben Exstirpation auch leicht vergrößerter Drüsen und Verarbeitung mit Antiformin und nachfolgende Untersuchung (SCHERN und DOLD) haben KNORR und FRIEDRICH die intraglanduläre Injektion angegeben, wobei man nach Einschnitt die Inguinaldrüse zwischen zwei Fingern heraushebt und das Material verimpft. G. LUTZ injiziert durch die Haut hindurch in die Drüse, es tut nichts zur Sache, wenn Material daneben ins periglanduläre Gewebe kommt, da ja die Lymphbahn durch diese Drüse geht. Nur bei großen Mengen von Mischbakterien wird der zu untersuchende Stoff vorher behandelt, besser mit 10%iger Schwefelsäure als mit Antiformin, letzteres scheint Tuberkelbacillen mehr zu schädigen. Nach 8—10 Tagen macht man eine intracutane Tuberkulininjektion, wodurch auch bewirkt wird, daß die Drüse rascher anschwillt. Die vergrößerte Drüse wird exstirpiert und mikroskopisch untersucht, PFANNENSTIEL empfiehlt Färbung von Quetschpräparaten nach ZIEHL-NEELSEN oder JÖTTEN-HAARMANN. Die Dauer der Untersuchung kann dann auf durchschnittlich 3 Wochen herabgedrückt werden, doch erhält man mitunter auch nach unseren Erfahrungen schon nach 10—11 Tagen (EHRLICH) positive Resultate. Bemerkt sei allerdings, daß dies unter günstigen Umständen gelegentlich auch sonst gelingt.

In jedem Fall breche man den Versuch nicht zu früh ab; wenn Drüsen nicht exstirpiert, untersucht, resp. weiter verimpft werden, beobachte man das Tier viele Monate nach der Impfung. Wie lange die Zeit zu bemessen ist, nach welcher man ein Versuchstier töten kann, ohne das Resultat des Versuches dadurch störend zu beeinflussen, ist noch nicht sicher entschieden. Wir sahen in einem Falle die Impfung erst nach einem Jahre angehen. Wo immer möglich verimpfe man auf mehrere Tiere und obduziere sie in verschiedenen Zeiträumen, weil gelegentlich bei geringer Bacillenmenge eine Tuberkulose des Versuchstieres auch ausheilen kann.

Ältere Versuche (MARTIN) und jene von SASAKI über die Abhängigkeit des Verlaufes der Impfung von der angewandten Bacillenmenge nahmen MARTENSTEIN und AMSTER wieder auf, besonders mit Berücksichtigung der intradermalen Applikationsart. Die Erkrankung verläuft an der Infektionsstelle nicht geradlinig, sondern man findet nach Infiltration und Ulceration Borkenbildung, oft sogar Entstehen einer Narbe, worauf an derselben Stelle der Prozeß neuerlich beginnt; die subcutane Infektion verläuft intensiver. Sehr bemerkenswert ist die Wechselbeziehung, welche zwischen der Haut- und Drüsenerkrankung besteht, indem bei Zunahme der Drüsenerkrankung die Hautaffekte zurückgehen, und umgekehrt; auch sind Drüsenveränderungen um so stärker, je geringfügiger die Hauterscheinungen auftreten und umgekehrt, was vielleicht darin eine Erklärung finden kann, daß gerade in den Drüsen bactericide und überhaupt Immunsubstanzen in erhöhtem Grade gebildet werden, und durch diese die Steuerung der Krankheitserscheinungen bewirkt wird; dieser eigentümlich wellenförmige Verlauf wird vielfach auch bei anderen dermatologischen Geschehen beobachtet (Röntgenerythem usw.) und besteht bei der Tuberkulose auch noch nach Excision des Impfherdes, wenn die Drüsenveränderung nur mäßig stark ist. Für die Bedeutung der Drüsen spricht die Veränderung im Verlaufe der tuberkulösen Erkrankung bei entdrüsten Tieren (MARTENSTEIN und HAHN). Nach DEBRÉ und BONNET zeigen hochgewichtige Meerschweinchen rasch entstehende, große lokale Impfaffekte mit starken Drüsenschwellungen und starken bis zum Tode positiven Cutanreaktionen, die spät und plötzlich abbrechen, während die kleineren Tiere gerade das Gegenteil beobachten lassen, von einer Gesetzmäßigkeit in dieser Hinsicht kann man aber nach unseren Erfahrungen nicht sprechen. Auch Pigmentation der Tiere und Licht sowie andere Momente bewirkten Unterschiede, indem weiße und Lichttiere stärker reagieren (KARCZAG).

Hier sei auch der Pseudotuberkulose Erwähnung getan, welche zuerst von EBERTH bei Nagern beschrieben wurde und sich in Form von miliaren und submiliaren Knötchen in den inneren Organen besonders in der Leber kundgibt. PFEIFFER, DELBANCO haben dieser Erkrankung größere Aufmerksamkeit geschenkt. Der Erreger hat mit Tubekelbacillen nichts zu tun, ist auch nicht säurefest und wird richtiger nach Wrede als *Pseudotuberkulosebacillus* bezeichnet. Bongert, Glasser unterscheiden schon mehrere Arten.

Während Delbanco ihnen für die menschliche Pathologie keine Bedeutung beimißt, konnte Fränkel mehrere einschlägige Fälle beobachten, bei denen sich in der Leber und auch in der Lunge stecknadelkopfgroße, graugelbliche Knötchen fanden, die sich aber histologisch ganz wesentlich vom echten Tuberkel unterschieden, da es sich um eine zentrale Nekrose mit stärkerer oder geringerer reaktiver Entzündung handelte. Die Krankheitsprodukte beherbergen sehr zahlreiche Bacillen, welche sich auch herauszüchten lassen und für das Kaninchen hoch pathogen sind. Fraenkel nimmt wenigstens zwei Arten an, welche sich durch die Gramfärbung unterscheiden lassen; in Hauterscheinungen sind sie bisher nicht beschrieben.

Wail konstatierte bei intraperitonealer Verimpfung von Lupusmaterial auf Meerschweinchen eine außerordentlich gutartige Tuberkulose, indem zuerst Milz und Leber, viel später die Lunge erkrankte, die Tiere 4—14 Monate am Leben blieben. In der Lunge kommt es zuweilen zu adenomartigen Bildungen, wie sie Lange, Pagel als Ausdruck produktiver Tuberkulosen beim Meerschweinchen beschrieben haben, ja sogar Knochenbildung zwischen den Bindegewebsbalken kann auftreten. — Da er ganz ähnliche Vorkommnisse bei *intra-* konnte, Impfung mit gewöhnlichen Tuberkelbacillenstämmen beobachten *cutaner* nimmt er eine Abschwächung derselben in der Haut an und dies sei Ursache, nicht die geringe Zahl der Keime, für die Gutartigkeit so vieler Hauttuberkulosen. Doch ist die Menge nicht zu vernachlässigen, wie auch die Versuche von Podwyssotzkaja und Linnikowa neuerdings bestätigen.

Das Kaninchen wird hauptsächlich zur Entscheidung über den Typus des Tuberkelbacillus herangezogen. Auch bei dieser Tierart gibt es Spontaninfektionen, insbesondere mit bovinen Bacillen, ebenso wie individuelle Schwankungen in der Empfänglichkeit vorhanden sind. Die Impfung geschieht meist am Rücken subcutan oder auch intraokulär besonders von einer Kultur aus.

b) Beweise zweiter Ordnung: Nachweis des Tuberkelbacillus aus spezifischen Reaktionen.

Als Beweise zweiter Ordnung für die tuberkulöse Natur einer Hautaffektion sehen wir jene an, die nicht mehr den Bacillus selbst demonstrieren, sondern seine Anwesenheit aus spezifischen biologischen Reaktionen des Organismus erkennen wollen; als wichtigste gilt uns für die Tuberkulose noch immer die *Tuberkulinreaktion.* v. Pirquet und Schick sind die ersten gewesen, die das Wesen dieser Reaktion als eine Antikörperreaktion angesehen haben. Wir werden auf die Theorie der Tuberkulinwirkung selbst noch einmal ausführlich zurückkommen müssen bei der Erklärung der Pathogenese. Es sollen hier daher nur einige Sätze Platz finden, die das Notwendigste über unsere Kenntnisse und Anschauungen vom Wesen der diagnostischen Tuberkulinreaktion aussagen und uns in plausibler Weise die Vorkommnisse zu erklären scheinen, wenn auch über die Richtigkeit dieser Theorie noch nicht das letzte Wort gesprochen ist.

Das Tuberkulin — wir nehmen hier das Alttuberkulin Koch als Vertreter für alle Tuberkuline an — enthält das wesentliche, oder vielleicht besser ein wesentliches Prinzip des Tuberkelbacillengiftes. Seine Wirkung gleicht am meisten der abgetöteter Tuberkelbacillen. Das Tuberkulin ist kein primäres Gift, wie das Tetanus- oder Diphtherietoxin. Für den normalen Organismus, der vorher nie mit Tuberkelbacillen in Berührung gekommen war, ist es ohne jede spezifische Wirkung. Nur bei Individuen. die einmal mit Tuberkelbacillen infiziert worden sind, ruft es lokal Entzündungen und allgemein Fieber hervor. Der infizierte Organismus liefert also selbst einen Faktor zum Zustandekommen der Tuberkulinreaktion. v. PIRQUET und SCHICK erklären die Tätigkeit des Organismus beim Mechanismus der Reaktion durch die Wirkung spezifischer Antikörper. Welcher Art diese Antikörper sind, darüber herrscht allerdings noch nicht völlige Klarheit. Zur Zeit, als man noch, wie WOLFF-EISNER anfangs, als wirksamen Hauptbestandteil des Tuberkulins Bacillentrümmer und kleinste corpusculäre Elemente annahm, dachte man an Lysine. Der Organismus des Tuberkulösen sollte Antikörper enthalten, die imstande wären, jene corpusculären Bestandteile aufzulösen und daraus das spezifische Gift in Freiheit zu setzen. Nachdem sich aber gezeigt hat, daß es nicht nur mit völlig bacillenfreien Filtraten gelingt — das hatten schon früher KLINGMÜLLER und A. KRAUS nachgewiesen —, Tuberkulinreaktionen zu erzeugen, sondern sogar durch Dialysate von Tuberkulin, wie in den Versuchen von ZIELER, kann man durch eine rein physikalische Lyse nicht mehr alles erklären. Wahrscheinlich handelt es sich um einen chemischen Abbau, eine Aufschließung des Tuberkulins. WOLFF-EISNER hat diesen Prozeß der *Albuminolyse* an die Seite gestellt, und in diesem Sinne kann man auch hier weiter allgemein von *Lyse* und *Lysinen* sprechen oder — wie SAHLI das tut — von *Chemolysinen*. Durch die Wirkung dieser Chemolysine wird also das Tuberkulin abgebaut, und dabei entsteht ein toxisch wirkender Körper, das „*Tuberkulopyrin*", wie ihn SAHLI jetzt nach EBERS Vorgange nennt. Dieses Tuberkulopyrin ist die eigentliche Quelle der entzündlichen Reaktionen, die wir als Tuberkulinreaktionen wahrnehmen. In günstigen und mit Erfolg behandelten Fällen kann das Tuberkulin unter dem Einfluß der chemolytisch wirkenden Antikörper so rasch zerlegt werden, daß das Tuberkulopyrin sofort in andere ungiftige Substanzen verwandelt wird. Es kommt dann eine klinisch wahrnehmbare Reaktion nicht mehr zustande. Diese neuere Erklärung, die SAHLI in Anlehnung an FRIEDBERGER und SCHÜTZE für das Ausbleiben der Reaktion gerade in besonders günstigen Fällen gibt, hat noch mehr Wahrscheinlichkeit für sich als seine frühere Erklärung, die neben der lytischen noch eine antitoxische Immunität annahm. Danach würde gegen das infolge der Lysinwirkung frei gewordene Toxin noch ein antitoxischer Antikörper gebildet, der es verankert und nicht zur Wirkung gelangen läßt. Jedenfalls ist es einfacher und durch den Vergleich mit der Eiweißverdauung berechtigt, in dem Tuberkulopyrin nur ein bestimmtes Stadium des Tuberkulinabbaues zu sehen.

Als Hauptbildungsstätte der Antikörper im weitesten Sinne haben wir mit einer gewissen Wahrscheinlichkeit die tuberkulösen Krankheitsherde selbst anzusehen. Von hier aus gelangen die Antikörper in das Serum. Wir müssen aber auch den Zellen des tuberkulösen Organismus selbst eine hohe Bedeutung für das Zustandekommen der Phänomene zusprechen, wie wir später sehen werden. Wird nun Tuberkulin in genügender Quantität in den Körper eingeführt, so wird ein Teil schon im Blutserum aufgeschlossen, das frei gewordene Toxin ruft die Fiebererscheinungen hervor, die wir als Allgemeinreaktion bezeichnen. Ein anderer Teil gelangt unverändert bis zu den Krankheitsherden, wird hier von den besonders zahlreich vorhandenen Antikörpern angegriffen und erzeugt nun durch das frei werdende Gift die Reaktion im Herde. Nehmen wir in diesem Falle den Krankheitsherd in der Haut an, so hätten wir eine positive allgemeine und eine Herdreaktion. Wird zu wenig Tuberkulin injiziert (wir sprechen einstweilen nur von subcutaner Injektion), so wird alles Tuberkulin schon im Serum verarbeitet, oder in leichter zugänglichen Krankheitsherden innerer Organe, und es gelangt nichts mehr unverändert zum Krankheitsherde in der Haut. Dann gäbe es eine positive allgemeine, bei negativer Herdreaktion. Stellen wir uns vor, der Organismus habe spontan oder durch frühere spezifische

Behandlung besonders reichliche Antikörper gebildet, so kann jede Reaktion, allgemeine wie im Krankheitsherde, ausbleiben, weil das freigewordene Toxin sofort weiter abgebaut wird. Führen wir schließlich Tuberkulin ein zu einer Zeit, wo jede Antikörperbildung darniederliegt, sei es wegen intercurrenter Infektionskrankheiten, wie Masern, oder in vorgerückten Stadien der Phthise, so bekommen wir keine Reaktion, weil das Tuberkulin nicht mehr aufgeschlossen wird, also keine Toxine frei werden.

Was *beweist* das Ergebnis einer subcutanen Tuberkulininjektion für die tuberkulöse Ätiologie einer Hauterkrankung? Die Bedeutung einer *Allgemeinreaktion* ist in diesem Falle recht gering. Sie sagt nur aus, daß das Individuum einmal mit Tuberkelbacillen in Berührung gekommen ist, eine tuberkulöse Erkrankung durchgemacht hat, vielleicht aber nicht einmal, daß jetzt noch eine aktive Tuberkulose besteht. Da nun die überwiegende Mehrzahl aller Menschen in diesem Sinne nicht als tuberkulosefrei zu bezeichnen ist, da ferner nicht tuberkulöse Hautleiden ungeheuer häufig sind, so beweist das Zusammentreffen einer Hautaffektion mit einer positiven Allgemeinreaktion auf Tuberkulin noch nicht das geringste. Freilich mag es zu denken geben, wenn eine bestimmte Hautaffektion sich ausschließlich bei solchen Menschen findet, die auf Tuberkulin sehr stark reagieren. Das könnte immerhin ein Verdachtsmoment für Tuberkulose liefern, aber auch nicht mehr. Im allgemeinen kann man sagen, daß es mit der Allgemeinreaktion auf Tuberkulin ähnlich liegt wie mit der Wa.R. Auch sie beweist nur, daß ein Individuum einmal Lues gehabt hat, nicht daß eine bei diesem Individuum aufgetretene Hautkrankheit Syphilis sein muß. Da nun noch sehr viel mehr Menschen Tuberkulose durchgemacht haben als Syphilis, fällt der Vergleich betreffs der Beweiskraft noch zu ungunsten der Tuberkulinreaktion aus. Aber auch aus dem Fehlen einer Allgemeinreaktion ist kein bindender Schluß auf das Fehlen einer Tuberkulose zu ziehen. Ursachen, die das Zustandekommen einer Tuberkulinreaktion verhindern können, haben wir soeben erwähnt.

Für den positiven Ausfall einer *Lokal*reaktion bei Individuen mit einer Hautkrankheit zweifelhafter Ätiologie gilt genau dasselbe, was über die Allgemeinreaktion nach subcutaner Tuberkulininjektion eben gesagt worden ist. Ja, nach den analogen Erfahrungen von MARTEL bei Rotz, von BR. BLOCH bei Trichophytie ist es hier noch fraglicher, ob diese Reaktionen wirklich die Anwesenheit noch lebender Erreger irgendwo im Körper anzeigen. Nicht ganz gleich sind die negativen Reaktionen zu beurteilen.

Ganz andere Bedeutung hat das Auftreten einer Reaktion in einem Hautherd nach *subcutaner* Injektion von Tuberkulin. Wenn wir auch weiter unten sehen werden, daß die Spezifität der Tuberkulinreaktion in gewisser Beziehung nur eine bedingte ist, so ist eine positive *Herd*reaktion doch ein wichtiges Moment für die Erkennung der tuberkulösen Ätiologie. Da sie selbst bei sicher tuberkulösen Hautläsionen erheblich seltener auftritt als die Allgemeinreaktion, ist es ohne weiteres verständlich, daß ein negativer Ausfall nichts beweist, besonders wenn sehr kleine und sehr allmählich steigende Dosen Tuberkulin injiziert worden sind.

Zu bemerken wäre, daß die Reaktion eines Hautherdes fehlen kann, weil dieser, in Narbengewebe eingebettet, infolge schlechter Zirkulationsverhältnisse kein oder auf einmal nicht genügend Tuberkulin zugeführt bekommt. Für die cutanen Tuberkulinreaktionen bei Hauttuberkulose sind noch andere Möglichkeiten zu beachten. Ein tuberkulöser Hautherd kann genügen, um so stark allergisierend zu wirken, daß an jeder Stelle der Haut, wo wir z. B. die Pirquetreaktion anstellen, ein positives Resultat zustande kommt. In einem anderen Falle dagegen mag es sich um einen kleinen beginnenden Herd primärer Hautinfektion handeln (JADASSOHN, KLINGMÜLLER, DOUTRELEPONT), wobei die cutane Impfung nach v. PIRQUET an irgendeiner beliebigen Stelle der *normalen* Haut negativ ist. Führen wir sie dagegen im Krankheitsherd selber aus, so wird sie positiv ausfallen (*intrafokale Injektion* s. u.).

Der seinerzeit aufgestellte Satz NEISSERs, daß man Tuberkulose ausschließen könne, wenn bei richtiger Dosierung keine Herdreaktion erfolge, muß entschieden fallen gelassen werden. Ist die Herdreaktion ausgeblieben, dann wiederhole man dieselbe Dosis, wenn man die Dosis nicht erhöhen will, nach kurzer Zeit (KLINGMÜLLER), oder gehe nach dem Vorschlage JADASSOHNs so vor, daß man nach einer Pause nochmals mit der Tuberkulinprobe beginne und, soferne die Rücksicht auf innere Krankheitsherde nicht besondere Vorsicht gebietet, nach einer kleinen Anfangsdosis rasch auf $^1/_{10}$ mg, auf 1 mg, 3 mg, bis höchstens 10 mg steige. Größere Dosen, bis 20 mg, werden nur ausnahmsweise von wenigen Autoren verabreicht. Aber auch dann gibt es Fälle, wie schon erwähnt, wo keine Herdreaktion eintritt, so z. B. beim papulo-nekrotischen Tuberkulid, bei der Tuberculosis indurativa, beim Lupus vulgaris, wenn er nach KROMAYERs Ansicht noch nicht genügend vascularisiert ist, oder, wie wir mit JADASSOHN meinen, daß die für die Tuberkulinreaktion notwendigen Bacillen- resp. Gewebsprodukte noch nicht genügend gebildet seien, kurz gesagt, das Gewebe noch nicht entsprechend sensibilisiert ist.

Diese letztere Ansicht scheint durch die Untersuchungen von KERL und KOCH eine Bestätigung zu finden. Sie studierten das Aufflammungsphänomen früherer Tuberkulinreaktionen, wobei die älteren, Tage bis Wochen alten Stellen tatsächlich aufflammten, während dies an 24 Stunden vor der subcutanen Reinjektion gesetzten Pirquetherden nicht der Fall war. Ein ganz ähnliches Verhalten zeigen noch entzündete Pirquetpapeln, bei denen man cutan Tuberkulin einführt (KOCH und SCHILLER). Zuweilen konstatiert man beim Aufflammen in der Nähe des alten Herdes, selten etwas weiter entfernt rundliche oder längsovale, entsprechend der Spaltrichtung der Haut gestellte, lebhaft rote, langsam abklingende Flecke, welche am ehesten dadurch ihre Erklärung finden, daß auf rein mechanischem Wege Tuberkulin bei Anstellung der Pirquetreaktion verschleppt wurde, weniger wahrscheinlich ist eine lokale Verbreitung in den Lymphspalten.

Es liegt die Annahme nahe, daß, je empfindlicher eine Reaktion ist, desto mehr ihr negativer Ablauf das Fehlen von Tuberkulose beweist. Das ist auch bis zu einem gewissen Grade richtig. Bei der MOROschen Salben- oder der PIRQUETschen Reaktion können noch sichere Tuberkulosen unserer Kenntnis entgehen, während die Intradermo- oder die Stichreaktion bei der ganz überwiegenden Mehrzahl auch der klinisch Tuberkulosefreien positiv ausfällt.

Für die Hauttuberkulose ist freilich immer an die oben angeführte Eventualität zu denken, daß von einem primären Herd zu wenig Antikörper in den Kreislauf gelangen, um an einer beliebigen normalen Hautstelle die Reaktion zustande kommen zu lassen. Das gilt besonders für die Infektionen des kindlichen Alters. Später wird man wohl die meisten Fälle von Hauttuberkulose nach MANTOUX, wenn überhaupt, auch in normaler Haut positiv reagierend finden. Aber bei Kindern ist es nach WOLFF-EISNER noch gar nicht so ungewöhnlich, daß die PIRQUETsche Reaktion auf der gesunden Haut negativ, im Krankheitsherd selber positiv ausfällt. Nach anderen Autoren, wie JADASSOHN, BANDLER und KREIBICH, MEIROWSKY, ist ein solches Vorkommnis allerdings außerordentlich selten; aber vielleicht erklärt das verschiedene Alter der Patienten den Gegensatz. Unter neun Fällen von wahrscheinlich primärer Infektion der Haut erwähnt auch PHILIPPSON zwei mit negativer Pirquetreaktion.

Die vergleichende Untersuchung an Hautreaktionen im gesunden und erkrankten Gewebe hat ferner zur Entdeckung einer wichtigen Tatsache geführt, die gerade für die uns hier beschäftigende Frage von außerordentlichem Wert ist. Die lokale Entzündungsreaktion zeigt häufig ganz erhebliche graduelle Differenzen im gesunden und im kranken Gewebe. Da nun mit den später zu erwähnenden Einschränkungen nur tuberkulöses und nicht sonst irgendwie erkranktes Gewebe diese erhöhte Reaktion zeigt, so ist das ein Moment von großer diagnostischer Wichtigkeit, worauf zuerst WOLFF-EISNER aufmerksam gemacht hat. Selbst wenn eine innere Tuberkulose vorhanden ist, so wird doch der stärkere Ausfall der positiven Cutanreaktion im erkrankten Hautbezirk im Vergleich zu dem in der gesunden Haut bei dem gleichen Individuum entschieden, wenn auch nicht absolut (DE BEURMANN und GOUGEROT) dafür sprechen, daß eben diese Hauterkrankung tuberkulöser Natur ist. Leider ist das Phänomen nicht in jedem Falle deutlich und nicht von allen Untersuchern in gleicher Weise festgestellt worden. So haben bei der Intradermoreaktion MANTOUX und PAUTRIER gar keinen Unterschied zwischen gesunden und erkrankten Hautstellen gesehen. Bei PIRQUETscher Cutanimpfung haben dagegen DOUTRELEPONT, NAGELSCHMIDT, W. KÖNIG große Unterschiede in der Reaktionsstärke beobachtet. Die Entzündung tritt im lupösen Gewebe sehr viel rascher auf als im gesunden, Infiltration und ödematöse Durchtränkung sind stärker, ja häufig kommt es zur Abstoßung der obersten Hautschichten und zu Geschwürsbildung.

JADASSOHN hatte schon früher Untersuchungen über den Verlauf der MOROschen Percutanreaktion im gesunden und tuberkulösen Gewebe angestellt und wesentliche Differenzen — allerdings nicht in allen Fällen — nicht nur bei Lupus, sondern ganz besonders auch bei manchen der sog. „Tuberkulide“ gefunden.

Die Pirquetimpfung ist für solche vergleichende Untersuchungen im allgemeinen nicht sehr geeignet, da sie nicht genügend die quantitativen Verhältnisse berücksichtigt und oft im Stiche läßt (LESCZYŃSKI und MAHL). Bei intracutaner Injektion ($^1/_{10}$—$^1/_{100}$ mg bei Erwachsenen, $^1/_{100}$—$^1/_{1000}$ mg bei Kindern) im gesunden und kranken Gewebe zugleich sind nun vielfach die Unterschiede zugunsten des letzteren sehr deutlich und können wertvolle Aufschlüsse etwa beim Lupus miliaris faciei, den rosaceaähnlichen Tuberkuliden geben. Die positive intrafokale Reaktion spricht bis zu einem gewissen Grad für die tuberkulöse Ätiologie einer Erkrankung, der negative Ausfall beweist natürlich nichts (MENSI, WICHMANN). Auch der positive darf nur mit Vorsicht verwertet werden, da z. B. lichenoide syphilitische Affektionen ein ähnliches Verhalten zeigen (JADASSOHN). LÖWENSTEIN und VOLK konnten weiter nachweisen, daß diese stärkere Ansprechbarkeit nicht nur im lupösen Gewebe selbst vorhanden ist, sondern sich auch auf die unmittelbare Nachbarschaft desselben erstreckt, was FISCHL auch bei Einreibung mit Dermotubin bestätigen konnte. Den stärkeren positiven Ausfall bei Erythematodes, Angiolupoid und Granuloma annulare im Herde will WICHMANN als Beweise für die Zugehörigkeit dieser Erkrankungen zur Tuberkulose heranziehen. Bemerkt sei, daß manche Autoren (GLASER) auch bei Lungentuberkulose auf der erkrankten Seite stärkere MORO-Reaktionen gesehen haben wollen als auf der gesunden, doch kann dies nicht als Regel gelten.

Auf die Frage nach der Spezifität der Tuberkulinreaktion kommen wir weiter unten noch ausführlicher zu sprechen. Eines hatte man schon lange gewußt, daß Lepra auf Tuberkulin reagieren kann, daß nicht nur Allgemeinreaktionen, nein auch lokale Reaktionen lepröser Krankheitsherde vorkommen (s. JADASSOHN, Literatur). Um das zu erklären, braucht man nicht seine Zuflucht zu der früher in ihrer Häufigkeit weit überschätzten Symbiose von Lepra- und Tuberkelbacillen zu nehmen und überall Mischinfektionen zu wittern. Das tut zwar noch DETRE, der von vier Leprösen drei sehr stark auf cutane Tuberkulinimpfungen reagieren sah, weiters CAMPANA, STEIN. Auch gegen die Untersuchungen von MÖLLERS könnte man noch einwenden, daß Tuberkulose bei Leprösen vorgelegen habe. Dieser Autor konnte nämlich durch die Komplementbindungsmethode im Serum der meisten Leprösen (21 von 32) Antikörper gegen Tuberkulin nachweisen, und zwar stärker gegen Perlsucht als gegen humanes Tuberkulin. Er erklärt diese Erscheinung als Gruppenreaktion durch die nahe Verwandtschaft der beiden Bakterienarten. Die Möglichkeit dieser Auffassung haben aber schon vorher MUCH und LESCHKE nahe gelegt. Sie konnten im Tierexperiment und durch Komplementbindungsversuche zeigen, daß die Tuberkelbacillen und Leprabacillen gewisse Substanzen gemeinsam haben, und daß auch die Antikörper, die der Organismus bildet, bis zu einem gewissen Grade qualitativ für beide identisch sind. Das haben auch klinische Versuche von MANTOUX und PAUTRIER ergeben. Diese Autoren arbeiteten mit einem aus Leprabacillen hergestellten Präparat, dem *Leprolin* ROST. Mit demselben erhielten sie Intracutanreaktionen bei Leprösen, aber auch bei Lupösen, bei diesen freilich weniger intensive. Nach allem diesem hat das Auftreten einer Tuberkulinreaktion bei Lepra nichts Befremdendes mehr.

Ganz anders liegt es für die Syphilis. Seitdem wir die Spirochaete pallida kennen, haben wir alle früher gehegten Vorstellungen über ein verwandtes Virus beider Krankheiten fallen lassen müssen. Deshalb hat man sich auch wenig mehr mit der Frage beschäftigt, ob Lues auf Tuberkulin reagieren könne. Die auffallende Angabe MUCHAS, daß ein sicher luetischer Herd auf subcutane Injektion von Perlsuchttuberkulin deutlich lokal reagiert habe, erscheint durch die Untersuchungen JADASSOHNS durchaus möglich. JADASSOHN beobachtete bei Einreibung von Tuberkulinsalbe nach MORO in drei Fällen von sicherer Syphilis intensive Reaktion der syphilitischen Krankheitsherde, ohne daß bei den Patienten klinisch von Tuberkulose irgend etwas zu konstatieren war. In allen drei Fällen handelte es sich um histologisch tuberkuloide Formen. Vielleicht liegt hierin ein Schlüssel zum Verständnis. Bei den tuberkuloiden Luesformen finden sich im Gegensatz zu anderen Krankheitsprodukten nur sehr spärliche Spirochäten, was auf einen höheren Gehalt von Antikörpern schließen läßt. Überhaupt ist ja die tuberkuloide Gewebsreaktion vielleicht nur der Ausdruck dafür, daß hier bakterielles Virus der Auflösung durch Antikörper verfällt. Die Annahme einer Bildung von Eiweißantikörpern durch die Spirochäte ist gewiß möglich, und diese könnten immerhin mit denen der Tuberkulose doch so verwandt sein, daß sie imstande wären, das Tuberkulineiweiß derartig zu verändern, daß aus ihm die giftige, die Reaktion hervorrufende Substanz in Freiheit gesetzt würde. Aber wir müssen gestehen, daß wir uns da vollkommen auf dem Boden der Hypothese befinden, für welche vorläufig gar keine Beweise vorliegen.

Vielleicht auch sind gerade diese tuberkuloiden Formen unter dem Einflusse einer sehr gutartigen, klinisch nicht diagnostizierbaren Tuberkulose mit bedeutender Allergie entstanden und haben deshalb die starke intrafokale Herdreaktion gegeben. — Wenig beweisend sind auch neuere Angaben von NICOLAS, FAVRE, AUGAGNER und CHARLET, welche bei 93% ihrer mit intracutaner Tuberkulininjektion untersuchten Luetiker positives Ergebnis fanden, GAVINI in der Hälfte seiner Fälle, da wir ja wissen, daß scheinbar gesunde Erwachsene doch meistens tuberkulös infiziert sind. Diese Befunde und die von SIMON und WICKHAM, DUJARDIN und DUPREZ, welche sogar sehr heftige Reaktionen bei Luetikern sahen, stehen mit den oben angeführten Ergebnissen von OPPENHEIM,

LELONG scheinbar in Widerspruch, doch wird es da offenbar auf das Stadium der Lues und die Ansprechbarkeit des Organismus ankommen. MEIROWSKY zeigte, daß Cutireaktionen, welche bei Tuberkulösen durch Luesextrakt hervorgerufen waren, nach 8 Wochen später erfolgter subcutaner Tuberkulinreaktion wieder deutlich reagierten, es ist dies auf eine erhöhte Entzündungsbereitschaft des Tuberkulösen, als unspezifische Reaktion aufzufassen, wovon später noch die Rede sein wird. ZIELER konnte übrigens die obige Angabe nicht bestätigen.

Wie dem auch sei, eines geht aus den letzten Darlegungen hervor, daß man die Tuberkulinreaktion mit Bezug auf Lepra und Syphilis nicht als *absolut* spezifisch betrachten darf. Das verringert wieder ihren Beweiswert, allerdings mehr ihren differential-diagnostischen bei diesen Erkrankungen. Aber ob es sich um Tuberkulose, Lues oder Lepra handelt, läßt sich fast immer auf anderem Wege entscheiden. Zur Entscheidung der Frage, ob eine Hautläsion tuberkulös ist oder nicht, verbleibt der Reaktion doch noch eine nicht geringe Bedeutung.

Es können hier gleichsam anhangsweise zwei weitere Fragen erledigt werden, zuerst die, ob die Tuberkulinreaktion etwas über die *Ausdehnung* der tuberkulösen Erkrankung in der Haut aussagt. KLINGMÜLLER hat behauptet, daß der entzündliche Reaktionshof um einen Tuberkuloseherd so weit reiche, als noch mikroskopisch krankes Gewebe und Erreger vorhanden seien. NOBL empfiehlt daher die Anstellung der subcutanen Tuberkulinprobe, damit die Excision außerhalb des Randes sicher im Gesunden vorgenommen werde. Es ist wohl für die meisten Fälle anzunehmen, daß man mit einer Radikaloperation rechnen kann, wenn man diesen Ratschlag befolgt, nach unseren vergleichenden Erfahrungen genügt es vollkommen, wenn man nach LANGS Vorschlag 1 cm außerhalb des Herdes, aber genügend tief geht; über die Tiefenausdehnung kann uns die Herdreaktion nichts sagen, und ich möchte es doch nicht ganz ausschließen, ob nicht gelegentlich eine Mobilisierung eintreten kann, und man durch eine dadurch erfolgende Verschleppung nicht gerade wieder um die definitive Heilung kommt. Zudem wissen wir ja, daß wir nicht in jedem Fall von Lupus kräftige und deutliche Reaktionen bekommen, besonders bei hypertrophischer Narbenbildung mit eingestreuten Knötchen, bei tief liegenden Lupuskeimen; die Intensität und Extensität der Reaktion ist auch abhängig von der Tuberkulindosis, von der Sensibilisierung des kranken und auch gesunden Nachbargewebes, welche bald mehr, bald weniger stark sein kann, ja wir sehen nach wiederholten Injektionen am selben Individuum die Reaktionszone schwanken, später meist größer werden, kurz ihre Ausdehnung ist so vielen Zufälligkeiten unterworfen, daß sie als fixer Maßstab für die Ausdehnung des Lupus *nicht* gelten kann. Praktisch wird es, wie schon oben erwähnt, stimmen, aber auch nicht immer; da jedoch kleine zurückgebliebene Herde nach Excision noch spontan ausheilen können (FABRY), wird man Dauerheilungen oft auch bekommen, wenn man innerhalb der Reaktionszone excidiert, einfacher und ebenso sicher ist es, LANGS Vorschrift zu folgen. Und NOBL selbst hat als Grund für die Tatsache, daß man nach Excisionen selbst innerhalb der Reaktionszone noch Dauerheilungen erhalten kann, angenommen, daß eben Infektions- und Reaktionszone sich nicht decken müssen. In anderen Fällen ist der entzündliche Hof, wie JADASSOHN meint, wieder so schmal, daß man mit Sicherheit das Vorhandensein erkrankten Gewebes darüber hinaus annehmen kann.

Manche Autoren haben dem lokal angewandten Tuberkulin noch die Fähigkeit zugeschrieben, in scheinbar abgeheilten Tuberkuloseherden krankhafte Überbleibsel sichtbar zu machen. Besonders nach intracutaner Injektion selbst kleinster Tuberkulinmengen sollen nach DOUTRELEPONT, THIBIERGE und

Gastinel in alten Lupusherden sonst übersehene kleine Herde wieder aufflammen. Aber diese Reaktionen sind nicht eindeutig. Sie beweisen nicht, daß noch lebendes Virus vorhanden ist, dafür ist die Tuberkulinreaktion niemals ein Kriterium; denn selbst alte Tuberkulininjektionsstellen reagieren ja bei später nochmaliger Tuberkulinanwendung.

Die zweite Frage: Kann man durch differentielle Tuberkulinreaktion den humanen und bovinen Ursprung einer Hauttuberkulose feststellen? Die ersten, die diese Untersuchung ausgeführt haben, sind Spengler und Detre. Letzterer impfte mit bovinem und humanem Tuberkulin, und je nach der Stärke der Impfpapel, der dominanten Papel, glaubte er auf die Art des Erregers schließen zu können. Klose bestätigte die Befunde. Aber für die Hauttuberkulose scheinen dieser Methode nur Cranston Low und Ciuffo Wert beizumessen; der letztere will speziell einen Unterschied zwischen Tuberculosis verrucosa, die auf bovines Tuberkulin, und Lupus vulgaris, der auf humanes Tuberkulin reagierte, gesehen haben. Bei Fönss ergab die große Mehrzahl der Lupusfälle viel stärkere Papeln mit humanem als bovinem Tuberkulin, doch zieht er daraus keine Folgerungen.

Kraus und Volk suchten durch das Tierexperiment die Frage zu lösen und kamen zu dem Resultate, daß aus der Tuberkulinreaktion kein Rückschluß auf den Typus erlaubt sei. Nur für die Geflügeltuberkulose liegen die Verhältnisse nach ihren Befunden anders, da man in diesen Fällen mit dem homologen Tuberkulin bei größeren Verdünnungen weit stärkere Reaktionen erhält als mit Tuberkulin aus menschlichen oder Rindertuberkelbacillen, es wäre also damit eine Differentialdiagnose möglich, mindestens der *Verdacht* auf Typus gallinaceus gerechtfertigt; allerdings muß die Auswertung des Präparates, insbesondere im Vergleiche zu humanem und bovinem Tuberkulin sehr exakt sein.

Zu ähnlichen Ergebnissen führten die Befunde von Meirowsky, v. Pirquet, Herrmann, Nothmann, Kleinschmidt, Schuster, Markert. Für solche Untersuchungen ist nur die intracutane Methode zu verwenden, weil sie die einzige quantitativ exakte ist. Zu ganz gleichen Resultaten kommen auch Holland an 385 Fällen, Nehring, Tisdall und Brown, wobei die Wichtigkeit hervorgehoben wird, Tuberkuline von ganz genau bestimmter Giftigkeit, wie dies auch Fönss betont, zu verwenden, da Unterschiede hierin eine der häufigsten Fehlerquellen sind (Wolff-Eisner, Moro). Eventuelle, selbst auffällige Unterschiede der Reaktionsstärke zwischen Bovo- und Alttuberkulin werden meist schon bei einer zweiten Impfung verwischt.

Wenn von Synwoldt, Kretschmer, Bernheim-Karrer die Impfung mit beiden Arten gefordert wird, oder mit einem Mischtuberkulin (Klose), so ist dagegen nichts zu sagen, weil vielleicht das eine Tuberkulin an Giftgehalt das andere überwiegt. Nur ist der Erregertypus selbst bei exaktester Methodik aus dem stärkeren Ausfall nicht zu erkennen. Daß ein Fall, selbst bei wiederholter Impfung stets nur auf *einen* Typus reagiere, auf den anderen nicht, unter welchen Umständen noch am ehesten von einer spezifischen Einstellung gesprochen werden könnte (Herrmann), ist mir, wie auch Nehring, K. Joseph nicht vorgekommen.

Deshalb wird auch den Befunden von Meirowsky, welcher in 21,4% der Hauttuberkulose dauernd stärkere Reaktion auf Typus bovinus, Markert in 16%, nicht absolute Beweiskraft beigemessen werden können, trotzdem diese Ziffern mit dem durch Züchtung ermittelten, relativ höheren Prozentsatz der Bovinusfälle bei Hauttuberkulose gegenüber den Zahlen bei innerer Tuberkulose übereinstimmen.

Neben der Tuberkulinreaktion ist die Bedeutung aller anderen biologischen Reaktionen auf Tuberkulose im allgemeinen gering, immerhin wurden sie auch bei Hauttuberkulosen in den letzten Jahren geprüft, weshalb das Wesentlichste darüber mitgeteilt sei. Sie alle sagen im besten Falle nicht mehr aus als eine Allgemeinreaktion auf Tuberkulin, ohne doch im entferntesten deren Konstanz, Sicherheit und Differenzierungsmöglichkeit zu haben.

Die Zahl der *serodiagnostischen Methoden* ist eine sehr große, von denen ein Teil auch die Unterscheidung zwischen aktiver und ruhender Erkrankung ermöglichen soll. Die diesbezüglichen Arbeiten gehen in die vielen Hunderte, beziehen sich meist auf Lungentuberkulose. Da nun einerseits den meisten dieser Methoden eine strenge Spezifität nicht zukommt, andererseits sie nicht das gehalten haben, was von ihnen versprochen wurde, sie vor allem aber in der dermatologischen Diagnostik keine größere Rolle spielen, verweise ich auf die ausgezeichneten Zusammenfassungen von PFANNENSTIEL, PINNER und will nur eine kurze Übersicht geben, dabei vorzugsweise jene herausheben, welche zur Diagnose von Hauttuberkulose herangezogen wurden. Die Technik der Untersuchungsmethoden ist in den Spezialwerken, vor allem im Handbuch der pathogenen Mikroorganismen, 3. Aufl., angegeben.

Die spezifischen Immunitätsreaktionen. Unter den ersten war ARLOING und sein Schüler COURMONT, welche im Serum Tuberkulöser *Agglutinine* in höherer Konzentration fanden und zugleich eine brauchbare homogenisierte Aufschwemmung von Tuberkelbacillen angaben. Die Methodik zur Erzielung einer solchen wurde vielfach modifiziert (R. KOCH, v. BEHRING und ROMBERG). LARSON, NELSON und PU YUNG CHANG geben an, daß ihre Aufschwemmung sehr haltbar sei, auch Vogeltuberkelbacillen sollen sich gut eignen. H. H. SPRONCK und W. HAMBURGER berichten über Umwandlung humaner und boviner Tuberkelbacillen in lipoidarme, nicht säurefeste, gramnegative Bacillen, welche rasch wachsen und sich zur Agglutination gut eignen sollen; ALLARD und WOTZKA bestätigen die Resultate mit diesem „Transmutan“. Wenn auch der Titer bei Tuberkulosen, besonders bei gutartigen, in vielen Fällen höher ist als bei normalen, so mangelt doch die Spezifität, da auch andere Erkrankungen, ja selbst unspezifische Mittel per os gegeben, zu einer Vermehrung der Agglutinine führen können, auch bei Gesunden manchmal ziemlich hohe Ausschläge gefunden werden; immerhin kann eine gewisse Erhöhung bei makroskopischer Beobachtung den *Verdacht* einer spezifischen Infektion erwecken, doch sind bindende Schlüsse nicht zu ziehen (BECK und RABINOWITSCH, EISENBERG und KELLER).

Das FORNET*sche Tuberkulose-Diagnosticum* wird von den meisten als unbrauchbar abgelehnt, ja sogar nicht zu den Agglutinations-, sondern zu den Flockungsreaktionen gerechnet (BRUNECKE, BIGNAMI, KIYOKAWA, KOGAN).

Durch Immunisierung von gesunden Kaninchen und Ziegen kann man sehr hohe Agglutininwerte (1:1500—5000) erreichen; mit solchen Seris will SMITH Unterschiede unter verschiedenen Stämmen gesehen haben, doch gelingt es bisher nicht, eine Differentialdiagnose auf den Erreger mittels dieser Methode zu machen (URBAIN), ebensowenig wie mit der Komplementbindungsreaktion (O. KIRCHNER). Klinisch haben COURMONT und ARLOING selbst noch der Agglutination einen großen Wert bei Hauttuberkulose beigemessen, in der Hand aller anderen Autoren erwies sie sich aber auch differentialdiagnostisch gegenüber Lues als ganz unbrauchbares Reagens (HERZ), weil sie unzuverlässig und graduell zu wenig empfindlich ist.

Präcipitine konnten zwar im Serum nachgewiesen werden, wobei als präcipitable Substanz Aufschwemmungen von tuberkulösen Organen oder Tuberkelbacillen-Kulturmaterial verwendet wurden (BONOME), doch erlangten sie trotz verschiedenster Modifikationen (BONACORSI, LEHMANN-FACIUS und LOESCHKE) keine klinische Bedeutung schon wegen der vielfach unspezifischen Niederschlagsbildung. Auch die Präcipitationsreaktion von SCHLOSSBERGER erfährt durch SCHULTE-TIGGES keine günstige Beurteilung. Ebensowenig ist die Bestimmung der Höhe des *opsonischen Index*, d. h. eine Erhöhung des die Phagocytose fördernden Körpers im Serum, abgesehen von den großen Fehlerquellen, weder für die Diagnose noch für die Prognose oder die Wirkung der Tuberkulintherapie von Belang (BAECHER und LAUB). REYN und KJER-PETERSEN fanden keinen Unterschied zwischen Gesunden und unbehandelten Lupuskranken. Es sei auch hier betont, daß phagocytierte Tuberkelbacillen noch immer nicht abgetötet sein müssen. Vielleicht ist es interessant, daß CALMETTE, BRETON und PETIT nachgewiesen haben, daß Tuberkulin das Opsonin in vitro zerstört. Aber keinesfalls kann man die Kraft der Phagocytose in vitro als einen Indikator für die Widerstandskraft des Körpers ohne weiters verwenden (AZZI AZZO, CASTELLANA).

Dem Nachweise von *Bakteriolysinen* wird von mancher Seite eine gewisse Bedeutung bei den Immunitätserscheinungen der Tuberkulose zugeschrieben. Doch sind wir in dieser Frage noch weit von der Klärung. Es handelt sich hier um jene bakteriolytischen Vorgänge, welche an Zellen oder Flüssigkeiten des Organismus gebunden sind.

CORPER, LURIÉ und KRETSCHMER, FONTÈS konnten durch Einwirkung von Extrakten aus tuberkulösen, leicht verkästen Lymphdrüsen einen Schwund zugesetzter Tuberkelbacillen beobachten, LIVIERATO fand ähnliche Beeinflussung auch durch normale Lymphdrüsen, wenngleich in geringerem Maße. BERGELL sah, besonders durch Milzpreßsaft, die Säurefestigkeit schwinden und PAWLOW konnte mit Lymphocytenextrakten schwere Strukturveränderungen der Tuberkelbacillen konstatieren, so daß sie als Ursache lipolytische Fermente der Leukocyten annehmen, welche eine Auflösung der Fetthülle bewirken; der Bacillus würde schließlich durch proteolytische Einwirkung aus den Leukocyten zerstört. Doch sollen auch andere tuberkulöse Organe in ähnlichem Sinne wirken (DEYCKE, MUCH u. a.). METALNIKOW berichtet über Veränderungen durch tuberkulösen Eiter, STOWARD mit Leukocyten immunisierter Pferde, ja sogar mit Serum sollen ähnliche Resultate in vitro zu erzielen sein (MANWARING und BRONFENBRENNER). CALMETTE, NÈGRE und BOQUET erhielten aber selbst mit hochwertigen Antiseris keine bakteriolytischen Erscheinungen in vitro, ebensowenig MARKL. Im allgemeinen dürften bakteriolytische Amboceptoren im Gewebe größere Bedeutung haben (BAIL und RUBRITIUS, WASSERMANN und CITRON, LÜDKE, SAUERBECK, BAATZ u. a.). Man kann dem Lymphdrüsen- und Milzgewebe eine virulenzabschwächende Kraft nicht absprechen (BARTEL und NEUMANN, SCHROEDER, TITZE, GIESE), welche aber nicht auf diese Organe beschränkt zu sein braucht, sondern sich auch in anderen abspielt. Doch sind diese Wirkungen begrenzt, wofür die Versuche von RÖMER und JOSEPH und die Rinderimpfungen (WEBER und TITZE, RUPPEL) sprechen, bei welchen die Bacillen jahrelang in großer Menge im Körper bleiben, nur das Fortschreiten der Infektion wird verhindert, also zu einer vollkommenen Bakteriolyse kann es nicht gekommen sein. Die Einwirkung der Gewebe scheint eine recht verschiedene zu sein, wie aus den divergenten Ergebnissen hervorgeht, ja selbst die Unterschiede zwischen gesunden und kranken Organen können fehlen oder sehr gering sein (BLUMENBERG und MÖHRKE, RICHET fils).

In Analogie zum PFEIFFERschen Versuche wurde das Verhalten der Tuberkelbacillen nach Rëinjektion bei tuberkulösen Meerschweinchen untersucht. DEYCKE und MUCH, MARKL, BERGELL, RIST, KINDBERG und ROLAND fanden deutlichen Zerfall der Bacillen im Peritoneum infizierter Tiere, KRAUS und HOFER erhielten ähnliche Resultate und fanden, daß *Serum* tuberkulöser Tiere im Peritoneum gesunder Meerschweinchen stärkere Lyse hervorrufe als das gesunder, Ruppel will erhöhte Wirkung nach subcutaner Injektion seines Immunserums gefunden haben, Much und Leschke nach intraperitonealer Injektion von Säureaufschließungen der Tuberkelbacillen, Arima und Sakamura auch nach Immunisierung mit abgetöteten Tuberkelbacillen und sogar mit Tuberkulin. Diese schreiben der Phagocytose im Gegensatz zu Markl keine große Bedeutung bei, sahen sogar die Bacillen in den Leukocyten sich vermehren. Ganz ablehnend verhalten sich Uhlenhuth, Baatz und Burnet. Momose, Lindemann erhielten nicht so eindeutige Befunde und konnten nachweisen, daß der größte Teil der injizierten Bacillen vom Netze aufgenommen wird, wie dies schon Th. Smith angegeben hatte, ein großer Teil verläßt die Bauchhöhle unverändert (Shiwago und Ljubarski) und läßt sich in den Organen und Sekreten nachweisen. Blumenberg und Möhrke fanden ebenfalls keine besondere Bakteriolyse, die Abnahme der Keimzahl erkläre sich vielmehr durch die Aufnahme derselben im großen Netze. Auch sie konstatierten keine auffallende Phagocytose und selbst wenn sie unter gewissen Umständen erhöht sein sollte, so dürfte dadurch die Mehrzahl der Bacillen nicht schwer geschädigt werden.

Aus diesen Befunden ist der Schluß wohl erlaubt, daß die Bakteriolyse zwar auch durch das Serum bei der Vernichtung der Keime Bedeutung haben kann, besonders beim immunen Tiere, wie ja solches auch bei Verfolgung im mikroskopischen Schnitt zu sehen ist, doch dürfen wir nicht allzu viel davon erwarten, die Aktion gewisser Gewebselemente steht wohl im Vordergrunde. Die bedeutenden Unterschiede bei den Autoren ganz aufzuklären, ist nicht möglich, doch könnte auch der zum Versuche verwendete Stamm mit die Ursache sein. Als diagnostisches Hilfsmittel kommt sie derzeit kaum in Betracht.

Es lag nahe, ähnlich wie bei der Syphilis, auch für die Tuberkulose den Bordet-Gengou*schen Komplementablenkungsversuch* in Anwendung zu bringen. Zwei Ziele sollten dabei verfolgt werden: Die Diagnosestellung überhaupt und im besonderen die Form der tuberkulösen Erkrankung, womit gleichzeitig ein Fingerzeig für die Prognose gegeben wäre. Die Zahl der angegebenen Methoden ist eine sehr beträchtliche; der erste Versuch ist wohl der von Camus und Pagniez, der erste aussichtsreiche von Calmette und Massol. Fast jeder versprach anfangs viel. Nebst verschiedenen Modifikationen und Verfeinerungen der Technik war es vor allem das Antigen, dessen Art und Gewinnung von Belang erschien. Ich kann mich hier natürlich auch nur kurz fassen, vor allem sollen die Arbeiten angeführt werden, welche sich mit der Komplementablenkung bei *Haut*tuberkulösen beschäftigen, ich verweise sonst nochmals auf Pfannenstiel, über die Methoden finden sich genaue Daten bei Pinner.

Das Alttuberkulin als Antigen wurde bald als unbrauchbar erkannt. Besser erwiesen sich Aufschwemmungen lebender oder toter Tuberkelbacillen in Kochsalzlösung oder $1^0/_0$iger Karbol-Kochsalzlösung. Diese Art der Antigenbereitung wurde noch vielfach geändert, indem man die Tuberkelbacillen zertrümmerte, sie autolysierte, sie mit Glycerinkochsalzlösung unter Zusätzen verschiedener Substanzen verrieb. Nach L. D. Scheff sollen wässerige Extrakte aus Smegma- und Thimoteebacillen ebenso wirksam sein wie solche aus Tuberkelbacillen. Coulthard fand bei Auswertung mit derartigen Antigenen bei Haut- und Knochentuberkulose selten so starke Ausschläge wie bei Lungentuberkulose, doch ist ein positives Resultat bei länger dauernder äußerer Tuberkulose stets nachweisbar.

Von Besredka wurden Tuberkelbacillen, welche auf seinem neutralen, flüssigen Eigelbnährboden submers gezüchtet waren, nach viertägigem Wachstum $^1/_2$ Stunde in kochendem Wasserbad erhitzt, sedimentiert, dann in Kochsalzlösung aufgeschwemmt und als Antigen benützt, auch da findet sich eine

Reihe von Änderungen und Verbesserungen (GUTFELD und WEIGERT, BACHMANN, WEISE). MELLER wies darauf hin, daß die Bacillen nicht auf dem Eidotternährboden gezüchtet werden müßten, sondern daß es genüge, junge auf anderen Kulturmedien gewachsene Tuberkelbacillen 10 Tage mit Eidottermilieu zu digerieren, um ähnliche antigene Eigenschaften zu erzielen, offenbar durch Aufnahme von Lecithin. Im allgemeinen hat das BESREDKA*sche Antigen* eine bessere Beurteilung erfahren als das später zu erwähnende von WASSERMANN (THOMAS), obwohl auch ersteres unspezifische Reaktionen, besonders bei Luetikern gibt. ICHOK, GOLDENBERG und FRIED fanden von 104 Lupuskranken (merkwürdigerweise soll bei diesen Kranken sonst keine Tuberkulose vorhanden gewesen sein) nur 17 (!) negativ reagierend. ICHOK sowohl, wie auch KAREL HÜBSCHMANN konnten den antigenen Charakter des Präparates durch Entstehung großer Antikörpermengen bei Immunisierung von Tieren mit demselben erweisen. Nach letzterem, welcher sich bei seinen Untersuchungen auch des Tuberkulose-Hautimpfstoffes A nach PONNDORF vergleichsweise als Antigen bediente und damit gute Resultate verzeichnet, kommt der negative Ausfall beim Lupus vulgaris öfter vor als bei innerer Tuberkulose, doch kann die Hauterkrankung allein eine genügende Menge hämolysehemmender Reagine erzeugen, wobei für die Stärke der Hemmung nicht so sehr die Länge der Erkrankung als ihr progressiver Charakter von Bedeutung sei. Er fand auch im Blaseninhalt spezifische Reagine, und zwar in Blasen über erkrankter Haut mehr als in solchen über gesunder, doch immer geringere Mengen als im Serum, ebenso wie GRZYBOWSKI. Nach Chelonininjektionen, aber auch nach solchen mit Afenil und Enzytol können selbst bei nicht tuberkulösen Individuen positive Reaktionen auftreten. LAUB erhielt nach Vorbehandlung von gesunden Kaninchen und Ziegen mit Tuberkelbacillenpräparaten keine komplementbindenden Substanzen im Serum, wohl aber bei einem Pferde. Bei letzterem Tiere konnten auch CALMETTE, NÈGRE und BOQUET durch Injektion avirulenter boviner Tuberkelbacillen ein hochkomplementbindendes Serum gewinnen, welches aber weder auf den Verlauf einer tuberkulösen Infektion noch auf Tuberkelbacillen selbst irgendeine Wirkung ausübte, weshalb sie den Serumantikörpern auch keine ausschlaggebende Rolle für die Tuberkuloseimmunität zuschreiben. Tuberkulininjektionen bewirkten eine Erhöhung derselben nur bei tuberkulösen Meerschweinchen, nicht bei gesunden. Tuberkulöse Infektion ist beim Rinde, Kaninchen, Meerschweinchen in 90—100% von positiver Komplementbindungsreaktion gefolgt (URBAIN).

VENTURI verzeichnet bei ausgedehnteren Hauttuberkulosen in einem verhältnismäßig hohen Prozentsatz positive Komplementablenkung (bei Lupösen 40%), einen niedrigen bei zweifelhaften und lokalisierten Erkrankungen, so daß die Reaktion gerade bei suspekten und latenten Fällen praktisch unverwendbar ist. Von FURTADO E SOUZA wird ihr jede Bedeutung bei der Diagnose des Lupus abgesprochen, sogar die VERNESsche Resorcinflockung sei ihr überlegen. Sehr lehrreich ist die Untersuchungsreihe von LORTAT-JACOB, BIDAULT, LEGRAIN und URBAIN, weil sie die verschiedensten Formen einbezogen, wobei sich ergab, daß die Tuberkulide viel regelmäßiger positive Komplementbindungsreaktion gaben (in 90%) als manche andere Hauttuberkulosen. Besonders interessant erscheint es, daß 11 Fälle von Tuberculosis indurativa Bazin und 3 Fälle von Miliarlupoid (Lupus pernio) positiv reagierten. Die tuberkulöse Erkrankung der Haut allein genügt, um eine positive Komplementbindungsreaktion zu bewirken.

A. v. WASSERMANN hat ein Antigen angegeben, welches er durch Extraktion von Tuberkelbacillen mit tetrahydriertem Naphthalin gewann, dem er eine gewisse Menge Lecithin zusetzte; es mußte sich dann noch einige Modifikationen gefallen lassen, zuletzt auch noch von WASSERMANN selbst (REITER und KÖSTER), doch auch diese letzte hat die Erwartungen nicht voll erfüllt (KLOPSTOCK und KÖSTER). Einzelnen sehr günstigen Beurteilungen stehen die Erfahrungen gegenüber, daß es unspezifische Reaktionen mit Seren der verschiedensten Erkrankungen, besonders von Lues gibt, andererseits selbst bei sicherer Tuberkulose die Reaktion negativ ausfallen kann und ein Schluß auf Aktivität des Prozesses im allgemeinen nicht erlaubt ist (BRINKMANN und BECKE). Sowohl SILBERSTEIN als auch FÖRTIG konstatierten, daß Hauttuberkulöse in viel geringerem Prozentsatz positiv reagierten als Lungentuberkulöse, so fand ersterer von Lupuspatienten nur ein Drittel, letzterer bei 76 Hauttuberkulosen gar nur 9,2% positiv, während dies bei Lungentuberkulose in 40% der Fall war; er betont als besonderen Nachteil der Methode das rasche Nachlösen der Sera. OGAWA konnte durch Entfettung von *säurefesten Saprophyten* ein Antigen darstellen, mittels welchem eine hohe Zahl postiver Reaktionen erzielt wurde, doch scheint der Typus humanus die besten Extrakte zu liefern (URBAIN).

Eine ganze Reihe von Antigenen wurde durch Einwirkung von Lipoidlösungsmitteln auf Tuberkelbacillen gewonnen. Durch Tierexperimente am besten gestützt und auch für die Klinik von vielen Autoren am brauchbarsten erkannt, ist die Komplementablenkung mit dem Extrakt nach BOQUET und NÈGRE. Es ist im allgemeinen leicht herzustellen, indem man Tuberkelbacillen durch 24 Stunden mit Aceton behandelt und dann durch 12 Tage mit Methylalkohol bei 37° extrahiert. Als die wirksame Substanz muß jener Teil der Tuberkelbacillen angesehen werden, welcher in Methylalkohol löslich, in Aceton unlöslich ist. Auch Extrakte aus Paratuberkelbacillen (BOQUET und NÈGRE, VALTIS, VERGE), aus saprophytischen Säurefesten (Heubacillen), Diphtheriebacillen, ja reines Ovolecithin, letzteres allerdings schwächer, erwiesen sich bis zu einem gewissen Grade als brauchbar. — Mit ihren Methylalkoholextrakten gelang es BOQUET und NÈGRE bei Meerschweinchen und Kaninchen einen gewissen Schutz gegen eine tuberkulöse Infektion zu erzielen.

Als weitere Modifikationen wäre die Gewinnung von Extrakten aus stark bacillenhältigen tuberkulösen Organen zu erwähnen, mit welchem noch häufigere positive Ausschläge erreicht werden sollen (REINHARDT, MONTEMARTINI). K. HÜBSCHMANN empfiehlt homologe Antigene, also z. B. für Lupus vulgaris, solche aus spezifischem Gewebe, und mehrmalige Wiederholung der Untersuchung. Im allgemeinen scheinen die Resultate im günstigen Sinne zu sprechen, obwohl auch damit keine absolut spezifische Reaktion gefunden ist, insbesonders Luessera können positiv reagieren, weshalb eine Wa.R. auf Syphilis stets daneben gemacht werden muß. BETHOUX fand bei Hauttuberkulose meist nur schwache Ablenkungen, welche im Verlaufe der Behandlung rasch noch weiter abnahmen. Es sind noch eine ganze Reihe anderer Antigene angegeben worden, so von PETROFF (Glycerinextrakt aus pulverisierten Tuberkelbacillen), CALMETTE (die Tuberkelbacillen werden in destilliertem Wasser und Wittepepton aufgeschwemmt), CRAIG usw.; neuestens erfährt das von NEUBERG und KLOPSTOCK (Extraktion der Tuberkelbacillen mit 20%iger Natriumbenzoatlösung, als weitere Verbesserung desselben wird nach Entfernung von Fett und Wachs durch Epichlorhydrin eine Extraktion mit heißem Alkohol vorgenommen), eine sehr günstige Beurteilung durch RABINOWITSCH-KEMPNER, SCHULTE-TIGGES, WATANABE, J. BUDDE, wenn auch mit diesem die Komplementbindungsreaktion nicht absolut spezifisch ist (Lues!). Im übrigen sei auf die Monographie von ACHILLE URBAIN „La réaction de fixation dans la tuberculose“ verwiesen. Bei vergleichenden Untersuchungen mit BESREDKA- und NEUBERG-KLOPSTOCKschen Antigen konnten BLUMENTHAL und REISS eine Überlegenheit der ersteren feststellen. Andererseits scheint nach den Befunden von F. Cohn die Ablenkung mehr oder fast ausschließlich von der spezifischen Erkrankung der Lunge abhängig zu sein, so daß sie für die Hauttuberkulose vorläufig kaum eine größere Bedeutung hätte, ja nach Thotta und Gundersen für diese unbrauchbar ist. Um so weniger wird man Schlüsse auf die Zugehörigkeit einer Erkrankung zur Tuberkulose machen dürfen.

Die Bemühungen, die chemische Natur der Antigene und Antikörper der Komplementbindungsreaktion zu bestimmen, sind sehr groß, bisher ist noch nichts Sicheres darüber zu sagen. Eines kann man behaupten, daß verschiedene chemische Stoffe des Tuberkelbacillus in vitro antigen wirken können; Eiweiße, alkohollösliche, nicht eiweißartige Stoffe und Carbohydrate. Ob diesen drei Substanzen auch drei verschiedene Antikörper im Serum entsprechen, ist noch sehr fraglich. Jedenfalls haben sie mit der Infektionsimmunität nichts zu tun, wahrscheinlich auch nicht mit der bactericiden. — Sie gehen neben den anderen biologischen Reaktionen her, können mit diesen auch parallel verlaufen, müssen es aber nicht; die meisten vergleichenden Untersuchungen ergaben keine Übereinstimmung zwischen Intradermoreaktion und Komplementbindungsreaktion bei demselben Individuum (Armand-Delille, Klopstock, Pinner, Pissavy und Bernard), ja Abadjieff soll es sogar gelungen sein, die beiden Gruppen im Tuberkelbacillus bis zu einem gewissen Grade zu trennen. Jedenfalls zeigt uns die Komplementbindungsreaktion nur den Überschuß der ins Serum abgestoßenen Reaktionskörper an, während die Intracutaninjektion den in den Zellen vorhandenen, an sie gebundenen, wichtigeren und konstanteren Immunitätsgrad vor Augen führt. Klopstock fand als frühestes Auftreten der Komplementbindungsreaktion bei Meerschweinchen 9 Tage nach der Infektion, doch ist das Erscheinen weniger konstant als die Hautallergie, wie letztere steigt sie allmählich an. Weder über die Bildungsstätte der Reaktionskörper noch über das Wesen der Reaktion können wir etwas Bestimmtes sagen.

Was die Spezifität der Komplementbindungsreaktion bei Tuberkulose anlangt, so geht schon aus dem Gesagten hervor, daß sie keine absolute ist, wie auch Zerbe neuerdings betont. Eine Reihe anderer Erkrankungen geben ebenfalls positive Komplementreaktion, vor allem Lues, Malaria, Lepra, Diphtherie, maligne Tumoren, doch auch Sera von Graviden und sogar von scheinbar Gesunden. Da nun die Tuberkulosekomplementreaktion auf einer spezifischen Absorption beruht (Osumi, Klopstock, Ogawa), könnte man den Tuberkulose-Antikörper durch elektive Absättigung vom Luesreaktionskörper trennen (Renaux); jedenfalls muß aber stets die Wa.R. auf Lues gleichzeitig gemacht werden (Mozer und Fried), und bei deren positivem Ausfall bleibt der Wert für Tuberkulose zweifelhaft. Andererseits reagieren aber auch eine wechselnde Anzahl von Seren, selbst aktiver Tuberkulose negativ (Grumbach und Werner). Es muß also der Komplementbindungsreaktion für die Diagnose der Tuberkulose überhaupt höchstens ein unterstützender Wert beigemessen werden. Keinesfalls darf ein negativer Ausfall die tuberkulöse Ätiologie einer Erkrankung ausschließen lassen. Bei dem leichten Wechsel im Antikörperspiegel des Serums wird auch die Stärke der Komplementbindung in prognostischer Beziehung nicht hoch gewertet werden dürfen; ebensowenig ist die Differentialdiagnose zwischen aktiver und inaktiver Tuberkulose auf dieser Basis nach Ansicht der Mehrzahl der Autoren erlaubt (Friedrich); da aber eine gewisse Aggressivität der Erkrankung für den Ausfall von Bedeutung zu sein scheint, wird stark positiver Komplementbindungsreaktion wenigstens eine Andeutung in der Richtung der Aktivität geben; im Endstadium der Tuberkulose und bei Kachexie wird sie negativ (Rapisardi).

Physikalich-chemische Methoden. Die *Meiostagminreaktion* nach Ascoli und Izar, als Epiphaninreaktion (Weichardt), die Viscosimetrie, der Nachweis von Abwehrfermenten im Serum nach ABDERHALDEN (Dialysierverfahren, optische Methode, Refraktrometrie) hat bisher in der Klinik keine größere Bedeutung erlangt, vor allem deshalb, weil eine Spezifität nicht zu bestehen scheint (DALTO). Auch auf die Fähigkeit des Blutes Tuberkulöser, Fette und Lipoide abzubauen, wurde eine Methode aufgebaut; SOMOGYI fand den Lipasegehalt besonders bei gutartiger Hauttuberkulose hoch, bei Tuberkuliden sogar übernormal, was er als Hinweis für die Haut als Immunitätsorgan verwendet, während JADASSOHN dafür endokrine Faktoren verantwortlich macht. SPARMANN dagegen erhielt bei Lupus vulgaris und Erythematodes wie bei innerer Tuberkulose unternormale Werte und führt diese Tatsache sogar als Beweis für die Zugehörigkeit des Erythematodes zur Tuberkulose. FALKENSTEIN und GYÖRGY untersuchten die Brauchbarkeit verschiedener Tuberkuline auf den Grad ihrer Fähigkeit, die Serumlipase im Reagensglas zu zerstören.

Der normalen *Blutkörperchensenkungsgeschwindigkeit* wird von manchen Autoren insoferne eine Bedeutung zugeschrieben, als in diesem Falle wenigstens eine schwerere progrediente Tuberkulose der Lunge mit großer Wahrscheinlichkeit ausgeschlossen werden könne, bei Fehlen von Tuberkulose kommt es nach provokatorischen Tuberkulininjektionen fast nie zu einem Anstieg der Blutkörperchensenkungsgeschwindigkeit. Bei den aktiven tuberkulösen Erkrankungen findet sich in der Regel eine Beschleunigung der Blutkörperchensenkungsgeschwindigkeit, die Zahlen sind nach v. FRISCH, SCHUNTERMANN auch prognostisch verwertbar, doch müssen sie kritisch und vorsichtig beurteilt werden, da die Reaktion durch verschiedene Momente, z. B. schon durch eine Pirquetreaktion beeinflußt werden kann (BISCHOFF und DIEREN). Jedenfalls ist vor Überschätzung der Reaktion sehr zu warnen (BECKER). Strenge Einhaltung der Methode und Anführung der Art bei jeder Angabe ist notwendig, da es mehrere nicht gleichwertige gibt. v. BERDE hält ihre Bedeutung für die Dermatologie für gering, die Blutkörperchensenkungsgeschwindigkeit ist um so eher erhöht, je mehr mit der Dermatose Allgemeinerkrankungen des Organismus verbunden sind, im allgemeinen erhielt er sowohl wie MAYR und PEWNY mittlere Werte bei Erythema multiforme et nodosum, Erythema induratum, Tuberculosis cutis propria, der diagnostische Wert ist auch nach PREININGER nicht groß, mit Vorsicht kann sie für die Prognose insoferne verwendet werden, als normale Werte für die Gutartigkeit und geringe Beteiligung des Gesamtorganismus sprechen. Über eine Erhöhung berichtet SOMOGYI fast stets bei Hauttuberkulosen, besonders den progredienten auch ohne Lungentuberkulose, sehr regelmäßig bei den Tuberkuliden; bei Erythematosus fand er in 50% eine mittelstarke Senkungsgeschwindigkeit. Auch MIERZECKI bekam in 80% der Hauttuberkulose positive Resultate, während RIECKE die niedrigsten Zahlen, 17% angibt. BOMMER konstatierte hohe Werte besonders bei ulcerösem Lupus und bei Beteiligung der Schleimhaut und macht den erhöhten Zellzerfall dafür verantwortlich; daß dies nicht die Ursache sein *muß*, dafür spricht, daß schon minimale Hautprozesse, z. B. einzelne in alten Narben eingebettete Lupusknötchen, offenbar zur Beschleunigung der Senkungsreaktion führen können. Während HEDEN auch der Ausdehnung und dem ulcerativen Charakter einen Einfluß zusprechen, negieren dies COVISA und GREGORIA. GYÖRGY fiel bei unkomplizierter, stark allergischer Skrofulose eine deutlich verlangsamte Blutkörperchensenkungsgeschwindigkeit auf. WACHTER legt der Methode für die Hauttuberkulose keinen großen Wert bei, während er für die Lungentuberkulose einen solchen nicht absprechen kann. JUON wieder erhielt bei den meisten Hauttuberkulosen mit starker cutaner Allergie, sowie bei allen Fällen von Erythematosus normale Werte. OMICHI fand hohe Werte bei Hauttuberkulose, doch ist z. B. eine Differentialdiagnose zwischen

Erythema induratum und nodosum nicht möglich. Nach KERSTING spricht bei dubiösem Exanthem ein Fehlen der Senkungsbeschleunigung mit hoher Wahrscheinlichkeit gegen Lues. STUKOWSKI beobachtete nach subcutaner Tuberkulininjektion eine Beschleunigung, nach cutaner und percutaner Tuberkulinapplikation eine Verzögerung der Senkungsgeschwindigkeit und schließt daraus auf eine immunisatorische Tätigkeit der Haut, hervorgerufen durch die Reiztherapie, doch widersprechen dem Befunde von JUON, COVISA und GREGORIA, denn Allgemeinreaktionen bewirkten in allen Fällen eine Steigerung der Blutkörperchensenkungsgeschwindigkeit, es konnte aber kein Parallelismus zwischen Intensität der Cutireaktion und der Blutkörperchensenkungsgeschwindigkeit nachgewiesen werden, die meisten Hauttuberkulosen mit starker cutaner Allergie zeigten normale Werte der Blutkörperchensenkungsgeschwindigkeit.

Die Zunahme der Senkungsgeschwindigkeit hängt wahrscheinlich mit einer Vermehrung der Globuline zusammen, wodurch auch die Plasmalabilität erhöht ist, doch spielen auch andere Umstände eine Rolle (Lipoid- und Elektrolytgehalt des Blutes, Größe und Dicke der Blutkörperchen). Die Hauttuberkulösen geben also meist mittlere Werte, nur in etwa 30—40% der Gesamtzahl erhöhte Blutkörperchensenkungsgeschwindigkeit, doch sind die Resultate zu unregelmäßig, als daß sie nach irgendeiner Richtung verwertet werden könnten, vor allem müßte immer eine gleichzeitige innere Tuberkulose, andererseits die Größe der Allergie mit berücksichtigt werden (MAYRHOFER). Experimentelle Untersuchungen W. JADASSOHNs beim Meerschweinchen ergaben keinen Parallelismus zwischen Ablauf des tuberkulösen Prozesses und der Senkungskurve.

Fällungsreaktionen. Diese beruhen auf einer Erhöhung der Labilität d. h. einer leichteren Ausflockbarkeit des Serums, hierher gehört die Prüfung auf die Stärke der *Plasmaflockung* nach FRISCH-STARLINGER, welcher die Autoren selbst als einer rasch auszuführenden Methode nur orientierenden Wert zuschreiben. DARANYI verwendet zur Beurteilung der Serumflockbarkeit kochsalzhaltigen Alkohol, modifizierte mehrfach, und noch kürzlich die Angaben für die Anstellung; wegen ihrer Unspezifität erscheint der Wert der Methode im allgemeinen, auch in prognostischer Hinsicht zweifelhaft (PERRACCHIA). KREMER ergänzte sie durch eine Bestimmung der Blutlipasen. SOMOGYI fand bei Tuberkuliden in 82% positive Resultate, bei Lupus vulgaris mit Schleimhauterkrankungen in 80%; Erythematodes gibt negativen Ausfall (COHN). Ebensowenig verläßlich sind die Methoden nach L. BONACORSI, wie v. KOVÁTS nachwies, die von MATÉFY mit Aluminiumsulfatlösung (KRÖMEKE, SCHEMENSKY und FINL), die von F. MÜNDEL mit Ammoniumsulfatlösung, die Argentumreaktion nach LANGE und HEUER, die mit reiner Resorcinlösung nach VERNES; die Unspezifität der letzteren wird zwar zugegeben (BAYLIS und MC NEAL, WOLDRICH, BERNHARD, BONNET und LAMY), doch wollen einzelne Autoren aus der Kurve der Resorcinreaktion Schlüsse auf den Verlauf der Tuberkulose ziehen (FURTADO E SOUZA, BRETON, BAYLIS, MONACELLI). VERNES benutzt zur Ablesung ein Photometer und meint sogar Frühdiagnosen der tuberkulösen Infektion stellen zu können. Auch die Serumfällungsreaktion nach REITLER durch oligodynamische Wirkung des Kupfers ist unzuverlässig. Vor allem reagiert der Lupus in einem viel geringerem Prozentsatz positiv als Lungentuberkulose (SILBERSTEIN), und außerdem gibt es oft Flockungen bei anderen, speziell fieberhaften Erkrankungen (GERNEZ und BRETON). Ebenso sind Formol-Erstarrungsreaktion nach COUMONT, GATÉ und PAPACOSTAS, welche MAYR bei allen akuteren oder generalisierten Prozessen der Haut, gleichgültig welcher Art, positiv fand, sowie die Interfero- und Viscosimetrie (ADLER) nicht nur bei dermatologischen Fällen unverläßlich (MAERKER). Mittels des ABBÉschen

Refraktometers fand SOMOGYI eine Vermehrung des Serumeiweißes bei progredientem Lupus vulgaris, der Tuberculosis verrucosis cutis, sowie bei Scrophuloderma und Tuberkuliden, während der Erythematodes keine Vermehrung bewirkte. LUKACZ berichtet über auffallend schwache Reaktionen nach MATÉFY bei Hauttuberkulose. Auch die Tuberkulinflockungsproben z. B. von HOLLÄNDER, RODENACKER, sind für uns ohne Belang. Nach einem von STOERK und EITNER angegebenen Flockungsverfahren ergaben Hauttuberkulosen auffallend selten positive Resultate, während dies bei Tuberculosis pulmonum bis zu 75% der Fall war.

Für die Lipoidflockungsreaktion, welche man ebenfalls der Tuberkulose dienstbar zu machen suchte, wurden als Antigene alkoholische Extrakte verschiedener Organe mit gewissen Zusätzen (Cholesterin, SACHS und GYÖRGY) verwendet, schließlich berichten SACHS und KLOPSTOCK über eine Serumflockung durch calciumchloridhaltige Lecithinlösung in 50% bei Tuberkulose. Was die Einschätzung der Kolloidreaktion anlangt, so sei darauf verwiesen, daß die Meinungen selbst in prinzipiellen Dingen noch weit auseinander gehen, G. SALUS, welcher allen eine Spezifität abspricht, nimmt für deren Entstehung einen extravisceralen Eiweißabbau an, sie lassen aber nicht einen ätiologischen Schluß zu, wodurch dieser veranlaßt wird. SOMOGYI bezieht umgekehrt diesen Vorgang nicht auf Zellzerfall, sondern auf gesteigerte Zellfunktion; diese drücke sich in den verschiedensten Methoden (Blutkörperchensenkungsgeschwindigkeit, DARANYIsche Flockungsprobe, Refraktometrie, SCHLIINGsches Blutbild) aus, welche miteinander parallel gehen. PETSCHACHER sieht als Ursache für die Reaktionen Verschiebungen im Elektrolytgehalt des Blutserums an. Sicher ist, daß Veränderungen im Blute und Serum nicht als Antwort auf die Infektion mit dem spezifischen Erreger auftreten oder gar durch ihn allein veranlaßt sein müssen, sondern sie können durch verschiedene Ursachen hervorgerufen werden, welche zu einer wesentlichen Änderung im Stoffwechsel und damit auch in der Zusammensetzung des Serums und zur Verschiebung der Kolloidlabilität geführt haben. Schon aus diesem Grunde ist der aprioristische Schluß erlaubt, daß die Reaktionen nicht spezifisch sind, was durch die weitere Verfolgung der Resultate auch bestätigt wird.

Es kann also allen diesen Reaktionen ein gewisser Wert nicht ganz abgesprochen werden, doch ist ihr Ausfall nur im Zusammenhalt mit der Klinik und anderen Untersuchungsmethoden verwendbar; vielleic htgeben sie bei negativem klinischen Befund, besonders bei öfterer Anstellung und positiven Ausfall Veranlassung, weiter zu forschen, um doch noch irgendwo einen okkulten Herd oder eine beginnende Tuberkulose zu entdecken, respektive zur Vorsicht zu mahnen, wenn sich bei wiederholten Untersuchungen im Verlaufe der Krankheit auffallende Änderungen im Resultate ergaben. Keineswegs ist bei negativem Resultat eine Tuberkulose auszuschließen. Haben diese Reaktionen schon bei interner Tuberkulose nur einen bedingten Wert, so sinkt derselbe für die Diagnose der Hauttuberkulose noch mehr, nicht nur, weil unspezifische Reaktionen, besonders bei der differentialdiagnostisch oft in Frage kommenden Syphilis, so häufig vorkommen, sondern weil reine Hauttuberkulose verhältnismäßig selten positiv reagiert und dann meist schwach. Dazu kommt noch, daß wir ja durch die Reaktion nie eine Lokaldiagnose stellen können, und innere Tuberkulosen bei spezifischen Prozessen der Haut nicht selten sind. Besonders vorsichtig sind prognostische Schlüsse zu machen, am ehesten noch auf Progredienz, wenn eine negative Reaktion positiv wird, oder wenn eine vorher stark positive bei Progredienz in eine negative umschlägt, was wohl als schlechtes Zeichen aufzufassen ist. Da aber der Begriff der Aktivität bei der Tuberkulose häufig überhaupt klinisch schwer exakt zu fassen ist (O. FISCHER, MYLIUS, FRISCH und Starlinger, Aschoff, Kolle, Pinner u. a.), kann man auch nicht erwarten, daß bei den sich durchkreuzenden, mannigfaltigen Erscheinungsformen der Tuberkulose mit den Seroreaktionen so leicht eindeutige Resultate zu erzielen sind; wir sehen auch bei ein und derselben Person verschiedene Reaktionen oft nicht gleichsinnig verlaufen, sondern gar nicht so selten einander scheinbar widersprechen (Hilpers und Herholz). Den größten Wert unter den Seroreaktionen dürfte bei exaktester Technik die Komplementbindungsreaktion haben, wobei man mit Vorteil verschiedene Antigene bei einem Serum verwendet; auch dann sind sichere Schlüsse aus ihr allein nach keiner Seite erlaubt, doch kann man sie als eine Ergänzung unseres diagnostischen Verfahrens ansehen. Zudem sei nochmals hervorgehoben, daß gerade Hauttuberkulosen verhältnismäßig oft negativ reagieren. Noch vorsichtiger sind die übrigen Prüfungen zu werten, alle diese Methoden sind allenfalls Hilfsmittel für die Diagnose, ihre Ergebnisse stimmen recht häufig, wie schon erwähnt, untereinander und mit der Klinik nicht überein. Unbedingt gibt uns die Tuberkulinreaktion viel bessere Aufschlüsse und hat bei Divergenz der Resultate die größere Valenz, wird also in zweifelhaften Fällen viel mehr Bedeutung haben als alle anderen Methoden. Wir dürfen nie vergessen, daß bei der Tuberkulose die Zellreaktionen bedeutend im Vordergrund stehen gegenüber den humoralen. Dagegen beanspruchen die Serumreaktionen ein hohes theoretisches Interesse bezüglich des Einblickes in die humoralen Vorgänge bei der Tuberkulose, und gerade in dieser Richtung könnten sie uns eine Vertiefung unserer Erkenntnisse bringen.

Außerordentlich zahlreich sind die Arbeiten über das *Blutbild* bei *innerer Tuberkulose*, doch sind die Fragen keineswegs gelöst, da dasselbe durch die verschiedensten Faktoren beeinflußt werden kann. Die Formelemente (rote, weiße Blutkörperchen, Blutplättchen) können in mannigfaltiger Weise Abweichungen von der Norm zeigen, nur exakteste Untersuchung, immer im Zusammenhalt mit dem klinischen Befunde erlauben vorsichtige Schlüsse (Michels). Im allgemeinen findet man bei der inneren Tuberkulose eine Linksverschiebung der Leukocyten, und das Fehlen einer solchen wird gewöhnlich prognostisch günstig beurteilt, doch müssen immer die Gegenspieler: Mischinfektion, therapeutische Maßnahmen usw. gebührende Beachtung finden.

Ein gewisser Fingerzeig für die Dosierung bei der subcutanen und intracutanen therapeutischen Anwendung des Tuberkulins — besonders bei schwerer innerer Tuberkulose — kann mitunter dadurch gewonnen werden, daß Änderungen im Blutbild oft die ersten Reizeffekte des Tuberkulins sind und dem Fieber um Stunden vorausgehen. Das Ausbleiben einer Eosinophilie würde die Indikation zur Verminderung der Tuberkulinmenge geben, ein Ansteigen der Eosinophilen ist als günstiges Symptom zu werten (Brösamlen, P. M. Franco, Raffauf).

Von einem typischen Blutbild bei *Haut*tuberkulosen wird man um so weniger sprechen können, als ja dieselbe sehr häufig mit anderen Tuberkulosen vergesellschaftet ist und auch Mischinfektionen nicht selten vorkommen. Es kämen also eigentlich nur die seltenen Fälle von reiner Hauttuberkulose in Frage oder aber solche, bei welchen die Hauterkrankung die dominante ist, wie Spiethoff sich ausdrückt, welcher diesen Verhältnissen eine Studie gewidmet hat. Seinen sehr exakten Untersuchungen ist zu entnehmen, daß das Blutbild bei Hauttuberkulose dem der Lungentuberkulose entspricht, eine Differentialdiagnose zwischen den einzelnen Formen damit nicht möglich ist. Es besteht kein Parallelismus zwischen dem Grade der Immunitätsreaktionen und den Veränderungen im Blute, auch läßt sich prognostisch nichts Sicheres sagen. Während leichte Hauttuberkulosen meist ein vollständig normales Blutbild geben, findet man alle Übergänge bis zum tuberkulösen Blutbild, welche für Hauttuberkulose nach SPIETHOFF in Hyperlymphocytose und Anisohypocytose der Neutrophilen besteht; bei Komplikationen irgendwelcher Art findet sich Hypercytose der Neutrophilen. Notwendig hält er eine mehrmalige fortlaufende Untersuchung an 4 Tagen.

BOBROV und KOGAN beobachteten bei gutartigem chronischen Lupus in vielen Fällen eine Leukocytose, welche bei ulcerösen Fällen größere Werte annahm, und wobei gleichzeitig eine Linksverschiebung infolge der sekundären Infektion auftrat, ferner Lymphocytose bis 46% und eine Monocytose bis 12%. NICOLAS und MOURIQUAUD hatten bei einigen Fällen ähnliche Resultate, bei anderen vollständig normale Werte. Nach unseren Befunden ist das letztere in der Mehrzahl von geschlossenem, selbst ausgedehntem Lupus der Fall. Gleiche Ergebnisse erhält STEIGER-KAZAL bei der Tuberculosis indurativa Bazin. FÖRTIG und WEHSARG fanden nach Tuberkulininjektion bei allergischen Hauttuberkulosen ausgesprochene Leukocytose infolge Zunahme der Neutrophilen; daneben kann auch eine Vermehrung der Eosinophilen und Lymphocyten auftreten, bei nicht Allergischen wird das Blutbild auch durch 1000 mg Alttuberkulin nicht beeinflußt, was auch als Beweis für eine spezifische Wirkung desselben angeführt wird. Der Grad der Blutveränderung hängt von der Höhe der Allergie ab.

Bei Untersuchung über das Vorkommen der verschiedenen Blutgruppen fand OMICHI auffallend selten die Gruppe O bei Hauttuberkulose vertreten.

Hauttuberkulose und tuberkulöse Haut wurden auch in Hinsicht der pathologisch-physiologischen Verhältnisse untersucht. So beobachtete OSTROWSKY keine Verschiebung der Alkalireserve des Blutes bei tuberkulösen Hauterkrankungen. Eine Reihe von Arbeiten widmete N. MELCZER der Atmung und Atmungsgeschwindigkeit von Lupus, Tuberculosis verrucosa cutis, Tuberculosis colliquativa, der Menge des fettspaltenden Fermentes, der Phenolase, Diastase und konnte zum Teil bedeutende Abweichungen von der Norm konstatieren; allerdings bedürfen diese Befunde noch weiterer Prüfung.

c) Beweise dritter Ordnung: Der Nachweis der Tuberkelbacillen aus morphologischen Reaktionen des Organismus.

So weit hätten wir die Methode besprochen, die den Tuberkelbacillus direkt oder aus einigen, immerhin in gewissem Sinne spezifischen Antikörpern des Organismus nachweisen wollen. Es kämen jetzt die Beweise, die sich auf die unseren Augen sichtbaren Reaktionen des befallenen Organismus stützen, auf die pathologisch-anatomischen Charaktere.

Es scheint geboten, uns mit der Histopathologie der Tuberkulose im allgemeinen, der Entstehung des Tuberkels und seiner Bestandteile, wenn auch kurz zu beschäftigen, Befunde, welche allerdings vielfach nicht in der Haut, sondern bei Erkrankung innerer Organe erhoben wurden, doch wird uns diese Kenntnis gewiß zu einer klareren Erfassung verhelfen.

Nicht jede Invasion von Tuberkelbacillen ist auch von einer Infektion gefolgt; wir wissen nicht nur, daß eine kleine Zahl von Keimen unter Umständen vernichtet werden kann, sondern daß die Erreger auch im unveränderten Gewebe vorhanden sind (BARTEL und WEICHSELBAUM, MANFREDI, V. BEHRING). BARTEL fand 104 Tage nach Infektion eines Kaninchens mit Typus humanus auch in unverändertem lymphatischen Gewebe lebende Tuberkelbacillen, er und WEICHSELBAUM konnten zum Teil schon frühere ähnliche Befunde am Menschen (KÄLBLE, BEITZKE, HART, HARBITZ, MACFADYEN und MACCONCEY) bestätigen, wie dies in der Folge auch andere Autoren taten (GAFFKY, ROTHE, UNGERMANN). Hier seien auch jene Fälle erwähnt, bei welchen in Organen und Nabelschnurblut Neugeborener Tuberkelbacillen durch den Tierversuch ohne tuberkulöse Gewebsveränderungen nachgewiesen wurden. Wie lange diese primäre Latenz (v. BAUMGARTEN), d. h. eine solche beim gesunden nicht infizierten Individuum währen kann, ist nicht bekannt, doch wäre eine Dauer von mehreren Monaten nicht ausgeschlossen. Über das lymphoide Vorstadium BARTELS in solchen Fällen sind die Ansichten noch nicht geklärt. Jedenfalls durchdringt der Tuberkelbacillus nicht selten die Schleimhaut der Bronchien, des Darmes und ruft erst im Lungengewebe, resp. in den Mesenterialdrüsen die primären Veränderungen hervor. Ebenso ist es experimentell erwiesen (BABES, COURMONT und LÉSIEUR, C. FRÄNKEL, KÖNIGSFELD, SATA), daß Tuberkelbacillen die Haut passieren können, ohne in loco eine Infektion hervorzurufen, ja BLUMENBERGS Untersuchungen scheinen dafür zu sprechen, daß ähnliche Vorkommnisse auch in der Subcutis obwalten können. JOEST, ebenso JONSKE beharren auf dem Standpunkte v. BAUMGARTENS, den TAKEYA und DOLD verteidigt haben, daß es fast immer gelinge, in den nächst gelegenen Drüsen wenigstens mikroskopisch tuberkulöse Veränderungen zu finden, welcher Meinung auch schon ORTH, R. KOCH waren.

Kommt es zur Reaktion, so werden für den Ausfall derselben verschiedenste Umstände mitspielen: Virulenz und Menge des Erregers, die Immunitätsverhältnisse, sowie konstitutionelle und konditionelle Bedingungen des Organismus; zu diesen gehört auch das Organgefüge, als ein rein mechanisches Moment (HÜBSCHMANN, WIESNER, SCHMINKE), auch die biologische Empfindlichkeit der Zellen (PAGEL, JESIONEK), ihre Affinität zum Tuberkelbacillus und zu seinen Produkten.

Man hat sich bemüht, eine Unterscheidung zwischen elementaren und sekundären Prozessen bei der Tuberkulosereaktion zu finden, im Einzelfalle ist dies oft außerordentlich schwer auseinander zu halten, da diese durch die verschiedensten Momente beeinflußt, und durcheinander gebracht werden. Jedenfalls gehört die Tuberkulose zu den *entzündlichen Prozessen* im Sinne F. MARCHANDS, und wir können auch hier eine exsudative und eine produktive Form unterscheiden; in der tuberkulösen Lunge sind wir leicht imstande, sowohl flüssige und zellige Exsudation, Gewebsschädigung und -wucherung zu konstatieren. Diese Veränderungen können einerseits weiter zur Verkäsung führen, andererseits aber auch in Bindegewebsentwicklung ausgehen. Wir müssen uns jetzt vorstellen, daß diese einzelnen Vorkommnisse je nach dem Organe, nach dem Stadium der Erkrankung wechseln, bald tritt das eine, bald das andere mehr hervor, wir werden also recht häufig, ja in einem bestimmten Punkte sogar meist, ein Durcheinander resp. Nebeneinander der verschiedenen Reaktionen haben. — Wichtig ist die Erkenntnis, daß *alle diese Veränderungen durch den Tuberkelbacillus*, eventuell durch dessen Gifte, *allein* bewirkt werden können, daß es z. B. zur Erzeugung banaler Entzündungserscheinungen einer sekundären Infektion nicht bedarf, daß der Tuberkelbacillus aber auch rein produktive, tumorartige Bildungen oder reine Nekrosen erzeugen kann.

Allgemein-pathologisch spielen sich die Vorgänge so ab, daß auf eine haftende Infektion zunächst eine unspezifische leukocytäre Auswanderung, die „phase de leucocytose polynucléaire primitive“ erfolgt; dieses Stadium ist im allgemeinen ein recht kurzes und deshalb nicht immer und leicht zu finden, es hängt dies mit der Organstruktur zusammen (HÜBSCHMANN) in verschiedenen Organen wurde Fibrinausscheidung von AQUILAR, FALK, in der Haut von LOMBARDO nachgewiesen; auch eine eigentümliche Mucinbildung hat FODOR konstatiert. — Solche unspezifische Erscheinungen: Exsudation, Ansammlungen von Leukocyten mit deutlichen Oxydasegranula und entzündliche Hyperämie sind vor allem die Antwort auf einen starken, hochtoxischen Angriff bei Überschwemmung mit Tuberkelbacillen: „sie sind rasch mobilisiert, aber der Widerstand ist gering (BEITZKE)". Auch Ansammlung von Lymphocyten kann man sehen. Ist dadurch der erste Angriff abgeschlagen, resp. gehemmt, so kommt die Gewebsproliferation an die Reihe, dieses Granulationsgewebe hat zuweilen ein ganz unspezifisches Aussehen.

Auch der typische Tuberkel, das Zeichen der bereits eingetretenen Resistenz, wie ihn ja schon VIRCHOW als Elementarform des tuberkulösen Gewebes beschrieben hat, ist sogar in inneren Organen nicht absolut beweisend, selbst die Verkäsung ist nicht der Tuberkulose allein eigen. Noch häufiger finden wir in der Haut tuberkuloide Bildungen bei manchen anderen Prozessen, wie dies vor allem JADASSOHN für die tuberkuloide Lues, vorher HUTCHINSON sogar im Primäraffekt, JADASSOHN, TIÈCHE, KLINGMÜLLER für dieselbe Form der Lepra ganz scharf betont haben, doch auch bei Sporotrichose, Blastomykose, Aspergillusinvasionen können wir ähnliches beobachten, ebenso zeigen schließlich auch Fremdkörpertuberkel, Pseudotuberkulose fast gleiches, vielleicht tritt bei dieser die leukocytäre Ansammlung stärker hervor, während Epitheloidzellenanhäufung und Verkäsung weniger ausgeprägt sind, doch ist dieser Unterschied gerade bei den Hauterscheinungen oft auch nicht sehr ausgesprochen.

Wenn auch die produktiven Gewebsreaktionen bei dem Tuberkel in die Augen springen, so ist doch die Ansicht VIRCHOWs nicht mehr zurecht bestehend, daß exsudative Vorgänge fehlen. Auch die Behauptung von der Gefäßlosigkeit des Tuberkels, deren Unrichtigkeit besonders Befunde in der Haut erwiesen, mußte fallen gelassen werden, ja am Rande lupöser Bildungen kann man zuweilen eine ganz erhebliche Neubildung von Gefäßen beobachten und RICKER und GOERDELER konnten im jungen Tuberkel sogar ein selbstständiges Gefäßnetz nachweisen, doch ist dies nicht häufig der Fall, meist ist dann auch eine stärkere Betonung der banalen Entzündung vorhanden. Bei weiterem Wachstum und Altern des Tuberkels und besonders bei Verkäsung desselben (JUSTI) gehen die Gefäße aber zugrunde, so daß dann nur wenige, meist an der Peripherie übrig bleiben oder auch ganz fehlen. — Bei den hämatogenen Hauttuberkulosen sehen wir häufig den Beginn der tuberkulösen Erkrankung von der Intima der kleinsten Gefäße ausgehen. Andererseits ist auch die umgekehrte Erscheinung, das Ergriffenwerden der Adventitia, der Einbruch ins Gefäß öfter zu beobachten, wobei dann das Gefäßlumen mit tuberkulösen Massen erfüllt wird. G. MAYER berichtet über Miliartuberkulose von der Haut aus, ein gewiß seltenes Vorkommnis, das am ehesten noch nach Excochleation zustande kommen kann. Die Erkrankung der Lymphspalten und Lymphgefäße ist eine häufige Ursache lokaler Propagationen.

Als erste Folge sehen WEIGERT, TENDELOO, WECHSBERG u. a. eine primäre Gewebsschädigung nach Invasion des Tuberkelbacillus, welche auch nach neueren Untersuchungen von HÜBSCHMANN und SCHLEUSSING vielfach besteht; dieselbe müssen wir uns nicht immer als sehr grobe Läsion, z. B. Nekrose vorstellen, die gewiß auch beobachtet wird, sondern die Veränderungen können so fein sein, daß sie auch histologisch gar nicht nachzuweisen sind. RICKER und GOERDLER nehmen als erstes Geschehen Zirkulationsstörung und Gefäßveränderungen an. — Jedenfalls ist die alte Meinungsverschiedenheit zwischen BAUMGARTEN, welcher die Proliferation als einleitenden Vorgang annimmt, und WEIGERT über diese Phase auch heute noch nicht entschieden; sie dürfte aber jedenfalls eher auf die Stoffwechselprodukte des Bacillus, nicht so sehr auf mechanische Momente zurückzuführen sein, und ist vielleicht je nach der Größe derselben und nach der biologischen Reaktion des befallenen Gewebes auch verschieden (LUBARSCH).

Neben dem schon früher erwähnten Exsudat, welches zu Fäden und Netzen gerinnen kann, und den Mucinbildungen, ferner Fasern des Muttergewebes, enthält der Tuberkel drei Zellarten, welche ihn besonders charakterisieren, wenn sie in typischer Form angeordnet erscheinen: *am Rande ein Wall von Rundzellen, nach innen zu Epitheloidzellen, als Kern nekrotisches Gewebe mit Riesenzellen, welche jedoch auch sonst in die Epitheloidzellenschicht eingestreut sein können, ebenso wie auch Lymphocyten sich oft zwischen die Epitheloidzellen schieben.*

Die *Rundzellen,* welche an der Peripherie nicht selten palisadenartig angeordnet sind, bestehen meistens aus Lymphocyten, mit ihrem im Hämalaunpräparate intensiv blaugefärbten, chromatinreichen, kleinen, runden Kerne; sie unterscheiden sich durch nichts von denen bei anderen Prozessen. Bei guter Plasmazellenfärbung nach UNNA-PAPPENHEIM ist an ihnen kein rotgefärbter Plasmasaum zu finden; ihnen sind Leukocyten im Knötchen gewöhnlich nur in geringer Zahl beigemengt, die Menge der Lymphocyten ist eine verschieden große, doch manchmal so bedeutend, daß im Vergleich mit ihnen die anderen Zellelemente verschwinden; man spricht dann von einem *kleinzelligen Lymphoidzellen-Tuberkel* (LELOIR, JADASSOHN). BERGEL schreibt ihnen eine besondere Bedeutung für die Lipolyse der Tuberkelbacillen zu. Polynucleäre Leukocyten sind in größerer Menge vor allem bei ulceröser Hauttuberkulose vorhanden und können dann durch Sekundärinfektionen veranlaßt sein, doch häufen sie sich auch bei gewissen Formen unter alleiniger Wirkung des Tuberkelbacillus an, z. B. bei der kolliquativen Tuberkulose.

Das charakteristische Element im Tuberkel ist die „Epitheloidzelle“. UNNA hat recht, wenn er über den Namen „Epitheloide Zellen“ spottet. Denn weder besteht im allgemeinen eine Ähnlichkeit mit Epithelzellen, noch rechtfertigt irgendeine begründete Ansicht über ihre Herkunft diesen Namen. Aber es ist unnötig, nochmals daran zu erinnern, wie schwer es ist, solche alten Namen auszurotten, ohne die internationale Verständigung zu stören. Dazu ist der von UNNA vorgeschlagene Name „homogen geschwollene Zellen“ zu schwerfällig, um zu hoffen, daß er sich allgemein Geltung verschaffen könnte. Wir bleiben also mit der Reservatio, einen schlechten Ausdruck zu gebrauchen, bei dem Wort „Epitheloidzelle“, weil dann wenigstens jeder weiß, was damit gemeint ist.

Die *Epitheloidzelle* ist eine Zelle mit großem, ovalen, blassen, chromatinarmen Kern (man bezeichnet ihn gewöhnlich als „bläschenförmig“), in dem oft 2—3 Körperchen zu sehen sind, und breitem, hellem, unregelmäßig geformtem, häufig mit Fortsätzen versehenen Protoplasmaleib, der eine homogene Beschaffenheit und hohe Affinität zu sauren Farbstoffen hat. Die Zellen sind dicht aneinander gelagert ohne wesentliche Zwischensubstanz, oft polygonal gestaltet. Mit der *Struktur* ihres Protoplasmas hat sich besonders CASTRÉN befaßt. Über die *Herkunft* dieser Zellen herrscht seit langem Streit. Nach BAUMGARTEN verdanken sie einem Reiz zur Proliferation ihre Entstehung, den das Wachstum der Tuberkelbacillen auf die fixen Bindegewebszellen ausübt, welche Ansicht er noch bis zuletzt verfocht. Die METSCHNIKOFFsche Schule, wie auch COHNHEIM, HEIBERG, LEVIS und WILLIS halten sie für lymphocytäre Elemente, für die eigentlichen Makrophagen. Zwischen beiden Anschauungen vermitteln die unitarischen Theorien von DOMINICI und MAXIMOFF, die auch die fixen Bindegewebszellen aus den Lymphocyten hervorgehen lassen, so daß diese als embryonale Zellform eigentlich der Ursprung aller den Tuberkel zusammensetzenden Elemente wären. Nach UNNA können die „homogen geschwollenen Zellen“ sowohl aus den Spindelzellen des Bindegewebes als aus den Plasmazellen entstehen. Die Plasmazellen sind andererseits auch die Mutterzellen der

„atrophischen Plasmazellen“, jener Zellen, die an der Peripherie des Tuberkels den Hauptanteil haben, und die alle anderen Autoren, weil kein deutlicher Protoplasmakörper nachzuweisen ist, mit den Lymphocyten des Blutes identifizieren. Die Entstehung dieser Zellen bildet den Hauptstreitpunkt zwischen der UNNAschen und den anderen Theorien. UNNA nimmt an, daß sie im Bindegewebe um die Gefäße herum entstehen, während sie nach der anderen Ansicht aus der Blutbahn ausgewandert sind. Ein vollgültiger Beweis für eine der beiden Anschauungen ist bisher nicht erbracht.

Auch die Behauptung UNNAS, daß eine Anhäufung von Plasmazellen den ersten Beginn des Tuberkels bilde, muß als unrichtig fallen gelassen werden, Die Zellen, die nach der Leukocytose der ersten Tage post infectionem auftreten, entsprechen von Anfang an mehr den „Epitheloiden“ als den Plasmazellen. Diese finden sich erst im umgebenden, entzündlich reagierenden Gewebe, nachdem sich die histologisch typisch tuberkulösen Veränderungen eingestellt haben; auf ihre Abstammung sei hier nicht weiter eingegangen. Auch andere Momente sprechen dafür, daß die Plasmazellen mehr der allgemeinen Entzündungsreaktion angehören, in welcher Eigenschaft wir sie ja auch bei zahllosen anderen, ätiologisch verschiedenen Prozessen antreffen. So fand LEWANDOWSKY bei Lupusformen, wo die einzelnen Elemente als lymphocytenarme, fast rein epitheloide Knoten von der Umgebung durch eine feine Kapsel scharf abgetrennt sind, die Plasmazellen nur außerhalb der Kapsel in dem Bindegewebe zwischen den Knoten. Die Lösung der Frage ließe sich wohl nur auf experimentellem Wege erreichen, begegnet aber hier einer neuen Schwierigkeit, da die Zellen bei der Tuberkulose der Tiere morphologisch nicht ganz mit denen der menschlichen Tuberkulose übereinstimmen.

Aus dem Widerstreite der Ansichten können wir heute, auch nach Befunden in der Haut, sagen, daß die Epitheloiden meist Reizungs- und Degenerationsformen aus Mesenchymzellen, besonders den Fibroblasten und Endothelien der Blutcapillaren und Lymphgefäße sind, ihre Bildung also den Zellen in loco verdanken. ASCHOFF zählt sie zu den endothelialen Elementen; er nimmt ihren Ursprung von den Histiocyten an; ob sich Blut- und Epithelzellen auch an ihrer Bildung beteiligen, ist für die Haut nicht sicher entschieden, dürfte aber da, wenn überhaupt, keine größere Bedeutung haben; in inneren Organen, z. B. Nieren, Hoden soll eine solche Entstehung nach LUBARSCH immerhin möglich sein. Die *Gitterfasern* sind im Bereiche der Epitheloidzellen verdünnt oder ganz geschwunden; sie zeigen auch gegen Verkäsung und Nekrose nur geringe Resistenz (BIZZOZERO). CORONINI glaubt dadurch den verkästen Tuberkel vom Gumma unterscheiden zu können, da in ersterem die Gitterfasern viel spärlicher anzutreffen sind. Sehr eingehend beschäftigt sich mit diesen Fragen ELIASCHEWITSCH.

Über das Schicksal der epitheloiden Zellen sind die Meinungen auch noch geteilt. Zweifellos gehen viele von ihnen zugrunde, nachdem sie als entzündliche Reizprodukte ihre Funktion, den tuberkulösen Prozeß abzuriegeln, erfüllt haben. Andererseits leiten manche auch die Riesenzellen von ihnen ab. Und schließlich sollen sie auch zu Bindegewebszellen werden (KRAUSE) und damit zur Heilung der Tuberkulose führen.

Während der Abbau der Tuberkelbacillen durch leukocytäre Elemente erfolgen soll, hätten die Epitheloiden damit nichts zu tun, sondern ihre Funktion bestände nach Ansicht von TÖPPICH und GROMELSKI in der Verdauung der Stoffwechselprodukte der Tuberkelbacillen.

Bei typischen Bildungen schließen Rundzellen die Epitheloidzellen wallartig ein, doch finden wir sie nicht so selten zwischen die epitheloiden Zellen eingedrungen, ja sie können sich sogar im Zentrum ansammeln. Frühzeitig treten auch zwischen den Epitheloidzellen kollagene Fasern auf, welche teilweise gegenüber Schädlichkeiten sehr resistent sind. Sie, sowie auch noch erhaltene alte Fasern haben große Bedeutung für die fibröse Umwandlung des Tuberkels, derselbe wird zunächst gegen das gesunde Gewebe abgemauert und schließlich durch Bindegewebe ersetzt. So charakteristisch eine *Ansammlung* von Epitheloidzellen im mikroskopischen Bilde ist, dieselben dann fast auf den ersten Blick zu erkennen sind, so schwer sind oft einzelne wenige dieser Art zu agnoszieren, ja ich halte dies für das Einzelexemplar vielfach für unmöglich.

Auch die Entstehung der *Riesenzellen*, welche um ein Vielfaches größer als die Epitheloidzellen sind, ist keineswegs eindeutig gelöst. Die einen (v. Baumgarten, Castrén, Herxheimer und Roth, Wakabayashi) akzeptieren die Annahme von Weigert, daß sie durch amitotische Kernteilung, welcher keine Protoplasmateilung folgt, sich bilden, und bringen sie besonders mit den Epitheloidzellen in Zusammenhang, in denen man tatsächlich kaum jemals Mitosen sieht; doch finden wir auch unter diesen Forschern über die feineren Vorgänge in den einzelnen Entwicklungsstufen zahlreiche Meinungsverschiedenheiten. Kyrle meint, daß die Epitheloiden die Erreger phagocytieren, um sie aufzuschließen, dabei entstehe der Reiz, wodurch Riesenzellen entstehen. Das Vorkommen einer zentralen Nekrose in der Riesenzelle ist jedenfalls nicht zweifelhaft, wenn auch die Art ihrer Entstehung noch strittig ist. Andere Autoren (Yersin, Kostenitsch und Wolkow, Wallgren, Marchand, Töppich, Dembinski, Kiyono, Galante) führen sie auf eine syncytiale Verschmelzung mehrerer Zellen zurück. Für die Genese aus zahlreichen Epitheloiden könnten Bilder sprechen, wo man in einem Konglomerat mehrerer Tuberkel eine einzige, sehr große Riesenzelle die Stelle eines ganzen Tuberkels einnehmen sieht ohne nebengelagerte Epitheloide. Bakacz fand allerdings in 4 Fällen nur mittelständige Kerne, was eher für die Wucherungstheorie sprechen würde, doch nicht eine Verschmelzung ausschließt; immerhin wird letzterer Entstehungsmodus von der Mehrzahl der Forscher, auch Kreibich, heute abgelehnt. Schließlich leiten manche Autoren (Brodowski, Arnold, v. Baumgarten, Benda, Klebs, Schüppel, Krompecher, Lubarsch) sie von Gefäßendothelien ab. Besonders Wurm will in letzter Zeit durch Untersuchungen gezeigt haben, daß sie durch Abschnürung von Capillarsprossen oder durch direkte Umwandlung aus solchen entstehen können.

Die Riesenzellen bei der Tuberkulose haben den Langhansschen Typus: ein gelbrotes homogenes Zentrum und peripher kreisförmig, auch polständig gestellte Kerne. Sie liegen sehr häufig in der Mitte des Knötchens, doch ist gerade bei der Hauttuberkulose keineswegs dies immer der Fall, sie können gar nicht so selten unregelmäßig verteilt sein. — Ihr Auftreten in *größerer Zahl* bedeutet für die einen ein Zeichen des Aufhörens des Wachstums, während andere (Pagel, Bakacz) darin besonders anfangs eine Progression des Prozesses sehen wollen. — Wir können dieser letzteren Meinung für manche Fälle nur beistimmen, da wir bei Hauttuberkulose gerade in jüngeren, sicher fortschreitenden Stadien ohne Spur einer Verkäsung oder Nekrose ganz massenhaft Riesenzellen finden. — Sie sind auch, aber offenbar nur in beschränktem Maße, befähigt, phagocytäre Wirkungen auszuüben (R. Koch, Calmette), doch sehen wir Riesenzellen mit zahlreichen Tuberkelbacillen beim Menschen verhältnismäßig selten, ja meist enthalten sie überhaupt keine. In Bindegewebe wandeln sie sich wohl nicht um, sondern gehen schließlich zugrunde, sind also letzten Endes doch zum Absterben bestimmt. Nach Kyrle bedeuten reichliche Riesenzellen das Vorhandensein von vielen Keimen. Je mehr diese verschwinden, desto geringer ist der Anreiz zur Bildung, und das Fehlen von Riesenzellen bedeute den

Sieg über den Feind. Diese Vorstellung mag für die meisten gutartigen, günstig verlaufenden Fälle stimmen, doch dürfen wir nicht außer acht lassen, daß das Gewebe auch nicht mehr zu entsprechender Abwehr fähig sein kann, und daß auch aus diesem Grunde Riesenzellen nicht mehr gebildet werden. Es muß überhaupt festgehalten werden, daß ihre Zahl, ja ihr Vorhandensein überhaupt recht schwankend ist. Ich verweise auf die Befunde bei Hühnertuberkulose, wo wir z. B. in unserem Falle sehr zahlreiche Riesenzellen fanden, trotzdem mikroskopisch keine Bacillen nachzuweisen waren bei einem sehr guten Allgemeinzustand des Patienten. Ganz allgemein würde also die Ansicht KYRLES nicht Geltung haben, mindestens darf man aus der Menge der Riesenzellen nicht auf die Zahl der Keime schließen. Es wäre nicht ausgeschlossen, daß auch die *Art* des toxischen Reizes von Bedeutung ist.

Nach dem derzeitigen Stand der Frage werden wir also wohl nicht fehlgehen, wenn wir für Epitheloid- und Riesenzellen in der Hauptsache, ja fast ausschließlich den Entstehungsort im mesenchymalen Gewebe suchen, im retikuloendothelialen System im Sinne von ASCHOFF, MOELLENDORF, also vorwiegend aus gewissen Endothelien, Bindegewebszellen, Histiocyten hervorgehend. Als Antwort auf den Reiz der Tuberkelbacilleninvasion werden diese Elemente zu produktiven Erscheinungen angeregt, deren Form, Anordnung und Mächtigkeit von den schon erwähnten Faktoren abhängt. — Über die feineren Vorgänge bei der Entstehung der epitheloiden und Riesenzellen berichten nebst den älteren oben angeführten Arbeiten auch die neueren Untersuchungen von ASCHOFF, KIYONO, BRAUN, HAYASHI, KREIBICH. Wir können der Ansicht nicht beistimmen, die Entstehung der tuberkulösen Riesenzelle als Reaktion auf den Fremdkörper: Tuberkelbacillus oder einer seiner Bestandteile (FRÄNKEL) zurückzuführen, wie man die tuberkuloide Struktur auch überhaupt als Fremdkörpereffekt deuten wollte (RIEHL). Allerdings erweiterte FUHS einigermaßen den Fremdkörperbegriff, indem er den Abbau chemischer Substanzen in den Vordergrund schiebt. Damit ist aber schon zugegeben, daß nicht nur corpusculäre Elemente (Tuberkelbacillen, abgestorbene Gewebsteile), sondern auch toxische Produkte die Veranlassung zur Bildung von Riesenzellen geben können.

Über Einschlüsse in den Riesenzellen ist seit den ersten Beschreibungen LANGS bei Lupus vielfach gearbeitet worden; sie können verschiedene Formen annehmen, z. B. das Aussehen von geschichteten Körperchen haben, biskuitähnlich, fadenförmig sein. SZUDAKOWITSCH zeigte dann, daß elastische Fasern, resp. deren Reste sich in Riesenzellen finden, bei denen P. RONA Verkalkung und Eisenreaktion nachweisen konnte. PELAGATTI hielt diese Gebilde fälschlicherweise für Pilzfäden; sie haben mit Blastomyceten nichts zu tun. Am ehesten wird wohl die Meinung die richtige sein, daß diese Gebilde Fremdkörper verschiedenster Art seien, im allgemeinen sind es absterbende resistentere Gewebselemente, elastische Fasern, Lanugohaare (W. PICK), vielleicht auch kollagenes Gewebe (LOMBARDO), in welchen es nach GIERKE nicht so selten zur Kalk- und Eisenablagerung kommt. Es wäre auch möglich, daß diese Fremdkörper zur Bildung von Riesenzellen Anlaß geben, welche im tuberkulösen Organismus vorwiegend den LANGHANSschen Typus annehmen, der aber gelegentlich auch bei sicheren Fremdkörperriesenzellen vorkommt (DELBANCO). Ebenso gut ist aber die Annahme gerechtfertigt, daß auch durch tuberkulöse Erkrankung entstandene Riesenzellen solche Elemente aufnehmen oder sie umhüllen, doch dürften sie dieselben nicht zu verdauen vermögen.

Sowohl UNNA wie JADASSOHN haben darauf hingewiesen, daß sich hier eine besondere phagocytäre Tätigkeit der Riesenzellen kaum bemerkbar mache. Denn während innerhalb des tuberkulösen Gewebes die elastischen Fasern sonst völlig zerstört seien, könne man in den Riesenzellen noch Überbleibsel entdecken. Man sei also berechtigt, von einer konservierenden Eigenschaft dieser Zellen zu sprechen. Neben diesen Gebilden finden sich nicht selten vereinzelte Leukocyten und Kernfragmente derselben im Protoplasma der Riesenzellen eingeschlossen. Daß jede Riesenzelle einmal einen Tuberkelbacillus beherbergt hat und diesem ihre Entstehung verdankt, ist wohl für die Hauttuberkulose nicht zutreffend. Jedenfalls kann man in manchen Fällen Hunderte von Schnitten durchsuchen, ehe man in einem einen Tuberkelbacillus findet. Und dieser liegt ebenso oft wie in einer Riesenzelle in einer gewöhnlichen Epitheloiden. Zur Entstehung dieser beiden Zellarten bedarf es wohl sicher nicht der Anwesenheit lebender Bacillen, sondern das aufgeschlossene, in die Umgebung diffundierende Toxin genügt.

Die Zellen des Tuberkels haben keine große Vitalität, sie verfallen leicht der Nekrose, welche, wenn sie größere Zellkomplexe ergreift, die Form der *Verkäsung* annimmt. Man findet dann im Zentrum des Knötchens oder das ganze Knötchen umfassend eine homogene strukturlose Masse, wobei sich nur am Rande derselben noch charakteristische tuberkulöse Elemente erkennen lassen. Diese Veränderung sowie die Verkalkung werden in der Haut selten angetroffen, vielleicht deshalb, weil die Verkäsung nach neueren Ansichten an die exsudative Phase gebunden ist, während der Epitheloidzellentuberkel nicht dazu neige; möglich, daß auch die reichlichere Gefäßversorgung des Tuberkels in der Haut dabei eine Rolle spielt; jedenfalls ist Nekrose in größerem Ausmaße bei tuberkulösen Hautkrankheiten eine Seltenheit. Über das Wesen der Verkäsung sind unsere Kenntnisse noch recht lückenhaft. Sowohl in akuteren Stadien, besonders aber bei der colliquativen Tuberkulose, kann es zur *Verflüssigung* kommen, und unter Eiterbildung geht dann ein größerer oder kleinerer Teil des tuberkulösen Gewebes zugrunde. Erfolgt die Erweichung gegen die Oberfläche zu und wird diese in den Prozeß einbezogen, so entsteht das *tuberkulöse Geschwür* mit seinen charakteristischen, unterminierten, zackigen Rändern; der Grund desselben ist mit einem schmierigen Belag bedeckt, oder es zeigen sich in demselben noch grauweiße, spezifische Knötchen.

Die fibröse Umwandlung des Knotens bedeutet noch lange nicht eine *definitive* Ausheilung, nicht nur, daß auch im fibrösen Gewebe noch lebende Tuberkelbacillen nicht so selten erhalten bleiben, ist es auch möglich, daß selbst in diesem Stadium noch degenerative Prozesse eintreten.

Wie auf der einen Seite der Tuberkel für die Tuberkulose nicht absolut charakteristisch ist, so finden wir andererseits als Reaktion auf die tuberkulöse Infektion, wie erwähnt, auch banale Entzündungen, was schon COHNHEIM hervorgehoben hat. Für die Hauterscheinungen kennen wir eine ganze Reihe von Beispielen, wo z. B. eitrige Prozesse im Vordergrund stehen (Tuberculosis miliaris cutis, Acne scrophulosorum usw.). Als sicher ist heute wohl anzunehmen, daß auch der Tuberkelbacillus ohne Sekundärinfektion Eiterungen zu verursachen vermag, wie dies zuerst JADASSOHN, nach ihm LEWANDOWSKY, KYRLE, KRAUS und VOLK betont haben. Schon LELOIR, auch JADASSOHN heben hervor, daß in den straffen, oberflächlichen Lagen der Cutis der reine Lymphoidzellentuberkel verhältnismäßig oft angetroffen wird, in den tieferen Lagen dagegen der Epitheloidzellentuberkel häufig ist. Auch in der Haut finden wir, das tuberkulöse Gewebe mehr oder weniger einscheidend, perifokale Entzündung, deren Entstehung sowohl auf endotoxische Substanzen des Tuberkelbacillus zurückgeführt werden kann, doch wären hierfür auch sekundäre Infektionen, abnorme Stoffwechselprodukte und mechanische Störungen in Betracht zu ziehen.

Die beim Lupus auftretenden *Epithelveränderungen* sind verschiedenster Art, doch immer sekundär; neben Atrophie und Hypertrophie finden wir Hyper-

und Parakeratose, ödematöse Durchtränkung und Leukocyteneinwanderung, Bläschen-, Pustelbildung und schließlich auch Zugrundegehen der Epidermis und Ulceration. *Kollagenes* Gewebe, sowie *elastische* Fasern schwinden im Bereiche des tuberkulösen Gewebes, letztere meist nicht vollständig, es bleiben zartere oder klumpige Reste derselben oft lange bestehen, zum Teil innerhalb von Riesenzellen nachweisbar. — Die *Anhangsgebilde der Haut* werden durch den tuberkulösen Prozeß, selbstverständlich noch mehr bei Narbenbildung, oft dauernd geschädigt, so daß auch persistierende Haarlosigkeit an den betreffenden Stellen resultiert. Von einzelnen Autoren (LANG, PETERSEN) werden auch Wucherungsvorgänge an den Schweiß-, seltener an den Talgdrüsen beschrieben, was aber nicht sichergestellt ist. Im Reparationsstadium, bei der Narbenbildung kommt es zu kräftiger Bindegewebsneubildung, welche nicht selten zur hypertrophischen Narbe führt.

Das „*Reticulum*" des Tuberkels wird von den einen als Rest des alten Gewebes aufgefaßt, von den anderen auf neugebildete Zellen und deren Fäden, vielleicht von den Endothelzellen abstammend (FOOT), bezogen. Ganz klar ist man sich darüber nicht, doch hat die letztere Ansicht viel für sich, da Reticulum und alte Gewebsreste nichts miteinander zu tun haben, keine Zusammenhänge aufweisen. — Bei der Verkäsung geht das Reticulum natürlich auch zugrunde, dagegen scheinen Tuberkelbacillen in der Umgebung dessen Bildung anzuregen. UNNA, LEWANDOWSKY möchten diesen Begriff ganz fallen lassen. In gut ausgebildeten Tuberkeln ist ein besonderes, bindegewebiges Gerüst nicht nachzuweisen. Bei Lupusformen, wo ein gewisser Zerfall des Tuberkels noch ohne starkes Heranströmen von Leukocyten beginnt, und sich die einzelnen Zellen voneinander trennen lassen, kann man deutlich erkennen, daß sich das Netzwerk aus Zellfortsätzen zusammensetzt. Es gibt ganz die Farbreaktionen des Zellprotoplasmas, färbt sich z. B. nach VAN GIESON gelblich, niemals rot wie das Kollagen. Außerdem sieht man manchmal, wie schon JADASSOHN beobachtet hat, daneben Kollagenreste erhalten, die sich durch ihre Farbreaktion scharf von diesen Fäden des „Reticulum" abheben. Die Fibrinausscheidung kann man mit der Bildung eines Reticulum nicht in Zusammenhang bringen. Ich verweise diesbezüglich nochmals auf die Arbeit von ELIASCHEWITSCH.

Daß Plasmazellen auch im tuberkulösen Gewebe vorkommen, ja mitunter sogar in größerer Menge und massiert, ist gewiß, doch sind diese für Tuberkulose nichts Charakteristisches.

Tuberkulöse Strukturen werden nicht nur durch lebende Keime bedingt. Schon C. STERNBERG hat solche nach Injektionen von abgetöteten, ja gekochten Tuberkelbacillen gesehen, was späterhin noch vielfach bestätigt wurde (ENGELHARDT, UNGERMANN, PRUDDEN, BESSAU, WOLFF-EISNER). KLETT, KELBER konnten in ähnlichen Versuchen nach intravenöser Injektion ebenfalls Knötchenbildungen mit tuberkuloidem Bau in den Lungen nachweisen, doch nie Verkäsung, widersprechende Befunde werden auf embolische Gefäßverstopfung durch große Bacillenmengen zurückgeführt. Die Knötchen erwiesen sich als steril.

JAFFÉ erhielt tuberkuloide Bildungen beim Tiere mit Chloroformextrakten von Tuberkelbacillen, analoge Veränderungen beschrieben auch RAY und SHIPMANN, MORSE und SHOTT. Die einen nehmen als Ursache die Wachssubstanzen aus den Bacillen an, während letztere Autoren auch mit entfetteten Tuberkelbacillen und Säurefesten zu gleichen Resultaten kamen, und dies als eine Fremdkörperreaktion ansahen; ihre Befunde werden aber angezweifelt.

PREISICH und HEIM, HEYMANS, MOUSSU, ZIELER studierten die Wirkung von Tuberkelbacillen, welche sie in Collodium- oder Schilfsäckchen in den tierischen Organismus brachten; sie erhielten bei solchen Versuchen positive

Tuberkulinreaktion, doch histologisch keine tuberkuloiden Veränderungen. ZIELER fand solche nur bei tuberkulösen Tieren und sieht darin eine spezifische Reaktion. GUILLERY konnte aber außerdem bei ähnlichen Experimenten, auch *entfernt* vom Depot lebender Tuberkelbacillen tuberkuloide Strukturen nachweisen, welchen aber die Verkäsung fehlte, JAFFÉ hat sogar Riesenzellen in seinen Präparaten gesehen. — Nach Ansicht GUILLERYS wäre es demnach möglich, daß durch lösliche Toxine tuberkuloseähnliche Krankheitsbilder entstehen, es muß aber doch noch erwiesen werden, ob nicht etwa lebendes oder totes Virus in irgendeiner Form verschleppt wurde. Vorausgesetzt, daß diese Untersuchungen nicht noch Fehlerquellen in sich schließen, scheinen sie mir gegen die Einteilung zu sprechen, daß das exsudative Stadium auf reine Toxinwirkung bezogen wird, während das produktive eine Fremdkörperreaktion sein soll, wie dies von mancher Seite angenommen wird (HUEBSCHMANN).

Ob nun durch die Infektion mit Tuberkelbacillen eine tuberkuloide Struktur oder andere Bilder entstehen, ist von den verschiedensten oben angeführten Umständen abhängig und dadurch erklärt sich der Formenreichtum der klinischen und histologischen Bilder. Je nach der Angriffskraft der Tuberkelbacillen und nach der Art der Abwehr wird sich das Bild ändern, wir sehen in der Klinik also immer nur Augenblickszustände; kennten wir Spiel und Gegenspiel schon genau, so würde es auch möglich sein die Reaktionsform sogar vorauszusagen, doch davon sind wir weit entfernt, es sind nur einige grobe Umrisse bekannt.

Ohne weiteres kann KYRLE beigestimmt werden, daß der Hauptangriffspunkt des Tuberkelbacillus das Bindegewebe ist, welches durch die Invasion eine strukturelle und biologische Änderung erfährt, aber über diese vage Vorstellung hinaus wissen wir nichts. SAGGIORA hat die bakteriolytischen Fähigkeiten des subcutanen Bindegewebes für Tuberkelbacillen nachzuweisen versucht, CAPELLI, früher schon BLAGOWESCHTSCHENSKY fanden auch an gesunden Hautstellen bei Hauttuberkulosen öfter Anhäufungen von Lymphocyten, Fibroblasten und Mastzellen, welche ersterer mit Immunitätsvorgängen in Verbindung bringt. *Eigene* Untersuchungen und solche FISCHLS konnten dies entweder nicht bestätigen oder die Veränderungen waren so geringfügig und uncharakteristisch, daß man unbedingt eine größere Kontrollreihe verlangen müßte. TENDELOO bemerkt auch, daß die Verschiedenheit der einzelnen Hautpartien in anatomischer und physiologischer Beziehung, ebenso der Infektionsmodus und die Lage des Infektionsdepots neben allen anderen Umständen von Belang sei.

So wird es uns klar, daß wir nacheinander, oft nur durch kurze Zeiten getrennt, verschiedenste Eruptionen konstatieren können, es entsteht dadurch ein Mosaik von Bildern, nebeneinander werden nicht zu selten, wie wir noch erfahren werden, mannigfaltige Efflorescenzen vorhanden sein.

Während ehedem der makroskopisch oder mikroskopisch sich darstellende Tuberkel das Kriterium der Tuberkulose, diese also ein rein anatomischer Begriff war, ist er heute seiner Spezifität entkleidet. Heute würden wir das Wort Tuberkulose vielleicht nicht mehr als Krankheitsnamen gebrauchen, wenn nicht KOCH seinen Bacillus eben „Tuberkelbacillus" genannt hätte; wir sagen daher kürzer und sprachlich geschmackvoller auch ferner Tuberkulose statt „Tuberkelbacillose". Hat nun der Tuberkel viel von seiner Spezifität verloren, so muß betont werden, daß in der Haut Dinge, die den miliaren Tuberkeln der inneren Organe mikroskopisch nahe kommen, ganz außerordentlich selten und nicht einmal leicht zu erkennen sind. Wir finden sie eigentlich nur am Rande zerfallender Geschwüre bei der sog. miliaren ulcerösen Tuberkulose, jener Form, die ja von den alten Pathologen konsequenterweise einzig und allein als wahre Hauttuberkulose angesehen wurde.

Als ein dem Tuberkel einigermaßen entsprechendes Gebilde könnte man auch das Lupusknötchen betrachten, obwohl es histologisch meist aus mehreren Tuberkeln sich zusammensetzt. Aber wenn wir vom „Lupusknötchen" sprechen, statt, wie JADASSOHN bemerkt, richtiger vom „Lupusfleck", so antizipieren wir schon das histologische Bild, während das klinische eigentlich doch den Knötchentypus des Tuberkels vermissen läßt. Ebenso hat die gelbbraune Farbe eines Krankheitsherdes, auch auf Glasdruck, nicht mehr Wert als den eines Verdachtsmomentes. Denn diese Farbe ist nach UNNA überhaupt die charakteristische Farbe des unter dem Epithel in veränderter Cutis liegenden Plasmoms, oder vielleicht besser der aus Epitheloiden und Plasmazellen bestehenden Infiltrate. Jedenfalls ist diese Färbung gewissen syphilitischen und leprösen Herden genau so eigentümlich wie der Tuberkulose. Ebenso sind die Weichheit der Infiltrate, der unterminierte Rand von Geschwüren, zentrale Nekrosen und selbst Verkäsungen nichts absolut Charakteristisches. *Es gibt keinen klinischen Beweis für die tuberkulöse Natur einer fraglichen Hautkrankheit.*

Das richtet sich, um allen Mißverständnissen vorzubeugen, natürlich nicht etwa gegen die klinische Diagnostik. Diese beruht auf Kombinationen, auf Erfahrungs- und Analogieschlüssen. Durch diese kann der Kliniker die bekannten und als solche bewiesenen Formen von Hauttuberkulose in den meisten Fällen mit Leichtigkeit als Tuberkulose erkennen, ohne jedesmal den Laboratoriumsbeweis antreten zu müssen. Die klinische Lupusdiagnose kann auf den Bacillennachweis verzichten. Für uns handelt es sich hier aber um ganz etwas anderes, nämlich ob ein bestimmtes, klinisch umschriebenes, aber ätiologisch noch nicht klares Krankheitsbild zur Tuberkulose gehört oder nicht. Da muß denn, sobald ein Autor ein neues Krankheitsbild aufgestellt hat, erst einmal der ganze Beweis durchgeführt werden. Und für diesen Beweis ist die Rolle klinischer Momente nicht von entscheidender Bedeutung.

Auch die Stellung der *Histologie* ist nicht mehr so beherrschend wie früher. Die histologische Untersuchung, die für Tumoren und Mißbildungen der Haut immer noch einzig und allein für die Diagnose entscheidend ist, muß für die entzündlichen Erkrankungen immer vorsichtiger gewertet werden, je mehr parasitäre Erreger von infektiösen Granulomen wir kennen gelernt haben, und gerade die letzten Jahre haben unsere Kenntnisse auf diesem Gebiete sehr gefördert. Das Postulat läßt sich nicht mehr aufrecht erhalten, daß jedem Mikroorganismus auch eine spezifische histologische Läsion entsprechen soll. Andererseits hat sich auch die Histologie ihr eigenes Grab gegraben; denn je genauer und häufiger man die altbekannten Krankheiten dieser Gruppe untersucht hat, desto mehr verschwanden die Schranken, welche die einzelnen ihrem anatomischen Aufbau nach zu trennen schienen. Wir werden allmählich dahin kommen, statt starre morphologische Systeme aufzustellen, die großen biologischen Grundgesetze aufzusuchen, die, allen Infektionen gemeinsam, bald die verschiedenen akutentzündlichen, bald die „tuberkuloiden" Gewebsveränderungen entstehen lassen. Es scheint, daß uns auch hier neben anderen Momenten die moderne Immunitäts- und Überempfindlichkeitslehre weiter führt.

Es gibt kein für die Tuberkulose spezifisches Zellelement. Die Riesenzelle, die lange als Charakteristicum gegolten hat, findet sich in manchen Fällen von Lues außerordentlich häufig und auch gelegentlich bei allen andern chronischen Infektionskrankheiten der Haut. Allerdings scheint es, daß eine Anhäufung von Riesenzellen größter Dimension doch bei Tuberkulose öfter zu beobachten ist als bei irgendeiner anderen der in Frage kommenden Krankheiten. Aber etwas Spezifisches sind sie ebenso wenig wie die anderen Zellarten, die Epitheloiden, die Plasmazellen oder die Lymphocyten. Erst die Anordnung der Gewebselemente, der Aufbau der Läsion, gibt ihr die Eigentümlichkeit. Und hier muß man unbedingt einräumen, daß man den echten Tuberkel mit verkästem Zentrum, einer mittleren Zone von Epitheloiden und großen LANGHANSschen Riesenzellen, und einer mehr oder weniger breiten Randzone von Lymphocyten relativ selten bei nicht tuberkulösen Affektionen sieht. Leider findet er sich aber gerade in der Haut so selten bei Krankheiten, deren tuberkulöse Ursache durch zahlreiche Bacillenbefunde über jeden Zweifel erhaben ist. Die Verkäsung kommt bei allen tuberkulösen Prozessen der Haut ganz außerordentlich selten vor und außerdem auch, wie UNNA besonders bemerkt hat, statt der Erweichung bei den nur auf die Cutis lokalisierten syphilitischen Gummen. Absolut typische Tuberkel mit Verkäsung findet man besonders bei einer Affektion, die an sich wenig häufig ist, und bei welcher der Bacillennachweis den meisten Untersuchern mißglückt ist, beim *Lupus miliaris faciei*. Bei den

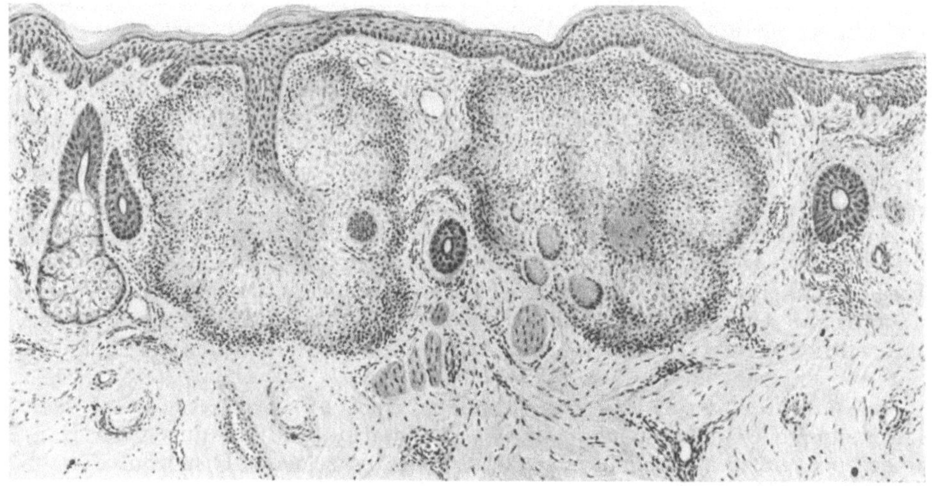

Abb. 1. Lupus follicularis acutus disseminatus. Vergr. 42. (Nach J. KYRLE.)
Zwei umschriebene Konglomerattuberkel mit Riesenzellen und Nekrobiose im Zentrum.
Beziehung des Infiltrates zum Follikularapparat.

gewöhnlichen Formen der Tuberkulose, die als solche jetzt schon allgemein anerkannt sind, fehlt in den Knötchen fast immer die zentrale Verkäsung. Sie bestehen nur aus Epitheloiden und Riesenzellen, während der Lymphocytengehalt schwankt. Häufig aber fehlt auch jede deutliche Anordnung selbst in nicht verkästen Knötchen. Die einzelnen Elemente durchdringen das Gewebe und wir haben diffuse Infiltrate, in denen Riesenzellen, Epitheloide und Lymphocyten, sowie Plasmazellen im bunten Wechsel nebeneinander liegen.

Starke Veränderungen der Gefäßwände, speziell außerhalb der Infiltratmassen, sind sicherlich nicht so regelmäßig wie bei Lues, die sonst im histologischen Bilde immer als die wichtigste Doppelgängerin der Tuberkulose anzusehen ist. Daß die zellige Zusammensetzung in den Läsionen der spätsekundären und tertiären Lues dieselbe ist wie bei der Tuberkulose, bedarf kaum mehr der Erwähnung. Das Überwiegen der Plasmazellen über jede andere Zellart ist in den späteren Perioden der Lues nicht mehr so auffällig. Riesenzellen finden sich manchmal schon in großer Anzahl in klinisch typischen sekundären Papeln, die dann freilich auch äußerlich durch bräunliche Färbung und weiche Beschaffenheit sich der Tuberkulose etwas nähern. Da im übrigen hier dann auch die Epitheloidzellen im Infiltrat vorherrschend sind, kann die histologische Differenzierung von Tuberkulose größere Schwierigkeiten machen als die klinische

(Abb. 3), (JADASSOHN, K. HERXHEIMER, P. HAUSHALTER, GRIFFITH, MÜLLER), denn diese kann durch Serumuntersuchung und therapeutischen Effekt Unterstützung finden. Erst kürzlich hat MICHELSON unter 29 exstirpierten Lymphdrüsen der syphilitischen Frühperiode achtmal in ihnen tuberkuloides Gewebe gefunden, welches er als allergische Reaktion der Lues ohne Tuberkulose auffaßt. SCHOCH nimmt sogar einen familiären Typus der Syphilis an, indem er klinisch und histologisch lupoide Erscheinungen bei Mutter und Sohn

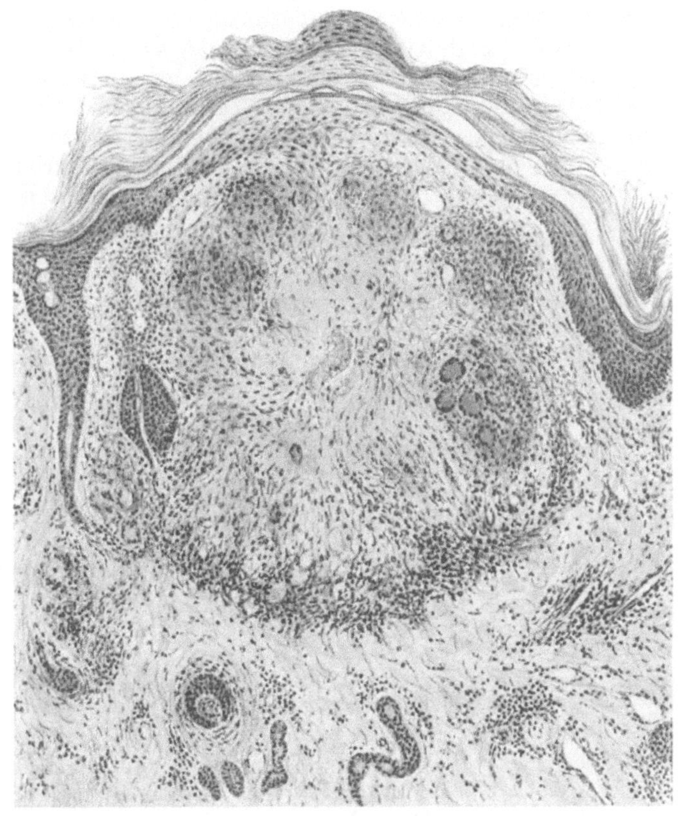

Abb. 2. Lupus follicularis acutus disseminatus. Vergr. 85. (Nach J. KYRLE.) Vereinzelter, im Bindegewebe liegender Konglomerattuberkel. Stellenweise reichlich Riesenzellen, in der Mitte beginnende Verkäsung, in der Umgebung des Herdes da und dort erweiterte Gefäße. Die Epidermis über der Einlagerung im Zustand von Parakeratose.

sogar mit gleicher Lokalisation vor dem linken Ohre beschreibt; er will mit NAEGELI eine erblich bedingte Neigung bei bestimmten Personen zu tuberkuloiden Reaktionen erkennen, doch müßten da erst weitere Befunde gesammelt werden. Besonders schwer, ja wir können ruhig sagen in vielen Fällen unmöglich, wird diese histologische Unterscheidung in gewissen miliaren Eruptionen beider Krankheiten, und zwar in jenen Fällen, wo wir heute bei beiden eine Umstimmung des Organismus im Sinne einer Überempfindlichkeit als Ausdruck relativer Immunität annehmen müssen. Die typischen Beispiele hierfür sind der *Lichen scrophulosorum* (Abb. 4) und das *gruppierte kleinpapulöse peripiläre Syphilid* (Abb. 5). Beide bestehen mikroskopisch aus kleinen circumscripten Knötchen, die vorzugsweise um die Gefäße der Follikel lokalisiert sind, wie alle hämatogen-embolischen Prozesse der Haut. Die Zusammensetzung dieser tuberkelähnlichen Knötchen ist bei beiden Krankheiten die gleiche, sie bestehen aus epitheloiden Zellen, Lymphocyten und einzelnen Riesenzellen. Verkäsung fehlt bei beiden. Trotz der manchmal vorhandenen Verkäsung sind dagegen die *tertiären Gummen* der Haut meist leichter von der Tuberkulose zu unterscheiden als die eben erwähnten lichenoiden Syphilide. Der Aufbau ist viel weniger tuberkelähnlich, Zahl und Größe der Riesenzellen ist meist geringer, und die Veränderungen der Gefäßwände sind viel stärker hervortretend als bei Tuberkulose. Ebenso unterscheidet sich auch das subcutane erweichte Gumma vom Skrofuloderm, der „Gomme tuberculeuse". Aber auch hier sind Zweifel möglich. NICOLAS und FAVRE berichten, daß sie in 24 von 25 Fällen von subcutanen und cutanen Tertiärsyphiliden histologisch tuberkuloide Bildungen gefunden haben, die häufig von echten Tuberkeln und Lupusknötchen nicht zu unterscheiden waren. Hier sei eine histologische Diagnose schlechterdings unmöglich. Auch MUCHA erkennt für die von ihm beschriebenen Fälle mit ulcerösen Prozessen diese Schwierigkeit an. Ausgesprochen perivasculäre

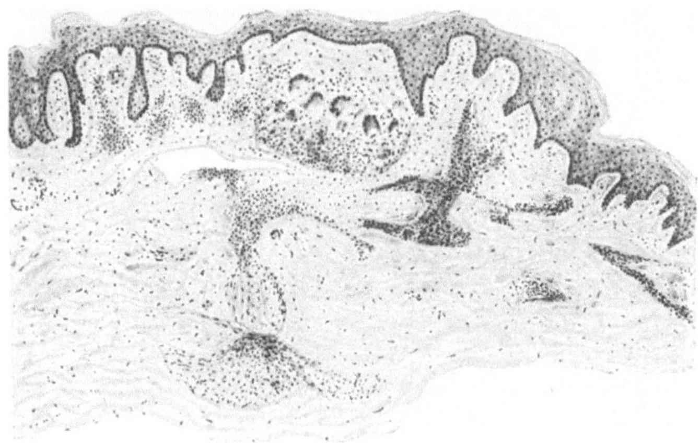

Abb. 3. Tuberkuloide Syphilis (Lentikuläre Papel der Sekundärperiode).

Anordnung und gleichzeitig vorhandene Endarteritis obliterans fallen zwar für Lues in die Wagschale; beide Erscheinungen können aber andererseits bei sicherer Lues vollkommen fehlen. Nach CORONINIS Untersuchungen läßt sich eine tuberkulöse von einer luischen Nekrose durch Versilberung der Gitterfasern unterscheiden, indem in frischer tuberkulöser Verkäsung Reste der erhaltenen Gewebsfibrillen vorhanden sind, dagegen schon in jungen syphilitischen Gummen fehlen. Es hängt dies mit der verschiedenen Pathogenese der Nekrose zusammen (LUBARSCH). Daß schließlich sogar bei der experimentell erzeugten Syphilis am Kaninchenauge tuberkuloseähnliche Veränderungen entstehen können, hat E. HOFFMANN gezeigt. Diese Fakten sollten genügen, um den letzten Glauben an die Spezifität dieser Veränderungen für Tuberkulose zu zerstören. Denn es ist dadurch bewiesen, daß sie ohne Mischinfektion mit Tuberkulose zustande kommen können. Ob solche Mischinfektionen der Haut mit Syphilis und Tuberkulose überhaupt vorkommen, ist eine andere Frage, auf die wir bei der „Diagnose ex juvantibus" nochmals zurückkommen müssen.

Ebenso wie bei der Lues ist die Frage der *Mischinfektion* bei der *Lepra*, mit deren Parallelen zur Tuberkulose im klinischen, histologischen und biologischen Geschehen sich in letzter Zeit wieder KLINGMÜLLER, GARZELLA, G. HERXHEIMER befassen, diskutiert worden. Schon seit langer Zeit sind von vielen

Autoren die großknotigen Veränderungen innerer Organe bei Leprösen als besondere, durch das lepröse Terrain abgeänderte Tuberkuloseformen aufgefaßt

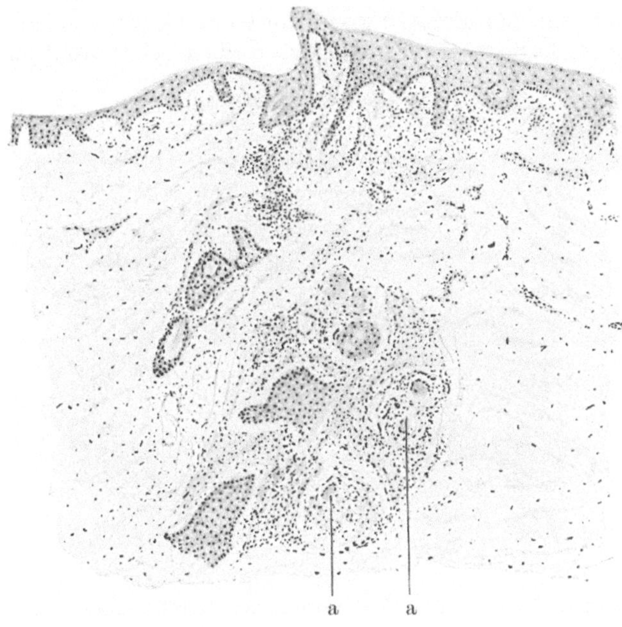

Abb. 4. Histologisch-atypische Tuberkulose der Haut (Lichen scrofulosorum). Kleine Epitheloidzellenknötchen mit einzelnen Riesenzellen (a).

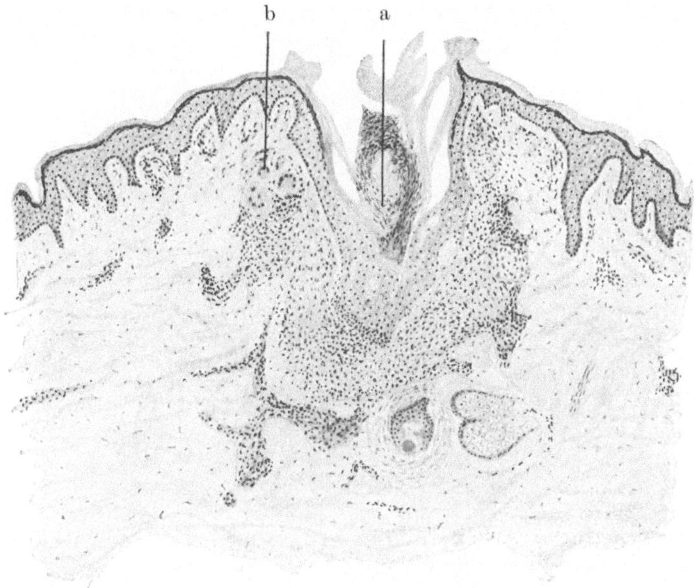

Abb. 5. Tuberkuloide Syphilis (Peripiläres kleinpapulöses Syphilid). a Hornpropf im Zentrum eines Follikels; b Riesenzellen.

worden, immer auf Grund des mikroskopischen Bildes. Es hatte sich daraus die Ansicht entwickelt, daß sich die Tuberkulose besonders häufig den späteren

Stadien der Lepra hinzugeselle und recht eigentlich erst das Ende herbeiführe. Es ist das besondere Verdienst von JADASSOHN, der ja auch bei Lues als einer der ersten die lupoiden Formen beschrieben hat, auf die vollkommene Tuberkuloseähnlichkeit mancher Formen von Hautlepra hingewiesen zu haben. Die ersten Beobachtungen dieser Art finden sich freilich bei DARIER und MENAHEM

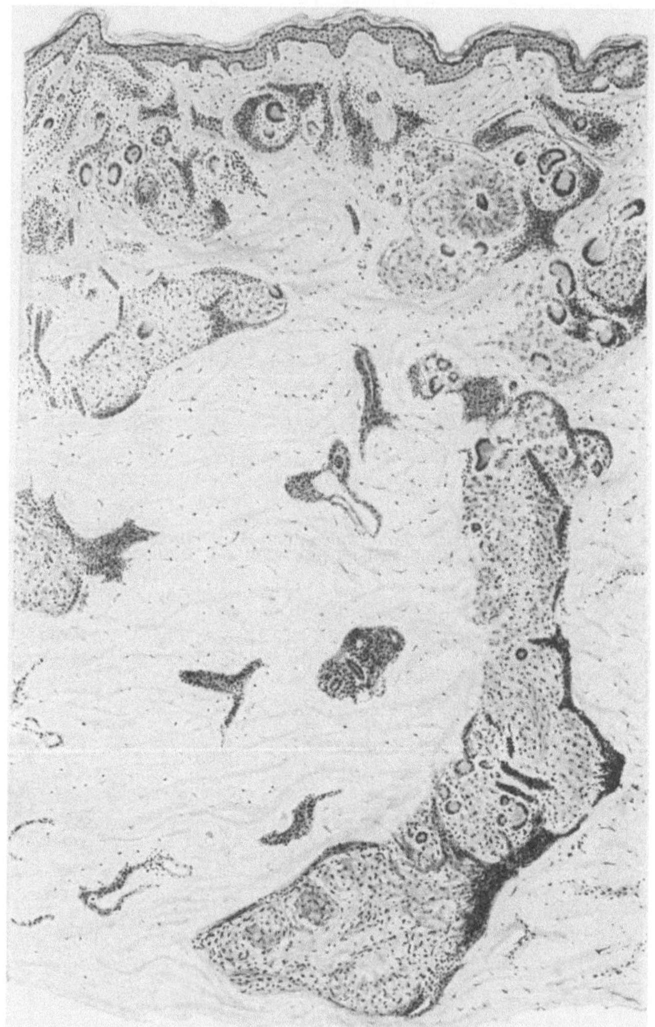

Abb. 6. Tuberkuloide Lepra.

HODARA. Aber erst die Arbeiten von JADASSOHN und von ARNING, der zu derselben Zeit analoge Veränderungen in den peripheren Nerven entdeckte, regten die Diskussion der Frage an. Beide Autoren begegneten damals scharfer und zum Teil ablehnender Kritik, selbst von kompetentester Seite (NEISSER), eben weil damals die Ansicht von der Spezifität der histologischen Tuberkulose noch absolute Geltung hatte. Man konnte sich derartige Läsionen in lepröser Haut nur durch eine Mischinfektion mit Tuberkulose erklären. JADASSOHN hat aber damals schon diese Erklärung abgelehnt, und seine Anschauung, die den Sturz der pathologisch-anatomischen Spezifitätslehre bedeutet, ist siegreich geblieben. NEISSER hat sich durch die Arbeit KLINGMÜLLERS, UNNA, der früher auch geneigt war, jene Fälle als hämatogene Tuberkulosen anzusehen, durch die Untersuchungen seines Schülers MERIAN davon überzeugen lassen, daß auch der Leprabacillus tuberkuloides Gewebe hervorrufen kann. Am längsten ist H. P. LIE diesen Tatsachen skeptisch gegenübergestanden. Weil es ihm gelungen war, aus mehreren Fällen von tuberöser (nicht tuberkuloider!) Lepra, bei denen übrigens auch sonst sichere tuberkulöse Komplikationen vorlagen, Tuberkelbacillen zu kultivieren, hielt er an der Theorie der Mischinfektion fest. LIE hat übrigens seinen ablehnenden Standpunkt auf Grund des Falles von BRUUSGAARD scheinbar auch aufgegeben, erkennt neben Kombinationsfällen[1] eine tuberkuloide Form der Lepra (ohne Mischinfektion) heute an und betont den gutartigen Verlauf derselben. GÉMYS positiven Tierversuch hält JADASSOHN nicht für verläßlich.

Aus den Arbeiten der eben genannten Autoren und aus Untersuchungen von LEWANDOWSKY und ARNING scheint folgendes hervorzugehen: Auch die Lepra kann klinisch und histologisch die Tuberkulose bis zur vollendeten Täuschung nachahmen. Wie wir makroskopische Gebilde haben, die von Lupusflecken nicht zu unterscheiden sind, so wird auch mikroskopisch eine Differenzierung von Tuberkulose oft unmöglich. Zusammensetzung und Form der Infiltrate stimmen bei verschiedenen Erkrankungsformen im tuberkuloiden Aufbau ganz mit dieser überein. Wir finden richtige Tuberkel mit Epitheloiden und Riesenzellen, ja mit zentraler Verkäsung. Das Überwiegen der epitheloiden Zellen über die Lymphocyten und die scharfe Abgrenzung der Infiltrate sind nicht immer sehr ausgesprochen, und selbst wenn sie das sind, nicht genügend, um ein Unterscheidungsmerkmal gegenüber der Tuberkulose zu bieten. Diese Bilder finden sich zwar bei Lupus seltener, sie sind aber geradezu charakteristisch für manche Formen der sog. „Tuberkulide“, die Sarkoide und den Lupus pernio. Die histologische Untersuchung läßt also *in diesen Fällen* (BRUUSGAARD) ganz im Stich. Der Beweis, daß es sich um Lepra und nicht doch um Tuberkulose handelt, muß dann immer durch negativen Tierversuch bei positivem Bacillenbefund (evtl. durch Zuhilfenahme der MUCHschen Färbung) geführt werden.

Es erhebt sich nun die Frage, unter welchen Umständen es gerade zur Bildung der tuberkuloiden Läsionen bei Lepra kommt. Und auch hier scheinen wir uns auf dem Wege zu einem allgemeinen biologischen Gesetz zu befinden. Die Bacillenarmut, zugleich mit tuberkuloider Reaktion des Gewebes, zeigt die Bildung von Antikörpern an. Einen Schritt weiter zur Lösung des Problems könnte das folgende Experiment von MUCH führen, das einer Wiederholung dringend bedürftig wäre. Dieser Autor hat eine Ziege durch Vorbehandlung mit einem bacillenfreien Tuberkuloseimpfstoff gegen Tuberkelbacillen überempfindlich gemacht, d. h. Antikörper gegen Tuberkelbacillen erzeugt. Dieses Tier reagierte nun auf Impfung mit leprösem Material durch Bildung tuberkuloider Herde, während ein nicht vorbehandeltes Kontrolltier nach der Lepraimpfung keinerlei Erscheinungen zeigte. Wir würden also auch hier wieder sehen, daß das tuberkuloide Gewebe nicht das spezifische Produkt einer bestimmten Bakterienspezies ist, *sondern eine Reaktionsform des Organismus, die dort auftritt, wo Bakterien unter der Einwirkung von Antikörpern langsam zerfallen und ihre freigewordenen Toxine in das Gewebe diffundieren lassen.* Wir kommen darauf noch zurück.

In sehr überzeugender Weise führt diese Ansicht ARNING gelegentlich der Beobachtung eines Falles von exzessiv ausgedehnter tuberkuloider Syphilis aus,

[1] Acta dermato-vener. (Stockh.) 8.

wobei er darauf hinweist, daß bei Tuberkuliden, tuberkuloider Syphilis und Lepra die Lokalisationen sehr ähnliche sind: neben Gesicht, Hals, Ohren werden vor allem die Streckseiten der oberen Extremitäten für diese Formen offenbar bevorzugt. Wenn außerdem auch andere Exanthemformen beim selben Individuum bestehen, so geht daraus nur hervor, daß die Allergieform nach Zeit und Ort wechselt (JADASSOHN, LEWANDOWSKY, KYRLE).

So ist es gar nicht wunderbar, daß auch bei den neuentdeckten anderen chronischen Infektionskrankheiten der Haut, deren Zahl noch stets im Wachsen zu sein scheint, tuberkelähnliche Strukturen gefunden werden. Hier war es vor allem GOUGEROT, der die Frage der tuberkuloiden Läsionen in modernem Sinne behandelt hat. Er hat gezeigt, daß nicht nur bei der Sporotrichose, sondern auch bei der Oidiomykose, der Hemisporose und Diskomykose solche Bildungen vorkommen. Und folgerichtig schließt er, daß dem Tuberkel jede spezifische Bedeutung für die Diagnose der Tuberkulose abzusprechen sei. Nur hat er das allgemeine Problem nicht weit genug gefaßt, wenn er die Virulenz eines Mikroorganismus *allein* für ausschlaggebend hält dafür, daß in einem Fall ein entzündliches, im anderen ein tuberkuloides Gewebe entsteht. Es ist notwendig, auch die Antikörperreaktion des Organismus mit in Betracht zu ziehen, also die Macht der Infektion und die der Abwehrmaßnahmen bestimmen die Art der Gewebsreaktion.

Daß diese Erkrankungen nicht nur histologisch, sondern auch der klinischen Diagnose oft außerordentliche Schwierigkeiten bereiten, ist eine bekannte Tatsache. So beschreiben z. B. GLASSER und SLOIMOVIĆI eine gummöse und verruköse, sporotrichoide Tuberkulose, IRVINE zeigt die Ähnlichkeit zwischen Blastomykose und der Tuberculosis verrucosa cutis.

Mit Rücksicht auf diese Ähnlichkeit der Blastomykose mit einer tuberkulösen Erkrankung weisen PLAUT, DARIER, KRAUSE darauf hin, wie vorsichtig man die ätiologische Bedeutung einer Hefeinfektion als Ursache beurteilen soll. Mit Recht verlangen GANS und DRESEL nicht nur den Nachweis von Hefezellen, welche z. B. auch bei tuberkulösen Ulcera als Saprophyten aufzufinden sind, sondern man muß sowohl jede andere Erkrankung ausschließen, wie die Pathogenität der gefundenen Hefeart erweisen. Ich habe gelegentlich der Demonstration eines Falles an diese berechtigten Forderungen KOCHs erinnert, welche er in streng logischer, wissenschaftlicher Weise aufgestellt hat.

Sehen wir einerseits Imitationen der Tuberkulose durch andere Erreger, so kommen Mischinfektionen nicht so selten vor und FREI hat erst jüngst eine solche von Tuberkulose und Lymphogranulomatosis inguinalis vorgestellt. Auch gleichzeitiges Vorkommen von Tuberkulose und Sporotrichose (GOUGEROT und JAUSION) und Blastomykose (GANS und DRESEL) ist bekannt und kann dann zu recht schweren Komplikationen bei der Diagnose führen, die mitunter erst aus dem therapeutischen Effekt oder durch die Tierimpfung zu beseitigen sind. Am häufigsten vergesellschaftet sich Tuberkulose und Syphilis.

Die Nachteile für den Patienten sind gerade unter diesen Umständen bei unrichtiger Diagnose um so bedeutsamere, als durch die gummöse Syphilis ganz außerordentlich rasch große Zerstörungen gesetzt werden, welche durch entsprechende Behandlung fast sicher hintangehalten werden können. Deshalb ist es heute Pflicht, wenn nicht bei jedem, so doch bei jedem halbwegs suspekten Fall die Wa.R. anzustellen und selbst bei negativem Ausfall derselben, sobald der klinische Verdacht besteht, versuchsweise eine antiluetische Kur einzuleiten. — So einfach und folgerichtig dieser Gedankengang auch ist, so oft er auch schon ausgesprochen wurde, immer wieder ereignet sich derselbe Fehler, und unsere raschesten Heilungen, die schönsten Erfolge erreichen wir bei „Lupusfällen" dann, wenn wir nach Erkennung der Krankheit eine spezifische Therapie einleiten.

Die tuberkulöse Infektion des Luetikers erfolgt entweder von außen oder durch Steckenbleiben von Tuberkelbacillen in der Blutbahn aus einem alten Herd. Wie sich solche Doppelinfektionen, die in ein und demselben Organe vorhanden sind, gegenseitig beeinflussen, wurde in der letzten Zeit nicht nur klinisch genauer verfolgt (Frei und Spitzer, Bané), sondern auch experimentell angegangen. Während die Versuche der ersteren keine brauchbaren Resultate lieferten, zeigte Ohnawa, daß syphilitische Nachinfektion in den vorinfizierten Kaninchenhoden die Tuberkulose ungünstig beeinflusse. Wird dagegen nach Ausheilung der Lues mit Tuberkulose nachinfiziert, so scheint eine gewisse höhere Resistenz vorhanden zu sein. Martenstein und Ledermann verfolgten den Verlauf der Erkrankung bei Doppelinfektion mit Tuberkulose und Archorion Quinkeanum am Meerschweinchen. Aus ihren Versuchen geht für uns als bedeutsam hervor, daß insbesondere die Zweitinfektion durch eine vorhergehende Erkrankung sehr wesentlich im Verlaufe geändert wird, indem eine kurz vorhergehende Trichophytieerkrankung die Inkubation für Tuberkulose verlängert und die weitere Entwicklung derselben verlangsamt, während bei länger zurückliegenden Pilzerkrankungen der tuberkulöse Hautherd viel rascher wächst. Ähnliches finden wir auch bei umgekehrten Versuchsanordnungen. Da gewisse Befunde dafür zu sprechen scheinen, daß eine syphilitische Erkrankung für Tuberkulose sensibilisiere, untersuchten Lelong und Rivalier, Dujardin, den Verlauf der Tuberkulinreaktion während des Verlaufes der Syphilis, nachdem diese Frage schon auf dem internationalen Kongreß in Rom (1912) eine Besprechung gefunden hatte, ohne daß sie eindeutig gelöst wurde; sie glauben auch die Lues zu den „anergisierenden" Krankheiten wie Morbillen, Varicellen usw. rechnen zu müssen, indem sie abnehmende bis negative Tuberkulinreaktion fanden parallel der Generalisierung der Syphilis, den Höhepunkt erreichte diese Erscheinung im floriden Sekundärstadium. Artom bestätigt diese Angaben und bezieht die reaktionshemmende Wirkung auf den cutanen Faktor, welcher mit dem syphilitischen Exanthem in Verbindung steht (siehe dagegen oben).

Was lehrt uns die Klinik über das Verhalten der Erkrankungen zueinander? Das seltenere Vorkommnis ist, daß zu einer Lues eine Tuberkuloseinfektion tritt, man findet dies noch am häufigsten beim Säugling und Kleinkinde, im späteren Alter besteht wohl meist schon eine Tuberkulose und zu dieser wird die Lues akquiriert. Was nun die kongenitale Lues anbelangt, so war man früher der Meinung, daß sie die Entstehung der externen Tuberkulose begünstige (Fournier, Leloir, Sergent). Ricord spricht ja von einer Scrofulation der Lues und auch heute noch wird diese Ansicht von manchen Autoren geteilt (Olivera, R. F. Weiss), während andere glauben, daß die beiden Prozesse meist nebeneinander hergehen, ohne sich besonders zu beeinflussen (Cassel, Scherber, Nobécourt). Zahradnický meint doch, daß Syphilis auch bei der Descendenz den Boden für die tuberkulöse Infektion vorbereiten kann.

Auch das Hinzutreten einer Syphilis zu einer Tuberkulose im späteren Alter kann diese und ihren Verlauf ganz unberührt lassen. Doch besteht kein Zweifel, daß nicht so selten eine Tuberkulose aktiviert und dauernd verschlechtert werden kann, wie dies schon den älteren Beobachtern (Neumann, Lang, Finger), bekannt war und neuerlich in überzeugender Weise von Ritter, Zahradnický, beschrieben wurde, der ein Aufflackern einer Halsdrüsentuberkulose bei Lippensklerose nachwies. Andererseits sehen wir auch die syphilitischen Exantheme in ihrem Aussehen und ihrer Schwere anfangs wenigstens verändert, nicht so selten findet man tuberkuloide Formen und Strukturen, doch glaubt Scherber annehmen zu dürfen, daß später durch eine nicht zu schwere Tuberkulose die Luesheilung eher gefördert würde (*Tuberkulinisation*?). Es scheint mir nicht möglich, diesbezüglich absolut gültige Gesetze aufzustellen, maßgebend bleiben immer neben der Schwere der Infektion auch Änderungen in der Kondition des Patienten. Letztere kann auch verständlich machen, daß Tertiärluetische mehr zu sklerotischen Lungenprozessen neigen.

Doppelinfektionen von Tuberkulose und Lues auf der Haut und den Schleimhäuten kommen vor, die älteren einschlägigen Fälle hat Jadassohn kritisch beleuchtet, wobei nur wenige als sicher bestehen blieben (siehe Mraceks Handbuch). Auch die folgenden Beobachtungen, welche Tuberkulinreaktion und Bacillennachweis für die Tuberkulose, den Heilerfolg durch spezifische Therapie für die Syphilis als Grundlage für die Diagnose zu Hilfe nahmen, sind nicht ganz eindeutig. Erst als Wa.R. und Spirochätennachweis herangezogen wurden, kann man von einwandfrei sichergestellten Fällen sprechen. Bering ist ein solcher Nachweis nicht gelungen, dagegen fanden W. Frei und Spitzer (daselbst auch Literatur) zweimal in nicht regionären fistelnden tuberkulösen Lymphomen nach einer luetischen Infektion Spirochäten, in einem davon auch Tuberkelbacillen; in einem dritten Fall wiesen sie in einer Cubitaldrüse bei einem Fleischer neben Spirochaete pallida einen bovinen Tuberkelbacillenstamm nach; hier schien die Annahme, ebenso wie im Falle Fischers gerechtfertigt, daß eine latente Drüsentuberkulose durch die Ansiedlung der Spirochäte manifest wurde; denn Zeichen oder anamnestische Angaben bezüglich einer tuberkulösen Infektion konnten nicht erhoben werden. Die antiluetische Therapie bringt auch solche Drüsen mehr oder weniger stark zum Rückgange. Neue Beobachtungen werden von Bané beigebracht. Auffallend im klinischen Verlaufe von Lupus vulgaris mit Syphilis congenita findet Verrotti das raschere Fortschreiten der Affektion, die an Lues erinnernden girlandenartigen Ränder bei Ulceration und die multiplen, isoliert bleibenden Lymphdrüsenschwellungen; ich brauche nur zu erwähnen, daß dies höchstens Verdachtsmomente sind.

Neben diesen Doppelinfektionen auf dem Blutwege, kennen wir solche auch von außen, besonders bei schweren Phthisikern mit reichlichen Bacillen können exulcerierte, syphilitische Affektionen der Mundschleimhaut mit Tuberkelbacillen besiedelt oder auch bacillär infiziert werden. In letzter Zeit hat Leredde eine ätiologische Bedeutung der Syphilis, speziell Heredosyphilis für manche Tuberkulidformen behauptet. Man muß da vor allem zwischen echtem Tuberkulid und tuberkulidähnlichen Erscheinungen der Syphilis unterscheiden, die allerdings auch kombiniert vorkommen. Die Wa.R. resp. der therapeutische Effekt bringen da keine Entscheidung. Allerdings spricht Leredde in seiner Arbeit von Lupus erythematodes und Angiokeratom, deren Zugehörigkeit zu den Tuberkuliden ja überhaupt nicht feststeht. Alle unsere Erfahrungen sprechen gegen einen solchen Zusammenhang letzterer Erkrankungen mit Syphilis, erst genauere Untersuchungen könnten einen solchen beweisen.

Aus dem Gesagten ergibt sich für unsere Betrachtungen noch ein Moment von nicht geringer Wichtigkeit. Wenn wir die tuberkuloiden Strukturen bei so vielen verschiedenen Infektionskrankheiten antreffen, wenn wir kaum von einer neuen Mykose hören, bei der sie nicht gefunden werden, so muß man sich fragen, ob es nicht noch unter den Krankheiten, die wir heute lediglich mit Rücksicht auf ihr histologisches Bild unter der Tuberkulose mit anführen, eine ganze Anzahl gibt, die nicht den Tuberkelbacillus, sondern irgendeinen anderen, uns noch unbekannten Mikroorganismus zum Erreger haben. Wir sollten diese Möglichkeit nie aus dem Auge verlieren.

Es bleibt noch eine andere wichtige Frage: Wenn der Tuberkel auch nicht für Tuberkulose spezifisch ist, ist er ein notwendiges Kriterium der Tuberkulose oder gibt es auch eine Tuberkulose ohne Tuberkel? Mit dieser Frage haben sich speziell zahlreiche französische Autoren, so die Schule LANDOUZYS, BERNARD und SALOMON, GOUGEROT und in allzu stark verallgemeinender Weise PONCET beschäftigt. Uns interessieren hier vor allem die speziell die Haut betreffenden Untersuchungen GOUGEROTs und LEWANDOWSKYs. Danach geht jedem Tuberkel ein einfach entzündliches Stadium voraus und die Peripherie des Tuberkels zeigt auch noch später dieses Stadium an. So ist es Tatsache, daß bei manchen Krankheitsbildern, deren tuberkulöse Natur heute außer Frage ist, wir häufig Efflorescenzen unter das Mikroskop bekommen, bei denen von einer tuberkelähnlichen Struktur nichts zu sehen ist. Aber andererseits müssen wir bekennen, daß unter allen jenen heute sicher als tuberkulös erwiesenen Hautaffektionen keine einzige ist, bei welcher tuberkuloides Gewebe nicht doch einmal in irgendeinem Stadium gefunden würde. Es kommt eben auf den Zeitpunkt der Untersuchung an.

Man kann den Sinn dieser ganzen Erörterung vielleicht kurz folgendermaßen zusammenfassen: Der Tuberkel ist nicht spezifisch. Seine Anwesenheit allein genügt daher nicht, um die tuberkulöse Ätiologie einer Hautkrankheit zu beweisen. Sein prinzipielles Fehlen ist dagegen ein Moment, das gegen Tuberkulose spricht, sie aber nicht sicher ausschließt. Praktisch werden wir so verfahren, daß wir bei einer Affektion, die häufig das typische Bild des Tuberkels liefert, so lange wir keinen anderen Erreger kennen, immer wieder nach Tuberkelbazillen suchen werden, daß wir andererseits den tuberkulösen Ursprung einer Krankheit nicht prinzipiell darum ablehnen werden, weil sie histologisch nur entzündliches Gewebe zeigt, falls sonst andere Momente für einen Zusammenhang mit Tuberkulose sprechen. Als Beispiele für diese beiden Eventualitäten können wir den *Lichen nitidus* und den *Erythematodes* anführen.

d) Beweise vierter Ordnung: Kombinationen und Statistiken. Diagnose ex juvantibus.

In die vierte, letzte Gruppe sind zunächst jene Beweise zu stellen, die auf Kombinationen und Statistiken beruhen. Hier wäre vor allem das Vorkommen einer Hautkrankheit bei Tuberkulösen zu nennen. Da nun aber nach allen neueren Untersuchungen die überwiegende Mehrzahl aller Menschen als tuberkuloseinfiziert zu betrachten ist, so sagt die Konstatierung dieser Infektion, etwa durch die positive Pirquetreaktion, noch gar nichts über die Ursache einer zufällig vorhandenen Hautaffektion aus. Etwas höher könnte man den Nachweis einer klinisch bemerkbaren Tuberkulose bewerten. Aber auch hier sind große Irrtümer möglich und früher begangen worden. Denn die Tuberkulose kann erst ganz sekundär zu einer Veränderung des Hautterrains Anlaß geben, die das Entstehen nichttuberkulöser Hautleiden begünstigt. Das klassische Beispiel dafür ist die *Pityriasis versicolor*, die von manchen alten Ärzten für ein Symptom der Tuberkulose gehalten wurde. Und doch ist der Zusammenhang nur ein ganz indirekter. Erst die vermehrte Schweißsekretion bei dem der Tuberkulose eigentümlichen Fiebertypus schafft die günstigen Bedingungen zur Ansiedelung des Microsporon furfur, des Erregers der Pityriasis versicolor. Ähnlich ist das Verhältnis der Pigmentationen beim *Morbus Addisoni* zur Tuberkulose. In anderen Fällen können *pernioähnliche Affektionen* der Extremitätenenden besser als auf Embolien mit Tuberkelbacillen auf periphere Zirkulationsstörungen zurückgeführt werden, wie sie sich bei Personen mit Lungenaffektionen nicht selten finden. Ebenso ist es bekannt, daß manche Formen von Skrofulotuberkulose bei Kindern zu besonders hartnäckigen und charakteristisch lokalisierten *Ekzemen* disponieren, die trotzdem nicht als tuberkulös aufgefaßt werden dürfen, sondern nichts anderes sind als gewöhnliche Ekzeme.

Das Wesentliche bei derartigen klinischen Beobachtungen ist die Tatsache, daß eine Hautkrankheit wirklich nur *ausschließlich* bei Tuberkulösen und nie bei Tuberkulosefreien auftritt. Das hat immerhin eine gewisse Bedeutung, und auf diesem Wege sind wir ja auch zur Kenntnis der meisten „Tuberkulide" gekommen. Andernfalls sind wir auf die immer unsicheren statistischen Erhebungen angewiesen, wie oft neben einer gewissen Hautkrankheit klinische Symptome einer Organtuberkulose oder verdächtige Anamnesen vorkommen. Ein wirklicher Beweis läßt sich aus solchen Zusammenstellungen niemals ableiten, wenn sie auch auf die große Anzahl derjenigen wirken, die gewohnt sind, sich ihre Ansichten mehr nach Eindrücken als nach Beweisen zu bilden.

Es bliebe dann schließlich noch der Versuch, auf die Natur einer Krankheit aus ihren *Reaktionen auf die Therapie* zu schließen. Eigentlich sollte es sich darum handeln, einen Mikroorganismus aus seinem Verhalten gegen bestimmte, chemisch gut definierte Substanzen zu erkennen. Hier besteht ein großer Unterschied mit den auf biologischem Wege erzeugten Antikörpern, deren genauere chemische Konstitution wir ja noch nicht kennen. Daß diese in gewissem Grade spezifisch sind, kann nicht bestritten werden. Die Wirkung der chemisch bekannten und darstellbaren Verbindungen ist viel weniger kompliziert, sie ist eine einfach entwicklungshemmende oder abtötende, desinfizierende. Nun gibt es aber kaum ein Desinfizienz, das nur auf ein bestimmtes Virus eine vernichtende Wirkung ausübt und für alle anderen unschädlich ist. Gewiß ist das Verhalten der einzelnen Arten den chemischen Körpern gegenüber durchaus verschieden, aber diese Unterschiede sind im allgemeinen nur quantitativ.

Ein positiver Beweis für die Anwesenheit des Tuberkelbacillus durch die Wirkung einer bestimmten chemischen Substanz existiert bisher nicht. Die eigentliche Chemotherapie der Tuberkulose ist ja noch in den allerersten Anfängen. Von den extern gebrauchten Medikamenten darf hier nicht die Rede sein, da sie im besten Falle als elektive Ätzmittel, aber keinesfalls spezifisch wirken. Hier könnte uns nur ein Mittel dienen, das von der Blutbahn aus imstande wäre, den Tuberkelbacillus in höherem Grade als alle anderen Mikroorganismen zu treffen und dadurch Heilung der tuberkulösen Hautaffektionen zustande zu bringen. Ein solches Mittel haben wir noch nicht. Es mag sein, daß die von verschiedenen Seiten in dieser Richtung unternommenen Versuche doch noch zum Ziele führen. Zu nennen wären hier vor allem die nach dem Finklerschen Prinzip von der Gräfin Linden, Meissen, und speziell für die Haut von A. Strauss inaugurierten Methoden der Kupfer- und Jodmethylenblaubehandlung der Tuberkulose. Aber die Resultate sind auch heute nicht derart, um aus dem Erfolg einer solchen Behandlung ätiologische Schlüsse zu ziehen. Und ebensowenig können wir jetzt noch über die Bedeutung der Goldverbindungen aussagen, mit denen Feldt, Bruck und Glück u. a. die Tuberkulose beeinflussen wollen. Die letzteren Autoren berichten sogar über Lokalreaktionen der tuberkulösen Hautherde, die vielleicht einmal diagnostisch verwertbar werden könnten. Allerdings führt W. Heubner diese Reaktionserscheinungen mehr auf eine allgemeine Gefäßwirkung der Goldsalze zurück, die sich im Krankheitsherd stärker bemerkbar mache, als auf ein Zugrundegehen von Tuberkelbacillen und Einwirkung freigewordenen Tuberkelbacillentoxins. Im Kapitel der Therapie werden wir auf diese Fragen noch einmal zurückkommen.

Gibt es also keine positiven chemotherapeutischen Wirkungen, die uns als Beweismittel für die Anwesenheit von Tuberkelbacillen in einem Krankheitsherd dienen können, so hat man dem *negativen* Ergebnis, wo es sich um die Unterscheidung von der Lues handelt, seit langem eine große Bedeutung beigemessen. Die Chemotherapie der Lues ist ja fast so alt wie diese Krankheit in Europa, ja sie ist bis heute neben der Chinintherapie der Malaria immer noch das glänzendste Beispiel ihrer Art geblieben. In der Tat sind bei richtiger Anwendung die Wirkungen des Quecksilbers und auch des Jodkali auf luische Prozesse so auffallend, daß man hier von alters her mit einem gewissen Recht von einer „spezifischen" Behandlung gesprochen hat. Als drittes ist jetzt das Salvarsan hinzugekommen, in dessen Einführung durch EHRLICH wir bis jetzt den Gipfelpunkt der modernen chemotherapeutischen Bestrebungen überhaupt bewundern. Es erhebt sich nun die Frage: Ist die Aktion dieser drei Mittel so ausschließlich auf Syphilis eingestellt, daß wir bei einer deutlich wahrnehmbaren Heilwirkung durch diese die Tuberkulose als Ursache einer Krankheit ausschließen können?

Von einer Spezifität im strengsten Sinne kann am wenigsten beim *Jodkali* die Rede sein. Schon früher wurde ihm ja ein resorbierender Einfluß bei allen möglichen infiltrativen Prozessen, auch bei solchen mit bekannter Ursache, z. B. der Aktinomykose, zugeschrieben. Wir kennen aber jetzt eine Krankheit, für welche das Jodkali, wenn man so sagen darf, fast noch spezifischer ist als für die Syphilis, die Sporotrichose. Denn es stellt für sie einstweilen das einzige wirksame Agens dar. Aber auch bei der Lepra sind lokale und allgemeine Reaktionen auf Jodkali bekannt. Bei sicherer Tuberkulose haben nur wenige Autoren eine Einwirkung des Jodkali feststellen können; und nach allem kann man wohl sagen, daß prompte und völlige Heilung einer Hautaffektion durch Jodkali allein entschieden gegen Tuberkulose spricht. Erwähnt werden muß hier jedoch, daß AUDRY auf 4—6 g Jodkali kongestive Rötungen um Lupusherde herum auftreten sah, denen freilich keine Heilung folgte. Er vergleicht diese lokalen Erscheinungen aber bereits mit der sog. JARISCH-HERXHEIMERschen Reaktion bei Lues.

Diese hat in den letzten Jahren wieder erhöhte Aufmerksamkeit gewonnen. Man versteht darunter die häufig zu beobachtende Entstehung einer geröteten Zone um syphilitische Efflorescenzen ursprünglich im Anschluß an eine Hg-Injektion. Man erklärt dies Phänomen meist durch Zerfall von Spirochäten unter der Einwirkung des Hg und daraus folgendes Freiwerden von Toxin, das auf die Gefäßwände einwirkt. Vorausgesetzt, daß das Hg nur für die Spirochaete pallida und für keine anderen Mikroorganismen in dieser Art giftig ist, könnte man dieser Reaktion eine gewisse spezifische Bedeutung beimessen. Es scheint auch, daß sie nach Hg fast nur bei wirklicher Lues beobachtet worden ist. Nach den Schilderungen von Herdreaktionen bei Tuberkulose, wie sie z. B. DU CASTEL von seinen mit Kalomel behandelten Lupusfällen liefert, handelt es sich jedenfalls um ganz ausnahmsweise und nur mit geringer Deutlichkeit auftretende Phänomene. Auch OPPENHEIM berichtet über solche Reaktionen bei nicht luischen Hauterkrankungen nach Hg.

Das *Salvarsan* hat in viel stärkerem Maße die Fähigkeit, eine HERXHEIMERsche Reaktion hervorzurufen als das Hg. Das ist ohne weiteres verständlich, wenn man nach obiger Theorie die an sich stärkere Baktericidie, das größere Quantum und den intravenösen Injektionsmodus berücksichtigt. Daher sehen wir auch nach Salvarsaninjektionen gar nicht selten HERXHEIMERsche Reaktionen von einer Intensität, wie wir sie früher kaum zu Gesicht bekommen haben, und es ist bekannt, daß manche schweren cerebralen Erscheinungen nach Salvarsan durch einen analogen Vorgang in den Meningen erklärt werden. Kann man nun den Eintritt einer intensiven HERXHEIMERschen Reaktion bei einer fraglichen Affektion als beweisend für Lues ansehen und gegen Tuberkulose verwerten? Die Frage hat, so gestellt, mehr ein theoretisches als ein praktisches

Interesse. Denn da die Reaktion bei Lues hauptsächlich um spirochätenreiche Efflorescenzen beobachtet wird, so wird in den meisten Fällen schon vorher das Mikroskop die Entscheidung geliefert haben. Dennoch ist zu betonen, daß der Herxheimerschen Reaktion keineswegs ein diagnostischer Wert zukommen würde, wie wir ihn etwa der Herdreaktion nach subcutaner Tuberkulininjektion haben zuerkennen müssen. Denn hier war die Entstehung der entzündungserregenden Toxine an einen viel komplizierteren, in viel höherem Grade spezifischen Mechanismus gebunden. Bei der Salvarsanreaktion läge das Spezifische ja nur darin, daß das Mittel nur auf die Spirochaete pallida eingestellt und für ein anderes Virus nicht bakterizid wäre. Das scheint aber nicht der Fall zu sein.

Herxheimer und Altmann haben zuerst eine deutliche, in manchen Fällen sogar sehr intensive Lokalreaktion auf Salvarsan an Lupusherden beobachtet. Vielleicht werden auch die Tuberkelbacillen durch das Salvarsan einmal derartig geschädigt, daß spezifisches Toxin aus ihnen frei wird, welches dann eine der Tuberkulinreaktionen analoge Entzündung hervorruft. Doch wäre auch die Möglichkeit einer Entstehung in dem Sinne vorhanden, daß in bestimmten entzündlichen Herden eine Speicherung des Medikamentes infolge höherer Avidität der Zellen oder aber eine direkte Gefäßwandschädigung durch dasselbe (Matzenauer, Oppenheim) erfolgt; es würde dann auch die entzündliche Reaktion z. B. der Erythematodes-Plaque nach Goldinjektionen so zu erklären sein. Allerdings ist es bemerkenswert, daß die eigentliche Jarisch-Herxheimersche Reaktion doch meist nach der ersten Injektion auftritt, bei der die Keime in hohem Maße zugrunde gehen. Auch Bizzozero glaubt nach seinen Untersuchungen ihr Entstehen auf den Zerfall der Spirochäten unter dem Einfluß spezifischer Mittel beziehen zu müssen. Nicht unmöglich ist es, daß einmal das Spirochätentoxin, in einem anderen Falle das medikamentöse Gefäßgift zur Wirkung kommt, daß es sich also um komplexe Vorgänge handelt (Bettmann), bei denen spezifische und unspezifische Elemente mitspielen. Die Lokalreaktion auf Salvarsan ist demnach gewiß nicht für Lues spezifisch. Sie kann bei Tuberkulose auftreten, bildet also kein sicheres Beweismittel, um die Frage nach der Ätiologie einer Hautläsion zu entscheiden.

Wichtiger ist der therapeutische Einfluß des Salvarsan, sowie des Hg und Bi. Betrachten wir zunächst das Salvarsan. Keines von allen uns bekannten therapeutischen Agenzien ist ja mit so viel Scharfsinn und Folgerichtigkeit gerade für eine ganz bestimmte Virusart ausprobiert und auf diese „eingestellt" worden. Über die sichere, in vielen Fällen verblüffende Heilwirkung gegenüber den luischen Läsionen herrscht wohl heute kein Zweifel mehr. Wie das Mittel sich gegen Tuberkulose verhalten würde, konnte man von vornherein kaum wissen. Eine Überlegung mußte man allerdings machen. Der Hauptfaktor der Salvarsanwirkung ist das Arsen. Und vom Arsen weiß man seit Jahren, daß es für manche bisher zur Hauttuberkulose gerechnete Erkrankungen („Sarkoide") von ausgesprochener, ja in gewissem Sinne „spezifischer" Wirkung ist. Es liegen nun über die Behandlung dieser Formen, sowie anderer „Tuberkulide" mit Salvarsan einige Beobachtungen, zuerst von französischen (Ravaut, Arnault, Tzanck und Pelbois, Pautrier), aber auch von anderen Autoren vor. Danach sind in mehreren Fällen von „Sarkoiden" rasche Heilungen eingetreten; es muß aber betont werden, daß bei allen die Wa.R. positiv war, also zum mindesten eine Kombination mit Lues im Spiele gewesen sein könnte (Milian). Jedoch sind auch bei anderen reinen Fällen von „Tuberkuliden" einige Heilerfolge erzielt worden. Beim Lupus vulgaris haben zuerst Herxheimer und Altmann deutliche Heilwirkungen beschrieben. Allerdings kombinierten sie bei ihren therapeutischen Versuchen gleich Salvarsan mit Tuberkulin, so daß ihre Erfolge, ebenso wie die von BERNHARDT, der ihre Methode nachprüfte, nicht rein im Sinne einer Salvarsanwirkung zu verwerten sind. SEQUEIRA hatte damit nur geringen Erfolg bei tuberkulösen Erkrankungen, was auch unseren Erfahrungen entspricht. Aber selbst wenn wir die erreichten Resultate ganz auf das Konto des Salvarsan setzen dürften, wäre immer noch ein großer Unterschied gegenüber der Wirksamkeit des Mittels bei luischen Hautaffektionen vorhanden. Denn die Heilungsvorgänge treten bei Lupus weder so rasch ein, noch sind sie entfernt so vollkommen wie bei Syphilis. Trotzdem dürfen wir auf Grund der zitierten Beobachtungen bei Tuberkuliden dem Salvarsan für die „Diagnose ex juvantibus" keine absolute Bedeutung mehr beimessen, wenn auch rasche und radikale Heilung einer Hautkrankheit durch Salvarsan eher für einen luischen als für einen tuberkulösen Ursprung spricht.

Etwas anders verhält es sich mit dem *Quecksilber*. Seine seit Jahrhunderten bewährte Bedeutung als „Spezificum" gegen Syphilis hat auch durch die Entdeckungen der letzten Jahre keine Einbuße erlitten. Allerdings ist auch das Hg schon als Mittel gegen Hauttuberkulose angewandt und empfohlen worden. Einiges Aufsehen erregten seinerzeit die Mitteilungen des belgischen Arztes ASSELBERGS, der 25 Lupusfälle durch Kalomelinjektion gebessert oder geheilt haben wollte. Später ist es von dieser wie von anderen Hg-Methoden der Tuberkulosebehandlung wieder ganz still geworden. JADASSOHN hat das ganze Material kritisch gesichtet und ist zu dem Schluß gekommen, daß eigentlich nur sehr wenige Fälle übrig bleiben, wo es als wahrscheinlich angesehen werden kann, daß tuberkulöse Hautläsionen durch Hg-Behandlung geheilt sind, daß aber in diesen Fällen eine Kombination von Lues und Tuberkulose nicht von der Hand zu weisen ist. Alle Autoren, bei denen sich wie bei JADASSOHN und BROCQ (siehe Dissertation von LONGIN) reichste Erfahrung auf diesem Gebiete mit wissenschaftlicher Kritik vereinigt, müssen anerkennen, daß eine wirkliche Heilung von Hauttuberkulose durch Hg ganz außerordentlich selten ist, und daß daher deutliche Erfolge dieser Behandlung immer gegen Tuberkulose ins Treffen zu führen sind. Aber einzelne, gut untersuchte Fälle bedürfen noch der Erklärung, z. B. die Fälle von GAUCHER und WEISSENBACH, WOLTERS und GRÜNBERG, wo bei ulceröser Schleimhautaffektion der Mundhöhle und des Rachens Tuberkelbacillen nachgewiesen worden sind, aber trotzdem durch Hg und Jodkali Heilung erzielt wurde. Hier müssen wir doch wieder die Möglichkeit einer Mischinfektion von Tuberkulose und Syphilis in Erwägung ziehen; man könnte den Vorgang vielleicht so deuten, daß bei einem syphilitischen Individuum Tuberkelbacillen sich auf luischen Ulcerationen angesiedelt haben. Die intensive Narbenbildung bei Abheilung des luischen Prozesses könnte dann auch zur Abkapselung und zum Verschwinden der tuberkulösen Herde führen. Dabei ist eine gewisse Neigung der Rachentuberkulose zur Spontanheilung zu berücksichtigen, wozu auch noch die Besserung des Allgemeinzustandes kommt. Für ähnliche Fälle in künftiger Zeit ist die Wa.R. zur Aufklärung unerläßlich. Denn sie wird jedenfalls entscheiden, ob ein durch Lues verändertes Terrain vorliegen kann. In einem Falle von RUSCH, wo eine bakteriologisch nachgewiesene Tuberkulose der Gaumenschleimhaut auf Jodkali heilte, fiel die Wa.R. positiv aus. SACHS, RAVAUT, AUGAGNER verzeichneten nie Erfolge durch Hg und Jod bei reinen Hauttuberkulosen.

Die frühere Zeit war allein auf klinische Beobachtungen angewiesen. Aber selbst diese bejahen die Frage nach der Möglichkeit einer Mischinfektion mit beiden Krankheiten. Doch ist sie wohl sehr viel seltener als frühere Untersucher angenommen haben. Denn manche von diesen stützen sich nur auf den histologischen Beweis, dessen Unzulänglichkeit wir weiter oben schon dargetan haben; und sicher sind viele durch die lupoiden und tuberkuloiden Formen der Syphilis getäuscht worden. Trotzdem bleiben einige wenige Fälle, wo keine andere Deutung möglich ist. An sich ist es ja auch bei der Häufigkeit beider Infektionen gar nicht unverständlich, daß sie sich im gleichen Hautbezirk einmal kombinieren und superponieren können, zumal beide die Eigenschaft haben, sich mit Vorliebe an einem „Locus minoris resistentiae" anzusiedeln. Es mag sich darum ebensowohl ein tertiäres Syphilid um eine tuberkulöse Drüse, an oder gar auf einem alten Lupusherd entwickeln, wie eine schon bestehende luische Affektion vom Blute her oder von außen mit Tuberkelbacillen infiziert werden kann. Von den wenigen Fällen sicherer Mischinfektionen, die JADASSOHN anerkennt, können wohl alle durch die eine oder andere dieser beiden Entstehungsarten erklärt werden. Recht deutlich wurde aber gerade in diesen Fällen die doppelte Infektion durch den Erfolg der Hg-Therapie. Nachdem die luetische Erkrankung abgeheilt war, blieben die tuberkulösen Herde zurück, wurden jetzt erst recht deutlich und waren selbst von intensiver Hg-Kur nicht mehr zu beeinflussen. In einem Fall von BERING scheint das Hg bei einer Mischinfektion geradezu verschlechternd auf die Drüsentuberkulose eingewirkt zu haben. Alles in allem muß man also doch der Diagnose ex juvantibus einen gewissen Wert zusprechen. Zwar kann sie niemals einen absoluten Beweis liefern, daß eine Dermatose nicht durch Infektion mit Tuberkelbacillen bedingt ist. Aber recht wahrscheinlich ist es schon, *daß eine Hautaffektion, die auf Salvarsan, Bi, Hg und Jodkali sicher und rasch heilt, nicht den Tuberkelbacillus als Hauptursache hat.*

Dasselbe gilt für den Erfolg bei *lokaler* Applikation von Quecksilberpräparaten; auch da wird eine prompte, mehr weniger vollständige Heilung sehr, ja manchmal sogar mit Sicherheit für Lues sprechen, während vorübergehende, scheinbare Besserungen, Reinigung von Geschwüren nicht so selten auch bei Tuberkulose beobachtet werden. — Nochmals sei betont, daß statistische Daten nur mit größter Vorsicht verwendet werden sollen, sie befriedigen am allerwenigsten unter den Argumenten für die tuberkulöse Natur einer Hautkrankheit.

B. Die Pathogenese der Hauttuberkulose.

1. Die Disposition.

Die Frage nach der *Disposition* zur Erkrankung an Tuberkulose ist auch heute noch nicht gelöst. Manche Probleme, die unter dieser Rubrik früher behandelt wurden, sind jetzt durch die Entwicklung der Immunitätslehre in ein anderes Licht gerückt und werden daher besser bei dieser besprochen, z. B. die Änderung der „Disposition" während des Verlaufes der Krankheit. Trotzdem bleibt noch ein besonderes Problem der Disposition bestehen, das nicht ganz in der Infektions- und Immunitätslehre aufgeht. Die Disposition zur Infektion mit Tuberkelbacillen ist — das darf man wohl sagen — für den Menschen ganz allgemein. Es ist fraglich, ja unwahrscheinlich, daß beim Menschen eine natürliche, angeborene Immunität gegen Tuberkulose vorkommt. Die Sektionsergebnisse und die Resultate der Tuberkulinprüfungen weisen darauf hin, daß die allermeisten Menschen einmal eine Infektion mit Tuberkelbacillen durchgemacht haben.

Ob und inwieweit aber außerdem der Verlauf dieser Infektion durch konstitutionelle und dispositionelle Momente beeinflußt wird, wie Individuum, Familie, Rasse, Organe verschieden reagieren, das wäre Sache der folgenden Untersuchungen. Die Behandlung dieser Frage begegnet bereits im Anfange der größten Schwierigkeit, da schon der Begriff der Konstitution sehr verschieden gefaßt wird. Die einen begrenzen ihn recht eng, während z. B. BOCHARDT meint, daß als wichtigstes konstitutionelles Moment die geänderte Reaktionsfähigkeit anzusehen ist, und ähnlich versteht PFAUNDLER unter Konstitution die individuelle Art der Reizbeantwortung eines Individuums. Ebenso zeigt uns die Typeneinteilung die größten Widersprüche bei den einzelnen Autoren, die von einer Einigung noch weit entfernt sind (SCHOLTZ, PFAUNDLER). Zudem wird die Konstitution von vielen nicht als etwas Starres angesehen, sondern als beeinflußbar und veränderlich. R. SCHMIDT definiert sie als ein neurogenzirkulatorisch-endokrines Problem; die Faktoren wären also zum Teil angeboren, erfahren aber durch endogene und exogene Einwirkungen des postembryonalen Lebens mannigfache Wandlungen. Und MARTIUS faßt unter diesen Begriff die gesamte individuelle Körperverfassung zusammen, welche aus einem ererbten idiotypischen und einem erworbenen paratypischen Anteil bestehe. Bei dieser Weite der Begriffsbestimmung läßt sich sehr viel, fast alles darunter zusammenfassen. PUHL, HANKERT meinen, daß Konstitution und Disposition für die Infektionsmöglichkeit der Lunge gar keine Rolle spielen, sondern nur die Exposition, dagegen wird eine gewisse Organdisposition für die Lokalisation immerhin angenommen. Es ist zweifellos, daß die Exposition in erster Linie steht, doch kann man wohl behaupten, daß unter sonst gleichen Umständen gewisse Menschen eher der Infektion unterliegen. — So scheint es richtig zu sein, daß der asthenische Typus (BAUER, SCHULTZ), der eine Variante des Status degenerativus ist, mehr für Erkrankungen an Tuberkulose empfänglich ist, wie er ja überhaupt Noxen gegenüber weniger Widerstand leistet. Und SPIETHOFF glaubt bei der Tuberculosis lichenoides öfter diesen Typus anzutreffen, für die anderen Formen der Hauttuberkulose sei kein Typus prävalent. LUNDBORG macht auf die große Zahl der tuberkulös Erkrankten unter Rassenmischlingen aufmerksam. — Und BAUER sagt wohl mit Recht bei aller Vorsicht, daß der Erbanlagenbestand das Verhalten des Individuums gegenüber der Infektion mit Tuberkelbacillen *mit*bestimmt.

Sehr interessant ist sein Bericht über die Geschichte einer Familie, bei der die schlanken und hageren Mitglieder auf Vaters Seite, von dem aus auch die Tuberkulose stammte, an Tuberculosis pulmonum litten. Zwei von sieben Geschwistern erkrankten an Tuberkulose, aber mit Lokalisation an der Haut (Lupus) und in Drüsen, der Typus dieser Kinder war ein von mütterlicher Seite vererbter breitwüchsiger und abnorm fettleibiger. Es liegt nahe, die Änderung der Organanfälligkeit auf Verschiedenheiten der Konstitution und der biologischen Reaktion zurückzuführen, doch hat natürlich eine einzelne Beobachtung wenig Beweiskraft.

Es ist unzweifelhaft, daß man eine gewisse Organminderwertigkeit anzunehmen berechtigt ist oder, wenn man will, eine gewisse Infektionsbereitschaft, geringere Resistenz einzelner Systeme bei gewissen Personen oder Rassen. Eine oft angeführte Beobachtung von PLANNER-WILDINGHOF könnte meiner Ansicht nach mindestens auch so gedeutet werden. In einem sibirischen Gefangenenlager gingen viele Hunderte der deutschen, österreichischen und ungarischen Internierten an einer rapid verlaufenden Tuberkulose der Drüsen und des Darmes, welcher eine miliare Aussaat folgte, zugrunde, während die Lunge fast vollständig verschont blieb; den gleichen Typus zeigte die Tuberkulose der in der Umgebung ansässigen Mongolen, während die zugewanderten Juden an Lungenphthise litten. Die Ansicht MEINICKEs geht dahin, daß es sich um eine Variante des *Tuberkelbacillus* bei den Mongolen handelte mit besonderer Affinität zum Drüsensystem, gegen welche die Gefangenen nicht immunisiert waren. Zugegeben, daß es verschieden affine Tuberkelbacillen gäbe, so muß MEINICKE doch auch eine gewisse Organminderwertigkeit in Form eines geringen Schutzes oder einer größeren Empfänglichkeit bestimmter Systeme annehmen. Könnte dies, frage ich, nicht auch allein für die Erklärung genügen? Dazu kommt natürlich noch die starke Unterernährung, schlechte Behausung und mangelnde Reinlichkeit und schließlich möchte ich auch noch eine eigene Beobachtung an einem allerdings viel kleineren Materiale aus der Gefangenschaft hinzufügen, daß nämlich zuerst die Drüsen am Halse und Unterkiefer erkrankten, so daß die Infektion von der Mund-Rachenhöhle sehr wahrscheinlich war. Es wäre also auch die Art des Infektionsmodus in Betracht zu ziehen, indem bei Mongolen und Gefangenen infolge der meist gemeinsam gebrauchten Eßgeräte und Schüsseln die Übertragung veranlaßt wurde, während bei den Juden wegen ihrer rituellen Gebräuche diese Art der Infektion keine Rolle spielte, sie aber der aerogenen Infektion infolge der schlechten hygienischen Bedingungen verfielen. Dies auch nur ein Beispiel für die Schwierigkeiten bei solchen Erklärungsversuchen.

Das geringe bisher erschlossene Tatsachenmaterial macht es überflüssig, uns in weitere Betrachtungen einzulassen. — Nur sei noch bemerkt, daß von tuberkulösen Müttern geborene Kinder Dystrophien aufweisen können, doch keineswegs so häufig als dies vielfach angenommen wird. Sie sind auch nicht spezifischer Natur. Die schwere Erkrankung kann gelegentlich eine gewisse Keimschädigung herbeiführen, größere Bedeutung dürfte aber wohl den Schädlichkeiten während der Gravidität zuzuschreiben sein. Daneben soll nicht unerwähnt bleiben, daß manche Statistiken von Kinderärzten sehr gute Befunde bei den Descendenten Tuberkulöser ergeben sowohl bezüglich des Geburtsgewichtes als auch der weiteren Entwicklung, sofern nur die Säuglinge bald in gute hygienische und Ernährungsverhältnisse gebracht werden. Letzteres ist wohl der springende Punkt, wodurch der zarte Organismus von der Infektionsquelle ferngehalten wird.

Wir haben uns hier insbesondere mit der Disposition *der Haut* zu tuberkulöser Erkrankung zu beschäftigen. Und da kann man den Satz an die Spitze stellen, daß die Haut in geringerem Grade als fast alle anderen Organe des Körpers zur Erkrankung an Tuberkulose disponiert ist. Nicht so sehr die niedrige Temperatur (Gerhardt) oder der häufige Temperaturwechsel (Strauss), als das chemische und anatomische Substrat scheinen dem Wachstum des Tuberkelbacillus nicht sonderlich günstig zu sein und seiner Ansiedlung einen gewissen Widerstand entgegenzusetzen. Das gilt nicht nur für die menschliche Haut. Eine vergleichende Betrachtung zeigt auch für die Tiere das auffallend seltene Vorkommen spontaner Hauttuberkulosen auch bei sonst im hohen Grade tuberkuloseempfindlichen Arten. Es scheint sogar heute sichergestellt, daß die Tuberkelbacillen die normale Tierhaut durchwandern und eine innere Tuberkulose erzeugen können, ohne in der Haut selbst die geringsten Krankheitserscheinungen hervorzurufen. Das haben Courmont mit André und Lesieur, Babes, C. Fränkel und Königsfeld an Meerschweinchen und Kaninchen nachgewiesen. Zwar haben Takeya und Dold die alte Baumgartensche Ansicht, daß der Tuberkelbacillus immer an der Invasionspforte tuberkulöse Veränderungen erzeugt, gegenüber C. Fränkel zu stützen versucht. Sie fanden in den positiv verlaufenden Fällen in der Haut stets eine wenigstens mikroskopisch nachweisbare Tuberkulose. Da Babes und C. Fränkel 4—48 Stunden nach der Einreibung die Tuberkelbacillen in den Lymphgefäßen der Subcutis nachgewiesen haben, so ist es sehr wohl möglich, daß der Tuberkelbacillus tatsächlich die Haut durchdringen kann, ohne sie zu schädigen.

Wie sich die menschliche Haut in dieser Beziehung verhält, werden wir wohl kaum jemals mit Sicherheit herausbringen können. Die Frage auf experimentellem Wege zu lösen, ist unmöglich, und klinische Beobachtungen können hier höchstens zu Vermutungen führen. Es ist wohl ganz gut denkbar, daß die Haut für Tubekelbacillen permeabel wäre, und manche isolierte Drüsentuberkulose auf diesem Wege entstehen könnte. Aber sehr wahrscheinlich ist es nicht, daß dieser Infektionsmodus praktisch eine größere Rolle spielt, da unter natürlichen Bedingungen eine so intensive Einreibung des Tuberkelbacillus in die Haut wie im Tierversuch wohl niemals stattfindet. Die Fälle wo Infektionen sich an Verletzungen angeschlossen haben, begannen alle mit einer tuberkulösen Hauterkrankung an der Impfstelle. Von der Schleimhaut des Mundes und besonders der Nase aus könnte analog den Tierversuchen von CORNET noch eher ein Durchwandern von Bacillen stattfinden, und es kommt gelegentlich vor; aber auch hier haben wir wohl meistens einen lokalen Impfaffekt.

Wie dem auch sei, die Frage, ob die Tuberkelbacillen die Haut durchdringen können, ohne eine Erkrankung derselben hervorzurufen, ist nicht die wichtigste zur Beurteilung der allgemeinen Hautdisposition für Tuberkulose. Eine ganze Reihe anderer Momente sprechen noch dafür, daß diese Disposition gering ist, vor allem die Seltenheit der Hauttuberkulose gegenüber anderen Lokalisationen der Infektion, die relative Gutartigkeit und das langsame Fortschreiten der meisten Formen von Hauttuberkulose. Vergleichen wir die manchmal in Jahren kaum bemerkbare Vergrößerung tuberkulöser Hautherde mit dem stetigen Fortschreiten tertiärer Hautsyphilide oder den Zerstörungen, die der Tuberkelbacillus in dieser Zeit in anderen Organen anrichtet, so wird man schon zu der Annahme gedrängt, daß die Haut kein Nährboden ist, der dem Tuberkelbacillus eine üppige Entwicklung gestattet. Das zeigt ja auch das Mikroskop: die Spärlichkeit der Tuberkelbacillen in den meisten tuberkulösen Hautläsionen. In einem Medium, das an sich keine günstigen Entwicklungsbedingungen bietet, werden den Tuberkelbacillus schädigende Faktoren, die im ganzen Organismus vorhanden sind, besonders stark zur Wirkung kommen. Wir denken hier ganz allgemein an spezifische, antibakterielle Schutzvorrichtungen irgendwelcher Art. In der Haut werden ihnen die Tuberkelbacillen eher verfallen als in anderen Organen, da ihre Vitalität hier sowieso schwächer ist. Haben wir also einerseits fortschreitende Prozesse, wie sie durch virulente, sich stark vermehrende Tuberkelbacillen hervorgerufen werden, in der Haut relativ selten, so müssen wir andererseits jene vorübergehenden Erscheinungen, die durch zugrunde gehende Tuberkelbacillen erzeugt werden, in der Haut häufiger treffen. Die Haut muß ein guter Indikator für diese Erscheinungen sein, die uns an inneren Organen ganz entgehen oder sich nur durch geringe Allgemeinsymptome bemerkbar machen. Daß sich das tatsächlich so verhält, werden wir später bei der Darstellung der Immunitätsvorgänge und der „Tuberkulide" noch ausführlich zu besprechen haben.

Die Schwierigkeit des Dispositionsproblems beginnt erst, wenn wir von der allgemeinen Hautdisposition für Tuberkulose zur speziellen Disposition und ihrer Bedeutung im Einzelfalle übergehen. Immer wieder werden wir hier die Abgrenzung gegenüber Infektionsgelegenheit und Immunität vorzunehmen haben. Das beginnt schon bei der Betrachtung der verschiedenen *Lebensalter* in ihrer Beziehung zur Hauttuberkulose. Es scheint hier auf den ersten Blick selbstverständlich, der kindlichen Haut im Vergleich zu der des erwachsenen Menschen eine besondere Disposition zu tuberkulöser Erkrankung zuzuerkennen. Denn die meisten der fortschreitenden Tuberkuloseformen beginnen schon in der Kindheit und auch die benignen exanthematischen Formen finden sich häufiger bei Kindern als bei Erwachsenen. Aber besonders die erste dieser beiden Tatsachen läßt sich nicht rein im Sinne einer erhöhten Hautdiposition verwerten, sondern hängt ebenso sehr mit Immunitätsverhältnissen zusammen. Wir müssen es jetzt wohl als bewiesen annehmen, daß die meisten Menschen in der Kindheit eine Tuberkuloseinfektion durchmachen, die sie im späteren Leben bis zu einem gewissen Grade gegen Neuinfektion schützt. Trifft also eine Tuberkelbacilleninfektion die Haut in einem Alter, wo sich dieser Schutz noch nicht ausgebildet hat, so wird sie natürlich leichter haften als im späteren Leben, wo jene Immunität schon vorhanden ist. Dann sind aber auch die Gelegenheiten zu einer Infektion von außen im kindlichen Alter ungleich häufiger als später. Von begünstigenden Momenten brauchen wir nur das Kriechen auf dem Boden, die Häufigkeit kleiner Hautläsionen, die als Infektionspforte dienen, die noch nicht erfolgte Erziehung zur Sauberkeit zu erwähnen. Jedenfalls überwiegt die Bedeutung der Infektionsgelegenheit wesentlich die der Heredität (FEER). HÜTER, CORNET betonen auch die Zartheit der Haut und die Weite der Lymphspalten beim Kinde als wichtiges Moment für die größere Ansteckungsfähigkeit desselben.

Gegen „aufgeschlossenes" Tuberkelbacillentoxin scheint allerdings die Haut des Kindes empfindlicher zu sein als die des Erwachsenen. Das zeigen schon die oft ganz außerordentlich intensiven Reaktionen auf lokale Tuberkulinimpfungen nach PIRQUET oder MANTOUX. Deshalb finden wir auch wohl die Überempfindlichkeitsreaktionen auf hämatogene Aussaat von Tuberkelbacillen, die „Tuberkulide", häufiger und oft hochgradiger ausgebildet bei Kindern und jugendlichen Individuen als in späteren Lebensaltern. An sich ist das gar nichts Merkwürdiges, denn wir sehen ja auch auf vielerlei andere bakterielle und toxische Schädlichkeiten die Kinderhaut intensiver reagieren.

Daß die Hauttuberkulose im allgemeinen eine Erkrankung des Kindes- und jugendlichen Alters ist, geht aus allen Statistiken hervor; auch bei unserem Materiale finden wir folgende Zahlen:

1—10 Jahre	57 männlich	59 weiblich
11—20 „	158 „	218 „
21—30 „	114 „	133 „
31—40 „	94 „	120 „
41—50 „	62 „	112 „
51—60 „	43 „	81 „
61—70 „	24 „	45 „
71—80 „	2 „	10 „

Es ergibt sich daraus auch die fallende Tendenz der Erkrankungen vom 30. Lebensjahre angefangen.

Wenn wir von Hauttuberkulose sprechen, so wissen wir, daß es sich dabei vor allem um die Tuberculosis luposa handelt, denn diese ist die Form der tuberkulösen Erkrankung der Haut, welche alle anderen Arten an Zahl weitaus überragt, z. B. zählt PREININGER 70,2%, allerdings wird man auch da divergente Zahlen erhalten, je nachdem ob sie nur aus Hautkliniken gewonnen werden, oder ob sämtliche Hauttuberkulosen erfaßt werden konnten.

Umgekehrt hat man geglaubt, daß die Haut im höheren Alter, speziell die senil veränderte Haut, eine besondere Unempfindlichkeit gegen die Infektion mit Tuberkelbacillen besitze. Das ist nicht ganz richtig. Denn trotz der relativen Immunität gegen Neuinfektion bei den meisten erwachsenen Menschen gibt es doch kein Lebensalter, in dem nicht tuberkulöse Erkrankungen der Haut auftreten könnten. So ist auch das Greisenalter beineswegs davor bewahrt. Allerdings werden hier häufig besonders benigne Krankheitsformen beobachtet, worauf speziell JADASSOHN aufmerksam gemacht hat. Trotz manchmal raschen peripheren Fortschreitens zeigen diese Formen eine gewisse Neigung, oberfächlich zu verlaufen und weisen oft im Zentrum ausgedehnte und vollständige Spontanheilungen auf.

Diese Tatsache konnte auch durch neuere Arbeiten von BOLLAG, FISCHL erhärtet werden. Ersterer berichtet u. a. über einen Fall, dessen Leiden erst im 82. Lebensjahr begann. FISCHL fand bei unserem Materiale der letzten 5 Jahre

125 Patienten nach dem 50. Lebensjahre erstmalig erkrankt, davon 21 sogar erst nach dem 60. Lebensjahre. Beide Autoren zählten etwa doppelt soviel Weiber als Männer und stimmen darin überein, daß diese Fälle verhältnismäßig rasch auf unsere therapeutischen Maßnahmen reagieren. Die Gutartigkeit ist einmal bedingt durch die während des Lebens erworbene Immunität, es mag aber auch die atrophische und trockene senile Haut dem Tuberkelbacillus als Medium nicht besonders zusagen; jedenfalls sticht auch im histologischen Bilde die Tendenz zur fibrösen Abkapselung der lupösen Herde sehr ins Auge.

Wie dem *Alter*, so hat man auch dem Geschlecht einen gewissen Einfluß auf die Disposition zugeschrieben. Es ist auffallend, wie sehr in der Statistik das weibliche Geschlecht dominiert. Hamel gibt für Deutschland, Garcia del Mazo für Spanien übereinstimmend an, daß zwei Drittel der Lupuspatienten weiblichen Geschlechtes waren, und Cappelli fand unter 450 Lupuskranken Frauen doppelt so oft erkrankt als Männer. Die Daten, welche aus der Zeit nach dem Kriege stammen, stimmen im wesentlichen mit denen aus der Vorkriegszeit überein (Raudnitz, Grouven, Jadassohn, Renouard u. a.), das Prozentverhältnis zueinander schwankt, die Überzahl der Frauen ist überall ersichtlich.

	Fälle	Frauen	Männer
Bollag (1919, Basel)	229	69,9%	30,1%
Fönss (1921, Kopenhagen)	—	etwa 47,5%	etwa 25,0%
Gardiner (1921, Edinburg)	355	58,9%	41,1%
Grön (1921, Norwegen)	379	etwa 73,0%	etwa 27,0%
Somogyi (1921, Ungarn)	194	64,4%	35,6%
Martenstein (1921, Breslau)	67	56,7%	43,3%
„ (1921, Breslau)	63	65,1%	34,9%
Leipold (1925, Pommern)	111	56,5%	43,5%
Kropatsch (1920—1927, Wien)	1332	58,4%	41,6%

Das Überwiegen der Erkrankten weiblichen Geschlechtes geht danach auch aus allen neueren Statistiken (auch bei Brandt) klar hervor, einzelne Autoren berichten über besonders hohe Prozentsätze (70% und darüber), jedenfalls sollen nur große Zahlen verwendet werden, sonst können verhältnismäßig bedeutende Differenzen zutage treten, wir sehen dies schon bei Martenstein, der in zwei aufeinander folgenden Jahren mit fast gleicher Frequenz um fast 10% verschiedene Zahlen erhält. Hamels, Pelc' Bemerkung, daß die Geschlechtsdifferenz im ersten Lebensjahrzehnt nicht vorhanden ist, könnte man damit erklären, daß eben die Haut bei beiden Geschlechtern in der Kindheit kaum stärkere Strukturunterschiede aufweist; ja in manchen Statistiken prävalieren sogar die erkrankten Knaben, erst mit der Pubertät von 10—20 Jahren kehre sich das Verhältnis um (Hamel), dies scheint auch aus unseren Beobachtungen hervorzugehen. Die größere Zahl lupuskranker Frauen ist vor allem auf Rechnung der Häufung von Lupus im Gesicht bei diesen zu stellen (Pelc).

Die Ursachen für das Prävalieren des weiblichen Geschlechtes sind uns eigentlich nicht bekannt, eine ganze Reihe von solchen werden beschuldigt: die Zartheit und damit größere Verletzlichkeit der Frauenhaut soll die Anfälligkeit erhöhen (Jadassohn), ebenso disponiere die mehr häusliche von frischer Luft abgeschlossene Betätigung in gleichem Maße für Lungen- und Hauttuberkulose, auch triebe Eitelkeit die Frau früher zum Arzte. Dagegen scheint auch nach unseren Erfahrungen Gravidität und Geburt für die Entstehung und Ausbreitung des Lupus nur geringe Bedeutung zu haben. Kollege Klaften hat eine größere Zahl einschlägiger Fälle untersucht und ist zu dem Resultate gelangt — die genauere Mitteilung wird später erfolgen —, daß in der überwiegenden Mehrzahl der Fälle der Lupus durch die Gravidität keine Propagation erfährt, ja bei geeigneter Behandlung gute Rückbildung zeigt. Nur bei vernachlässigten, unbehandelten Hauttuberkulosen sieht man *zuweilen* Verschlimmerungen.

In die Augen fallend beim Überblick über ein größeres Hauttuberkulosematerial ist das Vorherrschen bestimmter *Lokalisationen*. Aber auch hier soll man sich hüten, alles auf die ungleiche Hautdisposition der verschiedenen Körperregionen zu schieben. Sicher sind solche Unterschiede vorhanden. Ganz bekannt ist z. B. die Seltenheit tuberkulöser Affektionen auf der behaarten Kopfhaut. Selbst progrediente Lupusformen machen oft an der Haargrenze Halt. Hier kann man wohl mit Recht die Ursache in der abweichenden anatomischen Beschaffenheit der Kopfhaut suchen. Denn Infektionsgelegenheiten sind ja genügend vorhanden. Wenn wir aber im übrigen die Tuberkulose mit Vorliebe an den unbedeckt getragenen Körperteilen, Gesicht und Händen lokalisiert finden, so ist daran sicher viel weniger die erhöhte Disposition schuld, als der Umstand, daß diese Teile der Infektion von außen am meisten ausgesetzt sind. Es gibt keine Gegend des Körpers, an der nicht tuberkulöse Hautaffektionen vorkommen könnten. Und für die hämatogenen Infektionen haben wir auch wieder ganz andere Prädilektionsstellen. Einige Angaben in dieser Hinsicht folgen weiter unten.

Die *Vererbung der Disposition* zur Tuberkulose im allgemeinen, die meistens als eine Tatsache hingenommen wird, ist bisher noch durchaus nicht einwandfrei wissenschaftlich bewiesen. BEITZKE kommt auf Grund eines großen Sammelreferates zu dem Schluß, daß bisher die Forschungen sehr wenig Positives zur Entscheidung dieser Frage gebracht haben. Gewiß mag die Konstitution und der zur Phthise disponierende Habitus vererbt werden und in derselben Familie wiederkehren, aber niemals wird sich unter diesen Verhältnissen auch erhöhte Infektionsgelegenheit ausschließen lassen. Noch schwieriger ist es, zu sagen, ob für die Hauttuberkulose eine *vererbbare* und *familiäre Disposition* eine Rolle spielt. Man findet wohl Fälle von Hauttuberkulose bei mehreren Mitgliedern derselben Familie, aber die Zahl dieser Vorkommnisse ist nicht so groß, um sehr überzeugend für eine besondere Bedeutung der familiären Disposition zu sprechen, wobei immer an Kontaktinfektionen zu denken ist (JADASSOHN, KOPPMANN, EPSTEIN). Bemerkenswert ist es allerdings immer, wenn sich seltenere Tuberkuloseformen bei Geschwistern finden, wie das bei der Tuberculosis lichenoides, der indurativen Tuberkulose (BAZIN) und dem als Tuberkulose allerdings noch fraglichen Erythematodes gelegentlich vorkommt. Hier könnte man doch an eine angeborene Veranlagung der Haut im Sinne einer besonderen Empfindlichkeit gegen aufgeschlossene Tuberkelbacillentoxine denken. Das wäre nicht so etwas Ungewöhnliches, denn wir sehen ja auch bei Mitgliedern einer Familie weitgehende Ähnlichkeit des Hautorganes in seinem Verhalten gegen äußere Reize, z. B. gegen Licht (Epheliden, Xeroderma pigmentosum), aber auch gegen chemische Körper, oder im Vorhandensein seltener Anomalien (z. B. familiäre Xanthomatose). Gerade für die „Tuberkulide" werden wir immer noch eine besondere Empfindlichkeit der Haut anzunehmen haben, und diese könnte ganz gut vererbbar sein. Aber beweisen läßt sich das bis jetzt noch nicht, auch nicht auf statistischem Wege. WICHMANN findet Beispiele, bei welchen Mutter und Kind an derselben Krankheitstype, sogar mit gleicher Lokalisation leiden, *nicht selten* und will in solchen Fällen sogar eine auffällige Gleichartigkeit des Habitus erkennen. Wir selbst konnten solche Vorkommnisse an einem sehr großen Materiale nicht häufig beobachten, am ehesten noch bei der Skrofulose, doch darf gerade bei dieser das Milieu als mitbestimmender Faktor nicht außer-acht gelassen werden.

Ebensowenig Positives wie über die Familien- wissen wir über die *Rassendisposition*. Aus der eben zitierten Zusammenstellung von BEITZKE geht hervor, daß die scheinbar geringe Empfänglichkeit bestimmter Rassen sich fast immer durch günstigere hygienische Bedingungen erklären läßt, und daß, falls Angehörige dieser Rassen in schlechtere Verhältnisse versetzt werden, sie ebenso häufig erkranken wie die Umgebung. Es ist sogar eine für die Immunitätslehre nicht unwichtige Beobachtung, daß Angehörige eines relativ tuberkulosefreien Volkes, wenn sie in ein tuberkuloseverseuchtes Milieu geraten, besonders widerstandslos der Krankheit gegenüber sich erweisen. Also auch da ist die Infektionsgelegenheit und die Durchseuchungsresistenz, was wir ja auch z. B. von der Lues wissen, wichtiger als die Disposition. Allerdings ist für die Haut hier doch eine Einschränkung zu machen. Es ist nicht zu leugnen, daß gerade das Hautorgan als Rassenunterscheidungsmerkmal eine besondere Rolle spielt, daß die Haut eines Negers, Japaners und Europäers verschiedener ist als die inneren Organe derselben Rassen. Aus der Verschiedenheit des anatomischen Substrates könnten sich denn auch Unterschiede in der Häufigkeit der Hauttuberkulose bei bestimmten Rassen und Völkern erklären. Solche Unterschiede scheinen tatsächlich zu bestehen, ohne daß sie durch paralleles Verhalten der inneren Tuberkulosen bei den gleichen Nationen zu deuten wären. So ist es bekannt, daß bei den Japanern, in Amerika, in manchen subtropischen Gegenden (Turkestan) Lungentuberkulose häufig, dagegen Hauttuberkulose und besonders Lupus recht selten vorkommt. Allerdings wird in *Japan* eine langsame stetige Zunahme nach Koike beobachtet. Noch merkwürdiger ist es, daß die Empfindlichkeit der Haut gegen Tuberkelbacillen auch bei rasseverwandten Völkern nicht gleich zu sein scheint. Wer die Kasuistik über „Tuberkulide" verfolgt, wird leicht den Eindruck haben, daß sie in manchen Gegenden häufiger sind als in anderen. So ist es auffallend, daß nach Unna, Arning, Lewandowsky, Wolters (Rostock) die Tuberkulide in Norddeutschland verhältnismäßig seltener sind als an anderen Orten, sie werden auch in Paris nicht so häufig gesehen als z. B. in Bern. Es ist das bis jetzt ein Rätsel, das uns neben anderen die „Geographie der Dermatologie" aufgibt.

Es bleibt uns noch eine wichtige Frage zu erörtern, ob anderweitige Krankheiten, ob pathologische Zustände nicht tuberkulöser Natur die Disposition zur Erwerbung einer Hauttuberkulose erhöhen können. Mit diesen Worten haben wir schon das Gespenst der „*Skrofulose*" heraufbeschworen. Die einen wollen die Skrofulose als „Skrofulotuberkulose" ganz zur Tuberkulose gerechnet wissen. Die anderen sehen das Wesen der Skrofulose in einer besonderen Konstitutionsanomalie. Cornet nimmt eine tuberkulöse und eine nichttuberkulöse Form der Skrofulose an. Die Skrofulose ist nach seiner Ansicht „eine unter dem Einfluß einer besonderen Diathese entstandene pyogene, tuberkulöse oder Mischinfektion".

Von der Skrofulose spricht bereits Hippokrates und hat den Begriff auch schon von seinen Altvordern übernommen. — Wenn Lewandowsky die Frage aufwirft, ob denn dieser Krankheitstypus heute überhaupt seine Existenzberechtigung hat, so glauben wir sie überzeugt bejahend beantworten zu müssen, in dem Sinne, daß es sich bei der Skrofulose um einen Symptomenkomplex handelt, und dieser Krankheitsbegriff so lange festzuhalten ist, als die Genese nicht eindeutig gelöst erscheint, resp. die Möglichkeit besteht, einzelne Untergruppen genau zu definieren. — Zur Diagnose Skrofulose sind wir dann berechtigt, wenn wir einerseits der für sie charakteristischen Krankheitsgruppierung begegnen und andererseits eine hochgradige Allergie auf Tuberkulin konstatieren. Wir sehen also, daß sich das Bild der Skrofulose aus zwei Komponenten zusammensetzt, jedenfalls aber unserer Meinung nach eine tuberkulöse Infektion vorhanden sein muß. Ob auch durch andere Ursachen allein Skrofulose *ähnliche* Erkrankungen entstehen können, das kann nicht Sache unserer Erörterung sein.

Das klinische Bild (auch von Marfan treffend geschildert) ist ein wohlbekanntes, auch den Laien auffallendes: Die dicke Nase und die oft rüsselartig vorspringende Oberlippe, welche häufig Sitz entzündlicher Erscheinungen sind, ekzematöse Erkrankungen um dieselben und auch sonst am Körper, die häufigen Katarrhe der Nasenschleimhaut, Entzündungen der Ohren, der Lidränder, der Augen in Form der Conjunctivitis phlyctaenulosa und der Keratitis, die Schwellung der Drüsen am Unterkiefer und Halse, welche der Facies scrophulosa das charakteristische Aussehen verleihen und die Namengebung veranlaßten, die blasse Gesichtsfarbe des Patienten, aus allen diesen Symptomen, welche sich langsam entwickeln und lange persistieren, setzt sich der skrofulöse Typus zusammen, am deutlichsten ausgesprochen bei dem *torpiden* Habitus. Die Drüsen verwachsen oft mit der Haut, welche dann eine rote bis livide Färbung annimmt, es kommt schließlich zur Perforation, aus den Fisteln und Ulcerationen entleert sich lange Zeit dünner Eiter und schließlich erfolgt Ausheilung mit jenen unschönen, auffallenden, oft hypertrophischen und gestrickten Narben. — Für nicht glücklich halte ich es, wenn Rost von Scrofuloderma, skrofulösem Ekzem und gar von „Lichen scrophulosorum“ als Krankheiten spricht, „welche wir auf dem Boden der Skrofulose entstanden denken“. Sie kommen gelegentlich bei Skrofulösen vor, haben von ihr sogar den schlechten Namen erhalten, wir treffen aber mindestens zwei von ihnen ebenso häufig ohne ein Stigma von Skrofulose an. — Der *erethische* Habitus wird vielfach überhaupt nicht zur Skrofulose, sondern der kindlichen Tuberkulose zugerechnet, wohl mit Recht, weil ja bei diesen die Zeichen der Skrofulose kaum ausgesprochen sind. Tuberkulöse Knochen- und Gelenkerkrankungen, ebenso Hauterscheinungen (Ekthyma, Tuberculosis lichenoides, subcutane Gummen u. a.) kommen zwar häufig vor, ebenso anderweitige Drüsenschwellungen, besonders der trachealen Drüsen, pulmonale Tuberkulose kann hinzutreten, zeigt jedoch fast stets benignen Charakter, sie vervollständigen das Bild, gehören aber nicht unbedingt dazu.

Wir sehen also, daß diese Erkrankung, welche fast nur dem kindlichen Alter angehört, aus einer großen Reihe von Einzelerscheinungen besteht, von denen natürlich nicht alle beim speziellen Falle ausgesprochen sein müssen, und daher kommt es auch, daß manche Autoren den Begriff weiter, andere enger fassen, aber auch gewisse differentialdiagnostische Schwierigkeiten, besonders gegen kongenitale Syphilis ergeben sich daraus. Als conditio sine qua non fordern wir aber die bestehende tuberkulöse Infektion, welche allerdings meist eine besondere Form, im wesentlichen eine abgeschwächte annimmt. Sehr häufig wurden in den skrofulösen Erscheinungen auch Tuberkelbacillen gefunden, doch werden sie oft auch vermißt, aber auch dann ist die Tuberkulinreaktion im Krankheitsherd fast immer stark positiv.

Für den eigentümlichen Verlauf der Tuberkulose wurden verschiedene Momente angeführt. So nahm Arloing Infektion mit abgeschwächten Stämmen an, andere glauben, daß die geringe Zahl der Keime daran schuld sei oder die Art derselben (Typus bovinus). Daß letzteres gewiß nicht ausschlaggebend ist, ergibt sich schon aus früher Gesagtem, da der Typus nicht die Form der Erkrankung bedingt.

Das Skrofuloseproblem allein von bakteriologischer oder immunbiologischer Seite zu beleuchten, wäre wohl einseitig, wir müssen uns doch fragen, ob nicht konstitutionelle oder konditionelle Bedingungen vorhanden sind, welche uns diese eigentümliche tuberkulöse Infektion der Haut und den besonderen Verlauf zu erklären vermögen. Wichmann hat versucht, die verschiedenen sehr zahlreichen Skrofulosetheorien übersichtlich zu ordnen; es sei auf seine Arbeit in der dermatologischen Zeitschrift: „Skrofulose und Hauttuberkulose", ebenso auf F. KRUSE: „Der heutige Stand der Skrofulosefrage" verwiesen. Seit langem (LELOIR) hat die größte Rolle der „*Lymphatismus*" gespielt. Man hätte darunter eine „erhöhte Krankheitsbereitschaft" des Organismus infolge einer pathologischen Anlage des Lymphsystems zu verstehen. Auf den besonderen Verlauf tuberkulöser Erkrankungen unter diesen Bedingungen hat besonders auch F. KRAUS hingewiesen. Der Status thymico-lymphaticus, der allerdings heute als Einheit nicht mehr aufrecht erhalten wird (HEDINGER), sollte nach BARTEL ebenfalls gewisse auffällige Lokalisationen der Tuberkulose mit sich bringen. Die *exsudative Diathese*, welche W. SIEMENS mit Recht eine Zusammenfassung von Symptomen nennt, hat CZERNY zunächst scharf von der Skrofulose getrennt, später aber nahm er für letztere eine Kombination von Tuberkulose mit einer Diathese an, seine Erweiterungen der skrofulösen Symptomatologie müssen als nicht glücklich bezeichnet werden. Sicher besteht eine gewisse Verwandtschaft mit der lymphatischen Diathese, dem Lymphatismus, wie er z. B. durch ESCHERICH und MORO erklärt wird als „Neigung des Organismus zu Entzündungsreaktionen hartnäckiger und rezidivierender Natur (mit Ausschwitzungen von Lymphe), an denen sich primär und sekundär das lymphatische Gewebe ausgesprochen beteiligt". TACHAU hält einen, wenn auch nicht zwangsmäßigen Zusammenhang zwischen exsudativen Diathesen und Epitheldisposition für erwiesen. Nach MORO und ESCHERICH wäre demnach die Skrofulose nur die Tuberkulose des lymphatischen (exsudativen) Kindes. Beide Krankheiten, Tuberkulose und Lymphatismus, verändern durch die Kombination ihren Charakter, und dadurch entsteht als Interferenzerscheinung das besondere Bild der Skrofulose, eine Ansicht, der sich auch FEER anschließt. Etwas abweichend sieht CORNET die Anlage zur Skrofulose „in einer auf die Haut, Schleimhäute und das Lymphsystem lokalisierten Diathese oder Krankheitsbereitschaft, die auf anatomischen Verhältnissen beruht, nämlich auf einer weiteren Steigerung der der Kindheit schon normalerweise zukommenden erhöhten Durchlässigkeit der Haut, Schleimhaut und Lymphwege — ein Zustand, den man als gesteigerten Infantilismus, oder besser als Embryonalismus bezeichnen kann". Diese Erklärung gibt also tatsächlich eine anatomische Disposition zur Infektion mit Tuberkulose zu.

Mit Recht weist aber unserer Meinung nach SPIELER darauf hin, daß das exsudativ-lymphatische Kind ein ganz anderes Bild darbiete als das skrofulöse, und RIETSCHEL lehnt das Bestehen dieser Konstitution als Ursache für das Erscheinen des skrofulösen Habitus nach erfolgter Tuberkuloseinfektion ab, auch WICHMANN betont die Differenzen der beiden nachdrücklichst. Daß Skrofulose und exsudativ-lymphatische Diathese miteinander nicht wesensverwandt sind, geht schon daraus hervor, daß erstere eine Erscheinung der Armut und Verwahrlosung ist, durch hygienische und gegen die Tuberkulose gerichtete Maßnahmen, wenn auch langsam der Heilung zugeführt wird, während die Diathese gar nicht so selten schon bei nicht tuberkulösen Säuglingen und bei wohlhabenden Bevölkerungsschichten vorkommt und durch rein diätetische Maßnahmen beseitigt werden kann. Auch ist ein gleichzeitiges Vorkommen beider absolut nicht immer zu konstatieren, was doch verlangt werden müßte, wenn eines die Grundlage des anderen sein sollte.

Nach diesem kurzen Überblicke müssen wir also erkennen, daß die Auffassung der Skrofulose noch keineswegs einheitlich und geklärt ist. Auffallen muß aber doch, daß sich das Geschehen bei der Skrofulose vor allem im Gesichte abspielt, es muß also eine lokale Ursache vorhanden sein. SPIELER sieht diese in wiederholten Passagen der Tuberkelbacillen am selben Orte, wodurch daselbst Tuberkulinempfindlichkeit entstehe. Dieses Vorkommnis soll nicht geleugnet werden, aber vielleicht kommt noch etwas anderes hinzu, das sind die häufigen Staphylo- und Streptokokkeninfektionen im unhygienischen Milieu, welche nach Redecker eine generelle Allergie erzeugen, der die spezifische dann noch superponiert wird. Es würde sich also um eine Kombination von sehr häufigen Schmutzinfektionen im Gesichte, speziell an den zarten Übergangsstellen von Haut zur Schleimhaut, katarrhalischen Entzündungen der letzteren und mehr weniger häufigen spezifischen Infektionen mit spärlichen, vielleicht auch abgeschwächten Bacillen handeln, womit auch Hayeks Definition übereinstimmen dürfte. Nicht unmöglich wäre, daß die Bacillen bei der Passage durch die Haut (Neufeld, Königsfeld), besonders wenn schon ein gewisser Immunitätsgrad erreicht ist, weniger virulent werden. Der hohe Aciditätsgrad bei unverletzter Haut (Marchionini) könnte als Ursache der Abschwächung angesehen werden, ebenso die mit den Sekreten der Schleimhaut zur Ausscheidung kommenden Tuberkulotoxine (Pfaundler), sowie die Abwehrmaßnahmen von seiten des Rachenringes und der Drüsen bei Eindringen von der Schleimhaut aus (Beitzke). Daß daneben auch andere konstitutionelle Erscheinungen (lymphatische, exsudative Diathese) das Bild zu *beeinflussen* imstande sind, bedarf eigentlich keiner Erwähnung, ganz ebenso wie Jahreszeit, Ernährung usw. nicht belanglos sind. Aber endogene Faktoren allein ohne tuberkulöse Infektion können höchstens Skrofulose vortäuschen, weshalb manche Kliniker von einer *Pseudoskrofulose* sprechen.

Nehmen wir nun die kombinierte banale und spezifische Infektion für die Entstehung der Skrofulose an, so ist es uns doch nicht erklärlich, warum in dem einen Falle eine Tuberkulose, im anderen eine Skrofulose entsteht, welch letztere in den Jahren nach dem Kriege entschieden seltener geworden ist, vielleicht infolge besserer Hygiene und dadurch Vermeidung der banalen Infektionen. Rost sieht die Ursache dafür in der Wechselwirkung endogener und exogener Faktoren, von denen er nur für letztere einige anführt: Virulenz und Menge der Erreger, Art des Eintritts derselben. Wichmann glaubt die Ursache in einer kongenital bedingten, besonderen physiko-chemischen Beschaffenheit des Bindegewebes und der Lymphe sehen zu müssen, deren kolloidaler Zustand ganz eigen geartet sein könnte. Beweise für diese Annahme fehlen.

Zusammenfassend können wir also sagen, daß die Skrofulose eine Form der kindlichen Tuberkulose ist, deren Symptome durch das Zusammentreffen einer hohen Entzündungsbereitschaft bestimmter Haut- und Schleimhautpartien mit consecutiver Lymphdrüsenaffektion ist und einer wiederholten schwachen, tuberkulösen Infektion, wobei der Weg durch die Haut vielleicht eine gewisse Bedeutung hat. Dazu kommen noch Schmutzinfektionen, Ernährungsstörungen usw. als exogene Ursachen (Jamin). In Konsequenz davon finden wir den Organismus hoch allergisch, das bedeutet Kampf gegenüber der Invasion und in vielen Fällen einen Sieg, indem der Körper einen hohen Immunitätsgrad erreicht und dadurch schwerere Erkrankungen hintangehalten werden. Der letzte Schleier des Problems ist allerdings noch nicht gelüftet, da uns unbekannt ist, welcher endogene Faktor gewisse Individuen gerade für diese Erkrankung disponiert. Das Wesen dieser Anlageanomalie genau zu erforschen, ist auch heute noch eine zu erfüllende Aufgabe.

Wir haben bisher von den konstitutionellen und dipositionellen Einflüssen auf die Erkrankung und deren Verlauf gesprochen, es muß aber als feststehend angesehen werden, daß es solche auch auf die Art des Reaktionstypus gibt, obwohl auch da Immunitätsverhältnisse mitspielen dürften und nicht außer acht gelassen werden sollen.

Die konstitutionell bedingte, allgemeine tuberkuloide Reaktions*fähigkeit* des Organismus (Lewandowsky, Volk, Kyrle) wird allerdings nicht auf jeden Infekt eintreten, gewisse Mikroorganismen bedingen immer nur banale Entzündungen, andere, zu denen der Tuberkelbacillus gehört, führen unter bestimmten Umständen zu tuberkuloidem Gewebe. Diese Fähigkeit kann nun durch konditionelle Momente wesentlich erhöht und verallgemeinert werden, dahin gehört der Zustand der Allergie, welche bei einem bereits tuberkulös infizierten Körper auftritt; derselbe ist dann nicht nur gegen verschiedene, nicht spezifische Giftstoffe überempfindlich, sondern *er antwortet auf Angriffe von solchen besonders leicht mit der Entstehung eines tuberkuloiden Gewebes am Orte der Applikation.*

Es wird uns daher nicht wundernehmen, wenn wir auf Injektion von bacillenhaltigem Materiale tuberkuloide Strukturen erhalten, doch sind solche auch nach Tuberkulindialysaten (ZIELER) bekannt; auffallender schon ist es, wenn der Organismus mit eben dem Krankheitstypus antwortet, welcher gerade die Haut befallen hat, also wenn sich an Stelle einer Alttuberkulin- oder einer WILDBOLZschen Eigenharninjektion, resp. einer Pirquetimpfung bei einem Lupösen ein Lupus entwickelt (JADASSOHN, VOLK und BRÜNAUER, NAEGELI, FENYÖ). Auch konnte ich öfters darauf verweisen, daß banale Hautentzündungen bei Hauttuberkulösen tuberkuloide Struktur annehmen können. Doch für alle diese Vorkommnisse wäre noch immer auch die Vorstellung möglich, daß sich an einem Locus minoris resistentiae auf dem Blutwege, ja sogar exogen Tuberkelbacillen angesiedelt haben, obzwar ich immer wieder auf die Gleichartigkeit des Typus verweisen möchte.

Solche Einwände müssen aber bei einer anderen selteneren Reaktionsform schwinden, welche *ich* gelegentlich der von OPPENHEIM vorgestellten auffallenden Tumoren nach Morphiuminjektionen angenommen habe, die aber bei bestimmten Individuen auch auf andere Stoffe folgen, es ist dies der *sarkoide Reaktionstypus*. Besteht ein solcher, dann wird das Haut- und Unterhautzellgewebe auf verschiedene Insulte mit der charakteristischen Sarkoidbildung antworten. Daß dem so ist, konnte ich dadurch demonstrieren, daß ich auf intracutane Injektionen einer dünnen Aufschwemmung von Tusche bei einer Sarkoidkranken nicht etwa die gewöhnliche Fremdkörperreaktion, sondern eine sarkoide Bildung erhielt. Vielleicht am schönsten geht die Bedeutung der Änderung der Kondition aus einer eigenen Beobachtung hervor, bei der ein auch mikroskopisch sichergestellter postexanthematischer Lupus, welcher Herde über den ganzen Körper zerstreut aufgewiesen hatte, nach einigen Jahren wieder auf meine Station kam, wobei mir die Änderung des klinischen Aspektes auffiel. Eine an mehreren Stellen vorgenommene Excision ergab überall Sarkoidstruktur, der lupöse Typus hatte sich in einen sarkoiden verwandelt, man konnte jetzt nur die Diagnose eines kleinpapulösen Miliarlupoids stellen. Das Umgekehrte finden wir im Falle GOLDSCHMIDTs, bei dem sich zunächst ein Miliarlupoid mit schwach positiver Tuberkulinreaktion findet, bei einer zweiten Aufnahme, vier Jahre später bot sich das Bild eines circinär-verrukösen Lupus mit stark positivem Mantoux.

Ähnliche Vorkommnisse sind uns ja auch sonst in der Dermatologie bekannt, seit KÖBNER das Phänomen beschrieben hat, wissen wir, daß der Organismus bei Erkrankungen unter gewissen Bedingungen verschiedene Reize in einer ganz bestimmten Richtung verarbeitet, weshalb KREIBICH dies als „isomorphen Reizeffekt" bezeichnet; wir finden ihn beim Lichen ruber planus, acuminatus, beim Darier, Erythema multiforme usw (HERXHEIMER, BETTMANN, FISCHER, BUSCHKE und SKLARZ, HECHT). Aber auch bei solchen Erkrankungen werden wir diese Erscheinung nicht immer und auch nicht stets gleich stark ausgesprochen finden, der Grund für die Schwankungen in der Kondition ist uns unbekannt, ohne Zweifel ist auch die Art und Stärke des Reizes von Belang.

Schließlich muß man auch noch dispositionelle Momente für die Ausbreitung und Lokalisation der Tuberkulose annehmen neben den Immunitätsverhältnissen, welche allerdings vielfach übergeordnet sind. In letzterer Hinsicht hat W. JADASSOHN am Kaninchenohr allerdings in einer kleinen Versuchsreihe nachgewiesen, welche Bedeutung ein Trauma für das Auftreten der Tuberkulose hat. Durch eine große Reihe von Arbeiten ist es erwiesen, daß im Blute Tuberkelbacillen kreisen, deren Zahl und Virulenz natürlich nicht immer gleich ist. Zum Nachweis derselben im strömendem Blute bedient man sich am besten der Züchtung und des Tierversuches. Die färberische Darstellung ist aus früher angegebenen Gründen nicht stichhaltig, einzig der positive Tierversuch sagt uns, ob virulente Tuberkelbacillen vorhanden sind. Zu diesem Zwecke injiziert man das frisch entnommene Blut stets mehreren Meerschweinchen in der Menge von 3—5 ccm in die Bauchhöhle oder subcutan in inguine. Um größere Mengen Blutes verwenden zu können (8—10 ccm), ohne das Tier dadurch zu töten, reichern BERTHELON und DELBECQ nach Hämolysierung die Bacillen durch Zentrifugieren an. Man kann auch 10—20 ccm Menschenblut mit wenig Antiformin behandeln, sedimentieren, dann waschen und, in physiologischer Kochsalzlösung aufgenommen, in die Bauchhöhle injizieren. Will man ganz exakt sein, so müssen die Organe der Versuchstiere nicht nur makroskopisch, sondern auch mikroskopisch durchforscht werden.

Daß die Bacillen nach Infektion sehr rasch in die Blutbahn gelangen können, geht aus einer ganzen Reihe von einwandfreien Tierversuchen hervor. Sowohl nach Verfütterung (REICHENBACH und BOCK, KOVACS) konnten schon nach ganz kurzer Zeit (mitunter schon nach 90 Minuten) die Erreger im Blute und in Organen nachgewiesen werden, ebenso wenn man sie per Klysma, durch den Magen oder Dünndarm verabreichte (ORTH und RABINOWITSCH, J. KOCH und B. MÖLLERS). JAENNEL inokulierte an der Ohrenspitze des Kaninchens und schnitt die Infektionsstelle nach verschiedenen Zeiten ab, alle Tiere, bei welchen dies später als nach einer Stunde geschah, wurden tuberkulös. Ja LÖWENSTEIN konnte zeigen, daß nach Infektion eines Meerschweinchens an der Hinterpfote und nach 5 Minuten später erfolgter Amputation derselben ein Übertritt ins Blut nicht verhindert werden konnte, Beweis für die Schnelligkeit der Verschleppung von Erregern. Zu ganz ähnlichen Resultaten kamen SATA und seine Schüler und MARTENSTEIN wies nach, daß bereits eine Viertelstunde nach Verimpfung von $^1/_{100}$ mg Tuberkelbacillen in scarifizierte Haut die Erreger in den regionären Drüsen vorhanden sind, etwas später, nach 1—2 Stunden bei intradermaler Applikation. Im Blute gelang der Bacillennachweis bei diesen Mengen nie. Übrigens erfolgt die Propagation anderer Erreger, von Spirochäten (KOLLE), Trichophyton (MARTENSTEIN, W. JADASSOHN) auch außerordentlich rasch. Vielleicht ist es dadurch zu erklären, daß eine Antikörperbildung auch dann erfolgt, wenn das Antigen nach ganz kurzer Zeit scheinbar aus dem Körper entfernt wird (FERNBACH, W. JADASSOHN).

Im infizierten menschlichen Organismus sind mehr weniger häufig Tuberkelbacillen im Blute anzutreffen, dessen Infektiosität VILLEMIN schon 1862 erweisen konnte. WEICHSELBAUM fand sie im Leichenblut von Miliartuberkulösen, MEISELS, STRICKER u. a. bei diesen auch während des Lebens, und schließlich gelang COURMONT, JOUSSET der Nachweis auch bei anderen schwer Tuberkulösen und mögen auch die Angaben von über 100% positiver Resultate bei LIEBERMEISTER und seinen Mitarbeitern, welche mit mikroskopischen Methoden arbeiteten, infolge technischer Versuchsfehler nicht richtig sein, so sind doch eine solche Menge sicherer Befunde vorhanden, daß an der Tatsache nicht zu zweifeln ist.

Will man sicher gehen, so muß derselbe Fall mehrfach, zu verschiedenen Zeiten und unter wechselnden Umständen untersucht werden. — Natürlich ist nur das positive Ergebnis von Belang. Die Resultate der verschiedenen Autoren schwanken in breiten Graden, so fanden MÖLLERS etwa 8%, ISHIO

HAGA 26%, JESSEN und RABINOWITSCH 33%, LUBARSCH bis 60% und manche Autoren noch bedeutend mehr. ISHIWARA, der selbst 41% positive Ergebnisse erhielt, stellt in einer Tabelle die einschlägigen Versuche bis 1923 zusammen und findet von 3444 untersuchten Fällen 1278 = 34% mit positivem Bacillenbefund im Blute. — Hauttuberkulose wurde bisher nur in geringer Zahl untersucht. ZIELERS Untersuchungen bei Hauttuberkulosen fielen negativ aus, sind allerdings nach seiner eigenen Ansicht unzureichend. LÖWENSTEIN und VOLK fanden bei 38 Fällen von Lupus nur zweimal Tuberkelbacillen im Blute, wobei zu bedenken ist, daß ja eine gleichzeitige, wenn auch geringfügige Erkrankung innerer Organe dabei recht häufig ist. In der Tat war bei der einen positiven Patientin, welche infolge einer interkurrenten Grippeerkrankung ad exitum kam, bei der Autopsie eine verkäste pflaumengroße Bronchialdrüse vorhanden, während die Lungen keinen makroskopisch sichtbaren Herd aufwiesen. — Es ist uns sehr wahrscheinlich, daß bei manchen hämatogenen Hauttuberkulosen, z. B. Tuberkuliden, besonders wenn man öfters nachforschte und möglichst stark im Blute anreicherte, auch häufiger positive Bacillenbefunde erhoben werden könnten.

Die Wege, auf welchen die Bacillen in die Blutbahn gelangen, sind keineswegs immer bekannt. Klar ist die Sachlage, wenn ein tuberkulöser Herd in ein Gefäß einbricht oder sich in der Gefäßwand ansiedelt (BENDA); doch konnte GOERDELER zeigen, daß der Tuberkelbacillus auch die scheinbar intakte Gefäßwand durchwandern kann.

Auch die Umstände, unter denen dies erfolgt, ob stetig oder nur zeitweise, sind nicht erwiesen. VIRCHOW, ORTH glaubten annehmen zu dürfen, daß eine Tuberkulininjektion Tuberkelbacillen mobilisiere und deren Ausschwemmung in die Blutbahn begünstige. Während von mancher Seite dieser Meinung zugestimmt wurde, konnten neuere Untersuchungen diese Ansicht nicht bestätigen, und B. MÖLLERS und A. OEHLER halten sie auf Grund ihrer Versuche und deren Befunden als nicht erwiesen, ja letztere fanden sogar die positiven Blutbefunde während der Tuberkulinreaktion geringer an Zahl. SCHÖNFELD nahm die Untersuchungen über das Vorkommen von Tuberkelbacillen bei Hauttuberkulose nach diagnostischen Tuberkulinimpfungen in größerem Maße auf, indem er von 14 Fällen mit Lupus vulgaris meist bei Jugendlichen auf 150 Meerschweinchen überimpfte, mit vollständig negativem Resultate. Daraus könnte man folgern, daß lebende Tuberkelbacillen nicht oft in der Blutbahn bei Hauttuberkulose zu finden wären, doch ist es sicher, daß man Erreger um so eher nachweisen wird, je häufiger unter den verschiedensten Bedingungen beim selben Falle die Proben angestellt werden.

Die Frage, ob es sich um eine chronische Bacillämie handle, oder ob die Erreger nicht regelmäßig im Blute vorkommen, wird noch vielfach diskutiert, wir möchten mit MOEVES, B. MÖLLERS und OEHLER das letztere glauben. Auch im Tierversuch sehen wir anfangs einen verhältnismäßig hohen Prozentsatz positiver Befunde, dem dann ein starker Abfall folgt, vor dem Tode steigt der Prozentsatz wieder bedeutend an. — Gewiß finden wir häufiger Bacillämien bei schwereren, fortschreitenden Lungenprozessen (KOIZUMI, LÖWENSTEIN), doch läßt sich das Auftreten von Tuberkelbacillen im Blute prognostisch nicht sicher verwerten, da auch bei beginnender Lungentuberkulose und günstigem Verlauf manche Fälle positive Befunde geben (MÖLLERS, E. FRÄNKEL, STURM, ISHIO HAGA, BACMEISTER u. a.).

Es ist also als sicher anzusehen, daß Tuberkelbacillen häufig in der Blutbahn und in Organen vorhanden sind, deren Infektionstüchtigkeit durch den Tierversuch erwiesen werden kann. Und doch folgt der Bacillämie nicht jedesmal eine Neuerkrankung. Die Bedeutung der Immunität zur Erklärung dieser

Tatsache wird noch näher ausgeführt werden; wir werden sehen, daß eine bestehende Tuberkulose in irgendeinem Organe anderen Teilen einen gewissen Schutz verleiht. Solche Wechselwirkungen kennen wir zwischen Haut und innerer Tuberkulose und Huebschmann betont neuerdings die verhältnismäßige Seltenheit der Miliartuberkulose bei irgendwie stärkerer Organtuberkulose. Für die Lokalisation kann auch ausschlaggebend sein, daß der Immunitätstiter nicht im ganzen Körper gleich hoch ist, wahrscheinlich können sogar innerhalb eines Organes Differenzen vorhanden sein. Spielt also die Immunität als Abwehr der tuberkulösen Infektion an einer Stelle eine Rolle, so können traumatische Läsionen, entzündliche Prozesse, uns noch in den Einzelheiten unbekannte Organminderwertigkeit die Krankheitsbereitschaft fördern.

Erkrankt nun ein Organ, so beobachtet man, daß sich Neuerkrankungen in diesem Organe häufen, das könnte man noch immer mit einer Immunitätsschwäche an diesem Orte erklären. Schon Beitzke hat darauf hingewiesen, daß chronische Organtuberkulose meist auf ein Organ beschränkt bleibt. Das Auffallende ist aber, daß wir nicht so selten eine gewisse Vorliebe der Erkrankung für Organsysteme erkennen können, was Löwenstein besonders hervorgehoben hat. Eine Erklärung findet er bei den paarig angelegten Organen schon anatomisch, wenn direkte Verbindungen unter diesen bestehen. Natürlich können solche auch auf indirektem Wege erfolgen, z. B. die zweite Niere über die Blase. Aber ich meine, daß dies nicht für alle Fälle ausreicht, und gerade da müßte man doch an eine *Minderwertigkeit* in der Anlage des erkrankten Organes oder Organsystems denken, vielleicht auch an deren *geringere Immunreaktivität.* Es sei hier nur an die Erkrankung eineiiger Zwillinge an Nierentuberkulose erinnert, an die vielfachen Beobachtungen von Tuberkulose in mißbildeten Organen (Niere, weibliches Genitale, Nebennierenmark usw.). Und schließlich muß nicht außer acht gelassen werden, daß bei Erkrankung der Rest Mehrarbeit zu leisten hat, was die Disposition zur Erkrankung erhöhen dürfte.

Den Gedanken der Systemerkrankung suchte Fischl auch an der Haut nachzuweisen, indem er zeigte, daß auch da eine besondere, erhöhte Empfindlichkeit derselben auftritt, sobald einmal die Haut erkrankt ist. Absolut stimmt dies gewiß nicht, da wir oft genug Miterkrankung anderer Organe kennen (Lunge, Knochen, Drüsen usw.). Natürlich ist aber auch dann, wenn die Ansicht richtig wäre, mit diesem Worte nur eine Tatsache konstatiert, nichts über die Erklärung derselben ausgesagt, welcher von den oben angeführten Gründen zu Recht besteht, können wir heute noch nicht sagen, wahrscheinlich dürfte es auch hier verschiedene Ursachen geben.

Neben solchen Organminderwertigkeiten kennen wir aber auch gewisse Einflüsse der Umwelt, z. B. Klima und Jahreszeiten, durch welche die Anfälligkeit für Tuberkulose beeinflußt wird. So sehen wir, wie bei vielen anderen Krankheiten auch bei Morbidität und Mortalität der Tuberkulose jahreszeitliche Schwankungen, ein deutliches Ansteigen im Frühjahr und Winterbeginn. Vielleicht spielen da wieder Immunitätsverhältnisse hinein, da die Tuberkulinreaktion auch jahreszeitliche Schwankungen zeigt. Interessant ist bezüglich des Einflusses von klimatischen Verhältnissen eine Angabe von Grön, daß in Stockholm nur 18 Lupusfälle zu zählen waren, während Bergen, dessen Einwohnerzahl nur ein Drittel der von Stockholm beträgt, das aber ein feuchtes Seeklima hat, 60 Fälle aufwies.

Es ist also ohne weiters nach den Arbeiten der letzten zwei Jahrzehnte zuzugeben, daß in allen Fragen der Tuberkulose die Exposition und Immunität mit an erste Stelle gerückt sind, und doch müssen wir den Einfluß der Konstitution auch heute betonen. Ja schon Entstehung und Größe der Immunität ist bei den einzelnen Menschen so verschieden, daß wir Unterschiede in der Zelle, in den Zellkomplexen, im ganzen Aufbau des Organismus anzunehmen gezwungen sind. Am schönsten sehen wir dies bei den tierischen Serumspendern, bei denen man trotz gleicher Methodik der Immunisierung doch große Unterschiede im Titer zu beobachten in der Lage ist. Die „Persönlichkeit" bestimmt Form und Verlauf der Erkrankung in hohem Grade mit, und aus welchen einzelnen Faktoren sich diese Persönlichkeit zusammensetzt, wie mannigfach die Beeinflussungen derselben sind, hat KREHL erst jüngst in geistreicher Weise ausgeführt.

Daß die endokrinen Drüsen eine tuberkulöse Infektion beeinflussen können, scheint nach manchen Angaben, die sich allerdings auf innere Tuberkulose beziehen, möglich. So soll herabgesetzte Keimdrüsentätigkeit den Verlauf der Tuberkulose günstig beeinflussen (BAUER, MAUTNER, SCHERER), auch WARNEKROS erkennt im Gegensatz zu SAATHOF einen gewissen Gegensatz zwischen Genitalfunktion und Tuberkulose. Die Menstruation setzt die Immunität herab (M. SCHUR); URWICK, MORLAND konnten während derselben eine Abnahme des opsonischen Index konstatieren. Auch die Funktion der Nebennieren, der Thymus und Thyreoidea soll auf die Immunitätsreaktionen bestimmend sein. So wird berichtet, daß Hyperthyreoidismus bis zu einem gewissen Grade vor Tuberkulose schütze (LAUNOY und LEVY-BRÜHL) und KARCZAG sah durch Thyreoidin die Tuberkulinreaktion zunehmen; SAATHOF dagegen beobachtete trotz Hyperthyeroidismus häufig Tuberkulose. — Interessant ist die Angabe von MALCOLM-MORRIS, daß Lupus vulgaris und Scrophuloderm unter Umständen auf Thyreoidinbehandlung günstig reagieren.

Manchen gut definierten *akuten Krankheiten* müssen wir einen *begünstigenden* Einfluß nicht nur auf die Tuberkulose im allgemeinen, sondern ganz speziell auf die Hauttuberkulose zuerkennen. Das sind die akuten Exantheme, Scharlach, ganz besonders Masern und auch Pertussis. Sehr wesentlich ist wohl für die Erklärung dieser Erscheinung das Versagen der Antikörperwirkung, wie es während diesen Erkrankungen nachweisbar ist, und sich in gleichzeitiger Abschwächung oder gar Schwinden auch der Tuberkulinempfindlichkeit oft, doch nicht immer, kundgibt; speziell bei leichterem Verlaufe kann sie erhalten bleiben oder nur minder stark sein (DEBRÉ und PAPP, CRONQUIST). Insofern wäre die veränderte Disposition also wieder nur auf Immunitätsvorgänge zurückzuführen. Da sich aber gerade die tuberkulösen Erkrankungen nach jenen Affektionen mit Vorliebe an der Haut, die sonst wenig empfänglich ist, lokalisieren, ist es nicht ausgeschlossen, daß durch die voraufgegangene exanthematische Krankheit das Terrain verändert worden ist, also eine nicht spezifische Entzündung der Haut Schuld trägt (ESCHERICH, v. HAYEK, ROLLY). Das läßt sich allerdings nicht direkt beweisen. Ebenso ist es noch dunkel, warum dies nicht immer, sondern nur in gewissen Fällen eintritt.

Es seien, obzwar organisch nicht hierher gehörig, einige weitere statistische Daten angeführt.

Ob Stadt oder Land mehr an Lupuskranken liefert, ist wohl erst dann zu erfassen, wenn wir einmal eine Gesamtstatistik haben werden, sonst wird immer dem Zufall eine zu große Rolle zugeschrieben werden müssen: Lage der Lupusheilstätte, Größe der Stadt und des dazugehörigen Landstriches, Vollständigkeit der Erfassung und Befürsorgung der Lupösen, ja selbst die materielle Seite der Verpflegskostenzahlung u. a. m. wäre da zu berücksichtigen. Von einer großen Zahl der Autoren, zuletzt auch von LEIPOLD, wird zwar ein Überwiegen der ländlichen Bevölkerung an Lupuserkrankungen berichtet, doch sehen wir deutlich, wie sehr die eben angeführten Gründe maßgebend sind, indem gerade die Zusammenstellungen aus *großen Städten* das nicht bestätigen (LELOIR, BESNIER, KROPATSCH [Wien], BREMENER [Moskau], KEDROV und TEREŠKOVIĆ). Bemerkenswert wäre auch noch, daß der Begriff Stadt ein schwankender ist, indem z. B. FÖNSS schon Orte von 500 Einwohnern dazu rechnet, doch findet auch er nur ein geringes Überwiegen der Landbevölkerung gegenüber der Stadtbevölkerung. Immerhin könnte man sich vorstellen, daß mangelhafte Hygiene und Reinlichkeit, schlechte Wohnungsverhältnisse, vielleicht auch vielfach geringere Wohlhabenheit die Landbevölkerung überhaupt für Tuberkulose und speziell auch für die Hauttuberkulose eher empfänglich machen. Gerade die Arbeit von PELC, welcher das Material aus der ganzen Tschechoslovakei verarbeitete und dadurch die Fehlerquellen wenigstens teilweise ausschalten konnte, kommt zu dem Resultate, daß auf dem Lande nicht mehr Erkrankungen vorkommen als in den Städten. Richtig ist, daß wir dort mehr vernachlässigte und schwere Fälle sehen.

Die lupöse Erkrankung befällt in ausgesprochener Weise die ärmere Bevölkerungsschichte, nach LEIPOLD in 95% der Fälle; eine, wie uns scheint, etwas hohe Ziffer, aber auch GRÖN findet $^2/_3$ arme Menschen. Die Höhe mag wohl schwanken, aber an der Tatsache ist nicht zu zweifeln, daß der Lupus vulgaris in bemittelten Kreisen selten beobachtet wird. Wie sehr die Hauttuberkulose mit der Not Hand in Hand geht, ist vielleicht auch daraus zu ersehen, daß in unserer letzten Statistik über 14% dem Intelligenzberufe angehörten — also eine starke Zunahme —, welcher gerade in den Nachkriegsjahren die schwersten materiellen Kämpfe durchzustehen hatte. Auffallend war auch noch der Prozentsatz der Schuster (über 30%); in der Statistik von PELC nehmen die Schneider eine hohe Krankenziffer ein. Wir finden übrigens alle möglichen Berufe beteiligt. Auch ALBERT verzeichnet eine bedeutende Zunahme der Hauttuberkulosen während des Krieges. Der Lupus kann jeden Körperteil befallen, doch sehen wir ihn auffallend häufig (55,9% Männer, 68,5% Weiber nach KROPATSCH) im Gesichte, GARDINER mit 71%, PELC mit 87,5% erhielten einen besonders hohen Prozentsatz von Gesichtslupus. Wir können JADASSOHNs Angabe bestätigen, daß der Extremitätenlupus bei Männern häufiger auftritt als bei Frauen, wieder prävalieren die oberen Extremitäten gegenüber den unteren; auch bei Kindern kommt er öfter vor (WITH). Übrigens geben HAHN und LELOIR an, daß die rechte Extremität häufiger erkrankt ist als die linke, was nach LEIPOLDs Material nicht der Fall ist, während PELC ein leichtes Überwiegen rechts konstatierte.

Sehr häufig beobachtet man eine Mitbeteiligung der Schleimhaut bei Lupus im Gesichte. Obenan steht die tuberkulöse Erkrankung der Nase, wo vorzugsweise die untere Muschel und das knorpelige Septum erkrankt sind, seltener die Mundschleimhaut. Wir errechneten in der letzten Statistik 33,8%, genau soviel wie STEINDL aus Erlangen (34%). Ältere Statistiken aus unserem Materiale ergaben bei HARMER 39,6%, bei JUNGMANN 42,8%; LEIPOLD gibt 50,4% an, JADASSOHN 45,7%, MARTENSTEIN 60%, im Finseninstitut (Kopenhagen) wurden sogar 72% beobachtet. Auffallend niedrige Ziffern berichten PHILIPPSON (25,7%) und besonders GARDINER (16,5%). Ein Teil der Differenzen wird wohl auf die subjektive Einstellung des Untersuchers zurückzuführen sein, denn der Lupus im Naseninnern ist, besonders in den Anfängen, nicht leicht zu diagnostizieren. Wir werden nicht fehlgehen, die Erkrankung des Naseninnern oft als den primären Herd anzusehen. Wenn nun darauf gerichtete Untersuchungen dies doch nur für einen verhältnismäßig kleinen Teil der Fälle bestätigen, so liegt wohl die Ursache darin, daß die Erkrankung des Naseninneren häufig nur geringe Symptome macht, und erst die Affektionen der äußeren Haut den Patienten zum Arzt führen. Ein lang andauernder Schnupfen in der Anamnese wird immer bei Lupösen verdächtig sein. Daß die Tuberkulose auch zuerst im Gesichte und später in der Nase auftreten kann, erweisen unter anderen auch zwei genau beobachtete Fälle von LEIPOLD. Es muß bei Haut- und Schleimhautlupus gewiß nicht immer die Korrelation von primärem Herd und sekundärer (lymphogener) Verschleppung bestehen, obzwar dies häufig zutrifft. Da gerade der Schleimhautlupus sehr häufig mit tuberkulösen Erkrankungen der Lunge verbunden ist (Forchhammer, Martenstein, Leipold), ist einerseits eine endogene Infektion an zwei Stellen möglich, aber andererseits ist auch für exogene Ansteckung an multiplen Orten durch den beschmutzten Finger reichliche Gelegenheit vorhanden.

Über die territoriale Ausbreitung existieren kaum brauchbare Zahlen. Wir glauben mit Jadassohn nicht, daß der Lupus mit der inneren Tuberkulose Hand in Hand gehen *muß*. Auch Grön berichtet, daß in Finmarken, wo die größte Anzahl Tuberkulöser in Norwegen verzeichnet wird, Lupus fast vollständig fehlt. Allerdings sehen wir vielfach auch Häufung von Lungen- und Hauttuberkulose, so liefern Kohlenbezirke in Deutschland (Westfalen, Schlesien, nach Thedering gewisse Gegenden Oldenburgs) verhältnismäßig viel Lupöse, dasselbe konnten wir im alten Österreich aus den in sanitärer Hinsicht schlechter bestellten Gegenden Galiziens, Schlesiens, Nord-Mährens konstatieren. Aber in Australien, Amerika z. B. ist der Lupus trotz zahlreichen Lungentuberkulosen gar nicht besonders häufig (Molesworth, Pusey, Bulkley, Lawrence), in Süd-Kalifornien fehlt er fast ganz, während Tuberkulide sehr häufig sind. Ich sowie auch Davidson sah in Turkestan trotz vielen Tuberkulosen der Lungen innerhalb zweier Jahre meiner Gefangenschaft ein einziges Scropholoderma, ebenso ist der Lupus bei den Negern, die sehr viel an Tuberkulose leiden, nicht zahlreicher als bei den Weißen. Gewiß mag da das Klima mitspielen, da er in gemäßigten feuchten Ländern häufiger zu sein scheint als in den heißen Zonen (Heim), möglicherweise hat der Unterschied in der Kleidung und der Belichtung dabei auch eine Bedeutung, doch dürfen andere Momente nicht außer acht gelassen werden, z. B. der Lebensstandard, Wohnungsverhältnisse usw. und nicht zuletzt der mangelnde Durchseuchungswiderstand, da ja der Lupus ein Symptom der abgeschwächten Tuberkulose ist.

Was die Anzahl der Lupösen unter der Gesamtbevölkerung anlangt, kann wohl auch nichts Sicheres gesagt werden. Finsen nahm für *Dänemark* 0,5‰, Fönns (1921) 0,66‰, Alexander schätzte die Zahl der Lupösen in Deutschland auf 33 000, Neisser versuchte eine Zählung für Posen und Schlesien, doch blieb dieselbe unvollständig, Jadassohn berechnet ¼‰, Grön für Norwegen gar nur 1 : 5000, Pelc findet etwa ¼‰ der Bevölkerung in der tschechoslovakischen Republik an Lupus leidend, der an Frequenz in diesem Staate von Westen nach Osten zunimmt. Für die gesamte Hauttuberkulose dürfte ½‰ der Gesamtbevölkerung eines größeren Territoriums in Mitteleuropa gewiß nicht zu hoch, eher zu niedrig gegriffen sein, doch ist die Verteilung in den Ländern eine recht verschiedene. Die amtliche Statistik für Jugoslavien kommt merkwürdigerweise zu einem viel höheren Prozentsatz (Bogić).

Auch der Anteil von Hauttuberkulose unter den zur Beobachtung kommenden Dermatosen schwankt ziemlich stark. So finden wir verhältnismäßig hohe Angaben aus Paris (Leloir 4,99%), Bern 5,7%, Breslau 4,7%, dagegen wesentlich niedrigere in Prag 1,6%, Petersburg 1,7%, England 1,22%, Freiburg 1—1½% und Madrid 1,14% (del Mazo) und in den letzten großen amerikanischen Statistiken gar nur mit 0,32%, was wieder der geringen Zahl von Hauttuberkulose daselbst entsprechen würde. Jaja hingegen zählt unter 4500 Hautfällen in Apulien 7—8% Hauttuberkulose, darunter die Hälfte Lupus vulgaris. Noch weniger verläßlich sind die Zahlen bezüglich der einzelnen selteneren Formen der Hauttuberkulose, doch sehen wir auch da beträchtliche Differenzen je nach der Gegend. Ich verweise bezüglich dieser Fragen auf R. Spitzer (dieses Handbuch Bd. 14 II, 266).

2. Die Infektionswege.

Die tuberkulöse Infektion der menschlichen Haut kann durch Tuberkelbacillen erfolgen, die aus der äußeren Umgebung des Patienten oder aus seinem eigenen Körper stammen. Wir unterscheiden demnach eine *exogene* und eine *endogene Infektionsart*, unter erstere fällt die *primäre* Infektion der Haut.

Die Hauptquelle für die *exogene Infektion* der Haut mit Tuberkulose ist der tuberkulöse, oder besser der phthisische Mensch. Die ganz überwiegende Zahl dieser Infektionen geschieht durch Bacillen, die aus dem Sputum eines Phthisikers herrühren. Zwar haben wir schon die Ansteckung durch Material von tuberkulösen Rindern kennen gelernt, hatten jedoch gesehen, daß diese eigentlich vorwiegend für gewisse Berufsarten in Betracht kommt. Ebenso wurde die Hühnertuberkulose beim Menschen besprochen, deren Zustandekommen durch Beschäftigung mit diesen Tieren, vielleicht aber auch enterogen durch Tuberkelbacillenhaltige Eier. Aber auch durch Tiere, welche in Wohnungen gehalten werden, können spezifische Infektionen zustande kommen, so durch Papageien, Kanarienvögel, Katzen, Hunde. Speziell bei den beiden letzten Tierarten konnte L. Rabinowitsch-Kempner eine Zunahme tuberkulöser Erkrankungen in den letzten Jahren nachweisen, wobei sowohl humane als auch bovine Stämme herausgezüchtet wurden. So sah Haldin Davis in einem Falle nach Katzenbiß entsprechend den Zähnen auf dem Handrücken Tuberkelknötchen auftreten. — Der häufigste Übertragungsmodus der Tiertuberkulose ist allerdings die durch den Darmtrakt infolge Genusses roher Milch. Indes spielen diese Ansteckungsmöglichkeiten für die meisten Länder — eine Ausnahme scheinen gewisse Gegenden Englands zu bilden — eine bedeutend geringere, für die Allgemeinheit viel weniger wichtige Rolle als die Infektion von Mensch zu Mensch. Zahlreich sind die Fälle in der Literatur verzeichnet, bei denen Hautinfektionen direkt durch tuberkulöses Sputum verursacht worden sind. Einige Beispiele mögen genügen: Ein kleines Kind fällt mit dem Kopf gegen ein Geschirr, in das ein tuberkulöses Individuum sein Sputum entleert; das Gefäß zerbricht, und das Sputum gelangt in eine offene Wunde. (Fall von Deneke, ein ähnlicher von Moro.) In den noch etwas zurückgebliebenen jüdischen Gemeinden des Ostens geschieht die Blutstillung bei der rituellen Circumcision derart, daß der Beschneider die Wunde mit seinem Munde aussaugt. Über Tuberkuloseinfektionen, die auf diese Art zustande gekommen sind, existiert eine große Kasuistik (siehe die Arbeiten von Bernhardt, Elsenberg, von Arluck und Winocouroff, Lehmann, H. Koch). Weitere Fälle finden sich in den Arbeiten von Holt und Lehmann. Holt sammelte bis 1913 45 Fälle auf diese Art infizierter Säuglinge, von denen 15 starben. Wolff konnte 1921 über 56 ähnliche Infektionen berichten und Busni fügte diesen noch 10 eigene Beobachtungen hinzu. Sehr charakteristisch für diese Infektionen ist, daß die Wunde entweder überhaupt nicht heilte oder bald wieder aufbrach, sich nach 2—4 Wochen eine mächtige Lymphadenitis und Periadenitis entwickelte mit konsekutiver Perforation. Die Prognose war früher fast stets eine infauste, hat sich aber jetzt doch durch Behandlung mit Röntgen, Höhensonne usw. wesentlich gebessert. So berichtet Fedders über ein Kind, welches er 5 Jahre nach einer typischen schweren Circumcisionstuberkulose frei von tuberkulösen Erscheinungen fand. Auf ähnliche Weise kann auch bei Erwachsenen Hauttuberkulose des Penis entstehen, wenn das Glied mit dem Speichel einer phthsischen Frau in Berührung kommt (Cornet). Auch durch Coitus kann die Übertragung stattfinden, wofür in der Literatur mehrfach Belege zu finden sind (Yokohata). Beim Tätowieren (Jadassohn, P. Ernst) oder beim Durchbohren der Ohrläppchen zur Einführung von

Ohrringen geschehen solche Infektionen dadurch, daß phthisische Individuen die dazu verwendeten Nadeln mit ihrem Speichel anfeuchten (Fälle von GROSSER, GROSSMANN, PÄTZOLD), oder daß Milch tuberkulöser Kühe beim Tätowieren eingerieben wird. Und auch sonst läßt es sich häufig feststellen, daß Hauttuberkulosen bei solchen Personen auftreten, die mit der Pflege von Phthisikern im letzten Stadium unter ungünstigen hygienischen Verhältnissen beschäftigt sind. Sogar Infektionen durch ärztliche Instrumente, z. B. PRAVAZsche Spritzen (ein Fall von O. BRUNS) oder bei der Vaccination sind bekannt, bei Unsauberkeit in der Anwendungsweise durch den morphinistischen Patienten (PINKUS).

Über eine merkwürdige Infektion berichtet LÉVI, indem sich der Patient bei einer Schlägerei an den Bruchstücken der Zähne seines Gegners die Finger verletzte; etwa ein Jahr danach trat eine Tuberculosis verrucosa auf.

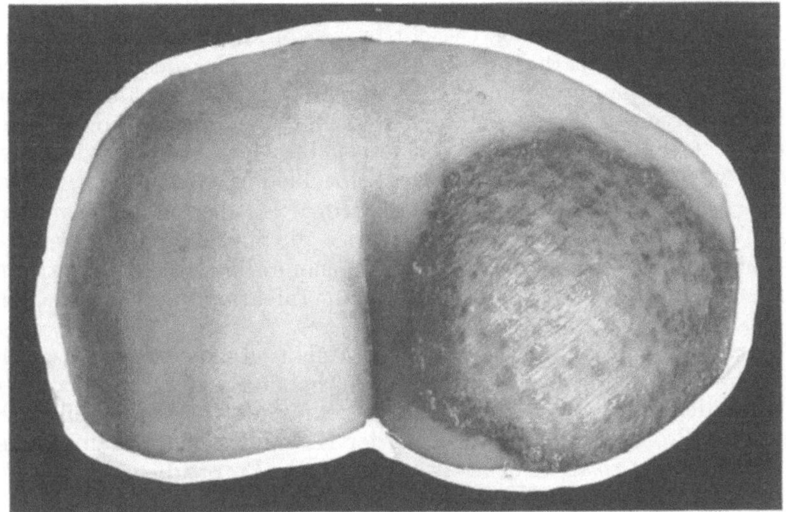

Abb. 7. Lupus der Glutäalgegend, vermutlich exogen entstanden. (Sammlung des Allg. Krankenhauses Hamburg-St. Georg.)

Der Nachweis, daß durch Insekten Tuberkulose übertragen werde, ist bis jetzt nicht gelungen; die Möglichkeit bestünde wohl, da JAKOB und KLOPSTOCK an Fliegen Sputumpartikel und Tuberkelbacillen gefunden haben, und diese auf Wunden abgesetzt werden könnten.

Bei der großen Mehrzahl der exogenen Infektionen wird sich allerdings die Infektionsquelle nicht so genau feststellen lassen. Doch kann man bei den meisten eruieren, daß sich die Patienten einmal in der Umgebung tuberkulöser Individuen befunden haben. Und da die Zahl derselben überall sehr groß ist, so ist in jedem unhygienischen, unsauberen Milieu die Möglichkeit einer Infektion gegeben. OSTERMANN hat über die Bedeutung der Kontaktinfektion eine große Versuchsreihe angestellt. Er fand bei 42 Kindern aus unsauberen Phthisikerfamilien nur viermal Tuberkelbacillen an den Händen, bei 14 erwachsenen Personen siebenmal. Im Fußbodenstaub konnte er trotz extremer Unsauberkeit nur in der Hälfte der Fälle einen positiven Tuberkelbacillenbefund erheben. Wenn er aber daraus schließt, daß die Gefahr der Tuberkuloseverbreitung durch Berührung der Hände oder durch Berührung der Schleimhäute mit den Händen nicht sehr groß sei, so scheint das, wenigstens für die Hauttuberkulose, doch etwas zu optimistisch. Denn die positiven Befunde beweisen eigentlich hier mehr als die negativen. Wenn überhaupt nur dann und wann Tuberkelbacillen im Staub oder an den Händen vorhanden sind, so können sie auch in offene Hautläsionen übertragen werden. Und diese Gefahr ist für das kindliche Alter ganz außerordentlich groß. Sehen wir ganz ab von der vielleicht größeren Empfänglichkeit der kindlichen Haut, so bleibt noch das viel häufigere Vorkommen von allerhand Hautläsionen und -krankheiten, die den Tuberkelbacillen die Ansiedelung erleichtern können. So sind Infektionen von Ekzemen bei Kindern beschrieben (z B. Baumel). Man denke ferner an die Unsauberkeit der oft sehr zahlreichen Kinder in solchem Milieu. Das Kriechen auf dem Boden gibt schon Gelegenheit zur Infektion, wir finden z. B. nicht zu selten primäre Lupusherde der Glutäalgegend. Der allerhäufigste Infektionsmodus ist aber wohl die Übertragung der Tuberkelbacillen mit dem Finger auf die Nasenschleimhaut (Linser, Fernet und Laurens u. a.). Man hat immer wieder auf den Beginn des Lupus im Nasenvorhof sein Augenmerk gerichtet, und sorgfältige Untersucher, wie Gerber und Walb sind zu der Ansicht gekommen, daß in der größten Zahl der Fälle der Gesichtslupus von der Nasenschleimhaut seinen Ausgang nimmt. Sicher haben wir aber in dem Lupus des Naseninnern ganz überwiegend exogene, oft primäre Infektionen vor uns, die übrigens nicht nur im Kindesalter entstehen, denn die „manuelle Ausräumung“ der Nase bleibt für viele Personen auch später noch eine beliebte Operation. Auch die aerogene Infektion von Rhinitiden durch Tuberkelbacillen ist nicht ganz zu vernachlässigen. Aber jedenfalls ist die echte primäre Tuberkulose der Haut kein häufiges Vorkommnis, noch seltener wird sie die Ursache einer inneren Tuberkulose sein, doch werden solche Fälle angenommen (Hochstetter Filippi). Wichmann glaubt dies bei einer primären Infektion der Nasenschleimhaut beobachtet zu haben.

Die *endogene Infektion* der Haut, die Infektion von tuberkulösen Herden aus, die im Innern des Körpers bereits vorhanden waren, kann auf dreierlei Art stattfinden. Erstens kann die Haut erkranken durch Fortpflanzung des tuberkulösen Prozesses von einem unter der Haut gelegenen Organ auf die Haut selbst: *Infectio per contiguitatem*, zweitens durch *Propagation auf dem Lymphwege*, drittens durch *hämatogene Aussaat*.

Die ersten dieser beiden Arten sind nicht immer streng voneinander zu trennen. Die *Kontiguitätstuberkulose* der Haut spielt eine außerordentlich wichtige Rolle. Sehr häufig sehen wir eine Tuberkulose von einer Drüse, einem Knochen, von Fascie und Muskel her allmählich die Haut in Mitleidenschaft ziehen und dann auch hier langsam, aber unaufhaltsam vorwärtsschreiten. Die Prozentzahlen über die Häufigkeit dieses Vorkommens schwanken. Manchmal scheint es dagegen, als ob der Prozeß nicht direkt von jenem Herd auf die Haut übergeht, sondern der Hautherd entsteht gleichsam selbständig in der Umgebung. In diesem Falle müssen wir eine Verschleppung der Tuberkelbacillen auf dem Lymphwege annehmen. Da wir aber oft nicht sagen können, ob dabei diese Lymphwege nicht selber miterkrankt sind, so ist es klar, daß Kontiguitäts- und lymphogene Tuberkulose ineinander übergehen müssen, obwohl beide auch in reiner Form häufig vorkommen. Ein retrograder Transport von Tuberkelbacillen auf dem Lymphwege, wie ihn Jadassohn und Philippson gelegentlich annahmen, widerspricht nach Beitzke den in der allgemeinen Pathologie gewonnenen Erfahrungen, doch scheint Bakacs im Tierversuch der Beweis für eine retrogradlymphogene Ausbreitung der Tuberkulose, allerdings bei Erkrankung der Lymphdrüsen und der damit einhergehenden Stauung in den Lymphgefäßen gelungen zu sein. — In der Haut dürfte dieser Nachweis viel schwieriger zu erbringen sein, da es sich ja hier in den meisten Fällen um eine fortlaufende Erkrankung der Lymphgefäße handeln kann.

Die Möglichkeit einer *hämatogenen* Entstehung von Hauttuberkulose, die aus klinischen Gründen schon lange feststand, hat in den letzten Jahren sichere Beweise erhalten durch den immer häufigeren Befund von Tuberkelbacillen im strömenden Blute. Wir haben weiter oben bereits gesehen, daß zwar lange nicht alle diese Befunde — soweit sie nämlich auf dem Antiforminverfahren beruhen — Beweiskraft beanspruchen können. Aber es bleiben doch genug Fälle übrig, wo der Nachweis einwandfrei und durch den Tierversuch geführt wurde, wie das MARMOREK für die Meerschweinchentuberkulose schon vor längerer Zeit getan hatte. LIEBERMEISTER hat dann außerdem bei manchen Tuberkulösen in der Wand der Hautvenen Veränderungen gefunden, deren

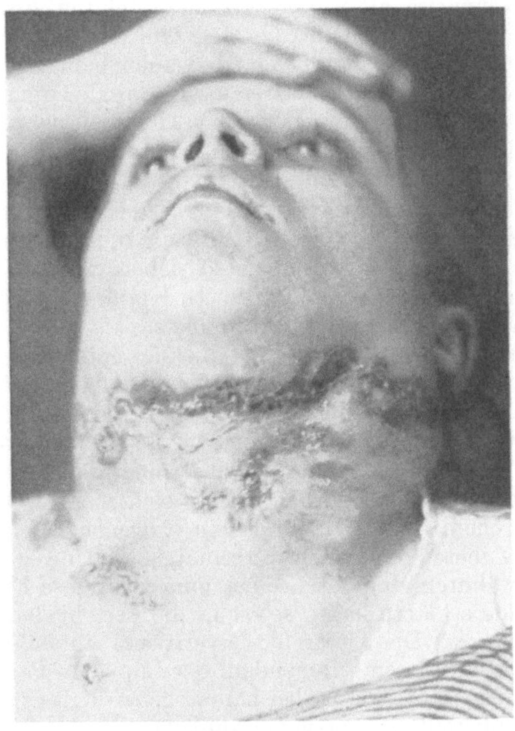

Abb. 8. Lupus des Halses. Kontiguitätstuberkulose von erkrankten Lymphdrüsen ausgehend. (Wiener Lupusheilstätte.)

tuberkulöse Natur er trotz fehlendem tuberkuloiden Baue im Tierversuch demonstrieren konnte. Bei manchen Formen der „Tuberkulide" kann man auch im histologischen Bilde zeigen, daß der Prozeß von Gefäßen seinen Ausgang genommen hat. Aber dieser Nachweis gelingt nicht immer mit der wünschenswerten Deutlichkeit.

Kommt dem Infektionsmodus eine entscheidende Rolle für die Gestaltung des Krankheitsbildes und dessen Verlaufes zu? Das ist eine der wichtigsten Fragen in der allgemeinen Pathogenese der Hauttuberkulose. Es ist bekannt, daß die Hauttuberkulose an Vielgestaltigkeit hinter der Lues nicht zurücksteht, ja diese vielleicht noch übertrifft. Nehmen wir nun die bekanntesten und häufigsten Krankheitsformen der Tuberkulose und untersuchen, ob sich die Unterschiede voneinander durch den verschiedenen Infektionsmodus allein erklären lassen, so müssen wir zu einem negativen Resultat kommen. *Es gibt keine unter den*

Hauptformen der Hauttuberkulose, die ausschließlich durch eine bestimmte Infektionsart zustande kommt, und es gibt keine Infektionsart, die immer nur das gleiche, für sie charakteristische Krankheitsbild produziert. Das mag auf den ersten Blick befremdend scheinen, aber eine kurze Betrachtung wird die Richtigkeit des Satzes erweisen.

Wir haben oben bereits eine Anzahl von Fällen zitiert, wo durch das Hineingelangen von Tuberkelbacillen in die Haut — es handelte sich um die Schlachthausinfektionen — immer das gleiche Krankheitsbild der Tuberculosis verrucosa cutis erzeugt wurde. Es ist diese Tuberkuloseform nicht etwa für die Infektion mit Rinderbacillen spezifisch, denn auch durch den Typus humanus wird sie außerordentlich häufig hervorgerufen. Aber man hat sich daran gewöhnt, jede Tuberculosis verrucosa als durch exogene Infektion zustande gekommen zu betrachten. Ist das nun auch für die Mehrzahl der Fälle richtig, so gibt es eben doch genug Ausnahmen, die zeigen, daß auch hämatogene Infektion der Haut jenes Krankheitsbild entstehen lassen kann. So sah Tobler nach Scharlach bei einem Kinde eine multiple Aussaat von Tuberculosis verrucosa, die nur durch hämatogene Entstehung erklärt werden konnte. Ähnliche Fälle beschrieben Jadassohn, Comby, Nobl, Finger, Bourgeois; E. Hoffmann beobachtete, wie aus einem hämatogenen Tuberkulid eine Tuberculosis verrucosa hervorging. Solche Übergänge sind auch von A. Alexander, Arzt, Gaucher, Gougerot und Guggenheim, Bourgeois beschrieben worden. Trotzdem darf man ruhig die Regel bestehen lassen, daß diese Krankheitsform im allgemeinen exogener Infektion ihre Entscheidung verdankt.

Wenn man aber behauptet, wie Wichmann dies getan hat, daß die exogene Infektion der Haut mit Tuberkelbacillen *immer* Tuberculosis verrucosa und *nie* Lupus erzeuge, so ist das nicht richtig, und Wichmann selbst hat seine Ansicht modifiziert. Es sind in der Literatur so viele absolut authentische Fälle von exogenem Lupus bekannt — wir erinnern nur an die oben schon erwähnten Ohrläppcheninfektionen —, daß es sich nicht weiter verlohnt, auf jene Ansicht einzugehen. Durch den gleichen exogenen Infektionsmodus kann bald Lupus, bald Tuberculosis verrucosa entstehen. Und wenn es unter den bereits bis jetzt erwähnten Momenten eines gibt, das diese Erscheinung bis zu einem gewissen Grade erklären kann, so ist es die verschiedene Hautdisposition je nach der *Lokalisation*. Die Tuberculosis verrucosa entsteht vorzugsweise an den stärker verhornten Extremitätenenden, der Lupus an Partien mit dünnerer Epidermis. So beobachtete Török bei hämatogener Tuberkulose nach Masern an den Händen Tuberculosis verrucosa-ähnliche Herde, im Gesicht Lupus. Lewandowsky hat ähnliche Unterschiede im Tierversuch demonstrieren können. Impft man ein Kaninchen mit Tuberkelbacillen gleichzeitig in die Haut des Bauches und des Ohres, so sieht man am Bauche häufig lupusähnliche Läsionen entstehen, während die Impfung am Ohr eine derbe papulöse Efflorescenz erzeugt, die klinisch und histologisch der menschlichen Tuberculosis verrucosa cutis ähnlich ist. Allerdings gilt diese Regel nicht ausnahmslos (Wirth, Duken).

Für den Lupus steht es wohl fest, daß er auf jedem der oben beschriebenen Infektionswege zustande kommen kann. Daß viele Fälle per contiguitatem und lymphogen entstehen, ist nicht zu bestreiten, doch ist Philippsons Ansicht unbedingt abzulehnen, welcher der Pathogenese eine solche Rolle zuschreibt, daß er glaubt, je nachdem der Lupus von außen oder innen entstanden ist, zwei ganz verschiedene Formen des Lupus unterscheiden zu können, von denen nur die endogene (d. h. fast immer per contiguitatem oder lymphogen entstandene) den Namen Lupus verdiene, während die exogene als „Finsens Krankheit“ davon abzutrennen sei. Ganz abgesehen davon, daß wir uns immer mehr bemühen, Krankheitsbilder nach der Ätiologie zu bezeichnen (siehe die

Vorschläge von JADASSOHN), so müssen wir doch vor allem fragen: Können wir wirklich in jedem Falle oder auch nur in den meisten Fällen den Infektionsmodus genau feststellen? Gewiß, wenn wir selber im Verlaufe eines Falles den Übergang der Tuberkulose von einer Drüse oder einem Knochen auf die Haut beobachten, wissen wir, woran wir sind. Aber in vielen älteren Fällen können wir darüber gar nichts erfahren. Es ist nicht zutreffend, wie WICHMANN das behauptet, daß man bei Operationen von Lupusfällen immer den älteren Herd in der Tiefe finden könne. Denn erstens gehen viele kleine Lupusfälle überhaupt nicht bis ins Unterhautgewebe, wie z. B. NOBL festgestellt hat, und zweitens ist, wenn man bei Operation ausgedehnter älterer Fälle tuberkulöse Herde unter der Fascie oder noch tiefer findet, gar nicht gesagt, daß diese die primären sein müssen. Denn, daß der Lupus auch von der Haut aus in die Tiefe dringen kann, ist nicht zu bestreiten. Wenn man schließlich jeden Lupus an der Haut der Nase als sekundär auffaßt, weil der Beginn der Krankheit im Naseninnern zu suchen sei, so ist auch das nicht richtig. Denn die Nasenschleimhaut ist in dieser Beziehung nicht anders zu betrachten als die Haut. Die Infektion der Nasenschleimhaut erfolgt exogen, sie haftet nur häufiger im Innern als auf der äußeren Haut, weil die Bedingungen günstiger, die Gelegenheiten häufiger sind. Der Lupus der äußeren Nase, der sich an den Schleimhautlupus anschließt, ist entweder eine direkte Fortsetzung der letzteren oder auf dem Wege der Lymphbahnen entstanden. Keineswegs stellt diese Erkrankungsform an sich etwas Schwereres oder Bösartigeres dar als ein gewöhnlicher, exogener Lupus. Es ist nur die Lokalisation, die die therapeutischen Eingriffe schwieriger macht. Es gibt übrigens genug Fälle von Nasenlupus, bei denen die Schleimhaut intakt gefunden wird. Daß der Beginn der meisten Lupusfälle in der Kindheit — ein Moment, auf das sowohl PHILIPPSON wie WICHMANN den größten Wert legen —, d. h. der Beginn zu einer Zeit, wo auch die inneren Tuberkulosen ihren Anfang nehmen, nichts für die endogene Natur des Lupus beweist, werden wir im Kapitel über Immunität sehen.

Die Möglichkeit der *hämatogenen* Entstehung ist für den Lupus vollkommen sichergestellt. Ein Typus für diese Art ist der postexanthematische Lupus vulgaris, der sich nach verschiedenen Infektionskrankheiten entwickelt, wovon in jedem größeren Materiale Beispiele genug vorhanden und vielfach in der Literatur niedergelegt sind (siehe ZIELER). Auch hier existieren wieder große Schwierigkeiten, die Entstehung auf dem Blutwege in jedem Falle einwandfrei zu beweisen. Meist sind es klinische Beobachtungen, die uns — wie bei den postexanthematischen Lupusfällen — zu diesem Schlusse führen, der natürlich nie unbestreitbar ist. So ist der hämatogene Ursprung dieser Fälle auch von VERESS bestritten worden, obwohl seine Darlegungen nicht zu überzeugen vermögen. In einzelnen Fällen, wie in dem von WOLTERS, A. KRAUS, konnte im histologischen Präparate die Entstehungsweise mit Sicherheit festgestellt werden. Durch Untersuchung von Serienschnitten zeigte es sich, daß die Tuberkulose von der Venenintima ihren Ausgang genommen hatte und von hier aus später nach außen durchgebrochen war. Im allgemeinen ist dieser anatomische Nachweis aber schwer zu führen. Der Annahme PHILIPPSONs, daß für hämatogene Entstehung ein dendritischer Aufbau, für exogene ein konzentrischer charakteristisch sei, hat JADASSOHN schon widersprochen. Die mit dem Blutstrom angeschwemmten Bakterien brauchten nur an einer Stelle des Gefäßbaumes zu haften, und von hier aus könne sich dann der Krankheitsherd konzentrisch entwickeln. Dem Unterschied in der Struktur komme also keine entscheidende Bedeutung zu.

Häufiger als beim Lupus läßt sich bei den meisten der sog. „Tuberkulide" die Entstehung auf dem Blutwege im histologischen Bilde demonstrieren. Auch alle anderen Momente sprechen dafür, daß wir in diesen Krankheitsformen fast immer hämatogene, in vereinzelten Fällen vielleicht auch einmal lymphogene Läsionen vor uns haben. Und doch muß man prinzipiell zugestehen, daß dieselben Bilder durch äußere Einwirkung von Tuberkelbacillen oder Tuberkelbacillensubstanz erzeugt werden können. GOUGEROT und LAROCHE rieben Tuberkelbacillen in die Bauchhaut von Tieren ein und erhielten dadurch Efflorescenzen, die den menschlichen Tuberkuliden sehr ähnlich waren. Allerdings wollen wir mit Anerkennung dieser Tatsache uns keineswegs den Schlußfolgerungen jener Autoren anschließen, die auch für die Tuberkulide beim Menschen im allgemeinen eine ähnliche Entstehungsweise annehmen. Beim tuberkulösen Menschen können wir hingegen in manchen Fällen auf äußerem Wege tuberkulidähnliche Krankheitsherde willkürlich hervorrufen, wenn wir die Haut mit Tuberkelbacillen-Leibessubstanz in Berührung bringen, wie dies bei der PIRQUET- oder MORO-Reaktion geschieht.

Schließlich wäre in diesem Zusammenhange auch noch des Skrofuloderms, der kolliquativen Hauttuberkulose, zu gedenken, die gewöhnlich als Typus der Kontiguitätstuberkulose angesehen wird. Auch das ist nicht richtig, denn es gibt eine ganze Anzahl von Fällen, wo das gleichzeitige multiple Auftreten sog. tuberkulöser Hautgummen nur durch Aussaat von Tuberkelbacillen auf dem Blutwege erklärt werden kann. Und selbst exogene Infektion, wie in den Fällen, wo verunreinigte Pravazspritzen die Infektionsträger waren oder nach Injektionen von Bacillenemulsion, kann durch Krankheitsbeginn in der Subcutis ein identisches Bild zustande bringen.

Wir sehen aus allem, daß die Infektionsart allein nicht imstande ist, die Vielgestaltigkeit und den wechselvollen Verlauf der Hauttuberkulose zu erklären. Nehmen wir noch die anderen, bereits oben besprochenen Momente hinzu, so kommen wir auch nicht zu einem befriedigenden Einblick in den Entstehungsmechanismus der tuberkulösen Hautkrankheiten. Die Verschiedenheiten in der Disposition nach Individuum, Familie und Rasse allein genügen nicht zum Verständnis der Verschiedenheiten in Verlauf und Form der Hauttuberkulose. Daß Virulenzunterschiede der infizierenden Tuberkelbacillenstämme die Ursache jener Polymorphie seien, dafür hat sich nicht der geringste Anhaltspunkt ergeben. Schon die Struktur des befallenen Gewebes und die dadurch bedingte biologische Reaktionsfähigkeit ist von Bedeutung. Wir erhalten einen tieferen Einblick und eine gewisse Aufklärung, wenn wir jenen Weg gehen, den uns die neuere Immunitätslehre gewiesen hat, wenn wir die Beziehungen des infizierten zum infizierenden Organismus zum Ausgangspunkt unserer Betrachtungen machen. Wir müssen sehen, wie der Organismus auf die Infektion mit Bildung von Antikörpern reagiert, wie ihr Einfluß die Entwicklung des einzelnen Krankheitsherdes und den Gesamtverlauf bestimmt, und wie durch ihre Wirkung der Organismus sein Verhalten gegen eine weitere Tuberkelbacilleninfektion ändert. Um die außerordentliche Wichtigkeit dieser Vorgänge auch für die Hauttuberkulose zu verstehen, müssen wir hier einiges bringen, was vielleicht mehr in ein allgemeines Werk über Tuberkulose zu gehören scheint und dort auch ausführlicher behandelt wird, müssen vor allem aber die experimentellen Tatsachen anführen, die gerade auf dem Gebiete der Hauttuberkulose in den letzten Jahren gewonnen worden sind.

Wie bei allen Infektionskrankheiten drängt sich zunächst auch für die Tuberkulose die Frage auf, ob wir Anhaltspunkte für eine angeborene Immunität bei Menschen und Tieren haben. Sie ist heute nicht sicher in positivem Sinne zu beantworten, da mit den Fortschritten in der Untersuchung immer mehr Arten sich für säurefeste Bacillen empfänglich erweisen, von denen man früher annahm, daß sie absolut immun seien. Vom Menschen wissen wir, daß eine Unempfänglichkeit gegen Tuberkulose nicht besteht, allerdings ist die Anfälligkeit nicht immer gleich, einzelne Individuen sind resistenter, andere weniger, es hängt dies mit konstitutionellen und konditionellen Momenten zusammen. Sehr empfänglich ist der Mensch für den Typus humanus und bovinus, doch ist die Virulenz der einzelnen Stämme eine außerordentlich verschiedene; seltener wurde bisher in Krankheitsprodukten der Typus gallinaceus gefunden. Kaltblütertuberkelbacillen vermögen zwar auch Reaktionen auszulösen, doch wird dadurch kein progredienter Prozeß verursacht. — Die einzelnen Organe scheinen nicht gleich geeignet für die Ansiedlung des Bacillus, so wissen wir, daß Muskel und Schilddrüse selten erkranken, selbst in Fällen, wo sicher in ihnen Bacillen zirkulieren, z. B. bei der Miliartuberkulose.

Von Bedeutung ist auch das Alter der befallenen Individuen; die zur Abwehr gegen eingedrungene Mikroorganismen bestimmten Vorrichtungen im Körper, besonders Lymphdrüsen sind bei Jugendlichen nicht im selben Grade imstande, dem Feinde entgegenzutreten wie beim Erwachsenen; dagegen ist die Fähigkeit, Antikörper zu bilden, bei ersteren oft größer, wodurch er wieder im Kampfe Vorteile besitzt (Neufeld).

3. Die Bedeutung der erworbenen Immunität für die Pathogenese der Hauttuberkulose.

a) Die experimentellen Grundlagen.

Aus der Geschichte der experimentellen Erforschung der Hauttuberkulose wollen wir nur die wichtigsten Daten erwähnen. Der erste, der die Hauterscheinungen nach Tuberkelbacilleninfektion beim Meerschweinchen studierte, war Robert Koch (1891). Die Arbeiten der folgenden Jahre hatten eigentlich nur den Infektionsweg zum Thema, speziell die Frage, ob der Tuberkelbacillus die unverletzte Haut durchdringen könne, ohne lokale Krankheitssymptome zu erzeugen. In diesem Zusammenhange hatten wir weiter oben schon die Arbeiten von C. Fränkel, Baumgarten, Courmont mit Lesieur und André, Babes, Takeya und Dold erwähnt. Dazu kommen noch Versuche von Manfredi, Cornet, J. Meyer, Klingmüller und Halberstaedter. Sie alle bringen zur Kenntnis der experimentellen Hauttuberkulose wenig Neues. Der einzige, der die Hautsymptome genauer beobachtet und ausführlich geschildert hat, ist E. Fritsche (1902). Neues Leben kam aber erst in die experimentelle Forschung auf diesem Gebiete durch die Anregung der experimentellen Syphilidologie, speziell durch die großen Versuchsreihen, die Neisser und seine Mitarbeiter während der Expedition in Batavia an Affen anstellten. Auf Neissers Initiative hatten damals schon in Batavia Bärmann und Halberstaedter auch Hautimpfungen mit Tuberkulose an Affen in größerem Maßstabe vorgenommen. Gleichzeitig hatte Kraus in Wien mit Grosz, Kren und Volk ähnliche Versuche ausgeführt. Bald stellte es sich jedoch heraus, daß für die Probleme der Hauttuberkulose auch die gewöhnlichen Laboratoriumstiere, Kaninchen und besonders Meerschweinchen, nicht minder brauchbare Objekte sind. 1906 konnte Lewandowsky in Bern über seine ersten Erfahrungen an diesen Versuchstieren berichten; eine ausführlichere Mitteilung folgte 1909. Um dieselbe Zeit erschienen die wichtigen Arbeiten von Gougerot und Laroche, etwas später von Römer und Joseph, Grüner und Hamburger, Helmholz und Toyofoku. Wir wollen uns in folgendem ausführlich nur mit der experimentellen Tuberkulose der Meerschweinchen beschäftigen, da die Versuche an diesen Tieren die wichtigsten Ergebnisse geliefert haben.

Ich glaube recht zu tun, wenn ich Lewandowsky für die nächsten Seiten *selbst* das Wort überlasse und nur einige wenige Zusätze ungezwungen einfüge. Diese Ausführungen geben ein abgerundetes Bild von der Tätigkeit des hochbegabten Forschers auf diesem Gebiete, welches in klarerer Weise nicht zusammen gefaßt werden kann. Seine Versuche wurden mehrfach, so von F. Fischl, wiederholt, zuletzt von Tanimura und Tagikawa, und im wesentlichen vollkommen bestätigt. Lewandowsky schildert die Vorgänge folgend:

Infektion normaler Tiere. Impft man einem Meerschweinchen Tuberkelbacillenaufschwemmung in oberflächliche *Scarifications*wunden der rasierten Bauchhaut, so ist die nächsten Tage nach der Impfung an der Impfstelle noch nichts Besonderes zu sehen. Die Wundränder verheilen, als ob sie aseptisch gemacht seien, nicht die geringste entzündliche Reaktion ist bemerkbar. Erst nach ungefähr acht Tagen beginnt eine leichte, rötliche Verfärbung und geringe Anschwellung, die sich im Verlaufe der folgenden Woche zu einer kleinen, bräunlich rötlichen, derb infiltrierten Papel ausbildet. In der dritten Woche (die Zeiten sind natürlich etwas abhängig von Zahl und Virulenz der eingebrachten Tuberkelbacillen) beginnt diese Papel im Zentrum eitrig zu zerfallen und es entsteht an ihrer Stelle ein Geschwür, das sich meist mit einer Kruste bedeckt. Entfernt man diese, so gewahrt man ein Ulcus mit unregelmäßig geformten, oft zackigen, doch scharfen Rändern, stark infiltrierter Umgebung und schmierigem Belag. Das Ulcus ist auf der Höhe der Entwicklung etwa von Linsen- bis Pfennigstückgröße. Es bleibt meist wochenlang unverändert bestehen, überhäutet sich dann häufig, um später wieder aufzubrechen. Manchmal verheilt es auch scheinbar ganz, meist aber bleibt es bis zum Tode des Tieres deutlich sichtbar. Im letzten Stadium der Krankheit werden die Ränder dann nicht selten schlaff, die Substanzverluste größer.

Die regionären Lymphdrüsen sind schon meist in der zweiten Woche fühlbar, später schwellen sie stark an; nach vier bis sechs Wochen sind gewöhnlich auch die anderen Lymphdrüsen erkrankt. Im späteren Stadium der Tuberkulose bildet sich manchmal zwischen dem Ulcus und den regionären Drüsen ein Lymphstrang mit knotenförmigen Anschwellungen aus, die perforieren und zu kleinen Ulcera werden können. Der Gesamtverlauf der Tuberkulose ist nach cutaner Infektion im ganzen langsamer als nach subcutaner, intraperitonealer oder intravenöser. Bei der Sektion zeigen sich am meisten befallen die Lungen, nächstdem die Milz und Leber, selten die Nieren.

Es interessieren uns vor allem die histologischen Bilder, die das Verhältnis von Tuberkelbacillen und Organismus in den ersten Tagen und Wochen nach der Infektion zeigen. Das erste, was auf Impfung von Tuberkelbacillen in Scarificationswunden erfolgt, ist eine Ansammlung von polynucleären Leukocyten. Diese Reaktion ist nicht besonders hochgradig. Sie unterscheidet sich in den ersten 24 Stunden quantitativ nur wenig von der im übrigen gleichen Reaktion um gewöhnliche Fremdkörper, etwa um chinesische Tusche, wie mir vergleichende Serien gezeigt haben. Die Leukocyten legen sich im ganzen mehr wallartig um die größeren und kleineren Haufen von Tuberkelbacillen, als daß sie diese in ihr Inneres aufnehmen. Zwar sieht man in den ersten Tagen einige Leukocyten mit vereinzelten Bacillen, aber sie scheinen als Phagocyten den Tuberkelbacillen gegenüber keine große Rolle zu spielen. Neben den polymorphkernigen Leukocyten treten etwa vom dritten Tage an große Mononucleäre mit breitem Protoplasmaleib auf, die bis zum Ende der ersten Woche allmählich der Zahl nach das Übergewicht bekommen. Dies sind die eigentlichen Phagocyten, dic Makrophagen Metschnikoffs. In ihrem Zelleib finden wir vom Ende der ersten Woche an die größte Zahl der Tuberkelbacillen in kleinen Häufchen angeordnet, zuweilen stark gekörnt und schlecht färbbar. Die Leukocyten gehen zum Teil zugrunde, und die großen Mononukleären nehmen neben den Tuberkelbacillen auch Leukocytendetritus in ihr Inneres auf. Nach 14 Tagen haben wir, oft noch unter intaktem Epithel, ein circumscriptes Infiltrat ganz überwiegend aus großen Mononucleären, etwa den „Epitheloiden" entsprechend, und kleinen Lymphocyten am Rand, doch noch keine deutliche tuberkulöse Struktur und höchstens den Beginn einer Riesenzellbildung. Im Zentrum konstatiert man häufig eine Erweichung, zahlreiche polynucleäre Leukocyten und deren Detritus; es erfolgt eine Perforation nach außen und die Bildung eines Ulcus, das von einer Kruste aus getrocknetem Serum und Kerndetritus bedeckt wird. Der Grund des Geschwürs wird nun von tuberkuloidem Gewebe gebildet. Während die Tuberkelbacillen in den erweichten Massen noch reichlich vorhanden waren, ist ihre Zahl in dem tuberkulösen Gewebe, das vorwiegend aus Epitheloiden und einzelnen Riesenzellen, wenig Plasmazellen, besteht, bedeutend geringer und scheint im weiteren Verlaufe noch abzunehmen. Die Bacillen finden sich dann immer nur in Einzelexemplaren im Innern der großen Mononucleären oder seltener der Riesenzellen. Die MUCHsche Färbung weist hier nicht viel mehr Tuberkelbacillen nach als das ZIEHLsche Verfahren.

Die scheinbar verheilten primären Impfgeschwüre, die klinisch feinen, rötlichen Narben gleichen, enthalten histologisch noch tuberkulöses Gewebe und virulente Bacillen, wie die Überimpfbarkeit auf normale Tiere beweist. Im späteren Stadium der Impftuberkulose, wo das Ulcus schlaffrandig, der Substanzverlust tiefer wird, haben wir histologisch ein mehr unspezifisches, entzündliches Gewebe ohne tuberkulöse Struktur, in dem aber die Bacillen an Zahl wieder zugenommen haben.

Die Läsionen, die durch *intracutane* Injektion von Tuberkelbacillen in die Haut von Meerschweinchen erzeugt wurden, gleichen klinisch und histologisch ganz den eben geschilderten. Durch Einreiben von Tuberkelbacillen in die *unverletzte*, rasierte Bauchhaut erhielten GOUGEROT und LAROCHE unscheinbarere Läsionen, Knötchen, die manche *Ähnlichkeit* mit menschlichen „Tuberkuliden" boten, auch histologisch nicht immer typisch tuberkulöses Gewebe enthielten, sondern zuweilen auch entzündliche und nekrotische Veränderungen.

Beim *Kaninchen* sind die experimentell zu erzeugenden Veränderungen vielgestaltiger als beim Meerschweinchen. Neben Geschwüren mit infiltriertem Rand, die denen des Meerschweinchens gleichen, kommen auch lupöse Herde vor, die allerdings nach mehrwöchentlichem Bestehen meist spontan heilen, in deren Umgebung manchmal ausgesprengte Knötchen auftreten, die mit Lupus miliaris oder Lichen scrofulosorum eine gewisse Ähnlichkeit haben. Durch Impfung in die Haut des Ohres kann man derbe Papeln mit Hyperkeratosen erzeugen, ein Bild, das der menschlichen Tuberculosis verrucosa gleicht. Durch Injektion von Tuberkelbacillen in die Ohrvene und gleichzeitige Zirkulationsbehinderung kann man am Ohr das Auftreten disseminierter, klein papulöser Efflorescenzen hervorrufen, die manche Ähnlichkeit mit „Tuberkuliden" haben. Bei einem Versuche, wo mittelst der gleichen Technik die für das Kaninchen virulenteren Rinder-Tuberkelbacillen injiziert wurden, erhielt ich eine diffuse, knotige Tuberkulose des ganzen Ohres. Histologisch unterscheidet sich die Hauttuberkulose des Kaninchens von der des Meerschweinchens durch den größeren Umfang der Epitheloidzellen und den größeren Reichtum an Plasmazellen, auch scheinen Infiltrate, die aus typischen, einzelnen Tuberkeln zusammengesetzt sind, beim Kaninchen häufiger vorzukommen.

Die experimentell erzeugte Hauttuberkulose beim *Affen* kann nach den Untersuchungen von KRAUS, KREN, GROSZ und VOLK, sowie von BÄRMANN und HALBERSTAEDTER ebenfalls verschiedene Formen annehmen. Es kommen knötchenförmige, sich auf dem Lymphwege ausbreitende Läsionen vor, ferner lupusähnliche, skrofulodermartige und geschwürig zerfallende, mit Neigung zum Fortschreiten. Die letztere Form wird nach KRAUS und dessen Mitarbeitern mehr durch bovine Tuberkelbacillen, die benignere durch Bacillen des humanen Typus hervorgerufen, die dabei in großer Anzahl in der Läsion vorhanden wären, während die bovinen Tuberkelbacillen in den ulcerösen Veränderungen nur vereinzelt zu finden sein sollen. Nach BÄRMANN und HALBERSTAEDTER dagegen gleichen die ulcerösen Formen zwar histologisch mehr banalen Läsionen, enthalten aber reichlich Tuberkelbacillen, während in den lupusähnlichen

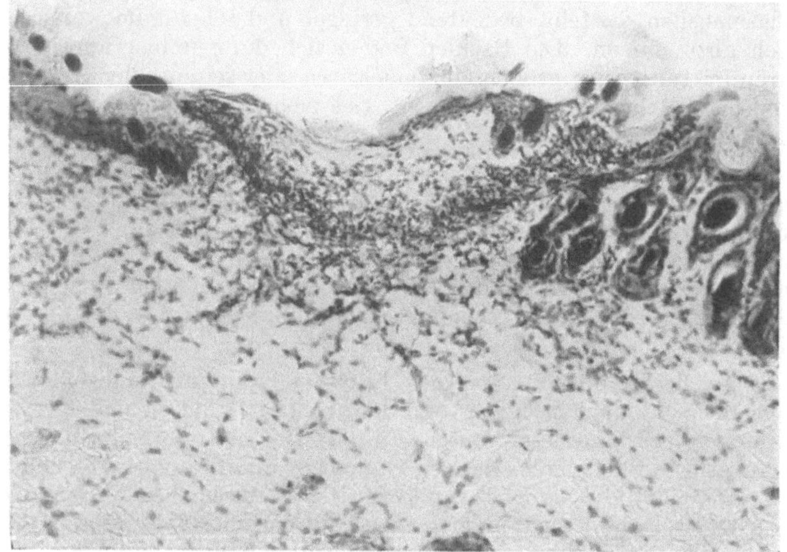

Abb. 9. Impfstelle eines *normalen* Tieres 24 Stunden nach der Infektion.

Herden, die histologisch typisch tuberkulös sind, nur spärliche Tuberkelbacillen gesehen werden.

Es können also im Tierversuch eine ganze Reihe verschiedener Tuberkuloseformen durch Einimpfung von Tuberkelbacillen in die Haut erzeugt werden, Formen, die mit allen möglichen spontan entstandenen Hauttuberkulosen des Menschen Analogien aufweisen. Alle diese Läsionen entstehen nicht sofort nach der Impfung, sondern erst nach einer längeren Inkubationszeit. Auch histologisch bildet sich nicht sofort tuberkulöses Gewebe aus, sondern ganz allmählich folgt auf eine anfangs vorhandene, banal-entzündliche Fremdkörperreaktion die Etablierung tuberkuloider Infiltrate. Je mehr diese Infiltrate ein typisches Aussehen annehmen, desto spärlicher an Zahl scheinen die Tuberkelbacillen zu werden, die in den rein entzündlichen Veränderungen in großen Massen zu finden waren.

Infektion tuberkulöser Tiere. Ganz anders gestalten sich die Verhältnisse, wenn man statt ein normales Meerschweinchen zu impfen, ein schon mit Tuberkulose vorher infiziertes Tier zum Versuche nimmt. Dieses verschiedene Verhalten des normalen und tuberkulösen Tieres hatte schon ROBERT KOCH 1891 für etwas Gesetzmäßiges erklärt und F. WOLFF und BEHRING haben bald danach die Bedeutung einer leichten tuberkulösen Infektion im frühen Kindesalter für die Ausbildung späterer Immunität beim Menschen erfaßt und nachdrücklich betont. Es ist schwer verständlich, daß diese KOCHschen Beobachtungen später allgemein bestritten oder die Tatsachen als inkonstant hingestellt wurden (z. B. von v. BAUMGARTEN, CZAPLEWSKI und ROLOFF, CHARRIN, ARLOING, L. STRAUS). Erst v. PIRQUET und SCHICK würdigten die KOCHschen Angaben richtig und verwerteten sie bereits bei der Aufstellung des Allergiebegriffes. Zuerst hat DETRE-DEUTSCH (1904), 1906 habe ich (d. i. LEWANDOWSKY) dann auf Grund eigener Experimente die absolute Konstanz des KOCHschen Versuches für die cutane Impfung hervorgehoben, und in den nächsten Jahren ist dann dieser Versuch, nunmehr als „KOCH*scher Elementarversuch*" bezeichnet, besonders durch die Arbeiten von RÖMER, HAMBURGER und deren Mitarbeiter,

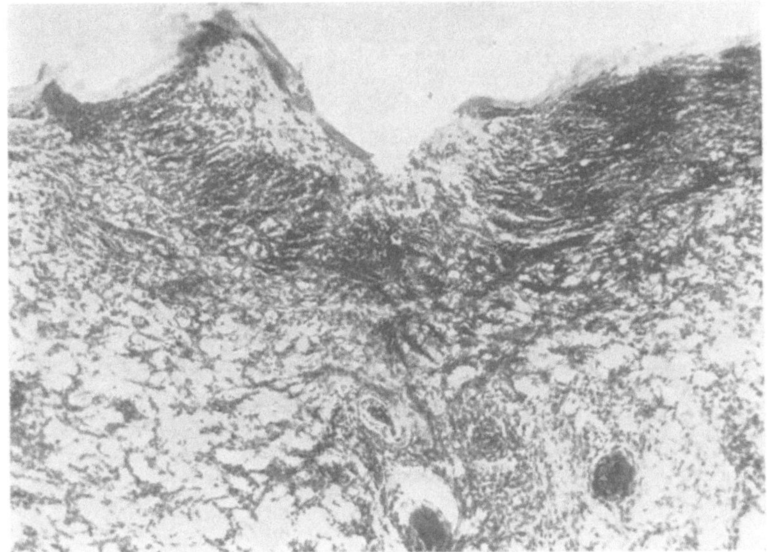

Abb. 10. Impfstelle eines *tuberkulösen* Tieres 24 Stunden nach Superinfektion.

SELTER, zum Ausgangspunkt wichtigster Untersuchungen über Tuberkuloseimmunität geworden.

Impft man ein Tier, das vor mindestens vier Wochen, besser vor noch etwas längerer Zeit, mit Tuberkelbacillen cutan infiziert worden ist (doch kann der erste Impfmodus auch ein anderer gewesen sein), neuerdings mit Tuberkelbacillen in eine Scarificationswunde, so macht sich schon nach 24 Stunden eine ganz intensive Reaktion der Impfstelle bemerkbar. Das Auffallendste daran ist ein oft recht hochgradiges Ödem, das sich bei der Palpation zwischen zwei Fingern als teigige Schwellung konstatieren läßt. Nicht selten findet man das Zentrum der Impfstelle hämorrhagisch oder sogar nekrotisch, und um die so veränderten zentralen Partien herum die Umgebung in verschiedenen Tönen verfärbt, vom entzündlichen Rot bis zum Weiß der ödematös gespannten Haut. Diese Reaktion nimmt am zweiten Tage oft noch an Intensität zu. Vom dritten Tage an klingt sie rasch ab und ist nach vier bis fünf Tagen kaum noch zu bemerken. Vergleicht man jetzt mit einem gleichzeitig geimpften, nicht tuberkulösen Tier, so ist zu einer Zeit, wo sich hier die ersten Erscheinungen an der Impfstelle zeigen, bei dem tuberkulösen Tier die Inokulationsstelle wieder völlig reizlos geworden. Es stellt sich bei typischem Ablauf der Reaktion auch in der Folgezeit keine Entzündung der Impfstelle mehr ein. Diese ist nur noch für mehrere Wochen als feine, rötliche Narbe sichtbar, die späterhin immer mehr verschwindet. An den regionären Drüsen macht sich meist keine Verstärkung der um diese Zeit schon bestehenden allgemeinen Drüsenschwellung bemerkbar. Dieser Versuch läßt sich bei demselben Tier beliebig oft mit gleichem Resultat wiederholen. Römer hat zwar nachgewiesen, daß die Quantität des Impfmaterials eine gewisse Rolle spielt, daß sehr massige Impfungen noch ein Dauerresultat liefern, wo geringe versagen. Ich habe allerdings bei Tieren mit einigermaßen ausgebildeter Tuberkulose vier nebeneinander liegende Impfstriche ganz mit Tuberkelbacillen anfüllen können, ohne mehr als eine intensive Frühreaktion zu erzielen, doch darf die Bedeutung der quantitativen Verhältnisse im allgemeinen nie außer acht gelassen werden (Kraus und Volk, Courmont

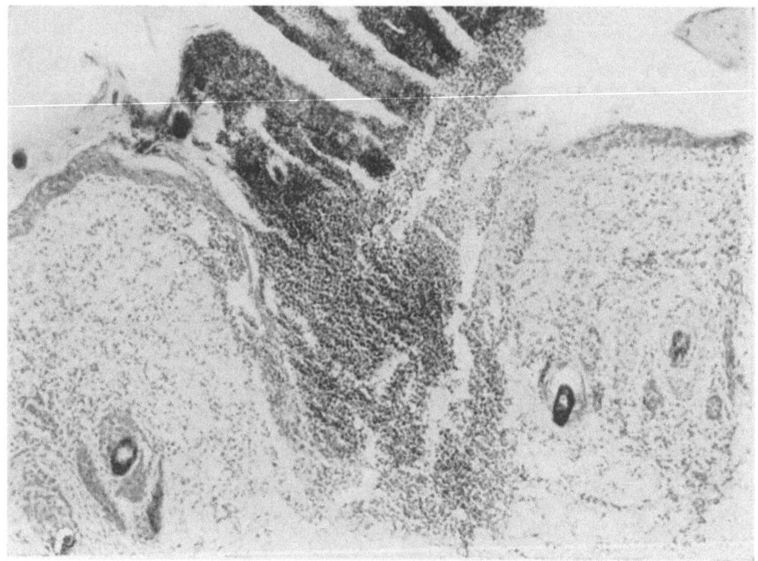

Abb. 11. Impfstelle eines *normalen* Tieres 5 Tage nach der Infektion.

und Lesieur, Kleinhaus). Es kommt aber vor, daß Tiere einer sehr massigen Wiederimpfung plötzlich, wie einer Vergiftung, erliegen, ohne daß der Tuberkulosebefund an inneren Organen besonders hochgradig ist. Haben sie aber die Wiederimpfung überstanden, so leben sie meist länger als nur einmal infizierte Tiere. Bei häufig wiedergeimpften Tieren, die nicht selten ein Alter von sieben bis zehn Monaten nach der ersten Impfung erreichen, findet man bei der Sektion starke cirrhotische Veränderungen an den inneren Organen speziell Leber, und Milz, und in der Lunge Kavernen, wie sie nach einmaliger Impfung kaum beobachtet werden. Römer hat daraus weittragende Schlüsse für die Phthiseogenese gezogen, die uns aber hier nicht weiter beschäftigen können. Auch hier kommen für unser Thema hauptsächlich die lokalen Veränderungen an der reinfizierten Hautstelle in Betracht.

Die klinischen Vorgänge spiegeln sich im histologischen Bilde hier folgendermaßen wieder. In der obersten Schicht der Schnittwunde finden wir 24 Stunden nach der Impfung geronnenes Serum mit zahlreichen Haufen von Tuberkelbacillen (Abb. 10). Darauf folgt eine massige Schicht aus nekrotischen, fragmentierten Leukocytenkernen. Kein einziger, normal erhaltener Leukocyt findet sich in dieser Schicht. Die ganze Umgebung zeigt weithin die Anzeichen intensivster Entzündung, ein Ödem, das bis in die tiefsten Schichten der Subcutis reicht, Durchsetzung des ganzen Gebietes mit Wanderzellen, hochgradige Erweiterung der Gefäße, die zahlreiche, polymorphkernige Leukocyten im Lumen beherbergen, hier und da auch Austritt von roten Blutkörperchen. Vom zweiten bis dritten Tage an hat sich aus dem geronnenen Serum, den nekrotischen Leukocyten und nekrotischem Gewebe mit Resten von Epithel und Follikeln eine Kruste gebildet, die sich von der Unterlage ablöst (Abb. 12). Mit dieser Kruste wird die große Masse der hineingebrachten Bacillen mechanisch nach außen abgestoßen. Es bleibt ein oberflächlicher Substanzdefekt, der sich rasch epithelialisiert (Abb. 14). Ein kleiner Teil von Bacillen wird von polynucleären Leukocyten, später von großen mononucleären phagocytiert, doch ist dieser letztere Vorgang nicht von großer Bedeutung für die Beseitigung der

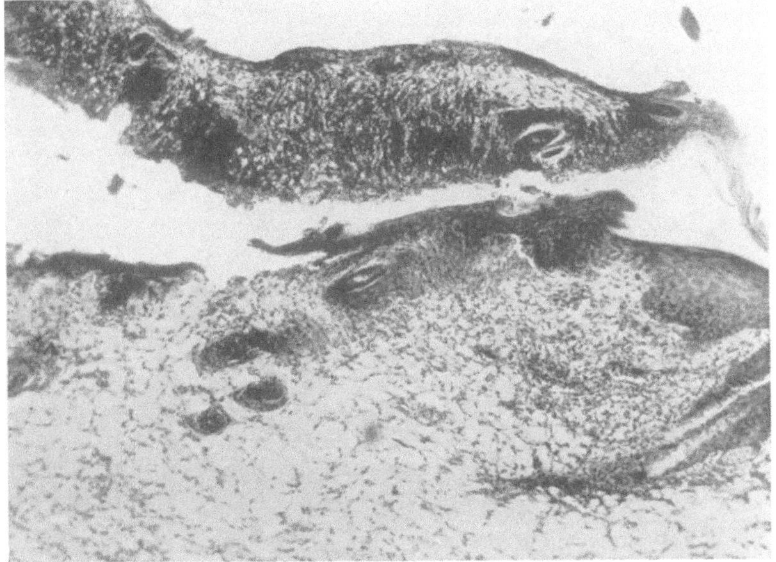

Abb. 12. Impfstelle eines *tuberkulösen* Tieres 5 Tage nach Superinfektion.

Erreger; auch bakteriolytische Vorgänge scheinen nicht wesentlich dazu beizutragen. Jaffé und Löwenstein konnten die Befunde Lewandowskys bezüglich des histologischen Reaktionsbildes im wesentlichen bestätigen. Damit ist in manchen Fällen die Wirkung der zweiten Impfung vorüber. Sehr häufig aber — ja wohl meistens — bildet sich nachträglich (von der zweiten Woche an) an der Reinfektionsstelle noch ein ziemlich scharf abgesetztes tuberkuloides Infiltrat aus Epithelioiden und Riesenzellen, in dem noch bis nach drei Wochen ganz vereinzelte Tuberkelbacillen mikroskopisch und durch Tierversuch nachzuweisen sind. Um eine nachträgliche Vermehrung der Tuberkelbacillen handelt es sich hier wohl kaum. Denn auch bei parallelen Versuchen mit toten Bacillen war die Bildung eines solchen Infiltrates um die gleiche Zeit zu konstatieren. Nach sechs bis acht Wochen resorbieren sich diese Infiltrate vollkommen und damit sind auch die letzten Reste von Tuberkelbacillen verschwunden. Nur in Ausnahmefällen (offenbar bei Sinken des Antikörpergehaltes des Tieres) kann noch später eine Entwicklung von Tuberkelbacillen und damit ein Wiederaufbrechen der Reinfektionsstelle stattfinden, wie es auch Hamburger beobachtet hat. Ganz ähnliche Vorgänge spielen sich auch an inneren Organen ab (Allen, Krause, Long, Baldvin und Gardener usw.).

Es scheint mir praktisch, hier gleich die Beschreibung einiger Versuche über *hämatogene Infektion* und *Reinfektion* anzuschließen. Durch intravenöse Injektion von Tuberkelbacillen ist es mir niemals geglückt, beim Meerschweinchen Hauterscheinungen hervorzurufen, offenbar deshalb, weil auf diese Weise zu geringe Bacillenmengen in den großen Kreislauf kommen. Dagegen hatte ich regelmäßig Erfolge, wenn ich mich der *intrakardialen* Injektion bediente, die beim normalen Tiere ohne Schwierigkeit auszuführen ist. Injiziert man einem Meerschweinchen eine verdünnte Aufschwemmung von Tuberkelbacillen in den linken Herzventrikel, so ist auf der rasierten Bauchhaut (man rasiert vor der Injektion zur Erleichterung der Beobachtung, auch um durch Zirkulationsveränderung einen Locus minoris resistentiae herzustellen, doch ist letzteres nicht unbedingt zum Gelingen nötig), 14 Tage lang nichts Besonderes

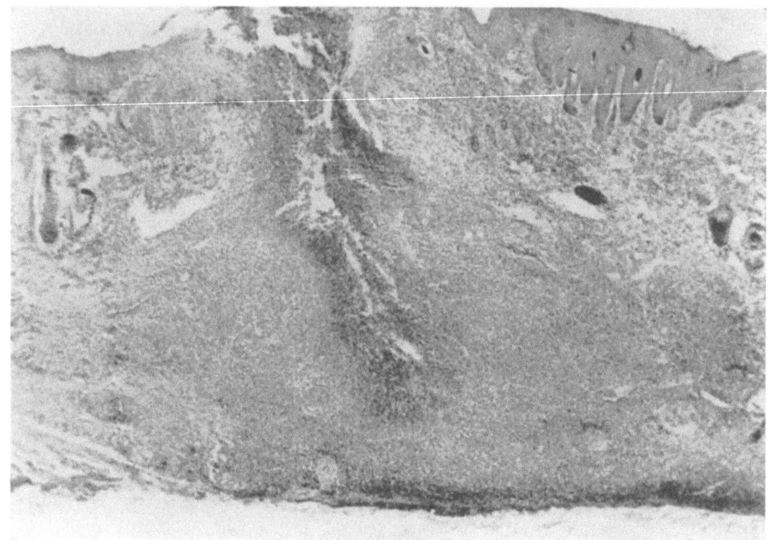

Abb. 13. Impfstelle eines *normalen* Tieres 14 Tage nach der Infektion.

zu sehen. Dann entstehen erst einzelne, nach einigen Tagen sehr zahlreiche, kleine papulöse, mit einer Schuppe bedeckte Efflorescenzen, die bald zu einer diffusen, papulo-squamösen Dermatitis konfluieren. Vier bis fünf Wochen nach der Injektion gehen die Tiere unter starker Abmagerung zugrunde. In der letzten Woche zeigten alle Tiere Augenerkrankungen unter dem Bilde der Keratitis und Iridocyclitis. Macht man denselben Versuch bei einem schon tuberkulösen Tier (z. B. einem vor zwei Monaten cutan infizierten), so gehen zahlreiche Tiere unmittelbar nach der Injektion unter anaphylaktischen Erscheinungen zugrunde. Nimmt man aber zur Injektion nicht zu junge Tuberkelbacillenkulturen und nicht zu konzentrierte Aufschwemmungen, und hat Tiere, die sich in dem richtigen Immunitätszustand befinden — erst durch große Versuchsreihen wird es gelingen, die besten Bedingungen herauszufinden —, so kann man einige davon durchbringen und nun das Resultat mit den Experimenten an normalen Tieren vergleichen. Die tuberkulösen Tiere zeigen häufig schon nach 24 Stunden eine ganz leichte follikuläre Schwellung und Rötung der Bauchhaut, worauf in den nächsten beiden Tagen eine diffuse Desquamation folgt. Dann sind 10 bis 14 Tage lang keinerlei Hauterscheinungen wahrnehmbar. Erst jetzt entstehen einzelne papulöse Efflorescenzen, die zum Teil im Zentrum etwas gelblich durchscheinend sind, zum Teil eine fest anhaftende Schuppe oder Kruste tragen, nach deren Entfernung ein scharfrandiger, leicht blutender Substanzverlust zurückbleibt. Diese Efflorescenzen verschwinden nach einigen Wochen wieder spontan. Die Tiere können die intrakardiale Rëinfektion zwei Monate und länger überleben. Augenerscheinungen wurden klinisch nie beobachtet.

Noch auffallender als die klinischen, sind die histologischen Unterschiede beim tuberkulösen und normalen, intrakardial infizierten Tier. Beim letzteren haben wir in der Haut nicht sehr scharf abgesetzte Infiltrate von ganz uncharakteristischem Bau, bestehend aus polynucleären Leukocyten, Lymphocyten, fixen Bindegewebszellen und Epitheloiden. Niemals wurden Riesenzellen gefunden. In den Infiltraten liegen Tuberkelbacillen in ungeheurer Menge in jedem Gesichtsfeld (Abb. 15). Bei den reinfizierten Tieren dagegen findet man scharf begrenzte, kleine Infiltrationsherde von deutlich tuberkuloidem Bau, aus Epitheloiden und typischen Riesenzellen (Abb. 16). Diese Herde liegen in allen Schichten der Cutis, besonders in der Nachbarschaft von Follikeln.

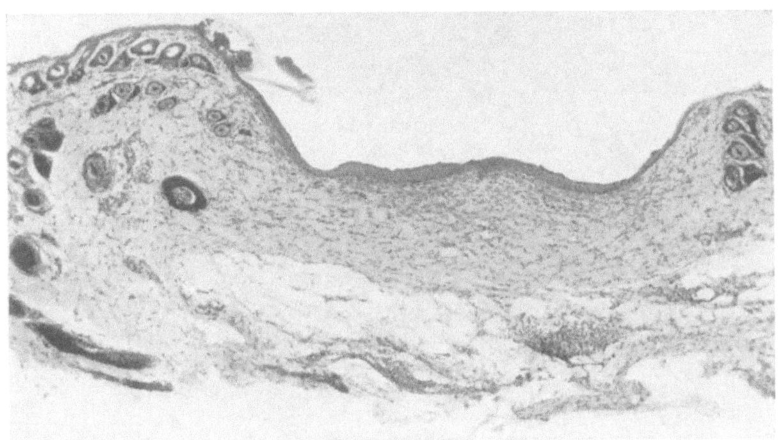

Abb. 14. Impfstelle eines *tuberkulösen* Tieres 14 Tage nach Superinfektion.

Manche zeigen im Zentrum Nekrosen um kleine Arterien herum, andere Erweichungen. In vielen Knötchen ist auch bei Durchmusterung von Serienschnitten kein Bacillus zu finden. Nach langem Suchen gelingt es, in einzelnen ein Exemplar zu entdecken. An den Augen konnte ich auch mikroskopisch nur höchst selten Veränderungen nachweisen, kleine Tuberkel des Ciliarkörpers mit sehr spärlichen, nur schwer auffindbaren Tuberkelbacillen. Die Augenaffektion der *primär* infizierten Tiere bietet dagegen auch histologisch ein höchst interessantes Bild: Corpus ciliare und Iris vollgepfropft mit Tuberkelbacillen, so daß sie schon bei schwacher Vergrößerung rot erscheinen, die Gewebsreaktion nur in Zellvermehrung und Ansammlung von Leukocyten bestehend. Das ganze erinnert täuschend an ein Leprom. Auch in den anderen Organen dieser Tiere (Lunge, Leber, Milz, Gehirn, Herzmuskel) fanden sich Herde mit zahlreichen Tuberkelbacillen und uncharakteristischer Gewebsreaktion, nirgends dagegen auch nur die Andeutung eines Tuberkels.

Bedeutung der Tierversuche. Das erste, was aus allen bis jetzt angeführten Tierversuchen hervorgeht, ist die Tatsache, daß die Haut tuberkulöser Tiere auf eine Infektion mit Tuberkelbacillen ganz anders reagiert („*Allergie*“) als die normaler Tiere, gleichgültig, ob die Infektion von außen oder innen erfolgt.

Bei der exogenen Reinfektion hatten wir zwei verschiedene Prozesse zu unterscheiden: Eine stürmische Frühreaktion, die zur mechanischen Abstoßung der großen Menge neu hineingebrachter Tuberkelbacillen führt, und eine später erfolgende Bildung tuberkuloider Infiltrate um einzelne Reste von Tuberkelbacillen. Was die Frühreaktion betrifft, so haben wir darin, wie es scheint, einen Vorgang von ganz allgemeiner Geltung. Denn auch bei Trichophytonpilzen hat Hanawa genau dasselbe Phänomen klinisch und histologisch festgestellt. Wir haben hier vielleicht einen Schlüssel zum Verständnis des ganzen Immunitätsmechanismus. Hanawa denkt daran, „daß bei der allgemeinen

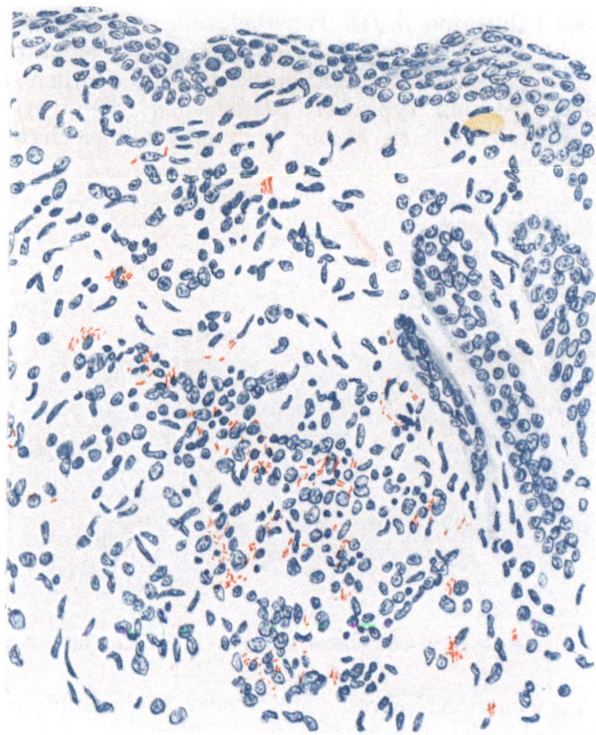

Abb. 15. Hämatogene Hauttuberkulose nach intrakardialer Infektion eines normalen Tieres.

Entzündung die Nekrobiose durch die verstärkte Reaktionsfähigkeit des Organismus bei gleichbleibendem Reiz zustande käme.“ Ich glaube aus meinen Versuchen schließen zu dürfen, daß es sich weniger um eine Verstärkung als um eine Veränderung der Reaktionsweise handelt, die durch einen veränderten Reiz verursacht wird. Denn daß der Organismus von innen — etwa nach Analogie der angioneurotischen Entzündung Kreibichs — eine Abwehrreaktion bis zur Selbstvernichtung seiner eigenen Zellelemente treibt, ist schwer zu verstehen. Die ungeheuren Mengen nekrotischer Kerne, die das histologische Bild der Reinfektionsstellen zeigt, erwecken zuerst den Gedanken an ein intensiv wirkendes Zellgift. Ein solches kommt aber den Tuberkelbacillen an sich nicht zu, wie die primären Infektionen normaler Tiere beweisen. Es muß also der tuberkulöse Organismus die Fähigkeit haben, aus den Tuberkelbacillen eine solche toxische Substanz frei zu machen. Daß dies tatsächlich der Fall ist, konnte ich durch folgenden Versuch beweisen: Es wurden tuberkulöse und nichttuberkulöse Tiere intracutan infiziert und nach 24 Stunden die Impfstellen unter aseptischen Kautelen excidiert, zerkleinert, mit Kochsalzlösung verrieben, durch Drahtfilter filtriert; dann wurde normalen Tieren dieser Gewebssaft intracutan injiziert. Die Tiere, welche den Gewebssaft von Reinfektionsstellen bekommen hatten, zeigten nach 24 Stunden deutliche Cutanreaktionen in Gestalt circumscripten, teigigen Ödems, während die Kontroll-

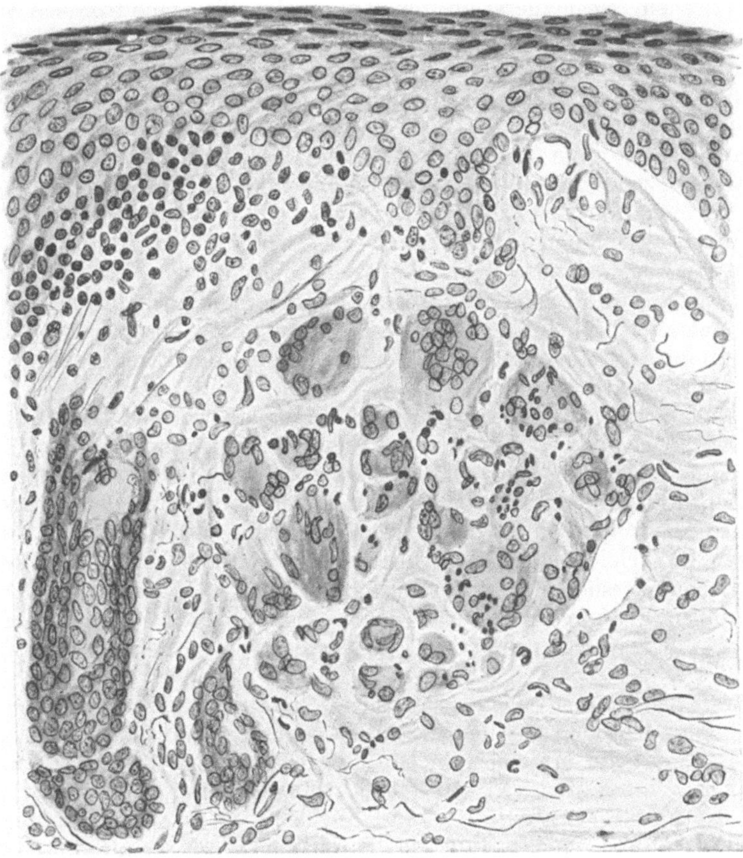

Abb. 16. Hämatogene Hauttuberkulose nach intrakardialer Reinfektion eines tuberkulösen Tieres (Tuberkelbacillen negativ.)

tiere, die den Extrakt von primären Infektionsstellen erhalten hatten, reaktionslos blieben. Es muß also in den Reaktionsstellen reinfizierter Tiere eine giftige Substanz enthalten sein, die in den primären Infektionsherden fehlt. Die Frühreaktion wird also durch einen chemischen und nicht durch einen angioneurotischen Vorgang hervorgerufen.

Diesen chemischen Prozeß können wir uns vielleicht, wenn nicht als eine Lyse, so doch als einen Abbau vorstellen, von derselben Art wie bei der diagnostischen Tuberkulinreaktion. Lysine gegen Tuberkelbacillen kommen bei tuberkulösen Tieren sicher vor. Sie sind in der Peritonealhöhle nachgewiesen durch den Pfeifferschen Versuch, Injektion von Tuberkelbacillen in die Peritonealhöhle und spätere Sekretentnahme. Deycke und Much, Kraus und Hofer haben auf diese Weise die Auflösung von Tuberkelbacillen im Organismus tuberkulöser Tiere beobachtet. Behring konstatierte dasselbe Phänomen in der Milz eines tuberkulösen Tieres, ROGER und SIMON glauben, in den tuberkulösen Läsionen selbst Fermente annehmen zu müssen, die auf die Auflösung der Tuberkelbacillen hinarbeiten. Für die Haut ist es natürlich außerordentlich schwer, das Vorhandensein von Lysinen nachzuweisen. Die Tatsache eines intensiven Bacillenschwundes in der Haut des tuberkulösen Tieres besteht. Aber es läßt sich kaum ad oculos demonstrieren, daß hier Lysine am Werk sind, und wie der Zerstörungsmechanismus vor sich geht. Sehr vieles spricht dafür, daß auf lytischem Wege zuerst aus den Tuberkelbacillen jene toxische Substanz in Freiheit gesetzt wird, dann die Bacillenleiber zerstört werden. Es wird aber immer gut sein, den Begriff der Lyse nicht zu grob physikalisch zu fassen, sondern gleichzeitig und vor allem an einen chemischen Abbau der Tuberkelbacillensubstanz zu denken.

Jedenfalls ist es eine Tatsache, daß die Bacillen an der Rëinfektionsstelle nicht sämtlich zugrunde gehen oder eliminiert werden. Ja die Entzündung kann nach vielen Monaten wieder aufflammen und das Aussehen eines typischen Primäraffektes annehmen („tuberkulöse Exacerbation" HAMBURGERS), besonders wenn der Allgemeinzustand des Tieres ein schlechter ist. Daß sich Tuberkelbacillen lange selbst in scheinbar abgeheilten Herden noch lebend finden, ist bekannt und auch von anderen Infektionskrankheiten wissen wir, daß selbst hohe Immunitätsgrade nicht absolut zur Vernichtung der Erreger führen müssen (Syphilis, Milzbrand).

Eine andere, kaum weniger wichtige Frage ist es, welcher Teil des Organismus als Erzeuger und Träger der lytischen Wirkung anzusehen ist. Daß die Lysine cellulären Ursprunges sind, ist wohl selbstverständlich. Dagegen ist es noch nicht klar, ob bei dem oben beschriebenen Vorgang an den Reinfektionsstellen die Zellen die Hauptrolle spielen oder im Serum gelöste, lysierende Substanzen. Vergleicht man die Unsicherheit und oft geringe Wirkung des PFEIFFERschen Versuches mit der Sicherheit und dem prompten Auftreten des KOCHschen Phänomens, dann wird man mit einiger Berechtigung der Zelltätigkeit bei der Vernichtung der Tuberkelbacillen höchste Bedeutung beimessen.

Der Transplantationsversuch analog dem BLOCHschen Versuche beim trichophytiekranken Menschen — dessen Zuverlässigkeit er übrigens jetzt auch anzweifelt — hat beim Meerschweinchen aus technischen Gründen versagt. Es gelang nicht, ein Hautstück von einem tuberkulösen Tiere derart auf ein gesundes zu übertragen, daß es glatt angeheilt wäre, und Impfungen auf transplantierter und eigener Haut des normalen Tieres vergleichbar gewesen wären. Somit war es unmöglich, die celluläre Natur der Immunität direkt zu erweisen. Parabioseversuche, wie sie HELMHOLZ angestellt hat, haben für diese Frage keinen Wert wegen des Überganges von Blut und Serum. Andererseits habe ich in größeren Versuchsreihen mich bemüht, durch intravenöse Injektion von unverändertem Blut (mit Hirudin), defibriniertem Blut und Serum, die Immunität passiv zu übertragen. In einigen Fällen reagierten die Tiere, denen Blut oder Serum tuberkulöser Tiere injiziert worden war, auf cutane Impfung mit einer stärkeren Rötung als die Kontrolltiere. Aber niemals war die Rötung oder Schwellung der Impfstelle annähernd so beträchtlich wie bei tuberkulösen Tieren. Und bei allen diesen Tieren gingen die Impfungen an, trotz der Bluttransfusion. RÖMER, sowie GRÜNER und HAMBURGER sind zu den gleichen Resultaten gekommen. Aber der erstere bemerkt mit Recht, daß dadurch endgültig noch nichts bewiesen sei. Daß unter natürlichen Bedingungen die *Serumimmunität* eine Rolle spielt, ist durch den negativen Ausfall der Übertragungsversuche noch nicht widerlegt. Denn es ist wohl möglich, daß die Antikörper in den inneren Organen gebildet werden (wofür unter anderem die

Versuche von BAIL sprechen) und von da durch das Serum an die Reaktionsstelle gelangen. Sie brauchen aber nicht in einem gegebenen Moment derartig konzentriert im Serum zu kreisen, um mit diesem die Immunität auf ein anderes Individuum zu übertragen.

Wir hatten nun außer der Frühreaktion, die zur Abwehr einer massigen Infektion von außen einen Vorgang von denkbar größter Zweckmäßigkeit darstellt, noch eine langsamer einsetzende und verlaufende Reaktion kennen gelernt, die sich histologisch durch die Bildung tuberkuloiden Gewebes auszeichnete. Diese Reaktionsart herrschte auch bei den intrakardialen Reinfektionen vor. Zwar war auch hier eine geringe Frühreaktion bemerkbar, aber sie trat im ganzen Bilde gegenüber jenen Erscheinungen zurück, die wir als Reaktionen des Gewebes um langsam zugrunde gehende, einzelne Tuberkelbacillen auffaßten. Diese intrakardialen Infektionsversuche scheinen mir deutlicher, als je vorher geschehen ist, den Beweis zu liefern, daß es nicht die *Vermehrung* der Tuberkelbacillen ist, die den histologisch typischen Tuberkel erzeugt, sondern der *Untergang von Bacillen unter der Einwirkung abbauender Antikörper*. Wo die Tuberkelbacillen sich, ungehemmt durch Antikörper, schrankenlos wie auf künstlichen Nährböden vermehren können, da reagiert der Organismus nur mit banalen, entzündlichen Veränderungen. Das zeigen die Versuche, in denen der normale Organismus plötzlich von der Blutbahn her mit großen Mengen von Tuberkelbacillen überschwemmt wird, ohne Zeit zur Bildung von Antikörpern zu haben. Wo aber Antikörper in reichlicher Menge vorhanden sind, da gehen die mit dem Blutstrom in die Haut gelangten Bacillen zugrunde, und nun erst bilden sich tuberkuloide Strukturen. Wenn wir bei der Tuberkulose innerer Organe trotzdem typische Tuberkel und mehr oder weniger reichliche Tuberkelbacillen finden, so kommt das daher, daß hier neben dem Zerfall von Tuberkelbacillen doch infolge der günstigeren Wachstumsbedingungen immer noch Proliferationsvorgänge möglich sind. Auch werden die Tuberkelbacillen in den verkästen Partien von den Antikörpern wohl weniger leicht angegriffen. Das gesetzmäßige Verhältnis von Bacillenzahl und histologischer Läsion wird auch durch den Vergleich mit den tuberkuloiden und tuberösen Formen der Lepra klar. Wir hatten betont, daß jene Veränderungen nach intrakardialer Tuberkelbacilleninfektion normaler Tiere histologisch viel mehr den Charakter der Lepra als den der Tuberkulose tragen. Es ist also ein allgemeines biologisches Gesetz, das aussagt: *Wo Bakterien sich im Körper schrankenlos vermehren, da antwortet der Organismus mit den unspezifischen Reaktionen der Entzündung; wo Bakterien unter der Einwirkung von Antikörpern langsam zerfallen, wo Bakterieneiweiß durch ihre Tätigkeit abgebaut wird, da entstehen Tuberkel und tuberkuloide Strukturen.*

Nun könnte man einwenden, daß es sich bei unseren Versuchen um Einbringung fremder Bacillen von außen handelte, während man doch unter natürlichen Verhältnissen bei tuberkulösen Individuen mit einer Reinfektion der Haut durch die eigenen Bacillen zu rechnen hat. Hier wäre es aber doch möglich, daß die Bacillen nicht mehr durch die Antikörper des Organismus vernichtet würden, sondern ihrerseits gegen diese eine gewisse Immunität gewonnen hätten. Eine Erfahrung scheint in diesem Sinne zu sprechen: Das primäre Impfgeschwür bleibt bestehen und enthält Tuberkelbacillen, während neue Impfungen selbst mit großen Bacillenmengen nicht angehen. Ich habe solche primäre Ulcera excidiert, zerkleinert und demselben Tier auf eine andere Hautstelle in Scarificationswunden wieder cutan verimpft. Dabei zeigte sich, daß die Tiere auf solche Impfung reagierten, als ob irgendwelche Tuberkelbacillen aus fremden Kulturen verimpft worden wären, nämlich mit deutlicher Frühreaktion und abortivem Verlauf der Impfung. Ebenso konnte RÖMER, der tuberkulöse

Drüsen eines Tieres auf dessen Haut verimpfte, keine positiven Resultate erzielen. Nach meinen Versuchen reagiert also der Organismus auch auf die eigenen Bacillen mit Überempfindlichkeitserscheinungen. Wir dürfen also annehmen, daß auch die vorhergehenden Versuche den natürlichen Verhältnissen entsprechen, daß die hämatogen verschleppten Bacillen bei Vorhandensein von Antikörpern in der Haut zugrunde gehen. (Es muß allerdings bemerkt werden, daß es Toyoda und Yung-nen Yang in neueren Versuchen gelungen ist, mit bacillenhaltiger Drüsenaufschwemmung, wie auch mit Bacillen aus tuberkulösem Gewebe und Sputum beim tuberkulösen Meerschweinchen in ähnlicher Weise wie bei normalen Tieren Ulcerationen an den Impfstellen zu erhalten, so daß sie sich zu der Annahme berechtigt glauben, die Keime würden im tuberkulösen Organismus baktericidiefest. Diese Eigenschaft sollten die Tuberkelbacillen schon nach zwei- bis dreiwöchentlichem Verweilen im Tierkörper erhalten. Die Resultate bedürfen weiterer Nachprüfung.) Das Rätsel freilich bleibt bestehen, warum in dem primären Impfgeschwür die Bacillen nicht absterben. Es ist hier vielleicht noch eine besondere Reaktionsschwäche der primären Impfstelle mit im Spiele, wodurch die völlige Vernichtung der Tuberkelbacillen und die Heilung verhindert wird.

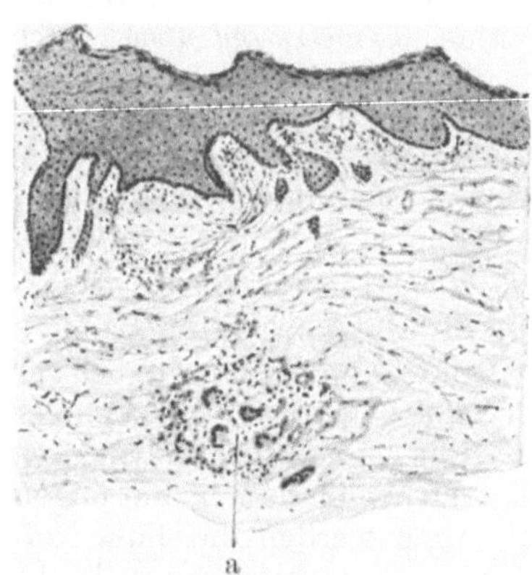

Abb. 17. Impfstelle eines normalen Tieres 7 Tage nach Infektion mit abgetöteten Bacillen. Tuberkuloides Gewebe mit Riesenzellen (a).

Es bleibt ferner zu erklären, wie es denn bei der primären Hautinfektion zur Bildung tuberkulösen Gewebes kommt. Wir glauben auch hierin schon eine Folge beginnender Antikörperbildung sehen zu müssen. Die Tuberkelbacillen rufen in einem normalen Organismus anfangs nur minimale Erscheinungen hervor, weil sie zu diesem kaum mehr als irgendwelche Fremdkörper in Beziehung treten. Nun muß aber wohl auch der normale Organismus — wie das auch Pirquet und Grüner und Hamburger annehmen — eine ganz geringe Menge von „Erginen" oder Lysinen enthalten. Diese genügen gerade, den Prozeß einzuleiten und aus den Tuberkelbacillen ein Minimum von toxischer Substanz freizumachen. Dadurch aber wird der Organismus zur erhöhten Produktion von Antikörpern angereizt. Erst wenn diese in so reichlicher Quantität vorhanden sind, daß sie die Tuberkelbacillen stärker angreifen können, treten die klinisch bemerkbaren Krankheitserscheinungen und histologisch die tuberkuloiden Reaktionen auf. Die Inkubation ist nach Pirquet die Zeit bis zum Auftreten von Antikörpern. Sie ist nicht immer, wie man früher wohl angenommen hat, die Zeit, in der sich die Bakterien vermehren. Denn wie wir gesehen haben, vermehren sich die Tuberkelbacillen auch bei primärer Infektion in der Haut nicht, sondern vermindern sich. Auch gibt es eine Inkubation bei nicht propagationsfähigem Virus, wie Pirquet an der Serumkrankheit gezeigt hat. Die Bildung der Antikörper scheint zunächst nur an der Infektionsstelle stattzufinden. Beim Meerschweinchen ist allerdings auch das wegen des raschen Eintretens der Allgemeininfektion experimentell schwer nachzuweisen. Ich habe Meerschweinchen in den ersten Wochen nach der Infektion an einer entfernten und einer der ersten unmittelbar benachbarten Stelle reinfiziert, ohne konstante und deutliche Unterschiede zu bekommen; beim Kaninchen waren sie noch eher bemerkbar. Bald aber wird die Immunität allgemein. Es sind jetzt überall soviel Antikörper vorhanden, daß bei einer neuen Infektion der

Haut die Bakterien sofort kräftig attackiert werden. Durch plötzliches Freiwerden der toxischen Substanz entstehen jetzt sofort die intensiven Entzündungserscheinungen. Die Tuberkelbacillen werden teils zerstört, teils durch die in Nekrose ausgehende Entzündung mechanisch entfernt. Nicht immer allerdings ist der Ablauf so typisch. Auch beim Tiere spielt die Individualität eine gewisse Rolle, und es finden zuweilen Schwankungen im Immunitätszustande statt. So kommt es einmal vor, daß eine anfangs verheilte Reinfektionsstelle wieder aufbricht und Anlaß zu einer tuberkulösen Ulceration gibt. Auch die Quantität des Virus bei der Reinfektion ist zuerst von RÖMER betont worden.

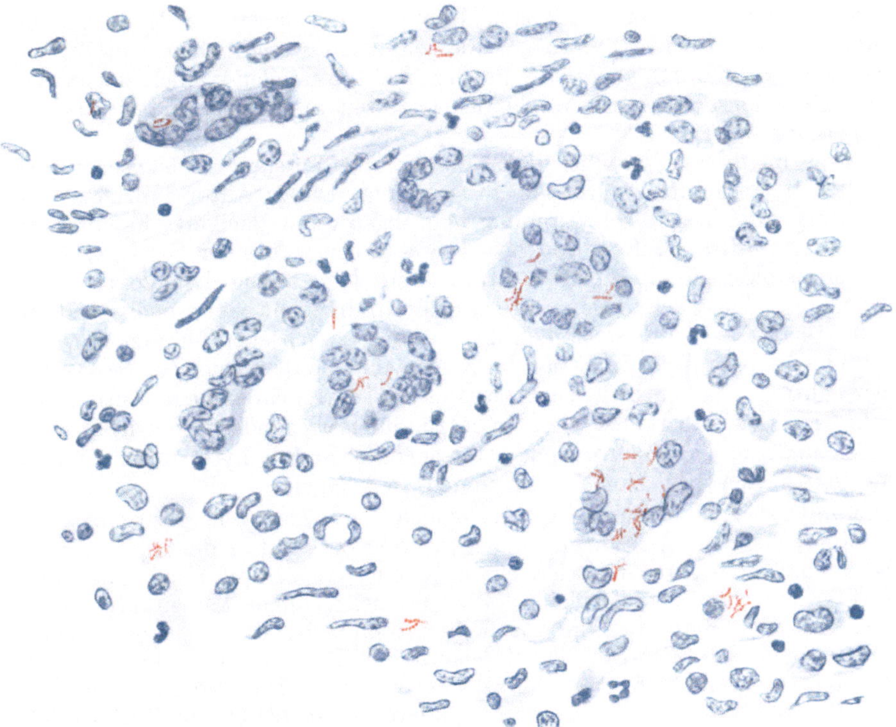

Abb. 18. Impfstelle eines normalen Tieres 7 Tage nach Infektion mit abgetöteten Bacillen. (Starke Vergrößerung.)

Diese Anschauungen über die Pathogenese des primären Impfgeschwüres und der Reinfektionserscheinungen lassen für die vitalen Funktionen der Tuberkelbacillen, wie Vermehrung und Sekretion, keinen besonderen Spielraum. Es müßte also bis zu einem gewissen Grade dasselbe auch mit abgetöteten Tuberkelbacillen zu erreichen sein. Das ist auch der Fall, wenn man die Abtötung der Tuberkelbacillen schonend ausführt durch Kochen im Vakuum bei 60—62° (JACOBSTHAL). Natürlich muß der Erfolg der Abtötung durch Tierversuch und Kulturen kontrolliert werden. Infizierte ich Meerschweinchen cutan mit derartig vorbehandelten Bacillen, so war der Verlauf der Infektion der mit lebendem Virus durchaus ähnlich. Nur waren die ersten Reaktionserscheinungen mikroskopisch etwas intensiver, da durch das Kochen im Vakuum vielleicht mechanisch Tuberkelbacillensubstanz aufgeschlossen wird. Auch kam es rascher zur Bildung tuberkuloiden Gewebes als durch lebende Bacillen, wenn auch nicht zur Entstehung eines klinisch wahrnehmbaren Impfgeschwürs. Schon nach acht Tagen fand ich histologisch einmal typische Tuberkel mit epitheloiden und Riesenzellen. Diese tuberkuloiden Infiltrate blieben bis sechs Wochen nach der Infektion bestehen. Der fundamentale Unterschied ist der, daß bei Infektion mit lebenden Tuberkelbacillen nie alle Erreger den Abwehrreaktionen des Organismus zum Opfer fallen, sondern daß einige resistente Exemplare sich trotzdem noch erhalten und fortpflanzen können. So erklärt sich der langsame, chronische, wenig progressive Verlauf der Hauttuberkulose. Die toten Bacillen gehen dagegen in einer gewissen Zeit sämtlich zugrunde. Damit verschwindet das tuberkulöse Gewebe, und es erlischt der Reiz zur Antikörperbildung. Es bleibt keine Immunität bestehen. Bei Reinfektion tuberkulöser Tiere, wo ja auch nach Infektion mit lebendem Materiale die Bacillen restlos vernichtet werden, habe ich einen wesentlichen Unterschied mit der Reinfektion durch abgetötete Bacillen nicht feststellen können, höchstens, daß die Reaktionserscheinungen bei der letzteren manchmal quantitativ ein wenig geringer waren.

In Kenntnis dieser Tatsachen läßt sich auch ein Versuch am Menschen, der von NOESSKE ausgeführt wurde, leicht erklären. Dieser Autor injizierte sich selber intracutan eine Aufschwemmung von abgetöteten Bacillen. Es entstand eine lebhafte, infiltrative Reaktion. Nach drei Tagen wurde der Herd excidiert, er zeigte histologisch Epitheloide und Riesenzellen, wenig Leukocyten, viel Lymphocyten; Tuberkelbacillen waren nach ZIEHL nicht mehr nachzuweisen. Der Autor hatte, wie wahrscheinlich die meisten erwachsenen Menschen, schon einmal eine tuberkulöse Infektion durchgemacht, daher auch eine positive Pirquetreaktion. So enthielt sein Organismus die notwendigen Antikörper, um sofort aus den Tuberkelbacillen ein entzündungserregendes Agens in Freiheit zu setzen und die Tuberkelbacillen, wahrscheinlich durch Lyse, unter Bildung tuberkuloiden Gewebes, zum Verschwinden zu bringen.

Immunitätsbegriff, Immunisierungsversuche bei Tier und Mensch. Aus den vorhergehenden Ausführungen LEWANDOWSKYs ist jedenfalls klar zu erkennen, daß eine Zweitinfektion einen geänderten Verlauf nimmt: sie tritt verstärkter und rascher auf, bleibt lokal und heilt zunächst aus. Wir finden also eine gewisse Immunität, die aber keine absolute ist, da wir ja nicht selten nach einer gewissen Zeit Wiederaufflackern der Reinfektionsstelle und Entstehen eines progredienten Geschwüres sehen können. Die Erreger waren also nicht alle abgestoßen oder abgetötet, sondern meist bleibt ein Teil zurück, ist aber oft in seiner Lebensfähigkeit geschwächt; die Bacillen können bei verminderter Immunität wieder zu voller Virulenz kommen (RÖMER und JOSEPH, DIETL und HAMBURGER). Ähnliche Ergebnisse wie beim Meerschweinchen erhielten KRAUS und VOLK auch bei Affen. Der KOCHsche Versuch bringt den experimentellen Beweis für Immunitätsvorgänge, er fällt um so stärker aus, je größer die Zahl der reinfizierenden Bacillen ist, doch darf die Reinfektionsdosis nicht zu hoch genommen werden, sonst geht das Tier ein (RÖMER, HAMBURGER, SELTER u. a.). — Nicht übersehen werden darf das zeitliche Moment, indem die Immunität um so stärker ausgeprägt ist — allerdings nur bis zu einem gewissen Zeitpunkte und bei nicht zu schwerer Erstinfektion — je später die zweite Infektion folgt. Für den Erfolg ist es gleichgültig, wo die erste Infektion gesetzt worden war (HAMBURGER und TOYOFOKU, RÖMER, LEWANDOWSKY).

Als nächste Frage erhebt sich nun für den Kliniker und Praktiker: Wie kommen wir zu einer ausreichenden, gefahrlosen Immunisierungsmethode? Man sollte meinen, daß die Sprache des Experimentes eine sehr deutliche ist, aber schon die begriffliche Bestimmung hat eine Meinungsverschiedenheit heraufbeschworen, ob man diesen Vorgang als Immunität oder vorsichtiger als „Resistenz gegen Reinfektion" (CALMETTE und GUÉRIN) bezeichnen soll oder als Durchseuchungsresistenz (PETRUSCHKY), da ja eine ganze Reihe von Forschern der Ansicht ist, daß diese Immunität an die Infektion des Tieres gebunden ist und nur solange besteht, als eben das Tier krank ist (Infektionsimmunität UHLENHUTH, KOLLE). Nichtsdestoweniger müssen wir wohl auch die Durchseuchungsresistenz als eine bestimmte Form der Immunität ansehen. Beide folgen denselben Gesetzen, sind wahrscheinlich an dieselben Körperkräfte gebunden, nur bleibt nach Ablauf der Infektion bei letzterer eine mehr minder hochgradige Immunität zurück, während diese bei der Tuberkulose, wie auch bei anderen chronischen Erkrankungen, z. B. Lues, Trypanosomiasis die Abheilung offenbar nicht lange überdauert. Wir müssen jener großen Zahl von Forschern (SELTER, MUCH, BESSAU u. a.) zustimmen, welche einen prinzipiellen Unterschied nicht annehmen. Aber die Betrachtung des Tuberkuloseproblems als ein *rein immunbiologisches wäre ganz unrichtig*, weil, wie wir gesehen haben, so vielfache Umstände (Disposition, Konstitution), höchst belangvoll sind, so daß man durch eine einseitige Einstellung wieder manchen wichtigen Einfluß übersehen könnte. Trotzdem besteht die hervorragende Bedeutung der Tuberkuloseimmunität (HAYEK), nur möge nicht der Glaube erweckt werden, daß dieses Gebäude heute ein vollständiges, fest gefügtes, wissenschaftlich einwandfreies sei, bestenfalls einige Trakte desselben stehen, ja vielleicht sogar gewisse Details, aber im allgemeinen müssen wir wohl SELTER zustimmen, daß von einer *gesicherten* Grundlage der spezifischen Tuberkulosetherapie noch keine Rede sein kann, trotzdem wir empirisch damit schon gewisse Erfolge zu erzielen imstande sind.

Die Bedeutung aller jener Reaktionen, welche man unter dem Gesichtspunkte der allgemeinen, *unspezifischen* Immunität resp. Resistenzerhöhung und Abwehrmaßnahmen des Organismus zusammenfaßt, ist natürlich eine außerordentlich große (von diesen war schon früher die Rede), wir bemerken hier besonders, daß sie gerade für den ersten Angriff in vorderster Linie in Aktion zu treten hat, soll der Körper nicht kampflos dem Tuberkelbacillus erliegen.

Die Wichtigkeit und Notwendigkeit des Tierexperimentes zur Lösung dieser Fragen wird von den verschiedenen Forschern ganz verschieden beurteilt. Die einen trachten zunächst durch das Tierexperiment Erfahrungen zu sammeln, legen ihm daher große Bedeutung bei, und erst nach gründlicher Erkenntnis an diesem Material soll der Mensch herangezogen werden. Andere wieder wollen alles aus der Klinik erkennen, stellen das Tierexperiment stark in den Hintergrund, ja warnen sogar davor, weil dessen Resultate leicht zu falschen Schlüssen verleiten (MUCH). Nun, es klingt sehr banal und muß doch wieder gesagt werden, beide Wege sind zu beschreiten, keiner von beiden hat uns bisher ans Ziel gebracht, jeder aber ein Stück vorwärts, und nur die Kombination beider, der kritische Vergleich der Vorkommnisse bei Mensch und Tier wird uns vielleicht einmal die vollständige Lösung des Rätsels bringen. Einseitigkeit selbst in der verwendeten Tierspezies kann nur wieder in eine Sackgasse führen.

Natürlich ist gründlichste Kenntnis und langjährige Erfahrung der Pathologie der Tiertuberkulose nötig, sollen nicht Fehlschlüsse aus den Befunden gemacht werden. — Auch darf man sich nicht auf eine Tierart beschränken, das hochempfindliche Meerschweinchen, wie die stark refraktären größeren Säugetiere sind heranzuziehen, die Ergebnisse mit aller Vorsicht auf den Menschen zu übertragen. Jedenfalls darf ein Immunisierungsverfahren erst dann in der Humanpathologie zur Anwendung kommen, wenn dessen Gefahrlosigkeit nach allen Seiten hin gesichert ist, wie dies UHLENHUTH mit Recht betont. Und auch da müßte sich nicht ein Verfahren für verschiedene Lebensalter oder verschiedene Krankheitsphasen gleich gut eignen.

Auch die Beobachtung beim Menschen zeigt uns deutlich denselben Weg, auf welchem Immunität bei Tuberkulose sicher zustande kommt. Der Verlauf einer Infektion mit Tuberkelbacillen beim Menschen ist ein verschiedener. Tödlich wirkt sie meist im Säuglings- und zarten Kindesalter dann, wenn es zu einer Masseninfektion gekommen war, welcher der Organismus schutzlos gegenübersteht, und die deshalb rasch progredient wird.

Die Bedeutung einer, wenn auch leichten, Erstinfektion für die Immunität bei Tuberkulose und deren Verlauf spricht sich schon darin aus, daß nach vielfachen Untersuchungen der überwiegende Teil der städtischen Bevölkerung tuberkulös infiziert ist, und doch nur etwa 20% der Tuberkulosen an Phthise sterben, trotz gewiß reichlicher Gelegenheit weiterer Infektionen. — Von pathologisch-anatomischer Seite wurden differente Ziffern ermittelt, so fanden Burckhardt, Naegeli, Schmorl bis 98% der städtischen Bevölkerung infiziert, Orth 68%, Lubarsch 62%, Hart 63%, Hesse 72,8%, Beitzke 51,4%. Die Ziffern schwanken etwas, je nach der Provenienz des Materials, wie dies am besten aus zwei Statistiken von Lubarsch an zwei verschiedenen Orten hervorgeht. Hamburger und Ghon sahen an Kinderleichen mit zunehmendem Alter immer häufiger spezifische Veränderungen, im Alter von 11—14 Jahren schon 70%. Tuberkulinimpfungen ergaben Hambugrer, Selter bei Personen über 18 Jahren gegen 100% positive Tuberkulinreaktionen, wenn nicht Pirquetimpfung — Heimbeck fand daher wohl auch die Mehrzahl der Menschen erst im 15.—25. Jahre Pirquet-positiv — sondern die empfindlichere Intracutan- oder Subcutanmethode angewendet wurde, wobei Hamburger und Mayrhofer, Grünbühel bis zu 1 mg bei Kindern und bis zu 100 mg bei Erwachsenen gehen. Auch Heymans fand 95% der Erwachsenen in einer Untersuchungsreihe aus Belgien positiv reagierend. Die Durchseuchung vollzieht sich in Großstädten im allgemeinen rascher und vollkommener als auf dem Lande und in kleineren Orten. Die allergische Reaktion ist meist ein frühzeitiges Symptom stattgehabter Infektion, sie kann schon vorhanden sein, bevor klinisch eine Erkrankung nachzuweisen ist (Römer, Grüner und Hamburger). Für die Bedeutung des Milieus sprechen die Ergebnisse von Parisot, welcher in tuberkulöser Familienumgebung bei Kindern unter zwei Jahren 40%, von 4—10 Jahren 90% positiv auf Tuberkulin reagieren sah, während in gesundem Milieu Kinder unter 2 Jahren negativ blieben, von 2—10 Jahren nur 31% einen positiven Tuberkulinbefund gaben.

Eine gewisse Differenz zwischen Tuberkulinreaktion und Autopsie — die auffallend niedrigen Zahlen Harts bei nichttuberkulösen Kriegsteilnehmern (34,2%) sind vielleicht auf das einseitige Material von Landbewohnern zurückzuführen — bleibt immerhin bestehen, sie ist um so geringer, je sorgsamer die Obduktion eventuell auch unter Hinzuziehung mikroskopischer Untersuchungen gemacht wird, was Schirp an zwei Vergleichsserien evident erweisen konnte, bei deren erster er am Freiburger Materiale nur 48%, bei genauerer Untersuchung in der zweiten aber 92,6% tuberkulöse Veränderungen erhalten hat. Trotz allem aber kann ein kleiner Herd irgendwo im Körper übersehen werden, abgesehen davon, daß nach Anschauung mancher Autoren auch das Verweilen von Tuberkelbacillen im Organismus allein ohne entsprechende Veränderungen zur Auslösung der Tuberkulinreaktion genüge, wogegen Selter sehr lebhaft Einspruch erhebt, weil allerdings in Meerschweinchenversuchen die Tuberkulinprobe immer erst mit dem Auftreten pathologisch-anatomischer Veränderungen positiv wird.

Wie dem auch sei, eines steht fest, daß eine erste nicht allzu schwere Infektion einen gewissen Schutz gegen weitere Infektionen und einen bösartigen Verlauf der Tuberkulose bietet, wobei die Höhe der Immunität beim Meerschweinchen auch von der Art der Vorbehandlung abhängt (SIEBERT). Im gleichen Sinne spricht auch die Erfahrung, daß Menschen, aus gesunden Gegenden in verseuchte verpflanzt, bald an Tuberkulose erkranken und ihr leicht erliegen, wenn eine einigermaßen massigere Infektion erfolgt. Die Infektionsimmunität ist aber unter allen Umständen nur eine relative (v. WASSERMANN, NEUFELD, RIECKENBERG), sehr beschränkte, Organismus und Erreger liegen in einem steten Kampfe und ändern oft ihre Eigenschaften, Superinfektionen werden schwere Erkrankung resp. Tod herbeiführen, wenn sie zu massig erfolgen oder aber auch, wenn sie zwar nicht zu stark, aber sehr oft eintreten. Der Immunitätsgrad kann andererseits wieder im natürlichen Verlaufe gesunken sein, oder durch irgendwelche konditionelle Bedingungen (schlechte Wohnung, Ernährung, Pubertät, intercurrente, besonders Kinderkrankheiten) wesentliche Einbußen erleiden, wogegen eben prophylaktische und hygienische Maßnahmen anzukämpfen hätten. Alle diese Faktoren müssen bedacht und gegeneinander abgewogen werden, dazu kommen noch Momente, z. B. konstitutionelle, endokrine, für die wir überhaupt kein Maß haben; es ist daraus zu ersehen, wie schwer es ist, objektiv die Höhe der Widerstandskraft des Organismus festzustellen.

Einen Fingerzeig, wie die Immunisierung unter Vermeidung von Gefahren durchzuführen wäre, ergibt vielleicht die Erfahrung, daß eine Hauttuberkulose scheinbar vor schwererer innerer Tuberkulose einen gewissen Schutz bietet, also offenbar von ihr aus bedeutende Immunitätsreaktionen ausgelöst werden. Die Auffassung, daß die Haut nur als Integument des Körpers, als eine einfache Schutzhülle gegen das Eindringen von Bakterien und anderer Schädlichkeiten zu werten sei, ist wohl schon längst fallen gelassen. Gewiß ist diese rein mechanische Funktion auch vorhanden und sehr wichtig, aber vielleicht noch größer ist ihre biologische, was uns hier am meisten interessiert, ihre immunbiologische Bedeutung. Klinische Erfahrungen wiesen schon in diese Richtung: wissen wir doch, daß bei akuten Exanthemen eine starke Hautaffektion den Gesamtorganismus zu immunisieren vermag, allerdings sind dies ja auch meist Allgemeinerkrankungen. Im gleichen Sinne sind die Beobachtungen zu werten, daß eine starke Hautproruption scheinbar vor einer schwereren Organlues schützt, eine Erkenntnis, welche unsere ausgezeichneten alten Lehrer und Beobachter immer betonten, die aber, zum Teil vergessen oder nicht beachtet, neuerdings wieder hervorgehoben wird (BRUCK, BUSCHKE und FREYMANN, FINGER, LEVY, VOLK), auch die günstige Wirkung des Salvarsanexanthems auf den Serum- und Liquorbefund könnte im gleichen Sinne angeführt werden. Übrigens weisen auch Untersuchungen von WOHLMUTH und KLOPSTOCK auf eine Funktion der Haut in bezug auf Eiweiß- und Fermentwirkungen hin.

Die Bedeutung der Haut für die Immunisierung wurde praktisch schon von JENNER vor fast 150 Jahren erfaßt, welcher darauf die Blatternschutzimpfung begründete, der aber auch durch unspezifische, in die Haut gesetzte Reize Krankheiten zu beeinflussen suchte. Seit BLOCH, später HOFFMANN, die Wichtigkeit der Haut im immunbiologischen Geschehen betonten — es interessiert uns in diesem Zusammenhange nur diese, ihre supponierte aber noch nicht erwiesene (MEMMESHEIMER) inkretorische Funktion bleibt ganz außer Betracht — sucht man diese Eigenschaft in weitestem Maße auszunützen.

Von verschiedensten Seiten wird eine „Sonderstellung der Haut hervorgehoben; Bestätigung findet diese Ansicht durch STORM VAN LEEUWEN, BÖHME, MARTENSTEIN, MASSINI, v. HOESSLIN, SAHLI. Besonders E. F. MÜLLER bemühte sich, Beweise für die überlegene Wirkung von Intracutaninjektionen zu erbringen, da solche mit Aolan in wesentlich kleineren Dosen Leukocytensturz und biologische Reaktionen hervorzurufen imstande seien als subcutane

Einspritzungen; einen solchen Unterschied will Gläser bei diesen verschiedenen Injektionsarten nicht gesehen haben, während Hoff ihn bestätigt. Stukowski fand Differenzen in der Wirkung subcutaner und cutaner Tuberkulininjektion auf die Blutkörperchensenkungsgeschwindigkeit. Klemperer spricht der Haut keine besondere Bedeutung beim Entstehen der Immunität zu; er sah zwar einen Leukocytensturz durch intracutane Injektion, konnte aber einen solchen auch von der Darmschleimhaut eines Anus praeternaturalis aus erzielen und nimmt für dessen Zustandekommen, wie übrigens in seinen späteren Arbeiten auch Müller, eine Vagusreizung an, was Hoff zur Erklärung nicht ausreichend erscheint; doch sprechen auch die Befunde von Luithlen und Molitor für eine Beeinflussung des Vagus durch intracutane Injektion von Kochsalzlösung, welche von der Subcutis aus nicht erfolgt. Auch Hahn kann die Befunde Müllers nur in einer Minderzahl von Fällen bestätigen. Gundermann und Kallenbach weisen darauf hin, daß die Größe des Leukocytensturzes parallel der Schmerzempfindung bei mannigfach variierter Applikation von verschiedenen Substanzen gehe. Für die große Bedeutung des nervösen Apparates der Haut sprechen nicht nur die Versuche Müllers bei Unterbrechung der physiologischen Reizleitung zwischen Haut und Blutbahn durch pharmakodynamische Substanzen, sondern auch das Ausbleiben des Leukocytensturzes bei lichenifizierter Haut. Freundlich zeigte, daß Leukocytensturz nicht erfolgte, wenn an der Arterie des untersuchten Gebietes die Lerichesche Operation ausgeführt wurde, er aber eintrat, wenn die Injektion in insensible Hautgebiete bei Tabes und peripheren Nervenaffektionen ausgeführt wurde. Van der Hog nimmt an, daß Phagocytose = aktivierende Substanzen, die Phagokinase, in den Hautzellen gebildet und den Phagocyten zugeführt werden. Auch Vollmer glaubte die Bedeutung des Hautreizes und speziell auch den der intracutanen Kochsalzinjektion auf die Stoffwechselintensität der Körperzellen in positivem Sinne verwenden zu können.

Von anderer Seite wurde auf Grund von Versuchen bezüglich der Agglutininbildung bei verschiedenem Injektionsmodus eine besondere Funktion der Haut abgelehnt (Selter, Stahl und Winkler, Neufeld, Moral, Neuhaus, Krauspe, Fernbach und Hepner), allerdings scheint es mir nicht erlaubt, das Verhalten bei anderen Immunitätsvorgängen als Beweis anzuführen, da wir wissen, daß je nach dem Erreger und dem untersuchten Antikörper große Differenzen bestehen können, die verschiedenen Antikörper nicht immer am gleichen Orte entstehen müssen, ja dieser vielfach noch strittig ist.

Die Widersprüche könnten im übrigen ohne weiters bereinigt werden, wenn man nicht immer *von einer Sonderfunktion der Haut, sondern von einer Funktion der Haut wie in anderen biologischen Funktionen, so auch bei der Immunisierung sprechen würde*, welche sie allerdings wie jedes andere Organ hat, und die nicht außer acht gelassen werden soll (s. auch Gröer, Huebschmann). In diesem Sinne werden immer wieder Versuche Besredkas bei Infektion mit Milzbrand angeführt, aber auch da wissen wir heute, daß Immunität auch nach intravenöser Injektion gelingt. Schon vorher hatten Kraus und Volk gezeigt, daß typische cutane Immunisierung bei der Variola-Vaccination nicht nur von der Epidermis, sondern auch von der Subcutis aus möglich ist. — Immerhin sprechen für den hohen biologischen Wert der Haut andere Befunde: Böhme, Haubold, gelang die Immunisierung durch cutane Impfung mit schwach virulentem Schweinerotlauf, ersterem auch gegen Diphtherie, im gleichen Sinne sind die Versuche von Reiter und Kurokawa bei Mäusetyphus, Paratyphus sowie Staphylo- und Streptokokken zu verwerten. Gay erhielt durch einen für Kaninchen virulenten Streptokokkus nach intracutaner Infektion eine Immunität gegen eine zweite intradermale Infektion, nicht aber gegen intravenöse, während bei intravenöser Infektion das Tier überhaupt immun wird, also auch für Infektion von der Haut aus. HILGERMANN, WERTHER beschritten den dermalen Weg bei der Impfung mit lebenden Spirochäten bei Lues, SAGEL bei der Metalues.

Wir sehen also, daß die Verhälntisse da vielleicht verschieden liegen, aber jedenfalls müssen der Haut bei Infektionsprozessen, nicht nur bei solchen, welche sich auf der Haut abspielen, große Kräfte zugeschrieben werden. Ihre Rolle für die Eiweißanaphylaxie und für die Überempfindlichkeitsreaktionen wurde von HARTOCH und seinen Mitarbeitern, erst kürzlich wieder von URBACH, betont.

Im positiven Sinne sprechen auch die Befunde bei der Trichophytie. Zwar hielt die Ansicht von BLOCH und KUSUNOKI, daß nur bei Hautinfektion eine partielle oder totale Immunität entstehe, während subcutane, intravenöse, intraperitoneale Infektion dies nicht bewirke, der Nachprüfung nicht stand. MARTENSTEIN gelang es aber nachzuweisen, daß ein toxischer Körper entsteht, wenn man allergische Haut mit Pilzsporen in vitro zusammenbringt und dieser ruft bei gesunden Tieren eine Reaktion hervor. Er ist zwar auch im Serum nachweisbar, tritt aber da erst später als an der Stelle der Infektion und in den gesunden Hautteilen des Tieres auf. Für die Sporotrichose ergibt sich nach M. JESSNER ein späteres Auftreten der Immunität gegen cutane Reïnfektion bei subcutaner Infektion als bei cutaner, also auch da, wo innere Organe oft erkranken, ersieht man die große Bedeutung der Hauterkrankung, diese betont RAMEL auch bei der experimentellen Blastomykose.

Ob die Haut ein echtes Inkret erzeugt, ist nicht bekannt, doch wäre es nach PULVERMACHER möglich, daß sie als Synergist der Nebennierenrinde ein sympathicustonisierendes Hormon liefert. Dieses „Dermin" ist aber bisher nicht nachgewiesen. Da Gewebsteile der Haut am reticuloendothelialen System partizipieren und dieses für den Verlauf der Tuberkulose von Bedeutung ist (HUEBSCHMANN), wäre auch dessen Funktion und Beeinflussung nicht außer acht zu lassen.

Gewisse Beziehungen zwischen der Tuberkulose der Haut und der der anderen Organe, besonders der Lunge, sind wohl zu erkennen. Schwerere Erkrankungen der letzteren finden wir verhältnismäßig selten. Allerdings bedarf die von KAPOSI 1884 ausgesprochene Meinung von der Seltenheit der Lungentuberkulose bei Lupösen einer Revision und Korrektur. Schon frühere Statistiken haben einen immerhin bedeutenden Prozentsatz von Befallensein der Lunge bei Lupösen ergeben, doch differieren die Zahlen in hohem Maße, was JADASSOHN wohl mit Recht auf Verschiedenheiten des Materials und auch auf die subjektive Beurteilung leichter Spitzenaffektionen bezieht. Die zwei größeren späteren Statistiken von LELOIR und GROUVEN ergeben untereinander insofern gute Übereinstimmung, als sie in etwa 30% spezifische Veränderungen in den Lungen fanden, am häufigsten bei *Lupus* der Haut- und Schleimhaut.

Durch die Verwendung der Röntgenstrahlen in der internen Medizin konnte die eine, subjektive Fehlerquelle ganz wesentlich verringert werden. MARTENSTEIN berichtet nun über 200, derart untersuchte Fälle aus der JADASSOHNschen Klinik, von denen er 43, also 21,5% lungenkrank fand, davon 10 progredient. Die Frauen erwiesen sich viel häufiger erkrankt als Männer, von den 10 progredienten Fällen betrafen 9 Frauen. Auch war die Landbevölkerung öfter an Lungentuberkulose beteiligt als die Stadtbevölkerung, am häufigsten fanden sich Lungenbefunde bei Lupus des Gesichtes mit Beteiligung der Nasenschleimhaut. Eine aus meinem Materiale an der Wiener Lupusheilstätte angelegte Statistik von v. SEUTTER über 200 Lupöse ergab Lungenaffektionen meist in Form gutartiger Prozesse bei 84 (42%), darunter waren 11, also 5,5% mit progredienter Tuberkulose. Wir erhoben also fast doppelt soviel Lungenkomplikationen als Martenstein, die sich auf Männer und Weiber ziemilch gleichmäßig verteilten, für die Phthisen zeigte sich gute Übereinstimmung, ebenso wie in einer Statistik von Keller und Schilling (5,4%), welche übrigens für die Mitbeteiligung der Lunge an ihrem Materiale 18,7% errechneten, Peters und Brock fanden sogar nur 11,5%. Am häufigsten stößt man im zweiten und dritten Dezennium auf pulmonale Erkrankungen, also in jenem Alter, wo dieselben bei nicht tuberkulösen Hautkranken 90—100% erreichen. — Besser stimmt unser Gesamtresultat mit dem Würtzens, welcher 53% Komplikationen in inneren Organen erhob, wobei er aber Affektionen der Bronchialdrüsen und der Pleura mitzählte. — Exorbitant hohe Zahlen ermittelten Holland (von 235 Fällen 74,5% positive Lungenbefunde), Schiele, Blinder (88,7% viscerale Tuberkulose), Somogyi (75%). Zum Vergleiche sei hier angeführt, daß Flesch-Thebesius bei chirurgischer Tuberkulose in 81% Miterkrankung der Lungen und Rosow-Japolsky unter 129 Fällen in 92 Lungenveränderungen, davon 16,5% schweren Grades fanden.

Wir finden noch immer ganz große Divergenzen unter den einzelnen Statistiken bis zum dreifachen der Zahl. Eines geht aber jedenfalls aus allen hervor, daß schwere fortschreitende Prozesse gewiß selten sind. Allerdings erhalten wir gerade diesbezüglich kein richtiges Bild, denn wir haben ja immer nur Augenblicksaufnahmen, wichtig wäre eine Verfolgung des Schicksals unserer Hauttuberkulösen bis ans Ende. Darüber wissen wir leider sehr wenig, genaue Daten fehlen, nur kleine Statistiken sind vorhanden (Bardeleben, Sachs, Forchhammer, Eibe). Neisser meint, daß 70% der Lupösen schließlich an Tuberkulose sterben, doch ist dies nur eine Annahme, Bruusgaard, unter dessen 175 weiblichen Lupuspatienten 54 (= 30,86%) von 92 Männern 26 (= 28,26%) tuberkulöse Lungenveränderungen aufwiesen, berichtet, daß von ersteren 6, von letzteren 4 infolge Tuberculosis pulmonum zugrunde gingen; auch da haben wir es nicht mit sicheren Zahlen zu tun, sondern von diesen 10 erhielt er eben die Nachricht ihrer Todesursachen. Während Forchhammers Prozentsatz der an Lungentuberkulose Verstorbenen 40,5 % beträgt, hat Brandts Statistik unter 86 nur 23,19 % Todesfälle an Tuberculosis pulmonum ergeben; an spezifischen Erkrankungen starben von ihnen im ganzen 40,69 %. Rost, Keller und Marchionini schätzen den protektiven Wert einer extrapulmonalen spezifischen Erkrankung gegen das Fortschreiten der Lungentuberkulose nicht hoch ein, doch möchte ich glauben, daß man die Mortalitätsziffer der Lupuskranken an Tuberculosis pulmonum nicht mit dem Prozentsatz aus der Gesamtbevölkerung vergleichen darf, sondern nur mit dem an Lungentuberkulose Erkrankter. — Das schließliche Los wird ja doch durch die meist schlechten hygienischen und materiellen Verhältnisse bestimmt; neuerlichen häufigen Infektionen wird eben der Schutz nicht mehr genügen, besonders wenn der Lupus ausgeheilt ist.

Bei schwereren phthisischen Prozessen ist der Lupus selten. Raw sah unter 5000 Fällen von Lungentuberkulose keinen, Bonney unter 2500 2 Lupuskranke, Phippsinstitut unter 4800 — 5; Wikina und Maklakowa fanden bei 17000 Lungenkranken der Fürsorge nur 29 Hauttuberkulose (0,14%), bei 133 Hauttuberkulose in 78% gutartige fibröse Prozesse in der Lunge; Jordan, Wigand, Szánto betonen die Seltenheit tuberkulöser Hautveränderungen bei spezifischen Prozessen der Visceralorgane und Marfan hat schon 1886 darauf hingewiesen, daß er bei schwerer Lungentuberkulose nie chirurgische Tuberkulose beobachtet hat.

Mit den Beziehungen des Lupus zur chirurgischen Tuberkulose beschäftigt sich in der letzten Zeit With, bei dem auch reichliche Literaturangaben zu finden sind, auf Grund des Studiums von etwa 3000 Lupösen. Am häufigsten finden sich Lymphome (47,7%), von denen aus relativ oft, besonders am Halse, die Haut infiziert wird, während von Knochen- und Gelenkserkrankungen, die bei Hauttuberkulose nur in 8%, resp. in 4,5% gefunden wurden, die Haut seltener, bei geschlossenen Prozessen nach seinen Erfahrungen nie erkrankt, was aber nicht ganz stimmen dürfte.

Auch sonst besteht ein gewisser Antagonismus; so glaubt ROSCHDESTWENSKY bei Tuberkulose der Harn- und Geschlechtsorgane einen im allgemeinen gutartigen Verlauf der Lungenerkrankung konstatieren zu können, wie auch umgekehrt bei schweren Lungenprozessen die Urogenitaltuberkulose einen gutartigen Charakter zeigt. Auch die Augentuberkulose ist meist mit benignen Erkrankungen der Lungen vergesellschaftet.

Trotzdem also diese Tatsachen zurecht bestehen, sehen wir doch die Tuberkulose oft nicht auf ein Organ oder Organsystem beschränkt, dagegen gewöhnlich eine gewisse gegenseitige Beeinflussung des Verlaufes. So finden wir neben der Haut auch andere Organe an Tuberkulose erkrankt, wobei einerseits die innere Tuberkulose die Ursache der Hautaffektion sein kann (am deutlichsten bei der hämatogenen multiplen Aussaat, doch auch bei isolierten Plaques) oder die Haut unabhängig davon erkrankt (Superinfektion).

Ich habe schon an anderen Orten darauf hingewiesen, daß wir eine gewisse Resistenzschwäche gewisser Organgruppen annehmen müssen und damit eine gewisse Organdisposition zur Erkrankung. A. STERNBERG macht nun darauf aufmerksam, daß diese Organgruppen vielleicht von ihrer embryologischen Abstammung abhängig sind, indem wir häufig gemeinsame Erkrankung von: Lunge, Kehlkopf, Darm (Entoderm) finden, Drüsen, Knochen, seröse Häute (Mesenchym), Haut und Auge (Ektoderm), Urogenitalapparat (Mesoderm). Das Kindesalter inkliniert am meisten zur Erkrankung der mesenchymalen Organe, während mit dem Eintritt der Geschlechtsreife, also durch endokrinen Einfluß bedingte konstitutionelle Änderungen, das Prävalieren der Affektion der entodermalen Organe eintritt. Zu dieser Infektionsbereitschaft treten nun gewisse Immunitätsverhältnisse, und so sehen wir die Resistenz der Lunge und die dadurch bewirkte Gutartigkeit am deutlichsten bei tuberkulösen Prozessen der Haut und des Auges ausgesprochen, weniger, doch auch deutlich, bei Erkrankung anderer Organsysteme. Es bleibe dahingestellt, ob dieses Schematisieren angängig ist, da doch fast an jedem Organ und speziell an der Haut verschiedene Keimblätter partizipieren.

Es ist gewiß auffallend, daß die Haut verhältnismäßig selten an Tuberkulose erkrankt. Meiner Ansicht nach ist die Erklärung, wie schon erwähnt, kaum darin zu finden, daß die Temperatur derselben den Bacillen nicht genügt, denn wir sehen ja bei den akuten, miliaren Tuberkulosen, bei den ulcerierten, lokalisierten Formen oft einen recht bedeutenden Bacillengehalt, eher spielen da strukturelle, kolloidale, osmotische Bedingungen eine Rolle, vor allem aber der Immunitätszustand derselben, welcher den der anderen Organe in sehr bedeutendem Maße überragen kann. Umgekehrt nimmt LEWANDOWSKY für das Entstehen von Hauttuberkulosen nach akuten Exanthemen nicht nur das Schwinden von Antikörpern im allgemeinen, sondern insbesondere die Änderung der Immunitätsverhältnisse in der Haut infolge des ausgedehnten Befallenseins derselben an. — Man könnte danach die Tatsache des seltenen Vorkommens von schwereren Lungentuberkulosen bei lupösen Erkrankungen so deuten, daß eben die Haut reichlich Antikörper erzeugt, welche dem Gesamtorganismus zu gute kommen. Das Gesetz, daß Hauttuberkulose vor schwerer innerer Tuberkulose schützt, wurde schon von MARFAN (1886) aufgestellt, und nebst obigen Autoren bestätigten dies auch jüngst RADOSAVLJEVIĆ und SPUZIĆ.

Woringer spricht von einer Dermophylaxie. Übrigens ergeben auch Tierversuche Wails eine benignere Form in den inneren Organen bei stärkeren tuberkulösen Hautaffektionen. Nach Pelc hat die Größe des lupösen Herdes keinen Einfluß auf die Häufigkeit der Komplikationen, doch meint er, daß bei kleinen Herden mehr Lungentuberkulose, bei großen öfter Drüsen- und Knochenaffektionen auftreten. Wir können eine Gesetzmäßigkeit bei diesen Verhältnissen nicht finden, dagegen ist es bekannt, daß z. B. gelegentlich nach Entfernung einer tuberkulösen Analfistel ein Lungenprozeß schlechter wurde. Für gegenseitige Beeinflussungen spricht auch der Fall Wichmanns, bei welchem ein nach einer Tracheotomie entstandener Hautlupus zur weitgehenden Besserung der inneren Tuberkulose führte. Gehrke und Schmid fügen dieser Beobachtung eine eigene, in ähnlichem Sinne bei. Tuberkulose und besonders auch Lupus der *Schleimhaut* scheinen keine protektive Wirkung zu entfalten.

Jedenfalls rechtfertigt eine Beteiligung der Haut an der Abwehrreaktion nicht nur ihre Verwendung zu diagnostischen, sondern auch bei therapeutischen Verfahren, wie dies bei den percutanen und intracutanen Methoden immer mehr geschieht, wenn auch von manchen Autoren (z. B. Radaeli) allzu starke Betonung bei der Immunisierung gegen Tuberkulose zurückgewiesen wird.

Aber auch die unspezifische Hautreaktivität, welche eine natürliche Eigenschaft des Hautorganes ist, wird möglichst ausgenützt werden. Die Erfahrungen aus der Praxis zeigen uns, daß ein gut funktionierendes Hautorgan auch für die Immunisierung bei Tuberkulose von Belang ist. Licht-, Luft- und Sonnenbäder, hydrotherapeutische Prozeduren werden in reichstem Maße und mit gutem Erfolge angewendet. Doch sei hier bemerkt, daß der Verlauf der Haut- und Lungentuberkulose keineswegs immer ein gleichsinniger sein muß. Wir kennen genug Fälle, bei denen die erstere gutartig ist, der Lungenprozeß aber progredient, ebenso wie dies ausnahmsweise auch bei der Kehlkopftuberkulose der Fall ist. Also absoluten, verläßlichen Schutz bietet die Hautinfektion gewiß nicht, das ist aber auch gar nicht zu erwarten, da es bei der Tuberkulose überhaupt nur eine relative Immunität gibt, welche allzu leicht durchbrochen werden kann.

Die Frage, ob die Tuberkuloseimmunität, die tuberkulöse Erkrankung überdauert (Kraemer); oder ob sie tatsächlich nur solange besteht, als tuberkulöses Gewebe vorhanden ist, resp. Tuberkelbacillen sich im Organismus befinden, ist noch nicht entschieden, sie läßt sich am Menschen wohl kaum sicher lösen. Kraus und Volk konnten zuerst an zwei Affen zeigen, daß eine ausheilende oder durch Excision ausgeheilte Tuberkulose weder an der erstinfizierten noch an einer anderen Stelle eine Immunität hinterläßt, ebensowenig wie Infektion mit einem avirulenten Stamm von Geflügeltuberkulose, trotzdem sich der Bacillus im Gewebe vermehrt und *nicht spezifische* Entzündung verursacht hatte. Neuerdings hat Dold solche Untersuchungen mit einem für Meerschweinchen schwach virulenten Stamme aufgenommen und bei diesem Tiere nach spontaner Ausheilung oder operativer Entfernung des tuberkulösen Herdes ebenfalls Reïnfektion wie bei gesunden erzielt. Allerdings bleibt der Einwand noch bestehen, ob längere Dauer der Erkrankung, resp. virulentere Stämme nicht doch ein Überdauern der Immunität nach Ausheilung der Tuberkulose bewirken.

Alle Immunisierungsversuche beim Menschen mit lebenden Tuberkelbacillen bringen natürlich große Verantwortung mit sich. Sie dürfen vor allem keinen Schaden anrichten, andererseits ist die Beurteilung beim Menschen oft eine recht schwierige, nur große Zahlen von Impflingen, welche möglichst nicht aus bestem hygienischen Milieu stammen sollen, eventuelle genaue autoptische Untersuchungen können als statistischer Beweis angesehen werden. — Bis zu einem gewissen Grade mag der Ausfall der Tuberkulinreaktion bei Beachtung aller Kautelen uns auch einen Hinweis für Tuberkuloseimmunität geben. Es ist also nur zu begreiflich, daß man zunächst versuchte, Grundlagen für eine gefahrlosere Methode zu finden.

Wenn auch verschiedene humorale Antikörper nicht geleugnet werden können, so muß doch die Tuberkulose*immunität* vorwiegend als eine celluläre aufgefaßt werden, eine Anschauung, wofür sich vor allem MUCH, dann ZIELER, BESSAU, HAYEK, SELTER u. a. eingesetzt haben und die nach allen unseren Erfahrungen wohl heute größtenteils zu akzeptieren ist. Wir finden hier ganz ähnliche Verhältnisse wie bei der Tuberkulinreaktion, und auch bei der Trichophytie, bei der zuerst BLOCH und MASSINI darauf verwiesen, daß die allergische Reaktion an die lebende Zelle gebunden ist. Die celluläre Immunität ist das Konstantere (DEYCKE-MUCH, CITRON), die humorale wechselt in der Stärke, ist nie sehr hoch und nimmt ihren Ursprung von der Zelle. Es hatte also eine *passive Immunisierung* von vornherein wenig Aussicht auf Erfolg.

Die Zellkomplexe, welche für die Immunität in Frage kommen, sind nach einigen Autoren die zellreichen Schichten der Epidermis (BÖHME, JESIONEK, MOELLER, PONNDORF u. a.), andere (STRASSBERG, NAEGELI) verlegen die Antikörperbildung in den Papillarkörper. Nach Untersuchungen von NEUFELD und MEYER, FERNBACH und HAESSLER wird als Bildungsstätte das Reticuloendothel angenommen, zu welchem die LANGHANSschen Zellen der Epidermis und die Capillarendothelien der Papillarschicht zu rechnen sind (ASCHOFF, BOREL, MASSON), die ein zusammenhängendes Ganzes bilden (MASSON und PAUTRIER); die Tuberkuloseallergie hält PAGEL allerdings unabhängig vom Reticuloendothel.

Serum von unempindlichen resp. wenig empfindlichen Tieren (Hunden, Ziegen) erwies sich als ganz wirkungslos, abgesehen von den Gefahren, welche Injektion größerer Mengen heterologen Serums mit sich bringt. Mitgeteilte gute Resultate nach Einspritzung kleiner Mengen fremden Serums oder Blutes (BIER, KISCH) hat man gewiß nur auf Proteinkörperwirkung zurückzuführen; überdies ist größte Vorsicht am Platze.

Man hat versucht, durch Immunisierung der verschiedensten Tiere auf mannigfache Weise (mit verschieden präparierten Tuberkelbacillen, tuberkulösen Organbrei usw.) ein wirksames *Tuberkuloseserum* zu gewinnen, vereinzelten günstigen Ergebnissen beim Tiere (RÖMER, RUPPEL, VALLÉE, MARAGLIANO, MARMOREK) stehen die negativen Resultate der meisten anderen Untersucher gegenüber, es konnte gewöhnlich nicht einmal eine erhöhte Bakteriolyse oder Tuberkulinparalysierung konstatiert werden. Bestenfalls findet man zeitweise und in nicht zu großer Menge Antistoffe im Serum (UHLENHUTH und B. LANGE).

Die Versuche, mit *Alttuberkulin*-KOCH Immunität zu erzielen, verliefen ergebnislos (CALMETTE und GUÉRIN, KLOPSTOCK, ARLOING und GUINARD, TRUDEAU und BROWN, MÖLLERS und HEINEMANN). Den postiven Ergebnissen SATAS wird von LUMIÈRE und CHEVROTIER, BERTARELLI und DATTA aufs entschiedenste widersprochen, man kann dadurch bestenfalls eine erhöhte Toleranz gegen Tuberkulin erreichen.

Ein ungefährlicher Weg wäre der, mit *nicht pathogenen Säurefesten*, mit *abgetöteten*, *avirulenten* humanen oder bovinen Tuberkelbacillen zu *vaccinieren*. — Solche Versuche gehen schon auf ROBERT KOCH zurück, der sich vergeblich bemühte, abgetötete, möglichst unveränderte Bacillen zur Resorption zu bringen und dadurch das Tier zu immunisieren. Sie wurden in der Folge ungezählte Male wiederholt, die Abtötung oder Abschwächung in der mannigfachsten Weise vorgenommen, durch trockene oder feuchte Hitze, bei verschiedenen Temperaturgraden, doch blieb eine stärkere protektive Wirkung aus (CALMETTE und GUÉRIN, ROSENAU und ANDERSON). Tuberkelbacillenkulturen wurden durch Altern, Austrocknen, Licht- und Strahlenwirkung (Radium, v. SCHRÖTTER) abgetötet oder abgeschwächt ohne irgendwelchen Effekt, auch Einwirkung von Säuren oder Alkalien bei Zimmer- oder höherer Temperatur, von Formalin und anderen Chemikalien, Behandlung der Bakterien mit Fermenten von lebenden Zellen, mit Papain, Carnevorin (LÖFFLER) brachten die Forschung dem Ziele nicht wesentlich näher (THEOBALD SMITH, ROTHE und BIRNBAUM, LÖFFLER und MATSUDA, BALDWIN). Mitunter werden gewisse Resistenzerhöhungen, Abschwächung der Symptome und Lebensverlängerung der Versuchstiere berichtet (NATHAN, RAW, LANGER), doch sind diese noch weit von einer wirklichen Immunität entfernt. LÖWENSTEIN versuchte durch Formalin und Lichtwirkung ein entsprechendes Vaccin zu erzeugen, doch befriedigten die Ergebnisse nur zum Teil; mit 4 Jahre alten Glycerinbouillonkulturen immunisierte Meerschweinchen überlebten die Kontrolltiere zwar fast um 1 Jahr, doch erwies sich die Milz der ersteren hoch infektiös. UHLENHUTH dagegen erzielte durch große Dosen einer 21 Jahre alten, abgeschwächten bovinen Kultur zwar positive Tuberkulinreaktion, aber keinen Schutz beim Rinde. SPRONCK und W. HAMBURGER haben aus humanen und bovinen Tuberkelbacillen lipoidarme, nicht säurefeste, gramnegative Stämme gezüchtet, welchen sie immunisatorische Kräfte zuschreiben; ALLARD und WOTZKA bestätigen die Brauchbarkeit dieses „Transmutan".

Hier seien auch die Versuche von DEYCKE und MUCH angeführt, welche die Tuberkelbacillen durch Aufschließung mit Milchsäure in ihre Bestandteile zu zerlegen trachteten und sie so dem Organismus „mundgerecht" machen wollten; besondere Bedeutung legten sie den Fettsäurelipoidsubstanzen bei; mit ihren Antigenen wollen sie gute Immunisierungsresultate erzielt haben, doch erfuhren ihre Ergebnisse von verschiedenen Seiten keine Bestätigung, jedenfalls ist eine Überlegenheit über andere Tuberkulinpräparate scheinbar nicht vorhanden.

SEIFFERT versuchte durch Erhitzung von Tuberkelbacillen im Vakuum bei 45^0 unter Zusatz von Natronlauge und Aceton diese aufzuschließen. Durch Vorbehandlung mit einem solchen Impfstoff will er nicht nur ein Überleben der Tiere gegenüber den Kontrolltieren um viele Monate gesehen haben, sondern der Verlauf der Tuberkulose würde auch insofern geändert, als sich reichlich cirrhotisch-proliferative Vorgänge bei den immunisierten Meerschweinchen zeigten. — Der Impfstoff, welcher gut, fast reaktionslos (auch bei Säuglingen) vertragen wird, wirke nur präventiv, nicht curativ, erzeuge auch nebst Tuberkulinempfindlichkeit andere Antikörper. Bestätigungen stehen noch aus.

Von einem gewissen Interesse sind die Versuche von RODET und GARNIER, denen sich solche von LIVIERATO, BARTEL und NEUMANN, MANFREDI und FRISCO, TRUDEAU, KRAUSE, FONTÈS u. a. anschlossen, durch nicht verkäste tuberkulöse Lymphdrüsen, respektive durch Einwirkung von solchen und anderen tuberkulösen Organen, von Lymphocyten, Milz auf Tuberkelbacillen, wodurch deren Eigenschaften verändert werden, eine brauchbare Immunisierungsmethode zu finden. Durch Vorbehandlung mit Lymphdrüsenextrakten erhielt LIVIERATO ein Überleben der Meerschweinchen bis zu 4 Monaten, während die Kontrollen nach 40 Tagen starben. Bei simultaner oder gar curativer Einverleibung von Extrakt und Tuberkelbacillen ist der Erfolg ein geringerer. Doch scheinen auch Extrakte aus normalen Drüsen eine gewisse doch geringere Wirkung zu haben. In ähnlicher Weise ist WICHMANN bei Hauttuberkulosen vorgegangen und glaubt gewisse Erfolge erzielt zu haben. Man stellt sich vor, daß es sich dabei um eine Wirkung von Proteasen oder Lipasen auf den Tuberkelbacillus handle.

Bei aller Skepsis muß zugegeben werden, daß es möglich ist, durch abgetötete Bacillen bei Tieren gewisse Resistenzerhöhungen gegen Reïnfektion zu erreichen. Solche Befunde gehen schon auf ARONSON, LEWY, BLUMENTHAL zurück, wurden später auch von UNGERMANN, BESSAU, BÖKER und NAKAYAMA, LANGER, RAW, PETROFF, STEWART, ZINSSER u. a. erhoben. Ein etwas längeres Überleben der Tiere läßt sich aber auch auf unspezifischem Wege erzielen (LANGER, JOCHIMSEN und MAGAT), ebenso wie zuweilen durch Injektion von Säurefesten und Blindschleichentuberkelbacillen (MOELLER, KLEMPERER). Auf diese Weise kann aber niemals ein wirksamer, Schutz bewirkt werden (SELTER, UHLENHUTH, L. LANGE, BR. LANGE, FREUND und JOCHIMSEN, DOLD und E. v. BEHRING), ja es ist fraglich, ob ein solcher Grad dadurch zu erreichen ist, um, wie LANGER und BESSAU dies meinen, wenigstens die Mortalität und Morbidität in den ersten Lebensjahren herabzudrücken. Durch abgetötete Bacillen kommt gelegentlich auch Allergisierung des Körpers nach einem vorallergischen Stadium von 3 Wochen bis 4 Monaten zustande, wir sehen ja auch tuberkuloides Gewebe nach solchen Injektionen sich entwickeln.

Die Möglichkeit, Tieren, speziell dem Meerschweinchen durch *lebende Tuberkelbacillen* einen gewissen Schutz zu verleihen, sind der Ausgangspunkt vieler Immunisierungsbestrebungen seit R. KOCH. Es mußte nur getrachtet werden, Wege zu finden, die Infektion möglichst milde zu gestalten. Die Art der Reïnfektion ist dabei ganz irrelevant, nicht jedoch die Massenhaftigkeit. Besonders hohe Immunitätsgrade hat ROEMER durch Injektion lebender Tuberkelbacillen bei Schafen erreicht.

LÖWENSTEIN konnte am Kaninchen zeigen, daß vorherige subcutane Infektion das Angehen einer Iristuberkulose nach Reinfektion in die vordere Augenkammer verhindert, Versuche, welche IGERSHEIMER und SCHLOSSBERGER in einwandfreier Weise bestätigen, während Vorbehandlung mit saprophytischen Säurefesten keinen Einfluß auf den Ablauf des tuberkulösen Augenprozesses hatte. Auch Vorinjektion von FRIEDMANNS Schildkrötenbacillen bewirkte ab und zu eine Verzögerung im Verlaufe der Augenerkrankung. CRUSIUS, SCHIECK erhielten bei Iritistuberkulose des einen Auges einen verzögerten und abgeschwächten Verlauf nach Reïnfektion in die vordere Kammer des anderen Auges.

Auch mit *abgeschwächten, schwach virulenten* Tuberkelbacillen (TRUDEAU, CALMETTE, A. K. KRAUSE und WILLIS) gelingt ein solcher Schutz. WEBB und WILLIAMS vermochten durch vorsichtige Steigerung in der Zufuhr lebender Tuberkelbacillen Meerschweinchen für die mehr als 150fache tödliche Dosis tolerant zu machen.

Von größter Bedeutung mußte die Möglichkeit der *Immunisierung des Rindes* gegen Tuberkulose sein nicht nur für die Tiermedizin, sondern auch zur Verhinderung der Erkrankung von Kindern durch die Milch perlsüchtiger Kühe; dazu gesellten sich natürlich auch noch die ganze Reihe theoretischer Fragen. — Versuche in der Richtung, durch Injektion langsam steigender Dosen von weniger virulenten zu virulenteren Bacillen Immunität beim Rinde zu erzeugen, wurden bald nach der Entdeckung des Tuberkelbacillus von französischen und amerikanischen Autoren, allerdings mit negativem Resultate gemacht. Nachdem THEOBALD SMITH die beiden Typen und deren verschiedene Virulenz klargestellt hatte, trachtete MAFFUCCI wohl als erster, Rinder mit Bacillen des Typus humanus zu immunisieren, MAC FADYAN und PEARSON und GILLILAND gingen in ähnlicher Richtung. Aber erst die groß angelegten Versuche v. BEHRINGS im Verein mit RÖMER und RUPPEL schienen brauchbare Resultate zu liefern. Diese behandelten Rinder mit abgeschwächten Bacillen vom Typus humanus (Bovovaccin), während R. KOCH und seine Schüler SCHÜTZ, NEUFELD,

MIESSNER dasselbe Ziel durch abgeschwächte Rindertuberkulosebacillen und virulente menschliche Tuberkelbacillen zu erreichen strebten (Tauruman). Diesen schließen sich noch eine Reihe anderer Versuche an (VALLÉE, CALMETTE usw.). BÖHME veranlaßte durch Einreibung schwach virulenter Stämme in die Haut der Rinder eine Impftuberkulose und wollte Immunität bewirken. Die Resultate werden verschieden beurteilt. NEUFELD glaubt, gestützt auf eigene und frühere Versuche RÖMERs an Schafen Immunität erzielen zu können. Aber EBER, einer der besten Kenner, kam zum Schlusse, daß alle diese Verfahren keinen ausreichenden verläßlichen Schutz der Rinder zustande bringen, auch UHLENHUTH, MÜLLER und GRETHMANN; die eingebrachten Bacillen erhalten sich lange, bis zu 6 Monaten, lebend im tierischen Körper, so daß damit Gefahren weiterer Infektionen bestehen, wobei die Organe keine Veränderungen zeigen müssen. Auch andere Autoren, so HUTYRA, TH. SMITH, SCHÜTZ, WEBER, TITZE lehnen diese Verfahren als unbrauchbar ab. Die Mißerfolge sind vielleicht darauf zurückzuführen, daß die injizierten Bacillen mit dem Organismus überhaupt nicht in Reaktion traten. — Das konnte nur so gedeutet werden, daß die Injektion von lebenden Bacillen nicht genüge, sondern erst die spezifische Infektion oder mindestens die Entstehung eines tuberkuloiden Gewebes eine Vorbedingung für das Auftreten einer Immunität sei.

HEYMANN brachte virulente humane Tuberkelbacillen in Schilfsäckchen eingeschlossen in die Subcutis und KLIMMER suchte bei seinem Antiphymatol durch Hitze oder durch Züchtung im Organismus des Salamanders menschliche Tuberkelbacillen abzuschwächen und diese zur intravenösen und subcutanen Immunisierung zu verwenden. – Daran reihen sich die Vaccination mit TRUDEAUs abgeschwächtem humanen Stamm, mit der entsprechend präparierten homogenen Kultur von S. und F. ARLOING; es wurden durch Serum sensibilisierte Tuberkelbacillen von VALLÉE und GUINARD und noch eine ganze Reihe anderer Methoden versucht, ohne nur halbwegs befriedigenden Erfolg.

Aus den Beobachtungen und Versuchen glauben wir mit KRAUS, SELTER, UHLENHUTH und JOETTEN u. a. schließen zu müssen, daß nur mit lebenden, nicht zu stark abgeschwächten Tuberkelbacillen eine entsprechende Immunisierung beim Tiere möglich ist, wenn eben eine leichte Erkrankung erzeugt wird; tote oder auch zu stark abgeschwächte Bacillen, Kaltblütertuberkelbacillen sind nicht imstande dies in ausreichendem Maße herbeizuführen. Sollen solche Experimente irgendwelche Beweiskraft haben, so muß immer eine genügend große Anzahl Kontrolltiere herangezogen werden, die Beobachtungszeit hat sich auf mindestens $^1/_2$ Jahr zu erstrecken. Selbstverständlich sind bei den Reïnfektionsversuchen die Mengen so zu wählen, daß sie nicht durch ihre Massigkeit die vorhandene Immunität unbedingt durchbrechen müssen, das würde auch den natürlichen Superinfektionen meist nicht entsprechen. Wie sich die beim Tiere gewonnenen Erfahrungen in der menschlichen Tuberkulose auswirken, darüber soll uns das folgende Kapitel Aufschluß geben.

Immunisierungsversuche beim Menschen.

Auch beim Menschen ist die präventive Applikation von *Tuberkulin* — die passive Immunisierung CZERNYs mit Serum vorbehandelter Kühe ist einzig von ihm angewendet, hat weiter wenig Beachtung gefunden, auch einzelne andere Berichte über günstigen Einfluß von Antituberkuloseseris können das Urteil über den geringen Wert solcher Bemühungen nicht ändern — ganz wertlos, kurativ darf der Einfluß speziell für Hauttuberkulose ebenfalls nicht allzu hoch eingeschätzt werden. Es wird sich bei der Tuberkulintherapie vor allem darum handeln, die entzündliche Zone um den Krankheitsherd in optimale

Reaktion zu bringen, ohne daß es zu Zerfall des Gewebes kommt. Gerade diese Grenze zu finden, ist die Kunst des Therapeuten. Man wird beim Lupus mit nicht *zu* kleinen Dosen beginnen, langsam steigen, um den zur Abwehr entsprechenden Reizzustand zu erreichen. Stellt man sich auf diese Basis, dann wird von vornherein klar, daß rasch progrediente, zum Zerfall neigende, hoch fiebernde Tuberkulosen für eine Tuberkulintherapie nicht geeignet sind, alle unsere therapeutischen Bestrebungen werden also dann dahin gehen, solche Formen in produktive zu verwandeln; wenn letztere von vornherein in unsere Behandlung kommen, was ja glücklicherweise bei den meisten Hauttuberkulosen der Fall ist, können wir hoffen, durch spezifische, aber auch unspezifische Maßnahmen das entzündliche Gewebe zu stimulieren und damit die Abwehrvorgänge zu fördern. Aus dieser Erwägung heraus werden wir therapeutisch auch nicht als Ziel anstreben, Anergie zu erreichen, sondern uns eher auf die Seite der Allergisten schlagen, um nicht Tuberkulinunempfindlichkeit und damit Reaktionslosigkeit des kranken Gewebes zu erzielen, sondern durch die Injektion leichte Entzündung zu provozieren.

Methylextrakte nach Nègre und Boquet erzeugen beim Gesunden komplementbindende Antikörper, erhöhen aber nicht den Schutz gegen Infektion, doch sollen damit gewisse Heilerfolge erreicht werden.

Die Besorgnis, daß Injektion vollvirulenter oder wenig abgeschwächter Tuberkelbacillen unabsehbare Folgen haben könnte, erklärt die Scheu, diesen theoretisch als richtig erkannten Weg ohne weiters einschlagen zu lassen. Man wollte daher zunächst mit Tuberkelbacillen, welche für Menschen nicht pathogen sind, aktiv immunisieren.

A. Möller war wohl der erste (1897), welcher durch Injektion lebender Kaltblüter- (Blindschleichen) Tuberkelbacillen eine Immunisierung bei Warmblütern anstrebte; diese Versuche und ähnliche von R. Koch und seinen Schülern ergaben keine befriedigenden Resultate. Ihm folgten Friedrich Franz Friedmann und F. Baum mit Injektionen von Schildkrötentuberkelbacillen, welche bei intramuskulärer Anwendung zu Infiltraten, nicht selten auch zu Nekrosen und Absceßbildung führen. In einer geringen Zahl von Fällen zeigte sich nach den Berichten der zur Prüfung eingesetzten Kommission des preußischen Landtages, der u. a. Brauer, Ehrlich, Kraus, Löffler, Orth angehörten, eine Besserung, besonders bei lokalisierter Tuberkulose, fistulösen Knochenprozessen, mitunter auch bei Hauttuberkulose, doch wurden auch eine Anzahl ungünstig beeinflußter Fälle konstatiert (Loebenstein, Stolte), meist konnte keine oder keine auffallende Wirkung auf den spezifischen Prozeß beobachtet werden, wie sich dies auch bei 8 von Friedmann selbst an unserer Heilstätte gespritzten Fällen zeigte (Jungmann). Nach einem Bericht des Public Health Service von Anderson und Stimson, ebenso wie nach der Meinung der großen Mehrzahl von Autoren (Korte, Neisser, Schittenhelm, Uhlenhuth, Martenstein u. a.) wird das Friedmannsche Verfahren zu präventiven, aber auch kurativen Zwecken abgelehnt, da es die in dasselbe gesetzten Erwartungen nicht erfülle. Die Erfolge unterscheiden sich nicht wesentlich von solchen, welche man auch durch andere Säurefeste (B. Lang, Neufeld)[1] erzielt. Doch hat es auch Stimmen gegeben (Orth, Klemperer, Aronson), welche für das Mittel eintraten. Bemerkenswert ist, daß Säuglinge im allgemeinen durch Impfung mit Schildkrötenbacillen nicht tuberkulinempfindlich werden, nur Selma Meyer berichtet über einen solchen Fall. — Auffallend günstige Resultate hat in jüngster Zeit Szalai an über 10000 Impflingen sowohl bei Lungen- als auch bei chirurgischer Tuberkulose erhalten; seine Ergebnisse

[1] Neufeld: Dtsch. med. Wschr. **1920**.

wurden besonders vom statistischen Standpunkte durch ROESLE und PARASSIN, FREUDENBERG scharf kritisiert und abgelehnt, deren Argumente SZALAI allerdings zu entkräften versuchte. Ebensowenig stimmt MOLLOW den günstigen Resultaten SIMEONOWS in Bulgarien zu. Ein abschließendes Urteil können wir auch heute noch nicht abgeben. Die Versuche von WILLIES an Affen sprechen für einen Einfluß, doch wird vor voreiligen Schlüssen daraus gewarnt, an anderen Tieren konnte nicht das gleiche gefunden werden. Auch bei Tieren wird durch den Impfstoff nur eine geringe und bald wieder schwindende Tuberkulinempfindlichkeit hervorgerufen. Schwere Schädigungen scheinen nicht vorzukommen, so daß weitere Untersuchungen gewiß möglich und nötig wären. Das *Chelonin*, ein anderes Schildkrötentuberkelbacillenpräparat, wird ebensowenig als spezifisches Heilmittel angesehen, bestenfalls als Unterstützung anderer therapeutischer Maßnahmen. Bei einiger Vorsicht birgt dessen Anwendung keine besonderen Gefahren, doch müssen die Fälle ausgesucht und solche mit aktiver, innerer Tuberkulose ausgeschaltet werden, da nach Injektion Herdreaktionen auftreten können (K. HÜBSCHMANN).

Die Versuche, mit *abgetöteten* Tuberkelbacillen Immunität beim Menschen zu erzeugen, gehen schon auf lange zurück, sie sind die ungefährlichsten und wären daher am meisten geeignet, doch ist auf jeden Fall der Impfschutz, wenn er überhaupt zustande kommt, schon nach den Tierversuchen wesentlich geringer und dauert viel kürzer an als nach Infektion mit lebenden Tuberkelbacillen. LANGER hat einen Impfstoff angegeben, welcher durch Abtötung von möglichst jungen Tuberkelbacillen erhalten wird, nachdem diese durch Zusatz einer kleinen Methylenblaumenge zum Nährboden zu raschem Wachstum gebracht wurden. Nicht nur beim Affen, sondern auch bei 50 tuberkulosegefährdeten Säuglingen ergab sich ein sehr gutes Resultat bei präventiver Impfung. Auch die Tuberkulinempfindlichkeit werde in einem hohen Prozentsatz ausgelöst, um so eher, je sicherer bei der Impfung tuberkuloides Gewebe entsteht. Qualitativ würde es sich um einen gleichsinnigen Vorgang handeln wie bei der Immunität durch lebende Bacillen, quantitativ ist die Immunität geringer, vielleicht weil die Menge des tuberkulösen Gewebes keine so große ist, und das bestimmt, wie von mancher Seite angenommen wird, ceteris paribus den Immunitätstiter. Die Impfung kann sowohl intracutan als auch intramuskulär vorgenommen werden. ZADEK und MAYER konnten an schutzgeimpften Kindern günstiges sehen, auch OSSOINIG bestätigt die guten Resultate bei den Tierversuchen, während nach B. LANGE, FREUND und JOCHIMSEN diese Methode nicht mehr leistet als andere mit Tuberkelbacillen, welche auf irgendeine schonende Weise abgetötet wurden, der Impfschutz wäre ein ganz unzureichender, eine Ansicht, der auch NEUFELD, UHLENHUTH beipflichten. Nach einem besonderen Verfahren stellen JAUSION und BOIDÉ eine Vaccine dar, welche sie „clasine tuberculeuse“ nennen und die sie auch bei Lupus erfolgreich fanden; eine Ergänzung ihrer spärlichen Ergebnisse ist abzuwarten, ebenso sind die Befunde SATAS mit seinem *Vitaphthisin*, stark zerriebenen, möglichst wenig veränderten Tuberkelbacillen nicht ausreichend.

Der nächste vorsichtige Schritt war der, mit *abgeschwächten* Tuberkelbacillen Immunität künstlich zu erzeugen, nur darf die Abschwächung nicht zu weit gehen, da sonst kein genügender Schutz erreicht wird (NEUFELD, RÖMER, KRAUS und VOLK u. a.). Auch da sind die Versuche überaus zahlreich, so daß aus der großen Literatur nur einiges wenige angeführt sei. SHIGA stellt ein Vaccin her, indem er Tuberkelbacillen durch Gewöhnung an Farbstoffe (Trypaflavin, Neutralrot) in ihrer Virulenz abschwächte. Seine Meerschweinchenversuche sind keineswegs überzeugend für die Wirkung desselben, doch gibt er an, daß er bei einigen Patienten gute curative Wirkung gesehen habe. Das von

ARIMA, AOYAMA und OHNAWA durch Einwirkung eines Saponinextraktes auf Tuberkelbacillen hergestellte Vaccin AO bewirkt schon im Tierversuche keine eindeutigen Resultate. Zudem beobachtete BÜRGERS einzelne Fälle von fortschreitender Tuberkulose bei Tieren, so daß das Vaccin nicht als harmlos zu bezeichnen ist.

Das von CALMETTE inaugurierte Verfahren (Impfstoff BCG-Bacillen CALMETTE und GUÉRIN) will mit einem durch sehr zahlreiche, über 200 Passagen, auf gallehaltigen Glycerinkartoffeln avirulent gemachten bovinen Tuberkelbacillenstamm Immunität bei Tier und Menschen erreichen, wobei sich CALMETTE vorstellte, daß die Anwesenheit von lebenden Tuberkelbacillen in lymphatischen Organen selbst ohne Erkrankung genügt, um dies zu bewirken. Er verwendet seine Vaccine vor allem zur *präventiven* Impfung bei Säuglingen per os, damit die Bacillen von der Darmschleimhaut aufgenommen in den peritonealen Lymphdrüsen sich ansiedeln. Die Immunität bleibt aber eben nur so lange bestehen, als die Bacillen im Organismus vorhanden sind, mit deren Verschwinden erlischt sie auch. Es wurden solche Verfütterungen an verschiedenen Stellen bei einer außerordentlich großen Zahl (bis 1928 in Frankreich allein über 94000 nach POIX) von Säuglingen vorgenommen, und wenn auch CALMETTEs Statistik Lücken und Mängel aufweist (ROSENBERG, FREUDENBERG), scheint hervorzugehen, daß die Methode keinen Schaden stiftet und einen gewissen Schutz verleiht.

Es hat sich aber herausgestellt, daß der Stamm keineswegs avirulent ist, sondern nach intraperitonealer Verimpfung bei Meerschweinchen und Kaninchen eine Tuberkulose erzeugt, welche aber ausheilt (KRAUS, GERLACH, KORSCHUN, SELTER und BLUMENBERG, IGERSHEIMER; siehe auch R. KRAUS. Über die Grundlagen der Schutzimpfung gegen Tuberkulose nach CALMETTE mit BCG. Handbuch der Mikroorganismen. C. PRAUSNITZ: Die medizinische Welt). Auch nach mehrfachen Tierpassagen soll der Stamm seine Virulenz nicht ändern (FUJIOKA), seine Eigenschaften wären „hereditär fixiert". Der BCG-Stamm wirkt also zwar tuberkulogen, aber nicht nosogen (KRAUS).

Diese Ansichten und Erfahrungen blieben nicht unwidersprochen. Einerseits wird wohl mit Recht hervorgehoben, daß die orale Verabreichung keine absolut verläßliche ist, was auch daraus hervorginge, daß nur in etwa der Hälfte der Fälle positive Tuberkulinreaktion auftrete (L. BERNARD), die Immunität oft ausbleibe (LIGNIÈRES). Meerschweinchenversuche dürften nicht ohne weiteres auf den Menschen übertragen werden und schließlich gäbe es auch in Tierversuchen Todesfälle (NOBEL), wobei allerdings die Relation zwischen Bacillenmenge und Tiergewicht nicht immer entsprechend beachtet wurde. Während also von mancher Seite doch die Möglichkeit einer Virulenzsteigerung durch Tierpassage beobachtet wurde (WATSON, KORSCHUN, GALLI VALERIO, HUTYRA u. a.), wird dies von CALMETTE, ASCOLI entschieden in Abrede gestellt, doch muß auch GERLACH neuerdings dies bei Kleintieren ausnahmsweise als möglich zugeben. Es sei auch noch auf die Beobachtungen von PETROFF hingewiesen, welcher aus einer Calmettekultur einen virulenten Stamm „S" herauszüchten konnte, der allerdings nur in vereinzelten Exemplaren vertreten war, während der sich auch kulturell unterscheidende Stamm „R" die überwiegende Masse ausmachte und SCHNIEDER meint sogar, daß gerade diese einzelnen virulenten Bacillen die Immunität hervorrufen könnten. Die Angaben PETROFFs konnten bisher zwar nicht bestätigt werden, resp. man hat sie auf Versuchsfehler zurückgeführt (CALMETTE, KRAUS, LANGE), doch müssen weitere Nachprüfungen da erst volle Klarheit bringen.

Jedenfalls besteht die ursprüngliche Meinung, daß nach Verabreichung der Calmettevaccine die Tuberkulinreaktion bei Kindern nur in einer geringen

Zahl von Fällen positiv wird, nicht mehr zurecht, wie schon WEILL-HALLÉ und TURPIN gezeigt haben. Zu sehr hohen Prozentsätzen (88,6%) kamen DEBRÉ und COFINO, wenn sie intradermale Proben machten. Auch in Untersuchungen von BERNHEIM-KARRER fiel der Pirquet bei 4 Kindern von zwölfen später positiv aus. — Wenn aber angegeben wird, daß die Tuberkulinreaktion im Alter von 3 Monaten in infizierter Umgebung in 11,1%, in tuberkulosefreier bei 2,5% positiv wird, mit 24 Monaten unter gleichen Umständen 60% und 25% ergeben, so dürfte die Impfung doch kein ausreichender Schutz sein und die weitaus höhere Allergisierung im tuberkulösen Milieu scheint mir doch auf häufigere Infektionen hinzuweisen.

Schließlich mahnt das Gutachten einer Reihe von bedeutenden Klinikern[1] zu einer gewissen Zurückhaltung und zu weiterer Überprüfung; diese sollte sich auch unserer Meinung nach nicht so sehr durch Extension als durch Intensivisierung auszeichnen, besonders müßte an Säuglingen im tuberkulösen Milieu die Wirkung erwiesen werden. Solche Untersuchungen liegen zum Teil schon vor (TSCHECHNOWITZER, ZEYLAND), welche durch Sektion von interkurrent verstorbenen Kindern mindestens erweisen, daß der BCG-Stamm bei diesen keine Tuberkulose zu erzeugen vermochte.

Uns interessiert hier aber nicht so sehr die präventive Impfung als vielmehr der therapeutische Effekt. *Wir*, sowie auch SORGO, MAENDL und LICHTWITZ konnten bei intracutaner Injektion des Präparates beim tuberkulösen Menschen klinisch und histologisch typisches tuberkulöses Gewebe nachweisen, welches langsam resorbiert wird, mitunter aber bei größeren Dosen auch exulceriert, dann eine Ähnlichkeit mit einem Skrofuloderm hat, — die Veränderungen entsprechen histologisch ganz denen, welche WICHMANN nach Applikation vollvirulenter Bacillen beschrieb. Damit könnte die Forderung erfüllt sein, welche zur Erzeugung von Immunität das Auftreten einer nicht progredienten Tuberkulose verlangt. Die von WILBERT angestellten erfolgreichen Affenversuche wurden durch Stallversuche beim Rinde von CALMETTE und seinen Mitarbeitern, ebenso von anderer Seite (ASCOLI, GERLACH) ergänzt und scheinen hier gute Resultate zu geben, so daß man auch für die Behandlung günstiges zu erwarten berechtigt wäre. Ob dies für den Menschen nach subcutaner oder intracutaner Verabreichung der Fall ist, darüber fehlen uns noch genügende Erfahrungen. Irgendeine dauernde Schädigung sahen wir niemals, ebensowenig wie HEIMBECK und SCHEEL (zit. nach PRAUSNITZ), aber direkte Heilwirkung konnten wir auch nicht konstatieren. Dagegen war es auffallend, daß wir oft nach einigen intracutanen Injektionen in der Nähe von Lupusherden, welche schlecht oder gar nicht auf Lichtbehandlung reagierten, einen Umschwung beobachteten, indem die Herde dann sehr kräftig auf Finsen ansprachen und zur Heilung kamen. Diese „Sensibilisierung" mußte den BCG-Depots zugeschrieben werden, da Kontrollversuche mit Aolan, anderem körperfremden Eiweiß weit weniger oder gar nicht wirksam waren. Ich betone ausdrücklich, daß es sich in unseren Fällen um bereits tuberkulöse Personen handelte, welche also schon eine gewisse Immunität hatten, und um intracutane Injektionen kleinster Mengen[2].

[1] Dtsch. med. Wschr. **1928**, Nr 41/42.

[2] Ich verweise auf den nach Fertigstellung der Korrektur erschienenen ausgezeichneten Bericht von BR. LANGE in Ergebnisse der gesamten Tuberkulose-Forschung (Leipzig: Georg Thieme 1930); auch das entsetzliche Unglück in Lübeck veranlaßte eine Reihe von kritischen Arbeiten, so von KIRCHNER, WELEMINSKY, FREUDENBERG (Klin. Wschr. **1930**, Nr 28). F. GERLACH kommt zu dem Schlusse, daß die Impfung mit BCG auch bei der Tiertuberkulose zwar ein wertvolles Hilfsmittel ist, aber nicht absolute Immunität erzeugt; besondere Vorsicht bei Herstellung und Verteilung der Vaccine, Zentralisierung in bestimmten, verläßlichen Instituten wäre dringend geboten [Erg. Hyg. **11** (1930)]. E. FRIEDBERGER lehnt eine weitere Anwendung beim Menschen — vielleicht zu unbedingt — entschieden ab.

Das CALMETTEsche Verfahren ist also ein solches, welches offenbar den Übergang bildet von vollkommen avirulenten zu virulenten Tuberkelbacillen. Im Anschlusse an die Untersuchungen RÖMERs bei Schafen konnten GERALD WEBB und WILLIAMS zeigen, daß es beim Meerschweinchen möglich sei, durch langsam steigende Dosen lebender Tuberkelbacillen Immunität zu erzeugen.

BRUYANT studierte ebenfalls die Frage an Meerschweinchen, welchen eine einmalige oder in Intervallen von mehreren Wochen eine zweite Injektion von 4 Tuberkelbacillenexemplaren gegeben wurde. Es zeigte sich eine sehr benigne latente bacilläre Infektion, welche einen gewissen Schutz gegen Reïnfektion bot. Zu gleichen Resultaten kamen LAWRASON, BROWN, HEISE und PETROFF, A. MOELLER. Daß Injektionen von lebenden Tuberkelbacillen auch beim Menschen *möglich* seien, ohne ihn schwer zu gefährden, haben RAW, später GERALD WEBB, GEORGE BURTON, GILBERT erwiesen. Eines der Kinder, welche von letzterem subcutan mit lebenden Tuberkelbacillen injiziert wurde, hatte in wöchentlichen Zwischenräumen 2, 3, 5, 7, 10, 12 Bacillen virulenter Kultur injiziert erhalten, von welcher 10 Bacillen für ein Meerschweinchen tödlich waren. Es trat 40 Tage nach der ersten Injektion ein kleiner Knoten auf, später noch weitere kleinere und nach 3 Monaten eine Lymphdrüsenschwellung. Diese Affekte wurden entfernt, im ersten Knoten fanden sich zahlreiche Tuberkelbacillen. Nach $1^1/_2$ Jahren erwies sich das Kind als klinisch gesund, bei positivem Pirquet. F. HAMBURGER hat in Deutschland wohl zuerst den Vorschlag gemacht, mit kleinen Dosen lebender Tuberkelbacillen zu immunisieren.

In einer Reihe von Selbstinfektionen und solchen an unheilbaren Krebskranken haben v. BAUMGARTEN, KLEMPERER, MOELLER, SPENGLER dargetan, daß auch subcutane Injektion von lebenden Tuberkelbacillen keine progrediente Tuberkulose erzeugen muß, wenn die Menge einerseits keine zu große ist, wenn andererseits die tuberkuloseempfänglichen Zellen keine zu große Affinität zum Tuberkelbacillus haben, resp. ein gewisser Schutz vorhanden ist. — Zur progredienten Infektion sind also gewisse dispositionelle Momente notwendig. — Zwecks Erzielung einer Immunität muß aber die „toxische“ (MOELLER), sagen wir besser krankmachende Gruppe vorhanden sein, nur wo tuberkulöses Gewebe, da Immunität (SELTER, BÖHME).

Die Schwierigkeit besteht aber darin, daß die Virulenz der Stämme sehr verschieden ist und eine entsprechende Abschwächung nicht immer durch die gleiche Zahl der Passagen erreicht wird, andererseits kann sie bei zu häufigen Passagen wieder so weit getrieben werden, daß zugleich auch die immunisierende Wirkung stark beeinträchtigt wird. Es müßte also für jeden Stamm die notwendige Abschwächung gefunden und erprobt werden.

SELTER trachtete durch langwierige Versuche zu einem quantitativen Verfahren für die Infektion und Reïnfektion beim Tiere zu gelangen, welches er dann auch beim Menschen verwandte. Er verreibt die Tuberkelbacillen im Achatmörser, dadurch schließt er sie zum größten Teil auf, es bleiben jedoch auch wenige Exemplare lebend erhalten, und zwar etwa 0,01%. Mit diesem „*Vitaltuberkulin*“ konnte er beim Meerschweinchen eine „latente“ Tuberkulose erzeugen, wobei es jedoch notwendig war, daß neben den lebenden Tuberkelbacillen auch die verriebenen, aufgeschlossenen vorhanden waren, deren Wirkung er sich in der Form eines Aggressins vorstellt, wodurch die wenigen lebenden Tuberkelbacillen eben eine „latente“ Tuberkulose hervorrufen. Die aufgeschlossenen Tuberkelbacillen allein ohne virulente hatten keine immunisierende Wirkung (SELTER und TANCRÉ). Auf diese Art mit bovinem Vaccin vorbehandelte, latent tuberkulöse Meerschweinchen erwiesen sich auch gegen Reinfektion vom Typus humanus immun. RÖMER und JOSEPH erhielten Immunität durch Infektion mit einem bovinem Stamm gegen andere Arten, und unabhängig von ihnen konnten Kraus und Volk gegenseitigen Schutz zwischen humanen und bovinen Infektionen an Affen zeigen. Auch Selters Versuche berechtigen zu dem Schlusse, daß nur bei einem gewissen noch erhaltenen Grad der Virulenz, welcher mindestens noch hinreicht, eine nicht progrediente Tuberkulose zu erzeugen, Immunität eintritt. Die Wirksamkeit seiner Vaccine ist jedoch auch dann eine beschränkte.

Auf Grund dieser im Tierexperiment gewonnenen Erfahrungen ging Selter daran, auch beim tuberkulosefreien Menschen eine aktive Immunisierung zu versuchen. Er injizierte 9 Kinder subcutan mit verschiedenen Dosen seines Impfstoffes, ohne daß es zu einer Schädigung kam, selbst nach interkurrenten schweren Erkrankungen trat keine Aktivierung der Tuberkulose ein. Moeller hat nun bei 15 Patienten die subcutane Injektion nicht nur ohne Schaden, sondern scheinbar auch mit zufriedenstellendem Erfolg ausgeführt, in zwei Fällen virulente Tuberkelbacillen sogar intravenös verabreicht. Immerhin scheint auch ihm diese letztere Methode bei aller Vorsicht zu gefährlich. Wichmann verwendete intravenös bei 14 Kranken mit Haut- und Schleimhauttuberkulose virulente Tuberkelbacillen vom Typus humanus in der Zahl von 2000 bis 20 000, so daß innerhalb von 7 Monaten bis 500 000 Keime einverleibt wurden, ohne eine Schädigung zu sehen; allerdings war auch kein therapeutischer Effekt zu konstatieren, sei es, daß die Applikationsart nicht die richtige oder aber die Dosis noch immer zu gering war. — Koopmann erwies die Unschädlichkeit der *percutanen* Einverleibung von Tuberkelbacillen; er benützte die Vaccine der sächsischen Serumwerke, welche in 1 ccm 100000 Bacillen enthält, wovon er zwei Tropfen in die unverletzte Haut einrieb. Nach 48 Stunden konnte eine länger dauernde Lokalreaktion, gewisse Allgemeinerscheinungen, doch keine Herdreaktion beobachtet werden. In der Haut entstanden keine tuberkuloiden Bildungen, in einigen Fällen konnten objektiv Besserungen des tuberkulösen Prozesses in der Lunge erhoben werden. Bei intracutanen Injektionen von 0,1 ccm dieses Vaccins sahen wir ein walnußgroßes, sehr schmerzhaftes Infiltrat entstehen unter Temperaturanstieg bis über 38°; die Haut darüber war gerötet und nach einigen Tagen kam es zu Zerfall und Ulceration ähnlich einem Gomme scrophuleuse, welch letztere sehr langsam abheilte. Wir mußten diesen Weg natürlich aufgeben. Moeller erscheint die Applikation der Tuberkelbacillen in die Haut als der ungefährlichste Weg, aber auch durch die Erkenntnis der starken immunisatorischen Kräfte derselben als der beste. An wechselnden Hautstellen wird in der Größe eines Fünfmarkstückes die Haut scarifiziert, ohne daß es zur Blutung kommt, die virulenten Bacillen (100 000—200 000) Keime eingerieben, nach Abtrocknung der Hautstelle diese mit Billrothbattist bedeckt. Nach 5—6 Tagen sind die eingeriebenen Bacillen verschwunden, höchstens finden sich noch einige körnig degenerierte Exemplare; ab und zu treten einige hirsekorngroße Impfpusteln auf, sonst sind aber keine Reaktionen zu verzeichnen. Das Steigen des spezifischen Agglutinationstiters ist ein Beweis für die Resorption der Bacillen. — In Verfolgung eigener Versuche und im Anschluß an Moellers und Böhmes Mitteilungen führte Wichmann an 63 Kranken mit lebenden Tuberkelbacillen abgestufter Virulenz *intracutane* Injektionen in achttägigen Intervallen zu 100 000 bis 200 000 Keimen durch, ohne schwerere unliebsame Zufälle zu sehen. Die histologischen Veränderungen, welche bei höheren Dosen zu einem tuberkuloiden Gewebe führen, beschreibt er genauer, sie stimmen mit den bei BCG von uns ermittelten überein. Ein gewisser, allerdings sehr beschränkter Einfluß war wohl zu verzeichnen, vor allem in der Richtung, daß die eingeschlagene Lokaltherapie unter dem Einflusse der Impfung bessere Wirkung hatte, also etwas ganz Ähnliches, was wir auch bei Injektion von BCG, die gewiß ungefährlicher ist, gesehen haben.

Wenn nun an Menschen, allerdings vorläufig in geringer Zahl, die Möglichkeit einer Einverleibung lebender Tuberkelbacillen dargetan wurde, so ist sie niemals ungefährlich, und es geht nicht an, dies z. B. von der intracutanen oder percutanen Applikation (Scarification) zu behaupten, wie dies geschieht, wenn man z. B. von einer „stummen Hauttuberkulose“ spricht (MOELLER). In dem Moment als die Bacillen in die Haut einverleibt wurden, sind sie unserer Kontrolle und unserem Zugriff nicht mehr zugänglich; die Versuche (MARTENSTEIN) erwiesen dies, indem die Bacillen nach Infektionen scarifizierter Haut fast unmittelbar in die nächstgelegenen Drüsen kommen, nach intradermaler Impfung nach 1—2 Stunden. Die Möglichkeit des Nachweises in der Blutbahn gelingt nach verschieden langer Zeit je nach Art und Menge der eingeführten Bakterien (MARMOREK, MARTENSTEIN, LÖWENSTEIN, SATA-MIYAKI). Allerdings kann man bei Superinfektionen, also in der Mehrzahl der Fälle nach dem Kindesalter, annehmen, daß die eingebrachten Bacillen infolge der vorhandenen Reagine mehr oder weniger rasch unschädlich gemacht werden, aber sicher ist das nicht, und besonders bei tuberkulosefreien Individuen wird um so größere Vorsicht geboten sein.

Eine prinzipielle wichtige Frage harrt ja auch noch der Lösung bezüglich der Präventivimpfung. O. ZIEGLER verweist darauf, daß die Mortalität der ersten Infektion in der Kindheit weit weniger hoch und unter den Durchschnittszahlen der Erwachsenentuberkulose bleibt. Allerdings ist das Säuglingsalter am meisten gefährdet mit 17 Todesfällen auf 10 000 Lebende, aber schon im dritten Lebensjahre sinkt die Ziffer auf die Hälfte herab. Nun ist die beste Schutzmaßnahme in dieser Zeit die Entfernung aus der gefährdenden Umgebung, auf die auch CALMETTE im allgemeinen nicht verzichten will, sie muß unsere erste Sorge sein und die oberste Forderung aller prophylaktischen Maßnahmen. Nur dort, wo dies nicht oder unvollkommen möglich ist, wird die Immunisierung am Platze sein, ein Standpunkt, den ja Kinderärzte und Hygieniker meist einnehmen. Über die Art der Präventivimpfung gehen, wie wir sehen, die Meinungen noch weit auseinander.

Es wird sich immer noch darum handeln, einerseits durch exakte Bestimmung der Keimzahl sowie auch des Grades der Virulenz jede Gefahr zu beseitigen, und das ist der Kernpunkt der Frage, dessen Lösung auch SELTER bisher nicht einwandfrei gelungen ist. Eines scheint sicher, daß die Immunisierung mit Kaltblüter- und abgetöteten Tuberkelbacillen keineswegs einen hinreichenden Schutz gibt, ja selbst die Tuberkulinreaktion wird in höchstens 40% positiv; trotzdem setzen sich immer wieder eher für diese Methoden bedeutende Forscher als ungefährlich ein (KRUSE, LANGSTEIN). Das Problem dürfte also doch in der Weise am ehesten seine Lösung finden, daß eine bestimmt abgeschwächte Vaccine mit möglichst genauer Dosierung zur Anwendung kommt. Vor Verabreichung voll virulenter Tuberkelbacillen in welcher Form immer möchten wir im Bewußtsein unserer ärztlichen Verantwortlichkeit derzeit unbedingt warnen.

Weit geringere Bedeutung haben unserer Meinung nach die Bedenken, daß einmal ein Zeitpunkt eintreten könnte, in dem der Schutz aufhört und das Individuum dann sogar überempfindlich ist. Das kann bei den meisten Immunisierungsmethoden angeführt werden. Aber einerseits ist es möglich zu revaccinieren, andererseits bietet eine folgende Infektion in der Jugend, soferne sie keine massige, lebensbedrohende ist, vor späteren tödlichen Erkrankungen einen gewissen Schutz, so daß benigne Infektionen zu verhindern vielleicht gar nicht angezeigt ist.

Die Tuberkulinreaktion.

Zu den experimentellen Grundlagen, derer wir hier benötigen, gehören außer den Versuchen mit lebenden und toten Tuberkelbacillen auch jene, die mit *Tuberkulin* angestellt wurden, besonders nachdem dessen lokale Anwendung durch v. Pirquet eingeführt worden war. Die Tuberkulinpräparate stehen ja in ihrer Wirkung den abgetöteten Tuberkelbacillen sehr nahe. Manche von ihnen enthalten zerriebene oder intakte tote Bacillen. Und es ist auch noch nicht lange her, daß man in diesen corpusculären Elementen das eigentlich wirksame Prinzip des Tuberkulins sah. Dort, wo sich Bacillen nicht nachweisen ließen, sollten ultramikroskopische Bacillensplitter ihre Rolle übernehmen. Diese Ansicht hat sich nicht aufrecht erhalten lassen. Es haben sich Tuberkuline als wirksam erwiesen (wie das TOA, mit dem A. Kraus gearbeitet hat), bei denen die Untersuchung mit dem Ultramikroskop keine körperlichen Elemente nachweisen konnte. Und Zieler hat nicht bloß mit filtrierten Tuberkulinen, sondern sogar mit Dialysaten Reaktionen erhalten. Nun sind allerdings nach Sahli ultramikroskopische Molekularaggregate in jeder sogenannten Eiweißlösung vorhanden. Diese kann mit den Molekularaggregaten, wenn auch schwer und langsam, dialysieren. Die Dialysierbarkeit sei nur abhängig von der Größe der Moleküle und Molekularaggregate und von der Porengröße der Membran, sie sei kein absoluter, sondern ein relativer Begriff. Aber gerade dieser Vergleich mit Eiweißlösungen zeigt am besten, daß wir nicht in so relativ groben Elementen, wie Bacillen und Bacillenteilen, den Hauptbestandteil des Tuberkulins sehen dürfen. Viele Tuberkuline enthalten das wirksame Prinzip in einem jedenfalls im gewöhnlichen Sinne gelösten Zustande. Trotzdem ist das kein gewöhnliches, lösliches Toxin, wie das Tetanus- und Diphtherietoxin, sondern eine Substanz, aus der das Gift erst noch durch einen besonderen Prozeß in Freiheit gesetzt werden muß.

Vergleichen wir die Hautreaktionen des tuberkulösen Tieres auf Tuberkulin mit jenen auf lebende oder tote Tuberkelbacillen, so ist die Analogie sofort augenfällig. Es muß als Regel angesehen werden, daß wir einem normalen Tier beliebig große Dosen Tuberkulin in die Haut bringen können (Ruppel), ohne die geringste Wirkung zu erzielen. Beim tuberkulösen Tier erhalten wir schon nach kleinen Dosen Tuberkulins Reaktionen, die durchaus jenen gleichen, die wir oben beschrieben haben nach Reinfektion mit Tuberkelbacillen. Freilich gelingt die Pirquetsche Cutanreaktion einigermaßen konstant nur beim tuberkulösen Kaninchen, wie das Wildbolz gezeigt hat, während sie am Meerschweinchen häufig versagt. Bei *intracutaner* Injektion bekommen wir aber auch hier immer positive Resultate. Die histologischen Befunde, die in solchen Reaktionsherden Spehl erhoben hat, decken sich, besonders was die Zerstörung der Leukocytenkerne anbetrifft, durchaus mit den Befunden an Reinfektionsstellen.

Ausnahmen von dieser Regel dürften, wenn sie überhaupt vorkommen, selten sein, Reaktionen beim gesunden *Meerschweinchen* durch Einreibung von Tuberkulin in die Haut oder Instillation in den Bindehautsack (Goresco), durch cutane oder intracutane Applikation (Dübi, Reicher, zit. nach Sahli), solche an Kaninchen mit Tuberkulin (Blumenberg), ebenso die von Sata, Slatineanu treten nicht regelmäßig auf, sind ganz vorübergehend, erlauben auch andere Deutung und werden meist nicht anerkannt. Landmann vermochte wie auch Gabel mit seinem „Tuberkulol" gesunde Meerschweinchen zu töten. Seligmann und Klopstock wollen eine spezifische Allergisierung durch starke Vorbehandlung gesunder Meerschweinchen mit Tuberkulin erhalten haben, doch konnte Langer dies nicht bestätigen, die positiven Reaktionen der erstgenannten Autoren sind in ihrer Deutung keineswegs einwandfrei (Bacilleneiweißüberempfindlichkeit oder unspezifische Eiweißstoffe), jedenfalls erhielten sie nie eine Kokardreaktion, auch wurde nie ein Tuberkulintod bei solchen Tieren nach subcutanen Injektionen von Tuberkulin erzielt. KLOPSTOCK, ZIELER und HÄMEL, MARKERT wiesen nach, daß es sich um eine Überempfindlichkeit gegen Eiweißstoffe im Tuberkulin handle, es ist also wahrscheinlich, daß wir es hier nicht mit echten Tuberkulinreaktionen zu tun haben. SPRONCK vermeinte durch subcutane Injektion von sterilen Extrakten aus Organen tuberkulöser Meerschweinchen, ebenso durch Blut und Serum von solchen bei gesunden Tieren Tuberkulinempfindlichkeit erzeugt zu haben. Auch die Tuberkulinempfindlichkeit von Meerschweinchen, welche mit Typhus-, Colivaccine, Organextrakten gesunder Meerschweinchen vorbehandelt wurden (UHLENHUTH, BR. LANGE und Mitarbeiter, MASTBAUM, ADAM) bedarf noch der Nachprüfung, und könnte ebenso als unechte Tuberkulinreaktion gewertet werden. Jedenfalls klangen die positiven Tuberkulinreaktionen in YUS Versuchen nach Injektion von Typhus-, Paratyphus- und Colibacillen innerhalb 24—48 Stunden ab im Gegensatz zu echten Tuberkulinreaktionen (KFLLER). Wenn bei Kaninchen hohe Dosen Tuberkulin subcutan primär Fieber erzeugen, so läßt dies mindestens mehrfache Erklärungen zu bei der Vielheit der Substanzen, welche sich im Tuberkulin vorfinden.

Keineswegs vermögen diese wenigen positiven Tierversuche die Tatsache zu erschüttern, daß das Tuberkulin auch für den *Menschen* kein primäres Toxin ist. Die Haut des normalen, wirklich tuberkulosefreien Menschen reagiert auch auf höchste Dosen Alttuberkulin überhaupt nicht (SCHLOSSMANN, WOLFF-EISNER, KRAEMER). KLEMPERER konnte Säuglingen 250 mg Tuberkulin schadlos injizieren und nach HAMBURGER vertrugen tuberkulosefreie Kinder selbst 1000 mg und nach ENGEL sogar 20000 mg konzentriertes Tuberkulin reaktionslos. Es beruht dies gewiß nicht auf Schutzstoffen beim Gesunden, sondern es *fehlen* ihm offenbar Stoffe, welche aus dem Tuberkulin die wirksame Modifikation zu erzeugen vermögen. Im frühen Kindesalter sind diese tuberkulin-inaktiven Individuen noch recht zahlreich, aber schon zur Pubertätszeit wird ihre Zahl immer geringer, und von den Erwachsenen bleibt, wie wir wissen, nur ein kleiner Prozentsatz, der auf Tuberkulin cutan nicht reagiert.

Das entspricht unseren Erfahrungen über die Häufigkeit der Tuberkulose. Der Tuberkulöse, d. h. nicht bloß der klinisch Tuberkulöse, sondern jeder, der einmal eine Infektion mit Tuberkelbacillen durchgemacht hat, gewinnt die Eigenschaft, auf cutane Impfung mit Tuberkulin mit einer rasch auftretenden Entzündung der Haut zu reagieren.

Wie der Gesunde auf Tuberkulin nicht reagiert, so gelingt es auch bei ihm nicht, durch wiederholte Tuberkulinzufuhr echte Tuberkulinüberempfindlichkeit in Form einer typischen Tuberkulinreaktion zu erzeugen. Die Beweiskraft aller diesbezüglichen positiven Versuche (STOCKER, SELIGMANN und KLOPSTOCK, MANTOUX und PERROY) versagt bei genauer kritischer Betrachtung, und GRETE SINGER betont in ihrem Falle selbst, daß es nicht klar sei, welcher Bestandteil des Tuberkulins das allergische Symptom ausgelöst habe. Diese „Passivität“ des gesunden Organismus suchte MORO dadurch zu überwinden, daß er abgetötete Tuberkelbacillen mit Kuhpockenlymphe mischte und dieses Gemisch dann intracutan injizierte, so daß die Tuberkelbacillen die Vaccineentzündung mitmachen mußten; er will auf diese Weise in der Tat nach einiger Zeit positive Tuberkulinreaktionen erhalten haben. — Es wäre demnach ein tuberkulöser Herd im Körper nicht notwendig zur Erzeugung der Tuberkulinempfindlichkeit, sondern durch Koppelung eines ganz fernstehenden Vaccins (Kuhpockenlymphe) mit Tuberkelbacillen gelänge eine Allergisierung gegen Tuberkulin. MORO bezeichnet dies als *Parallergie*. FERNBACH lehnte die Deutung des Versuches als echte Tuberkulinreaktion schon wegen des raschen Verlaufes ab und meint, daß es sich um eine Überempfindlichkeit gegenüber Stoffen der Glycerinbouillon handle.

In neuen Versuchen berichteten MORO und KELLER weiters, daß auch albumosefreies Tuberkulin simultan mit Kuhpockenlymphe injiziert im gleichen Sinne, nur schwächer wirke. Tuberkulin und abgetötete Lymphe hatten gar keinen Effekt; im Gegensatz zu FERNBACH dagegen ist es möglich, die beiden Komponenten auch getrennt voneinander zu applizieren, ohne den Erfolg zu beeinträchtigen, die Vaccination allein erzeuge mit dem Auftreten der Areabildung auch Reaktionsfähigkeit gegen Tuberkulin, die sich jedoch anders als bei der früheren Anordnung verhält. Statt Lymphe kann auch Schweineserum mit Tuberkulin zusammen injiziert werden, nur muß dies wiederholt geschehen, und die Empfindlichkeit gegen Tuberkulin ist schwächer und kürzer dauernd (MASTBAUM), während sie bei Kuhpockenlymphe und Tuberkulin mitunter bis zu 11 Monaten erhalten bleibe.

Während FEDDERS und GERBER-KAUFMANN negative Versuchsresultate mit Kuhpockenlymphe und Tuberkulininjektionen erhielten, bestätigen GRÖER, PROGULSKI und REDLICH, NAKATA, EBERT in Tierversuchen, NOBEL und ROSEN, BAUER und LEVY am Säugling zwar die Ergebnisse von MORO und KELLER. Hervorgehoben muß jedoch werden, daß die Reaktivität nicht regelmäßig auftritt, meist nicht zu lange dauert, und die Reaktion in ihrem Verlaufe sich anders als bei Überempfindlichen verhält. In der Deutung schließen sie sich FERNBACH an; es wäre nicht ausgeschlossen, daß die Erscheinung als unspezifische Haptenwirkung aufzufassen ist, da ja Lipoide und Eiweißstoffe in den Gemischen überall vorhanden sind. GRÖER und seine Mitarbeiter stellen jedoch ihre Versuche den anaphylaktischen Reaktionen sehr nahe. — Die unspezifische Sensibilisierung durch multiple Hautquaddeln bei Erwachsenen (KREIBICH) gehört wohl nicht hierher, da bei diesen Personen Tuberkulose nicht ausgeschlossen war, und es sich nur um eine Wiedererweckung der Tuberkulinempfindlichkeit gehandelt haben könnte; Versuche bei tuberkulosefreien Kindern liegen nicht vor.

Wenn auch MORO und seine Mitarbeiter auf Grund immer neuer Versuche dafür eintreten, daß es sich um eine spezifische Tuberkulinreaktion handle, ist es doch offenbar, daß sowohl der klinische Verlauf, wie auch die Kritik der Befunde eher im Sinne FERNBACHs als Reaktion auf Stoffe der Bouillon (Pepton) sprechen. Auch die positiven Reaktionen, welche W. DÖLTER, KELLER mit eingeengter Glycerin-Bouillon Höchst und nur mit dieser bei tuberkulösen Kindern auf intracutane Injektion erhielten, sind nach HÄMEL bei genauer Analyse nicht als spezifisch aufzufassen, besonders da sie nicht aufflammen und keine tuberkuloide Struktur erkennen lassen.

Hier sei auch angeführt daß schon FELLNER die Beziehungen der Variola-Vaccinationspustel zur Pirquetpapel zum Gegenstande von Untersuchungen gemacht hat. Setzte er bei einer Tuberkulinimpfung Vaccineimpfzellen desselben Patienten zu, so erhielt er eine Verstärkung der Reaktion, brachte er dagegen zu Blatternimpfstoff Hautzellen der Tuberkulinpapeln, so war die Vaccinationspustel kleiner als in der Kontrollstelle oder ganz negativ. Er schließt daraus auf eine Durchkreuzung der Hautallergie bei Vaccine, durch Mitverimpfung der Tuberkulinpapelzellen. Der an sich sehr interessante Befund bedarf gewiß noch weiterer Ergänzung. Viel bedeutsamer wäre natürlich eine solche Abschwächung der Tuberkulinreaktion durch Vaccinezellen, weil wir damit Aufklärung über das Negativwerden der Tuberkulinreaktion während einer Erkrankung an Variola bekämen.

H. KOCH hat auch versucht, gesunde Meerschweinchen durch Injektion von Tuberkulin unter Zusatz gewisser Substanzen, wodurch ein längeres Verweilen des Tuberkulins im Organismus bewirkt werden sollte, zu allergisieren, ein Gedanke, den schon BESSAU gehabt hat, und will in der Tat nach einiger Zeit positive intracutane Reaktionen erhalten haben, allerdings handelte es sich histologisch um banale Entzündungen ohne tuberkuloiden Bau. Es könnte sich doch um eine unspezifische Lipoidreaktion oder, wie HÄMEL meint, um eine solche gegen Eiweißkörper im Tuberkulin handeln.

Von großem Interesse und höchst bedeutsam wäre es, zu wissen, ob und wie lange die positive Tuberkulinreaktion die Ausheilung der Tuberkulose *überdauert,* oder ob sie an die Infektion gebunden ist. Meerschweinchenversuche können da schwer Entscheidung bringen, und über das Verhalten beim Menschen sind die Meinungen noch keineswegs geklärt. Nach RÖMER bleibt nach Abheilung der Tuberkulose noch Überempfindlichkeit, nicht aber Immunität. KRÄMER und MUCH konstatierten nach vollständiger klinischer Ausheilung komplette Anergie; SELTER sah bei seinen Tuberkulinimpfungen im Altersheim von 221 Insassen nur 1 negativ bleiben, was nicht in diesem Sinne oder für die Seltenheit einer Ausheilung sprechen würde. So können wir für die Tuberkulinfrage auch von der Seite vorläufig nichts erwarten, da ja bei einem klinisch scheinbar Ausgeheilten oft durch den pathologischen Anatomen selbst im Kalkherde noch lebende Bacillen nachgewiesen werden (SCHMITZ, WIESNER). Andererseits könnte, auch bei den Genesenen, die Tuberkulinempfindlichkeit doch noch eine Zeitlang, wenn auch abgeschwächt, über die Heilung hinaus, erhalten bleiben (HAMBURGER, HUEBSCHMANN); die Trichophytinallergie überdauert die Erkrankung jedenfalls lange Zeit.

Welches sind die Vorbedingungen für eine Allergisierung der Körpers? Sicher tritt eine solche bei Infektion des Tieres mit lebenden Tuberkelbacillen auf und entsteht unter natürlichen Bedingungen nur auf diese Weise. Die Raschheit des Positivwerdens der Tuberkulinreaktion hängt von der Menge und Virulenz der Bacillen (GRÜNER und HAMBURGER, SCHLOSS) ab, so daß RÖMER Differenzen von 10 Tagen bis zu 2 Monaten erhielt, HAMBURGER und TOYOFOKU fanden als kürzesten Termin 5—6 Tage nach der Infektion, wobei sie ein allmähliches Ansteigen der Überempfindlichkeit konstatierten; die Allergieprüfung geschieht in diesem Stadium besser durch Reinfektion als durch Tuberkulin (SELTER), ONAKA erhielt in 10 Tagen, LÖWENSTEIN und RAPPAPORT in 11—13 Tagen, PREISICH und HEIM ebenfalls nach 12 Tagen positive Reaktionen. Nach FISCHL ist die Art der Infektion von Belang, indem nach intrakardialer Einverleibung die Intracutanreaktion nach 10 Tagen positiv wird, nach subcutaner oder intraperitonealer nach 14 Tagen bis zu 4 Monaten. — Auch für den Menschen liegen eine Reihe von Beobachtungen vor (DIETL, GUTOWSKI, HAMBURGER und MÜLLEGGER, SCHLOSS, UNVERRICHT), welche nicht gleichwertig sind, da ja der Zeitpunkt der Infektion nicht immer genau ermittelt werden kann. EPSTEIN gibt nach genauer Prüfung der mitgeteilten und 11 eigener Fälle den Zeitpunkt des Auftretens mit 3—7 Wochen nach der Infektion bei intracutaner und subcutaner, mit 4—10 Wochen bei cutaner Prüfung an. PEYRER will positive Tuberkulinreaktion auf 100 mg schon 8 Tage nach der Ansteckung beobachtet haben. UNVERRICHT sah sie 45 Tage nach der Infektion positiv werden, mit der Entwicklung der Krankheit allmählich steigen, mit Stillstand und Rückbildung wieder geringer werden, trotz dieser Beziehungen möchte er — wohl mit Recht — für die Prognose aus dem Ausfall der Tuberkulinreaktion allein keine Schlüsse ziehen. — Die Inkubationszeit, d. h. jene Spanne, welche zwischen Haftung des Tuberkelbacillus und den ersten Zeichen der Allergie verläuft und die ST. ENGEL als okkulte Tuberkulose bezeichnet, beträgt durchschnittlich 8 Wochen; sie ist different auch je nach der Tuberkulinprüfung: die PIRQUETsche

Reaktion wird nach 4—10 Wochen positiv, während bei intracutaner Darreichung meist schon früher, nach 3—7 Wochen, positive Resultate erhalten werden. — Über die Bedeutung der Bacillenmenge und die Art der Ansteckung kann beim Menschen noch nichts Sicheres gesagt werden; die Franzosen nehmen für die Infektion vom Darm und von der Lunge keine Unterschiede an. Man muß, im Gegensatz zu EPSTEIN, es nach den Tierversuchen für richtig halten, daß stärkere Infektion, ausgedrückt in Menge und Virulenz, bis zu einem gewissen Optimum auch die Inkubationszeit abkürze. Übrigens tritt — wie schon erwähnt — die Überempfindlichkeit nicht plötzlich in voller Stärke auf, sondern steigt langsam an.

Es sei hier erwähnt, daß außer der positiven Tuberkulinreaktion sich bei Kindern noch andere Zeichen der stattgehabten Infektion beobachten lassen, so beschrieben zuerst UFFENHEIMER, dann H. KOCH das Auftreten des sogenannten Initialfiebers etwa in der siebenten Woche, also um dieselbe Zeit, in der auch die Allergie schon vorhanden ist. UFFENHEIMER berichtete über einzelne Fälle von Frühexanthemen, welche auch etwa um dieselbe Zeit, natürlich nicht immer, unter Temperatursteigerung erscheinen und oft außerordentlich zart sind, so daß sie leicht übersehen werden. Das Aussehen der Exantheme ist sehr wechselnd, sie erinnern manchmal an Masern oder Röteln, lokalisieren sich gerne auf den Extremitäten, manchmal sind es zarte blaßrosa Flecke, auch tuberkulidähnlich können die Efflorescenzen sein. Eine überzeugende Beobachtung teilte jüngst KUNDRATITZ mit. Diese Frühexantheme, welche auch unter dem Bilde eines Erythema nodosum verlaufen können, fallen in das Initialstadium der Tuberkulose, also in die ersten zwei Monate nach der Infektion und müssen bei Kindern zu den ersten Symptomen gezählt werden. Man faßt sie als allergische Reaktionen auf, indem Tuberkelbacillengifte und Antikörper zusammentreffen und so Exantheme auf der Haut bewirken. Auch die „skrofulöse" Conjunctivitis, seröse Pleuritis, Gelenkveränderungen werden dazu gerechnet (JOSEFSEN und MALMGREN).

Ob eine spezifische Reizbarkeit auch durch abgetötete Tuberkelbacillen hervorgerufen werden kann, darüber gehen die Meinungen noch sehr auseinander. Dieselbe Frage besteht ja bei der Tuberkuloseimmunität und auch dort sind die Antworten noch divergent.

Eine Reihe von Autoren vermochten durch Injektion von toten, künstlich „aufgeschlossenen" Tuberkelbacillen, wenn auch nicht regelmäßig, Tuberkulinüberempfindlichkeit zu erhalten (UNGERMANN, BESSAU, MUCH und LESCHKE), durch einmalige intravenöse Injektion von toten Tuberkelbacillen würden Meerschweinchen nach 15—48 Tagen subcutan und intracutan tuberkulinempfindlich; BESSAU erzielte nach intraperitonealer oder subcutaner Einspritzung toter, selbst gekochter Tuberkelbacillen eine cutane positive Tuberkulinreaktion, während die Meerschweinchen 2 ccm Tuberkulin subcutan reaktionslos vertrugen. Diesen Unterschied will BESSAU so erklären, daß bei intravenöser Injektion eine Überschwemmung des Körpers mit Bacillen stattfinde, dadurch allgemeine Hyperergie mit Ausschluß der Haut, bei subcutaner Applikation eine Allergisierung der Haut mit Ausschluß des übrigen Organismus — wie man sieht, eine durchaus unbefriedigende Erklärung. Übrigens bekam FISCHL nach intrakardialer Injektion abgetöteter Bacillen positive Intracutanreaktion, wenn sie auch nicht immer ganz typisch war, es könnte also dieser Unterschied gar nicht so durchgreifend sein. MC JUNKIN will sogar mit Tuberkelbacillenextrakten gesunde Tiere allergisieren können.

Bestätigung fanden die Tierversuche auch durch BOECKER, BOECKER und NAKAYAMA, PETROFF, WOLFF-EISNER. Durch Injektion abgetöteter Tuberkelbacillen in eine nach Vaccination geschwollene Drüse bei einem tuberkulosefreien Kinde konnte BESSAU auch beim Menschen Tuberkulinempfindlichkeit hervorrufen und LANGER fand bei seinen Immunisierungsversuchen an Kindern mit jungen abgetöteten Tuberkelbacillen bei intracutaner Injektion von Tuberkulin Kokardreaktion und das Aufflammungsphänomen alter Stellen. Auch diese Befunde wurden teils bestätigt (BALLIN, OSSOINIG, FEDDERS, KLOTZ und SÄNGER, MORO, ZADEK und MEYER), teils abgelehnt oder mindestens anders gedeutet (DOLD, SELIGMANN und v. GUTFELD, SELTER). Schließlich sah SELMA MEYER auch nach Injektion saprophytischer Schildkrötentuberkelbacillen positive Hautempfindlichkeit gegen Tuberkulin.

Gegen viele dieser Befunde kann angeführt werden, daß es sich vielleicht nicht um eine Tuberkulinempfindlichkeit, sondern um Bakterienanaphylaxie handelte (SELTER und GESCHKE, YU); in der Tat ist die injizierte Bacillenmenge vielfach eine außerordentlich große; doch müssen wir sagen, daß wir bei der Infektion mit lebenden Bacillen, welche sich ja auch vermehren, die für das Auftreten der Tuberkulinreaktion nötige Menge nicht kennen; andererseits finden wir Angaben, nach denen nur 1 mg toter Bacillen vorinjiziert wurde, bei welcher Dosis nur schwer von einer Eiweißanaphylaxie gesprochen werden kann (UHLENHUTH, UNGERMANN).

Für die Differenz in den Resultaten könnte gewiß auch der Ort der Injektion (FERNBACH geschwollene Lymphdrüse, dagegen SELTER und GESCHKE intramuskulär) maßgebend sein. Aber selbst bei positivem Ausfall wird die Reaktion meist als sehr schwach angegeben, so daß sie mit der bei tuberkulösen Tieren gar nicht zu vergleichen ist. BOQUET und NÈGRE konnten zeigen, daß die antigenen Eigenschaften als reine Proteinkörperreaktionen bei den verschiedenen Säurefesten im Tierkörper oft weitgehend übereinstimmen, so daß durch Reinjektion differenter Stämme das KOCHsche Phänomen auszulösen war, während tödliche Tuberkulindosen glatt vertragen wurden.

Für das Zustandekommen der Allergie halten die einen das tuberkuloide Gewebe, welches auf den spezifischen Reiz der Tuberkelbacillen entsteht (LEWANDOWSKY, JAFFÉ, PRUDDEN und HODENPYL, LÖWENSTEIN, WOLFF-EISNER) für notwendig, von ihm aus nehme sie ihren Beginn. Nun wissen wir aber, daß tuberkuloides Gewebe histologisch keine spezifische Reaktion ist, sondern solches auch bei Syphilis und Lepra vorkommen kann, worauf ja zuerst JADASSOHN hingewiesen hat, und was später vielfach betont wurde (KLINGMÜLLER, KYRLE, KEDROWSKY, BLUMENBERG u. a.). v. BAUMGARTEN hält nach Untersuchungen von KELBER, KLETT das Entstehen von Knötchen nach abgetöteten Tuberkelbacillen für eine unspezifische Reaktion, wie man solche auch nach anderen Fremdkörpern entstehen sieht. Man könnte aber noch eine biologische Spezifität annehmen, wogegen aber vielleicht jene Beobachtungen sprechen, daß auch luetische tuberkuloide Strukturen zuweilen Lokalreaktionen auf subcutane Tuberkulinreaktion (JADASSOHN, MUCHA) aufweisen. Doch ist dies gewiß nur ausnahmsweise der Fall. DOERR und LANGER meinen, daß das Vorhandensein von tuberkuloidem Gewebe nicht unbedingt für die Tuberkulinempfindlichkeit notwendig sei.

In diesem letzteren Sinne sprechen auch, wenn wir selbst die Befunde von MORO nicht als einwandfrei annehmen, das Auftreten von Allergie nach Einbringung von in Schilfsäckchen eingeschlossenen Tuberkelbacillen (HEYMANNS), sowie ein solches in der Zeit der Invasion oder der latenten Tuberkulose, bei welcher sich makroskopisch keinerlei Veränderungen nachweisen lassen (ORTH, BARTEL und WEICHSELBAUM, v. BAUMGARTEN, BLUMENBERG u. a.). Das auslösende Moment wäre also darin gegeben, daß Tuberkelbacillen im Organismus in einer schwer resorbierbaren Form (v. HAYEK) anwesend sind, durch deren chronischen Reiz einerseits die entzündliche Veränderung, die Erkrankung, andererseits die Umstimmung im Sinne der Immunität und Allergisierung, zustande kommt. Diese beiden Reaktionen gehen meist gleichsinnig nebeneinander her, ausnahmsweise kann jedoch Allergie ohne tuberkuloides Gewebe bestehen, immer aber müssen Tuberkelbacillen lebend oder vielleicht auch tot als unerläßliche Vorbedingung für die Tuberkulinempfindlichkeit vorhanden sein.

Als unspezifische Allergisierung müssen wir auch jene annehmen, bei welchen es gelang, durch Injektion von toten Typhus- und Colibacillen bzw. Extrakten aus normalen Kaninchenorganen beim Meerschweinchen positive Tuberkulinreaktionen zu erzielen; es entstand da wohl eine Eiweißüberempfindlichkeit (UHLENHUTH und YU, FERNBACH); auch diese Reaktionen entsprechen nicht echten Tuberkulinreaktionen, ebensowenig bei den Befunden ADAMS, dessen Theorie von der „Sekundärallergie" doch bisher durch gar nichts gestützt erscheint.

Viel präziser ließen sich alle diese Fragen beantworten, wenn wir einerseits die Spezifität der Tuberkulinreaktion als über jeden Zweifel erhaben ansehen könnten, vor allem aber, wenn diese eindeutige Kennzeichen böte. Doch schon frühzeitig wurden Stimmen laut, welche die Spezifität der Tuberkulinreaktion überhaupt bezweifelten, — der erste Skeptiker war R. KOCH selbst, der auch bei sich und anderen gesunden Ärzten positive Reaktionen fand; er konnte damals nicht wissen, daß sie wohl alle latent tuberkulös waren — da BUCHNER und SCHOLL, KLEMPERER bei Tuberkulösen durch verschiedene Bakterientoxine Fieber auszulösen vermochten, FR. RÖMER durch Injektion von Proteinen aus dem Friedländerbacillus und durch Pyocyaneustoxin den Tod tuberkulöser Meerschweinchen herbeiführte. MATTHES, KREHL und MATTHES, DIETRICH erhielten durch subcutane Injektion von Deuteroalbumosen und Bakterienproteinen beim tuberkulösen Tiere und Menschen ganz ähnliche Reaktionen, ja auch Tod wie nach Tuberkulin, so daß sie annahmen, daß wenigstens ein Teil der Tuberkulinwirkung auf dessen Gehalt an Albumosen zurückzuführen sei. Allerdings benötige man viel größere Mengen der letzteren, auch verlaufe die Albumosenreaktionskurve anders als die nach Tuberkulin (ZUPNIK, KASPAREK), ferner waren die Sektionsbefunde verschieden von denen beim Tuberkulintod (KIRCHHEIM und TUCZEK). Wenn auch den Folgerungen im Detail nicht zugestimmt werden kann, so geht doch hervor, daß Tuberkulinempfindliche auf andere Toxine positiv reagieren. SORGO hat dann gezeigt, daß allergische Tuberkulöse auf intracutane Injektion von Diphtherie- und Dysenterietoxin, Cholera- und Bakterientoxine reagieren und diese Reaktionen mit denen auf Tuberkulin in der Stärke parallel gehen; dieselbe Erscheinung ergab sich auch mit erhitzten, resp. mit Antitoxin abgesättigten, also der primären Giftwirkung beraubten Toxinen, nur daß die Infiltrate rascher zurückgehen. SORGO schließt daraus, daß die Haut infolge einer tuberkulösen Infektion im Körper sich allergisch, d. h. stärker empfindlich gegen verschiedene Toxine verhalte. Er stimmt der Ansicht von ROLLY, KRAUS, LÖWENSTEIN und VOLK zu, daß die Tuberkulinreaktion mit einem anaphylaktischen Phänomen nichts zu tun habe, auch konnte er in einzelnen Fällen ein Aufflammen sowohl alter Tuberkulinpapeln als auch alter Diphtherie- und Dysenteriereaktionen auf neuerliche subcutane Tuberkulinzufuhr konstatieren.

Ebenso schließen R. SCHMIDT, KAZNELSON, HOLLER, TOBIAS aus positiven Herdreaktionen nach Proteinkörperinjektionen auf die Unspezifität des Vorganges. Es sei hier nochmals erwähnt, daß stammverwandte Infektionen, z. B. Lepra (ARNING, JOSEPH, KAPOSI, BABES und KALINDERO u. a.) oder Aktinomykose (BILLROTH und v. EISELSBERG, ZUPNIK) auf Tuberkulin reagieren. Es wird uns nicht wundernehmen, daß Tuberkulöse auch auf Tuberkulin aus Kaltblütertuberkelbacillen und säurefesten Bakterien positive Ausschläge geben

(BR. und E. LANGE), aber gewöhnlich doch nicht in so hohen Verdünnungen wie auf humanes oder bovines Tuberkulin.

Die Richtigkeit dieser Anschauungen focht insbesondere ZIELER an, welcher annahm, daß sich in den Spritzen Tuberkulinreste befunden hätten. Wenn er schließlich auch eine gewisse klinische Ähnlichkeit der Eiweiß- und Bakterientoxinreaktionen bei Tuberkulösen zugeben mußte, so leugnete er bei ihnen den Parallelismus, auch ließe sich ohne weiteres durch die mikroskopische Untersuchung eine Differenz erweisen, da nur die Tuberkulinreaktionen tuberkuloide Struktur, die anderen nicht spezifische banale Entzündungen aufweisen; nur die alten Tuberkulinreaktionen flammen nach neuerlicher Tuberkulinzufuhr auf. Die gegenteilige Angabe SORGOs wird wieder auf kleinste Tuberkulinreste in Spritzen oder Nadeln zurückgeführt.

Weitere Untersuchungen (SONS und v. MIKULICZ-RADECKI, HAGEMANN, SELTER, SELTER und TANCRÉ) zeigten, daß Tuberkulinempfindliche auf Eiweißstoffe (Pepton, Caseosan usw.) zwar reagieren, aber nur unsicher und in sehr viel größeren Dosen, Unterschiede der Peptonreaktion bei Gesunden und Tuberkulösen (SELTER) konnten HOLLÓ und HOLLÓ-WEIL nicht bestätigen; Coliprotein, Dysenterietoxin wirkten dagegen stets und parallel dem Tuberkulin. Erhöhte Reaktionsfähigkeit Tuberkulöser auf die mannigfachsten Stoffe, nicht nur auf Bakterientoxine sondern z. B. auf Phlogetan, Lipatren, Kochsalzlösung, Caseosan, eingeengte Glycerinbouillon wurde von verschiedenen Autoren angegeben (SCHMID und WEIDINGER, HAGEMANN, GROSSER und KEILMANN, ARTOM und FORNARA), und sie ist nicht zu leugnen. SIGNORELLI und BUFALINI erhielten positiven Ausfall mit Choleravaccine, allerdings mit rascherem Ablauf als mit Alttuberkulin, nur bei tuberkulösen Personen, sie heben hervor, daß die Ophthalmoreaktion aber mit Choleravaccin nie positiv war. Auch TOBIAS fand bei gleichzeitiger Anlegung einer Injektion mit Tuberkulin und Yatrencasein die Papel des letzteren viel flüchtiger. Während manche Forscher ein Parallelgehen der unspezifischen mit den spezifischen und mit den pharmakodynamischen Hautreaktionen nach GRÖER-HECHT angeben (KARCZAG, CURSCHMANN, MÜLLER und GÖSSEL), auch bei percutaner Darreichung hautreizender Stoffe (FLARER), wird dies von anderen bestritten. Obwohl zugegeben wird, daß im allgemeinen bei stärkerer Tuberkulinallergie auch die Reaktion auf unspezifische Stoffe (TOBIAS) größer ist, so wurden doch große Unregelmäßigkeiten und Divergenzen beobachtet (ZIELER und MARKERT, MORO und SHEETMANN, HOLLÓ und AMAR, DE POTTER, HOLZER und SCHILLING, A. GUTMANN).

Tuberkulöse Kinder fanden MAJOR und NOBEL nicht nur gegen Tuberkulin, sondern auch gegen andere Bakterientoxine überempfindlich, doch differiert die Reaktionsfähigkeit nicht so selten. Auch mit Eigenserum, mit Kochsalz, mit Glycerinbouillon und Pferdeserum erhielten NOBEL und ROSENBLÜTH positive Reaktionen nur bei pirquetpositiven Kindern, aber es konnte keine absolute Gleichsinnigkeit der Reaktionen beobachtet werden, weder was die Auslösung selbst, noch auch was die Stärke anlangt, indem nicht alle tuberkulinpositiven Kinder unspezifisch reagierten und nicht dieselben und in gleicher Zahl auf die einzelnen Substanzen. Solche „Pseudoreaktionen" erreichen meist schon innerhalb der ersten 24 Stunden den Höhepunkt und sind flüchtiger. PEYRER fand Tuberkulinpositive auf Trichophytin bei oberflächlicher Trichophytie häufiger positiv als normale Kinder.

ZIELER und MARKERT beobachteten in neuerlichen Versuchen, ebenso wie ERICH LANGE große Divergenzen zwischen dem Ausfalle der Tuberkulin- und Bakterienproteinreaktion. OREL konnte zwischen dem Ausfall der SCHICK-Probe und der Tuberkulinreaktion keinen Parallelismus konstatieren, doch gibt er bei dieser sowie bei der DICK-Probe und intracutanen Trichophytininjektion Pseudoreaktionen bei Tuberkulinüberempfindlichen an, welche durch proteinartige Substanzen dieser Körper, also unspezifisch, ausgelöst werden. Die stärkere Empfindlichkeit Lupöser gegen Trichophytie hat wohl zuerst W. SCHOLTZ behauptet.

A. v. FRISCH, ZIELER konnten auch Unterschiede im Verlaufe der Allgemeinreaktion, der Temperaturkurve, nach Alttuberkulin- und Coliinjektionen bei Tuberkulösen konstatieren, indem die Tuberkulinreaktion langsamer abläuft als die nach Colisubstanz.

Es fragt sich weiter, ob das histologische Bild der Reaktion eine Unterscheidung zwischen spezifischen und unspezifischen Impfstellen erlaubt. Da müssen wir uns zunächst über das Aussehen der Impfpapel orientieren. KLINGMÜLLER hat zuerst über die Histologie nach subcutaner Tuberkulinimpfung berichtet. BANDLER und KREIBICH, DOUTRELEPONT, NOBL, denen wir die ersten Beschreibungen bei *cutaner* Reaktion verdanken, fanden wenig Charakteristisches, die Bilder erinnern höchstens mitunter an Tuberkulose, vielleicht war die Excision zu früh erfolgt. Dagegen konnten ZIELER, bald danach PICK, DAELS in der Impfstelle und weit über diese hinausreichend, besonders längs der Gefäße, zuweilen auch in der Wand der Venen tuberkuloide Struktur mit LANGHANSschen Riesenzellen selbst noch in der Subcutis nachweisen, doch niemals Verkäsung. Diese Befunde erhielt ZIELER besonders bei älteren Impfpapeln, während anfangs das histologische Bild bei Anwendung verschiedener Tuberkuline und von Dialysaten ziemlich uncharakteristisch war, je nach dem Zeitpunkt der Excision variieren demnach die Bilder, sie werden jedenfalls charakteristischer mit zunehmendem Alter. Diese histologischen Veränderungen der Tuberkulinpapel sind nachher vielfach bestätigt worden (KÖNIG, KRAUS, KASAHARA u. a.). Wir können also in der Impfpapel sowohl banale Entzündungserscheinungen, besonders im Anfang, doch auch später, wie tuberkuloide Struktur ohne Verkäsung finden, nur ZIELER beschreibt in einem Falle ein subepitheliales tuberkuloides Knötchen *mit zentraler Nekrose*. Spezifische Strukturen finden sich auch in Dauerreaktionen, solche kommen nicht so selten bei bestehender Hauttuberkulose, sondern auch bei klinisch scheinbar ausgeheilter Tuberkulose vor (STADELMANN, VEIT). Auch das Auftreten von Riesenzellen ist nichts für die Tuberkulinreaktion Spezifisches (STEWART und RHOADS). NIKOLAJEW, welcher in der Tuberkulinwirkung einen verwickelten biologischen Prozeß sieht, unterscheidet zwei Phasen derselben, die exsudative und proliferative. Diese letztere trete nur bei tuberkulösen Tieren mit spezifischem Antigen auf und beruhe auf der spezifischen Umstimmung des mesenchymalen Gewebes.

ARZT und KUMER, welche die Histologie der Partigenpapel studierten, haben wohl recht, wenn sie betonen, daß atypische Reaktionsformen vorwiegend bei ganz bestimmten (bacillenhaltigen) Präparaten eintreten und, wie aus ihren Untersuchungen hervorgeht, auch nicht als reine Fremdkörperreaktionen aufzufassen sind. Keinesfalls erfolgt die Reaktion, selbst bei Anwendung desselben Präparates, regelmäßig, eine gewisse Rolle scheint dabei auch die Injektionstechnik zu spielen, resp. in welche Schichten der Haut das Depot gelegt wird. Die erwähnten Autoren fanden als ersten Termin für das Auftreten einer tuberkuloiden Struktur den 14. Tag nach der Injektion; die Art des Partigens war gleichgültig, nur die Intensität der Reaktion war verschieden, am stärksten bei der N-Papel. Die Form des tuberkulösen Hautleidens schien keinen Einfluß auf den histologischen Bau der Impfreaktion zu haben. Notwendig ist jedoch die Allergie des Organismus, da Pseudoreaktionen beim Gesunden selbst nach längerem Bestande tuberkuloiden Bau vermissen lassen (HÄMEL).

Auch nach anderer Richtung wurden Charakteristica für die Tuberkulinpapel gesucht, doch erwies sich bisher keines als durchwegs verläßlich. — HOKE fand im Papelblute eine deutliche Lymphocytose, deren Stärke weder von der Art des Tuberkulins noch auch vom Grade der Überempfindlichkeit und der Schwere der Erkrankung abhängig war. HELMREICH will diese lokale Lymphocytose nur für das zweite Stadium der Tuberkulose gelten lassen, während im dritten lokales und allgemeines Blutbild sich kaum unterscheiden. NAGELSCHMIDT hatte schon früher vermehrte Lymphocytenzahl im Blute aus einem tuberkulösen Herde gegenüber dem aus der Fingerbeere konstatiert. HECHT und MICHALEK halten diese Befunde keineswegs für so konstant, daß man daraus sichere Schlüsse ziehen könnte; sie kämen bei anderen Hauteffloreszenzen, auch bei Lues tertiaria vor. ALTSTAEDT will je nach dem Antigen Unterschiede gesehen haben, die Eosinophilen behielten normale Werte. Vergleichende Untersuchungen über die Senkungsgeschwindigkeit des Blutes von der Tuberkulinpapel und der Fingerbeere ergaben HELMREICH und SOMMER parallel laufende, auf der Höhe der Reaktion sogar ganz gleiche Veränderungen. — LADE berichtet über typische capillarmikroskopische Bilder in der Tuberkulinpapel, welche eine positive Reaktion schon vor der makroskopischen Diagnose erkennen ließen. Ob die Capillaroskopie durchgreifende Unterschiede ergibt, müssen erst weitere Untersuchungen erweisen; DEMONTIS fand bei positiven Tuberkulinreaktionen Stauung, Deformierung der Schlingen, Exsudation und perivasale Hämorrhagien, während Kontrollen mit physiologischer Kochsalzlösung geringe und rasch vorübergehende Capillarveränderungen erzeugen. Wie sich nicht spezifische Dauerreaktionen darstellen, bleibt noch zu ermitteln.

Aus diesen Darlegungen geht hervor, daß wir als Reizantwort auf die Tuberkulininjektion ganz verschiedene Erscheinungen erhalten: von der unspezifischen entzündlichen Reaktion bis zum schön ausgebildeten tuberkuloiden Gewebe, ja unter Umständen sogar Bilder von Tuberkulose. — Andererseits hat ZIELER schon 1910 auf tuberkuloide Reaktionen mit unspezifischen Stoffen (Karbolwasserextrakte aus kongenital-syphilitischer Leber) bei Hauttuberkulose aufmerksam gemacht. HAIM erhielt bei Schweinen, welche teils mit Partigenen, teils mit unspezifischen Stoffen vorbehandelt waren, ja sogar bei einem angeblich vollkommen gesunden Tiere histologisch typische Tuberkuloidreaktionen. Zwar halte ich die Haut des Schweines gerade für solche Versuche nicht für die geeignete, weil wir wissen, wie außerordentlich empfindlich und reaktionsfähig sie ist, doch zeigen die Untersuchungen, daß eine unabgestimmte Sensibilisierung für Alttuberkulin bei diesen Tieren möglich ist.

Wenn es gelänge in den Reaktionen der menschlichen Haut konstante Unterschiede zwischen Papeln auf Tuberkulin und unspezifische Stoffe, besonders Colitoxin nachzuweisen, so wäre natürlich eine absolut sichere Differentialdiagnose möglich. — BESSAU meinte in Übereinstimmung mit ZIELER, daß die Tuberkulinreaktion histologisch und biologisch ein neugebildeter tuberkulöser Herd sei. — Nun zeigte BLUMENBERG, daß ebenso wie Tuberkulin- auch Colireaktionen beim Tuberkulösen nach einer gewissen Zeit tuberkuloiden Bau zeigen können, welcher sich nur im Grade seiner Ausbildung und Mächtigkeit unterscheidet; dies hätte seinen Grund in der stärkeren Reizwirkung des Tuberkulins. Die tuberkuloide Struktur findet sich häufig dort, wo schwer resorbierbare Substanz einen Reiz für die Gewebszellen abgibt. So haben RAY und SHIPMANN mit Lipoidextrakten aus Tuberkelbacillen, Gras- und Colibacillen bei gesunden Meerschweinchen nach subcutaner oder intrapulmonaler Injektion typisches, allerdings verschieden stark entwickeltes, tuberkuloides Gewebe gesehen. Der Reiz dürfe wohl nicht als banaler Fremdkörperreiz aufgefaßt werden, sondern als chemisch-physikalische Einwirkung auf das Gefäßnervensystem. Es ist übrigens vor längerer Zeit, zuletzt auch von RICKER, nachgewiesen, daß Tuberkulin auch bei Gesunden auf das Gefäßnervensystem reizend wirkt, was uns schon deshalb nicht wundern wird, da es ja verschiedenste Stoffe enthält, so Glycerin, Bouillon, Salze usw.

Gegen die Befunde BLUMENBERGs führt ZIELER an, daß als Analogon mit Alttuberkulin nicht Colibacillenverreibung, sondern Colikulturfiltrate zu verwenden wären, mit denen man niemals tuberkuloide Strukturen hervorrufen kann, während durch den langsamen Abbau von Aufschwemmungen verschiedener Stoffe sowohl beim Gesunden wie beim Tuberkulösen tuberkuloides Gewebe entsteht. Dagegen muß aber doch bemerkt werden, daß das Alttuberkulin gewiß kein Filtrat ist und in demselben neben Exotoxinen des Tuberkelbacillus sicherlich auch Bacillen in irgendeiner Form als Splitter oder Körnchen enthalten sind. Im übrigen enthält der Coliimpfstoff nach SELTER-BLUMENBERG die Gesamtmenge des Bakterienprotoplasmas in *aufgelöster* Form, aber keine mikroskopisch nachweisbaren Bacillenreste, man muß bei Vergleichsuntersuchungen mit verschiedenem Materiale doch mit annähernd gleich starken Reaginen arbeiten (RICKER, SELTER und BLUMENBERG). Wenn nun auch das Auftreten von tuberkuloidem Gewebe nicht an sich spezifisch ist, so gehört für ZIELER „alles, was durch lebende oder tote Bacillen bewirkt wird oder unter ihrer Mitwirkung entsteht, zur Tuberkulose, daher ist die Tuberkulinreaktion in der Haut ein neugebildeter tuberkulöser Herd".

Dieser Anschauung wird von BLUMENBERG lebhaftest widersprochen, auch können wir sicher nicht unbedingt aus einem tuberkuloiden Gewebe auf eine spezifische Reaktion schließen. Andererseits wissen wir, und das erkennt ja auch ZIELER an, daß man die verschiedensten histologischen Bilder bei Tuberkulose findet; eines davon, das noch am meisten charakteristische, ist die tuberkuloide Struktur, zu deren Entstehen bestimmte Bedingungen Voraussetzung sind, allerdings treffen diese am allerhäufigsten bei Tuberkulose zu.

Es ergibt sich aber doch, daß man eine sichere differentialdiagnostische Bedeutung im tuberkuloiden Bau des Reïnjektionsinfiltrates nicht sehen kann. Durch den histologischen Befund wird die Spezifität nicht eindeutig erwiesen. Derselbe ist gewiß viel konstanter und schon auf kleinste Mengen von Tuberkulin bei Tuberkulösen vorhanden, weil dasselbe in diesem Falle der weitaus stärkere Reiz ist (SELTER und BLUMENBERG). Auch gibt es beim Gesunden keine tuberkuloiden Strukturen auf Alttuberkulin. Die Unterschiede zwischen diesem und anderen „unspezifischen" Reizen sind also beim Tuberkulösen nicht qualitativer, sondern quantitativer Natur, eine sichere Differenzierung *allein* auf histologischer Grundlage ist demnach nicht zu machen, doch wird auch hier die verhältnismäßig größere Regelmäßigkeit der tuberkuloiden Bildung sowie die geringe notwendige Menge des Tuberkulins einen gewissen Hinweis geben, daß das Tuberkulin doch ein adäquaterer Körper ist als andere verwendete Stoffe.

Besondere Bedeutung wurde immer wieder dem Aufflammen alter Injektionsherde beigelegt. BESSAU, ZIELER, SONS und v. MIKULICZ-RADECKI, FERNBACH, ROECKEMANN halten diese Erscheinung für eine spezifische, d. h. frühere Tuberkulinreaktionen, welche ihrer Meinung nach eben einen tuberkulösen Herd darstellen, würden nur durch wiederholte (subcutane oder intramuskuläre) Tuberkulinzufuhr zu neuerlicher Entzündung gebracht, nicht aber durch Proteine oder Toxine, ebensowenig wie von diesen hervorgerufene Erstreaktionen durch Tuberkulin zum Aufflammen veranlaßt werden könnten. Allerdings mußte ZIELER letzter Zeit zugeben, daß alte Coliherde durch Tuberkulin gelegentlich neuerlich aufflammen, zum Unterschied von den Tuberkulindepots vermisse man aber den reaktiven entzündlichen Hof, auch trete das Phänomen nur bei Allgemeinreaktionen und nicht regelmäßig auf Tuberkulin ein. Es handle sich also um unspezifische Reaktionen, wie wir sie auch nach Injektion von Gefäßgiften. z. B. von Goldsalzen finden, wenn sie an gefäßgeschädigte Hautpartien herantreten, intracutane Coliinjektion bewirkt eben eine lang dauernde Gefäßlähmung.

Dem stehen die Befunde verschiedener Autoren gegenüber SORGO, H. ADLER, SELTER und TANCRÉ, welche nicht nur bei fortschreitender Tuberkulose, sondern sogar bei *klinisch* gesunden Patienten (BLUMENBERG) Aufflammen alter Tuberkulinreaktionen auf Eiweiß, Bakterien, Eigenserum-Injektionen (NOBEL und ROSENBLÜTH) sahen. So beobachtete DENKS ein Aufflammen alter Pirquetpapeln auf subcutane Injektion von BEHRINGs Toxin-Antitoxingemisch, MAENDL und BLASCHKE ein solches von Dermotubinreaktionen nach Einspritzung von Scharlachserum. Andererseits konnte dieses Phänomen bei alten Coliherden durch subcutane Tuberkulin- oder Coligaben erzielt werden. ADLER sah unter solchen Umständen ein altes, Wochen vorher gemachtes Milchdepot aufflammen.

Wir müssen demnach konstatieren, daß das Aufflammungsphänomen für die Tuberkulinreaktion als nicht absolut spezifisch anzusehen ist, doch tritt es im allgemeinen bei Reïnjektion von Tuberkulin sicherer und stärker auf, wenn nur das Intervall zwischen den beiden Injektionen, der ersten intracutanen und der zweiten subcutanen oder intramuskulären entsprechend lang, etwa 4—6 Wochen, gewählt wird. Allerdings haben ZIELER und HÄMEL darauf verwiesen, daß auch da gewisse biologische Differenzen bestehen sollen, indem alte Alttuberkulinreaktionen um so stärker und regelmäßiger aufflammen, je größer die Tuberkulinmenge war, während Colidepots auf subcutane Alttuberkulininjektion um so weniger reagieren, je stärker konzentriert Coliimpfstoff verwendet worden war. Trotzdem, wenn es sogar richtig wäre und zugegeben werden müßte, daß z. B. Colistellen regelmäßig nur bei gleichzeitiger Alttuberkulin-Allgemeinreaktion aufflammen, so ist dadurch erwiesen, daß auch da die quantitative Differenz in der Umstimmung von Belang ist. Der Nachdruck ist auf die quantitativen Unterschiede zu legen, und wir müssen zugeben, daß auch hier das Tuberkulin stärker wirkt.

Man war bestrebt, diese Veränderung in der Reizbarkeit auch durch chemisch-physikalische Untersuchungen näher zu charakterisieren. So fanden GOTTSCHALK, BIELING und ISAAC eine Steigerung der eiweißabbauenden Zellprozesse bei tuberkulösen Meerschweinchen nach Tuberkulininjektion und halten diese Änderung des Zellstoffwechsels für die Grundlage der tuberkulösen Allergie. SELTER rekurriert auf die Wasserstoffionenkonzentration der Zellen, welche bei Entzündungen höhere Werte gibt, und baut auf deren Verschiebung einen Gedankengang auf.

KELLER meint auf Grund seiner Untersuchungen über die Gewebsatmung und die aerobe Glykolyse normaler und tuberkulöser Organismen, daß nicht alle Zellen beim Tuberkulösen gegenüber Tuberkulin umgestimmt, sondern daß für die Reaktivität das Blut und der Nerveneinfluß, resp. eine primäre Gefäßreaktion von Bedeutung sind.

Der erbitterte Kampf, welcher nun schon Jahre lang tobt: ist die Tuberkulinreaktion eine spezifische oder unspezifische, wird auch heute noch nicht als entschieden angesehen, gegen jedes Argument wird von der anderen Seite ein Gegenargument angeführt. Es kann hier nicht der Ort sein, diese Frage vollkommen klarzustellen. Aber ich halte sie nicht einmal theoretisch für so bedeutsam, denn wir kennen auch sonst in der Immunitätslehre nicht eine *absolute* Spezifität. Wie wir die GRUBER-WIDALsche Reaktion als spezifisch ansehen, weil der Titer für Typhus am höchsten ist, trotzdem Mitagglutinine z. B. für Paratyphus vorhanden sind, ebenso können wir sagen, daß — ganz allgemein gesprochen — beim Tuberkulösen stärkste Verdünnungen des Tuberkulins, welches beim Gesunden selbst in hohen Konzentrationen vollständig inoffensiv ist, eine mehr weniger charakteristische Reaktion auslösen. Auch auf nicht spezifische Reize — meist allerdings in höherer Konzentration — antwortet er mit einer Entzündung, welche weitgehende Ähnlichkeit mit der auf Tuberkulin haben kann, eben deshalb weil er eine erhöhte Entzündungsbereitschaft, aber auch einen ganz bestimmten Reaktionstypus erworben hat. So müssen wir nicht so sehr in der Art der Reizantwort — die Haut ist ja verhältnismäßig arm an Bildern *und reagiert auf sicher verschiedene Noxen in ähnlicher oder gleicher Weise* — als vielmehr in den quantitativen Verhältnissen das Wesentliche sehen, wobei wir allerdings unterstreichen wollen, daß der Körper diese Eigenschaften durch Einverleibung gerade von Tuberkelbacillen oder deren Derivaten erworben hat.

Da also der Organismus speziell die Haut auf einen Reiz immer nur mit einer beschränkten Zahl von Symptomen antwortet, ist es erklärlich, daß man die spezifische Reaktion nur aus der Summe der Einzelsymptome wird diagnostizieren können und ZIELERs Forderung für eine typische Tuberkulinreaktion besteht theoretisch zurecht, nach der man verlangen soll:

1. Das charakteristische klinische Verhalten (Aussehen, Auftreten, Ablauf usw.).
2. Das Aufflammungsphänomen nach subcutaner Reinjektion von Alttuberkulin.
3. Histologisch: den tuberkuloiden Bau.

Der histologische Befund kommt ja klinisch kaum in Betracht und könnte erst nach einiger Zeit als charakteristisch erhoben werden. Es trifft allerdings zu, daß die Alttuberkulinreaktion meist erst nach 48 Stunden ihren Höhepunkt erreicht und sich dann langsam zurückbildet, während die sogenannte Pseudoreaktion innerhalb weniger, höchstens 24 Stunden sich auf der Akme befindet, meist nach 4—8 Tagen vollständig geschwunden ist. Doch gibt es echte tuberkulöse „Schnellreaktionen" (BANDELIER und ROEPKE), welche ebenso rasch, ja noch rascher als unspezifische Reaktionen, oft innerhalb 24 Stunden ablaufen. Auch das Aussehen, sogar die Kokardenbildung kann gelegentlich vorgetäuscht werden, ebenso wie wir nicht spezifische Aufflammung kennen gelernt haben. Keines der Symptome ist spezifisch, nicht einmal die Gesamtheit derselben braucht es zu sein, aber daß der tuberkulöse Organismus auf *kleinste* Dosen einer Substanz, welche aus dem Erreger gewonnen und beim Gesunden ganz inaktiv ist, und nur auf diese in solch geringen Konzentrationen und so prompt und *regelmäßig* antwortet, das beweist uns die Besonderheit, die Spezifität der Erscheinung.

Bezüglich der quantitativen Verhältnisse haben wir ja schon die großen Differenzen zwischen Menge von Tuberkulin und anderen Körpern gesehen, und v. HAYEK verweist mit Recht darauf, daß in 1 ccm Milch, was etwa einem Milligramm Tuberkulin als reaktionsauslösende Menge entspricht, ein tausendmal so großer Proteingehalt vorhanden ist, ja bei der unspezifischen Wirkung des Caseosans waren die quantitativen Verhältnisse desselben gegenüber dem Tuberkulin noch viel ungünstigere (v. HAYEK und WIESER, HAGEMANN). Auch bei der Aufflammungs- und Herdreaktion kann für die — sagen wir relative — Spezifität des Tuberkulins angesprochen werden, daß es unter allen Stoffen mit der größten Regelmäßigkeit und mit der kleinsten Menge diese Phänomene auszulösen vermag (ZIELER).

Aus der Summe der Erscheinungen werden wir richtige Folgerungen ziehen und die Diagnose: positive Tuberkulinreaktion machen können, ganz ebenso wie wir eine Hautkrankheit erkennen, deren Einzelsymptome auch nicht für diese charakteristisch sind. Einzelne Beobachtungen, wo auf Tuberkulin andersartig allergische Körper und Erkrankungsherde (Lues) positiv reagierten, gehören doch zu den Ausnahmen, für welche eine sichere Erklärung noch aussteht.

Fragen wir uns nun, worin diese erhöhte Reizbereitschaft besteht, so sind wir schon mitten drin in den Erklärungsversuchen über die Tuberkulinwirkung. Wohin der Angriffspunkt dafür zu verlegen ist, das ist noch strittig (ROESSLE); nach RICKER soll das Tuberkulin vor allem die Gefäßnervenzellen angreifen. Es wäre möglich, daß diese erhöhte Empfindlichkeit auf dem Wege des vegetativen Nervensystems ausgelöst wird. MORO hat schon 1908 darauf hingewiesen, daß bei tuberkulös infizierten Individuen eine besondere, der Tuberkulose eigentümliche Reizbarkeit des vegetativen Nervensystems bestehe, eine „spezifische nervöse Allergie". Für die Bedeutung desselben treten auch andere Forscher (PETRUSCHKY, RÖCKEMANN, CURSCHMANN, STAHL, GUTH) ein. Letzterer nimmt eine direkte, durch das Tuberkulin erzeugte parasympathische Reizwirkung an, welche sich in Form eines vasodilatatorischen Vorgangs kundgibt. Die Tuberkulose sensibilisiere das vegetative Nervensystem, so daß die Erregbarkeit des parasympathischen Systems erhöht, die des sympathischen herabgesetzt werde. Tuberkulöse Allergie bedeute also erhöhte Reizbereitschaft des parasympathischen Systems. Die Tuberkulinreaktion kann daher durch Adrenalin gehemmt, durch Pilocarpin gefördert werden, soferne nur eine mindestens normale Erregbarkeit des Sympathicus vorhanden ist; in diesem Falle ist auch eine Unterdrückung der Allgemeinreaktion möglich, da man durch Adrenalin und Atropin eine Temperatursenkung bewirken kann. MARKERT faßt die Allergie des Tuberkulösen als die nervöse Komponente der Immunität auf.

Auch die Antikörperbildung steht ja unter dem Einflusse des vegetativen Nervensystems, da gezeigt werden konnte, daß der Agglutinintiter durch Injektion von Hypophysin, Adrenalin steigt, auf Pilocarpin sinkt (BORCHARDT, ROSENTHAL und HOLZER). Ebenso nimmt SCHUBERT für den durch intracutane und subcutane Injektion von Tuberkulin bei Tuberkulösen erzeugten Leukocytensturz als Bahn das vegetative Nervensystem an, doch ist dem letzteren keine diagnostische Bedeutung beizumessen, da er auch auf ganz oberflächliche, unspezifische Reize erfolgen kann (WORMS).

Für die Bedeutung des neuro-vasculären Faktors spricht auch die Beobachtung (VILLA und CASTELLOTI), daß die Tuberkulinreaktion an der gelähmten Extremität stärker ausfällt als auf der gesunden, und daß bei ausgesprochenem Dermographismus die Cutanreaktion besonders stark ist.

Daß eine solche gesteigerte Erregbarkeit der Vasomotoren, welche also die Cutanreaktion in positivem Sinne beeinflußt (STUTZ, TONIETTI), gerade lokal längere Zeit bestehen bleiben kann, zeigt das Aufflammen von alten Pirquetpapeln beim Darüberstreichen; RÖCKEMANN bezieht das Wiederaufflammen derselben nach subcutaner Injektion von Tuberkulin auf eine „Überempfindlichkeit", also eine Reaktionsbereitschaft der Vasodilatatoren gegen Tuberkulin in diesem circumscripten Bereich. Ein gewisser Parallelismus zwischen Dermographismus, lokaler erhöhter Hautempfindlichkeit auf physikalische Reize (v. PIRQUET, RÖCKEMANN) und stärkerer Pirquetreaktion an diesen Stellen ist unverkennbar.

Eine Abnahme der Erregbarkeit in dem Vasomotorenapparat wurde bei manchen Infektionskrankheiten konstatiert, und so könnte das Negativwerden des Pirquet bei Masern und anderen Infektionskrankheiten in solchen Beeinflussungen des parasympathischen Systems in der Peripherie und im Zentrum durch Toxine mindestens mitverursacht sein. —

Diese Untersuchungen berechtigen zu der Annahme, daß durch die Stoffwechselprodukte des Tuberkelbacillus der Vagus in einen erhöhten Reizzustand versetzt wird, und dadurch entzündliche Reaktionen begünstigt werden (RICKER und GOERDELER) nicht nur auf kleinste Gaben von Tuberkulin, sondern auch nach anderen unspezifischen Stoffen, von welchen allerdings meist viel größere Mengen benötigt werden, um den Reiz entsprechend stark zu gestalten.

Wenn aber MORO bezüglich seiner Salbenreaktion direkt von einer „Reflexneurose" spricht, so liegt dafür kein tatsächlicher Beweis vor. Denn das einzige Faktum, welches für diese Annahme angeführt werden könnte, das Auftreten einer Reaktion an entfernter Stelle, ist wohl irrtümlich gedeutet worden. Jedenfalls hat WEGERER bei sorgfältigem Bedecken der Inunktionsstelle nie Fernwirkungen auftreten gesehen, die er daher mit Recht für Artefakte durch Verschmieren der Salbe hält.

Daß also das vegetative Nervensystem, speziell der neurovasculare Apparat, bei der Tuberkulinreaktion beteiligt ist oder sein kann, soll nicht geleugnet werden; KALBFLEISCH hält sie bedingt durch die Reizantwort der nervösen Strombahn, eine Ansicht, welcher auch BLUMENBERG beistimmen möchte (REDEKER). Die Art der Reizwirkung auf das Nervensystem, die Wege, auf welchen von diesem die Änderung der Reaktionsweise im Gewebe vermittelt werden, sind aber unklar. Auch über die Art des biologischen Geschehens beim Entstehen der Tuberkulinallergie haben wir zwar eine Reihe von Theorien, aber noch nichts Sicheres. Die älteste derselben, bei welcher man sich einfach eine *Summation* des im Körper vorhandenen und des von außen zugeführten Tuberkulins vorstellte, ist natürlich schon lange fallen gelassen worden. Andere Hypothesen nehmen teils *gelöste Stoffe* im Serum an, teils verlegen sie die *Vorgänge in die Zellen* des tuberkulösen Organismus. v. PIRQUET und SCHICK sprachen als erste die Meinung aus, daß es sich um eine Antikörperreaktion handle: durch die tuberkulöse Infektion entstehen in den Zellen Antikörper, welche überall im Organismus vorhanden seien, und an die das zugeführte Tuberkulin herantrete; durch diese Verbindung werde ein giftiger Körper gebildet, welcher die Hautreaktion hervorrufe; dieses Apotoxin konnte aber noch nicht dargestellt werden.

Gegen die *Agressin*-Natur des Tuberkulins (CITRON) spricht die Tatsache, daß es offenbar nicht möglich ist, mit Alttuberkulin Immunität gegen eine tuberkulöse Infektion zu erzeugen. WOLFF-EISNERs Theorie ging ursprünglich dahin, daß im tuberkulösen Organismus bakteriolytische Kräfte vorhanden seien, welche die Fähigkeit haben, die im Tuberkulin vorhandenen Bacillensplitter aufzulösen und dadurch eine giftige Substanz zu erzeugen, welche im überempfindlichen Organismus die Tuberkulinreaktion zustande bringe. SAHLI glaubt, daß wir die Annahme einer Überempfindlichkeit nicht benötigen; da ZIELER nachgewiesen hatte, daß man mit bacillenfreien Dialysaten ebenfalls typische Tuberkulinreaktion erhalte, modifizierten EBER, SAHLI und WOLFF-EISNER die Theorie dahin, daß es sich im Serum um Albumino- (Chemo-) -lysine handle, welche aus dem ungiftigen Tuberkulin das giftige Tuberkulopyrin erzeugen, wie dies schon früher geschildert wurde (S. 57).

Diese so bestechende Auffassung, welche vieles einfach und scheinbar befriedigend erklären könnte, erregt allerdings noch immer manche Bedenken, da zunächst das „Tuberkulolysin" im Körper nicht nachgewiesen werden kann, will man nicht die Prokutine und die verstärkenden Substanzen (W. JADASSOHN) als solche auffassen; gerade diesen wird aber nicht die Ambozeptornatur zugesprochen, während wir für Lysine eine solche anzunehmen gewohnt sind; seine Wirkung kann nur an Tuberkulinüberempfindlichen biologisch dargetan werden. HERB macht für die Entstehung von Hautreaktionen bei Tuberkulose lipolytische Fermente verantwortlich, welche aus dem Antigen toxische Substanzen bilden und dieses dann mit Hilfe eines Komplementes verdauen. Je nach Menge der einzelnen Komponenten kämen die verschiedenen Befunde zustande.

Injiziert man das Serum überempfindlicher tuberkulöser Meerschweinchen gesunden Tieren, so erhält man bei diesen keine Tuberkulinreaktion (ARONSON), auch durch vorherige Einspritzung des stark bakteriolytischen Tuberkuloseserums von RUPPEL wird die Giftigkeit des Tuberkulins nicht erhöht, ebenso spricht einigermaßen gegen die Theorie eines albuminolytischen Prozesses, daß es gelingt, mit Dialysaten des Tuberkulins oder mit scheinbar eiweißfreien, krystallisierbaren Stoffen des Tuberkulins, die mindestens mit feinsten Reagenzien Eiweißnatur nicht mehr erkennen lassen, die Reaktion hervorzurufen, obzwar da noch immer der Einwand gemacht werden kann, daß Eiweißkörper in feinst disperser oder chemisch veränderter Form doch vorhanden sein könnten. RÖMER und JOSEPH vermochten bei hochempfindlichen und immunen Schafen keine Lysine nachzuweisen, auch BAHRDT, KLEMPERER zeigten, daß die Allgemeinreaktion auf Tuberkulin ausbleibt, wenn man den tuberkulösen Herd beim Tiere entfernt, demnach das Serum nicht die typischen Kräfte hat, welche das Tuberkulin aktiv machen.

FRIEDBERGER, dem sich auch DE WAELE anschließt, hält die Tuberkulinreaktion für eine echte humorale Anaphylaxie: durch den tuberkulösen Organismus werde das Gift aus den Tuberkelbacillen, ohne deren völligen Zerfall zu bewirken, und ebenso aus dem Tuberkulin abgespalten, solche freie Antikörper kämen mit den Tuberkelbacillen im Erkrankungsherde zusammen und erzeugten dadurch die Herdreaktion.

Von eindeutiger Beweiskraft müßte die passive Übertragbarkeit der Tuberkulinüberempfindlichkeit sein, diese ist aber (FRIEDBERGER und MITA) nur gegen Bakterieneiweiß erwiesen. In selbem Sinne sind die Versuche von HELMHOLTZ, THIELE und EMBLETON zu deuten, welchen es gelungen ist, mit Blut (nicht Serum) und Geweben überempfindlicher Tiere aktive und passive Anaphylaxie zu erzeugen, cutane Reaktionen bei solchen Tieren sah nur HELMHOLTZ; da spätere Untersucher dies nicht bestätigen konnten, mußte man annehmen, daß es sich eher um eine unspezifische Reaktion handle (JOSEPH).

LANDMANN will durch hohe Dosen seines Tuberkulins Reaktionskörper erzeugt haben, deren passive Übertragbarkeit sich im Anaphylaxieversuch mit Tuberkulin nachweisen ließ, nach BERTARELLI ist dies auch im scheinbar tuberkulosefreien Organismus erreichbar, es entstehen aber dabei keine anderen Antikörper, z. B. komplementbindende Substanzen, sondern diese werden im Gegensatz zu SATA nur im tuberkulösen Organismus gebildet (CHRISTIAN und ROSENBLAT, ENGEL und BAUER, SCHLOSSMANN, MUCH u. a.). Man schließt daraus, daß ein Antituberkulin gegen das komplexe Tuberkulin entstanden war. Auch FRIEDBERGERs Absättigungstheorie beim Negativwerden der Tuberkulinreaktion z. B. während akuter Infektionskrankheiten, ebenso wie PIRQUETs Annahme vom Antikörperschwund bei Masern kann heute nicht als feststehend angenommen werden, da mindestens auch eine unspezifische Antianaphylaxie die Ursache sein kann (BESSAU).

Im allgemeinen kann man sagen, daß Tuberkulin nicht antigen wirkt, soweit es die hier interessierende Komponente anlangt. Auch schien bisher die Tuberkulinempfindlichkeit passiv nicht übertragbar, was gegen serumgelöste Eiweißstoffe als Träger der Tuberkulinreaktion überhaupt spräche. Es waren früher HELMHOLTZ, YAMANOUCHI, die über positive Resultate berichteten. Ersterer injizierte normalen Tieren defibriniertes Blut von stark reagierenden Tieren und erhielt dann positive Intracutanreaktionen, die aber nicht so stark waren, wie bei tuberkulösen Tieren. Dasselbe konnte er durch experimentelle Parabiose von tuberkulösen und normalen Tieren erreichen. YAMANOUCHI erzielte durch Übertragung von Blutserum tuberkulöser auf gesunde Tiere und nachherige Tuberkulininjektion Fieber. Demgegenüber stehen die Angaben von NOVOTNY und SCHICK, ONAKA und K. JOSEPH, HOKE und LANG. Es ließen sich wohl geringe Intracutanreaktionen bei den vorbehandelten Tieren feststellen, aber sie waren nie denjenigen bei tuberkulösen Tieren vergleichbar und daher als Beweis für eine passive Übertragung der Immunität nicht verwertbar. Auch die Übertragung im Parabioseversuch konnte durch RÖMER und KÖHLER nicht bestätigt werden. Junge von stark positiven Muttertieren sind selbst gegen starke Tuberkulindosen vollständig unempfindlich (JOSEPH und RÖMER). Gesunde Säuglinge hoch positiver Mütter reagieren negativ (FALUDI, BONDI). Ebensowenig ist KÜSTNER und PRAUSNITZ, sowie COCA und GROVE, BESSAU eine passive Übertragung mittels ihrer Methode gelungen.

Da erschienen gerade in letzter Zeit zwei Arbeiten, welche das Gegenteil behaupten. Ich verweise diesbezüglich nochmals auf die schon angeführten Versuche von LEHNER und RAJKA, welche das Serum eines sehr stark überempfindlichen Patienten auf andere Patienten mit positivem Ergebnisse verimpften, womit ein älterer Befund BRUCKs bestätigt würde. Es ist mir nicht mehr möglich, auf diese Befunde sowie auf die jüngste Publikation von BIBERSTEIN und GIESSER näher einzugehen, so bedeutsam diese Angaben für unsere Auffassung sein könnten.

Das Auftreten von Temperaturschwankungen und von Gewichtsabnahme beim passiven Übertragungsversuch auf Meerschweinchen (BAUER, ROEPKE und STARKLOFF) muß als beweiskräftig sehr angezweifelt werden, weil diese Tiere auf Einverleibung verschiedener heterogener Substanzen in ähnlicher Weise reagieren (RÖMER und JOSEPH, NOWOTNY, FRAENKEL, WOLFF-EISNER). Auch von anderen Forschern (FRIEDEMANN, TH. MÜLLER, BRUYANT, KRAUS, LÖWENSTEIN und VOLK, MORO) wird die Anaphylaxietheorie auf Grund ihrer Versuche abgelehnt. Sehr energisch wenden sich auch SELTER, BESSAU dagegen, letzterer, welcher die gegen einen anaphylaktischen Vorgang sprechenden Gründe zusammenfaßt, betont noch besonders, daß die Allgemeinreaktion durch Tuberkulin nicht in Form des Shocks erfolgt; einen solchen sahen BOQUET und NÈGRE nach intravenösen Injektionen von Tuberkelbacillen-Eiweißaufschwemmungen als echte Anaphylaxie gegen Albumine der Tuberkelbacillen. Die Reaktion wird auch durch Mittel, welche den anaphylaktischen Shock hemmen (Atropin, Pepton, Narkose) nicht kupiert, beim Tuberkulintod fanden HEINEMANN, BAUER nie Komplementschwund. Auch können wir beim Tuberkulin eine Inkubationszeit verzeichnen, beim anaphylaktischen Shock nicht, er tritt ganz akut ein, die Erscheinungen bei der nicht letalen Anaphylaxie sind auch wesentlich verschieden von den durch Tuberkelbacillen hervorgerufenen.

In der Lokalreaktion auf Tuberkulin entwickelt sich meist tuberkuloides Gewebe, während in sonstigen anaphylaktischen Reaktionen *nur* unspezifische Entzündungen nachweisbar sind, auch sind Serum-Lokalallergien zeitlich, qualitativ und quantitativ von der Tuberkulinallergie different; andererseits finden wir bei der Serumanaphylaxie keine Herdreaktion wie beim Tuberkulin, und schließlich verhält es sich mit der Desensibilisierung bei beiden Reaktionen ganz verschieden: sie gelingt bei Serumanaphylaxie durch tägliche Injektion meist rasch und leicht, bei Tuberkulin viel schwerer, manchmal gar nicht und jedenfalls erst nach viel längerer Zeit.

Es kann wohl als sicher angesehen werden, daß durch Injektion großer Mengen Tuberkelbacillen eine Bacilleneiweißanaphylaxie auftreten und diese dann eine Tuberkulinempfindlichkeit vortäuschen kann. Wir glauben unbedingt, diese beiden Phänomene voneinander unterscheiden zu müssen, wenn auch DOERR die Scheidung zwischen Tuberkulinüberempfindlichkeit und Eiweißüberempfindlichkeit für gekünstelt hält. Jedenfalls ist die Trennung der beiden Erscheinungen recht schwierig. DIETRICH und KLOPSTOCK konnten nachweisen, daß der Darm tuberkulöser Meerschweinchen auf Bacilleneiweiß anaphylaktisch ist, während die Tuberkulinüberempfindlichkeit nicht den Gesetzen der Eiweißanaphylaxie folgt, daher ist die Tuberkulinüberempfindlichkeit keine Anaphylaxie gegen Tuberkelbacilleneiweiß. SELTER bezweifelt die Beweiskraft des SCHULTZ-DALEschen Versuches, was mit den Versuchsergebnissen von SCHILLING und HACKENTHAL übereinstimmt, identifiziert jedoch ebensowenig wie BESSAU, PARAF, PETROFF, WEBB die Tuberkulinreaktion mit Eiweißanaphylaxie, wenn sie vielleicht auch leicht miteinander verwechselt werden können. ZINSSERS Untersuchungen ließen ihn ebenfalls zu einer scharfen Trennung der beiden Erscheinungen kommen. Natürlich können beide Reaktionen durch manche Tuberkulinpräparate, so lange eine Reindarstellung der wirksamen Substanz des Tuberkulins nicht möglich ist, provoziert werden.

Die Entscheidung der Frage ist aber noch aus einem anderen prinzipiellen Grunde außerordentlich erschwert, denn der Begriff der Anaphylaxie ist heute bedeutend erweitert und zu den anaphylaktischen Reaktionen werden vielfach auch solche *Überempfindlichkeits*erscheinungen gezählt, welche durch Körper hervorgerufen werden, die primär nicht toxisch wirken, ja chemisch genau definiert sind; biologisch werden sie von LANDSTEINER als Haptene bezeichnet. Während nun einer der hervorragendsten Forscher, DOERR, den Anaphylaxiebegriff sehr weit faßt, trachten andere seine Grenzen enger zu ziehen, Bestrebungen, die meiner Ansicht nach zu begrüßen wären, wenn wir uns nicht wieder ins Uferlose verlieren sollen; präzise Grundlagen fehlen uns leider in dieser Hinsicht noch.

WASSERMANN und BRUCK fanden in Verfolgung einer Idee EHRLICHS im Serum und in den tuberkulösen Herden einen Körper — das Antituberkulin —, welches mit Tuberkulin Komplementbindung gibt. Der im Herd vorhandene Amboceptor ziehe infolge seiner Avidität das Tuberkulin (resp. jedes Antigen) an sich, verbinde sich mit ihm unter Komplementbindung, wodurch an dieser Stelle gewebseinschmelzende Kräfte entstehen, welche die Herdreaktion hervorrufen; die Eiweißkörper würden verdaut durch Konzentration des Komplements im tuberkulösen Herd. Durch Vorbehandlung mit Tuberkelbacillen-Präparaten werden Antikörper ins Serum abgestoßen, welche das Antigen abfangen und so dessen Wirksamkeit unmöglich machten, daher die Verhinderung der Allgemeinreaktion.

Auch gegen diese Theorie, welche sich auf gelöste Stoffe stützt, ist vor allem einzuwenden, daß zwar Antikörper im Serum nachweisbar sind, ja auch durch entsprechende Behandlung eine Vermehrung derselben erzielt werden kann, doch haben CALMETTE, BOQUET und NÈGRE weder eine Neutralisierung noch eine Verstärkung der Tuberkulinwirkung gesehen. — SCHICK, LÜDKE, WEIL und NAKAYAMA können sich infolge ihrer widersprechenden Versuchsergebnisse nicht dieser Theorie anschließen. MORGENROTH und RABINOWITSCH wenden, wie wir glauben mit vollem Rechte, vor allem dagegen ein, daß das gebundene Komplement höchstens auf das Antigen verdauend wirken könnte, nicht aber auf das tuberkulöse Gewebe, die Herdreaktion also unmöglich dadurch zu erklären sei.

BESSAU meint, daß die Tuberkulinwirkung an das Vorhandensein von lebenden „Tuberkulocyten“ gebunden ist. Diese entständen an der Stelle der Infektion aus Mesenchym- und besonders aus Gefäßwandzellen und wären mit den Epitheloidzellen identisch. Durch das Auftreten dieser Gewebselemente würden die Gefäßwandzellen des tuberkulösen Organismus befähigt, an jeder Stelle, wo Tuberkulin oder Tuberkelbacillen appliziert werden, mit Bildung von Tuberkulocyten zu antworten, unter deren Einwirkung aus dem Tuberkulin ein anaphylaktisches Gift entstehe, welches die Tuberkulinreaktion bewirke; es müßten demnach an der Stelle der Tuberkulinreaktion Tuberkulocyten, also tuberkuloides Gewebe vorhanden sein, was aber keineswegs immer der Fall ist, mindestens histologisch finden wir nicht so selten diese Forderung nicht bestätigt. Nach seinen Befunden bedarf es zur Entstehung von reagierendem Gewebe allerdings auch nicht der Infektion, da auch tote Bacillen Allergie bewirken können, sie müßten nur Tuberkulocytenbildung zur Folge haben.

Die Bessausche Anschauung ist recht kompliziert und nicht frei von inneren Widersprüchen, indem er einerseits die Antikörperreaktion leugnet, dann aber doch wieder ein anaphylaktisches Gift annimmt, welches bisher (Klopstock und Tancré) nicht nachgewiesen werden konnte. Da das Tuberkulin scheinbar in unverändertem Zustande im tuberkulösen Gewebe vorhanden ist (Holst) resp. durch den Harn ausgeschieden werden kann (Selter, v. Frisch u. a.) — ganz klar sehen wir auch da noch nicht — verwirft Selter die Antigen-Antikörpertheorie und hält es ganz allgemein für einen spezifisch wirkenden Reizstoff, welcher nach Art eines Katalysators auf entzündungsbereites Gewebe — vielleicht auf dem Wege des vegetativen Nervensystems — einwirkt. Die Entzündungsbereitschaft wird durch die angesiedelten Tuberkelbacillen und deren Gifte, die ins Blut gelangen, bewirkt und umfaßt das ganze Körpergewebe. Im tuberkulösen Gewebe wird durch Tuberkulinzufuhr die Entzündung verstärkt (Herdreaktion), die gesunde Haut reagiert mit einer tuberkuloiden Entzündung (lokale Reaktion), welche längere Zeit bestehen bleibt und bei Reïnjektionen aufflammen kann. Wird die Entzündungsbereitschaft gehemmt (akute Infektionskrankheiten, Tuberkulinimpfung), so kann die Tuberkulinreaktion negativ werden, nach Tuberkulinisierung sogar auf viele Monate (Bessau und Bauer).

Diese Ansicht Selters bringt uns zwar über manche Schwierigkeiten in den Erklärungen hinweg und betont die Bedeutung der an die Zelle gebundenen Allergie. Tatsächlich ist sie aber recht unbestimmt, bedarf noch weiterer experimenteller Begründung und wird von ihm selbst vorläufig nur als Arbeitshypothese aufgestellt. Wenn das im Reizzustand befindliche Gewebe auch auf andere Impulse (Proteinkörper) reagiert, so tangiert das nicht weiter die hohe Bedeutung der Tuberkulinreaktion für die Diagnose und Therapie, weil auch da wieder der stärkste Effekt auf die geringste Menge eben durch Tuberkulin bewirkt wird. Da dieser Reaktionsvorgang aber kein absolut spezifischer ist, ließe sich das Wiederaufflammen unspezifischer Reaktionsstellen ohne weiteres erklären.

Die auffallende Tatsache, daß der tuberkulöse Organismus so regelmäßig und typisch die Tuberkulinreaktion gibt, der gesunde aber nicht, läßt es begreiflich erscheinen, daß man spezifischen *Zellen und zellständigen Substanzen* besondere Bedeutung für das Zustandekommen beimaß. So wollten F. Mayer und Schmitz in den roten Blutkörperchen von Tuberkulösen Körper nachgewiesen haben, welche nach Einwirkung in vitro auf Tuberkulin dieses für gesunde Kaninchen toxisch machen. Auch Wassermann und Bruck betonen die Bedeutung des tuberkulösen Herdes für die Entstehung der Antikörper, welche im Überschusse produziert, ins Serum abgestoßen würden, und dort als Antituberkulin das injizierte Tuberkulin unwirksam machten.

Bail nahm an, daß im tuberkulösen Gewebe Stoffe vorhanden seien, welche das Tuberkulin verankern und dadurch eine giftige, reaktionbedingende Substanz aus demselben bilden. — Den Beweis hierfür suchte er dadurch zu erbringen, daß er große Mengen tuberkulösen Gewebes intraperitoneal gesunden

Meerschweinchen injizierte; in der Nähe des deponierten Gewebes fand er lokale Entzündung auf Tuberkulin, ja mitunter traten auch Allgemeinreaktionen und Tod ein, was ONAKA, ARONSON, SPRONCK bestätigt haben. Letzterer, sowie auch ZINSSER und MÜLLER konnten angeblich auch durch Serum tuberkulöser Tiere auf gesunde nach 3 Tagen Tuberkulinhautallergie übertragen, denen allerdings negative Resultate vieler anderer gegenüberstehen (E. R. LONG). Versuche von JOSEPH, KRAUS, LÖWENSTEIN und VOLK, NEUFELD und DOLD, SELTER haben ergeben, daß große Mengen von Organbrei, gleichgültig ob von tuberkulösen oder gesunden Tieren, an und für sich stark toxisch wirken, nachfolgende Tuberkulininjektion Tod herbeizuführen imstande ist, diese Erscheinung beinhaltet also nichts Spezifisches. Gleiche Ergebnisse erhielt YU, er meint, daß die auftretende Tuberkulinhautreaktion keine spezifische sei, im Gegensatz zu SPRONCK, weil sie nach 24 Stunden nicht stärker wird, und auch KLOPSTOCK wendet sich gegen die Behauptung, daß eine Übertragung der Tuberkulinempfindlichkeit auf diesem Wege eindeutig geglückt sei.

Für die Entstehung einer toxischen Substanz aus den Tuberkelbacillen durch den tuberkulösen Organismus könnte der Versuch von LEWANDOWSKY sprechen, welcher mit Gewebssaft aus Intracutanpapeln tuberkulöser und nicht tuberkulöser Tiere normale Tiere intracutan injizierte, wobei das Substrat aus Reinfektionsstellen nach 24 Stunden ein circumscriptes teigiges Ödem ergab, was für die Anwesenheit einer toxischen Substanz spräche, während der Extrakt von Impfstellen bei normalen Kontrolltieren keine Veränderung bewirkte.

Gegen die Beweiskraft dieses Versuches wurden von verschiedenen Seiten Einwendungen erhoben, indem man anführte, daß irgendein entzündetes Gewebe ebenso gewirkt hätte, also die Spezifität nicht erwiesen sei. SELTER gelang es nicht, durch Vereinigung von tuberkulösem Gewebe, Tuberkulin und Komplement eine giftige Modifikation für gesunde Tiere zu erhalten, nach Trennung durch Filtration wirkte bei tuberkulösen Tieren nur das Filtrat, ein Zeichen, daß das Tuberkulin auch nicht gebunden worden war. Er und TANCRÉ injizierten tuberkulösen Meerschweinchen intravenös und intraperitoneal Tuberkulin, verrieben nach einigen Stunden die kranken Organe und machten mit diesen und mit entsprechenden Verdünnungen von Alttuberkulin bei tuberkulösen Tieren intracutane Injektionen, wobei sie mit Alttuberkulin die stärkste Reaktion erhielten, was also mindestens nicht für eine besondere Beeinflussung durch tuberkulöse Organe spricht.

In Verfolgung der Gedankengänge BAILS wurden die Untersuchungen von FELLNER vorgenommen. Er berichtete, daß Geschabsel von Pirquetpapeln, wenn es zugleich mit einer unterschwelligen oder geringe Reaktion erzeugenden Tuberkulindosis an derselben Stelle injiziert werde, deutliche Reaktionen auslöse. Papelsubstanz allein gibt auch bei überempfindlichen Patienten keine oder nur ganz geringe Reaktion. Dagegen können anergische Personen durch eine Simultaninjektion von Alttuberkulin und Papelsubstanz an dieser Stelle überempfindlich werden, in einzelnen Fällen zeigen sie dann auch an anderen Stellen allergische Reaktionen. Er setzt diese Körper den Chemolysinen SAHLIS gleich und nimmt dementsprechend ihren Amboceptorencharakter an, eine Vorstellung, welche seinen späteren Angaben in gewissem Sinne widerspricht, nach welchen sie eher einen Bau analog den Toxinen hätten. Mischt man Papelbrei mit Tuberkulin in vitro, läßt die Substanzen aufeinander einwirken und filtriert, so findet man den Filterrückstand stärker wirkend, also „sensibilisiert", während das Filtrat schwach oder unwirksam ist, gleichzeitig Albumosenreaktion gibt, das Tuberkulin also scheinbar abgebaut ist. Die Folgerungen scheinen allerdings nicht ganz einwandfrei, denn man könnte sich gewiß auch denken, daß die Papelzellen Tuberkulin in hohem Maße an sich binden, vielleicht auch nur adsorbieren, viel stärker als normale Hautzellen, und dadurch eine höhere Konzentration zustande kommt, damit wäre die Unwirksamkeit des Filtrates auch erklärt, doch nicht das Auftreten von Albumosen, welche allerdings auch bei Verwendung albumosenfreien Tuberkulins nachzuweisen sind; vielleicht entstehen sie aus den Papelzellen. Von Bedeutung ist der Befund, daß bei Injektion an der gleichen Stelle diese nach anfänglicher stärkerer Empfindlichkeit anergisch wird, und auch die nächste Umgebung in einen ähnlichen Zustand kommt, so daß auch dieses Moment bei Prüfung des cutanen Hauttiters von Belang ist, weil fernliegende Zonen noch starke Reaktionen gaben. Wir sehen also, daß die Zellen der Haut beim Tuberkulösen unter Einwirkung von Tuberkulin zunächst höchste Affinität zu demselben erlangen, weitere Tuberkulinwirkung schwächt diese aber ab, was den Ansichten Bails ja entsprechen würde. Jedenfalls schließt Fellner aus seinen Versuchen, daß es sich bei der Tuberkulinüberempfindlichkeit um eine *histogene* Allergie gegen das Bacillenprotein handelt, also um einen besonderen Fall der artfremden Eiweißwirkung, daher ist auch die Erhöhung der cellulären Abwehrkräfte für die Therapie von höchster Bedeutung und auch vor allem zu wecken, wofür Much stets in energischester Weise eingetreten ist, wie er sie ja auch zur Erkennung des Immunitätstiters vor allem herangezogen hat. Die Hautreaktion soll daher therapeutisch in ausgedehntem Maße verwendet werden, in Form von multiplen Pirquetisierungen auch bei innerer Tuberkulose.

Da er dem Hautorgane auch für die Immunitätsvorgänge bei der Tuberkulose eine besondere Bedeutung beimaß, nannte er diese Substanzen *Prokutine*. Den direkten Nachweis für die Sonderstellung der Haut, wie ihn Bloch durch seinen Transplantationsversuch bei der Trichophytie zu führen versucht hat, trachteten Caulfield, Brown und Magner zu erbringen, indem es ihnen angeblich gelungen ist zu zeigen, daß transplantierte allergische Hautstücke auf Tuberkelbacilleninjektion stärker ansprechen als die normale Haut; einwandfrei scheinen mir die Befunde nicht zu sein! Es stehen auch noch Versuche mit inneren Organen aus, deren negativer Ausfall erst beweisen könnte, daß der Haut eine besondere Funktion zukommt, welche den Namen Prokutine rechtfertigen würde.

Fellners Ergebnissen glaubten Klemperer und Peschić, Bessau und Köhler entgegentreten zu müssen, da sie auf Grund ihrer quantitativ ausgeführten Versuche entweder Prokutine überhaupt nicht nachweisen konnten, oder nur in einer Minderzahl von Fällen, resp. ihre Spezifität negieren.

Dagegen bestätigen Martenstein und Schapiro die Befunde und glauben sie auch insofern erweitern zu können, als sie bei normalen Meerschweinchen durch intradermale Impfung eines Gemisches aus Haut resp. Serum tuberkulöser Tiere und Tuberkulin stets eine entzündliche Reaktion erhielten, während Injektionen von normaler Haut, Tuberkulin und der einzelnen Komponenten reaktionslos verliefen (siehe Lewandowskys Versuch).

Thomas und Arnold sowie Trost konnten solche verstärkende Substanz im Blaseninhalte über Tuberkulinpapeln nachweisen. Gottlieb bekam mit Inhalt spontan nach Pirquet entstandener Blasen bei Überempfindlichen positive Tuberkulinreaktion, welche entweder durch in die Blase ausgeschiedene Reaktionskörper hervorgerufen werden soll oder aber durch Reste von Tuberkulin; letztere Ansicht wird von Thomas und Arnold abgelehnt. Leiner fand sie im Blaseninhalt über Lupus erythematodes und Erythema nodosum, nicht aber über Ekzem, Urticaria, Psoriasis, so daß er geneigt ist, solche Befunde auch zur Entscheidung ätiologischer Fragen heranzuziehen. Stukowski wieder erhielt mit dem Inhalte von Kantharidenblasen über Pirquetreaktionen keine Tuberkulinverstärkung.

Mit Blut aus Papeln nach Tuberkulinapplikation, aber auch nach unspezifischen Hautreaktionen (Phlogetan), allerdings bei Tuberkulinüberempfindlichen, erzielten HOKE und LANG Verstärkungen, wogegen Blut aus der Fingerbeere desselben Patienten die Reaktion abschwächte; sie nehmen als Ursache für die Verstärkung unspezifische Substanzen an, welche als Entzündungsprodukte in der Tuberkulinpapel entstehen.

Während FELLNER in 60—75%, MARTENSTEIN und SCHAPIRO in 82% tuberkulinverstärkende Substanzen in Tuberkulinpapeln fanden, gelang dies WICHMANN nur in einer weitaus geringeren Zahl von Fällen; die gleiche Reaktion konnte er mit Geschabsel von alten Ponndorfreaktionen sehen, wie er auch Verstärkung bei Impfung in eine alte Ponndorfreaktion mit Tuberkulin allein erhielt. Eine Reaktion mit Gemisch bei anergischen Personen erzielte er im Gegensatz zu FELLNER nicht, auch hält er die Spezifität der Substanzen für nicht erwiesen. Die Versuchsreihe WICHMANNs führte ihn zum Resultate, daß es wohl gelingt, in Pirquetpapeln verstärkende Substanzen nachzuweisen, doch ist dies häufig nicht sehr augenfällig, in einer Reihe von Fällen wird die Reaktion sogar abgeschwächt.

Aus allen angeführten Arbeiten und aus einer Reihe eigener Versuche geht vorläufig hervor, daß von einer Gesetzmäßigkeit scheinbar nicht die Rede sein kann. Aber die Versuche lassen sich auch untereinander nicht vergleichen, da sie unter den verschiedensten Bedingungen vorgenommen wurden, und die Fehlerquellen zu mannigfaltige sind (BRIEGER und LANDAU, MARTENSTEIN und GRANZOW-IRRGANG). Die Vorbereitung zur Excision (Jodtinktur, Anästhesie), die Gewinnung des Materials — sowohl Excision der Papel in größerem oder kleinerem Umfange wurde vorgenommen, Geschabsel, Reizserum und Blut, spontane oder künstliche Blasenbildung wurde verwendet — ist nicht gleichgültig. Zudem ist auch der Zeitpunkt der Entnahme und das Entwicklungsstadium der Papel zu beachten, weil ja davon ihre biologische Wertigkeit abhängt, beim Blaseninhalte schieben wir noch einen weiteren Faktor ein, so daß sowohl die qualitativen als auch die quantitativen Verhältnisse ganz differente sein können. Schließlich ist nicht nur die Reaktionsfähigkeit des Spenders, sondern auch die des Versuchsobjektes nicht außer acht zu lassen, immer müßte auf mehrere Personen überimpft werden, wobei Pseudoreaktionen nach Tunlichkeit auszuschließen wären.

Wir werden nicht fehlgehen, wenn wir sagen, daß in der Tuberkulinpapel und einer darüber entstehenden Blase oft verstärkende, gelegentlich auch abschwächende Stoffe vorkommen, deren Natur wir jedoch nicht im einzelnen kennen, so daß sie zur Klärung der Tuberkulinwirkung nur mit größter Vorsicht herangezogen werden können.

Vielleicht sprechen auch die Versuche von JUHACZ-SCHÄFFER für die histogene Natur der Tuberkulinempfindlichkeit, weil er in Gewebszüchtungsversuchen zeigen konnte, daß das Tuberkulin auf Gewebe allergischer Tiere wachstumsfördernd wirkte, während es solches normaler Tiere ganz unbeeinflußt ließ. Bei diesen Experimenten war eine Serumreaktion auszuschließen.

Auch im *Serum* konnten die Tuberkulinreaktion verstärkende und abschwächende Substanzen nachgewiesen werden, letztere schon im Jahre 1908 von PICKERT und LÖWENSTEIN, und wurden mit dem Namen *Antikutine* bezeichnet, weil sie imstande sind, die Wirkung des Tuberkulins bei cutaner Applikation zu paralysieren. Verfasser fanden sie zuerst nach Tuberkulinisation von Tuberkulösen. Die Prüfung ist eine sehr einfache, indem man eine eben wirksame Dosis von Tuberkulin mit steigenden Mengen des durch Aderlaß gewonnenen Serums vermengt, zwei Stunden bei 37°, 20 Stunden im Eisschrank binden läßt und dann in Impfstriche einbringt, wobei 2 cm voneinander getrennt das

Gemisch und eine Kontrolle (Tuberkulin und Normalserum) eingerieben werden. Intracutane Injektion sei nicht empfehlenswert.

Die definitive Ablesung soll nach drei Tagen erfolgen, da bei manchen Menschen die Reaktion oft erst nach 48 Stunden auftritt, andererseits die Wirkung des Serums auch in einer Verzögerung bestehen kann, so daß es anfangs scheinbar hemmt, später aber eine volle Reaktion auftritt. Man findet alle möglichen Abstufungen von voll ausgebildeten, also unbeeinflußten Reaktionen, über Abschwächungen bis zur vollständigen Neutralisierung. Pickert und Löwenstein hielten die Körper für spezifische Antitoxine, welche beim Tuberkulösen auf den Tuberkulinreiz entstehen.

Doch auch spontan ohne Tuberkulininjektion kommen *Antikutine* im Serum Tuberkulöser vor, und zwar in wechselnder Menge (Pickert und Löwenstein, Michaelis und Eisner). Löwenstein meint, daß es dazu großer Antigenmengen bedarf, welche in die Blutbahn geworfen werden, man finde sie daher besonders reichlich bei jenen Fällen, welche ziemlich akut und schwer beginnen, sich dann aber lange chronisch erhalten. Dagegen scheint mir aber doch zu sprechen (oder es dürfte dieser Verlauf nicht immer notwendig sein), daß Volk und Löwenstein Antikutine auch bei Lupösen fanden, die unter Lichttherapie in Heilung gingen, ohne Tuberkulinkur, bei denen schwere Lungenprozesse nicht bestanden, und das Antigen aller Wahrscheinlichkeit nach nicht auf einmal in großer Menge in den Kreislauf gekommen war. Das Vorkommen solcher Stoffe wurde vielfach bestätigt (Hamburger und Monti, Sorgo, Escherich, Citron, Cronquist), die Bedingungen für das Auftreten studiert, ohne daß derzeit schon ein Gesetz aufzustellen wäre, sie können bei Tuberkulösen auch fehlen, bei klinisch scheinbar Gesunden vorhanden sein (Grete Singer, Masia), irgendwelche prognostische Schlüsse sind wohl nicht erlaubt.

Caffarena und Morando identifizieren die von ihnen im Serum von tuberkulinisierten und unbehandelten tuberkulösen Kindern nachgewiesenen hemmenden Substanzen nicht mit den Antikutinen, schon wegen ihrer Thermolabilität, und stellen sie den ähnlich wirkenden Körpern W. Jadassohns nahe, so daß man zweierlei tuberkulinabschwächende Agenzien annehmen müßte.

Pickert, sowie Löwenstein halten die Wirkung der Antikutine für eine spezifisch antitoxische, keinesfalls kann aber, selbst mit großen Dosen eines solchen hochwertigen Serums der Tod tuberkulöser Meerschweinchen bei der Tuberkulininjektion verhindert werden. Für die Spezifität scheint ihnen vor allem zu sprechen, daß es ihnen nicht gelungen ist, bei normalen Menschen und Tieren Antikutine im Serum nachzuweisen, auch nicht, wenn man sie vorher mit Tuberkulin gespritzt hatte, der spezifische Reiz also nur im überempfindlichen Körper Erfolg hat und eine Erhöhung des Titers nur durch eine vermehrte Zufuhr des Antigens bewirkt wird.

Nun konnte Sorgo zeigen, daß normale Tiersera und solche von Menschen, welchen erhitztes Dysenterietoxin injiziert wurde, reichlich Antikutine enthielten, ja letztere sogar die höchsten Werte aufwiesen. — Bertarelli und Datta erzeugten sie durch Tuberkulinisierung gesunder Kaninchen. Zudem konstatierten Kirch und Szigeti keine Gesetzmäßigkeit des Neutralisationsphänomens; sie, sowie Dünner und Horowitz, Dietl führen die Wirkung daher auf unspezifische Adsorption durch kolloidale Schutzkörper des Serums, also auf einen physikalischen Vorgang zurück, was wieder Brieger und Landau, welche übrigens Antikutine im Blaseninhalt bullöser Intracutanreaktionen fanden, als nicht richtig bekämpfen. — Auch Sorgo, dem sich Aronson und Bessau anschließen, hält die Wirkung für nicht spezifisch und schreibt sie der Zunahme lipoider Substanzen im Serum zu; bei stark überempfindlichen Tuberkulösen reichen sie oft nicht hin, die Reaktion zu hemmen, ja unter Umständen kann es durch sie sogar zu Verstärkung kommen.

Im Serum wurden andererseits Körper gefunden, welche die Tuberkulinwirkung verstärken, wie schon PICKERT, später SORGO, KIRCH und SZIGETI, FRISCH berichteten. MORO und TOMONO fanden eine Verstärkung durch Serum nur einmal angedeutet, MARTENSTEIN konnte bei Sarkoid-BOECK-Patienten solche Substanzen nachweisen, ohne daß er sich mit deren Natur näher befaßte. — W. JADASSOHN, welcher dieser Frage eine systematische Untersuchung widmete, verwendete nur sehr geringe Tuberkulinverdünnungen (1 : 50000), so daß bei der Mischung auf einen Teil Tuberkulin eine viel größere Menge Serum entfiel, die Prüfung der einzelnen Gemische wurde an *mehreren* (möglichst vielen) Überempfindlichen intracutan durchgeführt. Es ergab sich nun, daß nach 1—24stündiger Einwirkung bei Zimmertemperatur aktiven oder inaktivierten Serums selbst tuberkulinnegativer Patienten auf Tuberkulin eine Verstärkung der Wirkung erzielt wurde, während eine sofortige Injektion eine Abschwächung hervorrief. Mit Meerschweinchenserum erhielt er eine viel schwächere Aktivierung, aktives Rattenserum schwächt ab, wobei Komplement verbraucht wird, also ein Amboceptor wirksam sein dürfte, inaktiviert verstärkt es in hohem Grade, in letzterem Falle kommt keine Komplementbindung zustande. Auch inaktives Maultier- und Eselserum-Tuberkulingemisch wirkte stärker (FISCHER). W. JADASSOHN identifiziert die Tuberkulin-*aktivierenden* Substanzen mit den Prokutinen FELLNERs, also auch mit den Chemolysinen SAHLIs. Er supponiert eine biologisch nicht nachweisbare Stufe, das Protuberkulopyrin, aus dem das stark wirkende Tuberkulopyrin entstehen soll, negiert aber die Amboceptornatur, dagegen hätten die tuberkulinabschwächenden Substanzen des Serums, da sie durch Erwärmung inaktiviert werden, einen amboceptorartigen Aufbau.

Diese sehr interessanten Befunde wurden von RÖMER und v. HOFE auch zu diagnostischen und prognostischen Zwecken bei Augentuberkulose zu verwenden versucht, indem in günstigen Fällen das Serum derselben abschwächen soll, doch wird dies von TREU, SCHLEGEL, WÜRZ, WALTER für Lungentuberkulose abgelehnt, da die Befunde, wenn sie auch teilweise bestätigt werden konnten, doch zu wenig Gesetzmäßigkeit ergeben. v. FRISCH und SILBERSTEIN erhielten sowohl verstärkende als auch abschwächende Wirkung des Serums bei genauer Einhaltung der Versuchsanordnung; auch über die Spezifität der Wirkungen sprechen sie sich mit großer Vorsicht aus, allerdings hat W. JADASSOHN einen Vergleich dieser Resultate mit den seinigen abgelehnt, schon weil das Ausgangsmaterial ein verschiedenes war. — MORAL und SARBADHIKARY erkennen eine spezifische Wirkung des Serums nicht an, weil sie auch durch Vermischung von Tuberkulin mit Milch oder Aolan eine Verstärkung erhielten. FISCHER meint, daß in diesen Fällen eine Summation der Reize erfolge, indem das Aolan nur eine latente Reaktion gebe, welche durch das Tuberkulin dann deutlich werde. Zudem sei daran erinnert, daß TOBIAS und FRISCH öfter nach Einspritzung von Serum Tuberkulöser allein Reaktionen gesehen haben, dies sollen gerade die tuberkulinverstärkenden Sera sein; nach W. JADASSOHN, FELLNER, IMHOF wäre dies aber nicht der Fall.

BRÜNAUER und *ich* wollten auf Grund der Angaben W. JADASSOHNs einen weiteren Einblick in die Tuberkulinwirkung gewinnen, mußten aber erst seine Angaben nachprüfen, zumal ja andere Untersucher sich nicht exakt an diese gehalten hatten, besonders die Zahl der Testpatienten offenbar eine viel zu geringe war. Bei möglichst genauer Einhaltung der Methodik und bei ähnlichem Serumspendermateriale ist es uns aber nicht gelungen, die Gesetzmäßigkeit der Verstärkung zu bestätigen, so daß wir dies als Grundlage zu weiterer Forschung zunächst ablehnen zu müssen glaubten. — Doch sei zugegeben, daß man mit einer Anzahl von Seren ohne Zweifel bei genügend großer Menge von Testpatienten ein deutliches Überwiegen von Verstärkungen erhält, andere lassen diese jedoch vermissen, oder die Tuberkulinreaktion fällt sogar schwächer aus. Da die Auswertung eine sehr mühselige ist, das Resultat offenbar doch von einer Reihe von Zufälligkeiten abhängt, jedenfalls auch vielfach durch den Zustand des Testobjektes bestimmt ist, müssen erst weitere Versuche diese Fehlerquellen und individuellen Schwankungen auszuschalten trachten. — An dem Vorkommen von verstärkenden Substanzen im Serum Tuberkulöser ist aber nicht zu zweifeln, nur ist es unserer Meinung nach derzeit nicht erlaubt, daraus weitgehende Schlüsse zu ziehen. — Ich möchte hier doch betonen, daß auch Serum tuberkulinnegativer Kinder zuweilen ebenso Tuberkulin „aktiviert" wie das erwachsener Tuberkulöser. Potter meint, daß der mehr oder weniger starke Antikörpergehalt des Serums, gemessen an der Größe der Tuberkulinallergie, die Intradermoreaktion nicht wesentlich verändert.

Wir können also sowohl im Blaseninhalte über Tuberkulinpapeln wie auch im Serum (nicht nur Tuberkulosekranker) die Tuberkulinreaktion verstärkende und abschwächende Körper finden, von einer Regel, einer Gesetzmäßigkeit kann man aber nicht sprechen, ja nicht einmal die Natur derselben ist unbestritten, die einen halten sie für spezifische Antikörper, während viele andere unspezifische Wirkungen annehmen. Man müßte also schon zwecks Diagnosenstellung mit solchen Befunden recht vorsichtig sein, geschweige denn erst bei der Beurteilung für die Prognose.

Martenstein hat aber doch den Schritt weiter gewagt, ich sage gewagt, weil wir ja aus dem Vorhergehenden ersehen, daß die Spezifität der Pro- und Antikutine keineswegs noch unbedingt anerkannt ist. Tatsächlich ist ihm der Nachweis solcher Stoffe beim Miliarlupoid gelungen, was er als weiteren Beweis für dessen tuberkulöse Natur anführt. — Aber auch als Stütze für die Hypothese der positiven Anergie J. Jadassohns beim Miliarlupoid spricht ihm dieser Befund, weil sich ja bei diesen scheinbar sonst tuberkulosefreien Personen spezifische Reagine fänden.

Eine eben erschienene Arbeit von Hämel mahnt zu größter Zurückhaltung in den Schlüssen. Auch er findet sowohl im Blaseninhalte über Intracutanimpfungen als auch im Serum tuberkulinbeeinflussende Substanzen, aber ganz regellos, ebenso wie im Serum „Nichttuberkulöser"; allerdings hätten wir als solche am liebsten Säuglinge gesehen und nicht „klinisch" Tuberkulosefreie. Auch die Differenzierung der Antikutine und Prokutine, indem erstere im aktiven, letztere nur im inaktiven Serum nachzuweisen seien, stimme nicht. Damit würde auch die Brauchbarkeit des Nachweises solcher Stoffe in diagnostischer Beziehung fallen und selbstverständlich sei auch die Beweiskraft der diesbezüglichen Schlüsse Martensteins für die Zugehörigkeit des Miliarlupoids zur Tuberkulose nicht aufrecht zu erhalten; doch sind ja stattdessen andere gewichtige Argumente dafür vorhanden.

Da die Bemühungen, das Tuberkulinproblem in befriedigender Weise zu lösen, auf direktem Wege nicht zu dem gewünschten Ziele führten, suchte man dieses durch das Studium von Reaktionen zu erreichen, welche ähnlich verlaufen und der experimentellen Forschung leichter zugänglich sind, insbesondere der Verhältnisse bei den Pilzerkrankungen.

Trichophytinreaktionen und die Immunitätsverhältnisse bei der Trichophytie bieten in zweifacher Hinsicht interessante Befunde. Zunächst findet man bei tuberkulösen Erkrankungen der Haut und der Knochen selbst ohne

Zeichen einer Pilzerkrankung positive Trichophytinreaktionen (BLOCH, SUTTER, PULVERMACHER, ARZT, FALCHI, SCHOLTZ, TARANTELLI), was von URBAIN und POTTER auch in Tierversuchen bestätigt wurde; doch werden diese Befunde von MARKERT bestritten, welcher für eine strenge Spezifität eintritt. PEYRER sah, daß Kranke mit oberflächlicher Trichophytie bei negativem Pirquet negativ auf intracutane Trichophytinantigene reagieren, aber oft positiven Ausschlag geben, sobald gleichzeitig eine tuberkulöse Erkrankung der Haut oder der Lunge besteht; es ist dies auf eine nicht spezifische Allergie der Haut gegen körperfremdes Eiweiß infolge der tuberkulösen Erkrankung zurückzuführen, gleichzeitig mahnt es zur Vorsicht bezüglich der Dosierung des Trichophytin bei tuberkulösen Individuen.

Auf die Analogien zwischen den Immunitätsvorgängen bei Trichophytie und Tuberkulose haben vor allem BLOCH und J. JADASSOHN hingewiesen. Wir finden Charakteristica der allergischen Reaktion als Über- und Unterempfindlichkeit, in qualitativ geänderten Erscheinungen und in der Beschleunigung der Reaktion nach Reinjektion bei den Pilzerkrankungen, welche auch in den klinischen Bildern gewisse Ähnlichkeiten mit tuberkulösen Hauterscheinungen (Trichophytide, Lichen trichophyticus, papulonekrotische Exantheme nach intrakardialer Injektion beim Meerschweinchen) bieten.

BLOCHs Untersuchungen haben den Beweis erbracht, daß bei der Trichophytie die Umstimmung an den Epithelzellen haftet; eine passive Übertragung der Allergie durch das Serum ist BLOCH und seinen Schülern, SUTTER nicht gelungen, dem widerspricht nur TAKAHASHIs positiver Versuch. Antikörper im Serum Trichophytiekranker wurden schon lange supponiert (BLOCH, KUSUNOKI, SAEVES, HANAWA, SUTTER), doch fielen die darauf bezüglichen Versuche zunächst negativ oder nicht überzeugend aus, bis es MARTENSTEIN gelang, bei Einwirkung von Serum trichophytiekranker Meerschweinchen auf Pilzsporen (nicht Trichophytin, welches SUTTER verwendete) solche Substanzen nachzuweisen. Bei Aufeinanderwirken von Epithelzellen trichophytischer Tiere und Sporen erhielt er einen Körper, welcher bei gesunden Meerschweinchen deutlich stärkere Reaktionen nach intracutaner Einspritzung auslöste als bei Einwirkung normaler Epithelien. Das spezifische Agens in Epithelien und Serum nach Infektion mit Achorion Quinckeanum ist thermostabil, und wird bei der Bildung der toxischen Substanz, welche durch halbstündige Erwärmung auf 56° vernichtet wird, vollständig aufgebraucht. Wir ersehen daraus eine gewisse Übereinstimmung mit dem LEWANDOWSKYschen Versuch bei der Tuberkulose (vgl. S. 169). Ferner konnten auch durch Komplementbindung Antikörper nachgewiesen werden, ebenso wie ENGWER Antikutine bei Trichophytie fand, auch Agglutinine, komplementbindende Substanzen sind vorhanden.

Weitere Versuche zeigten dann, daß der spezifische Körper schon 6 Tage nach der Infektion in loco, etwas später auch in der nichtaffizierten Epidermis und im Blutserum vorhanden ist, selbst frühzeitige Exstirpation (schon nach 18 Stunden) vermag seine Bildung und die Allergisierung des Tieres nicht zu verhindern. — Möglicherweise kann die toxische Substanz normale Tiere auch töten und durch fortgesetzte intracutane Einverleibung der toxischen Substanz bei normalen Tieren gelingt es, eine hochgradige Immunität zu erzielen, welche in ihrer Stärke nicht weit entfernt ist von einer solchen nach Infektion mit Achorion Quinckeanum; das ist bei ähnlichen Versuchen mit Tuberkulin bisher nicht gelungen.

Durch subcutane Trichophytininjektionen wird nicht nur eine lokale, sondern zuweilen auch Herd- und Allgemeinreaktion hervorgerufen, die Stichreaktion wurde schon 1904 von TRUFFI beschrieben. Histologisch finden wir zuweilen in der Intracutanreaktion Epitheloid- und Riesenzellen, auch das Aufflammungsphänomen alter Stellen ist nicht selten zu beobachten. — Dagegen ist eine aktive Immunisierung mit Trichophytin nicht möglich, auch die passive Übertragung mittels Serum gelingt nicht.

Ganz ähnliche Vorgänge konnten bei anderen Erkrankungen der Haut aufgezeigt werden, z. B. Sporotrichose (M. JESSNER), bei Blastomykose (RAMEL), wie wir schon angeführt haben.

Wir sehen also, daß die allergischen Reaktionen bei Pilzerkrankungen weitgehende Analogien mit denen bei Tuberkulose haben, so daß der beschrittene Weg des Vergleichs wohl gerechtfertigt ist; allerdings das wichtigste Moment, die Darstellung des Tuberkulopyrins ist bisher nicht gelungen, während MARTENSTEIN ja mit einer toxischen Substanz des Achorion-Quinckeanum operieren konnte. SPRONCK nimmt einen physikalisch-chemischen Vorgang an der Oberfläche oder im Inneren der sensibilisierten Zellen an, es werde aber bei der Tuberkulinreaktion kein Gift abgespalten. Sehr interessant ist es, daß trotz frühzeitiger Excision des Infektionsherdes die Bildung des spezifischen Reaktionskörpers vor sich geht. Diese Tatsache ist auch sonst in der Immunbiologie bekannt, denn FRIEDBERGER und OSHIKAWA konnten zeigen, daß selbst nach nur 5 Minuten langem Verbleiben eines Depots von Proteus X und gründlicher Excision nach dieser Zeit die Agglutininbildung stattfindet. Ähnliche Versuche, auch von anderer Seite unter größten Kautelen ausgeführt (LEVADITI und BAUER, REITLER) ergaben dasselbe Resultat, so daß FRIEDBERGER zu der Ansicht kam, daß das Antigen im Sinne der PFEIFFERschen Reizkörpertheorie in den Zellen rasch einen fortwirkenden Impuls auslöse, sie zur Sekretion anrege, vielleicht sogar auf dem Umwege über das Nervensystem.

Da aber aus den Befunden von KOLLE und EVERS mit Spirochaete pallida, von MARTENSTEIN, W. JADASSOHN nach cutaner Infektion mit Achorion Quinckeanum, von LÖWENSTEIN, MARTENSTEIN mit Tuberkelbacillen, ersichtlich ist, daß Keime trotz Excision oder Amputation kurz nach der Infektion schon im Körper weiter verschleppt sind, wäre es möglich, daß dadurch die positiven Reaktionen ausgelöst werden.

Die Analogien zwischen Trichophytin- und Tuberkulinreaktionen gehen auch noch weiter, es sei nur erwähnt die Beeinflussung durch unspezifische Faktoren, z. B. Masern (PECORI), durch Gravidität und endokrine Momente, die geringe und nicht verläßliche Allergisierung durch tote Pilze, die Ähnlichkeit im histologischen Bau der Trichophytinreaktion, kurz, alles deutet auf einen ähnlichen biologischen Prozeß hin (s. BLOCH dieses Handbuch Bd. XI). Trotzdem muß davor gewarnt werden, die Verhältnisse bei den Pilzerkrankungen ohne weiters restlos auf die Tuberkulose zu übertragen. Speziell erscheint mir das verfrüht bezüglich der Reaktion nach Abheilung der Erkrankung, welche bei Trichophytien noch lange nach Schwund der Hauterscheinungen positiv sein soll, während dies bei der Tuberkulose von mancher Seite angezweifelt wird. Übrigens müßte Heilung der Pilzaffektion auf der Haut noch nicht gleichbedeutend sein mit Schwinden der Erreger aus dem Organismus.

Sehr interessant und auffallend — mit Rücksicht auf die bisherige Schwierigkeit, ja Unmöglichkeit derartiger Transplantationen (BR. BLOCH) — sind die Ergebnisse, welche KÖNIGSFELD bei Transplantationsversuchen in bezug auf die Tuberkulinreaktion ermittelt hat. In transplantierten Hautstückchen von gesunden auf kranke und von tuberkulösen Meerschweinchen auf gesunde Tiere fiel die Intracutanreaktion immer negativ aus, wenn sie nach der Überpflanzung oder unmittelbar vorher angestellt wurde. War dagegen in dem zu transplantierenden Stückchen die Tuberkulinreaktion im Gange, dann entwickelte sie sich nach der Operation zu voller Höhe. Es sind also auch nach diesen Versuchen vorwiegend celluläre Vorgänge, welche für das Entstehen und den Verlauf der Reaktion von Bedeutung sind. Einschlägige Experimente von CAULFEILD und Mitarbeitern seien in Erinnerung gebracht, welche auch die Zellständigkeit der Tuberkulinempfindlichkeit erweisen würden.

Es ist bisher nach all dem nicht gelungen die Tuberkulinüberempfindlichkeit widerspruchslos und befriedigend zu erklären. Sowohl die Annahme eines anaphylaktischen Vorganges, als auch die einer Antigen-Antikörperreaktion findet nicht restlose Anerkennung, immer wieder werden neue Argumente dagegen angeführt. Was sicher gesagt werden kann, ist, daß sie bei haftender Infektion auftritt, ob eine Invasion allein dafür genügt, steht noch nicht fest. Schon die Einbringung von toten Tuberkelbacillen, welche ja auch tuberkuloides Gewebe zu erzeugen vermögen, erscheint hinreichend, der von mancher Seite gegen diesen Befund erhobene Zweifel oder die Annahme, das Phänomen unter diesen Umständen immer als Bakterieneiweiß-Überempfindlichkeit zu deuten, ist wohl nicht gerechtfertigt. Es ist sicher, daß im Serum Körper vorhanden sind, welche eine gewisse Einwirkung auf Tuberkelbacillen und Tuberkulin haben, doch offenbar nur in geringer Menge. Über deren Natur gehen die Meinungen noch weit auseinander, vor allem werden sie scheinbar nicht nur bei Tuberkulösen gefunden, aber bei diesen offenbar doch in größerer Menge, ihre Spezifität wird von vielen negiert. — Wir dürften nicht fehl gehen anzunehmen, daß in den durch die Infektion veränderten *Zellen* viel bedeutendere Kräfte liegen. Wie diese zur Wirkung kommen, ist noch ganz unklar. Die WOLFF-EISNERsche Theorie von den Chemolysinen gibt uns wenigstens eine Handhabe zum Verständnis und kann vorläufig als Arbeitshypothese Geltung behalten, obwohl uns das Wichtigste fehlt — die Darstellung des toxischen Körpers, des Tuberkulopyrins, im Reagensglase. Für die Bedeutung der zellständigen Reagine könnte auch angeführt werden, daß man gelegentlich zu beobachten in der Lage ist, wie von einem Hautherd nach und nach sich die Überempfindlichkeit ausbreitet[1], und daß sie in der Umgebung sehr häufig stärker ausgeprägt ist als entfernt davon. Die feineren Vorgänge, wie der Ablauf zwischen Tuberkulin und den Zellen erfolgt, welche chemisch-biologischen Prozesse da auftreten, all das liegt noch im Dunkel.

Was immer gegen die Spezifität der Reaktion angeführt wird, scheint uns vom klinischen Standpunkt nicht berechtigt. Denn der gegen verschiedene Körper überempfindliche Tuberkulöse reagiert doch gerade auf Tuberkulin und Tuberkelbacillen am stärksten und auf die kleinste dargereichte Menge.

Tuberkulinempfindlichkeit und Tuberkuloseschutz gehen absolut nicht immer parallel. Im allgemeinen dürfen wir mit einer gewissen Berechtigung sagen, daß Tuberkuloseinfektion und damit Tuberkuloseimmunität eine Vorbedingung der Tuberkulinempfindlichkeit sei, mithin letztere mit aller Vorsicht als Zeichen einer relativen Immunität gewertet, doch nicht mit ihr identifiziert werden kann (RÖMER, BEITZKE, BESSAU, SELTER, TRENTI). Daß die beiden Erscheinungen aber keineswegs voneinander abhängig sein müssen, ergibt sich daraus, daß positive Tuberkulinreaktion beim Meerschweinchen zuweilen schon besteht ohne Immunität (LÖWENSTEIN, NASTA), und daß umgekehrt letztere z. B. bei vaccinierten Rindern im hohen Grade vorhanden sein kann, wobei nur ein Teil der Tiere auf Tuberkulin positiv reagierend befunden wird. Gleiches lehren auch die Versuche von FISCHL; DOERR macht darauf aufmerksam, daß bei sehr kleinen Reïnfektionsdosen die Abwehrfähigkeit des Körpers eine vollkommene sein kann, ohne daß Überempfindlichkeitsreaktionen erkennbar sind. Allerdings wäre da einzuwenden, daß in solchen Fällen infolge der langsamen

[1] WOLFF-EISNER: Die Bedeutung der Haut für Immunität und Immunisierung. Dtsch. med. Wschr. **75**, Nr 45, 1910 (1928).

Auflösung der Tuberkelbacillen eine zu geringe Dose zur Resorption kommt, als daß die Überempfindlichkeit in Erscheinung trete. WILIS konnte zeigen, daß zwei Jahre nach Infektion von Meerschweinchen mit abgeschwächten Tuberkelbacillen trotz stark herabgesetzter, ja fehlender Tuberkulinreaktion die Tiere noch hohen Schutz gegen Reinfektion mit vollvirulenten Bacillen aufwiesen, was ja auch schon CALMETTE und SELTER berichtet haben. Wir sehen hohe Toleranz gegen Tuberkulin nach Injektionen mit demselben auftreten, und den Prozeß doch fortschreiten, andererseits auch bei starker Allergie einen üblen Verlauf der Erkrankung (KARCZAG), und bei gleichbleibendem Tuberkulintiter die Krankheit sich bessern (POHL-DRASCH, FRIED). Injektionen von toten Tuberkelbacillen erzielen zuweilen ziemlich starke Tuberkulinempfindlichkeit, aber nur geringe Immunität (DOLD und v. BEHRING), dagegen sehen wir meist ein Negativwerden der Pirquetimpfung bei Masern und doch erkrankt nur ein Teil der Kinder an Tuberkulose (WORINGER und ADNOT). Schon aus diesen Divergenzen ergibt sich, wie unsicher es ist, Tuberkulintiter und Höhe der Immunität in absolute Korrelation zu bringen, wie dies ja auch gelegentlich der DEYCKE-MUCHschen Partialantigene abgelehnt werden mußte (VOLK, FRIED). Die Schlüsse, welche man aus der *Stärke* der Allergie zieht, sind unsicher, sie interessieren mehr den Internisten als den Dermatologen, weshalb wir hier nicht näher darauf eingehen, es sei nur auf einige Autoren, so BESSAU, KÄMMERER, KLOPSTOCK, PEYRER verwiesen.

Da die Tuberkulinreaktion beim Menschen der Abwehrreaktion der Tierhaut gegen Reinfektion mit lebenden Tuberkelbacillen bis zu einem gewissen Grade entspricht, ist sie also eine Immunitätsreaktion, die anzeigt, daß Schutzkörper im Organismus vorhanden sind. Eine starke Tuberkulinreaktion gäbe also eigentlich eine günstige Prognose. Kinder mit starker Tuberkulinreaktion erkranken nach HAMBURGER später seltener an Phthise als nicht reagierende. Wir sehen die Reaktion besonders ausgesprochen bei benignen, tuberkulösen Erkrankungsformen; dagegen wird sie schwächer mit dem Fortschreiten des tuberkulösen Prozesses und verschwindet im letzten Stadium der Phthise vollkommen. Trotzdem wird der Ausfall der Tuberkulinreaktion für die Prognose nur mit größter Vorsicht zu verwerten sein (E. LANGE, VOLK); die Behauptung besteht allerdings unbedingt zurecht, daß ein Positivwerden bei Kindern für eine bacilläre Infektion spricht, ebenso wie bei Erwachsenen ein Umschlag aus negativ oder schwach positiv in eine stark positive Reaktion den Gedanken einer Neuinfektion oder eines Aktivwerdens nahelegt (v. HAYEK). Aber ein verläßlicher Gradmesser für die Höhe der Immunität ist die Tuberkulinreaktion auch bei wiederholter Anstellung nie, sie kann mit ersterer parallel gehen, sie kann sie durchkreuzen, das Wechselspiel dieser beiden ist ein mannigfaches. Sie ist eben *ein* Symptom, welches unser Urteil und unser Handeln nur in mäßigem Grade beeinflussen soll (KÄMMERER).

Ein besonderes Moment könnte noch für die Cutanreaktion auf Tuberkulin als wesentlich in Betracht kommen: eine gewisse subjektive Hautempfindlichkeit oder -überempfindlichkeit des Individuums gegenüber aufgeschlossenem Tuberkulin. Daran läßt die Tatsache denken, daß Kinder mit tuberkulösen Hauterscheinungen, speziell „Tuberkuliden", oft bedeutend stärker auf Tuberkulin reagieren als Kinder mit tuberkulösen Herden in anderen Organen. Die Ursache für das Auftreten der starken Cutanreaktion auf Tuberkulin wäre eine ganz besondere Empfindlichkeit des Hautorgans gegen aufgeschlossenes Tuberkulin, ob es nun künstlich von außen her oder von innen durch verschleppte Bacillen in die Haut gebracht wird, vielleicht eben darauf zurückzuführen, daß gerade in diesen Fällen die Reagine in der Haut in höherem Maße vorhanden sind. Ähnlich wären scarlatiniforme, tuberkulo-toxische Exantheme zu erklären, wie sie u. a. auch HALFER nach Propagation der Tuberkulose bei Kindern auftreten sah.

Daß die im Serum auftretenden Antikörper nicht die Ursache der Immunität abgeben können, geht schon aus den Versuchen von RÖMER und JOSEPH hervor, welche bei hoch immunen Schafen Agglutinine und komplementbindende Substanzen fanden, doch entsprach die Menge derselben nicht immer dem Immuntiter, bactericide, antiinfektiöse Stoffe fehlten oft ganz. Ob durch eine besonders hochgetriebene Immunisierung doch noch brauchbare Sera zu erlangen sind (v. BEHRING, VALLÉE, RUPPEL und RICKMANN) ist sehr fraglich, ja nach unseren Anschauungen über das Dominieren der Zellimmunität unwahrscheinlich. P. LINSER hat versucht durch Serum von gutartigen, ausheilenden Tuberkulosen, bei welchen man starke Immunkräfte annehmen mußte, Hauttuberkulose (Lupus) zu beeinflussen, ohne den geringsten Effekt. Den wenigen positiven Versuchen einer passiven Übertragung beim Tiere durch RÖMER stehen die vollständig negativen Ergebnisse bei Nachprüfung durch NEUFELD und LANGE gegenüber. Die Resultate mit dem UHLENHUTHschen Serum stehen noch in Kontroverse, während CZERNY und ELIASBERG gute Erfahrungen damit machten, konnte dies BESSAU nicht bestätigen, ja dieser denkt sogar an eine Wirkung von Tuberkelbacillen, da die Immunisierung der Rinder mit einer großen Menge von Bacillen erfolgt und diese mit übertragen werden könnten.

Auch die Überempfindlichkeit ist im allgemeinen nicht auf lösliche Stoffe im Serum zurückzuführen, denn die Versuche von J. BAUER, CAPELLE, SATA, welche nach Vorbehandlung von normalen Meerschweinchen mit Serum tuberkulöser Tiere anaphylaktische Erscheinungen von vorübergehenden Temperatursteigerungen bis zum Exitus des Versuchstieres konstatierten, sind mit Recht angezweifelt worden. Die vereinzelten positiven Versuche zur Erzielung einer intracutanen Tuberkulinreaktion bei *normalen* Tieren durch passive Übertragung mittels Serum oder Blut von tuberkulösen Tieren, ebenso die letzten Ergebnisse beim Menschen bedürfen, wie wir sahen, noch der Überprüfung.

Wenn nun für Tuberkuloseschutz und für Tuberkulinempfindlichkeit lösliche Antikörper gewiß nicht die Hauptrolle spielen, so müssen wir die Angriffspunkte in die Zellen verlegen. Für die Entstehung beider wird der Anstoß durch die tuberkulöse Infektion gegeben, sie sind „Ausdrucksformen desselben biologischen Geschehens“ (KOCH, RÖMER, BESSAU), wenn sie auch nicht immer gleich verlaufen müssen. Die Bildung des tuberkulösen Gewebes soll die Funktion haben, die Bacillen vom übrigen Körper abzuriegeln, was ihm aber meist nicht vollständig gelingt, vielleicht auch sie unschädlich zu machen. — Dadurch aber, daß der Organismus und in besonders hohem Grade das tuberkulöse Gewebe die Fähigkeit gewinnt, auf Zufuhr von Stoffen, besonders des Tuberkulins, anders zu reagieren, sie überempfindlich, allergisch geworden sind, können wir eine lokale stärkere Entzündung hervorrufen. Durch entsprechende Dosierung werden wir trachten müssen, dadurch eine Heilwirkung und nicht eine Schädigung zu bewirken. — Mit Recht halten RÖMER und JOSEPH, v. WASSERMANN die verschiedenen Tuberkuline nur für quantitativ different, für biologisch aber gleich. Physikalische, diätetische, klimatische Maßnahmen vermögen die Bildung und die Abwehrfähigkeit nicht nur des Körpers, sondern auch des tuberkuloiden Gewebes zu steigern. — Die Bedeutung lipolytischer Substanzen ist bisher noch nicht von allen anerkannt. NEUFELD meint, daß durch die Herdreaktion auch normale Schutzkräfte rasch und in großer Menge am Orte der Veränderungen angehäuft werden können. Neueindringende Bacillen werden durch die heftige Reaktion eliminiert, zum Teil unschädlich gemacht.

Die Immunität gegen Tuberkulose ist also keine absolute, sie wechselt, schwankt in ihrer Stärke und wird leicht durchbrochen (v. Wassermann, Neufeld, Selter), trotz Durchseuchungsresistenz kann der Prozeß im erkrankten Organe oft weiterschreiten (Ranke). Aus der Wichtigkeit, welche wir der Allergie und Heilentzündung zuschreiben, geht schon hervor, daß wir wenigstens für die Hauttuberkulose auf dem Standpunkte der Allergisten bezüglich der Therapie stehen, wir wollen keine Anergie gegen Tuberkulin, schon aus dem Grunde, weil diese keinen Schutz gegen tuberkulöse Infektion gibt. Wir wollen die Reaktionsfähigkeit erhalten, wir wollen die Reaktion erzielen, um alle Kräfte spielen zu lassen, welche der Infektion Herr werden sollen. Die Bedeutung der Zellfunktionen haben uns nicht nur die tierexperimentellen Untersuchungen von Lewandowsky, Kraus und Volk, Töppich und Gromelski u. a. klar vor Augen geführt, auch auf der Haut der Menschen können sie jederzeit verfolgt werden, wie dies wieder Wichmann getan hat, welcher an der Abwehr der Superinfektion Lymphocyten, Leukocyten, Endothelien und adventitielle Zellen der Gefäße beteiligt findet. Jesionek betont zwar auch den hohen Wert der Zelltätigkeit bei der Abwehr von tuberkulösen Infektionen der Haut, weist aber in seiner Theorie doch auch der Gewebsflüssigkeit für gewisse Phasen eine ganz wesentliche Rolle zu.

Am sichersten sehen wir Immunität nach Infektion mit Tuberkulose entstehen, andere Methoden gewähren vorläufig unzureichenden Schutz. Die Tuberkulinreaktion ist uns ein Indikator für die stattgehabte Infektion, sie kann auch die Höhe des Schutzes anzeigen, muß es aber nicht, berechtigt also allein nicht zu irgendwelchen prognostischen Schlüssen. Wie vorsichtig man sein muß, geht schon neben dem vorher Angeführten daraus hervor, daß Intracutan- und Subcutantiter keineswegs parallel gehen (v. Frisch, Juon) und bei Vergleich verschiedener Tuberkuline finden wir in dieser Hinsicht noch Differenzen zwischen den einzelnen (Dietrich). Auch muß die Allergie nicht im ganzen Körper, ja nicht einmal auf der Hautoberfläche an allen Punkten gleich stark sein, wie dies Huebschmann erst jüngst besonders betont hat.

Wir können seinen Anschauungen folgen, wenn er sagt, daß der Verlauf eines tuberkulösen Prozesses abhängig ist einerseits von der anatomischen Beschaffenheit des Organes, in unserem Falle der Haut, von Menge und Virulenz des Erregers, dann aber vor allem von den allgemeinen Reaktionsverhältnissen des Organismus und den lokalen am Orte der Entwicklung. Normergisch reagiert der normale Mensch, indem auf ein kurzes exsudatives ein produktives Stadium folgt. Beim hyperergischen (Roessle) finden wir ein sehr starkes exsudatives Stadium, welches bis zur Erweichung und Abstoßung des Gewebes führen kann, während bei positiver Allergie (Hayeks positive Anergie oder auch relative Immunität) die exsudative Phase nur schwach in die Erscheinung tritt, die produktiven Gewebsveränderungen vorherrschen. — Die negative Anergie z. B. beim Kachektischen wird meist durch ein Versagen der Antikörperproduktion oder, wie wir annehmen würden, vorwiegend der cellulären Abwehrfunktion erklärt. Naegeli meint, vielleicht mit Recht, daß die Abwehrreaktionen keineswegs vollständig fehlen müßten, sondern nur mit der Masse des Antigens nicht Schritt halten könnten, also, wie *ich* gelegentlich meines Referates in anderem Zusammenhange gesagt habe, eine relative Insuffizienz eingetreten sei, indem das quantitative Verhältnis zugunsten des Antigens verschoben sei.

b) Anwendung der experimentellen Erfahrungen auf die Pathogenese der menschlichen Hauttuberkulose.

Die experimentellen Tatsachen, über die wir im vorhergehenden berichtet haben, können für unsere Anschauungen von der Pathogenese der Hauttuberkulose nicht ohne Einfluß bleiben. Es ist zweifellos, daß individuelle Disposition, Qualität des Infektionsstoffes, Infektionsmodus und Beschaffenheit des Gewebes von größter Bedeutung sind. Daneben wird es aber von besonderer Wichtigkeit sein, die Frage zu entscheiden: *Hat die Infektion der Haut mit Tuberkelbacillen ein tuberkulosefreies oder ein schon tuberkulöses Individuum betroffen?* Und wenn das Individuum zur Zeit der Hautinfektion schon tuberkulös war, so erhebt sich eine zweite Frage: *Wie war zu diesem Zeitpunkt ceteris paribus der Immunitätszustand, der Antikörpergehalt des Organismus?* Selbstverständlich soll damit nicht behauptet werden, daß es in jedem Falle möglich wäre, diese Fragen zu beantworten. Sie formulieren nur das Prinzip einer Untersuchung, die uns für die Betrachtung der Hauttuberkulosen großen Vorteil bringen wird. Vorweg sei genommen, daß man weder aus dem klinischen Verhalten, noch aus dem histologischen Befunde einen Schluß ziehen kann, ob die Hauttuberkulose durch Infektion von außen oder auf endogenem Wege entstanden ist.

Exogene Infektionen. *Primäre Infektion und Superinfektion.* Von diesem Prinzip ausgehend, müssen wir zunächst einmal versuchen, unter den verschiedenen tuberkulösen Hauterkrankungen des Menschen die Form herauszufinden, deren Pathogenese die möglichst größte Ähnlichkeit mit der primären Infektion im Tierversuch bietet. Diese Form haben wir vor uns in jenen Fällen von Hautinfektion bei Säuglingen mit großen Mengen von Tuberkelbacillen, jenen früher angeführten Fällen von Circumcisionsinfektionen und Wundinfektionen mit Sputum. Hier trifft eine massige Infektion ein vollkommen ungeschütztes, tuberkulosefreies Individuum. Dazu kann man die absolute Empfänglichkeit des Säuglings für Tuberkelbacillen vielleicht noch eher mit der des Meerschweinchens in Parallele stellen als diejenige späterer Lebensalter. Denn beim Meerschweinchen führt bekanntlich fast jede, auch die kleinste Infektion, zu einem tödlichen Ausgang der Tuberkulose, während das doch beim Menschen sicherlich nicht der Fall ist. Der klinische Verlauf jener Säuglingstuberkulosen aber bietet alle Analogien mit dem Meerschweinchenversuch: Entstehen einer ulcerösen Hautaffektion nach kurzer Inkubation, Fortpflanzung des tuberkulösen Prozesses auf dem Lymphwege, Generalisation und sehr häufig Exitus. Wir können uns also auch wohl die Histogenese ganz ebenso wie in den oben beschriebenen Tierversuchen vorstellen. CORNET hat übrigens diesen Infektionsmodus am Meerschweinchen nachzuahmen versucht und weitgehenden Parallelismus des Verlaufes mit dem beim menschlichen Säugling festgestellt (R. FISCHL).

Diesen massigen Infektionen stehen jene Beobachtungen gegenüber, bei denen in der Haut gutartige charakteristische *Primärkomplexe* auftreten. Erfolgt die Invasion von Tuberkelbacillen in geringer Menge, ist die Virulenz keine sehr große, dann ist schon der Säugling nicht vollständig schutzlos, ja wir sehen auch bei diesem mitunter sogar kavernöse Lungentuberkulose ausheilen. Alles wird also vom Verhältnis Tuberkelbacillus zu Abwehrmöglichkeit des Individuums abhängen. Ich möchte aber ganz besonders darauf aufmerksam machen, daß ich hier typische Primärkomplexe meine, nicht sogenannte „primäre Tuberkulosen“ an Haut und Schleimhäuten, von welchen noch öfter die Rede sein wird, ganz unberechtigt so genannt, weil es sich fast immer um Superinfektionen handelt, es sind an diesen Stellen nur scheinbar erste Lokalisationen. Da ich keinen kurzen präzisen Namen kenne, behalte ich die alte Nomenklatur unter diesem Vorbehalt bei, man könnte sie auch Pseudo- oder falsche Primärkomplexe nennen.

Daß die intakte Haut kein sicherer Schutz gegen Infektion mit Tuberkelbacillen ist, wissen wir schon, dies wurde durch Tierversuche bewiesen. Für die menschliche Haut ist dies noch nicht gesichert, obwohl PETRUSCHKY es annehmen möchte, besonders dürfte dies für die zarte Haut des Kindes Geltung haben. Aber jedenfalls handelt es sich da nur um Ausnahmefälle. Häufiger ist die Infektion an der Nasenschleimhaut und durch Tierversuche konnte gezeigt werden, daß von der Conjunctiva aus es zur Erkrankung der Submental- und Submaxillardrüsen kommen kann (CALMETTE und GRYSEZ, IGERSHEIMER, J. KOCH und BAUMGARTEN), wozu nur minimale Bacillenmengen nötig sind (BR. LANGE), welche an der Eintrittsstelle keine Veränderungen machen müssen.

Das Vorkommen exogen entstandener Primärherde ist bis vor kurzem angezweifelt worden, doch haben wir neben den älteren Fällen von MILIAN, BOECK gerade aus den letzten Jahren ganz einwandfreie Beobachtungen, wenn wir nicht auch einzelne Fälle von Scrofulose hierher rechnen wollen. DIETL hat eine Schmierinfektion einer gewöhnlichen Impetigo bei einem zweijährigen Knaben aus tuberkulöser Familie gesehen mit konsekutiver regionärer Drüsenschwellung am Rücken, nachdem schon vorher HAMBURGER, CHANCELLER, EPSTEIN (siehe KOCH[1]), BENEKE solche Fälle beschrieben haben. Ferner berichtet GOEBEL von einem Primäraffekt am Knöchel bei einem fünfjährigen Kinde mit regionären Drüsenschwellungen, DUKEN bei einem zweijährigen an der Oberlippe, während sein zweiter Fall bei einem 5 Monate alten Säugling mit einer Tuberculosis verrucosa cutis am Daumen vielleicht bereits als Superinfektion aufzufassen ist. — Wir selbst beobachteten bei einem aus durchaus gesunder, bester Familie stammenden $3^1/_2$jährigen Mädchen ohne sonstige Zeichen einer Tuberkulose nach einer Kratzwunde durch eine Katze das Auftreten eines Lupus mit präaurikulärer Drüsenschwellung. Und wenige Monate später einen ähnlichen Fall bei einem vierjährigen Knaben: Lupus am rechten Vorderarm mit verkäsender Drüsenschwellung in der Axilla bei sonst völlig negativem Befunde. Die Fälle GERLINGS, WALLGRENS betreffen ältere Knaben (7 Jahre), welche sich eine Infektion am Fuße zuzogen, der von STIEDA einen fünfjährigen Knaben mit einem tuberkulösen Ulcus am rechten inneren Knöchel und spezifischen Drüsenschwellungen in inguine rechts. In der letzten Zeit sind noch eine Reihe von primären Hautinfektionen mitgeteilt, so von HAXTHAUSEN, STOKES, welcher drei Typen unterscheidet (Gesicht, Vorderarme oder Hände, Füße), MILIAN und DELARNE (verrucöse Hauttuberkulose am linken Ohre), RAMEL (21 Monate alter Knabe, papulöse Efflorescenz am Knie), LEVY (6 Monate altes Kind mit Ulcus tuberculosum in der Nähe des Genitales) mehrere Beobachtungen von BERNARD und seinen Mitarbeitern; WICHMANN findet unter 2000 Fällen von Hauttuberkulose mindestens 36, welche in diese Gruppe gehören; eine eigene Studie widmet er der exogenen Infektion der Nasenschleimhaut und deren immunisatorischer Bedeutung.

Es mögen nun gewiß nicht alle Beobachtungen einer strengen Kritik vollständig standhalten, resp. exogene Superinfektionen sein, welche einen Primärkomplex vortäuschen, wie z. B. RADNAIS Beobachtung oder die ROCHATS (Superinfektion an der Vulva durch den Geschlechtsverkehr), aber es ist nicht daran zu zweifeln, daß ein tuberkulöser Primärkomplex an der Haut vorkommt, auch unter der Form des Lupus vulgaris. Gewiß ist dieser Modus der seltenere und muß nicht immer zu Allgemeininfektionen führen, wie dies oft bei den Circumcisionsinfektionen eintrifft, offenbar deshalb, weil dabei reichlich, meist sehr virulente, Tuberkelbacillen einem fast schutzlosen Organismus zugeführt werden. — Aber mit zunehmendem Alter verfügt der Säugling und das Kleinkind immer mehr über Schutzkräfte und damit bessert sich die Prognose, sofern nur die Affektion rechtzeitig erkannt wird.

---

[1] Siehe KOCH: Erg. d. Med. **14** (1915).

Mit dem primären Komplex an der Haut befaßt sich BRUUSGAARD in einer eingehenden Studie, der er seine eigenen Fälle und auch solche von BOECK (bereits 1911 beschrieben) zugrunde legt. — Aus dem vorliegenden Materiale läßt sich erkennen, daß der Primäraffekt zuweilen recht unscheinbar ist; er kann die Form einer kleinen Papel oder Acnepustel haben, ist aber in charakteristischen Fällen von einer häufig auffallend starken Drüsenschwellung begleitet. Das Drüsenpaket ist meist von einer mächtigen Periadenitis umkleidet, welche einen Schutzwall darstellt, der bei etwaigen Operationen möglichst geschont werden soll. Bei einigermaßen starker Schwellung verwachsen die Drüsen auch mit der Haut. Wir sehen hier also einen Primärkomplex, welcher ganz dem der Lunge entspricht (KÜSS, PARROT, GHON und seine Mitarbeiter, RANKE, HAMBURGER).

Die Lokalisation des Primäraffektes, welcher von manchen ganz direkt als „tuberkulöser Schanker" bezeichnet wird in Analogie zur luetischen Infektion, ist eine ganz verschiedene, wie schon aus den obigen Darlegungen hervorgeht. Auch die Erscheinungsweise ist mannigfaltig, meist ein Ulcus oder ein tiefes Infiltrat, welches dann nach außen aufbricht und in dessen Umgebung sich Lupusknötchen entwickeln können. Für die sogenannte „primäre" Conjunctivaltuberkulose mit Drüsenschwellung nimmt LUNDSGAARD in der überwiegenden Anzahl der Fälle eine hämatogene, sekundäre Infektion an. — Wenn BRUUSGAARD sagt, daß er noch keinen Lupus vulgaris als Primäraffekt gesehen habe, kann ihm zugegeben werden, daß dies die seltenere Form ist (vgl. dagegen WICHMANN), aber sicher kommt sie vor (eigene Beobachtung). Sie auszuschließen, weil „der Lupus der Ausdruck für eine allergische Reaktion in einem schon infizierten Organismus" sei, geht schon deshalb nicht an, weil bekanntlich eine solche Umstimmung in loco infectionis sich oft sehr rasch entwickelt. Wir können also im Primärstadium, d. h. in einem Zeitpunkt, wo von einer hämatogenen Propagation noch nicht die Rede sein kann, einen Lupus vulgaris antreffen. Die um das primäre Ulcus entstehenden Lupusknötchen würden jenen produktiven Tuberkeln entsprechen, welche nicht so selten beim pulmonalen Primäraffekt um den käsig-pneumonischen Herd entstehen.

Es ist kein Zweifel, daß man mitunter schon durch das Aussehen des Geschwüres mit seiner unebenen, gekörnten Basis, den unterminierten Rändern zur Diagnose geführt werden kann, doch gibt es auch Schwierigkeiten gegenüber der Lues, indem ein flaches Ulcus auf einem ziemlich derben Infiltrat sich entwickelt. Die mehr weniger starke Infiltration läßt es von der miliaren Tuberkulose unterscheiden. Sehr charakteristisch sind meist die Drüsen, die im Anfange zwar auch derb und indolent sein können, doch sehr bald miteinander und mit der Umgebung verwachsen und oft perforieren; gewöhnlich sind die zugehörigen Drüsen affiziert, doch kann auch die nächstgelegene Drüsengruppe übersprungen und erst eine weitere ergriffen sein.

Die Erkrankung kann sich im Primärstadium erschöpfen, d. h. sie heilt unter günstigen Umständen aus. Tritt sie aber ins Sekundärstadium, dann ist der Verlauf ein verschiedener (BRUUSGAARD). Bei akutem Verlaufe schließt sich dieses rasch ans Primärstadium an und vermag in kurzem, besonders bei Kleinkindern, durch Miliartuberkulose oder tuberkulöse Meningitis zum Tode zu führen, doch kann auch da noch selbst bei ausgedehnter Lungentuberkulose Heilung erfolgen. — Ist zwischen erstem und zweitem Stadium ein längeres Intervall, dann wird das letztere bei mehr chronischem Verlaufe oft durch multiple Drüsenschwellung eingeleitet und scheint besonders gutartig bei Prävalieren von Hauterscheinungen, ebenso bei Auftreten von papulo-nekrotischen Tuberkuliden in diesem Zeitpunkte; doch läßt sich auch da keine Regel aufstellen, vielfache Schwankungen stellen sich ein. Wir sehen also auch bei der exogenen, primären Hauttuberkulose einen ganz verschiedenen Verlauf, man kann aus letzterem keine durchgreifenden Unterschiede gegenüber endogenen Hautinfektionen konstruieren. Daß das Kleinkind bei seinen geringen Schutzkräften größeren Gefahren ausgesetzt ist, liegt auf der Hand; die Prognose ist um so schlechter, je jünger der Organismus, je intensiver und längerwährend der Kontakt ist.

Im Beginne des Sekundärstadiums der *inneren* Tuberkulose sehen wir auf der Haut die schon an anderen Orten erwähnten Initialexantheme und das Erythema nodosum, welche allerdings rasch schwinden, die Allergie ist außerordentlich stark, doch können dann andere persistierende Formen der Hauttuberkulose folgen (Scrofuloderm, lupöse Plaques, indurative Tuberkulose usw.), indem von einer inneren oder Drüsentuberkulose Bacillen in die Blutbahn geschleudert werden; in größeren oder kleineren Zwischenräumen sieht man oft der ersten Aussaat weitere folgen. Die hohe Tuberkulinreaktivität der Haut wird im allgemeinen als günstiges Symptom angesehen, als kräftige Abwehrmöglichkeit des Organismus. Es sei immer wieder betont, daß dies für viele Fälle stimmt, es darf aber nicht als unumstößliche Regel gelten, denn wir sehen auch unter diesen Umständen Patienten an innerer Tuberkulose sterben.

Außerordentlich schwer ist die weitere Parallele mit der inneren Tuberkulose herzustellen, wie dies auch SCHÖNFELD, KRANTZ hervorheben. Gewiß kann man mit BRUUSGAARD, PETERS und BROCK jene Fälle von chronisch verlaufendem Lupus mit Tendenz zur Vernarbung, die oft nur in einem oder nur ganz wenigen Plaques bestehen, dem tertiären Stadium RANKEs, der indurativen Phthise, der isolierten Tuberkulose an die Seite stellen. Die Analogie mag auch so weit gehen, daß zwar die cutane Tuberkulinreaktion gut ausgesprochen, die Allgemeinreaktion nur schwach ist, so daß man die Tuberkulingaben rascher steigern kann. Doch findet man nicht so selten auch letztere sehr deutlich, oder plötzlich im Verlaufe einer Kur wieder stark werden, es wird uns dies um so weniger wundernehmen, da wir gesehen haben, in welch hohem Prozentsatz bei Lupus doch auch Lungenherde vorhanden sind. Im übrigen halten wir diese Einteilungen wenigstens für die Haut gar nicht für bedeutungsvoll, ja überflüssig. Da die Immunitätsverhältnisse bei der Tuberkulose lange nicht so konstante wie bei anderen Erkrankungen, nicht einmal wie bei Syphilis sind — und auch bei dieser gehört es nicht zu den größten Ausnahmen, daß im scheinbar „tertiären Stadium" doch wieder sekundäre Erscheinungen auftreten —, wird es sich bei der Tuberkulose noch viel häufiger ereignen, daß die Immunität durchbrochen wird, die scheinbar chronische gutartige Hautaffektion wieder zur Propagation neigt oder eine Tuberculosa lichenoides, papulonekrotische Tuberkulide uns vor Augen führen, daß unsere ganze Einteilung über den Haufen geworfen worden ist, Vorkommnisse, welche wir natürlich, auch bei der inneren Tuberkulose kennen. Bedenkt man nun noch, daß die Fälle gar nicht so selten sind, bei denen die Hautaffektion stationär bleibt, während eine innere, scheinbar gutartige Tuberkulose aufflammt, so daß man diese wieder ins sekundäre Stadium einreihen muß, so kann es geschehen, daß wir je nach dem Organe im selben Momente — und um wechselnde Zustandsbilder handelt es sich doch — und an dem gleichen Individuum zwei Stadien notieren können. Andererseits sehen wir auch bei wenig aktiven Vorgängen in den Lungen oder inneren Organen scheinbar ruhende Prozesse der Haut wieder aufflammen, sogar Formen, welche nur mit den disseminierten, akuten Hauttuberkulosen der Kinder zu vergleichen sind. Die Nutzlosigkeit solcher Einteilungsbestrebungen für die Hauttuberkulose ist also evident. Dies um so mehr, als ja doch die meisten nicht isolierte Erkrankungen dieses Organes, sondern vergesellschaftet mit anderer Tuberkulose sind, wofür die Untersuchungen von PETERS und BROCK neuerdings sprechen, welche bei 112 Fällen in 59% anamnestisch schon vorher tuberkulöse Affektionen feststellen konnten. Im ganzen scheint ihnen für 71,5% ihres Materials die endogene Ursache der Hautaffektion erwiesen; ihre Schlüsse halte ich zwar nicht für zwingend, da selbst bei vorher bestandener Tuberkulose eine exogene Superinfektion den Lupus hervorgerufen haben kann; trotzdem bekenne auch ich mich als Anhänger des endogenen Infektionsmodus für viele Lupusfälle, bin aber nicht imstande, genaue Prozentzahlen anzugeben mit Rücksicht auf die erwähnten Schwierigkeiten.

Gibt es auch Reïnfektion an der Haut? Man sollte meinen, daß dies an der Haut am ehesten zu entscheiden wäre, aber von vornherein stehen da große Schwierigkeiten entgegen, da wir nicht wissen, ob und wann eine innere Tuberkulose ausgeheilt ist, da selbst in alten Kalkherden noch lebende Tuberkelbacillen gefunden werden (LUBARSCH, RABINOWITSCH, SCHMITZ, WIESNER). Die häufigen Superinfektionen vermögen gelegentlich Reinfektionen vorzutäuschen, indem sich an den peripheren Infekt eine Lymphstrang- oder Drüsenerkrankung anschließen kann, aber gewöhnlich geschieht dies letztere in viel größeren Zeiträumen, mehr chronisch, langsam verlaufend, im Gegensatz zum Primärkomplex, bei dem die mächtige Drüsengeschwulst in typischen Fällen stürmisch in wenigen Wochen auftritt. Ich möchte eine Beobachtung unter dem sehr großen Materiale anführen, welche an eine Reinfektion auf der Haut denken ließe. Sie betraf eine etwa 30jährige, blühende Frau mit einem ziemlich derben Ulcus an der Oberlippe, dem nach *etwa 6 Wochen* ein mächtiges Drüsenpaket am Unterkiefer folgte, so daß Patientin mit der Diagnose Syphilis von einem Kollegen antiluetisch behandelt wurde (vgl. den Fall von K. GRÖN). Als ich die Kranke sah, bot sie dieselben Erscheinungen, Wa.R. negativ, kein Exanthem, keine sonstigen Drüsenschwellungen. Da das Aussehen, speziell die Farbe des Geschwürs mir nicht zur Lues paßte, überdies die Therapie gar keinen Effekt gezeigt hatte, mußte doch an Tuberkulose gedacht werden, was auch durch die mikroskopische Untersuchung bestätigt wurde. Pirquet hoch positiv, Lungen klinisch und röntgenologisch ohne jeden Befund. Wenige Röntgen- und Finsenbestrahlungen brachten die Affektion zur Heilung. Aussehen und Verlauf entsprachen aber ganz einem tuberkulösen Primäraffekt, doch bin ich mir bewußt, daß auch da genug Argumente angeführt werden können, welche gegen meine Auffassung im Sinne einer Reinfektion sprechen könnten; der Fall sollte mitgeteilt sein, um zu weiterer Beobachtung zu veranlassen.

Die Verhältnisse für die fälschlich so genannte „primäre" Hautinfektion im späteren kindlichen Alter liegen meist etwas anders. Wir haben gesehen, daß die häufige Entstehung des Lupus im Kindesalter von manchen Autoren, besonders von PHILIPPSON und WICHMANN, zur Stütze ihrer Anschauung von der endogenen Natur jedes Lupus als Beweis vorgebracht wurde. Der Lupus, so sagen sie, entsteht in den Lebensjahren, in denen auch die inneren Tuberkulosen ihren Anfang zu nehmen pflegen, zu einer Zeit, wo die sekundären Tuberkulosen überhaupt häufig sind, also entsteht der Lupus von den inneren Tuberkulosen her, das dürfte vielfach auch den Tatsachen entsprechen. Für einen großen Teil der Fälle wird man aber ebenso richtig argumentieren: Der Lupus entsteht zu einer Zeit, wo eine Anzahl der Kinder entweder noch keine innere Tuberkulose hat, oder vielmehr noch nicht genügend gegen eine Infektion von außen geschützt ist. Das Seltenerwerden eines beginnenden Lupus in den späteren Jahren erklärt sich zum Teil gerade dadurch, daß dann schon die meisten Menschen eine tuberkulöse Infektion haben oder überstanden haben und sich in einem Immunitätszustand befinden, der das Haften einer äußeren Infektion verhindert. Sie verhalten sich dann gegen eine Reinfektion von außen wie tuberkulöse Meerschweinchen gegen eine Superinfektion: von außen eingebrachte Tuberkelbacillen sind nicht imstande, eine tuberkulöse Hautaffektion zu erzeugen. Nur ist beim Menschen die Entwicklung der Immunität, wie überhaupt der gesamte Verlauf der Tuberkulose, viel weniger an einen bestimmten Typus gebunden; daher sind auch die scheinbaren Ausnahmen von der Regel viel häufiger. So kann bei einem Sinken des Antikörpergehaltes auch bei schon tuberkulösen Individuen durch exogene Inokulation ein Lupus entstehen. Über Frühreaktionen durch Hineingelangen von Tuberkelbacillen in Wunden fehlen naturgemäß die Beobachtungen, da solche vorübergehende, leichte Entzündungen von Wunden an Händen und Fingern wohl meist nicht beachtet oder anders gedeutet werden.

Wenn nicht die meisten Menschen im späteren Lebensalter einen gewissen Schutz vor Infektion der Haut mit Tuberkelbacillen besäßen, dann müßten die Fälle von Hauttuberkulose in diesen Jahren bedeutend häufiger sein als sie tatsächlich sind. Es gibt doch gewisse Berufsklassen, die täglich mit virulentem, tuberkulösen Material in Berührung kommen, wir denken vor allem an viele in der menschlichen und Veterinär-Medizin beschäftigte Personen. Und wenn Wichmann unter den Schlachthofbeamten bloß $4^0/_0$ mit Hauttuberkulose fand, so ist dieser Prozentsatz eigentlich doch sehr gering und nur erklärlich dadurch, daß bei den meisten, trotz ständiger Infektionsgelegenheit, keine Hauterkrankung zustande kam dank einer vorhandenen Immunität. Auch bei Ärzten, die häufig ohne genügende Vorsichtsmaßregeln Sektionen Tuberkulöser ausführen oder Tierexperimente mit Tuberkulose vornehmen — man experimentiere einmal in der gleichen Sorglosigkeit mit Rotz! — sind tuberkulöse Hautinfektionen ganz verschwindend selten und dann meist in gutartiger Form. Das deutet eben alles darauf hin, daß der Erwachsene von der Haut aus überhaupt schwerer infizierbar ist, auf anderen Wegen übrigens ebenso, weil er gegen Reinfektion relativ immun ist.

Nun hat Jadassohn den Gedanken erwogen, ob sich nicht die Eigentümlichkeiten des Lupus im Vergleich zur ulcerösen Hauttuberkulose der Säuglinge dadurch erklären lassen, daß der Lupus *immer* eine Superinfektion schon tuberkulöser Individuen darstelle. Ähnliches hatte nachher Hübner über die Entstehung der Tuberculosis verrucosa cutis geäußert. Es ist Jadassohn von vornherein zuzugeben, daß in einem Milieu, wo die Infektion der kindlichen Haut leicht möglich ist, auch die inneren Organe schon vorher infiziert worden sein können. In einem großen Teil der Fälle trifft das auch wohl zu, und die Infektion der Haut mit Tuberkelbacillen führt dann zu klinischen Erscheinungen, weil die Immunität infolge der inneren Tuberkulose noch nicht genügend ausgebildet ist, um die Haut vor Neuinfektion zu schützen. Sie reicht aber ebensowenig aus, die Haut vor der Ansiedlung der eigenen, im strömenden Blut so häufig vorkommenden Tuberkelbacillen zu bewahren, wohl aber vermag sie ihre Virulenz abzuschwächen, die Krankheitserscheinungen entsprechend zu ändern.

Wir glauben also nicht, daß man das Wesen des Lupus durch die Tatsache der Superinfektion allein erklären kann, sondern möchten eher einen prinzipiellen Unterschied zwischen der Haut, resp. dem Organismus des Säuglings und der des älteren Kindes und Erwachsenen annehmen. Der tuberkulosefreie Säugling verhält sich einer Hautinfektion mit Tuberkelbacillen gegenüber wie ein Meerschweinchen gegen primäre Infektion. Das Verhalten des älteren Individuums ist ein anderes; der Verlauf der cutanen Infektion hält die Mitte zwischen dem beim Meerschweinchen und beim Kaninchen. Beim ersteren sehen wir eine ulceröse Tuberkulose, die immer zur Allgemeininfektion führt. Beim Kaninchen dagegen, das mit Tuberkelbacillen vom Typus humanus cutan infiziert wird, entsteht eine lokale Hautaffektion, die klinisch mit Lupus große Ähnlichkeit haben kann, aber spontan verheilt, meist ohne eine allgemeine Erkrankung zu verursachen. Wir müssen hier eine lokale Bildung von Immunkörpern annehmen, welche die eingedrungenen Tuberkelbacillen vernichten. Dasselbe findet in der Haut des älteren Kindes und Erwachsenen statt, nur sind die Immunitätsvorgänge nicht ausreichend, um ein völliges Zugrundegehen der Tuberkelbacillen zu erreichen. Aber die Haut in diesem Alter scheint doch schon von Natur kräftigere Abwehrvorrichtungen zu besitzen als beim Säugling.

Wir können uns den Verlauf des Infektionsprozesses folgendermaßen vorstellen: Tuberkelbacillen gelangen in einer gewissen Menge in eine Hautwunde. Durch die geringe Anzahl normalerweise vorhandener Ergine (Lysine) wird der Verteidigungsvorgang eingeleitet; dann findet eine stärkere lokale Antikörperbildung und darauf ein beträchtliches Zugrundegehen von Bacillen statt. Durch Aufschließen von Tuberkelbacillensubstanz kommt es zur Bildung von tuberkulösem Gewebe, klinisch zur Entstehung eines Lupusherdes nach einer Inkubation. Aber der Organismus wird nicht restlos der Eindringlinge Herr. Die meisten Tuberkelbacillen gehen zwar zugrunde, aber einige resistente Exemplare (wie wenige es sind, davon kann man sich ja an excidierten Herden überzeugen) bleiben am Leben und vermögen sich, trotz der Antikörperwirkung, wenn auch nur sehr spärlich, fortzupflanzen. Das Ganze geht vor sich wie ein langer, hartnäckiger Kampf zwischen den Bakterien und den Abwehrvorrichtungen des Organismus, ohne daß einer von beiden wirklich die Oberhand behält. Der Prozeß ist so wenig intensiv, daß auch die Bildung der Antikörper, wie es scheint, allerdings selten, ein rein lokales Phänomen bleiben kann, daß gar nicht genug davon gebildet werden, um eine allgemeine Immunität der gesamten Hautdecke herbeizuführen. So erklärt es sich denn, daß die Pirquetreaktion im Herd positiv, aber auf der normalen Haut negativ ausfallen kann. Bedient man sich feinerer Reaktionen, z. B. der intracutanen, so findet man dann auch in normalen Bezirken oft schon positiven Ausfall.

Solche Individuen haben von ihrem lokalen tuberkulösen Hautherd oft keine ausreichende Immunisierung gegen weitere Tuberkelbacilleninfektionen. Denn es werden nicht genügend Antikörper gebildet (oder infolge der ungünstigen Zirkulationsverhältnisse der Haut nicht resorbiert), um an anderen Körperstellen, fern vom ersten Herde, einen Schutz gegen neuerdings eindringende Tuberkelbacillen zu verleihen. Diese Personen können also einer massigen Neuinfektion, z. B. der Lungen, leicht erliegen. FORCHHAMMER hat diese Verhältnisse durch Bearbeitung einer größeren Statistik beleuchtet, ohne sie allerdings schon im Sinne der Immunitätslehre zu deuten. Nach ihm wären im Gegenteil gerade die Fälle von reinem, unkompliziertem Lupus der Haut in hohem Grade einer allgemeinen Infektion ausgesetzt. Und zwar bezieht sich das ganz besonders auf den Lupus im kindlichen Alter, wie auch die von FORCHHAMMER an dieser Stelle zitierten Arbeiten von DEMME und EIBE beweisen. Die Lupusfälle mit tuberkulösen Komplikationen anderer peripherer Organe wiesen keine so hohe Mortalität auf wie die reinen Hauttuberkulosen. Das kann wieder nur so gedeutet werden, daß von den Tuberkulosen anderer Organe aus besser und reichlicher Antikörper gebildet und resorbiert werden als von den *primären* Hauttuberkulosen. Unter 58 Fällen von tödlicher Lungenphthise bei Lupösen war die Lungenaffektion 50mal erst nach dem Lupus (der meist mit Schleimhautlupus kompliziert war) aufgetreten oder manifest geworden, nur 8mal sicher vor dem Lupus entstanden.

Wir müssen drei Möglichkeiten annehmen. Entweder der Lupus bleibt — wie wir bereits geschildert haben — eine rein lokale, benigne Erkrankung, die aber nicht zu genügender allgemeiner Immunität führt. Das Individuum wäre also einer Neuinfektion der Lungen schutzlos ausgesetzt. Oder die Tuberkel bacillen invadieren ebenfalls die Haut und Schleimhaut eines nichttuberkulösen, also ungeschützten Individuums, führen aber hier zu einer rasch fortschreitenden Erkrankung. Es kann dann die Hautinfektion selber, allerdings selten (LANCASHIRE), der Ausgangspunkt der bösartig verlaufenden Visceraltuberkulose sein. Oder die Hautinfektion haftet bei einem schon tuberkulösen Individuum wegen Verminderung der Allergie, und aus demselben Grunde findet auch eine interne Superinfektion statt, die dann einen unheilvollen Verlauf nimmt.

Während diese Befunde auf eine verhältnismäßig geringe Immunität einer ganz bestimmten Gruppe Lupöser hinweisen würden, lassen neuere Untersuchungen, wie wir gesehen haben, doch annehmen, daß bei einigermaßen stärkerer Affektion der Haut ein gewisser Schutz für Erkrankung innerer Organe zustande kommt, indem diese meist leicht erkranken und nur selten progrediente Phthisen zustande kommen. Allerdings haben wir auch schon darauf verwiesen, daß damit über das endliche Schicksal der Lupösen nichts gesagt ist, größere Statistiken darüber fehlen.

Andererseits geht aus der FORCHHAMMERschen Statistik hervor, und viele ältere Beobachter haben schon ähnliches geäußert, daß Personen mit innerer und besonders mit Lungentuberkulose selten an Lupus erkranken. LENGLET drückt das prägnant aus: „Les tuberculeux ne deviennent pas des lupiques, les lupiques deviennent fréquemment tuberculeux.“ Auch das ist nach der Immunitätslehre zu erklären, wenn man annimmt, daß von den inneren Tuberkulosen aus im ganzen reichlich Antikörper gebildet werden. Diese Individuen verhalten sich also einer Hautinfektion gegenüber wie tuberkulöse Meerschweinchen gegen eine Neuinfektion. Es kommt bei ihnen nur schwer eine tuberkulöse Hauterkrankung zustande.

Es gibt jedoch Fälle, wo bei Phthsikern Hauttuberkulose, verursacht durch exogene Inokulation von Tuberkelbacillen vorkommt. Die Argumente, welche von manchen Seiten, z. B. auch von BALLIN gegen eine exogene Infektion bei der Entstehung des *Lupus* angeführt werden, können den Tatsachen nicht standhalten. Fast immer handelt es sich bei Beobachtungen dieser Art um Autoinfektionen, um Impfungen der Haut mit den Bacillen des eigenen Sputums. Bei nicht sehr sauberen Phthisikern kommt es auf diese Weise zur Bildung von Tuberculosis verrucosa an den Fingern, zumal mit ganz charakteristischer Lokalisation bei solchen Patienten, die sich mit den Fingern Sputumreste aus dem Bart zu wischen pflegen. SCHIELE beschreibt einen Fall, bei dem gelegentlich des Ohrenstechens durch den Eiter einer langjährigen Otitis media ein Lupus des Ohrläppchens auftrat, BEHREND beobachtete ein Mädchen mit Lungen- und Kehlkopftuberkulose, bei dem durch Aufkratzen eines Mückenstiches ein Lupus entstand. Gewiß ist bei diesen Fällen die Annahme möglich, daß von inneren Herden aus sich auf hämatogenem Wege an dem Orte geringeren Widerstandes Tuberkelbacillen angesiedelt haben, da ja bekannt ist, daß tuberkulöse Erkrankungen der Knochen, Gelenke, des Hodens nach Traumen vorkommen; für Pilzerkrankungen haben KOGOJ, W. JADASSOHN, SMOLKA u. a. nachgewiesen, daß im Blute kreisende Keime sich gerne an verletzten Hautstellen lokalisieren und zu Erkrankung führen, und W. JADASSOHN ist auch bezüglich der Tuberkulose diese Frage experimentell angegangen. Ich selbst habe mehrfach hervorgehoben, daß banale Entzündungen (Furunkel, Acne conglobata) aus inneren Herden spezifisch tuberkulös infiziert werden können. Aber diese Erklärung erscheint uns für die hierher gehörigen Fälle doch etwas gezwungen. Beispiele für tuberkulöse Erkrankungen nach Traumen und Unfällen finden wir bei ZOLLINGER in größerer Anzahl kritisch beleuchtet.

Ferner entstehen bei manchen Tuberkulösen im fortgeschrittenen Stadium ulzeröse Erscheinungen an den Schleimhäuten der Körperöffnungen, die auch durch Hineingelangen der Bacillen von außen verursacht sind. Zwei Momente sind bei diesen Fällen zu beachten: 1. Infektion mit den eigenen Bacillen, 2. Infektion mit großen Massen von Tuberkelbacillen. Ob dem ersten Moment eine große Bedeutung zukommt, können wir immer noch nicht mit Sicherheit aussagen. Es liegt natürlich nahe, anzunehmen, und ist durch manche Beobachtungen aus der Bakteriologie bewiesen, daß die Infektionserreger im befallenen Organismus ihrerseits sich gegen die Abwehrvorrichtungen des Körpers immunisieren und sich daher hier länger zu halten vermögen als neu hineingebrachte Bakterien. Wie sich aber gerade die Tuberkelbacillen in dieser Beziehung verhalten, darüber liegt sehr wenig beweisendes Material aus Experimenten vor. Es bleibt eigentlich nur eine Beobachtung von E. LÖWENSTEIN, der ein eigentümliches Verhalten der Phagocytose gegenüber beobachtete. Leukocyten aus einer tuberkulösen Harnblase sollen die eigenen Tuberkelbacillen nicht, wohl aber einen fremden Stamm phagocytieren. Im Tierexperiment haben aber weder RÖMER noch LEWANDOWSKY bei tuberkulösen Tieren eine positive Hautimpfung mit den eigenen Bacillen erreichen können, selbst wenn sie der tuberkulösen Haut des Tieres direkt entnommen waren. Eine Immunität der Tuberkelbacillen gegen die Antikörper des befallenen Organismus ist also noch nicht bewiesen, allerdings keineswegs ausgeschlossen. Zur Erklärung dürfen wir sie aber einstweilen nicht heranziehen, sie verhalten sich so wie fremde Bacillen; gegenteilige Befunde bedürfen, wie schon erwähnt, noch der Nachprüfung.

Die Bedeutung großer Virusmengen bei der Tuberkuloseinfektion ist besonders von RÖMER betont und experimentell dargelegt worden. Es ist also sehr wohl möglich, daß sie auch in jenen Fällen beim Menschen eine Rolle spielt. Die Tuberkelbacillenmengen, die aus einem phthisischen Sputum immer wieder in die gleiche Haut- oder Schleimhautwunde hineingelangen, können ganz enorm sein, und das hat sicher einen Einfluß auf das Zustandekommen der Läsion.

Schließlich kommt noch ein Moment für das Haften der Infektion hinzu: das Schwanken des Immunitätszustandes bei dem gleichen Individuum während des Krankheitsverlaufes. Wir haben gesehen, daß dies sogar bei der viel gleichförmiger und schematischer verlaufenden Meerschweinchentuberkulose der Fall ist, daß manchmal Reinfektionsstellen nach anfänglicher, scheinbarer Heilung später doch wieder aufbrechen. Wie viel mehr müssen wir bei dem viel weniger typischen Ablauf der Krankheit beim Menschen auf solche Schwankungen gefaßt sein. Gerade für die ulcerösen Tuberkulosen können wir sagen, daß sie häufig zu einer Zeit entstehen, wo die Krankheit fortgeschritten ist, der allgemeine Kräftezustand und die Antikörperbildung darniederliegen, wie sich das dann auch im Negativwerden der Pirquetreaktion ankündigt. Diese ulcerösen Formen zeigen nicht selten auch im histologischen Bilde das Fehlen der Antikörper. Wir finden sehr reichlich Bacillen, aber wenig spezifisch tuberkulöses Gewebe. Es findet also keine Auflösung von Tuberkelbacillen statt, und daher fehlt die charakteristische, tuberkuloide Struktur. Wir haben mehr eine allgemeine, entzündliche Gewebsreaktion auf die Invasion von zahlreichen Bakterien, deren sich der Körper nicht mehr durch spezifische Substanzen zu entledigen weiß. Es ist ein ähnliches Bild, wie wir es manchmal beim Meerschweinchen im letzten Stadium an dem primären Impfgeschwür feststellen können.

Endogene Infektion. 1. *Kontiguitätstuberkulose.* Noch mannigfacher fast als die Infektion von außen sind die Möglichkeiten, wenn die Tuberkelbacillen von innen her die Haut befallen. Natürlich handelt es sich hier immer um eine Hautinfektion bei einem schon tuberkulösen Individuum. Wir haben also zunächst nach dem Antikörpergehalt des Organismus zu fragen, danach aber auch vor allem nach der Quantität der infizierenden Bacillen.

Von den Hauptarten der endogenen Infektion soll uns zuerst hier die *Kontiguitätstuberkulose* beschäftigen. Wir haben weiter oben schon gesehen, daß einige Autoren diesem Infektionsmodus, besonders für die häufigste Form der Hauttuberkulose, den Lupus, die bei weitem größte Bedeutung zuschreiben. Hier müssen wir aus der Diskussion zunächst die große Anzahl der Fälle ausschalten, wo der Lupus von der Nasenschleimhaut seinen Ausgang nimmt. Bei der direkten Fortpflanzung des Lupus von hier aus auf die Haut oder der Verbreitung durch erkrankte Lymphgefäße kann man eigentlich nicht von sekundärem Lupus sprechen. Denn die Infektion der Nasenschleimhaut erfolgt fast immer exogen, sie ist darum so häufig, weil die Bedingungen zur Haftung der Infektion so besonders günstige sind. Prinzipiell aber verhält sich in bezug auf die Pathogenese die exogene Infektion der Schleimhaut genau wie die der Haut. Es gilt davon auch das weiter oben Gesagte. Selbstverständlich soll damit nicht behauptet werden, daß diese Fälle nicht für den Praktiker eine besondere Gruppe darstellen, und daß sie nicht eine andere Prognose geben als die Fälle, wo der Lupus in der äußeren Haut seinen Anfang nimmt. Aber das gehört in das Kapitel der Therapie. Prinzipiell handelt es sich auch hier um äußere Infektion der Haut. Ob übrigens auch auf retrogradem Wege durch Lymphgefäße eine sekundäre Infektion erfolgen kann, ist nicht sicher erwiesen. Jadassohn nimmt dies an, wenn durch ein Hindernis der zentripetale Weg im Gefäße verschlossen ist. Es sei auch erwähnt, daß nach manchen Forschern Wanderzellen durch phagocytierte Tuberkelbacillen eine Verbreitung der Tuberkulose bewirken können.

Etwas ganz anderes ist es, wenn die Hauttuberkulose von Organen ausgeht, die unter der Haut gelegen sind, meistens Drüsen oder Knochen; wenn also schon vor Beginn der Hauterkrankung im Innern ein manifester tuberkulöser Herd bestanden hat. Hier ist es von vornherein anzunehmen, daß eine große Zahl der Erkrankten auch reichlich Antikörper gebildet hat. Das ist auch tatsächlich der Fall. Denn gerade unter den Personen mit Drüsen- und Knochentuberkulose finden wir vielfach die Pirquetsche Reaktion besonders stark ausgesprochen. Wir sollten also erwarten, daß die reichlich vorhandenen Antikörper der Ausbreitung der Tuberkulose in der Haut wirksamen Widerstand entgegensetzen würden. Wenn wir nun trotzdem manchmal bei diesen Formen von Hauttuberkulose — Philippson und Wichmann legen darauf besonderen Wert — eine gewisse Hartnäckigkeit und geringe therapeutische Beeinflußbarkeit beobachten, so muß dafür noch ein anderes Moment mitsprechen. Vielleicht ist dieses in folgendem zu finden: Die Hauptentwicklung der Tuberkelbacillen erfolgt hier nicht in der Haut selbst, sondern in einem der Haut direkt benachbarten Organ, wo aber die Bedingungen zur Vermehrung für die Tuberkelbacillen ungleich besser sind als in der Haut. Die Antikörper wirken natürlich auch in den inneren Organen auf die Tuberkelbacillen ein. Aber der Nährboden und die Wachstumsbedingungen für die Tuberkelbacillen sind hier bedeutend angemessener, günstiger, so daß sie sich trotz den Abwehrbestrebungen des Organismus hier besser zu halten und fortzupflanzen vermögen als in der Haut. Das zeigt der Umstand, daß wir auch in typisch tuberkulösem Gewebe dieser Organe meist viel mehr Bacillen finden als in der in gleicher Weise erkrankten Haut. Auflösung oder Aufschließung von Tuberkelbacillen findet auch in den inneren Organen statt, aber trotzdem können immer noch zahlreiche Exemplare bestehen und sich vermehren. Liegt z. B. eine tuberkulöse Drüse unter der Haut, so pflanzt sich der Krankheitsprozeß hier direkt auf die Haut fort. Handelt es sich nun um eine von den Tonsillen aus primär erkrankte Halsdrüse, so können die Bedingungen unter Umständen nicht viel anders sein als für einen primären Hautinfektionsherd. Gesetztenfalls, es sind aber schon im Organismus reichlich Antikörper gebildet worden, so können diese allerdings der Entwicklung der Tuberkelbacillen in der Haut entgegenwirken. So finden wir auch manchmal um eine perforierte tuberkulöse Drüse oder um einen Knochenherd herum nur ein unbedeutendes Scrofuloderm, das trotz Fortbestandes des darunterliegenden Herdes gar keine Neigung zeigt, sich in der Haut auszubreiten. In anderen Fällen entsteht dagegen durch Übergang der Tuberkulose von der Drüse auf die Haut ein progredienter Lupus. Hier kann man vielleicht daran denken, daß der *fortwährende Nachschub* zahlreicher Bacillen von der Drüse in die Haut die Erkrankung trotz der Wirkung der Antikörper unterhält, daß wir also die Bedingungen einer besonders massigen Hautinfektion bei einem tuberkulösen Individuum vor uns haben. Wir sehen auch im Tierversuch noch in späteren Stadien Lymphknoten perforieren und den Anlaß zu tuberkulösen Hautgeschwüren geben.

Es sei hier wiederholt darauf hingewiesen, daß die Allergie (und schon gar die Hautallergie allein), eben kein absolut verläßlicher Indikator für die Höhe der Immunität ist, die Immunität oder sagen wir besser die Abwehrfähigkeit des Organismus setzt sich aus verschiedenen Komponenten zusammen. Wir kennen genug Hauttuberkulosen, Lupusfälle mit sehr hoher Anergie und doch schwerer Heilbarkeit. Auch die Annahme von dem immerwährenden Nachschub aus innerer Tuberkulose schien mir oft nicht ausreichend, weil wir in anderen Fällen bei scheinbar ganz gleicher Konstellation rasche, glatte Heilung sehen. Behauptet man nun, daß es sich eben doch nicht um gleichartige pathologische Prozesse gehandelt habe, so ist dem gewiß zuzustimmen, aber es ist gleichzeitig ein Eingeständnis der Unzulänglichkeit unserer Erkenntnis, was ich betont haben möchte.

2. *Hämatogene Tuberkulose.* Als klassische Form einer Bakterienverbreitung auf dem Blutwege ist seit langer Zeit die *disseminierte Miliartuberkulose* bekannt. Hier ist es schon vielen Beobachtern aufgefallen, wie außerordentlich selten an dieser Erkrankung des ganzen Organismus die Haut mitbeteiligt ist. Die Fälle von disseminierter Miliartuberkulose der Haut beim Erwachsenen stehen tatsächlich in der Literatur auch heute noch ganz vereinzelt da. Ein Pathologe, dem ein so enormes Sektionsmaterial zur Verfügung steht, wie E. FRÄNKEL, erklärt, daß er selber noch niemals eine Miliartuberkulose der Haut beobachtet habe. Durch den Vergleich mit der Häufigkeit der Chorioideatuberkel kommt er zu dem Schlusse, daß die Haut den Tuberkelbacillen als Nährboden nicht die zu ihrer Weiterentwicklung erforderlichen Bedingungen gewähre. Diese Auffassung deckt sich auch mit der bereits weiter oben ausgesprochenen Ansicht von der im allgemeinen geringen Hautdisposition für Infektion mit Tuberkelbacillen.

Die Miliartuberkulose der Haut ist aber nur im erwachsenen Alter so selten, im Verlauf der Säuglingstuberkulose und im frühen Kindesalter ist sie nach neueren Mitteilungen viel häufiger als man bisher gedacht hat. Die bis jetzt mitgeteilten Fälle haben alle einen gemeinsamen Zug: Wenig charakteristische klinische und histologische Erscheinungen bei großer Anzahl von Tuberkelbacillen in den Läsionen (HELLER, P. MEYER, LEICHTENSTERN, RENSBURG, MIBELLI, TILESTON, LEINER und SPIELER u. a.). Dieser Gegensatz von anatomischem Befund und Bakterienzahl ist auch von manchen schon hervorgehoben worden, ohne daß man eine befriedigende Erklärung geben konnte. Nur MIBELLI äußert bereits 1907 darüber eine Meinung, die unserer heutigen, auf die Immunitätslehre begründeten Anschauung sehr nahe kommt. Er schreibt: „Danach hätte man den bedeutenden Reichtum der krankhaften Herde in der Haut an Bacillen dem Umstande zuzuschreiben, daß es zur Verminderung oder gänzlichen Aufhebung des natürlichen Phänomens der Bakteriolyse gekommen ist, entweder wegen verminderter Phagocytose oder wegen einer verminderten Produktion von Amboceptoren nach der Theorie von EHRLICH." Auch wir können das Zustandekommen dieser Hautaffektion nur durch folgenden Mechanismus erklären: Es erfolgt eine sehr reichliche Tuberkelbacillenaussaat auf dem Blutwege, die zur Embolie in den kleinsten Hautcapillaren führt. Antikörper gegen Tuberkelbacillen sind in diesem Stadium der Krankheit meist nicht in irgendwie erheblicher Quantität vorhanden, wie auch das Fehlen der Pirquetreaktion, die negative Anergie, beweist. Die Tuberkelbacillen werden also nicht in der Haut zerstört, sondern können sich, falls die Temperatur und der spezielle Nährboden (es handelt sich fast immer um kindliche Haut) günstig sind, sogar stark vermehren. Da eine Aufschließung von Tuberkelbacillensubstanz wegen des Fehlens von Antikörpern nicht erfolgt, so bildet sich kein histologisch typisches, tuberkulöses Gewebe, sondern wir haben mehr eine allgemeine Entzündungsreaktion vor uns, wie sie auch gegen andere akute Bakterieninfektionen erfolgt. Wir sehen sogar in manchen Fällen von Miliartuberkulose der Haut Eiter- und Pustelbildung beschrieben, die hier ohne Mischinfektion mit pyogenen Bakterien allein durch die zahlreichen Tuberkelbacillen verursacht wird. LEWANDOWSKYs und FISCHLs Versuche mit intrakardialer Infektion beim normalen Meerschweinchen bilden ein absolutes Analogon zu der miliaren Hauttuberkulose im Säuglingsalter. Grundsätzlich können wir sagen, ist das Wesentliche in der Pathogenese dieser Krankheitsform die *hämatogene Aussaat sehr reichlicher Bacillen bei fehlender Antikörperwirkung*.

Bekannter vielleicht als die miliare, disseminierte Hauttuberkulose ist das Auftreten *multipler* Herde von *Lupus* oder auch von Tuberculosis verrucosa cutis auf hämatogenem Wege im Anschluß an eine akute, exanthematische Krankheit, besonders Masern, seltener Scharlach. Wir haben schon die Frage erörtert, ob diese Krankheiten das Hautterrain verändern und für die Infektion mit Tuberkelbacillen geeigneter machen können, und eine derartige Möglichkeit zugegeben. Wichtiger aber scheint es, daß gerade die Masern ganz entschieden einen besonderen Einfluß auf die Entwicklung einer gleichzeitig vorhandenen Tuberkulose haben. Sehen wir doch häufig genug auch innere Tuberkulosen nach Masern sich verschlimmern, gleichzeitig die Cutanreaktion auf Tuberkulin, die vor den Masern positiv war, während dieser Krankheit ins Negative umschlagen, um dann später wieder positiv zu werden (v. PIRQUET). Das läßt sich am ehesten durch ein Schwanken in der Immunität, durch ein zeitweises Versagen der Antikörperwirkung erklären. Während eines solchen Zustandes exacerbieren innere Tuberkuloseherde, und es kann auch zu einem Übergang von Tuberkelbacillen ins Blut in größerer Anzahl, wenn auch nie annähernd so reichlich wie bei der Miliartuberkulose kommen. Während der Verminderung der Antikörper können die Tuberkelbacillen in der Haut haften, ohne zerstört zu werden. Mit der Rekonvaleszenz beginnt dagegen allmählich wieder die Produktion von Antikörpern, denen die Tuberkelbacillen in der Haut zum Teil wieder verfallen, dann haben wir im ganzen ähnliche Bedingungen wie bei einem benignen Lupus exogener Entstehung. Diese Formen sind ja in der Tat meist besonders gutartig, sie können klinisch als Lupus auftreten (z. B. Fälle von SEQUEIRA, LABERNADIE) oder tumorförmig (DOUTRELEPONT, STRANDBERG) oder, besonders bei Lokalisation an den Extremitäten, als Tuberculosis verrucosa cutis (Tobler, Nobl, Finger, Török). Wir haben auf diese letztere Erscheinung früher schon hingewiesen und damit gezeigt, daß es nicht der Infektionsweg, sondern hauptsächlich die Lokalisation ist, welche die Verschiedenheit zwischen den genannten Krankheitsformen bedingt. Erfolgt die Ansiedlung der Tuberkelbacillen in der Subcutis, so können multiple, tuberkulöse Gummen (kolliquative Tuberkulosen) entstehen. Charakteristisch für die postexanthematischen Hauttuberkulosen ist die verhältnismäßig geringe Neigung zum Fortschreiten, die sich aus dem später wieder reichlicheren Vorhandensein von Antikörpern erklärt. Schematisch können wir die Genese dieser Erkrankungen folgendermaßen ausdrücken: *Hämatogene Aussaat mäßig reichlicher Bacillen bei geringen oder mäßig reichlichen Antikörpern.* Ist aber die Immunität bei Masern nicht dauernd in stärkerem Grade herabgesetzt, wie das ja auch häufig vorkommt, die Aussaat von Tuberkelbacillen nur gering, so entstehen statt Lupus und der eben erwähnten Tuberkuloseformen andere Krankheitsbilder, die sog. „Tuberkulide". Mit diesen haben wir uns jetzt etwas ausführlicher zu beschäftigen.

So sehr uns heute die Entwicklung der Immunitätslehre dazu drängt, den Begriff der „*Tuberkulide*" als etwas von der „Tuberkulose" zu Trennendes aufzugeben, so groß war doch seinerzeit das Verdienst Dariers, als er mit der Prägung jenes Wortes ein großes, dermatologisches Problem formulierte. Ältere und neuere Beobachtungen vom Lichen scrophulosorum Hebras bis zu den Untersuchungen Besniers, Boecks, Hallopeaus wurden dadurch unter einem einheitlichen Gesichtspunkte zusammengefaßt und vielseitige Arbeiten angeregt, die sich in der Folgezeit als recht fruchtbringend erwiesen haben. In Deutschland sind Jadassohn, Ehrmann, Delbanco als erste für die neue Lehre eingetreten, denen sich dann eine große Reihe von Forschern angeschlossen haben. Eine Definition des Begriffes „Tuberkulide" war damals schwieriger als heute. Gründete sich doch die ganze Konzeption schließlich nur auf eine Summe klinischer Erfahrungen. Da war eine Reihe von Krankheitsbildern, die, außer daß sie alle nur bei tuberkulösen Individuen beobachtet wurden, gewisse gemeinsame Eigenschaften aufwiesen, von denen aber keine einzige allein zur Aufstellung einer Definition genügte. Obwohl eben nur bei Tuberkulösen auftretend, lassen die hierher gehörigen Krankheitsformen meistens den Nachweis von Tuberkelbacillen, häufig auch den Befund von anatomisch typischem tuberkulösen Gewebe vermissen. Sie treten gern in Schüben auf, häufig disseminiert und in symmetrischer Anordnung, sie sind gutartig, zeigen keinerlei Neigung zur lokalen Ausbreitung, sondern heilen meist spontan oder auf geringe therapeutische Maßnahmen ab. Es ist natürlich, daß man in einer gemeinsamen Pathogenese das hauptsächliche Unterscheidungsmerkmal von den bekannten Formen der „echten" Hauttuberkulose suchte.

Hier verschaffte sich zuerst die Ansicht Geltung, die Tuberkulide seien nicht durch Bacillen, sondern durch Tuberkulotoxine hervorgerufen (Toxituberkulide Hallopeaus). Dadurch konnte man erklären, daß die meisten Versuche, die Tuberkelbacillen in den Läsionen nachzuweisen, versagten, daß diese Läsionen weder die Hartnäckigkeit noch die Ausbreitungstendenz tuberkulöser Herde zeigten, daß sie häufig in Exanthemform auftraten, wie Toxikodermien. Schließlich hatte man nach subcutaner Injektion von Tuberkulin Ausschläge auftreten sehen, die in nichts von jenen Affektionen zu unterscheiden waren. Was lag näher, als auch die natürliche Entstehung durch ein im Blutstrom kreisendes, dem Tuberkulin analoges Gift zu erklären.

Dieser Toxinhypothese, die u. a. besonders von Boeck, Hallopeau und Klingmüller vertreten und von Jadassohn kritisch beleuchtet wurde, stand eine andere Theorie gegenüber, nach der die Tuberkulide durch Bacillen verursacht wurden, wenn auch wohl meist durch abgeschwächte, tote oder zertrümmerte Exemplare. Für diese Ansicht, deren Hauptanhänger JADASSOHN, LEREDDE, HAURY, DARIER, ZOLLIKOFER waren, sprachen mehrere gewichtige Momente. Es war, wenn auch in einer kleinen Anzahl von Fällen, sicher gelungen, Tuberkelbacillen mikroskopisch oder im Tierversuch nachzuweisen. Anzunehmen, sie seien auf embolischem Wege nachträglich in toxische Läsionen hineingelangt, wäre zu gekünstelt. Der histologische Bau ist nicht selten wenn nicht typisch tuberkulös, so doch tuberkuloseähnlich. Es gibt Übergänge zwischen Tuberkuliden und Tuberkulosen, sowie direkte Umwandlungen der einen Form in die andere. Auch das Auftreten in Einzelherden spricht eher für bacillären als toxischen Ursprung.

So überzeugend diese Argumente JADASSOHNs auch sind, so müssen wir doch zugeben, daß in der einfachen Form, wie sie seinerzeit aufgestellt wurden, heute beide Theorien nicht mehr befriedigen können. Das gilt allerdings besonders von der Toxinhypothese. Wie hätten wir uns denn nach dieser die Genese der Tuberkulide vorzustellen? Die Bacillen in den inneren Krankheitsherden sondern ein Toxin ab. Dieses gelangt in den Kreislauf und verursacht, wie z. B. eine in den Körper eingeführte Arznei, einen Hautausschlag. Da ist zunächst ein schweres Bedenken. Wir kennen kein Toxin, das von den Tuberkelbacillen in künstlichen Kulturen oder im Organismus sezerniert würde, und das an sich imstande wäre, bei normalen Tieren oder Menschen pathologische Veränderungen hervorzurufen. Derartige Versuche sind unzählige Male mit negativem Resultat ausgeführt worden. Mit der Annahme eines Toxins allein käme man also nicht aus. Man müßte dann immer noch als ebenso wichtigen Faktor eine besondere Veränderung des Organismus voraussetzen im Sinne einer Umstimmung oder Überempfindlichkeit gegen das Tuberkulotoxin. Dann müßte ferner dieses Toxin nur in sehr geringer Konzentration vorhanden sein, denn es gelingt nicht, diese Wirkung selbst bei Übertragung auf tuberkulöse Tiere nachzuweisen. Sehr bemerkenswert ist aber folgender Umstand: Wenn lösliche, im Serum kreisende Toxine die Ursache der Tuberkulide wären, dann müßte die Häufigkeit und Ausbildung der Tuberkulide doch von der Stärke und Konzentration der Toxine abhängen. Die stärkste Giftbildung müssen wir aber dort erwarten, wo sehr zahlreiche Bacillen vorhanden sind und sicher auch zugrunde gehen bei Prozessen, die mit großer Vermehrung und Ausbreitung von Tuberkelbacillen einhergehen, also bei floriden Phthisen. Nun ist aber gerade das Gegenteil der Fall. Fast niemals finden sich Tuberkulide im vorgerückten Stadium einer inneren Tuberkulose. Am häufigsten sehen wir sie bei ausgesprochen gutartigen und chronischen Tuberkuloseformen, ja, häufig ist es schwer, den inneren Herd, auf den die Hauterscheinungen hindeuten, nachzuweisen. Ganz von selbst taucht hier doch der Gedanke auf, ob nicht ein Zusammenhang zwischen den Tuberkuliden und Immunitätsvorgängen ist.

Die Art des Zusammenhanges konnte natürlich erst durch die moderne Entwicklung der Immunitätslehre deutlich werden, wenn auch JADASSOHN bereits manches vorausgeahnt und dem Untergang von Bacillen, sowie der Abwehrreaktion des Organismus schon eine Bedeutung zugesprochen hat. Wodurch ist denn das Fehlen der Tuberkelbacillen in den meisten Läsionen zu erklären, wenn sie nicht dort zugrunde gehen? Und wo Bacillen, statt sich zu entwickeln, zugrunde gehen, müssen wir doch eine Abwehrreaktion des Organismus vermuten. Ferner sind tote Bacillen beim tuberkulosefreien Individuum nicht imstande, Läsionen von der Art der Tuberkulide zu erzeugen. Dagegen gelingt es leicht bei Tuberkulösen, auch im Tierversuch, wie GOUGEROT gezeigt hat. Man muß also auch hier noch eine spezifische Überempfindlichkeit als notwendig zum Zustandekommen der Tuberkulide annehmen. Kurz, es kann heute keine Theorie der Tuberkulide mehr befriedigen, die bei der Erklärung der Pathogenese auf die Immunitätsvorgänge im Organismus keine Rücksicht nimmt. Das zuerst erkannt zu haben, ist ein Verdienst von WOLFF-EISNER. Ihm sind dann ZIELER, GOUGEROT und LEWANDOWSKY gefolgt in ihren Versuchen, die Pathogenese der Tuberkulide aufzuklären, welche später auch von anderer Seite (FISCHL, TANIMURA) bestätigt wurden.

Die „Tuberkulide" entstehen meist bei Personen mit gutartigen Tuberkulosen, bei denen unter der Einwirkung reichlich vorhandener Antikörper Tuberkelbacillen zerfallen und derart aufgeschlossen werden, daß eine toxische Substanz in Freiheit gesetzt wird. Es ist die Frage, wo sich dieser Vorgang abspielt. Es wäre durchaus möglich, daß schon in den tuberkulösen Herden der inneren Organe die Bacillen lysiert werden, daß das eigentliche Toxin schon gelöst in das Serum übergeht und, in diesem zirkulierend, die Hauterkrankungen erzeugt. Das wäre eine moderne Modifikation der alten Toxinhypothese. Aber selbst in dieser Form scheint sie wenig annehmbar. Gewiß kann lösliches, von allen körperlichen Bestandteilen freies Tuberkelbacillentoxin Hauterscheinungen hervorrufen. Das haben die Versuche von KLINGMÜLLER, A. KRAUS und ZIELER bewiesen. Aber ein Toxin in der Konzentration, in der das Tuberkulin bei diesen Versuchen zur Anwendung kam, wird unter natürlichen Bedingungen niemals im Serum vorhanden sein. In solcher Konzentration kann es nur in kleinen, einzelnen Bezirken, die der Diffusionszone eines Bacillus entsprechen, zur Wirkung gelangen, wie GOUGEROT das überzeugend ausgeführt hat. Dem entspricht auch klinisch Form und Auftreten der Tuberkulide, das viel mehr an einzelne Embolien als an ein diffuses Toxin denken läßt.

Es ist also viel wahrscheinlicher, daß einzelne Bacillen für das Auftreten der Tuberkulidherde lokalisationsbestimmend sind. Wir müssen annehmen, daß die Bacillen in spärlichen Exemplaren in den Kreislauf kommen, daß sie so in die Haut gelangen, dort den Immunstoffen des Organismus, seien es nun lytische oder andersartige, verfallen und durch ihr diffundierendes, aufgeschlossenes Toxin jene Läsionen hervorbringen. Diese Annahme hat durchaus nichts Gewaltsames. Der Mechanismus dieser Pathogenese wird durch die intrakardialen Infektionsversuche beim tuberkulösen Meerschweinchen vollkommen nachgeahmt und damit die Richtigkeit der Annahme bewiesen. Daß virulente Tuberkelbacillen auch bei gutartigeren Fällen von Tuberkulose zeitweilig im Blutserum kreisen, ist sicher. Man könnte höchstens fragen, warum die Bacillen erst in der Haut vernichtet werden. Wir haben nun schon mehrfach darauf hingewiesen, daß die Haut ein besonders ungünstiger Nährboden für Tuberkelbacillen ist, daß sie unter Immunitätsverhältnissen, die ihnen in den inneren Organen noch eine Existenz erlauben, in der Haut schon zugrunde gehen. Während die größeren Mengen Tuberkelbacillen in einem inneren Herde noch erhalten bleiben, verfallen die einzelnen Exemplare in der Haut der Vernichtung, da sie sich hier sowieso in einem Zustande geringerer Vitalität, in einem ungünstigen Milieu befinden. Man kann zur Erklärung dieses Vorganges auch eine aktive Beteiligung des Hautorgans durch eine besonders starke celluläre Immunität mit heranziehen.

Daß die Antikörper nicht bloß gegen Reinfektion mit fremden Bacillen, sondern auch gegen das eigene Virus tätig sind, haben wir ja gesehen. Es hat also nichts Befremdendes, wenn metastasierte Tuberkelbacillen in der Haut Überempfindlichkeitsreaktionen hervorrufen, indem sie selber vernichtet werden. Es wird auch so ganz klar, warum wir in den meisten Fällen von „Tuberkuliden" keine Bacillen finden, warum aber doch wieder in dem einen oder anderen Fall ein positiver Befund erhoben wird. Es kommt eben ganz auf den Zeitpunkt an, in dem wir die Untersuchung vornehmen, was Kyrle bei einem Falle von Boeckschem Miliarlupoid besonders schön erweisen konnte. Meist werden wir zu spät kommen. Denn wenn die Läsion auf ihrem Höhepunkt ist, wird der sie verursachende Bacillus schon derartig abgebaut sein, daß er als eine morphologische Einheit nicht mehr nachzuweisen ist. Höchstens bei einer besonders hochgradigen Form, bei etwas reichlicherer Aussaat von Tuberkelbacillen, wo vielleicht mehrere Tuberkelbacillen im Zentrum einer Efflorescenz vorhanden gewesen sind, werden wir dann und wann noch einen sichtbar machen können. Oder wir müßten durch einen glücklichen Zufall eine Läsion gerade in ihrem ersten Beginn unter das Mikroskop bekommen. Es ist übrigens nötig, zu erwähnen, daß die Destruktion der Tuberkelbacillen hier nicht lange bei dem nicht säurefesten Stadium der Muchschen Granula und Stäbchen zu verweilen scheint. Denn im Schnitt gelingt es durch das Muchsche Verfahren bei Tuberkuliden selten, einen Tuberkelbacillus dort nachzuweisen, wo die Ziehlfärbung versagt hat. Warum wir den Antiforminbefunden geringere Bedeutung beimessen, haben wir weiter oben schon ausgeführt.

Auch die Unregelmäßigkeit des histologischen Befundes ist nicht mehr unerklärt. In einem frühen Stadium werden wir häufig rein entzündliche Veränderungen finden, wie bei der Frühreaktion bei den intrakardialen Reinfektionen Lewandowskys, Fischls. Besonders die im histologischen Bilde der „Tuberkulide" so häufig wiederkehrenden Nekrosen fügen sich gut in den Rahmen dieser Hypothese. Denn wir haben gesehen, wie gerade bei der Reinfektion und der sie begleitenden Gewebsreaktion die Kernschädigung und Nekrose besonders stark gegenüber der primären Infektion hervortritt. Auch die hämatogenen Reinfektionen beim Versuchstiere zeigen zum Teil diese Nekrosen. Untersuchen wir etwas später, so finden wir mehr tuberkuloides Gewebe. Ist die Efflorescenz dagegen schon in Involution begriffen, so herrscht wieder mehr ein unspezifisches Granulationsgewebe vor. Das sind genau die Veränderungen, die wir im Tierversuch bei den Überempfindlichkeitsreaktionen auf hämatogene und exogene Superinfektion vorfinden.

Man hat nun immer noch einen Einwand mit einem gewissen Rechte gegen die neue bacilläre Theorie erheben zu können geglaubt. Es gelingt beim tuberkulösen Menschen künstlich durch Tuberkulin Läsionen zu erzeugen, die den Tuberkuliden vollkommen identisch sind. Auf die Erscheinungen dieser Art, wie wir sie nach lokaler Applikation von Tuberkulin nach der Pirquet- und Mororeaktion beobachten, brauchen wir eigentlich nicht mehr einzugehen, wir müssen sie für künstlich erzeugte Tuberkulide halten. Aber sie ahmen nur den natürlichen Vorgang nach, indem sie Tuberkulin von der Inokulationsstelle aus in einer Konzentration auf die Haut einwirken lassen, wie sie in der Natur nur um einen in Auflösung begriffenen Bacillus vorhanden ist. Schwerer zu erklären nach unserer Theorie scheint auf den ersten Blick die Tatsache, daß manchmal im Anschluß an eine subcutane Injektion von Tuberkulin ein lichenoides Tuberkulid auftritt. Denn hier ist das Tuberkulin — nehmen wir eine Injektion von 1 mg an — im Serum doch nur in allerstärkster Verdünnung vorhanden. Wenn es in dieser Gestalt noch fähig wäre, vom Blute aus Tuberkulide zu erzeugen, hätte die toxische Theorie immerhin noch eine gewisse Berechtigung. Es ist aber durchaus nicht bewiesen, daß die Sache so einfach liegt. Manchmal handelt es sich bei der Tuberculosis lichenoides nach Tuberkulin sicher nur um Sichtbarmachen latenter, vorher schon vorhandener Herde, wie das Jadassohn in einem Falle überzeugend demonstriert hat. Aber auch an eine andere Entstehungsmöglichkeit kann man denken. In den Fällen, wo eine lichenoide Tuberkulose auf eine Tuberkulinreaktion folgt, handelt es sich immer um ausgesprochen starke Allgemeinreaktionen. Nun können bei starken

Herdreaktionen innerer Tuberkulosen latente oder inaktive Herde mobilisiert werden, und dadurch Tuberkelbacillen in den Kreislauf kommen, und diese Tuberkelbacillen können, in die Haut verschleppt und lysiert, jene Überempfindlichkeitsreaktion in Gestalt eines „Lichen scrophulosorum" hervorrufen. Das kommt nun zwar, wie wir schon gesehen haben, nicht regelmäßig vor, doch gibt es einige Beobachtungen, welche diese Annahme unterstützen können. So hat BACMEISTER bei 15 Patienten vor und nach der Tuberkulininjektion das Blut auf Tuberkelbacillen untersucht. Während vorher der Befund bei allen negativ war (Untersuchung durch Tierversuch!) fanden sich nach der Injektion bei 4 Patienten, die mit verstärkten Krankheitserscheinungen reagiert hatten, im Blute virulente Tuberkelbacillen. Wir haben früher gesehen, daß solche Differenzen nicht von allen gefunden werden, aber sie sind da. Und ganz dasselbe konnte LYDIA RABINOWITSCH im Tierexperiment an tuberkulösen Meerschweinchen nachweisen. Nach subcutaner Tuberkulininjektion wurden bei solchen Tieren Tuberkelbacillen im Blute durch Tierversuch aufgefunden, bei denen vorher die Untersuchung negativ ausgefallen war. Es ist also höchst wahrscheinlich, daß die Tuberculosis lichenoides nach Tuberkulininjektion keinen toxischen, sondern einen bacillären Ursprung hat, wie alle anderen Tuberkulide. In dem einen Fall, wo BETTMANN einen Tuberkelbacillus in einer Efflorescenz nachweisen konnte, handelte es sich um einen nach Tuberkulininjektion aufgetretenen Lichen.

Warum sind nun die „Tuberkulide" relativ selten im Vergleich zu der Zahl gutartiger innerer Tuberkulosen? Sicher tritt doch nur bei einem sehr kleinen Teil aller der Menschen, die zeitweilig Tuberkelbacillen im Blute haben, ein Schub von „Tuberkuliden" auf. Dafür gibt es mehrere Gründe. Zuerst müssen wir wieder an die weiter oben geschilderte vollkommenere Immunität erinnern. Es kann sein, daß in manchen besonders gutartigen Fällen zwar Bacillen durch den Blutstrom in die Haut verschleppt werden, daß sie hier lysiert werden und ihr Toxin in die Umgebung abgeben, daß dieses aufgeschlossene Toxin aber sofort weiter abgebaut oder durch die im Organismus vorhandenen Substanzen gebunden wird. Die „Antikutine", welche das Zustandekommen einer Tuberkulinreaktion zu verhindern imstande sind, könnten eine gewisse Rolle spielen, wobei es natürlich gleichgültig ist, ob diese Körper spezifisch oder unspezifisch sind.

Wir müssen aber, wie wir auch weiter oben schon angedeutet haben, der individuellen Disposition und Empfindlichkeit der Haut gegenüber aufgeschlossenem Tuberkelbacillentoxin Rechnung tragen. Ist durch die Antikörper dieses Toxin einmal in Freiheit gesetzt, so wissen wir immer noch nicht, wie es auf den einzelnen Organismus wirkt, ebenso wie wir die Haut der verschiedenen Individuen auch auf Körper bekannter Konstitution verschieden reagieren sehen. Die gleiche Menge aufgeschlossenen Toxins mag bei dem einen kaum sichtbare, bei dem anderen höchst auffallende Hauterscheinungen hervorbringen. Daher scheint das Auftreten der Tuberkulide selbst nach Nationen und Rassen verschieden häufig zu sein, je nach der Empfindlichkeit des Hautorgans. Wir sehen auch die einzelnen Formen der Tuberkulide ganz verschieden lokalisiert, ohne daß es uns oft gelingt, ausreichende und befriedigende Gründe für diese Eigentümlichkeit anzugeben. So finden wir die Tuberculosis lichenoides vorwiegend am Rumpfe die papulo-nekrotischen Tuberkulide an den Extremitäten usw.

Ein großer Teil der Tuberkulidfälle gelangt aber wahrscheinlich gar nicht zu ärztlicher Beobachtung und Kenntnis. Die meisten Tuberkulide sind ja äußerst unscheinbar. Der Patient bemerkt sie häufig nicht oder vernachlässigt sie, da sie keine Schmerzen verursachen. Der praktische Arzt kennt sie meistens nicht, da er vielfach noch derartige Dinge für eine dermatologische Finesse und Namenspielerei ansieht. Und doch wäre diese Kenntnis ungemein nützlich; denn häufig ist ein Hauttuberkulid das erste Zeichen, welches auf eine Tuberkulose anderer Organe hindeutet, und kann daher von außerordentlicher diagnostischer Wichtigkeit sein.

Wir würden sicher noch mehr „Tuberkulide" zu Gesicht bekommen, wenn alle ophthalmologischen Patienten mit sog. „skrofulösen" Augenerkrankungen auf ihren Hautstatus untersucht würden. Derselbe Prozeß, der auf der Haut vollkommen unbemerkt abläuft, verursacht auf der Conjunctiva oder Uvea die unangenehmsten subjektiven Symptome. Die „Tuberkulide" des Auges führen den Patienten zum Arzt, bei Untersuchung des übrigen Körpers finden sich dann häufig auch sehr typische „Tuberkulide" der Haut. Über diese Rolle des Auges als Indicator für Tuberkulide sagt HEINE: „Gerade auf Tuberkulose scheint das Auge und speziell die Uvea das empfindlichste Barometer zu sein, welches eine Aussaat von Bacillen, Bacillensplittern oder ihrer Toxine mit erstaunlicher Deutlichkeit erkennen läßt und sozusagen das Gesundheitsminimum zahlenmäßig „ad oculos" demonstriert." PIRQUET denkt freilich bei der skrofulösen Conjunctivitis auch an lokale Reizungen durch Tuberkelbacillen und deren Derivate, die auf dem nasalen Wege in die Conjunctiva gelangen.

Die Tuberkulide sind also nicht durchaus nur der äußeren Haut eigentümlich. Sie finden sich, wie im Auge, so wahrscheinlich auch in anderen Organen, wo sie aber kaum zur Kenntnis kommen. Die französische Schule von LANDOUZY hat für die inneren Tuberkulosen schon lange derartiges angenommen, auch GOUGEROT hat speziell darauf verwiesen. JADASSOHN erwähnt einen Fall von Erythema induratum und pustulo-ulcerösen Herden an der Mundschleimhaut und in der Vulva; auch über Vorkommen an der Rachenschleimhaut, den Lippen sind einzelne Beobachtungen vorhanden (ARNDT, SCHOLNIK). Auch WERTHER spricht von einer Beteiligung der Schleimhäute bei Tuberkulideruptionen. Vielleicht steckt auch in dem Gedankengang PONCETS, trotz Übertreibungen, etwas Richtiges, und wir könnten dann seinen „Rhumatisme tuberculeux" in mancher Beziehung mit den Hauttuberkuliden vergleichen. Im Zusammenhange mit neueren Befunden von Tuberkelbacillen im Blute und in den Gelenken beim akuten Gelenkrheumatismus (LÖWENSTEIN und REITTER) sei auf das Auftreten eines Tuberkulids in einem solchen Falle verwiesen (MILIAN und GARNIER, CIVATTE).

Die Tuberkulide sind, um es noch einmal mit den Worten WOLFF-EISNERS zusammenzufassen, „Lokalreaktionen, bei denen die Natur selbst die Cutanreaktion angestellt hat, welche die Reaktion der Haut auf Tuberkelbacillenderivate zeigt". Die Hypothese einer erhöhten Reaktionsfähigkeit des Organismus, welche für das Zustandekommen der Tuberkulide notwendig sei, wurde schon vorher von LUBOWSKI, ALEXANDER ausgesprochen. Die Definition von ZIELER sagt, „daß wir die Tuberkulide als durch verschleppte Tuberkelbacillen ausgelöste Überempfindlichkeitsreaktionen der Haut tuberkulöser Menschen ansehen, die in der Regel zur Vernichtung der metastasierten Tuberkelbacillen führen". Er betont aber ausdrücklich, daß es nicht so sehr Lysine als vielmehr umgestimmte, allergische Körperzellen sind, durch deren Wirkung eine gewisse Unterempfänglichkeit gegen zugeführte Tuberkelbacillen beim tuberkulösen Individuum bestehe. Die Tuberkelbacillen müssen nicht immer in ihrer Gesamtheit zugrunde gehen (RÖMER und JOSEPH), allerdings bewirkt die allergische Immunität eine Behinderung der Fortentwicklung der an und für sich noch virulenten Tuberkelbacillen, ein Teil aber zerfällt wohl, wobei Stoffe frei werden, welche Reaktionen bewirken, so daß der Begriff der Chemolyse im weitesten

Sinne auch heute noch gerechtfertigt erscheint. Ist die Zahl der Erreger klein, die Immunität stark, dann werden sie alle vernichtet, und das erklärt den seltenen Nachweis derselben bei den meisten Tuberkuliden. Ganz ähnlich ist die Meinung von RIST und ROLAND. Unterstrichen muß immer wieder die milde Form der Reinfektion werden, d. h. nicht zu große Aussaat von Bacillen, weil nur dann Tuberkulide entstehen, bei Masseninfektion wird dies nicht erfolgen, weil die Immunkräfte, auf so viele Erreger verteilt, nicht zu deren Aufschließung hinreichen dürften, ich habe darauf schon in meinem Referate hingewiesen[1].

Gegen diese Theorie, welcher wohl die große Mehrzahl der Dermatologen zustimmt, sind doch noch gewisse Bedenken erhoben worden, welche vor allem damit begründet wurden, daß die Hautgefäße noch keineswegs sicher als Endarterien anzusehen sind, und andererseits gewisse Tuberkulide so auffallenderweise symmetrisch auftreten. BOECK nahm deshalb eine Giftwirkung auf das Gefäßnervensystem an. DELBANCO meint eine Erklärung in Anlehnung an EHRMANNs Ansicht darin zu finden, daß aufgeschlossene Tuberkelbacillen, resp. Endotoxine mit den Endothelien der feinsten Hautgefäße, an denen wir die zellständigen Immunkörper zu suchen hätten, in Reaktion treten, und durch das dadurch entstehende Gift die Gefäßveränderungen (Endovasculitis und Thrombose) bewirkt werden. — Nur so könne die symmetrische Anordnung verständlich werden, die verschiedene Lokalisation bliebe nach wie vor ein Rätsel. — Einige Anhaltspunkte könnte man in lokalen Traumen, in Zirkulationsverhältnissen usw. sehen.

Ich muß gestehen, daß mir ein Fortschritt bei dieser Anschauung nicht gegeben scheint. Ebensogut wie aufgeschlossene Tuberkelbacillen können auch erhaltene in kleinsten Gefäßen stecken bleiben und dort durch die Immunkörper zu den Giftprodukten verändert werden. Die symmetrische Anordnung ist entweder durch beide Vorstellungen oder durch keine von ihnen erklärt. Gegen die Endotoxinwirkung auf das Endothel als Regel scheint mir aber auch zu sprechen, daß wir verhältnismäßig so wenig Gefäßveränderungen in der Haut bei Tuberkulose finden, während doch solche Substanzen bei jeder inneren Tuberkulose, auch der gutartigen, in großer Menge in Zirkulation sein müssen. — Es muß also auch da wieder eine individuelle Disposition angenommen werden wie bei der Wirkung erhaltener Tuberkelbacillen. Um das Verhältnis der Tuberkulide zu den anderen, bereits erwähnten, hämatogenen Tuberkuloseformen vor Augen zu führen, mag umstehend ein kleines Schema folgen, das auch noch den Sitz der Embolie, ob in Cutis oder Subcutis, berücksichtigt.

Jedes Schema nimmt künstliche Trennungen vor, wo in der Natur alle Übergänge existieren, so auch dieses. Und gerade die Existenz dieser Übergänge hat schon seit längerer Zeit mit Recht als ein Hauptbeweis dafür gegolten, daß „Tuberkulide" und „Tuberkulosen" nichts prinzipiell Verschiedenes sind, sondern demselben Mechanismus ihre Entstehung verdanken. Es wurde daher auch schon mehrfach, besonders von französischer Seite, vorgeschlagen, unter „Tuberkuliden" alle Erscheinungen der Tuberkulose auf der Haut zu subsumieren ähnlich wie dies mit der Bezeichnung der Syphilide geschieht, und für den Begriff der Tuberkulide im Sinne DARIERs den Namen „Tuberkuloide" zu gebrauchen, doch hat sich die alte Nomenklatur bereits eingebürgert, unsere jetzige Auffassung dürfte schon gar nicht eine Namensänderung rechtfertigen. Die Übergänge sind sehr mannigfacher Art und kommen nicht bloß zwischen zwei benachbarten Gruppen vor. So haben LEINER und SPIELER gezeigt, daß im Kindesalter papulo-nekrotische Tuberkulide und disseminierte Miliartuber-

[1] Arch. f. Dermat. **119**.

kulosen ineinander übergehen können. Häufiger allerdings sind die Verbindungen von Lupus und den verwandten Tuberkuloseformen mit den Tuberkuliden. JULIUSBERG sah ein typisches Lupusknötchen sich in der Narbe eines papulo-nekrotischen Tuberkulids entwickeln. E. HOFFMANN sah aus einem ebensolchen Tuberkulid eine Tuberculosis verrucosa cutis entstehen. Auch A. ALEXANDER beobachtete Übergangsformen zwischen diesen Krankheitsbildern. Solcher Fälle gibt es sehr zahlreiche, jedes größere Material, auch das unserige, bietet Beispiele vom Nebeneinander verschiedener Tuberkulid- und Tuberkuloseformen resp. Umwandlungen von Tuberkuliden in Hauttuberkulosen, ich erwähne nur DARIER und BRISSY, TÖRÖK, LIER, SEQUEIRA, WERTHER, ARNDT, BRUUSGAARD, FRÖHLICH, OPPENHEIM, PINCZOWER, PIORKOWSKI, TEMPLE usw.). Der Erklärung bieten diese Erscheinungen keine Schwierigkeiten, im Gegenteil, es wäre nicht zu verstehen, wenn dergleichen nicht vorkäme. Denn nur geringe Schwankungen im Immunitätszustand einerseits, in der Quantität der metastasierten Tuberkelbacillen andererseits, Verschiedenheiten in der Lokalisation, in der Konstitution können es bewirken, daß einmal ein Lupus, das andere Mal ein Tuberkulid sich bildet. Es sind eben nur graduelle Unterschiede zwischen beiden und es hat deshalb auch umgekehrt nichts Befremdendes, wenn in der Nachbarschaft um einen Lupusherd herum sich lichenoide Knötchen bilden, wie HALLOPEAU und FINGER das beschrieben haben.

	Sehr zahlreiche Tuberkelbacillen bei fehlendem oder geringem Antikörpergehalt	Mäßig reichliche Tuberkelbacillen bei geringem oder mäßigem Antikörpergehalt	Spärliche Tuberkelbacillen bei hohem Antikörpergehalt
Cutis	disseminierte Miliartuberkulose der Haut	hämatogener Lupus (Lupus miliaris faciei) (postexanthematischer Lupus)	„Tuberkulide“ (Tuberculosis lichenoides, papulonekrotische Tuberkulide usw.)
Subcutis	multiple tuberkulöse Abscesse	tuberkulöse Gummen (colliquative Tuberkulosen)	indurative Tuberkulose

Das BROCQsche Schema ist heute wohl nicht mehr aktuell.

Das von uns vertretene Prinzip der Pathogenese erklärt auch zwanglos das Nebeneinandervorkommen anderer sehr typisch ausgebildeter „Tuberkulose“- und „Tuberkulid“-Formen bei demselben Patienten. Ein Beispiel für viele ähnliche Beobachtungen: Eine 50jährige Frau leidet an einem ausgedehnten Lupus des Gesichts, der in der Kindheit begonnen hatte. Die regionären submaxillaren und cervicalen Lymphdrüsen waren hochgradig tuberkulös erkrankt. Bei dieser Frau bildeten sich nun gleichzeitig multiple colliquative Tuberkulosen der Unterhaut und der Muskel, und auf der Haut eine klinisch und histologisch typische lichenoide Tuberkulose. In dem punktierten Eiter der Abscesse konnten Tuberkelbacillen mikroskopisch nicht, wohl aber durch Tierversuch nachgewiesen werden, die Tuberculosis lichenoides gab in beiden Untersuchungen ein negatives Resultat. Die Pathogenese des Falles möchte ich folgendermaßen ansehen: Der Lupus war hier wohl die „primäre“ Infektion gewesen, von ihm ausgehend hatte sich die Lymphdrüsentuberkulose gebildet. Die in den Lymphdrüsen angereicherten Tuberkelbacillen gelangen in den Kreislauf und werden in Cutis und Subcutis metastasiert. In der Subcutis können sie sich, trotz der vorhandenen relativen Immunität und ihrer vielleicht nicht großen Anzahl infolge der günstigeren Lebensbedingungen halten und einen „tuberkulösen“ Prozeß hervorrufen, in der Cutis gehen sie in dem an sich ungünstigeren Milieu infolge der Antikörperwirkung zugrunde und können nur eine benigne Krankheitserscheinung, eine Überempfindlichkeitsreaktion, ein „Tuberkulid“ hervorbringen. Daß der ältere Lupusherd als solcher bestehen bleibt und trotz der Antikörper nicht spontan ausheilt, entspricht ganz den Verhältnissen im Tierversuch, wo auch das primäre Impfulcus erhalten bleibt. Auf ähnliche Weise wird man auch den Entstehungsmechanismus anderer Fälle von polymorpher Hauttuberkulose verstehen können, wobei der Zeitpunkt der Aussaat von großem Belang sein kann.

Gewiß ist im Gegensatz zu dem einfachen Ablauf des Tierexperimentes manches in dem Wechselspiel von Hauterkrankung und innerer Tuberkulose beim Menschen verwirrend. Wir haben z. B. betont, daß die „Tuberkulide“ vorwiegend bei benigner Tuberkulose erscheinen, da sie an das Vorhandensein von Antikörpern gebunden sind. Trotzdem geben sie im *frühen Kindesalter* oft eine ungünstige Prognose. Das liegt manchmal schon an der Lokalisation des inneren Prozesses. Denn dieselbe Eruption, die auf der Haut unschädlich sein kann, ist an den Meningen fast absolut tödlich. Wir dürfen uns also nicht wundern, wenn wir Kinder, die ausgedehnte Tuberkulide der Haut dargeboten haben, später an einer Meningitis zugrunde gehen sehen. Vor allem scheint aber der Immunitätszustand im kindlichen Alter labiler zu sein als später, was schon der Übergang von Tuberkuliden zu Miliartuberkulosen beweist.

Doch auch im späteren Alter sind die Beziehungen von innerer und Hauttuberkulose meist nicht von schematischer Regelmäßigkeit. JADASSOHN, MIBELLI haben dafür mehrere markante Beispiele angeführt. Wenn eine bacillenarme Tuberculosis verrucosa cutis sich während der Verschlechterung einer Lungentuberkulose in eine bacillenreiche, ulceröse Tuberkulose verwandelt, so entspricht das freilich noch unseren Erfahrungen am Tier. Mit Abnahme der Antikörper können sich die Bacillen reichlicher entwickeln und statt spezifischer histologischer Veränderungen bekommen wir nun mehr allgemein entzündliche Gewebsreaktionen. Umgekehrt beobachteten PAUTRIER und FAGE eine ulceröse Hauttuberkulose, welche sich mit der Besserung des Allgemeinbefindens in eine verruköse Form umwandelte, wir selbst sahen eine solche in einen papulösen Lupus übergehen. Viel schwerer können wir uns vorstellen, daß eine Hauttuberkulose spontan verheilt, während die innere Tuberkulose fortschreitet und zum Exitus führt. Älteren Beobachtungen von JADASSOHN sind seither genug andere gefolgt (JADASSOHN, STÜMPKE). Immerhin braucht selbst bei progredienter Tuberkulose die Antikörperbildung nicht immer zu erlöschen, obgleich es im allgemeinen so ist. Es könnte auch hier für das infauste Ende manchmal mehr die Lokalisation des Prozesses und der Ausfall von funktionstüchtigem Gewebe als die Ausdehnung der Tuberkulose entscheidend sein. Auch können, trotz des Fortschreitens der Tuberkulose, Heilungsbestrebungen des Organismus nebenher laufen. Die kolossalen Bindegewebsbildungen in den Lungen bei superinfizierten Tieren bedeuten doch nichts anderes. Trotzdem geht das Tier zugrunde, da der Rest funktionsfähigen Lungengewebes schließlich zu klein wird. Die Antikörperbildung braucht in solchen Fällen auch beim Menschen nicht zu fehlen und könnte sogar auf den Hautprozeß noch einen starken Einfluß haben, während sie zur Heilung der inneren Tuberkulose nicht ausreicht. Daß auch sonst bei der menschlichen Hauttuberkulose sehr häufig natürliche Heilungsbestrebungen vorhanden sind, zeigt die oft zu beobachtende Narbenbildung im Innern von Lupusherden, der auch im histologischen Bilde ein Ersatz von tuberkulösem Gewebe durch hyperplastisches Bindegewebe entspricht.

Die einzelne Tatsache aus der Kasuistik der menschlichen Tuberkulose, so sehr sie auf den ersten Blick dem aus dem Tierversuch abgeleiteten Prinzip der Pathogenese zu widersprechen scheint, darf doch nie ohne weiteres als ein Beweis gegen die Richtigkeit dieses Prinzipes verwertet werden. Die Verhältnisse beim Menschen sind viel zu kompliziert, als daß wir sofort in jedem Falle den Grund für eine scheinbare Ausnahme von der Regel erkennen könnten. Wir kennen weder die feineren Vorgänge beim Zustandekommen der Immunität, noch die eigentliche Beschaffenheit der Antikörper, noch können wir quantitativ den Gehalt an Antikörpern bestimmen, wobei noch zu bedenken ist, daß die Gewebsimmunität nach unseren heutigen Anschauungen die weit größere Bedeutung hat. Wir sind dafür auf ganz grobe Unterschiede biologischer Reaktionen angewiesen. Auch klinisch brauchen sich Schwankungen des Antikörpergehaltes nicht immer in einer Änderung des Allgemeinbefindens auszusprechen. In den Hautmanifestationen der Tuberkulose können dann trotzdem Entwicklungen sich bemerkbar machen, deren Grund wir ohne weiteres nicht zu erkennen vermögen. Wir befinden uns beim Versuch, hier tiefer einzudringen, sicher erst in den Anfängen.

Gegen die Zugehörigkeit mancher Tuberkulide zur Tuberkulose wurde vielfach die bei ihnen nicht auslösbare Tuberkulinreaktion angeführt. Dies mußte bei Erwachsenen, welche doch so oft an Tuberkulose irgendeiner Form erkrankt befunden werden, auffallen, und man hätte eigentlich glauben sollen, daß es nicht als Argument gegen eine spezifische Infektion anzuführen gewesen wäre, sondern hätte anregen müssen, nachzudenken, warum die Reaktion trotz Tuberkulose negativ sei. JADASSOHN hat diesen Denkfehler korrigiert, indem er darauf verwies, daß die Veränderung der Hautreaktion bei Tuberkulösen bisher einseitig als beschleunigte und verstärkte Reaktionsfähigkeit aufgefaßt worden sei. Nach JADASSOHN müssen wir besser wieder auf die ursprüngliche, mehr allgemeine Vorstellung v. PIRQUETs von der Allergie zurückgehen. Diese läßt auch eine Verminderung, ja ein völliges Verschwinden der Reaktionsfähigkeit („spezifische, auch positive Anergie") als Folge der Infektion zu, d. h. der Organismus ist in der Lage, zugeführtes Tuberkulin vollständig bis zur Ungiftigkeit abzubauen. Diese Fähigkeit ist aber keine absolute, sondern sie kann jederzeit durchbrochen werden, was mir wieder dafür zu sprechen scheint, daß es sich nicht um eine Unempfindlichkeit, sondern nur um eine hohe Abwehrfähigkeit der Zellen handeln dürfte. So hat GANS bei einem pirquetnegativen Miliarlupoid durch Mischen des Tuberkulins zu gleichen Teilen mit Pferde-, Schweine- und Eigenserum die Reaktion positiv werden sehen, und nach Abklingen dieser Reaktion erwies sich die Pirquetimpfung mit reinem Alttuberkulin positiv, der Patient wurde also wieder allergisch. Tritt zu einem tuberkulinnegativen Miliarlupoid eine Tuberkulose, so kann es natürlich positiv werden (ZIELER, BIRNBAUM, GOLDSCHMIDT), was nach unseren Anschauungen absolut nicht, wie HÄMEL meint, gegen die Richtigkeit der Annahme JADASSOHNs spricht, sondern eher dafür. Es muß dieser Umschlag aber auch nicht unbedingt der Fall sein, mindestens kann die Tuberkulinreaktion noch lange negativ bleiben, wie etwa bei einem Patienten aus der Breslauer Klinik, welcher an einem Miliarlupoid und gleichzeitig sicherer Organtuberkulose litt (MARTENSTEIN u. a. m.). Der Zeitpunkt, in welchem man die Untersuchung vornimmt, wird da eine entscheidende Rolle spielen.

Wenn ich die Auffassung JADASSOHNs früher eine geistreiche Hypothese genannt habe, so muß ich auch heute noch dabei bleiben, denn auch die Versuche MARTENSTEINs scheinen mir nicht beweiskräftig genug zu sein; vorläufig spricht aber nichts gegen dieselbe, sie erklärt uns alle Erscheinungen in einfacher und guter Weise und ich bekenne mich als ihr Anhänger. Schließlich müßten doch die Gegner derselben eine Erklärung für die auffallenden Befunde geben, daß gerade beim Miliarlupoid die Tuberkulinreaktion so oft negativ angetroffen wird, trotzdem wir gewohnt sind, dieselbe beim Erwachsenen meist positiv zu finden.

Unsere Ansichten werden von den in den letzten Jahren gewonnenen Erfahrungen bezüglich Syphilis, Lepra und Trichophytie bestens unterstützt. Besonders NEISSER, JADASSOHN und BR. BLOCH haben sich hier große Verdienste erworben. Aus ihren Arbeiten geht hervor, daß das Prinzip der Immunität und der Einfluß derselben auf den klinischen Krankheitsverlauf bei allen diesen Infektionskrankheiten ganz ähnlich ist, daß es große biologische Gesetze sind, die diese Vorgänge beherrschen. Bei Syphilis und Lepra denkt heute kein Mensch mehr daran, toxische von bakteriellen Prozessen zu trennen. Wo Bakterien nicht oder nur sehr schwer gefunden werden können, hat man gelernt, die Ursache in der veränderten Reaktion des Organismus zu sehen. Alle Erscheinungsformen dieser Krankheiten sind durch kontinuierliche Übergänge miteinander verbunden. Wie man nicht mehr von Syphilis und Parasyphilis spricht, so wird man mit noch viel weniger Recht heute eine prinzipielle Scheidung von „Tuberkulose“ und „Tuberkuliden“ aufrecht erhalten können.

Wir müssen in den früher als toxisch angesehenen Hauterscheinungen der Tuberkulose bacilläre Erkrankungen sehen, wie das JADASSOHN, DARIER und PAUTRIER schon lange vermutet haben. Wir brauchen aber nicht einmal mit PAUTRIER hier von *atypischen* Tuberkulosen zu sprechen. Denn seitdem wir die Tuberkulose nicht mehr pathologisch-anatomisch definieren, dürfen wir uns auch für das Typische nicht mehr an den Tuberkel binden. Für ein bestimmtes Verhältnis von Bacillen, immunbiologischen und konstitutionellen Zuständen des Organismus sind auch die sog. „Tuberkulide“ durchaus typische Äußerungen der Tuberkulose. Die ganze Vielgestaltigkeit der Hauttuberkulose erklärt sich zwanglos aus der verschiedenen Abstimmung dieser drei Faktoren: *Der individuellen Disposition, der Zahl und Virulenz der Bacillen und der Immunitätsreaktion des Organismus.* Bei aller Würdigung dieser letzteren wird doch gerade in der letzten Zeit die Bedeutung der natürlichen Resistenz für die Abwehr der tuberkulösen Infektion immer wieder betont (v. MÜLLER, LYDTIN, BEITZKE, NEUFELD, B. LANGE). Ein bestimmter Typus muß unter einer bestimmten Konstellation dieser Faktoren entstehen, nur kennen wir alle Details noch nicht, und wenn wir den Ausdruck Tuberkulid beibehalten, so geschieht dies eher wegen ihrer klinischen und pathologischen Besonderheiten. Auch die Aufstellung einer Gruppe der *Paratuberkulose*, eine Bezeichnung, die schon JONSTON eingeführt hat, und die SCHAUMANN neuerdings wieder aufnimmt, um in ihr gewisse Prozesse zusammenzufassen, deren Zugehörigkeit zur Tuberkulose er noch nicht als erwiesen ansieht, während TOBIAS wieder andere Erkrankungen dazu zählt, ist mindestens überflüssig, ja vielleicht sogar verwirrend.

Wir möchten PAUTRIER vollständig beipflichten, daß man aus einer positiven Wa.R. bei Tuberkuliden oder aus einem Akblingen derselben auf Salvarsan gewiß nicht auf deren syphilitische Ätiologie schließen darf, wie dies von mancher Seite geschieht (RAVAUT). Daß die Haut auf verschiedene Infektionen (Syphilis, Lepra, Trichophytie) mit ähnlichen Krankheitsbildern antwortet, ist sicher, sie ist eben in ihren Ausdrucksformen beschränkt, und schließlich gibt es natürlich auch Doppelinfektionen. Aber wollen wir nicht wieder große Konfusionen zustande bringen, dann dürfen wir nicht von einer syphilitischen Ätiologie der Tuberkulide sprechen.

Ebensowenig erwiesen scheint uns die ätiologische Bedeutung von nicht spezifischen Infektionen für manche Tuberkulide (GUY, WHITFIELD, WHITMORE, STRUMIA), oder gar die gegenseitige Einstellung von spezifischer und tuberkulöser Infektion, wie sie von STOKES vertreten wird. Welche Bedeutung das Vorkommen einer invisiblen Form des Tuberkelbacillus für alle diese Fragen haben könnte, ist schon früher angedeutet worden, doch ist der Nachweis derselben noch nicht sichergestellt. Erst jüngst konnte DITTRICH in Kulturfiltraten, welche nur invisibles Virus enthalten sollten, Bakterienfragmente nach ZIEHL-NEELSEN gefärbt nachweisen.

II. Spezieller Teil.

Einführung.

Alle Formen der Hauttuberkulose, so verschiedenartig sie auch in ihrem klinischen Bilde erscheinen mögen, haben die gleiche Ätiologie. Auch durch die Pathogenese lassen sich nicht bestimmte Gruppen abgrenzen. So könnte man also davon absehen, das ganze Gebiet der Hauttuberkulose sich mosaikartig aus lauter einzelnen, fest umschriebenen Krankheitsbildern zusammensetzen zu lassen. Logisch wäre das ganz gewiß richtig, ob aber auch praktisch durchführbar, das ist eine andere Frage. Feste Formen, die der Kunst etwas Natürliches und Notwendiges sind, bedeuten für die Naturwissenschaften immer etwas Künstliches und Gewaltsames. Denn wo tausend Übergänge existieren, lassen sich die einzelnen Glieder eines Systems schwer voneinander trennen. Wo aber an den Wissenschaftler die Aufgabe herantritt, eine übersichtliche Darstellung eines Gebietes zu geben, wo also seine Tätigkeit sich im bescheidenen Maße der des Künstlers nähert, kann er auf feste Formen nicht verzichten. Um der Klarheit willen muß er hier manchmal etwas schematisch verfahren. Und so ist es gar nicht anders möglich, ein einigermaßen eindrucksvolles Bild von der Hauttuberkulose in ihrer ganzen Vielgestaltigkeit zu geben, als wenn man sie in eine Anzahl gut charakterisierter Krankheitsbilder zerfallen läßt. Immer aber muß uns dabei das Schematische dieses Vorgehens bewußt bleiben.

Es ist aber auch ein didaktisches Interesse, das uns ein solches Verfahren gebietet. Sicherlich waren die alten Kliniker aus der Zeit, als die Dermatologie noch eine morphologisch-deskriptive Wissenschaft war, und die ätiologische Forschung noch im argen lag, ausgezeichnete Diagnostiker. Ihrer Arbeit zu folgen, wie sie aus Einzelsymptomen das klinische Gesamtbild aufbauen, ist auch heute noch für uns eine gute Schule. Die Methode, die darin lag, hat keineswegs ihren Wert verloren. Auch heute streben die bedeutendsten Dermatologen — ich erinnere in diesem Zusammenhang nur an die Arbeiten von Brocq — nach möglichster Verfeinerung der klinischen Unterscheidungsmerkmale. Denn dadurch wird für die Forschung immer erneute Anregung gegeben, diese Unterschiede durch verschiedene Ätiologie oder durch ein Prinzip der Pathogenese zu erklären. Für den Lernenden aber ist es schon gar nicht anders möglich, sich in dem weiten und vielfach noch dunklen Gebiet der Hauttuberkulose zurechtzufinden, als wenn er sich an bestimmte, gut gebahnte Wege hält, d. h. die heute feststehenden Krankheitsformen erst einmal klinisch genau mit ihren speziellen Eigenschaften kennen lernt. Dadurch werden wir am besten den Vorwurf entkräften, der hier und da von alten Routiniers der modernen Dermatologie gemacht wird, sie sei eine Laboratoriumswissenschaft geworden, in der die klinische Diagnostik nichts zu bedeuten habe.

Eine weitere Frage ist es, ob es Wert hat, die verschiedenen klinischen Erscheinungsformen der Hauttuberkulose durch besondere Namen zu kennzeichnen. Vom Standpunkt des Praktikers muß man diese Frage unbedingt bejahen. Denn es ist sicher, daß häufig in diesem Namen für den Kenner schon ein gewisses Urteil über den Fall enthalten ist. Bei einem Patienten mit weitgehenden Zerstörungen im Gesicht und bei einem anderen mit ein paar kleinen, unscheinbaren Papeln auf dem Handrücken könnte man mit gutem Recht die gleiche (ätiologische) Diagnose „Hauttuberkulose" stellen. Doch kommt hierin nichts von dem himmelweiten Unterschied beider Fälle zum Ausdruck, wie ihn in aller Kürze die spezielle (klinische) Diagnose andeutet: „Lupus" und „papulo-nekrotische Tuberkulide". Wir haben ja auch bei anderen Krankheiten derartige verschiedene Benennungen. So sprechen wir z. B. mit demselben Recht auch heute noch von sekundärer und tertiärer Syphilis, obwohl wir wissen, daß ein prinzipieller Unterschied zwischen beiden nicht besteht.

Daß die heute geläufige Nomenklatur auch für die Hauttuberkulose reformbedürftig ist, haben wir schon einleitend bemerkt. Nach den vorhergehenden Ausführungen wäre vor allem der Unterschied zwischen „Tuberkulosen" und „Tuberkuliden" zu beseitigen. Wir waren bestrebt, dem Vorschlage JADASSOHNs nach Tunlichkeit gerecht zu werden, jedes einzelne Krankheitsbild im Hauptwort als Tuberculosis zu bezeichnen, dem dann ein Adjektiv beizufügen wäre, das ein besonderes Charakteristicum oder eine Erinnerung an die alte Benennung enthält. Aber es ist sehr schwer, einer neuen Nomenklatur Geltung zu verschaffen, das hat sich JADASSOHN selber nicht verhehlt, und wir sind überzeugt, daß die meisten Autoren noch lange bei den alten, durch die Tradition geheiligten Bezeichnungen bleiben werden.

Wir werden uns also bei der folgenden Beschreibung einstweilen an die allbekannten Haupttypen der Hauttuberkulose halten und sehen, was wir von Varietäten und Abweichungen bei der einen oder anderen Rubrik unterbringen können, ohne damit sagen zu wollen, daß nicht auch andere Einteilungen ihre Berechtigung haben. Allerdings scheinen uns solche in der letzten Zeit unternommenen Versuche entweder nicht besser (POOR), oder sogar schlechter, ja ganz unglücklich, wie die Einteilungen von M. SCHOLTZ, SLADKOVIC, ŠAMBERGER; so könnte man nach dem Schema des letzteren den Lupus vulgaris mindestens in 3 Gruppen einteilen, in eine Tuberculosis cutis maculosa, papulosa und ulcerosa. Vorteile gegenüber der alten Einteilung, wie sie LEWANDOWSKY eingehalten hat, sehe ich absolut nicht. Die Tuberkulose der Haut ist, wie JADASSOHN besonders betont hat, so polymorph, daß sie in dieser Eigenschaft weder von der Syphilis noch von den Toxikodermien übertroffen wird. Die ganze Fülle der Einzelbeobachtungen nach bestimmten Gesichtspunkten systematisch einzuordnen, dürfte schwer, ja unmöglich sein. Und wir kommen der Natur am nächsten, wenn wir alle Grenzen zwischen den Krankheitsgruppen als willkürlich und verschiebbar annehmen.

A. Formen, die meist in progredienten Einzelherden auftreten.

1. Lupus vulgaris[1] (Tuberculosis luposa).

Die klinischen Symptome. Der *Lupus vulgaris* ist die wichtigste und häufigste unter den tuberkulösen Hautkrankheiten. Ich versage mir hier auf die Geschichte des Lupus näher einzugehen, sie findet sich in erschöpfender Weise

[1] Für den Lupus vulgaris seien noch folgende Bezeichnungen angeführt: planus-maculosus-miliaris; psoriasiformis-exfoliativus; „Lupus psoriasis"; annularis (ELLIOT)-circinatus; dispersus; profundus; superficialis; disseminatus-discretus; prominens-tuberosus-tumidus-nodosus-Lupus élevé; tuberculatus-tuberculosus; ulcerosus; oedematosus; elephantiasticus; exuberans; fungosus; verrucosus-papillomatosus (VIDAL)-papillaris; rodens; gangraenosus; vegetans-framboesiformis-ulcéreux végétant ou bourgeonnant; rupioides-ostraceus; scléreux; fibrosus; keloides.

bei HEBRA-KAPOSI, LANG, JADASSOHN, kurz gestreift wurde sie ja auch im allgemeinen Teil. Auf ihn als eigenen Krankheitstypus die Aufmerksamkeit der Ärzte gelenkt zu haben, ist ein Verdienst von WILLAN-BATEMAN, weshalb

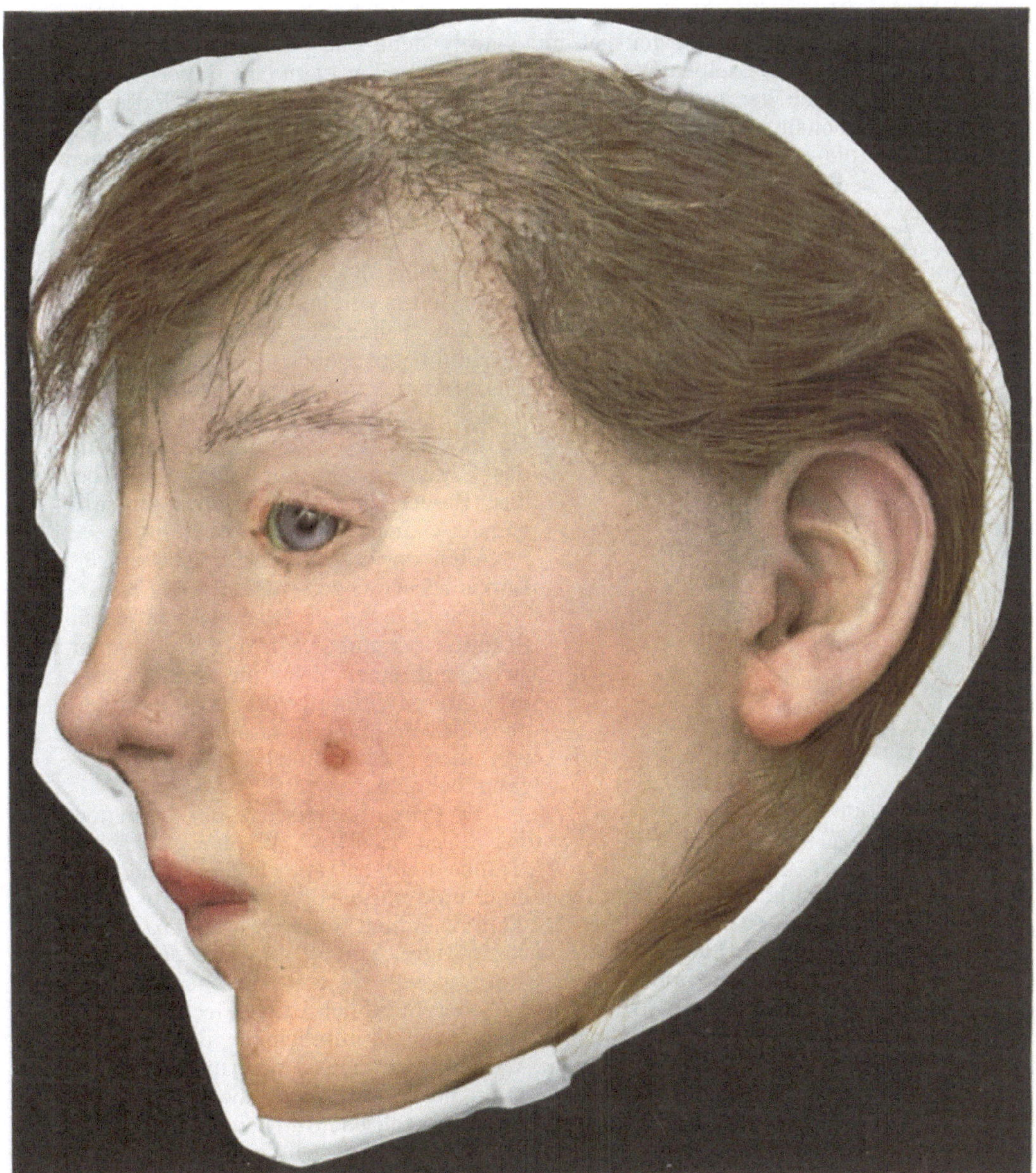

Abb. 19. Lupus vulgaris im Beginn. (Sammlung des Allgem. Krankenhauses St. Georg-Hamburg.)

er ja auch den Beinamen *Lupus Willani* erhalten hat. Das klinische Bild desselben finden wir schon bei HEBRA-KAPOSI in meisterhafter Weise entwickelt. Trotz aller Übergänge zu den anderen Formen der Hauttuberkulose ist es ganz wohl möglich, den Lupus als ein einheitliches Krankheitsbild aufzufassen. Doch herrscht unter seinen Symptomen eine solche Mannigfaltigkeit und Veränderlichkeit, daß man schon früh mit der Aufstellung einer großen Anzahl verschiedener Typen des Lupus begonnen hat, die durch charakterisierende Beiworte zum Worte „Lupus" bezeichnet werden. Aber alle diese Typen haben nicht den Wert echter Varietäten — daß es auch solche gibt, werden wir später sehen —, sondern stellen eigentlich nur verschiedene Phasen oder Erscheinungsformen eines und desselben Prozesses dar. Der Kliniker kann eine dieser Formen aus der anderen hervorgehen sehen, er kann auch bei dem gleichen Patienten mehrere nebeneinander beobachten. Es handelt sich nicht um konstante Eigenschaften, die einen von dem gewöhnlichen abweichenden, aber regelmäßigen Verlauf bedingen, sondern darum, daß unter den Symptomen, die alle dem Lupus vulgaris zukommen, bald dieses, bald jenes vor den anderen hervortritt und dadurch dem Krankheitsfall ein besonderes Gepräge gibt. Es wäre daher sinnlos, nach den verschiedenen Namen einzelne Kapitel abzugrenzen, von denen jedes ein besonderes Krankheitsbild zu behandeln hätte. Alle jene Benennungen geben nur eine kurze Beschreibung von Symptomen, die bei jedem Lupusfall vorkommen können, registrieren also nur die Beobachtung des Klinikers. Es genügt also, sie bei der Beschreibung des Lupus im allgemeinen in parenthesi anzuführen.

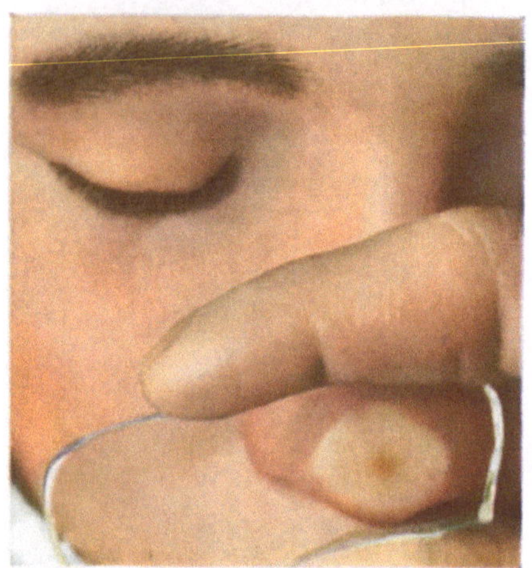

Abb. 20.
Diaskopisches Bild eines Lupusfleckes.
(Moulage der Universitäts-Hautklinik Breslau [Geheimrat JADASSOHN].)

Allen den zahlreichen Spielarten des Lupus ist etwas gemeinsam: Die *Primärefflorescenz.* Sie ist zwar nicht in jedem Stadium erkennbar, ist aber wohl immer zu irgend einer Zeit, im Anfang oder im weiteren Verlauf, vorhanden gewesen. Jede Beschreibung des Lupus muß daher von dieser Elementarläsion ihren Ausgang nehmen.

Die Primärefflorescenz des Lupus ist das „*Lupusknötchen*". Wenn wir aber vom „Lupusknötchen" sprechen, so gehen wir nicht von einer klinischen, sondern von einer anatomischen Vorstellung aus. Für den Kliniker ist diese Primärefflorescenz kein Knötchen, sondern, wie JADASSOHN besonders betont, ein Fleck; es wäre also richtiger, von einem „*Lupusfleck*" zu reden. In ganz beginnenden Fällen gewahren wir als erste Erscheinung der Krankheit nichts als einen kleinen, roten oder bräunlich-roten Fleck. Dieser Fleck, der das Niveau der Haut nicht überragt, ist so unscheinbar, daß er nicht nur vom Laien, sondern auch oft vom Arzte nicht beachtet oder nicht erkannt wird. Gerade wenn der rote Farbenton mehr hervortritt, kann die Läsion beim Kinde etwa mit einem kleinen Angiom, beim Erwachsenen mit einer Acne- oder Rosacea-Efflorescenz verwechselt werden. Zu einem richtigen Urteil kommt man erst, wenn man durch Herstellung einer künstlichen Anämie den roten Farbenton beseitigt. Das geschieht durch die *Diaskopie:* Man drückt mit einer Glasplatte oder mit besonderen Instrumenten das Blut aus den Gefäßen heraus und sieht nun durch das Glas, was nach Verdrängung der Blutfarbe übrig bleibt.

Jetzt zeigt sich die Efflorescenz als ein scharf abgegrenzter, kaum stecknadelkopfgroßer Fleck von brauner Farbe. Um das Braun des Lupusknötchens näher zu bezeichnen, hat man verschiedene Dinge zum Vergleich herangezogen.

Die einen nennen die Farbe rehbraun, andere vergleichen sie mit der von Apfelgelee (apple-yelly [HUTCHINSON]) oder Kandiszucker. Alle diese Bezeichnungen sind für den einen oder anderen Fall recht treffend. Die Intensität des braunen Tones wechselt eben; manchmal ist die Farbe auch mehr graugelblich. Wichtiger als der genaue Farbenton ist eine gewisse matte Transparenz, die in hohem Maße für das Lupusknötchen charakteristisch ist. Durch die Glasplatte sehen wir in der vollkommen weißen Haut ein Gebilde liegen, von dem wir den bestimmten Eindruck haben, daß es von ganz anderer Struktur ist als die umgebende Cutis. Bei Aufhören des Glasdruckes stellt sich die Hyperämie — der

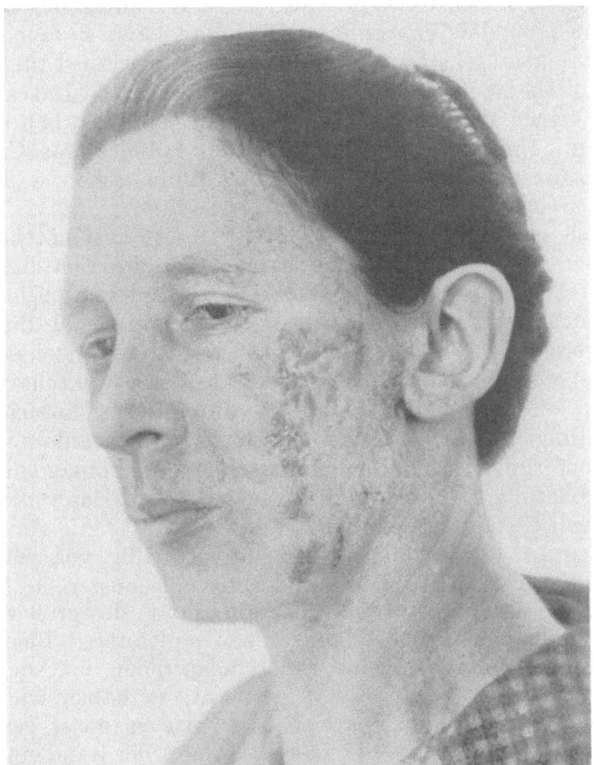

Abb. 21. Lupus vulgaris (plane Form). (Wiener Lupusheilstätte.)

Grad der entzündlichen Hyperämie um das Knötchen herum schwankt — wieder her und damit verschwinden auch die scharfen Grenzen des Knötchens.

Um zu beweisen, daß hier tatsächlich an umschriebener Stelle eine Veränderung des Gewebes entstanden ist, müssen wir uns besonderer Mittel bedienen. Die gewöhnliche Untersuchung durch Inspektion und Palpation sagt darüber nichts aus. Das Knötchen tritt, wie gesagt, über die Oberfläche nicht hervor, diese selbst braucht für das Auge nicht verändert zu sein. Streichen wir mit dem Finger über die Läsion, so fühlen wir keine Veränderung. Bei Palpation durch Aufhebung einer Hautfalte können wir ebensowenig eine Konsistenzvermehrung oder -verminderung nachweisen. Drücken wir aber mit einem stumpfen Instrument (einer Knopfsonde) von außen auf den Fleck, so sehen wir, daß das Gewebe hier schon einem leichten Druck nachgibt. Die Sonde dringt durch die leicht verletzte Oberfläche bis tief in die Cutis, und es erfolgt eine Blutung. Der Patient empfindet dabei einen momentanen Schmerz, während das Knötchen spontan kaum Empfindungen verursacht.

Das Phänomen des *Sondendrucks* hat seine Ursache in der weitgehenden Gewebsveränderung in der Cutis. Das Epithel braucht kaum besonders verdünnt zu sein. Bei Krankheiten mit hochgradigen Epithelveränderungen ohne wesentliche Erkrankung der Cutis ist das Phänomen niemals auszulösen. Die Sonde durchbricht dagegen selbst ein normales Epithel, wenn der Widerstand fehlt, den normalerweise das darunterliegende derbe Cutisgewebe mit seinen unveränderten Kollagenbündeln und Elastinfasern leistet. Beim Lupusknötchen fühlt man, daß man sich mit der Sonde in einem ganz weichen Gewebe befindet, das in nichts der normalen Cutis gleicht. Diese Weichheit des Gewebes ist für den Lupus ganz besonders charakteristisch. Man kann sie auch konstatieren, wenn man mit einem scharfen Löffel etwas Gewebe zu Untersuchungen — selten heute zu therapeutischen Zwecken — auskratzt. Das kranke Gewebe leistet fast gar keinen Widerstand und man kann ganz deutlich die Grenze des gesunden fühlen. Hat man mit dem scharfen Löffel etwas Gewebe herausgenommen, so kann man nach Entfernung des Blutes sehen, daß es eine leicht gelbliche, ganz weiche Masse ist.

Da der Lupus ein progressiver Prozeß ist, so ist das Knötchenstadium nur ein vorübergehendes. Ziemlich selten sind Fälle, die sich durch zahlreiche nebeneinanderstehende Einzelefflorescenzen im Knötchenstadium charakterisieren. Im allgemeinen hat der Lupusfleck die Neigung, sich durch peripheres Wachstum zu vergrößern. Er kann linsengroß werden und noch darüber hinauswachsen und dabei seine usrprünglich kreisrunde Form und scharfe Umrandung beibehalten. In anderen Fällen entstehen durch unregelmäßiges Wachstum nach zwei Richtungen mehr ovale Herde. Hatte die Erkrankung mit mehreren kleinen knötchenförmigen Einzelherden begonnen, so können diese durch allmähliche Vergrößerung konfluieren und es entstehen dann die verschiedenartigsten polycyclischen Figuren. Sehr häufig geht aber die Ausbreitung eines einzelnen Herdes an der Peripherie ganz unregelmäßig vor sich. Es können dann auch bogenförmige Grenzlinien von der verschiedensten Größe und Gestalt entstehen. Vielfach sehen wir unmittelbar am Rande des großen Herdes mehr oder weniger zahlreiche Primärefflorescenzen auftreten. Bleiben diese als isolierte Einzelknötchen oder kleine Knötchengruppen von dem Hauptherd durch schmale Partien gesunder Haut getrennt, so haben wir das Bild des „*korymbiformen Lupus*". Wenn sie sich aber, wie es meist geschieht, durch Konfluenz mit der Initialplaque vereinigen, bekommt der Rand ein kleinzackiges, ganz unregelmäßiges Aussehen. Ob der Rand vom Gesunden scharf abgesetzt ist oder allmählich in die Umgebung übergeht, hängt ganz von der Stärke der begleitenden Entzündung ab. Sie bestimmt auch den Farbenton größerer Herde, die bei geringerer Hyperämie diffus bräunlich, bei stärkerer rot oder livid aussehen können. Unter Glasdruck sehen wir ein diffuses Braun oder Gelbbraun, häufig aber auch deutliche einzelne Lupusflecke.

Über dem beginnenden Lupusknötchen ist die Oberfläche oft vollkommen unverändert. Manchmal zeigt sie einen gewissen firnisartigen Glanz, manchmal eine ganz feine, parallele Faltenbildung. Es kann dann unter Umständen der Lupusfleck unter das Niveau der Haut eingesunken erscheinen. Wird der Lupusherd größer — wir sprechen einstweilen immer vom „*Lupus planus*" (auch „maculosus"), von Fällen, bei denen der Herd die Hautoberfläche nicht überragt —, so bleibt nur selten die Oberhaut klinisch ganz unverändert. Meist können wir schon makroskopisch erkennen, daß eine pathologische Veränderung in der Hornbildung eingetreten ist. Es ist relativ selten, daß wir diese erst bei leichtem Kratzen des Herdes konstatieren können. Mit dem Nagel oder dem

BROCQschen Löffel lösen wir dann zahllose feine, kleienförmige Schuppen von der Oberfläche los (*Lupus pityriasiformis*). Weitaus häufiger sehen wir den Herd von unregelmäßigen, großlamellösen Schuppen bedeckt, die sich meist leicht von der Unterlage entfernen lassen, ohne daß eine Erosion oder Blutung zu entstehen braucht, was besonders auch bei Involution der Knötchen zu beobachten ist, so daß man zuweilen nach Abhebung der Schuppe eine leicht vertiefte Narbe konstatiert (*Lupus exfoliativus*). Je nachdem sich diese Schuppenbildung verstärkt, kann der Krankheitsherd ein verschiedenes Aussehen gewinnen. Haben wir eine etwas reichlichere, weißliche Schuppenauflagerung, die den eigentlichen Lupusherd in der Cutis verdeckt, so kann das Ganze einer Psoriasis ähnlich werden. Man spricht dann von „*Lupus psoriasiformis*". Diese Form findet sich manchmal bei dem multiplen, postexanthematischen

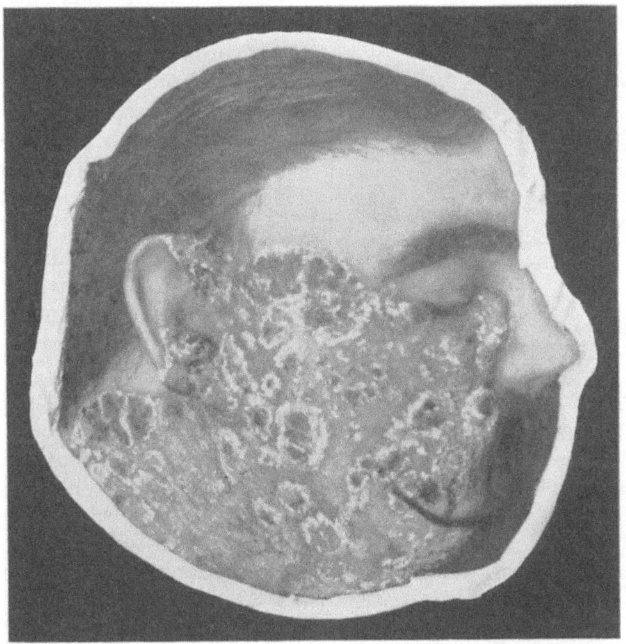

Abb. 22. Lupus vulgaris mit starker Schuppenbildung. (Sammlung des Allgem. Krankenhauses St. Georg-Hamburg.)

Lupus der Kinder nach Masern. SEQUEIRA, SIEBERT stellten derartige Fälle vor, die tatsächlich längere Zeit für Psoriasis gehalten und als solche behandelt worden waren. Wie bei der Psoriasis durch periodisch auftretende Exsudation dicke Auflagerungen in Gestalt von austernschalenähnlich geschichteten Schuppenkrusten entstehen können, so ist das — wenngleich selten beobachtet — auch beim Lupus möglich. JADASSOHN hat diese Form als „*Lupus planus psoriasiformis rupioides*" beschrieben. Sie ist nicht mit dem krustösen Lupus zu verwechseln. Denn bei diesem entstehen die Auflagerungen, die mehr den Impetigokrusten gleichen, durch Eintrocknung des Sekretes von Ulcerationen. Entfernt man die Kruste, so liegt die Ulceration zutage. Bei dem psoriasiformen Lupus mit Rupiabildung bleibt aber nach vorsichtiger Abtragung der Schuppenkruste das Bild des gewöhnlichen, nicht ulcerierten, planen Lupus bestehen (DUFKE, F. COHN).

Auch bei den planen Lupusformen kann es infolge starker Verdünnung der schützenden Oberhautdecke spontan oder durch leichte Traumen zu Epitheldefekten kommen, die dann den Ausgangspunkt für Erosionen und Ulcerationen bilden. Es kann dem auch eine Erweichung und ein Zerfall des lupösen Gewebes bei noch vorhandenem Epithel vorangegangen sein. Diese Ulcerationen beherrschen dann im weiteren Verlauf das klinische Bild. Aber sie spielen beim Lupus planus nicht die Rolle und sind lange nicht so häufig wie bei den elevierten, hyperplasierenden Formen der Krankheit, bei denen wir sie ausführlicher zu betrachten haben.

Es ist nicht sehr häufig, daß ein Lupus während der ganzen Zeit seiner Entwicklung immer eine flache Form beibehält und das Hautniveau nicht überschreitet. Im allgemeinen ist in der menschlichen Haut die Tendenz vorhanden, auf das chronisch einwirkende Tuberkelbacillengift mit einer Überproduktion von entzündlichem Granulationsgewebe zu reagieren. So kommt es schon vor, daß Herde, die kaum das erste Stadium des Lupusfleckes überschritten haben, sich kuppelförmig vorwölben. Und je größer der Herd wird, desto mehr ist es die Regel, daß er aus dem Hautniveau heraustritt. Da gibt es dann alle Übergänge von kaum bemerkbaren Erhabenheiten bis zu wirklichen Tumoren. Die kleineren Herde sind flach-halbkugelförmig vorgewölbt und haben etwa Form und Größe von lentikulären Papeln der sekundären Syphilis bis zu Kirschkerngröße. Doch unterscheiden sie sich von diesen durch die weiche Beschaffenheit und den bläulich-lividen Farbenton, der häufig erst bei Glasdruck ein diffuses Braun hervortreten läßt. Es können solche Herde in einer bestimmten Region, z. B. im Gesicht, in größerer Anzahl nebeneinander stehen und werden dann als *Lupus nodularis* bezeichnet. Wenn sie konfluieren, entstehen größere Plaques mit unregelmäßiger Umrandung und höckeriger Oberfläche („*Lupus tumidus non exedens*"). Die tuberkulöse Infiltration geht bei dieser Form oft ziemlich weit in die Tiefe.

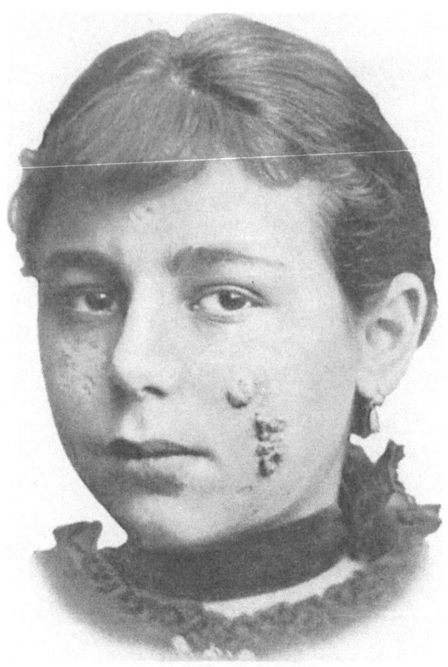

Abb. 23. Lupus vulgaris. Elevierte Form. (Sammlung des Allgem. Krankenhauses St. Georg-Hamburg.)

Der Einzelherd kann, während er sich vergrößert, die ursprüngliche Form bewahren und sich zu einem halbkugelförmigen Tumor mit scharf abgesetztem, kreisförmigem Rand auswachsen. In seltenen Fällen — sie sind von HEUCK zusammengestellt — ist diese Tumorbildung im Verlauf des Lupus besonders hervortretend *(Lupus prominens tuberosus)*. Es kann sich dabei um isolierte Geschwülste handeln, von Kirsch- bis Kleinapfelgröße. Sie können auch neben elevierten Lupusherden bestehen, zu knollenartigen Bildungen konfluieren und so z. B. im Gesicht die fürchterlichsten Entstellungen verursachen. Die Haut über den Tumoren ist livid gerötet, gespannt, glatt oder leicht schuppend. Auffallend ist schon bei manchen kleineren Herden die außerordentliche Weichheit.

Nicht selten hat man sogar das Gefühl der Fluktuation. Incidiert man aber einen solchen Tumor, so sieht man, daß die Palpation getäuscht hat, daß hier keine Flüssigkeit, sondern nur weiches Gewebe enthalten ist. In anderen Fällen wieder hat man mehr das Gefühl einer weichen, polsterartigen Konsistenz. Zuweilen ziehen kleinste Gefäßchen darüber, oder es finden sich stecknadelkopfgroße, glasige Lymphangiektasien. Die Transparenz des neugebildeten Gewebes ist bei den elevierten Formen meist noch deutlicher zu sehen als bei den planen. Kleine Milien findet man häufig im lupösen Gewebe eingebettet. Andere Fälle von prominierendem Lupus neigen von vornherein zur Bildung von papillomatösen, auch häufig hyperkeratotischen Auswüchsen. Sie stellen den Übergang zur Tuberculosis fungosa und verrucosa dar.

Als *Lupus sclerosus* (VIDAL) wird von französischen Autoren jene Form bezeichnet, bei welcher es zu einer stärkeren Bindegewebsentwicklung gekommen ist, gewöhnlich infolge häufiger Entzündungen. ZURHELLE beschrieb ein *Granuloma pediculatum luposum,* welches sich im Aussehen nicht von der sog. menschlichen Botryomykose unterschied, nur war es auf einem lupösen Terrain in sehr kurzer Zeit entstanden, und durch tuberkulöse Infektion von der Basis aus dürfte die Entwicklung der histologisch nachgewiesenen lupösen Struktur entstanden sein. Im übrigen ist an den verschiedensten Körperstellen geschwulstartiger Lupus beschrieben (s. ZIELER, S. 277), besonders gerne entwickelt er sich an den unteren Extremitäten zugleich mit elephantiastischer Verdickung derselben (FISCHER).

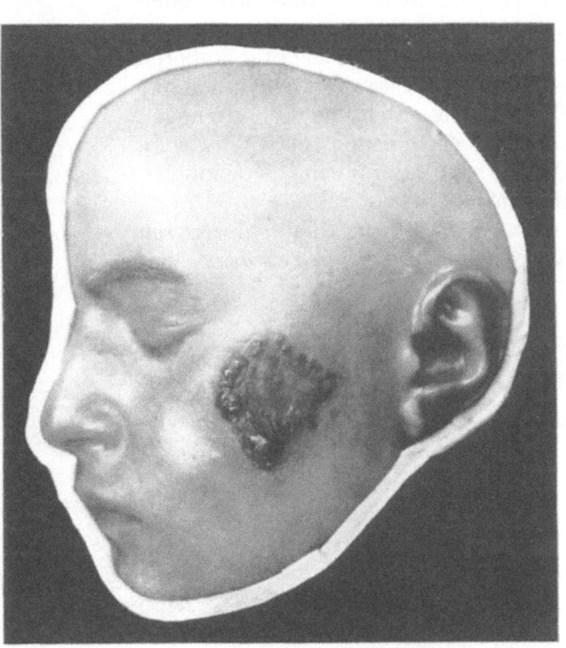

Abb. 24. Lupus vulgaris mit beginnender Krustenbildung. (Sammlung des Allgem. Krankenhauses St. Georg-Hamburg.)

Zwei Erscheinungen sind es aber, die beim *hypertrophischen Lupus* mit Vorliebe eintreten und das Krankheitsbild entscheidend beeinflussen. Das sind die *Geschwürs-* und die *Krustenbildung.* Was als Hauptursache für die Geschwürsbildung anzusehen ist, läßt sich nicht ohne weiteres für alle Fälle feststellen. Sicher hat das Epithel bei den prominierenden Formen durch den Druck des darunterliegenden Infiltrates mehr auszuhalten als bei den flachen. Es wird gedehnt, verdünnt und dadurch leichter verletzbar. Vielleicht wird es auch durch die nekrobiotischen Vorgänge im Lupus in seiner Ernährung geschädigt. Wichtiger aber sind wohl diese Erscheinungen im Lupusgewebe selbst, sei es, daß sie sich nun als einfacher *Zerfall* oder als *Erweichung* unter Mitwirkung von Leukocyten abspielen. Das Trauma, das schließlich die dünne Epitheldecke über dem zerfallenen Gewebe einreißt, braucht minimal zu sein. Fehlt einmal das Epithel, so ist das *lupöse Ulcus* etabliert. Daß die banalen, pyogenen Kokken beim Entstehen des Geschwürs eine große Rolle spielen, scheint nicht wahrscheinlich. Daß sie aber bei einmal vorhandenen Erosionen und Ulcerationen alle Symptome einer sekundären Impetiginisierung erzeugen können, läßt sich wohl kaum bestreiten. Die Geschwüre selbst haben scharfe, unregelmäßige Ränder und schmierig belegten oder granulierenden Grund. Für die Entstehung mancher Fälle des akut zerfallenden *Lupus vorax oder phagedaenicus* — eine Unterscheidung zwischen diesen beiden ist wohl überflüssig — mag eine größere Hinfälligkeit des Gewebes eine Rolle spielen, also dispositionelle Momente (Leloir, Unna), doch müssen wir Jadassohn recht geben, daß für das Gros der Fälle von ulcerösem Lupus es meist zufällige äußere Momente sind, welche dazu Anlaß geben, allerdings kennen wir sie oft nicht. Aber wir sehen sie um so eher dort auftreten, wo die Haut zarter und leichter äußeren Verletzungen ausgesetzt ist, besonders also im Gesichte; die Schädigungen können verschiedenster Art sein, Traumen, entzündliche Reizungen, Maceration durch Sekrete u. a. m.

Das Aussehen der ulcerierten Krankheitsherde (*Lupus exedens*) verändert sich nun weiter, je nach der Intensität der Krustenbildung und des Auftretens von wuchernden Granulationen. Vom Geschwürsgrund aus erheben sich diese nicht selten und stellen sich als papillomatöse Geschwülste dar. Dazu kommt — vielleicht durch Sekundärinfektion — eine stark eitrige Sekretion, dicke Krusten legen sich darüber und so entstehen schließlich — speziell am Nasenende — manchmal ganz kolossale, knollenförmige Bildungen, die als große Tumoren imponieren. Weicht man aber die Kruste ab und bringt die Granulationen zum Zerfall, was z. B. mit Pyrogallol erstaunlich rasch gelingt, so sieht man, daß hier eigentlich kein Plus, sondern ein Minus vorhanden war. Es zeigt sich nun, daß der Zerfall des Gewebes in der Tiefe große Substanzdefekte verursacht hat, die manchmal nicht mehr reparierbar sind. In anderen

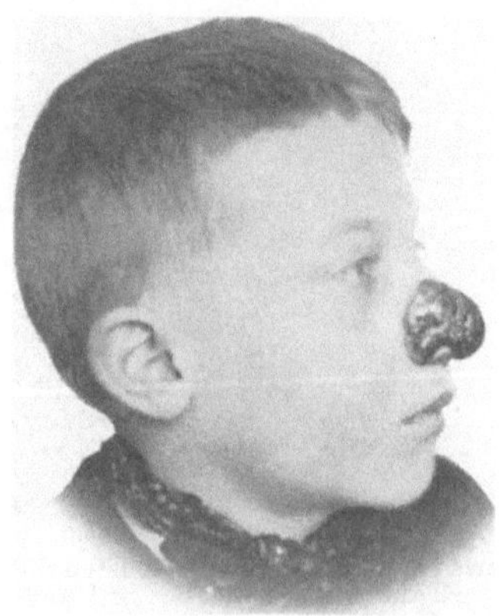
Abb. 25. Hypertrophischer Lupus des Nasenendes. (Sammlung der Berner Klinik.)

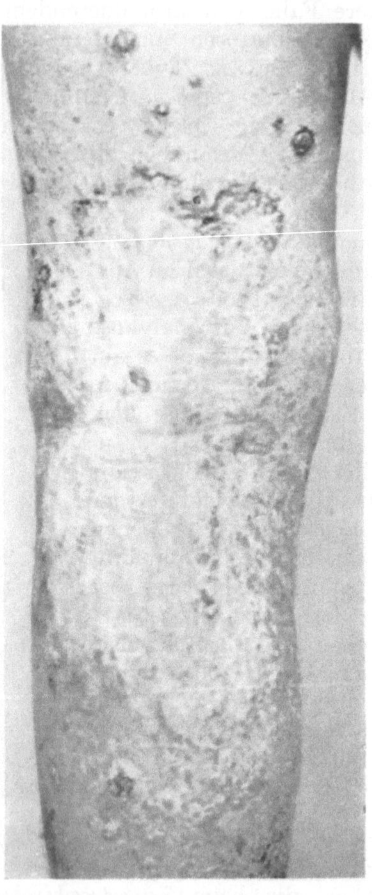
Abb. 26. Ulcero-serpiginöser Lupus der unteren Extremität. (Sammlung der Berner Klinik.)

Fällen ist die Krustenbildung das auffallendste Symptom. Hier kommen die dicken, rupiaähnlichen Auflagerungen bedeutend häufiger vor als beim planen Lupus *(„Lupus crustosus")*. Die Krusten ähneln zuweilen denen der Impetigo vulgaris (*L. impetiginosus* [LELOIR]). Hebt man sie ab, so kommt der Geschwürsgrund zum Vorschein. Manchmal erreichen sie die Dicke wahrer Hauthörner. Trocknen die Granulationen ein und epithelisieren sie sich, dann bekommen sie ein grobhöckeriges Aussehen. Kommt es zu mehrfach übereinander geschichteten Epithellagen, so bezeichnet dies LANG als *Lupus cornutus,* in exzessiven Fällen entstehen auch Hauthörner (BOŠNJAKOVIĆ).

Verschiedene Bilder gibt es, je nachdem der Geschwürsprozeß in einer größeren Lupusplaque mehr die zentralen oder die peripheren Partien ergreift. Es gibt Fälle, wo Geschwür und Krusten gerade am Rande auftreten, die als *ulcero-serpiginöser Lupus* den gleichnamigen tertiären Syphiliden sehr ähnlich werden können. Ein anderes Mal zerfallen vor allem die älteren, zentralen Partien. Dann sinkt die Mitte ein, vernarbt und wir haben *annuläre* und *serpiginöse Herde* mit abgeheiltem Zentrum und wallartigem Rand.

Wie jedem tuberkulösen Prozeß, so kommt auch dem Lupus die Eigenschaft zu, fibröses *Narbengewebe* zu bilden. Diese Erzeugung derben, oft cirrhotischen Bindegewebes ist ja eine der wichtigsten Abwehrreaktionen des Organismus gegenüber dem tuberkulösen Virus. So sehen wir auch schon in planen, nicht ulcerierten Lupusherden gar nicht selten Spuren einer Vernarbung als Ansatz zur Spontanheilung. Diese Narben sind dann oberflächlich, glatt, zwischen die noch erkrankten Partien eingestreut und in diese übergehend. Sie sind weiß, grau oder durch darunterliegendes, hyperämisches Gewebe graublau gefärbt. Das Partielle und Unregelmäßige dieser Narbenbildung gibt dann dem ganzen Herd ein gesprenkeltes, scheckiges Aussehen. In anderen Fällen, besonders bei den elevierten Formen, ist die Vernarbung stärker hervortretend und regelmäßiger, wenn auch sehr selten so vollständig wie bei den klinisch ähnlichen Formen der tertiären Lues. Die Narbe selbst ist je nach der Tiefe des vorangehenden lupösen Prozesses zart und oberflächlich oder derb und straff. Abheilende Ulcerationen begünstigen eine intensive, derbe, Narbenbildung. Wir finden daher besonders ausgiebige Vernarbung bei den Fällen von hypertrophischem Lupus mit zentraler Geschwürsbildung. Hier wird schließlich die ganze Mitte von einer Narbe eingenommen, über die sich der Rand wallartig erhebt, um nach der anderen Seite hin sich wieder gegen das Gesunde scharf abzugrenzen. Ist diese tuberkulöse Randpartie von papillomatöser Beschaffenheit, so entstehen, besonders an den Extremitäten, Bilder, die der *fungösen Tuberkulose* nahekommen. Aber auch bei den anderen, weniger prominenten, sehr selten selbst bei planen, aber nach dem Rand sich scharf in Kreis- oder Bogenlinien absetzenden Lupusfällen, verändert eine einigermaßen vollständige zentrale Vernarbung das Aussehen. Statt homogener Scheiben haben wir jetzt Ringformen *(„Lupus annularis")* oder bei Konfluenz mehrerer Plaques *gyriforme* und *serpiginöse* Figuren. BROCQ und JACQUET haben eine besondere Form von Lupus annularis beschrieben, deren Rand von einer schmalen Reihe kleiner Knötchen gebildet wird. Sie halten diese Form für besonders virulent, da der Prozeß sehr schnell um sich greift, und die betroffenen Individuen oft rasch einer Allgemeintuberkulose erliegen.

Solche annuläre, circinäre, serpiginöse Formen, öfter gesehen und beschrieben (siehe ZIELER), können Anlaß zu Verwechslungen mit Lues, Trichophytie geben, zumal sie mitunter auch recht schnell entstehen, zentral ausheilen und peripher mit erhabenem Rande fortschreiten (PAUTRIER und FAGE), alle Hilfsmittel müssen da herangezogen werden. Eine besondere Form wäre hervorzuheben, welche W. N. GOLDSCHMIDT als *Tuberculosis micro-annularis verrucosa* herausgehoben hat, schmale, scharf abgesetzte, hyperkeratotisch-circinäre und serpiginöse Säume um atrophische und narbige Hautpartien; gewisse Ähnlichkeit hat diese Affektion mit dem *Lupus annulaire* (Brocq-Jacquet), unterscheidet sich aber von diesem dadurch, daß die Ränder des letzteren aus sich fast berührenden, transparenten Knötchen gebildet werden (Brain) und daß die Prognose

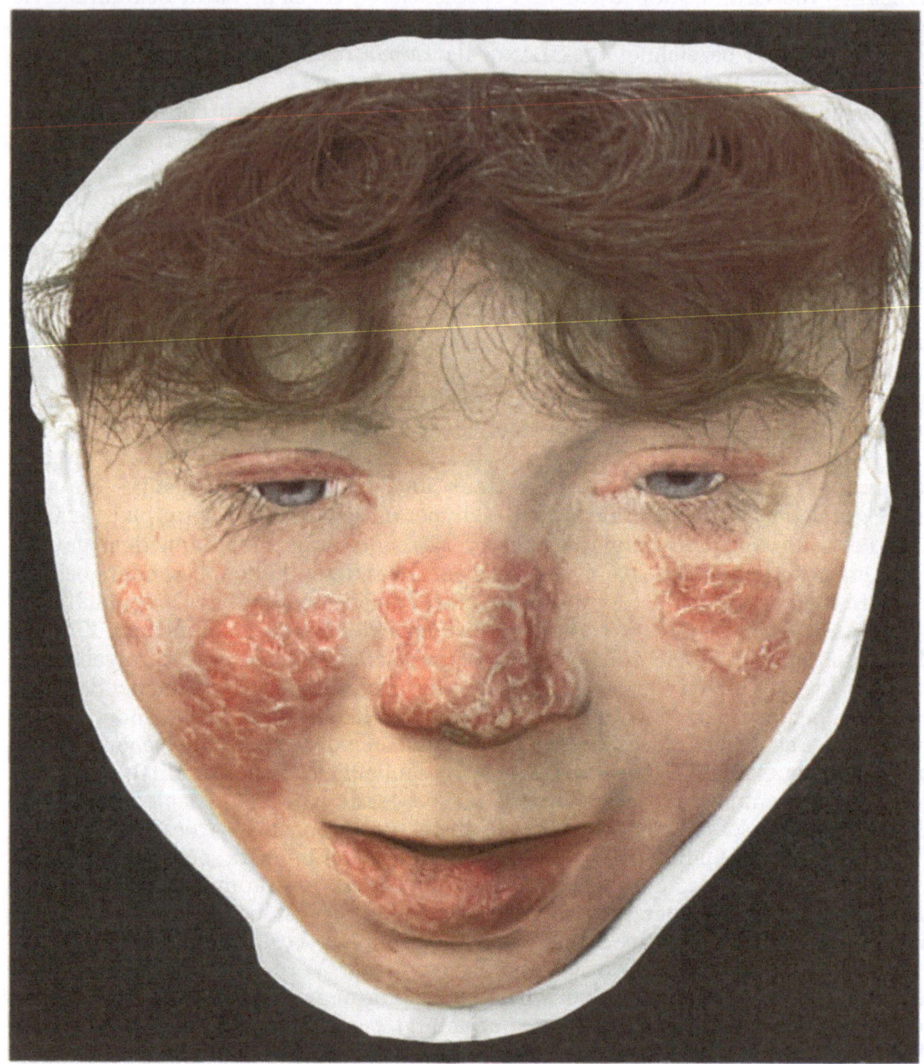

Abb. 27. Lupus vulgaris (gewisse Ähnlichkeit mit Erythematodes aufweisend). (Sammlung des Allgemeinen Krankenhauses St. Georg-Hamburg.)

dieser Kranken eine schlechte ist, indem sie bald an Tuberkulose zugrundegehen. — Die wuchernden, framboësiformen Fälle, über welche später zu sprechen sein wird, sind schwer einzureihen, einzelne werden wohl aus lupösen Erkrankungen hervorgehen, andere zu den tumorartigen Tuberkulosen zu zählen sein. Eine Entscheidung zu treffen ist oft nicht leicht, am ehesten noch, wenn man ihre Genese verfolgen konnte, doch sind die Übergänge da fließende.

Starke Wucherung der Papillen mit Hypertrophie des Epithels gibt dem Lupus ein warzenartiges Aussehen *(Lupus verrucosus, papillomatosus)*, wodurch er einerseits einer Tuberculosis verrucosa cutis sehr ähnlich sehen kann, ja meiner Ansicht nach in gewissen Stadien von ihr nicht zu unterscheiden ist; wenn diese Form noch outriert wird, bekommt er dann mit Recht den Beinamen *vegetans* und rückt wieder den tumorartigen Tuberkulosen sehr nahe, ist von diesen nur durch gelegentlich beobachtete Knötchen abzutrennen. Tritt er an den Fingern in dieser Form auf, dann sind Verwechslungen mit Verrucae vulgares möglich (WERTHER).

Die spontan entstehende Lupusnarbe ist meist glatt, weiß, seltener fein netzförmig oder von Teleangiektasien durchzogen. In den Narben finden sich, im Gegensatz zur Lues, meist übrig gebliebene, nicht verheilte Krankheitsherde oder neu entstandene Rezidivefflorescenzen in Gestalt mehr oder weniger zahlreicher Lupusflecke oder auch größerer und prominierender Herde. Lupusflecke können aber auch in diesen Narben vorgetäuscht werden durch *kolloide Degeneration* der elastischen Fasern, auf die besonders F. JULIUSBERG (auf JADASSOHNs Anregung) die Aufmerksamkeit gelenkt hat und die ebenso, wenn auch seltener bei Lues und Erythematodes zu beobachten ist. Bei der kolloiden Degeneration bilden sich nämlich kleine, braune Flecke, denen im Vergleich zum Lupusknötchen vielleicht die Transparenz fehlt, die aber manchmal nur durch die mikroskopische Untersuchung von jenen sicher zu unterscheiden sind. Daß der Name „kolloide Degeneration“ nicht richtig ist, darauf hat auch ARZT ganz besonders hingewiesen, so wie er betont, daß das kollagene Gewebe mindestens ebenso häufig dieser Veränderung unterworfen ist wie das elastische, ja diesem mit der Veränderung sogar vielleicht vorausgeht. Jedenfalls handelt es sich um eine reine Degeneration ohne Entzündungserscheinungen (LABADIE). Da es bei der Beurteilung therapeutischer Resultate darauf ankommt, kleinste remanente oder rezidivierende Lupusherde zu entdecken, so ist die Kenntnis dieser durch kolloide Degeneration entstehenden Gebilde nicht unwichtig. Außer ihnen kommen auch Milien und cystische Bildungen wie im Lupus selbst, so auch in der Narbe vor. Letztere kann schon bei leichten Traumen einreißen und zu schlecht heilenden atonischen Geschwüren Anlaß geben.

Noch in anderer Beziehung verdient die Narbenbildung beim Lupus unsere Beachtung. Je nachdem sich hyperplasierende oder atrophisierende Tendenzen bei der Vernarbung bemerkbar machen, können die Folgeerscheinungen dieser Vernarbung manchmal schlimmer sein als die des Krankheitsprozesses selbst. Ist die dem Lupus an sich innewohnende Neigung zur Fibrombildung besonders stark ausgesprochen, so können *elephantiastische Bildungen* entstehen. Meistens liegt dabei aber wohl auch eine Kombination mit Lymphstauungen vor, die durch mechanische Kompression oder durch tuberkulöse Erkrankung der Lymphgefäße verursacht werden. An den Lippen kommt es z. B. unter diesen Verhältnissen zu rüsselförmigen Vorwölbungen, an den unteren Extremitäten zu derben, elephantiastischen Verdickungen. Hypertrophische Narben in Form von *Keloiden* kommen zuweilen auch beim unbehandelten Lupus vor; meist sind sie der Effekt unzweckmäßiger therapeutischer Methoden.

Noch unheilvollere Folgen bringt häufig die *Narbenatrophie* hervor. So kann die Zusammenziehung der atrophischen Narbe in der Mundgegend fast zum vollständigen Verschluß des Mundes führen, am unteren Augenlid Ektropion und damit dauernde Schädigung des Auges erzeugen. Nicht zu vernachlässigen ist auch die Wirkung des Narbendruckes auf die darunterliegenden Organe, besonders dort, wo Knorpelgewebe unter der Haut liegt. Bekannt sind die dadurch verursachten Entstellungen an der Nase, deren knorpeliger Teil oft fast ganz geschwunden ist oder, stark verkleinert, mit der papierdünnen, glänzenden Haut verwachsen, eine eigentümlich starre Beschaffenheit zeigt. Ebenso wird die Form der Ohrmuscheln durch Narbenatrophie und sekundären Knorpelschwund oft auf das stärkste verändert. Aber auch Knochen können durch den Narbendruck deformiert und zum Schwinden gebracht werden. Wir sehen das besonders beim Lupus der Extremitätenenden. Die Narbenatrophie zugleich mit dem Übergreifen des tuberkulösen Prozesses auf das Knochensystem führen hier jene Entstellungen herbei, die dieser Form den Namen „*Lupus mutilans*" gegeben haben.

Varietäten des Lupus vulgaris[1]. Der Formenreichtum des Lupus vulgaris ist ein außerordentlich großer. Ausdehnung, Lokalisation, Anordnung bewirken ihn, wie schon zum Teil erwähnt, und können große Ähnlichkeit mit anderen Erkrankungen (Lues, Dermatomykosen usw.) hervorrufen. So hat Kaposi auch eine Art als *Lupus striatus* bezeichnet, welche eben strichförmig auftritt. Weiters wird das Aussehen durch spontane oder therapeutische Narbenbildung geändert.

Eine eigentümliche Modifikation der Hornbildung kann auch beim Lupus vulgaris zur Bildung von ziemlich fest anhaftenden Schuppen, besonders an

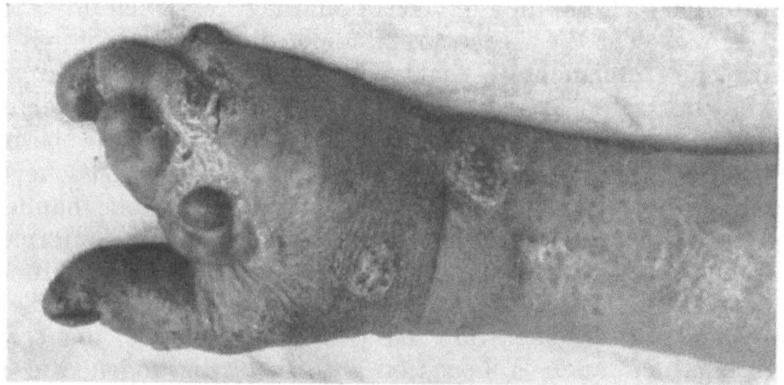

Abb. 28. Lupus mutilans. (Sammlung der Berner Klinik.)

den Follikelmündungen führen. Kommt dazu eine intensive Hyperämie, die eine gleichmäßige Rötung, besonders der peripheren Partien, herbeiführt, eine schmetterlingsförmige Lokalisation im Gesicht, evtl. auch eine stärkere Infiltration, so kann die Ähnlichkeit mit Lupus erythematodes täuschend werden. Derartige Fälle haben Leloir zur Aufstellung einer besonderen Varietät, des „*Lupus vulgaris erythematoides*" veranlaßt. Diese Form spielt nun zwar für das Problem des Lupus erythematodes eine große Rolle und ist daher viel diskutiert worden. Als eine konstante Abart des Lupus ist sie aber kaum anzusehen. Denn es handelt sich hier gleichsam nur um eine Maskierung des echten Lupus, dessen Elemente in den meisten Fällen doch noch hier und da als Lupusflecke oder als größere lupöse Partien zu erkennen sind, und dürfen nicht im Sinne Lenglets als „Lupus mixte" bezeichnet werden (Verotti, Ormsby, Howard Fox, Schoenhof u. a.). Die Diagnose ist oft klinisch nicht sicher zu stellen, obzwar mitunter der weitere Verlauf eine Klärung bringt, sondern es muß der mikroskopische Befund zu Hilfe genommen werden.

Leloir betont und Jadassohn stimmt ihm bei, daß diese Form in der Mehrzahl bei älteren Menschen vorkommt, doch beobachtete Tsukada einen solchen

[1] Lupus teleangiectodes disseminatus (Majocchi), Lymphangite en nappe (Leredde und Pautrier), Tuberculosis nodularis atrophica (Hyde), Lupus marginatus (Hillard), Lupus demiscléreux de la langue (Leloir).

auch bei einem 5jährigen Knaben, ORMSBY bei einem 13jährigen Mädchen. Er zeichnet sich dadurch aus, daß er wenig Neigung zur Ulceration zeigt, Narbenbildung im Zentrum nicht selten ist, wodurch die Ähnlichkeit mit dem Erythematodes noch erhöht wird. Andererseits finden wir Formen, welche klinisch zwar wie Erythematodes aussehen, aber eingestreut bräunliche durchscheinende Flecken zeigen. E. HOFFMANN, KERL konnten bei derartigen Fällen histologisch nichts von Lupus vulgaris nachweisen; die eingestreuten Massen waren scharf abgegrenzte, aber nicht tuberkuloide Infiltrate, auch kolloide Degeneration kann Lupusknötchen im Erythemathodes vortäuschen (JARISCH, JADASSOHN).

Daneben kommen aber sichergestellte Fälle beider Erkrankungen an einem Patienten vor, sei es nun entfernt voneinander (ZIELER, NAEGELI, MARTENSTEIN) oder auch beide an einer Stelle, z. B. im Gesichte (KOPP, A. NEISSER, K. HERXHEIMER) lokalisiert. Wir selbst konnten zwei derartige Fälle demonstrieren. Besonders interessant ist eine Beobachtung (VALENTOVA), wo sich nach Exstirpation eines Lupus vulgaris des Gesichtes nach einiger Zeit ein typischer Erythematodes entwickelte, welcher aber das Transplantat von der Bauchhaut verschonte. In manchem dieser klinisch beobachteten Fälle wird es sich wohl nur um einen Lupus vulgaris gehandelt haben, welcher im Aussehen dem Erythematodes ähnelte. So konnte JADASSOHN nachweisen, daß im Falle PRINGLEs, welchen dieser als Lupus erythem. nodular. vorgestellt hatte, wenige Monate später nur L. vulgaris diagnostiziert werden konnte. Aber auch histologisch sichergestellte Beobachtungen von Erythematodes und Lupus vulgaris in demselben Affekte sind in der Literatur vorhanden (L. SPITZER, KYRLE, RUDE, RUSCH, EHRMANN, FORDYCE, ELIASCHEFF u. a.). An anderer Stelle dieses Bandes (s. VEIEL) wird davon ausführlicher zu sprechen sein, wo auch die mannigfachen Kombinationen des Erythematodes mit anderen tuberkulösen Hauterkrankungen, z. B. mit papulo-nekrotischen Tuberkuliden, Tuberculosis lichenoides, indurativen Tuberkulosen Erwähnung, und auch die differentialdiagnostischen Bemerkungen ihren Platz finden werden.

Eine ganze Reihe weiterer Abarten finden sich in der Literatur und bei JADASSOHN[1] angeführt, sie gehören zum Teil überhaupt nicht zum Lupus (z. B. der *Naevus-Lupus* von HUTCHINSON), zum Teil können sie leicht unter andere Formen eingereiht werden, ohne deshalb gleich ein Epitheton bekommen zu müssen, oder sie sind schließlich Unica und so wenig charakterisiert, daß man sich kaum ein Bild von ihnen machen kann. — Hier sei aber doch des *Lupus angiomateux* BESNIER gedacht, von dem wir selbst einen Fall beobachtet haben. Er zeichnet sich durch eine mächtige Neubildung und Erweiterung von Gefäßen in der Papillarschicht aus, während in den tieferen Cutisschichten neben spärlichen deutlichen Epitheloidzellentuberkeln reichliche, einzeln stehende Epitheloidzellen und einzelne Riesenzellen zu konstatieren waren. — Die Affektion war um den rechten Mundwinkel bis aufs Kinn lokalisiert und konnte unter Lichttherapie zur Abheilung gebracht werden.

Auch unter dem Bilde eines *Rhinoskleroms* kann der Lupus verlaufen, wovon LION und JADASSOHN die ersten Fälle beschrieben haben, weiters MARTENSTEIN bei 9 Patienten, ferner SACHS, HELLMANN und EPSTEIN. Bei dieser Affektion fällt die außerordentliche Härte auf, die Deformität der Nase ist tonnenförmig und betrifft mehr die knorpeligen Anteile zwischen den Nasenflügeln und dem knöchernen Nasengerüst, während Nasenspitze und -flügel eher frei sind. Die Haut wird meist sekundär ergriffen, es finden sich aber immer deutliche tuberkulöse Veränderungen in den vorderen Partien der Nasenschleimhaut, aus denen die Diagnose sichergestellt werden kann, und durch deren Wucherung der

[1] MRAČEKs Handbuch Bd. 4, S. 181.

Knorpel an die äußere Haut angedrückt wird. So entsteht die durch Palpation zu konstatierende besondere Härte. Daneben können z. B. an der Wange auch typische Lupusplaques bestehen. *Rhinophymartige* Bildungen beschreiben THIBIERGE und RABUT, hervorgerufen durch eine chronische Lymphangitis bei Lupus der Nase. LOUSTE und THIBAUT sahen im Gesicht einen *xanthom*ähnlichen Lupus, über dessen Zugehörigkeit sich allerdings noch eine Diskussion entspann.

Die Lokalisation des Lupus auf der äußeren Haut. Der Lupus vulgaris nimmt je nach dem Sitze der Erkrankung so mannigfache Gestalt an und ist in seinem Verlaufe und in der Bedeutung für das erkrankte Individuum so verschiedenartig, daß es notwendig ist, die verschiedenen *Lokalisationen* kurz einzeln zu betrachten.

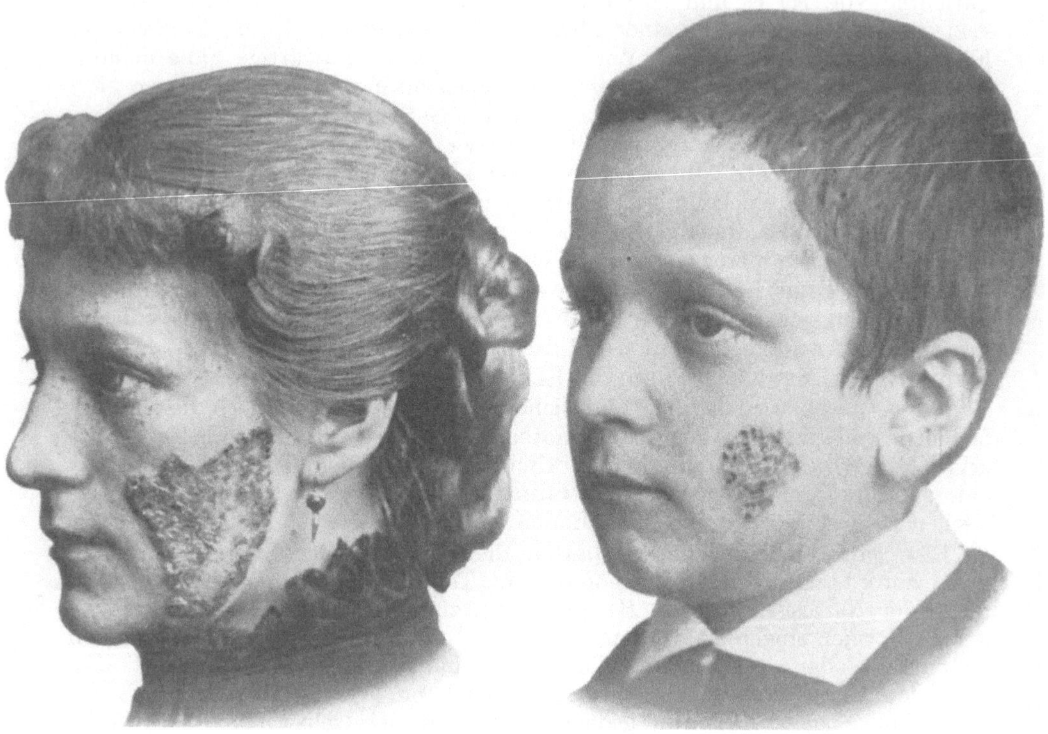

Abb. 29. Lupus der Wange. (Sammlung des Allgem. Krankenhauses St. Georg-Hamburg.)

Abb. 30. Lupus der Wange. (Sammlung des Allgem. Krankenhauses St. Georg-Hamburg.)

Auf dem *behaarten Kopf* ist der Lupus eine Seltenheit. Es ist sehr oft zu beobachten, wie ein fortschreitender Lupus des Gesichtes genau an der Haargrenze Halt macht und den Kopf intakt läßt. Ja, in Fällen, wo das ganze Gesicht durch furchtbare Zerstörungen bis zur Unkenntlichkeit entstellt worden ist, finden wir die Kopfhaut gesund und das Haupthaar gut erhalten; natürlich gibt es auch Ausnahmen von dieser Regel. Einen eigentümlichen Fall dieser Art hat JADASSOHN bereits erwähnt. Hier war ein Lupusherd der Stirn excidiert, und der Defekt durch Transplantation gedeckt worden. Nach Jahren entwickelte sich von dem Rande der transplantierten Stelle ein Lupus, der auf den behaarten Kopf sich ausdehnte und diesen in eine große, lupöse Fläche verwandelte, während der transplantierte Lappen verschont blieb. Es ist dies wieder ein Beweis, daß die Eigenart des Gewebes eine bedeutsame Rolle für die tuberkulöse Erkrankung spielt (siehe auch den Fall VALENTOVA). So konnte ich vor kurzem einen Patienten demonstrieren, bei welchem ich wegen beginnenden Carcinoms auf der rechten und linken Wange eine Excision mitten im lupösen Gewebe vorgenommen hatte; der Defekt wurde mit Thierschläppchen gedeckt. Während sich nun am Rande Lupusknötchen entwickelten, blieb die Thierschnarbe durch Jahre verschont und erst vor einigen Wochen kamen in derselben 3—4 Knötchen zum Vorschein, und zwar mitten darin, also entweder aus der Tiefe, oder es wurde Infektionsmaterial auf dem Lymphwege dahin verschleppt. Der von der Stirn- oder Schläfenhaut fortgesetzte Lupus vulgaris ist immerhin noch häufiger als isolierte Herde auf dem behaarten Kopfe — im Gegensatz zum Erythematodes. Doch ist auch das isolierte Vorkommen öfters beschrieben und fehlt kaum in einem größeren Materiale, die ersten Fälle von NEISSER, WOLTERS, JADASSOHN, LELOIR, dann auch von BIACH, RÖDERER und LEVY, HELLER u. a. m. Er erscheint seltener als planer Lupus, häufiger in papulöser, verruköser oder papillomatöser Form; er kann einen großen Teil der Kopfschwarte einnehmen, auf Gesicht und die angrenzenden Partien übergreifen (ALDERSON), allein oder mit anderen lupösen Plaques vorkommen. Auch die Nackenhaut ist seltener der Sitz eines Lupus (KINGSBURY, RUSCH). Um Follikel reichen die lupösen Infiltrate da oft recht tief, so daß der Therapie größerer Widerstand entgegengesetzt wird.

Weitaus die größte Zahl aller Lupusfälle ist im *Gesicht* lokalisiert. Nach LELOIR war unter 312 Fällen 276mal das Gesicht befallen, nach FORCHHAMMER in 81%. Die Vorliebe der Krankheit für das Gesicht ist aus mehreren Gründen erklärt. Die Haut ist zart und Verletzungen und Infektionen mehr ausgesetzt als die der bekleideten Körpergegenden. Noch wichtiger ist die Nachbarschaft primär infizierter Schleimhäute und Lymphdrüsen. Im Gesicht ist es für den Krankheitsverlauf wieder ein Unterschied, ob der Lupus die flächenhaften Partien, Stirn und Wangen, oder die prominenten Teile und die Öffnungen von Mund, Nase, Ohren zuerst ergreift. Ein Gesichtslupus kann auch auf die benachbarten Schleimhäute übergehen (ALBANUS, VOSSIUS u. a.), jedenfalls findet man die beiden Lokalisationen oft vergesellschaftet (SAFRANEK, SEIFERT).

Auf der *Stirn* ist der einzelne, primäre Lupusherd lange nicht so häufig wie auf den *Wangen*. Beiden Gegenden ist es aber gemeinsam, daß plane Formen relativ oft vorkommen. Gerade beim Inokulationslupus der Wangen wird das oben beschriebene Anfangsstadium der Krankheit oft besonders lange in reinem Zustand beobachtet. Es ist hier aber zu bemerken, daß die typische Lokalisation des beginnenden Lupus in der Mitte der Wange nicht immer einer exogenen Infektion ihren Ursprung verdankt, sondern daß häufig ein Zusammenhang mit einer kleinen, hier gelegenen Lymphdrüse vorhanden ist, in welche ein Teil der Lymphgefäße der vorderen Nasenschleimhaut mündet. Auch disseminierte Einzelherde sind nicht selten, rufen aber schon den Verdacht auf lymphogene Infektion von der Nasenschleimhaut her wach. Im übrigen kommen auf Wangen und Stirn auch alle anderen denkbaren Formen des Lupus vor. Erinnert sei speziell hier noch einmal an die meist auf beiden Wangen symmetrisch lokalisierten Plaques von Lupus erythematoides, sowie an die impetiginösen Formen.

An den *Augenlidern* können primäre, isolierte, meist plane Lupusherde auftreten, doch ist das nicht besonders häufig. Meist ist der Lupus auf Augenlider und Conjunctiven erst sekundär von der Umgebung her übergegangen. So befällt ein rasch fortschreitender Lupus der Wange zuerst das untere Augenlid und dann die Conjunctiva; mit der Differentialdiagnose der letzteren befaßt sich eingehend SABATINI, und macht besonders auf die geringen subjektiven Beschwerden und das seltene Vorkommen von Geschwürsbildung gegenüber der

Tuberculosis ulcerosa conjunctivae aufmerksam. BENCINI berichtet über das Auftreten eines solitären Knötchens unter der Lidhaut nach einem Faustschlag, es ist schwer zu sagen, ob diese seltene Form hierher zu zählen ist. Besonders unheilvoll ist das bereits erwähnte *Narbenektropion*. Ein anderer Weg, auf dem es zur Infektion von Lid und Conjunctiva kommt, ist der *Tränennasengang*. Hier handelt es sich immer um ein kontinuierliches Fortschreiten der Infektion von der erkrankten Nasenschleimhaut her.

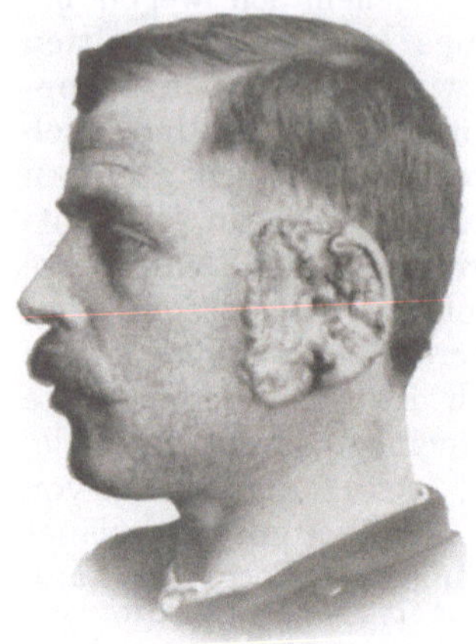

Abb. 31. Lupus des Ohres. (Sammlung der Berner Klinik.)

Der isolierte Lupus der *Ohrmuschel* beginnt nicht selten als Inokulationslupus des Ohrläppchens. Wir erwähnten bereits als Infektionsmodus das Durchbohren der Ohrläppchen zur Befestigung von Ohrringen. Auch Infektion von einer spezifischen Otitis media kann die Ursache abgeben, doch ist der umgekehrte Weg ebenfalls möglich. CEMACH betont nachdrücklich die Möglichkeit endogener Infektionen. Der Lupus hat hier oft Neigung zur Geschwulstbildung, durch die das Ohrläppchen um das Vielfache seines Volumens vergrößert werden kann. Diese Tumoren sind durch livide Verfärbung und große Weichheit charakterisiert. Auch an der übrigen Ohrmuschel kommen hypertrophische, papillomatöse Formen zur Beobachtung, auch dort, wo sich ein nicht besonders stark prominierender Lupus von der umgebenden Haut her auf die Ohren fortsetzt. Mehrfach sind am Ohr Kombinationen mit Lymphangiom beobachtet worden (SCHUELLER). Ulceröse und phagedänische Lupusformen können das ganze äußere Ohr zerstören, so daß schließlich nur einige Stummel um den äußeren Gehörgang stehen bleiben. Starke Deformationen der Ohrmuschel bringt auch der vernarbende Lupus mit folgender Atrophie des Ohrknorpels hervor.

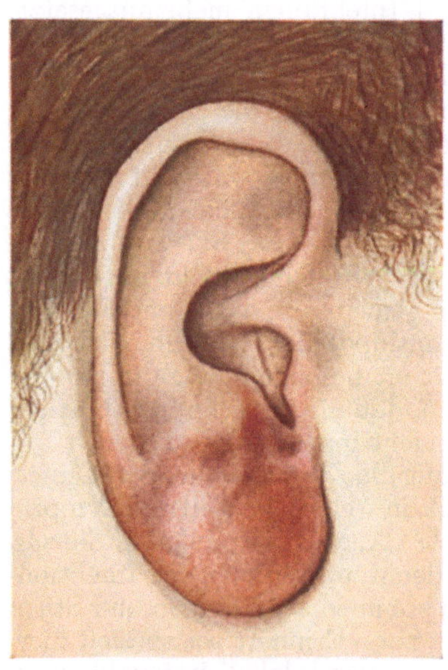

Abb. 32. Tuberculom des Ohrläppchens. (Moulage der Abt. für Phototherapie der Klinik HAJEK in Wien.)

Weitaus die wichtigste von allen Lokalisationen des Lupus ist die an der *Nase*. Die Infektion der Nasenhaut erfolgt auf verschiedene Art. Erstens kommt Inokulation von außen natürlich auch hier vor. Zweitens kann ein Lupus von den Wangen oder von der Stirn her auf die Nase übergreifen. Der dritte, bei weitem häufigste Weg ist der von der Nasenschleimhaut aus. Das kann entweder derart geschehen, daß sich der Lupus auf dem Lymphwege oder direkt kontinuierlich von der Schleimhaut auf die äußere Haut fortpflanzt. Bei dem ersten Modus sehen wir häufig den Lupus auf dem häutigen Teil der Nase in Form von kleinen Knötchen beginnen, die sich von denen des Inokulationslupus in nichts unterscheiden. Sie können lange Zeit isoliert stehen bleiben und sind oft leicht zum Schwinden zu bringen, falls der Lupus im Naseninnern abgeheilt ist. Andererseits kommt

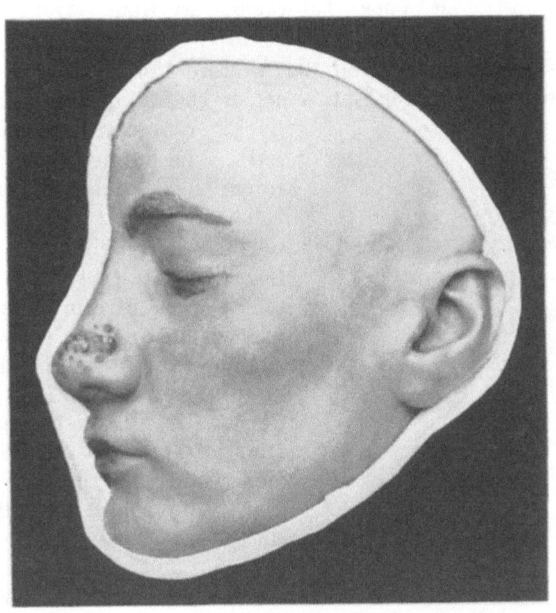

Abb. 33. Lupus der Nase in einzelnen Knötchen.
(Sammlung des Allgemeinen Krankenhauses St. Georg-Hamburg.)

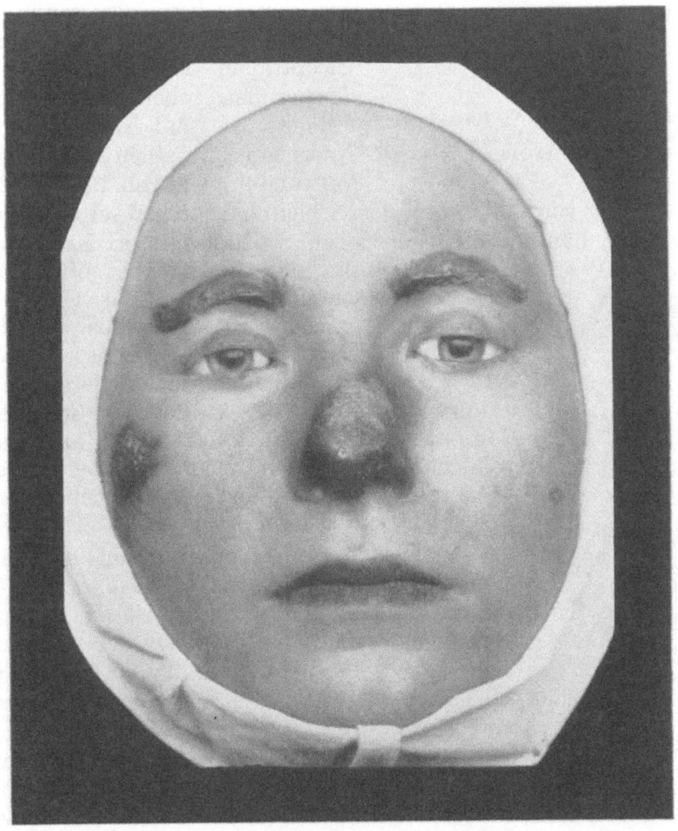

Abb. 34. Kongestiver Lupus der Nase.
(Sammlung des Allgemeinen Krankenhauses St. Georg-Hamburg.)

es doch meist zur Konfluenz und der weitere Verlauf auf der Nasenhaut ist dann sehr schleppend, da der Lupus gegen therapeutische Eingriffe viel hartnäckiger Widerstand leistet, meist deshalb, weil immer neue Nachschübe von innen her erfolgen. Doch kann man solche Resistenz auch ohne Befallensein der Nasenschleimhaut beobachten; es liegen dann die Herde recht tief, bis ans Perichondrium heran, Verhältnisse, wie wir sie auch an der Ohrmuschel vorfinden. Im übrigen kann dieser Lupus alle Formen annehmen, deren der Lupus überhaupt fähig ist, und zu denen das Individuum im besonderen disponiert ist. Geht der Lupus direkt von der Schleimhaut auf die äußere Haut über, so erkranken zunächst die Nasenflügel. Oft handelt es sich hier schon von vornherein um Formen mit Neigung zur Ulceration. Wir haben dann bald Defekte der Nasenflügel, die, wenn sie symmetrisch auftreten, der Nase das Aussehen geben, als wenn sie „abgegriffen" wäre. Auf dem Boden dieser Ulcerationen können sich ferner stark wuchernde, tuberkulöse Granulationen erheben, die, mit Krusten bedeckt, das Nasenende in einen unförmigen Wulst verwandeln (s. Abb. 25, S. 224). Eine weitere Entstellung wird oft durch den Schleimhautprozeß selbst herbeigeführt. Wenn dieser das häutige und knorpelige Septum zerstört hat, so sinkt die Nasenspitze ein, die Nasenlöcher öffnen sich nach der Seite oder nach vorne. Das Organ bekommt dann ein Aussehen, das man als charakteristisch gegenüber der syphilitischen Sattelnase hervorgehoben hat. Bei dieser sind es die mittleren Partien, die infolge Zerstörung der knöchernen Scheidewand zusammensinken. Diese Unterschiede haben aber keine absolute Geltung, denn auch bei Tuberkulose kommen Perforationen im Gebiete des knöchernen Septums vor, allerdings seltener.

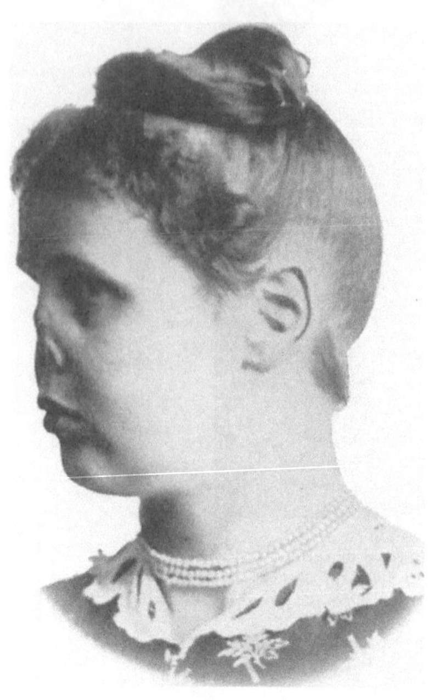

Abb. 35. Vollständiger Verlust der Nase durch Lupus. (Sammlung des Allgemeinen Krankenhauses St. Georg-Hamburg.)

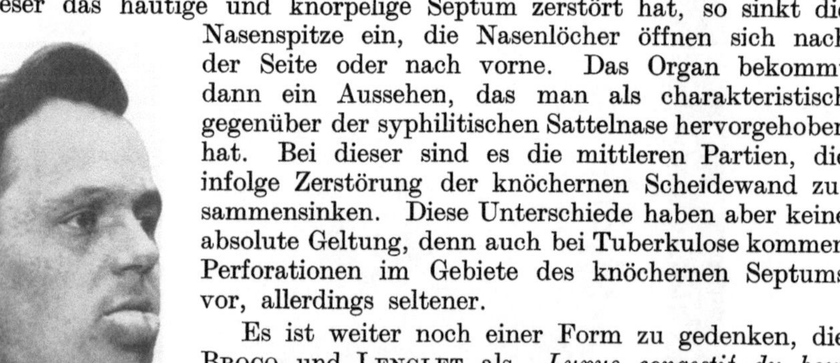

Es ist weiter noch einer Form zu gedenken, die Brocq und Lenglet als „*Lupus congestif du bout du nez*" bezeichnen. Hierbei ist das Nasenende geschwollen, vergrößert, bläulich verfärbt und fühlt sich kalt an. In diesem Typus haben wir einen Übergang zum Lupus pernio, den wir gesondert besprechen.

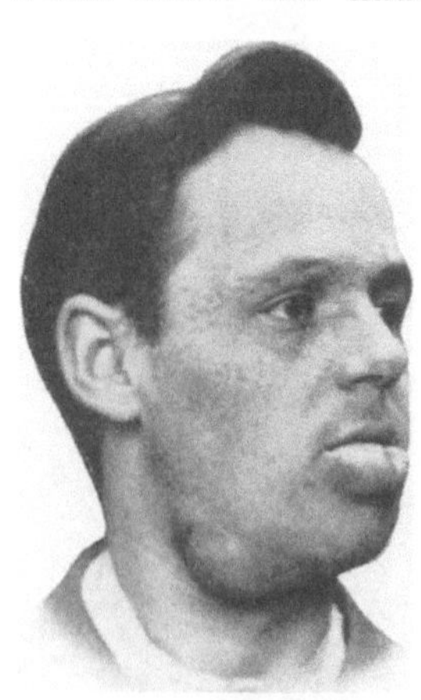

Abb. 36. Elephantiastischer Lupus der Unterlippe. Lymphadenitis tuberculosa. (Sammlung der Berner Klinik.)

Von den höchsten Graden der Entstellung der Nase haben wir der durch Narbenatrophie verursachten schon weiter oben gedacht. Es wäre noch hinzuzufügen, daß durch Kontraktion der Narben hochgradige Verengerung, schließlich völliger Verschluß beider Nasenlöcher herbeigeführt werden kann.

Durch ulcerösen Lupus wird in extremen Fällen die ganze knorpelige, ja auch die knöcherne Nase zerstört, deren Stelle nur noch ein großes Loch bezeichnet.

Auf die *Lippen* greift der Lupus von außen oder von der Schleimhaut her über. Neben ulcerösen haben wir hier manchmal hyperplastische Formen. Durch Fibrombildung im lupösen Gewebe, durch Lymphangiektasien und Stauungen entstehen elephantiastische Zustände, durch welche die Lippen nach außen vorgewölbt werden. Als Gegensatz dazu kommt völliger Schwund der Lippen durch Narbenatrophie vor. Manchmal besteht Atrophie der Ober- bei Elephantiasis der Unterlippe. In den schlimmsten Fällen wird durch Atrophie

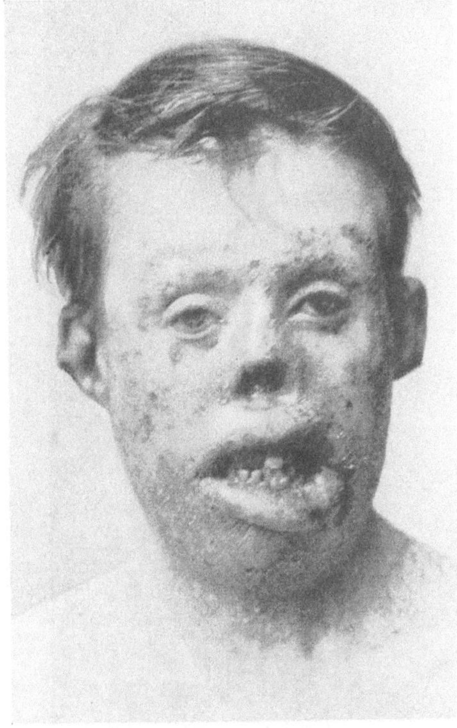

Abb. 37. Hochgradige Entstellung des Gesichtes durch Lupus. (Sammlung des Allgemeinen Krankenhauses St. Georg-Hamburg.)

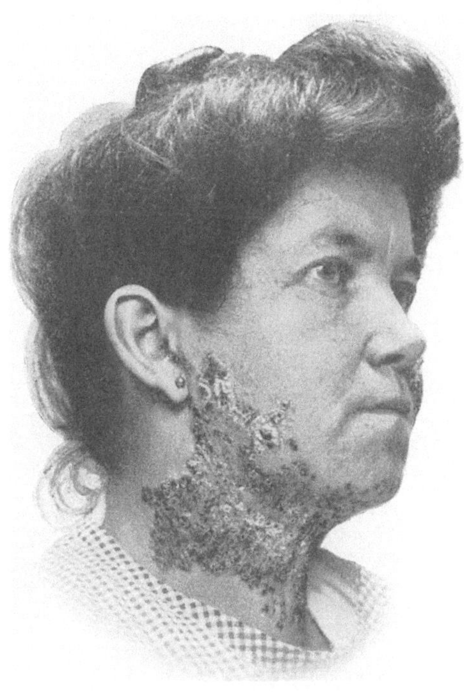

Abb. 38. Lupus des Halses. (Sammlung der Berner Klinik.)

und Narbenzug der Mund schließlich derart verkleinert („Mikrostomie"), daß nur noch ein rundes, kleines Loch an seiner Stelle übrig bleibt, und ein chirurgischer Eingriff nötig wird, um eine ausreichende Ernährung zu ermöglichen.

Rothman und Klebe glaubten an ihrem Materiale konstatieren zu können, daß der Lupus der Oberlippe besonders häufig zu Erkrankung der Mundschleimhaut führe, welche sich daselbst sehr bösartig, rasch fortschreitend erweise. Wir können nach unserem Materiale diese Beobachtungen nicht unbedingt bestätigen; nicht nur daß das Übergreifen gar nicht so besonders oft erfolgt, ist der Schleimhautprozeß häufig dann gar nicht auffallend unangenehmer als sonst Schleimhautaffektionen. Richtig ist, daß die lymphangiektatisch verdickte, lupöse Oberlippe einer Behandlung schwerer zugänglich ist, die Heilung langsamer erfolgt und deshalb damit im Zusammenhang stehende Prozesse des Gaumens usw.

eben auch länger zur Heilung brauchen, doch möchten wir von einer besonderen Malignität nicht sprechen. Der an den Mundwinkeln beginnende, öfters auf die Schleimhaut übergreifende Lupus ist oft recht resistent, vielleicht deshalb,

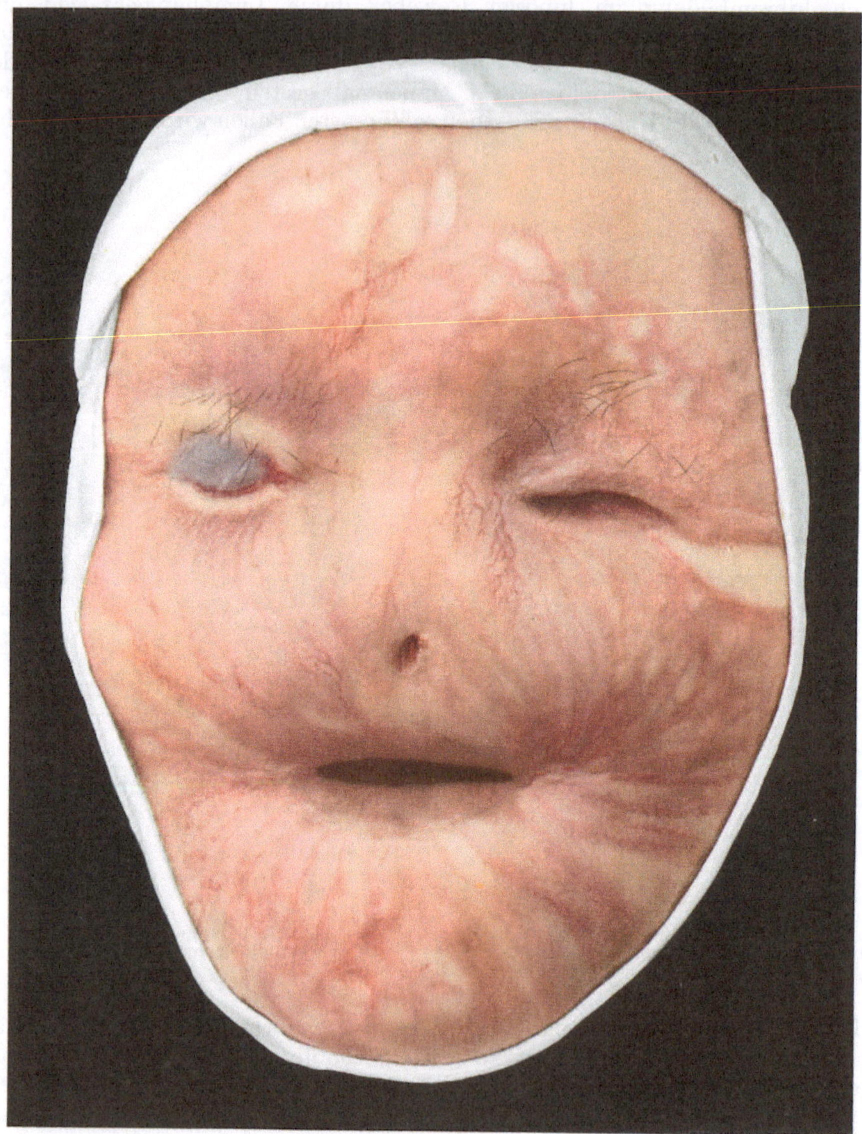

Abb. 39. Lupus vulgaris. Endstadium. (Sammlung der Breslauer Klinik.)

weil durch die Mundbewegung immer wieder sich infizierende Rhagaden entstehen.

Der Lupus des *Kinnes* bietet keine Besonderheiten. Häufig setzt er sich nach dem Hals zu fort. Dann kann durch Narbendruck der Unterkieferknochen atrophieren, wodurch wieder eine schwere Entstellung der Physiognomie bedingt wird.

Wir haben bis jetzt den Lupus der einzelnen Teile des Gesichtes gesondert betrachtet, doch ist es klar, daß mehrere Stellen gleichzeitig erkrankt sein können. Und in der Tat finden wir in den hochgradigsten Fällen nicht den kleinsten Fleck des Gesichtes von der Krankheit verschont. Es ist ja das Eigentümliche des Lupus, daß nicht so sehr seine Gefährlichkeit für Leben und Gesundheit als die schrecklichen äußeren Entstellungen, die er verursacht, am meisten zu fürchten sind. Von diesen Entstellungen des Gesichtes können wir zwei Höhetypen unterscheiden, den hypertrophischen und den atrophischen. Bei dem ersteren sind Nase und Ohren in unförmige, knollige Geschwülste verwandelt, die Lippen rüsselartig, das ganze Gesicht ist durch die geschwollene Lupusmasse bedeutend verdickt. Dazu sind noch meist die Halslymphdrüsen stark

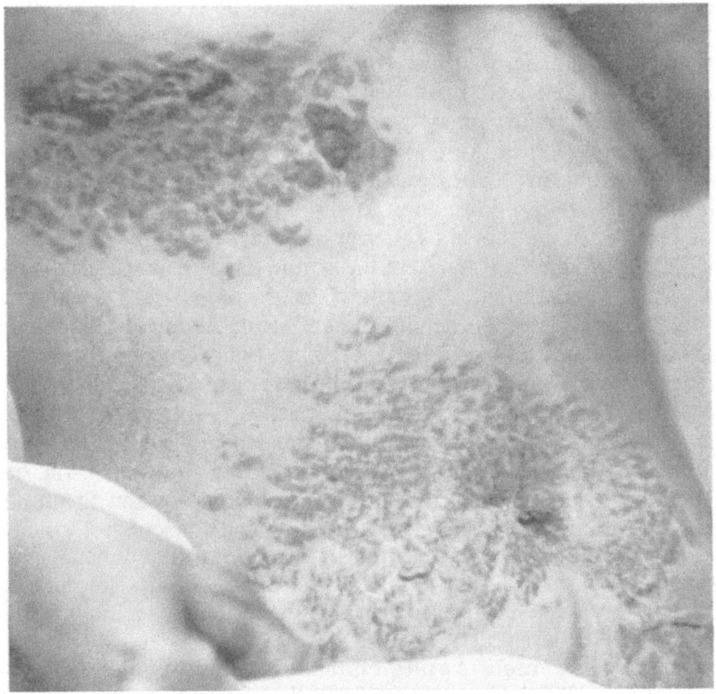

Abb. 40. Lupus des Rumpfes. (Sammlung der Berner Klinik.)

vergrößert, so daß der Übergang von Kinn und Unterkiefer zum Halse verwischt wird. Hat der Lupus ausgerast, so bleibt der fast noch schrecklichere atrophische Typus, bei dem fast alles fehlt, was ein menschliches Gesicht ausmacht, Nasen, Ohren, Mund; häufig sind auch die Augen schwer geschädigt; statt der Haut bleibt nur Narbenmasse, die durch Gefäßerweiterungen, fleckige Pigmentierungen und einzelne Haarreste noch häßlicher und abschreckender wirkt.

Am *Halse* finden wir den Lupus nicht selten, meist über tuberkulös erkrankten Lymphdrüsen, der Submaxillaris und Sublingualis. Serpiginöse und ulceroserpiginöse Formen sind relativ häufig.

Der *Rumpf* bietet keine Prädilektionsstellen zur Erkrankung an Lupus. Die Gelegenheit zur Inokulation von außen ist ja bedeutend geringer als im Gesicht und an den Extremitäten. Am häufigsten ist noch der Lupus als Kontiguitätstuberkulose, die von einer Erkrankung der Knochen, besonders des

Sternum oder der Rippen ihren Ausgang nimmt. Aber auch unter diesen Umständen sind hier Scrophuloderme, colliquative Tuberkulosen häufiger als Lupus. Es blieben noch die postexanthematischen Lupusfälle, die meist im kindlichen Alter nach Masern auftreten, und deren multiple, hämatogene Aussaat sich auf dem Rumpf ebensogut lokalisiert wie auf Gesicht und Extremitäten. Die Elemente dieses Lupus sind im einzelnen Falle meist ziemlich monomorph, doch je nach den Fällen verschieden. Bald sind sie einfache, plane, scheibenförmige Herde, bald psoriasiform, dann wieder sind sie erhaben, papillomatös, mit warziger Oberfläche, so daß sie der Tuberculosis verrucosa cutis näher kommen als dem Lupus vulgaris. Auch multiple Lupustumoren sind beschrieben worden. Das Gemeinsame in allen diesen Fällen ist, daß der Einzelherd sehr oft wenig Tendenz zu peripherer Ausdehnung zeigt, also sich als ziemlich gutartig erweist, gelegentlich auch spontan abheilt. Die Gründe dafür haben wir im ersten Teile auseinandergesetzt. Bei öfteren Schüben und in höherem Alter können aber solche Plaques durch immer neue Apposition am Rande auch recht groß werden und ausgedehnte Teile des Rumpfes einnehmen.

An den *Genitalien,* männlichen wie weiblichen, gehört der Lupus gegenüber anderen tuberkulösen Erkrankungsformen zu den äußersten Seltenheiten. Vom Lupus des Penis sind in der Literatur nur wenig Fälle beschrieben worden, die als einwandfrei gelten können. Auch ein von LEWINSKI veröffentlichter Fall scheint nicht ganz hierher zu gehören, da der Beginn ulcerös war. Dagegen muß man die Fälle von BIACH, A. KRAUS und BRANDWEINER wohl als Lupus der Glans penis anerkennen. Besonders interessant war bei dem letzteren das Eintreten einer spontanen Heilung nach Entfernung der Infektionsquelle, einer hochgradig tuberkulösen Niere. Über eine Beobachtung von hämatogenem Lupus an der Glans penis berichtet auch HOFFERT. Unter *unserem* Materiale fanden wir zwei Fälle von postexanthematischer Tuberculosis luposa, einmal nur an der Penishaut, einmal auch an der Glans penis, die beide recht gutartig verliefen und auf Lichttherapie abheilten, während KINZEL von einem Fall berichtet, bei dem Glans und Penisschaft bis auf einen kurzen Stummel zerstört wurden, und der Prozeß erst nach Anlegung einer Blasenfistel ausheilte. Gelegentlich der Vorführung eines Lupus vulgaris an der Glans penis durch STILLIANS und OLIVER wurde von mancher Seite die Amputatio penis empfohlen (PUSEY, WILE), was nach unseren Erfahrungen denn doch eine zu radikale Behandlung von vornherein ist.

An der Vulva beobachtete AUDRY einmal einen Lupus, der unter dem Bilde einer Leukoplakie verlief, ebenso DANLOS und PATHAUT, während LESZCZYŃSKI lupöse Infiltrate an den großen Schamlippen, FESSLER-OPPENHEIM die noduläre Form bei einem 5jährigen Mädchen im Vestibulum vulvae gesehen haben. Aus der älteren Literatur wären noch die Fälle von BENDER, LIPP hierher zu zählen (JESIONEK, JADASSOHN).

Häufiger ist die Krankheit wieder in der Gegend des *Afters* und am *Gesäß.* Am After kann Lupus durch Inokulation von außen, sowie durch Autoinokulation bei Darmtuberkulose durch tuberkelbacillenhaltige Faeces entstehen. Er nimmt hier oft verruköse und papillomatöse Gestalt an und zeigt in der unmittelbaren Umgebung des Anus Neigung zu Zerfall und Ulceration. Am Gesäß erfolgt die Infektion häufig in früher Kindheit durch Inokulation von außen, zumal in Phthisikerfamilien bei ungünstigen hygienischen Bedingungen. Die kleinen Kinder rutschen da, nicht selten mangelhaft bekleidet, auf dem Fußboden umher, der durch eingetrocknetes tuberkulöses Sputum verunreinigt ist. Doch kommen auch im späteren Alter Lupusherde zur Entwicklung im Anschluß an tuberkulöse Knochen- und Gelenkleiden. Schließlich hat auch der hämatogene Lupus, wie manche andere hämatogene Tuberkuloseformen

(„papulonekrotische Tuberkulide"), eine gewisse Prädilektion für die Glutäalgegend. Der Form nach haben wir am Gesäß häufig plane Typen und multiple fleckförmige Herde, doch auch serpiginöse, hypertrophische und ulceröse kommen vor. OPPENHEIM beobachtete eine Frau, bei welcher die zum Teil vernarbende Affektion eine große Ausdehnung angenommen hat und gegen das Genitale vorgedrungen war, wo es an den Labien zu einem „*Lupus esthiomène*" kam, eine, wie noch an anderem Orte ausgeführt wird, schlechte und überflüssige Benennung.

Für die *Extremitäten,* die auch der multiple, hämatogene Lupus bevorzugt, sind sonst ausgedehnte Lupusherde von serpiginöser Form charakteristisch, meist mit zentraler Vernarbung und peripherer Ulceration oder auch mit papillomatösem Rande. Sie haben im ganzen eine Neigung, relativ rasch fortzuschreiten und große Flächen zu bedecken. Doch gibt es auch da stationäre Fälle genug. Gelegentlich kann ein psoriasiformer Lupus am Ellbogen zu Verwechslungen Anlaß geben. Die schwersten Folgen des Extremitätenlupus sind die Mutilationen und die elephantiastischen Zustände.

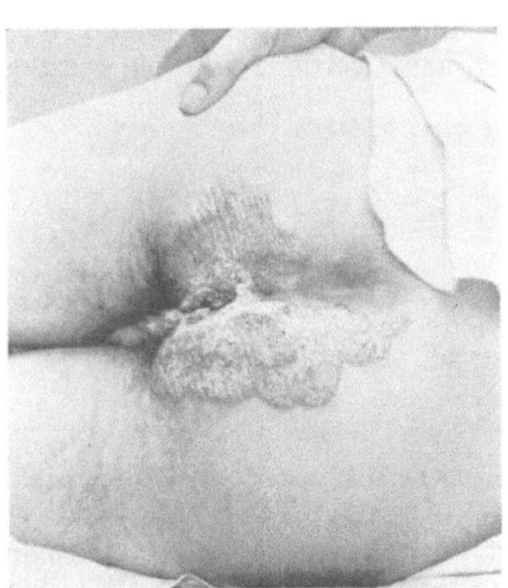

Abb. 41. Lupus verrucosus der Aftergegend. (Sammlung der Berner Klinik.)

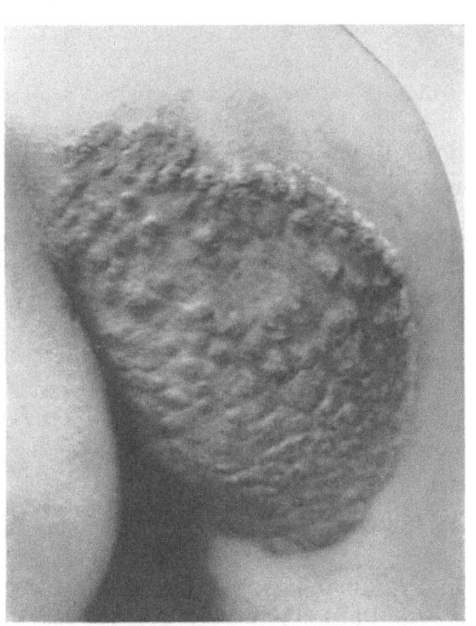

Abb. 42. Lupus der Gutäalgegend. (Sammlung der Berner Klinik.)

Erstere, zu denen der „epitheliomartige Lupus" von BUSCH — eine besser zu vermeidende Bezeichnung — gehört, welcher starke Wucherung und Zerstörung aufweist, kommen mehr für die oberen, letztere für die unteren Extremitäten in Betracht. Die Mutilationen entstehen zum Teil durch Beteiligung der Knochen an dem tuberkulösen Prozeß. Dabei braucht die Knochentuberkulose nicht immer die primäre gewesen zu sein. Nicht selten kann man beobachten, daß die Tuberkulose von der Haut her allmählich auf die Knochen und Gelenke, besonders der Finger übergeht. Es ist klar, daß hier alle Zerstörungen, wie sie der Knochen- und Gelenktuberkulose eigentümlich sind, stattfinden können. Sehr oft ist es wieder nur die Narbenbildung in der Haut, die sekundär die Knochen schädigt. Man hat mit KUTTNER, je nachdem die Glieder erhalten bleiben oder verloren gehen, Verkrüppelungen und Mutilationen unterschieden. Doch sehen wir beide natürlich häufig nebeneinander und in allen Kombinationen. Durch Narbencontracturen kommt es zu völligen Fixierungen der Fingergelenke, zu Luxationen,

Subluxationen und Pseudoankylosen. Sehr häufig ist die Fixierung in Hyperextensionsstellung. Durch den Druck der Narbe und die Ernährungsstörung

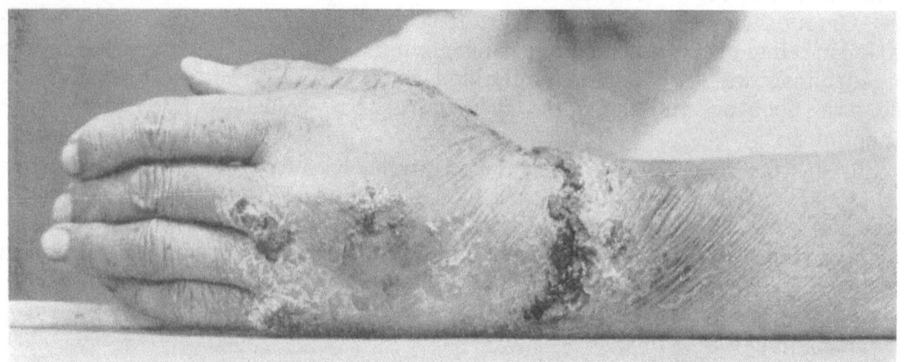

Abb. 43. Serpiginöser Lupus der Hand. (Sammlung der Berner Klinik.)

können die Knochen der Phalangen usuriert und von der Peripherie her, einer nach dem anderen, ganz zum Schwund gebracht werden, oder sie werden

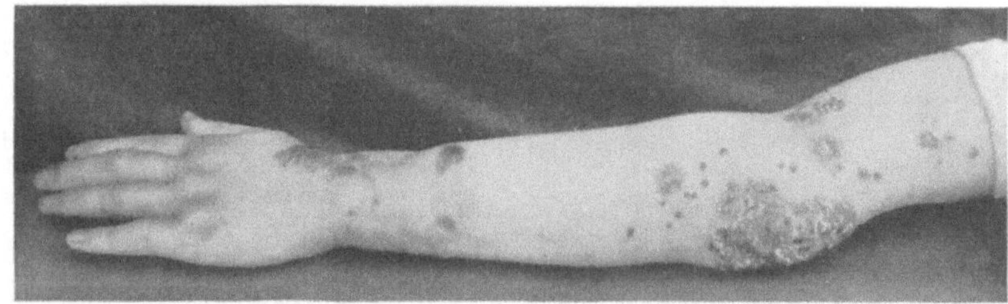

Abb. 44. Multipler Lupus des Armes. (Sammlung des Allgemeinen Krankenhauses St. Georg-Hamburg).

durch ringförmige Narbenbildung abgeschnürt, amputiert, oder es können auch die Phalangen von zentralwärts aus zugrunde gehen und ausgestoßen werden, so daß nur die periphere, nageltragende erhalten ist. Schließlich bleibt von der ganzen Hand nur noch ein Stumpf mit einzelnen unbeweglichen, manchmal miteinander verwachsenen Fingern und einigen formlosen Stummeln übrig (s. Abb. 28, S. 228). Nicht selten findet man hochgradige Veränderungen der Nägel, unter anderen auch Onychogryphosis.

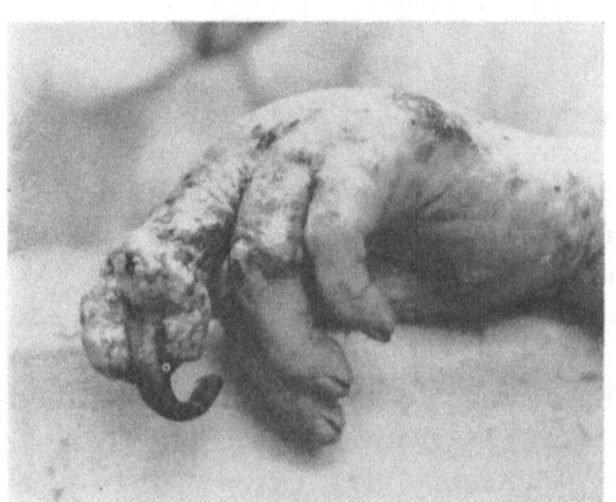

Abb. 45. Lupus mutilans mit Onychogryphosis. (Sammlung der Berner Klinik.)

Solche Deformationen können auch die unteren Extremitäten treffen, doch sind sie hier weder so häufig, noch von so unheilvoller Bedeutung wie an den Händen. Schwer wiegen da die elephantiastischen Veränderungen, welche die Unbrauchbarkeit der Glieder zur Folge haben können. Wir haben schon weiter oben, besonders beim Lupus der Lippen, gesehen, daß eine gewisse Neigung zur Kombination von hypertrophischem Fibrom mit Lymphangiektasien und

Lymphstauungen besteht, wobei häufig Erysipele mitspielen können. Manchmal handelt es sich dabei auch um noch bestehende oder abgelaufene tuberkulöse Erkrankungen der Lymphgefäße. Diese Kombination tritt nun mit Vorliebe an den unteren Extremitäten, zumal an den Unterschenkeln auf, im Anschluß an schwere, ulcero-serpiginöse Lupusformen, meist bei Komplikation mit Knochen- und Weichteiltuberkulose. Es kann dabei der ganze Unterschenkel ebenso verwandelt werden wie bei einer gewöhnlichen Elephantiasis aus irgendeiner anderen Ursache. Es kommen aber — und das auch am Oberschenkel — circumscripte tiefe Lymphangiome zusammen mit Lupus vor, wie übrigens auch bei den morphologisch ähnlichen Formen der tertiären Lues.

Neben den elephantiastischen Verdickungen sieht man serpiginöse, ulceröse, vegetierende Formen (W. Fischer, Pautrier und Rietmann), welche unter Umständen von der später zu beschreibenden Tuberculosis fungosa kaum zu differenzieren sind, am ehesten noch, wenn man da und dort am Rande typische Knötchen bemerkt. Nicht so selten kommt es zu Verwachsungen von Fingern und Zehen.

Lupus vulgaris der *Palmae* und *Plantae* findet man nicht zu häufig, gewöhnlich als Fortsetzung vom Vorderarm oder durch Übergreifen vom Dorsum. La Mensa beschreibt einen solchen durch direkte Verletzung, *wir* selbst sahen in letzter Zeit zwei ähnliche Fälle. Meist tritt er in warzenähnlicher Form auf, bleibt er plan, dann scheinen durch die dicke Epidermis gelb-bräunliche Flecke durch. Zieler beobachtete an den Fußsohlen angiokeratomartige Bildungen. Auch da kann er zu Ulcerationen führen.

Neben Lokalisationen an bestimmten Körperteilen kommen auch *multiple* Herde vor, manchmal an symmetrischen Stellen, was ganz besonders für eine hämatogene Aussaat spricht. Als Extrem nach dieser Richtung ist wohl der postexanthematische Lupus aufzufassen, bei welchem sich mitunter oft Dutzende von Plaques, allerdings meist in geringer Ausdehnung finden. Er tritt am häufigsten nach den akuten Exanthemen, besonders Masern auf, doch auch nach anderen schweren Erkrankungen, welche den Immunitätstiter herunter drücken. Wir zählten z. B. nach Masern bei einem 3jährigen Mädchen 59, bei einem 5jährigen Knaben sogar 170 Herde; die Kleinheit derselben könnte durch eine rasch einsetzende histogene Immunität ihre Erklärung finden. Dies geht auch aus einem Versuche P. Linsers hervor, da man selbst nach Transplantation solcher Flecke in gesunde Hautpartien des Patienten keine weitere Ausbreitung erhält.

Selten kommen Formen vor, welche Leloir beschrieben hat *(Erythème livide* Homolles), es sind das blaß-livide, etwas milchartig getrübte Plaques mit einzelnen Teleangiektasien, vielleicht gehört hierher auch eine jüngst von Audry beschriebene Beobachtung, welche er als diskoide Varietät eines Tuberkulids bezeichnet hat. Die Zugehörigkeit läßt sich nicht genau bestimmen, möglicherweise täte man besser, diese Erkrankung den Tuberkuliden zuzuzählen, doch erschwert die geringe Zahl und nicht ausreichende Bearbeitung der Fälle die Entscheidung.

Die Lokalisationen des Lupus auf den Schleimhäuten. Es ist schon häufig von Dermatologen und Rhino-Laryngologen ausgesprochen, daß es auf den Schleimhäuten schwer, oft eigentlich unmöglich sei, einen Lupus von anderen Formen der Tuberkulose abzugrenzen. Das ist auch vollkommen richtig, denn bei den Schleimhautaffektionen fehlt die typische Primärefflorescenz, die ja schließlich auch auf der Haut das einzige ist, woran wir uns für die Definition des Lupus halten können. Trotzdem hat es aus Gründen der einheitlichen klinischen Betrachtungsweise doch eine gewisse Berechtigung, von einem Schleimhautlupus zu sprechen. Denn wenn wir einen Lupus an den Umschlagstellen der äußeren Haut in eine Schleimhauterkrankung übergehen sehen, wenn wir das Hervorgehen eines typischen Lupus aus einem Schleimhautleiden beobachten, so liegt es nahe, die beiden Prozesse für identisch zu halten. Es ist eben nur das andere anatomische Substrat, das die Verschiedenheit im Aussehen beider Krankheitslokalisationen bewirkt. Wir werden hier auch nur von den Formen der Schleimhauttuberkulose sprechen, die erfahrungsgemäß zusammen mit einem Lupus der äußeren Haut vorkommen oder diesem vorangehen. Die isolierten, ulcerierten und andere seltenere, nur auf die Schleimhaut beschränkte Affektionen werden wir später behandeln.

Das Gebilde, das auf der Schleimhaut noch am meisten dem primären Lupusfleck der Haut entspricht, ist ein kleines, meist von vornherein erhabenes, kaum stecknadelkopfgroßes, grauweißes, graugelbliches oder auch rötliches, weiches Knötchen. Entstehen, wie es meistens geschieht, mehrere solcher Knötchen nebeneinander, so konfluieren sie bald zu einer prominenten Plaque von gekörnter, höckeriger Oberfläche und etwas glasig-transparenter Beschaffenheit. Sie ist sehr weich und blutet leicht bei Berührung mit Instrumenten. Diese Plaques können wuchern und zu kleinen Geschwülsten anwachsen. Häufiger zerfallen sie, bilden scharfrandige, aber unregelmäßig geformte, meist nicht sehr tiefe Geschwüre mit eitrig belegtem oder granulierendem Grund. In der Nase sind die Geschwüre oft durch dicke Borken und Krusten verdeckt. Die Neigung zur Ulceration ist beim Lupus der Schleimhaut viel ausgesprochener als bei dem der äußeren Haut, was ja schon durch die Zartheit des Epithels genügend erklärt wird. Bei einer lange bestehenden Schleimhauttuberkulose werden wir wohl neben höckerigen Plaques und Wucherungen immer auch Ulcerationen finden. Analog mit dem Lupus der äußeren Haut kommen auch spontane zentrale Vernarbungen mit peripherem Fortschreiten, stärkere Verhornungen und Sklerosierung vor. Meist ist der Verlauf ein langsamer.

Von den Lokalisationen des Schleimhautlupus hat für uns die größte Bedeutung und ist die weitaus häufigste die an der *Nasen*schleimhaut. Man hat in den letzten Jahren immer mehr Gewicht gerade auf diese Lokalisation gelegt, und man kann sagen, daß sie besonders vom Standpunkt der Lupusbekämpfung gar nicht wichtig genug genommen werden kann. In einer Statistik des Finseninstituts wurde bei 72% der Lupuspatienten eine Erkrankung der Nasenschleimhaut festgestellt. JADASSOHN berechnet aus seinem Material die Beteiligung der Nasenschleimhaut beim Gesichtslupus auf 45,7%, glaubt aber, daß diese Zahl tatsächlich noch zu gering ist. STRANDBERG fand unter 446 Gesichtslupusfällen bei 55,2% Schleimhautbeteiligung. Zu ähnlichen Ergebnissen kommt JUNGMANN mit 42,8%, während PHILIPPSON auffallenderweise nur 25,7% angibt. Es ist begreiflich, daß die Rhinologen noch viel höhere Prozentsätze ermitteln, da ja ihr Material nach dieser Richtung einseitig ist, so SEIFERT-LILL 96%, SAFRANEK 73,9%, MYGIND 92%, CHRISTIE 75%, wobei auch wieder die Frauen prävalieren. GERBER meint, daß der Gesichtslupus fast immer von einer Erkrankung der Nasenschleimhaut begleitet sei. HARMER hat neuerdings an unserem Materiale von 2280 Lupusfällen mit *verschiedenen* Lokalisationen tuberkulöse Erscheinungen in der Nase bei etwa 40% festgestellt. Da die ersten Anfänge des Lupus in der Nase oft schwer zu konstatieren sind, sollte jeder Fall mit beginnendem Lupus der Nasengegend oder der angrenzenden Partien auch von einem rhinologischen, in dieser Hinsicht geübten Spezialisten untersucht werden. Da hat besonders GERBER auf eine Lokalisation hingewiesen, die, obwohl sie die häufigste ist, doch am meisten übersehen wird, auf den Sitz der ersten Lupusknötchen im Vorhof oben im vorderen Nasenwinkel, zwischen Septum und Nasenflügel. Um sie hier zu finden, ist die Untersuchung des Naseninnern mit einem kleinen rhino-endoskopischen Spiegel nötig, da sie bei der Betrachtung mit dem gewöhnlichen Nasenspeculum häufig nicht eingestellt werden können. Leider macht ja häufig das Bestehen eines äußeren Lupus erst auf die Möglichkeit einer Nasenerkrankung aufmerksam. Diese selbst bleibt oft lange ohne besondere subjektive Symptome. Meistens wird sie für einen chronischen Schnupfen gehalten, oder sie verläuft unter dem Bilde eines chronischen Katarrhs, resp. selbst einer Ozaena, wie VOLKMANN angibt. Erst bei fortgeschrittenem Prozesse kommt es zu stärkerer Sekretion, Borkenbildung und Behinderung der Nasenatmung, mitunter zu Blutungen. Miterkrankung des Tränenganges wird öfter beobachtet, dagegen ist ein Fortschreiten auf die Nebenhöhlen eine seltene Erscheinung. Auch bei der Untersuchung des Naseninnern verhindern noch die zahlreichen Krusten, die echte Natur der Krankheit zu erkennen. Erst wenn diese abgeweicht sind, kann man die tuberkulösen Granulationen oder Ulcerationen vor Augen bekommen. Mit Recht empfiehlt hier NEISSER eindringlich die diagnostische Tuberkulininjektion, bei der eine Herdreaktion den Verdacht bestärkt oder überhaupt erst erweckt. THOMSON legt zur Erleichterung der Diagnose einen in Cocain-Adrenalin getauchten Gazestreifen in die Nase ein, wodurch die Umgebung anämisiert, und das Knötchen deutlicher sichtbar wird, ähnlich wie an der Haut bei Glasdruck. In zweifelhaften Fällen wird die histologische Untersuchung heranzuziehen sein. Die Lupusknötchen sind im Beginne recht unscheinbar, ähneln Granulationen, sind anfangs succulent, feucht glänzend, später, besonders bei Rückbildung, mehr trocken. Von der normalen Schleimhaut grenzen sie sich entweder scharf ab, oder diese ist in der Umgebung der Knötchen gerötet und geschwellt. Die Abheilung erfolgt entweder unter narbiger Rückbildung oder es kommt nach weiterer Wucherung zu Zerfall, Ulcerationen und dann erst Narbenbildung.

Außer am vorderen Nasenwinkel finden wir die ersten Lupusherde hauptsächlich am knorpeligen Septum und am vorderen Teil der unteren Muschel, seltener am Nasenboden. Nach MYGIND, ALBANUS, BLANCHARD sind sogar diese Lokalisationen die vorherrschenden. Am Septum (manchmal auch doppelseitig) nimmt der Lupus nicht selten die Gestalt eines breit aufsitzenden oder auch gestielten „Tuberkulom" von Erbsen- bis Bohnengröße an. Diese Geschwulst durchwuchert häufig den Knorpel, was aber erst nach ihrer Entfernung oder durch Eindringen mit der Sonde in die Tumormasse zu konstatieren ist. Sie wird so die häufigste Ursache für die charakteristische Perforation des Nasenseptum in seinem vorderen, knorpeligen Teile, sehr oft am Locus Kieselbachii, die dann wieder Anlaß zum Einsinken der Nasenspitze geben kann. Zapfenförmige Granulome gibt es auch an der unteren Muschel. Die Granulome können zerfallen und führen dann zu fungös granulierenden Geschwüren. Andererseits sehen wir auch bei stärkerer Bindegewebsentwicklung ein *Fibroma* oder *Papilloma tuberculosum* entstehen. Auch im Inneren der Nase kommt es während der Heilung zu bedeutenden Stenosen, ja vollständiger Unwegsamkeit. Bei einigermaßen stärkerer Ausdehnung der Erkrankung erfolgt die Heilung unter hochgradiger, ausgebreiteter Atrophie.

Die Infektion der Nasenschleimhaut geschieht, wie wir schon hervorgehoben haben, hauptsächlich von außen durch die Finger (PIFFL, BAGINSKY und SCHECH, BOYLAN, R. FISCHL), was leicht verständlich ist, da DIEUDONNÉ bei zweien von 15 scheinbar gesunden Kindern der Nachweis von Tuberkelbacillen unter den Nägeln gelang. Nach WALB, THEDERING könnte aber auch eine anfangs vorhandene Rhinitis anterior mit Ekzem und Rhagadenbildung erst nachträglich durch die Einatmungsluft mit Tuberkelbacillen infiziert werden. Für diesen Infektionsmodus sprechen nach ALBANUS die etwas selteneren Lokalisationen an den hinteren und oberen Partien der Nasenscheidewand und an der mittleren Muschel. Der umgekehrte Weg, eine sekundäre Erkrankung der

Nasenschleimhaut von einem Lupus der Haut aus (Mygind) wird wohl nur ausnahmsweise beobachtet, ebenso vom Nasenrachenraum oder dem harten Gaumen, kommt aber vor. Wichmann macht neuerdings auf die Häufigkeit der Kontakt- und aerogenen Infektion bei tuberkulösen Erkrankungen der Nase aufmerksam und hebt hervor, daß die Nasenaffektion für eine irgendwie bedeutende Immunisierung nicht ausreicht.

Der „primäre“ Lupus des *Nasenrachenraumes* ist außerordentlich selten (Killian); meist ist die Erkrankung hierher sekundär von den vorderen Nasenabschnitten oder aber auch von den tieferen Teilen des Rachens her übergegangen. Sie wird wohl manchmal übersehen, doch hat Seifert bei regelmäßiger, hinterer Rhinoskopie Lupöser nicht selten frische lupöse Infiltrate und Ulcerationen oder Narben von geringerer oder größerer Ausdehnung gefunden. Aus der Tatsache, daß sich ohne Behandlung hier vollkommene Vernarbung einstellt, kann man schließen, daß die Bedingungen für eine Spontanheilung im Nasenrachenraum besonders günstig liegen. Als spezielle Lokalisationen des Prozesses kommen der hintere Rand des Septum, die nasale Fläche der Uvula, die Tubenwülste, das Rachengewölbe und die hintere Rachenwand in Betracht. Bei gleichzeitiger Erkrankung der pharyngealen Seite des Gaumensegels und der Rachenwand und folgender Narbenbildung kann es zu vollkommenen Verwachsungen der Nasenhöhle nach unten kommen: Jadassohn hat zwei Fälle bei Lupuspatientinnen bechrieben, auch wir haben solches gesehen. Man hat dergleichen Erscheinungen früher als für Lues besonders charakteristisch gehalten, doch bestätigt auch Körner, daß die weißlichen, strahligen Narben am weichen Gaumen und der hinteren Schlundwand, daß Gaumendefekte und Verwachsungen bei Tuberkulose ebensowohl vorkommen können wie bei Syphilis. Es muß ihm aber widersprochen werden, daß erstere die häufigere Ursache ist.

An einen ausgedehnten Lupus der Nasenschleimhaut schließt sich in einer größeren Anzahl von Fällen eine tuberkulöse Erkrankung der Nachbargebilde, der Tube, des Tränennasenganges, Dakryocystitis und Lupus der Conjunctiva (Block, Bender, Lundsgaard, Sequeira) an. Über den letzteren haben wir schon gesprochen. Es sei hier nur nochmals darauf hingewiesen, daß eine „primäre“ Infektion nicht oft und dann meist an der Conjunctiva des Oberlides erfolgt (Lundsgaard), während der viel häufigere sekundäre Lupus am Unterlid von der Haut oder dem Ductus lacrimalis fortgeleitet ist, manchmal dem Trachom sehr ähnlich sehen kann. Die tuberkulöse Erkrankung kann auf die Conjunctiva bulbi, auf die Cornea weiterschreiten, zu schwersten Zerstörungen, zur Panophthalmie, zur Erblindung führen. Viel häufiger sehen wir Ectropium oder auch Entropium und Synechien des Bindehautsackes. Der Tränensack sowie der Tränennasengang sind, wie gesagt, sekundär oft erkrankt, nach Bender bei 380 Lupösen 24mal, nach Groenouw bei 10—14% der Lupuskranken.

In der *Mundhöhle* kommt Lupus häufiger sekundär von der Haut oder von der Nase (Herxheimer, Senator) her als primär zustande. Die Häufigkeit des Lupus im Mund- und Rachenraum wird verschieden angegeben, sie schwankt zwischen 18% (Mygind, Leloir) und etwa 35% bei Chiari und Riehl, doch dürfte die erstere Zahl eher die richtige sein. — Auch da sind die Erscheinungsformen mannigfaltige: von hirsekorn- bis erbsengroßen Knötchen auf geröteter Schleimhaut, evtl. in größerer Anzahl, zum diffusen, oft starren und derben Infiltrat und zur papillomatösen Wucherung und Ulceration. Auf kleine Schleimcystchen, welche zu Verwechslungen Anlaß geben konnten, habe ich hingewiesen. Einen interessanten Fall primärer Infektion hat Ehrhardt beschrieben. Er betraf ein 9jähriges Kind, bei dem die Ansteckung durch eine nicht sterilisierte Zahnzange erfolgte. Am harten und weichen Gaumen findet man vorwiegend die Geschwürsform, doch sind die Ulcera meist oberflächlich und haben seltener Perforationen zur Folge als die tertiär-syphilitischen. Am Zahnfleisch entstehen höckerige, sehr weiche, glasig durchscheinende Wucherungen. Manchmal sind diese Wucherungen, auch bei primärer Affektion (KERL), außerordentlich fein, samtartig, oft zerfallen sie, bilden mehr weniger tiefe Geschwüre, besonders in der Nähe der Zähne, mit lividrotem Rande, in welchem einzelne grauweiße Knötchen nicht selten erkennbar sind. UNTERBERGER macht auf einen rhinogenen Ursprung der Zahnfleischtuberkulose längs der Lymphwege aufmerksam. Die Zähne werden gelockert und fallen aus. Später können narbige Retraktionen und Verwachsungen mit der Lippenschleimhaut sich einstellen. An der letzteren, ebenso wie am Lippenrot, wohin der Prozeß meist fortgeleitet kommt, beobachten wir neben papillären Wucherungen (HARMS, HERXHEIMER) die verschiedensten Krankheitserscheinungen, nicht so selten rhagadiforme Affektionen und Ulcerationen, elephantiastische Verdickungen mit eingelagerten Knötchen. AUDRY, STRANDBERG sahen circumscripte Herde vom Aussehen einer Leukoplakie, doch war eine lividrote Verfärbung mit einzelnen Teleangiektasien stärker betont, ähnlich den von HOMOLLE, LELOIR erwähnten an der Wangenschleimhaut; die histologische Untersuchung ergab aber eine typische Tuberkulose. Sowohl am harten, wie auch am weichen Gaumen, am Velum und an der Uvula kommen die lupösen Erkrankungen selten isoliert (BARNEWITZ), meist fortgeleitet vor, oft als ziemlich trockene Prozesse mit fein oder grob granulierter Oberfläche und eingestreuten grauweißen Knötchen. Daneben finden wir Erosionen, teils flache Ulcerationen, die jedoch auch in die Tiefe greifen, den Knochen usurieren können, so daß es zur Perforation gegen die Nase kommt. Die Neigung zur Vernarbung ist eine große, so daß man dann sehr ausgedehnte, derbe, rhinoskleromartige Züge (LIPSCHÜTZ) konstatieren kann. Sowohl die Gaumen- als auch die Rachenmandeln sind selten Sitz lupöser Erkrankungen und auch dann fast immer fortgeleitet (REBATTU und PARTHIOT); primärer Lupus der Tonsille ist eine Rarität (JADASSOHN, BERNFELD). Erst jüngst sahen wir auf dem Boden eines Lupus eine chronische pseudomembranöse Pharyngitis, wovon ANTHON einen Fall beschreibt. Auch banale Stomatitiden werden mitunter gesehen. Als Unikum muß wohl eine lupöse Erkrankung des Oesophagus gelten (FORBES).

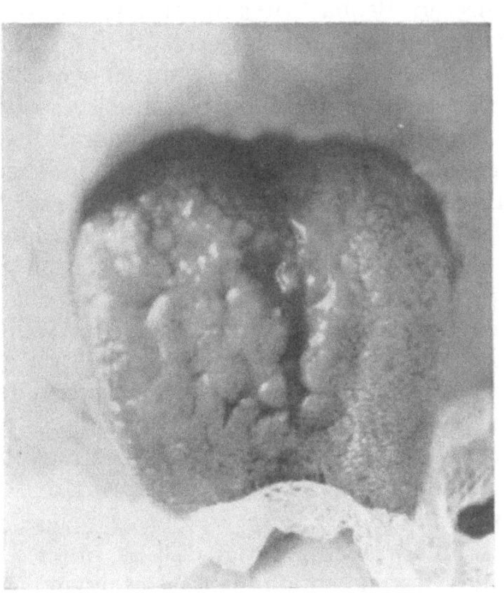

Abb. 46. Lupus papillomatosus linguae. (Wiener Lupusheilstätte.)

Lupus der *Zunge* wird von allen Autoren als außerordentlich selten bezeichnet. Zwei schöne Moulagen, Fälle von BESNIER und DU CASTEL darstellend, finden sich im Museum des Hospital St. Louis. Es handelt sich um isolierte Herde auf dem Zungenrücken von Linsengröße und kreisrunder bis ovaler Gestalt, sehr scharf abgesetzt, deutlich erhaben. Sie sind von grautransparenter, glasiger Beschaffenheit und haben eine grobkörnige oder mehr glatte Oberfläche. Bei manchen läßt sich ein schmaler, roter Hof konstatieren. Einen ähnlichen Fall hat ARNDT vorgestellt. Oder es bestehen kleine papilläre Excrescenzen (DARIER, BLAMONTIER, A. STRAUSS), ab und zu auch Knötchen (LELOIR). Die von uns gesehenen auch mikroskopisch sichergestellten zwei Fälle (s. auch Abb. 46) zeigten eine beetartige, flach-papillomatöse Beschaffenhelt, so daß manche Autoren direkt die Bezeichnung „kondylomatöser Lupus" gebrauchen (CHATELLIER und RIGAUD). Meist sitzt er mit Verschonung der Ränder auf dem Rücken der Zunge, zuweilen an der Zungenbasis (JADASSOHN, KÖNIGSTEIN, VOLK). Am Zungenrand und auf der Wangenschleimhaut kommen im übrigen viel häufiger als Lupus Krankheitserscheinungen vor, die nicht mit Hautlupus kombiniert sind, und die in das Gebiet der ulcerösen Tuberkulosen gehören, von denen wir später noch zu sprechen haben.

Der Lupus des *Kehlkopfes* ist nicht allzu häufig, die Angaben schwanken nach den verschiedenen Statistiken zwischen $2^0/_0$ und $10^0/_0$ der Lupösen, nach unseren Beobachtungen ist letztere Ziffer wohl zu hoch, Differenzen müssen schon wegen der Schwierigkeit der Diagnose entstehen. Primäre Erkrankungen sind eine Rarität, bisher wurden etwa 35 beschrieben (ED. MEYER). Gewöhnlich erkrankt der Kehlkopf sekundär, wobei die Keime von einem benachbarten Lupus der Nase, des Rachens oder des Gesichtes verschleppt werden. Im Gegensatz zur Larynxphthise finden wir Jugendliche und Frauen häufiger erkrankt als Personen über 30 Jahren und solche männlichen Geschlechtes. Der Sitz der Affektion ist meistens der Kehlkopfeingang, speziell die Epiglottis, mitunter auch die falschen, seltener die wahren Stimmbänder. Daher sind auch Stimmstörungen nicht so häufig und hochgradig, ebenso wie sich subjektive Beschwerden verhältnismäßig erst spät einstellen. Der Verlauf ist im allgemeinen ein langsamer, doch kann es auch da zu hochgradigen Zerstörungen und Verkrüppelungen kommen. Das Aussehen des Lupus im Larynx ist ein verschiedenes je nach dem Stadium, in welchem er zur Beobachtung kommt (MYGIND), am charakteristischesten wohl am Kehldeckel, wo sich der Prozeß sehr oft lokalisiert, manchmal als „primäre" Erscheinung (BRUZZONE) und von da weitergreift.

Es ist wohl richtig, daß es unter Umständen schwierig sein kann ein aus einem Lupus entstandenes Geschwür von einer ulcerösen Tuberkulose zu unterscheiden. Der Lupus zeichnet sich vor allem durch seine relative Gutartigkeit aus, durch die verhältnismäßig geringen Beschwerden und durch das Vorhandensein von Knötchen, welche in den Geschwüren und am Rande derselben oft noch aufzufinden sind, auch zeigen die Geschwüre doch häufig Heiltendenz. Nicht außer acht zu lassen ist auch die Lokalisation für die Differentialdiagnose. Die Trennung der beiden Erkrankungen hat nicht nur eine klinische oder theoretische Bedeutung, sondern sie bestimmt die Prognose in ganz eminentem Maße.

Das innere *Ohr* ist beim Lupus sehr häufig, wie ja begreiflich, erkrankt, doch handelt es sich in der Mehrzahl um nicht tuberkulöse Entzündungen, aber es gibt auch solche spezifischer Natur (BLUM, BUYS). Daß ein Lupus der Ohrmuschel auch in den äußeren Gehörgang weiterkriechen kann, ist selbstverständlich, ausnahmsweise erkrankt dieser umgekehrt von einer tuberkulösen Mittelohrentzündung aus.

Die lupösen Affektionen der Schleimhäute sind nicht immer leicht zu diagnostizieren, speziell gegenüber syphilitischen, doch gibt das mikroskopische Präparat oft noch Bescheid. Tuberkelbacillen sind sehr spärlich oder nicht auffindbar, die Vascularisation ziemlich ausgesprochen, ebenso wie die Neigung zu fibröser Narbenbildung (VAIL und VOSNESSENSKIJ). Auch der Tierversuch kann in fraglichen Fällen zu Hilfe genommen werden.

Die Histologie des Lupus.

Wie die *klinische* Elementarläsion des Lupus der Lupusfleck, so ist seine *histologische* Einheit der *Tuberkel.* Aber beide sind nicht identisch. Das Lupusknötchen stellt schon eine Anhäufung von Tuberkeln dar. Den einzelnen, isolierten Tuberkel bekommen wir nur zufällig im histologischen Bilde an der Fortpflanzungsgrenze des Lupus zu sehen. Der Aufbau des typischen Tuberkels ist bereits besprochen: Zentrale Verkäsung und auf diese folgend von innen nach außen die Zone der Riesenzellen, der Epitheloidzellen, der Lymphocyten. In

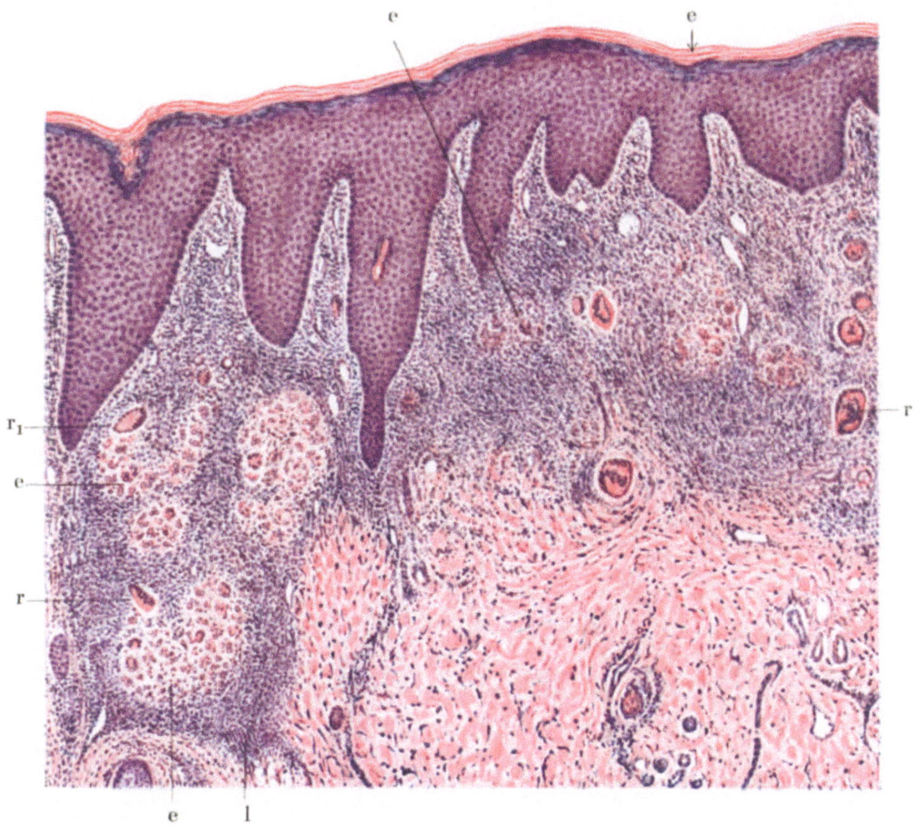

Abb. 47. Lupus vulgaris. Bei e Epitheloidzellennester. l Lymphocytenwall um dieselben. r Riesenzellen. r_1 Typische tuberkulöse Riesenzelle.

dieser Form aber ist der Tuberkel beim Lupus fast niemals vorhanden. Das verkäste Zentrum fehlt sehr häufig, wie ja die Verkäsung in der Haut überhaupt selten ist, und die anderen Zellschichten zeigen nicht überall eine regelmäßige Anordnung. Die einzelnen Zellarten sind dieselben wie bei den Tuberkeln anderer Organe. Keine von ihnen aber ist der Tuberkulose allein eigentümlich, für sie spezifisch.

Der Mannigfaltigkeit der klinischen Bilder entspricht eine solche des histologischen Substrates, da wie dort sind aber die Grundelemente gemeinsam, nur die Entwicklungsstadien, die Mitbeteiligung verschiedener Hautteile bewirken die Vielgestaltigkeit. Die Hautveränderungen haben ihren Sitz im *Bindegewebe,* das Epithel wird sekundär ergriffen. Neben wohl charakterisierten mikroskopischen Grundtypen gibt es alle möglichen Übergänge nach Form und Anordnung.

Der charakteristischeste Bestandteil des Tuberkels in der Haut sind die sog. *Epitheloidzellen,* über deren Form, tinktorielle Eigenschaften, Entstehung und biologische Bedeutung schon an anderer Stelle die Rede war. Denn Riesenzellen können eigentlich ganz, Lymphocyten so gut wie vollkommen fehlen, ohne daß dadurch der Begriff des Tuberkels aufgehoben wird. Die Epitheloiden sind in verschiedener Menge vorhanden, bald zu großen Nestern massiert, bald auch in mehr weniger breiten Zügen und schließlich auch zerstreut angeordnet. Aus dem Aussehen der Epitheloiden, deren Färbbarkeit, Neigung zum Zerfall,

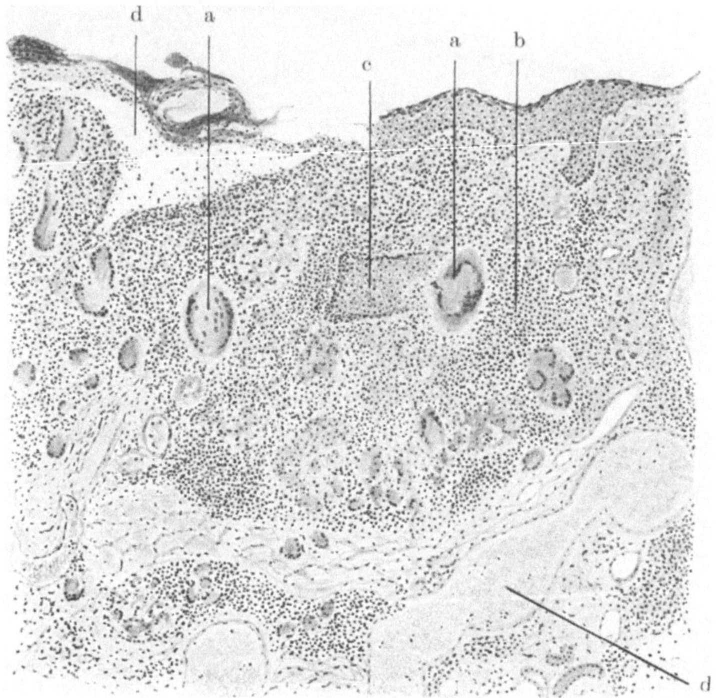

Abb. 48. Lupus mit sehr großen Riesenzellen (a). b dichtes Lymphocyteninfiltrat. c Reste von Talgdrüsenepithel. d Erweiterte Gefäße.

der Kernform wollen manche (Heiberg) Schlüsse auf das Alter dieser Zellen machen.

Die *Riesenzelle* ist, wenn auch kein spezifisches, so doch immer noch ein wichtiges und einigermaßen regelmäßiges Kennzeichen der Tuberkulose. Allerdings enthält beim Lupus lange nicht jeder Tuberkel Riesenzellen, viele bestehen nur aus Epitheloiden. Aber in einem ganzen Lupusknötchen werden fast immer einige gefunden. Je nach dem einzelnen Fall ist ihre Zahl und Größe außerordentlich wechselnd. Meistens finden wir den Langhansschen Typus gut ausgeprägt: zahlreiche peripher in Ringform gestellte Kerne im Gegensatz zu der unipolaren Kernstellung und der unregelmäßigen Form der Fremdkörperriesenzellen, welche aber gelegentlich auch vertreten sind. Im allgemeinen sind die Riesenzellen zahlreicher bei der nodulären Form; in ihnen kommen früher beschriebene Einlagerungen von sehr verschiedenartiger Gestalt vor. *Mastzellen* sind in wechselnder Reichlichkeit vorhanden, spielen aber im histologischen Bilde keine besondere Rolle. *Tuberkelbacillen* trifft man im lupösen Gewebe im allgemeinen überhaupt nicht reichlich an, noch seltener in einer Riesenzelle, mindestens ebenso häufig wie in diesen auch in und zwischen den Epitheloiden; bei Durchbruch nach außen liegen sie auch zwischen den Epithelzellen und im Geschwürsgrund. Die KLINGMÜLLERsche Modifikation der Schnittfärbung scheint nach DITTRICH doch häufiger Tuberkelbacillen bei Hauttuberkulosen zur Ansicht zu bringen.

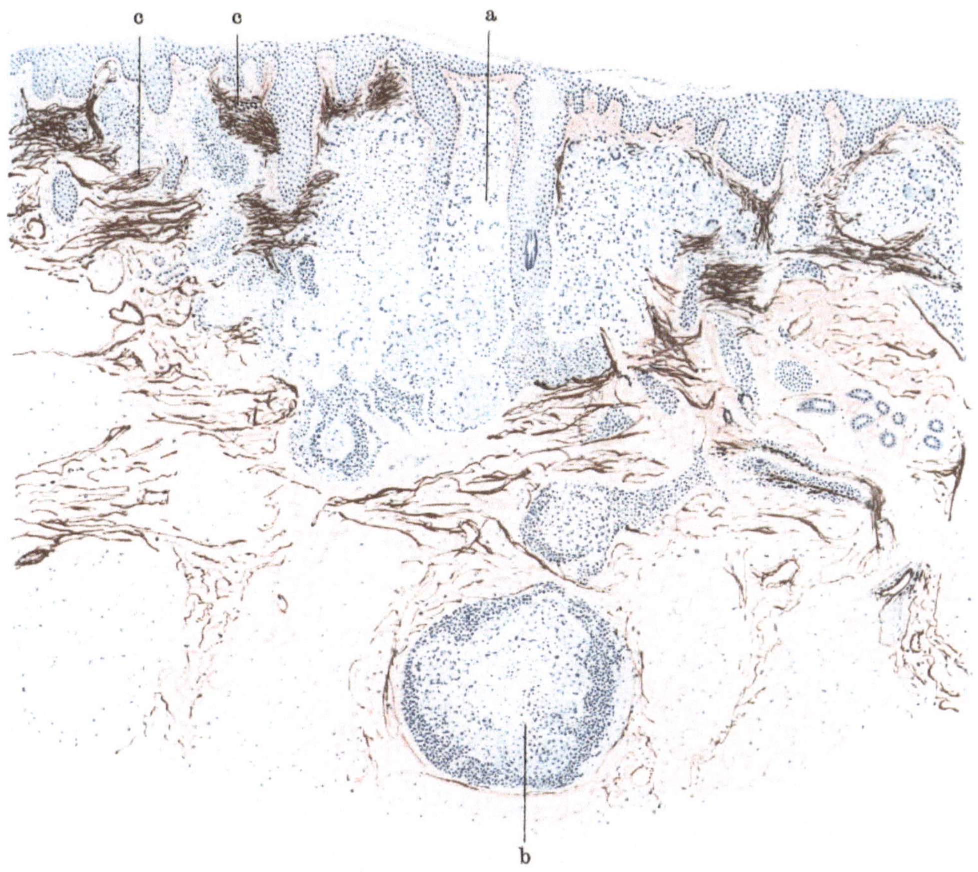

Abb. 49. Lupus in verschiedenen Schichten der Haut.
a in der Cutis, b in der Subcutis, c zusammengeballte, elastische Fasern.

Über ihre Typenzugehörigkeit wurde bereits im allgemeinen Teil ausführlich gesprochen und dort hervorgehoben, daß die überwiegende Zahl durch den Typus humanus hervorgerufen wird.

Schon die geringe Zahl und Lagerung der Erreger lassen es wahrscheinlich erscheinen, daß lupöse Erkrankungen selten Anlaß zu Infektion anderer Personen geben werden (JADASSOHN, GRÖN), daraufhin angestellte Versuche von BURCHARDI haben dies in vollem Maße bestätigt, nur die geschwürigen Prozesse sind etwas gefährlicher (K. STERN), doch auch da wird man nicht unbedingt isolieren müssen, einige Vorsicht und exakter Verband werden wohl jede Gefahr bannen, es sei denn, daß Wohnungs- und sanitäre Verhältnisse besonders schlecht sind.

Lymphoidtuberkel kommen, wie schon erwähnt, mehr in den oberflächlichen, Epithelioidtuberkel in den tieferen Schichten der Cutis vor. Aber auch in den Lymphoidtuberkeln spielen die Epitheloiden in der Zusammensetzung des eigentlichen Tuberkelkerns eine wesentliche Rolle. Sie sind manchmal konzentrisch, manchmal scheinbar regellos gelagert. Kleinere Nekrosen im Zentrum kommen zur Beobachtung. Eine besondere Form des Tuberkels hat bei Lupus LOMBARDO beschrieben. Bei dieser finden wir in der Mitte eine Ansammlung von polynucleären Leukocyten und die Epitheloiden in radiärer Anordnung

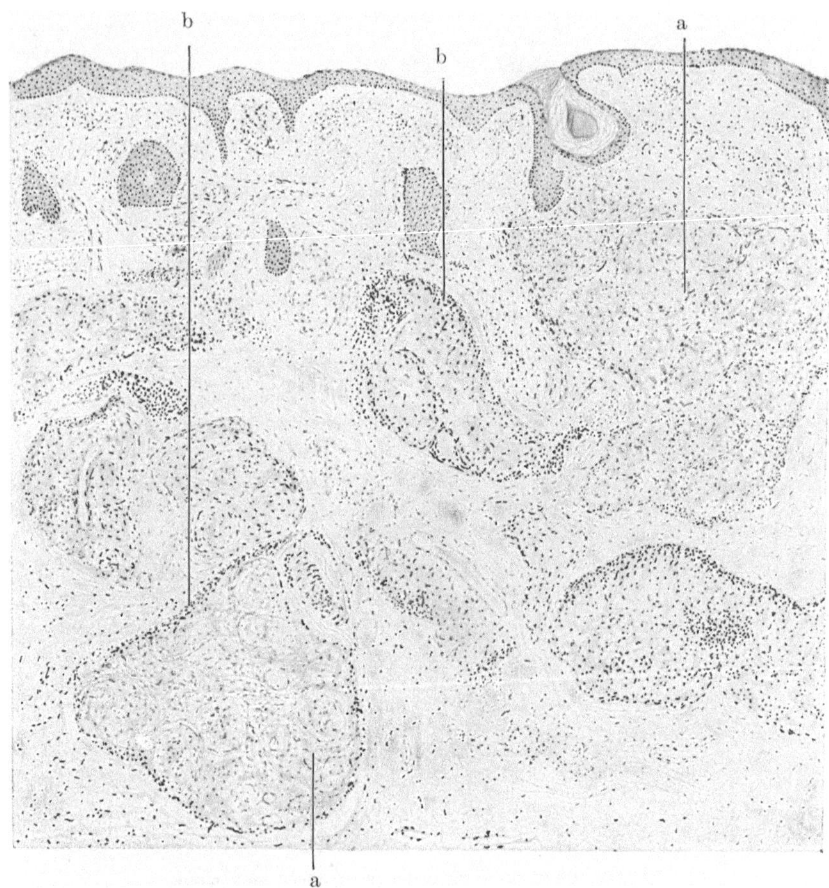

Abb. 50. Lupus fast rein aus Epitheloidzellen bestehend (sarkoidähnlich). a Epitheloidzellenherde; b schmale Lymphocytenzone.

aufgereiht. Die Riesenzellen liegen bald im Innern des Tuberkels, bald auch an der Peripherie. Sehr häufig finden sich auch ganz vereinzelte, manchmal besonders große Riesenzellen unabhängig von jedem Zusammenhang mit einem Tuberkel mitten in der diffusen Lymphocyteninfiltration liegend (Abb. 48), zuweilen aber auch frei in wenig entzündlich reagierendem Gewebe.

Die Beteiligung der Lymphocyten an dem Aufbau des Tuberkels ist bei Lupus je nach den einzelnen Fällen ganz verschieden. Manchmal finden wir sie nur in wenigen Exemplaren am Rande eines fast rein epitheloiden Tuberkels, in anderen Fällen bilden sie eine breite Randzone. BAUMGARTEN glaubt, daß die erstere Form mehr für eine geringe, die zweite mehr für eine große Anzahl von Bacillen charakteristisch sei. Vielleicht würden wir statt dessen besser langsamere oder raschere Aufschließung von Tuberkelbacillenendotoxin sagen. Denn auch in den lymphocytenreicheren Lupusfällen finden wir meist nur spärliche Tuberkelbacillen. Ein starkes Hervortreten der Lymphocyten macht

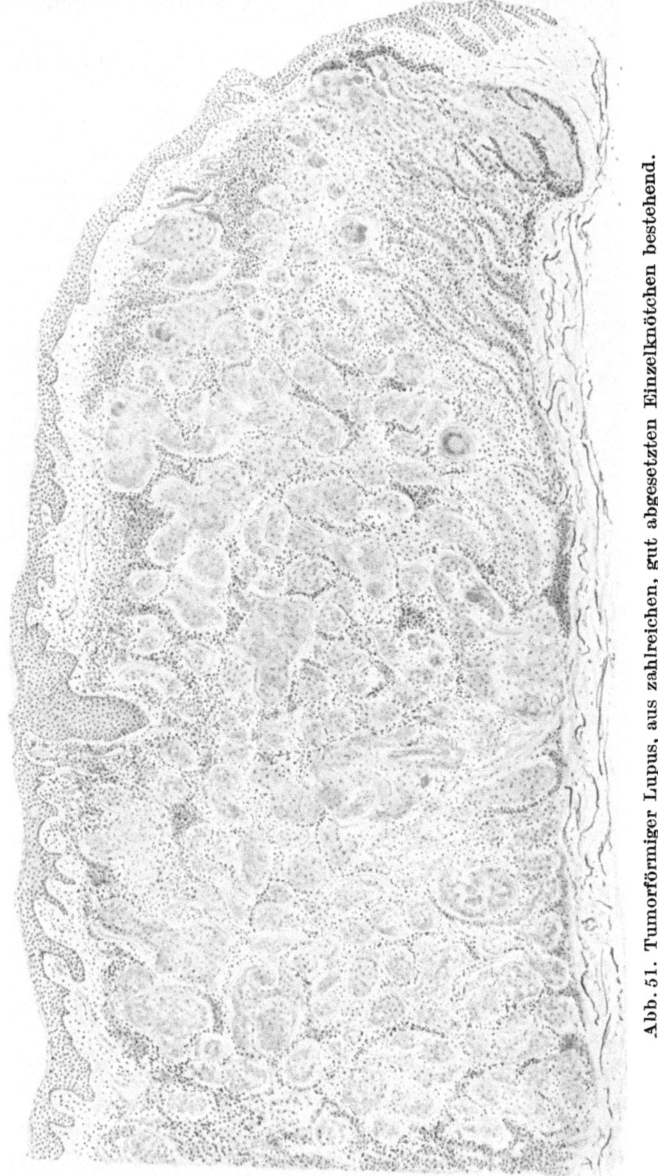

Abb. 51. Tumorförmiger Lupus, aus zahlreichen, gut abgesetzten Einzelknötchen bestehend.

sich oft auch weniger in dem Lymphocytengehalt des einzelnen Tuberkels bemerkbar als in einer stärkeren diffusen Infiltration des ganzen Gebietes, aus der dann die einzelnen Epithelioidzellentuberkel sich abheben.

Die Plasmazellen Unnas in kleinen und großen, mehrkernigen Exemplaren finden wir meist nur am äußersten Rande des Tuberkels außerhalb der Lymphocytenzone, den Tuberkel, wie man sich ausgedrückt hat, „schalenförmig" umgebend. Zahlreicher noch sind sie oft in dem interstitiellen Gewebe zwischen den einzelnen Tuberkeln in der Umgebung von Gefäßen (Heiberg), um die sie eine Scheide bilden. Auch in der diffusen Infiltration, die wir eben erwähnt haben, treten sie wieder mehr hervor, doch ist eine *starke* Plasmazellenanhäufung beim Lupus nicht oft zu sehen.

Das histologische Bild eines Lupusfalles wird nun nicht nur durch den Aufbau

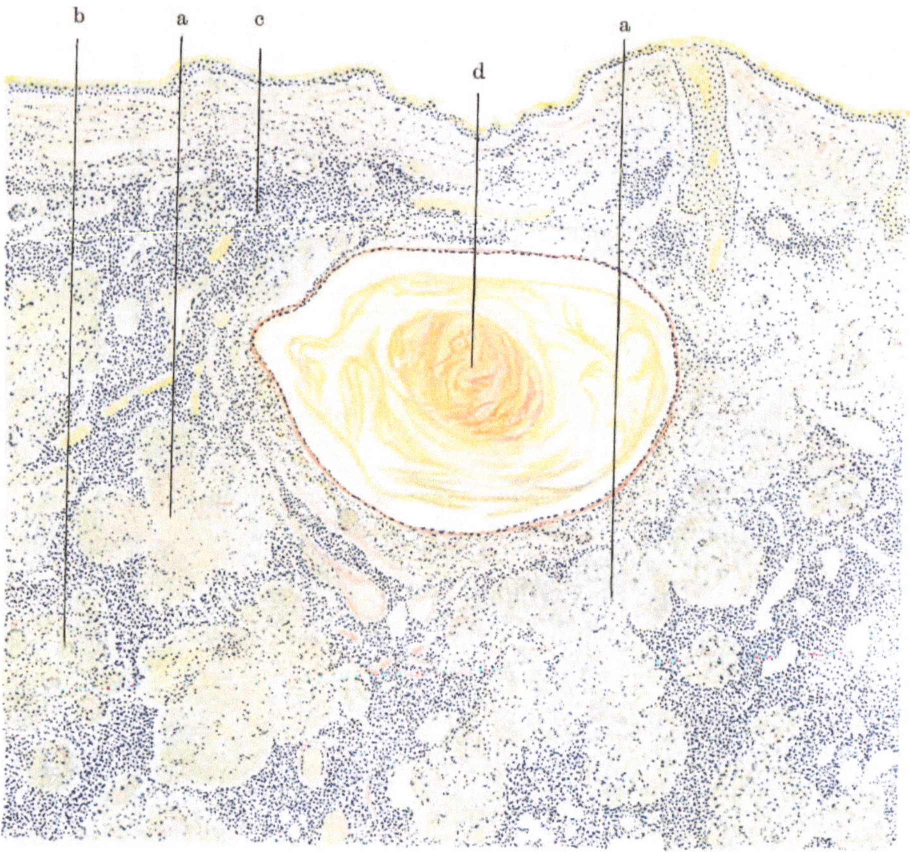

Abb. 52. Lupus vulgaris. a Epitheloidzellenknötchen mit Nekrosen. b Riesenzellen. c Lymphocyten. d große Horncyste.

des einzelnen Tuberkels beeinflußt, sondern noch vielmehr dadurch, in welchem Verband die einzelnen Tuberkel, in welchen Schichten der Cutis sie liegen, und wie sich die umgebenden Gewebe ihnen gegenüber verhalten. Wir haben bereits gesehen, daß der Lupusfleck ein Konglomerat von Tuberkeln darstellt. Diese sind zum Teil noch gut als einzelne Elemente zu erkennen, zum Teil aber sind sie konfluiert und lassen sich nicht mehr voneinander abgrenzen. Die Abgrenzung ist innerhalb des Lupusknötchens überhaupt nicht sehr scharf, da die Lymphocyten meist nicht in erheblicher Anzahl den einzelnen Tuberkel umgeben, sondern mehr das ganze Knötchen einrahmen. So ahmt das Ganze wieder einigermaßen den Bau des einzelnen Tuberkels nach, indem ein epitheloides Zentrum von einem Lymphocytenwall umgeben wird.

Von diesem Bild des scharf abgesetzten Lupusknötchens gibt es zwei seltenere Variationen. Bei der ersten treten die lymphocytären Elemente ganz in den Hintergrund. Wir haben Stränge und Knoten fast rein aus Epithelioiden mit wenig Riesenzellen, nicht immer mit deutlicher Tuberkelanordnung. Von dem umgebenden Cutisgewebe sind sie durch eine Schicht von Spindelzellen oder eine feine fibröse Kapsel abgegrenzt. Da sie häufig in der Nachbarschaft von Gefäßen liegen und deren Verlauf zu folgen scheinen, so entsteht ein Bild, das mit manchen Formen der sog. „Tuberkulide", besonders den „Sarkoiden", absolut identisch ist. Es ist begreiflich, daß man das Vorkommen dieser histologischen Strukturen beim echten Lupus vulgaris mit als Beweis für die

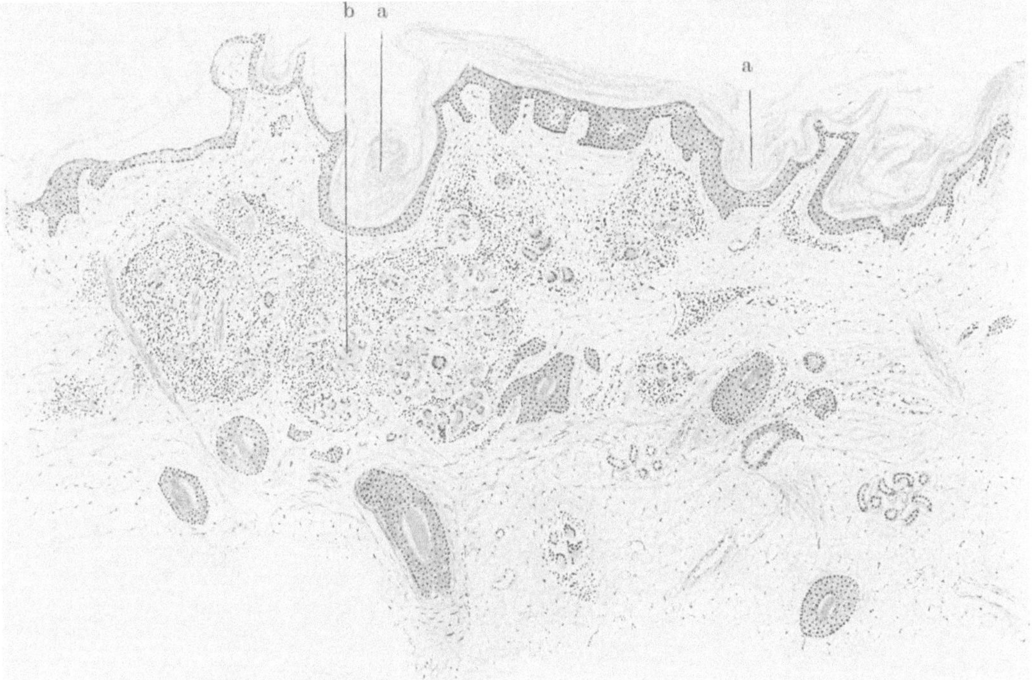

Abb. 53. Lupus des behaarten Kopfes mit Hyperkeratose (a). b Lupusknötchen.

tuberkulöse Natur jener „Sarkoide" angeführt hat. Lymphocyten finden sich meist nur am Rande der Epitheloidknoten oder im interstitiellen Gewebe zwischen diesen. Hier sieht man auch an einzelnen Stellen Anhäufungen von Plasmazellen. Die knoten- und strangförmigen Infiltrate liegen in allen Schichten der Cutis.

Bei der zweiten Varietät haben wir einen zusammenhängenden Krankheitsherd, der aus zahllosen kleinsten einzelnen Tuberkeln besteht, die wenig Neigung zur Konfluenz zeigen, sondern durch Lymphocytenscheiden scharf voneinander abgetrennt werden. Dieser Aufbau aus regelmäßigen, vielfach deutlich konzentrisch gestalteten, kleinen Tuberkeln, von denen nur eine kleine Zahl Riesenzellen enthält, gibt dem Ganzen einen tumorartigen Charakter. Auch klinisch handelt es sich um *Lupus nodularis* mit stark prominierenden Herden. In dem Fall, den Abb. 51 wiedergibt, nahm das Infiltrat ausschließlich die oberen Cutisschichten ein.

Die *Verteilung der Herde in der Cutis* ist sehr variabel. Es können circumscripte Lupusknötchen in allen Teilen der Cutis vom Papillarkörper bis zur Subcutis hinunter und auch in der Subcutis, selbst im subcutanen Fettgewebe vorkommen, welche allerdings oft lange von der tuberkulösen Affektion beim

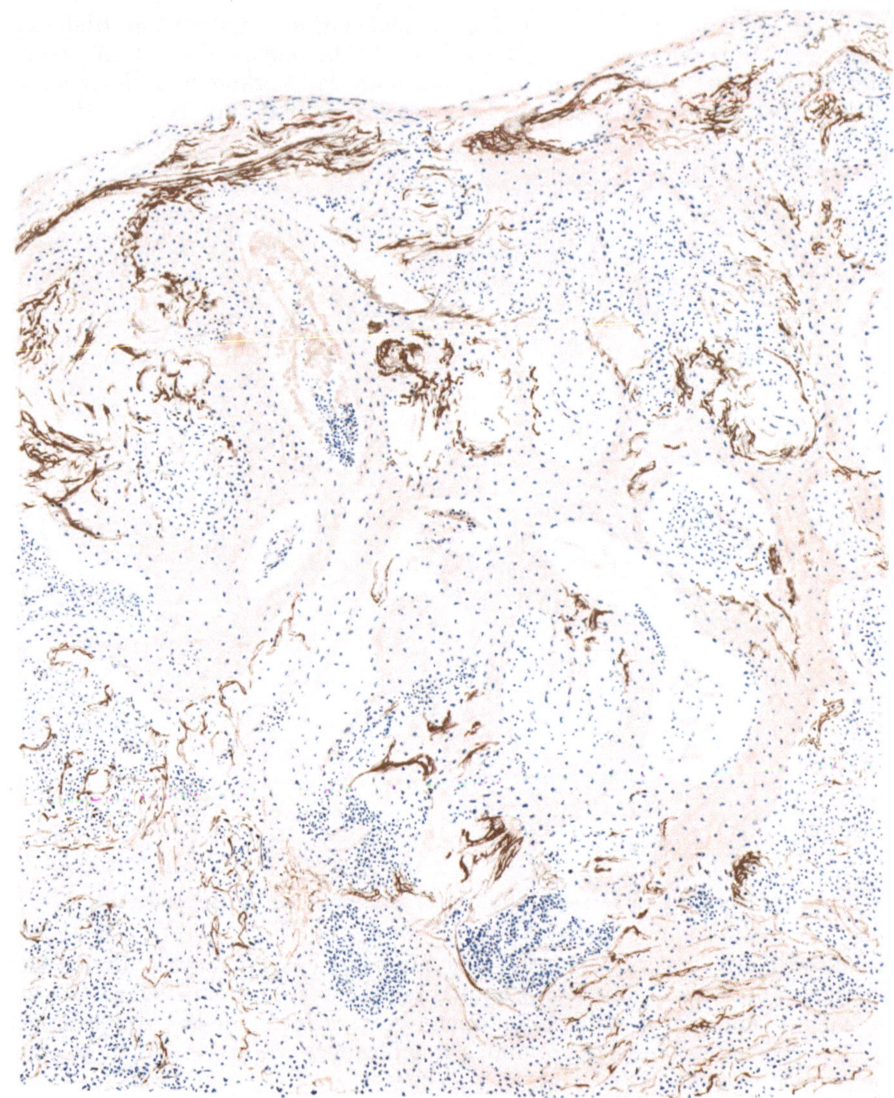

Abb. 54. Elastische Fasern im gewucherten Epithel bei Lupus.

Lupus verschont bleibt. Am häufigsten ist wohl ihre Entstehung in den mittleren und oberen Schichten. Bei isolierten Herden ist eine Lagerung unmittelbar unter dem Epithel nicht selten, s. Abb. 47. Sind mehrere Knötchen vorhanden, so trifft man sie oft in verschiedenen Schichten der Cutis an, unter Umständen sogar etagenförmig, das eine direkt über dem anderen, durch einen Streifen normalen Cutisgewebes voneinander getrennt, wie in Abb. 49. Der Größe nach kann man hier vermuten, daß das oberflächlich gelegene das ältere ist.

Wir hatten bisher nur von solchen Lupusfällen gesprochen, wo sich das tuberkulöse Infiltrat als knotenförmiges Gebilde scharf von der Umgebung abhob. Von dieser Form, dem „*Lupus circumscriptus nodularis*“, hat UNNA

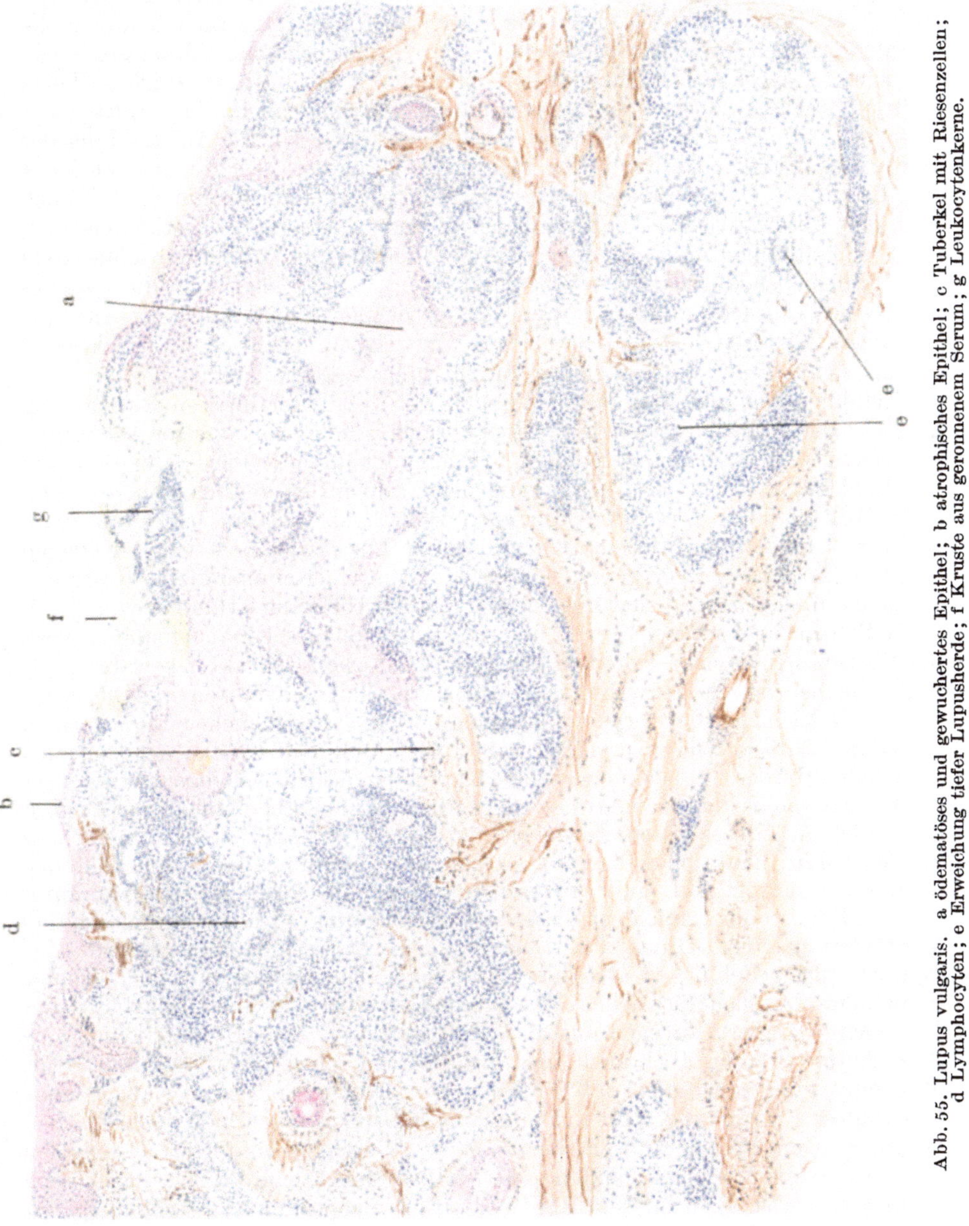

Abb. 55. Lupus vulgaris. a ödematöses und gewuchertes Epithel; b atrophisches Epithel; c Tuberkel mit Riesenzellen; d Lymphocyten; e Erweichung tiefer Lupusherde; f Kruste aus geronnenem Serum; g Leukocytenkerne.

eine andere als „*Lupus diffusus radians*“ abgetrennt. Und diese Bezeichnung ist recht gut, insofern sie zwei Endtypen charakterisiert, zwischen denen es natürlich allerlei Übergänge gibt. Bei der diffusen Form ist am meisten auffallend die nicht mehr scharf abgegrenzte, breite Schichten der Cutis einnehmende Infiltration. Es sind allerdings auch hier rundliche, Tuberkeln entsprechende Herde von Epitheloidzellen, auch Riesenzellen in großen Einzelexemplaren und in kleineren Haufen vorhanden, aber sie sind gleichsam eingestreut in eine diffus angeordnete Zellmasse, die aus Lymphocyten und oft sehr zahlreichen Plasmazellen besteht. Dieses Infiltrat dehnt sich in den Lymphspalten aus und setzt sich den Gefäßen entlang fort. Dadurch kommen die strahlenförmigen Auswüchse zustande, die der UNNAsche Name: „*Lupus radians*“ bezeichnet. Die Ursache, die das Auftreten der einen oder der anderen Form bedingt, sieht UNNA in einer „präexistenten Verschiedenheit der Hauttextur“. Anämie, Derbheit und Trockenheit des Cutisgewebes soll die Abkapselung der Herde begünstigen, während eine stärker durchblutete, feuchte, lockere Haut für die diffuse Form prädestiniert. Vielleicht ist eher anzunehmen, daß auch hier das Verhältnis von Tuberkelbacillen und Antikörpern bestimmend ist, daß bei langsamer und schwächerer Aufschließung von Tuberkelbacillentoxin die epitheloid-noduläre, bei rascher und intensiver Toxinwirkung die lymphocytäre-diffuse Form entsteht. Dem entsprechend scheint auch das Infiltrat bei dieser letzteren histologisch nicht irgendwelchen spezifischen Charakter zu haben, sondern nur eine intensive Entzündungsreaktion darzustellen.

Lymphocyten und Plasmazellen finden sich bei dieser lupösen Entzündung zwischen den Kollagenbalken der Cutis eingelagert, die sie bei massiger Anhäufung verdecken, wohl auch zum Schwinden bringen können. Hier wäre dann die Frage nachzuholen, wie sich das Cutisgewebe beim Lupus der epitheloiden Reaktion gegenüber verhält. Die mikroskopischen Bilder geben darauf eine sehr klare Antwort. In den epithelioiden Tuberkeln der Lupusknötchen fehlen Kollagen und elastische Fasern völlig. Nur selten kann man hier einmal kleine Reste von Kollagenbündeln finden oder mit der starken Vergrößerung Trümmer von elastischen Fasern darin entdecken. Daß kleine Partikel von diesen manchmal im Innern der Riesenzellen, welche trotzdem den LANGHANSschen Charakter bewahren, erhalten bleiben, ist schon erwähnt worden. Bis scharf an die Grenzen des Knötchens sind beide Elemente der Cutis vollkommen normal. Bei manchen Lupusformen bildet das Cutisgewebe — zum Teil wohl auch unter dem Drucke des sich ausdehnenden Herdes – eine bindegewebige Kapsel um das Epitheloidzellenknötchen.

Vielseitiger als die Veränderungen der Cutis sind die Erscheinungen am *Epithel*, die durch die tuberkulösen Herde bedingt werden, obwohl es sich immer nur um *sekundäre* Reaktionen handelt. Über einem beginnenden Lupusknötchen ist das Epithel oft noch ganz unverändert. Liegt der Herd unmittelbar unter der Epidermis oder erreicht er diese durch Wachstum, so übt er durch weitere Vergrößerung einen Druck aus. Die Papillen verstreichen infolgedessen, das Epithel wird gedehnt, es atrophiert und schließlich decken nur noch wenige Schichten abgeplatteter Zellen das lupöse Gewebe. In der Umgebung des Knötchens reagiert dagegen oft das Epithel durch eine Hypertrophie, eine Akanthose, die man aber auch *über* initialen Knötchen nicht so selten sieht. Man muß wohl annehmen, daß die knapp unter dem Epithel sich abspielende tuberkulöse Erkrankung nicht nur mechanisch, sondern auch biologisch Epithelveränderungen herbeizuführen imstande ist. Die verbreiterten Retezapfen wuchern in die Tiefe. In anderen Fällen kommen solche Wucherungen auch unmittelbar über dem lupösen Herd vor. Eine eigentümliche Erscheinung hat JADASSOHN hierbei beobachtet, nämlich elastische Fasern zwischen den Zellen des gewucherten Rete (Abb. 54). Man kann das vielleicht durch rasches Hineinwachsen des Epithels in ein im beginnenden Zerfall befindliches Cutisgewebe erklären. Die Epithelwucherung führt in anderen Fällen, besonders an den Extremitäten und auf dem behaarten Kopf, zu Hyperkeratosen, die sich teils durch aufgelagerte Hornmassen, teils auch durch Hornperlen- und Horncystenbildung (BRÜTT) im Rete bemerkbar machen, was zu der nicht glücklichen Benennung des *epitheliomartigen Lupus* geführt hat. Solche Vorkommnisse sind noch immer nicht Neoplasmen, ja sie können sich vollständig zurückbilden, allerdings auch zu maligner Degeneration kommen. Mehr eine Folge sekundärer Entzündungserscheinungen ist die Parakeratose des Epithels über den lupösen Herden, die klinisch zu psoriasiformen Bildungen führt.

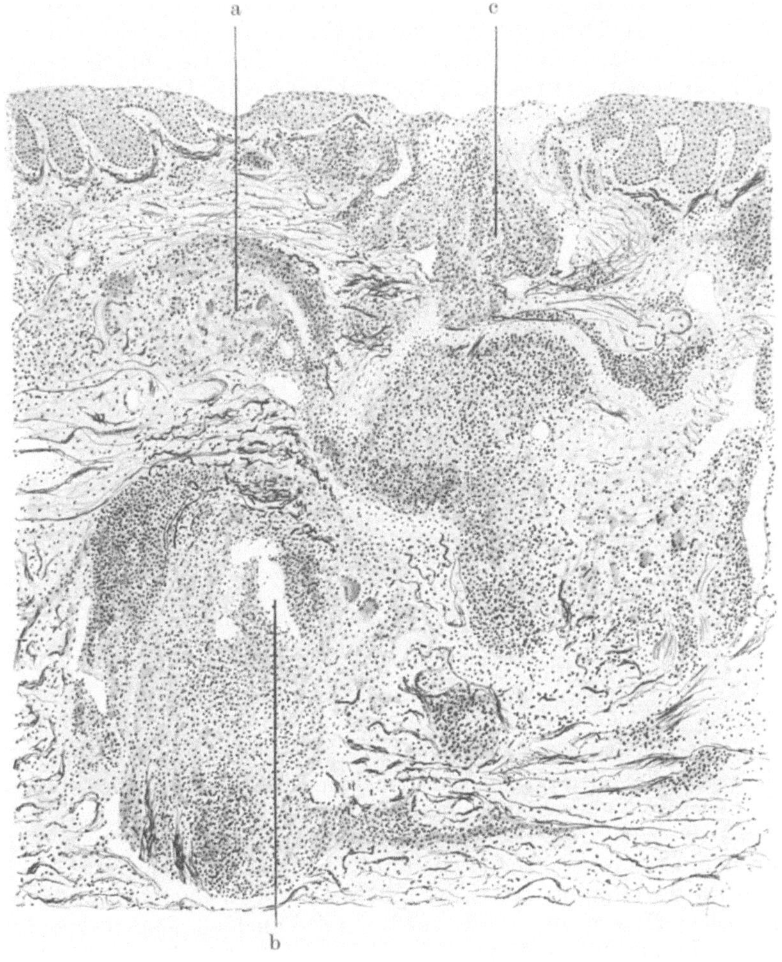

Abb. 56. Lupus vulgaris exulcerans. a Tuberkel mit Riesenzellen; b Erweichung in der Tiefe; c Erweichung an der Oberfläche und beginnende Ulceration.

Seröse Durchtränkung des Epithels, auch wohl infolge entzündlicher Vorgänge im Lupusherd, führt zu einem intracellulären Ödem, zu Status spongoides und ekzemähnlichen, auch pustulösen Zuständen. Diese kombinieren sich wieder ziemlich häufig mit Wucherung des Epithels. Wir finden dabei das ganze Epithel durchsetzt mit polynucleären Leukocyten. An einigen Stellen, zumal in den tieferen Schichten, bilden sich innerhalb des gewucherten Retezapfens kleine Pseudoabscesse. Diese können nach unten durchbrechen, und es entstehen dann eigentümliche Bilder von diffusem Übergang des Epithels in das lupöse Infiltrat. An der Oberfläche finden sich in diesen Fällen durch Exsudation im Serum und Durchwanderung von Leukocyten oft dicke Krusten aus parakeratotischen Hornlamellen, geronnenem Serum, Leukocyten und deren Detritus. Unter diesen Krusten ist das Epithel zwar spongiös, doch sonst unverletzt (Abb. 55). Das entspricht also den oben beschriebenen klinischen Symptomen beim Lupus crustosus. In anderen Fällen kann es auch zum völligen Verlust des Epithels kommen. Aber dem gehen wohl meistens Erweichungserscheinungen im Lupusherd selbst voraus, mit denen wir uns noch beschäftigen müssen.

Exsudative Prozesse im Lupusherd, das Erscheinen von polynucleären Leukocyten und serofibrinöse Entzündung sind nichts Besonderes. LOMBARDO hat, wie schon erwähnt, eine bestimmte Form des Tuberkels mit Leukocyten im Zentrum beschrieben. Derselbe Autor hat auch die *Fibrinausscheidung* bei Lupus studiert und wies sie in 50% aller Lupusfälle nach. In degenerierenden Tuberkeln fand er das Fibrinnetz zwischen den Epitheloidzellen an der Peripherie. Unter stärkerem Anstrom von polynucleären Leukocyten tritt manchmal vollkommene Erweichung des tuberkulösen Herdes ein. Das Epithel wird von diesen Vorgängen erst sekundär und zuletzt in Mitleidenschaft gezogen. Denn wir

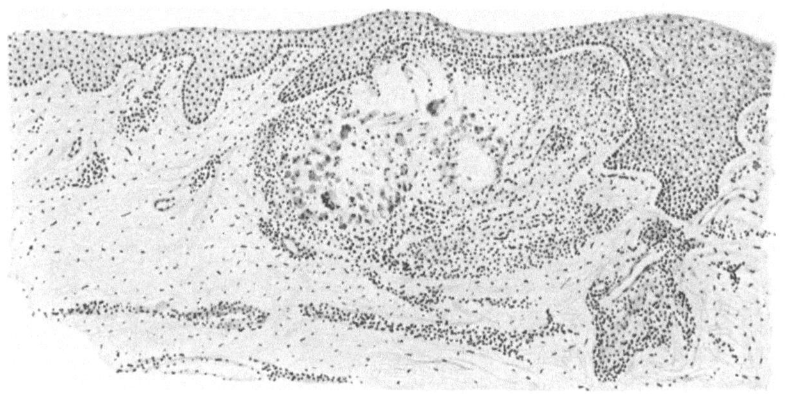

Abb. 57. Lupusknötchen, im Zerfall begriffen.

sehen häufig die am weitesten fortgeschrittene Erweichung in den tiefen Herden, während das Epithel eben erst in Einschmelzung begriffen ist. Das spricht auch gegen die Bedeutung einer exogenen Kokkeninfektion für das Zustandekommen des Lupus exulcerans, dessen Vorkommen UNNA merkwürdigerweise bestreitet. Denn von dem eben geschilderten Stadium zum lupösen Ulcus ist nur noch ein kleiner Schritt. Es gibt aber noch eine andere Art der Erweichung, wie es scheint, ohne wesentliche Mitwirkung von Leukocyten, lediglich als Folge nekrobiotischer Vorgänge im Lupusknötchen. Das Gewebe zerfällt einfach in sich, die Zellen verlieren ihren Zusammenhang und zeigen in Form und Färbung Degenerationserscheinungen (Abb. 57). Allmählich erst kommen dann Leukocyten hinzu. Eine Läsion der atrophischen Epidermis über derartig veränderten Herden muß ebenfalls zur Bildung eines Geschwürs führen. Zwischen den zerfallenen Elementen eines solchen Knötchens können gut erhaltene Reste von kleinen Gefäßen gefunden werden.

Die Lehre von der *Gefäßlosigkeit* des Tuberkels ist für die Hauttuberkulose schon lange aufgegeben worden. Manche erklären sogar das Fehlen der Verkäsung im Lupus durch das Vorhandensein von Gefäßen und die dadurch bedingte bessere Ernährung des tuberkulösen Gewebes. HEIBERG meint, daß einerseits die Nekrose beim Lupus nur langsam erfolge, andererseits die Detritusmassen infolge der guten Gefäßversorgung rasch fortgeschafft werden, so daß größere Nekroseherde nicht entstehen können. Jedenfalls enthält das Lupusknötchen, besonders zwischen den einzelnen kleinen Tuberkeln, oft zahlreiche Gefäße. Ganz besonders reichlich sind sie bei den diffusen Formen innerhalb der Lymphocyten- und Plasmazelleninfiltrate vorhanden. Hier findet man sogar teils starke Erweiterungen größerer Gefäße, teils ganz erhebliche Neubildung kleinster Gefäße, die dann dem Lupus auch klinisch einen angiomatösen Charakter geben kann. KYRLE betont, daß banale Entzündungen dort am stärksten vorkommen, wo reichlich Gefäße vorhanden sind, und diese beiden Faktoren bedingen mit den Formenreichtum der Hauttuberkulose. Das Verhalten des Lupus zu den Gefäßen hat manche Diskussionen veranlaßt. Sicher kann der lupöse Prozeß von außen in größere Venen und Arterien durchbrechen und deren Wand derartig infiltrieren, daß man sie schließlich nur noch an den elastischen Membranen erkennt (Abb. 59). Auch obliterierende Intimawucherungen entstehen auf diese Weise sekundär. Wichtiger für die Pathogenese des Lupus ist die Frage, ob dieser auch von der Intima der Gefäße seinen Ausgang nehmen kann. Nur in solchen Fällen, deren Entstehung auf diesem Wege mit Sicherheit demonstriert werden kann, ist ein hämatogener Ursprung als histologisch bewiesen anzunehmen. Diese Forderung erfüllt bisher nur der eine Fall von WOLTERS. Doch ist es natürlich immer nur ein glücklicher Zufall, der dem Untersucher solche Stellen unter das Mikroskop liefert. Die hämatogene Entstehung aber ist aus klinischen Gründen viel häufiger als sie der Histologe nachweisen kann. Daß wir Lupusherde mit besonderer Vorliebe in der Umgebung von Gefäßen lokalisiert finden, darf uns freilich nicht zu der Annahme verleiten, daß die Tuberkelbacillen hierher auf dem Blutwege gelangt seien. Denn daß gerade die Zellen der Gefäßwände, Endothelien wie Adventitiazellen, beim Aufbau des Tuberkels eine besondere Rolle spielen, wird ja allgemein anerkannt. Auffallend häufig sieht DITTRICH stärkeres Befallensein der Gefäße beim Lupus, doch hütet auch er sich, zwingende Schlüsse auf den Infektionsmodus daraus zu ziehen. Sehr interessante Bilder bringt BETTMANN mit Hilfe der Capillaroskopie, deren Anwendung beim Studium von Hautveränderungen vor allem SAPHIER zu danken ist; sie

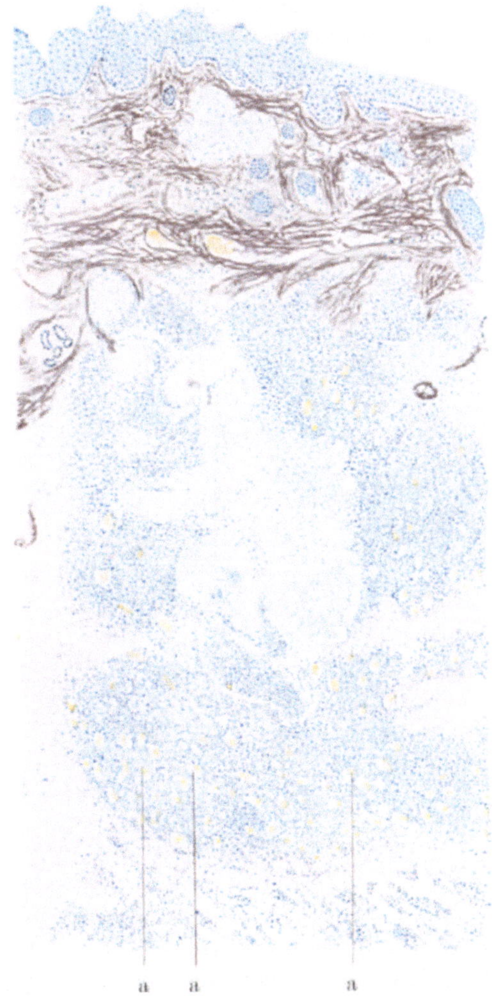

Abb. 58. Lupus mit Neubildung zahlreicher kleiner Gefäße (a).

gestatten einen tieferen Einblick besonders in die Reaktionsvorgänge beim tuberkulösen Gewebe und ermöglichen eine Bewertung unserer Heilmethoden.

Ganz ebenso wie die Blutgefäße verhalten sich in dieser Beziehung die *Lymphgefäße*. Von anderen Erscheinungen an diesen sind bemerkenswert starke Erweiterungen und Neubildungen, die zu lymphangiomähnlichen Bildungen führen und dadurch das Bild des Falles in eigentümlicher Weise verändern können. Neben Erkrankung könnte auch die *Stauung in den Lymphwegen* gewisse Bedeutung haben. Histologisch fallen ferner noch erweiterte Lumina auf, die dicht mit Lymphocyten angefüllt sind, wie sie zuerst F. PINKUS bei Leukämie beschrieben

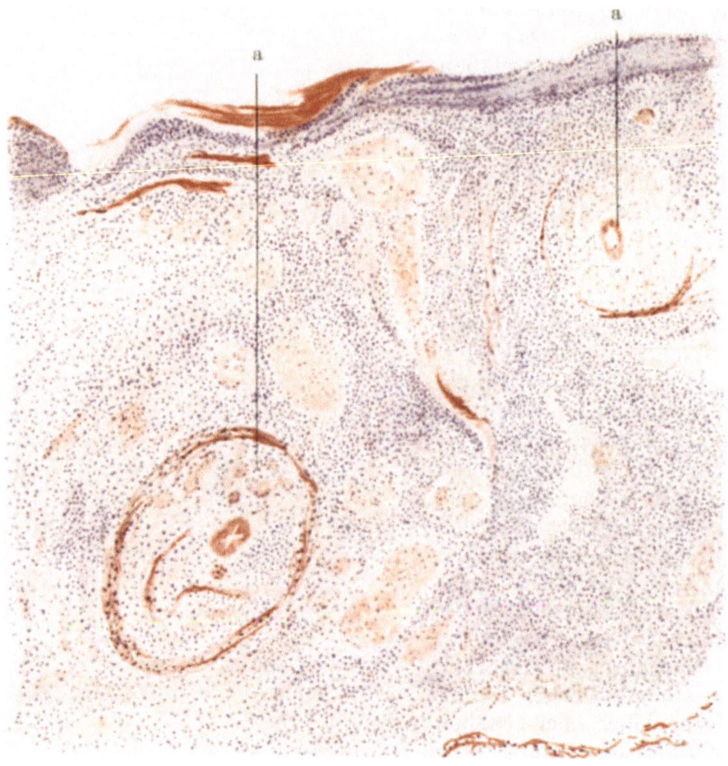

Abb. 59. Tuberkulös erkrankte Gefäßwände (a) in Lupus vulgaris.

hat, dann hat er selbst auf solche Lymphinfarkte auch bei Lupus vulgaris aufmerksam gemacht, und KOGOJ konnte sie unter 29 Lupusfällen 12mal sehen, aber auch bei anderen tuberkulösen (indurativer Tuberkulose, Tuberculosis colliquativa, Tuberculosis verrucosa cutis) und nichttuberkulösen Hautkrankheiten wurden sie gefunden, so daß ihnen keine pathognomonische Bedeutung zukommt. Neben den Lymphocyten sind oft auch polymorphkernige und einzelne Plasmazellen vorhanden.

An den *Nerven* sind bei Lupus keinerlei charakteristische Läsionen beschrieben worden. Im Gegensatz zu der besonderen Affinität des Leprabacillus zum Nervengewebe, scheint dieses dem Tuberkelbacillus gegenüber relativ widerstandsfähig. Jedenfalls findet man häufig mitten in lupösen Infiltraten gut erhaltene und anscheinend vollkommen intakte Nervenstränge. Man versteht also das Erhaltenbleiben der Sensibilität in dem stark veränderten Lupusgewebe.

Auch von *Follikeln* und *Schweißdrüsen* kann man hier und da innerhalb der Krankheitsherde Reste erkennen, doch bleibt das ganze Gebilde im Zentrum eines Lupus wohl nie unversehrt. Einzelne Teile der Follikelwand oder der Schweißdrüsenknäuel können sich dagegen manchmal ziemlich lange halten, ja das Follikelepithel kann ähnlich wie das Deckepithel gelegentlich in vorübergehende, leicht atypische Wucherung geraten. Die Ansiedlung von Lupusknötchen in der Umgebung der Drüsen und Follikel erklärt sich durch deren Gefäßreichtum. An sekundären Veränderungen kommen hidrocystomartige Dilatationen und Horncystenbildung (s. Abb. 52), um zugrunde gehende Follikel Fremdkörperriesenzellen vor.

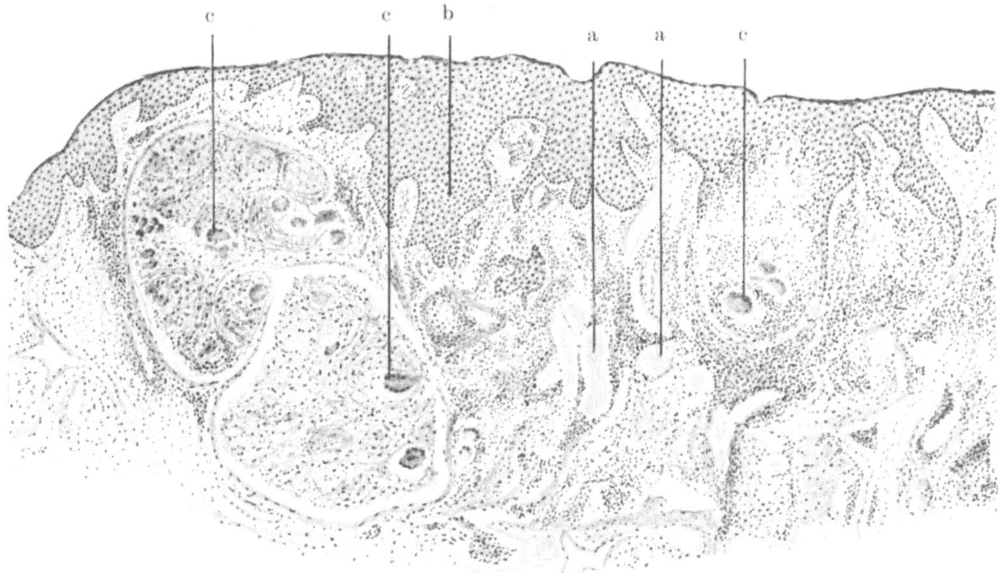

Abb. 60. Lupus der Lippe mit Lymphangiektasien (a). b gewuchertes Epithel. c Tuberkel mit Riesenzellen.

Ähnliches Verhalten wie die Schweißdrüsen zeigen die *Drüsen der Schleimhäute*; innerhalb der ausgebildeten Tuberkel fehlen sie, in dem diffus infiltrierten, hier an Plasmazellen besonders reichen Gewebe sind sie ziemlich zahlreich erhalten, zum Teil etwas erweitert. Irgendwelche besondere Eigentümlichkeiten zeichnen den Lupus der Schleimhaut von dem der äußeren Haut nicht aus. Wegen der geringen Dicke des Epithels sind Ulcerationen etwas häufiger, andererseits kann es auch leukoplakisch verändert sein.

Schließlich muß noch der *Narbenbildung* und der Heilungsvorgänge im lupösen Gewebe gedacht werden. In älteren Lupusherden, besonders in solchen mit gut abgegrenzten Knötchen, sieht man nicht selten, daß neben den Epitheloiden sich zahlreiche Spindelzellen, Fibroblasten einstellen, meist von der Peripherie her. Der Form nach finden sich von diesen manche Übergänge zu den Epitheloidzellen, die sie schließlich ganz verdrängen können. Zusammen mit dem Auftreten dieser Zellen beginnt dann auch eine Neubildung fibrillärer Substanz, die in den Tuberkel eindringt, aber auch die diffusen Infiltrate durchsetzt. Dieses neugebildete Bindegewebe macht alle Phasen durch, die wir auch sonst bei der Narbenbildung beobachten, stellt sich anfangs als kernreiches Gewebe dar, dem die elastischen Fasern vollkommen fehlen, bildet später feine, kernarme, fibrilläre Züge, deren Faserrichtung meist parallel zum Epithel verläuft.

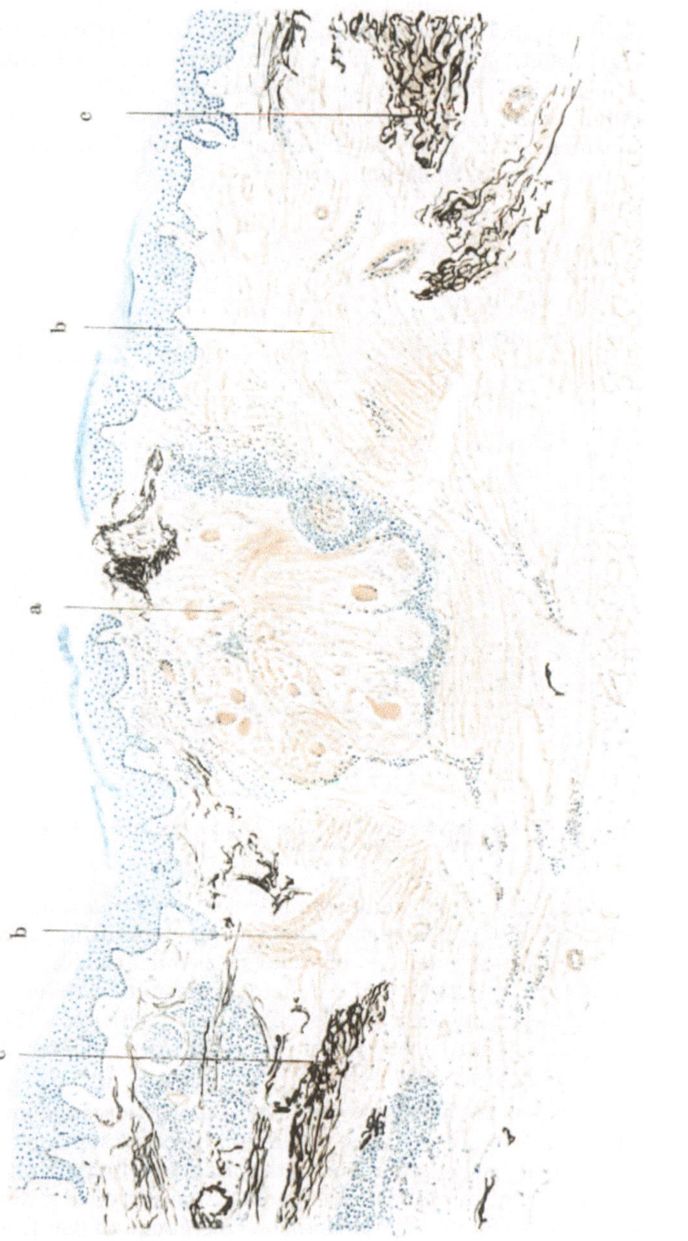

Abb. 61. Lupus mit Vernarbung. a Lupusknötchen. b Narbenfibrom. c elastische Fasern.

Als ein spezifisch tuberkulöses Gewebe, ein „tuberkulöses Fibrom" (UNNA), ist dies nicht anzusehen, sondern man kann nur eine allgemeine, histologische Reaktion des Organismus darin erblicken, ein Anzeichen partieller Heilungsvorgänge.

Pathogenese. Die Infektionswege, auf denen der Lupus entsteht, sind verschiedenster Art. Als Primärkomplex, von vielen noch immer angezweifelt, wird er äußerst selten angetroffen, doch halten wir einzelne Beobachtungen für gesichert (s. allgemeinen Teil), häufiger treten lupöse Efflorescenzen um ein tuberkulöses Primärgeschwür auf (BRUUSGAARD, HOLLAND, TARANTELLI). Zweifellos ist er häufig auf eine *Super*infektion nach exogener Infektion mit eigenen oder fremden Tuberkelbacillen zurückzuführen (JADASSOHN). Beispiele für diese Art sind schon im allgemeinen Teil gegeben worden (Nasenbohren, Verletzungen mit einem infizierten Gefäße usw.), sie lassen sich noch durch viele andere ergänzen: nach verschiedenen Traumen (WITH, SACHS, CRAWFORD, KUMER), nach Verletzungen, am häufigsten an den Füßen, Händen *(eigene Beobachtungen,* TARCHINI, TELJER), nach Ohrenstechen (STILLIANS, TOWLE), Tätowierung (DORE), Impfung (BESNIER, WENGER), therapeutischen Injektionen sah man lupöse Affektionen entstehen. Eine ganz andere Erklärung gaben wir früher für eine „lupöse Lokalreaktion" nach Injektionen von Tuberkulinpräparaten, Eigenharn, Kaltblüterbacillen (BLUMENTHAL).

Solche exogene Superinfektionen sind wohl als häufige Ursache für die Lokalisation im Gesichte — deren große Zahl uns bekannt ist —, an den Händen anzusehen, doch finden wir auch bei sicher hämatogenem Lupus diese Stellen oft ergriffen. Der hämatogene Weg ist gewiß häufiger als wir ihn nachweisen können (ZIELER, WICHMANN) nicht nur bei Kindern nach akuten Infektionskrankheiten, sondern wir sehen auch bei Erwachsenen multiple Herde eruptionsartig auftreten, wofür leicht zahlreiche Beispiele angeführt werden können, solchen Einbruch in die Blutbahn kennen wir auch nach Operationen, z. B. Drüsenexstirpation (HÄMEL u. a.). Andererseits sprechen auch einzelne Herde nicht gegen diesen Modus. Die Erkrankung zugehöriger Lymphdrüsen beweist andererseits nicht ohne weiteres eine exogene Infektion, da sie auch bei hämatogenem Lupus entsteht, entweder von dem tuberkulösen Herd aus oder durch gleichzeitige Infektion der Drüsen (KERL).

Während früher von mancher Seite eine hämatogene Entstehung ganz abgelehnt wurde (PHILIPPSON), hat VON BAUMGARTEN diesen Weg schon lange sogar als den häufigsten bezeichnet. Die Argumente, welche für die Möglichkeit dieses Modus sprechen, hat JADDASSOHN in klarer Weise dargelegt. An Stelle des direkten histologischen Nachweises, wie er ausnahmsweise WOLTERS gelungen ist, müssen klinische Beobachtungen und Erwägungen treten. Eine einwandfreie Statistik über die einzelnen Arten des Infektionsmodus besteht nicht und ist schon deshalb schwer zu machen, da ja nicht jeder Fall nach dieser Richtung exakt geklärt werden kann. Daß dies aber nach Tunlichkeit erfolgen soll, ist schon aus dem Grunde wichtig, weil wir unsere therapeutischen Maßnahmen dementsprechend einrichten müssen.

Die Lymphwege spielen für die lokale Ausbreitung eine wichtige Rolle, wie etwa bei Lupus über einer nicht perforierten Drüse oder bei Ausgang von einer Hauttuberkulose anderer Form. Am klarsten ist die Entstehung per contiguitatem von einer darunterliegenden mit der Haut verwachsenen oder gar exulcerierten Knochen-, Drüsenerkrankung, nach einer Pleurapunktion oder in der Umgebung einer spezifischen Analfistel (WINTERNITZ, WILLIAMS), Wenn allerdings SCADUTO 35% von Gesichtslupus lymphogen entstanden wissen will, so entspricht dies nicht den Tatsachen, wenn man auch konzedieren wollte, daß öfter der primäre Herd ausgeheilt sein kann.

Die postexanthematischen Formen sehen wir zumeist nach Masern, doch auch nach Scharlach, Keuchhusten und anderen Infektionskrankheiten. Die Zahl der Herde ist sehr verschieden, bald nur einige wenige, bald auch eine große Zahl. Ebenso wechselt die Größe, meist sind die Plaques klein, doch gibt es genug Fälle, bei denen sich einzelne vergrößern und die verschiedensten Formen annehmen, wie wir sie kennen gelernt haben, auch serpiginös werden und exulcerieren (KLINGMÜLLER). Die Lupusherde treten sowohl symmetrisch als auch ganz unregelmäßig zerstreut auf. Daneben können verschiedene andere Formen von Hauttuberkulose beobachtet werden, Tuberculosis verrucosa cutis, Tuberculosis lichenoides, papulonekrotische Tuberkulide. Bacillennachweis gelingt auch bei dieser Form selbst durch Tierversuch nicht immer, TANIMAURA hat unter 8 Fällen dreimal Tuberkelbacillen züchten können, wovon 2 dem Typus bovinus, einer dem Typus humanus entsprach. Wir zweifeln nicht daran, daß mit der Verbesserung der Methoden sowohl färberischer Nachweis (DITTRICH) als auch der mittels Züchtung und Tierversuch häufiger zu erbringen ist. Die Tuberkulinreaktion ist nach *unserer* und MARTENSTEINS, SCHOLTZ' Erfahrung im Gegensatze zu SOMOGYI, NAEGELI, meist stark positiv.

Über *familiäres Vorkommen* von Lupus besitzen wir nicht zu viel Berichte. Neben einzelnen Beobachtungen aus älterer Zeit (siehe bei JADASSOHN, auch PAUTRIER) fand SACHS aus einer größeren Zahl 10,47%, LELOIR unter 312 Lupusfällen 26, GROUVEN unter 1130 Hauttuberkulosen 21mal und GRÖN unter 379 Fällen nur in 26 Fällen bei näheren oder entfernteren Verwandten tuberkulöse Erkrankung der Haut. GRÖN verzeichnet also 7%, vielleicht ist auch dieser Prozentsatz im allgemeinen schon ein zu hoher, wenigstens nach meiner Erfahrung, die ich allerdings nicht mit Zahlen belegen kann. Keinesfalls scheinen mir die bisherigen Befunde genügend, um eine familiäre *Disposition* für die Entstehung der Hauttuberkulose anzunehmen; zu derselben Ansicht kommen auch KELLER und SCHILLING, welche nur in 3,3% Lupus bei Familienangehörigen antrafen.

Verlauf, Prognose und Komplikationen. Bei einer Krankheit, deren Entstehung so verschiedenartig, deren äußere Formen so vielgestaltig sind, kann natürlich von einem typischen Verlauf nicht die Rede sein. Es ist klar, daß alle jene Faktoren ins Spiel treten, von denen wir im allgemeinen Teil ausführlich gesprochen haben, besonders die *individuelle Disposition* des Patienten, die *Beschaffenheit des befallenen Gewebes* und das *zeitweilige Verhältnis des Infektionserregers zum infizierten Organismus (Immunität)*. Für die Prognose des einzelnen Falles kommen aber noch ganz andere, nicht biologische Momente in Betracht, nämlich erstens das Milieu, in dem der Patient lebt, zweitens der augenblickliche *Stand der Therapie*. Die Bedeutung des *Milieus* darf nicht unterschätzt werden. Es ist außerordentlich wichtig, ob der Kranke — wie oft sind es doch kleine Kinder! — sich in einer Umgebung befindet, die rechtzeitig auf sein Leiden aufmerksam wird, die verständig genug ist, geeignete ärztliche Hilfe in Anspruch zu nehmen, die auch später nicht infolge materiellen Zwanges oder aus Indolenz ihn von der Durchführung einer Behandlung fernhält. Über die Bedeutung des zweiten Momentes braucht kein Wort verloren zu werden. Daß die *Therapie* des Lupus in den letzten Jahrzehnten ganz enorme Fortschritte gemacht hat, werden wir im dritten Teil des Buches sehen. Auch die Kenntnis der Krankheit und ihrer Gefahren hat sich durch eifrige Aufklärungsarbeit und Fürsorgestellen etwas im Volke verbreitet. Man darf daher sagen, daß die Prognose des Lupus im allgemeinen entschieden viel besser geworden ist. Der Lupus ist und bleibt aber trotzdem in jedem Falle eine ernste Krankheit, und der Lupöse muß als Träger einer manifesten tuberkulösen Infektion angesehen werden.

Wir werden im letzten Teil noch davon zu sprechen haben, wie die Therapie sich in erster Linie nicht auf den Lupus, sondern auf das tuberkulöse Individuum zu richten hat, und wie wichtig es ist, bei einem Lupus das zugrunde liegende Lungen-, Schleimhaut- oder Knochenleiden zu behandeln. Dies Moment aber immer wieder zum Gegenstand breiter Erörterungen zu machen, heißt weiter nichts als Selbstverständliches mit Emphase verkünden. *Der wäre ja kein Arzt, der nur die Haut des Patienten sähe.* Aber trotzdem müssen wir sagen, daß die Prognose des Lupus und die der Allgemeintuberkulose nicht identisch sind. Manchen Patienten, dessen inneres Leiden wir nicht vollständig heilen können, werden wir doch von seinem Lupus befreien können und ihm damit einen großen Dienst leisten. Denn nicht wenige finden sich mit einer Lungentuberkulose mäßigen Grades eher ab als mit einem entstellenden Hautleiden, das ihnen den Verkehr mit ihren Mitmenschen verleidet. Auf jeden Fall ist es verkehrt, nur die Lupusfälle für geeignete Objekte der Therapie zu erklären, bei denen die Krankheit, durch exogene Inokulation entstanden, eine lokale Infektion darstellt. Auch den mit innerer Tuberkulose komplizierten Fällen müssen und können wir durch lokale Behandlung helfen.

Es gibt ja wirklich Fälle, deren ganzer Verlauf die Krankheit als ein harmloses Leiden erscheinen läßt. Da ist ein kleiner, isolierter Herd an der Wange, vermutlich durch äußere Einimpfung entstanden, der sich im Laufe eines Jahres nur um wenige Millimeter vergrößert, und der ohne weiteres einer der radikalen therapeutischen Methoden zugänglich ist. Hier sind die Bedingungen erfüllt, die eine gute Prognose gewährleisten: Geringe individuelle Disposition, isoliertes Auftreten, eine der Therapie leicht zugängliche Lokalisation. Wenn eine von den dreien fehlt, kann sich Verlauf und Prognose schon wesentlich ungünstiger gestalten. Nehmen wir den leider so überaus häufigen Fall einer für die Therapie schlecht zugänglichen Lokalisation an: Lupus der Nasenschleimhaut. An sich vielleicht ein ebenso gutartiger Prozeß wie der erste, kann er doch durch häufige Rezidive an Haut und Schleimhaut zu schleppendem Verlauf führen, da wir gegenüber dem Lupus der Schleimhaut über nicht so gute Behandlungsmethoden verfügen wie gegen den der äußeren Haut. Trotzdem wird auch dieser Fall nicht das Bild einer schweren Erkrankung geben. Seine Heilung erfordert nur Geduld von seiten des Patienten und des Arztes.

Viel schlimmer ist es, wenn der Patient durch seine individuelle Disposition, durch mangelhafte Immunitätsreaktionen nicht imstande ist, der tuberkulösen Hautinfektion genügenden Widerstand entgegenzusetzen. Hier kann sich der ganze Charakter des Lupus verändern. Während sonst gerade das äußerst langsame Fortschreiten, die exquisite Chronizität für diese Krankheit typisch sind, kann sie jetzt in wenigen Monaten große Flächen überziehen, kann durch Zerfall und Geschwürsbildung irreparable Zerstörungen anrichten und jeder Behandlung großen Widerstand entgegensetzen. Das ist die Krankheitsform, die man als „Lupus vorax“ oder „phagedaenicus“ bezeichnet hat (von neueren Autoren Brauer, Lomholt). In einem anderen Fall kann es schwer sein, des inneren tuberkulösen Grundleidens Herr zu werden (z. B. Gelenk-, Knochen-, Drüsenaffektionen besonders mit Fistelbildung und sekundärer Infektion), von dem aus die Haut immer wieder infiziert wird.

Dazu kommt der verschiedene Verlauf je nach dem Alter der Patienten. Der Lupus der alten Leute erweist sich manchmal als ganz besonders gutartig und leicht heilbar, während bei manchen skrofulösen Kindern von vornherein schwere und hartnäckige Formen auftreten. Wir haben schon früher darauf hingewiesen, daß die Mehrzahl der Hauttuberkulosen, worunter natürlich vorwiegend Lupus vulgaris zu verstehen ist, in der Kindheit oder in jugendlichem Alter ihren Beginn nehmen, daß aber der Alterslupus (Lupus des vieillards [Leloir]), d. h. der in vorgerücktem Alter entstandene Lupus, gewiß nicht so selten ist (Jadassohn), als man früher angenommen hat. Teils wird die Erkrankung aus der Kindheit mitgeschleppt, aber wir sehen sie auch in höherem, ja sogar im Greisenalter entstehen. Allerdings kommt es vor, daß ein in früheren Jahren sehr langsam fortschreitender Lupus später rasch wächst und große Zerstörungen anrichtet. Zwei Arbeiten aus der letzten Zeit (Bollag, Fischl) behandeln diese Fragen ausführlich, wobei auch auf das Vorkommen und die Häufigkeit der verschiedenen Formen eingegangen wird. Die Ursache für die Benignität des Alterslupus ist nicht vollständig geklärt, wenn auch Immunitätsverhältnisse im Spiele sind, so dürften doch Eigenheiten der Altershaut mitverantwortlich sein, da man histologisch eine große Neigung zu fibröser Umwandlung erkennen kann. Andererseits sind lupöse Erkrankungen — gewiß selten — auch beim Säugling bekannt (Baumel, Arzt, Chatellier).

Dann bleibt noch die ungeheure Zahl der Fälle, wo man die Krankheit so lange ungestört sich hat ausbreiten lassen, bis der Patient durch Entstellung oder Funktionsbeschränkung belästigt wird, Fälle, bei denen der Arzt auf den ersten Blick sagen kann, daß sie seit Jahrzehnten bestehen. Die Ausdehnung der Erkrankung verschlechtert hier die Aussichten auf endgültige Genesung, während der Fall, an sich vielleicht gar nicht schwer, vor Jahren mit Leichtigkeit hätte geheilt werden können. Unwissenheit und Indolenz lassen die Krankheit die größten Dimensionen annehmen, ehe ein Arzt gefragt wird, und selbst dann verweigert der Patient nicht selten eine Behandlung, wenn sich der Lupusherd an einer bedeckt getragenen Körperstelle befindet, da er nicht gesehen wird und keine Schmerzen bereitet. Das Fehlen subjektiver Erscheinungen gehört ja zu den Eigenschaften des Lupus. Nur manchmal wird eine gewisse Empfindlichkeit beim Berühren angegeben. Solche extensive Fälle sehen auch wir noch immer und Strassberg, Bommer, Rille, Werther u. a. haben Beispiele dafür vorgeführt, sie werden nicht nur in entlegenen Orten beobachtet, sondern kommen auch jetzt, wie unsere Erfahrung lehrt, nahe von Lupusheilstätten, ja in der Großstadt selbst vor, trotz allmählich fortschreitender Aufklärung und Fürsorge.

Spontanheilungen beobachtet man beim Lupus, aber auf sie sich zu verlassen, heißt auf das Wunderbare warten. Fast immer erreichen die Heilbestrebungen des Organismus nur zur Hälfte das Ziel. Es entstehen ausgedehnte Vernarbungen, aber am Rande schreitet der Prozeß fort, und in der Narbe entstehen herdförmige Rezidive. Eine Ausnahme machen vielleicht manche Fälle von multiplem hämatogenem Lupus, die lokal eine besondere Benignität zeigen, die sich nicht ausdehnen und unter Umständen sich sogar von selber vollkommen zurückbilden. Die Ursachen dafür haben wir im allgemeinen Teil auseinandergesetzt.

Hier sei auch darauf verwiesen, welche Bedeutung die Jahreszeiten für den Verlauf der Erkrankung haben; wir konstatieren sehr häufig, besonders bei Kindern und schweren tuberkulösen Erkrankungen der Haut, in der zweiten Hälfte des Winters und im Vorfrühling entschiedene Verschlechterung, während ein trockener und sonnenreicher Sommer die Patienten kolossal vorwärtsbringt. Es zeigt dies ganz deutlich den Einfluß des Klimas auf die Erkrankung. Ich kann Veiel bei Begründung der Tatsache, daß der erste Teil des Winters gut überstanden wird, nur dahin beistimmen, daß eben während der Sommermonate reichlich Schutzstoffe angesammelt werden (siehe Tuberkulinreaktion), nicht aber daß das naßkalte Vorfrühlingswetter dem Tuberkelbacillus besser behage, und er zu erhöhter Tätigkeit gelange. Nein, die Lebensbedingungen im nassen trüben Winter beeinträchtigen die Immunkräfte des Organismus, so daß der Tuberkelbacillus weniger Widerstände findet.

Verlauf und Prognose des Lupus sind aber nicht einzig und allein abhängig von der Entwicklung der tuberkulösen Hauterkrankung. Es gibt gewisse *Komplikationen* des Lupus, die den Verlauf modifizieren, ja entscheidend beeinflussen können. Von den *tuberkulösen Knochen- und Drüsenherden,* die zusammen mit Lupus vorkommen können, ist bereits mehrfach die Rede gewesen. Es soll hier nur nochmals betont werden, daß dabei der Lupus nicht immer sekundär von diesen aus entstanden zu sein braucht, sondern daß die tuberkulöse Infektion von der Haut aus auf jene Organe übergehen und dadurch komplizierende Erkrankungen herbeiführen kann. Daß besonders die Knochenaffektionen, sowohl die tuberkulöse Ostitis als auch der sekundäre Schwund durch Narbendruck, für den Verlauf eine sehr unheilvolle Komplikation bedeuten, bedarf kaum noch der Erwähnung. Die dadurch verursachten Veränderungen sind oft irreparabel und ihre Folgen selbst durch ausgedehnte chirurgische Eingriffe manchmal kaum zu mildern. Weniger schwer ins Gewicht fallen die Drüsenerkrankungen, die tuberkulösen Lymphadenitiden, die in einer sehr großen, nach manchen Statistiken in der überwiegenden Zahl der Fälle sich zum Lupus hinzugesellen. Diese tuberkulösen Drüsenschwellungen halten sich häufig in bescheidenen Grenzen und sind dann der Therapie, die gerade in dieser Richtung bedeutende Fortschritte gemacht hat, leicht zugänglich. In anderen Fällen allerdings nimmt die Erkrankung der regionären Drüsen durch Bildung großer Lymphome, durch Erweichung, Perforationen und darauf folgende Entstehung neuer Hautherde einen ernsteren Charakter an. Sie kann auch eine Brutstätte für das tuberkulöse Virus darstellen, von der aus dann der Körper mit diesem überflutet wird. Auf diese Art können dann alle exanthematischen Formen der Tuberkulose, die sog. ,,Tuberkulide" entstehen. Manche Fälle, wo wir diese neben einem primären Lupus finden, erklären sich so.

Ungemein häufig sind natürlich auch die *Erkrankungen der Lymphgefäße*; diese, zumal die kleineren, bilden ja einen wichtigen Verbreitungsweg des Lupus in der Haut, so daß ihre Erkrankung als Komplikation des Lupus eigentlich nicht anzusehen ist. Etwas anderes ist es mit den akuten Schüben erysipelartigen Charakters oder nach echten Erysipeln, die wir manchmal an der Peripherie von Lupusherden bemerken und beim Fehlen von Sekundärinfektion mit anderen Mikroorganismen als tuberkulöse Lymphangitiden deuten können. Wir beobachten dann oft weit in der Umgebung lentikuläre Plaques, welche zuweilen auch zusammenfließen und der Therapie mitunter trotz ihrer scheinbar oberflächlichen Lage großen Widerstand entgegensetzen, sie können auch dem Lupus miliaris disseminatus klinisch und histologisch sehr nahestehen (Bloch). Besondere ,,retikuläre" Formen sind von französischen Autoren beschrieben worden. Diese Erscheinungen sind prognostisch von ungünstiger Bedeutung, da sie eine gewisse Virulenz und ein Fortschreiten des Prozesses anzeigen. Außer diesen akuten Entzündungen sind mehr chronische lymphangitische Zustände beobachtet worden, die in der Gestalt von mehr oder weniger circumscripten Ödemen auftreten und bleibende Verdickungen der Haut hinterlassen können. Die Erkrankungen der großen Lymphgefäße mit Bildung dicker Lymphstränge und derber, manchmal auch erweichender und perforierender Knoten (s. Abb. 62) kommen auch beim Lupus, zumal dem der Extremitäten, vor, sind aber häufiger bei der Tuberculosis verrucosa, weshalb wir sie bei dieser ausführlicher besprechen.

Die Beziehungen, die zwischen einem Lupus und einer Tuberkulose von inneren, vom Hautherd entfernt gelegenen Organen bestehen können, sind im allgemeinen Teil geschildert worden. Aus dem dort Gesagten ist zu entnehmen, welche Wechselwirkungen zwischen Haut- und Organtuberkulose stattfinden, und was daraus für Schlüsse auf Verlauf und Prognose des Hautleidens zu ziehen sind. Einerseits kommen protektive Wirkungen zustande, andererseits können neue Herde erst von einer visceralen Tuberkulose entstehen, resp. alte rezidivieren (O. Dittrich).

Zahlreich sind die Einzelbeobachtungen, bei denen andere Formen der Hauttuberkulose neben dem Lupus auftreten: so Scrophulodermen, Tuberculosis lichenoides, indurativa, Erythematodes, tuberculöse Dactylitis, der jeweilige

Zustand, besonders die Immunität des Organismus wechselt eben, wodurch die Mannigfaltigkeit der Erscheinungen an einem Individuum zustande kommt. Die einschlägigen Veröffentlichungen aufzuzählen, halten wir für überflüssig; die Kombination mit Miliarlupoid Boeck ist selten (KYRLE, VOLK), auch papulonekrotische Tuberkulide sind dabei nicht häufig.

Von den Komplikationen des Lupus, die an sich nicht tuberkulösen Ursprunges sind, können wir zwei Arten unterscheiden: Solche, bei denen der Lupus eine besondere Prädisposition für eine andere Erkrankung schafft, und solche, bei welchen es sich um ein zufälliges Zusammentreffen, ein Nebeneinander von Lupus und einer andersartigen Krankheit handelt.

Solange beim Lupus das Epithel nicht verletzt ist, ist für *Sekundärinfektionen* keine besondere Gelegenheit gegeben, wenn auch in den Schuppen, wie bei allen squamösen Prozessen der Oberhaut, die normalerweise vorhandenen Bewohner dieser Schichten, Staphylococcus cutis communis, MALASSEZsche Sporen usw. etwas reichlicher angehäuft sein mögen als gewöhnlich. Erst das Auftreten von Erosionen und Ulcerationen, an dem, wie wir gesehen haben, fremde Bakterien nicht ursächlich beteiligt sein müssen, bietet Infektionspforten und geeignete

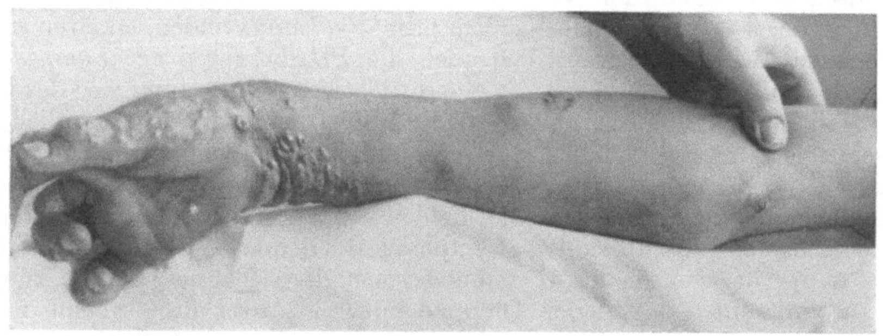

Abb. 62. Lupus vulgaris der Hand mit gommes scrophuleuses. (Wiener Lupusheilstätte.)

Nährböden für die banalen Eitererreger der Haut. So finden wir denn an der Oberfläche offener Lupusherde dieselben Mikroorganismen wie bei allen nässenden Prozessen der Haut, vor allem die *pyogenen Staphylo-* und *Streptokokken*. Sie können hier wuchern, ohne das Krankheitsbild wesentlich zu beeinflussen, können aber auch alle Formen von Pyodermien, als deren Erreger wir sie kennen, als komplizierende Erkrankungen auf und neben dem lupösen Terrain erzeugen. Doch finden wir seltener die typischen Staphylodermien, Follikulitiden und Furunkel als Symptome, die wir auf Streptokokken zurückzuführen geneigt sind. Bei der gewöhnlichen Impetiginisierung von Lupusherden ist es noch schwer, die Rolle dieser Mikroorganismen richtig einzuschätzen, da exsudative Vorgänge, wie sie auch dem reinen Lupus eigen sind, impetigoähnliche Krusten produzieren können. Es wird sich damit wohl ähnlich verhalten wie mit der Impetiginisierung anderer Dermatosen, z. B. des Ekzems. Jedenfalls ist diese Form der Sekundärinfektionen leichter Natur und hat für den Gesamtverlauf keine große Bedeutung.

Von ganz anderer Wichtigkeit als diese circumscripte, epitheliale ist die diffuse, cutane Form der Streptokokkeninfektion, wenn sie den Lupusherd befällt. Sie tritt dann als echtes *Erysipel* in Erscheinung, das eine hochgradige Rötung und Schwellung des Herdes hervorruft und von der Peripherie aus die gesunde Haut ergreift. Die Lupuserysipele können jede Form und jeden Grad der Schwere annehmen wie gewöhnliche Erysipele. Nach ihrem Ablauf hat man manchmal den Eindruck, als ob der Lupus etwas zurückgebildet sei (WOLFHEIM, MILIAN und LAUNAY), doch meist ist diese Besserung nur scheinbar und vorübergehend, viel häufiger breitet sich die Erkrankung aus oder erscheint wenigstens in alter Stärke. Der gefährliche Versuch, Lupusherde durch künstlich erzeugte Erysipele zur Heilung zu bringen, wird heute wohl nirgends mehr angestellt. Die Neigung aller Erysipele, zu rezidivieren, ist denen beim Lupus in besonders hohem Maße eigen, zumal wenn sie von Rhagaden der Nase an der Schleimhautgrenze ausgehen. Die späteren Anfälle verlaufen dann häufig, aber keineswegs immer, abgeschwächt, mit geringen lokalen Erscheinungen ohne wesentliche Störungen des Allgemeinbefindens. Wenn diese wiederholten Attacken auch für die allgemeine Gesundheit des Patienten nicht mehr bedrohlich zu sein brauchen, — eine Gewähr für den Verlauf hat man nie — so sind doch ihre lokalen Folgen oft recht unangenehm. Es kommt zu chronischen Veränderungen der Lymphwege, persistierenden Ödemen, derben Schwellungen und schließlich zu einer richtigen Elephantiasis. Allerdings ist diese keineswegs immer eine Folge des Streptokokkenerysipels, sondern, wie wir gesehen haben, bewirkt oft die tuberkulöse Erkrankung an sich durch Beteiligung der Lymphgefäße, Stauung und Bildung hypertrophischen Gewebes ganz dasselbe Endresultat.

Eine Komplikation des Lupus, die Verlauf und Prognose sehr zum Ungünstigen beeinflussen kann, ist die Kombination mit *Carcinom*. DARIER schätzt ihre Häufigkeit auf $4^0/_0$, LELOIR auf 15 unter 1000 Fällen. Mit dieser letzteren stimmt fast genau die Statistik von SEQUEIRA mit 14 Fällen von Carcinom unter 964 Lupösen, und die WICHMANNs, also etwa $1^1/_2{}^0/_0$. Jedenfalls geht aus den Angaben hervor, daß diese Kombination immerhin so häufig ist, daß man einen besonders begünstigenden Einfluß des Lupus für die Epitheliombildung annehmen muß. Worauf dieser beruht, ist noch nicht ganz klar. Im allgemeinen wird zwischen Lupuscarcinomen und Narbencarcinomen unterschieden. Die letzteren wären dann nicht anders aufzufassen, wie die auch sonst auf Narben anderer Herkunft sich ansiedelnden epitheliomatösen Tumoren. Aber eine scharfe Unterscheidung beider Arten ist kaum möglich, da in vernarbten Partien noch einzelne Lupusherde vorhanden sein können, und andererseits die meisten Lupusfälle zu partieller Narbenbildung führen. Deshalb gehen auch die Ansichten über die Häufigkeit beider Arten weit auseinander (s. JADASSOHN und die dort zitierte Arbeit von ASHIHARA). Wahrscheinlich liegt doch in dem lupösen Prozeß noch ein förderndes Moment, da bei anderen vernarbenden Affektionen (z. B. bei tertiärer Lues der äußeren Haut und auch bei Narben nach solcher) Epitheliome seltener auftreten. Das nächste ist natürlich, mit den bei Lupus so häufigen Epithelwucherungen einen Zusammenhang zu suchen. JADASSOHN hat auf die pathologischen Epithelwucherungen beim Lupus vulgaris und ORTH auf die Beziehung zur späteren malignen Degeneration aufmerksam gemacht. MIYAHARA fand in unbehandelten Lupusherden von 7 verschiedenen Fällen 5mal Epithelwucherungen, darunter 3mal auch Wucherungen in der Tiefe. Ein Fall von diesen dreien zeigte deutlich geschwulstartiges Wachstum, Auflösung in Zellreihen und Eindringen in die Gewebsspalten. Man konnte zwar noch nicht von beginnender Carcinombildung sprechen, doch dürften derartige Wucherungen schon als Vorstadien von Epitheliomen in Betracht kommen. Wenn aber MIYAHARA die Seltenheit des Lupuscarcinoms im Vergleich zur Häufigkeit der atypischen Epithelwucherungen dadurch erklärt, daß diese meist durch die Therapie mitentfernt würden, so kann das nicht ganz stimmen. Es muß wohl noch irgendein uns bis jetzt unbekannter Faktor hinzukommen. Denn unter der großen Zahl unbehandelter Lupusfälle gibt es verhältnismäßig nur sehr wenige, die carcinomatös werden. Und dieses X ist uns bisher immer noch nicht bekannt. Jedenfalls sprechen diese Vorkommnisse nicht für einen Antagonismus zwischen Tuberkulose und Carcinom, wie dies Teutschländer für die Impfung mit Rous-Tumor annehmen möchte.

Daß eine rasche, schonende, gründliche Heilung des Lupus die Gefahr der Krebsgenese einschränkt oder beseitigt, ist zweifellos. Denn vernachlässigte Lupusfälle mit ihrer dauernden chronischen Entzündung, wozu noch häufig sekundäre Infektionen und andere Schädlichkeiten treten, disponieren doch eher zur malignen Entartung.

Andererseits kann man sich auch gut vorstellen, daß langwierige chemische und physikalische Behandlungsreize wieder provozierend zu wirken vermögen durch Anreiz zu Epithelwucherungen. Ganz besonders hat man das von der Röntgenbehandlung angenommen (Mendes da Costa, Spiegler, Hildebrand, Sequeira, Riehl, Hauck, Bettmann, Walker, Jesionek und seine Schüler, Rothman, Bommer), ohne daß jedoch hierfür, wie wir sehen werden, sichere Beweise gelierfet wurden.

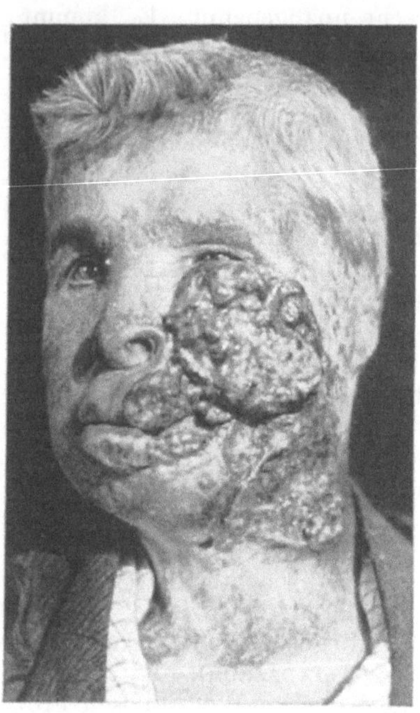

Abb. 63. Stachelzellenkrebs bei Tuberculosis luposa des Gesichtes und Halses. (Nach G. A. Rost.)

Wichmann beobachtete einen Fall nach Mesothoriumbestrahlung, wir selbst einigemale nach zu starker ungefilteter Radiumbestrahlung aus älterer Zeit. Belichtung kann eine gewisse Bereitschaft für maligne Degeneration schaffen, so fanden eine solche Volk nach einer Finsenerosion im narbigen Terrain, Sequeira in 2 Fällen, Mac Leod einmal nach Finsen, Jaffé nach Höhensonne. Natürlich ist auch da die Belichtung nicht als *spezifischer* Reiz aufzufassen, sondern eben nur als auslösendes Moment, besonders wenn starke Reaktionen zu langdauernden Entzündungen in Narben führen.

Seit der Arbeit Ashiharas aus der Breslauer Klinik hat Silberstein weitere 116, A. Reisner 125 Fälle gesammelt. Die vielen Einzelbeobachtungen aufzuführen ist wohl überflüssig, jede größere Abteilung verfügt über solche, und ich erwähne nur von den Demonstrationen Harssle, Waugh, Ledermann, R. Beck, Fuhs, Polzin, Rusch, Segadlo, Dietel, Vilanova, Ledo, Vohwinkel-Schreus, Stümpke, Pernet, Schoenhof, Mac Leod, Ambrosoli (Cornu cutaneum und Epitheliom).

Thieme ist der Ansicht, daß durch Lähmung des stark empfindlichen jungen Bindegewebes im Lupus das Epithel infolge von Röntgen stärker zu wuchern beginne. Es ist gar kein Zweifel, daß Röntgenbestrahlungen unter Umständen die Entstehung von Carcinomen begünstigen, vor allem wenn sie unzweckmäßig durchgeführt werden und zu dauernden Schädigungen der Haut führen, oder aber, daß oft gegebene kleine Dosen Anreiz zu Epithelwucherungen geben. Ritter und Lewandowsky glauben nachgewiesen zu haben, daß durch zu geringe Dosierung ein solcher Reiz ausgeübt wurde: eine schwache Röntgendosis steigerte bei Carcinommetastasen die Zahl der Tumorelemente, während eine starke sie verschwinden ließ. Allerdings wurde der Beweis für bereits bestehende Geschwülste erbracht. Von manchen Seiten wird die Annahme einer solchen Reizdosis geleugnet oder dieselbe anders erklärt, wir selbst glauben an die Möglichkeit des Reizes bei zu kleinen Dosen.

Stühmer, Ruete, Handley, Mrongovius können ein häufigeres Vorkommen von Carcinomen seit der Röntgenära nicht bestätigen, ersterer fand es unter 700 Fällen 4mal, Reisner zählte an der Würzburger Klinik innerhalb 17 Jahren 16 Lupuscarcinome, etwa 3% der Lupösen, auch dieses Material spricht nicht für eine besonders provozierende Wirkung der Röntgenstrahlen. Wichmann sah unter 1557 Lupösen 19 Carcinome, also nur 1¼%. — Axel Reyn beobachtete unter 2700 Patienten nur 17 Carcinome, also ½%, gerade diese Seltenheit spricht ihm überhaupt gegen die Bedeutung des tuberkulösen Prozesses für dessen Entstehung, vielleicht gebe manchmal doch die Behandlung die Ursache zur malignen Degeneration, das Allerbedeutsamste sei aber jenes unbekannte X. Roederer und Metzger glauben sogar auf lokale Differenzen in der Frequenz des Lupuscarcinoms hinweisen zu können, welches im Elsaß häufig, in Frankreich relativ selten sei.

Nichtsdestoweniger sind wir der Ansicht, daß eine Überdosierung oder zu häufige Applikation, besonders schwach oder nicht gefilterter, weicher Strahlen von Bedeutung sein kann. An anderem Orte wird ja über die Röntgentherapie des Lupus, das Für und Wider noch zu sprechen sein, die Gefahren sind meist vermeidbar; daß solche aber bestehen, soll nicht geleugnet werden, und gerade die Röntgen*schädigung* birgt sie in sich; es würde sich also dann um ein Carcinom auf röntgengeschädigter Haut handeln. Für den Einfluß des Röntgens sprechen vor allem jene Fälle, wo das Carcinom der Therapie bald und im jugendlichen Alter gefolgt ist (Adamson bei 13jährigem Mädchen, Wild bei 18 Jahre altem Jüngling, Sequeira und Schwartz-Hildebrand mit 22 Jahren). In der Arbeit Silbersteins finden wir von 116 Lupuscarcinomen nur 22mal Röntgenbehandlung angeführt.

Das Carcinom entwickelt sich im allgemeinen bei älteren, schon seit vielen Jahren und Jahrzehnten bestehenden Lupusfällen, doch manchmal im Vergleich zu anderen Hautcarcinomen in relativ jugendlichem Alter der Patienten. Dieses schwankt vom 13. bis zum 88. Lebensjahre, am häufigsten entsteht es im 5. und 6. Lebensjahrzehnt. Auch die Zeit vom Beginn des Lupus bis zur malignen Degeneration wechselt, sie beträgt durchschnittlich etwa 30 Jahre, natürlich gibt es da große Differenzen und Ausnahmen kommen vor, so wird von B. Schwartz ein Fall beschrieben, wo der Lupus im 54. Lebensjahr und das Carcinom bereits vier Jahre später auftrat, auch kürzere Intervalle sind bekannt. In der ganz überwiegenden Zahl der Fälle ist das Gesicht vom Lupuscarcinom befallen, nach Silberstein in 82,5%, dann folgen die Extremitäten mit 11,4%, nach Reisner unter 125 Fällen sogar nur 5mal. die Halsgegend mit 5,3%. Das Carcinom kann alle sonst vorkommenen Arten des Krebses annehmen und aus jeder Form des Lupus, resp. auch aus der Narbe hervorgehen. Doch disponieren stark wuchernde und zerfallende Formen besonders häufig, vielleicht deswegen, weil das weiche, lupöse Gewebe den wuchernden Tumormassen nicht mehr den Widerstand entgegensetzt wie eine normale Cutis. Trotz der Tendenz zur Bildung oft sehr großer Tumoren mit zentralem Zerfall sind, was die Metastasierung anbetrifft (Dietel), die Lupuscarcinome kaum als maligner anzusehen als die gewöhnlichen Epitheliome, ja vielleicht erfolgen die Metastasen sogar später als wir dies sonst zu beobachten gewohnt sind. Selbst die zugehörigen Drüsen werden manchmal erst spät ergriffen und Zinsser betont bei seinem Fall von riesiger Ausdehnung nach Fläche und Tiefe und erschwerter Nahrungsaufnahme den auffallend guten körperlichen und psychischen Zustand seines Patienten. Handley will das lange Freibleiben der zugehörigen Drüsen dadurch erklären, daß die abführenden Lymphgefäße durch den tuberkulösen Prozeß zerstört werden, wodurch eine Verschleppung unmöglich gemacht werde, eine Ansicht, die pathologisch-anatomisch wohl nicht zu halten ist. Außer unregelmäßig geformten Wucherungen und pilzförmigen Tumoren kommen auch Ulcera mit hartem wallartig aufgeworfenem Rande vor. Abb. 64 zeigt das histologische Substrat eines beginnenden Carcinoms, das Einwuchern in das

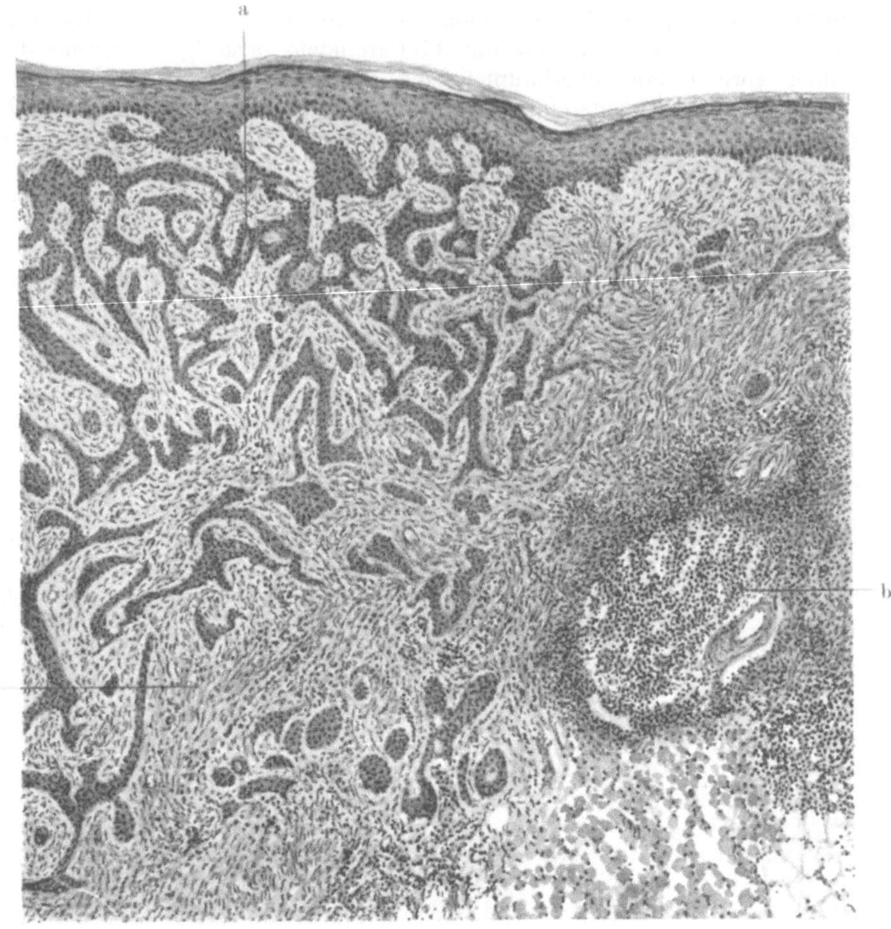

Abb. 64. Beginnendes Lupuscarcinom.
a Epitheliomstränge. b typisches Lupusknötchen. c fibromatöses Narbengewebe.

Narbengewebe unmittelbar daneben noch das Vorkommen typischer Lupusknötchen um Gefäße.

Das Überwiegen des Carcinoms bei Männern gegenüber dem bei Frauen, trotzdem der Lupus bei letzteren so viel häufiger ist, schien bis vor kurzem festzustehen, Ashihara gibt das Verhältnis mit 64,7%: 35,3%, Silberstein 55,1% : 44,9% an, und da sich der Krebs in der überwiegenden Mehrzahl im Gesicht etabliert, wäre an die größeren Schädigungen der unbedeckten Haut beim Manne als auslösendes Moment zu denken (Frank Schultz). In den letzten Jahren aber beobachteten wir ein häufigeres Krebsvorkommen bei weiblichen Lupösen und Reisners statistische Zahlen ergaben 53 Frauen und 37 Männer, also geradezu eine Umkehrung, womit die obigen Argumentationen wohl fallen müssen. Meist sind diese Bildungen in der Einzahl vorhanden, doch kommen sowohl im Lupusherde selbst multiple kleinere und größere Tumoren vor (Pautrier und Maurel, Dreyer, *eigene Beobachtung*, Sézary und Rivoire), als auch echte multiple Geschwülste, von welchen Silberstein 9 Fälle zählt, während nach Bargues unter 164 Fällen 16mal multiple Lokalisationen bestanden. Beretvás fand in einem Falle auf der linken Wange einen stark verhornenden papillären Stachelzellenkrebs, welchen er auf die Wirkung der Röntgenstrahlen bezieht, während der auf der rechten Wange sitzende tubulo-alveoläre Basalzellenkrebs ein reines Lupuscarcinom gewesen sein soll. Der Verlauf ist im allgemeinen trotz der relativen Gutartigkeit bezüglich der Metasierung ein relativ schlechter. Pautriers Fall hat nach dessen Meinung deshalb eine so langsame Entwicklung gezeigt, weil es sich um einen Basalzellenkrebs gehandelt habe, während die spinocellulären viel bösartiger seien. Doch stimmt dies nach unseren Erfahrungen nicht durchgehends, sie decken sich mit denen aus der Literatur, wo maligne basocelluläre Lupuscarcinome gar nicht selten beschrieben sind. Übergreifen des Carcinoms auf die darunterliegenden Organe und Rezidivieren nach chirurgischer Behandlung ist häufig. Auch von einem Schleimhautlupus aus kann sich ein Carcinom entwickeln. Nach Audry ist das nicht so selten, wie gewöhnlich angenommen wird.

Das histologische Bild ist ebenso mannigfaltig wie das klinische. Man findet Spinalzellencarcinome mit mehr oder weniger reichlicher Hornperlenbildung oder auch ohne solche, seltener Basalzellencarcinome. Die histologische Untersuchung ist in manchen Fällen aus diagnostischen Gründen notwendig, da besonders bei ulcerösem Lupus sich *Granulationstumoren* bilden, die klinisch Carcinomen sehr ähnlich sehen können. Wenn auch ein verhornender Stachelzellenkrebs eher für die ätiologische Bedeutung der Röntgenbestrahlung spricht, so kann der mikrospkoische Befund allein nicht eine sichere Unterscheidung von einem reinen Lupuscarcinom gewährleisten, da auch dieses solche Formen annimmt. Allerdings werden andere Arten von Krebstumoren eher dafür sprechen, daß Röntgen nicht die prävalierende Ursache ist, doch könnte die Bestrahlung noch immer den Anstoß zur Wucherung des lupösen Gewebes gegeben haben.

Daß im Lupusterrain auch andersartige Carcinome entstehen können, ist selbstverständlich, so demonstrierte Hellmann ein Naevocarcinom in lupo.

Im Vergleich zur Carcinombildung sind andere Tumoren noch viel weniger beobachtet worden. Auf die Seltenheit *sarkomatöser* Degeneration tuberkulöser Herde wurde von chirurgischer Seite öfter hingewiesen und speziell der Einfluß von Röntgenbestrahlungen hervorgehoben (Sauerbruch, Perthes). Auch in der dermatologischen Literatur gibt es nicht viele einschlägige Fälle (aus der älteren Literatur Savatard, Tauffer, Senger), bemerkenswert ist vielleicht das sich auf einem noch nicht geheilten Lupus entwickelnde Melanosarkom (Reisner), weil man diese Form mit den sich öfter einstellenden Pigmentverschiebungen bei ausheilendem Lupus in Zusammenhang bringen kann (siehe auch A. Kraus gelegentlich einer Diskussion zu Schönfeld). Seither sind noch einige Fälle hinzugekommen: Pels-Leusden, Diss und Levy (Leiomyom), Arndt, Schoch, Milian, Perin und Delarne beobachteten auf der rechten Wange einer Lupuspatientin ein Fibro-Leiomyom mit beginnender sarkomatöser Degeneration, zwei Jahre später auf der linken Wange ein spinocelluläres Epitheliom. O. Fleischer berichtet über einen Fall von gleichzeitigem Vorkommen eines Sarkoms und Carcinoms auf Lupus vulgaris. Auch diese Geschwülste entwickeln sich gewöhnlich erst in höherem Alter bei längerem Bestande des Lupus. Jüngst konnte H. Hoffmann noch drei weitere Fälle beibringen, wovon bei zweien mindestens die Diagnose fibroplastisches Sarkom sicher war; er hebt die Schwierigkeit auch der mikroskopischen Diagnose hervor.

Alius zählt im ganzen 15 Fälle von Röntgensarkom; doch leugnet Holzknecht einen Zusammenhang zwischen Sarkomgenese und Röntgenbestrahlung.

Die Prognose der Carcinomfälle ist, wie erwähnt, keineswegs günstig, wie aus den Statistiken von Ashihara und Silberstein hervorgeht. Am günstigsten ist es, wo angängig, Radikaloperation durchzuführen, und zwar sobald als möglich. Leider kommen wir oft zu spät; wir nehmen dann aber nicht zu chemischen Causticis unsere Zuflucht, wie dies Walker tut, sondern wir wenden sofort hohe Dosen stark gefilterter Röntgen- oder Radiumstrahlen an, nachdem wir *vorher mit Hochfrequenz* das kranke Gewebe nach Tunlichkeit zerstört und beseitigt haben, was auf diese Weise ohne Eröffnung von Gefäßen erfolgt. Zweig erzielt ähnliches durch Operation mit dem Paquelin. Absolut abzuraten ist von einer Excochleation. Die Röntgendosis wird von mancher Seite sehr hoch genommen, z. B. Strahl. Trotzdem auch wir, wie Sluys und Stoupel, Schindler mit starker Radiumbestrahlung bei Röntgencarcinomen zuweilen noch Erfolge erzielt haben, müssen wir — und Stümpke kommt zu derselben Meinung — doch gestehen, daß es strahlenrefraktäre Tumoren gibt, die durch ihr unaufhaltsames Wachstum das schreckliche Ende ihrer Träger herbeiführen. Mit Recht warnten H. E. Schmidt und Frank Schultz vor allzu lange fortgesetzter Strahlenbehandlung in diesen Fällen.

Damit wären die wichtigsten Krankheiten, für die der Lupus einen besonders günstigen Boden vorbereitet, erschöpft. Gehen wir zu den Affektionen über, bei denen es sich um ein Nebeneinandervorkommen mit Lupus handelt, so interessiert uns hier eigentlich nur eine einzige Krankheit, die ebenfalls eine Gesamtinfektion des Organismus darstellt, ebenfalls mit besonderer Vorliebe für Hautlokalisationen, ebenfalls von außerordentlicher Verbreitung in allen Lebensaltern, die *Syphilis*. Als Kuriosum sei der Fall von Salomon und Feit erwähnt, bei dem sich auf einem Lupus des Oberarmes eine extragenitale Sklerose entwickelte. Es ist eigentlich ganz klar, daß bei der großen Häufigkeit beider Krankheiten Kombinationen vorkommen müssen. Wenn wir dann aber wieder alle Beobachtungen der Literatur überblicken, so sind wir erstaunt, daß so wenig Sicheres und Charakteristisches vorliegt. Wir haben das Wichtigste über diese Frage bereits im allgemeinen Teil gesagt, besonders die Kriterien zur Unterscheidung beider Krankheiten hervorgehoben. Hier wäre nur zu erörtern, ob der Lupus, wenn er bei einem Syphilitiker auftritt, besondere Formen annimmt, ob eine syphilitische Infektion bei einem Lupösen die tuberkulöse Hauterkrankung irgendwie beeinflußt, und schließlich, ob es auf der Haut direkte Kombinationen von Lupus mit Syphiliden gibt. Zu den beiden ersten Punkten wäre zu sagen, daß wir sehr wenig Bestimmtes darüber wissen. Nach manchen Autoren soll der Lupus bei einem syphilitischen Individuum, besonders auch bei kongenital Luetischen, rasch fortschreitende und zerstörende Formen annehmen (so z. B. Beobachtungen von Gaucher, Brin, Cesbron und von Sequeira). Auch Brocq hat beobachtet, daß diese Fälle besonders hartnäckig der üblichen Lupusbehandlung trotzen, und daß man erst Erfolge erzielt, wenn man mit dieser eine antiluetische Therapie kombiniert. Hudelo und Rabut meinen, daß die Lues als dispositioneller Faktor bei Manifestwerden des Lupus eine Rolle spiele, doch können wir ihnen keinesfalls zustimmen, wenn sie grundsätzlich bei jedem Lupusfall den Versuch einer antiluetischen Kur verlangen. Über den Einfluß einer nachträglichen Luesinfektion existiert nichts Sicheres. Mischformen von Lupus und tertiärer Lues kommen wohl vor, doch halten sehr wenige Beobachtungen aus der Literatur der strengsten Kritik stand (s. Jadassohn und die Dissertation von Longin). Ein Bild von solchen läßt sich daher nicht entwerfen. Am häufigsten scheinen noch die Kombinationen auf der Schleimhaut zu sein, wenigstens nach den therapeutischen Resultaten, in neuester Zeit aber auch nach den bakteriologisch-serologischen Untersuchungen zu schließen. Hier ist aber die klinische Differentialdiagnose zwischen beiden Prozessen am schwierigsten, ja manchmal wohl überhaupt aussichtslos.

Die Diagnose des Lupus. Es soll hier nur von der *klinischen Differentialdiagnose* des Lupus die Rede sein. Alles, was die Laboratoriumsdiagnose und die theoretischen Unterscheidungsprinzipien anbetrifft, ist bereits im ersten Teil gesagt worden. Es sei hier nur auf die Bedeutung der intrafokalen Reaktion nochmals hingewiesen (FÖNSS, WICHMANN), deren stärkerer Ausfall im Herde gegenüber der gesunden Haut bei $^1/_{10}$—$^1/_{100}$ mg sehr zugunsten einer tuberkulösen Erkrankung spricht. Der Lupus vulgaris bietet in der großen Mehrzahl der Fälle ein so charakteristisches Krankheitsbild, daß seine Diagnose zu den leichtesten in der Dermatologie gehört. Demgegenüber steht aber eine nicht zu vernachlässigende Minorität von Fällen, wo durch Maskierung des eigentlichen Prozesses und scheinbare äußere Übergänge zu anderen Krankheiten die Diagnose die denkbar größten Schwierigkeiten machen kann. Diese Fälle machen eine spezielle differentialdiagnostische Erörterung notwendig.

Sind typische *Primärefflorescenzen* vorhanden, so ist dadurch das richtige Erkennen des Falles sehr erleichtert. Der Lupusfleck kann außer mit identischen Gebilden bei Lepra und ähnlichen bei Lues, auf die wir später noch zurückkommen müssen, kaum mit etwas anderem verwechselt werden. Nur die *kolloide Degeneration* ahmt ihn manchmal nach, doch fehlt ihr die glasige Transparenz. Der oberflächliche Untersucher kann unter Umständen beginnende isolierte Lupusflecken auch einmal mit kleinen Angiomen oder *Acneefflorescenzen* verwechseln; bei Zuhilfenahme des Glasdruckes wird sich aber dieser Irrtum meist aufklären.

Größere Verlegenheit bereiten manche Fälle von *Rosacea* und einige schlecht definierte, mit dieser verwandte Affektionen, besonders der Nase. Die rötlichen, kleinpapulösen Efflorescenzen können beginnenden Lupusherden ähnlich sehen und zuweilen sogar bei Glasdruck einen gelblichen Schimmer zeigen. Doch fehlt meist die Weichheit des Lupusknötchens bei Sondendruck, und in zweifelhaften Fällen muß hier die Histologie entscheiden.

Der Lupusfleck ist also ein gutes Hilfsmittel zur Diagnose, aber er ist lange nicht in allen Lupusfällen vorhanden oder deutlich demonstrierbar. Ist auch das charakteristische Braun der konfluierten Herde durch starke Hyperämie oder durch Auflagerungen verdeckt, so ist das eine Quelle zu allerhand Verwechslungen mit *Ekzemen, Impetigo* und *Psoriasis*. Trotzdem ist eine klinische Unterscheidung von diesen Affektionen bei aufmerksamer Untersuchung wohl immer möglich, wenn man die Regel befolgt, bei allen krustösen Läsionen zur Diagnose erst einmal die Krusten abzuheben, wenn man die Kratzphänomene prüft („grattage méthodique" BROCQ), wenn man eine genaue Anamnese erhebt, treten die Unterschiede meist klar zutage. Besonders das unter den Krusten und Schuppen liegende weiche Lupusgewebe, die Art der Blutung nach Kratzen, ist von Psoriasis, Impetigo, Ekzem völlig verschieden. Doch gibt es Fälle, bei denen sich der Lupus tatsächlich unter dem Bilde einer Acne (RUSCH), eines Eczema in scrofuloso (FRÖHLICH) oder unter irgendeiner anderen Form der Hauttuberkulose entwickelt, oder eine andere Erkrankung den Lupus verdeckt, wie z. B. dies in GOUGEROTs Fall durch eine Mykose geschah. Bakteriologische und mikroskopische Untersuchung, evtl. auch der Erfolg der Therapie werden dann erst die Entscheidung bringen. BROCQ befaßt sich mit solchen Kombinationen und sekundären Infektionen in ausführlicher Weise. Auf die seltenen Kombinationen von Lupus vulgaris und Erythematodes wurde bereits hingewiesen, viel häufiger täuscht ersterer in seiner planen, vernarbenden Form den Erythematodes vor, andererseits können stark infiltrierte, tumorartige

Erythematodesherde besonders am Ohrläppchen, weitgehende klinische Ähnlichkeiten mit einem Lupus vulgaris tumidus haben, was nur histologisch zu entscheiden ist.

Vielleicht könnte gelegentlich ein Lupus vulgaris postexanthematicus zu Verwechslung mit dem später zu besprechenden Lupus miliaris disseminatus Anlaß geben, was schließlich kein Unglück wäre, aber doch meist leicht zu vermeiden ist. Zwar kann auch ersterer in Einzelefflorescenzen auftreten, doch sind diese meist von vornherein größer, und man findet auch nicht zu selten Vergrößerung durch Anlagerung neuer Knötchen, während die Lupus miliaris-Knötchen isoliert stehen und histologisch Verkäsung im Zentrum zeigen. Differentialdiagnostische Momente sind:

Lupus vulgaris postexanthematicus	Lupus miliaris disseminatus
Jugendliches Alter des Patienten, vorhergehende Infektionskrankheit. Seltenes Befallensein des Gesichtes und dann nur in geringer Ausdehnung, multiple kleinere und größere typische Lupusplaques am Stamm und an den Extremitäten. Symmetrische Aussaat oft nur angedeutet.	Höheres Alter, mit Ausnahme eines Falles von BETTMANN (10 Jahre). Prädilektion im Gesicht, daselbst reichliche Knötchen, am Stamme selten, in Form von papulo-nekrotischen Tuberkuliden. Meist symmetrisch angeordnet; histologisch zentrale Nekrose.

Viel mehr Kopfzerbrechen kann auch gewiegten Diagnostikern manchmal die Unterscheidung von der *Syphilis* verursachen. Das *Primärstadium* der Lues kommt hier nicht in Betracht. Die Schanker der Mundschleimhaut werden viel eher mit den ulcerösen Tuberkulosen als mit Lupus verwechselt. Aber es ist möglich, daß auf lupösem Terrain sich ein Primäraffekt entwickelt (SALOMON und FEIT, daselbst auch Literatur). Die *sekundäre Lues* erzeugt zwar manchmal (s. JADASSOHN) Elemente, von denen jedes einzelne, eine weiche, bräunlichrote, auf Glasdruck braungelbliche Papel, alle Charakteristica des Lupus hat, die aber durch ihre Gleichförmigkeit, die Multiplizität und das Vorhandensein anderer luetischer Symptome (multiple Drüsenschwellungen, Schleimhautplaques, Kopfpapeln) eine falsche Diagnose von vornherein unwahrscheinlich machen. Ganz anders ist es, wenn ähnliche Efflorescenzen in der Einzahl oder in wenigen Exemplaren auftreten, mit der Neigung zu peripherer Ausbreitung. Das ist bei den lupoiden Herden der frühen *tertiären Periode* der Fall (ARNING, SACHS, FUHS). Hier kann eine klinische Unterscheidung in manchen Fällen schlechterdings unmöglich werden. Weder das schnellere Wachstum der syphilitischen Läsionen, noch die regelmäßigere Form, die Tendenz, kreisrunde, scheibenförmige Herde zu bilden, sind sichere Merkmale; sie können bei Lues fehlen und bei Lupus vorhanden sein. Hier ist es nicht selten absolut notwendig, die bakteriologischen, serologischen, biologischen, anatomischen und chemotherapeutischen Methoden zu Rate zu ziehen, die wir im allgemeinen Teil besprochen haben. Und selbst dann kommen wir nicht immer sofort zu einem entscheidenden Resultat und wir kennen genug Fälle, welche jahrelang als Lupus vergeblich behandelt wurden, bis die richtige Diagnose rasche Heilung brachte. POPPER nimmt gelegentlich der Mitteilung von zwei Fällen für die Entstehung einer Lues lupoides als Ursache das Zusammentreffen einer geringen Virusmenge mit hohem Allergiezustand bei Nichtbehandlung der Lues und vorhergehender Tuberkuloseinfektion an (ARNING). Interessant ist der Befund, daß am Ende der Kur ein deutliches Plasmom, besonders um die Gefäße vorhanden war, während im Beginne das Gewebe typisches tuberkuloides Aussehen hatte. Die Umwandlung des histologischen Bildes wäre auf eine Abnahme des Allergiezustandes infolge der Kur zurückzuführen.

Noch andere Formen der Syphilis sind differentialdiagnostisch wichtig. Nur erwähnen wollen wir die circinären Sekundärsyphilide, die, wie gelegentlich auch einmal ein Lichen planus annularis, den seltenen annulären Lupusformen ähnlich werden können. Viel häufigere Irrtümer verursachen die tuberösen und serpiginösen Herde der Tertiärperiode. Die Ähnlichkeit kann tatsächlich in manchen Lokalisationen, besonders an der Nase und im Gesicht, täuschend sein. Zwar sind die einzelnen tuberösen Efflorescenzen der Lues derber und von weniger ausgesprochen bräunlicher Färbung als Lupusherde, wenn aber partielle Ulceration und Krustenbildung hinzukommt, können sich diese Unterschiede immer mehr verwischen. Die Anamnese kann insofern helfen, als sie das bedeutend raschere Entstehen der Lueserkrankung anzeigt. Ein bekannter Merksatz lautet: „Die Lues bewirkt dasselbe in Wochen und Monaten, was der Lupus in Jahren.“ Aber wir haben auch die rasch fortschreitenden Formen des Lupus vorax et phagedaenicus in Betracht zu ziehen.

Bei gewissen Hautaffektionen, zumal der Extremitäten, kann der Kliniker schwanken, ob er ein serpiginös-ulceröses Syphilid oder die entsprechende Lupusform diagnostizieren soll. Die Ähnlichkeit beider ist oft weitgehend. Für Lues sprechen scharfrandige, tiefere Ulcera — man muß nicht vergessen, daß jedes Ulcus hier einem kleinen, zerfallenen Hautgumma entspricht —, während der Lupus unregelmäßige, oberflächlichere Geschwüre erzeugt. Für Lues charakteristisch sind nierenförmige Figuren und eine vollständige Vernarbung ohne Rezidive im Zentrum. Doch kommen, allerdings selten, gerade in solchen Narben bräunliche Herde vor, die schon LANG als „lupoide Herde“ bezeichnet hat. Bei Lupus ist aber im allgemeinen die Vernarbung und zentrale Abheilung viel weniger vollkommen. Papillomatöse Erhebungen der Randpartien sind mehr dem Lupus eigentümlich als der Syphilis.

Schwieriger noch als an der äußeren Haut kann die Differenzierung beider Infektionskrankheiten an der Schleimhaut werden. Auch hier spricht größere Tiefe, regelmäßigere Form bei zusammenhängendem, schmierigem Belag für Lues, oberflächliche, granulierende Geschwüre mit unterminiertem, unregelmäßig geformten Rand für Lupus. Fast pathognomonisch aber sind für diesen die glasig durchscheinenden, grauroten Wucherungen, die speziell JADASSOHN in der Differentialdiagnose gegenüber Lues hervorhebt. Bei Lues finden wir häufiger Beteiligung der Knochen mit nachfolgenden Perforationen, doch sind ausgedehnte Vernarbungen und Verwachsungen für die Syphilis nicht so typisch, wie früher angenommen wurde. Über die Frage von Mischformen beider Krankheiten gerade auf den Schleimhäuten haben wir schon weiter oben gesprochen.

Die Differentialdiagnose zwischen Lupus und *Lepra* ist entschieden komplizierter geworden, seit man die tuberkuloiden Formen der letzteren kennt, die früher sicher zum Teil fälschlich als Lupus diagnostiziert worden sind. JADASSOHN hat gezeigt, daß hierbei Primärefflorescenzen vorkommen können, die denen des Lupus gleichen, und an einem einzigen dieser Herde die Unterscheidung zu treffen, wäre daher ausgeschlossen. Hier wird es uns dagegen meist zum Ziele führen, wenn wir das gesamte Krankheitsbild betrachten. Da finden wir bei Lepra neben tuberkuloiden mehr erythematöse Herde oder pigmentierte und depigmentierte Flecken, die wieder zum maculo-anästhetischen Typus überleiten, Nervenveränderungen und Anästhesien. Ferner hilft uns hier oft die Anamnese, durch die wir die Herkunft des Patienten aus lepraverseuchten Gegenden erfahren. Außerdem scheinen doch die tuberkuloiden Hautherde bei Lepra in toto nicht so weich und glasig wie lupöse Läsionen; aber das mag täuschen. Die sichere Entscheidung sprechen auch hier erst die bakteriologischen Methoden aus. Dasselbe ist der Fall, wenn einmal Zweifel herrschen sollte, ob hochgradige Mutilationen durch Lepra oder Lupus verursacht worden sind.

Von den *Spinalzellenepitheliomen* können manche mit wuchernden Lupusformen verwechselt werden. Die Diagnose muß dann histologisch gestellt werden, wie ja am besten überhaupt in jedem Fall von Tumorverdacht. Auch das Basalzellenepitheliom speziell in der Form des Ulcus rodens kann trotz seiner charakteristischen, wallartig harten, weißlichen Ränder manchmal von sklerotischen Lupusfällen nachgeahmt werden (STRASSBERG, PLANNER, NAEGELI u. a.); man hat sogar von einem epitheliomatoiden Lupus gesprochen, ein Name, der wohl besser zu vermeiden wäre. Besondere Aufmerksamkeit ist hier natürlich darauf zu richten, ob es sich nicht um die Komplikation eines Lupus mit Carcinom handelt. Am nächsten kommen aber klinisch dem Lupus gewisse seltene Epitheliomformen, wo die Erkrankung nur in den oberflächlichsten Schichten der Haut fortschreitet, serpiginöse Ränder bildet, bei denen nur sehr genaue Betrachtung den hier sehr schmalen, weißlichen, derben Wall erkennen läßt, während das Zentrum mehr oder weniger vollständig unter Bildung glatter, oberflächlicher Narben ausheilt. Das letzte Wort hat auch hier die Histologie.

Es wäre schließlich noch einer Affektion zu gedenken, deren Namen schon die differentialdiagnostische Beziehung zum Lupus ausdrückt, der „*Sycosis lupoide*" von BROCQ (DANSEL). Es ist eine Erkrankung der Bartgegend, progredienten Charakters, die eine glatte zentrale Narbe und einen Rand aus agminierten, papulo-pustulösen, follikulären Efflorescenzen zeigt. Die Derbheit dieser Papeln, die Vollständigkeit der Vernarbung, die Ausschließlichkeit der Lokalisation scheiden sie vom Lupus. Doch gibt es sehr chronische staphylogene Sykosen in circumscripten Plaques, in denen das ganze Gewebe bis in tiefere Schichten eine weiche Beschaffenheit angenommen hat. Immer aber können wir hier das primäre Element der follikulären Pustel konstatieren, während das des Lupus fehlt. VELASCO hat einen solchen Pseudolupus infolge von Kryptokokken mitgeteilt.

Alle anderen Krankheiten haben für die Differentialdiagnose des Lupus nur geringe Bedeutung. Der chronische *Rotz,* speziell mit Lokalisationen an der Schleimhaut, könnte einmal in Betracht kommen. Er ist nur durch die bakteriologische Untersuchung und den typischen Meerschweinchenversuch zu diagnostizieren. Rein lupoide Formen der *Sporotrichose* sind gewiß selten und können ebenfalls nur durch die Kultivierung des Erregers nachgewiesen werden (FERRAND und RABEAU). Für *Aktinomykose* ist die harte Infiltration der Umgebung charakteristisch, auch hier der Beweis nur bakteriologisch möglich. Es genügt, zum Schlusse noch an die bei uns selteneren Krankheiten *Blastomycose, Aleppobeule* (CHRISTOPHERSON, ECONOMOU und PETZETAKIS), *Framboesie* zu erinnern, mit dem Zweck, daß man auch an sie denkt, wenn irgend etwas in das Bild des Lupus gar nicht passen will, und die Anamnese auch die Möglichkeit einer exotischen Krankheit offen läßt.

Daß gelegentlich auch Fremdkörper (MARCOTTY) oder gruppierte Komedonen (KISSMEYER) lupusähnliche Knötchen vortäuschen, kommt vor, das histologische Präparat klärt den Fall trotz tuberkuloider Struktur meist auf. Es sei hier nochmals darauf hingewiesen, daß zuweilen an der Uvula und den angrenzenden Partien des weichen Gaumens sitzende stecknadelkopf- bis linsengroße Knötchen zu Irrtümern Anlaß gegeben haben; ihr mehr bläulichweißes, durchscheinendes Aussehen führt zur richtigen Deutung als kleine Schleimcysten, was durch das Mikroskop bestätigt wird (VOLK). Ähnliches sah RUSCH auch an der Conjunctiva.

Ein Differentialdiagnose des Lupus mit anderen tuberkulösen Hauterkrankungen zu geben, halte ich für unnötig. Denn hier ist es oft nur Geschmackssache, welchen Namen man wählen will, nicht aber ein verhängnisvoller diagnostischer Irrtum, wenn man den einen statt des anderen braucht. Vom „*Lupus erythematodes*" aber und seinen Unterscheidungsmerkmalen wird a. a. O. noch ausführlich zu reden sein.

2. Lupus miliaris disseminatus.

Diese Form wird häufig auch *Lupus miliaris faciei* genannt. Unter dem Namen „Lupus follicularis" wurde er zuerst 1878 von TILBURY FOX beschrieben. Beide Namen sind nicht sehr gut, denn wir wissen, daß die Bindung an den Follikel nicht immer vorhanden sein muß, aber auch die Größenbezeichnung *(miliaris)* stimmt oft nicht, ebensowenig die ausschließliche Lokalisation im Gesichte. Um aber nicht neue Bezeichnungen einzuführen, bleiben wir bei obiger. Er ist eine nicht zu häufige Krankheit. Während LÖWENBERG bis 1910 aus der ganzen Literatur nur 30 Beobachtungen, LEWANDOWSKY noch etwa 14 Fälle aufzählte (je zwei von ARNDT und RUSCH, je einen von BRUUSGAARD, BRINITZER, DALLA FAVERA, HERXHEIMER, E. HOFFMANN, KYRLE, SEQUEIRA, R. STEIN, TÖRÖK), haben KUMER, TANIMURA weitere gesammelt und seither sind noch eine ganze Reihe hinzugekommen. Die verschiedenen Benennungen der Affektion sind in der Arbeit von BETTMANN und bei JADASSOHN zusammengestellt [1]. Obgleich die Primärefflorescenz des Lupus miliaris derjenigen des Lupus vulgaris ähnlich, manchmal sogar mit ihr identisch ist, hat dennoch die Aufstellung einer besonderen Varietät ihre Berechtigung. Denn die unter diesem oder gleichbedeutendem Namen beschriebenen Fälle zeigen ein einheitliches und besonderes Krankheitsbild, das durch die ganze Art des Verlaufes und die Einförmigkeit seiner Elemente sich aus der großen Gruppe der lupösen Erkrankungen scharf heraushebt.

Die Krankheit besteht in einer schubweise auftretenden Aussaat knötchenförmiger Efflorescenzen über das Gesicht und seltener auch den behaarten Kopf und am Halse. Die Ansicht der ausschließlichen Lokalisation auf diesen Teilen kann heute nicht mehr aufrecht erhalten werden, es wurden Efflorescenzen zuweilen an den Extremitäten beobachtet (ARNDT, KUMER, HAHN, HAASE). Gelegentlich setzt die Erkrankung mit einem akuten Exanthem ein, nach dessen Abklingen erst die charakteristischen Efflorescenzen zum Vorschein kommen (JADASSOHN, KREIBICH, WERTHEIM). In LEWITHs Fall war der Lupus miliaris disseminatus über den ganzen Körper ausgebreitet. WERTHER sah die Knötchen nach einer Exstirpation tuberkulöser Drüsen zuerst auftreten. Der Fall FANTLs ist nicht ganz sicher als Lupus miliaris disseminatus anzusehen; bei ihm waren follikuläre Knötchen an den unteren Extremitäten verstreut, welche anfangs unter dem Bilde eines Erythema nodosum auftraten, nach Ablauf desselben aber zeigten die zurückgebliebenen Efflorescenzen tuberkuloiden Bau.

Das einzelne Knötchen ist stecknadelkopf- bis hanfkorngroß — seltener erreicht es Linsengröße — also auffallend klein, flach oder halbkugelartig vorgewölbt, von blaßroter oder bräunlichroter Farbe, seltener mit einer bläulichen Nuance. Die Haut über dem Knötchen ist glatt, seine Beschaffenheit weich. Dann und wann sieht man auf der Höhe desselben gelbliche Schuppen, oder das Zentrum macht den Eindruck beginnender Pustelbildung, ein Eindruck, der aber bei dem Versuch der Expression nicht aufrecht zu halten ist. Drückt man nämlich das Knötchen wie eine Acnepustel zwischen zwei Fingern, so gelingt es niemals, wie bei dieser, Eiter herauszupressen, man bekommt höchstens einen Tropfen

[1] Acne-Lupus (HUTCHINSON), Adenoid-Acne (R. CROCKER), Lupus acnéique (BESNIER), Lupus à tubercules miliaires disséminés (LELOIR). Lupus tuberculeux aigu nodulaire disséminé (BESNIER), acneiformis, acutus (KREIBICH).

Gewebssaft, oder bei stärkerem Druck, zumal nach vorheriger Verletzung der Oberfläche, nekrotisches und erweichtes Gewebe. Die Sonde sinkt in die Knötchen ebenso leicht ein wie in Lupusgewebe; mit einem scharfen Löffel

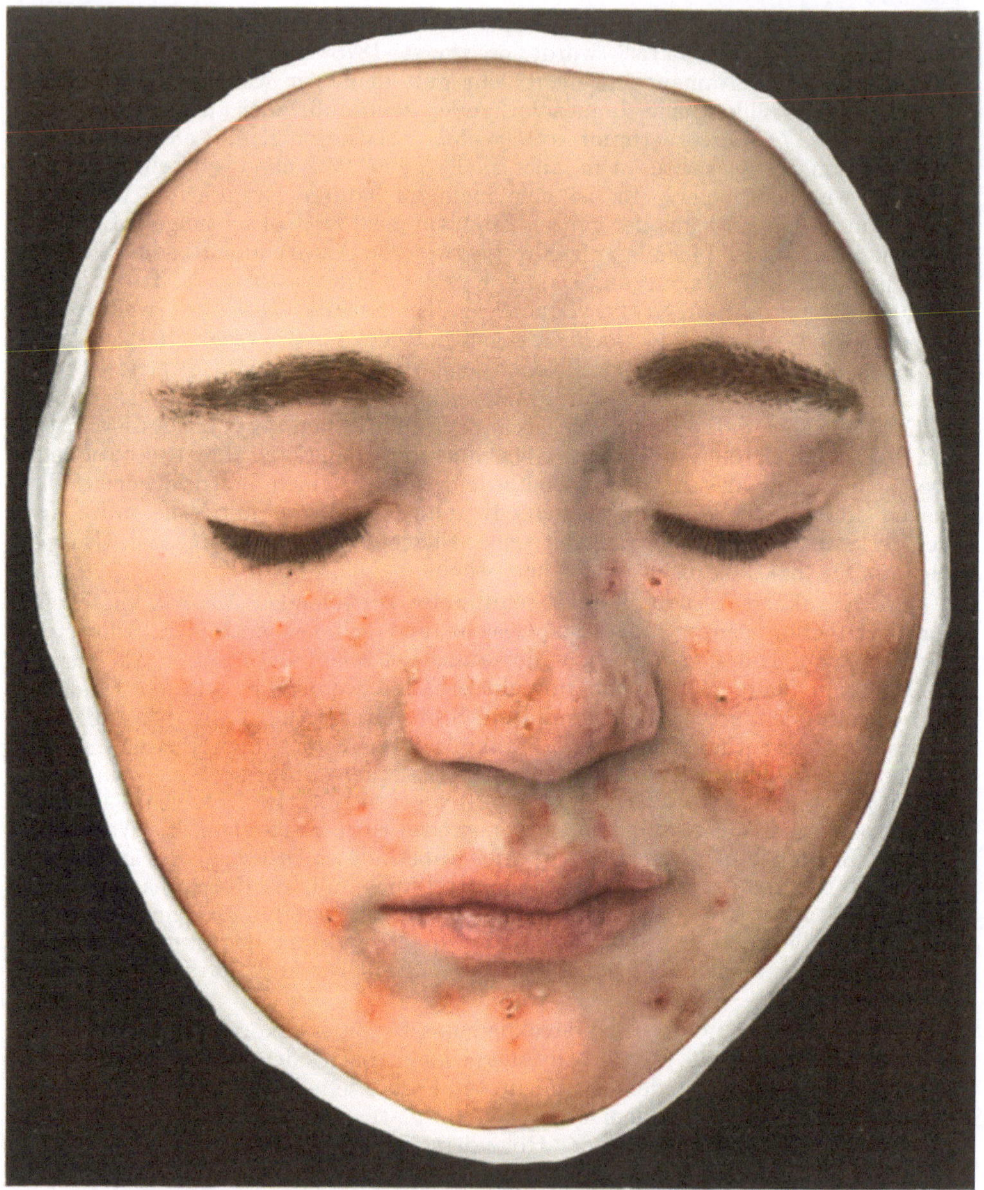

Abb. 65. Lupus miliaris disseminatus. (Sammlung der Breslauer Klinik.)

kann man den ganzen Inhalt auf einmal herausheben, und es bleibt ein scharfrandiger, leicht blutender Substanzverlust. Bei Glasdruck erscheinen die Knötchen teils gelbbraun, wie die Elemente des Lupus vulgaris, teils auch mehr grautransparent. Die Efflorescenzen stehen fast immer einzeln, konfluieren sehr selten, können aber stellenweise dicht gedrängt sein, wobei ihre Gesamtzahl den größten Schwankungen unterliegt. Sie können spontan verschwinden, mit Hinterlassung kleiner, scharfrandiger, tief eingezogener, „stippchenartiger" Narben, häufiger ist dies allerdings bei geeigneter Therapie (z. B. Tuberkulinbehandlung: A. KRAUS, DELBANCO). Involution und Auftreten neuer Schübe können miteinander abwechseln. Die einzelne Efflorescenz aber zeigt keine Neigung, sich zu vergrößern und sich im Sinne eines Lupus vulgaris zu entwickeln. Erkrankung der Schleimhaut von Nase und Mund wird nur ganz ausnahmweise beobachtet (TH. MAYER, SCHLASBERG).

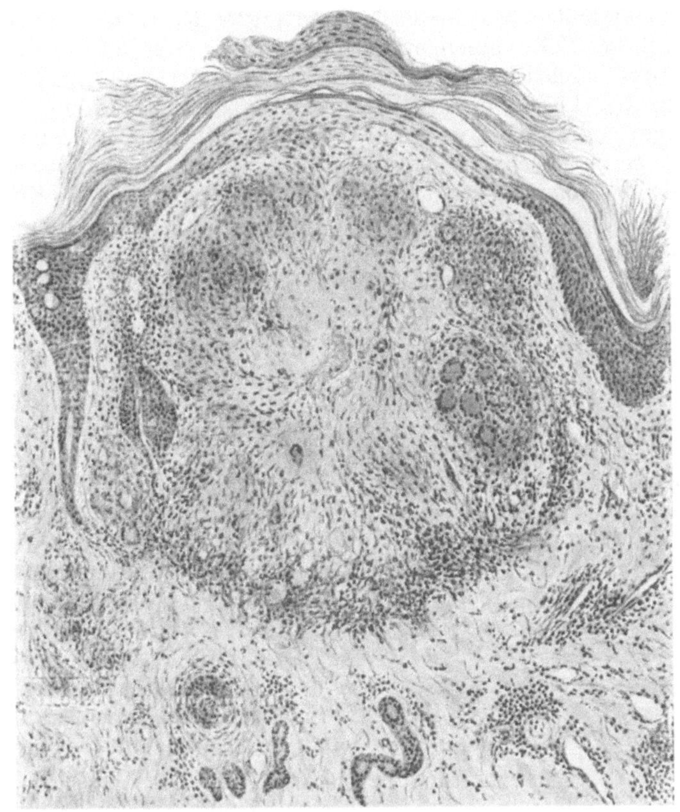

Abb. 66. Lupus miliaris disseminatus. Typische Form der Tuberkulose. Zentrale Nekrose umschlossen von Epitheloid- und eingestreuten Riesenzellen, Randzone von Lymphocyten. (Nach J. KYRLE.)

Neben diesen oberflächlichen Knötchen ist nun schon mehrfach ein anderes Element beschrieben worden (BETTMANN, ARNDT, BRUUSGAARD, JADASSOHN, HOFFMANN, HERXHEIMER, NIELSEN, COHN und OPIFICIUS, WERTHER, BALZER und MICHAUX, KUMER), so daß man es wohl als zum Krankheitsbild gehörig betrachten kann. Das sind in der Tiefe der Cutis oder sogar der Subcutis beginnende, derbe, knötchenförmige Infiltrate, die sich unter dem Finger hin- und herrollen lassen, allmählich gegen die Oberfläche zu wachsen, meist ohne diese anders als durch eine leichte, bläulichrote Verfärbung zu verändern; doch kann es gelegentlich dabei auch zur Exulceration kommen (KUMER). Man hat hierin eine Kombination mit einer Form der „Tuberkulide", der Acnitis, sehen wollen, und vielfach sind die Diskussionen darüber, ob beide Prozesse einheitlich aufzufassen oder als verschieden anzusehen sind (Arndt, Jadassohn, Zieler). Da sich nun bei histologischer Untersuchung solcher tiefer Knötchen ein sehr schöner tuberkuloider Bau mit zentraler Verkäsung erkennen ließ (Arndt, Kumer), während man dies bei der Acnitis sehr häufig vermißt, wird man wohl nicht anstehen, beide Arten von Efflorescenzen dem gleichen Prozeß zuzurechnen, verschieden nur durch die Tiefenlokalisation in der Haut. Ich halte aber diesen ganzen Streit für recht unfruchtbar und nicht belangreich, da wir ja wissen, daß auch der Lupus miliaris disseminatus gar nicht immer einwandfrei „tuberkulös" aussehen muß und Übergänge zu den Tuberkuliden genug zu beobachten sind, andererseits gewiß auch Kombinationen mit diesen nicht fehlen, wie im Falle Bettmanns (Erythema induratum), oder auch gleichzeitiges Vorkommen mit Lupus vulgaris (Bruusgaard) und Tuberculosis ulcerosa beschrieben sind (Kyrle, Favera). Kagelmann, Werther beobachteten bei Lupus miliaris disseminatus ein retikuliertes Erythem an den Extremitäten, ähnlich wie man es gelegentlich auch beim „Sarkoid" und „Lupus pernio" sieht, zu denen er eine gewisse Verwandtschaft besitzt, Werther ein Oedema perstans faciei, Ehrmann maculo-papulöse Efflorescenzen mit typischem tuberkulösem Bau, Volk gleichzeitig mit Lupus follicularis disseminatus einen Erythematodes. Ähnlich wie bei Tuberkuliden sind Exazerbationen im Winter und Remissionen im Sommer zu konstatieren.

Histologisch bietet der Lupus follicularis relativ häufig den schönsten Typus klassischer Tuberkulose, der sonst in der Hautpathologie zu den Seltenheiten gehört. Hier finden wir meist scharf abgesetzte Tuberkel in den mittleren und oberen Schichten der Cutis (Abb. 66). Besonders hervortretend an ihnen ist in vielen Fällen die oft nicht allzu ausgedehnte, aber deutliche zentrale Verkäsung, ein Symptom, das ja sonst in der Haut meist fehlt; auch bei dieser Erkrankung kann sie gelegentlich nicht vorhanden sein. Um die verkäste Mitte gruppieren sich in typischer Anordnung Epitheloid- und Riesenzellen, und nach außen folgt ein meist nicht sehr breiter Lymphocytenwall. Das Epithel ist bald ganz unverändert, bald sekundär verdünnt, zuweilen weist es Parakeratose auf. Bruusgaard sah auch histologisch Ansätze zur Pustelbildung, nach den meisten Befunden ist das aber sehr selten. Was wir klinisch dafür ansehen, wird meist durch andere pathologische Prozesse vorgetäuscht. Wahrscheinlich sind es die nekrotischen Massen, die durch das verschmälerte Epithel durchscheinen. Nach Schlasberg werden Krusten, die makroskopisch aus eingedicktem Eiter zu bestehen scheinen, tatsächlich von angehäuften Epithellamellen gebildet. In anderen Fällen finden wir im Zentrum der Läsion Milien (Fox) und Follikularcysten. Das führt uns auf den Zusammenhang der Efflorescenzen mit den Follikeln, welche zwar oft, aber nicht immer vorhanden ist. Manche Tuberkel sind auch um Schweißdrüsen, manche auch ohne jede nachweisbare Beziehung zu epithelialen Gebilden. Wie bei allen hämatogenen Eruptionen, ist es nur der Gefäßreichtum in der Nachbarschaft von Haarbälgen und Drüsen, der die Ansiedelung des Virus bestimmt. Denn die aus der klinischen Erscheinungsform geschöpfte Vermutung einer hämatogenen Entstehungsweise wird durch das mikroskopische Bild bestätigt. Fast überall finden wir die Tuberkel in der Umgebung von Gefäßen, wenn auch nicht immer in konzentrischer Anordnung. Beweisend ist ein Befund von A. Kraus, der dem von Wolters beim Lupus nodularis erhobenen entspricht. In dem Lumen eines kleinen arteriellen Gefäßes fand sich eine knopfartige Vorwölbung, aus Epitheloiden und Lymphocyten bestehend, unter unverändertem Endothelbelag. Offenbar war die tuberkulöse Wucherung hier von der Intima ausgegangen. Brinitzer, Sasakawa, Kumer, Gans beobachteten Fälle wo im verkästen Zentrum deutlich die elastische Membran einer kleinen Vene zu erkennen war, deren übrige

Wandteile zugrunde gegangen waren, und auf Serienschnitten war sie durch die Läsion zu verfolgen (Abb. 67). BRUUSGAARD, sah die Tuberkel dem Verlaufe der Gefäße entsprechend angeordnet, DELBANCO, ARNDT von der Adventitia kleiner Arterien und Venen ausgehen. DALLA FAVERA nimmt für seinen Fall eine lymphogene Entstehung an, ohne sie freilich histologisch beweisen zu können. Auch BRANDWEINER, NOBL, JADASSOHN ziehen diesen Weg bei einer gleichzeitigen Erkrankung der Nasenschleimhaut in Erwägung. Daß auch einmal durch exogene Inokulation in der Umgebung tuberkulöser Fisteln ähnliche Herde entstehen können, wie das JADASSOHN gesehen hat, spricht natürlich nicht gegen die Regel der endogenen Infektion für den Lupus miliaris.

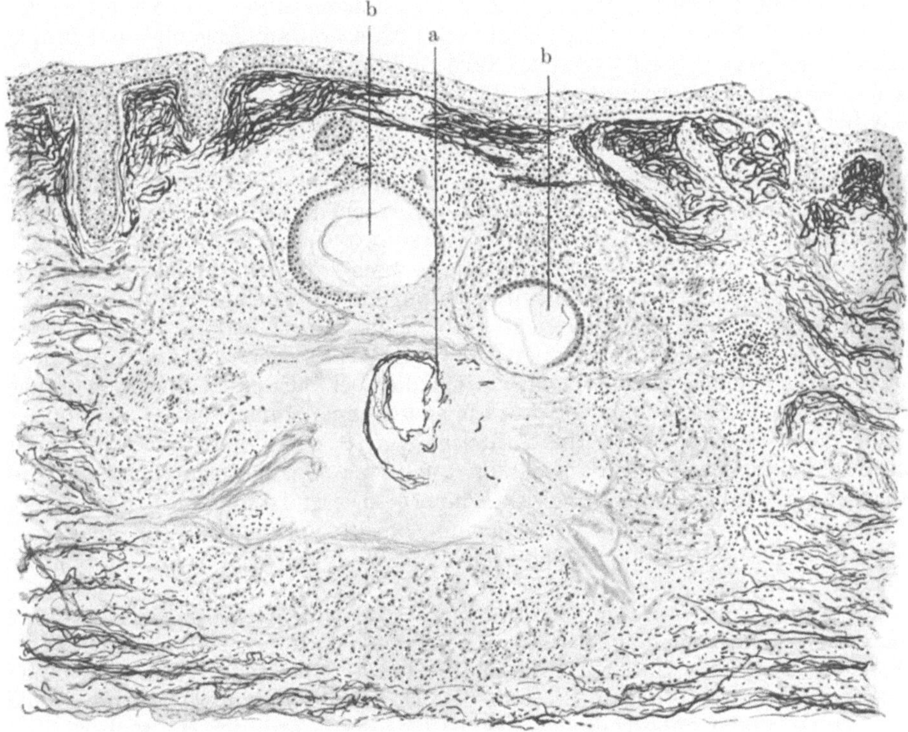

Abb. 67. Lupus miliaris disseminatus.
a elastische Membran einer Vene im verkästen Zentrum; b Follikularcysten.

Die Rötung der Efflorescenzen ist vorwiegend auf chronische Erweiterung der Capillaren zurückzuführen, neugebildete Gefäße sind kaum vorhanden. Zum Unterschiede von den Tuberkuliden hebt LEWANDOWSKY hervor, daß bei diesen um das nekrotische Zentrum *meist* nur ein unspezifisches Granulationsgewebe gruppiert ist, doch ist dies nicht durchgreifend, hier und dort finden wir Abweichungen, so daß der miliare Lupus oft zwischen der klassischen Hauttuberkulose und den Tuberkuliden eingereiht werden muß (JADASSOHN, BLOCH). Das kollagene Gewebe ist an der Peripherie mitunter verdickt und schickt gegen die Nekrose Ausläufer, in welchen LÖWENBERG als Reste von zugrunde gegangenen Schweißdrüsen *elastische* Fasern beschrieben hat.

Bei der Diagnose des Lupus miliaris muß hauptsächlich vor zwei Irrtümern gewarnt werden, der Verwechslung mit *Acne vulgaris* oder *Rosacea* und mit *papulöser Syphilis.* Die Ähnlichkeit mit Acne ist allerdings manchmal auf den ersten Anblick ziemlich groß. Doch fällt bei genauerer Untersuchung die Weichheit der Knötchen auf, die Unmöglichkeit, Eiter zu exprimieren, die gelbbraune Farbe auf Glasdruck und das Fehlen anderer Acneelemente (Comedonen). Die histologische Untersuchung kann die letzten Zweifel beseitigen, falls sie ganz typische Tuberkel zeigt. Doch muß man bedenken, daß man bei manchen indurierten Acne- und Rosaceaefflorescenzen auch ein Granulationsgewebe mit Epitheloid- und Riesenzellen findet, das aber die typische Anordnung vermissen läßt. Mehr für die Rosacea sprechen stärkere Gefäßdilatation, stärkeres Befallensein der Nase, evtl. gar ein Rhinophyma. Aber die stärkeren entzündlichen Erscheinungen können auch bei ihr fehlen, während sie beim miliaren Lupus besonders im Beginne oft vorhanden sind. Die Knötchen bei der Rosacea sind zuweilen recht weich, eine Affektion am Augenlid und in der Nähe des Lippenrotes nicht selten, Narbenbildung beim Lupus miliaris disseminatus erst in späteren Stadien ausgesprochen. Die Farbe auf Glasdruck spielt bei der Rosacea, wenn überhaupt etwas zurückbleibt, mehr ins Gelbliche. Alle diese Charakteristica sind unter Umständen sehr wenig ausgesprochen und besondere Schwierigkeiten kann das gleichzeitige Vorkommen von Lupus miliaris und Acne vulgaris oder Rosacea verursachen, wie es schon in einigen Fällen beschrieben worden ist (ARNDT, BLASCHKO, FAVERA, SAALFELD), zumal Tuberkulinreaktion und Tierversuch meist nicht die Entscheidung bringen und auch durch die histologische Untersuchung ein Nebeneinander beider Affektionen in einer Efflorescenz sich nicht ausschließen läßt (KUMER). Nicht unmöglich wäre es, daß die Rosacea oder Acne vulgaris gelegentlich die Ansiedlung von Tuberkelbacillen begünstigen, wie ich dies bei Furunkeln beschrieben und später auch bei der Acne conglobata als erster angenommen habe. Schlimmer ist die Fehldiagnose, wenn die Affektion für Syphilis gehalten wird. Bei hauptsächlicher Lokalisation auf der Stirn kann sie hier manchmal an luetische Papeln, an die sog. „Corona veneris" erinnern. Dieser Irrtum sollte aber selbst bei ausschließlich klinischer Untersuchung nicht vorkommen, da man zur Diagnose Syphilis in jedem Falle noch anderer Symptome bedarf als einiger papulöser Elemente auf der Stirn.

Der Lupus vulgaris zeigt fast nie stärkere zentrale Nekrose, doch kann er differentialdiagnostisch einmal in Frage kommen. Außerdem sind Fälle bekannt, bei denen der Lupus miliaris disseminatus unter dem Bilde z. B. einer Acne necrotica (UHLMANN) begann. (Fall FANTLs siehe oben.) Aber mit Acne (HUTCHINSON) oder Seborrhöe (SAALFELD) hat diese Form der Hauttuberkulose nichts zu tun (BETTMANN, JADASSOHN).

Der Lupus miliaris tritt meist bei jüngeren Individuen auf, ist aber auch nach unseren Beobachtungen nicht, wie BETTMANN annimmt, an das weibliche Geschlecht und die Pubertätszeit gebunden. In der neueren Kasuistik betreffen die meisten Fälle Männer zwischen 20 und 40 Jahren (KRAUS, DELBANCO, SCHLASBERG, BRINITZER, BRUUSGAARD, KYRLE usw.). Sehr verschieden verhält es sich mit dem Tuberkulosebefund an anderen Organen. In manchen Fällen war klinisch überhaupt kaum irgend etwas Verdächtiges zu finden, in anderen handelte es sich um manifeste, zum Teil sogar schon fortgeschrittene Tuberkulosen. Meist ist das Gesicht in symmetrischer Weise befallen, und zwar gewöhnlich die ganze Fläche, wobei die Aussaat der Knötchen verschieden groß ist. Seltener findet sich die Erkrankung nur an einzelnen Stellen, an einer circumscripten Wangenpartie (JADASSOHN), an der Stirne (FINGER, NOBL), an den Augenlidern oder am Übergang der Haut ins Lippenrot (SAALFELD, KUMER).

Im System der tuberkulösen Hautkrankheiten, wenn ein solches möglich wäre, nähme der Lupus miliaris, wie schon betont, eine eigentümliche Stellung ein. Er ist nach der einen Seite mit dem Lupus vulgaris verbunden, nach der anderen mit den als „Tuberkulide“ bezeichneten tuberkulösen Exanthemformen, mit der Tuberculosis lichenoides, den papulo-nekrotischen Tuberkuliden, weniger mit dem BOEKschen Miliarlupoid, schließlich aber auch mit der miliaren Hauttuberkulose (HERXHEIMER und FORSTER, BRUUSGAARD). Er ist aber als eine echte Hauttuberkulose aufzufassen, die dem Lupus vulgaris am nächsten steht.

Trotz der typischen mikroskopischen Bilder ist in Wahrheit die tuberkulöse Ätiologie der Krankheit im einzelnen Falle oft schwer zu beweisen. Tuberkelbacillen werden mikroskopisch nur ausnahmsweise gefunden. Positive Befunde sind zuerst im Schnitte von FINGER, später von HOFFMANN, ARNDT (Fall I), neuerdings besonders von japanischen Autoren (TANIMURA, MINAMI, WATANABE, WADA), erhoben worden, allerdings mit recht spärlichen Bacillen. Auch im „Pusteleiter“ oder im Antiforminpräparate gelang gelegentlich der Nachweis (BETTMANN, SAALFELD, ARNDT Fall II, DELBANCO, SCHLASBERG, FAVERA, SASAMOTO). Nur in manchen der tieferen Efflorescenzen scheinen sie zuweilen, wie in den Fällen von ARNDT, in größerer Zahl vorzukommen. Der Tierversuch fällt meist negativ aus. Doch finden wir auch da positive Resultate (BESNIER, JADASSOHN, KYRLE, NOBL, TANIMURA, POST, M. PECK), jedenfalls sollen zu solchen Übertragungsversuchen möglichst junge Efflorescenzen verwendet werden. Das sind beides Charakteristica der sog. „Tuberkulide“. Merkwürdigerweise gibt aber auch die Tuberkulinreaktion keineswegs immer ein stark positives Resultat, was besonders JADASSOHN, jüngst auch PECK wieder hervorhebt. Man könnte daraus auf eine geringe Antikörperwirkung schließen. Infolgedessen wäre es auch zu verstehen, warum die Haut auf hämatogene Aussaat von Tuberkelbacillen nicht mit dem akut entzündlichen Tuberkulidtypus, sondern mit der Bildung echten, tuberkulösen Gewebes reagiert. Andererseits scheinen die Antikörper doch nicht völlig zu versagen, daher der gutartige Verlauf und das Zugrundegehen der Bacillen in der Läsion, zuweilen Auftreten von Herdreaktionen (BETTMANN, FINGER, JADASSOHN, KYRLE, WERTHER). Allerdings sehen wir trotz der Gutartigkeit der Erkrankung nicht selten Rezidive um alte, sogar abgeheilte Knötchen auftreten; vielleicht hängt dies mit restierenden Gewebs- speziell Gefäßschädigungen zusammen, wodurch bei einem neuerlichen Schub gerade diese Stellen wieder befallen werden. Wenn echte Lupusknötchen oder sogar spezifische Geschwüre daneben erscheinen können, so dürfte dies mit einer Änderung des Immunitätszustandes zusammenhängen. Nicht ganz klar ist auch, weshalb die Knötchen manchmal sehr labil sind, sich spontan oder auf Therapie rasch zurückbilden, im anderen Falle durch Monate, ja sogar Jahre persistieren. Im allgemeinen dürfte aber das Entstehen dieses Krankheitstypus von dem Zusammentreffen mehrerer besonderer Bedingungen abhängig sein, die offenbar nur selten erfüllt und uns in ihren Details heute noch nicht bekannt sind.

Im Zusammenhang mit dem Lupus miliaris wird von den meisten Autoren die *Acne teleangiectodes* KAPOSI diskutiert. Nach der Beschreibung KAPOSIs und der Arbeit von W. PICK, der seine Fälle mit den Beobachtungen KAPOSIs identifiziert, scheint es sehr wohl möglich, daß unter jenem Namen, der im übrigen aus der modernen Kasuistik fast verschwunden ist, Krankheitstypen beschrieben sind, die wir heute bei den papulo-nekrotischen Tuberkuliden unterbringen würden. W. PICK bestreitet allerdings einen Zusammenhang mit der Tuberkulose. Aber die Argumente, die er gegen einen solchen ins Treffen führt, haben nach dem heutigen Stand der Kenntnisse keine Geltung mehr. Dem histologischen Bilde nach könnten seine Fälle sehr wohl zur Tuberkulose gehören, und die negativen Momente, wie fehlender Tuberkelbacillennachweis oder fehlende Überimpfbarkeit, genügen nicht, um die tuberkulöse Ätiologie auszuschließen. Die *Acnitis* von BARTHÉLEMY, die nach W. PICK mit der Acne teleangiectodes KAPOSIS identisch sein soll, wird heute wohl allgemein und mit Recht als eine spezielle Lokalisation der papulonekrotischen Tuberkulide angesehen.

Trotzdem als Acne teleangiectodes nur wenige Fälle beschrieben sind, gab es zahlreiche Meinungsdifferenzen über die Einreihung derselben. Während sie JARSICH schon 1900 zum Lupus miliaris disseminatus zählt, ebenso wie FINGER, TOUTON, JADASSOHN, ZIELER, EHRMANN, LEWANDOWSKY, OPPENHEIM, ROTHMAN, SACHS und andere, wollen einige wenige die beiden Erkrankungen noch auseinandergehalten wissen (LÖWENBERG, NOBL, KREN, BRANDWEINER), es gibt auch Kliniker, welche sich nicht recht getrauen, sich auf die eine oder andere Seite zu schlagen. Als wichtigste Argumente gegen eine Identität werden immer wieder angeführt: der akute Beginn der „Acne teleangiectodes", der gutartige Verlauf und die rasche Rückbildung in klinischer Beziehung, wozu auch die stärkere Gefäßbetonung gehört, histologisch der oft mangelnde tuberkuloide Bau und schließlich auch die nicht selten negativen Tuberkulinresultate, der häufig mangelnde Tuberkelbacillennachweis (NOBL).

All dies ist nach dem oben über den Lupus miliaris disseminatus Gesagten nicht ausreichend, um die beiden Krankheitsbilder von einander zu trennen. Und nachdem KUMER bei ein und demselben Falle, welchen man zur Acne teleangiectodes hätte rechnen können typische tuberkulöse Struktur mit zentraler Verkäsung neben nicht oder wenig spezifischem Gewebe gefunden hat, fällt auch diese Stütze der Dualisten. — Ich glaube also, daß der Name endlich zu streichen wäre, bevor nicht zwingende Gründe gefunden werden, aber bei neu beobachteten Fällen, ihn wieder einzuführen. Keineswegs hat die Efflorescenz irgend etwas mit den Talgdrüsen zu tun.

Eine andere von KAPOSI beschriebene Acneform, die wir nach dem Vorgang von JADASSOHN an dieser Stelle mit erwähnen wollen, die *Folliculitis exulcerans serpiginosa nasi*, scheint nach den Befunden von FINGER ganz in der Hauttuberkulose aufzugehen und eigentlich nur eine etwas eigentümliche Form des Lupus vulgaris darzustellen. Der rein deskriptiven Methode KAPOSIS mußten diese ätiologischen Zusammenhänge naturgemäß entgehen.

Mit wenigen Worten sei auf die Therapie des miliaren Lupus eingegangen. Am besten bewährt sich eine Druckbestrahlung mit Finsen oder Quarzlampe kombiniert mit allgemeinen Kohlenbogenlicht- resp. Höhensonnenbestrahlungen; nur müssen alle Maßnahmen lange, auch über die scheinbare Heilung hinaus fortgesetzt werden, um Rezidiven möglichst hintanzuhalten, und auch dann ist man vor ihnen nicht sicher. Das kosmetische Resultat ist im allgemeinen ein sehr gutes. Röntgen wirkt unsicher und scheint uns für diese Fälle unnötig, auch die chemischen Ätzmittel (Pyrogallol, Kupfer usw.) sind gegenüber der Belichtung minderwertig. Gleichzeitige Arsen-, Gold- oder Tuberkulinkur dagegen kann von Vorteil sein.

3. Tuberculosis verrucosa cutis [1].

Der Name „Tuberculosis verrucosa cutis" stammt von RIEHL-PALTAUF, die damit im Jahre 1886 „eine bisher noch nicht beschriebene Form der Hauttuberkulose" zu bezeichnen glaubten. Das war freilich insofern nicht richtig, als diese Formen, wenn auch unter anderen Namen, längst bekannt waren.

[1] Lupus papillaire verruqueux, Scrophuloderm verruc. (MC CALL ANDERSON), Tuberculum anatomicum, dissection tubercle, post mortem tubercle, verruca necrogenica, Scrophulide verruqueuse (HARDY).

Besonders die französische Literatur enthielt solche Beobachtungen als „*Lupus scléreux papillomateux*“ (VIDAL) oder „*Scrofulide verruqueuse*“ (HARDY). Aber selbst bei unserer heutigen, ätiologischen Anschauungsweise kann man vom Standpunkt des Klinikers die Lostrennung des in Frage stehenden Krankheitsbildes vom Lupus immerhin akzeptieren. Dies geschieht nicht nur wegen des Aussehens, des Verlaufes, während dessen sich oft eine Lymphangitis tuberculosa entwickelt, sondern auch wegen der hervorragenden Ansprechbarkeit auf die Therapie und der Aussicht auf rasche Dauerheilung.

Symptome. Die Tuberculosis verrucosa cutis unterscheidet sich schon in ihren ersten Anfängen ganz erheblich von der Primärefflorescenz des Lupus. Hatten wir hier ein weiches, in der Haut liegendes Knötchen, so beginnt jene meist mit einer deutlich prominierenden, ausgesprochen derben, papulösen Efflorescenz von bläulich rötlicher oder braunrötlicher Farbe. Diese ist anfangs sehr unscheinbar, kaum von Hanfkorngröße und nimmt allmählich zu durch gleichmäßiges, peripheres Wachstum, nicht durch Apposition neuer Elemente. Die Oberfläche kann dabei längere Zeit vollkommen glatt bleiben. Die normale Hautfelderung ist verstrichen. Aber die Palpation und der Versuch mit der Sonde belehren uns, daß wir es — wieder im Gegensatz zum Lupusknötchen — nicht mit einer Verdünnung, sondern einer Verdickung des Epithels zu tun haben. Diese, zusammen mit dem in der Cutis liegenden Infiltrat, gibt der Efflorescenz die charakteristische Derbheit. Sie ist meist schmerzlos, auch auf Berührung wenig empfindlich. Häufig ist sie von einem schmalen, entzündlich roten Hofe kreisförmig umgeben. Der für den Lupus charakteristische Fleck ist nicht vorhanden.

Allmählich machen sich stärkere Veränderungen des Epithels, bestehend in einer übermäßigen Hornbildung, bemerkbar. Zuerst konstatiert sie der darüberstreichende Finger als eine leichte Rauhigkeit. Sichtbar sind sie anfangs im Zentrum auf der Höhe der Läsion als feine Stichelung oder als fest anhaftende, weißliche oder bräunliche Schuppen. Im weiteren Verlaufe nimmt diese Verhornung eine Entwicklung, die äußerlich etwa dem Vorgang vergleichbar ist, wenn sich eine größere, plane Warze in eine papillomatöse umwandelt. Es entstehen erst zahlreiche feine Hervorragungen, schließlich mehr weniger starke und grobe Hornzotten, die durch Spalten und Schrunden voneinander getrennt sind. Dieser Zustand kann auf die Mitte der Efflorescenz, die sich weiter peripherisch ausdehnt, beschränkt bleiben. Wir haben dann von außen nach innen: Einen im Niveau der Haut gelegenen roten Hof, einen scharf sich abhebenden, bläulichroten, glatten Wall und das verhornte Zentrum. Fallen solche Hornmassen weg, dann bekommt die Oberfläche ein siebförmiges Aussehen. Häufig aber ergreift die Verhornung fast den ganzen Krankheitsherd. Die Mächtigkeit der Verhornung wechselt übrigens in sehr hohem Grade, ÉTIENNE hat sogar einen eigenen nicht verhornenden Typus unterschieden. In den Vertiefungen zwischen den Hornpapillen sammeln sich infolge exsudativer Prozesse Schuppen und Krusten an. Diese können sich schließlich über die ganze Efflorescenz legen und sie als einheitliche Masse überziehen, so daß man erst nach Entfernung dieser Schuppenkruste die eigentliche, warzenartige Bildung zu Gesicht bekommt. Manche Beobachter haben auf das Vorhandensein kleiner Eiterpusteln, besonders an den Randpartien, Gewicht gelegt. Sie können aber vollkommen fehlen. Eine andere Erscheinung wird man dagegen bei älteren Herden selten vermissen. Drückt man die Efflorescenz von den Seiten her, so quellen an den verschiedensten Stellen der Oberfläche einzelne kleine Eiterpfropfen und Epithelpfröpfe hervor.

Dehnt sich der Herd über Einmarkstückgröße und mehr aus, wobei er häufig seine kreisrunde Form bewahrt, öfters auch ovale und serpiginöse Form

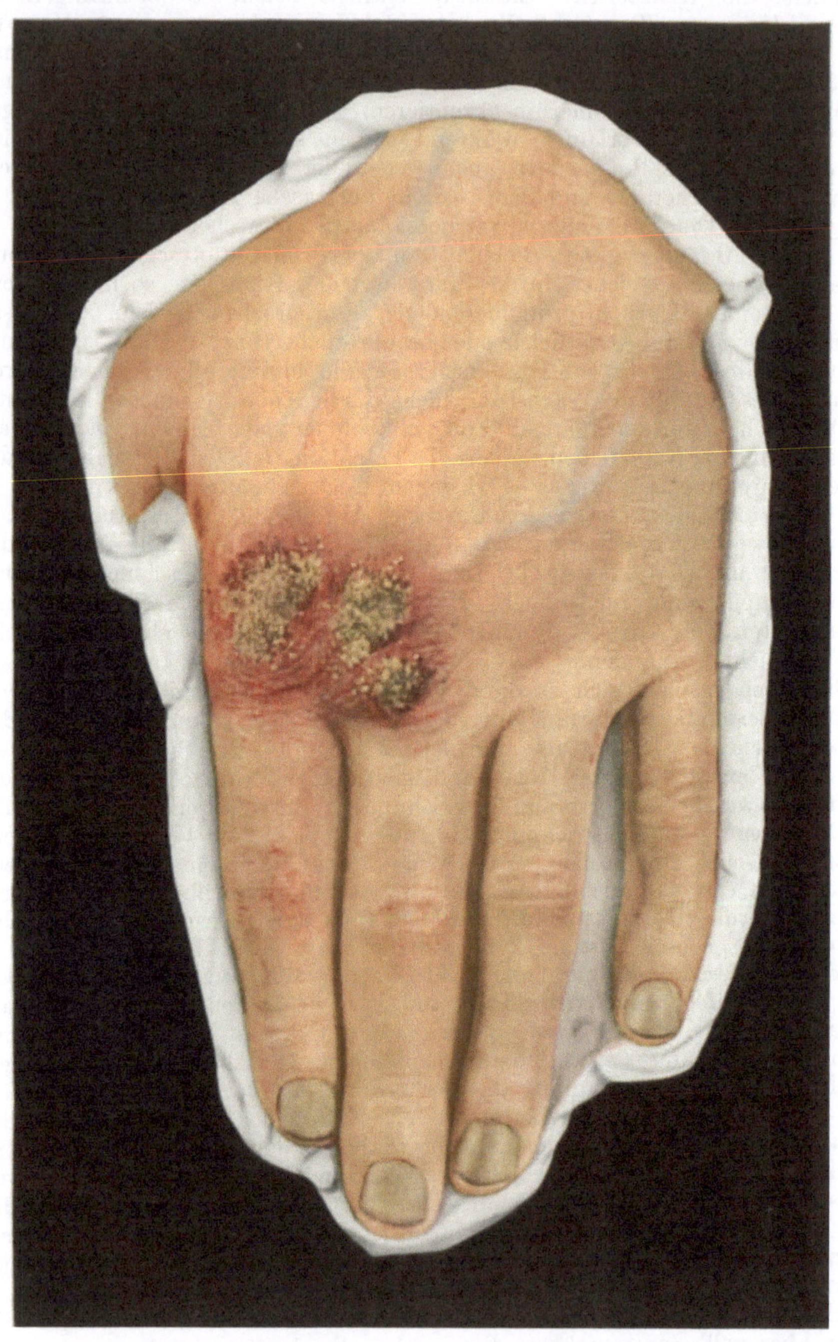

Abb. 68. Tuberculosis verrucosa cutis.
(Sammlung des Allgemeinen Krankenhauses St. Georg-Hamburg.)

annimmt und sich meist nicht sehr stark über das Niveau erhebt, so sinkt nicht selten das Zentrum ein, flacht ab und verheilt spontan unter Narbenbildung. Diese Vernarbung ist, anders als beim Lupus vulgaris, meist recht vollkommen. Die Narbe ist weiß, glatt, zart, verschieblich und keine Rezidive im Zentrum stören den Heilungsvorgang. Das alles weist schon klinisch auf eine gewisse Oberflächlichkeit des krankhaften Prozesses in der Cutis hin.

So ist das Bild der Tuberculosis verrucosa cutis im ganzen ein recht einförmiges. Die Variationen sind bedingt nur durch die Intensität des Verhornungsprozesses, die Stärke der Exsudation, das Tempo des Wachstums und schließlich durch das nicht sehr häufige Auftreten von Ulcerationen, die, an den peripheren Partien gelegen, Formen verursachen, welche den Übergang zum serpiginösen Lupus bilden. Ebenso sind Fälle, bei denen echte Lupusknötchen auftreten, als Übergangserscheinungen anzusehen, die ja selbstverständlich vorkommen müssen.

In der großen Mehrzahl der Fälle findet sich die Tuberculosis verrucosa an den Händen und Vorderarmen lokalisiert, und zwar bevorzugt sie die Hand- und Fingerrücken, sowie die Seitenränder des Zeigefingers, des Daumens und des kleinen Fingers, nicht selten unter Beteiligung des Nagelfalzes, wodurch die Nägel Schaden leiden. Seltener befällt sie die Handflächen und die Ellbogen. Die Efflorescenzen sind meist in der Einzahl vorhanden, doch kommen auch mehrere an einer Hand vor. Seltener sind zahlreiche, disseminierte Herde an Händen und Armen, wie sie Nobl in zwei Fällen beschrieben hat. Nächst den Händen, doch schon weit weniger häufig, finden wir die Füße erkrankt, und zwar meist in der Knöchel- und Fersengegend, doch auch größere Teile des Schenkels und als Folge davon zuweilen elephantiastische Verdickungen. Diesen Lokalisationen gegenüber treten alle anderen Körpergegenden weit zurück, doch kann ein verruköser Herd prinzipiell überall auftreten. Selten finden wir ihn im Gesichte und auf den Schleimhäuten (Frattali, Nobl), er wurde auf der Zunge (Volk, Danlos und Lévy-Franckel), auf der Nase und Lippe (Wise, Zinsser), Kinn (Williams) beobachtet, häufiger ist er wieder in der Glutäalgegend und perianal (Jadassohn, Baumm, Harttung, Heller, E. Hoffmann, Lesser, Ullmann). Hämatogene Aussaat beobachtete man öfter (Jadassohn, Finger, E. Hoffmann, Bourgeois, Kren, Bloch, Kraus, Ehrmann) auch im Gefolge von akuten Exanthemen: Masern, Scharlach (Nobl, Little, Comby, Kerl, Adamson, Bloch, Bourgeois, Strandberg, Silberstein, Nowotelnowa, Tobler zählte 90 Herde) wobei daneben auch andere Formen auftreten können (Török, Wirth). Auch im Anschluß an chirurgische Eingriffe sah man Tuberculosis verrucosa cutis entstehen. Bei diesen hämatogenen Eruptionen ist die Entscheidung oft schwer, ob man von Tuberculosis verrucosa cutis sprechen soll oder sie zum Lupus verrucosus zählt, wir glauben, daß dies nicht von einschneidender Bedeutung, ja in einem gewissen Stadium oft Geschmackssache des Untersuchers ist.

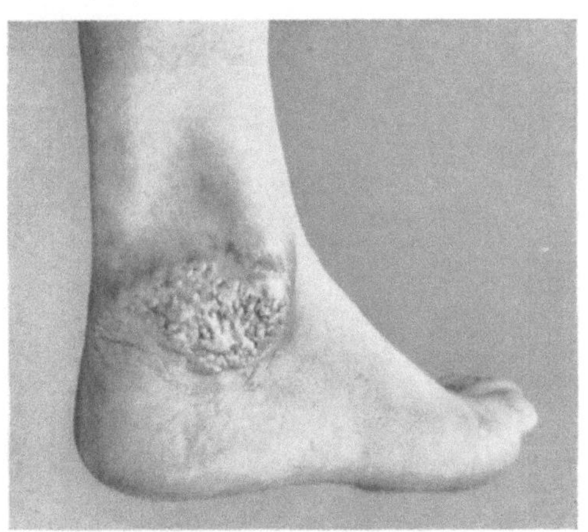

Abb. 69. Tuberculosis verrucosa cutis am Fuß. (Sammlung der Berner Klinik.)

Autoinokulationen kommen bei gewissen Berufsarten gehäuft vor, so bei Schustern, Schneidern, wohl deshalb, weil diese vielfach an schwereren Phthisen leiden und sich infolge der unhygienischen Lebensweise leicht infizieren. Außerdem sehen wir die Tuberculosis verrucosa cutis sozusagen als Berufskrankheit bei Ärzten, Pflegerinnen, Anatomiedienern, ferner bei Menschen, welche mit Material tuberkulöser Tiere zu tun haben: Tierärzte, welche sich nicht nur bei der Fleischbeschau, sondern auch z. B. beim Lösen der Placenta infizieren können, Schlächter, Fleischhauer, Abdecker, Verarbeiter von Fellen und Borsten, bei Landwirten (SIMON u. BRALEZ), Melkern infolge

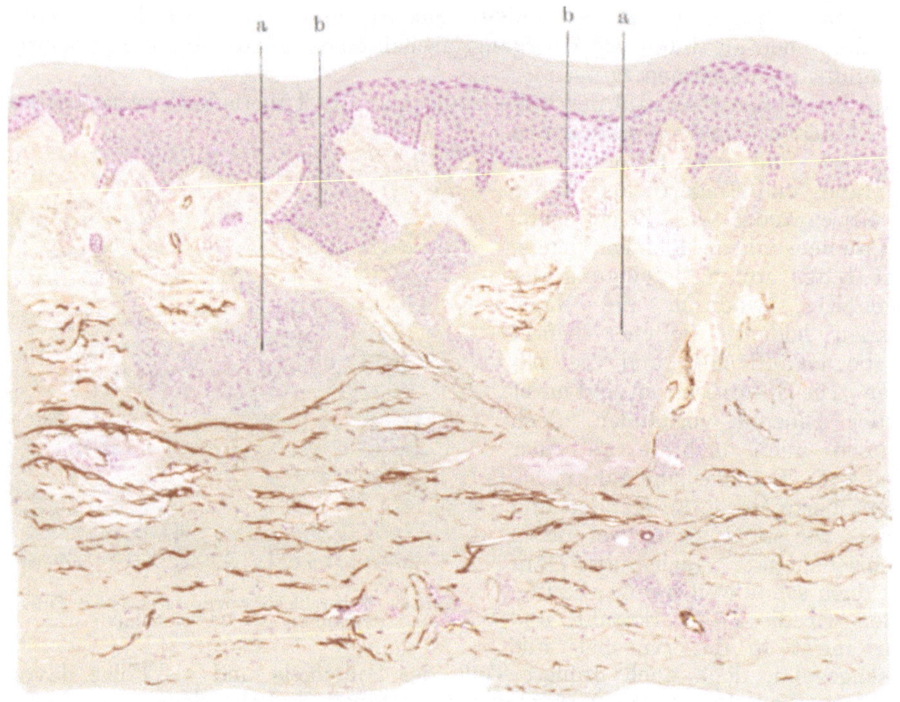

Abb. 70. Tuberculosis verrucosa cutis im Beginn. a Tuberkel; b Epithelwucherungen.

einer Eutertuberkulose. Meist sind es kleine Verletzungen, durch welche das Virus eindringt, so auch beim Aussaugen von Wunden, beim Tätowieren usw.

Weshalb einmal eine Tuberculosis verrucosa cutis, das andere Mal eine andere Form entsteht, ist derzeit nicht zu erklären, gewiß nicht durch die Art des Erregers, wenn auch hier häufiger Typus bovinus gefunden wurde (siehe allgemeiner Teil [LEDERMANN stellt dagegen unter 32 Fällen 17 humane und 15 bovine Typen zusammen]), aber auch nicht durch den Infektionsmodus oder die Immunitätsverhältnisse, da sie auch bei scheinbar verschiedenen Immunitätsphasen gesehen wird (URBACH) und Kombinationen mit anderen Hauttuberkulosen nicht selten sind. Wenn EHRMANN und WERTHEIM das Terrain für die Entstehung der verrukösen Morphen verantwortlich machen, da sie an den distalen Teilen der Extremitäten gerne auftreten, dort die Zirkulationsverhältnisse schlechte sind und der Sauerstoffmangel die Ursache dieser Wucherungen sei, muß doch darauf hingewiesen werden, daß dies nicht ganz stimmt, da man sie nicht nur an den Extremitäten, sondern auch an anderen Stellen beobachtet.

Manchmal entwickeln sich Herde an Stellen stärkerer mechanischer Reizung, Druck, Reibung (z. B. ad nates, Fußsohlen). Daß auch diese Form gelegentlich unter Hinterlassung von Pigmentationen abheilt (SILBERSTEIN), sei verzeichnet, ist jedoch nichts besonders Auffallendes.

Histologie. Die Histologie der Tuberculosis verrucosa zeigt zwar gegenüber dem Lupus, besonders dessen papillomatösen Formen, keine spezifischen Unterschiede, aber doch einige charakteristische Momente, die eine gesonderte Betrachtung rechtfertigen. Es sind vor allem die Veränderungen im Epithel, die am meisten die Aufmerksamkeit auf sich lenken. Daß sie auch bei der Tuberculosis verrucosa sekundärer Natur sind, zeigt die Untersuchung ganz frischer Fälle, die daher auch die geringsten Abweichungen vom Lupus erkennen lassen.

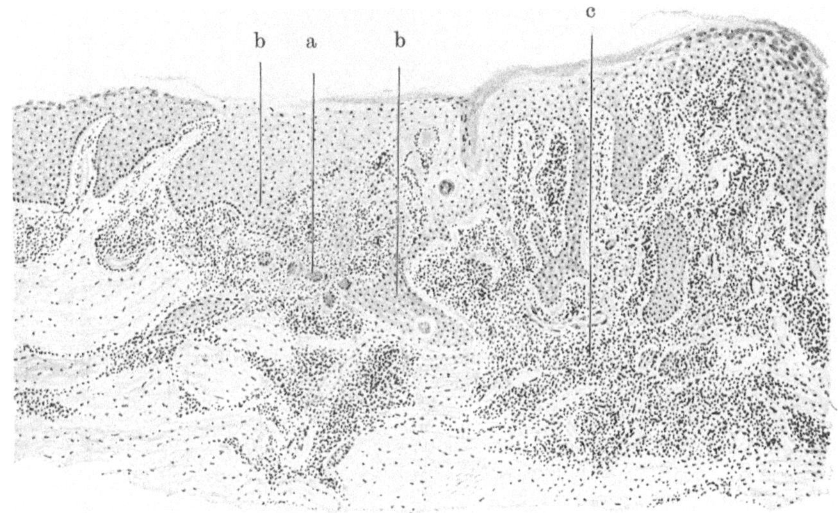

Abb. 71. Tuberculosis verrucosa cutis. Weitere Entwicklung. a Tuberkel; b Epithelwucherungen; c Lymphocyteninfiltrat.

Wir finden hier noch deutlich circumscripte Knötchen, vorwiegend aus Epitheloidzellen, mit oft sehr reichlichen Riesenzellen und peripherer Anhäufung von Lymphocyten in allen Schichten der Cutis, besonders aber in den mittleren und oberen Partien. Plasmazellen sind in der Peripherie der Knötchen nicht sehr zahlreich, etwas reichlicher um die Gefäße der Umgebung angesammelt. Das Epithel zeigt eine gewisse Verbreiterung, auch Verlängerung von Retezapfen und Zunahme der Hornschicht. Aber ein Kontakt zwischen Epithelwucherung und Infiltrat braucht noch nicht zu bestehen. Das ändert sich mit der weiteren Entwicklung des Krankheitsherdes. Nach UNNA umwuchert das Epithel die Infiltrate und sendet unterhalb deren Niveau noch Fortsätze in die Tiefe. Sicher ist, daß in älteren Fällen durch die kolossale Verlängerung der Retezapfen das Infiltrat in die Höhe gerückt scheint, im Papillarkörper und im Stratum subpapillare liegt, während die untere Cutis häufig ganz frei ist. In diesem Stadium verliert die Infiltration immer mehr ihre knötchenförmige Anordnung, die Epitheloidzellen nehmen ab zugunsten von Lymphocyten und polynukleären Leukocyten. Riesenzellen finden sich spärlicher, manchmal isoliert im Infiltrat liegend, manchmal in Gruppen von mehreren Exemplaren, *der tuberkuloide Bau wird undeutlicher und kann später ganz fehlen.* Das Epithel ist besonders

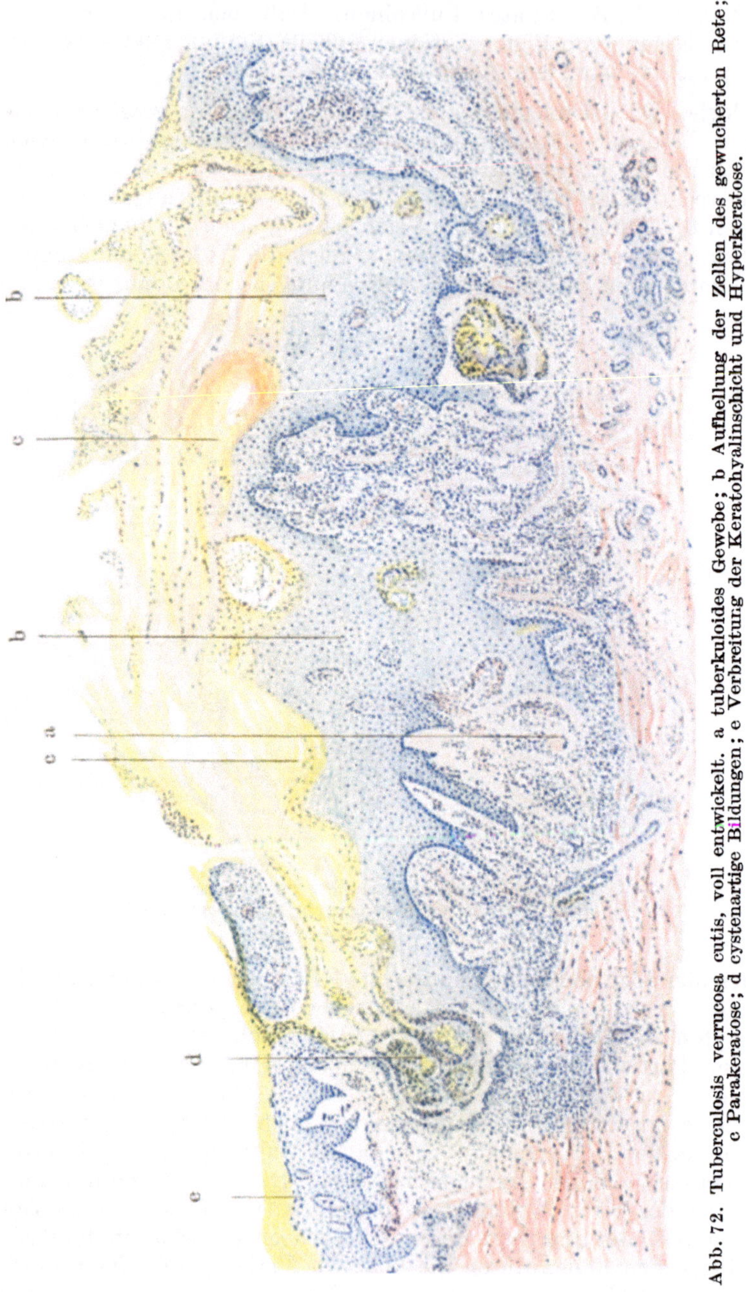

Abb. 72. Tuberculosis verrucosa cutis, voll entwickelt. a tuberkuloides Gewebe; b Aufhellung der Zellen des gewucherten Rete; c Parakeratose; d cystenartige Bildungen; e Verbreitung der Keratohyalinschicht und Hyperkeratose.

im Stratum spinosum stark verbreitert, akanthotisch, die unteren Schichten sind oft spongiös entartet und werden durch Ödem und Leukocyteneinwanderung so aufgelockert, daß häufig die Grenze von Epithel und Infiltrat vollkommen verwischt ist.

In anderen Fällen ist wieder die Tiefenwucherung des Epithels besonders auffallend. Oft sind es schmale Zapfen, die in die Tiefe wachsen und sich dort

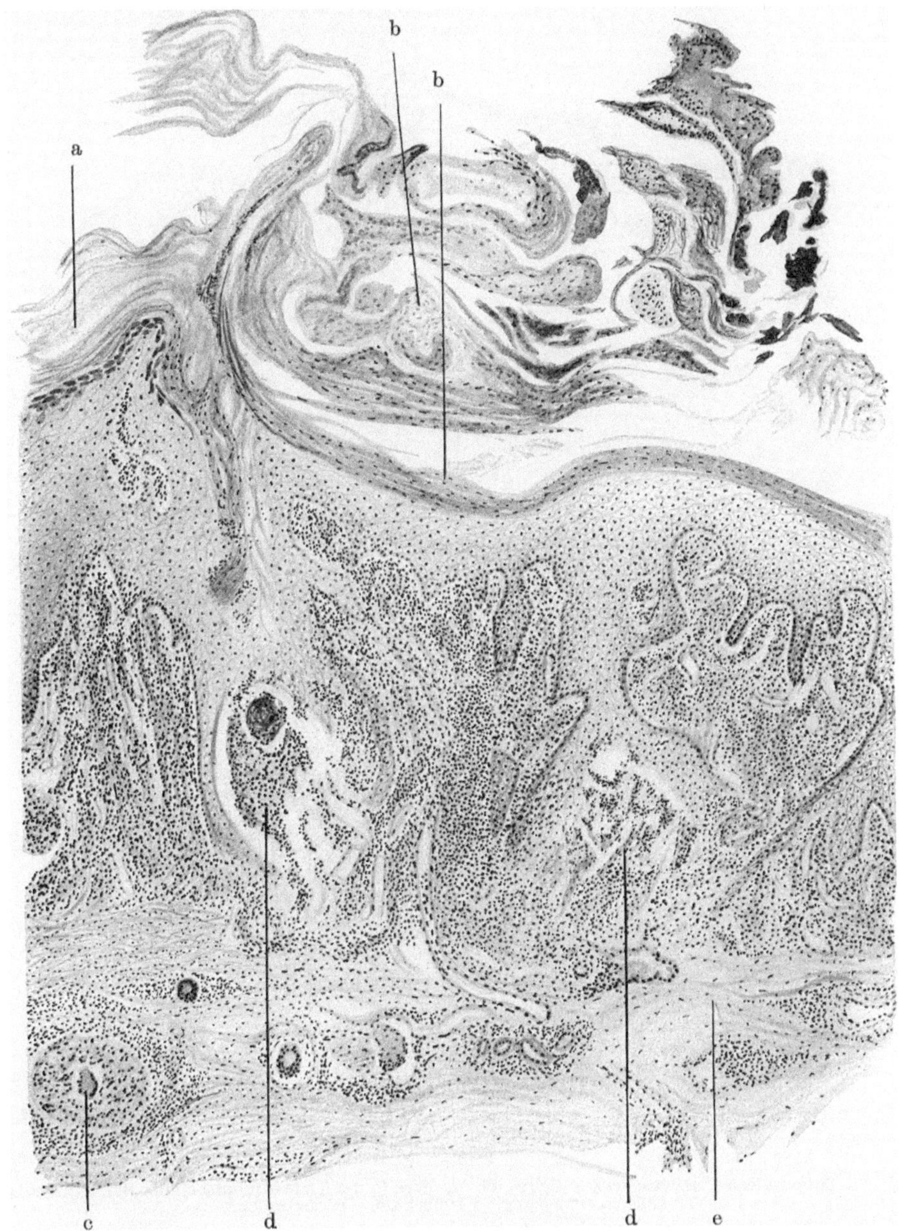

Abb. 73. Tuberculosis verrucosa cutis. a Hyperkeratose. b Parakeratose. c Tuberkel. d Pseudoabscesse und Erweichungen an der Grenze des Epithels. e Fibrom.

wieder verbreitern, so daß in manchen Präparaten innerhalb des Infiltrates in den tiefen Schichten epitheliale Stränge gefunden werden, deren Zusammenhang mit der Oberfläche nur auf Serienschnitten zu erkennen ist. Überall aber ist der Bau dieser Epithelfortsätze regelmäßig, die Form der Zellen normal; es besteht in dieser Beziehung keine Ähnlichkeit mit Epitheliomen.

Schon beim Lupus waren die Pseudoabscesse im Rete Malpighi erwähnt worden, die das höchste Stadium der Leukocyteneinwanderung darstellen.

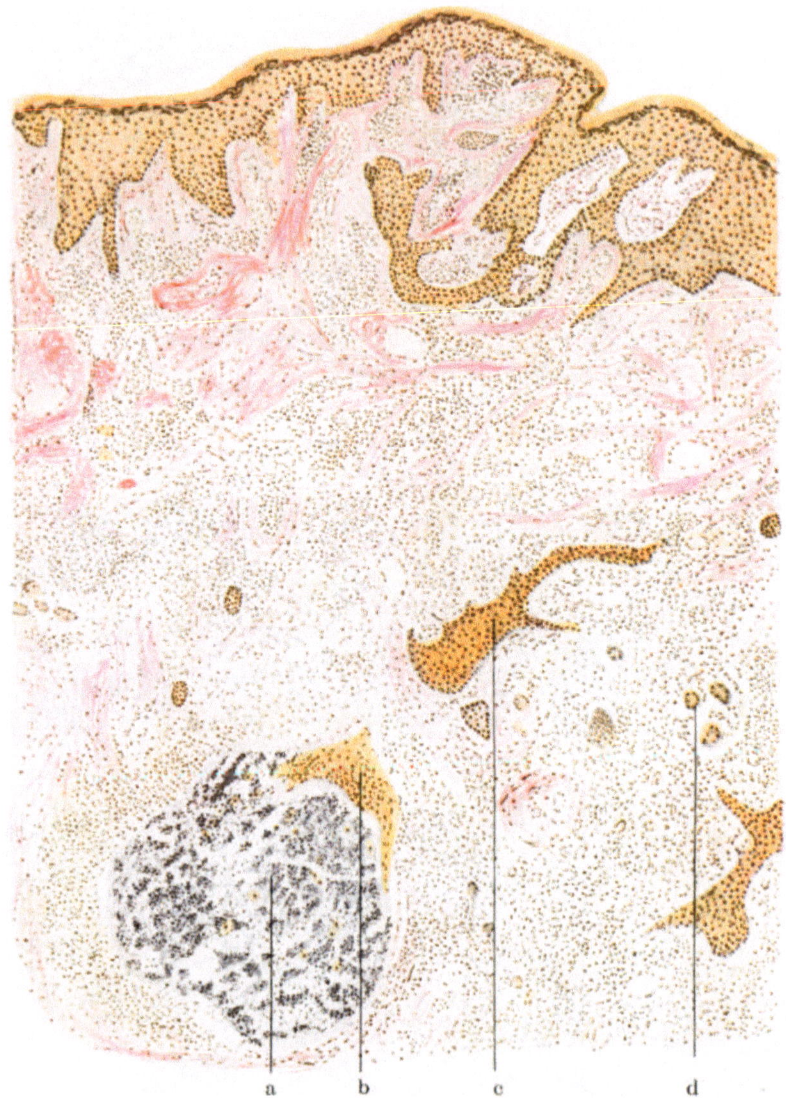

Abb. 74. Tuberculosis verrucosa cutis. a Erweichungsherd in der Tiefe mit epithelialer Bekleidung (b). c Epithelwucherung. d tuberkulöse Riesenzellen.

Diese spielen nun bei der Tuberculosis verrucosa eine noch viel größere Rolle. Sie kommen in allen Schichten vor, auch in den tiefsten; und hier kommt es dann wieder zur Einschmelzung oder zum Durchbrechen der unteren Wand, so daß wir Erweichungsherde an der unteren Grenze des Epithels haben, die von diesem zum Teil scheinbar umwachsen werden. Ja, wir finden sogar inmitten des Infiltrates größere Erweichungsherde, die mit dem Epithel keinen Zusammenhang zu haben, sondern durch eitrigen Zerfall des Infiltrates entstanden zu sein scheinen. Bei genauerer Untersuchung finden wir aber noch oft in ihrer Begrenzung Epithelreste, die sie von einer Seite her (meist von oben) schalenartig umgeben; und zwischen den polynukleären Leukocyten und dem Detritus dieser Herde kann man zahlreiche große, runde und ovale Gebilde erkennen, die nur als degenerierte Epithelzellen aufzufassen sind, ja sogar Ansätze zur ballonierenden Degeneration UNNAs sind vorhanden (Abb. 71). Allerdings ist auch hier ein Heranwuchern des Epithels an primäre Erweichungsherde nicht ganz auszuschließen. Außer diesen Pseudoabscessen kommen Cysten im Epithel vor, die wahrscheinlich durch Eintrocknung des Eiters und spätere Verhornung der Wand entstanden sind. Sie enthalten dann neben parakeratotischen Lamellen und Kerndetritus noch eigentümliche schollige Massen (Abb. 72).

Die Hyperkeratose fehlt bei der Tuberculosis verrucosa niemals. Sie kann ganz außerordentliche Grade erreichen. Die Keratohyalinschicht ist teils um

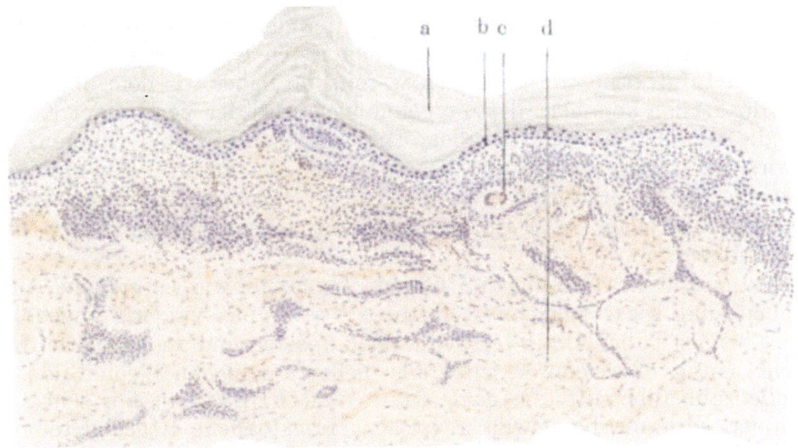

Abb. 75. Tuberculosis verrucosa cutis. Atrophisches Stadium.
a Hyperkeratose; b atrophisches Epithel; c Riesenzelle im Lymphraum; d Fibrom.

ein Vielfaches verbreitert, wir finden dann über ihr kernlose Hornmassen aufgehäuft, teils aber ist sie, trotz allgemeiner bedeutender Verbreiterung des Rete, überhaupt nicht vorhanden, und auf eine Schicht platter Zellen folgen dann kernhaltige, parakeratotische Hornlamellen. Beide Erscheinungen finden sich dicht nebeneinander und in allen Übergängen. Manchmal zeigen die oberen Zellen des Rete, die unmittelbar unter der Hornschicht liegen, eine beträchtliche Vergrößerung und Aufhellung. Nach außen zu bilden die verhornten Massen oft richtige Stacheln, die manchmal von erweiterten Follikelausgängen, häufiger von Einbuchtungen des Epithels ihren Ausgang nehmen, in denen sie schalenartig ineinander gefügt sich auftürmen. Auch die nach der Tiefe gewucherten Retezapfen sind oft im Innern verhornt, und auf manchen Schnitten können sie Bilder erzeugen, die an die Hornperlen der Epitheliome erinnern.

Eigentümlicherweise bleibt diese Anhäufung von Hornsubstanz noch bestehen, wenn das Epithel im übrigen schon in Atrophie übergegangen ist, wie das in späteren Stadien der Erkrankung, besonders im Zentrum des Herdes der Fall ist. Ja, in manchen Epithelbuchten, wo wir unter einem mächtigen

Hornstachel nur noch zwei bis drei Lagen platter Epithelzellen gewahren, macht es fast den Eindruck einer Druckatrophie. Aber diese Atrophie entspricht der allgemeinen Tendenz in diesem Stadium. Das Infiltrat zerfällt, was die Epitheloiden und Riesenzellen anbetrifft, in ähnlicher Weise wie wir es beim Lupus beschrieben haben; das Gefüge, die Verbindung der Zellen, lockert sich. Wir finden isolierte, degeneriert aussehende Riesenzellen in Lymphräumen liegend. Die Lymphocyten nehmen an Zahl ab. Die nächste Umgebung der Herde zeigt starke Erweiterung und Neubildung von Gefäßen, besonders aber oftmals sehr hochgradige Lymphangiektasien. Diese finden sich allerdings auch schon in früheren Stadien. Ganz besonders stark tritt aber jetzt die Reaktion des Bindegewebes hervor, die sich nicht nur in einer Kernvermehrung, sondern in der Bildung eines Fibromatoid bemerkbar macht. Dieses Fibrom ist bei der Tuberculosis verrucosa viel stärker entwickelt und viel konstanter als beim Lupus. Schon vom Beginn an ist es vorhanden, aber erst bei der spontanen Abheilung nimmt es größere Dimensionen an. In der nächsten Nähe der Infiltrate und in diese hinein sich fortsetzend, sehen wir vielfach gewundene, breite Kollagenbündel mit zahlreichen Kernen; zahlreiche kleine Gefäße grenzen gleichsam einzelne Lappen des Fibroms voneinander ab. Elastische Fasern fehlen innerhalb dieser Kollagenbündel, wie auch innerhalb der Infiltrate vollkommen, im Gegensatz zu den tiefen Cutispartien, die von der tuberkulösen Infiltration frei geblieben waren. Je näher wir dem abgeflachten Zentrum der Läsion kommen, desto regelmäßiger wird der Verlauf der Kollagenbündel, die schließlich ganz parallele Richtung zum Epithel nehmen. Hier sehen wir bei starker Vergrößerung wieder feinste Fasern, oft nur punkt- und körnchenartige Bildungen von elastischer Substanz. Die Papillen sind vollkommen verstrichen. Das Epithel selbst ist bis auf wenige Lagen platter Zellen atrophiert.

Verkäsung und Erweichung in größerem Umfange, wie sie manche Autoren beschrieben und sogar zur Unterscheidung von Lupus vulgaris angenommen haben, ist bei der Tuberculosis verrucosa nach unseren und anderer Erfahrungen nicht sehr häufig. Sie gehören jedenfalls nicht zum regelmäßigen Bilde. Was die Bacillenzahl anbetrifft, die nach Riehl und Paltauf größer sein soll als beim Lupus, so kann dies gewiß nicht als unumstößliche Regel gelten, ja im Gegenteil, die Mehrzahl der späteren Untersucher (siehe Jadassohn l. c.) fanden die Erreger im Schnitte nur in geringer Zahl und nach langem Suchen, was wir auch bestätigen konnten.

Pyogene Kokken mögen sich in manchen oberflächlichen Leukocytenansammlungen finden, in den Pseudoabscessen der tiefen Reteschichten und den Erweichungsherden der Cutis fehlen sie.

Verlauf. Die Tuberculosis verrucosa cutis ist vorwiegend eine Krankheit des erwachsenen Alters. Eine Sondergruppe bilden die schon mehrfach erwähnten Fälle von postexanthematischer Tuberkulose, die in der früheren Kindheit als disseminierte Eruptionen meist im Anschluß an Masern auftreten. Unter den Erkrankten ist das männliche Geschlecht stärker vertreten als das weibliche. Denn vielfach handelt es sich um Personen, die durch ihren Beruf mit tuberkulösem Material in Berührung kommen. Und weil es Erwachsene sind, welche die Gefahr einer Infektion infolge einer Verletzung im Berufe oft genau kennen, finden wir bei der Tuberculosis verrucosa so viel mehr positive Angaben über Datum und Art der Infektion als beim Lupus, wo die Infektion meist Kinder befällt, und die Infektionsquelle nicht so klar zutage liegt. Es ist daher verständlich, daß einer oberflächlichen Betrachtungsweise die Tuberculosis verrucosa lange Zeit als einzige und typische Form der exogenen Infektion erscheint. Daß sie das nicht ist, und daß sie auch von innen her entstehen kann, haben wir bereits ausführlich genug besprochen (M. MORRIS, TOBLER, NOBL, HOLLAND, SLADKOVIC). Bei der exogenen Infektion können sowohl eigene als auch fremde Tuberkelbacillen die Ursache sein. Als seltene Beobachtung muß wohl der Fall DUKENs gelten, in dem bei einem *fünfmonatlichen* Kinde die Affektion am Daumen infolge Lutschens auftrat. Jedenfalls ist die Tuberculosis verrucosa cutis viel weniger häufig als der Lupus vulgaris (LELOIR, LASSAR, ASAHI, JADASSOHN).

Der gewöhnliche Verlauf der Infektion ist etwa folgender: Es verletzt sich jemand während der Arbeit mit tuberkulösem Material. Die Wunde zeigt anfangs nur leichte Entzündung oder gar keine besonderen Erscheinungen, verheilt dann, und nach Wochen entwickelt sich das Krankheitsbild, das wir soeben beschrieben haben. Der sog. „*Leichentuberkel*", die bekannte Berufskrankheit der Anatomen und der in anatomischen Instituten beschäftigten Menschen, unterscheidet sich hierin durchaus nicht von den gewöhnlichen Fällen der Tuberculosis verrucosa. Es ist nicht richtig, daß er immer mit einer Pustel beginnt und auch in späteren Stadien das Symptom des eitrigen Zerfalls stärker hervortreten läßt. Weder klinisch noch histologisch ist das

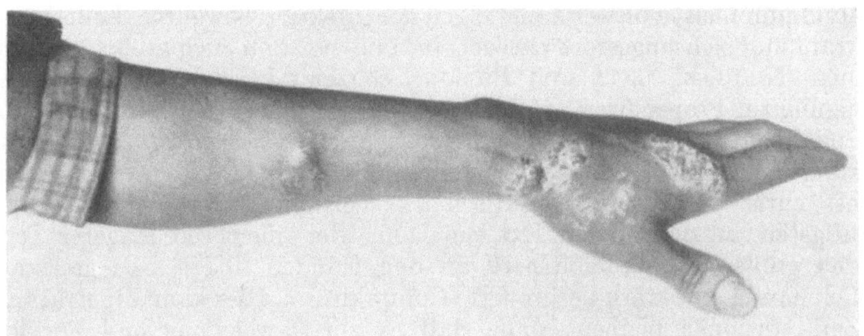

Abb. 76. Tuberculosis verrucosa cutis mit Lymphangitis und Knotenbildung.

zutreffend. Es ist weiter zum mindesten unwahrscheinlich, daß auch andere Infektionen als die tuberkulöse das typische Bild des Leichentuberkels hervorbringen können. Dieser zeigt meist nur geringe Ausdehnung und entspricht den Anfängen dieser Tuberkuloseform; es hängt das damit zusammen, daß Patienten, welchen diese Erkrankung doch meist bekannt ist, frühzeitig sich der Behandlung unterziehen, wodurch die weitere Entwicklung und Verbreitung hintangehalten wird.

Der warzenförmigen Hauttuberkulose wird im allgemeinen eine besondere Benignität zugeschrieben. Das mag auch für den lokalen Prozeß stimmen, der im Gegensatz zum Lupus wenig Tendenz zeigt in die Tiefe zu greifen und meist therapeutischen Eingriffen leicht zugänglich ist. FABRY ist sogar so weit gegangen, die Krankheit zu den „Tuberkuliden" zu rechnen, weil ihm der Bacillennachweis auch im Tierversuch nie geglückt ist, und die Krankheit stets einen gutartigen Verlauf nimmt. Schon die Angaben bezüglich der Virulenz der Krankheitsprodukte bei den FABRYschen Fälle erweckten bei LEWANDOWSKY gewisse Bedenken, und er erwägt, ob es sich bei ihnen nicht um aseptische Entzündungen durch reichlich eingedrungene Kohlenpartikelchen in offene Wunden handelt. Er zieht zum Vergleich die klinische Ähnlichkeit eines mit Zinnober tätowierten Patienten heran, gibt aber selbst an, daß histologisch bei diesem nur banale Entzündung, vielleicht infolge von

Hg-Idiosynkrasie, nachgewiesen wurde. Die Tuberculosis verrucosa cutis der Bergleute, deren Häufigkeit auch in anderen Kohlendistrikten bestätigt wird (Fabry), ist zweifellos eine echte Tuberkulose; das geht sowohl aus dem histologischen Bilde mit seinem tuberkuloiden Aufbau wie auch daraus hervor, daß bei diesen Erkrankungen auf Tuberkulin positive Lokal- und Herdreaktion erfolgt. Sticker, Muck haben nachgewiesen, daß Tierkohle entwicklungshemmend auf Tuberkelbacillen wirkt, es wäre möglich, daß der gleichzeitig eingedrungene Kohlenstaub ähnliches zustande bringt. Es müßten also bei neuen Versuchen bezüglich des Tuberkelbacillusnachweises die besten Methoden der Anreicherung und Züchtung angewendet werden. Die Erkrankung bleibt fast immer auf der Streckseite der Hände und Finger lokalisiert, ist außerordentlich gutartig und beinahe nie durch irgendwelche andere Hauttuberkulosen kompliziert, ab und zu einmal mit einer Tuberculosis colliquativa des Vorderarmes. Ihre Zahl nimmt übrigens nach Fabry infolge der besseren hygienischen Verhältnisse bei den Bergleuten seines Distriktes ab.

Prinzipiell ist die Tuberculosis verrucosa durchaus nicht als eine harmlose Infektion anzusehen, gerade in Hinsicht auf den übrigen Organismus. Wird sie gleich im Beginn erkannt und der Krankheitsherd radikal beseitigt, so ist freilich das Individuum meist vor weiteren Folgen der Infektion bewahrt. Läßt man aber die Erkrankung sich ungestört entwickeln, und sie kann auch große Ausdehnung annehmen (Nicolas, Gaté und Pillon), so zeigt in vielen Fällen das Virus eine Neigung zur Propagation auf dem Lymphwege, wie sie bei den meisten Fällen von Lupus nicht eintritt. Die *Lymphangitis* und *Lymphadenitis tuberculosa* ist eine häufige und manchmal recht erschwerende Komplikation der Tuberculosis verrucosa cutis. Sie kommt praktisch am meisten in Betracht, weil weitaus am häufigsten, an den oberen Extremitäten. Bei einem seit längerer Zeit bestehenden größeren Krankheitsherd an den Händen findet man ganz außerordentlich häufig eine stark vergrößerte Cubitaldrüse. Hier kann die Erkrankung lange Zeit stationär bleiben, ohne daß es zur Erweichung und Perforation kommt. Das ist die gutartigste Form einer Beteiligung des Lymphsystems. Aber zwischen dieser Drüse und dem Hautherd, und von der Cubital- bis zu den Achseldrüsen erkranken nicht selten die großen Lymphgefäße. Wir können sie dann, meist unter unveränderter Haut, als bleistiftdicke, derbe Stränge in der Tiefe abtasten, manchmal auch zahlreiche „rosenkranzartig“ aufgereihte, knötchenförmige Verdickungen konstatieren (Abb. 73). In anderen Fällen treten an einzelnen Stellen dieser Stränge große, derbe Knoten hervor, die erweichen, mit der Haut verwachsen und perforieren. Es entsteht dann die Krankheitsform, die wir als kolliquative Tuberkulose bezeichnen und unter diesem Namen weiter unten besprechen werden. Die Kombination mit anderen Hauttuberkulosen wird öfter beobachtet, auch periphlebitische Herde sind beschrieben (Radnai). Carcinomatöse Entartung scheint bei der Tuberculosis verrucosa cutis seltener aufzutreten als beim Lupus vulgaris (Gaucher, Gougerot und Meaux, Saint Marc).

Dieser ganze Verlauf hat eine gewisse Ähnlichkeit mit den Infektionsversuchen beim Meerschweinchen: von der tuberkulösen Hautinfektion aus entwickelt sich eine Erkrankung der regionären Lymphdrüsen und der zuführenden Lymphwege. Es ist naheliegend, anzunehmen, daß es sich in diesem Falle beim Menschen auch um Infektionen mangelhaft gegen Tuberkulose geschützter Individuen handelt. Daß auch beim Menschen, wie beim Meerschweinchen, von dieser Affektion eine allgemeine Tuberkulose ihren Ausgang nehmen kann, ist wohl sehr wahrscheinlich, wenn auch im einzelnen Fall schwer nachzuweisen. Es wird berichtet, daß Laennec an den Folgen eines Leichentuberkels gestorben sei. Aber natürlich läßt sich niemals mit Sicherheit feststellen, daß die innere

Tuberkulose wirklich nach und infolge der Hauterkrankung entstanden sei. Dies alles gilt übrigens nur für die Fälle, wo im Anschluß an eine Verletzung tuberkulöses Material fremder Herkunft in die Haut gelangt ist. Demgegenüber steht die große Zahl der Fälle, in denen die Tuberculosis verrucosa durch Autoinokulation mit tuberkulösem Sputum entstanden ist. Hier haben wir also eine Superinfektion bei einem schon tuberkulösen Individuum durch große Mengen Tuberkelbacillen. Nur diese Fälle zieht HÜBNER in Betracht, wenn er in einer mit der hier vertretenen ganz übereinstimmenden Anschauungsweise die Gutartigkeit der Tuberculosis verrucosa durch eine relative Immunität infolge schon vorhandener Tuberkulose erklärt. Es scheint tatsächlich, daß diese Art der Infektion im allgemeinen recht benigne und zur spontanen Abheilung neigende Krankheitsformen erzeugt, und daß bei der charakteristischen Tuberculosis verrucosa an den Fingern der Phthisiker (häufig durch Entfernen des Sputums aus dem Bart mit den Händen verursacht) Lymphangitiden viel seltener sind als bei den Schlachthof- und Leicheninfektionen.

Diagnose. Differentialdiagnostisch kommen der Tuberculosis verrucosa cutis gegenüber zunächst gewöhnliche Warzen in Betracht. Wenn diese eine gewisse Dimension erreichen, wenn sie dazu nur in der Einzahl vorhanden sind, und nicht kleinere, daneben stehende Exemplare keinen Zweifel lassen, wenn schließlich durch sekundäre Infektion sich eine Entzündung der Basis eingestellt hat, so kann das Bild allerdings recht ähnlich werden. Es unterscheidet sich aber auch noch in diesem Falle durch das stärkere Rot des entzündlichen Hofes, das Fehlen des bläulichen Farbentones und die größere Schmerzhaftigkeit. Die histologische Untersuchung wird hier immer Sicherheit bringen. Daß *chronische, aseptische Reizungen* in der Haut ähnliche Erscheinungen hervorzurufen vermögen, zeigt der erwähnte Fall nach Tätowierung mit Zinnober. Die Kenntnis dieser Möglichkeit hat insoferne eine gewisse Bedeutung, als gerade durch Tätowierung auch Tuberkelbacillen überimpft werden können und dadurch das charakteristische Krankheitsbild der Tuberculosis verrucosa entstehen kann; solche Fälle sind von A. HELLER berichtet. Auch hier ist die mikroskopische Untersuchung entscheidend.

Die Abgrenzung gegen den Lupus papillomatosus ist, wie gesagt, nicht streng, denn dieser entsteht nicht immer aus einem ulcerösen Lupus; die Tuberculosis verrucosa cutis ist zwar oft flach, kann aber auch die Oberfläche überragen. In gewissen Stadien, besonders wenn Lupusknötchen nicht leicht oder überhaupt nicht zu erkennen sind, ist die Differentialdiagnose klinisch schwierig oder unmöglich. Übrigens sieht man auch die eine Form in die andere Form übergehen (GOUGEROT), so daß Beziehungen zwischen diesen beiden, wie schon erwähnt, bestehen (VIGNOLO-LUTATI). Es ist kein großes Unglück, wenn gelegentlich Verwechslungen erfolgen, da beide auf unsere Therapie gleich gut reagieren. Gewisse Ähnlichkeiten bestehen auch mit der a. a. O. abgehandelten Tuberculosis fungosa serpiginosa und verrucosa lymphangiectatica.

Wie fast allen Formen der Tuberkulose, so kann auch der verrukösen die *Syphilis* unter Umständen ähnlich werden. Kleinere serpiginöse Tertiärsyphilide mit Neigung zur papillomatösen Wucherung können einmal eine Plaque von Tuberculosis verrucosa vortäuschen, besonders da das Plasmom bei Lues nicht immer so stark ausgebildet sein muß, daß es eine Diagnose gestattet. Die Wassermannreaktion erlaubt natürlich keine Krankheitsdiagnose. Wie sehr die Lues eine Tuberculosis verrucosa cutis imitieren kann, zeigt der Fall KLINGMÜLLERS in der Iconographia dermatologica (Taf. XII) und die Fälle von H. FUCHS. Wir selbst beobachteten erst kürzlich einen ähnlichen Fall, der durch therapeutische Maßnahmen (Auskratzung, Operation, Thermokauter) schwere Verunstaltungen erlitten hatte, und immer wieder rezidivierte, bis eine bei uns durchgeführte antiluetische Kur Heilung brachte.

Von anderen infektiösen Krankheiten muß man an die tiefen, wuchernden Formen der *Trichophytie*, an *Blastomykosen* (IRVIN, VAN RHEE, ALDERSON), *Sporotrichose* (PETGES, PAUTRIER et GLASER) und andere seltene Mykosen denken. Diese Diagnosen können natürlich nur durch bakteriologische, mikroskopische oder kulturelle Untersuchungen, allerdings nicht aus den obersten Schichten (GANS und DRESEL), gestellt werden. Beim *Lichen planus* gibt es verruköse Plaques, die zur Täuschung Anlaß geben könnten, wenn sie nicht meist nur am Unterschenkel in der Mehrzahl und mit anderen sicheren Lichenelementen zusammen vorkämen.

Immer noch zu wenig bekannt scheint die Tatsache zu sein, daß nach chronischem *Jod*- und besonders nach *Bromgebrauch* papillomatöse und verruköse Plaques entstehen können, die der verrukösen und auch der fungösen Tuberkulose gleichen. Jedenfalls werden diese Erkrankungen meist im Anfang falsch diagnostiziert. LEWANDOWSKY erwähnt einen solchen Fall von tubero-papillomatöser Bromdermatitis, der lange Zeit in einer Anstalt für Epileptiker als Tuberkulose chirurgisch und chemisch ohne Erfolg behandelt worden war und nach Bromentziehung dann in wenigen Wochen heilte. Manchmal tritt freilich die Heilung selbst nach Aussetzen des Medikaments nur zögernd ein, so daß dieses Moment den Arzt in der Diagnose nicht irreführen darf. Klinisch läßt sich bei den papillomatösen Bromtumoren meist konstatieren, daß sie ursprünglich aus agminierten, acneähnlichen Efflorescenzen entstanden sind, wodurch ja schon eine sichere Entscheidung der Tuberkulose gegenüber gegeben ist. Auch die histologische Untersuchung kann auf den richtigen Weg führen, da wirklich tuberkelähnliche Veränderungen bei jenen Dermatosen kaum vorkommen.

4. Tuberculosis colliquativa (Scrofuloderma)[1].

Eine ausführliche Darstellung und eingehende Würdigung der kolliquativen Tuberkulose als einer besonderen Form von Hauttuberkulose finden wir in der deutschen Literatur eigentlich zuerst bei JADASSOHN. Die Auffassung, daß es sich bei diesen Erkrankungen immer nur um sekundäre Tuberkulosen der Haut handle, die durch Verschmelzung der Haut mit darunterliegenden tuberkulösen Organen verursacht seien, hatte sie dem Interesse der Dermatologen etwas entzogen. Ganz anders war es in der französischen Literatur, wo diese Formen früh als „Gommes scrophuleuses“ oder „tuberculeuses“ (ALIBERT, BAZIN) Beachtung fanden. JADASSOHN hat dann den Namen „Tuberculosis colliquativa“ eingeführt, der — weil allen modernen Anforderungen entsprechend — noch vor den an sich ganz charakteristischen französischen Bezeichnungen und dem „Scrophuloderma“ der älteren deutschen Autoren den Vorzug verdient.

Symptome. Die Tuberculosis colliquativa beginnt in den primären Fällen — obwohl sie viel seltener sind als die sekundären, muß man für die Beschreibung der Einfachheit wegen von diesen ausgehen — mit einem derben Knötchen von annähernd kugeliger Gestalt, das sich in der Subcutis oder in den tieferen Schichten der Cutis entwickelt. Man hat dieser Lokalisation entsprechend eine Einteilung in 2 Formen vorgenommen, die aber wegen der vielen Übergänge wenig Zweck hat. Auch suprafascial und subfascial können sie beginnen, also

[1] Suppurative tubercul. lymphangiectasis (HALLOPEAU und GOUPIL), Tuberculosis cutis serpiginosa ulcerativa, Lymphangitis tuberculosa cutanea (BESNIER, LEJARS), Scrophuloderma tubero-ulcerosum.

noch tiefer sitzen, ihr Wachstum gegen die Haut dauert dann selbstredend noch länger, es ist aber unnötig, deshalb 4 Arten anzunehmen, wie dies MICHELSON mit den französischen Autoren tut. Die Veränderung ist anfangs nur bei der Palpation zu konstatieren. Bei tiefem Sitz des Knötchens kann die Haut darüber von normaler Farbe und frei verschieblich sein. Beginnt es in der Cutis selbst, so ist auch bald eine blaß- oder bläulichrote Verfärbung der Haut zu sehen. In verschieden raschem Tempo — Tagen oder Wochen — vergrößert sich das Knötchen durch gleichmäßige, peripherische Ausdehnung, verwächst nun auch bei subcutanem Beginn mit der Oberfläche, die es schließlich flach halbkugelförmig nach außen vorwölben kann. Die Färbung der Haut wird dabei intensiver bläulichrot, bei Glasdruck tritt manchmal ein diffus bräunlicher Ton hervor, doch werden keine Lupusflecke sichtbar. Bei der vollentwickelten Läsion ist nun auch schon klinisch immer das Symptom zu konstatieren, welches der Krankheit den Namen gegeben hat, *die Erweichung* in großem Umfange. Man fühlt auf der Höhe des Knotens deutliche Fluktuation. Doch entspricht diese noch nicht immer einer völligen Verflüssigung. Inzidiert man in diesem Stadium, so kann man zuweilen nur einige wenige Tropfen seröser oder blutig-seröser Flüssigkeit herausbekommen, während das übrige weiche Gewebe sich erst mit dem scharfen Löffel entfernen läßt, wie bei manchen oben erwähnten Tumorformen des Lupus. Überläßt man die Erkrankung sich selber, so verdünnt sich die Haut auf der Kuppe des Knotens immer mehr; es kann dann das Zentrum durch den durchscheinenden Eiter pustelähnlich aussehen. Schließlich zerreißt die Hautdecke unter einem leichten äußeren Trauma oder dem Druck von innen. Es entleert sich eine zähe, eitrige, häufig mit Blut vermischte Masse, seltener mehr seröse Flüssigkeit, mit Bröckeln und Fetzen von nekrotischem Gewebe. Durch die unregelmäßig geformte Perforationsöffnung dringt man mit der Sonde nach allen Seiten weit unter die bläulich-rote Haut. Je größer die Perforationsstelle wird, desto mehr bekommt das Ganze den Charakter eines Geschwürs

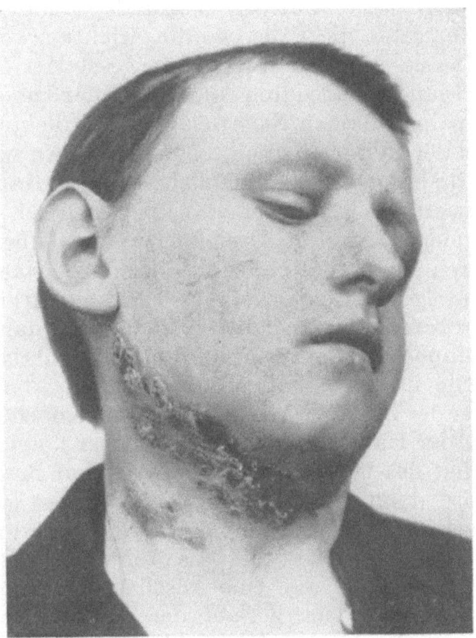

Abb. 77. Tuberculosis colliquativa am Halse mit konsekutiver Entwicklung eines Lupus.

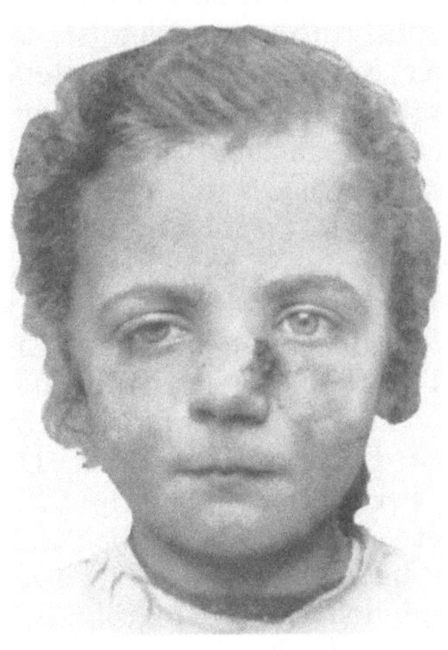

Abb. 78. Tuberculosis colliquativa. (Sammlung der Berner Klinik.)

mit bläulichen, schlaffen, unterminierten Rändern und unregelmäßigem, gelbweißlich belegtem oder granulierendem Grund. Krustenbildung durch eingetrocknetes Sekret oder pilzförmige Granulationswucherungen von der Geschwürsfläche ausgehend, können dieses Bild variieren (Gougerot und Lévy). Entstehen mehrere solche „kalte Abscesse" nebeneinander, so können ihre Höhlen durch mehr oder weniger breite Gänge und Kanäle unter der Haut miteinander kommunizieren, oder es entstehen durch Einschmelzung der Haut größere Geschwürsflächen, zuweilen auch in serpiginöser Anordnung, wobei die ältesten Affekte abheilen, neue Knoten und Ulcerationen an der Peripherie entstehen und so ausgedehnte Partien des Körpers befallen. Aber auch isolierte Knoten treten zuweilen in der Umgebung auf (Scherber, Saphier).

Von dieser Form des primären tuberkulösen Hautgumma, wie es etwa durch Verschleppung von Tuberkelbacillen auf dem Blutwege zustande kommen mag, unterscheiden sich klinisch am wenigsten die Fälle, wo die Affektion von erkrankten Lymphgefäßen ausgeht. Ja, sie stimmt mit der eben geschilderten Form ganz überein, sofern nicht der Ausgangspunkt durch Anordnung der Herde in einer bestimmten Linie oder durch palpatorischen Nachweis eines verdickten Lymphstranges kenntlich ist. Auch bei der Lymphangitis tuberculosa haben wir in der Subcutis derbe, knotenartige Bildungen, die allmählich mit der Haut verwachsen, perforieren und zu Geschwüren sich umwandeln. Wie wir gesehen haben, ist ein derartiger Verlauf besonders häufig im Anschluß an eine Tuberculosis verrucosa im Gebiet der oberen Extremitäten zu beobachten. Nach Hallopeau und Goupil kommen infolge der tuberkulösen Erkrankung in einzelnen Fällen Erweiterungen der größeren Lymphgefäße zustande, die dann zu einer reichlichen Entleerung von Lymphe aus der Perforationsöffnung führen. Auch Jadassohn hat diese Erscheinung in einem Falle beobachtet.

Tuberkulöse Erkrankungen der unter der Haut gelegenen Drüsen und Knochen können lange Zeit ohne Mitbeteiligung der Haut bestehen. Häufig aber kommt es zur Fixierung der Haut, Übergreifen des tuberkulösen Prozesses auf diese und Perforation. Die Absceßhöhle wird dann von dem erkrankten Organ gebildet. Manchmal aber bahnt sich der Eiter nur einen schmalen Weg durch die Haut nach außen: Es bildet sich eine Fistel. Unna faßt diese als „röhrenförmiges Scrophuloderm" oder „röhrenförmiges Geschwür" auf, eine Anschauung, gegen die theoretisch nichts einzuwenden ist. Von dem Verlauf der tuberkulösen Organerkrankung hängt im allgemeinen die fernere Entwicklung des Hautleidens ab. Manchmal kann aber dieses auch nach Heilung der Drüsen- oder Knochenaffektion selbständig weiterbestehen. Nicht selten aber heilen Organ und Haut nach der Perforation von selber ab.

Die Neigung zu spontaner Heilung ist überhaupt den Scrophulodermen eigentümlich und die Art der Narbenbildung hat etwas Charakteristisches. Durch rasche Überhäutung der Geschwürsflächen, selbst Absceßhöhlen, bei partiellem Fortschreiten der Ulceration bekommen die Narben ein unregelmäßiges Aussehen. Sie sind uneben, teilweise auch keloidartig; Brücken von gesunder Haut führen über Narbenflächen. Derartige Bildungen entstehen durch Epithelialisierung unterminierender Gänge zwischen zwei Geschwüren. Aber auch manche Narbenstränge lassen sich mit einer Nadel von der Unterlage abheben. Häufig sind dann in diesen Hautpartien große Narbencomedonen vorhanden. Außerdem finden wir größere und kleinere zipfelartige Gebilde, die in die Höhe ragen oder zottenartig herabhängen (Zipfelnarben Langs), Hautduplikaturen und oft recht dicke Wülste. Mit der Natur dieser Anhängsel hat sich Friedmann auf Anregung Jadassohns näher befaßt. Sowohl die Brücken als auch die freien Anhängsel, welche er „Fibromatoide" nennt, sind nicht eigentlich Narben, sondern Reste alter Haut. Die Fibromatoide entstehen

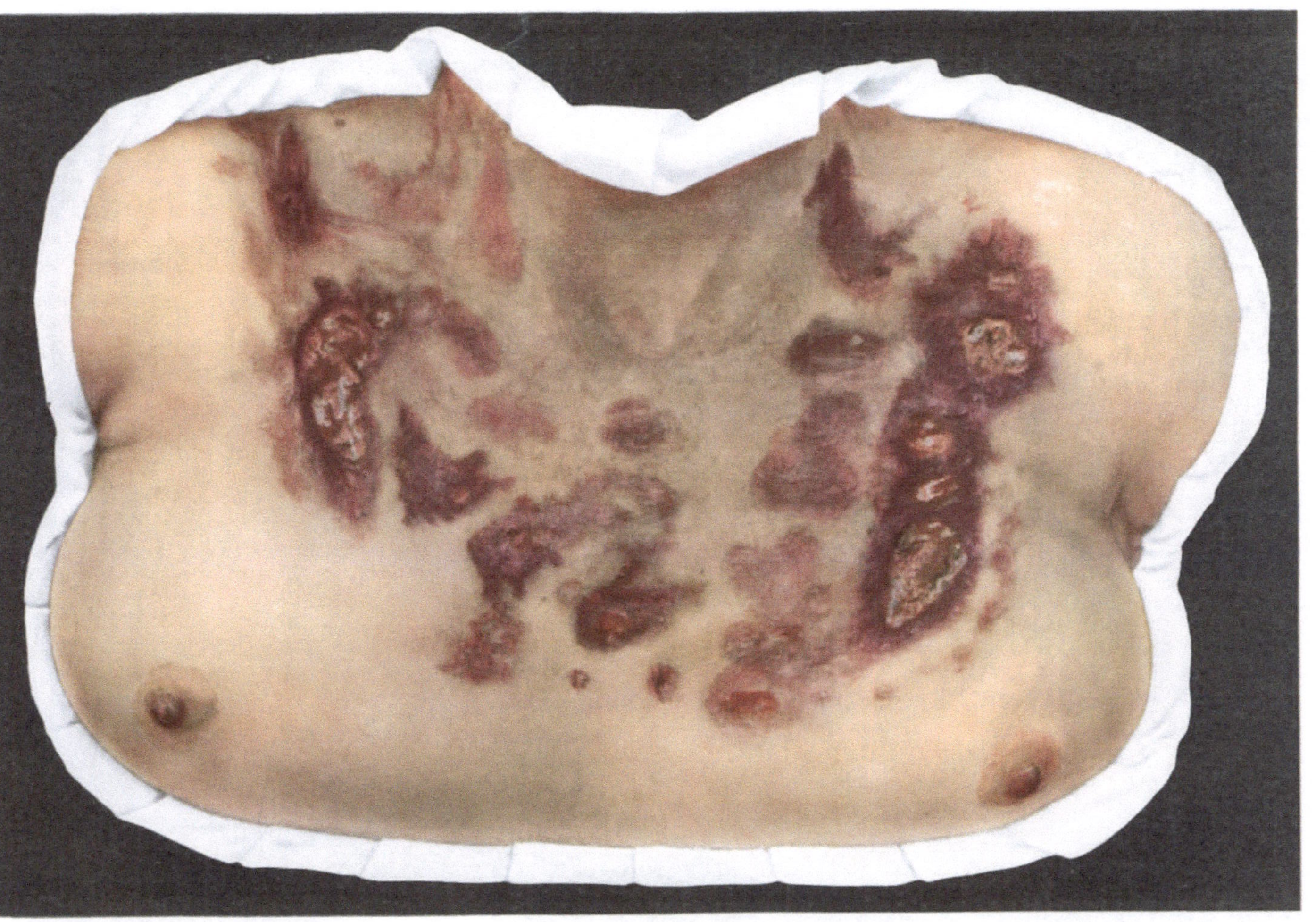

Abb. 79. Tuberculosis colliquativa. (Sammlung des Allgemeinen Krankenhauses St. Georg-Hamburg.)

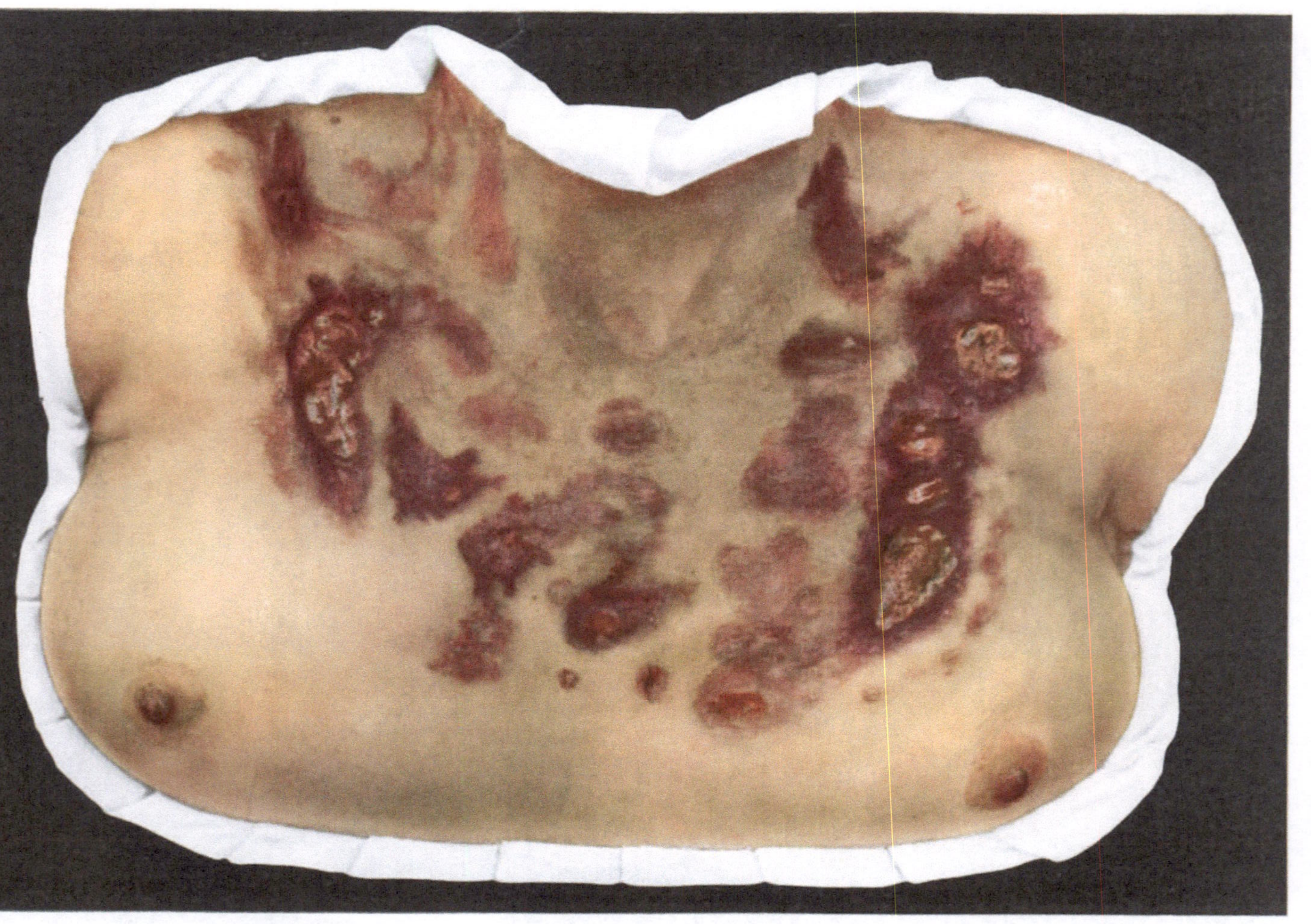

Abb. 79. Tuberculosis colliquativa. (Sammlung des Allgemeinen Krankenhauses St. Georg-Hamburg.)

Erscheinungsform, dem Auftreten bald hier bald da an den verschiedensten Körperteilen nur als hämatogen auffassen kann, wenn auch der strikte Beweis schwer zu führen ist. Gar nicht so selten sind diese Fälle in den ersten Kinderjahren, und zwar entwickelt sich die Krankheit hier unter denselben Bedingungen wie der multiple, hämatogene Lupus, also besonders nach Masern und anderen akuten Exanthemen (FEULARD, PRINGLE, MALCOLM MORRIS, TÖRÖK, HASLUND, A. KRAUS). Aber auch ohne diese kommen sie vor. So berichten LEINER und SPIELER, BÄHR, HALLEZ, PÉHU über Fälle, wo im ersten Lebensjahr disseminierte, skrofulöse Gummen als erstes Zeichen manifester Tuberkulose auftraten. Auch der Fall von CHAMTALOUP ist wohl hierher zu rechnen, bei dem von einer Circumcisionstuberkulose nach einem masernähnlichen Exanthem, multiple indurierte Herde zurückblieben, welche in Eiterung übergingen, das Kind starb. Doch ist die Prognose dieser Fälle keineswegs immer eine schlechte, ja viele von ihnen heilen auch spontan aus, was für die Beurteilung über den Wert einer eingeschlagenen Therapie von Belang ist. Warum die Aussaat auf dem Blutwege, das eine Mal in der Cutis, das andere Mal nur in der Subcutis haftet, ist eine Frage, die wir nur mit einem allgemeinen Ausdruck, wie etwa „verschiedene Disposition des Gefäßsystems“ beantworten können. Dieselbe Frage begegnet uns wieder bei der Tuberculosis indurativa und den cutanen Tuberkuliden. Wir wissen aber, daß es sich hier um etwas Allgemeines, nicht der Tuberkulose Eigentümliches handelt. Denn auf Jodkali reagiert das eine Individuum mit den ganz oberflächlichen Pusteln der Jodacne, das andere mit tief cutanen und subcutanen Knoten.

Im erwachsenen Alter sind die multiplen, embolischen Scrophuloderme etwas seltener, aber auch hier ist eine ganze Anzahl Fälle in der Literatur beschrieben (NOBL, TÖRÖK, ISAAK, SCHMIDT, LEDERMANN, SÁINZ DE AJA, R. STEIN u. a.), und jeder Kliniker wird dann und wann Gelegenheit haben, einen solchen Fall zu beobachten. Multiple Herde können auch auf lymphogenem Wege, ja auch per contiguitatem entstehen. Die Zahl ist manchmal eine außerordentlich große, es wurden 15 und mehr gezählt. Durch Konfluenz derselben kann dann eine große Fläche exulceriert erscheinen und phlegmonöses Aussehen annehmen (JADASSOHN, HUBER, SPILLMANN, DROUET und DOMBRAY, MILIAN und MARCERON, *eigene Beobachtungen,* RAMOND). Trotz der Multiplizität bacillenhaltiger Herde braucht das Allgemeinbefinden nicht besonders beeinträchtigt, der Lungenbefund nicht hochgradig zu sein; in einem Fall von HALLOPEAU und FRANÇOIS-DAINVILLE wird die Intaktheit der Lungen bei zahlreichen Knochen- und Hautabscessen besonders hervorgehoben. In anderen Fällen dagegen, z. B. dem von LAHAUSSOIS, sind die multiplen, tuberkulösen Abscesse, die in torpide Ulcerationen übergehen, nur der Ausdruck einer allgemeinen tuberkulösen Pyämie, an welcher der Patient schließlich zugrunde geht.

Die „Scrophuloderme“, von Drüsen, Lymphwegen und Knochen ausgehend, kommen zwar in jedem Lebensalter vor, sind aber im ganzen so recht eine Krankheit des kindlichen und jugendlichen Individuums, häufig zusammen mit allgemeiner Skrofulose. Nirgends richtet sich die Prognose so sehr nach dem Allgemeinzustand des Organismus wie gerade in diesen Fällen.

Die *Lokalisation* der tuberkulösen Gummen ist von ihrer Entstehung abhängig. Die hämatogenen, disseminierten können überall auftreten, haben vielleicht eine gewisse Vorliebe für die unteren Extremitäten, wie diese ja auch der nahe verwandten indurativen Tuberkulose (BAZIN) in noch viel stärkerem Maße eigen ist. Bei der Infectio per contiguitatem sind natürlich die Körperteile am stärksten betroffen, wo zu tuberkulöser Erkrankung geneigte Knochen, Lymphdrüsen, Gelenke und andere Organe (Epididymis, Mamma) nahe unter der Haut liegen. Besonders bekannt und im kindlichen Alter vielleicht am häufigsten ist die Lokalisation in der Gegend der Submaxillar- und Halslymphdrüsen. Herde von kolliquativer Tuberkulose der Schleimhäute sind nicht häufig, sie können vom Naseninnern her zur Perforation nach unten führen, z. B. an der Grenze der knöchernen und knorpeligen Nase, auch am harten Gaumen wurden sie gelegentlich beobachtet. An der Zunge ist die Affektion mehrfach beschrieben (MIYHARA, MOUISSET, GATÉ und LAFFALT); sie beginnt daselbst mit einem derben, tiefsitzenden Knoten, welcher dann perforiert und entweder zur Geschwürsbildung führt oder auch hier einer Ausheilung leicht zugänglich ist. Meist ist eine schwerere Lungentuberkulose die Ursache der Erkrankung, und so ist es leicht erklärlich, daß sehr häufig daneben typische Ulcera tuberculosa auftreten, welche die Prognose dann wesentlich verschlechtern. Tuberkulöse Gummen der Zunge sind meist in der Einzahl vertreten, selten multipel. Auch an der Wangenschleimhaut ist eine solche Erkrankung bekannt. Diese Lokalisation könnte zu schweren diagnostischen Irrtümern Anlaß geben.

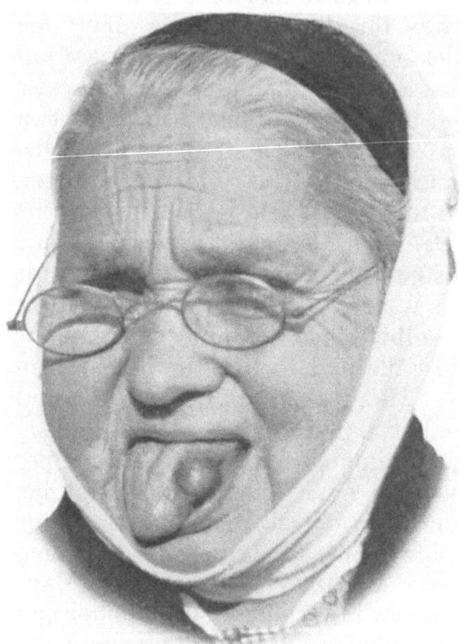

Abb. 80. Tuberculosis colliquativa der Zunge. (Sammlung der Berner Klinik.)

Im allgemeinen macht die kolliquative Tuberkulose wenig Beschwerden und zeigt große spontane Heiltendenz wie sie auch unseren therapeutischen Maßnahmen sehr zugänglich ist. Natürlich bedingt das Grundleiden in hohem Maße die *Prognose*. Der Prozeß kann schon während der Entwicklung besonders unter entsprechender Behandlung zur Rückbildung ohne Perforation kommen, wobei die Oberfläche leicht eingezogen erscheint, meist erfolgt aber die Erweichung und Geschwürsbildung. So gutartig die meisten Fälle sind, so sehen wir doch nicht so selten Rezidive resp. Entstehen neuer Knoten oder, wie schon erwähnt, Ausbreitung nach Fläche und auch Tiefe, deren Folgen dann Mutilationen sein können.

In der Umgebung einer Tuberculosis colliquativa und auch in Narben nach solcher entstehen nicht zu selten Lupusknötchen, doch auch Tuberculosis verrucosa cutis ist beobachtet (HARTTUNG). Nebenbei können wir verschiedene Arten von Tuberkuliden sehen, papulonekrotische Eruptionen, Tuberculosis lichenoides und indurativa usw.

Histologie. Die Histologie der kolliquativen Tuberkulose ist ziemlich einfach. Wahrscheinlich beginnt die Läsion mit einem Tuberkelknötchen; aber in diesem Stadium bekommen wir sie höchstens einmal zufällig zur Untersuchung (WENDE). Auch kleine Knoten, die sich klinisch als ganz derbe, solide Gebilde anfühlen, zeigen mikroskopisch immer schon mehr oder weniger ausgedehnte Erweichung. UNNA hat hier zwischen der trockenen und der feuchten Nekrose unterschieden, deren Zustandekommen er von dem Gefäßreichtum des Herdes abhängig macht; aber die eigentliche trockene Nekrose, als echte Verkäsung, ist doch gegenüber Mischformen und reiner Verflüssigung ziemlich selten. JADASSOHN hat darauf aufmerksam gemacht, daß auch bei guter Schnitttechnik das leukocytenhaltige Zentrum immer größere Lücken aufweist, die nur durch ausgefallene Flüssigkeit zu erklären sind. Die Zellen, die hier angesammelt sind, bestehen zum größten Teil aus degenerierten polynukleären Leukocyten mit sehr reichlichem Kerndetritus. Es folgt dann nach außen die eigentliche Schicht tuberkulösen Gewebes. Nur sind die dem erweichten Zentrum zunächst liegenden Zellagen häufig schon nekrotisiert. Die übrige Masse dieser Schicht bilden epitheloide Zellen und Riesenzellen von typischer Gestalt in wechselnder Anzahl. Weiter nach außen haben wir Lymphocyten und meist nicht sehr reichliche Plasmazellen. Diese sind auch hier wieder besonders im Bereich der Gefäße in der Umgebung zu finden. Zahlreiche zum Teil auch neugebildete

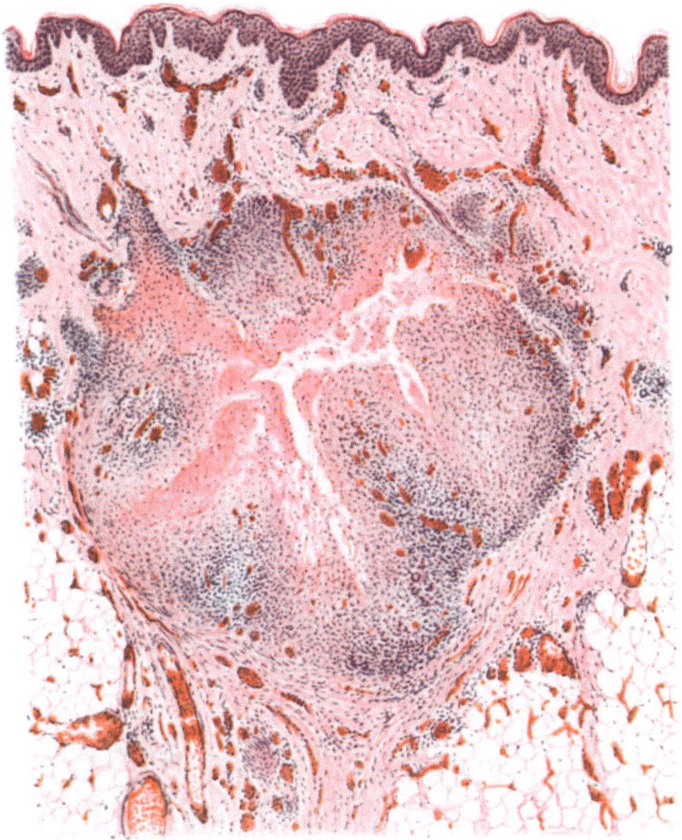

Abb. 81. Tuberculosis colliquativa. (Hämalaun-Eosin.) Vergr. 24. In der Tiefe der Cutis sitzender Epitheloidzellenknoten mit Erweichung im Zentrum. Gefäße in der Umgebung stark gefüllt. (Aus KYRLE: Histobiologie der Haut.)

Gefäße umgeben den Herd, mit deren Hilfe wohl auch der Detritus, falls Perforation nicht erfolgt, aufgesaugt wird, während junges Bindegewebe in den Krankheitsherd hineinwuchert und dadurch zur narbigen Ausheilung führt.

Kollagen und normale elastische Fasern fehlen im Herde wie beim Lupus und anderen Tuberkulosen, doch sind Reste und Trümmer von elastischer Substanz hie und da in den verschiedenen Schichten noch zu entdecken. JADASSOHN hat zuweilen auch reichlichere Mengen elastischer Fasern inmitten nekrotischer Partien konserviert gefunden. Die Abgrenzung des auf Schnitten meist kreisförmigen Herdes gegen das Cutisgewebe ist nicht immer scharf, manchmal aber sehr deutlich durch kapselartig verdickte Bindegewebszüge hergestellt.

Gefäße, die man als Ausgangspunkt der Läsion ansprechen könnte, sind im zerfallenen Zentrum fast nie zu finden. Unna meint, daß die ursprünglich hier vorhanden gewesenen Lymphgefäße zugrunde gegangen seien, und hat auch auf Serienschnitten größere Lymphgefäße in der Richtung auf die Mitte des Herdes zu verfolgt. Jedenfalls ist der histologische Nachweis der Pathogenese bisher nicht gelungen.

Das Epithel ist über tief gelegenen Herden meist ganz unverändert und wird durch einen Streifen normalen Bindegewebes vom Knoten getrennt. Wächst

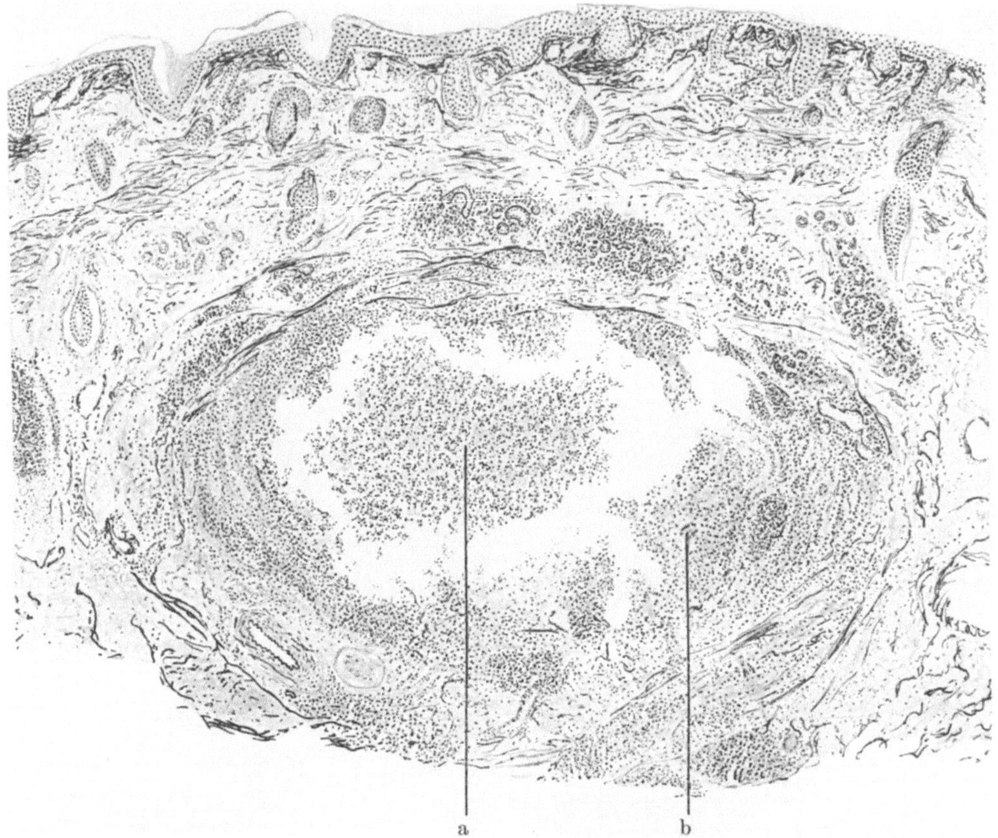

Abb. 82. Tuberculosis colliquativa.
a erweichtes Zentrum mit Leukocyten und Detritus. b Zone der Epitheloiden und Riesenzellen.

die Läsion gegen die Oberfläche, so wird es in der Mitte abgeflacht, kann aber am Rand sekundäre Wucherungen zeigen; diese sind nach Zielers Untersuchung nur eine vorübergehende Erscheinung. Die eingeschlossenen elastischen Fasern und die Epithelwucherungen werden allmählich an die Oberfläche gedrängt und abgestoßen. Sie sind also nicht als Zeichen eines destruierenden Wachstums anzusehen. Nach der Perforation wächst das Epithel häufig vom Rande nach innen. Excidiert man nun ein Stückchen von den bläulichroten, unterminierten Hautlappen, die den Rand eines nach Perforation entstandenen skrofulösen Geschwürs bilden, so sieht man sie auf beiden Seiten von Epithel bekleidet. Auf der nach außen gerichteten Fläche hat dieses noch eine Andeutung der normalen Struktur und Zapfenbildung, auf der inneren Fläche ist es ganz platt. Zwischen diesen Epithellagen liegt ein Gewebe, das sich als ein dichtes Infiltrat, manchmal ganz überwiegend aus Plasmazellen, darstellt. Riesenzellen sind darin unregelmäßig eingestreut, ein typischer Aufbau von Tuberkeln ist selten zu sehen. In manchen Fällen fehlt aber jede Andeutung von tuberkulöser Struktur, das Infiltrat ist vielmehr ganz unspezifisch nach Art einer banalen, chronisch-entzündlichen Gewebsreaktion fast nur aus Lymphocyten zusammengesetzt (Abb. 83). Daß das von außen eingewachsene Epithel die ganze Absceßhöhle auskleiden kann, hat JADDASSOHN beschrieben. Er hat aber auch ähnliche Bilder ohne nachweisbare Perforation gesehen und läßt daher die Möglichkeit offen, daß entweder Epithelwucherungen in der Tiefe derartige Bildungen erzeugen können, oder daß früher schon einmal eine Perforation stattgefunden hatte. LEWANDOWSKY hat bei einem Fall, wo er ein ganz kleines Knötchen

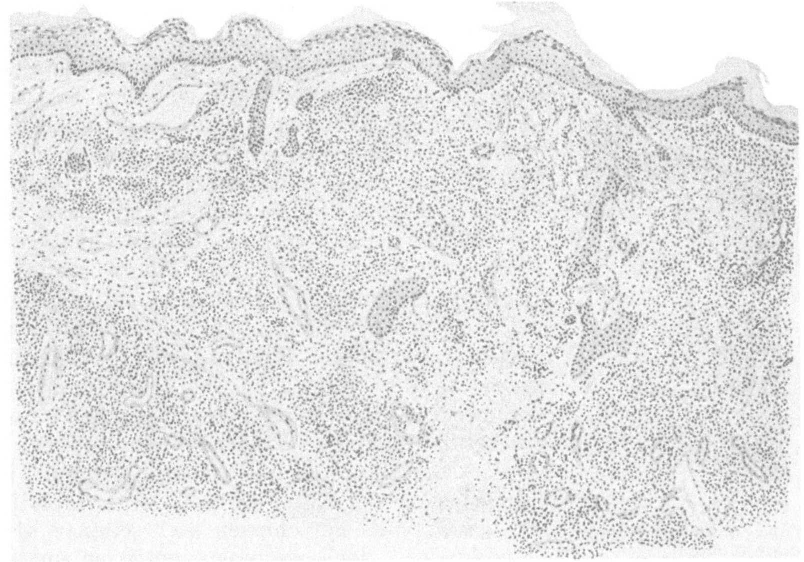

Abb. 83. Gewebe vom Geschwürsrande eines Skrofuloderms. Unspezifische Gewebsreaktion.

in der Subcutis zur Untersuchung bekam, ebenfalls eine teilweise Epithelumkleidung dieses Herdes beobachtet; und doch war in diesem Falle eine vorhergehende Perforation ausgeschlossen, da das Knötchen erst während des Aufenthaltes im Krankenhause entstanden war, und die ganze Cutis und das Epithel darüber intakt waren. Dies würde für die erste Möglichkeit sprechen, wobei das Epithel von den Anhangsgebilden der Haut stammen könnte. Ein ähnlicher von mir in einer sorgfältigen Serie untersuchter Fall ließ mich aber doch ganz in der Nähe einen älteren kleinen Herd entdecken, so daß ich die zweite Entstehungsart von einer kleinen Perforationsöffnung angenommen habe. Jedenfalls ist sie die weitaus häufigere.

In der Umgebung des erweichten Herdes findet man öfter einzelne Tuberkel. JADASSOHN beschreibt ferner Veränderungen an den Gefäßen der Nachbarschaft, Intimawucherungen an den Venen bis zur Obliteration, Lymphocytenansammlung und manchmal auch Tuberkel in Lymphgefäßen, die Arterien bleiben meist frei.

Tuberkelbacillen werden meist nur spärlich gefunden, am ehesten noch in der nekrotisierenden Zellenschicht nach außen vom erweichten Zentrum, mikroskopisch oft leichter als im Ausstrich, selbst mit Zuhilfenahme des Anreicherungverfahrens (JADDASSOHN). Dagegen geht der Tierversuch oft positiv an, auch durch Züchtung sind häufig Tuberkelbacillen nachzuweisen. Die Tuberkulinreaktion ist meist hoch positiv. Die Angaben LEISTIKOWS, daß pyogene Kokken im Absceßinhalt vorhanden seien und bei der Erweichung als ursächliches Moment mit in Betracht kämen, hat schon JADASSOHN mit Recht zurückgewiesen.

Diagnose. Bei der Differentialdiagnose der kolliquativen Hauttuberkulose begegnen wir, wie es der Name „tuberkulöses Gumma" schon erwarten läßt, zunächst wieder der *Syphilis*. Die klinische Unterscheidung von dem syphilitischen Gumma — nach der deutschen Nomenklatur eigentlich allein mit Recht als „Gumma" zu bezeichnen — gehört unter Umständen zu dem Allerschwierigsten der dermatologischen Diagnostik, ja ist in manchen Fällen einfach unmöglich. Das typische, luetische Gumma zeichnet sich allerdings durch größere Derbheit des Randinfiltrates aus, durch raschere Erweichung und nach Perforation durch die kreisrunde, kraterförmige Öffnung. Das zentrale Ulcus ist tiefer, „wie mit dem Locheisen geschlagen", die Wände sind steil, selten unterminiert, der Grund ist mit nekrotischen Massen belegt. Die Narbe ist oberflächlicher, glatter und regelmäßiger geformt. Auch die Schmerzhaftigkeit schon beim Beginn, besonders auf Druck, ist im allgemeinen bei Lues größer als bei den meist ziemlich indolenten, tuberkulösen Knoten. Bei sekundärer Erkrankung der Haut von den Knochen aus ist der periostitische Wall beim luetischen Gumma stärker ausgeprägt, manche Lokalisationen besonders charakteristisch (Schädel, Sternum, Tibia). Der Ausgang der Affektion von den Lymphdrüsen ist bei Syphilis entschieden viel seltener als bei Tuberkulose, doch kommen entgegen manchen älteren Lehren Lymphadenitiden auch bei tertiärer Lues vor. Aber so gut alle diese Merkmale, wenn sie in der Gesamtheit vorhanden sind, einen Fall nach der einen oder anderen Richtung kennzeichnen können, so unklar wird alles durch die zahlreichen klinischen Übergänge, die hier existieren. Auch die histologische Untersuchung ist oft nicht imstande, die Zweifel zu beseitigen, auch sie arbeitet nicht mit absoluten Werten. Für Lues spricht größerer Reichtum an Plasmazellen, besonders wenn sie die Gefäße mantelartig umgeben. Armut an gut ausgebildeten Riesenzellen und Erkrankung der Gefäßwände. Nach H. GEBER ist ein konstanter Befund des luetischen Gummas die Phlebitis obliterans, von welcher das ganze im Bereich der Läsion liegende Venennetz befallen ist. Aber alles dieses kommt auch bei Tuberkulose vor, und maßgebend sind dann wieder nur die Ergebnisse der bakteriologisch-serologischen Untersuchung und der Erfolg der Therapie.

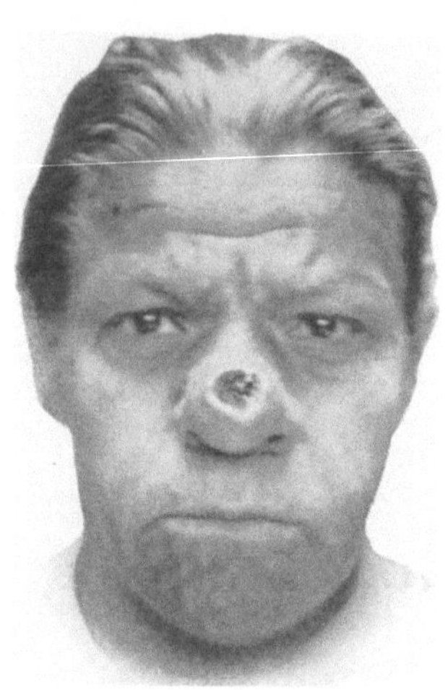

Abb. 84. Tuberculosis colliquativa („Gomme tuberculeuse", syphilisähnlich). (Sammlung der Berner Klinik.)

Durch bakteriologische Untersuchung hat man auch die Tatsache feststellen können, daß außer dem Tuberkelbacillus mehrere andere Bakterienarten, besonders die pyogenen, das Bild der „kalten Abscesse" hervorrufen können. So hat GOUGEROT, der besonders auf diese Verwechslungsmöglichkeit mit Tuberkulose aufmerksam gemacht hat, solche Erscheinungen durch Staphylokokken, Streptokokken, Pseudodiphtherie- und Kolibacillen entstehen sehen, ebenso MILIAN. Beginnende Läsionen pustulösen Charakters neben dem kalten Absceß sind für diese Diagnose von Bedeutung. Aber wichtiger als diese bakteriellen sind die mykotischen Infektionen, und hier allen voran die *Sporotrichose*.

Die außerordentliche klinische Ähnlichkeit des sporotrichotischen Gumma mit dem syphilitischen und tuberkulösen lassen es ja begreiflich erscheinen, daß diese Krankheit so lange unerkannt blieb, und daß der einzelne Fall bald zur Tuberkulose, bald zur Lues gerechnet wurde, wobei der letztere Irrtum noch durch die Heilwirkung des Jodkali gefördert wurde. Die Verwertung der SABOURAUDschen Methoden der Pilzzüchtung hat diese Krankheit entdecken helfen — das Hauptverdienst gebührt auch hier wieder neben DE BEURMANN GOUGEROT — und noch heute können nur die Kultivierung, die Agglutination und evtl. die Sporotrichin-Cutireaktion uns zu einer sicheren Diagnose führen. Alle klinischen und histologischen Unterschiede sind schwankend. Besonders tuberkuloseähnlich sind die strangförmigen Lymphangitiden mit perforierenden Knoten. Im allgemeinen aber macht die Erkrankung in kürzerer Zeit größere Fortschritte als die Tuberkulose. Bei dem perforierten Knoten der Sporotrichose ist nach DE BEURMANN die Erweichung oberflächlicher und weniger vollständig als beim Scrophuloderm. Sie nimmt nur einen kleinen Bezirk im Zentrum ein, um den herum ein breiter indurierter Wall bestehen bleibt. Oft finden wir multiple feinste Fistelöffnungen. Der Eiter ist mehr schleimig und fadenziehend als bei Tuberkulose. Die Narben sind kleiner, von einem viel breiteren, violetten oder pigmentierten Hof umgeben. Daß alle diese Charakteristica nicht absolut verläßlich sind, beweist eine Beobachtung von MILIAN und MARCERON, welche wieder die Beschränkung der Absceßbildung auf die Subcutis als charakteristisch für die Sporotrichose ansehen wollen. Histologisch ist das typische sporotrichotische Gumma durch den Aufbau aus drei Zonen charakterisiert, von außen nach innen: 1. Lymphocyten und Plasmazellen, 2. Epitheloide und Riesenzellen, 3. Polynucleäre und Makrophagen. Besonders das Zentrum unterscheidet sich von der kolliquativen Tuberkulose durch das Fehlen jeder *massigen* Nekrose, diese tritt oft strichförmig auf, ihre Unvollständigkeit gibt sich auch durch das Vorkommen normaler Zellen neben nekrotischen zu erkennen. Die Leukocyten sind besser erhalten, vielfach auch noch Reste von Bindegewebe und elastischen Fasern vorhanden. Aber das Bild ist keineswegs immer typisch und kann in vielen Fällen durchaus „tuberkuloid“ werden. Die definitive Entscheidung bringt in solchen Fällen nur der Tierversuch, resp. die Züchtung (NICOLAS, GATÉ und Mitarbeiter). In noch ausschließlicherem Sinne als für die Sporotrichose gilt das vom alleinigen Wert der Kulturmethoden Gesagte für die selteneren Mykosen (Hemisporose, Diskomykose usw.), zumal die Fälle bisher so vereinzelt sind, daß von einer klinischen Diagnose überhaupt noch nicht die Rede sein kann.

5. Tumorartige Hauttuberkulose.

Wenn wir eine Gruppe der tumorartigen Hauttuberkulose herausnehmen, so sehen wir so recht die Unzulänglichkeit unserer Bezeichnungen. Diese Form reicht mit ihren Ausläufern bis in den Lupus vulgaris, der bei momentan nicht nachweisbaren Lupusknötchen, z. B. am Ohrläppchen als geschwulstartig imponieren kann, bis wieder ein charakteristisches Knötchen auftritt, über die Tuberculosis verrucosa cutis, zur Tuberculosis colliquativa und fungosa (RIEHL) und geht schließlich bis zu den sog. Sarkoidformen. Schon daraus ist zu ersehen, daß die auf Grund des klinischen Bildes zusammengefaßten Formen verschiedenen Gruppen angehören und vielfach Übergänge vorhanden sind, wofür jüngst auch G. RIEHL jun. Beweise erbrachte.

Wir können mit JADASSOHN zwei davon unterscheiden: die *lokalisierten* und die *disseminierten* tumorartigen Tuberkulosen. Von ersteren seien zunächst zwei Krankheitsbilder angeführt, bei denen schon der Name besagt, daß sie Übergangsformen darstellen; beide haben allerdings mit der RIEHLschen Tuberculosis fungosa wenig Gemeinsames. Wir verdanken ihre Kenntnis JADASSOHN, und sie haben Beziehungen sowohl zum Lupus papillomatosus wie auch zur Tuberculosis verrucosa. Die *Tuberculosis fungosa serpiginosa* wurde bei älteren Leuten beobachtet. Sie unterscheidet sich von der Tuberculosis verrucosa durch das Fehlen der Hornbildung, die hier ganz durch papillomatöse Wucherung ersetzt wird. Die Ähnlichkeit besteht in der Form der Plaques, der Art des Fortschreitens und der zentralen Abheilung. Nur vollzieht sich diese Entwicklung rascher als bei der Tuberculosis verrucosa und die Dimensionen der einzelnen Plaques werden viel größer als bei jener. Doch stellen Beobachtungen, wie sie von französischen Autoren als ,,*Tuberculose verruqueuse centrifuge*" geschildert werden, hier den Übergang her. Die Affektion wird also charakterisiert durch einen breiten, wallartigen, scharf abgesetzten, blauroten Saum von papillomatöser Oberfläche, serpiginöse Ränder und ein narbiges Zentrum, in dem oft kolloide Degeneration in Form der bekannten kleinen gelbbraunen Flecke bemerkbar ist. Die Gutartigkeit dieser Form spricht sich schon in der Neigung zur spontanen Heilung aus, die durch geeignete, auch wenig eingreifende Behandlung leicht zu erhöhen ist. Fehlen von Lupusknötchen, resp. der Erweichung und Ulceration scheiden sie von Lupus vulgaris und der Tuberculosis colliquativa.

Der Sitz der Affektion scheint hauptsächlich der Handrücken und Vorderarm zu sein (ARNDT, ÜBERSCHÄR), doch kommen auch andere Lokalisationen vor (H. HOFFMANN). Bei der HYDESCHEN *Tuberculosis cutis serpiginosa ulcerativa* sehen wir auch Geschwürsbildung durch erweichende Knoten bei serpiginösem Fortschreiten (HUDELO, RICHON und CAILLIAU, LEWANDOWSKY, GOTTRON, RIEHL jun.). VON DER PORTENS Fall zeichnet sich durch seine große Ausdehnung aus. Bei RICHTERS Beobachtungen handelt es sich um sehr junge Personen, wir würden auch LÖHES Fall hierher zählen.

Die zweite, der Tuberculosis verrucosa cutis noch näherstehende Form, ist die *Tuberculosis verrucosa fungosa lymphangiectatica* (DOUTRELEPONT, W. PICK, LEWANDOWSKY). Zwar ist auch hier die Verhornungsanomalie nicht sehr stark hervortretend. Dagegen gemahnt die Derbheit der Geschwulst, der livide Rand und die zerklüftete, rauhe Oberfläche an Tuberculosis verrucosa. Im histologischen Bilde zeigen sich neben nicht sehr typischen tuberkulösen Infiltraten lymphangiomähnliche Bildungen und Fibrome. Die beiden letzteren sind ja auch der gewöhnlichen Tuberculosis verrucosa nicht fremd, nur nicht in der Intensität entwickelt, die dieser abweichenden Form ihr eigentümliches Gepräge gibt. Auch Neubildung und Ektasie von Blutgefäßen finden wir, wie schon erwähnt, bei Hauttuberkulose (Lupus) nicht selten, ebenso bei knotenartiger Tuberkulose, wie solche besonders am Ohrläppchen vorkommt, wo HAUG in einem Falle in der Umgebung des spezifischen Infiltrates angiokavernöses Gewebe beschrieben hat.

Groß ist die Gefahr der Verwechslung dieser und mancher anderer hierher gehöriger Formen mit spätluetischen Affekten. LEWANDOWSKY hat bei einer tertiären Lues eine Plaque am Oberschenkel gesehen, die mit der Tuberculosis verrucosa fungosa lymphangiectatica äußerlich absolut identisch war, so daß eine klinische Diagnose nicht gestellt werden konnte. Histologisch fand sich auch hier dasselbe Gemisch von Lymphangiom- und Fibrombildung, doch erinnerte die Beschaffenheit des Infiltrates, das ganz überwiegend aus Plasmazellen bestand, und stark hervortretende Gefäßveränderungen bei Fehlen tuberkuloider Struktur viel mehr an Lues, ein Verdacht, welchen der Erfolg der antiluetischen Behandlung bestätigte.

Anschließend seien noch die *fibromatoiden* und *polypösen* Formen (CIVATTE und FAVRE) erwähnt, sie kommen sowohl an der Schleimhaut des Kehlkopfes

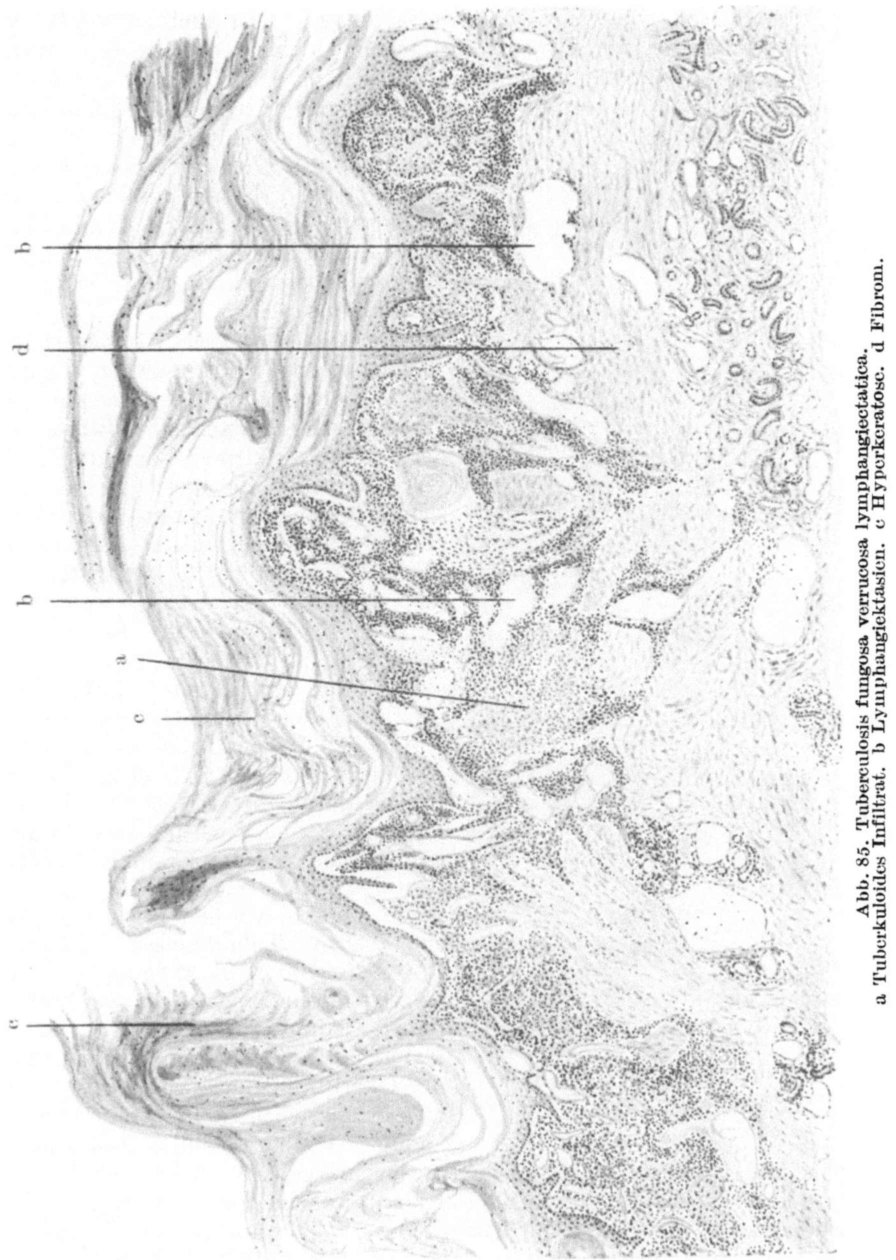

Abb. 85. Tuberculosis fungosa verrucosa lymphangiectatica. a Tuberkuloides Infiltrat. b Lymphangiektasien. c Hyperkeratose. d Fibrom.

und der Nase, als auch in der Gegend des Genitales und des Anus vor, mit Elephantiasis kombiniert. Für die Entstehung dieser Affekte wird wohl die Ansicht PALTAUFs die richtige sein, daß es sich um tuberkulöse Formen handle, bei denen es infolge Reizung durch Sekret, Reibung usw., vielleicht auch sekundäre Infektionen zu starker Bindegewebsentwicklung und papillärer Wucherung gekommen ist, und nicht um tuberkulöse Infektion präexistenter Bildungen.

Einen Übergang zur nächsten Gruppe bilden die papillomatösen tumorartigen Tuberkulosen, wie wir sie ad anum (Richter), aber auch auf der Zunge beobachten, wobei sich am Dorsum linguae eine kleinere oder größere, nicht allzu derbe, meist nicht tief gelegene Geschwulst entwickelt hat, deren Oberfläche oft kleine Knötchen aufgesetzt sind, und an deren Rand papillomatöse Wucherungen von tuberkuloidem Bau sich finden: *Tuberculosis papillomatosa hypertrophica* (Lévy-Franckel und Blamoutier, Jeanselme und Burnier). Mitunter sitzt aber der Tumor auch tiefer, er kann sogar bis in die Muskulatur reichen.

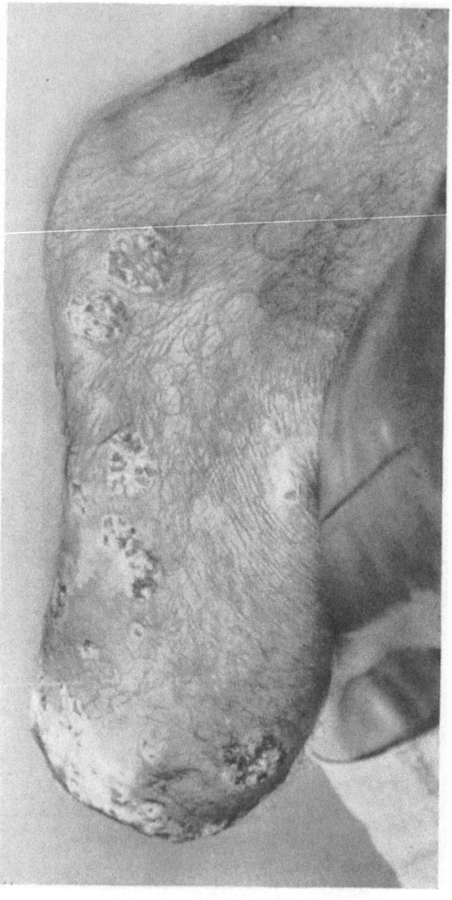

Abb. 86. Fungöse Tuberkulose. Amputationsstumpf. (Sammlung der Berner Klinik.)

Die *framboesiformen* tumorartigen Tuberkulosen (Doutrelepont, Hallopeau, Wickham u. a.) wurden an verschiedenen Körperstellen beobachtet, an den unteren Extremitäten, am Anus, Rücken, Hals, Schädel. Es handelt sich entweder um breit aufsitzende oder gestilte Geschwülste, deren Oberfläche blumenkohlartig zerklüftet ist, die einzelnen *weichen* Excrescenzen werden 1—2 cm lang, gelegentlich kommt es zur Exulceration. Der oft stark fötide Geruch wird durch Eiterung und Zerfall im Gewebe hervorgerufen. Von der Tuberculosis verrucosa cutis unterscheiden sich die Wucherungen durch ihre Weichheit, die Verhornung ist meist gering, sehr ähnlich können sie einem Lupus tumidus sehen. Einzelne Fälle, welche in diese Gruppe hineingehören, wurden bei schwer kachektischen Tuberkulösen gefunden (Favre und Gaté, Bonnet und Favre), zeigten rasche Progredienz und Zerfall, die Patienten gingen bald zugrunde. Favre und Gaté fanden im Sekret von der Oberfläche und zwischen den Excrescenzen neben zahlreichen Tuberkelbacillen auch reichlich Spirochaete refringens und fusiforme Bacillen, denen sie eine gewisse Bedeutung für das besondere klinische Bild zusprechen. Für eine ähnliche Beobachtung W. Picks am Vorderarme ist der Beweis für Tuberkulose nicht erbracht. Hierher gehört wohl auch die Hydesche *Tuberculosis papillomatosa cutis* (Morrows Typ) und auch andere Fälle, z. B. der von Louste, welcher einer Orientbeule ähnelte, die vegetierenden Formen von Vogel am Beine, von Peyri u. a. am Mundwinkel und an der Lippe beobachtet. Eine eigene Gruppenbildung ist unnötig, auch der größere oder geringere Bacillenreichtum gibt nicht genügend Grund zur Aufstellung eines neuen Typus. Alle diese Fälle zeichnen sich durch ein mächtiges

Infiltrat in der Cutis aus, welches auch noch tiefer gehen kann, mit starker Akanthose und Verlängerung der Papillen. Nicht so selten wird es zweifelhaft sein, ob man *einen* Fall hierher oder zu anderen Formen rechnen soll, wie wir schon eingangs erwähnt haben, z. B. auch die Fälle von JESSNER, GLÜCK (disseminierte, framboesiforme Herde). Daß Blastomykose, Sporotrichosen, ja auch Staphylokokkengranulome (MASIO) manchmal sehr ähnlich aussehen können, sei hervorgehoben.

Der Typus einer tumorartigen Tuberkulose ist die von RIEHL beschriebene *Tuberculosis fungosa cutis*. Gelegentlich der Mitteilung von zwei Fällen habe ich aus der Publikation RIEHLs das Charakteristische etwa in folgendem zusammengefaßt: Bei einer 53jährigen Frau war 5 Jahre vorher eine Amputation wegen Fungus genus vorgenommen worden. Bald danach bemerkte sie, ausgehend vom Amputationsstumpf, den Beginn der Hauterkrankung, die sich aus zweierlei Bildungen aufbaute. An der Grenze von Cutis und Subcutis entstanden erbsengroße, rasch gegen die Epidermis und das Subcutangewebe wachsende, teigigweiche Knötchen. Die bis zu Haselnußgröße angewachsenen Knoten wölbten die Haut vor, die Oberfläche bekam einen bräunlichroten Farbenton. War der Knoten taubeneigroß, dann blieb er längere Zeit unverändert, brach aber schließlich an der Kuppe durch und entleerte eine dünne gelbliche, krümelige Flüssigkeit. Das entstandene Geschwür hatte zunächst steile oder unterminierte Ränder, die sich aber bald verflachten. Einen hierher gehörigen Fall demonstrierte JADASSOHN auf dem Kongresse in Bern (1906).

In einer zweiten Form entstanden an der unteren Grenze der Cutis ins Fettgewebe reichende, teils höckerige, über das Niveau der Umgebung hervorragende, teils plattenartige Infiltrate, die nach und nach die ganze Cutis durchsetzen, und deren Oberfläche teils glatt, teils wellig war und bräunlichrot verfärbt erschien. Die Infiltrate waren weich oder mäßig derb, zerfielen an verschiedenen Stellen, so daß kleine Geschwüre entstanden, die auch konfluieren konnten. Die zentralen Geschwürspartien zeigten nirgends unterminierte Ränder, keine livide Verfärbung. Nirgends waren Knötchen zu erkennen.

Histologisch reihte sich durch die ganze Dicke der Haut bis auf die Fascie Knötchen an Knötchen, nur spärliche Reste von Bindegewebe und elastischen Fasern waren zu erkennen, ebenso ist das Fettgewebe größtenteils durch Tuberkel ersetzt, Riesenzellen waren in großer Menge vorhanden. Überall sind in dem Infiltrat Verkäsungsherde nachweisbar. Tuberkelbacillen konnten im Schnitte ziemlich reichlich gefunden werden.

Vom Lupusgeschwür trennt RIEHL die Affektion wegen des tumorartigen, diffusen Infiltrates, das nicht wie beim Lupus, aus in das Cutisgewebe eingestreuten, netzförmig zusammenhängenden Tuberkelknötchen besteht, wegen der ausgedehnten Verkäsung und den zahlreichen Tuberkelbacillen. Vom Scrophuloderm, wofür RIEHL den Zerfall im Zentrum, die Bildung großer Höhlen, die unterminierten, lividen Ränder charakteristisch hält, unterscheidet sich die Erkrankung wegen der großen Ausdehnung, der unregelmäßigen Geschwürsbildung und des reichen Bacillenbefundes.

Den Zusammenhang der Affektion mit dem Kniegelenksprozeß hält RIEHL für sehr wahrscheinlich; obwohl am Stumpf keine Tuberkulose nachweisbar war, dürfte es sich doch um eine sekundäre Tuberkulose handeln, bei der die Infektion der Haut auf dem Wege der tiefen Lymphbahnen vom Knochenprozeß aus erfolgt ist.

In meiner Publikation habe ich auch die in der früheren Literatur niedergelegten Fälle kurz besprochen und kritisiert, wobei viele als nicht zugehörig ausgeschaltet werden mußten. Auch der excessive Fall NANTAs dürfte eher ein Lupus hypertrophicus exulcerans sein. Die Schwierigkeiten und divergenten Diagnosen rühren auch wieder von dem nicht scharf umrissenen Bilde her. Keinesfalls scheint es uns erlaubt, Fälle, bei denen etwa die Knochentuberkulose fehlt oder der Bacillenbefund nur gering ist, deshalb auszuschalten, letzterer ist ja bei den verschiedensten Formen ein wechselnder, und ebenso wie es von einem Knochenherde zu einer sekundären Ansiedlung der Tuberkelbacillen im Hypoderm kommen kann, ist dies in gleicher Weise auch von einem anderen Herde möglich. Das Eigentümliche dieser Form ist die Lokalisation des Prozesses in den tieferen Hautschichten, das lange Verharren im Stadium knotenförmiger Infiltration, die Bildung tumorähnlicher Plaques und die Kombination mit unregelmäßigen Ulcerationen. Hierher zählen würde ich auch die Beobachtungen von MARG. STEJSKAL, vielleicht auch die von PER, fraglich schon die von OSTROWSKI, FELDMANN und PERGAMENT; FREUDENTHAL bezeichnet seinen Fall selbst als an der Grenze stehend.

Ich habe versucht — wie ich glaube mit großer Berechtigung — dieser Gruppe eine sehr charakteristische Form anzureihen, welche in vielen Punkten mit der Tuberculosis fungosa cutis übereinstimmt, wenn auch gewisse Abweichungen zu verzeichnen sind. Es handelt sich um jene geschwulstartigen, aus der Tiefe gegen die Oberfläche wachsenden tuberkulösen Tumoren in der Gegend des Anus oder der Nates, des Scrotums, der Vulva, manchmal auch übergreifend auf den Oberschenkel und die Inguinalgegend, meist bei älteren Personen. Die ganze Gegend ist oft elephantiastisch verdickt, auch dann sind einzelne verschieden große Tumoren zu tasten, zum Teil von derber Konsistenz, teilweise aber auch wieder weicher. Die Haut darüber ist normal oder aber auch bräunlich- bis bläulichrot verfärbt. An einzelnen Stellen kommt es zur Perforation und Fistelbildung, seltener zu einem großen Ulcus. Der Eiter ist bald reichlich, dick, rahmig, bald wieder spärlich und mehr serös. GOUGEROT hat unter seinen Fällen auch 2 an der Zunge, der Mundschleimhaut und dem Gaumen gesehen. Bemerkenswert ist die langsame periphere Entwicklung und die lange Dauer der Erkrankung, welche sich auf Jahre erstreckt, wobei der Allgemeinzustand des Patienten oft lange nicht gestört ist, schließlich kommt es aber doch zu Temperatursteigerungen, schlechtem Allgemeinzustand, Kachexien und auch Exitus. Zuweilen sieht man auch warzige und vegetierende Formen, speziell um die Fistelöffnungen.

Es ist wohl zweifellos, daß diesen gleiche Krankheitsbilder durch verschiedene Ursachen hervorgerufen werden können, so durch pyogene Bakterien, Lues, Gonorrhoe. Eine der häufigsten aber ist die Tuberkulose (GOUGEROT, VOLK, HUDELO, CAILLIAU und PIERROT, LANGER). Die Zahl der Tuberkelbacillen ist gewöhnlich keine große, sie können aber im Schnitte oder durch den Tierversuch nachgewiesen werden. Histologisch finden wir neben typischem tuberkuloiden Gewebe in der Cutis und Subcutis mit Erweichungsherden sekundäre Veränderungen des Epithels, zuweilen sind Plasmazellen und Eosinophile sehr reichlich vorhanden, letztere wohl in Konsequenz sekundärer Infektionen. Meist setzt die Erkrankung unseren therapeutischen Bemühungen großen Widerstand entgegen, zuweilen reagiert sie aber auf Röntgen gut. Ist die Elephantiasis stärker ausgesprochen, dann konstatieren wir die mächtige fibröse Entwicklung des Bindegewebes. Wir beobachteten speziell in einem unserer Fälle eine starke Erweiterung und Vermehrung der Lymphgefäße, um welche auch entzündliche Erscheinungen auffindbar waren; es konnte dies die Ursache für die Elephantiasis abgeben und vermittelt wieder den Übergang zur Tuberculosa cutis verrucosa lymphangiectatica. Übrigens ist eine solche retikuläre tuberkulöse Lymphangitis der kleinen Stämme (LELOIR, VIDAL, UNNA) auch bei framboesiformen Affekten bekannt (RICHTER).

Pathogenetisch kann die Erkrankung sowohl auf exogenem Wege durch Infektion mit eigenen Bacillen vom Darmtrakt aus entstehen, oder auch von Erkrankungen des untersten Rectumabschnittes auf dem Lymphwege, schließlich aber auch hämatogen. Es ist nicht richtig, daß die Affektion immer von der Rectalschleimhaut ihren Anfang nimmt, wie manche dies behaupten; eigene Befunde sprechen absolut dagegen.

Die Esthiomène kann manchmal eine gewisse Ähnlichkeit mit dieser *Tuberculosis subcutanea fistulosa cum elephantiasi* haben, muß aber von ihr absolut geschieden werden, weil zu ersterer vor allem das schwer beeinflußbare Ulcus mit der Elephantiasis gehört und die Ätiologie unbekannt, Tuberkulose sicher auszuschließen ist (Björling). Auf größere Schwierigkeiten wird man immer wieder gelegentlich der Differentialdiagnose gegenüber der kolliquativen Tuberkulose stoßen.

Schließlich wären noch die *disseminierten tumorartigen Tuberkulosen* aufzuführen, meist im Anschluß an akute Exantheme, wobei sich entweder große, halbkugelige elastische Tumoren entwickeln (F. J. Pick) oder kleine derbe Knoten, resp. weiche lappige Geschwülste (Doutrelepont). Naegelis Fall rechnet Jadassohn zu der disseminierten kolliquativen Tuberkulose, wohin wohl auch Gorkes Beobachtung gehört, welcher mit einem tuberkulösen Gelenkrheumatismus vergesellschaftet war. — Ungezwungen würden sich hier die „Sarkoidformen" anschließen, wovon aber später die Rede sein soll. Zu den größten Raritäten gehört eine multiple knoten- und strangförmige Tuberkulose der Subcutis mit Ausgang in Verkalkung wie dies A. Kraus beschrieben hat.

6. Ulceröse Formen der Hauttuberkulose.

Tuberculosis cutis propria.

Sowohl beim Lupus als auch beim Scrophuloderm waren wir schon ulcerativen Prozessen begegnet, die zuweilen dem Krankheitsbilde ein ganz besonderes Gepräge verleihen können. Aber überall sahen wir die Geschwüre sich erst als spätere *Folgen* eines anderen pathologischen Zustandes entwickeln. Diesen Formen gegenüber stehen solche, bei denen die *Ulceration von vornherein* das Bild beherrscht und die Primärläsion darzustellen scheint. Selbstverständlich ist das hier ebensowenig wie sonst irgendwo in der Pathologie tatsächlich der Fall, denn jedes tuberkulöse Geschwür kann nur aus einer vorher existierenden Veränderung des Gewebes durch Nekrose oder Erweichung entstehen. Aber in einer ganzen Gruppe zusammengehöriger Fälle geht dieses erste Stadium so rasch vorüber, daß es überhaupt nicht oder nur zufällig zur Beobachtung gelangt, oder gegenüber dem Symptom der Geschwürsbildung ganz zurücktritt. Diese erfolgt nun keineswegs immer nach einem bestimmten Typus. Neben einer gut definierten Form, der *Tuberculosis ulcerosa miliaris*, haben wir tuberkulöse *Ulcera der verschiedensten Art*, die sich bisher noch nicht nach bestimmten gemeinsamen Charakteren zu einem klinischen Krankheitsbild vereinigen ließen. An allen hierher gehörigen Affektionen sind die Schleimhäute oder deren Übergangsstellen häufiger beteiligt als die äußere Haut; und nirgends ist die Lokalisation für den Charakter und Verlauf des Leidens so entscheidend wie hier.

Symptome. Die *miliare ulceröse Form* wurde an der Schleimhaut schon von Ricord, an der äußeren Haut wohl zuerst von Coyne, später von Chiari und Jarisch beschrieben. Eine nicht ulceröse Primärefflorescenz kommt hier in manchen Fällen noch zur Kenntnis des Untersuchers, ist aber im allgemeinen nur von kurzer Dauer. Es ist auf der Haut ein kleines, kaum stecknadelkopfgroßes, derbes, rundes Knötchen von hellroter Farbe, das sich rapide in eine kleine Pustel und dann in ein Ulcus umwandelt. Dem entsprechen in der Schleimhaut graue oder gelbliche Gebilde, welche diese Entwicklung durchmachen. Zahlreiche Einzelelemente vereinigen sich fast immer zu einem größeren Geschwür von annähernd runder oder ovaler Form. Der Rand dieser Ulcera ist fein gezackt und besteht entsprechend seinem Ursprung durch Konfluenz kleiner runder Geschwüre aus kleinsten Kreissegmenten. Er ist scharf geschnitten, nicht oder wenig unterminiert, oft steil abfallend. Das Geschwür selbst ist meist nur flach. Der Grund ist höckerig granuliert, mit wenig dünnem Eiter bedeckt. Auf dem Grunde, sowie außerhalb des Randes sieht man in selteneren Fällen gelbe oder graugelbe Körnchen („grains jaunes" von Trélat). Am Rande kann man dann die Vergrößerung des Geschwürs durch Vereinigung mit jenen neuen kleinen Ulcera beobachten. Man hat diese gelblichen Körnchen als Gebilde aufgefaßt, die den miliaren Tuberkeln der inneren Organe analog seien und daher, wie in der Einleitung schon erwähnt, früher diese Form als die einzig wahre Tuberkulose der Haut angesehen; nicht einmal vom morphologischen Standpunkt ganz mit Recht, denn die Identität ist jedenfalls häufig nur scheinbar. Jene gelben Körnchen sind meistens keine echten Tuberkel, sondern kleinste Abscesse. Eine erhebliche Infiltration des Randes besteht meist nicht, die Geschwüre fühlen sich weich an. Sie sind von einem schmalen, bläulich rötlichen Hofe umgeben. Tiefergreifende Zerstörungen infolge des Geschwürs sind im ganzen selten. Zu den Atypien gehören ferner papillomatöse Wucherung des Grundes und partielle Heilungsvorgänge durch Bildung flacher zentraler Narben. Doch ist das letztere sehr ungewöhnlich.

Histologisch findet man bei der miliaren ulcerösen Form oft wenig spezifisch tuberkulöses Gewebe. Einzelne Tuberkel, überwiegend aus Lymphocyten bestehend, sind dann in der Tiefe zu konstatieren, in den ulcerierten Schichten dagegen haben wir meist ein diffuses, akut entzündliches Infiltrat aus polynukleären Leukocyten mit viel Detritus, dazwischen nekrotische Partien und einzelne Riesenzellen. Elastische Fasern und Kollagen sind zugrunde gegangen. Tuberkelbacillen finden sich in diesem Infiltrat meist reichlicher als bei irgend einer anderen Form der Hauttuberkulose. Das entspricht auch vollkommen dem, was wir von der Pathogenese der Affektion wissen.

Pathogenese. Die Krankheit entsteht in der überwiegenden Mehrzahl der Fälle bei Patienten mit schwerer innerer Tuberkulose in fortgeschrittenem Stadium. Ihre Lieblingslokalisationen sind diejenigen Körperstellen, wo an den Mündungen der Körperhöhlen die leicht verletzbare Schleimhaut häufig mit tuberkelbacillenhaltigen Excreten (Urin, Faeces) oder dem tuberkulösen Sputum in Berührung kommt. Wir haben also sehr massige Autoinokulationen in einem Stadium, wo Antikörper nicht mehr oder nur in sehr geringer Menge gebildet werden (negative Pirquetsche Reaktion!). Daher finden wir im mikroskopischen Bilde reichlich Bacillen und sehr wenig jene histologischen Strukturen, die wir als Reaktion des Organismus auf zugrunde gehende Tuberkelbacillen auffassen.

Die Tuberculosis ulcerosa miliaris muß aber nicht immer im Gefolge einer *schweren* inneren Tuberkulose entstehen; wir kennen Fälle (Sáinz de Aja, Ivy und Appleton, Heyn), bei denen eine Erkrankung der Mundschleimhaut als Frühsymptom, ja als scheinbar „primäre" Affektion auftritt, und wir durch diese erst auf die Schwere der Visceraltuberkulose aufmerksam gemacht werden, im übrigen ist deren Entstehen auch als Superinfektion durch frische Bacillen von außen möglich. Die älteren Fälle von Miyahara, Bobbis, Rinaldini bezeichnet Zinsser nicht als eindeutig.

Sehr lehrreich ist der Fall von Jadassohn, wo eine bacillenarme, histologisch typische Tuberculosis verrucosa sich bei zunehmender Phthise in eine miliare, ulceröse Tuberkulose mit reichlich Tuberkelbacillen und histologisch uncharakteristischem Entzündungsinfiltrat umwandelte. Hier erfolgte also mit Schwinden der Antikörper eine Zunahme der Tuberkelbacillen und darauf eine banale Reaktion des Organismus an Stelle der tuberkuloiden Strukturen, die einen Zerfall von Tuberkelbacillen unter Antikörperwirkung anzeigten. Öfter wurde auch positive Herdreaktion auf Tuberkulin erhoben (Förster, Mucha, Lipschütz u. a.). Die Inokulation auf das Meerschweinchen führt zu schwerer Tuberkulose. Infektion auf hämatogenem Wege, wie sie Rubin annimmt, dürfte wohl selten und schwer nachzuweisen sein.

Von den *nicht miliar-ulcerösen* Formen ist es — wie schon erwähnt — einstweilen unmöglich, eine zusammenfassende klinische Beschreibung zu geben. Es sind eben häufig torpide Geschwüre mit schlaffen Rändern ohne Heiltendenz, auf deren Ätiologie meist eine bei dem Patienten vorhandene Organtuberkulose führt. Der Verdacht wird durch die histologische Untersuchung verstärkt und durch die bakteriologische zur Gewißheit (Arzt und Randak). Besondere Typen werden wir im folgenden bei den einzelnen Lokalisationen erwähnen.

Lokalisationen. An der *äußeren Haut des Stammes* und der *Extremitäten* gehört die miliare ulceröse Form zu den größten Seltenheiten, und auch andere tuberkulöse Ulcera sind hier nicht eben häufig. Multiple Ulcerationen, die der ersteren Form sich nähern, auf der äußeren Haut eines Kindes, beschreiben Balzer und Milian, Heuck an der Haut des Kopfes und Halses. Doch handelt es sich hier, wie in einigen wenigen, von Jadassohn zitierten, und anderen (Löhe, Joyce, Nadel) Beobachtungen, um ganz außergewöhnliche Fälle. Bonnet und Favre berichten über atypische phagedänische Geschwüre bei Schwertuberkulösen, welche knapp vor dem Tode, durch Einschmelzung von scharf abgegrenzten, rotvioletten bis braunen Hautinfiltraten entstehen und wie mit dem Locheisen ausgestanzt erscheinen. Den rapiden Zerfall führen sie auf eine schwere Endarteritis in der Subcutis zurück, das Gewebe zeigt nur geringe Reaktion.

Die ulceröse Tuberkulose der *Conjunctiva* zeichnet sich durch frühzeitige subjektive Symptome aus, am Rande und Grunde des Geschwüres sind meist gelbgraue Knötchen zu sehen, die präaurikulare Drüse ist oft angeschwollen und schmerzhaft, weshalb Igersheimer eine primäre, ektogene Infektion annimmt, eine Ansicht, welche mit Recht nicht unwidersprochen hingenommen wird (Lundsgaard). Etabliert sich ein solches Ulcus am Lidrand, dann kann man zuweilen ein Abklatschgeschwür an der korrespondierenden Stelle des anderen Lides auftreten sehen (v. Michel).

Im allgemeinen ist die Prädilektionsstelle für alle ulcerösen Tuberkulosen die *Schleimhaut der Körperöffnungen* und die äußere Haut in ihrer unmittelbaren Umgebung. Relativ am seltensten sind die nicht lupösen tuberkulösen Ulcera im Gebiet der *Nase*. Das ist ja auch ohne weiteres klar, da hier der Kontakt mit Tuberkelbacillen, die von innen nach außen befördert werden, lange nicht so intensiv und häufig ist wie in der Mundhöhle. Doch sind mehrere Fälle von miliarer ulceröser Tuberkulose des Naseneinganges in der Literatur verzeichnet, so von Nobl, Ehrmann, Oppenheim, Thibierge und Weissenbach. Die Läsion sitzt an den äußeren Nasenflügeln und zeigt hier eine manchen anderen Lokalisationen fremde Tendenz zur Zerstörung auch tiefer gelegener Gewebsschichten. Das Naseninnere war meist nicht beteiligt. Pathogenetisch sind wohl auch diese Fälle durch Autoinokulation zu erklären. Am nächsten liegt der Gedanke an Infektion durch sputumhaltige Taschentücher. Nobl meint freilich, daß in seinem Falle das Ulcus den primären Herd darstelle; diese Annahme wird aber durch die ausführliche Krankengeschichte in keiner Weise gestützt, im Gegenteil sogar recht unwahrscheinlich gemacht. Wichmann berichtet über ein großes tuberkulöses Geschwür im Naseninnern, welches auf die Haut übergegriffen und zu großen Zerstörungen geführt hatte. Bemerkenswert ist außerdem, daß dies die einzige Erscheinung von Tuberkulose war, und der Mann sich eines guten Allgemeinbefindens erfreute. Nicht miliare Ulcera kommen wohl auch auf der Nasenschleimhaut vor (OPPENHEIM, PANZER), sind aber wenig beachtet und werden natürlich schwer von den Geschwüren bei Lupus zu trennen sein, die gerade hier außerordentlich häufig sind.

Die *Mundhöhle* ist so recht eigentlich der Sitz der miliaren ulcerösen Tuberkulose. Sie kann hier in allen Teilen, von den Lippen bis zum Schlund, isoliert und multipel vorkommen, kann kleine Herde und große geschwürige Flächen bilden, sie kann sich als zufälliger Nebenbefund bei der Untersuchung eines Phthisikers herausstellen oder kann wegen hochgradiger subjektiver Erscheinungen den Patienten zum Arzte führen. Häufig ist die Unterlippe befallen. Sitzt die Ulceration hier in der Medianlinie, so nimmt sie manchmal deren Verlauf entsprechend ein längliches, rhagadiformes Aussehen an. Daneben beobachtet man ab und zu knotenförmige und verruköse Infiltrationen (WILE, RICHARD). An den Mundwinkeln bilden sich zuweilen papillomatöse Wucherungen vom Geschwürsgrund aus (siehe Fall von NOBL). Die Affektion verursacht an den Lippen in manchen Fällen unerträgliche Schmerzen schon bei der geringsten Bewegung und kann dadurch die Nahrungsaufnahme und das Sprechen zu einer Qual machen. Selten sitzt sie an der Commissur (DE AZUA, KERL). Die hochgradige Schmerzhaftigkeit, welche diese Form von den meisten anderen Haut- und Schleimhaut-Lokalisationen der Tuberkulose unterscheidet, tritt auch häufig an der Zunge besonders hervor. Hier ist der Zungenrand der Lieblingssitz des Leidens, seltener die Unterfläche; KREN beschrieb als Ausgangsaffekte multiple, kleine, zerfallende Knötchen. Meist sind es Stellen, die durch eine gegenüberliegende scharfe Zahnkante exkoriiert, den Tuberkelbacillen Gelegenheit zur Ansiedlung gegeben haben. Dasselbe kann auch an der Wangenschleimhaut stattfinden. Hier und am weichen Gaumen werden sehr ausgedehnte Geschwüre beobachtet, welche weichen Gaumen, Gaumenbögen, Wangenschleimhaut und Zahnfleisch betreffen (LIPSCHÜTZ, RUSCH, KREN, VOLK, SACHS, SCHERBER, LABAND und HARTTUNG u. a.). Die Lokalisation am weichen Gaumen kann wegen der sehr starken Schluckbeschwerden kritisch werden, da sie bei den meist schon sehr herabgekommenen Patienten die Ernährung äußerst erschwert. COHEN beobachtete als einzige Veränderung ein schmierig belegtes Geschwür am linken vorderen Gaumenbogen, er möchte es als „primäre" Tuberkulose auffassen. Die Differentialdiagnose gegen Lues kann mitunter schwierig sein (GLASER).

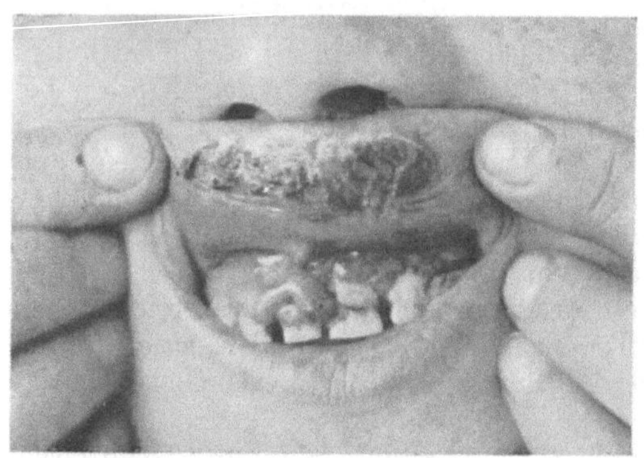

Abb. 87. Tuberculosis ulcerosa miliaris der Oberlippe und des Zahnfleisches. (Wiener Lupusheilstätte.)

Am *Zahnfleisch* nehmen die Geschwüre oft ein rein granulöses Aussehen an, kommen in kleinerer oder größerer Ausdehnung vor, sind meist flach, bogig begrenzt, mit unterminierten dünnen Rändern, doch können letztere stellenweise auch wulstig verdickt sein, im Grunde und am Rande sieht man häufig die grauweißen Knötchen (ÜBERSCHÄR, MICHELSON). Die Ulcerationen sitzen an der Außen- und Innenfläche, an den Pallisaden, durch die Zerstörung der Gingiva werden die Zahnhälse bloßgelegt, so daß es zum Ausfallen der Zähne kommt.

Außer der miliaren sind auch andere ulceröse Formen in der Mundhöhle nicht selten und wegen des Fehlens ganz charakteristischer klinischer Merkmale oft schwer diagnostizierbar. Zuzugeben ist aber ohne weiteres, daß die tuberkulösen Erkrankungen der Mundhöhle und speziell *der Zunge* im Vergleich zur Lungentuberkulose verhältnismäßig nicht oft vorkommen (Fantozzi, Feldmann, Bass), es wird dies mit dem anatomischen Bau der Zunge (dickes Epithel, Muskulatur), der mechanischen Reinigung durch den Speichel, aber auch mit dessen chemischer Beschaffenheit begründet. Das Muskelgewebe scheint ja kein besonders günstiger Boden für die Ansiedlung des Tuberkelbacillus zu sein, absolut sind aber spezifische Affektionen der Zunge keine Rarität und Morrow und Miller fanden sie in $1^0/_0$ der tuberkulösen Erkrankungen, also öfters als dies im allgemeinen angenommen wird. Jedenfalls prävalieren die Männer, etwa 3—5: 1 Frauen, was vielleicht mit den häufigen Traumen und dem Rauchen zusammenhängt. So beschreibt Dobberstein eine primäre Tuberkulose der Zunge infolge Befeuchtens von Briefmarken mit der Zunge (Bogojavlenski). Bemerkenswert erscheint eine Behauptung von Moorehead und Dewey, daß sie in kariösen Zähnen oft Muchsche Granula gefunden hätten.

Man könnte in Anlehnung an Handfield-Jones die Formen der Zungentuberkulose in der Weise gruppieren:

1. Lupus vulgaris linguae.
2. Verruköse papillomatöse Tuberkulose. } selten.
3. Kolliquative Tuberkulose.
4. Tumorartige Tuberkulose, die Form, welche noch am ehesten als „primäre“ Tuberkulose der Zunge vorkommt, in Gestalt eines Granuloms oder eines mehr oberflächlichen oder auch interstitiellen Knotens, der entweder verkäst und auch dann noch resorbiert werden kann, oder aber meist geschwürig zerfällt.
5. Ulceröse Tuberkulose als miliare Tuberkulose, wie wir solche auch multipel sehen und Löhe in zahllosen kleinen Geschwürchen demonstriert hat, oder als größere oder kleinere Ulcerationen.
6. Tuberkulöse Fissur und schließlich als
7. ulceröse Randglossitis (Stein), evtl. auch die Macroglossie tuberculeuse indolore (Fournier). Milian beschreibt eine rautenförmig gestaltete Glossitis tuberculosa, wobei Sézary daran erinnert, daß Darier die mediane Glossitis, mit dem Granuloma annulare in Verbindung bringt.

Der Bacillennachweis ist zwar nicht immer, aber doch häufig, wie wir in Übereinstimmung mit Arzt behaupten möchten, im Gegensatz zu anderen Autoren (z. B. Finney), schon mikroskopisch zu führen, wenigstens bei den miliaren Formen, fast stets aber durch den Tierversuch. Als „tuberkulöse Rhagade“ der Zunge tritt die Erkrankung in Form eines kleinen, länglichen Geschwüres am Zungenrücken oder -rande mit geringer Oberflächen-, aber oft größerer Tiefenausdehnung auf, die beim Auseinanderhalten der unterminierten Ränder sichtbar wird. Ganz besondere Aufmerksamkeit aber verdienen die sog. „schankeriformen Tuberkulosen“, die speziell an den Lippen und in deren Umgebung vorkommen. Sie sind von französischen Autoren mehrfach beschrieben (Mourtier, Milian, Brocq, Pautrier et Fernet ebenso von Jadassohn, Miyahara, Nixon und Rendle Short, Grön, Lenartowicz). Diese Fälle sind, obwohl selten, deshalb so wichtig, weil sie klinisch einem syphilitischen Primäraffekt täuschend ähnlich sehen können und unter Umständen zur Diagnose das Heranziehen aller Laboratoriumsmethoden erfordern.

Die Läsion besteht in einer kreisrunden oder ovalen Plaque, die manchmal von einer Kruste bedeckt ist. Nach Entfernung der letzteren liegt eine glatte, glänzende, erodierte Fläche zutage, deren Ränder nicht unterminiert, eher etwas aufgeworfen sind. Bei der Palpation fühlt man eine deutliche Härte, kurz, es fehlt kein Symptom eines luetischen Schankers. Sogar regionäre Drüsenschwellungen können die Täuschung vollständig machen. Irgend eine Angabe aus der Anamnese, das lange Bestehen ohne Hinzutreten von Sekundärerscheinungen, das konstante Fehlen von Spirochäten wird trotzdem stutzig machen. Die histologische Untersuchung, die ein typisch tuberkulöses Bild liefert, Bacillennachweis und Tierversuch werden die Entscheidung bringen. Auch Verwechslungen mit zerfallenen gummösen Geschwülsten sind möglich (GLASER), die Wa.R. kann da nicht immer entscheiden, dagegen wird der Erfolg einer eingeleiteten spezifischen Kur bald Klarheit bringen. Zu beachten ist stets, daß auch Kombinationen bei den Erkrankungen möglich sind (BERTONI), wobei dann trotz gutem Effekt der Kur doch noch eine Ulceration zurückbleibt, in der Tuberkelbacillen zu finden sind. Ist der Wall des Geschwürs stärker erhaben und sehr hart, so kann auch eine Verwechslung mit Epitheliom stattfinden, die ebenfalls nur durch histologische Untersuchung zu vermeiden ist (SIEMENS, ZEISLER).

Aus der Arbeit von MIYAHARA wäre ferner noch zu erwähnen das Vorkommen kleiner zackiger Geschwüre des Zungenrückens zusammen mit lymphangitischen Knoten und Strängen in der Tiefe des Organs, die ihren Ausgang in Erweichung nehmen. Nicht ganz in das Gebiet der ulcerösen Tuberkulose gehörig, aber hier anhangsweise anzuschließen wäre eine andere Beobachtung desselben Autors: Tuberkulose der Unterlippe in Form einer derben, nicht ulcerierten Plaque mit eingesunkenem Zentrum, am Rande mit weißen Stippchen und Flecken versehen. Histologisch glich das Bild mit seinen sehr scharf abgesetzten perivasculären, fast rein epitheloiden Herden den BOECKschen Sarkoiden. Doch fand sich eine offenbar lymphogene Metastase an der Wangenschleimhaut mit deutlich hervortretender Erweichung. JEANSELME, LEFÈVRE und VILLEMIN, ebenso H. HOFFMANN berichten über sehr derbe Infiltrate bis zu Fingerdicke in der Wangenschleimhaut bei kleinen Ulcerationen an der Lippe, welche durch ihre auffallende Härte und Schmerzlosigkeit an Carcinom denken ließen, der histologische Befund ergab aber tuberkuloides Gewebe. Ob es sich in HOFFMANNs Fall um eine primäre Efflorescenz an der Wange, wie solche schon von VEIEL sen. an der Uvula beschrieben hat, handelte, kann nicht entschieden werden, der Strang würde vielleicht lymphangitischen Veränderungen entsprechen. JADASSOHN sah eine solche tuberkulöse Lymphangitis in der Zungensubstanz. SACKENREITER beschrieb an der Oberlippe harte Knötchen, welche durch schmerzlose Stränge miteinander verbunden waren, histologisch ergab sich eine Tuberkulose der Speicheldrüsen.

Auch am *Ohre* entstehen bei schweren Phthisikern und heruntergekommenen Kindern, wenn auch nicht oft, tuberkulöse Geschwüre, welche sehr häufig im äußeren Gehörgang als kleinste, rasch zerfallende Knötchen beginnen und allmählich zu größeren, flachen charakteristischen Geschwüren werden (CEMACH).

Die Tuberkulose des *Kehlkopfes* gehört wohl ganz in das Gebiet der Laryngologen und Internisten, ich verweise diesbezüglich auf das Handbuch der Hals-, Nasen- und Ohrenheilkunde von A. DENKER und O. KAHLER, auf die Arbeiten von GERBER, L. JOSEPH, KILLIAN, MINNIGERODE. Sie tritt wohl in der überwiegenden Mehrzahl der Fälle im Gefolge einer schweren Lungenerkrankung auf, doch gibt es auch genug Fälle, bei denen der pulmonale Prozeß trotz vorgeschrittener Kehlkopfaffektionen wenig aktiv ist, und das sind im

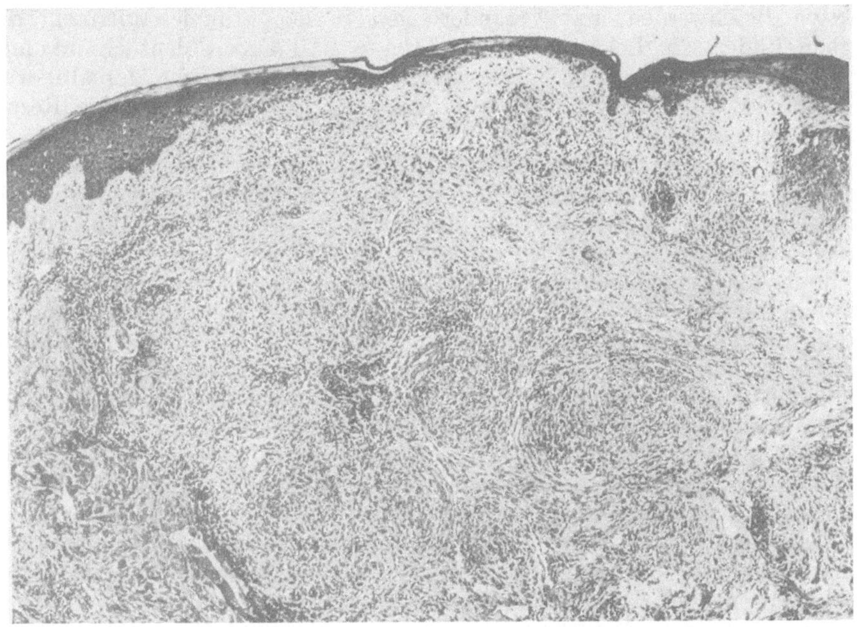

Abb. 88. Tuberculosis ulcerosa an der Zunge. (Wiener Lupusheilstätte.)
Nicht ulcerierte Randpartie, in der Cutis deutliche Tuberkel aufweisend.

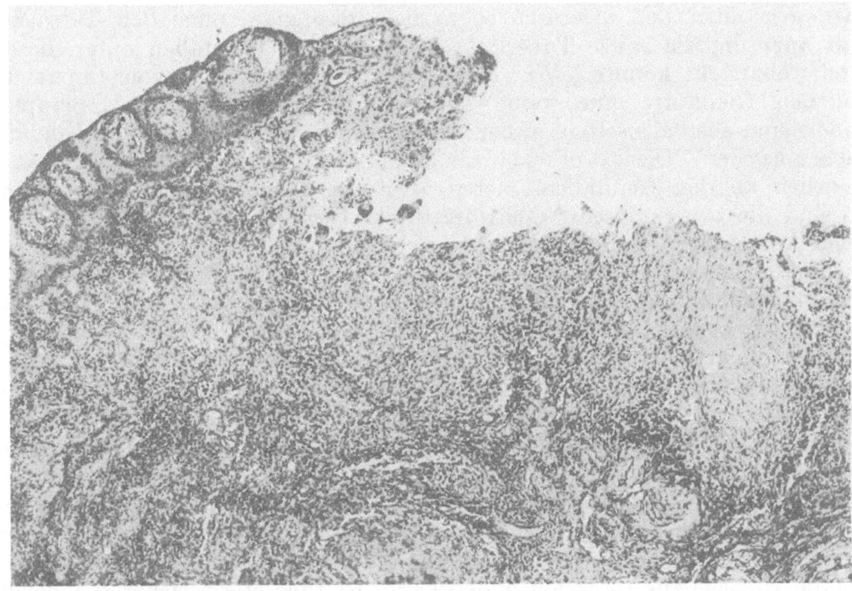

Abb. 89. Geschwürsgrund und -Rand einer ulcerösen Tuberkulose. (Wiener Lupusheilstätte.)
Im Grunde des Ulcus finden sich deutliche Tuberkel mit Verkäsung.

allgemeinen die prognostisch günstigeren. Gegenüber dem Lupus vulgaris zeichnet sich die Tuberculosis laryngis dadurch aus, daß meist frühzeitig subjektive Beschwerden und Veränderungen in der Stimme auftreten, die klinischen Bilder, die Lokalisation der Affekte sind außerordentlich mannigfaltig. Den Lichttherapeuten interessieren diese Erkrankungen deshalb, weil durch Strahlen- und Lichtbehandlung derzeit oft ganz ausgezeichnete Resultate zu erzielen sind.

Die wichtigste Lokalisation nächst der Mundhöhle ist der *Anus* und seine Umgebung. Die Infektion erfolgt hier meist durch Tuberkelbacillen, die mit den Faeces ausgeschieden werden, ist also am häufigsten bei Darmtuberkulose. Sie kann aber auch — natürlich ebenfalls als Autoinfektion — von außen, z. B. durch den Finger oder nach Operation einer spezifischen Analfistel, hervorgerufen werden. Die Geschwüre, hier nicht selten von typisch miliarem Charakter, sitzen meist unmittelbar an der Grenze der Schleimhaut, können rhagadenartig dem Verlauf der natürlichen Falten sich anschließen oder auf die Schleimhaut des Rectum, sowie auf die äußere Haut übergreifen und dort manchmal ziemlich tiefgehende Substanzdefekte erzeugen. Auch mit dieser Lokalisation sind oft starke, subjektive Erscheinungen verbunden, besonders beim Stuhlgang, aber auch schon beim Gehen und durch die Berührung mit der Kleidung. Eine eigentümliche, papulo-ulceröse Form von Tuberkulose der Analgegend beschrieb FOSTER. Histologisch bestand auch hier das charakteristische Verhältnis von großer Bacillenzahl zu wenig ausgesprochen tuberkulösen Veränderungen. Die Anal-Tuberkulose kann sich auch weit nach vorne erstrecken, sehr große Ausdehnungen erreichen, bis an das Genitale, speziell bis an die Vulva ziehen, daselbst zu Wucherungen und papillomatösen Bildungen Anlaß geben (THIBIERGE und RABUT), daneben finden sich zuweilen auch knotige spezifische Infiltrate (ARZT), wodurch Übergänge zur tumorartigen Tuberkulose geschaffen sind.

Ulceröse Tuberkulose der Genitalien. An den Genitalien treten alle anderen Formen gegenüber den ulcerösen so zurück, daß man, ohne den Tatsachen Gewalt anzutun, die ganze Tuberkulose der äußeren Genitalien unter diesem Kapitel abhandeln könnte. Wir haben schon gesehen, daß von Lupus der männlichen Genitalien nur wenig einwandfreie Fälle existieren. Scrophulodermen sind ebenfalls selten, außer am Scrotum, wo sie häufig von Epididymitiden ausgehen. Die exanthematischen Formen lokalisieren sich wohl auch gelegentlich an den Genitalien, bieten aber hier keine Besonderheiten. Dagegen sind die tuberkulösen Geschwüre dieser Region schon in diagnostischer Hinsicht von großer Wichtigkeit.

Zustandekommen kann die Infektion auch an der Haut der Genitalien auf mannigfache Weise. Am häufigsten ist wohl die *descendierende Urogenitaltuberkulose* die Ursache dieser Erkrankungen. Doch braucht nicht immer Blase und Harnröhre ergriffen zu sein. Es ist durchaus denkbar, daß Tuberkelbacillen von einer Nierentuberkulose die gesunden Harnwege passieren und erst am Orificium urethrae sich auf irgend einer kleinen, zufällig entstandenen Erosion ansiedeln. Dieser Möglichkeit ist in den meisten Beobachtungen der Literatur zu wenig Rechnung getragen. Die Annahme einer hämatogenen Entstehung bei einem einzelnen Geschwür an den Genitalien ohne sonst nachweisbare Tuberkulose hat jedenfalls immer etwas Gezwungenes. Die *primäre Infektion von außen* ist im ganzen selten (HOMMA, PETERS, FREUDENTHAL). Daß der normale Coitus die Ursache zur Infektion bilden kann, ist theoretisch sicher zuzugeben. Doch existiert kaum ein Fall, wo diese Infektionsart durch Konfrontation, durch Nachweis der Genitaltuberkulose der Partnerin sichergestellt wäre. Gefährlich ist in dieser Beziehung sicherlich der Coitus per os, und mag häufiger als zugegeben der Anlaß zu einer primären Genitalinfektion gewesen sein. Zahlreich sind besonders in früheren Jahren die Infektionen bei der rituellen Circumcision gewesen, kommen aber jetzt im Westen Europas, wo die Blutstillung nicht mehr durch Aussaugen geschieht, und der Eingriff nach den Regeln der Asepsis ausgeführt wird, kaum mehr vor. Die Kasuistik der Tuberkulose der äußeren männlichen Genitalien ist mehrfach bearbeitet worden, so daß wir statt einzelner Zitate auf die Arbeiten von TSCHLENOFF, SEIFFERT, ROSE, LEWINSKI verweisen können.

Der klinischen Form nach treten die meisten Fälle nicht unter dem Bilde der miliaren ulcerösen Tuberkulose auf. Diese wurde zwar sowohl bei den Circumcisionsinfektionen, als auch bei den Autoinfektionen des späteren Alters gelegentlich beobachtet. Meist aber sehen wir die Hauttuberkulose der männlichen Genitalien als geschwürige Erkrankung ohne ganz besonders hervorstechende Eigenmerkmale verlaufen. Es sind Ulcera mit bläulichroten, schlaffen, unterminierten, öfters zackigen Rändern, schmierigem, käsigem Belag und granulierendem Grund. Auch Indurationen kommen vor, in seltenen Fällen auch die an der Mundschleimhaut schon beschriebenen schankerähnlichen Formen. Die spezielle Lokalisation betrifft fast immer den vorderen Teil des Penis, vor allem das Orificium urethrae und dessen unmittelbare Nachbarschaft, weiter das Frenulum, die Glans, den Sulcus coronarius und das innere Blatt des Praeputium. Manchmal ist dabei die ganze Eichel und das Corpus cavernosum urethrae durch den tuberkulösen Prozeß infiltriert. BRUUSGAARD beobachtete tuberkulöse Ulcera am Dorsum penis, welche wahrscheinlich von einer Lymphstrangtuberkulose ausgegangen waren. Es treten dann auch äußerlich neben den Geschwüren papillomatöse und tumorartige Bildungen auf. Die subjektiven Symptome sind im allgemeinen gering, der Verlauf lokal meist gutartig. Die Geschwüre können lange Zeit bestehen, ohne Komplikationen nach sich zu ziehen. Eine andere Stellung nehmen die Circumcisionsinfektionen ein, die eine weitaus schlechtere Prognose geben. Wie bereits im allgemeinen Teil erwähnt, haben wir hier den typischen Fall von massiger exogener Infektion bei einem völlig ungeschützten Individuum und dementsprechend einen rasch zur allgemeinen Tuberkulose fortschreitenden Verlauf. Die Mehrzahl der Kinder, die auf diese Weise angesteckt waren, starben innerhalb eines Jahres. Doch vermag heute eine rechtzeitig einsetzende Behandlung bei einem Teile dieses Ende aufzuhalten (WOLFF, KUDISCH, STERLING).

Die Erkrankung der Harnröhre ist meist eine sekundäre Infektion von seiten einer höher gelegenen Urogenitaltuberkulose. Es kann zu sehr ausgedehnter Geschwürsbildung und zu tuberkulösen Strikturen kommen (HASLINGER, DUVERGEY), und HAGIWARA findet sie im hinteren Anteile sogar verhältnismäßig oft (33,3%) fortgeleitet bei Genitaltuberkulose mitergriffen, während der vordere Teil meist erst im Endstadium von der Tuberkulose befallen wird. PAPIN und VAFIADES berichten über eine Beobachtung von primärer Erkrankung der COOPERschen Drüsen.

Die Haut- und Schleimhauttuberkulose der *weiblichen Genitalien* ist in eingehender Weise von JESIONEK und von SEIFFERT bearbeitet worden. Aus ihren Literaturübersichten geht hervor, daß der Lupus vulgaris hier ebenso selten ist wie beim Manne. Wenn der Name Lupus vulvae in der älteren Literatur häufiger vorkommt, zumal in gynäkologischen Publikationen, so führt JESIONEK dies ganz richtig darauf zurück, daß ganz andere Krankheiten unter dieser symptomatischen Bezeichnung verstanden wurden. Besonders sind es ulcerierende Elephantiasisformen und Affektionen, die von französischen Autoren unter dem Namen „*Estiomène*" zusammengefaßt wurden, der auch nichts Einheitliches bezeichnet, sondern die verschiedensten Bilder vom banalen Ulcus bis zum Carcinom vereinigt. Am besten behalten wir diesen Namen nur für Ulcerationen am Genitale mit unbekannter Ätiologie bei, wie wir dies schon an a. O. bemerkt haben. Diese Geschwüre zeichnen sich oft durch ihre Derbheit aus und kriechen fast nie auf die Vaginalschleimhaut fort (RISTIĆ), sie sind nicht schmerzhaft, werden oft bei Prostituierten gefunden (BUQUICCHIO). — Sehr selten ist auch die kolliquative Hauttuberkulose. JESIONEK und SEIFFERT führen je einen Fall aus eigenem Material an, wobei der von JESIONEK wegen der Vereinigung mit tuberkulösen Tumoren sich der Tuberculosis fungosa vom RIEHLschen Typus nähert. Alle anderen tuberkulösen Erkrankungen der äußeren Genitalien des Weibes gehören den ulcerösen Formen an. Die Tuberculosis ulcerosa miliaris ist hier nicht zu selten beobachtet worden, und zwar in manchen Fällen bei relativ gutem Allgemeinbefinden ohne fortgeschrittene innere Tuberkulose. Auch die subjektiven Erscheinungen waren meist nicht besonders hochgradig. Nur der Sitz des Geschwürs am Orificium urethrae kann Schmerzen beim Urinieren verursachen (ROEDERER). Außer dieser Lokalisation kommen noch in Betracht: Die hintere Commissur, der seitliche Eingang der Vagina zwischen den Karunkeln, die Mündung der Ausführungsgänge der BARTHOLINIschen Drüsen (CHRISTELLER, EHARA, C. F. HAHN, LILIENSTEIN, BERON). Die zugehörigen Lymphdrüsen können miterkranken, erweichen und perforieren (BLOCH). Doch werden tuberkulöse Ulcera in der ganzen Scheide bis zur Portio beobachtet (HALTER).

Über die *Pathogenese* wären einige spezielle Bemerkungen zu machen. *Primäre Infektion von außen* ist gewiß selten, doch existieren einige Fälle, welche Kinder in den ersten Lebensjahren betreffen, wo diese Entstehungsart — es handelt sich immer um Zusammenleben mit phthisischen Personen — am wahrscheinlichsten ist. Bei der Genitalerkrankung des erwachsenen Weibes ist natürlich auch wieder die Frage der Coitusinfektion diskutiert worden. Die Infektion durch das Sperma ist wohl selbst bei Phthise des Mannes kaum von Bedeutung. Etwas anderes ist es, wenn beim Manne eine Tuberkulose der samenbereitenden Organe und ausführenden Wege vorliegt. In einem bei JESIONEK zitierten Fall von GLOCKNER soll auf diese Art bei der Ehefrau eine primäre Cervixtuberkulose entstanden sein, wobei als begünstigend noch die häufige Infektionsgelegenheit erwähnt wird. Es können auch Infektionen verursacht werden durch die Gewohnheit, das Glied zur besseren Einführung mit dem Speichel anzufeuchten. Natürlich kommen auch exogene Autoinfektionen mit dem eigenen Sputum vor. Fälle von primärer Scheidentuberkulose führen SCHRÖDER und KUHLMANN, GRAVAGNA an. Am häufigsten ist beim Weibe die *descendierende Urogenitaltuberkulose* als Urheberin der Affektionen am äußeren Genitale anzuschuldigen. Gar nicht selten aber ist auch das Übergreifen des tuberkulösen Prozesses vom Darm her auf die Genitalien. Und zwar kann dies durch direktes Fortschreiten eines Ulcus der Analgegend oder noch häufiger von der Mastdarmschleimhaut aus durch eine Recto-Vaginalfistel geschehen. Die Möglichkeit einer Infektion auf dem Lymph- und auf dem Blutwege besteht natürlich ebenfalls, doch ist wohl die letztere recht selten. Die Prognose ist, was die lokale Affektion anbelangt, nicht schlecht. Eine geeignete Therapie vermag die Ulcerationen oft dauernd zur Heilung zu bringen.

Diagnostisch kommen begreiflicherweise bei der Genitaltuberkulose beider Geschlechter am häufigsten Verwechslungen mit *venerischen Affektionen* vor. Und die Unterscheidung kann besonders schwer werden, wenn neben der tuberkulösen noch eine venerische Erkrankung, z. B. Gonorrhoe, vorliegt, wie das z. B. bei Prostituierten nicht selten ist. Gerade die Prostituierten stellen für die ulceröse Genitaltuberkulose ein ziemlich hohes Kontingent.

Da nun bei ihnen auch gonorrhoische Ulcerationen und Geschwüre anderer Ätiologie häufig sind, so führt oft erst das Versagen der gewöhnlichen Therapie auf den Verdacht der Tuberkulose. Verwechslungen mit Syphilis passieren dem Geübten im ganzen seltener, da ja die schankerförmige Tuberkulose zu den Raritäten gehört, und sekundäre wie tertiäre Lues wieder ihre besonderen Charaktere haben. Größer ist die Ähnlichkeit mit *Ulcus molle*. Für dieses sprechen aber meist schon aus der Anamnese das rasche Entstehen im Anschluß an einen verdächtigen Coitus, die schnellere Entwicklung und regelmäßigere Form besonders der beginnenden Geschwüre. In zweifelhaften Fällen entscheidet die bakteriologische Untersuchung, und zwar leicht bei positivem Befund von DUCREYschen Bacillen, etwas schwieriger bei negativem. Denn der Nachweis des Tuberkelbacillus in dem Ausstrich muß hier mit besonderer Vorsicht geführt werden wegen der naheliegenden Verwechslung mit Smegmabacillen. Bei begründetem Verdacht auf Tuberkulose ist daher besser eine Probeexcision vorzunehmen. Das letztere gilt auch für die Differentialdiagnose mit Carcinom.

An eine Kombination von Lues und Tuberkulose (WICHMANN) wird man insbesondere dann denken müssen, wenn eine energische kombinierte antiluetische Kur nicht zur Heilung führt. Ob Hg und JK auf rein tuberkulöse Geschwüre überhaupt einen Einfluß haben, wie ASSELBERG, GRÜNBERG, WOLTERS meinen, ist mehr als zweifelhaft, meist wird es sich wohl um Kombinationen mit Lues handeln (JADASSOHN). Bei solchen Kuren soll man immer eine gewisse Vorsicht walten lassen, da wir mitunter bedeutende Verschlimmerungen tuberkulöser Ulcera sehen. Auch die lokale Heilwirkung von Kalomel auf tuberkulöse Geschwüre (BUSCHKE) ist keine vollkommene und lange nicht mit der Promptheit derselben bei syphilitischen Affektionen zu vergleichen.

Auch gonorrhoische, aphthöse Geschwüre und solche im Verlaufe anderer Infektionskrankheiten können Anlaß zu Verwechslungen geben (PLANNER und REMENOFSKY), besonders aber das Ulcus acutum vulvae, vielleicht besser als *Scheidenbacillengeschwür* bezeichnet, welches O. SACHS zuerst gesehen hat, mit dessen Vorkommen und Ätiologie sich dann besonders LIPSCHÜTZ und SCHERBER weiter befaßt haben; letzteres wird sich verhältnismäßig leicht durch das Vorhandensein des Bacillus crassus identifizieren lassen, ist übrigens therapeutisch gut zu beeinflussen. Es sei aber bemerkt, daß es ausnahmweise auch bei Männern beobachtet wird (VOLK), also auch da differentialdiagnostisch in Betracht kommen könnte.

Tuberkulöse Paronychie und Ulcus cruris tuberculosum[1]. Zwei besondere Lokalisationen ulceröser Tuberkulose seien hier noch anhangsweise gebracht. Die erste betrifft die Umgebung der Fingernägel und zeigt ein Krankheitsbild, das unter verschiedenen Namen, als tuberkulöses Panaritium, tuberkulöse Paronychie, auch als „Onychia maligna" beschrieben wurde. Meist infolge exogener Infektion entstanden, doch auch von spezifischer Erkrankung des Knochens fortgeleitet (FISCHER), verläuft es unter Schwellung, Rötung, Geschwürsbildung und Granulationen um die Nagelplatte herum. Der Nagel selbst wird dabei losgelöst oder deformiert. Mitunter sieht man mehrere Fingernägel erkrankt (STOKES), auch muß es nicht immer zur Geschwürsbildung kommen, sondern man findet am Nagelwall ein paronychie-ähnliches Infiltrat unter dem Nagel hyperkeratotische, hornige Massen, so daß eine gewisse Ähnlichkeit mit einer Trichophytie zustande kommt.

Als zweites bleiben dann noch die *Ulcera cruris tuberculosa*, denen JADASSOHN wieder besonders die Aufmerksamkeit zugewandt hat. Es sind Unter-

[1] Tubercolosis rupialis (BOSELLINI), Panaris tuberculeux (PEYROT und JONESCO, GAUTHIER), Scrophuloderma unguale (WILSON), Paronyxis tuberculosa (DALOUS), Onychia scrophulosa (FRANZ), Tuberculose peri-unguéale (DALOUS).

schenkelgeschwüre, die sich von den gewöhnlichen varikösen Ulcera nicht viel unterscheiden, höchstens durch die blauroten, weichen, manchmal leicht unterminierten Ränder. Sie können mit Sicherheit natürlich nur histologisch und bakteriologisch diagnostiziert werden. Meistens gehen sie wohl aus kolliquativen Formen hervor. Die multiplen, hämatogenen, tuberkulösen Gummen haben ja eine Prädilektion für die unteren Extremitäten, und auf geeignetem Terrain kommt es dann nach Perforation des Knotens nicht zur Ausheilung, sondern zu einem in der Fläche sich ausbreitenden Geschwür (Buschke). Daß banale Ulcera sekundär mit Tuberkelbacillen infiziert werden können, ist möglich, diese Entstehung aber bisher noch in keinem Falle bewiesen. Eine Einzelbeobachtung ist der von *mir* beschriebene Fall einer ulcerösen Hühnertuberkulose am Unterschenkel. Tuberkulöse Beingeschwüre können auch nach Verletzungen auftreten (Wright), sie haben zuweilen große Ähnlichkeit mit syphilitischen Ulcerationen (Almkvist); Hopp will seinen Fall der von Gougerot und Lévy als *Tuberculose fungueuse sarcomatiforme* bezeichneten Form zuzählen. Daß auch an anderen Stellen spezifische Geschwüre der Haut von tiefen Tuberkulosen aus entstehen können, bedarf kaum einer Erwähnung (über Knochen, Drüsen usw.).

B. Exanthematische Formen.

1. Miliartuberkulose der Haut.

Mit der Miliartuberkulose der Haut kommen wir zu den exanthematischen Formen der Tuberkulose. Zwar können auch alle anderen bisher beschriebenen tuberkulösen Hautkrankheiten gelegentlich durch Aussaat von Tuberkelbacillen auf dem Blutwege in Schüben auftreten und richtige Exantheme bilden. Der Regel nach aber erscheinen sie in Einzelherden mit mehr oder weniger großer Neigung zu lokaler Ausbreitung. Die Ausnahmen jedoch, wo sie unter dem Bilde multipler, disseminierter, gleichförmiger Efflorescenzen verlaufen, müssen vorhanden sein, wenn unsere Auffassung von der Einheit aller tuberkulösen Hauterkrankungen sich als richtig erweisen soll. Und wie vom multiplen Lupus zur Miliartuberkulose, so führt eine Brücke von dieser zu den „Tuberkuliden", den papulo-nekrotischen und den lichenoiden Exanthemen. Denn die eigentliche Ursache ist ja bei allen die gleiche: Verschleppung von Tuberkelbacillen auf dem Blutwege. Die verschiedenen klinischen Bilder werden durch Schwankungen der beiden anderen Faktoren hervorgerufen: der Zahl der metastasierten Bacillen und des Antikörpergehaltes des Organismus. Alles dieses ist im allgemeinen Teil bereits ausführlich besprochen worden.

Daß die akute Miliartuberkulose der Haut äußerst selten ist, hatten wir ebenfalls schon erwähnt. Vielleicht würde sie, wenn die Kinderärzte mehr darauf fahnden würden, doch etwas häufiger konstatiert werden. Auf dem Sektionstisch bleibt sie leicht unbemerkt, was nicht wundernehmen darf, denn die klinischen Symptome sind manchmal so unscheinbar, daß sie an der Leiche kaum mehr kenntlich sein können. Es ist immerhin bemerkenswert, daß manche Autoren, wie Tileston und Leiner und Spieler, Lateiner die sich speziell mit dieser Krankheit beschäftigt haben, keine ganz geringe Anzahl von Fällen zusammentragen konnten. So fand Tileston unter 32 Fällen von Säuglingstuberkulose siebenmal miliare Eruptionen der Haut; jedenfalls ein recht hoher Prozentsatz im Vergleich zu den spärlichen Angaben aus der älteren Literatur. Bemerkenswert ist, daß Geipel bei Miliartuberkulose regelmäßig im subcutanen Fettgewebe Miliartuberkel gefunden haben will. Interessant ist es ferner, zu verfolgen, wie sich aus den recht verschiedenen älteren Beschreibungen durch die verdienstvollen Arbeiten der eben genannten Autoren allmählich doch ein einigermaßen gut umgrenztes Krankheitsbild formen läßt. In den früheren Beobachtungen besteht das Exanthem bald aus feinen, punktförmigen Efflorescenzen, bald aus kleinen Papeln, dann wieder aus Bläschen, Geschwüren und furunkelähnlichen Infiltraten. LEINER und SPIELER vereinigen alle durch das Symptom der zentralen Nekrose, die sich klinisch oder histologisch fast immer deutlich ausprägt. Sie selber betonen bei den von ihnen beobachteten Fällen die Ähnlichkeit mit den papulo-nekrotischen Tuberkuliden, von denen jene nur durch den häufigeren hämorrhagischen Charakter unterschieden sind. Wir geben hier die Beschreibung wieder, die LEINER und SPIELER von der „akuten, hämorrhagischen Miliartuberkulose der Haut" liefern:

„Das disseminiert an Stamm und Extremitäten, evtl. auch im Gesicht auftretende Exanthem hat im allgemeinen purpuraähnlichen Charakter. Die einzelnen Efflorescenzen sind durchschnittlich stecknadelkopf- bis hirsekorngroß, ganz flach, kaum über das Hautniveau prominierend, lividrot bis rotbraun gefärbt, auf Fingerdruck nicht vollständig abblassend, zentral teils nur einen gelben Farbenton, teils eine kleine Delle, teils Krüstchen oder Schuppen zeigend. Sie sind ziemlich dicht gestellt, stellenweise zu kleinen Plaques gruppiert und können innerhalb weniger Tage mit Hinterlassung zentral gedellter Pigmentflecke abheilen. Das Exanthem ist im allgemeinen wenig auffällig, daher namentlich von Laien leicht zu übersehen, weshalb auch die Anamnese in unseren Fällen jede Angabe über den Zeitpunkt seines Auftretens vermissen läßt."

Von diesem Bilde scheinen Abweichungen möglich zu sein, besonders hinsichtlich der Größe und Prominenz der Läsionen, sowie der Möglichkeit, in Pusteln und Geschwüre überzugehen (MIBELLI, LEINER). Sogar rupiaähnliche Formen sind einmal von BOSELLINI beobachtet worden. Je weniger charakteristisch und prägnant diese Einzelsymptome sind, desto sorgfältiger empfiehlt es sich, die Haut tuberkulöser Kinder zu untersuchen, da evtl. selbst in ganz unscheinbaren Läsionen durch die mikroskopische Untersuchung Bacillen nachgewiesen werden können und damit eine prognostisch äußerst wichtige Erscheinung festgestellt ist. An Handteller und Fußsohlen lokalisiert sich die Erkrankung nur in seltenen Fällen (GAUCHER und DRUELLE, TILESTON).

Histologisch findet man entsprechend den Einzelefflorescenzen circumscripte Erkrankungsherde in der Cutis, meist in deren oberflächlichen Lagen. Es sind Infiltrate, die manchmal tuberkelähnlichen Aufbau zeigen, häufiger aber eine spezifische Struktur vermissen lassen. Sie bestehen dann aus Lymphocyten, Plasmazellen oder uncharakteristischem Granulationsgewebe. Häufig sind Nekrosen in der Mitte der Infiltrate. Sehr eigenartige Befunde haben LEINER und SPIELER in ihren Fällen erhoben, nämlich kleine Nekroseherde in der Cutis und sogar im Epithel, fast ohne jede Reaktion des benachbarten Gewebes. Im Zentrum dieser Herde konnten sie Gefäßthromben nachweisen, die zahlreiche Tuberkelbacillen enthielten. Sie schließen daraus, daß die Läsionen durch vollkommenen Verschluß kleiner arterieller Gefäße infolge Embolie mit massenhaften Bacillen entstehen. Die Unterbrechung der Zirkulation erfolge so plötzlich, daß das umgebende Gewebe der Nekrose durch fehlende Ernährung verfalle, ehe es Zeit habe, mit spezifischer Zellproduktion zu reagieren. Da es sich in diesen Fällen tatsächlich, nach den von den beiden Autoren wiedergegebenen Abbildungen, um enorme Bakterienmengen handelt, so könnte man diese Erklärung wohl annehmen, obwohl sich die Gefäße der Haut nicht „endarterienähnlich" verhalten, was JADASSOHN schon früher betont hat. Von mancher Seite (BOSELLINI) wird reichlicher Befund anderer Mikroorganismen berichtet, doch ist die Meinung abzulehnen, als ob gerade diese eine besondere Bedeutung für den Zerfall hätten, denn Tuberkelbacillen oder deren Produkte allein können nekrotisierend wirken. Auch das mechanische Moment darf nicht als alleinige Ursache angesehen werden. Unbedingt besteht ein krasses Mißverhältnis zwischen Bacillenmenge und Abwehrmöglichkeit, doch liegt diese nicht ganz darnieder, da ja Efflorescenzen auch ausheilen und sich die Erkrankung über Wochen erstrecken kann. Als nächster Übergang käme dann derjenige Zustand, bei welchem auf zahlreiche Tuberkelbacillen

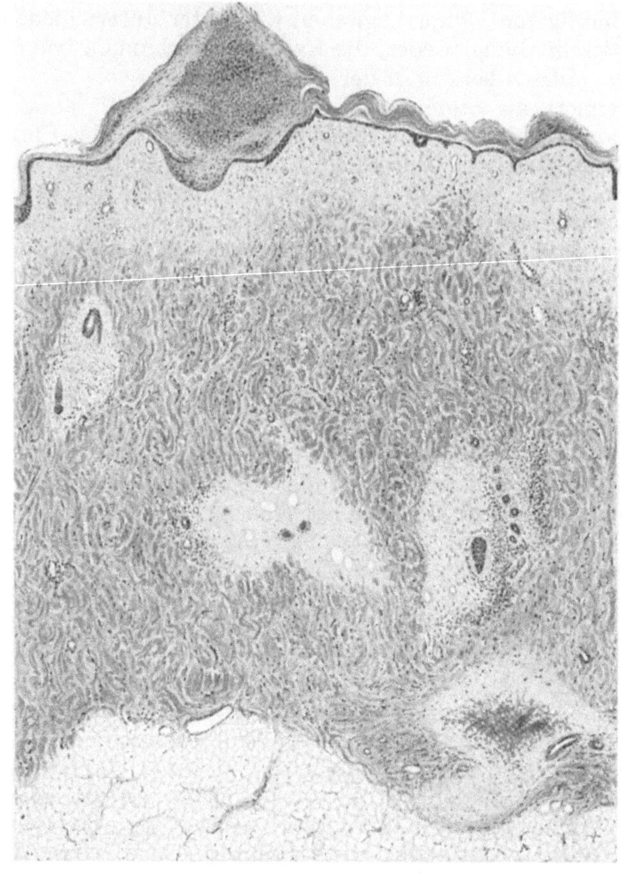

Abb. 90. Tuberculosis cutis miliaris acuta generalisata haemorrhagica. An der Cutis-Subcutis-Grenze ein Nekroseherd mit massigem Tuberkelbacillenrasen; in der Cutis eine weitere Nekrose um zwei thrombosierte, Tuberkelbacillen führende Gefäße. (Nach LEINER und SPIELER: Erg. inn. Med. 7.)

nur noch mit Ansammlung von Lymphocyten reagiert wird, also kein Zerfall der Tuberkelbacillen und keine Bildung tuberkuloiden Gewebes stattfindet. Weiter hätten wir dann Formen, wo eine gewisse Menge von Antikörpern doch noch eine spezifische Reaktion auszulösen vermag, ja bei größerer Quantität sogar Zugrundegehen der Bacillen und lokale Heilung herbeiführen kann.

Die akute Miliartuberkulose der Haut ist eine Krankheit der frühen Kindheit, besonders des Säuglingsalters. Sie hat mit den anderen exanthematischen Tuberkulosen das Gemeinsame, daß sie besonders nach Scharlach und Masern sich einzustellen pflegt. Beim Erwachsenen sind nur ganz wenige Fälle beschrieben worden, die diesem Krankheitsbild entsprechen (siehe die Beobachtungen von NAEGELI, GOLDSCHEIDER, HEDINGER, MIBELLI, NOBL).

Der Fall MELIKS, ebenso wie der von VAJL zeichnet sich durch die enorme Ausdehnung des Exanthems und durch seine Polymorphie aus, indem nicht nur Flecken und Knötchen, sondern auch Bläschen und Geschwüre auftraten, in welch letzteren wiederholt Tuberkelbacillen nachzuweisen waren. Das Auftreten verschiedenartiger Efflorescenzen erschwert aber auch die Diagnose, und es ist daher begreiflich, daß z. B. anläßlich einer Vorstellung GOLDSCHLAGS Zweifel laut wurden, zumal ihm der Nachweis von Tuberkelbacillen nicht gelang. — Beim Falle von LUTZ erwiesen sich zwar im Tierversuch papulöse Efflorescenzen als tuberkelbacillenhaltig, doch bestand beim Patienten gleichzeitig eine chronische myeloide Leukämie, so daß die Zugehörigkeit des Exanthems nicht eindeutig ist. Tuberkelbacillen können sich bei einer Miliartuberkulose schließlich auch in einem leukämischen Exanthem festsetzen. Auch die Fälle von MUCHA, THIBIERGE u. a., welche sich vorwiegend im Gesichte lokalisiert hatten, sind nicht sicher hierher einzuordnen. Das Exanthem braucht nicht immer bei solchen Individuen aufzutreten, die schon den ganzen Symptomenkomplex der Miliartuberkulose zeigen, es kann sogar als erstes prämonitorisches Symptom erscheinen (NORTHRUP). Es ist auch besonders in den bacillenärmeren und tuberkulidähnlichen Fällen nicht immer die Durchsetzung des ganzen Körpers mit Bacillen, die den Tod herbeiführt, sondern speziell eine besonders unheilvolle Lokalisation: Die Aussaat der Tuberkelbacillen auf den Meningen. Die Gefahr der tuberkulösen Meningitis droht allen Kindern im frühesten Alter, deren Haut auch nur die tuberkulidartige Form des Exanthems zeigt. So ist hier die Prognose der bacillenhaltigen Form absolut schlecht, die der nahestehenden „Tuberkulide" zum mindesten zweifelhaft.

Die Diagnose kann besonders in den Fällen, wo die Allgemeintuberkulose noch nicht klar hervortritt, klinisch kaum gestellt werden. Bei der Seltenheit der Affektion bedarf sie in jedem Falle noch der mikroskopischen Bestätigung, die ja leider in den meisten Fällen durch die Sektion ermöglicht wird. Aber wo klinisch nur der Verdacht vorhanden ist, rechtfertigt die allgemeine prognostische Wichtigkeit hier immer die Vornahme einer Biopsie. Eine klinische Differentialdiagnose zu geben, ist daher überflüssig.

2. Tuberculosis lichenoides (Lichen scrophulosorum Hebrae)[1].

Als Lichen scrophulosorum wurde zuerst von HEBRA ein eigenes Krankheitsbild erkannt und beschrieben. Er gab ihm auch den Namen, der schon den Zusammenhang mit Tuberkulose andeutet, gegen den, wie gegen manchen anderen Fortschritt der Erkenntnis, sich dann seine Schüler lange gewehrt haben. In der Abhandlung von RIEKE in MRAČEKS Handbuch findet man die ganze Geschichte des „Lichen scrophulosorum" mit allen wichtigen Daten zusammengestellt. Dort sind auch die Verdienste, die SACK, JACOBI, LUKASIEWICZ, DARIER, WOLFF, HAUSHALTER, JADASSOHN und andere sich um die Erforschung dieser Krankheitsform erworben haben, gebührend gewürdigt.

[1] Tuberculosis miliariformis micropapulosa (PASINI), Tuberculosis miliopapulosa aggregata (NEISSER), Lichen circonscrit de WILLAN et BATEMAN, RAYER etc., Lichen pilaire des strumeux E. BESNIER, Scrophulide (BAZIN), Folliculite pilo-sébacée chronique (VIDAL), Lichen scrophulosus (AUSPITZ), Tuberculose papuleuse, Folliculite tuberculeuse, Scrophuloderma papulosum (H. v. HEBRA), Toxituberculide papuleuse miliaire des glandes sébacées (HALLOPEAU), Tuberculosis cutis lichenoides (SACK-JACOBI), Tuberculoderma micropapulosum (NEISSER), Perifolliculitis tuberculosa (v. DÜRING), Scrophuloderma miliare (NEISSER), Cacotrophia folliculorum (FOX). Folliculitis scrophulosorum (UNNA), Folliclis tuberculeuse (LEFÈBRE), Tuberculosis lichenoidea follicularis (COLOMBINI-CAPOBIANCO), Tuberkulid, Schwindflechte.

Die Tuberculosis lichenoides ist das älteste „Tuberkuloid“ und hat in dem ganzen Kampf um die Natur der Tuberkuloide stets als Beispiel an erster Stelle gestanden. Vieles ist darüber schon im allgemeinen Teil gesagt worden.

Symptome. In klinischer Hinsicht gibt uns an der Benennung der Krankheit heute das Hauptwort „Lichen“ mehr Anlaß zur Kritik als die Skrofulose im Beiwort. Wir haben es mit kaum stecknadelkopf- bis hirsekorngroßen Papeln von weicher Beschaffenheit, rundlicher oder zugespitzter, seltener polygonaler und mitunter sogar gedellter Form zu tun. Die Bezeichnung stammt aus einer Zeit, wo noch nicht die charakteristische Primärefflorescenz des Lichen ruber planus für die Definition des „Lichen“ maßgebend geworden war, sondern wo man alle knötchenförmigen und kleinpapulösen, besonders follikulären Eruptionen „Lichen“ nannte, wo man von „Lichen pilaris“ und von „Lichen syphiliticus“ sprach. Die Primärefflorescenz des Lichen scrophulorum ist nun in ihrer Art keineswegs so typisch wie die des Lichen ruber: Die einzelne Läsion, für sich betrachtet, hat im Gegenteil sehr wenig scharf hervortretende Eigenschaften. Erst das Ensemble und die Anordnung der einzelnen Elemente liefert jenes eigenartige Bild, das die Tuberculosis lichenoides im allgemeinen zu einer leicht diagnostizierbaren Krankheit macht.

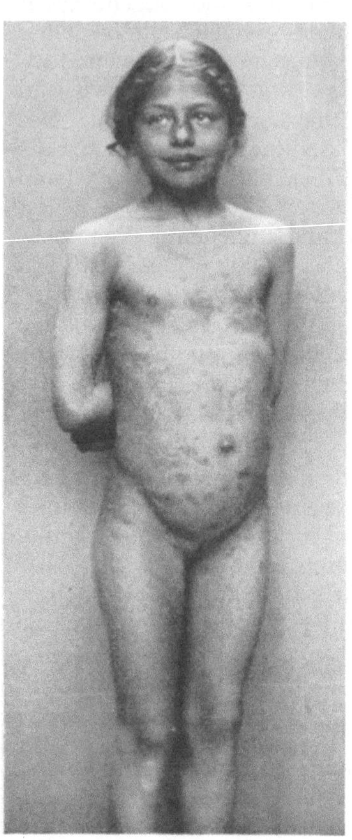

Abb. 91. Tuberculosis lichenoides. (Sammlung der Berner Klinik).

Wenn es erlaubt ist, den anatomischen Befund vorwegzunehmen, so könnte man erwarten, daß die Einzelefflorescenz des lichenoiden Tuberkulids als verkleinertes Lupusknötchen in Erscheinung träte. Denn das Infiltrat des ersteren ist oft nur durch seine geringeren Dimensionen von dem des Lupusfleckes unterschieden. Aber diese minimale Entwicklung des tuberkulösen Infiltrates genügt nicht, um die klinischen Symptome des Lupus hervorzubringen, weder die Epithelverdünnung noch das braungelbliche Durchscheinen bei Glasdruck. Selten nur finden wir beim lichenoiden Tuberkulid die einzelnen Knötchen als kleinste, bräunliche Gebilde in der Haut liegen, meist überragen sie das Niveau derselben in mehr oder weniger plateauartiger Form. Die Farbe ist bald blaß gelbbräunlich und unterscheidet sich dann manchmal wenig scharf von der normalen Haut, bald finden sich stärker rötliche oder livide Töne. Die Oberfläche ist selten glatt und glänzend; meist ist die einzelne Efflorescenz von feinen Schuppen bedeckt. Häufig ist die perifollikuläre Natur der Läsion schon klinisch deutlich. Man sieht im Zentrum der Papel ein Lanugohaar, das oft oberhalb der Austrittsstelle abgebrochen ist, manchmal auch nur eine Follikelöffnung. In manchen Fällen ist jede Papel in der Mitte mit einem kleinen dorn- oder stachelartigen Fortsatz gekrönt, wobei sie sich etwas härter anfühlt. Es findet sich das bei Personen, deren Haut wohl an sich schon eine gewisse Neigung zu hyperkeratotischen und ichthyotischen Veränderungen hat (Ehrmann und Wertheimer, Lesseliers, Milian). Diese Erscheinung ist aber auch

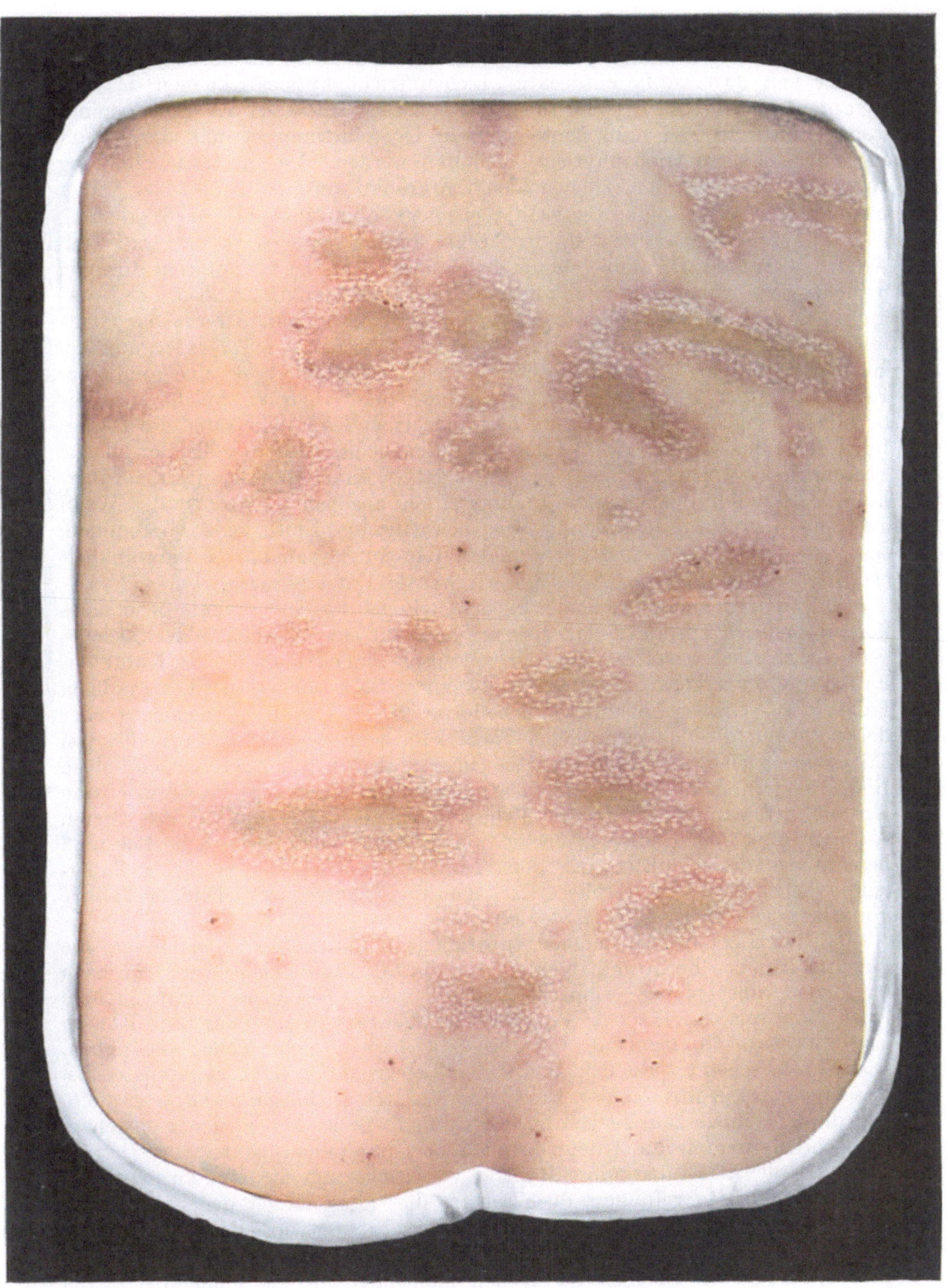

Abb. 92. Tuberculosis lichenoides. (Sammlung der Breslauer Klinik.)

den pathogenetisch verwandten Krankheitsmanifestationen der Lues und der Trichophytie eigentümlich. Sowohl das kleinpapulöse, lichenoide Syphilid als der von JADASSOHN entdeckte „Lichen trichophyticus" können dasselbe Symptom zeigen (RASCH). Der seinerzeit von LEWANDOWSKY als Lichen spinulosus publizierte Fall muß heute wohl in Übereinstimmung mit JADASSOHN für einen „Lichen trichophyticus" gehalten werden. Die Hornstachelbildung kann bei verschiedenen „lichenoiden" Erkrankungen, so bei Lichen ruber planus (LORTAT-JACOB und LEGRAIN), bei einem Salvarsanexanthem (STAUFFER), also symptomatisch auftreten, der „echte Lichen spinulosus" von CROCKER-ADAMSON, hat mit der Tuberculosis lichenoides nichts zu tun, obwohl dies von mancher Seite früher behauptet wurde. Vielfach will man diesen als eigene Hautkrankheit nicht gelten lassen, sondern nur als eine besondere Form der Hautreaktion (EFRON und POSPELOW), so daß man überhaupt mit DARIER nur von einem „Spinulosismus" zu sprechen hätte- Jedenfalls ist er eine follikuläre Keratose, oft mit gleichzeitiger Erkrankung der Talgdrüse, welche zur Verhornungsanomalie, schließlich zum Zugrundegehen des Follikels und des Haares führt (FREUND, JERSCHOW, WALLHAUSEN); manche Autoren wollen endokrine Störungen als Ursache annehmen (ADIGESALOV), immerhin könnte die tuberkulöse Erkrankung auch eine Prädisposition abgeben (CAVALLUCCI). Wenn auch im histologischen Bilde gelegentlich einzelne Epitheloide vorkommen, so weist dieses nur dann tuberkuloiden Bau auf, wenn die Grundkrankheit spezifischer Natur ist, sonst finden wir banale Entzündung.

Eine weitere Veränderung der einzelnen Papel der Tuberculosis lichenoides kommt dadurch zustande, daß sich im Zentrum ein Bläschen bildet, welches gelegentlich rasch pustulös wird oder von vornherein eitrig ist (KREN, KREIBICH, KIENDL, v. ZUMBUSCH, URBACH). Es kommt das besonders bei hochgradigen Fällen vor. Größere pustulöse, acneiforme oder nekrotische Elemente oder derbe Papeln von bläulich-rötlicher Farbe kann man zwar bei vielen Fällen von Tuberculosis lichenoides bemerken, sie gehören aber nicht zu deren eigentlichem Bilde, sondern stellen die zahlreichen notwendigen Übergänge zu der nächsten Gruppe, den papulo-nekrotischen Tuberkuliden, dar. Sie sind von den älteren Autoren unter dem Namen „Acne scrophulosorum" oder Acne cachecticorum" beschrieben worden. EHRMANN und WERTHEIMER sahen aus typischer Tuberculosis lichenoides sich verruköse Knötchen und Plaques entwickeln, so daß sie von einer *Tuberculosis lichenoides verrucosa* sprechen.

Daß auch bei der lichenoiden Tuberkulose Efflorescenzen vorkommen, die ihrer polygonalen Form und ihrer planen, glatten, glänzenden Oberfläche nach an Lichen ruber planus erinnern, hat JADASSOHN besonders hervorgehoben. Auch SCHÜRMANN, TIÈCHE, VIGNOLO-LUTATI, ROSCHER, WERTHER, RUSCH, FREUDENTHAL, GOLDSCHLAG, LANGER u. a. haben solche Fälle beschrieben. Diese Form scheint speziell in den ersten Lebensjahren, doch auch später bei disseminiertem Auftreten der Einzelefflorescenzen nicht ganz selten zu sein. Auf die Übergänge zum Lichen nitidus werden wir bei diesem näher eingehen. Gelegentlich werden die Knötchen auch purpuraähnlich. JADASSOHN hat in solchen Fällen das tuberkulöse Infiltrat vorwiegend um die Ausführungsgänge der Schweißdrüsen gefunden, doch scheint dies nicht immer der Fall zu sein (RUSCH). Starker Juckreiz, welcher mitunter beobachtet wird (HUDELO, CALLIAU und CHABANIER, BURNIER und REJSEK, PAUTRIER), kann noch eher dazu verführen, eine falsche Diagnose zu machen, manchmal wird das Fehlen der zarten weißen Streifen, wie sie beim Lichen planus so oft vorkommen, vor Irrtum bewahren.

Die Tuberculosis lichenoides kann sich als Exanthem mit lauter disseminierten Knötchen darstellen, doch ist ein solches Vorkommnis nicht häufig und jedenfalls als atypisch zu bezeichnen. Charakteristisch ist, wie schon gesagt, das Auftreten von Efflorescenzengruppen. Wir finden manchmal nur ganz wenige Herde, die miteinander nicht in Verbindung stehen, und von denen jeder aus einzelnen Knötchen zusammengesetzt wird. Die Haut zwischen den Lichenpapeln eines Herdes ist oft völlig normal. In anderen Fällen stehen die Efflorescenzen so dicht, daß sie zu konfluieren scheinen; und bei dem höchsten Grade der Entwicklung haben sich Plaques gebildet, deren Zusammensetzung aus papulösen Einzelelementen manchmal nicht mehr zu erkennen ist. Wir sehen dann blaß bräunlich-rötliche Herde, die mit reichlichen, feinen, weißen oder schmutziggrauen Schuppen bedeckt sind. Es kann unter diesen Umständen eine recht große Ähnlichkeit mit Psoriasis entstehen (Jadassohn). Die Form der einzelnen Herde ist meist rundlich, oder oval, oder sie bilden Kreissegmente oder bogenförmig umgrenzte Figuren (Rusch), das letztere bei Vereinigung mehrerer kleiner Gruppen zu einer größeren. Einen einschlägigen Fall mit positivem Meerschweinchenversuch erwähnt auch Flarer. Die Größe der Plaques ist sehr schwankend, von Linsen- bis Handtellergröße und darüber. Sehr häufig wird zentrales Abheilen und peripheres Fortschreiten beobachtet. Das Zentrum des Herdes wird dann von normaler Haut gebildet; narbige Atrophien kommen bei der reinen Tuberculosis lichenoides kaum vor, dagegen ist intensive braune Pigmentierung der zentralen Partien sehr häufig und für das Gesamtbild der Krankheit recht charakteristisch. Rusch beschreibt ein kleinfleckiges Leukoderm bei einer histologisch sichergestellten Tuberculosis lichenoides, allerdings war die Wa.R. positiv, Oppenheim eine Rückbildung unter eigentümlicher Gelbfärbung; an der Peripherie der pigmentierten Stellen findet sich ein mehr oder weniger breiter Rand von frischen Lichenknötchen. In einzelnen Fällen hat Jadassohn korymbiforme Anordnung der Efflorescenzen gesehen. Ähnliches beobachtete Delbanco bei einem allerdings aus größeren Einzelelementen bestehenden Tuberkulid.

Die Lieblingslokalisation der Erkrankung ist der Rumpf, und hier sind es wieder die mittleren Partien, die am häufigsten befallen sind. Man hat mit Recht immer eine „gürtelförmige“ Anordnung der Herde als charakteristisch bezeichnet. Manchmal allerdings findet sich nur ein einziger Herd irgendwo am Rumpf, häufiger eine ganz geringe Anzahl, bald unregelmäßig über den seitlichen und unteren Thorax und über das Abdomen verteilt, bald in einigermaßen symmetrischer Anordnung, In anderen Fällen sind größere Partien der Rumpfmitte von großen und konfluierten Lichenherden bedeckt. Auch „halstuchförmige“ Lokalisation auf Sternal-, Clavicular- und Scapulargegend ist von Pautrier beschrieben worden. An den Extremitäten ist die Tuberculosis lichenoides bedeutend seltener als am Stamm. Nun werden gerade die Extremitäten von anderen Tuberkulidformen dem Rumpfe gegenüber bevorzugt, woraus man wieder auf eine gewisse Bedeutung der Lokalisation für die auf gleichem Wege zustande kommenden Läsionen schließen kann. Meist findet sich die lichenoide Tuberkulose nicht isoliert an den Extremitäten, sondern er geht bei hochgradiger Entwicklung vom Rumpf auf diese über. An den Handtellern und Fußsohlen (Ehrmann und Wertheim, Beck und Gróss, Leiner und Spieler) tritt er nicht in Form von prominierenden Knötchen auf, sondern man sieht — wie das speziell F. Juliusberg beschrieben hat — in der Haut liegende „sagokornähnliche“ Gebilde. Diese letztere Lokalisation beweist, daß die Entstehung der Krankheit nicht unmittelbar an die Haarfollikel gebunden ist. Im Gesicht und auf dem behaarten Kopfe sind in ganz seltenen Fällen echte Lichenknötchen beschrieben worden. Häufiger findet man besonders bei kleinen Kindern mit lichenoidem Tuberkulid eine eigentümlich trockene Beschaffenheit der Kopfhaut mit starker pityriasiformer Schuppung, und möglicherweise handelt es sich hier um eine larvierte Form der Krankheit (KLINGMÜLLER). In GRAYs Fall ähnelten die Knötchen so sehr der Folliculitis decalvans, daß er und die Diskutierenden erwogen, ob diese Erkrankung nicht tuberkulöser Natur sei. MINAMI beschreibt eine *Alopecia keratotica tuberculosa*, welche klinisch an eine Keratosis pilaris der Kopfhaut erinnert, mit starkem Haarschwund bei einem 20jährigen Japaner; histologisch fand er um die Follikel herum, sie vielfach zerstörend, tuberkuloides Gewebe mit Epitheloid- und Riesenzellen, Tuberkelbacillen negativ. Die tuberkulöse Natur der Erkrankung erscheint uns sehr zweifelhaft.

Hier sei auch die Tatsache erwähnt, daß wir bei der Tuberculosis lichenoides

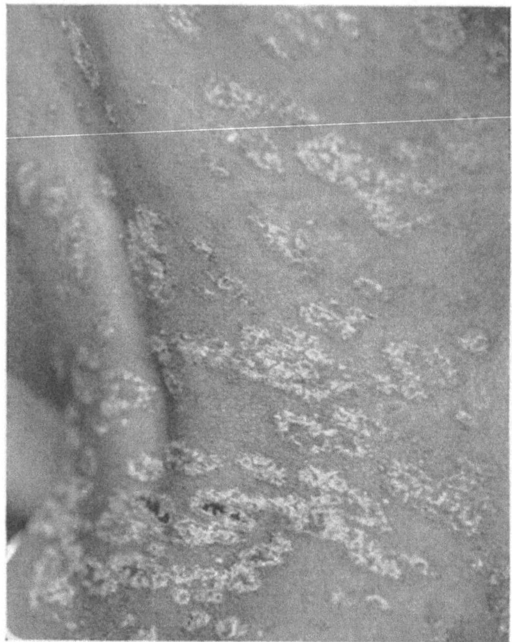

Abb. 93. Tuberculosis lichenoides mit starker Schuppenbildung. (Sammlung der Berner Klinik.)

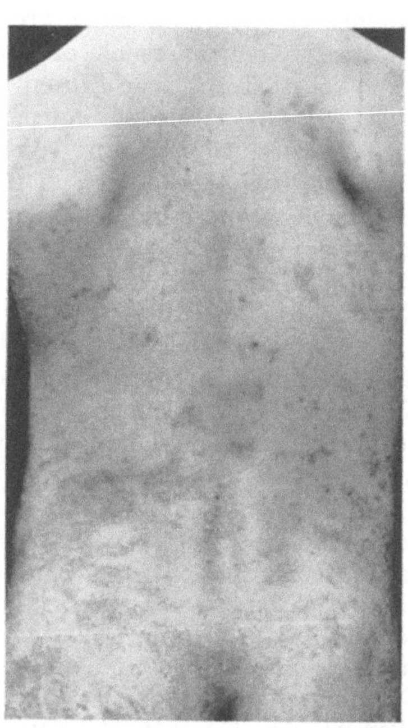

Abb. 94. Tuberculosis lichenoides. (Sammlung der Berner Klinik.)

nicht so selten Augenerkrankungen begegnen, und zwar nicht nur der Conjunctivitis phlyctaenulosa, welche vielfach als Folge der hohen Tuberkulinempfindlichkeit angesehen wird (COHEN, KOELLNER, v. HIPPEL, OLIVER, WESSELY), und bei der HAYASHI auch tuberkulösen Bau mit Verkäsung nachweisen konnte, sondern auch schwere spezifische Erkrankungen des inneren Auges, Iritis, Iridocyclitis, Chorioiditis (MILIAN, HARTMANN und MARCERON). Wir sehen die Phlyktaenen meist am Limbus entstehen, die Ophthalmoreaktion löst solche auch häufig aus. Besonders interessant ist die Beobachtung von SACHS-RUSCH, welche an den Bindehäuten der Augäpfel zahlreiche winzige, blasse, durchscheinende Knötchen mit tuberkuloidem Bau beobachteten, ganz den lichenoiden Hautefflorescenzen entsprechend. Beim selben Falle wurden auch innerhalb einer Schleimdrüse der Lippe tuberkuloide Infiltrate nachgewiesen. Auch auf der Conjunctiva bulbi tauchen gelegentlich im Bereiche der Lidspalte solche kleinste Efflorescenzen sehr flüchtiger Natur auf (ENGELKING, FRIEDE). Bei Lupösen sieht man in seltenen Fällen ganz ähnliche kleinste Knötchen an der Mund- und Rachenschleimhaut von tuberkuloidem Bau (VOLK), welche sich restlos zurückbilden und nicht mit Lymphfollikeln oder Schleimdrüschen zu verwechseln sind. Manche Autoren sind der Ansicht, daß Phlyktänen auch bei sicher tuberkulosefreien Kindern vorkommen, daß also nicht immer Tuberkulose die Ursache derselben sein muß (CZERNY, KLEINSCHMIDT).

Es gibt also keine Körperregion, die prinzipiell von dieser Erkrankung

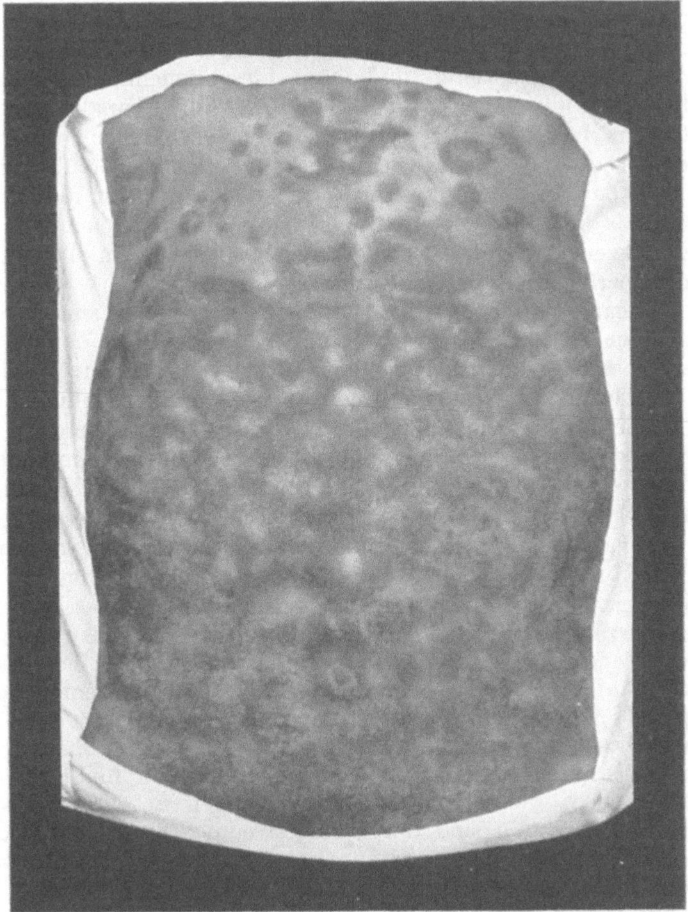

Abb. 95. Ungewöhnlich hochgradige Tuberculosis lichenoides. (Sammlung des Allgemeinen Krankenhauses Hamburg-St. Georg.)

immer verschont wird. Das tritt besonders in jenen selteneren Fällen hervor, wo die Tuberculosis lichenoides als generalisiertes Exanthem den ganzen Körper überzieht, so daß zuweilen tatsächlich kaum eine größere Fläche normaler Haut zu sehen ist. Dabei wechseln in diesen Fällen pigmentierte braune Flächen mit frischen rötlichen, knötchenförmigen Eruptionen in Kreis- und Bogenform (KAUCZYŃSKI). In einem besonders hochgradigen und durch eine geringe Infiltration etwas atypischen Falle bei einem 16jährigen Knaben mit Lymphdrüsentuberkulose sah LEWANDOWSKY mitten in der diffus erkrankten Haut des Rumpfes immer einzelne kreisförmige oder ovale Herde völlig normaler Haut.

Jene Fälle, wo sich die Krankheit einem diffusen confluierenden Exanthem nähert, bilden den Übergang zu den tuberkulösen Erythrodermien.

Es ist früher vielfach von einem „Eczema scrophulosorum“[1] als einer besonderen Krankheitsform dieser Gruppe die Rede gewesen. Mit JADASSOHN möchten wir aber dafür eintreten, diesen Begriff ganz fallen zu lassen. Ein Teil der unter diesem Namen beschriebenen Affektionen sind eben nur atypische Formen des lichenoiden Tuberkulids, so besonders das plaqueförmige „Eczema scrophulosorum“ von BOECK. Durch die Reaktion auf Tuberkulin werden solche Vorkommnisse oft erst richtig gedeutet. Wir sind auf diese Frage übrigens schon gelegentlich der Besprechung der Skrofulose (s. allgemeiner Teil) eingegangen. Gerade für diese Fälle möchte KREIBICH den Vorschlag ZIEGLERS akzeptieren und ihnen diese Benennung geben. Andere Fälle stellen Komplikationen von tuberkulösen mit banalen, ekzematösen Hautaffektionen dar. So haben HEBRA und KAPOSI mehrfach nässende Ekzeme der Achsel- und Leistengegend zusammen mit Tuberculosis lichenoides beobachtet; in der modernen Literatur findet sich darüber allerdings wenig. An sich ist es ja kein Wunder, wenn skrofulöse Kinder, denen eine besondere Neigung zu Ekzemen eigen ist, neben einem lichenoiden Tuberkulid auch einmal eine oberflächliche ekzemartige Dermatose haben. Trotzdem gibt es keinen Übergang zwischen diesen Erkrankungen; beide sind ihrem Wesen nach vollkommen zu trennen.

Für die Selbständigkeit des Krankheitsbildes, von dem immer wieder Fälle vorgestellt werden, scheinen zu sprechen die starke Tuberkulinreaktion nicht nur lokal, sondern öfter auch als Herdreaktion im Ekzembereiche, und daß zuweilen histologisch in diesem auch tuberkuloide Strukturen gefunden wurden (KLINGMÜLLER, KREN, SCHRAMEK, STEIN, DOWLING, BARBER, KLARA FISCHER). MARBAIS, HARTTUNG, BUBA führen weiter noch an, daß bei derartigen Formen die klinischen Erscheinungen auf Tuberkulininjektionen schwanden. — Alle diese Befunde können natürlich für die ätiologische Bedeutung des Tuberkelbacillus allein nicht beweisend sein. Wir kennen kein Ekzem, welches durch diesen Erreger erzeugt wird. Wohl aber wissen wir, daß der tuberkulöse Organismus für verschiedene Noxen stärker empfindlich ist als der normale, so daß er natürlich dann auch zu ekzematösen Erkrankungen mehr neigen kann, ein Standpunkt, welchen auch ROST einnimmt, er spricht von skrofulösem Ekzematoid. Diese zeichnen sich durch ihre schwere Beeinflußbarkeit, Neigung zu Rezidiven aus, mindestens solange eben die Überempfindlichkeit besteht, sie können abheilen, wenn wir diese zu beseitigen in der Lage sind. Die Reaktionen auf Tuberkulin sind durch eingestreute tuberkulöse Efflorescenzen (Tuberculosis lichenoides) zu erklären, im ekzematösen Terrain kommt es gewiß leicht zu Infektion mit Tuberkelbacillen. — FUHS, welcher sich mit der Frage auf Grund der Literatur und dem Studium von eigenen Fällen befaßt, kommt zu ähnlichen Resultaten und betont, daß RIEHL weder einen neuen klinischen Typ, noch einen neuen ätiologischen Begriff aufstellen, sondern nur darauf hinweisen wollte, daß das Bild „Lichen scrophulososum HEBRA-KAPOSI“ durch das Hinzutreten ekzematöser Erscheinungen verändert werden kann. Die Beweiskraft der Tierversuche von GOUGEROT und LAROCHE hat schon ZIELER als nicht zurecht bestehend abgelehnt. Wenn WICHMANN von einem Übergang eines skrofulösen Ekzems in Lupus vulgaris spricht, so sollte es wohl besser heißen, daß dieser in dem Bereiche der ekzematösen Veränderung aufgetreten ist, also die Infektion im Terrain des Ekzems erfolgt war. Wir werden daher gut tun, weder von einem skrofulösen, noch von

[1] Pityriasis simplex faciei infantum (BOECK), Dermite eczématiforme en placards et tuberculisation (GASTON), Forme avortée du lichen scrophulosorum (RONA).

einem *Ekzema tuberculosum* (UNNA) zu sprechen, auch möchten wir nicht eine neue Bezeichnung: Dermatitis scrofulosa (BARBER) eingeführt wissen, es gibt nur ein Ekzem bei Tuberkulösen. — KREIBICH-FISCHER ventilieren die Frage, ob diese Formen nicht als „Dauer-Moro“ aufzufassen sind, indem an diesen Stellen öfter Bacillen und Splitter haften bleiben. Wenn wir uns die obigen Anschauungen zu eigen gemacht haben, könnte man das Ganze für einen Wortstreit und es für gleichgiltig halten, ob wir die Bezeichnung Eczema scrophulosorum resp. tuberculosum oder Eczema in tuberculoso wählen; entschieden vorzuziehen ist aber der letztere Name, weil wir damit die Pathogenese besser charakterisieren, während wir im anderen Falle möglicherweise die Meinung erwecken, daß wir den Tuberkelbacillus gelegentlich ätiologisch auch für Ekzemformen verantwortlich machen wollen. Die Eigentümlichkeit der Verlaufsweise ist auch so genügend hervorgehoben.

Die Tuberculosis lichenoides kommt nicht allerorts gleich häufig vor, das hat seinen Grund gewiß nicht an verschieden guter Beobachtung, sondern an ihrer differenten Verbreitung (ZIELER). Es gibt aber darüber von einander abweichende Angaben selbst in einem Lande, während z. B. PUSEY sie für Amerika als Rarität ansieht, bestreitet dies ANTHONY.

Die Tuberculosis lichenoides ist vorzugsweise eine Erkrankung des jugendlichen Alters bis zur Pubertät, doch kommen auch jenseits dieser Grenze, auch über 25 Jahre, noch Fälle vor. Es scheint, daß im späteren Alter die Krankheit häufiger bei Frauen als bei Männern auftritt, während uns für die Kindheit eine stärkere Beteiligung des männlichen Geschlechts, wie das HEBRA angibt, nicht aufgefallen ist; doch liegen darüber keine Statistiken vor. Die Fälle in den ersten Lebensjahren nehmen auch hier in prognostischer Beziehung eine Sonderstellung ein. Sie sind wesentlich ungünstiger zu beurteilen als die später auftretenden. Das Vorhandensein einer inneren Tuberkulose, die zur Metastasierung von Tuberkelbacillen führt, ist ja im Säuglingsalter immer von infauster Bedeutung. Später finden wir das lichenoide Tuberkulid meistens bei Individuen, die einen skrofulösen Habitus und mehr oder weniger deutliche Erscheinungen irgendwelcher tuberkulöser Erkrankung darbieten. Meist sind es chronische und gutartig verlaufende Drüsen- und Knochentuberkulosen, tuberkulöse Pleuritis, Peritonitis, seltener Lungenaffektionen. Fortgeschrittene Phthisen sind unter den Erkrankten recht selten. In manchen Fällen tritt die Hautaffektion bei Personen auf, bei denen klinisch eine manifeste Tuberkulose nicht nachzuweisen ist. Wohl immer aber wird eine Untersuchung mit den verfeinerten Tuberkulinmethoden, vielleicht auch der Nachweis tuberkulöser Drüsen im Röntgenbild, den sicheren Anhaltspunkt für das Vorhandensein einer tuberkulösen Erkrankung erbringen. Die Hautaffektion kann gerade in diesen Fällen, indem sie als erstes Symptom die Aufmerksamkeit auf die Tuberkulose lenkt, von ganz außerordentlicher Bedeutung für den Arzt werden. Die Tuberculosis lichenoides tritt in manchen Fällen in plötzlichen Schüben unter ganz denselben Bedingungen auf wie andere hämatogene Tuberkulosen, also speziell nach Masern und anderen akuten Exanthemen des Kindesalters, nach Grippe, Erysipel, Pertussis usw.; KRÜGER sah sie nach Ablauf einer Purpura entstehen. Daß hier sogar Übergänge zum Lupus vorkommen — wie z. B. in dem Fall von FINGER — ist nach allem Gesagten nicht mehr verwunderlich. In anderen Fällen entsteht sie ganz unbemerkt und wird, da sie fast nie subjektive Symptome verursacht, erst gelegentlich einer allgemeinen ärztlichen Untersuchung wegen irgend eines anderen Übels zur Kenntnis genommen. Sie kann monatelang, ja jahrelang im gleichen Stadium verharren, sich vergrößern oder verschwinden, ohne dem Träger irgendwelche Beschwerden oder Sorgen zu bereiten. Bei kleineren Herden verlieren sich die Hauterscheinungen nicht selten, ohne die geringsten sichtbaren Überbleibsel zu hinterlassen, manchmal sogar rasch. Häufig weist eine Zeitlang noch eine braune Pigmentierung, sehr selten kleine runde Narben, auf ihren Sitz hin. Die Abheilung der Krankheit kann aber auch nur scheinbar sein. Möglich, daß die entzündlichen Vorgänge aufgehört haben, und die kleinen tuberkuloiden Infiltrate in der Tiefe durch eine dickere Schicht normaler Haut hindurch nicht kenntlich sind; sicher ist es, daß nach einer Tuberkulininjektion solche alte, scheinbar verschwundene Herde wieder deutlich hervortreten können (JADASSOHN). Das nicht seltene Ereignis, daß eine Tuberculosis lichenoides nach einer subcutanen Tuberkulininjektion auftritt, haben wir im

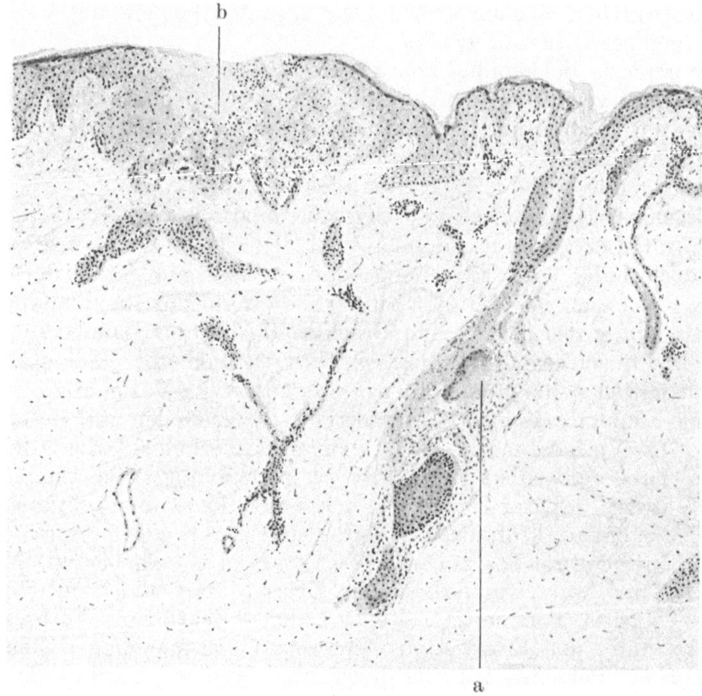

Abb. 96. Tuberculosis lichenoides. a perifollikulärer Tuberkel mit großer Riesenzelle. b Oberflächliches Infiltrat mit Nekrose.

allgemeinen Teil bereits erwähnt und zu erklären versucht. Dies ereignet sich auf irgendeine Art von Zufuhr des Tuberkulins, aber auch z. B. nach Injektionen von Vaccinen (FRIEDMANNsches, JOUSSETsches Mittel, BLUMENTHAL, MILIAN und PÉRIN), es kann natürlich auch eine schlummernde Affektion dadurch geweckt werden. ROSENBAUM beobachtete die Entstehung von Knötchen nach Höhensonnenbestrahlung einer tuberkulösen Drüse am Rande des Erythems, vielleicht durch Ausschwemmung von Tuberkelbacillen aus der sich rückbildenden Drüse. Auch um Mantouxreaktionen können solche Efflorescenzen auftreten (STRASSBERG). Diese Kranken sind ja gegen Tuberkulin sehr oft überaus hoch allergisch, so daß intracutane Injektion mitunter zu Nekrosen (KREIBICH) führt. Bei Nachlassen der Reaktion konstatiert man dann öfter Abblassen und Involution der Knötchen, ebenso nach Exstirpation einer tuberkulösen Drüse oder eines Lupusherdes (SÁINZ DE AJA).

Die Knötchen involvieren sich meist restlos, nur bei stärkerer Nekrose oder

Pustulation bleiben da und dort gelegentlich kleinste Närbchen zurück; KLINGMÜLLER hat auch in der Cutis und Subcutis feinste Narbenbildungen konstatiert; dadurch werden wieder die Beziehungen der „Acne scrophulosorum" zu den papulo-nekrotischen Tuberkuliden hergestellt.

Was die großen universellen Eruptionen der Krankheit anbetrifft, so können auch sie innerhalb weniger Wochen entstehen. Hier handelt es sich wohl meistens um eine manifeste Drüsentuberkulose. Man sieht auch nach Exstirpation großer Drüsenpakete die Affektion spontan unter starker Desquamation abheilen (JADASSOHN, HAGEN, eigene Beobachtungen). Durch die Operation wird sehr wahrscheinlich die Quelle der beständigen Aussaat von Tuberkelbacillen beseitigt. Die Prognose des Hautleidens ist an sich gut, sobald es gelingt, die sonst bestehende Tuberkulose günstig zu beeinflussen.

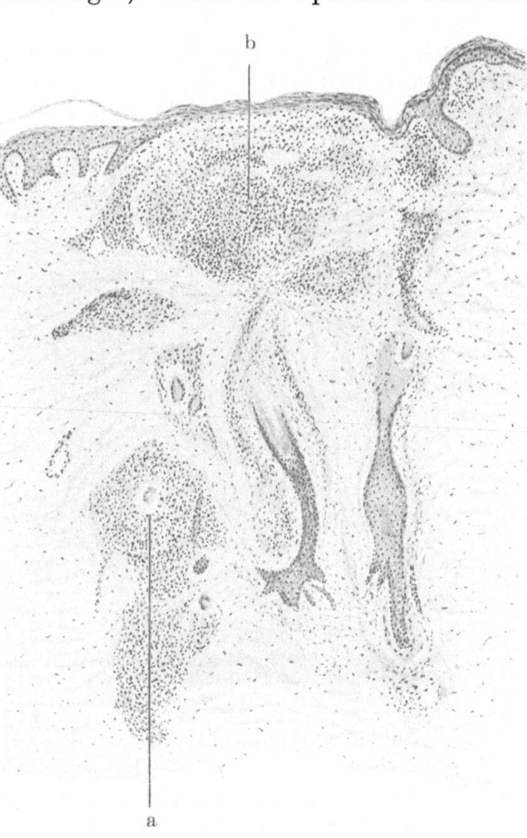

Abb. 97. Tuberculosis lichenoides.
a tuberkuloide Infiltrate; b entzündliches Infiltrat.

Histologie. Histologisch gleicht eine typisch entwickelte Efflorescenz von lichenoidem Tuberkulid einem um ein Vielfaches verkleinerten Lupusknötchen. Doch müssen wir uns des Anachronismus bewußt bleiben, wenn wir von „typischer" Tuberkulose im Sinne der alten anatomischen Auffassung sprechen. Daher hat auch der Streit, ob die Tuberculosis lichenoides häufiger tuberkuloides oder einfach entzündliches Gewebe enthalte, für uns seine *prinzipielle* Bedeutung verloren. Selbst wenn das letztere richtig wäre, könnte sie doch eine tuberkulöse Affektion sein. In Übereinstimmung mit JADASSOHN muß gegenüber gegenteiligen Angaben (z. B. von KLINGMÜLLER und NOBL) daran festgehalten werden, daß man fast in jedem Falle tuberkulöses Gewebe findet, wenn nur genügend Material zur Untersuchung zur Verfügung steht. LESSELIERS hat das unter 17 Fällen der Berner Klinik 16mal festgestellt; und alle später von JADASSOHN, LEWANDOWSKY untersuchten Fälle bestätigen die Richtigkeit dieser Behauptung, welche auch wir bekräftigen können. Gewiß kommen bei demselben Falle und in demselben Präparat banal entzündliche Infiltrate neben Tuberkelknötchen vor. Je mehr Material man aber untersucht, desto mehr Übergänge findet man und kommt schließlich zu der Überzeugung, daß sowohl der lymphocytenarme Tuberkel, als die einfache perivasculäre Ansammlung von Rundzellen, nebst allem, was zwischen beiden liegt, nur verschiedene Stadien desselben Krankheitsprozesses sind. Die lymphocytenreichen Infiltrate wären dann als die frischeren, akuteren Reaktionen anzusehen.

Beginnen wir aber mit den histologisch „typischen“ Veränderungen. Manche Fälle zeigen den kleinen, nicht verkästen Epitheloidzellentuberkel in seiner reinsten Gestalt; und zwar finden wir ihn im Gegensatz zum Lupus meist isoliert. Das Zentrum wird von LANGHANSschen Riesenzellen und Epitheloiden, der Rand von Lymphocyten gebildet. Die letzteren können in scheinbar älteren Infiltraten manchmal vollkommen fehlen und die Knötchen gegen das normale Gewebe durch eine schmale Schicht bindegewebiger Zellen scharf abgegrenzt sein. In diesen älteren Knötchen finden sich dann auch neben den Epitheloiden häufig reichlich Bindegewebszellen mit gestreckten und spindelförmigen Kernen. Hier handelt es sich wohl schon um eine Rückbildung des Infiltrates. Größere Verkäsungen sind ja von vornherein in so kleinen Tuberkeln nicht zu erwarten. Dagegen sieht man öfter kleine Nekrosen im Zentrum der Knötchen, und zwar besonders bei klinisch hochgradig ausgebildeten Fällen. Im ganzen wird aber das klassische Bild des Tuberkels meist durch die Unregelmäßigkeit der Zellanordnung verwischt. Schon durch seinen geringen Umfang und die kleine

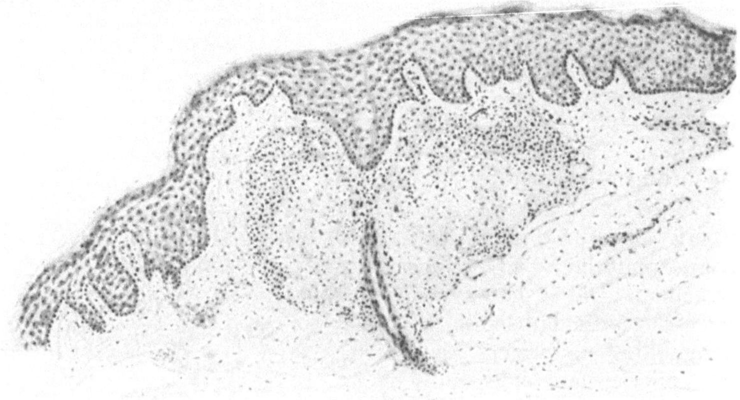

Abb. 98. Tuberculosis lichenoides (plane Form).
Tuberkuloides Infiltrat um einen Schweißdrüsenausführungsgang.

Zahl der Zellen äußerst unscheinbar, stellt das Knötchen dann nur ein Häufchen von durcheinander liegenden Epitheloiden und schlecht ausgebildeten Riesenzellen dar. Doch fehlt selbst in diesen kleinen Ansammlungen meist das normale kollagene und elastische Grundgewebe. Die nicht tuberkuloiden Infiltrate setzen sich fast ausschließlich aus kleinen, runden Lymphocyten zusammen. Plasmazellen, Mastzellen sind nur spärlich vorhanden. JULIUSBERG, EHRMANN fanden in der Subcutis eine Arterie, deren Wand von einem riesenzellenhaltigen tuberkuloiden Gewebe durchsetzt war; letzterer führt die Seltenheit eines solchen Befundes darauf zurück, daß im allgemeinen zu wenig tief excidiert wird. ZIELER hat einen ähnlichen Befund nie erheben können, offenbar ist dies doch etwas ungewöhnliches.

Viel diskutiert worden ist die Beziehung der Infiltrate zu den Haarfollikeln. Sie ist sicher meistens vorhanden, aber durchaus nicht konstant und keineswegs durch eine ganz spezielle Pathogenese bedingt. In den meisten Fällen findet man neben perifollikulären Knötchen Infiltrate, die keinerlei Beziehung zu den Hautorganen haben. Sie sind um irgendwelche kleine Gefäße der Cutis gruppiert. Besonders häufig aber ist ihre Lokalisation in den alleroberstenCutisschichten, unmittelbar unter dem Epithel. In manchen Fällen sind ziemlich reichlich solcher Art lokalisierte Knötchen von minimalen Dimensionen zu finden, oft nur aus einer Riesenzelle und ganz wenig Epitheloidzellen bestehend. In einem anderen Fall wieder sind in der Tiefe um die Follikel herum sehr scharf abgesetzte, lymphocytenarme, im Zentrum nekrotisierte Infiltrate, im Stratum subpapillare dagegen nicht so scharf umschriebene Anhäufungen von Epitheloiden und sehr zahlreichen Lymphocyten. Bei der planen Form ist von Lukasiewicz, Jadassohn, in seltenen Fällen die Lokalisation der Infiltrate um Schweißdrüsenausführungsgänge beobachtet worden (Abb. 98). Auch hier ist wieder eine Ähnlichkeit mit dem Lichen nitidus. Die perifollikuläre Lokalisation hat also nichts anderes zu bedeuten als die Ansiedlung der Infiltrate *an gefäßreichen*, häufig von Tuberkelbacillen embolisierten Regionen. Es handelt sich weder um die Ausscheidung eines Toxins durch die Follikel, noch ist es eine Fremdkörperreaktion um die primär erkrankten Haarbälge. Diese alte Auffassung Riehls wird ja durch die nicht follikulären Lokalisationen schon ad absurdum geführt.

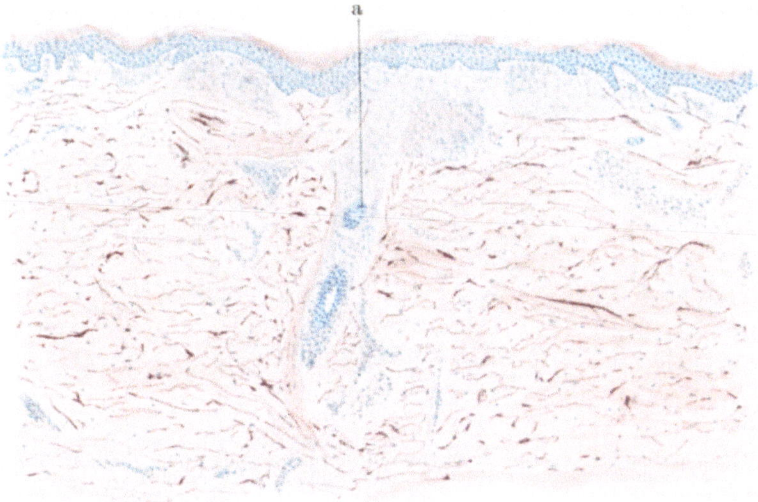

Abb. 99. Tuberculosis lichenoides. Kleines Knötchen mit großer Riesenzelle (a).

Das neben dem Follikel liegende tuberkulöse Infiltrat kann die verschiedensten Formen und Dimensionen haben, begleitet ihn oft in seiner ganzen Länge. Es kann gegen den Follikel wie gegen die bindegewebige Umgebung scharf abgesetzt sein, oder die lymphocytäre Infiltration des Randes setzt sich an kleinen Gefäßen entlang eine kurze Strecke fort. Im Innern der Knötchen selbst werden Gefäße meist vermißt. Doch sind von manchen Autoren auch hier Gefäße mit verdickter und infiltrierter Wand beschrieben worden. Der Follikel ist in manchen Präparaten vollkommen intakt, von dem Infiltrat noch durch eine schmale Schicht normalen Bindegewebes getrennt, häufiger aber findet man das Follikelepithel krankhaft verändert, und zwar gibt es hier alle Grade von geringem intercellulärem Ödem bis zur völligen Zerstörung der Wand. Oft ist das Epithel von lymphocytären Elementen durchsetzt. Eine sehr häufige Erscheinung ist die Parakeratose des Follikelausganges, die sich bis ziemlich tief in den Follikel hinein erstrecken kann. Durch die Anhäufung konzentrisch geschichteter, kernhaltiger Hornlamellen ist hier auch mikroskopisch der Ansatz zur *Stachelbildung* zu konstatieren. Aber alle Veränderungen der epithelialen Follikelwand sind nur *sekundäre* Folgen der perifollikulären

Entzündung. Denn ganz dieselben Veränderungen zeigt auch das Oberflächenepithel fern von den Follikelmündungen an solchen Stellen, wo Infiltratknötchen unmittelbar unter dem Rete Malpighi liegen. Besonders die Parakeratose ist hier ein regelmäßiges Phänomen.

Einer eigentümlichen Erscheinung wäre noch zu gedenken, der man allerdings nur ganz vereinzelt begegnet (LEWANDOWSKY). Es sieht manchmal so aus, als ob kleinste Tuberkel innerhalb des Follikelepithels lägen, und auch auf Serienschnitten erweisen sie sich als rings von Epithel umschlossen. Dabei ist es mitunter schwer, hier die epithelialen Elemente von den Granulationszellen zu trennen, obwohl neben diesen auch typische Riesenzellen vorhanden sind. Zwei Möglichkeiten der Entstehung scheinen gegeben — denn ein Hervorgehen von Tuberkeln aus dem Epithel selbst ist nicht diskutierbar —: entweder hat sich der Tuberkel aus Lymphocyten, die in das spongiöse Epithel eingewandert waren, gebildet, oder das Epithel hat den Tuberkel nachträglich umwuchert. Das letztere ist wahrscheinlicher (siehe Lupus). Denn weniger vollkommene Wucherungsvorgänge am Follikelepithel in der Richtung auf die

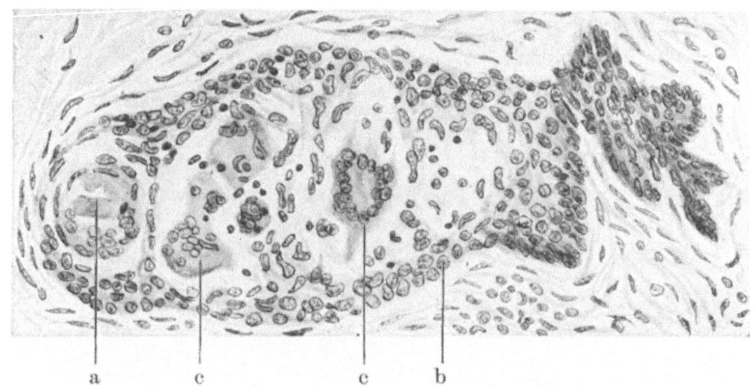

Abb. 100. Tuberculosis lichenoides Eigentümliche tuberkuloide Bildung innerhalb des Follikelepithels. a Haar; b Follikelepithel; c Riesenzellen.

tuberkulösen Infiltrate sind besonders in der Tiefe ziemlich häufig zu beobachten. Die Pustelbildung auf der Höhe von Lichenknötchen wird durch starke Zunahme der Lymphocyten, vielleicht auch durch Erweichung, Zerfall und polynucleäre Leukocyten verursacht. Sie ist häufig an den Follikelausgängen lokalisiert.

Tuberkelbacillenbefunde in Schnittpräparaten gehören beim lichenoiden Tuberkulid immer noch zu den größten Seltenheiten. An positiven Ergebnissen wären die Fälle von JACOBI, PELLIZARI, WOLFF, DARIER und BETTMANN, LEWANDOWSKY (Färbung nach MUCH) anzuführen. Die Mehrzahl von diesen betraf pustulöse Efflorescenzen. Auf den einen Antiforminbefund von LIER können wir kein Gewicht mehr legen. Wir haben im allgemeinen Teil die Gründe kennen gelernt, warum das Fehlen von Bacillen im Schnittpräparat nicht gegen die tuberkulöse und bacilläre Ätiologie der Krankheit spricht, ebensowenig wie der häufig negative Ausfall des Tierversuches (positive Resultate bei HAUSHALTER, JACOBI, WOLFF, PELLIZARI, COLOMBINI, WHITFIELD, BARBAGLIA). Die Tuberkelbacillen gehen eben durch die Abwehrreaktion des Organismus rasch zugrunde, so daß sie sich meist dem Nachweis entziehen. Aber die wenigen positiven Fälle — der Tierversuch muß auf besonders lange Zeit ausgedehnt werden — zusammen mit Klinik, Histologie und der fast immer positiven lokalen Tuberkulinreaktion, besonders bei Einreibung nach MORO (JADASSOHN), aber auch nach subcutaner Injektion, genügen, um die tuberkulöse Natur als bewiesen zu betrachten. Es ist in der Tat kaum mehr ein Zweifel möglich, daß die Tuberculosis lichenoides eine hämatogene Hauttuberkulose ist, eine „Tuberkulose“ mit nicht geringerem Recht als der Lupus vulgaris. Die Häufung von positiven Tuberkelbacillenbefunden im strömenden Blute gerade bei Tuberkuliden, wie sie KREN und LÖWENSTEIN aufgezeigt haben, sprechen, falls sie weiters bestätigt werden, eindringlich für unsere Auffassungen ihrer Genese.

Neben der Tuberculosis lichenoides finden wir oft auch andere spezifische Hauterkrankungen, besonders instruktiv der Fall FINGERs von gleichzeitigem Erscheinen mit Lupus vulgaris nach Masern auf hämatogenem Wege. Es ist nicht ausgeschlossen, daß auch die Lymphgefäße in der Umgebung tuberkulöser Herde für die Entstehung dieser Form eine Rolle spielen (JADASSOHN). Für diese Anschauung sprechen auch Beobachtungen eines Auftretens von lichenoidem Tuberkulid um eine perforierte tuberkulöse Lymphdrüse (BLOCH, eigene Fälle). Auch einseitige Lokalisation auf eine Extremität kann in gleichem Sinne gewertet werden (JADASSOHN, OPPENHEIM), doch schließt das hämatogene Verbreitung nicht aus.

Wir müssen wohl annehmen, daß es sich auch bei der Tuberculosis lichenoides nicht um eine Toxituberkulose handle (KLINGMÜLLER), sondern vielmehr um eine Aussaat von Tuberkelbacillen, allerdings nur in sehr geringer Zahl, welche durch den hohen Gehalt an Antikörpern rasch unschädlich gemacht werden oder ganz zugrunde gehen (JADASSOHN, ZIELER), wodurch in loco die tuberkuloide Struktur entsteht, gleichzeitig die Benignität erklärt ist.

Bei cutaner, speziell percutaner (MORO) Tuberkulinapplikation sieht man öfter lichenoide Knötchen auftreten, welche mitunter auch längere Zeit bestehen bleiben können. Auch an symmetrischen Stellen, resp. entfernt vom Orte der Einreibung entwickeln sich manchmal solche Efflorescenzen, was MORO veranlaßte, an eine tuberkulotoxische reflektorische Angioneurose zu denken. Viel eher handelt es sich da um eine Weckung unsichtbarer Herde oder um ein nachträgliches Verschmieren kleinster Tuberkulinmengen (ZIELER). NOBL fand hierbei nur uncharakteristische entzündliche Erscheinungen, während TSCHILINKARIAN bei älteren Efflorescenzen tuberkuloiden Bau ganz entsprechend dem der Tuberculosis lichenoides, meist um die Follikel nachwies, da ja das Tuberkulin von außen durch Einreibung zugeführt worden war. Das kann natürlich absolut nicht als Argument gegen die hämatogene und bacilläre Entstehung der Tuberculosis lichenoides verwendet werden, denn wir wissen ja, daß der Tuberkulöse auf Tuberkulinapplikation mit Entstehung tuberkuloiden Gewebes reagiert, wobei der Charakter der Erkrankung gerne beibehalten wird (Reaktionstypus!).

Diagnose. Die Diagnose der Tuberculosis lichenoides ist in den meisten Fällen nicht besonders schwer. Die Affektion ist zwar oft recht unscheinbar, wer sie aber kennt und sich die Mühe nimmt, die Haut skrofulöser Individuen, besonders Kinder, genau zu untersuchen, wird sie leicht entdecken und richtig beurteilen. Wer dagegen mit den Hauterscheinungen der Tuberkulose nicht gut vertraut ist, wird manches als „ein wenig Ekzem“ der Beachtung nicht für wert halten, was doch für den Patienten von großer Bedeutung sein kann. Nun gibt es aber *Ekzemformen,* die auch für den Geübteren schwer von Tuberculosis lichenoides zu unterscheiden sind. Es sind das am Rumpf in Plaques auftretende, nicht nässende, wenig entzündliche, seborrhoische Ekzeme oder das seltenere, gruppierte follikuläre Ekzem. Wer aber überhaupt an das lichenoide Tuberkulid denkt, wird hier unter Zuhilfenahme einer oder der anderen Methode (Tuberkulin, Histologie) immer zu einer Entscheidung kommen. Ebenso verhält es sich mit der viel selteneren Krankheit der Pityriasis rubra pilaris. Hier geben jene Lichenfälle Anlaß zur Täuschung, bei denen alle

Efflorescenzen einen Hornstachel tragen (z. B. der Fall von La Mensa). Diese Fälle können wohl für eine *Pityriasis rubra pilaris Devergie* gehalten werden. Wir möchten es nicht für ausgeschlossen halten, daß Milian ein solcher Irrtum passiert ist, als er bei Pityriasis rubra pilaris eine positive Tuberkulinreaktion feststellte und darum diese Krankheit unter die „Tuberkulide" einreihte. Dem *Lichen ruber planus* ähneln jene flachen Efflorescenzen der Tuberculosis lichenoides, die wir oben beschrieben haben. Aber bei der ersteren Krankheit werden wir meistens an irgendeiner Körperstelle oder auf der Mundschleimhaut einen Herd von so typischer Beschaffenheit finden, daß wir lichenoide Tuberkulose ausschließen können. Auch hier kann das Mikroskop den letzten Zweifel beseitigen. Auch die feine weißliche Streifenbildung kann uns einen Fingerzeig geben.

Weit schwieriger differentialdiagnostisch als von allen bis jetzt genannten Krankheiten ist die Unterscheidung von den sog. *kleinpapulösen, lichenoiden* resp. pustulösen, acneiformen *Syphiliden.* Ja, hier kann die Kunst des Diagnostikers überhaupt zu Schanden werden. Nicht nur, daß klinisch und histologisch (s. Abb. 4 und 5 auf S. 89) die größte Ähnlichkeit bis zur vollkommenen Identität bestehen kann, ist es nach den Erfahrungen von Jadassohn sogar möglich, daß auch die Tuberkulinreaktion im Stiche läßt. Wir müssen dann also unsere Zuflucht zur Anamnese, Wa.R. und Diagnose ex juvantibus nehmen, Faktoren, deren Bedeutung wir weiter oben gewürdigt haben. Glücklicherweise sind derartige Fälle immerhin selten und kommen überwiegend bei Erwachsenen vor, während die Tuberculosis lichenoides meistens Kinder betrifft. Jedenfalls muß aber jeder Fall, sowohl zur Sicherung der klinischen Diagnose als aus therapeutischen Gründen, sorgfältigst auf irgendwelche andere Manifestationen der Tuberkulose untersucht werden. Auch gegenüber dem Lichen trichophyticus ist die histologische Differentialdiagnose oft schwierig, ja in einem gewissen Zeitpunkte unmöglich.

3. Papulo-nekrotische Tuberkulide (Tuberculosis papulo-necrotica)[1].

Die Geschichte dieser Krankheitsgruppe weist mancherlei Irrwege auf, ehe man zu einer richtigen Erkenntnis ihrer Natur und Pathogenese gelangte. Die ersten Autoren, denen diese Affektion auffiel, Hutchinson sowie Boeck, hielten sie für eine besondere Form des Lupus erythematodes. Das ist immerhin bemerkenswert, da auch in der neueren Literatur sich wieder die Beobachtungen über ein Zusammenvorkommen von papulo-nekrotischen Tuberkuliden und Erythematodes mehren und in der Frage der Ätiologie dieser letzteren Krankheit eine gewisse Rolle spielen. Das Verdienst, den klinischen Typus der papulonekrotischen Tuberkulide zuerst fest umschrieben zu haben, gebührt Barthélemy, ein Verdienst, das nur dadurch geschmälert wird, daß er zwei schreckliche Namen, „Folliclis" und „Acnitis" in die dermatologische Literatur einführte, und daß er bis zuletzt die prinzipielle, auch ätiologische Verschiedenheit dieser beiden Formen mit Hartnäckigkeit verfocht. Einen anderen Irrtum beging Pollitzer — und Dubreuilh und Unna sind ihm hier gefolgt —, indem er das Wesen der Affektion in einer primären Erkrankung der Schweißdrüsen, in einer „Hydroadenitis suppurativa" erblickte. Mit dem Zahlreicherwerden

[1] Toxituberculides suppuratives disséminées (Hallopeau), Scrophulid (Duhring), small pustular scrophuloderm, suppurative Folliculitis, Paratuberculoses (Johnston), Impetigo varioliformis (Jamieson), Folliculitis scrophulosorum (Du Castel und Beauprez), pustulöse perifollikuläre Tuberkulide (Boeck), minute pustular scrophulide (M. Morris). Abscès dermiques (Gaucher), Ecthyma scrophuleux (Gaston und Emery), Acne agminata (Crocker), Acne cachecticorum, Scrophuloderma pustulosum, Lichen lividus (an den unteren Extremitäten).

histologischer Untersuchungen mußte sich die Unrichtigkeit dieser Ansicht ergeben, die nur geeignet war, die Forschung nach der wahren Ursache vom richtigen Wege abzulenken. Einen Fortschritt brachte auch hier die Aufstellung des Begriffes der „Tuberkulide“ durch DARIER, und allmählich trat der Zusammenhang mit Tuberkulose für die BARTHÉLEMYschen Krankheitsbilder immer deutlicher zutage. Die Entstehungsweise wurde dann durch die Untersuchungen von PHILIPPSON und TÖRÖK klargestellt. Und die Arbeiten der letzten Jahre haben unsere Kenntnisse derart bereichert, daß heute auch die hier zu behandelnden Affektionen ebenso wenig wie die Tuberculosis lichenoides mehr ein Problem darstellen.

Zunächst ein Wort über die Nomenklatur. Die „papulo-nekrotischen Tuberkulide“ umfassen ursprünglich nur die von BARTHÉLEMY als „Folliclis“ und „Acnitis“ beschriebenen Affektionen, von denen wir bald sehen werden, daß sie nur die oberflächliche und die tiefe Lokalisation eines und desselben Prozesses bedeuten. Man könnte sie also als „Tuberculosis papulo-necrotica superficialis et profunda“ bezeichnen. Es scheint aber zweckmäßig, noch einige nahverwandte Typen in diesem Kapitel mitzubehandeln, die nur auf künstliche Weise abzutrennen wären. Das sind die von älteren Autoren als „Acne cachecticorum“, „Acne scrophulosorum“ und unter zahlreichen anderen Namen geschilderten Krankheiten. Bei ihnen tritt zwar das Symptom der Eiterung gegenüber der Nekrose stärker hervor, aber im Grunde ist es genau derselbe Vorgang.

Als erster erschütterte wohl BOECK die Sonderstellung dieser von HEBRA und KAPOSI beschriebenen Erkrankung, rechnete sie aber fälschlicherweise dem Erythematodes disseminatus zu. Während EHRMANN, KREN, später noch MERK das Krankheitsbild als selbständiges aufgefaßt wissen wollten, zählten NEISSER und JADASSOHN dasselbe schon lange zu den Tuberkuliden und heute sind wohl die meisten Dermatologen über ihre Einreihung an dieser Stelle einig (KREIBICH, GROUVEN, TANIMURA). Daß kachektische Zustände, Vernachlässigungen, sekundäre Infektionen das Bild des Tuberkulids verändern können, ist fraglos, so daß es zu stärkerer Pustelbildung, eventuell Zerfall und zu Geschwüren mit mehr weniger unterminierten, livid verfärbten, unregelmäßigen Rändern kommen kann.

Auch das „papulöse Tuberkulid“ von HAMBURGER enthält nichts Neues außer der Unterstreichung der Tatsache, daß im Säuglingsalter nicht selten ein Ausbleiben der Nekrose beobachtet wird. Wir müßten also eigentlich die Überschrift dieses Kapitels erweitern und von „papulösen, papulo-pustulösen und papulo-nekrotischen“ Tuberkuliden sprechen, wobei man dann noch weiter ins einzelne gehen und auch noch „papulo-squamöse“ und „papulo-ulceröse“ Tuberkulide dem klinischen Anblick nach unterscheiden könnte. Komplizieren wir aber die Sache nicht und halten wir uns einstweilen für die Benennung an das histologisch meist mehr oder weniger deutlich ausgesprochene Phänomen der Nekrose, indem wir unter „papulo-nekrotischen Tuberkuliden“ die ganze Gruppe verstehen!

Hier wäre auch der „Dermatitis nodularis necrotica“ Erwähnung zu tun, ein Name, dessen sich TÖRÖK, WERTHER, sowie verschiedene Arbeiten aus der NEISSERschen Schule (KLINGMÜLLER, BRUCK) bedienen, und welcher solange berechtigt ist, als man sich über die Ätiologie nicht aussprechen will, aber besser aufgegeben wird, sobald man das Leiden den tuberkulösen Hauteruptionen zuzuzählen geneigt ist. Neuerdings wurden noch einige einschlägige Beobachtungen von RILLE, BRUCK, HOROVITZ, HAXTHAUSEN gemacht, es handelt sich um das Auftreten von hanfkorngroßen Knötchen, manchmal in großer Menge und dicht angeordnet, manchmal auch nur in nicht zu zahlreichen Exemplaren und an einzelnen Stellen lokalisiert. Ihre Farbe ist braunrot bis lividrot, sie sind von einem entzündlichen Hof umgeben; zuweilen confluieren die Efflorescenzen zu einem größeren, plattenförmigen Infiltrat, an dessen Rand dann noch einzelne Knötchen zu erkennen sind. An der Spitze des Knötchens kommt es entweder zu einer eitrigen Einschmelzung oder aber auch zu einer Hämorrhagie und Bildung einer Kruste, das Knötchen sinkt ein, die Kruste wird abgestoßen und Abheilung tritt unter Pigmentation ein. Daneben kann aber auch tiefe eitrige Einschmelzung erfolgen, wobei dann mehr weniger große steilrandige Geschwüre entstehen, diese hinterlassen Narben, welche mitunter das Aussehen der Anetodermie haben. Gelegentlich auftretende erythematöse Plaques schwinden meist rasch und restlos. — Die Erkrankung tritt in mehrfachen Schüben auf, welche sich über Monate und Jahre erstrecken und spontan, manchmal auf Tuberkulin schwinden. Während KLINGMÜLLER sie nicht der Tuberkulose zuzählen will, denkt WERTHER nach dem ganzen Verlaufe doch daran, trotzdem auf 3 mg Tuberkulin keine deutliche Herdreaktion zu sehen war. BRUCK schließt sich dieser Ansicht an, zumal er nicht nur wie WERTHER thrombophlebitische Prozesse, sondern auch tuberkuloides Gewebe, aus einer mit Antiformin behandelten Papel MUCHsche Granula darstellen konnte, und DITTRICH hat in einem Falle säurefeste Stäbchen im histologischen Präparate nachgewiesen. Wenn demnach diese Fälle gewisse Eigenheiten zeigen, so brauchen wir doch keinen Anstand zu nehmen, sie den Tuberkuliden zuzuzählen. Wir halten uns derzeit nicht für berechtigt, zwei Gruppen, eine tuberkulöse und eine nicht tuberkulöse, zu unterscheiden wie DUEMLING dies tut, wir komplizieren dadurch nur ohne Grund das Problem.

Die Gruppe der papulo-nekrotischen Tuberkulide ist vielleicht diejenige, welche die zahlreichsten Übergänge zu anderen cutanen Erscheinungen der Tuberkulose aufweist. Mag dem Entstehen von Lupusknötchen in Tuberkulidnarben, wie in dem Fall von F. JULIUSBERG, oder richtigen Übergängen, wie bei MAC LEOD, wegen der Seltenheit keine große Bedeutung beigemessen werden, so ist doch das Zusammentreffen mit Tuberculosis verrucosa, besonders bei den postexanthematischen Formen, jetzt schon so häufig beobachtet worden, daß man auch das Übergehen der einen Krankheit in die andere, wie bei A. ALEXANDER, E. HOFFMANN, ARZT, GAUCHER, GOUGEROT und GUGGENHEIM nicht als zufälliges Vorkommnis betrachten kann. Daß zwischen den miliaren Hauttuberkulosen LEINERs und SPIELERs und den Tuberkuliden der Säuglinge keine festen Grenzen zu ziehen sind, hatten wir weiter oben schon gesehen. Die acneähnlichen Formen der Tuberkulide wieder kommen häufig in einzelnen Exemplaren neben Tuberculosis lichenoides vor, so daß F. JULIUSBERG sicher recht hat, wenn er nur graduelle Unterschiede zwischen beiden annimmt, sie nur als Varietäten *einer* Krankheit anerkennt. Schließlich leiten die subcutanen Lokalisationen der papulo-nekrotischen Tuberkulide, die „Acnitis" BARTHÉLEMYs, direkt zum „Erythema induratum" BAZINs über.

Symptome. Wir beginnen mit der klassischen Form der papulonekrotischen Tuberkulide, welche der „Folliclis" von BARTHÉLEMY entspricht. Die Einzelefflorescenzen bestehen, wenn sie frühzeitig bemerkt werden, aus kleinen, kaum hanfkorngroßen, papulösen, derben Infiltraten, die unter gespannter Haut flach bis halbkugelig vorgewölbt sind und eine blaßrote Farbe haben. Sie liegen, wie die Palpation ergibt, in den oberflächlichsten Schichten der Cutis. Bald verändert sich der Farbenton, er wird dunkler und geht mehr ins Bläuliche und Bräunliche über. Es zeigt sich nun an den meisten Efflorescenzen im Zentrum eine Veränderung, die den Eindruck einer gelblich oder grüngelblich durchscheinenden Pustel macht. Sticht man aber mit einer Nadel die Decke ein, so erhält man häufig keinen Eiter, sondern nur einen Tropfen Serum, und bei stärkerem seitlichen Druck auf die Papel mittelst beider Daumennägel oder mit den Branchen einer Pinzette fördert man eine zähe nekrotische Masse zutage. Legt man diese in Kalilauge unter das Mikroskop, so kann man darin oft elastische Fasern nachweisen. Überläßt man die Efflorescenz sich selbst, so kommt es auch spontan meist nicht zur Entleerung von Eiter, sondern das pustelähnliche Gebilde trocknet allmählich ein, und an seiner Stelle nimmt jetzt eine dunkle, bräunliche oder schmutziggraue Kruste oder Borke das Zentrum der Papel ein. Dem Versuch, sie durch Kratzen zu entfernen, leistet sie einen gewissen Widerstand. Hebt man sie heraus, so bleibt eine kraterförmige, leicht blutende Vertiefung oder ein kleines, kreisrundes Ulcus mit scharfen, steil abfallenden Rändern. Wartet man, bis die zentrale Kruste schließlich von selbst abfällt, so hat sich unter ihr eine kreisförmige, anfangs hyperämische, später weiße, glatte Narbe gebildet. Diese kreisrunden Narben, die meistens leicht vertieft sind, und zuerst einen bläulichroten, dann einen braunen, pigmentierten Hof und steil abfallende Ränder haben, sind ungemein charakteristisch durch ihre Form, auch noch nach Jahren, wenn die Pigmentation schon geschwunden ist.

Die eben geschilderte Entwicklung der Efflorescenzen, die langsam von statten geht und eine Zeit von etwa vier bis sechs Wochen in Anspruch nimmt, ist im allgemeinen ziemlich einförmig und bietet kaum bemerkenswerte Abweichungen. Nur kommt in manchen Fällen keine Nekrose zur Ausbildung, sondern die papulösen Efflorescenzen involvieren sich und verschwinden. Außerdem wären höchstens noch Größendifferenzen zu erwähnen; einzelne Papeln brauchen nur stecknadelkopfgroß zu sein, andere können Linsengröße erreichen. Bei frühzeitigem Abfall der Kruste kann auch ein ulceröses Stadium längere Zeit beobachtet werden. Gelegentlich bemerkt man kleine erythematöse Flecken daneben. — Hier wäre aber auch schon der Läsionen zu gedenken, die aus ursprünglich tiefer gelegenen Efflorescenzen hervorgehen. Das sind zu Anfang kleine, derbe, kugelige Gebilde von Hanfkorn- bis Kirschkerngröße, die in der Subcutis liegen, frei verschieblich und auch mit der Cutis in keinem Zusammenhang, so daß sie unter dem palpierenden Finger rollen. Häufig allerdings beginnen sie schon von vornherein an der Grenze von Cutis und subcutanem Gewebe, und verschieben sich dann nur mit der Haut zusammen über der Unterlage. Die Haut hat hier anfangs normale Farbe und Beschaffenheit. Wächst aber dann das Knötchen nach der Oberfläche zu, so nimmt diese zuerst rote, dann livide Färbung an, es bildet sich eine Nekrose im Zentrum, ganz wie bei den oberflächlichen Elementen, und der weitere Verlauf ist der gleiche, nur daß hier häufiger Perforation und Eiterentleerung stattfindet, und manchmal die kreisförmigen Geschwüre etwas größer und von längerer Dauer sind. In anderen Fällen können die kleinen, subcutanen Knoten längere Zeit bestehen und sich dann spontan zurückbilden. Diese tiefen Läsionen sind es, die BARTHÉLEMY als „Acnitis“ bezeichnet, und welche RADCLIFFE CROCKER selbst für identisch mit seiner „Acne agminata“ erklärt hat. Es ist zweifellos, daß gerade bei diesen Formen genug oft Übergänge zum miliaren Lupoid, auch zu manchen Lupusformen, so z. B. zum miliaren zu konstatieren sind (BLOCH, PAUTRIER) und GOUGEROT und BARTHÉLEMY und LOTTE bezeichnen ihren Fall vorsichtig als „noduläre, miliare Hauttuberkulose“, doch wird man in typischen Fällen die Differentialdiagnose mindestens histologisch stellen können. Von mancher Seite wird die tuberkulöse Natur der Erkrankung angezweifelt (GRAY, PERNET, SCHAMBERG, DOWLING, WILE) und sie den infektiösen Granulomen verschiedener Ätiologie zugezählt, wofür allerdings triftige Gründe nicht angeführt werden. Der negative Bacillenbefund kann bei unserer Auffassung nicht wundernehmen; MALONEY ist der gleichen Ansicht,

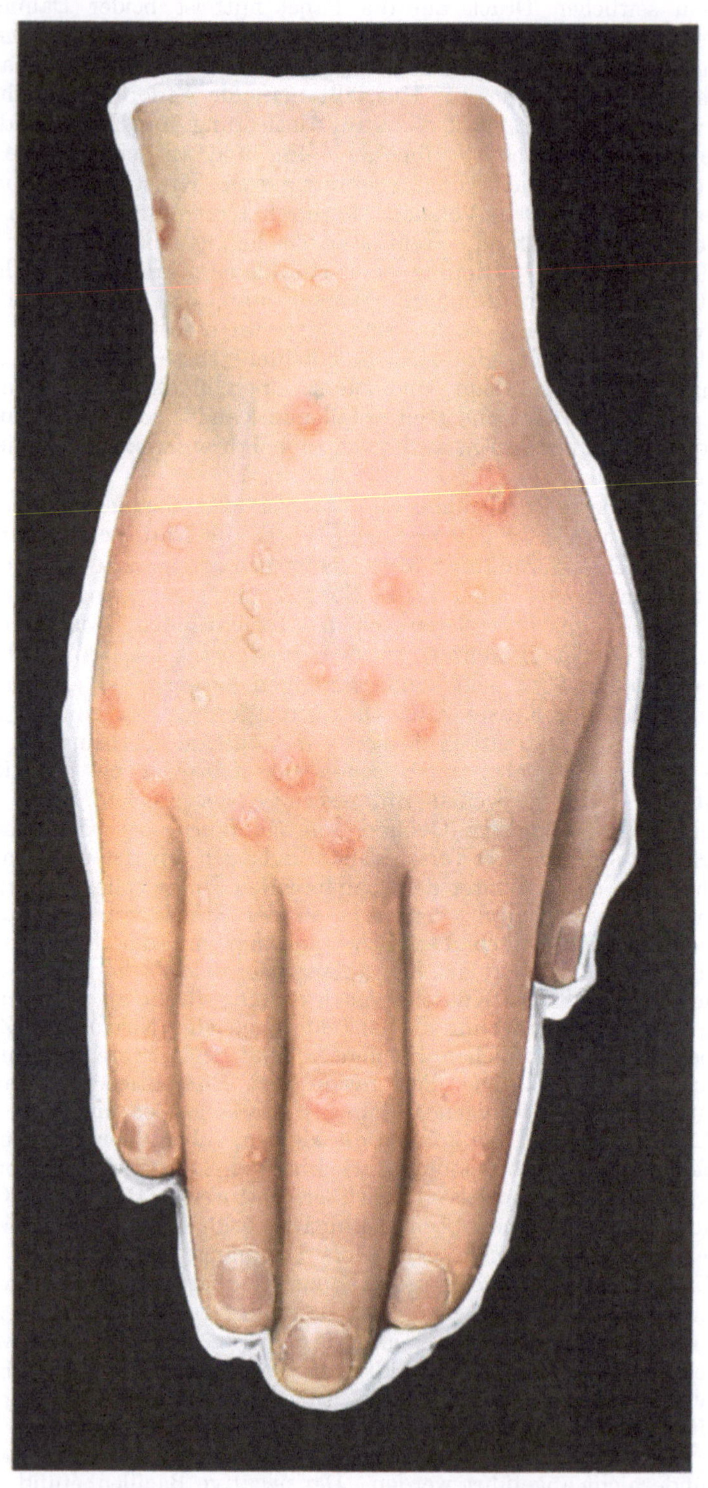

Abb. 101. Papulo-nekrotische Tuberkulide (Folliclis). (Sammlung der Breslauer Klinik.)

trotzdem auch er keine Tuberkelbacillen nachweisen konnte, er findet histolo, gisch das tuberkuloide Gewebe vorzüglich um Schweißdrüsen und Haarbälgedoch ist dies nicht unbedingt notwendig. Ob der Fall von LOUSTE und THIBAUT, welcher auf Wismuthinjektionen so gut angesprochen hat, nicht doch eine Lues war, bleibe dahingestellt.

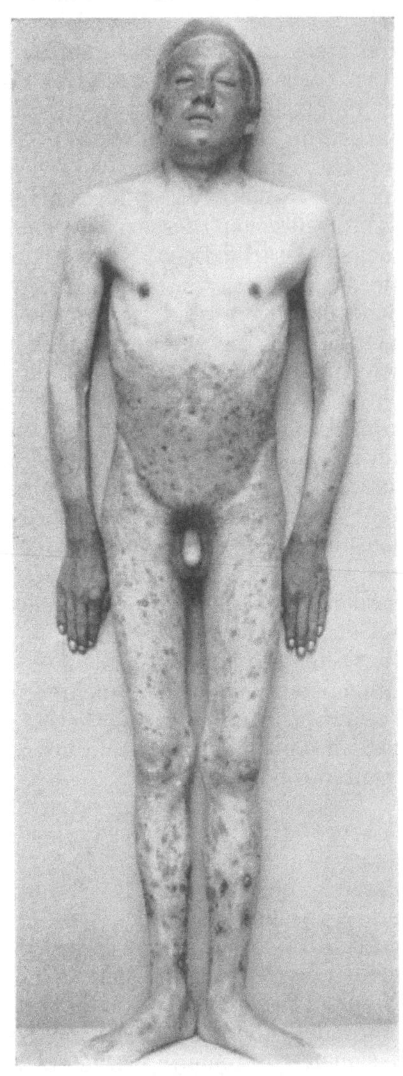

Abb. 102. Papulo-nekrotische Tuberkulide. (Sammlung der Berner Klinik.)

Die oberflächlichen Efflorescenzen vom bisher geschilderten Typus treten meist disseminiert ohne besondere Anordnung auf. RUSCH beschreibt auch flach elevierte, linsengroße, oberflächlich glatte, gelegentlich im Zentrum wenig schuppende, leicht eingesunkene Knoten, von dunkelroter Farbe und derber Konsistenz, welche auch mit atrophischer Narbe abheilen. Diese selteneren knotigen Tuberkulide von lichenoidem Aussehen zeigen ganz charakteristische histologische Beschaffenheit, nur reicht die Nekrose mehr in die Tiefe und ist von gewucherten Fibroblasten schalenartig umgeben, Exsudation fehlt. In seltenen Fällen ist auch Gruppenbildung beobachtet worden, so von R. BERNHARDT, OPPENHEIM, von WHITFIELD eine herpetiforme, von NATHAN, SCHEER die serpiginöse, von RUSCH, GOUGEROT und LÉVY-FRANKEL und FERNET die ringförmige; annuläre Anordnung um ein abheilendes, lichenifiziertes Zentrum hat WERTHER gesehen. In einem Fall von BUNCH gingen den Papeln immer Herde von schuppender Dermatitis voraus. Das sind aber Ausnahmen. Gewöhnlich stehen die Läsionen einzeln, zeigen nur eine gewisse Anhäufung an besonderen Prädilektionsstellen. Diese sind Hand und Fingerrücken, Knie- und Ellenbogengegend. Nächstdem kommen die Streckseiten der Arme und Beine und die Glutäalgegend. Doch sind auch Rumpf, Gesicht, Handflächen (BUSCHKE, WISE, BRUHNS, KUMER) und Fußsohlen gelegentlich befallen, also keine Körpergegend prinzipiell ausgeschlossen, selten ist die Ausdehnung fast universell (KEIL). Auch am Genitale kommen Tuberkulide vor sowohl an der Glans penis und Vorhaut (ASAI, RAI) als auch an den kleinen Labien (PLANNER); manche als Tuberkulide bezeichnete Erscheinungen gehören wohl zu den ulcerösen Tuberkulosen. *Mitaffektion der Schleimhaut* wurde nicht oft (SCHOLNIK) beobachtet, auch eine halbseitige Anordnung der papulonekrotischen Tuberkulide ist eine Seltenheit, häufiger wird dies bei indurativen Tuberkulosen gesehen. JADASSOHN macht gelegentlich eines Falles von PIORKOWSKI auf diese Tatsachen aufmerksam und vermutet als Gründe für die eigentümliche Verteilung entweder in ganz bestimmten Gefäßverhältnissen oder in der lokalen Allergisierung durch Knochen- oder Hauttuberkulose.

Einer besonderen Form, welche wohl BLASCHKO zuerst gesehen hat, schenkte LEWANDOWSKY größere Aufmerksamkeit und deutete sie richtig, es handelt sich um die *rosaceaähnlichen Tuberkulide* im Gesicht. Die Efflorescenzen sind stecknadelkopf- bis hanfkorngroß, oft in sehr großer Zahl an Wange und Stirn vorhanden, teils im Niveau der Haut, teils dasselbe ein wenig überragend, sie unterscheiden sich von der Rosacea durch den gelblichen bis gelbbraunen Farbenton, verschwinden auf Glasdruck nicht vollständig. Blaurote Farbe der Gesichtshaut, einzelne Teleangiektasien vervollständigen die Ähnlichkeit mit der Rosacea. Histologisch finden wir tuberkuloide Struktur mit einzelnen LANGHANSschen Riesenzellen, keine Nekrose. Für die spezifische Natur spricht auch die starke Lokal- und Allgemeinreaktion auf Tuberkulin, besonders aber die starke positive Reaktion bei Tuberkulinapplikation im Herde. Einzelne Beobachtungen sind seither bekannt geworden (HEYMANN, LUTZ, LEDERMANN, VOLK JADASSOHN), doch sind sie nicht sehr häufig, kommen nicht nur bei Jugendlichen, sondern auch bei älteren Personen vor. Keineswegs sind sie unter dem Namen der papulo-miliaren Lupoide zu führen, wie dies manche französische Autoren (MILIAN) tun. Es ist auch zuzugeben, daß gelegentlich um zugrunde gegangene Follikel bei Rosacea tuberkuloide Strukturen zu finden sind, aber doch nicht in so schöner Ausbildung, und vor allem fehlt dann doch die Fokalreaktion, allerdings wird die Entscheidung nicht immer leicht, gelegentlich unmöglich sein. Ich habe den Eindruck, daß in der letzten Zeit auffallend viel roeaceaähnliche Tuberkulide, ebenso wie Lupus miliaris faciei diagnostiziert werden, wobei oft als hauptsächlichste Stütze das mikroskopische Präparat mit einer angedeuteten tuberkuloiden Struktur herangezogen wird. Mir erscheint die Differentialdiagnose nicht so selten ziemlich schwer trotz Verwendung aller Hilfsmittel. Sie wird manchmal erst sicher gestellt werden können, wenn der Verlauf beobachtet wird. Rasche Rückbildung auf die eingeschlagene Therapie, speziell auf diätetische Maßnahmen dürfte sehr gegen eine tuberkulöse Erkrankung sprechen.

ALBANUS hat auf das relativ häufige Vorkommen von papulo-nekrotischen Tuberkuliden bei Kindern auf der Nase und den angrenzenden Partien der Wangen aufmerksam gemacht. Diese Kinder hatten zum Teil schwer zu definierende Läsionen der Nasenschleimhaut, die vielleicht als Schleimhauttuberkulide aufzufassen sind. Ganz besonderes Gewicht aber muß auf die charakteristischen Narben an der Streckseite der Vorderarme und Unterschenkel gelegt werden, weil sie in vielen Fällen noch lange nach Ablauf der Krankheit die Diagnose ermöglichen und damit auch einen Verdacht auf innere Tuberkulose begründen können. Die tiefen Knoten werden häufig mit den oberflächlichen Läsionen zusammen, besonders an den Fingerrücken, sowie an den Vorderarmen beobachtet. BARTHÉLEMY hat dagegen für seine „Acnitis" die Lieblingslokalisation im Gesicht als charakteristisch angegeben (BUSSALAI, BECHET, MILIAN und THIBAUT, HOWARD FOX).

Die acneiformen Tuberkulide unterscheiden sich von den eben beschriebenen hauptsächlich durch die weichere, schlaffere Beschaffenheit der Papeln und das deutlichere Hervortreten einer oberflächlichen Pustulation. Sie können tatsächlich einer gewöhnlichen Acne sehr ähnlich werden (DU BOIS, STRANDBERG), mehr aber noch, da die Papeln doch häufig klinisch den Granulomcharakter zeigen, den pustulösen Syphiliden (s. Fälle von JADASSOHN und DANLOS). Die Farbe wechselt von hellem Bräunlichrot bis zu tief lividen Tönen, und der Umfang von Stecknadelkopfgröße, so daß die Knötchen von einem pustulösen lichenoiden Tuberkulid nicht zu unterscheiden sind, bis zu münzengroßen Gebilden. Häufiger als bei den typischen papulonekrotischen kommen bei diesen Tuberkuliden auch Ulcerationen vor, die vielfach als „Ekthyma scrophulosorum“ bezeichnet werden, ein Name, der heute besser fortfällt, nachdem das Ekthyma als eine ätiologische Einheit, als eine Streptokokkenkrankheit aufgefaßt werden muß. Diese Ulcera treten, besonders in den ersten Lebensjahren, manchmal so rasch und in so großer Anzahl auf, daß die vorangehenden Phasen kaum zur Beobachtung kommen, die Läsionen also den Eindruck primärer Geschwüre machen. Sie sind meist rund oder oval, mit scharfen Rändern, wie ausgestanzt, und die Narben entsprechen diesen Läsionen, nähern sich also wieder vollkommen denen der sog. „Folliclis“. Einen Fall beim Erwachsenen, wo die Ulcera bis zweimarkstückgroß wurden, hat Bruck beschrieben. Hierher möchte ich auch den Fall Oppenheims rechnen, bei dem sich neben linsen- bis kreuzergroßen, flach vertieften, roten Narben ebenso große Pusteln und mit Krusten bedeckte flache, scharfrandige Geschwüre finden, vielleicht auch jenen von Pautrier.

Was die Lokalisation anbetrifft, so bevorzugen die papulo-pustulösen Elemente im Gegensatz zu den nekrotischen mehr den Rumpf und im frühen Kindesalter auch den Kopf. Bei Kindern vor der Pubertät muß jede „Acne“, besonders mit Hauptlokalisation an der unteren Rücken- und der Glutäalgegend den Verdacht auf Tuberkulide erregen. Doch kommen auch solche Läsionen an denselben Stellen wie die nekrotischen vor, sogar in buntem Gemisch mit diesen zusammen, weil eben kein prinzipieller Unterschied zwischen beiden existiert. An den Genitalien beider Geschlechter werden die acneiformen Tuberkulide häufiger beobachtet als die nekrotisierenden.

Nekrose und Erweichung können, wie schon erwähnt, im klinischen Bilde ganz zurücktreten. Es ist das besonders im Säuglingsalter und in den ersten Lebensjahren der Fall. Die Efflorescenzen sind dann meist ziemlich klein. Häufig wird aber auch hier eine zentrale Schuppe oder Borke beobachtet, nach deren Entfernung eine kleine, meist trockene Vertiefung zurückbleibt. Es ist also im wesentlichen ganz derselbe Prozeß wie bei den typischen Tuberkuliden des späteren Alters, nur seine Intensität ist geringer. Die Unterscheidung dieser Form von den miliaren Tuberkulosen kann sehr schwer sein und oft nur durch den positiven oder negativen Tuberkelbacillenbefund herbeigeführt werden. Jadassohn hat beim Erwachsenen eine Varietät beobachtet, die sich durch das Ausbleiben der Nekrose sowie die Neigung zur Gruppierung auszeichnet, das *gruppierte großpapulöse Tuberkulid* (Scherber, Lischinski, Lewandowsky, Hauser, Freund, Eliascheff). Diesen Formen dürfte Delbancos *korymbiformes* Tuberkulid sehr nahe stehen. Der von Guttmann beobachtete Fall bei einem $3^3/_4$jährigen Knaben, hätte noch weiterer Untersuchung bedurft, ob es sich nicht doch um ein Granuloma annulare gehandelt hat, allerdings kann letzteres durch papulonekrotische Tuberkulide imitiert werden (Hirschfeld, E. Pick, Naegeli), die Unterschiede zwischen beiden sind oft nur graduelle (Hauser, Ornstein, Grütz). Im Gegensatz hierzu kommen auch beim Erwachsenen lichenoide Tuberkulide vor (Rusch).

In manchen Fällen geht der Pustelbildung, klinisch bemerkbar, ein vesiculöses Stadium voraus, so daß das Bild einer Impetigo ähnlich werden kann. Dergleichen haben Darier und Walter, Gaucher und Croissant, Milian, Kren, Werther, Kassowitz u. a. beobachtet. Hallopeau hat eine besondere Form aufgestellt, deren Namen die Beschreibung enthält; „Forme suppurative et pemphigoide de tuberculose cutanée en placards à progression excentrique.“

Pustulöse und pemphigoide Tuberkulide beschreibt auch Ruete und führt weitere einschlägige Fälle an, so Moberg, Gilchrist. Bei dem einen Patienten kam es auf dem Blasengrund zu Wucherungen, so daß ein Bild ähnlich einer

Tuberculosis verrucosa cutis entstand, was schon JADASSOHN und später andere beobachten konnten. RUETE verzeichnet auch ausgedehnte Zerstörungen an den Ohren eines Kranken bei gleichzeitiger starker Empfindlichkeit gegen Licht; da kein Hämatoporphyrin nachweisbar war, aber eine manifeste Tuberkulose, diagnostizierte er Tuberkulose und nicht Acne varioliformis, eine Argumentation, der wir uns nicht ohne weiteres anschließen möchten, da bei letzteren keineswegs immer Porphyrine gefunden werden. E. HOFFMANN zählt auch den STREMPELschen Fall hierher, bei dem noch hervorzuheben wäre, daß auch im positiven Tierversuch eine pemphigoide Efflorescenz auftrat.

AUDRY sah einmal am Oberschenkel einer Frau bläulich-rote, scharf umschriebene diskoide Efflorescenzen subepidermal entstehen, deren Oberfläche von zahlreichen feinen Teleangiektasien überzogen, das Zentrum anämisch war. Gleichzeitig vorhandene Tuberculosis indurativa und spezifische Drüsenschwellung veranlassen ihn, die Erkrankung den Tuberkuliden zuzurechnen, obwohl nicht einmal eine mikroskopische Untersuchung vorgenommen werden konnte, er verweist auf einen ähnlichen Fall BOECKs. Ebenso wenig gesichert ist die Zugehörigkeit einer anderen Varietät (AUDRY und BERTUCAT), bei der pigmentierte, erythemato-papulöse und mollusciforme Elemente aufgetreten waren, nirgends konnte tuberkuloides Gewebe aufgefunden werden, und die Phthise der Mutter ist doch ein zu geringes Argument!

Schon BRUUSGAARD hat auf eigentümliche, wenige Millimeter bis 1 cm im Durchmesser betragende Knötchen aufmerksam gemacht, welche papilläre Oberfläche, starke Verhornungen aufwiesen, sich an den distalen Teilen der Ober- und Unterextremitäten lokalisierten. Sie glichen klinisch sehr den gewöhnlichen Warzen, wiesen aber tuberkuloide Struktur auf, auch gelang der Nachweis von Tuberkelbacillen. Ähnliche Bilder beschrieben EHRMANN und WERTHEIM, es handelt sich um eine hämatogene Aussaat von papulonekrotischen Tuberkuliden, also nicht um endogene Tuberculosis verrucosa cutis, meist im Anschlusse an akute Infektionen; sie kommen auch an anderen Körperstellen vor, z. B. im Gesichte (RAMEL) vereint mit anderen Formen der Tuberkulose, auf ganz ähnliche Vorkommnisse durch papilläre Wucherung des Blasengrundes haben wir schon vorher verwiesen.

Einer *hämorrhagischen* Varietät sind wir bei der Dermatitis nodularis necrotica begegnet. WERTHER beschreibt als Elementarefflorescenzen „schwarzblaue, kugelige, sich hart anfühlende Papeln von Mohnkorn- bis Linsengröße". Die Lokalisation ist die der papulonekrotischen Form. Die einzelnen hämorrhagischen Efflorescenzen können entweder nekrotisieren und abgestoßen werden oder eitrig zerfallen (CHRISTIANSEN, HAXTHAUSEN). Der Fall MILIANs eines hämorrhagischen, bullösen, ulcerösen Tuberkulids scheint ätiologisch nicht einwandfrei sicher gestellt.

Auch andere atypische Erscheinungsformen werden beobachtet, so in seltenen Fällen Ähnlichkeit mit einem Lichen ruber planus (RUSCH, WOLF-KAUFMANN, GOLDSCHLAG), oder mit einem Lichen ruber planus annulatus. WILLY PICK beschreibt einen Lichen ruber planus mit tuberkuloidem Bau. Die Affektionen können in Anordnung und Aussehen, wie gesagt, einem Granuloma annulare sehr ähnlich sein (WENGER). So sah MILIAN an den Unterschenkeln kupferrote Scheiben mit eingesunkenem Zentrum, während der Rand als ein einige Millimeter breiter Wulst die normale Haut überragt, im Zentrum hatte sich öfter ein kleines mit einer Borke bedecktes Geschwür entwickelt. Er unterscheidet von dieser Form sogar drei Arten: Tuberculides érythemateuses annulaires, Tuberculides circulaires cyanotiques, Tuberculides circulaires atropho-scléreuses. Es ist klar, daß diese Erkrankungen schon zur indurativen Tuberkulose hinüberführen. SPILLMANN und WATRIN sprechen von Tuberculoides erythémato-atrophiques, welche gürtelförmig am Stamm angeordnet als violettrote weiche Flecke erscheinen, von atrophischem Aussehen, und große Ähnlichkeit mit Sklerodermie und Anetodermie haben, histologisch findet sich aber tuberkuloider Bau und Wucheratrophie des Fettgewebes. Fraglich ist auch die Zugehörigkeit des Falles von SAVY und GATÉ, welcher als atypische Folliclis der Scapularregion vorgestellt wurde. Endokrine Störungen können das Bild der papulonekrotischen Tuberkulide verändern, so z. B. ein Basedow bei einer Patientin BERTACCINIS, wobei an den Efflorescenzen zur Zeit der Menses Ulcerationen auftraten, aber schon während der Menses rasch wieder abheilten. WILSON, HERXHEIMER und MARTIN, GROUVEN, GOUGEROT, DUCOURTIOUX und LOTTE, STREMPEL beschrieben verschiedene Kombinationsformen und Verlaufsweisen, KREN sah in in einem Fall neben den Hautaffektionen bläulich-weiße, plateauartige, stark zerklüftete Erhabenheiten am harten

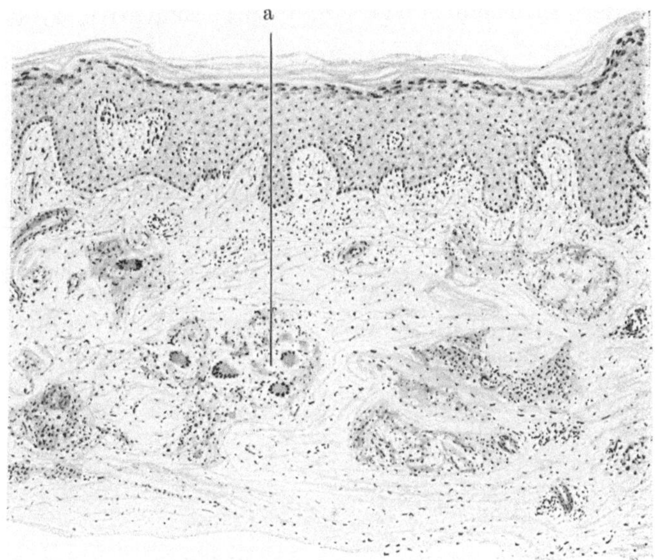

Abb. 103. Papulo-nekrotisches Tuberkulid. Typisch tuberkulöser Bau. a Tuberkel mit Riesenzellen.

Gaumen, doch ist deren Tuberkulosenatur nicht erwiesen, ebensowenig bei der Beobachtung PEYRIS von einem Toxituberkulid der Zunge in Form eines circinären Erythems. COPPEZ berichtet über Tuberkulide der Conjunctiva bulbi und palpebrarum mit typischem histologischen Befunde.

Wie alle hämatogenen, disseminierten Tuberkulosen der Haut kommen auch die papulo-nekrotischen vorwiegend bei jugendlichen Individuen vor. Wir haben bereits gesehen, daß bis zu einem gewissen Grade bestimmte Varietäten für die einzelnen Altersstufen charakteristisch sind, die papulösen und ulcerösen Formen für die ersten Lebensjahre, die pustulösen für die Kindheit überhaupt, die nekrotisierenden für das erwachsene Alter. Aber es herrscht in dieser Hinsicht keine Gesetzmäßigkeit. Aus denselben Gründen wie beim lichenoiden Tuberkulid sind prognostisch auch hier in der frühesten Kindheit auftretende Formen ernst zu beurteilen. Sie kommen häufig bei kachektischen Kindern mit manifester Tuberkulose zur Beobachtung und der Ausgang ist nur zu häufig die allgemeine Miliartuberkulose oder die tuberkulöse Meningitis. FEER macht neuerdings auf die diagnostische und oft üble prognostische Bedeutung dieser kleinpapulösen Tuberkulide im Säuglings- resp. frühesten Kindesalter aufmerksam, in dem sie gar nicht so selten vorkommen; sie erscheinen meist in Form hanfkorngroßer, bräunlicher Papeln mit zentralen Schüppchen, nach dessen Abheben eine seichte Delle bleibt. Allerdings ist die Prognose nicht absolut letal. PASINI und DUKEN sah bei zwei Kindern sich papulo-annuläre Tuberkulide vollständig zurückbilden und die Kinder gesunden. Je mehr sich das Individuum dem erwachsenen Alter nähert, desto häufiger findet man die Erkrankung bei relativ gutem Allgemeinbefinden, ja nicht selten bei kräftigen Personen als erstes Symptom einer Tuberkulose. Mit dem höheren Alter werden auch diese Tuberkulide immer seltener, doch kommen reichliche und typische Eruptionen selbst noch im Greisenalter vor (LEWANDOWSKY, FISCHL, JACOBY). Gelegentlich können auch bei älteren Personen auftretende Tuberkulide ein ominöses Symptom sein (MATTHES, CORNET).

Auch die papulo-nekrotische Hauttuberkulose tritt in Schüben auf. Es entstehen plötzlich eine Anzahl Efflorescenzen, meist ohne irgendwelche Beeinträchtigung des Allgemeinbefindens und ohne subjektive Symptome. Da

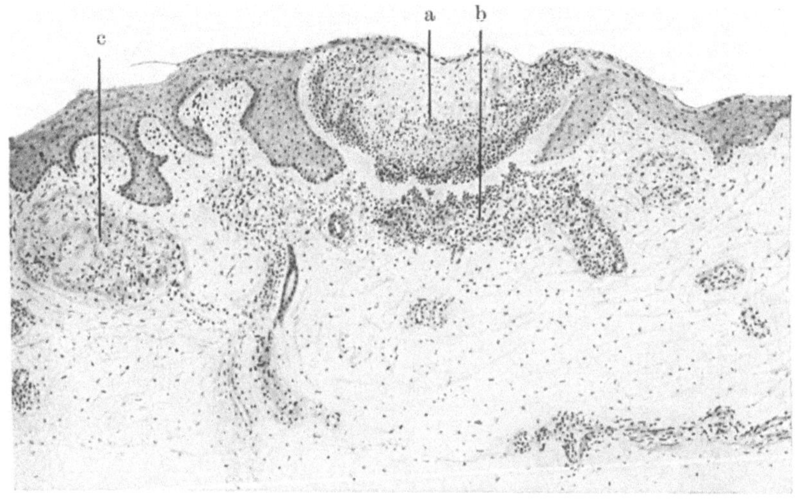

Abb. 104. Papulo-nekrotisches Tuberkulid.
a oberflächlicher Nekroseherd; b unspezifische entzündliche Veränderungen; c tuberkuloider Herd.

nun der Ablauf der einzelnen Läsion, wie schon gesagt, ein außerordentlich langsamer ist und sich auf sechs bis acht Wochen erstrecken kann, so erfolgt nicht selten ein neuer Schub der Krankheit, ehe der alte ganz verschwunden ist. Auf diese Weise kommt eine Erscheinung zustande, die für dieses Tuberkulid höchst charakteristisch ist: Man findet die verschiedensten Entwicklungsstadien der Efflorescenzen nebeneinander, von der beginnenden hellroten Papel bis zur weißen reaktionslosen Narbe. Es können viele Jahre vergehen, ohne daß die Krankheit ganz erlischt. Vielfach aber sind es bestimmte Jahreszeiten, während deren neue Eruptionen auftreten. Das finden wir allerdings auch noch bei anderen Tuberkulidformen. Wenig wahrscheinlich ist es, daß die Vegetationsbedingungen des Tuberkelbacillus, als eines pflanzlichen Organismus, daran schuld sind, wie das zuerst VEIEL angedeutet hat. Dem Gegensatz von Sommer und Winter entsprechen ja auch Änderungen in der Blutzirkulation der Haut. Das Auftreten im Frühjahr und Herbst, wie es gerade manchen Fällen von papulo-nekrotischen Tuberkuliden eigen ist, konstatieren wir auch bei manchen anderen eruptiven Krankheiten mit mutmaßlich infektiöser Ursache (ZIELER, JULIUSBERG, KREN, LITTLE, LESSER,

ULLMANN, SCHERER, VILL), wobei gelegentlich Kältewirkung die auslösende Ursache ist (MOBERG). Von einzelnen (K. HERXHEIMER und MARTIN, BRIEL) werden direkte Kältetuberkulide beschrieben, offenbar bietet die verlangsamte Blutströmung bessere Bedingungen zur Ansiedlung von Tuberkelbacillen, wie wir dies bei der Tuberculosis indurativa sehen. Selten wurde das Erscheinen im Sommer und das Schwinden im Winter beobachtet (TÖRÖK, BOSELLINI).

Histologie und Pathogenese. Die einfachste histologische Läsion ist bei den papulo-nekrotischen Tuberkuliden — man kann wieder sagen: wie bei

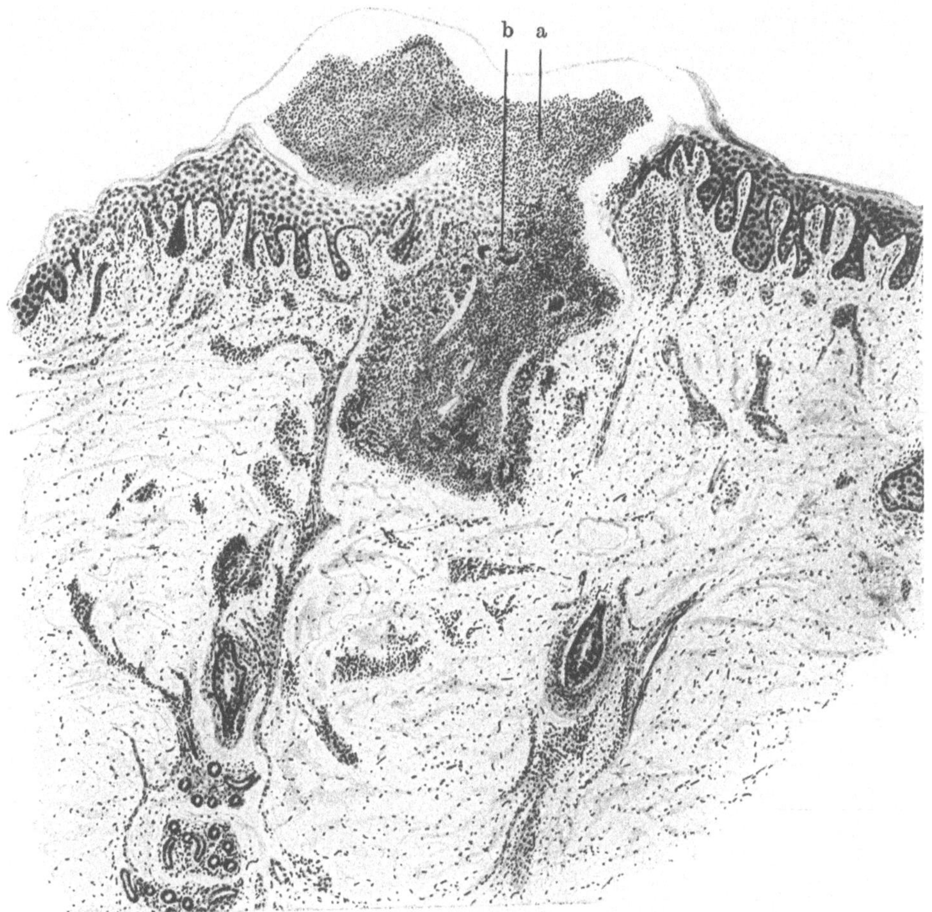

Abb. 105. Papulo-pustulöses (acneiformes) Tuberkulid. a Leukocyten; b Riesenzellen.

allen hämatogenen Hauttuberkulosen — das circumscripte Infiltrat in der Cutis von tuberkuloidem Bau. Es ist also im Prinzip dasselbe wie bei der Tuberculosis lichenoides. Doch gibt es einige Momente, wodurch es von jener abweicht: Die Größe des Infiltrates, die geringere Häufigkeit der follikulären Lokalisation und das noch *öftere Vorkommen uncharakteristischer*, banal entzündlicher Veränderungen (DELBANCO und UNNA). Daß die histologische Untersuchung manchmal für Tuberkulose wenig Beweismaterial erbringt, haben JULIUSBERG und andere Autoren hervorgehoben. Doch scheint es, daß, wenn man zahlreichere Efflorescenzen von diesen Typen untersucht, fast immer irgendwo eine Stelle zu finden ist, welche doch nicht mehr als ganz „banal“ bezeichnet werden kann. Jedenfalls sieht man oft schon bei der sog. „Folliclis“ zahlreiche

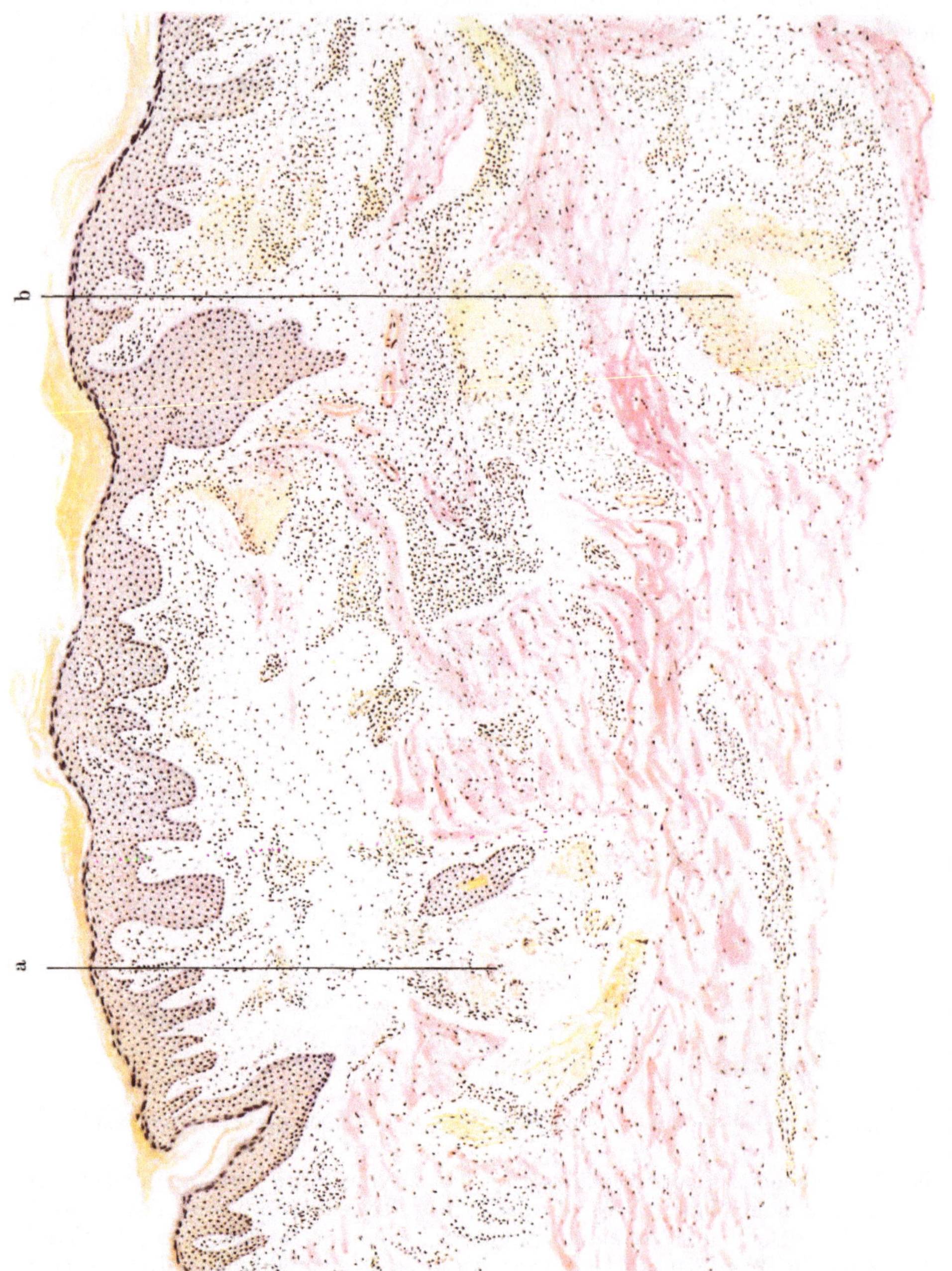

Abb. 106. Papulo-nekrotisches Tuberkulid. a Tuberkuloider Herd; b tiefer nekrotisierter Knoten (Aknitis).

kleine Herde mit großen Langhansschen Riesenzellen und Epithelioiden. Dasjenige Symptom aber, das bei diesen Affektionen stärker ausgeprägt ist als bei den meisten anderen hämatogenen Tuberkuloseformen, ist die *Nekrose*.

Die Nekrose ist hier meist nicht die zentrale käsige Degeneration eines schön ausgebildeten Tuberkels, wie wir es weiter oben, z. B. beim Lupus miliaris beschrieben und abgebildet haben. Wir finden bei der papulo-nekrotischen Tuberkulose kleine Nekroseherde in irgend einer Schicht der Cutis, Herde, bei denen eben nur die Nekrose imponiert, und die Reaktion des umgebenden Gewebes durchaus nicht tuberkelähnlich ist, sondern aus einer schmalen Lage von Granulationszellen und Lymphocyten besteht. Dergleichen nekrotische Herde sehen wir gar nicht selten in den obersten Schichten der Cutis unmittelbar unter dem Epithel (s. Abb. 104). Das Epithel ist dann selber an der Nekrose mitbeteiligt, die Kerne der unteren Zellagen sind schlecht gefärbt und über dem Ganzen liegen nur ein paar Reihen platter, parakeratotischer Zellen. Oder

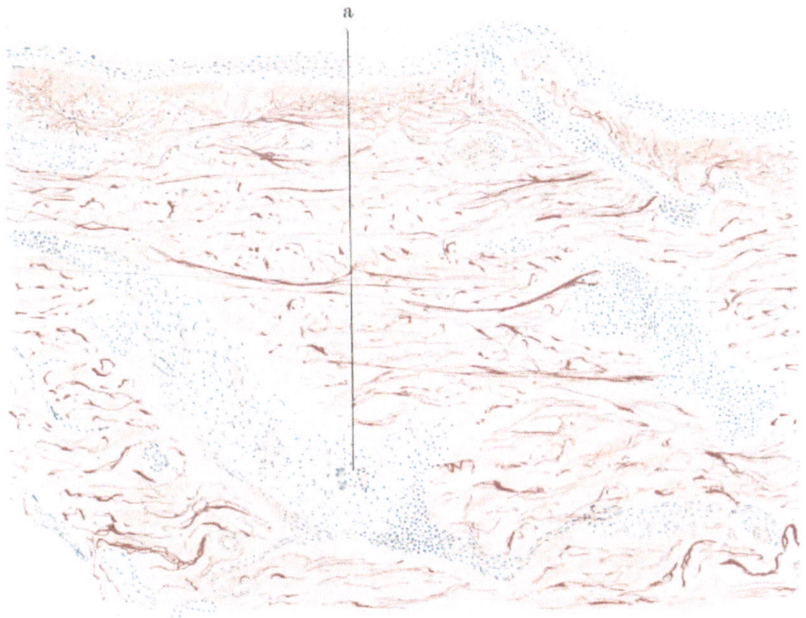

Abb. 107. Papulo-nekrotisches Tuberkulid.
Strangförmiges Infiltrat mit Riesenzellen (a), dem Verlauf der Gefäße folgend.

im Epithel besteht über der Höhe der Cutisveränderung ein plattes, linsenförmiges Bläschen zwischen Hornschicht und Rete mit einem Inhalt aus zahlreichen, manchmal eingedickten Leukocyten und Kerntrümmern, manchmal durch eine Brücke normaler Haut oder durch ein unspezifisches Infiltrat von dem eigentlichen Herd getrennt. Dieses Bläschen kann dann nachträglich durch Zerstörung der unteren Zellagen mit dem cutanen Infiltrat kommunizieren; und wenn dieses dann weniger Nekrose als Erweichung zeigt, wie das bei den acneiformen Efflorescenzen meist der Fall ist, so kann ein ganz furunkelähnliches Bild entstehen: Eine intraepitheliale Pustel, die durch eine enge Verbindung mit einem Hautabsceß zusammenhängt (Abb. 105). Den Inhalt dieses Abscesses bilden zwar, wie beim Furunkel, polynucleäre Leukocyten und Detritus, aber an der Wand desselben bemerkt man doch häufig wieder reichliche Epithelioide und manchmal auch Riesenzellen. Die subepithelialen Nekrosen sind manchmal annähernd keilförmig, mit der Spitze nach unten, woraus man auf deren infarktähnliche Entstehung geschlossen hat. Darüber werden wir sogleich zu sprechen haben. Das Epithel ist seitlich von den nekrotischen Partien manchmal leicht verbreitert und gewuchert, zeigt leichtes Ödem — wie das darunter liegende Stratum papillare — Status spongoides, Hyper- und Parakeratose.

Lymphocytäre, tuberkuloide Infiltrate und Nekrosen kommen in allen Schichten der Cutis bis in die Subcutis zur Beobachtung. Die histologische Untersuchung zeigt, daß zwischen den oberflächlichen „Folliclis"- und den tieferen „Acnitis"-Efflorescenzen kein prinzipieller Unterschied besteht. Den letzteren entsprechen meist etwas massigere Nekrosen mit einem breiteren Rand aus Lymphocyten, mit mehr oder weniger Epithelioiden und dann und wann auch einzelnen Riesenzellen. Innerhalb der Infiltrate fehlen sowohl die elastischen Fasern als die normalen Kollagenbündel. Da sich diese Herde nun häufig an den tieferen Gefäßen (VOGT) in der Gegend der Schweißdrüsenknäuel ansiedeln, so geraten auch diese mit in das Infiltrat hinein und verfallen schließlich der Nekrose. Das hat den älteren Untersuchern den Anlaß gegeben, an eine Erkrankung der Schweißdrüsen als Ursache des Prozesses zu glauben.

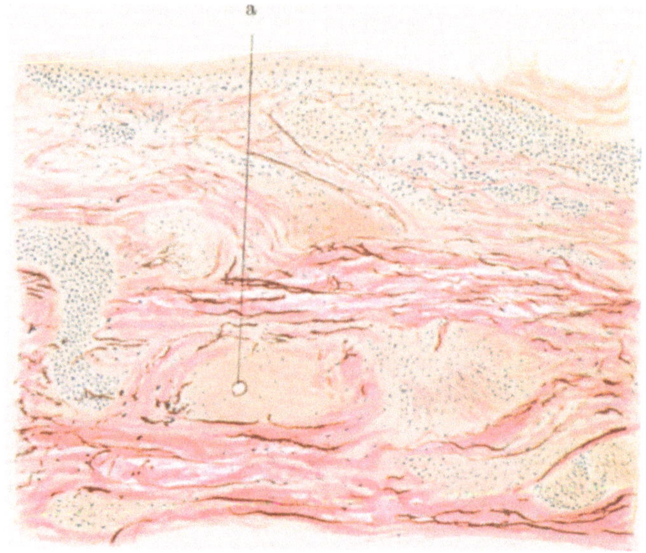

Abb. 108. Papulo-nekrotisches Tuberkulid.
a elastische Membran einer Arterie im Zentrum eines kleinen Nekroseherdes.

Die Veränderungen an diesen sind aber rein sekundär und haben mit der Krankheit an sich nichts zu tun.

Für die Pathogenese dieser Krankheitsform sind ganz andere Bestandteile des Hautorgans bestimmend: die Gefäße. Wir haben zwar schon beim lichenoiden Tuberkulid ein Entstehen der einzelnen kleinen Knötchen in der Umgebung von Gefäßen und von diesen aus angenommen. Aber nirgends läßt sich das so gut ad oculos demonstrieren wie bei den papulo-nekrotischen Tuberkuliden. Wahrscheinlich sind bei der Tuberculosis lichenoides mehr die kleinsten Gefäße und Capillaren beteiligt, die selber in der Läsion meist rasch und vollständig verschwinden, während bei jenen schon etwas stärkere Gefäße in Betracht kommen, deren Wandung der Zerstörung oft längere Zeit Widerstand leistet. Vereinzelte pathologische Erscheinungen an Gefäßen hatten schon HALLOPEAU und BUREAU, BOECK, VEILLON, GASTOU und andere konstatiert. Die prinzipielle Bedeutung dieser Befunde haben aber erst PHILIPPSON und TÖRÖK gebührend hervorgehoben. Die primären Veränderungen betreffen nach diesen beiden Autoren die tieferen Venen der Cutis. Der Prozeß beginnt als Endophlebitis mit Intimawucherung und Thrombose, auf die dann die Nekrose folgt. Man findet also zu Anfang eine starke Vermehrung der Endothelzellen bis zum völligen Verschluß des Gefäßes. Media und Adventitia sind beträchtlich verdickt, von dichtem Infiltrat durchsetzt. Dieses Infiltrat setzt sich als perivasculärer Mantel, bestehend aus Lymphocyten und bindegewebigen Zellelementen, denen sich bald auswandernde Leukocyten hinzugesellen, auch an den kleineren Gefäßen noch lange Strecken weit fort. Die meisten folgenden Untersucher haben diese Angaben bestätigt. NOBL beschreibt auch typisches tuberkuloides Gewebe. Später haben dann andere Autoren, vor allem A. ALEXANDER, KREN

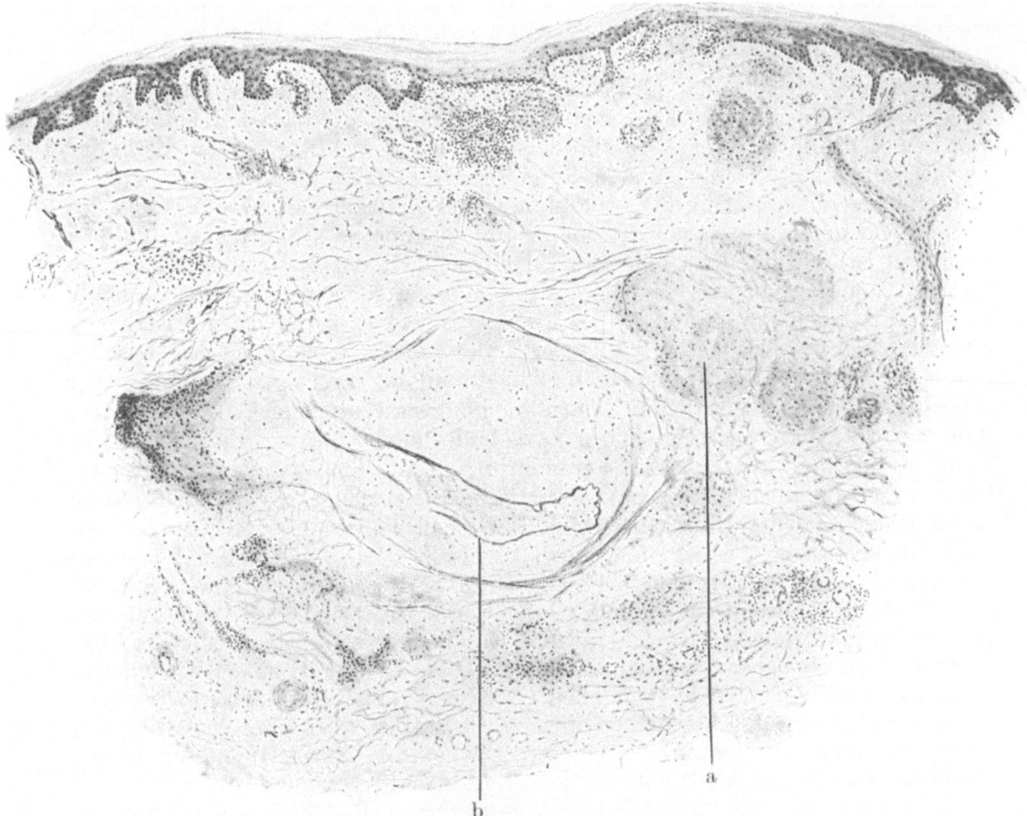

Abb. 109. Papulo-nekrotisches Tuberkulid. Tiefe Form (Aknitis).
a nekrotisierender Herd; b elastische Membran einer Vene im Zentrum eines Herdes.

und WERTHER, größeres Gewicht auf die arteriellen Veränderungen gelegt. Sie fanden Endarteritis mit Obliteration, Meso- und Periarteritis. Und speziell WERTHER glaubt den ganzen Prozeß durch den Arterienverschluß und seine Folgen erklären zu können. JADASSOHN hat für die hämatogenen Dermatosen im allgemeinen und für die Tuberkulide im speziellen nachgewiesen, daß beides möglich ist, was wohl stimmen dürfte. Man sieht zuweilen in einem größeren Nekroseherd die gut erhaltene elastische Membran einer Vene, in einem anderen Fall wieder genau im Zentrum eines kleineren nekrotischen Herdes eine kleine Arterie, deutlich kenntlich an dem starren Faserring und dem kreisrunden Lumen, das ebenfalls ganz mit nekrotischer Masse gefüllt ist. LEWANDOWSKY konnte ferner eine Arterie auf Serienschnitten verfolgen, wie sie mit stark gewuchertem Endothel und infiltrierter Wand in ein größeres tuberkuloides Infiltrat eintrat.

Es fragt sich nur, wieweit die Nekrosen direkt durch die Gefäßerkrankungen mechanisch, d. h. durch Unterbindung der Blutzufuhr und daraus folgendem Gewebstod zu erklären sind. Selbst für die venösen Läsionen nimmt z. B. JULIUSBERG einen solchen direkten Einfluß an. Der abgekapselte, aus abgestorbenem Gewebe bestehende Thrombus soll als Fremdkörper wirken und schließlich abgestoßen werden. WERTHER findet Analogien mit den anämischen Infarkten an der Peripherie der Niere oder Milz. Damit eine Endarteritis aber dergleichen Läsionen verursachen kann, dafür muß man allerdings annehmen, daß die Arterien der Haut Endarterien sind. Das scheint nun aber noch keineswegs bewiesen zu sein. EHRMANN wendet sich gegen eine Überschätzung des mechanischen Momentes. Phlebitiden seien nicht imstande, eine solche Zirkulationsstörung zu setzen, daß daraus eine Nekrose folgen müsse. Es gäbe so viele venöse Verbindungen in der Haut, daß sich die Stauung sofort ausgleichen könne. Wenn er aber wirkliche Verlegungen der arteriellen Bahn für höchst selten hält, so stehen dem immerhin WERTHERs und LEWANDOWSKYs Befunde gegenüber. Die große Ausdehnung des endarteritischen, aber auch des endophlebitischen Prozesses, die manchmal ziemlich weite Strecken lang zu verfolgen ist, scheint doch eine gewisse Möglichkeit der Gewebsschädigung zu bieten. Zumal wenn sich der Vorgang auf die kleinen abzweigenden Gefäße fortsetzt, können die angrenzenden Partien von einer genügenden Ernährung abgeschlossen werden. Sicherlich ist auch die toxische Schädigung des Gewebes durch das aufgeschlossene Tuberkelbacillentoxin ein wichtiges Moment, aber dieses ist ja genau ebenso beim Lichen scrophulosorum im Spiel. Die Tatsache, daß hier die Nekrosen viel weniger ausgebildet sind, und wir gleichzeitig viel weniger deutlich anatomische Veränderungen an den Gefäßen nachweisen können, scheint doch für die pathogenetische Bedeutung der Gefäßerkrankung zu sprechen. Ja, der Hauptunterschied zwischen Tuberculosis lichenoides und papulo-nekrotischen Tuberkuliden liegt vielleicht darin, daß bei der ersteren nur kleine Capillargebiete befallen sind, deren Verschluß nur minimale Schädigungen setzt, während bei den letzteren durch die primäre Erkrankung des Inneren etwas größerer Gefäße stärkere Ernährungsstörungen sich bemerkbar machen. Am plausibelsten scheint uns, daß beide Umstände eine Rolle spielen. Man kann sich sehr wohl vorstellen, daß gerade bei Zirkulationsstörungen zugrundegehende Tuberkelbacillen in loco die stärkste Wirkung entfalten, vor allem zu Nekrosen Veranlassung geben (DELBANCO, ZIELER) und an diesen wieder neuerlich Tuberkelbacillen leichter festgehalten werden.

Tuberkelbacillen sind anfangs nur in ganz vereinzelten Fällen mikroskopisch im Schnitte oder durch Tierversuch nachgewiesen worden (s. die Fälle von PHILIPPSON und MAC LEOD und ORMSBY). Dann haben LEINER und SPIELER bei den Tuberkuliden des frühen Kindesalters fast regelmäßig in ihren Präparaten Tuberkelbacillen gefunden und die Virulenz durch Tierversuche beweisen können. Nun kann man freilich, ebenso wie gegen die damit übereinstimmenden Befunde von MATHILDE LATEINER, den Einwand erheben, daß hier Übergänge zu den „echten Tuberkulosen" von miliarer Form vorgelegen haben. Wir haben weiter oben schon erwähnt, wie schwierig es ist, eine Grenze zu ziehen. Aber BOSELLINI hat auch bei papulo-nekrotischen Tuberkuliden der Erwachsenen das gleiche Resultat gehabt, und LIER hat in einem ganz einwandfreien Fall mit Folliclisefflorescenzen Meerschweinchen infizieren können. WHITFIELD, DITTRICH, FEER, TANIMURA fanden ebenfalls nach ZIEHL gefärbte Tuberkelbacillen im Schnitt. GOUGEROT schließlich hat in zwei Fällen von papulo-nekrotischen Tuberkuliden mit histologisch nicht tuberkuloidem

Bau positive Resultate im Tierversuch gehabt, ebenso SALÈS, FEER. Nun ist allerdings, wie EHRMANN mit Recht bemerkt, schwer darüber etwas auszusagen, welchen anatomischen Charakter die verimpfte Läsion gehabt hat, da man sie ja nicht vorher untersuchen kann und bei einem Falle die verschiedensten Läsionen nebeneinander vorkommen. Wenn wir aber die banal entzündlichen und die tuberkuloiden Strukturen nur als verschiedene Stadien der gleichen Infektion ansehen, so hat diese Seite des GOUGEROTschen Versuches für uns keine besondere Bedeutung mehr. Es bleibt die Tatsache, daß die direkten Beweise für die tuberkulöse Ätiologie der papulo-nekrotischen Tuberkulide vorhanden sind.

Auf Tuberkulin reagieren diese Formen häufig nicht so prompt und regelmäßig wie die Tuberculosis lichenoides. In einem Fall von URBAN, wo beide Krankheitstypen nebeneinander bestanden, zeigte auf 0,5 mg Tuberkulin nur der letztere eine Herdreaktion, während die papulo-nekrotischen Efflorescenzen nicht reagierten. Doch gibt es genug Fälle, wo wir eine solche an den Efflorescenzen konstatieren können, ja sogar an Narben nach „Folliclis" ist Aufflammen beobachtet (ZIELER, JULIUSBERG). Ektebinreaktionen nehmen zuweilen auch Tuberkulidähnlichkeit an, doch macht BUSCHKE mit Recht darauf aufmerksam, daß eine solche pathogenetisch nicht besteht, da in diesem Falle die Tuberkelbacillen von außen eingebracht werden, was aber gewiß kein prinzipieller Unterschied ist. Nicht so häufig wie eine lichenoide Tuberkulose werden durch Tuberkulininjektionen papulo-nekrotische Tuberkulide provoziert, doch ist dies bekannt. Möglicherweise kommen für diese Erscheinung die starken Zirkulationsstörungen durch Gefäßverschluß als Ursache mit in Betracht, die das Tuberkulin nicht genügend an den Krankheitsherd herantreten lassen.

Sollte es im übrigen noch Beweise für die tuberkulöse Natur der papulonekrotischen Läsionen bedürfen, so bietet die Klinik genug Anhaltspunkte. Gerade diese Form kommt außerordentlich häufig in Kombination mit anderen Hautmanifestationen der Tuberkulose zusammen vor, sowohl mit den „echten Tuberkulosen", wie Lupus und Tuberculosis verrucosa, als mit anderen „Tuberkuliden", wie Tuberculosis lichenoides und indurativa. Auch mit Tuberkuliden des Auges zusammen wird sie nicht selten beobachtet. An ein und demselben Patienten kommen nicht selten drei, vier und mehr Arten von Tuberkuliden vor (BLOCH, NOBL, SÉZARY und LICHTWITZ, SENEAR, MARTENSTEIN, NICOLAS, MASSIA und MICHEL usw). Alle möglichen Gruppierungen haben wir gesehen, die Literatur der einschlägigen Fälle hier anzuführen, ist fast unmöglich, nur einige wenige Namen seien aufgezählt: SCHMIDT, LEWITH, MASIA, MILIAN und PÉRIN, OPPENHEIM, PAUTRIER und ULLMO, H. RITTER, NICOLAU, MÜNSTERER, NICOLAS und PÉTOURAUD; letztere beobachteten unter anderen besonders große nekrotisierende Herde an beiden Armen; siehe auch den folgenden Beitrag VEIEL: Lupus erythematodes in diesem Bande.

Hier sei noch einer Kombination Erwähnung getan, mit der sich eingehend zu beschäftigen wohl an anderer Stelle Veranlassung sein wird. Wir kennen Kombinationen von Erythematodes und papulo-nekrotischen Tuberkuliden, welche gesondert von einander vorkommen, also z. B. ersterer im Gesicht, letzterer in typischer Form an den Streckseiten der Extremitäten. Daneben gibt es aber auch eine besondere Art: HUTCHINSONs *Chilblainlupus*, um dessen Abgrenzung vom Lupus pernio (BESNIER-TENNESON) sich EHRMANN und GROSZ verdient gemacht haben, und der gar nicht so selten beobachtet wird (RUSCH, PERUTZ, LUTZ, SCHRÖPL, SCHOCH, BARBER). Das Charakteristische für diese Form, welche in überwiegender Zahl Frauen befällt, ist nach den Arbeiten von F. FISCHL, PETER, daß in akroasphyktischen Hautpartien (Finger, Ohren) typische papulo-nekrotische Tuberkulide und ein circumscripter Erythematodes auftreten, welchem die Tuberkulide aufgepropft erscheinen. Im histologischen Präparate finden wir neben Befunden, welche dem Erythematodes entsprechen, also nebst Hyperkeratosen, Ödem des Papillarkörpers, einem meistens aus Lymphocyten bestehenden unspezifischen Infiltrat in der Cutisschichte, auch solche von typischen nekrotisierenden Tuberkuliden, also Knötchen aus Epithelioiden und tuberkulösen Riesenzellen zusammengesetzt (Sachs, Lutz, Zurhelle), mitunter auch weniger charakteristische Gewebsveränderungen (Ehrmann, Peter). Die auffallenden Befunde an den papillaren und subpapillaren Gefäßen bestehen zunächst in einer Erweiterung derselben und dadurch bedingten Verlangsamung des Blutstromes, daher die lividrote Farbe, später kann es zur Schädigung und zu einem Verschluß der Gefäße kommen.

Wir haben weiter oben schon gesagt, daß wir keinen Unterschied zwischen „Folliclis" und „Acnitis" zugeben können, wir finden zu oft bei einem Patienten oberflächliche und tiefe Läsionen. Daß im übrigen möglicherweise subcutane Bildungen von der Art der „Acnitis"-Efflorescenzen auch durch andere Ursachen als den Tuberkelbacillus zustande kommen können, wollen wir nicht schlechthin negieren. An sich gibt es ja nichts weniger Charakteristisches als diese Läsionen: Ein kleines, rundes, subcutanes Knötchen. Wo diese allein auftreten, ohne Kombination mit oberflächlichen Efflorescenzen, ist eine Diagnose überhaupt nicht zu stellen, und die tuberkulöse Ätiologie muß hier erst bewiesen werden. Möglich, daß es noch eine bestimmte Krankheit nicht tuberkulösen Ursprungs mit dieser Primärläsion gibt — wie es ja Barthélemy angenommen hat —, sicher ist, daß das gleiche klinische Element sehr häufig als Ausdruck einer embolischen Hauttuberkulose vorkommt, zusammen mit den charakteristischen papulonekrotischen Veränderungen der Oberfläche.

Gerade in den letzten Jahren wurde auf Tuberkulidformen nicht tuberkuloser Ätiologie wiederholt aufmerksam gemacht, so von Guy, welcher den Streptococcus viridans in 2 Fällen verantwortlich machte und dabei einschlägige diesbezügliche Beobachtungen anführt (Barber); er hatte den Bacillus aus dem Stuhl des Patienten gezüchtet und durch intracutane Injektion mit demselben tuberkulidähnliche Efflorescenzen erzeugt; natürlich ist dies alles eher als beweisend für die Ätiologie. Aber auch andere Erscheinungsformen sollen nicht durch den Tuberkelbacillus hervorgerufen sein (Galloway, Whitfield, Whitmore, Rist und Rolland, Goeckermann, Norman), so daß Stokes von „Septiden" spricht. Ob die beschuldigten Mikroorganismen nicht nur zufällige Befunde bei Tuberkulösen sind, kann nicht entschieden werden. Doch sieht sich Darier auch dadurch veranlaßt, den Namen „Tuberkuloide" als Gruppenbezeichnung vorzuschlagen, um so die Analogie zur Tuberkulose, aber nicht die Identität zu kennzeichnen. Um nicht noch weiter Verwirrungen herbeizuführen, möchten wir doch vorläufig die alten Bezeichnungen mit der ursprünglichen Begriffsbestimmung beibehalten wissen.

Die tuberkulösen Formen sehen wir oft abheilen, wenn wir den Grundprozeß günstig beeinflussen können oder die Quelle der immerwährenden Aussaat von Tuberkelbacillen verstopfen, also etwa tuberkulöse Drüsen exstirpieren oder sie durch Röntgen zum Schwinden bringen. Levin z. B. berichtet über ein Schwinden des Exanthems nach Exstirpation eines Sarkoid Darier-Roussy. Dagegen können wir auch Eruptionen von Tuberkuliden konstatieren infolge therapeutischer Maßnahmen mit Tuberkulin, nach einer Pirquetprobe (Ivanov), nach Sanokrysin (Ramel und Michaud, Naegeli), aber auch an Injektionsstellen von Tuberkulinpräparaten (Čepulič, Martinotti).

Über die Pathogenese der Tuberkulide wurde bereits im allgemeinen Teil gesprochen, daselbst auch auf die grundlegenden Arbeiten von Jadassohn,

EHRMANN, DELBANCO u. a. hingewiesen, welche zur Klärung der Frage in der von BARTHÉLEMY und DARIER aufgestellten Gruppe so Bedeutsames beigetragen haben; die Untersuchungen von GOUGEROT und LAROCHE, LEWANDOWSKY bestätigten die Ansichten auf experimentellem Wege; weitere Beiträge (RIST und ROLLAND, VOLK, FISCHL, WOLFF-EISNER, ZIELER, PAUTRIER, SCHAUMANN, SEQUEIRA) haben uns dann dazu geführt, diese Formen als Reaktionen, sozusagen als KOCHschen Versuch, durch endogene Inokulation mit Tuberkelbacillen aufzufassen. Ganz einig ist man sich nur noch immer nicht, ob Tuberkulide nur auf Auflösung von Tuberkelbacillen in loco entstehen (JADASSOHN) oder auch durch deren Toxine (DARIER). Die Mehrzahl der Forscher neigt sich der ersteren Ansicht zu. Für nicht zweckmäßig und entsprechend halte ich es, daß J. SCHAUMANN das miliare Lupoid vom BOECKschen Sarkoid — dem er allerdings eine andere Stellung gibt — trennen und den papulo-nekrotischen Tuberkuliden zuzählen will; es wird dadurch eine Gruppe, welche wenigstens histologisch gewisse Eigenheiten zeigt, willkürlich auseinander gerissen. Auch da ist wieder für die Form des Tuberkulids maßgebend einerseits die Virulenz des Bacillus, andererseits aber auch der jeweilige Zustand des Organismus (Immunität) und die individuelle Beschaffenheit des Gewebes, resp. der Ort der Ansiedlung.

Es ist schwer, die Charakteristica der Tuberkulide ganz präzise anzugeben, wir nehmen als gesichert an, daß sie durch hämatogene Aussaat erfolgen, wir wissen, daß sie im histologischen Bau vielfach vom Typus der Tuberkulose abweichen, daß Bacillennachweis schwer gelingt, sie auf Tuberkulin oft nicht reagieren, manche von ihnen große Neigung auch zur spontanen Involution zeigen. Es stimmt schon nur für einzelne, daß sie gerne in Exanthemform erscheinen, denn für gewisse Gruppen derselben sind Einzelherde sehr gewöhnlich. Den aufgezählten Symptomen können wir aber auch bei den echten Hauttuberkulosen begegnen, und es ist begreiflich, daß weitere Unterteilungen noch größere Schwierigkeiten hervorrufen. So versuchte PAUTRIER auf dem Kongresse in Brüssel eine „tuberculose cutanée franche“ und die „tuberculides vraies“ aufzustellen, während SCHAUMANN „tuberculides“ und „paratuberculoses cutanées“ unterschied; bei der Einreihung der einzelnen Krankheitsbilder ergaben sich dann nicht geringe Differenzen. — Wir glauben also besser daran zu tun, solche Versuche vorläufig als nicht spruchreif ansehen zu sollen.

Diagnose. Das papulo-nekrotische Tuberkulid ist keineswegs so selten, wie es nach den älteren Angaben der Literatur scheint. Je besser dasselbe bekannt wurde, desto öfter wurde es gefunden, und in einem mit Tuberkulose durchseuchten Material ist es eher häufig. Die Diagnose der typischen Fälle ist nicht schwer. Die gut ausgebildete Elementarläsion und die Narben sind so charakteristisch, daß sie kaum mit etwas anderem verwechselt werden können. An den Händen kann höchstens der *Erythematodes* ein ähnliches Bild hervorbringen. Doch fehlen hier die scharfrandigen kreisrunden Narben. Die Narben des Erythematodes sind unregelmäßiger, oft im *Zentrum* gelegen, während peripherwärts die Läsionen fortschreiten. Den *Pernionen* fehlen ebenfalls die charakteristischen Narben, auch sind sie der Größe nach verschieden, weniger einförmig in der Entwicklung und im Ablauf. Am Rumpf gibt vor allem *Acne vulgaris* Anlaß zu Verwechslungen. Drei Momente sind hier wichtig zu beachten: Das Alter der Patienten, die Lokalisation und das Fehlen von Comedonen. Wir hatten bereits erwähnt, daß jede „Acne“ der frühen Kinderjahre verdächtig ist. Ferner muß eine Acne mit vorwiegender Lokalisation an Glutäalgegend und Extremitäten oder ohne Seborrhöe und Comedonen denselben Verdacht erwecken. Die *Acne necrotica*, deren Narben ja eine gewisse Ähnlichkeit mit denen der Tuberkulide haben, ist von diesen durch die Lokalisation vorwiegend am Kopf und speziell an der Haargrenze unterschieden. Das *Granuloma annulare* kann klinisch große Ähnlichkeit mit den papulonekrotischen Tuberkuliden haben, doch sehen wir bei ersterem kaum jemals stärkere Narbenbildung, sondern die Abheilung erfolgt höchstens mit narbiger Atrophie. Bei den großpapulösen circinären Formen fand HAUSER verhältnismäßig reichlich Plasmazellen, welche dem Granuloma fehlen; dieses besteht vorzugsweise aus Epitheloiden, welche zwischen Zügen kollagenem Gewebes eingelagert sind. Die häufigen Übergänge zum *Lupus miliaris disseminatus* wurden schon erwähnt, eine Trennung der beiden Krankheitsbilder ist oft nicht möglich. Die Schwierigkeit der Unterscheidung vom *pustulösen*, gelegentlich auch vom tertiären Syphilid (KOPPEL, SCHEER) ist ebenfalls schon betont worden.

Bei miliopustulösen Syphiliden finden wir öfter schwerere Allgemeinerscheinungen und Affektionen der serösen Organe, welche durch spezifische Kur günstig beeinflußt werden, wie ja der Schluß ex juvantibus verhältnismäßig am sichersten ist (ULLMANN, MILIAN und PÉRIN). Aber auch dieser ist nicht absolut verläßlich, da einerseits gelegentlich Tuberkulide auf Salvarsan Besserung zeigen (Arsenwirkung), andererseits die kleinpapulöse Syphilis sich nicht so selten auf spezifische Therapie nur langsam involviert.

Eine Differentialdiagnose ist oft noch durch die mikroskopischen und histologischen Methoden möglich. Auffallende Anhäufung von Plasmazellen spricht im histologischen Präparate eher für Syphilis, doch ist da Vorsicht geboten. — JADASSOHN macht gelegentlich einer Demonstration MARTENSTEINS darauf aufmerksam, daß der Befund von elastischen Fasern in Krusten die Diagnose Tuberkulid wesentlich erleichtern kann. Wenn wir auch zugeben müssen, daß papulo-nekrotische Tuberkulide syphilitischen Exanthemen ähneln können, daß andererseits das tuberkulöse Terrain luetische Eruptionen in ihrem Aussehen beeinflussen und ändern kann, so ist doch zwischen diesen beiden streng zu unterscheiden, weil sonst die Konfusion nicht zu vermeiden ist und auch schon erfolgte (siehe RAVAUT).

Bei der Bewertung einer positiven Wa.R. ist immer an die Kombination beider Erkrankungen zu denken. JADASSOHN bestätigt zwar 1913 die Beobachtung von TÖRÖK und VAS u. a., daß zuweilen die Serumreaktion bei Tuberkuliden positiv ausfällt, aber nur eine kleine Zahl der Befunde hält einer genauen Kritik stand, so bleiben von RAVAUTS Fällen nur 3 übrig, bei welchen Lues wenigstens nicht nachzuweisen ist. Auch die positiven Befunde, welche von anderen Autoren (KLAUSNER, SACHS) bei Tuberkuliden erhoben wurden, sind nicht zu zahlreich und unter diesen gibt es noch solche, bei denen man Lues nicht sicher ausschließen kann. Andere Formen zeigen öfter positive Wa.R., z. B. das Miliarlupoid, man wird zu bedenken haben, ob es sich da nicht um ein luetisches Individuum handelt (TZANK und PELBOIS), oder aber, daß gelegentlich ähnliche Symptome durch Lues hervorgerufen werden können (PAUTRIER, GOUGEROT und JOURDANET). PLANCHEREL nimmt allerdings an, daß es sich um eine nicht spezifische Ablenkung bei „Sarkoiden“ handle, ähnlich wie bei Lepra, doch scheint auch sein Fall anamnestisch mindestens verdächtig. KERL konnte ja zeigen, daß bei genauer Untersuchung der Eltern man nicht so selten bei diesen positive Wa.R. entdeckt, so daß der gleiche Befund bei den Kindern an eine hereditäre Lues denken läßt.

Immerhin wissen wir, daß gelegentlich auch bei Tuberculosis pulmonum, gewöhnlich den schweren Formen, positive Wa.R. beobachtet wird, das sind aber Ausnahmen (BOAS, MC KEE, *eigene Befunde*), gewiß nie in so hohem Prozentsatz, wie er von mancher Seite berichtet (FRANÇOIS 20% bei Hauttuberkulose) wird. JADASSOHN fand später die Wa.R. bei Tuberkuliden nie positiv, sofern die Methodik einwandfrei ist[1], ebensowenig BRUUSGAARD; SCHÖNFELD, NOGISHI und YOKOYAMA, AUDRY und CHATELLIER erhielten fast immer negatives, nur ausnahmsweise, und dann höchstens geringgradig positives Resultat, oft ist dann die Reaktion leicht zum Schwinden zu bringen. Auch RAVAUT hat seine ursprüngliche Ansicht geändert und bezieht die positive Wa.R. bei Tuberkuliden nicht mehr auf den Tuberkuloseprozeß, sondern auf eine latente Lues. Ebenso berichten BOAS und WITH unter 1343 Hauttuberkulosen nur über 3 = 0,2% positive Wa.R., und bei diesen war Lues nicht unbedingt zu negieren. BLUMENTHAL bemerkt, daß recht häufig auch bei positivem Ausfall nicht alle gebräuchlichen Syphilisreaktionen übereinstimmend positiv sind.

Für die ulcerösen ekthymaähnlichen Formen des frühen Kindesalters kommen differentialdiagnostisch zunächst die gewöhnlichen *Pyodermien* durch Staphylo- und Streptokokken, dann aber auch ganz besonders das sog. „*Ekthyma terebrans*" in Betracht, das durch den Bacillus pyocyaneus verursacht wird. In beiden Fällen handelt es sich um kachektische Kinder; und da die Tuberkulose hier auch oft ohne sichtbares Vorstadium kleine scharfgeschnittene Ulcera mit eitrigem Grund hervorbringt, die in kreisrunde Narben übergehen, so ist eine klinische Unterscheidung von den entsprechenden Pyocyaneusläsionen manchmal kaum möglich. Hier muß die bakteriologische Untersuchung einsetzen, die ja den Bacillus pyocyaneus mit Leichtigkeit nachweist. Wird dieser nicht gefunden, so ist bei allen scharfrandigen ekthymaähnlichen Läsionen kachektischer Säuglinge auf Tuberkulose zu fahnden. Nach GOUGEROT können auch im späteren Alter die pyogenen Kokken papulonekrotische Efflorescenzen erzeugen, die von denen der Tuberkulose schwer zu unterscheiden sein sollen. Ich glaube, daß sich diese Ähnlichkeit eher einmal auf einzelne Efflorescenzen beziehen kann als auf das Gesamtbild, das denn doch bei beiden Krankheiten ziemlich verschieden ist. Daß schließlich zahlreiche, in einem einzigen Schube aufgetretene Tuberkulide einer infizierten Prurigo gleichen können, wie das PAUTRIER und FERNET einmal beobachtet haben, dürfte zu den größten Seltenheiten gehören.

4. Tuberculosis indurativa (Erythema induratum BAZIN).

Die Tuberculosis indurativa wurde zuerst 1861 von BAZIN unter dem Namen Erythema induratum beschrieben. Wie bei den anderen „Tuberkuliden", hat es auch bei diesem sehr lange gedauert, bis es als Krankheitsbild erkannt und anerkannt wurde. Noch 1901 nennt WOLFF in MRAČEKS Handbuch diese Affektion selten. Erst mit dem größeren Interesse an der Tuberkulidfrage sind die Beobachtungen häufiger geworden. Schon wenige Jahre später kann JADASSOHN in demselben Handbuch eine umfangreiche Kasuistik anführen und 1908 durch SCHIDACHI allein aus seinem Material 16 Fälle publizieren lassen. Diese Arbeit von SCHIDACHI enthält neben eigenen Beiträgen eine wertvolle Zusammenstellung der früheren Literatur und eine kritische, vergleichende Studie über das ganze Gebiet. DARIER hat später die Gruppe der „subcutanen Sarkoide" aufgestellt, welche sich aber in nichts Wesentlichem von der Tuberculosis indurativa unterscheiden. Schon seit langem wird für die endliche Verschmelzung der beiden Krankheitsbilder plädiert (LEWANDOWSKY, ZIELER, VOLK, KYRLE, NOBL), womit endlich der verwirrende entsetzliche Name „Sarkoid" wenigstens für einen Teil der Erkrankungen verschwände, DARIER selbst scheint gegen ein Aufgehen seiner „Sarcoides" in der Tuberculosis indurativa nichts einzuwenden zu haben. Wenn wir also diese Form doch

[1] Arch. f. Dermat. **147**, 75, Fußnote 2.

noch besprechen, so hat dies einerseits mehr historische Bedeutung und soll eher eine Rechtfertigung unseres Vorgehens sein. Und fast möchten wir auch das benigne Miliarlupoid (Boeck) dazunehmen mit dem Untertitel Tuberculosis indurativa „Typus Boeck“. Die Begründung, weshalb wir dies nicht durchgeführt haben, folgt in dem betreffenden Abschnitte. Nichtsdestoweniger steht z. B. Jadassohn auch heute noch auf dem Standpunkt, daß „Erythema induratum Bazin“ und „subcutanes Sarkoid“ auf Grund, wie wir betonen möchten, kleiner, geringer, nicht einschneidender Differenzen in der Klinik und dem histologischen Bild voneinander zu scheiden sind und nebeneinander bestehen bleiben sollen.

Symptome. Die Einzelläsion der Tuberculosis indurativa zeigt sich dem Auge meist nur als eine rötliche, violette oder bläulich-livide Verfärbung der Haut von kreisförmigem Aussehen und unscharfen, in die normale Haut übergehenden Konturen. Bei älteren Herden wird die Farbe mehr braunrot, schließlich ganz bräunlich. Thibierge und Marcorelles beobachteten auch purpuraähnliche Farbentöne, wahrscheinlich infolge tiefliegender Varicen. Im Bereich der Verfärbung kann man häufig eine mehr oder weniger deutliche Vorwölbung konstatieren. Die Haut ist dann gespannt, die normale Fältelung verstrichen. Die Hauptveränderung ist aber erst durch die Palpation nachweisbar. An der Stelle der verfärbten Herde, deren Umfang, abgesehen von abortiven linsengroßen Infiltraten, Pfennig- bis Fünfmarkstückgröße und weit über diese hinaus erreichen kann, sind in der Tiefe der Cutis und Subcutis sehr derbe kugel-, ei- oder spindelförmige Infiltrate zu fühlen, die auf Berührung zumeist schmerzlos, gelegentlich aber so schmerzhaft sind wie beim Erythema nodosum. Diese Knoten sind von ganz verschiedener Größe, vom Umfang einer Haselnuß bis zu dem eines kleinen Apfels. Sie sind zusammen mit der Haut über der Unterlage verschieblich. Ist man erst durch die geröteten Stellen aufmerksam geworden so entdeckt man oft neben diesen noch andere, unter ganz unveränderter Haut in den unteren Schichten der Cutis oder frei beweglich im Unterhautgewebe liegende Knoten. Manchmal sind auch nur solche Läsionen vorhanden, die dann erst zufällig vom Arzt bemerkt oder vom Patienten selbst diesem gezeigt werden. Diese tiefen Infiltrate haben nicht immer die Gestalt rundlicher Knoten; von ihnen ausgehend lassen sich zuweilen strangförmige Bildungen abtasten, die entweder mehrere Knoten miteinander verbinden oder sich schließlich in das normale Gewebe fadenförmig verlieren. Sie machen schon bei der Palpation den Eindruck thrombosierter Venen, resp. von Peri- und Endophlebitiden, denen sie in ihrer Entstehung auch entsprechen.

Außer dieser nicht seltenen, strangförmigen Anordnung der einzelnen Läsionen ist in atypischen Ausnahmefällen auch circinäre oder orbiculäre Gruppierung beschrieben worden (Mucha, Sprinzels), oder zentrale Abheilung und peripheres Fortschreiten (Schidachi). Plattenartige Tumorbildungen mit höckeriger Oberfläche sind auch schon unter dem Namen des „Erythema induratum“ publiziert worden, wobei bewußt der Begriff eben viel weiter gefaßt wurde (Harttung und Alexander).

In den ältesten Beschreibungen der Krankheit ist von einer weiteren Entwicklung der einzelnen Knoten nichts erwähnt. Später ist von Hutchinson, dann von zahlreichen Autoren der Ausgang in Geschwürsbildung beobachtet worden. Und es ist sicher, daß man Ulcerationen in solchen Fällen antrifft, die im übrigen ein ganz typisches Bild der Bazinschen Krankheit geben. Natürlich existieren hier auch Übergänge zur kolliquativen Tuberkulose. Aber die Geschwüre verdanken mehr einer oberflächlichen, langsam erfolgenden Nekrose ihre Entstehung als einer massigen Erweichung, wie beim Scrophuloderm. Sie sind oberflächlicher, nicht gezackt oder unterminiert, und sondern manchmal

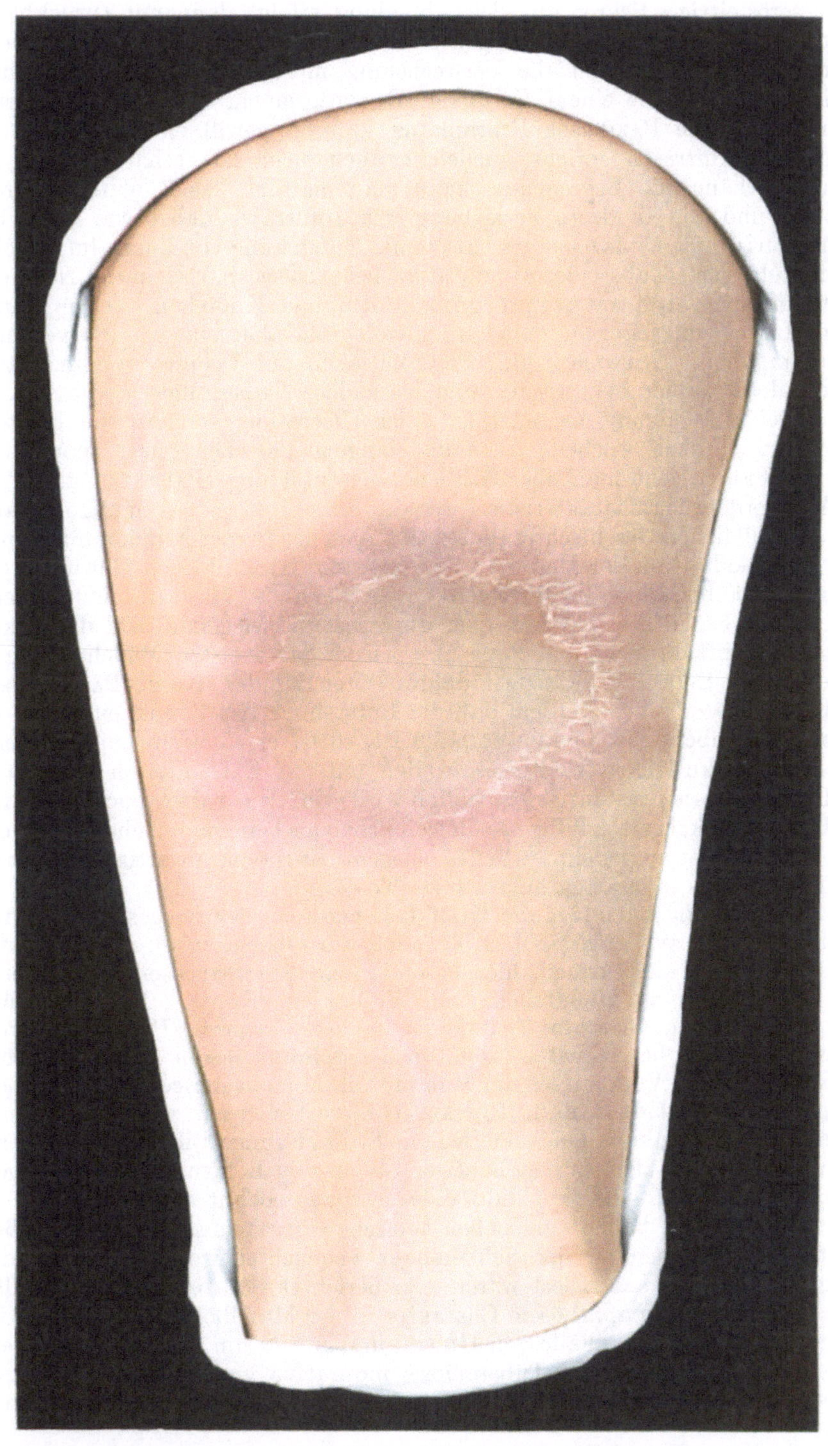

Abb. 110. Tuberculosis indurativa. (Sammlung der Breslauer Klinik.)

mehr serös-eitriges Sekret ab. Die Abheilung erfolgt dann mit Zurückbleiben glatter, manchmal etwas eingezogener Narben, die häufig einen pigmentierten Saum haben. Leicht ist die Verwechslung mit einem ulcerierten Gumma, schließlich auch mit einem Furunkel (Rusch), einem banalem Ulcus cruris; während für die Bazinsche Erkrankung klinisch gewiß ein multiples, symmetrisches Auftreten spricht, vielleicht auch noch die scharfe, steile oder leicht überhängende Begrenzung, kann man matsche, leicht blutende Granulationen und die lividrote Verfärbung des Infiltrates dabei wie auch beim Ulcus cruris finden. Jadassohn hat einmal Entstehung von Lupus im Anschluß an eine ulcerierte Tuberculosis indurativa beobachtet, Sachs in der Nähe eines plattenförmigen Infiltrates linsengroße, rotbraune Knötchen, welche klinisch einem Lupus vulgaris sehr ähnelten, histologisch aber eine indurative Tuberkulose ergaben. Gougerot und Filliol sahen auf Plaques von indurativer Tuberkulose papulo-nekrotische und vesiculöse Tuberkulide aufgesetzt. In der Regel aber kommt es nicht zu einer Ulceration, sondern die Knötchen verschwinden nach wochen-, ja monatelangem Bestehen meist spontan. In seltenen Fällen sieht man oberflächliche Blasenbildung (Pautrier und Pick).

Außerordentlich charakteristisch für die Krankheit ist das häufige Befallensein des weiblichen Geschlechtes (unter 49 Fällen der Berner Klinik nur 5 Männer) und die Lokalisation der Herde an den unteren Extremitäten. Gewiß ist diese Form der Tuberkulose in einzelnen Fällen auch bei Männern und in jedem Lebensalter beobachtet worden, aber die ganz überwiegende Zahl der Erkrankungen betrifft Frauen, und zwar hier wieder am meisten Mädchen von der Pubertät bis Ende der zwanziger Jahre, selten Kinder (Nobl, Pagani-Cesa). Wenn wir später sehen werden, daß die Entstehung der Krankheit durch Embolien von Tuberkelbacillen zu erklären ist, so ist es zu verstehen, daß gerade durch die Zirkulationsverhältnisse in den unteren Extremitäten beim Weibe ein Locus minoris resistentiae geschaffen wird; finden wir doch auch die Varicen des Unterschenkels viel häufiger beim weiblichen als beim männlichen Geschlecht, und längs solcher ausgedehnter Venen gelegentlich rosenkranzartig die Knötchen der Tuberculosis indurativa angeordnet (Toyama).

Am allerhäufigsten sitzen die Krankheitsherde an der Beugeseite der Unterschenkel in der Wadengegend. Aber auch am Oberschenkel, in der Glutäalgegend sowie an den Armen, hier besonders an den Streckseiten kommen sie vor, gelegentlich an Handtellern und Fußsohlen (Nobl). Dagegen müssen Lokalisationen im Gesichte (Kreibich), an den Fingern (Ploeger, Mucha) als ungewöhnlich bezeichnet werden, doch beschreibt schon Bazin eine solche im Gesichte. Das Vorkommen am Rumpfe würde mehr der so nahe verwandten Gruppe der „Sarkoide Darier-Roussy“ entsprechen, wenn wir sie nicht in der Bazinschen Erkrankung aufgehen ließen. Strangförmige Bildungen finden sich, wie es scheint, an den Armen häufiger als an den Beinen, an diesen dagegen öfters Ulcerationen. Oft sind die Herde sehr ausgedehnt und zahlreich.

In vereinzelten Fällen sind neben typischen Erscheinungen an der äußeren Haut auch Läsionen an der Schleimhaut beobachtet worden, die allerdings weniger scharf charakterisiert waren. So berichtet Schidachi über oberflächliche Geschwüre von aphthösem Charakter in der Mundhöhle und an den Genitalien und weist auf die Fälle von Hirsch und Bodin hin, die ebenfalls ulceröse Schleimhautaffektionen bei Tuberculosis indurativa gesehen haben. Forster beobachtete unter seinen 25 Fällen zwei an der Mundschleimhaut, einen am Genitale.

Auch dieses Tuberkulid tritt meist schubartig auf. Bemerkenswert ist oft das Hervortreten in gewissen Jahreszeiten. Besonders im Herbst erscheinen die Knoten häufig und bleiben den Winter über bestehen, um dann im Frühjahr

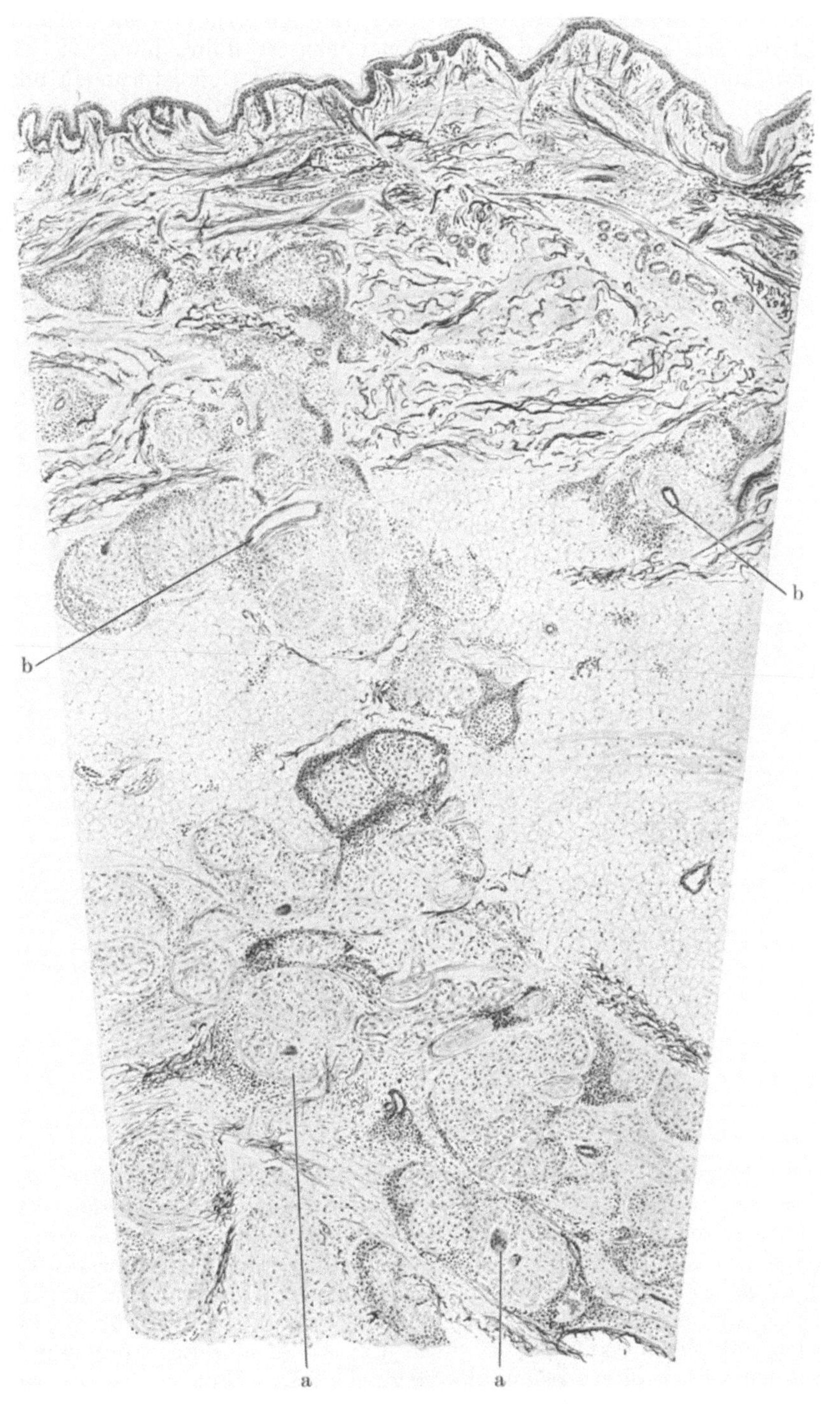

Abb. 111. Tuberculosis indurativa.
a tuberkulöse Herde in der Tiefe; b Gefäße im Zusammenhang mit den Krankheitsherden.

wieder zu verschwinden, während FORSTER gerade im Frühjahr die Ausbrüche beobachtete. Das wiederholt sich manchmal mehrere Jahre hindurch. Auch dies deutet auf das prädisponierende Moment, welches Gefäßstörungen bilden. Denn bei den bleichsüchtigen jungen Mädchen, die häufig noch durch ihren Beruf (Wäscherinnen!) zu langem Stehen gezwungen sind, machen sich ja dergleichen Erscheinungen im Winter viel eher bemerkbar, wozu noch Kältewirkung und Durchnässung kommt. In anderen Fällen wiederholen sich die Schübe mit ganz unregelmäßigen Intervallen, selten unter Fieberanfällen

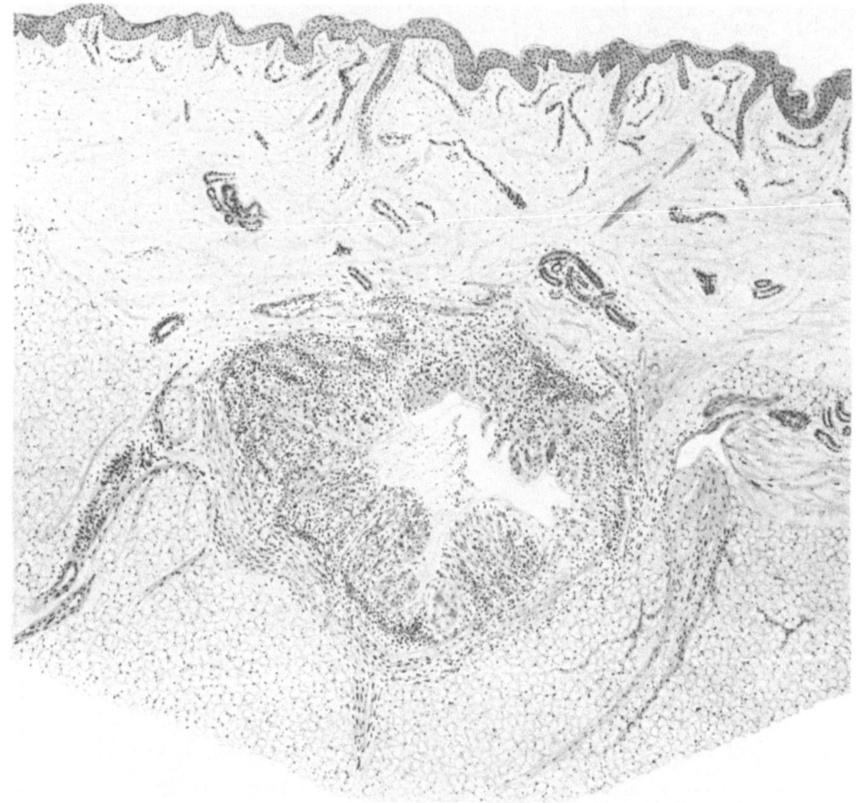

Abb. 112. Tuberculosis indurativa mit Erweichung.

(EHRMANN, FORSTER). FORSTER versucht drei Typen aufzustellen. Beim ersten bleibt das schubweise Auftreten mit Rückbildung und symptomfreien Intervallen kürzere oder längere Zeit bestehen, um schließlich zu Heilung zu führen; es ist dies prognostisch der günstigste Verlauf. Der zweite Typus beginnt in gleicher Weise, nach und nach werden die Intervalle immer kürzer und die Krankheit geht dann in die dritte, die Dauerform über, welche zwar auch mit einem akuten oder subakuten Anfall einsetzt, aber sehr bald chronisch wird, ohne Intermission, ab und zu sieht man akutere Exacerbationen aufgesetzt. Die Erkrankung kann sich dann durch viele Jahre hinziehen. Es braucht nicht hervorgehoben zu werden, daß diese Einteilung keineswegs eine strenge ist, Übergänge finden sich nach unserer Erfahrung oft.

Was die Zahl der knotenförmigen Infiltrate betrifft, so verhalten sich die einzelnen Fälle darin ganz verschieden. Manchmal sind sie in sehr zahlreicher

Aussaat einigermaßen symmetrisch über alle Extremitäten verteilt. Ein anderes Mal finden sich nur ganz vereinzelte Läsionen oder sogar nur eine einzige; es liegen auch Beobachtungen vor, wo die Krankheitsherde nur auf einer Körperhälfte in Erscheinung traten (PIORKOWSKY). Das ist aber nicht ohne Analogien bei anderen, auf dem Blutwege entstandenen infektiösen Hauterkrankungen und Tuberkuliden (JADASSOHN bei Tuberculosis lichenoides). Diese „vertikale Symmetrie" ist schon früher in manchen Fällen von tertiärer Syphilis, besonders in der Frühperiode, beschrieben worden.

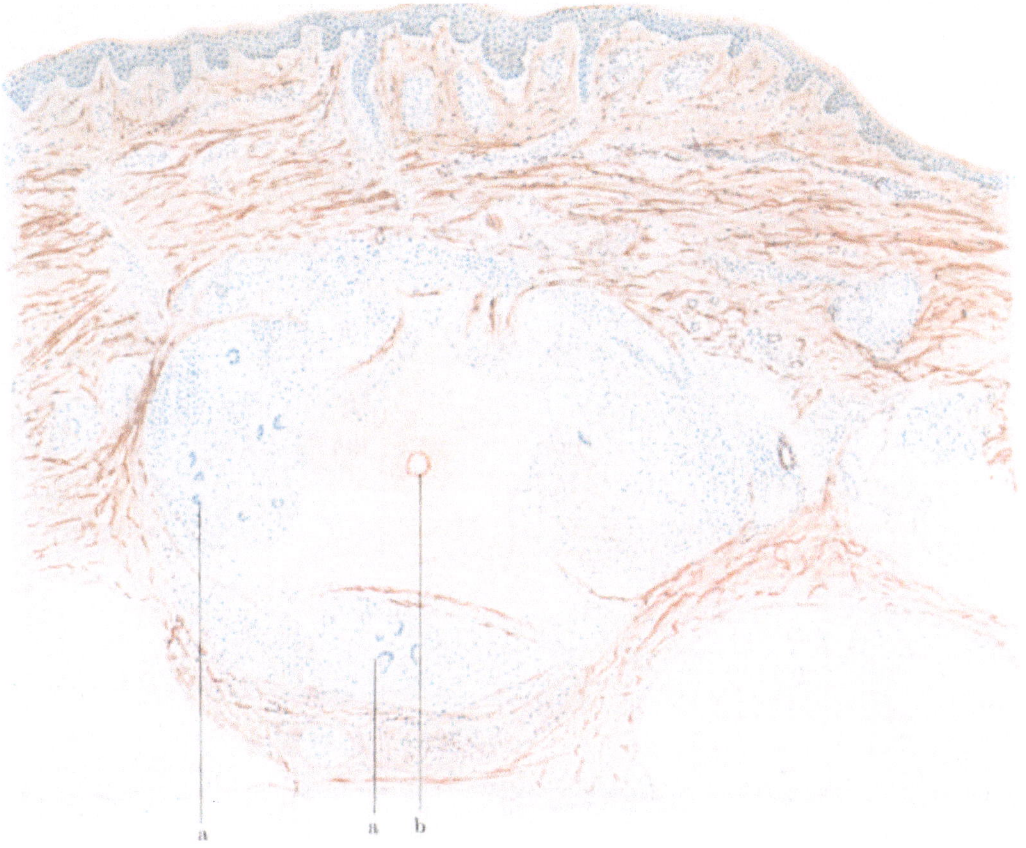

Abb. 113. Tuberculosis indurativa mit typisch tuberkulösem Gewebe (a) und Arterienlumen im nekrotischen Zentrum (b). Fall SCHIDACHI.

Excidiert man einen Herd von indurativer Tuberkulose, so zeigt sich häufig während der Operation, daß der Herd *in der Tiefe* sehr viel weniger deutlich abzugrenzen ist, als es bei der Palpation von außen geschienen hatte. Beim Durchschneiden des excidierten Knotens sind manche Autoren (AUDRY, A. KRAUS) auf Cysten gestoßen, die nach Eröffnung eine ölige Masse entleerten. Meistens sieht man das subcutane Fettgewebe durchsetzt von weißlichen Strängen eines derberen Gewebes, selten aber einen einzelnen, scharf umschriebenen Knoten, wie es der Palpationsbefund erwarten ließ.

Histologie und Pathogenese. Wir beginnen bei der Histologie der Tuberculosis indurativa auch wieder mit solchen Veränderungen, wie sie der alten Vorstellung von der anatomischen Tuberkulose am nächsten kommen. Das sind Veränderungen, die fast identisch mit jenen sind, die wir später beim Miliarlupoid zu beschreiben haben. Wir finden da in der *Subcutis*, aber auch in den tieferen Cutisschichten, zahlreiche, sich von dem umgebenden Gewebe deutlich abhebende, scharf umgrenzte, zellige Einlagerungen, teils in Form von runden oder ovalen Herden, teils als strangartige Bildungen, offenbar dem Verlauf von Gefäßen folgend. Diese Herde bestehen ganz überwiegend aus epitheloiden Zellen. LANGHANSsche Riesenzellen sind manchmal zahlreich, in anderen Herden nur spärlich vorhanden. Sehr gering ist der Gehalt dieser Läsionen an Lymphocyten oder Plasmazellen. Häufig sind die Epitheloidzellen-Infiltrate von der Umgebung durch eine oder mehrere Schichten platter

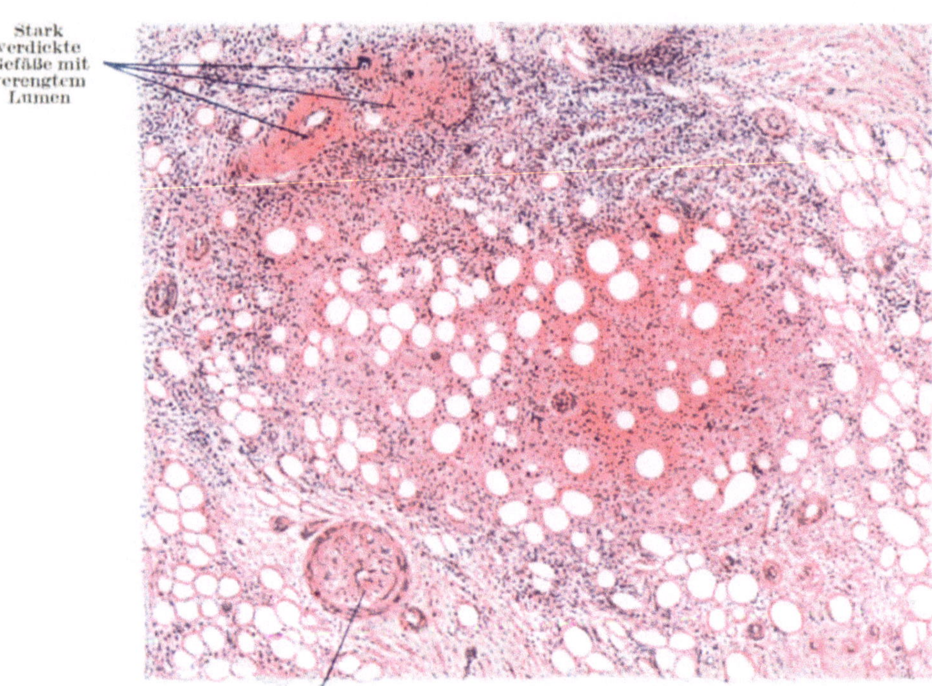

Abb. 114. Tuberculosis indurativa. Typus BAZIN. Knoten in der Fettschicht mit zentraler Verkäsung. (Aus KYRLE: Histo-Biologie.)

Zellkerne getrennt. In manchen Fällen macht es sogar den Eindruck, als ob sich um die Infiltrationsherde eine Kapsel aus lockerem Bindegewebe gebildet habe. Weniger tuberkuloseähnlich wird schon das Aussehen der Knötchen, wenn die Riesenzellen fehlen und neben den Epitheloiden zahlreiche Fibroblasten, Bindegewebszellen mit langen, stäbchen- oder spindelförmigen Kernen auftreten. Derartige Herde sind vielleicht *schon älteren* Datums und *bereits in Rückbildung* begriffen. Doch ist auch ihnen die scharfe Abgrenzung eigen, und zentrale Nekrosen lassen wieder mehr an ein spezifisch-tuberkulöses als an ein banal entzündliches Granulationsgewebe denken. Die Stellung der Epitheloidzellen in diesen Herden ist oft deutlich konzentrisch, in anderen Fällen mehr radiär oder palisadenartig um die Nekrose, manchmal liegen sie wirr durcheinander und lassen jede Anordnung vermissen. Zerfall der Knötchen im Zentrum ohne Ansammlung von Leukocyten und Erweichung wurde mehrfach gesehen. In anderen Fällen dagegen kommen ganz scrophulodermähnliche

Bilder vor (Abb. 112). Ein größerer Herd zeigt sich oft zusammengesetzt aus mehreren kleinen Knötchen, die durch schmale Bindegewebssepten voneinander getrennt sind. In den Knötchen selber fehlen sowohl Kollagen als elastische Fasern vollständig. In den Infiltraten der Subcutis sieht man manchmal mitten zwischen den Epitheloidzellen noch einzelne kreisförmige Lücken, die ausgefallenen Fettzellen entsprechen. Im übrigen zeigt sich bei dieser Form das subcutane Fettgewebe außerhalb der einzelnen Krankheitsherde nicht selten ganz unverändert. Nur hie und da gewahrt man einzelne Haufen von Lymphocyten, nirgends aber eine diffuse Infiltration des Gewebes.

Eine große Rolle und eine ähnliche wie bei den papulo-nekrotischen Tuberkuliden spielen auch bei dieser Tuberkuloseform die Gefäßveränderungen. Und zwar sind auch hier Läsionen vorwiegend an den Venen, aber auch an den Arterien beschrieben worden, doch scheinen sie an den ersteren häufiger zu sein. NICOLAS, GATÉ und RAVAULT nehmen im Gegenteil als Mittelpunkt der Erkrankung die Arterien an, das ist wohl nur in ganz jungen Knötchen zu unterscheiden, gehört aber jedenfalls nicht zur Regel. Der Beginn kennzeichnet sich durch Wucherungen der Intima, Verdickung der Media und Infiltration mit Lymphocyten und Plasmazellen oder mit perivasculären Zellansammlungen, welche auch tuberkuloiden Bau haben können, doch ist dies wechselnd. Auf dem höchsten Stadium der Läsion gewahrt man oft nur noch die elastische Membran der Vene mitten in den Epitheloidherden oder auch in eine völlig nekrotische Masse eingebettet. SCHIDACHI hat auch einmal eine Arterie als Zentrum und damit als Ausgangspunkt eines nekrotisierten Knötchens demonstrieren können. Einen ähnlichen Befund erhob auch BIBERSTEIN. In vielen Fällen ist

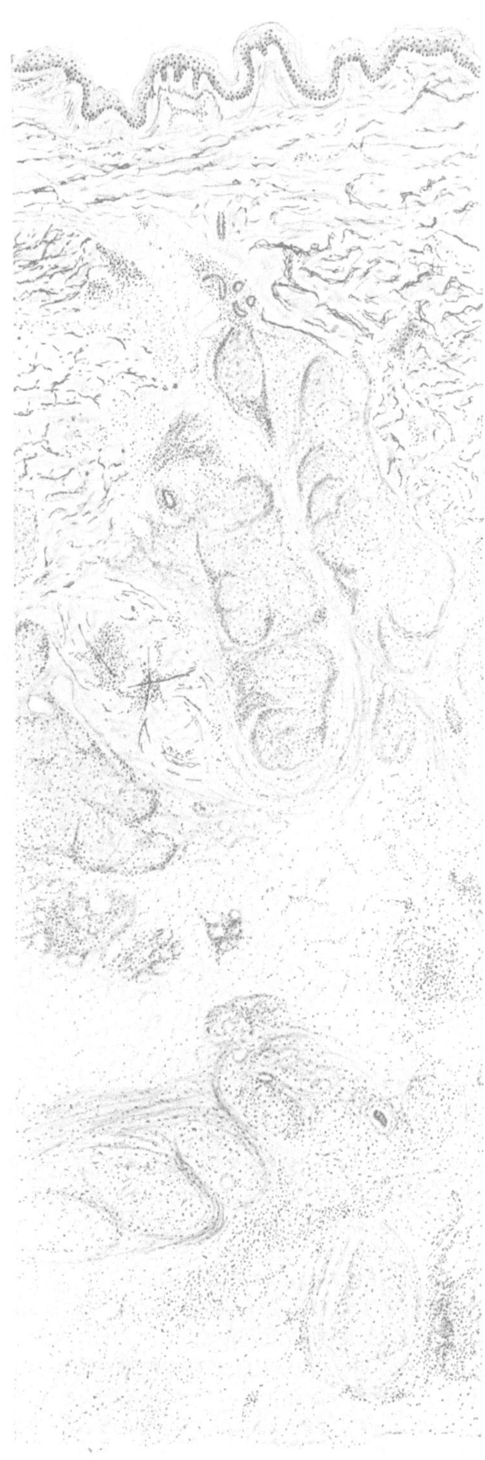

Abb. 115. Tuberculosis indurativa. Tuberkulöser Bau weniger deutlich ausgesprochen.

wohl zum Zeitpunkt der Untersuchung auch schon die Elastica zugrunde gegangen, und so ist es klar, daß häufig das Gefäß, dessen Embolie die Ursache der Erkrankung war, im histologischen Präparat nicht mehr zu finden ist. Nicht ausgeschlossen ist es ferner, daß in einzelnen Fällen die Affektion auf dem Lymphwege zustande kommt (SCHIDACHI). DELBANCO meint, daß die Gefäßveränderungen bei den Tuberkuliden überhaupt, so auch bei der Tuberculosis indurativa nicht so sehr durch grob mechanische Bakterienembolien zustande kommen, sondern dadurch, daß durch Endotoxine lokale Gefäßthrombosen entstehen und so die Gefäßwände weiter verändert werden.

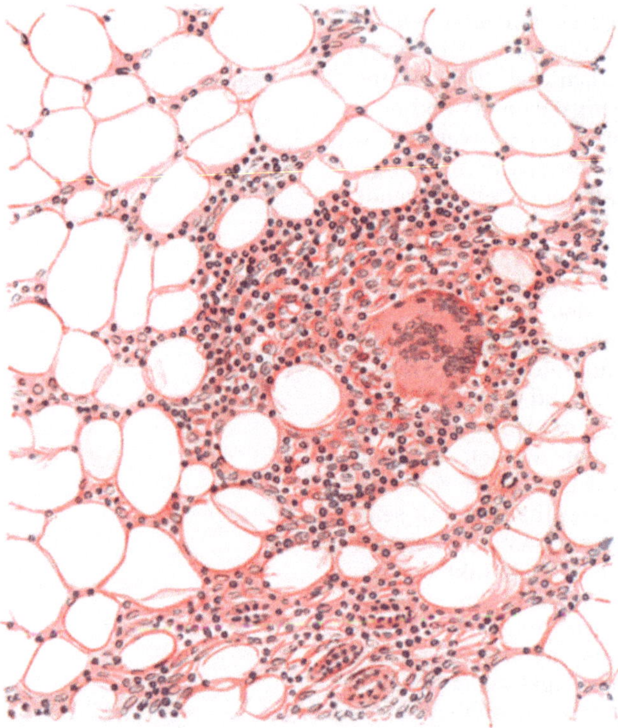

Abb. 116. Tuberculosis indurativa BAZIN. Hämalaun-Eosin-Färbung. Riesenzellbildung im Infiltratbereich. Vakatwucherung der Fettzellen. (Aus KYRLE: Histo-Biologie.)

SCHAUMANN denkt bei den größeren Venen an den Weg der Vasa vasorum und bildet auch einen solchen Befund ab.

Endarteritis und Endophlebitis finden sich aber nicht nur bei Läsionen, die tuberkuloiden Bau aufweisen, sondern auch bei solchen, die anatomisch *einen Zusammenhang mit Tuberkulose nicht erraten lassen. Veränderungen dieser letzteren Art sind bei der indurativen Tuberkulose ungemein häufig,* und zwar auch bei solchen Fällen, bei denen mit anderen Methoden die tuberkulöse Ätiologie sicher nachgewiesen worden ist. Das mikroskopische Bild zeigt dann nicht die eben beschriebenen scharf abgegrenzten Epitheloidzellenknötchen, sondern wir haben einen *diffus-entzündlichen Prozeß im Unterhautfettgewebe* vor uns. Es entspricht das dem Vorgang, der als entzündliche Atrophie oder FLEMMINGS Wucheratrophie des Fettgewebes seit PFEIFFER genauer bekannt ist, auf den in diesem Zusammenhang aber besonders A. KRAUS wieder die Aufmerksamkeit gelenkt hat. Die Entzündung geht von dem interstitiellen Bindegewebe der Unterhaut aus, welches in das Fettgewebe hineinwuchert, dasselbe in einzelne Felder teilend, von normalem oder banal-entzündlichem Aussehen, und allmählich wird das normale Fettgewebe verdrängt durch ein an Lymphocyten und Fibroblasten reiches Bindegewebe. Hie und da sieht man auch größere Anhäufungen von Lymphocyten. An Stelle einzelner Fettzellen bilden sich manchmal vielkernige Gebilde, die bei oberflächlicher Betrachtung mit LANGHANSschen Riesenzellen verwechselt werden können. Diese letzteren unterscheiden sich aber von jenen „Fettriesenzellen" durch die regelmäßige, kranzförmige Anordnung der Kerne und das breite, nekrotische, zentrale Protoplasma. Innerhalb der entzündlichen Infiltration, die zugleich zahlreiche Läppchen des Unterhautfettgewebes befällt, finden sich immer noch einzelne oder reichliche Fettzellen oder *Lücken*, die solchen entsprechen. Vielfach sind die Grenzen zwischen den einzelnen Fettzellen verschwunden und diese zu cystenartigen Räumen konfluiert, die sich auch mit einer bindegewebigen Kapsel umkleiden können. Diese geht nach außen in die verdickten und infiltrierten Septen des Unterhautgewebes über. In dem sklerosierten Bindegewebe hat A. KRAUS auch *nekrotische* Partien gefunden. Die Kerne hatten hier ihre Färbbarkeit verloren, doch blieb immer noch die faserige Struktur des Grundgewebes angedeutet. SCHIDACHI dagegen hat Nekrosen nur im Innern tuberkulöser Herde gesehen. HARTTUNG und ALEXANDER beobachteten in einem Knoten Kalkablagerungen. Bei den Gefäßerkrankungen sei noch ein Befund von POLLAND erwähnt, der auch bei dieser Form einmal eine ausgedehnte Venenthrombose beobachtete.

Keineswegs darf aus einer Wucheratrophie des Fettgewebes allein auf indurative Tuberkulose geschlossen werden, sondern nur im Zusammenhalt mit sonstigen klinischen Ergebnissen (ALEXANDER), denn es gibt scheinbar auch eine genuine, ganz identische Erkrankung des Fettgewebes oder mindestens eine solche, bei der uns die Ursache unbekannt ist, ein Krankheitsbild, welches MAKAI bei Kindern öfters beobachtet und als *Lipogranulomatosis subcutanea* beschrieben hat. In manchen Fällen soll ein Trauma und dadurch bewirkte Läsion des Fettgewebes die unmittelbare Ursache sein (KÜTTNER, ROTHMAN, U. STRASSER). In einer experimentellen Studie konnte J. M. SCHWARZMANN zeigen, wie vulnerabel das Fettgewebe ist, schon auf Injektion von Kochsalzlösung können Nekrosen entstehen, welche aber viel stärker bei solchen Substanzen sind, die das retikuloendotheliale System blockieren (Blut, Farbstoffe) und dadurch eine intensivere Ernährungsstörung herbeiführen.

Wir sehen also im Gegensatz zu der noch zu besprechenden Monotonie beim Miliarlupoid oft ein sehr wechselndes Bild bei der Tuberculosis indurativa: neben sehr charakteristischem tuberkuloidem Bau alle Übergänge fast zur banalen Entzündung, dann Wucheratrophie des Fettgewebes, in diesem selbst wieder einzelne Nekroseherde, auffallende Erkrankung der Gefäße neben kaum veränderten Gefäßlumina, die vielleicht von einem unspezifischen Zellinfiltrat umgeben sind. Bemerkenswert ist der Beginn in der *Subcutis*, in den tiefen Lagen der Haut.

Tuberkulöse Knoten und entzündliche Atrophie des Fettgewebes kommen nun durchaus nicht prinzipiell getrennt bei verschiedenen Fällen, sondern auch gleichzeitig bei demselben Individuum vor (z. B. Fälle von KUZNITZKY und LEOPOLD). Beide sind nichts als verschiedene Reaktionsformen des Organismus auf den gleichen embolischen Vorgang, manchmal auch nur verschiedene Stadien. Der histologische Befund kann hier am wenigsten für oder gegen die Diagnose Tuberkulose beweisen. Diese muß durch andere Methoden gesichert werden. Nach allem Vorhergehenden ist es selbstverständlich, daß der Tuberkelbacillennachweis im Schnitt auch bei der Tuberculosis indurativa nur ausnahmsweise gelingt. Die Befunde, über die Schidachi berichtet, betreffen nur atypische Fälle. Philippson, Gavazzeni, Kuznitzky, Thibierge und Ravaut, Fox, Gougerot, Bussalai aber haben Tuberkelbacillen im Innern typischer tuberkulöser Infiltrate gefunden. Auch die Zahl der positiven Tierversuche ist durch einwandfreie Fälle (Lier, Gougerot, Pautrier und Lévy, Jeanselme und Chevallier, Stamowa, Gilchwist) vermehrt worden, doch haben zahlreiche andere Forscher nur negative Resultate (Zieler, Galloway, Grouven, Mucha, Nobl usw.). Herdreaktionen nach subcutaner Tuberkulininjektion sind jetzt schon öfter konstatiert worden, und auch wir konnten uns (im Gegensatz zu Buschke, Diskussion zu Bruhns) gelegentlich von deren Vorhandensein überzeugen; sie ist allerdings nicht regelmäßig, was vielleicht mit den Gefäßläsionen zusammenhängen mag (Jadassohn, Zieler, Mucha, Grouven u. a.). Dabei hat es sich herausgestellt, daß die Reaktion nicht unbedingt dem histologischen Befund entsprach; Läsionen mit einfacher Wucheratrophie reagierten zuweilen positiv, tuberkuloide Knoten negativ. Besonders überzeugend waren seit alters her die klinischen Zusammenhänge, das Überwiegen von Personen mit anderweitiger Tuberkulose unter den Erkrankten. Man sieht zuweilen, daß nach Entfernung eines tuberkulösen Krankheitsherdes z. B. von Drüsen (Wile) sich der Charakter der Erkrankung ändert, er wird benigner, Größe und Zahl der Knoten nimmt ab, Zerfall derselben tritt nicht mehr ein. Sehr häufig sind es recht gutartige Knochen-, Sehnen-, Drüsentuberkulosen, wobei der Allgemeinzustand des Patienten oft ein außerordentlich guter, das Aussehen ein blühendes ist. Vor allem wichtig ist das Zusammentreffen mit anderen Tuberkulidformen, was wir geradezu fordern müssen, wenn unsere pathogenetische Erklärung richtig sein soll. Denn wenn die verschiedenen Tuberkulide auf Embolien mit Tuberkelbacillen beruhen sollen, so wäre es ja nicht zu verstehen, wenn in der einen Reihe von Fällen die Embolie *immer* nur die tiefen, in der anderen *immer* nur die oberflächlichen Gefäße betreffen würde. Natürlich kommen auch solche ausschließliche Lokalisationen in manchen Fällen, wie auch bei toxischen Erkrankungen, entsprechend der Disposition des Individuums vor. Wir haben schon weiter oben auf die verschiedenen Formen der Jodexantheme als Analogie verwiesen. Wenn aber Tuberkelbacillen im Blute kreisen, so müssen sie wenigstens in einer Anzahl von Fällen oberflächliche und tiefe Läsionen erzeugen können. Das wird durch die klinischen Beobachtungen bestätigt.

Ein solches Zusammenvorkommen von Tuberculosis indurativa subcutanea mit oberflächlichen Tuberkuliden ist keine Seltenheit. Schidachi hat es unter seinen 15 Fällen sechsmal (mit Tuberculosis lichenoides) konstatiert. Zu den schon von Lewandowsky angeführten Fällen (Gavazzeni, Terebinsky, Lier, Alexander, Söllner, Möller, Török) sind seither noch viele hinzugekommen, einige wenige Kombinationen seien angeführt: mit papulo-nekrotischen Tuberkuliden (Tièche, Chevallier und Blamoutier, Biberstein, Nobl, Buschke und Joseph, Pinczower, Piorkowsky, Naegeli, Michelson, Forster, Nicolas und Massia) mit Lupus erythematodes (Hirsch, Kyrle, Polland, Bodin, Schidachi, Nobl, Mac Cormack, Mc Kenna, Werther), auch eine Livedo racemosa kann daneben bestehen (Ehrmann, Fischl, Hopkins, Kren), Arndt sah gleichzeitig Tuberkulide auf der Schleimhaut des Rachens. Netzförmige Venenzeichnung an Ober- und Unterschenkeln kommen sowohl hier als auch beim Miliarlupoid vor (Barber, Nobl). Jadassohn hat auf scheckige, bläuliche Rötungen auf der Streckseite der Oberarme aufmerksam gemacht, wie man sie auch bei „Lupus pernio“ zuweilen sehen kann.

Erwähnt sei, daß zuweilen die indurative Tuberkulose auch familiär vorzukommen scheint (LÖWENBERG), STÜHMER will dies auf eine familiäre Akrocyanose zurückführen, in deren Bereich sich dann der Tuberkelbacillus leichter ansiedelt. Besonders interessant ist eine Komplikation mit einer tuberkulösen Iritis (NOBL), welche, wie wir später sehen werden, beim Miliarlupoid öfter auftritt.

Das „Erythema induratum" ist eine tuberkulöse Hauterkrankung. Oder besser, man sollte den Namen „Erythema induratum" für die Fälle reservieren, in denen eine tuberkulöse Ätiologie sicher oder wahrscheinlich ist. In der gesamten dermatologischen Nomenklatur haben wir diese Entwicklung vom Symptom zur ätiologisch begründeten Krankheitseinheit durchgemacht. Es ist dies jetzt auch für die Tuberculosis indurativa an der Zeit. Gewiß sind hier einige Schwierigkeiten. Bei Läsionen, die zur Hauptsache subcutan gelegen sind, beschränken sich die erkennbaren Symptome notwendigerweise zum größten Teile auf Palpationseindrücke. Es gibt aber nichts Gröberes als diese Untersuchungsmethode, nichts weniger gut Definiertes als: „ein derbes, in der Unterhaut liegendes Knötchen von der und der Größe". Aus der klinischen Betrachtung der Einzelläsion läßt sich so wenig die Diagnose auf die Ätiologie stellen, wie etwa bei einem pleuritischen Exsudat allein aus der Perkussion. Hier muß der Fall in seiner Gesamtheit auch bezüglich seiner tuberkulösen Belastung betrachtet, nach allen Methoden durchuntersucht werden. Nur wenn dadurch der Verdacht auf Tuberkulose begründet wird, sollte man die Diagnose „Tuberculosis indurativa" stellen. Sicherlich gibt es andere Infektionen, die klinisch identische Bilder hervorrufen können; von solchen mit bekannten Erregern wissen wir das von Lepra und Sporotrichose, vor allem von der Syphilis (RAVAUT, PAUTRIER u. a.). Zudem kann selbstverständlich auch eine echte Tuberculosis indurativa bei einem luetischen Individuum auftreten (SCHÖNSTEIN, GUINON, JACOB-LORTAT und LAMY, WATANABE, GILCHRIST); die Entscheidung wird um so schwerer fallen, als von einzelnen Autoren bei dieser Erkrankung auch eine *unspezifische* positive Wa.R. angenommen wird, und die Plaques zuweilen auf Neosalvarsan eine sehr gute Rückbildung zeigen können (SACHS). In letzterem Falle wird allerdings die luetische Ätiologie immer mehr in den Vordergrund treten. Die Sporotrichose kann durch die Kultur auf SABOURAUDschen Nährboden und die Rückbildung auf JK erkannt werden. Ebenso werden durch Lepra zuweilen ähnliche Erscheinungen ausgelöst und vielleicht auch durch heute noch nicht erforschte Mikroorganismen. Es gibt Fälle, deren Ätiologie ganz unklar ist (JADASSOHN, WAELSCH).

Ich selbst konnte während des Krieges bei einer Erkrankung, welche einem „Erythema induratum" bis zu einem gewissen Grade ähnlich sah, in zwei Fällen nachweisen, daß sie durch mehrere eingedrungene Granatsplitter hervorgerufen war. Nochmals sei auf die genuine Fettgewebsnekrose der Haut verwiesen, welche ähnliche Bilder vortäuschen kann (H. VETTER). FORDYCE macht in einer Diskussionsbemerkung zu H. FOX aufmerksam, daß es indurierte Knoten bei älteren Leuten gibt, welche auf einem nicht tuberkulösen, ätiologisch unbekannten entzündlichen Zustande der tiefen Venen beruhen.

Es ist aber kein Gewinn, diese Fälle mit unbekannter Ätiologie weiter als „Erythema induratum" zu bezeichnen. Gelingt es nicht, die Ätiologie, wenn auch nur mit Wahrscheinlichkeit, festzustellen, so soll man die Diagnose ruhig in suspenso lassen. Oder wenn man daran festhält, vielleicht ganz heterogene Dinge unter einem Namen zu vereinigen, dann möge man für die sicher tuberkulösen Fälle einen anderen Namen erfinden.

Wir sind heute sowohl nach der makroskopischen als nach der mikroskopischen Betrachtung der Läsionen meist außerstande, die tuberkulöse indurative Tuberkulose von anderen ähnlichen Erkrankungen zu unterscheiden, wie es z. B.

W. Pick und Whitfield angenommen hatten. Es bedarf dazu einmal der gründlichen klinischen Untersuchung des ganzen Organismus, dann aber auch der Beweise höherer Ordnung, wie wir sie im allgemeinen Teil angeführt haben.

Betrachten wir also die „Tuberculosis indurativa Bazin" als eine tuberkulöse Hauterkrankung, so ist es selbstverständlich, daß zahlreiche Übergänge zu den anderen Hautmanifestationen der Tuberkulose vorhanden sind. Die histologische Ähnlichkeit mancher Fälle mit dem „Lupus pernio" haben wir schon erwähnt; diese braucht sich aber nicht auf das mikroskopische Bild zu beschränken, sondern kann auch klinisch die Wahl schwer machen, für welche der beiden Affektionen man sich entscheiden will (s. die Fälle von Grouven). Die kolliquativen Tuberkulosen können besonders im Beginn ganz dieselben klinischen Symptome verursachen wie die Tuberculosis indurativa. Und von dieser unterscheidet sich auf der anderen Seite die tiefe Form der papulo-nekrotischen Tuberkulide, die „Acnitis", nur durch das kleinere Volumen, die schärfere Absetzung der Knoten und die etwas oberflächlichere Lokalisation. Das sind schließlich nur quantitative Differenzen. Immer wieder versucht man die Tuberculosis indurativa subcutanea (Bazin) von den „subcutanen *Sarkoiden* Dariers zu unterscheiden. Wir werden im folgenden zu begründen haben, warum wir eine solche Abgrenzung überhaupt für überflüssig und unmöglich halten.

Der Name „*Sarkoid*" ist schon für ganz verschiedene Dinge angewandt worden, zuerst für Tumoren, welche sich durch gewisse Eigenschaften, besonders ihre Gutartigkeit von den echten Sarkomen der Haut unterscheiden (Kaposi, Spiegler, M. Joseph, Fendt), mit diesen haben wir uns hier nicht zu befassen. Dann aber kennen wir einen ganz bestimmten „sarkoiden Reaktionstypus" (Volk) der Haut, (oder wie ich ihn in Zustimmung zu dem Vorschlag von Sellei und Berger, W. Joseph, besser als „lupoidallergischer Reaktionstypus" bezeichnen möchte, damit dieses Wort „Sarkoid" verschwinde), welcher gewissen tuberkulösen Erkrankungen der Haut einen bestimmten Charakter aufdrückt; und schließlich wurde der Name für die cutanen Sarkoide von Boeck, die wir in einem besonderen Kapitel besprechen, und die „subcutanen Sarkoide" Dariers, angewendet, der auf dem internationalen Kongreß in Budapest 1909 eine klare Auseinandersetzung der ganzen Frage gegeben hat; er unterscheidet neben einer kleinen, nur wenige Fälle umfassenden Gruppe, den „*Sarcoides souscutanées de* Darier-Roussy", eine zweite, sehr große Gruppe als „*Sarcoides se rapprochant de l'érythème induré* (*Sarcoides nodulaires et noueuses des membres*)".

Sehen wir uns diese zweite Gruppe Dariers näher an, so finden wir darin eigentlich alles, was seit der ältesten Beschreibung Bazins an Erweiterungen der ursprünglichen Krankheitsform und an Atypien der Tuberculosis indurativa mitgeteilt worden ist. Der Beginn ist genau der gleiche wie bei dieser: Ein erbsen- bis nußgroßes Knötchen, das sich, ohne subjektive Erscheinungen zu machen, in der Subcutis entwickelt. Wenn es größer wird, kann es mit der Cutis verwachsen. Die Oberfläche nimmt dann einen rötlichen bis lividen Farbenton an. Bei dem Versuch, die Haut zu falten, zeigt sie eine derbe, „orangenschalenähnliche" Beschaffenheit. Das alles ist genau wie beim „Erythema induratum." Mehrere Knoten können konfluieren und derbe, plattenartige Einlagerungen mit höckriger Oberfläche bilden. Solche haben bei der Bazinschen indurativen Tuberkulose schon Feulard, Fournier, Harttung und Alexander beschrieben. Ferner entstehen aus anfangs kugeligen Gebilden durch peripheres Wachstum ebenfalls große, derbe Tumorplaques. Diese können wie in den Fällen von M. Winkler, Barber, im Zentrum deutliche Involutionserscheinungen und Abheilung bei peripherem Fortschreiten zeigen,

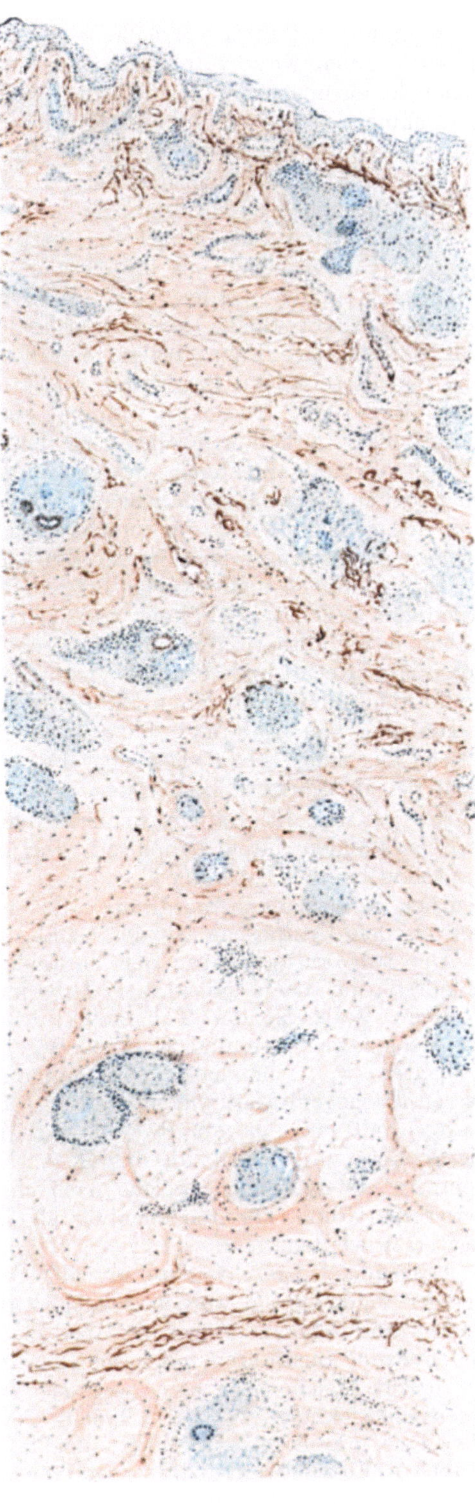

Abb. 117. DARIERsches Sarkoid.

auch annuläre Formen (DOWLING). Das hat aber auch neben typischen Knoten MUCHA beim „Erythema induratum“ beobachtet. Andere Autoren haben schon früher darüber disputiert, ob solche Formen der BAZINschen Krankheit zuzurechnen seien (THIBIERGE und BORD). Lokalisationen der „Tuberculosis indurativa BAZIN“ an den oberen Extremitäten und im Gesicht (KREIBICH), öfter symmetrisch auftretend, am Gesäß (DANEL), an Augenlidern und Ohrläppchen sind bekannt, auch darin zeigen die „Sarkoide“ keine Abweichung. Gerade im Gesicht wird häufiger die plattenartige Form gefunden. Demnach bleibt für diese Gruppe DARIERs kein einziges prinzipielles Unterscheidungs-Merkmal übrig, und es scheint, daß DARIER selber heute gegen eine Verschmelzung dieser Form mit dem „Erythema induratum BAZIN“ nichts einzuwenden hat.

Auch für die andere kleine Gruppe, die er als wahre subcutane Sarkoide vom Typus DARIER-ROUSSY noch abseits gestellt wissen will, genügen die Differenzen nicht. Wenn man einmal das Vorkommen von höckrigen plattenförmigen Tumoren bei Tuberculosis indurativa zugegeben hat, sind die Unterschiede in der Lokalisation und in dem Alter der Patienten nach meiner Ansicht zu geringfügig, um einen besonderen Typus zu charakterisieren. Diese Form soll sich im Gegensatz zu der ersteren nur bei älteren Personen und am Rumpf in symmetrischer Verteilung finden. Die Tuberculosis indurativa BAZIN ist nun aber nach SCHIDACHIs Zusammenstellung auch bei älteren Individuen beiderlei Geschlechts keineswegs ganz selten. Und was die Lokalisation anbetrifft, so hat VOLK, letzthin auch GOTTION, neben typischem „Erythema induratum“ der Unterschenkel am Rumpfe „Sarkoide“ vom DARIERschen Typus beobachtet. Gleichzeitiges Vorkommen letzterer mit

Tuberkuliden ist öfter verzeichnet (Kuznitzky, Fröhlich, van Rhee, Wichmann). Auch Nobl, Burnier und Rejsek sprechen sich auf Grund ähnlicher Erfahrungen für die Identität beider Affektionen aus. Darier betont die Schmerzlosigkeit dieser Infiltrate, doch findet man hie und da auch Fälle, bei denen dies nicht zutrifft (Görl, Stillians).

Es bleibt der histologische Befund. Auch da kann man sagen, daß irgendwelche prinzipiellen Unterschiede nicht existieren (Zieler). Auch bei den „Sarkoiden" sind teils scharf abgesetzte Epitheloidzellenherde mit mehr oder weniger Riesenzellen, teils die Erscheinungen der Wucheratrophie des Fettgewebes gefunden worden. Die Gefäßveränderungen entsprechen denen der Bazinschen Krankheit. Eine Unterscheidung dadurch zu treffen, daß die Tuberculosis indurativa Bazin bei sicherer Entwicklung des tuberkuloiden Gewebes und von Riesenzellen (Pautrier) mit stärkerer Meso- und Perivasculitis einhergehe (Bussalai, Nicolau), während sie bei den „Sarcoides Darier-Roussy" kaum jemals vorkommen sollen, erscheint nicht berechtigt, die Übergänge sind viel zu oft und allmählich, wie erst jüngst wieder Roederer und Diss einen solchen Fall beschrieben haben. Wir finden auch da meist den Ausgangspunkt von den großen Venen der Subcutis (Schaumann), in selteneren Fällen eine primäre Erkrankung der Arterie (Bruusgaard).

Eigentümliche histologische Befunde beschreibt Görl, indem es in bodenständigen Zellen zur Bildung von Neutralfett kommt, durch Konfluenz entstehen fettgefüllte Hohlräume, an deren Wand sich zu syncytialen Verbänden vereinigte Kern- und Protoplasmamassen finden, während charakteristische Zellformen nur in geringerem Maße vorhanden sind. Riesenzellenartige Gebilde zeigen nicht den Langhansschen Typus und enthalten strahlenartige Gebilde, welche aus dem Abbau elastischer Fasern entstanden sein dürften und zuerst wohl bei M. Winkler beschrieben sind. Jader-Capelli sah auf der Schnittfläche cystische Hohlräume, in denen eine citronengelbe Flüssigkeit enthalten war, entstanden durch atrophische Vorgänge der Fettzellen. Ähnliches haben wir schon bei der Tuberculosis indurativa Bazin erwähnt. Die Infiltrate zeigen deutlich perivasculäre Anordnung, und häufig ist der Eindruck vorhanden, daß sie von den Lymphscheiden der Gefäße ihren Ausgang nehmen.

Die tuberkulöse Natur der Sarkoide ist verschiedentlich durch positive Lokalreaktion nach subcutaner Tuberkulininjektion wahrscheinlich gemacht worden. Volk ist der Tuberkelbacillennachweis durch das Tierexperiment am Meerschweinchen und Kaninchen geglückt; der Stamm konnte auch rein gezüchtet (wahrscheinlich Typus humanus) und durch weitere Verimpfung dessen Pathogenität erwiesen werden. Hufnagels, Ramels, vielleicht auch Carols Fall und der von Ravaut und Mitarbeitern bringen eine Bestätigung dieses Befundes. Auch die Klinik spricht in gleichem Sinne. Abendliche Temperatursteigerungen, welche nach chirurgischer Entfernung eines Knotens sistierten (Görl), könnten ebenfalls als Beweis für eine tuberkulöse Ätiologie verwertet werden.

Daß auch abgeschwächte invisible Virusformen des Tuberkelbacillus als Erreger angeschuldigt werden, braucht kaum mehr erwähnt zu werden (Ravaut, Valtis und Nelis). Man kann aber nicht genug warnen, die Probleme einer Scheinlösung zuzuführen, indem man zu ihrer Erklärung Annahmen und Befunde heranzieht, welche noch keineswegs sicherstehen. Calmette stellt heute schon einen Entwicklungszyklus des Tuberkelbacillus auf von einer invisiblen Form, über eine granuläre, evtl. noch filtrable bis zum ausgewachsenen säurefesten Stäbchen. Letztere sollten die echten Tuberkulosen (Bacillosen) bewirken, während durch virulentes Ultravirus sog. „präbacilläre Granulämien" verursacht würden. Zu diesen rechnet er auch gewisse Tuberkulide, Erythema nodosum, polymorphe

Erytheme. Schon im allgemeinen Teile mußten wir darauf hinweisen, daß diese Fragen noch keineswegs entschieden sind, eine Ansicht, welche auch durch zahlreiche neuere Arbeiten bekräftigt wird (L. LANGE und CLAUBERG, SELTER und BLUMENBERG, KIRCHNER, LUCKSCH). Die Gewißheit, daß der Tuberkelbacillus einen Entwicklungszyklus durchmacht, und daß vielleicht den einzelnen Stadien auch bestimmte Krankheitsbilder entsprechen, müßte selbstverständlich unsere Anschauungen von Grund aus ändern, manches scheinbar fest Gefügte umstoßen. Glaubten wir diese Bemerkung, welche ja gewiß keine Ablehnung beinhalten soll, hier nochmals einfügen zu müssen, so gilt dies noch viel mehr für Erkrankungen, die im nächsten Abschnitte besprochen werden.

Es folgt aus allem, daß unserer Meinung nach kein Grund und keine Möglichkeit mehr vorhanden ist, die DARIERschen subcutanen Sarkoide vom BAZINschen „Erythema induratum" zu trennen. Allerdings muß dafür auch dieses letztere Krankheitsbild über den alten Begriff hinaus erweitert werden. Das ist aber schon längst geschehen. Ja, man hat oft beim Studium der Publikationen die Empfindung, daß man nicht unterscheiden kann, ob der Autor von der Tuberculosis indurativa BAZIN oder einem „Sarkoid DARIER" spricht, schon das wäre ein Beweis, daß die beiden nicht auseinander zu halten sind. Nicht verschwiegen darf aber werden, daß auch heute neben JADASSOHN noch namhafte Forscher, so CIVATTE, NICOLAU, sich nicht entschließen können, diese Typen für identisch zu erklären. JADASSOHN meint, daß die beiden Erkrankungen in ihrer charakteristischen Form recht weit voneinander entfernt sind, doch gibt er Übergänge zu.

Auch GOUGEROT will das Wort „Sarkoid" als Substantiv ausgemerzt wissen und es höchstens als Adjektiv gebrauchen, also etwa als Tuberculosis sarcoides im Gegensatz zu den syphilitischen Sarkoiden mit positiver Wa.R. und guter Involution auf eine antiluetische Kur. Aber schon im nächsten Moment wird er sich selbst untreu und unterscheidet Lymphosarkoide, ein *Sarcoide hypodermique massive fibreuse et fibroconjonctive*, welches er mit DESAUX als Folge von Fremdkörpern nach Injektionen mit öligen Substanzen beschrieben hat, und das oft erst Jahre nachher zum Vorschein kommen kann, doch auch ohne solche resp. nicht nur am Orte des Injektionsdepots, sondern weit entfernt davon beobachtet wurde (GOUGEROT und FIESSINGER). Man beachte, daß dieser ausgezeichnete Forscher diese Tumoren in die Nähe der DARIERschen Typen stellt, weil wir Ähnlichem auch beim Miliarlupoid begegnen, wieder ein Zeichen, wie nahe verwandt auch diese Formen sind. Diese Autoren nehmen eine gewisse Diathese, eine besondere konditionelle Beschaffenheit des Bindegewebes an, wodurch in der Subcutis die „fibrösen Sarkoide", in der Cutis hypertrophische Narben entstehen. Für die Mehrzahl der Fälle wird der Tuberkulose zwar eine ursächliche Bedeutung für diese eigentümliche biologische Beschaffenheit des Bindegewebes zugesprochen, ohne daß sie sich jedoch auf die alleinige tuberkulöse Ätiologie festlegen. Das scheint uns auch gar nicht wahrscheinlich, da wir Keloidbildungen nicht konstant bei Tuberkulösen sehen, es muß also noch ein weiteres Moment (endokrin ?) vorhanden sein.

Schließlich führt GOUGEROT als eigenen Typus das „*sclerodermiforme Sarkoid*" an, welches sich dadurch auszeichnet, daß es zu brettharten Infiltraten und Platten kommt, deren Oberfläche blaurot verfärbt ist, so daß man an Sklerodermie in einem bestimmten Stadium denken könnte, wie übrigens auch der Fall M. WINKLERs zuerst für eine Sklerodermie gehalten wurde, (einschlägige Beobachtungen siehe KREIBICH, GOLDSMITH). Davon gäbe es drei Unterarten: 1. Eine chronische Form (BROQC, PAUTRIER und FAGE) mit vorzugsweise annähernd symmetrischer Lokalisation im Gesicht, dermal-hypodermal gelagert, zeigt follikuläre Struktur und tuberkuloides Gewebe. 2. Die akute Form

(Pautrier und Fernet), bei der die Erscheinungen am Stamme auftreten und rasch verlaufen, die histologische, ebenfalls follikulare Struktur entspricht einer indurativen Tuberkulose Darier. Für diese beiden Typen ist die Tuberkulose nicht sicher nachgewiesen, während in der dritten Gruppe mit chronischem Verlaufe Gougerot und Dénécheau der Tierversuch positiv ausfiel. Die Affekte erscheinen nicht im Gesichte, sondern am Rumpf und den Extremitäten, sie sind nicht follikulär angeordnet, zeigen Epitheloid- und Riesenzellen. Andere von ihm und Burnier berichtete Fälle gaben positive Herdreaktion oder heilten auf Tuberkulin ab, was auch für die spezifische Ätiologie spricht. Er selbst weist auf die Ähnlichkeit mit der Darierschen, resp. Bazinschen Form hin, mit der sie auch vergesellschaftet sein kann (Gougerot und Burnier). Einschlägige Fälle beobachtete auch Habermann, bei welchem reichlich tuberkuloides Gewebe dünn verstreut zwischen auffallend dichten Bindegewebswucherungen eingelagert war. Rüscher meint, daß die Toxine des Tuberkelbacillus mitunter eine Reizwirkung auf das Bindegewebe ausüben, wodurch es zur Wucherung angeregt wird (s. a. die hypertrophische Narbenbildung bei Tuberkulose).

Ich glaube, daß es nicht notwendig ist, für jede dieser Spielarten eigene Namen und Unterteilungen zu geben. Halten wir an der Eigenheit der Reaktionsform unter gewissen Bedingungen fest, dann sind uns die Vorkommnisse wohl erklärlich, was uns allein wichtig erscheint. Die stärkere oder schwächere Entwicklung der einen oder anderen Zell- oder Gewebsart spielt eine ganz untergeordnete Rolle, kommt es zu stärkerem Wachstum des Bindegewebes, so wird der Affekt eben derber sein und sich im Aussehen sklerodermischen Erkrankungen nähern. Interessant in dieser Hinsicht erscheint mir eine Bemerkung Gougerots, welcher in seinem Falle an der Stelle der Tuberkulininjektion sich ein „sarkoides Infiltrat“ entwickeln sah. Zu unterscheiden sind diese Formen von ähnlichen fibrösen, subcutanen Tuberkulomen, weil sie, im Gegensatz zu letzteren, nicht zur Fistelbildung führen.

Es braucht hier kaum noch einmal ausgeführt zu werden, daß natürlich auch unter den „Sarkoiden“ sich manche Fälle finden, die an eine unbekannte infektiöse Ätiologie denken lassen. Zieler will sie als eine besondere Gruppe zusammenfassen, doch wissen wir wieder nicht, ob diese unbekannte Ätiologie eine einheitliche ist. Es gibt hier manche Beobachtungen, deren Deutung noch völlig unklar ist, wie z. B. der schon oben zitierte Fall von Pautrier und Fernet mit akuter Entwicklung der Sarkoidplaques, so daß man an eine Sarkomatose denken konnte, doch fand sich tuberkuloides Gewebe, gleichzeitig bestand heftigster Pruritus, oder die zwei Beobachtungen von Gougerot über Lymphosarkoide, die histologisch der Mycosis fungoides ähnlich waren, bei denen aber der Tierversuch positiv ausfiel. Im Falle Klauders brachte auch die Autopsie keine Klärung der Ätiologie.

Für die *Differentialdiagnose* der indurativen Tuberkulose kommt von den bekannten Affektionen eigentlich nur Syphilis und Lepra in Betracht. Von Tumoren gibt ja die histologische Untersuchung ohne weiteres charakteristische Unterscheidungsmerkmale, während sie jenen beiden Krankheiten gegenüber völlig versagt. Besonders Philippson und Marcuse haben auf die Ähnlichkeit der Bilder aufmerksam gemacht. Zweifellos können auch bei Lues ähnliche Morphen auftreten (Nicolas, Jourdanet, Pautrier, Hufnagel), vielleicht auch bei manchen Mykosen (Gougerot). Es müssen hier also in jedem Falle, wenn Zweifel vorhanden sind, die anderen Untersuchungsmethoden in ihr Recht treten. Weniger schwerwiegend wäre eine gelegentliche Verwechslung mit einem Gomme tuberculeuse.

Mit der Bazinschen Krankheit wird von mancher Seite die in den letzten

Jahren vielfach beobachtete *Erythrocyanosis crurum puellarum* in Verbindung gebracht, welche unter den verschiedensten Bezeichnungen (siehe PERUTZ) geht, von denen aber keine den Tatsachen ganz entspricht, auch die obige nicht, denn sie wurde auch bei Männern, allerdings seltener (KLINGMÜLLER, WILFRIED, FOX, KISTJAKOVSKI) beobachtet, sofern sie sich unter gleichen Bedingungen wie Frauen entsprechender Abkühlung aussetzten, ferner auch einseitig (SELLEI und LIEBNER, PARKES WEBER und HILTON). Ähnliche Veränderungen werden zuweilen auch an den Armen bis zur Schulter gesehen (PAUTRIER und ULLMO). THIBIERGE und STIASSNIE beschrieben in einer Publikation vom Jahre 1921 unter dem Titel: *Oedème asphyxique symmétrique des jambes chez les jeunes filles lymphatiques* zuerst das Krankheitsbild genauer, obwohl davon in der Literatur schon früher die Rede war. Da sich die Erythrocyanosis doch am häufigsten an den Unterschenkeln junger Mädchen findet, sei der Symptomenkomplex, wie er sich bei diesen darstellt, geschildert: Eine pralle, polsterartige Schwellung beginnt an den Knöcheln, zieht sich verschieden weit über die Waden, mitunter bis über das Knie hinauf und verläuft allmählich in die gesunde Haut, es ist kein echtes Ödem, Fingerdruck bleibt nicht bestehen. Die Farbe ist rot bis blaurot, innerhalb diffuser roter Partien sieht man kleine bis linsengroße Flecke, welche mitunter auch um Follikel bestehen. Diese letzteren springen oft stärker vor, sind infiltriert, hyperkeratotisch wie bei einem Lichen pilaris, die Haare fehlen oder sind abgebrochen (*Perniosis follicularis acuminata* KLINGMÜLLERS). In den Flecken und um die Follikel ziehen feinste ektasierte Gefäßchen. Die Haut fühlt sich sehr kalt an, nicht so selten leiden die Patienten auch an einer Hyperidrose der Hände und Füße. Sie empfinden öfter Juckreiz, auch Schmerzen wie bei den Pernionen; follikuläre Veränderungen bestehen zuweilen auch ad nates, an den Oberschenkeln und Oberarmen. Zuweilen findet man an der Innenseite und oberhalb der Knie auffallend kalte, handflächengroße, blaurosa verfärbte Plaques, ganz umschrieben, welche offenbar derselben Ursache ihre Entstehung verdanken.

Bezüglich der Ätiologie besteht noch keineswegs Übereinstimmung der Ansichten, auf die näher einzugehen hier nicht der Ort ist. Es sei nur erwähnt, daß zahlreiche Autoren endokrine Störungen (Ovarien, Thyroidea) beschuldigen (COMBY, KISTJAKOVSKY, PINELES, VILLARET und GIRONS u. a.) und dafür auch Beweise zu erbringen trachten. Andere nehmen wieder eine angeborene Dystrophie resp. Minderwertigkeit der Capillaren (ALEXANDER, O. DITTRICH) an. Es handelt sich in den meisten Fällen um eine schwere Zirkulationsstörung der Capillaren und Präcapillaren, welche auch mit dem Capillarmikroskop zu erkennen ist (NIELSEN); mikroskopisch läßt sich an den Gefäßen deutlich Erweiterung nachweisen mit Endothelschädigungen und kleinen unspezifischen Infiltraten um die Gefäße (KLINGMÜLLER, PAUTRIER und ULLMO und LÉVY), doch kein tuberkulöses Gewebe (JUSTER et DELATER), nur MILIAN will solches im Fettgewebe bei einem Falle gesehen haben. Wir werden nicht fehlgehen, wenn wir obiger Ansicht zustimmen und als Ursache der Erkrankung Zirkulationsstörungen, besonders in den kleinsten Gefäßen (TÖRÖK und RAJKA), wieder vorzugsweise in den unteren Extremitäten, annehmen, welche durch verschiedene Ursachen bedingt sein können, sei es angeboren, durch endokrine Störungen, konstitutionelle Momente (Lymphatismus), vielleicht auch durch Erkrankungen (Tuberkulose: BRUHNS, NARDELLI). Tritt nun eine zweite exogene Noxe, d. i. Kältewirkung hinzu — und da glaube ich wird die Bedeutung der Durchnässung mit ihrer starken Abdunstungskälte viel zu wenig beachtet (siehe VOLK und STIEFLER), — so kommt es zur Entwicklung der Erythrocyanosis. Diese hat aber mit der BAZINschen Erkrankung zunächst nichts zu tun (JADASSOHN, KLINGMÜLLER, LORTAT-JACOB und MORNET, ALEXANDER). Allerdings könnte es bei Mobilisierung von Tuberkelbacillen infolge der Stase gerade an solchen Stellen zur Ansiedlung derselben und zur Entstehung von tuberkulösen Erkrankungen kommen. Zinsser findet selten einen *Bazin* ohne Erythrocyanosis. Fraglich ist es, ob es oberflächliche Tuberkulosen unter diesem Bilde gibt (Mendès da Costa), jedenfalls sollten diese dann abseits von der Erythrocyanosis gestellt werden (Galewsky); der gute Erfolg des Tuberkulins ist jedenfalls kein vollgiltiger Beweis für die tuberkulöse Natur.

5. Benignes Miliarlupoid (Boeck).

Mehr als die *subcutanen* Sarkoide Dariers verdienen die *cutanen* Sarkoide von Boeck als ein selbständiges Krankheitsbild angesehen zu werden, da die klinischen Charaktere viel eigenartiger ausgeprägt sind. Auch der histologische Befund ist in den typischen Fällen sehr charakteristisch. Der Unterschied, daß diese Form im Gegensatz zum Bazin und Darier-Roussy in der Cutis auftitt und nicht in der Subcutis ist zwar meist vorhanden, besteht aber nach unseren heutigen Erfahrungen keineswegs durchgreifend, die Infiltrate reichen nicht selten weit in die tiefen Lagen der Cutis, ja bis in die Subcutis (Jakubson), so daß ohne weiteres die Möglichkeit bestände, auch diese Erkrankung der Tuberculosis indurativa zuzuzählen. In besonders schöner Weise zeigten Beobachtungen S. Nicolaus die Kombination dieser verschiedenen Erscheinungsformen. Boeck, der diesen Krankheitstypus 1899 zum ersten Male geschildert hat, — schon früher beschrieb Ähnliches Besnier — hat später den Namen in „benignes Miliarlupoid" umgeändert, eine Bezeichnung, die der älteren vorzuziehen ist, wenn es sich auch nur in einem Teil der Fälle um wirklich miliare Eruptionen handelt. Mit Rücksicht darauf wäre vielleicht der Name: *Tuberculosis indurativa lupoides* (Typus Boeck) nicht schlecht gewählt.

Die Affektion ist nicht häufig, selbst bei einem großen Hautmateriale können Jahre vergehen, bis man einen Fall zu Gesicht bekommt. Da nun aber fast jeder diagnostizierte Fall publiziert oder demonstriert wurde, ist die Gesamtzahl der sicher bekannten Beobachtungen keine geringe. Eine Reihe von Fragen harrt aber noch immer der Lösung. Die Klinik dieser Erkrankung freilich hat Boeck so vorzüglich ausgearbeitet, daß wir immer wieder auf seine Beschreibung zurückgreifen müssen.

Symptome. Nach Boecks Beschreibung haben wir drei Formen der Krankheit zu unterscheiden: Die *kleinknotige, disseminierte,* die *großknotige, herdförmige,* und die *diffus infiltrierende.*

Bei der *ersten* Form handelt es sich um ein Exanthem aus zahlreichen, halbkugelförmigen prominierenden, papulösen Efflorescenzen von Stecknadelkopfbis Erbengröße. Auch gibt es Formen, welche einem Lichen ruber planus ähneln (M. Winkler, Hallopeau und Eck, Kuznitzky, Mc Kee). Stühmer sah eine Aussaat nach Masern auftreten; auf die Besonderheiten eines postexanthematischen Miliarlupoids (Volk), von dem noch zu sprechen sein wird, sei hier verwiesen. Venturi zählte bei einem solchen über 100 Efflorescenzen, aber ganz besonders zahlreich waren die Knötchen im Falle von Hallopeau und Eck — sie sprechen von „milliers de nodules" und Rischin beobachtete ein Exanthem, welches an eine Erythrodermie denken ließ, mit Beteiligung zahlreicher innerer Organe, dabei Blutbefund, Mantoux, Wa.R., Tierversuch negativ, auch Strada und Garron berichten Ähnliches. In Briels Beobachtung ist neben der Ausdehnung auch die besondere Ähnlichkeit mit Lichen planus bemerkenswert. Daneben kommen aber auch kleine, die Oberfläche nicht überragende, fleckförmige Läsionen vor, seltener aus kleinen Einzelefflorescenzen konfluierte lichenoide Herde (EHRMANN); zuweilen entstehen auch Ringformen infolge zentraler Abheilung oder girlandenartige, serpiginöse Anordnung (M. WINKLER, VIGNOLO-LUTATI, VOLK, NAEGELI, EHRMANN). Es kann dadurch eine recht große Ähnlichkeit mit einer Erythematodes-Plaque resultieren, besonders wenn leichte Hyperkeratose hinzutritt (MARTENSTEIN, NAEGELI). Die Papeln sind derb, als cutane Infiltrate deutlich abtastbar. Die Farbe ist bei frischen Efflorescenzen hellrot (Stadium der Turgescenz nach BOECK), nimmt aber bald mehr livide oder bräunliche Töne an. Bei Glasdruck zeigen sie sich weniger transparent als Lupusherde, lassen aber *oft* zahlreiche gelbliche bis gelblichbraune, feinste Stippchen und Fleckchen erkennen, die manchmal auch als graue oder graugelbliche „staubförmige" Bildungen beschrieben werden. Diese gelblichen Flecke sind ungemein charakteristisch für das BOECKsche Miliarlupoid; sie finden sich wie bei diesem auch öfter beim Lupus pernio. In einem späteren Stadium (Stadium der Pigmentation) tritt diese gelbbräunliche Farbe an der Oberfläche der sich zurückbildenden Efflorescenzen noch bedeutend stärker hervor und gibt diesen in der Tat ein eigenartiges Aussehen. Zu gleicher Zeit bemerken wir an der Oberfläche eine feine Abschilferung; nur ausnahmsweise kommt es zu stärkerer Verhornung, ja direkt zu verrukösen Bildungen wie bei der Tuberculosis cutis verrucosa (JADASSOHN, KUZNITZKY, MARTENSTEIN, WASSERMANN), wobei HABERMANN die Infiltrate perifollikulär gelegen fand. Ob das Miliarlupoid überhaupt zu einer Ulceration führt, ist fraglich, bei den beschriebenen Fällen (LAMMERMANN, METSCHERSKY, PAWLOW) möchten wir eher andere Ursachen für die Geschwürsbildung annehmen, manche wieder als atypische Bilder der ulcerösen Tuberkulose auffassen oder zur indurativen Tuberkulose (BAZIN) zählen. Wir sehen auch bei der regressiven Metamorphose wenig Neigung zu typischer Nekrose, so daß wir mit DARIER u. a. glauben, daß das unkomplizierte Miliarlupoid nicht ulceriert. Im weiteren Verlaufe treten zahlreiche, erweiterte, kleine Gefäße im Bereich der Läsion auf (teleangiektatisches Stadium) und schließlich heilt diese spontan ab unter Hinterlassung eines braunen Pigmentfleckes, der nach einiger Zeit restlos verschwindet, oder mit einer feinen, glatten, oberflächlichen Narbe. Diese Entwicklung des einzelnen Knötchens ist allerdings keineswegs immer so typisch ausgeprägt; auch findet man, entsprechend dem Auftreten der Krankheit in einzelnen aufeinander folgenden Schüben, die verschiedenen Stadien häufig nebeneinander.

Die *großknotige* Form zeigt mehr oder weniger stark erhabene, von der Cutis ausgehende Tumoren von Haselnuß- bis Walnußgröße und darüber, und runder ovaler oder unregelmäßiger Form. Die Oberfläche ist meist flach, das Epithel im Anfangsstadium nicht verändert. Die Farbe und ihre Umwandlung im weiteren Verlauf ist die gleiche wie bei den papulösen Efflorescenzen, doch macht sich hier später ein deutlicher Unterschied zwischen Zentrum und Peripherie bemerkbar. Während der Rand noch stark prominiert und intensiv gelbbräunliche Färbung mit zahlreichen, auf Glasdruck kenntlichen, kleinsten Fleckchen und feiner Schuppung zeigt, sinkt das Zentrum ein, färbt sich bläulich und wird von zahlreichen erweiterten Gefäßen durchzogen. Die weitere Abheilung geschieht auch hier unter Pigmentierung oder Teleangiektasien, seltener mit Narben. Erweichung und Ulceration ist nie beobachtet worden.

Bei der *diffus infiltrierenden* Form haben wir unscharf begrenzte, anfangs rote, später bläuliche oder bräunlich-rote Verfärbungen, denen bei der Palpation derbe cutane Infiltrate entsprechen, die von der Umgebung sich nicht deutlich abheben. Auch hier sieht man bei Glasdruck häufig die geschilderten gelben Fleckchen oder bei Confluenz derselben einen diffusen gelbbraunen Ton. Diese Form kommt seltener allein als im Gemisch mit einer der beiden vorhergehenden zur Beobachtung. Aber auch alle drei können bei dem gleichen Patienten zur selben Zeit vorhanden sein (z. B. Fälle von BERING, STÜMPKE, OPIFICIUS, ALTMANN u. a.). SCHAUMANN beobachtete neben diesen Formen noch erythematöse Flecken von blaßrosa bis bläulichroter Farbe, vorwiegend an den unteren Extremitäten, das Exanthem fühlte sich kaum infiltriert an, histologisch aber zeigten sich die charakteristischen Infiltrate um die Gefäße und um die Hautadnexe (*forme érythrodermique*).

Das Miliarlupoid kann an allen Körperregionen vorkommen, hat aber besondere Lieblingslokalisationen, zu denen vor allem Gesicht, Schultern und Streckseiten der oberen Extremitäten gehören. Es tritt aber auch am Stamm und an den unteren Extremitäten auf, selten auf den Palmae und Plantae (KYRLE, UNNA, WOLFHEIM) und auf dem behaarten Kopf (BOECK, EHRMANN, SPIETHOFF), in welchem Falle die Haare erhalten bleiben sollen, während es beim Erythematodes zu dauernder Alopecie kommt (ARNING, HOFFMANN). Doch hat SCHAUMANN auch beim Miliarlupoid ein Zugrundegehen der Follikel gesehen. HABERMANN beschreibt eine paronychieartige Lokalisation, wobei neben Schwellungen der Nagelglieder blaurote Verfärbung und Verkrümmung der Nägel besteht, die histologische und röntgenologische Untersuchung ergab charakteristische Bilder; ein ähnlicher Fall wurde auf der JADASSOHNschen Klinik beobachtet. Diese Erkrankung, welche HELLER mit der *Onychia maligna scrophulosa* älterer Autoren identifizieren will, hat auch GOTTRON gesehen; bei seinem Patienten ist auch die große Jugend bemerkenswert (7 Jahre), da diese Erkrankung so früh nur selten vorkommt (CANELLI, TÜRK bei einem Säugling). Die kleinknotige Form hat den Charakter eines Exanthems, hunderte von Efflorescenzen entstehen oft gleichzeitig, bei der großknotigen werden meistens nur wenige Herde, manchmal nur ein einziger, beobachtet. Bei ersterer sieht man gelegentlich, ähnlich wie beim „Sarkoid" netzartig angeordnete lymphstrangähnliche Infiltrationen der Haut an den Armen, über welchen die Haut entweder unverändert oder leicht livid verfärbt ist (JADASSOHN, MARTENSTEIN). Die Erkrankung kann mit diffuser Rötung und leichtem Jucken der befallenen Hautbezirke beginnen, worauf dann erst die Entstehung der einzelnen Herde erfolgt. Häufig aber erscheinen diese auch ohne jedes Vorstadium und ohne subjektive Symptome zu verursachen. Die kleinknotige Form beginnt oft schubartig, die großknotige schleichend mit allmählicher Entwicklung eines Knotens in der Haut. Der Gesamtverlauf ist ganz außerordentlich chronisch. Dem spontanen Verschwinden eines Schubes oder einer einzelnen Efflorescenz — schon bis dahin vergehen nicht selten Monate oder Jahre — können nach einer Zeit scheinbarer Heilung wieder Rezidive folgen. So kann das Leiden viele Jahre dauern. Wenn es auch keinerlei Beschwerden verursacht, und, da die einzelne Krankheitserscheinung keine Neigung zur größeren Ausbreitung besitzt, als an sich durchaus gutartig zu betrachten ist, so wird es doch schon durch die lange Dauer und die Entstellung, die es bei Lokalisationen im Gesicht verursachen kann, recht lästig.

Gleichzeitiges Vorkommen mit anderen Hauttuberkulosen ist nicht selten, was als Unterstützung für die Ansicht der spezifischen Ätiologie des Miliarlupoids angeführt wird; eine Zusammenstellung darüber findet sich bei MARTENSTEIN[1]. Ich füge zu dieser Aufzählung hinzu, daß papulo-nekrotische Tuberkulide nur selten neben Miliarlupoid beobachtet wurden, so von PAUTRIER und GLASSER, BUSCHKE und JOSEPH. Nicht als Kombination anzusehen sind die Fälle, welche keinen charakteristischen histologischen Befund geben, so

[1] Arch. f. Dermat. **147**, 73.

z. B. solche, die den papulo-nekrotischen Tuberkuliden zugehören (Rejsek, vielleicht auch Jessners Fall mit zentraler Nekrose) oder solche, bei denen stärkere Rundzellenanhäufung vorkommt (Nobl), der Fall Zurhelles, welcher als Lupus erythematodes pernioides bezeichnet wurde; wir bemerkten schon, daß der Erythematodes zuweilen klinisch Lupoidformen annimmt, auch gegen andere Hauttuberkulosen kann die Differentialdiagnose Schwierigkeiten bereiten.

In einer Reihe von Fällen wurde Miterkrankung anderer Organe beobachtet. Relativ häufig sind Affektionen der Drüsen, deren Beteiligung Schaumann als obligat ansieht. Und zwar handelt es sich nicht immer um Beteiligung der den Krankheitsherden entsprechenden regionären Drüsen, sondern um die entfernterer Drüsengruppen. Schon Boeck hat eine Erkrankung der Cubitaldrüsen verhältnismäßig oft gesehen, dasselbe nachher Unna, Bering, Kreibich, Lewandowsky, Volk, Lortat-Jacob und Legrain, Venturi, van Husen, Burnier und Rejsek; wichtig ist, daß mehrfach der histologische Befund der Drüsen mit dem der Haut identisch war (Darier, Terebinsky). Die Mächtigkeit der Drüsenerkrankung steht mit der der Haut nicht immer in einem entsprechenden Verhältnisse, so sehen wir trotz großer Ausdehnung des Hautprozesses geringe Drüsenerscheinungen und umgekehrt; im allgemeinen haben die Lymphknoten keine Tendenz zur Einschmelzung. Manchmal erfolgt Rückgang der Hautaffektion nach Bestrahlung der Drüsen ähnlich wie beim Erythematodes (Samek-Schoenhof). Natürlich kommen öfter auch banale tuberkulöse Drüsenerkrankungen vor. Iridocyclitis konnte Br. Bloch in 5 von 20 aus der Literatur zusammengestellten Fällen nachweisen, seither ist die Zahl der einschlägigen Fälle wesentlich gestiegen, öfters wurden auch Exsudate in der vorderen Kammer und im Glaskörper gesehen, ich erwähne nur E. Hoffmann, Unna, van Husen, Grosz, Ehrmann, Favauge-Bruyel, Lutz, Plancherel, Savatard, Mylius. Igersheimer beobachtete Boecksche Miliarlupoide an der Conjunctiva tarsi beider Unterlider, ebenso Lutz, Jadassohn und Pellagati Netzhauttuberkel, Hudelo und Rabut Chorioiditis. Gerade die Iritiden haben schon vor längerer Zeit zur Auffassung geführt, daß das Miliarlupoid eine Allgemeinerkrankung ist. Auch Erkrankungen des Nebenhodens sind verzeichnet (van Husen, E. Hoffmann), der Speicheldrüse (Bering, Lewandowsky), der Mamma (Strandberg). Bering, van Husen konnten dabei histologisch weitgehende Ähnlichkeit mit der Hautaffektion nachweisen, ebenso Martenstein bei einer Sehnenscheidenentzündung.

Es ist wohl nicht zweifelhaft, daß die Schleimhäute miterkranken können, ja zuweilen muß man an ihnen, speziell in der Nase sogar den primären Herd annehmen. Hvidt sah in seinem Falle neben den Hauterscheinungen Nasenschleimhaut-Tonsillen und Tränendrüsen in gleicher Weise erkrankt. Am häufigsten finden wir am häutigen Septum ein spezifisches Infiltrat, was schon Boeck beobachtet hat, später dann auch Nobl, Siebenmann, eigene Fälle (siehe Fleischner), wobei wir einmal speziell harten und weichen Gaumen besonders stark ergriffen sahen, ferner Ulrich, Lutz, Schaumann.

Nach Darier, Schlagenhaufer (histologischer Nachweis), Terebinsky, Jadassohn und Sekretan, Kühlmann kann die Milz gleichzeitig befallen sein, ebenso andere innere Organe, die Niere (Schaumann, Kyrle, Lutz, Bittorf und Kuznitzky), der Darm (Kyrle). Während Schaumann eine Lymphocytose im Blutbild betont, wird es von den anderen meist ganz normal gefunden, nur ausnahmsweise zeigt es wenig charakteristische Abweichungen (s. Martenstein l. c., Bloch, Licharew, Schramek, Rabut), keineswegs sind sie gleichmäßig, am häufigsten sieht man noch etwas stärker ausgeprägte Eosinophilie. Mucha und Orzechowski beschreiben eine *Dermatomyositis* mit vorwiegender Beteiligung der unteren Extremitäten, wobei sich in Haut und Muskel Veränderungen im Sinne BOECKs fanden, die Hautefflorescenzen heilten nach vierwöchentlicher Tuberkulinbehandlung unter tuberkulidähnlichen Narben ab. Als Gegenstück hierzu sei der Fall GRUNKEs erwähnt, bei dem es sich um, eine echte tuberkulöse Dermatomyositis gehandelt hat, und aus Gewebsstücken atypische Tuberkelbacillen gezüchtet werden konnten.

Die *Lunge* kann in zweierlei Weise pathologisch gefunden werden, entweder als — gewöhnliche obsolete — Oberlappentuberkulose (BOECK, STÜMPKE), oder aber in charakteristischer Weise in Form einer Verschleierung und Verschattung der mittleren und unteren Lungenfelder, welche sich aus kleineren und größeren Flecken und Strängen zusammensetzt, die den Gefäßen und Bronchien entsprechend verlaufen. Diese eigentümliche Marmorierung, wie wir sie auch bei der Miliartuberkulose beobachten, haben BITTORF und KUZNITZKY 1915 beim Miliarlupoid, 1920 beim Lupus pernio beschrieben, seither ist sie vielfach bestätigt worden (LUTZ, JADASSOHN, LIEBRECHT, VAN HUSEN, bei eigenen Fällen durch FLEISCHNER, HABERMANN, HECHT u. a.), doch keineswegs sind sie immer vorhanden. Die letzteren Erscheinungen entsprechen offenbar einer „lupoiden" Erkrankung der Lunge, während Lungenspitzentuberkulose zu einer anderen Zeit, während eines anderen Allergiezustandes sich ausgebildet hatte. — Die lupoiden Lungenprozesse zeigen auch öfter unter therapeutischen Maßnahmen gleichzeitig mit den Hautaffektionen Rückbildung und Heilungsvorgänge. Säurefeste Stäbchen der Lunge wurden von BOECK, STÜMPKE, an der *Breslauer Klinik* nachgewiesen. SCHAUMANN verimpfte mit positivem Erfolg Sputum auf ein Meerschweinchen und stellte Typus bovinus fest. Manche wollen einen Unterschied zwischen Lupus pernio und Miliarlupoid in bezug auf die Lungenerkrankung insofern sehen, als neben der Marmorierung bei ersterem der Hilus auch Veränderungen zeigt, bei letzterem nicht; dies kann keineswegs als konstant gelten. Auffallend ist manchmal der Gegensatz zwischen den geringen physikalischen Erscheinungen und den großen subjektiven Beschwerden, welche sich in hochgradiger Atemnot zeigen.

Schließlich muß auch noch der *Knochenveränderungen* gedacht werden, die in gleicher Weise sowohl beim Miliarlupoid BOECK, wie auch beim „Lupus pernio" auftreten, und schon von BOECK, FORCHHEIMER, MOROSOW, KREIBICH, KLINGMÜLLER erwähnt wurden. Die Literatur einzeln anzuführen erübrigt sich, sie ist bei ZIELER, ferner ausführlich bei JÜNGLING, FLEISCHNER zu finden. Sie wurden in früheren Publikationen als der „Spina ventosa" ähnlich beschrieben. Am auffälligsten sind im röntgenologischen Bilde jene circumscripten runden oder ovalen, größeren und kleineren Aufhellungen, besonders in den Enden der Phalangen der Hände und Füße, seltener in den Metatarsal- und Metakarpalknochen, ausnahmsweise auch an den kurzen Knochen der Hand- und Fußwurzeln, am Nasenbein und schließlich auch in langen Knochen (FLEISCHNER, FRAENKEL, JÜNGLING), wobei die umgebende Knochenpartie kaum Veränderungen zeigen muß. Ich habe diese Befunde gleichzeitig mit SCHAUMANN als zum Krankheitsprozeß zugehörig, ihm adäquat und im Gegensatz zu LEWANDOWSKY als unabhängig von darüber vorhandenen Weichteilerkrankungen erklärt, was auch durch MUSCHTER, LIEBRECHT, MARTENSTEIN, LIPPERT, BROCK bestätigt wurde. SCHAUMANN konnte im histologischen Präparate zeigen, daß es sich im Knochenmarke um tuberkuloides Gewebe handle, ihm ist mit Knochengewebe eine Impfung aufs Meerschweinchen gelungen. Die Erkrankung kann auf das Knochenmark beschränkt bleiben, oder auch den umgebenden Knochen durch Osteoklasten arrodieren, die HAVERSschen Kanäle sind erweitert und mit spezifischem Granulationsgewebe erfüllt. Auch periostitische Veränderungen kommen vor (SCHAUMANN), doch fehlen sie meist ganz. Die Dualisten behaupten ein häufigeres Vorkommen der Knochenveränderungen beim Lupus pernio als beim Miliarlupoid, was nach unserer Meinung aber nicht stimmt. Erst den Arbeiten JÜNGLINGS verdanken wir eine gründliche Erkenntnis und Deutung dieser Erkrankung, welche von ihm als *Ostitis tuberculosa multiplex cystoides* bezeichnet wird. Sie entspricht der großknotigen Form des Miliarlupoids auf der Haut, während der diffus infiltrierenden eine andere Knochenerkrankung an die Seite gestellt wird, die nicht an einzelne Stellen gebunden ist, sondern an den Knochenschäften der Hände und Füße zu einem atrophisierenden Umbau führt, so daß schließlich ein Gerüst kleinster Waben den Knochen durchsetzt (FLEISCHNER). Schließlich kann es noch zu trophischen vasculären Störungen und solchen durch Narbeneinschnürungen kommen. Auf diese Weise entstehen gelegentlich sehr starke Mutilationen, und wir müssen FLORANGE recht geben, wenn er behauptet, daß ganze Phalangen zerstört werden können. Durchbruch nach außen haben wir, wenn auch selten, beobachtet, ebenso wie JÜNGLING. Dieser erbrachte ebenfalls den Beweis für die tuberkulöse Natur der Erkrankung, nicht nur durch das gleichzeitige Vorkommen eines Lupus vulgaris und tuberkulöser Sehnenscheidenentzündungen, sondern auch durch einen positiven Tierversuch. Nicht unerwähnt bleibe, daß JÜNGLING im Gegensatz zu unserer Anschauung die beiden Formen der Knochenerkrankung anders erklärt, indem er die cystoiden Bildungen aus den diffusen im Verlaufe der Heilung entstanden glaubt. — Die Gelenke bleiben meist lange verschont.

JÜNGLINGS sowie SCHAUMANNS histologische Präparate zeigen den Aufbau der das Granulationsgewebe bildenden Knötchen vorwiegend aus Epitheloidzellen bestehend, ganz analog den Hautveränderungen, ohne Neigung zur Verkäsung. Riesenzellen können fehlen, gelegentlich recht reichlich vorkommen (GANS). Die Untersuchung der Kompakta durch GANS ergab ein unverändertes Periost, die HAVERSschen Kanälchen, in welchen der Prozeß saß, waren teils normal weit, konnten aber auch 5—6fach erweitert sein, wodurch das röntgenologische Bild der feinen Gitterstruktur zustande kommt. — So sehr eine typische Knochenveränderung die klinische Diagnose unterstützen kann, so wenig darf man bei Fehlen derselben, wie GÖRL dies behauptet, ein Miliarlupoid ausschließen. Andererseits verweist VALENTI darauf, daß auch bei Erythematodes, Lupus vulgaris, indurativer Tuberkulose, wenngleich selten ähnliche Veränderungen der Knochen vorkommen; ich selbst habe solche nur einmal bei einem Erythematodes gesehen, doch eben nur angedeutet.

Histologie und Pathogenese. Besonderen Wert zur Charakterisierung des von ihm entdeckten Krankheitsbildes hat BOECK von Anfang an auf den histologischen Befund gelegt. Er meinte, dieser sei so eigentümlich, daß etwas vollkommen Ähnliches in der ganzen Pathologie der Haut kaum vorkomme, und daß ein einziger Blick ins Mikroskop genüge, um die Diagnose zu stellen. Darin haben ihm spätere Untersucher nicht folgen können. Wir werden sehen, daß sich bei der histologischen Beschreibung manche Züge finden, die wir schon bei der Tuberculosis indurativa angetroffen haben. Am meisten unterscheidet sich diese durch die Lokalisation vom BOECKschen Miliarlupoid: Die scharf umschriebenen Epitheloidzellenherde liegen nämlich hier nicht in der Unterhaut, sondern vorwiegend in der Cutis selbst. Die Formation ist dieselbe, nur sind die einzelnen Knötchen meist kleiner. Sie sind kreisrund, oval oder strangförmig und bestehen aus Epitheloidzellen mit breitem Protoplasma und Zellen von bindegewebigem Typus. Die Zahl gut ausgebildeter Riesenzellen ist je nach den einzelnen Fällen sehr verschieden, meist gering. Gebilde, welche Riesenzellen vortäuschen, geben WEIDENFELD und KREN sowie UNNA an. Lymphocyten, Plasmazellen und Mastzellen sind ganz außerordentlich spärlich, doch gibt es Fälle, in denen sie auch zahlreicher vorkommen, jedenfalls ist ihr absolutes Fehlen nicht unbedingt notwendig, um die Diagnose zu erlauben. M. WINKLER fand sie bei älteren Herden als wallartige Infiltration; auch

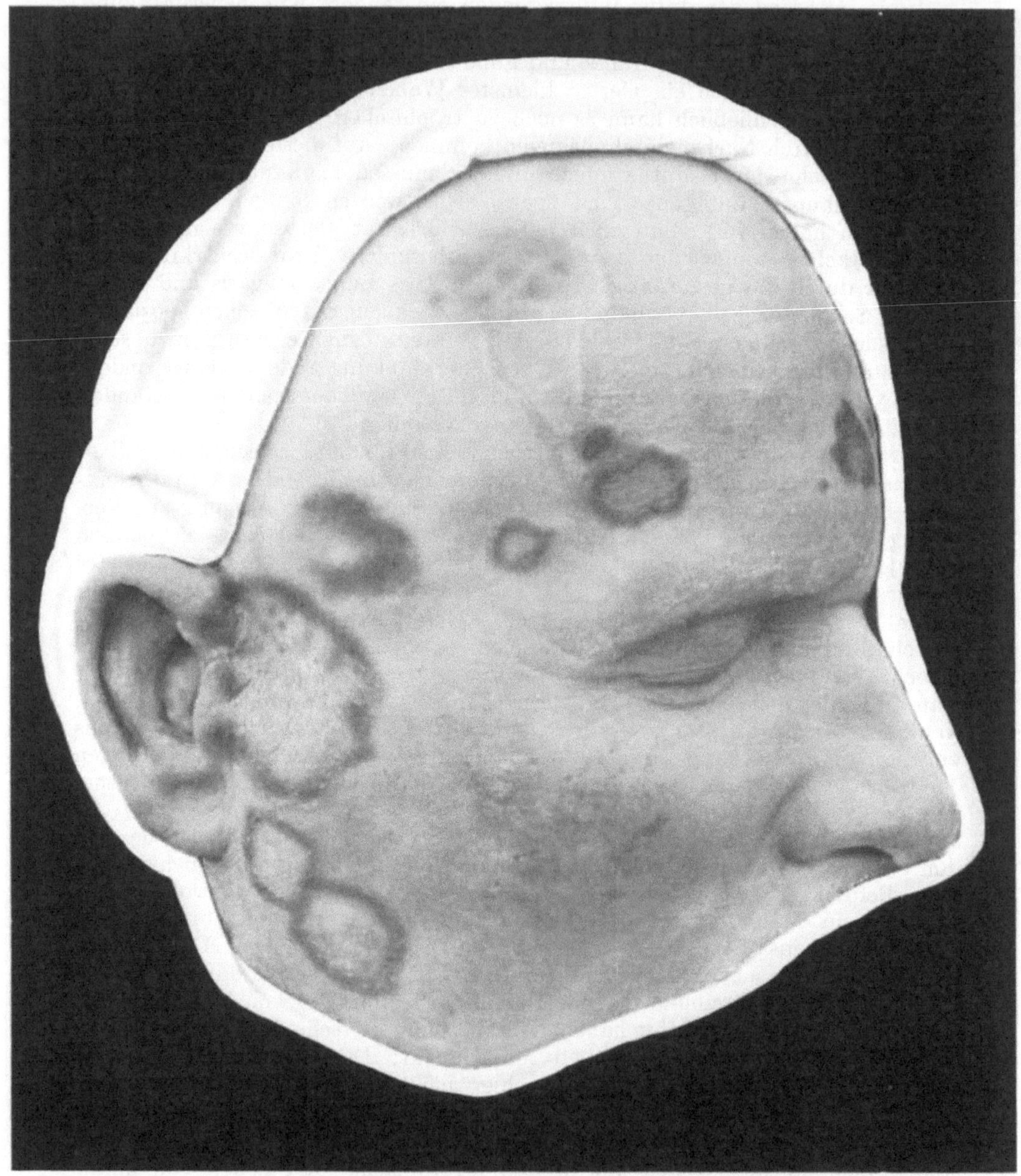

Abb. 118. BOECKsches Miliarlupoid. (Sammlung der Breslauer Klinik.)

wir konnten sie gelegentlich sehen. — Ein Zusammenhang der Infiltrate mit Gefäßen ist meist deutlich. Schon die strangförmige Anordnung läßt darauf schließen, daß sie dem Verlauf von Blutgefäßen folgen. Diese sind auch häufig im Innern der Zellhaufen nachzuweisen. Dabei zeigt sich das Gefäß selbst nicht selten erweitert, das Lumen frei, die Intima nicht gewuchert. Der pathologische Prozeß scheint in den perivasculären Lymphräumen zu beginnen, sich von da auszubreiten und das umgebende Bindegewebe zu verdrängen, welches dann oft das fertig ausgebildete Knötchen kapselartig umschließt. Kollagen und elastische Fasern fehlen im Infiltrate. Nach DARIER wären die Arterien inmitten der Infiltrate bis auf die Adventitia meist intakt, während sich an den Venen schwerere Veränderungen nachweisen ließen, so daß schließlich nur die elastische Membran erhalten bliebe. Bei M. WINKLER erwies sich die Gefäßwand verdickt und von Granulationsgewebe

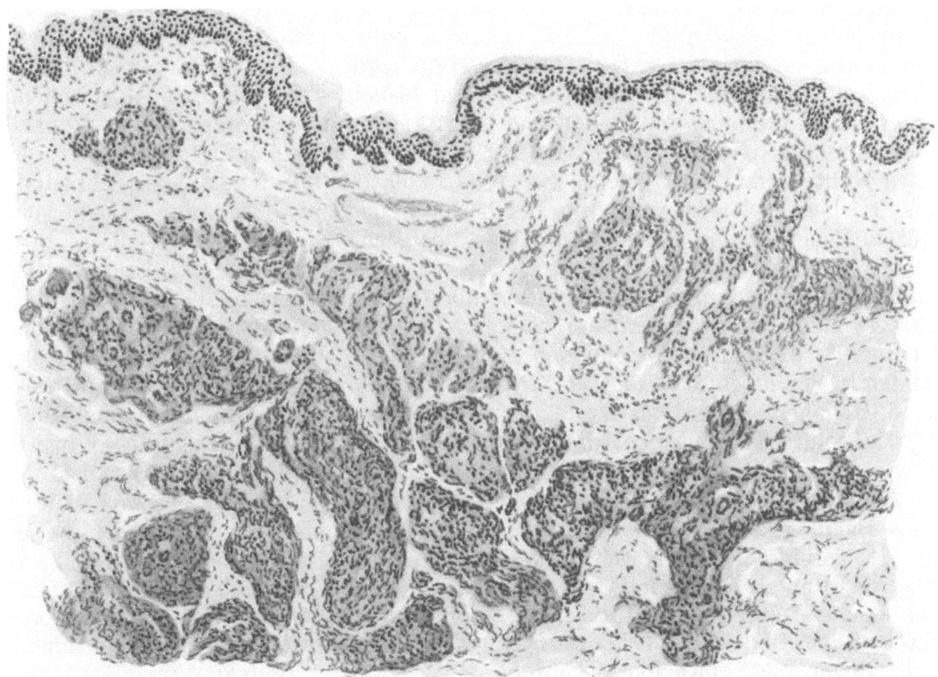

Abb. 119. Miliarlupoid BOECK (kleinknotige Form) (♀, 33 jähr., Unterarm, dorsal). Platten- und walzenförmige Infiltrate im oberen Corium, aus Epitheloiden und vereinzelten Lymphocyten und Riesenzellen aufgebaut. O. 128:1; R. 128:1. (Aus GANS: Histologie der Hautkrankheiten.)

durchwachsen. URBAN hat dagegen auch Endarteritis bis zur vollkommenen Obliteration gesehen und auch die Lokalisation von Infiltraten um Nervenstämme beobachtet. P. UNNA jr. fand in seinem Falle Läsionen an Venen und Arterien. Echte Nekrose im Zentrum ist nach den Erfahrungen der meisten Beobachter nie vorhanden, doch beschreibt BOECK eine Veränderung der Epitheloidzellen in der Mitte der Herde, derart, daß ihre Kerne die Färbbarkeit verlieren und nur noch ein feines Netz von Zellfortsätzen sichtbar bleibt. Ähnliche Retikulierung war in dem Fall von KREN und WEIDENFELD und von P. UNNA jr. vorhanden, letzterer will auch öfter echte Nekrose gesehen haben.

Es fragt sich nun, ob dies histologische Bild so spezifisch ist, wie BOECK das angenommen hat. Wir müssen das entschieden verneinen. Nicht nur manche „Tuberkulide", von deren nahen Verwandtschaft ja schon die Rede war, sondern auch „echte Tuberkulosen", wie der Lupus vulgaris, können solche Bilder zeigen. Das hat z. B. KYRLE in einem Fall überzeugend nachgewiesen, und man kann das nur bestätigen (s. Abb. 50, S. 250). Allerdings sind wohl beim Lupus die lymphocytenfreien Knötchen selten so ausschließlich und in so reiner Form vorhanden wie beim Sarkoid. Daneben werden meist lymphocytenreichere Infiltrate zu sehen sein, so daß der histologische Gesamteindruck doch in diesem Falle für oder gegen Sarkoid entscheiden kann. Aber die mikroskopische Untersuchung ist in anderen Fällen zuweilen nicht imstande, das benigne Miliarlupoid von klinisch ähnlichen Läsionen der Lepra und Syphilis zu unterscheiden. Es ist mehr als wahrscheinlich, daß BOECK selbst einmal einem solchen Irrtum zum Opfer gefallen ist, als er in dem Fall von MAZZA Sarkoid statt Lepra diagnostizierte.

Beim Miliarlupoid versagen alle Methoden zum direkten Nachweis der tuberkulösen Natur sehr häufig. Nicht absolute Beweiskraft können wir dem gleichzeitigen Vorkommen einer Lungentuberkulose (FROST) oder tuberkulöser Erkrankungen der Drüsen (PREISS), der Haut (PREISS, HAGEN, SAVATARD) beimessen. Tuberkelbacillen im Schnitte sind bisher, außer in einem atypischen Fall von DARIER auch von BOECK und OPIFICIUS gefunden worden. PLANCHEREL wies MUCHsche Granula nach, RUETE säurefeste Stäbchen in einem 10 Tage alten Knoten am Gesäß, ebenso KRUPNIKOW nach ZIEHL-NIELSEN in Schnitten aus frischen Efflorescenzen, die Bacillen waren mehr oder weniger gekörnt, einzelne zeigten auch zwei Polkörnchen, doch wird die Beweiskraft dieses Befundes von IWANOW angezweifelt. Es ist notwendig, daß zum Bacillennachweis immer möglichst junge Efflorescenzen herangezogen werden, da in älteren die Erreger zugrunde gegangen sein können. In besonders schöner Weise erkennen wir das an dem zu besprechenden Fall KYRLEs. WATANABE und MORIYAMA fanden in Schnitten nach der Methode KLINGMÜLLERs gefärbt, zahlreiche säurefeste Stäbchen. Allerdings kann der Bacillennachweis im Schnitte uns auch nicht absolute Klarheit über die Art des Bacillus bringen, solange dieser nicht durch die Kultur und den Tierversuch als Tuberkelbacillus identifiziert ist.

Der positive Tierversuch von BOECK, welcher einmal im Nasensekret säurefeste Bacillen fand, die tierpathogen waren, ist zweifelhaft. Auch dem Falle von KYRLE-MORAWETZ spricht ZIELER die Beweiskraft ab, denkt eventuell an Stallinfektion. Von besonderem Interesse ist die zweite Beobachtung KYRLEs, bei welcher unter prämonitorischen Temperatursteigerungen akut erythematöse Flecken, meist an schon vorher erkrankten Stellen auftraten, in denen bald, innerhalb einiger Tage, epitheloides Gewebe nachgewiesen werden konnte. Plötzlicher Beginn wurde auch sonst ab und zu einmal von Autoren beschrieben, auch schwerere Allgemeinerscheinungen kommen gelegentlich vor, Blässe, Abmagerung, Schwäche. BERING und LEWANDOWSKY sahen bei ihren Fällen einen ganz akuten Beginn: unter Fiebererscheinungen traten Schwellungen der Speicheldrüsen, Lymphdrüsen und Milz auf, denen in wenigen Tagen blaßrote bis bläulichrote Infiltrate an den Streckseiten der Extremitäten, ähnlich einem Erythema nodosum folgten. Histologisch wurden charakteristische Veränderungen in einer Submaxillardrüse von BERING nachgewiesen. Die akuten Erscheinungen können sich allmählich zurückbilden, und es bleiben dann atypische Knoten eines Miliarlupoids zurück. BLOCH beobachtete einen Lupus pernio — den wir, wie wir noch sehen werden, für identisch mit dem Miliarlupoid halten müssen —, bei dem der Patient unter Schüttelfrost erkrankte und erysipelartige Schwellungen im Gesicht aufwies. Das noch Auffallendere aber bei KYRLEs Fall ist der sehr rasche Ablauf der Krankheitsherde, die sich sonst gewöhnlich durch ihre Chronizität besonders auszeichnen. In den akut entzündlichen Flecken, welche nur banale Entzündung aufwiesen, aber auch in scheinbar unveränderten Partien waren sehr zahlreich säurefeste Bacillen nachzuweisen; mit Abnahme der Bacillenmenge erfolgte eine Umwandlung in epitheloides Gewebe; dies stimmt mit den Anschauungen über das Auftreten desselben an Stellen, wo Tuberkelbacillen zugrunde gehen, sehr gut überein; im vollentwickelten lupoiden Gewebe kamen keine Erreger vor, daher die negativen Ergebnisse bei den meisten Untersuchern, welche gerade diesem Stadium ihr Augenmerk zuwandten.

Intraperitoneale Impfung von Blut auf Meerschweinchen ergab Kyrle einmal positives Resultat, ein Meerschweinchen starb 29 Tage post infectionem unter ausgedehnter „Organtuberkulose" mit positivem Bacillenbefund, also ein besonders rascher Tod. Merkwürdigerweise hatte die Inokulation von Hautstückchen, welche zahlreiche Tuberkelbacillen enthielten ein negatives Ergebnis. Man müßte also annehmen, daß in der Haut mehr Immunkörper vorhanden waren als im Blute, daher auch die (positive) Anergie selbst auf 8 mg Alttuberkulin. Eine noch frühere Überimpfung von Hautmaterial hätte möglicherweise noch Erfolg gehabt. Der von mir damals gemachte Einwand, daß leider eine Identifizierung des Bacillus — aus äußeren Gründen — nicht vorgenommen war, wird auch durch die Antwort Kyrles, daß das histologische Bild beim *Tiere* eine verkäsende Tuberkulose aufwies, nicht vollständig entkräftet. Wir müssen aber doch bei aller Kritik zugeben, daß dies der eindeutigste Fall einer Übertragung ist und der stärkste Beweis für die spezifische Natur dieser besonderen Erscheinungsform.

Hier sei auch der Untersuchungen von Keck und Michalik gedacht, welche mit Lungenstückchen eines Patienten mit Miliarlupoid Meerschweinchen infizieren konnten, während dies mit der Haut nicht gelang. Der Stamm hatte die Eigenschaften des humanen Typus, zeichnete sich durch hohe Toxizität aus. Natürlich kann das nicht als Beweis für die ätiologische Bedeutung des Tuberkelbacillus für die Hautaffektion gelten. Sie nehmen an, daß die Hautveränderungen durch sehr wenige Bacillen mit starker Toxinbildung zustande kommen, wodurch das Mißlingen der Impfungen erklärlich sei. Allerdings stimmt dies wieder mit den Befunden Kyrles nicht überein, wenigstens nicht für jedes Stadium; er fand anfangs reichlich Bacillen, nimmt aber eine rasche Abtötung und Auflösung derselben an.

Ein schwieriges und einstweilen noch kaum vollkommen einwandfrei zu lösendes Problem bietet uns das eigentümliche Verhalten gegen Tuberkulin. Freilich gibt es Fälle, in denen es ganz dem bei anderen „Tuberkuliden" entspricht. So erhielten Kreibich und A. Kraus, Marie Opificius, Darier, Stümpke, Lutz, Plancherel, Pautrier und Glasser, nach subcutaner Injektion ausgesprochene Herdreaktionen der Krankheitsherde. Dem aber steht eine viel größere Zahl von Fällen gegenüber, die sich gegen Tuberkulin in jeder Anwendungsart vollkommen refraktär verhielten. Lokalreaktionen beweisen ja nichts, Herdreaktionen blieben oft sogar auf hohe subcutane Dosen, bis 15 mg, negativ (Oppenheim, Zieler, Finnerud). Selbst mit den feinsten Methoden (Intradermoreaktion im Krankheitsherd) konnte in den Fällen von Pürckhauer und Jadassohn, Zieler kein Resultat erzielt werden, und Altmann macht besonders darauf aufmerksam, daß bei seinem Falle der Pirquet im gesunden positiv, im kranken Gebiete negativ war (siehe auch Jadassohn, Zieler). Dagegen bekam er eine Herdreaktion, als er $3^1/_2$ Monate nach einer negativ verlaufenen Tuberkulininjektion eine kleine Dosis subcutan gab, der Schluß auf Sensibilisierung durch die erste Einspritzung ist da wohl erlaubt, was in hohem Grade für eine Tuberkulose spräche. In einem zweiten Falle sah er schon nach der ersten Injektion positive Herdreaktionen in der Lunge auftreten, allerdings ohne Bacillenbefund. Das Ausbleiben der Herdreaktion ist um so merkwürdiger, als in manchen Fällen eine bestehende Organtuberkulose mit Sicherheit nachgewiesen werden konnte. Bemerkenswert erscheint, daß die positiven Impfexperimente von Kyrle und Morawetz bei Fällen erreicht wurden, bei denen das Tuberkulin versagt hatte.

Jadassohn hat diese Erscheinung durch die eigentümliche, histologische Struktur zu erklären versucht. Das Fehlen entzündlicher Erscheinungen könne vielleicht durch eine besondere Unempfindlichkeit gegen das in den Krankheitsherden frei werdende Tuberkulin gedeutet werden. Diese bedinge dann auch das Versagen der Tuberkulinreaktion bei äußerer Applikation. Später hat dann Jadassohn in diesem Zusammenhange zunächst mit aller Vorsicht den Gedanken an eine „spezifische Anergie" ausgesprochen und diese, wovon schon die Rede war, nicht nur nicht als Gegenbeweis gegen eine tuberkulöse Ätiologie, sondern vielmehr als Stütze derselben angesehen. Martenstein (extrapulmonale Tuberkulose) faßt die Gründe für diese Ansicht dahin zusammen, daß erstens *Erwachsene*, welche an Miliarlupoid leiden, so oft anergisch sind, während doch sonst in höherem Alter die Tuberkulinreaktion meist positiv ausfällt. Zweitens bleibe diese Anergie oft auch vorhanden, wenn die Kranken daneben eine sichere Tuberkulose haben (Jadassohn, Loewy). Und drittens möchte er den von ihm bei solchem anergischen Fällen geführten Nachweis von Pro- und Anticutine im Serum doch eine Bedeutung und Beweiskraft beimessen.

Besonders auch aus klinischen Gründen scheint es uns richtig, wenn wir wenigstens einen großen Teil der Fälle als Hauttuberkulose auffassen. Der Zusammenhang mit Tuberkulosen anderer Organe tritt doch in manchen Beobachtungen mit großer Deutlichkeit hervor; ich erinnere nur an den Fall von Stümpke, wo Boecksche Sarkoide bei manifester innerer Tuberkulose bestanden und schließlich bei zunehmender Lungenaffektion zu spontaner Heilung kamen, was ja ganz unserer Anschauung vom Wesen der Tuberkulide entspricht, worauf auch Schaumann, Barber hinwiesen.

Lupus pernio.

Die größten Schwierigkeiten hat bisher immer noch die Einreihung des *Lupus pernio* gemacht. Wir glauben aber jedenfalls ihn mit Recht aus der Nähe des Lupus vulgaris, wohin ihn noch Lewandowsky verweist, wegnehmen zu sollen, wie dies auch Zieler tut, und ihn sowohl nach seiner klinischen Ähnlichkeit als auch wegen des histologischen Befundes dem Miliarlupoid, im weiteren Sinne den cutanen und subcutanen indurativen Tuberkulosen anreihen zu sollen; ähnlich sprechen sich eine ganze Reihe von Forschern aus (Boeck, Altmann, Schaumann, Rabut, Gans, Barber usw.), nur wenige wollen doch noch Unterschiede annehmen (Bruhns-Alexander, P. G. Unna jr.).

Jedenfalls ist er nach den Untersuchungen von Ehrmann, Grosz, F. Fischl nicht identisch mit dem Chilblain Lupus Hutchinsons, sondern er entspricht noch eher der Form, welche Tenneson 1892 unter diesem Namen beschrieben hat, wobei derb infiltrative Prozesse mit lupusähnlichen Knötchen auftraten; histologisch charakterisierte sich dieser durch scharf umschriebene Herde, aus Epitheloidzellen und spärlichen Langhansschen Riesenzellen bestehend, welche vorwiegend im tieferen Corium in der Höhe der Schweißdrüsen eingelagert sind. In der Folgezeit wurden offenbar die verschiedensten Krankheitsbilder zusammengeworfen.

Während nun Jadassohn seiner Zeit auf Grund seiner bis dahin genauer beobachteten 5 Fälle des Lupus pernio zu dem Schlusse kommt, daß es sich hier um tuberkulöse Hautaffektionen bei tuberkulösen Individuen handelt, steht dieser Anschauung wieder eine Reihe anderer Autoren (Bloch, Licharew, Zieler, Kühlmann, Kreibich) gegenüber, die fragten, ob hier nicht doch ein ganz anderes, vielleicht noch unbekanntes, infektiöses Agens im Spiele, oder ob die Erkrankung nicht zu den Tumoren — mit ebenfalls unbekannter Ätiologie — zu rechnen wäre.

Auch bei der sicher tuberkulösen Form haben wir kein festes Krankheitsbild mit unverrückbaren Grenzen, sondern nach der einen Seite Übergänge zum Lupus vulgaris, nach der anderen zu den tiefen, knotenförmigen, Tuberkulidformen, der Tuberculosis indurativa (BAZIN und DARIER), andererseits zum Typus BOECK.

Charakteristisch für den Lupus pernio sollen äußerlich nicht sehr scharf begrenzte Herde von bläulichroter, dunkelblauer oder sogar violetter Farbe sein, in deren Bereich und über deren Gebiet hinaus sich in der Tiefe sehr derbe, plattenförmige Bildungen abtasten lassen. Die Hautoberfläche ist meist nicht verändert, sie ist glatt, etwas gespannt, manchmal glänzend, von polsterartiger Beschaffenheit. Ulcerationen sind, wenn überhaupt, selten (DARIER), meist nur oberflächlich und heilen rasch, MAYER, LENZ erwähnen solche Fälle. Bei Glasdruck tritt ein diffuser, graugelblicher Ton hervor, oder wir gewahren deutliche lupusähnliche Flecke, oder es finden sich noch kleinere, gelbliche Stippchen, wie wir sie auch beim BOECKschen Miliarlupoid als typisch kennen. Bemerkenswert ist die stark cyanotische Verfärbung der affizierten Stellen, in denen besonders bei leichtem Glasdruck, erweiterte Venen zu erkennen sind. Die Hauptlokalisation der Krankheit ist die Nase, nächstdem die Wangen, Augenlider, Ohren, Hände, Füße, seltener Arme, Beine und Glutäalgegend. Sie tritt bei erwachsenen Individuen meist im mittleren Alter auf und unterliegt manchmal einem Wechsel von spontanen Besserungen und Verschlimmerungen. Die Jahreszeit hat dabei einen gewissen Einfluß, Kälte scheint ungünstig zu wirken. Die Infiltrate können zu breiten, flächenhaft ausgebreiteten Platten konfluieren oder gegen die Oberfläche zu wachsen und tumorähnliche Vorwölbungen bilden.

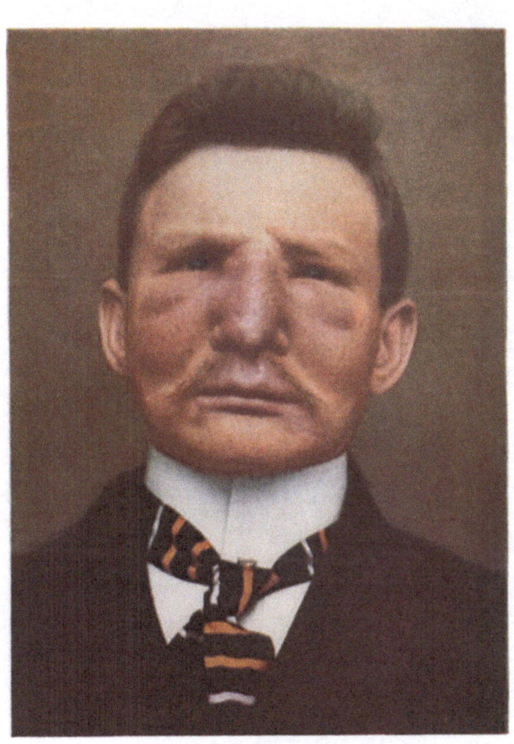

Abb. 120. Lupus pernio. (Sammlung der Breslauer Klinik.)

Nach MARTENSTEIN findet sich Mitbeteiligung der Mund- und Nasenschleimhaut (FLORANGE, SCHAUMANN, BR. BLOCH) oft vor, ja sogar häufiger als beim Miliarlupoid, wie sich aus seiner Statistik ergibt. Im Röntgenbild zeigen sich Knochenläsionen in Form von Aufhellung der Knochensubstanz, periostitischen Auflagerungen, Erkrankungen der Gelenke, Kapseln und Bänder (BROCK, SCHAUMANN, MARTENSTEIN, SCHMIDT, LENZ, MAYR), aber auch Veränderungen, die ganz der Ostitis cystoides multiplex (CASAT) entsprechen. Sehr nahe können übrigens auch manche Bilder einer gutartigen tuberkulösen Osteomyelitis kommen (KREN). Knochenveränderungen beschreiben schon die ersten Beobachter BESNIER und TENNESON als Auftreibungen der Metakarpal- und Phalangealknochen, welche einer Spina ventosa ähnlich sehen, sie wurden nachher vielfach beobachtet auch radiologisch untersucht und ZIELER kommt zur Ansicht, daß sich diese Formen von tuberkulösen unterscheiden, da sie Neigung zu fibroskleröser Ausheilung und keine Tendenz zum Durchbruch haben. Das trifft nicht immer zu, und ich verweise auf das oben beim Miliarlupoid gesagte.

Die histologische Untersuchung eines Knochenstückes bei einem lange bestehenden Lupus pernio ergab nur die Zeichen einer nicht spezifischen chronischen Entzündung[1]. Natürlich könnten in einem früheren Stadium tuberkuloide Veränderungen vorhanden gewesen sein. Auch SCHAUMANN fand in älteren

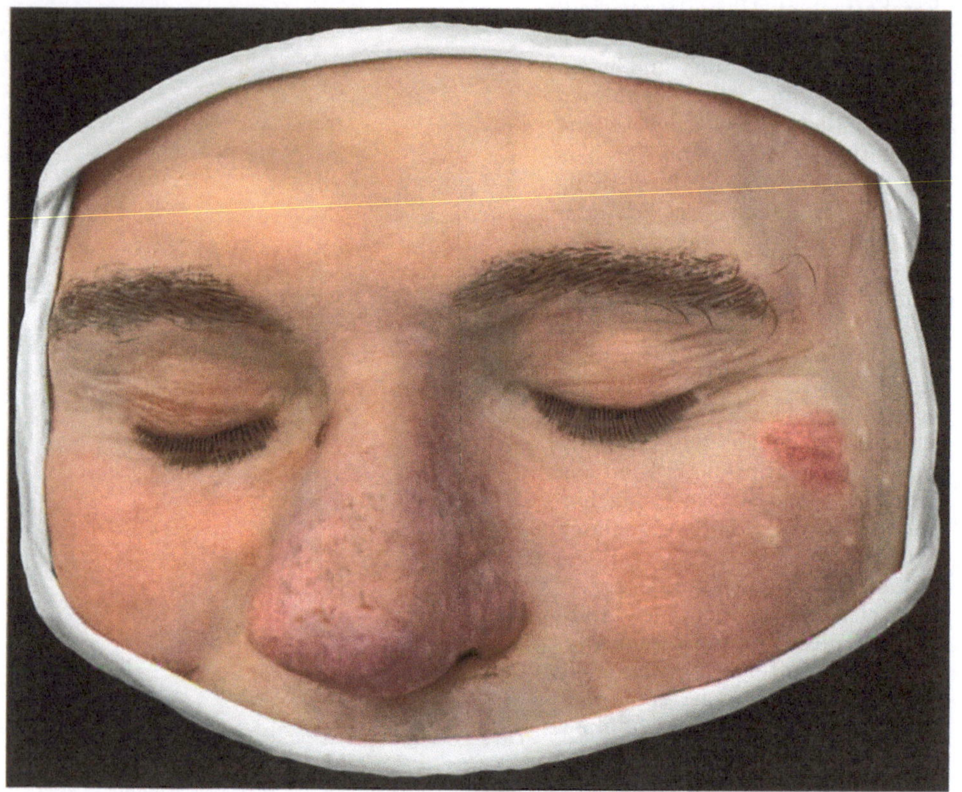

Abb. 121. Lupus pernio. (Sammlung der Breslauer Klinik.)

Phalangealherden nur spärliche fibröse Veränderungen im Marke, Inokulation von solchem aus dem oberen Humerusherde ergab zwar positives Resultat, doch könnte dies wohl auf die schwere allgemeine Infektion, welche viel später als der Pernio auftrat, zurückzuführen sein. Manche Fälle zeigten zum Teil auch multiple Drüsentumoren, Lungenveränderungen und circumscripte Knoten innerhalb der Muskeln, einige Störungen des Allgemeinbefindens: Milzschwellungen, Fieber, profuse Schweiße usw. MARTENSTEIN fand einmal familiäres Auftreten der Erkrankung.

Wir haben *histologisch* ein Bild, das dem des Miliarlupoid sehr ähnelt. In den tieferen Schichten der Cutis, vielleicht etwas häufiger auch in den angrenzenden Partien der Subcutis, finden wir auffallend scharf umgrenzte knoten-

[1] GANS: Dermat. Z. **33**, 64.

und strangförmige Infiltrate, die vielfach von den Lymphscheiden der Gefäße ausgehend deren Verlauf zu folgen scheinen. Sie bestehen fast rein aus Epithelioiden- und Spindelzellen mit sehr wenig Lymphocyten, die oft nur in geringer Anzahl sich außerhalb der Knoten befinden. Riesenzellen werden mitunter ganz vermißt, in anderen Fällen sind sie ziemlich reichlich vorhanden. Häufig werden die Infiltrate durch mehrere Lagen platter Zellen vom umgebenden Bindegewebe getrennt. Innerhalb der Herde fehlen elastische Fasern und Kollagen vollständig. Bald ist die Form der Herde mehr rundlich, ihre Verteilung über die ganze Cutis und Subcutis angeordnet, bald sind sie auch schon mikroskopisch plattenartig und nur in der Subcutis gelegen. Nekrosen, Ulcerationen sind selten beobachtet (Br. Bloch), der Fall Chatelliers mit ausgedednten Zerstörungen und tödlichem Ausgang ist nicht klar, er selbst bezeichnet ihn als Sarco-Lupus pernio. Nobl hat in einem gewiß nicht einwandfreien Falle von pernio-ähnlicher Läsion des Ohrläppchens eine lipoide Umwandlung des Zellprotoplasmas mit Schonung der Kerne beschrieben; Bruhns und Alexander fanden regressive Metamorphosen in den Zellanhäufungen und Kalkkonkremente.

Alle diese Veränderungen enthalten nichts für den Lupus pernio allein Typisches. Wir finden genau dieselben bei der indurativen Tuberkulose und beim Miliarlupoid, angedeutet manchmal auch beim Lupus vulgaris, und es ist das besondere Verdienst Zielers nach Würdigung aller Argumente für und gegen (siehe daselbst) endlich erklärt zu haben, daß wir nicht imstande sind, den Lupus pernio vom Miliarlupoid zu unterscheiden, eine Ansicht, der sich wohl heute die Mehrzahl der Autoren anschließt. — Einer gewissen Inkonsequenz macht er sich aber, wie ich glaube, doch schuldig, indem er für die Erkrankung einen neuen Namen (Granuloma pernio) vorschlägt; der Lupus pernio hat im Miliarlupoid aufzugehen, der Name sollte verschwinden.

Auch bezüglich der Ätiologie finden wir Zug um Zug dieselben Fragen und Schwierigkeiten wie bei der Boeckschen Krankheit, und wenn ich sie hier gesondert bespreche, so hat dies mehr historischen Wert, ich möchte nicht auch der Inkonsequenz geziehen werden.

Der Beweis der tuberkulösen Ätiologie ist nur in wenigen Fällen von Lupus pernio geglückt. Tuberkelbacillen im Schnitt sind bisher nicht sicher nachgewiesen worden. Hudelo, Montlaur und Leforestier haben in einem Falle im interstitiellen Bindegewebe und in Riesenzellen acidophile Stäbchen gefunden, die allerdings nicht mit Tuberkelbacillen identifiziert werden konnten, ein geimpftes Meerschweinchen wies eine verkäste Drüse auf. Zieler hat krankes Gewebe in größerer Quantität auf Meerschweinchen überimpft, aber keines der Tiere ist tuberkulös geworden. Die Mehrzahl derselben ging kurze Zeit nach der Impfung kachektisch zugrunde, wodurch Zieler in seinem Verdacht bestärkt wird, daß hier eine noch unbekannte infektiöse Ursache vorliege. Für die Anhänger einer filtrierbaren Form des Tuberkelbacillus wäre dieser Verlauf vielleicht Veranlassung eine solche hier anzunehmen. Auch Kreibich konnte trotz reichlichen Materials keines von neun Meerschweinchen mit Tuberkulose infizieren. Dagegen berichtet Gans über einen gelungenen Impfversuch beim Meerschweinchen, indem nach siebenwöchentlicher Inkubation Drüsen- und Milztuberkulose mit positiven Bacillenbefund nachzuweisen war, es sich offenbar um ein stark abgeschwächtes Virus gehandelt hat. Noch auffallender ist das Verhalten der Patienten gegenüber Tuberkulin. Die Fälle von Bloch, Zieler, Kreibich, Schramek, Hilgers, Polland erwiesen sich gegen Tuberkulin völlig refraktär. Besonders wichtig sind die Fälle von Zieler, die, mit hohen Dosen subcutan und mit verschiedenen Tuberkulinen cutan geimpft, keine Reaktion gaben. Auch bei einem Falle Kreibichs fiel eine intensive Einreibung von Tuberkulin in den Krankheitsherd negativ aus. Nobl fand in zwei Fällen abgeschwächte Moro-, keine Herdreaktion. Neben den negativen Tuberkulinproben sind auch positive zu verzeichnen (Schaumann, Konrad); auch Herdreaktionen sind zu beobachten (Klingmüller), wir selbst konstatierten meist auch negative Tuberkulinreaktionen, aber in einem Falle nach entzündlicher Schwellung im Krankheitsherde deutliche Rückbildungserscheinungen. Ähnliches sah Tanimura. Besondere Bedeutung hat in dieser Hinsicht eine Beobachtung Nobls, wo bei einer alten Frau neben typischem Lupus vulgaris ganz charakteristische Perniotumoren auftraten und beide auf subcutane Tuberkulininjektion deutliche Herdreaktion zeigten. Übrigens berichtete Dufke aus der Klinik Kreibich über eine viermalige positive Herd- und Lokalreaktion bei einem scheinbar typischen Lupus pernio. Die positive allergische Reaktion ging nach diesen Injektionen in eine positive Anergie über. Für Jadassohn steht die Tuberkulose bei seinen Fällen außer Frage.

Betrachten wir die klinischen und histologischen Bilder, die Verlaufsweisen, so können wir Schritt für Schritt die Charakteristica des Miliarlupoids erkennen. Trotzdem verficht Briel aus der Herxheimerschen Klinik noch immer die Ansicht, daß eine Trennung des Lupus pernio vom Miliarlupoid durchzuführen sei, indem bei ersterem Auftreten an der Nasenspitze, den Oberläppchen, den Streckseiten der Fingergelenke charakteristisch ist, histologisch Riesenzellen in größerer Zahl vorhanden sind, die bindegewebige Einscheidung der Infiltrate nicht so ausgesprochen erscheint oder ganz fehlt. Alle diese Unterscheidungsmerkmale reichen unserer Ansicht nach nicht aus, sind vorwiegend quantitativer und nicht qualitativer Natur, zudem wird der Pernio auch von Briel als echte Hauttuberkulose angesehen. Wir werden also gut daran tun, die Ursache dieser Erkrankungen als die gleiche für beide anzusehen.

Die Argumente für die tuberkulöse Ätiologie haben sich in den letzten Jahren jedenfalls gehäuft. Wenn man auch mit der Verwertung des Nachweises von Pro- und Anticutinen im Serum für die tuberkulöse Natur eines Leidens noch vorsichtig und zurückhaltend sein muß, da die Befunde keineswegs vollständig anerkannt sind, so sei doch angeführt, daß Martenstein bei einer Reihe von Fällen diese Stoffe nachweisen konnte. Es muß unbedingt zugestanden werden, daß das Miliarlupoid (und der mit ihm identische Lupus pernio) gegenüber den anderen Tuberkuliden klinisch manche Besonderheiten aufweist, insbesondere die begleitenden Allgemeinerscheinungen, die Drüsen-, Knochen-, Augenaffektionen, die öfters gute Reaktion auf Arsen, die kaum bei einem anderen Tuberkulid so ausgeprägt in Erscheinung tritt. Der mehrfach erhobene positive Ausfall der Wassermannschen Reaktion (Tzank und Pelbois, Pautrier, Br. Bloch, Ramel) kann eine Erklärung darin finden, daß auch sicher syphilitische Veränderungen dem Miliarlupoid ähnlich werden können. Entweder bewirkt die Ansiedlung der Spirochäten eine lupoidallergische Reaktion, solche Fälle werden auf spezifische Behandlung gut reagieren. Außerdem können die beiden Erkrankungen neben einander verlaufen, wobei auf hereditäre Lues immer zu achten ist (Kerl). Schließlich könnte auch das Miliarlupoid allein solche Verschiebungen der Eiweißkörper und Lipoide hervorrufen, daß gelegentlich eine positive Wa.R. resultiert (Volk), wie wir dies bei anderen, nicht luetischen Erkrankungen gleichfalls finden.

Zweifellos handelt es sich *nicht* um eine reine Dermatose, das geht schon daraus hervor, daß so oft andere Organe miterkranken, ja ganze Organsysteme ergriffen sind (Lymphdrüsen, Knochen), mitunter so weitgehend, selbst bei Freibleiben der Haut, daß an eine aleukämische Lymphadenose gedacht wurde (F. Weinberger). Es muß die Affektion als eine *Allgemeinerkrankung* angesehen werden (Boeck, Jadassohn) die meist ohne schwere Schädigung des Allgemeinbefindens einhergeht, nur über deren Natur differieren die Meinungen noch weit. BOECK, KYRLE bekennen sich zu der Ansicht, daß das Miliarlupoid eine Tuberkulose sei, so daß KYRLE den Namen vorschlug „Tuberculosis cutis Typus BOECK", auch JADASSOHN, LEWANDOWSKY, VOLK stellen sich schon lange auf diesen Standpunkt. Nicht wesentlich verschieden von dieser Ansicht ist die DARIERs, welcher das Miliarlupoid zu den Tuberkuliden zählt. Ob es etwa Fälle gibt, welche nicht diese Ätiologie haben, bleibe dahingestellt, müßte aber erwiesen werden und zwar von jenen, welche dies behaupten. Wenn man zweifeln will, so werden sich immer Gründe finden, die Erscheinungen an der Haut sind eben nicht eindeutig. Wenn man aber einerseits säurefeste Bacillen findet, Überragungsversuche teilweise tuberkuloide Veränderungen beim Tier bewirken, wir anderseits sehen, daß der Tuberkelbacillus ähnliche Veränderungen machen kann, ist kein Grund einzusehen, mindestens einen großen Teil solcher Fälle den Hauttuberkulosen zuzuzählen. BR. BLOCH, PAUTRIER halten das Miliarlupoid für einen Symptomenkomplex, welcher durch verschiedene Ursachen hervorgerufen werden kann, doch hat sich letzterer heute schon zu SCHAUMANNs Ansicht bekehrt. ZIELER bleibt bei seiner Schlußfolgerung für den Lupus pernio, daß er weder eine Tuberkulose sei, noch zur Tuberkulose in einer Beziehung stehe, sondern ein davon zu trennendes, selbständiges, chronisches, wahrscheinlich infektiöses Granulom mit derzeit noch unbekanntem Erreger ist. Die Meinungen von HALLOPEAU, KUZNITZKY, TAKEYA, RISCHIN, SUTTON, LUTZ, DUBREUILH und JOULIA stehen dieser Äußerung sehr nahe. Auch VIGNOLO-LUTATI leugnet die tuberkulöse Natur.

Noch weiter als ZIELER ging KREIBICH, der den Lupus pernio schlankweg für eine Hautmanifestation der STERNBERGschen Lymphogranulomatose erklärte. Es ist möglich, daß es sich bei dem einen Patienten, der ihn zu dieser Ansicht führte, tatsächlich um die letztere Erkrankung gehandelt hat. Aber gerade dieser Fall zeigt klinisch durch das Bestehen zahlreicher kleiner, isolierter Tumoren im Gesicht, und histologisch durch das Vorhandensein reichlicher Lymphocyten und Plasmazellen doch eine gewisse Abweichung von dem, was wir sonst als Lupus pernio bezeichnet finden. Es ist sehr wohl denkbar, daß es Fälle von Lymphogranulomatose gibt, die unter einem ähnlichen Bilde verlaufen, diese sind dann dort einzureihen, bei den meisten gut untersuchten Fällen von Lupus pernio spricht aber die Histologie dagegen, welche keineswegs die des Lymphogranuloms ist. BOSELLINI will trotzdem gewisse Beziehungen zu Bluterkrankungen annehmen.

In einer Reihe von Arbeiten nimmt SCHAUMANN Stellung zur Frage der Ätiologie des Miliarlupoids. Anfangs behauptete er, daß diese Erkrankung, die er mit dem Lupus pernio für identisch hält, mit der Tuberkulose nichts zu tun habe. Doch nachdem er aus der Lunge eines Perniokranken einen bovinen Tuberkelbacillenstamm herausgezüchtet und beim Kaninchen charakteristische Erscheinungen nach vielen Monaten erhalten hatte, brachte er den Tuberkelbacillus „Typus bovinus" in ursächlichen Zusammenhang mit dieser Allgemeinerkrankung, welche er als *Lymphogranuloma benignum* bezeichnet, zumal er im Blute eine Vermehrung der großen Mononucleären, wie dies auch von LUTZ, RIEUX und DELATER, BLOCH angeführt wird, und der Übergangszellen konstatiert hat. Die Kranken hätten sich im jugendlichen Alter von der Lunge oder den Tonsillen aus mit Rindertuberkelbacillen infiziert, welche in dem nicht zusagendem Medium eine Abschwächung erführen, alle möglichen Organe: Leber, Milz, Tonsillen, Knochensystem und auch die Haut würden von der Infektion befallen, vielleicht gelegentlich auch die Nieren, weil zuweilen Eiweiß und Cylinder ausgeschieden werden. Auch als „pruriginöse Lymphadenie" kann die Erkrankung in Erscheinung treten, doch wird sie am ehesten erkannt, wenn Hautaffekte vorhanden sind. Hypothetisch stellt er auch das Angiolupoid dem Pernio nahe; nichts mit ihm zu tun haben der Lupus miliaris disseminatus, das

Granuloma annulare und der Chilblain Lupus Hutchinson. Er unterläßt es, anzuführen, daß die auffallenden Lungenbefunde zuerst von Bittorf und Kuznitzky erhoben wurden, und daß Jadassohn als erster auf die (positive) Tuberkulinanergie in diesen Fällen hingewiesen hat.

Die Anschauungen Schaumanns haben nur bei einem Teil der Forscher Anklang gefunden. Schon die besondere Betonung der Art des Tuberkelbacillus („bovinus“) hat Widerspruch erregt (Graham Little, Bruusgaard, C. With), und auch wir finden die Beweise keineswegs zwingend. Ebenso halte ich es für überflüssig durch neue Namen unser Vokabularium zu bereichern. Richtig ist, daß das Miliarlupoid eine allgemeine Erkrankung ist, wie wir dies ja auch bei der Hauttuberkulose finden, bei aller Vorsicht kann man auch sagen, daß ein guter Teil der Fälle tuberkulöser Natur ist, aber die Bezeichnung „Lymphogranuloma benignum“ kann nur wieder Verwirrung hervorrufen. Denn sicher hat es mit einem Lymphogranulom nichts zu tun. Zieler schlägt den Namen Granuloma pernio vor, doch wo bleibt wieder das Miliarlupoid, man müßte es in der kleineren Gruppe „Pernio“ aufgehen lassen. Deshalb bleiben wir bei der früher erwähnten Einstellung und Benennung.

Unsere Auffassung gewinnt umso mehr an Boden, als die allgemeine Pathologie in letzter Zeit ganz ähnliche Bilder in inneren Organen mit und ohne Hautveränderungen als eine besondere Form der Tuberkulose anerkennt (v. Gebsattel, Askanazy u. a.). Askanazy fand bei seinem Falle einer „eigenartigen Tuberkulose des hämopoetischen Apparates“ in Lunge, Pleura, Haut (in vivo als Erythematodes diagnostiziert), ebenso in Knochen, Lymphdrüsen und Milz submiliare Epitheloidzellentuberkel, mit spärlichen Riesenzellen und wenigen Lymphocyten, nirgends Verkäsung, in Milz und Drüsen ausgedehnte hyaline Sklerose. In besonders schöner und exakter Weise wurde die pathologisch-anatomische Untersuchung in zwei Fällen von Mylius und Schürmann durchgeführt, welche als hervorstechende Merkmale dieser atypischen Tuberkulose anführen: die in submiliaren Knötchen auftretende, tuberkulöse, großzellige Hyperplasie, mangelnde Verkäsung, als einzige regressive Metamorphose hyaline Sklerosierung. Von besonderem Interesse ist die Mitbeteiligung des Zentralnervensystems, wovon Lenartowicz und Rothfeld einen autoptisch verifizierten Fall mitteilen, welcher übrigens auch Efflorescenzen von „Sarkoid Darier-Roussy“ gleichzeitig aufwies. Bei einer zweiten Beobachtung wird die Diagnose vermutungsweise durch Rothfeld gestellt. — Von der Erkrankung können also nur einzelne Organe, doch auch eine Vielheit derselben ergriffen sein.

Charakteristisch ist im histologischen Bilde die Epitheloidzellengestaltung aber nur dann, wenn sie durchgängig vorhanden ist, wie dies Kyrle betont, nicht nur stellenweise; diese Gleichmäßigkeit der Anordnung finden wir auch gewöhnlich nicht bei der Tuberculosis indurativa Bazin. Gewiß haben Nobl und Schaumann sehr recht, wenn sie behaupten, daß in atypischen Fällen z. B. mit reichlicheren Rundzellenansammlungen beim „Boeck“ die Differenzierung zwischen diesen beiden Erkrankungen schwierig, ja unmöglich sein kann, sowohl klinisch, als histologisch und biologisch können sie einander sehr ähneln, das Miliarlupoid kann auch die tieferen Cutisschichten und die Subcutis befallen; das Auftreten einer Nekrose gehört gewiß nicht zum Bilde des letzteren, aber wenn Barber und Goeckermann eine Unterscheidung zwischen „Boeck“ und „Darier“ histologisch nicht für möglich halten, so ist dies im allgemeinen wohl nicht richtig. Ähnlichkeiten treten auch zuweilen mit anderen Hauttuberkulosen zutage. So beschreibt Jessner einen Fall der kleinknotigen Form, welcher einem papulo-nekrotischen Tuberkulid ähnelte, und da histologisch im cutanen Infiltrat zentrale Nekrose vorhanden war, muß man mindestens eine Übergangsform annehmen. Solche gibt es auch zum Lupus vulgaris und Lupus miliaris (BUKOVSKY, VOLK) und gerade diese Patienten scheinen mir auf Lichttherapie am ehesten zu reagieren, während die gewöhnlichen Formen dieser Behandlung hartnäckigen Widerstand entgegensetzen, ja meist gar nicht beeinflußt werden, was sehr hervorgehoben zu werden verdient.

Wie soll man sich aber die höchst auffallenden Eigentümlichkeiten des Miliarlupoids erklären? Ich habe auf dem Hamburger Kongreß von einem „sarkoiden Reaktionstypus" gesprochen, eine Bezeichnung, die jetzt wohl besser in „lupoid-allergischer Reaktionstypus" umgeändert wird. Wir glauben die Entstehung dieser bestimmten Konstitution für die Mehrzahl der Fälle auf eine stark abgeschwächte Tuberkulose zurückführen zu sollen, vielleicht können auch andere chronische Infektionskrankheiten (Syphilis, Lepra) ein ähnliches Bild bedingen; doch auch da wäre es möglich, daß das syphilitische Virus nur das auslösende Moment beim „Lupoid-Allergischen" bildet. Ich zog damals auch die Parallele zu einer anderen Besonderheit, welcher wir öfter bei Tuberkulösen begegnen, der Entstehung hypertrophischer Narben, worauf auch GOUGEROT, LAMY, DESAUX hinweisen.

Es ist ohne weiteres verständlich, daß es sich um eine von den anderen Tuberkulosen und Tuberkuliden differente Allergie handeln muß (JADASSOHN), aber diese Annahme scheint uns zur Erklärung nicht auszureichen, es dürften auch noch andere Momente (vielleicht endokrine) mitspielen, welche uns in ihren Details nicht bekannt sind, und die vorläufig am besten in der Aufstellung eines speziellen Typus ihre Bezeichnung finden.

Einen schlagenden Beweis für die Bedeutung der Tuberkulose als ätiologischen Faktor des Miliarlupoids, wobei der Immunitäts- resp. Allergiezustand nicht gleichgiltig ist, bietet eine von *mir* gemachte Beobachtung. Eine 22jährige Patientin erkrankte vor 9 Jahren an einem exanthematischen Lupus vulgaris vier Wochen nach Morbillen, welche Diagnose auch histologisch bestätigt wurde. Bei einer neuerlichen Aufnahme im Jahre 1927 war die Zahl und Lage der Efflorescenzen etwa die gleiche geblieben, aber klinisch war eine auffällige Veränderung eingetreten, die neuerliche Probeexcision ergab nun ein Bild, welches ganz einem kleinpapulösen Miliarlupoid entsprach. Die Pirquet-Reaktion war aber weiter stark positiv. Den umgekehrten Vorgang beschreibt GOLDSCHMIDT, indem ein sichergestelltes Miliarlupoid mit Lungen- und Knochenbefund, negativer Tuberkulinreaktion, reichem Procutingehalt im Serum sich in einen atypischen circinär-verrukösen Lupus vulgaris umwandelte, als eine tuberkulöse Coxitis auftrat; jetzt erwies sich der Patient als hochempfindlich gegen Tuberkulin, Procutine fehlten (siehe auch HÄMEL).

Diese Anschauungen führten uns auch eher zu einem Verständnis von Krankheitsbildern, die zuerst OPPENHEIM mitgeteilt hat; es handelte sich um Patienten, welche an Stelle von Morphium-, Hg-, Eisenarseninjektionen „sarkoidähnliche Tumoren" bekamen. *Wir* konnten OPPENHEIM nicht zustimmen, daß diese Substanzen allein zu solchen Bildungen führen, sonst müßten sie häufiger vorkommen, vor allem rascher nach der Einspritzung entstehen (ULLMANN), viel eher dürfte es sich da um Fremdkörperreaktionen bei einem Lupoid-Allergischen, also bei einem Tuberkulösen handeln, oder es gab das Depot einen locus minoris resistentiae für die Ansiedlung von Bacillen ab (LEWANDOWSKY). Mir erscheint der erste·Erklärungsversuch plausibler. Dieser Meinung schlossen sich dann auch andere Untersucher an (KYRLE, OPPENHEIM, GÖRL, SELLEI und BERGER). Es folgten Beobachtungen von anderer Seite so von PLANNER, RUSCH, welcher nicht nur subcutane Knoten nach 3 wöchiger Inkubation, sondern auch cutane lentikuläre Knötchen beschrieb, vielleicht infolge Deponierung von Hg. sal. in den oberflächlichen Hautschichten. *Ich* habe versucht, den Beweis für die Fremdkörperwirkung zu erbringen, indem ich bei einer Kranken mit knotenförmigem

Miliarlupoid intracutan feinst verteilte Tusche in minimalster Menge applizierte. Nach einigen Wochen konnte ich an den Injektionsstellen lupoide Struktur nachweisen. Michelson sah an der Stelle einer Tätowierung (vor 30 Jahren erfolgt) Boecksche Miliarlupoide auftreten. Daß der Organismus auch auf andere Reaktionstypen eingestellt sein kann, haben wir im allgemeinen Teil gesehen. Nur in diesem Sinne möchte ich der Ansicht Bernsteins beipflichten, wenn er vom Boeckschen Miliarlupoid als einer Konstitutionskrankheit spricht.

Diagnose. Für die Differentialdiagnose der Boeckschen Sarkoide gegenüber Lues und Lepra gilt dasselbe wie für die vorhergehende Krankheitsgruppe, der indurativen Tuberkulose. Es ist fast überflüssig, nochmals zu betonen, daß die mikroskopische Diagnose bei der Unterscheidung besonders von tuberkuloider Lepra im Stiche lassen kann. Auch die selteneren Dermatomykosen mögen ähnliche Bilder erzeugen können.

Ein Wort wäre hier noch über eine Affektion zu sagen, die von einzelnen Autoren (z. B. von Galewsky) den „Sarkoiden" nahegestellt wurde: das *Granuloma annulare.* Diese Auffassung hat nur bedingte Geltung. Denn das Granuloma annulare, wie es nach den Beobachtungen von Radcliffe Crocker und nach den zusammenfassenden Darstellungen von Graham Little und Arndt als fest umschriebenes Krankheitsbild vor uns steht, hat klinisch mit „Sarkoiden" nur selten entfernte Ähnlichkeit (Martenstein, Mc Cormac). Besonders die charakteristische weißliche Färbung der ringförmigen Läsionen findet sich nicht beim Miliarlupoid. Auch histologisch sind Unterschiede, wenn auch geringere, vorhanden, die das Infiltrat bildenden Zellen sind doch verschieden, die Degeneration ist eine eigenartige, auch lassen die Herde des Granuloma annulare die regelmäßige Form und die scharfe Umrandung vermissen. Ob das Granuloma annulare seinerseits eine besondere Form der Tuberkulose darstellt, ist eine andere Frage und wird anderweitig besprochen (siehe Beitrag F. Jacobi in diesem Bande).

6. Das Angiolupoid.

Unter dem Namen „Angiolupoid" haben Brocq und Pautrier ein Krankheitsbild zusammengefaßt, das zwar nach ihrer eigenen Ansicht sowohl mit dem gewöhnlichen Lupus als auch mit der großknotigen Form der Boeckschen Miliarlupoide einige Verwandtschaft habe, aber sich doch nicht bei der einen oder anderen Form unterbringen ließe.

Es tritt auf in Gestalt kleiner Plaques von rundlicher oder ovaler Form, die $^1/_2$—2 cm im Durchmesser betragen. Diese Plaques sind scharf von der Umgebung abgegrenzt, leicht erhaben, mit ebener oder leicht höckeriger Oberfläche. Die Farbe ist bläulichrot, manchmal mit gelblichen Tönen untermischt. Bei Glasdruck verschwindet das Rot nahezu vollkommen, und es bleibt ein diffus gelbbrauner Farbenton, der sich aber von dem gerstenzuckerartigen Aussehen der Lupusknötchen unterscheidet, auch sind nie einzelne Knötchen zu konstatieren. Das Epithel ist vollkommen glatt, ohne die geringste Andeutung von Schuppenbildung, doch scheint es etwas verdünnt, besonders beim Versuch der Faltenbildung. Bei der Palpation fühlt man eine weiche Infiltration, bei stärkerem Druck mit dem Finger hat man das Gefühl, als ob man das Infiltrat zerdrücke. Nirgends findet sich Atrophie oder Narbenbildung. Dagegen sind im höchsten Maße charakteristisch die zahlreichen feinen Teleangiektasien, die über die Oberfläche der Plaques hinwegziehen.

Die Krankheitsherde entstehen allmählich, ohne subjektive Symptome zu verursachen und dehnen sich langsam aus; sie zeigen keine Neigung zu spontaner Abheilung und verhalten sich gegen die meisten bei Hauttuberkulose angewandten Behandlungsmethoden refraktär.

Die Affektion scheint recht selten zu sein. BROCQ und PAUTRIER selbst haben im ganzen nur sechs Fälle gesehen. In allen sechs Fällen handelte es sich um Frauen über 40 Jahre. Besonders charakteristisch ist die Lokalisation der Erkrankung an den Seitenflächen des oberen Teiles der Nase, in der Nähe des inneren Augenwinkels, also etwa die Stellen, auf denen die Bügel eines Pincenez aufsitzen. Die Herde kommen hier in der Einzahl oder zu zweien, zu beiden Seiten symmetrisch vor, daneben können noch kleinere Herde an den benachbarten Partien der Wangen und Oberlippe vorhanden sein. Immer sind es nur sehr wenige Plaques, höchstens vier bis fünf.

Seither sind noch eine Reihe von Fällen beschrieben worden von BREDA, WALTER, BURNIER und M. BLOCH, POKORNY, GAWALOWSKY, MILIAN, TANIMURA, nur der Fall BREDAs betraf einen 42jährigen Mann, die anderen Patienten waren weiblichen Geschlechtes, allerdings auch jüngeren Alters. POKORNYs 13jährige Patientin, sowie auch TANIMURAs zweiter Fall ergeben insoferne eine Erweiterung des Krankheitsbildes als Efflorescenzen sich an den unteren Extremitäten einseitig entwickelt hatten. Auch fehlten bei TANIMURAs erstem Fall die äußerst charakteristischen Teleangiektasien über den zentralen Partien des Herdes, was auf eine noch bestehende Hyperkeratose daselbst zurückgeführt wird, während sie am Rande deutlich erkennbar sind; auch POKORNY verzeichnet stärkere Verhornungen an der Planta.

Schon der eine von BROCQ und PAUTRIER histologisch untersuchte Fall ergab die Bilder, welche seither immer wieder erhoben wurden. — Es besteht ein Unterschied zwischen den mittleren und den Randpartien des Herdes. Im Zentrum fand sich ein sehr umfangreiches zusammenhängendes Infiltrat, vornehmlich aus Epithelioiden und typischen LANGHANSschen Riesenzellen gebildet. Lymphocyten durchzogen diese Masse nach allen Richtungen. Kurz, es war ein Bild, wie es manche nicht ulcerierte Lupusfälle geben. Das Epithel war atrophisch, nur TANIMURA beschreibt eine leichte Verdickung desselben. Die obersten Schichten der Cutis zeigten an den Stellen, wo das Infiltrat nicht bis an die Oberfläche reichte, zahlreiche stark erweiterte, zum Teil neugebildete, mit Blut gefüllte Capillaren, häufig unmittelbar unter dem Epithel.

Am Rande der Läsion entsprachen die histologischen Veränderungen vielmehr denen des BOECKschen Miliarlupoid. Hier sah man zahlreiche große, scharf abgesetzte Herde aus Epithelioid- und Riesenzellen mit sehr wenigen Lymphocyten. Im Inneren derselben waren Kollagen und elastische Fasern zugrunde gegangen; dagegen waren manche Knoten von Bindegewebszügen kapselartig umrandet. Gefäße fanden sich häufig im Zentrum der Herde; an manchen war die Wand verdickt, die Intima gewuchert. Der Sitz der Infiltrate ist im wesentlichen die Cutis, viel weniger die obere Subcutis; MILIAN fand sogar im subcutanen Fettgewebe einmal tuberkuloide Knötchen ohne Riesenzellen. Es steht also auch histologisch das Angiolupid zwischen Lupus und indurativer Tuberkulose, ohne von dem einen oder anderen durch ganz spezielle Eigenschaften getrennt zu sein. Höchstens die Capillarektasien der obersten Schichten stellen etwas Besonderes im Bilde dar. Charakteristisch ist die Zweischichtigkeit im histologischen Bilde, d. h. daß in den oberen Partien Veränderungen der ersten Art, unter diesen die des Miliarlupoids gefunden werden. Natürlich muß die Grenze der beiden nicht immer ganz scharf sein.

Die mehrfach ausgeführten Untersuchungen auf Tuberkelbacillen im Schnitte, sowie Überimpfung selbst reichlichen Materiales auf Tiere fielen bisher stets negativ aus. Trotzdem führt das klinische und histologische Verhalten dazu, einen Zusammenhang mit Tuberkulose anzunehmen, wie es ja auch schon

Brocq und Pautrier getan haben. Dies machte schon die äußere Ähnlichkeit mit anderen Formen der Hauttuberkulose wahrscheinlich. Dann wiesen vier von den sechs Patientinnen noch anderweitige Anzeichen von Tuberkulose auf. Bemerkenswert ist ein Fall, wo die Patientin auf der linken Wange ein großknotiges „Sarkoid", auf der rechten Wange einen Lupus vulgaris und auf der Nase ein Angiolupid hatte. Deutlicher kann der intime Zusammenhang der drei Affektionen nicht vor Augen geführt werden.

Die ersten Untersucher sowie spätere Autoren haben Spitzenaffektionen, resp. Pleuritis konstatieren können. Dazu kommt noch, daß mehrfach die Tuberkulinreaktion bei Patienten mit Angiolupid stärker oder schwächer positiv ausfiel und Pokorny, besonders deutlich aber With, Tanimura, Baba und Kozume, eine Herdreaktion verzeichneten ohne allgemeine Reaktion.

Brocq und Pautrier wiesen auch schon auf die Ähnlichkeit des Angiolupoids mit gewissen Formen des Lupus und der Knotenform des Boeckschen Miliarlupoids hin. — Manche Autoren grenzen es, wie wir glauben mit einiger Berechtigung, nicht scharf von letzterem ab (Jadassohn, Boeck, Zieler, Darier, Gans, H. Freund), viele wollen es mit Lewandowsky aber vorläufig als eigenes Krankheitsbild bestehen lassen. Die Frage ist wohl nicht zu entscheiden und unserer Ansicht nach nicht von besonderer Wichtigkeit, da es heute von fast allen als eine Angiotuberkulid aufgefaßt wird. Je nachdem, welche Valenz man einzelnen Symptomen zuschreibt, wird die Einreihung vorgenommen. Nimmt man als hervorragendste Anfangserscheinung, die sich während des ganzen Krankheitsprozesses erhält, die starke Gefäßektasie, welche auf die lokale Wirkung des Tuberkulotoxins auf den Gefäßapparat zurückgeführt wird, so ist man berechtigt, das Angiolupoid als selbständiges Krankheitsbild bestehen zu lassen, da diese bei anderen Tuberkuliden, auch beim Miliarlupoid nicht so stark hervortritt, in sonstiger Beziehung hat es mit letzterem gewiß sehr viele Berührungspunkte, und Wohlstein beschreibt eine Kombination beider Erkrankungen, allerdings fehlen histologische Befunde.

Der Verlauf ist ein chronischer, gutartiger. Therapeutisch hat Milian durch Tuberkulininjektionen gewisse Rückbildungserscheinungen gesehen. Am besten wirkt wohl die Excision der Herde. Bemerkenswert ist, daß man auch beim Angiolupoid (ähnlich wie beim Granuloma annulare) selbst nach partieller Excision eine Involution des ganzen Herdes, ja sogar entfernter Herde beobachtet hat. Auch Röntgen, Radium, Elektrolyse wurden empfohlen. — Milian sah die Erkrankung nach einer Tuberkulininjektion in kurzer Zeit schwinden.

C. Krankheitsbilder, deren tuberkulöse Ätiologie nicht oder nur in einem Teil der Fälle sicher ist.

1. Lichen nitidus (Granuloma nitidum).

Den Namen Lichen nitidus gab F. Pinkus 1907 einem von ihm schon 1901 beobachteten Krankheitsbild, von dem er eine größere Anzahl Fälle gesammelt hatte. Die erste zusammenfassende Publikation enthält, da sie sich auf ein großes Material stützt, eine so vollständige klinische und anatomische Beschreibung, daß spätere Untersucher wie G. Arndt, in einer ebenfalls sehr reichhaltigen Arbeit nur noch Einzelheiten hinzufügen konnten. Seit diesen beiden größeren Abhandlungen sind eine ganze Reihe von kasuistischen Mitteilungen erfolgt, so von Dalla Favera, Sutton, von Kyrle und Mac. Donagh, Bachrach, Audry, Königstein, Brocq und Fernet, Sachs, Lipschütz, Urbach, Trimble und Maloney, aber auch größere Arbeiten so von Barber, Chattellier, Zingale. Ob die Fälle von Civatte, Bottelli hierher zu rechnen sind, bleibt fraglich, die von LENARTOWICZ, BRAUDE und PER lassen sich nach den kurzen Berichten nur schwer beurteilen, auffallend ist bei diesen das jugendliche Alter (2jähriger Knabe, 14 Monate altes Mädchen).

Die Primärefflorescenzen des Lichen nitidus kann man mit gutem Recht auch als *die* Efflorescenzen der Krankheit bezeichnen. Denn wie bei keiner anderen der im vorhergehenden besprochenen Affektionen gibt beim Lichen nitidus ein einziges Element der Krankheit ihr Gepräge, doch hat das ursprünglich etwas monotone Bild einige Erweiterungen erfahren. Während nach Zahl und Lokalisation der Einzelefflorescenzen die Fälle voneinander verschieden sind, kehrt die Läsion selbst stets in der gleichen Gestalt wieder und läßt klinisch keine Phasen einer Entwicklung erkennen. Diese Efflorescenz ist ein kleines, kaum stecknadelkopfgroßes Knötchen von runder oder polygonaler Form. Es ist scharf abgegrenzt, leicht erhaben, von ebener, glatter, im auffallenden Lichte stark glänzender Oberfläche. Viele Knötchen zeigen in der Mitte eine feine, punktförmige Vertiefung. Die Farbe ist je nach der Lokalisation verschieden. Am Penis, dem Hauptsitze der Erkrankung, ist es meist die Farbe der normalen Haut; am übrigen Körper haben die Knötchen eine helle, gelbbraune bis rötliche Färbung. Bei Glasdruck sieht die Mitte grau durchscheinend aus, ähnlich wie bei einem Lupusflecke. Durch Kratzen kann man die ganze Efflorescenz auf einmal aus der Haut herausheben und es bleibt eine blutende Vertiefung. Von diesem Typus kommen in *charakteristischen* Fällen keine Abweichungen vor. BARBER, SACHS verzeichnen eine Ähnlichkeit der Efflorescenzen infolge ihrer transluziden Eigenschaften mit Bläschen oder sie nehmen ein sagokörnerähnliches Aussehen an. — Bei Negern springen die Knötchen als helle Punkte aus der dunklen Haut hervor (TRIMBLE und MALONEY). Ältere Efflorescenzen flachen ab und liegen dann als bräunliche Flecken im Niveau der Haut. Sie verschwinden schließlich auch spontan ohne irgendwelche Spuren, seien es Narben oder Pigmentationen zu hinterlassen.

Die Knötchen konfluieren typischer Weise nicht. Selbst wo sie noch so dicht stehen, sind die einzelnen Elemente deutlich voneinander getrennt. Sie zeigen nur zuweilen Neigung zur Gruppenbildung, meist finden sie sich gleichmäßig über größere oder kleinere Körperflächen verteilt. Die häufigste Lokalisation — und hier allein wurde sie zuerst von PINKUS beobachtet — bildet der Penisschaft und die Glans penis. Auf der letzteren soll die Affektion nach PINKUS besonders bei Circumcidierten vorkommen. Sie kann aber auch, allerdings viel seltener, am ganzen Körper auftreten, ja MICHELSON sah als einziger Autor sogar das Gesicht befallen und so ein richtiges Exanthem darstellen. Aber auch dann hat sie bestimmte Prädilektionsstellen, die meist symmetrisch befallen werden und zwar die Bauchgegend und die Beugefläche der Vorderarme bis zum Handgelenk. An der Mundschleimhaut wurden Veränderungen bisher nur selten beobachtet (ARNDT, BARBER), uncharakteristische oder dem Lichen planus ähnliche Efflorescenzen (URBACH) bedürften wohl einer mikroskopischen Verifizierung.

Neben solchen typischen Formen mit ihren einzeln stehenden Knötchen gibt es aber auch konfluierende, wie sie CIVATTE, KYRLE und DONAGH beschrieben haben, letztere sprechen von einem Zusammenvorkommen mit Eczema seborrhoicum. Schließlich kann der Lichen nitidus nach BARBER auch das Aussehen einer großen Dermatose annehmen, wobei ausgedehnte Teile des Körpers ergriffen sind. Man findet dann neben isolierten typischen Knötchen, meist am Rande der Krankheitsherde pityriasiforme und psoriasiforme Plaques von rotgelber bis rotvioletter Farbe und nur am Rande derselben isolierte typische Knötchen. Von Lichenisationen unterscheiden sie sich dadurch, daß nicht das vorgebildete Hautrelief vergröbert ist, und durch den mehr rötlichen Farbenton. — Die Beugeseiten sind mehr befallen als die Streckseiten. Ausnahmsweise ist die Hyperkeratose stärker ausgeprägt, so daß BARBER sogar papilläre Wucherungen an Händen und Füßen sehen konnte. Einschlägige Fälle wurden auch von ALEXANDER, FISCHER berichtet; ersterer betont die mehr braunrote Farbe der Knötchen und das relative Freibleiben der Prädilektionsstellen, während Unterarme und Hände, ja auch die Vola manus stark befallen waren.

Bemerkenswert ist, daß bisher die Patienten männlichen Geschlechtes stark prävalieren, doch kommt die Erkrankung auch bei Frauen vor (PINKUS, ARNDT, BARBER, TRIMBLE und MALONEY), und bei diesen handelte es sich um hochgradig ausgebreitete Exanthemformen. Die Krankheit verursacht weder Jucken noch andere subjektive Symptome oder irgendwelche Störungen des Allgemeinbefindens. So kommt es, daß ihr Beginn fast nie bemerkt wird, sondern daß sie erst bei Gelegenheit einer Untersuchung aus anderer Veranlassung zur Kenntnis des Arztes kommt. Sie kann jahrelang in gleicher Ausdehnung verharren und dann schließlich spontan verschwinden.

Fast ebenso einfach und gleichförmig wie das klinische ist das histologische Bild des Lichen nitidus. „Es stellt", wie PINKUS sagt, „geradezu einen kleinen, mit seiner Oberfläche an die Epidermisunterseite angepreßten Tuberkel dar". Wir haben also in den obersten Cutisschichten unmittelbar unter dem Epithel ein circumscriptes Infiltrat von der Form annähernd eines Längsovales oder häufiger eines Rechteckes mit abgerundeten Ecken. Dieses Infiltrat wird im Zentrum gebildet von Epithelioidzellen und Fibroblasten, die mit ihren Fortsätzen manchmal nur wie durch ein lockeres Maschenwerk zusammenhängen, und meist reichlichen Riesenzellen. Diese sind oft sehr groß und zeigen den LANGHANSschen Typus in schönster Ausbildung, in anderen Fällen sind sie unregelmäßiger gestaltet, den Fremdkörper-Riesenzellen sich nähernd. Lymphocyten sind im Innern des Infiltrates meist nicht sehr reichlich oder fehlen, dagegen bilden sie eine öfter mehr oder weniger breite Randzone. Besonders nach unten hin wird das Infiltrat oft in einer geraden Linie durch eine schmale aber sehr dichte Lymphocytenschicht von der normalen Cutis abgegrenzt. Wenn KYRLE behauptet, daß banale Entzündung dem Lichen nitidus ganz mangelt, so stimmt dies nicht vollständig, allerdings ist sie viel weniger ausgesprochen als bei der Tuberculosis lichenoides.

Die Infiltration setzt sich nur selten an den Gefäßen eine kurze Strecke fort. Erweiterte Gefäße finden sich auch noch im Inneren des Knötchens. Endothelwucherungen und Obliteration kleiner Gefäße haben KYRLE und DALLA FAVERA beschrieben. Elastische Fasern sind innerhalb des Infiltrates nicht zu finden, selten auch Kollagenreste. Nekrosen sind an frischen Efflorescenzen nicht zu beobachten. Dagegen fand LEWANDOWSKY ältere Herde, die im Innern zum großen Teil aus nekrotischer Masse mit eingelagerten degenerierten Kernen und Detritus bestanden.

Das Epithel ist bis zum Rand des Infiltrates völlig normal. Über demselben ist es abgeflacht; die Retezapfen sind verstrichen. Es sind manchmal nur wenige platte Zellagen, die über das Knötchen hinwegziehen. Die Hornschicht zeigt fleckweise Hyperkeratose am ehesten über der Kuppe des Knötchens. Gegen das Infiltrat ist das Epithel mit einer glatten, leicht gebogenen oder geraden Linie abgegrenzt, oder die unterste Epithelschicht ist unregelmäßig gestaltet, sieht wie „angenagt" oder „ausgefranst" aus; einzelne Zellen hängen in das Infiltrat hinein, manchmal auch größere Zapfen. Häufig findet sich zwischen Epithel und Infiltrat eine Lücke, ähnlich wie beim Lichen planus. Polynucleäre Leukocyten in dieser Schicht hat nur PINKUS vereinzelt beobachtet.

Die Knötchen sind häufig um einen breiten Epithelzapfen angeordnet, der im Inneren verhornt ist, und dessen untere Zellagen degeneriert sind. PINKUS meinte früher die Riesenzellbildung auf diesen fremdkörperähnlichen Reiz zurückführen zu sollen. Auch in das Infiltrat abgestoßene degenerierte Epithelzellen sollen dabei eine Rolle spielen. In diesem Sinne spricht vielleicht eine Beobachtung von ARNDT, der Epitheloide und Riesenzellen mit Pigment beladen fand, während das Pigment in dem deckenden Epithel fehlte. Der zentrale Epithelzapfen wird aber nicht bei allen Knötchen konstatiert. Statt dessen haben andere Autoren vereinzelt Follikel und Schweißdrüsenausführungsgänge im Zentrum gefunden, doch muß dieser Ausführungsgang nicht zentral liegen, das Knötchen kann einem solchen auch seitlich angelagert sein, oder es fehlen überhaupt Beziehungen zum Follikelapparat.

Das histologische Bild des Lichen nitidus ist also das eines typischen Tuberkels. Trotzdem hat PINKUS in richtiger Einschätzung des Wertes histologischer Momente die Krankheit anfangs nicht zur Hauttuberkulose gerechnet, weil eben alles andere fehlte. Tuberkelbacillen wurden von ihm nicht gefunden und aus Anamnese und Status der Patienten ergab sich kein Tuberkuloseverdacht. Ebenso konnte ARNDT in seiner ersten Arbeit für eine tuberkulöse Ätiologie noch keine Anhaltspunkte bringen. Später aber hat er zwei Fälle mitgeteilt, von denen der eine eine starke positive Pirquetreaktion bot. Bei dem anderen konnte er im Schnitt ein nach MUCH gefärbtes Stäbchen nachweisen. Die Fälle von KYRLE, SUTTON und BACHRACH betrafen tuberkulöse Individuen. Der Tuberkelbacillennachweis durch Färbung oder Tierversuch fiel aber negativ aus. Besonders interessant in dieser Hinsicht ist ein Fall LEWANDOWSKYS. Als er den Patienten zuerst sah (wegen einer frischen Luesaffektion), hatte er einen typischen Lichen nitidus nur am Penis. Diese Affektion war, wie er sagte, schon vor Jahren in einer Wiener Poliklinik den Ärzten aufgefallen. In der Folgezeit blieb der Lichen nitidus unverändert. Der Patient selber war auffallend kräftig und erregte keinen Verdacht auf Tuberkulose; die Untersuchung daraufhin verlief vollkommen ergebnislos. Drei Jahre nach der ersten Konsultation war der Lichen nitidus zum größten Teil spontan verschwunden. Zwei Jahre darauf war der Patient wegen tuberkulöser Pleuritis im Krankenhaus aufgenommen worden und zeigte nun neben einem sehr stark ausgeprägten Lichen nitidus des Penis hochgradige Eruptionen derselben Krankheit an den Beugeflächen beider Vorderarme, sie waren wenige Monate vor Beginn der Pleuritis aufgetreten.

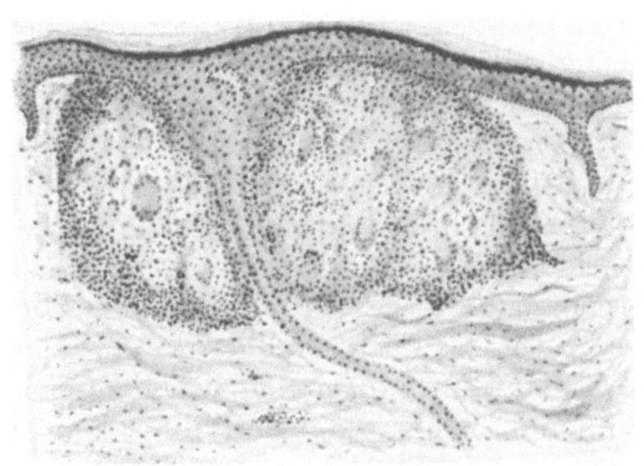

Abb. 122. Lichen nitidus vom Vorderarm. Lokalisation um einen Schweißdrüsenausführungsgang.

Dieser letzte Fall ist sehr bedeutsam, da die Disseminierung des lokalen Leidens fast zugleich mit einem Manifestwerden der Tuberkulose erfolgte. Trotzdem stehen dem gegenüber die älteren Fälle von PINKUS und ARNDT, die längere Zeit beobachtet wurden, und wo es sich anscheinend nur um lokale Hautaffektionen am Penis bei sonst gesunden Leuten handelte. — Jedenfalls sind Erscheinungen innerer Tuberkulose bei diesen Patienten meist sehr gering, aber neuere Beobachtungen berichten wieder über solche (ZINGALE, PELI auch BARBER), andererseits wird öfters positive Tuberkulinreaktion erwähnt, ja PINKUS und KÖNIGSTEIN sahen in je einem Falle deutliche Reaktion der Knötchen auf subcutane Tuberkulininjektion. Wir fanden bei einem Patienten mit Lupus vulgaris typische Nitidusknötchen am Penis, da natürlich positiven Pirquet; FISCHER berichtet über starke Mororeaktion bei lokaler Einreibung, während an gesunder Hautstelle nur schwacher, rasch vorbeigehender Effekt erzielt wurde.

Alle diese Tatsachen sprechen noch immer nicht mit Bestimmtheit für die tuberkulöse Natur der Erkrankung, zumal die Tuberkulinreaktion mit bovinem und humanem Typus, ebenso wie Komplementbindung oft ganz negativ ausfiel. Es ist also auch heute noch die Diskussion erlaubt, ob die Ätiologie des Lichen nitidus eine einheitliche ist, oder ob verschiedene Ursachen dieses Bild hervorrufen können (ZINGALE), wobei der Tuberkelbacillus allerdings am häufigsten als Erreger anzusehen wäre. Wir glauben die Ansicht CIVATTEs, der auch BARBER und DOWLING sich anzuschließen nicht abgeneigt sind, vorläufig nicht akzeptieren zu sollen, daß dieses, auch histologisch so charakteristische Krankheitsbild nur eine Abart des Lichen ruber planus sei. Allerdings ist die Begründung dieser Autoren besonders CIVATTEs nicht zu unterschätzen, der bei einem Falle von Lichen nitidus der Haut einen Lichen ruber planus der Mundschleimhaut histologisch nachweisen konnte. Dagegen bestehen aber auch vielfache Beziehungen zur Tuberculosis lichenoides, auf die schon DARIER hingewiesen hat, weshalb er den Lichen nitidus zu den lichenoiden Tuberkuliden zählte, wofür sich auch DOHI einsetzt. LEWANDOWSKY hat bereits in einem Falle das Auftreten von Lichen nitidus und Tuberculosis lichenoides nacheinander beschrieben und von mehreren Seiten wurde festgestellt, daß man Übergänge von typischen Formen der letzteren in die planen des Lichen nitidus konstatieren könne (RUSCH, LIPSCHÜTZ) und von diesem wieder zu papulösen Tuberkuliden (KREN).

Für uns haben solche verwandtschaftlichen Beziehungen insoferne Interesse als sie mit eine Ursache sind, weshalb wir auf dem Standpunkt der tuberkulösen Ätiologie dieser Erkrankung stehen. Gleicher Meinung scheint doch die Mehrzahl der Autoren zu sein, auch PINKUS hat sich mit dieser Ansicht zuletzt mehr befreundet. Vorläufig haben wir den Lichen nitidus auch noch als eigenes Krankheitsbild abgehandelt und ihn nicht unter der Tuberculosis lichenoides aufgehen lassen, da er in seiner reinen Form ein außerordentlich charakteristisches Bild bietet. Gewiß gibt es, wenn wir ihn zu den Hauttuberkulosen stellen, noch einige Schwierigkeiten. Das ist vor allem das lange Stationärbleiben der Efflorescenzen wie wir es sonst bei keinem Tuberkulid kennen, ferner die ungeheure Verschiedenheit in der Häufigkeit der Fälle. Nach PINKUS, ARNDT u. a. ist die Krankheit keineswegs selten. LEWANDOWSKY hat unter einem großen Material in fünf Jahren nur zwei Fälle gesehen. Wir selbst haben bei mehr als 2000 Hauttuberkulosen in 10 Jahren nur drei sichere Fälle gefunden (davon ein Fall gleichzeitig mit Lupus vulgaris), ein vierter Fall konnte histologisch nicht verifiziert werden. Andere Dermatologen haben unter ihren Patienten überhaupt noch keinen Lichen nitidus zu Gesicht bekommen. Dagegen wird er von mancher Seite wieder verhältnismäßig oft diagnostiziert (BARBER, H. FOX). Es wäre ja möglich, daß sich Differenzen in der Verbreitung finden, andererseits könnte leicht die Ähnlichkeit mit dem Lichen ruber planus bei den einen wie bei den anderen Beobachtern zu Irrtümern Anlaß geben, wenn nicht die mikroskopische Untersuchung zu Rate gezogen wird.

Ablehnen müssen wir den Versuch CHATELLIERs, das Krankheitsbild zu erweitern, wesensfremde Vorkommnisse hineinzubringen, die nicht dazu gehören, und der dann vorschlägt, statt Lichen nitidus die Bezeichnung *Tuberculide licheniforme et nitida* zu gebrauchen. Bei dem von ihm beschriebenen Fall handelt es sich um ein Mädchen, das gleichzeitig an Drüsentuberkulose, „Erythema induratum“ und papulo-nekrotischen Tuberkuliden litt; auf Tuberkulin erfolgte Allgemein- und Herdreaktion, prompter Rückgang der Nitidusefflorescenzen. Wenn also überhaupt ein Nitidus vorhanden war, und es sich nicht um atypische Knötchen einer Tuberculosis lichenoides gehandelt hat eine Unterscheidung, die vielleicht nicht immer möglich ist, dann sind weitgehende Schlüsse und Namensänderungen auf Grund dieses Falles gewiß nicht erlaubt.

Und doch ist selbst für den, der noch keinen Fall gesehen hat, die *Diagnose* wegen des monomorphen Charakters der Krankheit nach der Beschreibung leicht zu stellen. Am größten ist die Ähnlichkeit mit dem Lichen planus. Die Einzelefflorescenz des Lichen nitidus läßt sich von den beginnenden Knötchen jener Krankheit nicht differenzieren. Die Gleichförmigkeit des Exanthems ist das wichtigste Unterscheidungsmaterial. Bei einem ausgebreiteten Lichen planus wird fast immer Konfluieren und Vergrößerung der Efflorescenzen zugleich mit Annehmen dunklerer Farbtöne beobachtet, meist auch stärkeres Jucken. Bei isolierten Herden am Penis kommen fast immer annuläre Bildungen vor. Alles das ist dem Lichen nitidus fremd. Obwohl auch in der Form und Lagerung des Infiltrates manche Ähnlichkeit besteht, sind doch auch eingreifende Unterschiede in der zelligen Zusammensetzung des Infiltrates (wenngleich nach SABOURAUD Riesenzellen auch beim Lichen planus vorkommen) und in den Epithelveränderungen vorhanden. Weniger leicht, ja unmöglich, ist die histologische Unterscheidung von den planen Formen der Tuberculosis lichenoides, deren Lokalisation um Schweißdrüsenausführungsgänge wir erwähnt haben; allerdings findet sich diese, sowie auch der Lichen syphiliticus häufiger perifollikulär angeordnet, bei letzterem wird eine größere Zahl Plasmazellen auch einen Hinweis geben. Eine Verwechslung mit der lichenoiden Tuberkulose wäre schließlich gar nicht so schlimm, sobald wir sicher sind, daß der Lichen nitidus wirklich eine Tuberkulose ist. Solange das noch nicht der Fall ist, müssen wir die Trennung aufrecht erhalten und uns hier mehr auf klinische Momente verlassen. Da werden wir auch bei der Tuberculosis lichenoides selten eine so gleichförmige, disseminierte Eruption vorfinden, sondern meist verschiedene Größe der Efflorescenzen bei Neigung zur Gruppenbildung konstatieren. Schließlich kämen beim Lichen nitidus am Penis differentialdiagnostisch noch flache Warzen in Betracht, die aber eine matte, nicht glänzende, oft körnige oder gestichelte Oberfläche haben, und die durchscheinenden Talgdrüsen, die, durch gelbe Farbe und unscharfe Begrenzung kenntlich, kaum mit den Knötchen des Lichen nitidus verwechselt werden können.

Therapeutisch wird wohl nur bei größerer Ausdehnung eingegriffen werden müssen, zumal ja auch die subjektiven Beschwerden sozusagen Null sind. Die Erkrankung reagiert gut auf Tuberkulininjektionen, isolierte Plaques gehen öfter auf kleine Röntgendosen zurück. BARBER verabreicht 20—30 Tropfen 10%iger Jodtinktur in Milch mit zufriedenstellendem Effekt. LASSAR empfiehlt leichtes Überstreichen mit dem Paquelin. Wir wissen aber, daß die Knötchen sich auch spontan restlos involvieren.

2. Erytheme.

Die flüchtigste Form, mit der die Haut auf irgend eine ihr auf dem Blutwege zugeführte Schädlichkeit reagiert, ist die des Erythems. Es ist mehr als wahrscheinlich, daß auch aufgeschlossenes Tuberkelbacillentoxin diese Wirkung auf das Hautorgan ausüben kann. Wir haben dafür ein einwandfreies Beispiel in exanthemartig auftretenden Erythemen nach Injektion von Tuberkulin (s. allgemeiner Teil) oder mit Kaltblüterbacillen nach FRIEDMANN (WICHMANN). Hier ist die Ätiologie ohne weiteres klar. Viel schwerer ist es bei Erythemen die spontan ohne künstliche Zufuhr von Tuberkelbacillentoxin erscheinen, zu sagen, ob sie tatsächlich durch die Tuberkelbacillen verursacht sind, oder ob es sich um ein zufälliges Zusammentreffen der an sich ja so häufigen Erytheme mit der noch häufigeren Tuberkulose handelt. Der direkte Nachweis des Erregers wird durch die vorübergehende Natur des Hautsymptoms besonders erschwert, und wir sind fast immer auf klinische Beobachtungen und Kombinationen angewiesen. So ist noch sehr die Frage, ob roseolaartige Eruptionen im fortgeschrittenen Stadium der Phthise, wie sie BAYET beobachtete, oder die unter ähnlichen Verhältnissen auftretenden Erytheme DE BRUNS, durch Bacillen hervorgerufen, oder nicht vielmehr auf allgemeine, nicht spezifische Intoxikation zurückzuführen sind. Auch GOUGEROT, BARTHÉLEMY und LOTTE berichten über eine universelle Roseola bei einem hochfiebernden tuberkulösen Patienten mit einem akuten Lupus erythematodes, nur Handteller und Fußsohlen blieben verschont. Das Exanthem hatte zwei Monate vorher auf dem Handrücken begonnen. Es ging zwar zurück, Patient starb aber an einer Pneumonia caseosa. Etwas näher liegt die Annahme einer bacillären Ätiologie bei der tuberkulösen Roseola, die WERTHER gleichzeitig neben papulo-nekrotischen Tuberkuliden beobachtet hat. Hier kann man auch vielleicht die blaßbläulichen, unscharf begrenzten Flecke unterbringen, die JADASSOHN bei Erythema induratum, Lupus pernio und (ebenso wie KLINGMÜLLER) beim papulo-nekrotischen Tuberkulid gesehen hat. SPILLMANN und WATRINS Tuberculides érythémato-atrophiques du thorax setzen sich aus violettroten Flecken zusammen, welche im Zentrum leicht deprimiert, atrophisch sind. Auffallend ist die Anordnung längs des Nervenverlaufes. Patient erwies sich angeblich als tuberculosefrei, histologisch war tuberkuloide Gewebsstruktur mit Epitheloiden- und Riesenzellen zu erkennen, nebst Wucheratrophie des Fettgewebes. Sonstige Beweise für die tuberkulöse Natur fehlen vollständig, und selbst wenn diese erwiesen wäre, müßte man doch mindestens an eine abortive indurative Tuberkulose denken, die Verfasser ziehen u. a. auch die Atrophodermia erythematosa THIBIERGE in Erwägung. Das Frühexanthem UFFENHEIMERS bei Kindern hat im allgemeinen Teil Erwähnung gefunden.

Wir müssen immer bedenken, daß wir einstweilen noch keine Erythemform kennen, die absolut spezifisch wäre, d. h. die durch ein bestimmtes bakterielles oder toxisches Agens und ausschließlich durch dieses hervorgerufen würde. Verschiedene polymorphe Exantheme wurden mit mehr oder weniger Recht der Tuberkulose zugezählt (ALESSANDRI, GAUCHER und NATHAN; GAUCHER, GOUGEROT und GUGGENHEIM). KREN beobachtete bei einer doppelseitigen, Phthise rosa- bis blaurote Flecke, mitunter konfluierend, welche sich entweder restlos zurückbildeten, oder aber nach oberflächlichem Zerfall mit Narben und Pigmentationen abheilten; daneben bestanden papilläre Efflorescenzen und solche, welche einer Tuberculosis lichenoides ähnelten. Im Fall ARNDTS war im Anschlusse an kräftige Pirquet-Reaktionen um Plaques von indurativer Tuberkulose eine annuläre Roseola aufgetreten, welche sich weiter auch auf den übrigen Körper ausdehnte und öfter rezidivierte. Ich verweise übrigens auch auf das Kapitel Tuberculosis miliaris cutis. Es ist mehr als fraglich, ob ein makulo-papulöses Exanthem, welches nach Kohlenbogenlichtbädern auftrat (HASLUND), hierher gehört oder nicht doch eher dem Erythematodes zuzuzählen, ja vielleicht überhaupt nur eine Arsen-Dermatitis ist. TRULLI, NICOLA, DE BLASI u. a. sahen mehrfach auf Ausbrüche von polymorphen Exanthemen Lungentuberkulose folgen.

Zweifellos gibt es eine ganze Reihe von Erythema multiforme-Erkrankungen, welche im Gefolge verschiedener Infektionen auftreten. LIEBNER hat die Fälle auf ihre Tuberkulinempfindlichkeit geprüft und kommt zu dem Schlusse, daß diese auch bei den durch bekannte Erreger hervorgerufenen Prozessen erhöht ist, irgendwelche Schlüsse daraus also nicht gezogen werden könnten. Nun hat schon CIUFFINI eine Koinzidenz mit Tuberkulose beobachtet und im Sinne einer Abhängigkeit gedeutet. B. BLOCH beschrieb ein Tuberkuloid unter dem Bilde eines Erythema exsudativum multiforme, oder wie er sich vorsichtiger ausdrückt, „Erythema toxicum", dessen ältere Efflorescenzen deutlich tuberkuloiden Bau zeigten. In NOGUERS Fall war ein Erythema exsudativum multiforme und ein Erythema nodosum bei einer Patientin mit stark positiver Tuberkulinreaktion aufgetreten und rasche Ausheilung auf Moro-Einreibung erfolgt. Am weitesten geht in der Auffassung einer tuberkulösen Ätiologie des idiopathischen Erythema multiforme jetzt RAMEL, indem er dasselbe als die Hauterscheinungen einer nichtfollikulären entzündlichen Tuberkulose auffaßt. Er konnte nicht nur aus dem Blute der Patienten Tuberkelbacillen züchten, sondern auch durch sukzessive Impfung von Krankheitsprodukten auf Meerschweinchen typische tuberkulöse Erkrankung der Tiere bewirken. Durch fieberhafte Erkrankungen oder auch durch physikalisch-chemische Ursachen würde das schlummernde tuberkulöse Virus geweckt und dadurch kämen Krankheitserscheinungen zustande, welche tatsächlich tuberkulös, scheinbar aber durch die letzteren Faktoren verursacht seien. Wir sehen da ganz ähnliche Gedankengänge, wie wir sie auch gleich beim Erythema nodosum antreffen werden, dieselbe Vorsicht wie dort scheint uns auch da vorläufig geboten.

Es kann hier nicht der Ort sein, auf die Meinungsdifferenzen einzugehen, ob Erythema exudativum multiforme und Erythema nodosum ätiologisch als wesensgleich aufzufassen sind (KAPOSI, BROCQ, BESNIER, RIECKE u. a.) oder differente Erkrankungen darstellen (DÜRING und SCHULTHESS). Dieser Streit erscheint uns um so unfruchtbarer, als über die Ursachen beider Erkrankungen noch keineswegs widerspruchslose Übereinstimmung erzielt wurde, die Möglichkeit einer Vielheit derselben kann gewiß noch nicht absolut sicher negiert werden. Nicht so selten treten Erythema exsudativum multiforme und Erythema nodosum neben- oder nacheinander auf.

Sehr groß ist das Material, welches heute für eine Beziehung des Erythema nodosum zur Tuberkulose vorliegt. TACHAU hat diese Frage im betreffenden Abschnitte dieses Handbuches so ausgezeichnet und erschöpfend dargestellt, daß wir uns diesbezüglich auf seine Arbeit berufen können. Uns obliegt hier nur die Beantwortung der Frage: *Welche Rolle spielt die Tuberkulose bei der Entstehung des Erythema nodosum.* Auch da möchte ich, um Wiederholungen zu vermeiden, auf TACHAU, ferner H. KOCH, FEER, ERNBERG, WALLGREN verweisen, das Wichtigste nur kurz resümieren, da und dort einige Ergänzungen resp. Ergebnisse neuerer Untersuchungen hinzufügen.

Wohl mit großer Berechtigung nehmen wir an, daß auch das Erythema nodosum keine „Entité morbide", sondern eine „Reaction cutanée" im Sinne BROCQS ist. Oder besser: Es dürfte nicht nur eine spezifische Infektionskrankheit geben, die mit den Symptomen des Erythema nodosum auftritt; jedenfalls wissen wir, daß die gleichen Erscheinungen durch toxische Substanzen (z. B. Jod) oder auch durch ein belebtes Virus erzeugt werden können. Auf das Erythema nodosum syphiliticum hat besonders E. HOFFMANN wieder aufmerksam gemacht und den pathologischen Prozeß als syphilitische Wandentzündung subcutaner Venen dargetan. Die Ansicht von einem Zusammenhang des nodösen Erythems mit Tuberkulose ist nicht neu. Bereits UFFELMANN spricht 1872 von einer „ominösen Form" dieser Krankheit, welche sich auch durch gewisse Merkmale von der genuinen Art unterscheiden sollte, und 1877 schrieb OEHME über denselben Gegenstand. Dabei ist ein — wie uns scheint — sehr wesentliches Moment gerade in der Arbeit von UFFELMANN hervorgehoben, wenn er von einer Krankheit des *kindlichen* Alters spricht. Wenn man nämlich die Literatur der letzten Jahre durchsieht, so liegt eine gewisse Berechtigung darin, den Fällen bei Kindern eine Sonderstellung einzuräumen, sie von denen bei Erwachsenen zu trennen.

Es ist kein Zufall, daß die meisten einschlägigen Arbeiten sich auf das Erythema nodosum der Kinder beziehen, die Beweisführung für dessen tuberkulöse Ätiologie im erwachsenen Alter ist noch schwieriger. Mehrfach wurde betont, daß neben dem Erythema nodosum Tuberkulose innerer Organe vorkommt, resp. gleichzeitig mit dieser oder bald danach auftritt (Parkes Weber, Courmont, Savy und Charlet, Martinotti, Brun und Tillgren, Hayes, J. Stokes, Aronson, Schulmann), gelegentlich beobachtete man auch zugleich mit ihm Tuberkulide. Größere Statistiken bei Erwachsenen sind nicht allzu reichlich. Wenn Hambro unter 744 Tuberkulösen verhältnismäßig oft, in 8,3$^0/_0$ anamnestisch ein Erythema nodosum konstatieren konnte, so müssen wir vor allem betonen, daß er sich da auf Angaben der Patienten verlassen mußte, aus denen allerdings hervorgeht, daß bei einer Anzahl derselben die Lungenerkrankung bald der Hautaffektion gefolgt war. Vetlesen will Menschen nicht vor 4 Jahren nach einem Erythema nodosum zur Lebensversicherung annehmen. Im Gegensatz hierzu finden andere Untersucher den Prozentsatz bei Tuberkulose nur sehr gering (Hegler 1:1000, Schumacher 1:1500, Jacquerod 1:5000, Massini). Symes, welcher kein unbedingter Anhänger der tuberkulosen Ätiologie ist, hebt hervor, daß in manchen Gegenden (Indien, Natal) trotz großer Häufigkeit der Tuberkulose das Erythema nodosum selten beobachtet wird. Demiéville sah von 300 Patienten, welche ein Erythema nodosum vor kürzerer oder längerer Zeit durchgemacht hatten, nur 14 an Tuberkulose erkranken. Färber und Boddin, Gueissaz lehnen die tuberkulöse Natur ab, Staehelin[1] betont ein öfteres Vorkommen bei Miliartuberkulose.

Der Hauptkampfplatz über die Bedeutung der Tuberkulose für diese Erkrankung liegt also auf dem Gebiete der Kinderheilkunde, schon deshalb, weil unter diesen Patienten sich viel häufiger Tuberkulosefreie finden als unter den Erwachsenen. Die Beobachtung R. Pollaks, welcher bei 48 Kindern im Alter bis zu 13 Jahren mit Erythema nodosum stets positive Pirquet-Reaktion fand, gab den Anstoß, die Frage neuerlich zu studieren. Es war nun auffallend, daß davon 28 Kinder in einem Alter von 2—6 Jahren standen, in dem der Durchschnitt positiver Reaktionen sonst höchstens 52$^0/_0$ beträgt. — Moro und eine ganze Reihe anderer Autoren (Hegler, Färber und Boddin, Moro, Wallgren) haben allerdings unter ihren Fällen nicht ausschließlich positive Resultate erhalten, und diese Tatsache fällt um so mehr ins Gewicht, weil manche Patienten mehrmals einer Prüfung mit Tuberkulin unterzogen wurden. Diese Kinder muß man wohl für tuberkulosefrei halten, zumal auch klinisch in vielen Fällen kaum etwas nachzuweisen war; widerstrebend könnte man sich zur Annahme einer negativen „Phase" (H. Koch) oder einer positiven Anergie entschließen (Kundratitz). Aber selbst bei den Verfechtern der tuberkulösen Ätiologie gibt es noch Differenzen, da Ernberg für alle Fälle von Erythema nodosum die tuberkulöse Ätiologie annimmt, während Wallgren dies nur für den überwiegenden Teil tut.

Die Beobachtung Pollaks hat in vielfachen Nachuntersuchungen (siehe bei Tachau, ferner Carbonare, Lagergren) Bestätigung gefunden, die Tuberkulinreaktion bei Erythema nodosum-Kranken ist in 85—100$^0/_0$ positiv, die Pirquet-Reaktion soll dabei ganz charakteristisches Aussehen haben (H. Koch).

Diese Tatsache büßt allerdings wieder an Bedeutung ein, wenn wir bedenken, daß solche Patienten auf alle möglichen unspezifischen Körper (Pferdeserum,

[1] Handbuch der inneren Medizin, 2. Aufl., herausg. von G. v. Bergmann und R. Staehelin, Bd. II/2. Berlin: Julius Springer 1930.

Eigenserum, Bouillon, Bakterientoxine) erhöhte Reizempfindlichkeit zeigen, auch das Aussehen der Reaktionen, welche dem Erythema nodosum öfter ähneln, kann nicht absolut für die tuberkulöse Ätiologie als Beweis gelten, ebensowenig die Stärke derselben oder Intensitätsschwankungen vor und nach der Attake. Andererseits haben wir gesehen, daß auch Tuberkulöse auf unspezifische Stoffe stärker reagieren, so daß dieser Einwand wieder nicht unbedingt gegen Tuberkulose spricht, ja sogar für dieselbe angeführt werden könnte. Ein Aufflammen der Knoten nach subcutaner Tuberkulininjektion wurde bisher nur andeutungsweise gesehen, doch war die angewandte Dosis aus Furcht vor Schädigung des Patienten nur klein. Mehrfach ist beobachtet worden, daß eine Tuberkulinapplikation zu einem neuen Schub von Erythema nodosum geführt hat (SEQUEIRA, CHAUFFARD und GIRARD, MORO, PEYRER, KUNDRATITZ u. a.), doch sind auch diese Befunde vieldeutig, können gewiß nicht absolut im Sinne der tuberkulösen Ätiologie sprechen (ZIELER), ebensowenig, daß gelegentlich auch die Tuberkulinreaktion klinisch einem Erythema nodosum frappant ähnlich sieht; histologisch ergeben sich aber doch ganz auffallende Differenzen, immerhin zeigt uns das, daß solche Efflorescenzen bei Tuberkulose entstehen können.

Nicht achtlos möchte ich an der Tatsache vorbeigehen, daß manche Fälle von Erythema nodosum, darunter besonders salicylrefraktäre, auf ganz wenige Tuberkulininjektionen glatt abheilen (ANDERSEN, JOUSSET, PIC), wenn auch da die Kritik keine absolute Beweiskraft gelten lassen kann.

Interessant, doch vorläufig noch mit Vorsicht zu werten, sind die Befunde von KUNDRATITZ, welcher im Blaseninhalt über Erythemknoten tuberkulinverstärkende Substanzen nachweisen konnte, während sie über normalen Hautstellen nicht vorhanden waren.

Ein weiteres Argument, welches im Sinne einer tuberkulösen Ätiologie des Erythema nodosum sprechen soll, ist das gelegentlich gleichzeitige Vorkommen mit anderen Hauttuberkulosen, so mit Lupus vulgaris, kolliquativer Tuberkulose und mit Tuberkuliden, wie Tuberculosis lichenoides, papulo-nekrotischen Tuberkuliden (HOLLAND, ZIELER, PROKOPTSCHUK, BALZER und LANDESMANN, MOË u. a.). Diese Koinzidenz ist keine allzuhäufige, sie ist keinesfalls für diese Beweisführung ausreichend.

Schwerer fällt ins Gewicht, daß dem Ausbruch eines Erythema nodosum doch verhältnismäßig oft Vergrößerungen der Hilusdrüsen — nach H. KOCH 10%, doch werden auch viel größere Zahlen angeführt, z. B. bei RACHIS bis zu $^2/_3$ seiner Fälle —, aber auch schwerere tuberkulöse Erkrankungen der inneren Organe, der Meningen folgen, welche auch zum Tode fühen können, und gerade diese Form war es, welche UFFELMANN zur Aufstellung des Typus eines „ominösen Erythema nodosum" geführt haben. Einschlägige Einzelbeobachtungen gibt es eine ganze Menge (HEGLER, bei ihm viele Fälle aus der Literatur zitiert, DUNLOP, MASSINI, GAUTIER, DE FRANCESCHI, SÉZARY, BERNTROP, BYDAL, CASIELLO, RAMOND, BERNARD und PARAF usw. siehe TACHAU). Ein solcher Typus sei angeführt: Ein Kind erkrankt an Erythema nodosum, die Krankheit läuft in typischer Weise ab, kürzere Zeit darauf stirbt das Kind an Meningitis (BRUUSGAARD). BRUNS sah bei 4 Erwachsenen ohne tuberkulöse Anamnese kurze Zeit nach einem Erythema nodosum Tuberkulose auftreten, 2 Patienten starben an Miliartuberkulose. Da ist es natürlich sehr wohl möglich, daß das Erythema nodosum bereits ein Symptom der Tuberkulose war. Aber auch die Erklärung JADASSOHNS, der sich z. B. WIBORG anschließt, ist nicht zu widerlegen, daß es sich um Mobilisierung einer schon vorhandenen Tuberkulose durch Hinzukommen einer anderen Infektionskrankheit handeln könne, ähnlich wie wir das bei den Masern seit langem kennen. Freilich beobachtete POLLAK, ebenso wie JOYNT, O. H. FOERSTER gerade nach Masern ein Erythema nodosum, HEGLER einmal nach Scharlach. Wallgren, bestätigt durch Lundius, führt für die tuberkulöse Ätiologie ins Treffen, daß die Inkubationszeit für Erythema nodosum und Tuberkulose vollkommen gleich sei.

Wie immer aber der Zusammenhang in diesen Fällen sei, ob das Erythema nodosum bereits eine tuberkulöse Erscheinung ist, oder aber durch ein, sagen wir, idiopathisches Erythema nodosum, die Organtuberkulose geweckt wurde, keinesfalls ist es erlaubt (Jacquerod) aus dem Auftreten des Knotenerythems eine infauste Prognose zu stellen, die Bindung ist keine solche, wir kennen Fälle genug, bei denen die innere Tuberkulose ausgeblieben war oder ganz gutartig verlief.

Von größerer Bedeutung wäre natürlich der positive Bacillenbefund. Ein solcher ist aus dem Blute (W. Hildebrandt, Laederich und Richet) im Tierversuch gelungen, doch hat er keine Beweiskraft, da er bei schwer tuberkulösen Individuen geführt wurde. Der auffallende positive Befund von Brian, bei einem scheinbar nicht tuberkulösen Individuum steht isoliert da, so daß er vom Untersucher selbst nur mit aller Vorsicht bewertet wird.

Landouzy und Gutmann haben in je einem Fall Tuberkelbacillen im Schnitt nachgewiesen und Landouzy gelang die Überimpfung auf das Meerschweinchen. Allerdings sind beide Fälle nicht ganz typisch, besonders der Gutmanns nicht, auch fanden sich die Bacillen nicht im Gewebe, sondern im Lumen einer Vene. Es wäre nicht ganz ausgeschlossen, daß durch Exacerbation eines tuberkulösen Prozesses Tuberkelbacillen ausgeschwemmt wurden und gelegentlich auch in einem Erythemknoten stecken geblieben sind (Jadassohn, Demiéville). So könnte auch der Befund Jadassohns seine Erklärung finden, daß sich an der Stelle einer solchen Efflorescenz eine fortschreitende abscedierende Tuberkulose entwickelt hat. Natürlich verliert dieser Einwand viel an Kraft, wenn sich solche Befunde häufen sollten, Koike ist in letzter Zeit der Nachweis in zwei Fällen gelungen.

Tierimpfungen, selbst auf Affen (Nicolle und Conseil), mit Gewebe vom Erythemknoten verliefen bisher mit Ausnahme eines Falles von Koike alle negativ. Bemerkenswert wäre vielleicht noch, daß Chauffard und Troisier ein Erythema nodosum nach einer Tuberkulininjektion auftreten sahen. Pons, Dor konstatierten einmal tuberkuloiden Bau in einem Knoten.

Im ganzen ist es heute kaum zu bestreiten, daß der Tuberkelbacillus, wenn er durch die Blutbahn in die Haut verschleppt wird, gelegentlich Krankheitssymptome erzeugen kann, die man früher einheitlich als Erythema nodosum zusammengefaßt hat. Dafür sprechen schon jene Fälle, in denen Tuberkulide unter dem Bilde eines Erythema nodosum beginnen; so sah Fantl sich auf Erythemknoten einen Lupus follicularis acutus entwickeln, ferner die einschlägigen Beobachtungen von Br. Bloch, Horowitz, Hecht, bei letzterem gingen die Erscheinungen auf 2 Tuberkulomucininjektionen prompt zurück, und Tachau teilt einen Fall von Bruusgaard mit, bei dem neben multipler Hauttuberkulose Erythemknoten am Unterschenkel bestanden, aus denen durch Inokulation Tuberkelbacillen nachgewiesen werden konnten. Eine Bazinsche Erkrankung sah Schidachi so akut auftreten wie ein Erythema nodosum, unter solchen Umständen kann es sich auch um Verwechslungen handeln.

Aber es sei nochmals betont, daß man zwischen dem Erythema nodosum bei Erwachsenen und Kindern derzeit noch einen Unterschied zu machen hat. Bei ersteren muß auch heute noch die Meinung als feststehend und begründet gelten, daß verschiedenste Ursachen und besonders auch Infektionen (Trémolières), so auch Lues (Klebe), Trichophytien, Staphylokokken (E. Hoffmann), eine Rolle spielen; erst jüngst gelang es Samek und Fischer in einer Efflorescenz, welche bei einer Patientin mit Ulcus acutum vulvae aufgetreten war, den Bacillus crassus nachzuweisen (siehe auch das Entstehen eines Erythema nodosum bei einem Lymphogranuloma inguinale [KLEEBERG]). Daneben kommen auch idiopathische Knotenexantheme vor, das Erythema nodosum kann also als Hautreaktion auf verschiedene Erkrankungen folgen, zuweilen auch auf tuberkulöse Infektion; doch haben wir derzeit keine Berechtigung dieser beim Erwachsenen eine überragende Bedeutung beizumessen, wie dies ARBORELIUS auf Grund neuerer Untersuchungen auch hervorhebt. Gerade in der letzten Zeit habe ich wieder einige Fälle gesehen, bei denen ein typisches Erythema nodosum zugleich mit Angina, Gelenkschmerzen und -schwellungen unter hohem Fieber auftrat.

Ganz anders ist das Auftreten eines Erythema nodosum beim Kinde zu werten. Wenn auch da nicht der strikte Beweis der Tuberkulose gelungen ist, so ist doch die Wahrscheinlichkeit für diese Ätiologie eine so große, daß wir selbst bei aller Vorsicht den Zusammenhang mit spezifischer Infektion für eine große Zahl von Fällen ruhig annehmen können. Sinnfällig beleuchtet dies eine Beobachtung, welche *ich* jüngst machen konnte: bei einem Kinde mit fibröser Lungenaffektion, Hilusdrüsen und Knochentuberkulose, trat unter leichten Temperatursteigerungen am Unterschenkel ein typisches, leicht schmerzhaftes Erythema nodosum auf, am nächsten Tage daneben einzelne Efflorescenzen eines papulo-nekrotischen Tuberkulids; beide Erscheinungsformen gingen gleichmäßig zurück, das Kind erfreut sich guten Allgemeinbefindens. BR. BLOCHS Fall dürfte diesem analog zu setzen sein. Stellen wir uns nun für eine große Zahl von Erythema nodosum der Kinder auf den Standpunkt der spezifischen Ätiologie, so müssen wir doch auch für dieses Alter betonen, daß es nicht *bewiesen* ist, daß dieser Symptomenkomplex *nur* der Tuberkulose seine Entstehung verdankt, auch da ist es mindestens möglich, daß verschiedene Ursachen dasselbe klinische Bild hervorrufen können. Man muß aber jeden Kranken mit Erythema nodosum genau in der Richtung auf Tuberkulose untersuchen, jeder Fall im frühen Kindesalter ist als höchst tuberkuloseverdächtig anzusehen. Die Entscheidung soll erst auf Grund genauester Durchforschung gefällt werden, nicht aus dem Exanthem allein, will man nicht unter Umständen den Patienten sozial und gesundheitlich schädigen. Denn auch unsere therapeutischen Richtlinien werden davon ganz wesentlich abhängen.

Welchen Formen der Tuberkulose man das Erythema nodosum zuzählen soll, darüber existieren die verschiedensten Ansichten. Während es die einen als Ausdruck einer Bacillämie auffassen, die anderen die Toxine der Tuberkelbacillen verantwortlich machen, so daß man sie nach HAMBURGER in die subcutanen Tuberkulide einzureihen hätte, meinen andere Forscher wieder es als Tuberkulinexanthem ansehen zu sollen, als allergisches Symptom, als einen Beweis für eine frische Infektion mit Tuberkulose, also etwa den Frühexanthemen UFFELMANNS an die Seite zu setzen (ERNBERG, KUNDRATITZ, WALLGREN). Die Beziehungen zur Tuberkulose faßt MASSINI in drei Eventualitäten zusammen: 1. Die Tuberkulose, besonders die akuten Formen könnten zum Erythema nodosum disponieren wie dies auch andere Infektionskrankheiten tun, 2. das Erythema nodosum ist eine Krankheit sui generis und disponiert zur Tuberkulose und schließlich 3. das Erythema nodosum ist eine besondere, akute exsudative Form der Tuberkulose. Alle diese Fragen sind noch ungeklärt.

Für die Diagnose ist einstweilen eine Trennung von der Tuberkulosis indurativa wichtig, deren Beziehungen zur Tuberkulose ja viel gesicherter sind. Wahrscheinlich sind manche Fälle, die früher als Erythema nodosum publiziert worden sind, tatsächlich Tuberculosis indurativa Bazin gewesen.

Trotz möglicherweise vereinzelt vorkommenden Übergangsfällen (NOBL, DU BOIS) ist aber die Unterscheidung beider Affektionen durchaus nicht schwer. Beim Erythema nodosum haben wir akutes Auftreten zahlreicher Krankheitsherde, bei der Tuberkulosis indurativa oft allmähliche Entwicklung einzelner Knoten; bei der ersteren Krankheit vorwiegend cutanen Sitz der Läsion, bei der letzteren subcutanen. Die Knoten des Erythema nodosum sind auf Berührung schmerzhaft, die der indurativen Tuberkulose meist indolent. Bei jenem lokalisiert sich die Eruption vorwiegend auf den Streckseiten, bei diesem auf die Beugeflächen des Unterschenkels. Das Erythema nodosum beginnt oft unter Fieber und mit Beeinträchtigung des Allgemeinbefindens, läuft meist in wenigen Wochen ab, führt nie zur Ulceration und schwindet unter eigentümlicher Verfärbung der Herde wie bei der Resorption von Blutergüssen. Die Tuberculosis indurativa kann sich über viele Monate hinziehen, beeinflußt die allgemeine Gesundheit kaum, führt häufig zu Erweichung und Ulceration der Knoten, die allmählich mit bräunlicher Pigmentierung oder unter Vernarbung abheilen. Auch histologisch bestehen deutliche Differenzen, da das Erythema nodosum banale Entzündungen, die BAZINsche Erkrankung tuberkuloide Struktur aufweist (CALDAROLA, FISCHER u. a.). Es sind also Unterschiede genug vorhanden, und wenn man selbst eine „persistierende Form des Erythema nodosum" anerkennen will, wie W. PICK — ich halte den Namen kaum für zweckmäßig —, so hat auch dieses mit der BAZINschen Krankheit, wie wir sie oben als eine bestimmte Form der Hauttuberkulose beschrieben haben, nichts zu tun, sondern fällt unter die Gruppe der einstweilen noch ätiologisch unklaren Affektionen.

3. Exfoliierende Erythrodermien.

Unter „exfoliierender Erythrodermie" verstehen wir ein Krankheitsbild, dessen Hauptkennzeichen, wie der Name sagt, diffuse Rötung und Schuppenbildung sind, und das die Tendenz hat, die gesamte Hautoberfläche in gleicher Weise zu ergreifen. Zu Anfang sind allerdings oft nur einzelne Regionen befallen, besonders die Beugeflächen der großen Gelenke, bald aber breitet sich das Leiden von da über den ganzen Körper aus und kann so Wochen, Monate und Jahre verharren. Auf dem Höhepunkt der Krankheit zeigt die gesamte Körperhaut eine hell- bis dunkelrote Farbe, an den unteren Extremitäten manchmal mit bläulichen Tönen untermischt. Sie ist ödematös, infiltriert und dadurch häufig stark gespannt, so daß die Bewegungen erschwert sind, und an den Gelenkbeugen nicht selten Einrisse entstehen. Das Gesicht bekommt unter diesen Umständen einen eigentümlich starren Ausdruck. In anderen Fällen ist eine Schwellung der Haut kaum bemerkbar, sondern nur eine diffuse Rötung zu konstatieren. Die Schuppenbildung ist dann oft fein kleienförmig, bei stärkerer Infiltration mehr lamellös, in allen Fällen sehr ausgiebig. Wo die Schuppen sich in großen Lamellen ablösen, ist der Grund manchmal etwas feucht oder fettig anzufühlen. Auf dem behaarten Kopf sind die Schuppen meist zu dichten weißlichen Massen angehäuft. Die Haare werden allmählich dünn, spärlich und fallen bei längerem Bestehen des Leidens völlig aus. Diese Alopecie betrifft dann meist das gesamte Haarkleid. Die Nägel zeigen anfangs Unregelmäßigkeiten des Wachstums, Querfurchen, Verdickungen, Brüchigkeit und gehen schließlich ohne besondere entzündliche Vorgänge am Nagelbett ganz verloren. Nach langem Bestehen tritt an Stelle der ödematösen Schwellung schließlich eine hochgradige Atrophie der Haut, die eine „seidenpapierartige" Beschaffenheit annimmt. Durch diese Atrophie kommt es an manchen Stellen zu Kontrakturen, durch welche Gelenke immobilisiert werden, an den unteren Augenlidern häufig zu Ektropien.

Der Verlauf des Leidens ist von ganz verschiedener Dauer. Die akut auftretenden und in kurzer Zeit zur Heilung gelangenden Fälle interessieren uns hier nicht, da sie wohl immer vorübergehend einwirkenden Schädlichkeiten ihre Entstehung verdanken. Die schweren subakuten und chronischen Fälle beginnen meist allmählich ohne starke subjektive Erscheinungen und entwickeln sich schleichend. Sie bleiben manchmal lange Zeit auf dem Höhepunkt ohne starke Beeinträchtigung des Allgemeinbefindens. Von subjektiven Erscheinungen sind zu nennen das Jucken, das manchmal nur sehr gering, oft aber quälend ist, und das infolge des Wärmeverlustes meist vorhandene Frösteln. Fieber besteht nicht immer, in manchen Fällen nur periodisch. Schließlich gehen die Patienten doch unter allgemein kachektischen Erscheinungen zugrunde, wobei dann in den hier besonders in Betracht kommenden Fällen häufig eine innere Organtuberkulose im klinischen Bild die Oberhand gewinnt.

Die „Erythrodermia exfoliativa generalisata" ist noch viel weniger als das eben besprochene Erythema nodosum als eine Krankheit sui generis zu betrachten. Die exfoliativen Erythrodermien sind Hautreaktionen auf schädigende Ursachen verschiedenster Art. Wir wissen heute, daß chemisch bekannte Körper nicht nur vorübergehende (z. B. Morphium), sondern auch schwere und relativ langsam verlaufende, in einzelnen Fällen auch zum Tode führende Formen hervorrufen können (z. B. Hg und ganz besonders Salvarsan). Ferner ist es bekannt, daß gut charakterisierte Krankheiten, wie Psoriasis, Lichen ruber, seborrhoische Ecceme, in ein Stadium übergehen können, in dem sie ganz das Bild einer exfoliativen Erythrodermie bieten. Diese Fälle, deren Ursache manchmal in ungeeigneter Therapie zu suchen ist, haben die alten französischen Autoren als „maligne Herpetiden" bezeichnet. Die Mycosis fungoides kann längere Zeit als mykotische Erythrodermie bestehen und in dieser Form klinisch von den anderen Gruppen nicht zu unterscheiden sein. Schließlich — und das ist für uns das Wichtigste — sind es ganz besonders die Tuberkulose und die leukämischen Krankheiten, die bei den Erythrodermien eine ursächliche Rolle spielen.

Bei diesem Sachverhalt hat eine klinische Einteilung der Erythrodermien wenig Wert. Wir können deshalb das etwas umständliche Schema, das Brocq gibt, und dem sich auch Darier teilweise anschließt, ganz entbehren. Denn es baut sich hauptsächlich auf der Art des Verlaufes auf (s. auch Kogoj). Es wäre zweckmäßig, nur die akuten und rezidivierenden scarlatiniformen Erythrodermien Brocqs abseits zu stellen. Die subakuten und chronischen dagegen sind kaum voneinander zu trennen. Eine begründete Sonderung wäre nur ätiologisch durchzuführen. Hier ist die Frage, ob neben den obengenannten möglichen Krankheitsursachen eine bis jetzt noch unbekannte spezifische vorkommt, der eine besondere „idiopathische" Krankheitsform entspräche. Nur für solche Fälle, deren Ätiologie dunkel geblieben ist, könnte man den Namen einer „*Pityriasis rubra Hebrae*" geben. Es gibt kein Symptom, durch das diese Affektion etwa von den anderen Erythrodermien klinisch zu unterscheiden wäre. Auch die Atrophie stellt kein solches Merkmal dar. Sie kann in allen Fällen eintreten, wenn der Kranke es erlebt, braucht aber auch nicht zur Ausbildung zu kommen, da die Krankheit vorher ihrem infausten Ende zueilt. Die Diagnose „Pityriasis rubra Hebrae" bedeutet also weiter nichts als den Verzicht darauf, die Grundursache des Leidens in dem betreffenden Falle herauszufinden, wäre also identisch mit Erythrodermia e causa ignota oder idiopathica.

Gerade bei der „Pityriasis rubra Hebrae" haben seinerzeit die wichtigen Untersuchungen von Jadassohn eingesetzt. Er wies hier an eigenen Fällen und solchen der Literatur nach, daß unter den mit dieser Krankheit Behafteten ein unverhältnismäßig hoher Prozentsatz von tuberkulösen Individuen zu finden ist — unter 18 Fällen 8 sichere, 2 wahrscheinliche Tuberkulosen — und hat damit die Lehre von der tuberkulösen Erythrodermie begründet, die heute von vielen Seiten anerkannt wird.

In den letzten Jahren ist eine ganze Anzahl solcher Fälle publiziert worden, ich nenne die von Bruusgaard, Kanitz, O. Müller, Foster, Halle, Polland, Bosellini, Fiocco und O. Sachs. In fast allen diesen Fällen konnte das Vorhandensein einer Tuberkulose durch die Sektion bewiesen werden. Auch in Milians Fall entwickelte sich bei einer tuberkulösen Bronchopneumonie sub fine eine Pityriasis rubra. Lortat-Jacob sah Besserung einer solchen auf Injektion des Antigens von Bocquet-Nègre; Gougerot berichtet über Heilung nach Behandlung mit Vaudremerscher Vaccine. Allerdings sind nicht alle Fälle von Pityriasis rubra Hebrae ätiologisch hierher zu zählen, es gibt auch solche, welche andere Ursachen haben, resp. in denen wir die Ätiologie nicht kennen (Nicolau), rein klinisch ist da die Entscheidung oft unmöglich. Umgekehrt gibt es exfoliative Erythrodermien, welche nicht der Pityriasis rubra Hebrae entsprechen und doch tuberkulösen Ursprungs sind, wie eine solche Gluchovzev jüngst bei einem 42jährigen Mann beschrieben hat, wo in den Hautinfiltraten nach Much färbbare Körnchen und körnige Stäbchen gefunden wurden.

Die Frage ist nur noch, welcher Art der Zusammenhang der Hauterscheinungen mit dem Grundleiden ist. Daß die Tuberkulose sekundär zu einer schweren Haut- und Allgemeinerkrankung hinzugekommen wäre, wie es früher Audry angenommen, später Fiocco, Elliot für möglich gehalten hat, ist zwar nicht ganz auszuschließen, als Erklärung aber wenig befriedigend. Andererseits könnte der Zusammenhang mit Tuberkulose ja auch ein indirekter sein. Fast in allen Fällen handelt es sich um eine Lymphdrüsentuberkulose, worauf jüngst wieder erst Moncorps besonders aufmerksam gemacht hat. Nun kennen wir mehrere Arten von Hautreaktionen (Prurigo- und Urticariaformen), die bei Erkrankungen des Lymphsystems auch von ganz verschiedener Ätiologie, auftreten (so bei Leukämie, Lymphogranulomatose, Sarkom usw.). Heftigsten Juckreiz beobachteten Petges, Raynaud, Montpellier und Lacroix; allerdings muß angezweifelt werden, ob die Fälle von Petges, trotzdem sie von Tuberkulose gefolgt waren resp. mit einer solchen einhergingen, überhaupt hierher gehören und Frèche bezweifelt auch die ätiologische Bedeutung der Tuberkulose für den Pruritus, der sonst viel häufiger bei Tuberkulösen vorkommen müßte, und nimmt einen hepatischen Ursprung an. Auch die Beobachtungen der anderen oben angeführten Autoren geben zum Nachdenken Anlaß, da die Hauterkrankung mit heftigem Jucken begann und in mehrfachen Attaken in Erscheinung trat, manchmal mit papulösen Efflorescenzen. Möglicherweise könnten auch die tuberkulösen Erythrodermien so entstehen und in gleicher Weise jene bei Erkrankungen des hämatopoetischen Systems über dem Wege der Lymphdrüsenaffektion. Der histologische Befund scheint ja manches für diese Erklärung Verwendbare zu bieten. Er ist nämlich in der großen Mehrzahl der Fälle ganz unspezifisch. Wir haben eine Parakeratose des Epithels, Schwund des Stratum granulosum und Ödem des Rete Malpighi, Ödem der obersten Cutisschichten und ein mehr oder weniger dichtes, häufig um Gefäße und Drüsen angeordnetes Infiltrat, das fast ausschließlich aus kleinen Lymphocyten mit vereinzelten Mast- und Pigmentzellen besteht. Im späteren Stadium finden wir, entsprechend den klinischen Befunden, hochgradige Atrophie des Epithels und der Cutis mit Schwinden des Kollagen (Foster). Da auch manche andere Erythrodermien ein identisches Bild geben können, so schien das dafür zu sprechen, daß als direkte Ursache nur die Schädigung des Lymphsystems anzusehen wäre. Pollands Fall ist insofern bemerkenswert als er mit einem

Lupus vulgaris vergesellschaftet war; der Beginn der Erythrodermie fiel mit der Entstehung von tuberkulösen Lymphomen zusammen, es trat Besserung nach Entleerung des Drüsenabscesses ein. Er und P. UNNA *jun.* halten die Erythrodermien für tuberkulotoxische Exantheme, etwa als Hautreaktionen auf im Blute kreisende Tuberkelbacillen; damit würde wieder gut übereinstimmen, daß der Pirquet häufig negativ ist (POLLAND, HERCZEG). In neuen Fällen wäre diesem Moment, vielleicht auch differentialdiagnostisch, größere Aufmerksamkeit zuzuwenden. Der Fall SCHAUMANNS, in dem ein Lupus vulgaris mit und vielleicht durch das Auftreten einer Erythrodermie abheilte, gehört nicht hierher, es handelte sich da wohl um eine Lymphogranulomatose und deren tuberkulöse Natur ist noch keineswegs sichergestellt.

JADASSOHN fand in zwei Fällen Tuberkelbacillen in den oberflächlichen Lymphdrüsen. KOPITOVSKY und WIELOWIEYSKI konnten solche ebensowenig bei Untersuchung einer Drüse, wie in der Haut nachweisen, dagegen ergab die histologische Untersuchung der Haut Riesenzellen und epitheloide Zellen, neben diffuser Entzündung auch circumscripte Herde. Noch bedeutungsvoller ist der Befund BRUUSGAARDS von allgemeiner Drüsentuberkulose mit positivem Bacillenbefund und lymphocytämischem Blutbild, bei dem sich im Stratum papillare und in der Cutis tuberkulöses Gewebe mit Riesenzellen und Tuberkelbacillen erheben ließen. Tuberkulöse Struktur im Unterhautgewebe konnte JADASSOHN auch im Falle FINGERS nachweisen. FIOCCO sah oberflächlich mehr uncharakteristische Veränderungen mit Riesenzellen, in der Tiefe jedoch entzündliche Infiltration der Arterien- und Venenwände mit circumvasalen Hämorrhagien, welche zum Verschluß derselben und auch zur Nekrose führten, mit positivem Tuberkelbacillennachweis. Im Falle BOSELLINIS der gewöhnlich auch hier angeführt wird, handelte es sich um eine Lymphogranulomatose, bei welcher sich Bacillen in der Lunge, den Lymphdrüsen, der Haut (vielleicht sekundär?) gefunden haben.

Das gleichzeitige Vorkommen von Tuberkulose (Lymphdrüsen-, Lungen-, Miliartuberkulose) wird in der älteren Literatur (s. ZIELER), aber auch in der neueren oft erwähnt (POLLAND, PETGES, RAYNAUD, MONTPELLIER und LACROIX u. a.). Gelungene Übertragungen auf Tiere, resp. Züchtung von Tuberkelbacillen liegen nicht vor. Negativ verlaufende Tuberkulininjektionen (EHRMANN) beweisen natürlich nichts, da es ja sicher Erythrodermien nicht tuberkulösen Ursprungs gibt. Aber selbst bei tuberkulöser Ursache (POLLAND, FIOCCO) fehlten Herdreaktionen, dagegen traten Allgemeinreaktionen, oft mit arger Verschlechterung auf. POLLAND, welcher die tuberkulöse Erythrodermie, wie erwähnt, für ein echtes tuberkulotoxisches Exanthem hält, erklärt den negativen Ausfall des Pirquet damit, daß eben schon eine allgemeine Cutireaktion bestehe. Trotzdem die Zahl der positiven Bacillenbefunde eine geringe ist, kommt ihnen eine prinzipielle Bedeutung zu, da sie zeigen, daß es unter dem Bilde einer Erythrodermie verlaufende Fälle gibt, die wir wohl ungekünstelt nicht anders erklären können als alle anderen allgemein anerkannten Formen hämatogener Hauttuberkulose, und JADASSOHN hat ja betont (siehe NICOLAUS Pseudoleukämie, und in LESSERS Enzyklopädie), daß er die Erythrodermie für ein Syndrom hält.

Was die Fälle mit durchweg unspezifischen Veränderungen bei gleichzeitigem Bestehen einer mehr weniger schweren Tuberkulose, besonders häufig der Lymphdrüsen anlangt, ist es zum mindesten erlaubt, auch hier an einen Zusammenhang der beiden Erkrankungen zu denken, sei es daß man die Erythrodermie als ein Tuberkulid auffaßt, sei es, daß dieselbe auf dem Wege der Erkrankung der Lymphdrüsen oder innerer Organe (Leber) zustande kommt. Das oft quälende Jucken wird von manchen so erklärt, daß aus den entzündlich veränderten

Lymphdrüsen Noxen aufgenommen werden (Blaschko, Sachs-Paltauf) oder aber die spezifische Leberschädigung dasselbe verursache (Frèche). Die Annahme einer latenten erythrodermischen Diathese, welche durch irgendeine Noxe geweckt wird (Kogoj) bringt uns in der Erkenntnis nicht wesentlich weiter.

4. Hauterkrankungen bei Lymphadenose und Lymphogranulomatose.

Es würde mein Arbeitsgebiet überschreiten, zu unnötigen Wiederholungen und trotzdem zu Unzulänglichkeiten führen, wollte ich dieses Kapitel auch nur einigermaßen genauer behandeln; ich muß diesbezüglich auf die Beiträge von Arzt und Fuhs, Hautkrankheiten bei Leukosen und Leukoblastomen sowie verwandten Zuständen dieses Handbuches, Bd. 8) verweisen.

Die tuberkulösen Erkrankungen der Lymphdrüsen kommen bekanntlich gewöhnlich als lokalisierte Erkrankung, manchmal als generalisierte Form vor. Die letztere, die sogenannte *tuberkulöse Pseudoleukämie* ist eine seltene Erkrankung und zeigt durch die multiplen Lymphdrüsenschwellungen Ähnlichkeit mit den Systemerkrankungen des lymphatischen Gewebes, der leukämischen und aleukämischen Lymphadenose, der Lymphgranulomatose und der Lymphosarkomatose.

Der Name „Pseudoleukämie" wird gegenwärtig, wieder wie nach dem Vorschlage Cohnheims für ein Krankheitsbild gebraucht, das in seinen äußeren klinischen Erscheinungen wie Drüsenschwellung und Milztumor der Leukämie gleicht, aber durch das Fehlen des leukämischen Blutbefundes von dieser unterschieden ist. Unter dem Namen „Pseudoleukämie", der wohl am besten aus der Nomenklatur verschwinden sollte, sind mehrere histologisch verschiedene Krankheitszustände zu verstehen, während wir für die histologisch den Leukämien gleichenden, aber ohne leukämischen Blutbefunde verlaufenden Erkrankungen die Bezeichnung Aleukämie verwenden.

Die Differentialdiagnose der generalisierten Lymphdrüsentuberkulose von den Systemerkrankungen des lymphatischen Gewebes erfolgt durch den Blutbefund (relative und absolute Vermehrung der Lymphocyten bei letzteren) durch die klinischen Symptome, den raschen Verlauf mit hohem kontinuierlichen und remittierenden Fieber und die histologische Untersuchung einer exzidierten Drüse. Die histologische Untersuchung der erkrankten Haut kann die gewünschte Entscheidung lange nicht in allen Fällen erbringen. Denn bei den leukämischen Erythrodermien kann der Befund genau denen der tuberkulösen entsprechen, d. h. ganz uncharakteristisch sein. Nur in der kleineren Zahl der Fälle handelt es sich auch bei der diffusen Erkrankung der ganzen Hautdecke um denselben Prozeß wie in den Lymphdrüsen und inneren Organen, nämlich um eine Hyperplasie des lymphatischen Gewebes. Wo diese sich in den Hautschnitten nachweisen läßt, ermöglicht allerdings auch schon die histologische Untersuchung derselben die Diagnose.

Im übrigen wäre die Trennung von der Tuberkulose ein leichtes, wenn die Frage nach der Ätiologie der leukämischen Erkrankungen in befriedigender Weise gelöst wäre. Das ist aber noch keineswegs der Fall. E. Fränkel und Much haben im Antiforminsediment von leukämischen Organen regelmäßig einen granulierten Bacillus gefunden, der etwa die Länge des Tuberkelbacillus, aber die drei- bis vierfache Dicke hatte, einen Bacillus, der sich nicht nach Ziehl, wohl aber nach der Muchschen Modifikation der Gramfärbung darstellen ließ. Denselben Bacillus fanden sie nach Impfung mit leukämischem Material in der vergrößerten Mesenterialdrüse eines Meerschweinchens. Sie zögerten nicht, diesen antiformin- und gram-, aber nicht ziehlfesten Bacillus für den Erreger der Leukämie zu erklären. Mit ihren Angaben stimmen aber die Befunde von G. ARNDT nicht ganz überein. Dieser Autor untersuchte einen in jeder Beziehung typischen Fall von leukämischer Lymphadenose mit hochgradiger, unter dem Bilde der exfoliativen Erythrodermie verlaufenden Erkrankung der gesamten Hautdecke, und zwar jener Form, bei der auch die Hautveränderungen histologisch den ausgesprochenen Charakter der Lymphadenose haben. In den nach ZIEHL gefärbten Schnittpräparaten von der Haut entdeckte er spärliche, teilweise auch zu zweit gelagerte Bacillen, die zum Teil von Tuberkelbacillen nicht unterschieden werden konnten, zum Teil dagegen etwas plumper und kürzer erschienen. Die Bacillen lagen frei im Gewebe oder im Innern von großen Lymphocyten. Die Untersuchung von Lymphdrüsen und Milz zeigte dieselben Bacillen, in der Milz sogar an einer Stelle 10—12 Exemplare im Innern eines großen Lymphocyten. Weder die Haut noch die inneren Organe wiesen die geringste Spur histologischer Tuberkulose auf, so daß von einer Kombination beider Krankheiten im gewöhnlichen Sinne nicht die Rede sein konnte. In einem anderen Fall von circumscripten tumorförmigen Hautveränderungen bei Leukämie fand ARNDT mitten in dem lymphadenotisch erkrankten Gewebe einen einzelnen Herd mit typischen, perivasculär angeordneten Epithelioidzellentuberkeln, obwohl auch hier die genaueste Untersuchung der Haut und der inneren Organe sonst keinen Verdacht auf Tuberkulose ergab. Auch in diesem Falle hat ARNDT in dem lymphadenotischen, nicht in dem tuberkulösen Gewebe dieselben ziehlfesten Bacillen nachgewiesen. Tierversuche konnten leider in beiden Fällen nicht angestellt werden, so daß die Frage unentschieden bleiben mußte, ob die gefundenen Bacillen tatsächlich Tuberkelbacillen oder diesen sehr nahe verwandte Mikroorganismen sind.

Zur Ergänzung seiner eigenen Befunde zitiert ARNDT die Arbeit von COLEY und EWING. Auch von diesen Autoren wurden in einem Falle typischer Leukämie ohne anatomisch nachweisbare tuberkulöse Erkrankung irgendeines Organes in einer Lymphdrüse Bacillen von vollkommener Tuberkelbacillenähnlichkeit gefunden. Durch Überimpfung von Lymphdrüsenaufschwemmung konnte bei Affen und Meerschweinchen Tuberkulose erzeugt werden. Es ist hier also das Vorhandensein von Tuberkelbacillen in den lymphadenotisch veränderten Drüsen bewiesen. Dadurch gewinnen tatsächlich die ARNDTschen Untersuchungen noch an Bedeutung. Daß seine Bacillen mit denen von FRÄNKEL und MUCH nicht identisch sind, ist ohne weiteres klar, denn sie waren säurefest, jene nur gramfest und viel plumper. Die Befunde von ARNDT haben aber deshalb jenen gegenüber besonders großen Wert, weil sie nicht nur im Antiforminpräparat, sondern auch in Schnitten erhoben wurden, sie erlauben aber noch keinen bindenden Schluß. Zudem könnte ja die Tuberkulose neben der Bluterkrankung einhergehen, sie beeinflussen, im Aussehen und Verlaufe ändern (MARINI, QUENTIN, JADASSOHN u. a.); das sind Fragen, die an anderen Orten ausführlich zu besprechen sind. Nicht unerwähnt kann ich lassen, daß RAMAZZOTTI im Verlaufe einer leukämischen Lymphadenose papulo-nekrotische Tuberkulide mit tuberkuloidem Bau und positivem Bacillenbefund auftreten sah. Trotzdem ist bis jetzt noch alles ungewiß, und wir können deshalb bei einer Darstellung der Hauttuberkulose nur darauf hinweisen.

Beziehungen der Lymphogranulomatose zur Tuberkulose. Die Lymphogranulomatose wurde von PALTAUF und STERNBERG aus der Gruppe der als Pseudoleukämie bezeichneten Krankheiten als eine spezifische Erkrankung des lymphatischen Gewebes chronisch entzündlicher Natur abgegrenzt, die von den Leukämien und den echten Geschwülsten streng zu unterscheiden ist. STERNBERG bezeichnete sie ursprünglich als eine „eigenartige unter dem Bilde der Pseudoleukämie verlaufende Tuberkulose“. Ihr Wesen liegt nicht in einer

Hyperplasie des lymphatischen Gewebes, sondern in einer Verdrängung desselben durch ein entzündliches Granulom. Daher fehlt auch im Blutbild die Lymphocytose, und wenn dieses überhaupt verändert ist, so ist es im Sinne einer Vermehrung der polymorphkernigen Leukocyten. Das Granulom zeichnet sich durch die Vielgestaltigkeit der Zellelemente aus. Es besteht aus kleinen und großen Lymphocyten, Epithelioidzellen und Fibroblasten, Eosinophilen und Plasmazellen. Als ganz besonders charakteristisch anzusehen sind aber zahlreiche, sehr große Zellen mit großem, polymorphem, gelapptem oder ringförmigem Kern, oder mit mehreren, chromatinreichen, dunkel gefärbten, meist zentral gelegenen Kernen. Diese Zellen unterscheiden sich durchaus von den Langhansschen Riesenzellen des Tuberkels, mit denen sie nur bei oberflächlicher Betrachtung verwechselt werden können.

Die Ätiologie ist bis heute nicht geklärt. Während Ziegler eine einheitliche Ursache vermutet, nahmen Benda u. a. an, daß abgeschwächte Toxine verschiedener Infektionen Ursache der Lymphogranulomatose sein können. Fränkel und Much stellten in lymphogranulomatösen Drüsen antiforminfeste, aber nicht säurefeste granulierte Stäbchen fest, die Much für identisch mit der granulären Form des Tuberkulosevirus hält, Befunde, die von manchen Autoren (Oskar Meyer u. a.) bestätigt wurden, von anderen aber nicht erhoben werden konnten (Rabinowitsch, Lubarsch). Fränkel und Much gelang es bei Meerschweinchen durch Übertragung von lymphogranulomatösem Gewebe, das mit Milchsäure vorbehandelt war, Tuberkulose zu erzeugen und Lichtenstein sah bei Meerschweinchen, welche mit menschlichen Tuberkelbacillen infiziert waren, Veränderungen, die sich histologisch wie das lymphogranulomatöse Gewebe beim Menschen verhielten. Doch wurden auch verschiedene andere Keime beim Lymphogranulom gefunden, diphtherieähnliche Stäbchen, Spirochäten u. a.

Die Pirquetsche Reaktion ist beim Lymphogranulom oft negativ, die intradermale Tuberkulinreaktion fand Bastai unter 24 Fällen nur zweimal schwach positiv, sonst negativ. Hingegen erzielten Fränkel und Much mit Tuberkulosepartigenen und mit Partigen aus lymphogranulomatösen Drüsen positive Reaktionen. Es besagt dies wenig, da ja bekanntlich bei gewissen spezifischen Hauterkrankungen die Tuberkulinprobe negativ sein kann. In der Tat hat Simons in einem von zwei negativ reagierenden Fällen autoptisch sichere Organtuberkulose erhoben.

Alle diese Befunde weisen darauf hin, daß die Annahme des Tuberkelbacillus als Erreger des Lymphogranuloms nicht bewiesen ist. Terplan und Mittelbach lehnen einen solchen Zusammenhang strikte ab, wozu jedoch nicht alle Untersucher ihre Zustimmung geben. Ziegler betont mit einem hohen Grad von Berechtigung, daß man bei einer so schwer verlaufenden Krankheit nicht von einem „abgeschwächten" Keim als Erreger sprechen kann. Sicher ist aber, daß das Lymphogranulom häufig durch Tuberkulose kompliziert ist (Hollborn u. a.), und daß im Verlauf der Lymphogranulomatose eine Tuberkulose aufflackern kann (Schmidt-Weyland).

Diese wenigen Zeilen sollen nur auf die Schwierigkeiten aller einschlägigen Fragen hinweisen, die genauen Erörterungen sind in der Abhandlung von Schoenhof in Band 8/1 dieses Handbuches zu finden. Dort ist gezeigt, daß das Problem von der Lösung noch weit entfernt ist; selbst bei Verarbeitung großen Materiales erhalten Autoren in ätiologischer Hinsicht diametral gegensätzliche Ergebnisse (Weinberg, Ceelen und Rabinowitsch).

5. Purpura haemorrhagica.

Wir haben schon gelegentlich der Besprechung der akuten hämorrhagischen Miliartuberkulose gesehen, daß bei gewissen Formen der Hauttuberkulose neben entzündlichen Veränderungen Blutungen im Vordergrunde des klinischen Bildes stehen. Hautblutungen kommen aber auch bei chronischer Tuberkulose der Lungen vor (Cruice, Maccari, Strom, Torres, Sacabejos), insbesonders werden sie von manchen als Zeichen einer beginnenden Ausbreitung angesehen (Lion und le Playe; Carnot, Bensaude und Harver, Mc Monnot, Gaucher, Gougerot und Guggenheim).

Bei Miliartuberkulose wurden öfter kleine Hämorrhagien beobachtet (Zieler, Fränkel), doch auch solche vom Typus fulminans Henoch (Pratsicas). Im Falle von Hatlehol und Harbitz begann die Purpura zugleich mit den Symptomen eines Rheumatismus acutus, die Autopsie ergab aber eine Aussaat der Tuberkulose, besonders in die blutbildenden Organe (Knochenmark und Lymphdrüsen) mit Hämorrhagien daselbst. Milian und Rivalier beobachteten ein bullöses Stadium, welches den Hämorrhagien vorausging, die sich dann stellenweise in Ulcerationen umwandelten. Bemerkenswert ist, daß Cutireaktionen bei solchen Fällen mit Tuberkulin einen ähnlichen Verlauf nehmen. Dieser Beobachtung schließt sich die Fischls an, bei der sich neben einer linksseitigen, doch nicht floriden Lungenaffektion papulo-nekrotische Tuberkulide und Tuberculosis indurativa Bazin fanden. Intracutane Injektion von 0,2 physiologischer Kochsalzlösung oder Serum an den unteren Extremitäten führte zu einer purpuraähnlichen Efflorescenz, welche dann das Aussehen eines papulo-nekrotischen Tuberkulids annahm. Ein ähnlicher Versuch bei anderen Erkrankungen verlief negativ. Die histologische Untersuchung eines Purpurafleckes mit zentraler Nekrose ergab tuberkuloiden Bau, Tuberkelbacillen nicht nachweisbar. Verimpfung auf Meerschweinchen verlief negativ (Liebermeister, Landouzy und Laederich, Fischl), nur Bensaude und Rivet wollen einmal Tuberkelbacillen nachgewiesen haben.

Das Zusammenvorkommen von Purpura und Hauttuberkulose ist kein häufiges (Landouzy und Laederich, Monnot, Pellier). Ohne auf die Theorien der Entstehung von hämorrhagischen Erkrankungen eingehen zu wollen (s. F. Hammer, dieses Handbuch, Bd. 6/1), sind wir doch berechtigt anzunehmen, daß der tuberkulöse Prozeß, sei es durch Bakterienembolien oder durch Toxine gewisse Veränderungen in den Gefäßen zustande bringt oder aber eine solche Diathese schafft, daß kleinste Anlässe zu Blutungen führen. Die Gefäßveränderung spielt eine besondere Rolle, das geht gerade aus dem Falle Fischls hervor, der solche Hämorrhagien experimentell nur an den unteren nicht aber an den oberen Extremitäten erzeugen konnte, da wir ja wissen, daß erstere an und für sich zu Blutungen mehr neigen (senile Hämorrhagien). Wieweit anaphylaktoide Zustände hier in Betracht kommen (Glanzmann, Schultz, Muench und Oles), sei hier nicht verfolgt. Daß in Purpuraflecken Tuberkulide entstehen, ist nach den früheren Ausführungen leicht erklärlich.

Auch die *Purpura annularis teleangiektodes* wurde schon von Majocchi, aber auch von mancher anderen Seite mit Tuberkulose in ursächlichen Zusammenhang gebracht, allerdings ohne einen triftigen Grund. Zuweilen wird bei solchen Kranken eine Tuberkulose konstatiert (Vignolo-Lutati, R. Back, Radaeli, Martino, Tommasi, Gottron, Skommarowsky); wir lehnen ihre ätiologische Bedeutung mit vielen anderen (Brandweiner, Delbanco, Ranner, Oppenheim-Lipschütz, Pasini, Lier, Scherber, Mc Kee, May, Marchisio usw.) ab. Die Tuberkulose könnte da also höchstens als gefäßschädigendes Agens beschuldigt werden (F. Sternberg), wir möchten mit Nobl diesem Zusammentreffen gar keine Bedeutung beimessen. Trotzdem will F. BALZER sie den Tuberkuliden zuzählen und durch filtrierbare Virusformen entstanden denken, ohne sich die Schwäche seiner Deduktionen zu verhehlen; MAJOCCHI führt in einer seiner letzten Arbeiten dafür einige Argumente an, doch sind sie auch in ihrer Gesamtheit nicht geeignet, diese Ansicht nur einigermaßen zu stützen (GOTTRON). Einer hämorrhagischen Urticaria bei einem tuberkulösen Individuum tun GATÉ und GIRAUD Erwähnung.

6. Tuberkulose der Gefäße.

Daß das Gefäßsystem bei der tuberkulösen Infektion in hohem Grade in Mitleidenschaft gezogen wird, haben wir schon vielfach gesehen. Mit den Veränderungen der großen Gefäße — für uns kommen natürlich die unmittelbar unter der Haut liegenden, sicht- und tastbaren in Betracht — hat man sich nicht allzu viel beschäftigt. LIEBERMEISTER hat unsere diesbezüglichen Kenntnisse in trefflicher Weise zusammengefaßt. Nicht alle Gefäße sind für die tuberkulöse Infektion gleich empfänglich, je größer dasselbe ist, desto weniger leicht erkrankt es. Auch die einzelnen Gefäßanteile zeigen sich verschieden widerstandsfähig, am leichtesten erkrankt die Adventitia, die Media wahrscheinlich vorwiegend auf dem Wege der vasa vasorum, die Intima scheint für die Tuberkelbildung recht wenig disponiert (LESNÉ und RAVAUT, LIEBERMEISTER, FISCHL). Erkrankungen größerer Arterien gehören zu den Seltenheiten, während Venen und Lymphgefäße öfter ergriffen sind, wobei auch noch die geringere Strömungsgeschwindigkeit nicht ohne Einfluß ist. Bezüglich der pathologisch-anatomischen Bilder, deren histologisches Substrat kann ich auf LIEBERMEISTER verweisen; wir finden nicht nur tuberkuloiden Bau, sondern, wie ASCHOFF bestätigt, nicht allzu selten auch nicht typische Entzündungserscheinungen.

Neben einfachen Venektasien an der Rückenhaut des Kindes bei Bronchial- und Drüsentuberkulose (TURBANsches Symptom) beobachtet man tiefere, z. Teil obliterierende Phlebitiden, besonders der unteren Extremitäten, außerdem aber auch öfter rezidivierende circumscripte oder strangförmige Entzündungen um oberflächliche Venen bei Lungentuberkulösen (BERNARD, SALOMON und COSTE, LOUSTE, CAILLAUD und MARASSI, KAWASCHIMA, DELATER und HÜGEL, EHARA). LIEBERMEISTER meint, daß jede nicht durch Syphilis bedingte subakute Venenentzündung der unteren Extremitäten auf Tuberkulose verdächtig ist. Als Residuen derselben spürt man dauernd Verdickungen der Gefäßwand.

DOHI und HASHIMOTO haben das Bild der *Phlebitis tuberculosa cutanea* aufgestellt; im Verlaufe oberflächlicher Venen entstehen hanfkorngroße, derbe Knötchen, über denen die Haut normal bleibt; die Patienten leiden an irgend einer anderen Form der Tuberkulose, Pirquet ist positiv, histologisch zeigt sich typisches tuberkuloides Gewebe in der Intima und Media, in zwei Fällen gelang auch der Bacillennachweis im Schnitte. Weitere Fälle und Details, zum Teil auch experimentelle Grundlagen bringen SAGA, ITO und OKUWA, RYO, YANAGIHARA. Differentialdiagnostisch kommt in akuten Fällen das Erythema nodosum, in chronischen die Tuberculosis indurativa in Frage.

Auch der Erkrankung von Lymphgefäßen sind wir mehrfach begegnet, beim Lupus vulgaris, insbesondere der unteren Extremitäten, treffen wir oft eine Lymphangitis tuberculosa, welche nicht selten zur Elephantiasis führt, doch finden wir diese auch an den oberen Extremitäten, selten im Gesichte (KIENDL, SEQUEIRA, ZINSER, KUZNITZKY) und an der Schleimhaut. Sie kann in Form diffuser Verdickungen der Lymphstränge auftreten, häufig sind aber auch einzelne Knoten interkaliert, wie wir dies nicht selten bei der Tuberculosis cutis verrucosa beobachten, oder es zeigt sich eine rosenkranzförmige

Anordnung (LEWANDOWSKY). Verwachsungen mit der Haut, Erweichung und Perforation kommen vor. HARTMANN sah an den Beinen strangartige Tumoren mit knotigen Einlagerungen, welche nach Durchbruch kalkig-krümelige Massen entleerten; hiefür dürfte der Ausgangspunkt wohl eine Erkrankung der Lymphdrüsen sein. Aber auch scheinbar ohne einen primären Herd begegnet man solchen Bildungen (BOSELLINI), wobei z. B. MIERZECKI ein positiver Meerschweinchenversuch gelang. Zuweilen bemerkt man stärkere Schwellung und Aufflammen von Lymphsträngen nach einer Tuberkulinreaktion (ENGWER); diese selbst kann ja auch, wie wir gesehen haben, von einer Lymphangitis gefolgt sein, welche sich aber zurückbildet.

7. Livedo racemosa tuberculosa.

Als EHRMANN 1906 das Krankheitsbild der Livedo racemosa aufstellte, meinte er, es mit einem luischen Symptom zu tun zu haben, und zwar vor allem einem solchen der Spätlues. Klinisch handelt es sich um eine dendritische Zeichnung der Haut der Extremitäten, besonders oft auf der Streckseite der unteren, doch auch an der Haut des Stammes. Von der Cutis marmorata unterscheidet sie sich durch die Stabilität in der Wärme und bei mechanischer Reizung. Auch findet man bei der Livedo racemosa kein kontinuierliches Netz, sondern nur abgerissene Zweige, indem von einem lividroten, mitunter etwas über das Hautniveau erhabenen Hauptast dünnere Zweige abgehen, welche oft noch weitere Zweigchen aussenden; diese enden dann zungenförmig oder fingerförmig, spitz auslaufend, gehen also nicht ineinander über. Es entsteht dadurch eine baumförmige Veränderung, gewöhnlich treten sie längere Zeit nach der Infektion auf. Die Ausdehnung ist, gleichgültig welche Ätiologie die Erkrankung hat, eine sehr verschiedene, es gibt Fälle, bei denen man sie an fast allen Körperstellen beobachten kann, allerdings in wechselndem Maße (GROSZ, LENARTOWICZ).

Während in der Folgezeit mehrfach einschlägige Beobachtungen mit syphilitischer Anamnese beschrieben wurden (SCHMIDT, GROSZ, HABERMANN, BAER, SMELOV), hat EHRMANN schon darauf aufmerksam gemacht, daß die Erkrankung auch eine andere Ätiologie, z. B. Potus haben (POKORNY) könne. Nun berichteten BRUHNS und ALEXANDER über typische Livedo racemosa, welche auf Lues ganz unverdächtig war, auch die histologische Untersuchung ergab bezüglich Veränderungen am Gefäßsystem vollständig negativen Befund; gegen die Zuverlässigkeit des mikroskopischen Befundes von ALEXANDER wendet aber EHRMANN mit Recht eine zu oberflächliche Excision ein.

WAELSCH bringt in seinen 3 Fällen die Veränderung direkt mit schwereren Lungenprozessen in Zusammenhang, wobei sich außerdem auch noch Tuberkulide an der Haut fanden. Seither wurden noch weitere Beobachtungen bekannt, welche gerade einen Zusammenhang mit Tuberkulose aufzeigen (HESS und KERL, FISCHL, PERUTZ und KAISER, LEHNER und KENEDY, EBERT, FREUND, KAGELMANN). Man konstatiert entweder nur eine ausgesprochene Lungentuberkulose, Tuberkulose des Coecum (WINTERNITZ), oder daneben auch nekrotische Tuberkulide (EHRMANN), Lupus miliaris disseminatus (KAGELMANN), auch Erythematodes (FREUND).

Schließlich sind auch Fälle bekannt geworden, bei denen man als Ursache Arteriosklerose und Erkrankungen des Herzklappenapparates annehmen muß (PELLER, POLAK, FUHS), resp. ein greifbares Substrat für die Erkrankung nicht zu finden ist (PERLMANN). URBACHS Zusammenstellung zeigt, daß bei den bis dahin publizierten Fällen die ätiologische Bedeutung der luetischen Infektion sogar in der Minderzahl vorhanden ist. Jedenfalls müssen wir sagen, daß unter anderem sicher auch die Tuberkulose eine Rolle spielt.

Als pathologisches Substrat fand Ehrmann in seinen Fällen eine Endarteriitis einzelner tiefer, an der Grenze der Cutis und Subcutis liegender Gefäße. Zur Erklärung der klinischen Symptome, welche ja auch danach nicht leicht ist, nahm Ehrmann an, daß die propulsatorische Kraft der Systole in dem verengten tiefen Arterienstämmchen an der Grenze der Cutis und Subcutis und den dazugehörigen Zweigen nicht imstande ist, die Blutsäule durchzutreiben, so daß es in diesem Bereiche zu einer Stauung kommt, während die Umgebung von den gesunden Blutgefäßen entsprechend versorgt wird und daher normal erscheint. Dafür würde auch der Befund Polaks sprechen, daß das Blut in den größeren Arterien gestaut ist, was auf einen Mangel in der propulsatorischen Kraft derselben schließen läßt. Daß es nicht zu einer Anämie kommt, wie man erwarten würde, wird dadurch erklärt, daß in dem Gefäßnetz nur ein Ast verengt ist, welchem von den umgebenden Netzteilen zwar noch immer Blut zugeführt wird, aber infolge der Weg- und Propulsionsbehinderung staue es sich in der geschädigten Arterie.

Der Prozeß erschöpft sich aber sicher nicht an den Arterien, sondern häufig genug finden wir eine Endophlebitis allein oder neben einer Endarteriitis und Peller möchte sogar 2 Typen danach unterscheiden: eine, bei der nur eine Venenerkrankung ohne eine solche der Arterien vorhanden ist, und eine zweite, bei welcher die Venenerkrankung sekundär als Folge von Strömungshindernissen im arteriellen Gebiete auftritt. Der Nachweis der arteriellen Veränderungen gelingt dann am ehesten, wenn die Excision senkrecht auf den Hauptstamm tief, womöglich bis auf die Fascie geführt ist, und nur wenn auch dann keine pathologischen Verhältnisse gefunden werden, soll die histologische Untersuchung als negativ angesehen werden. Immerhin scheint es auch solche Fälle zu geben, für welche Adamson toxische Wirkungen auf den Splanchnicus annimmt, und auch Ehrmann ätiologisch dauernde Kontraktionszustände im Gefäßsystem zu beschuldigen geneigt ist. Solche können auch den histologischen Veränderungen kürzere oder längere Zeit vorausgehen.

Zieht man in Erwägung, wie häufig Lues, Tuberkulose, Alkoholismus, Arteriosklerose sind, wie selten man verhältnismäßig doch eine Livedo racemosa zu sehen bekommt, so ist es begreiflich, daß von verschiedenen Seiten eine Prädisposition gewisser Individuen angenommen wurde. Hess und Kerl, sowie Urbach konnten bei genauer klinischer Untersuchung ihrer Livedo-Patienten Symptome einer auffallenden Labilität des Gefäßsystems finden, welche sie im Sinne einer konstitutionellen Veranlagung deuten. Perutz und Kaiser wiesen dann durch pharmakologische Prüfung eine Hypotonie des peripheren Gefäßapparates nach, wobei die Vasomotoren zentral und peripher normal funktionierten, während der Gefäßmuskelapparat Störungen aufwies. An dieser letzteren Stelle greife bei prädisponierten Individuen die Noxe an und erzeuge bei der Livedo racemosa dauernde Veränderungen, während diese bei der Livedo calorica nur vorübergehend seien. Auch Perlmann erhielt bei der pharmakodynamischen Prüfung nach Gröer-Hecht Verzögerung und geringeren Ausfall der Reaktion im befallenen Gebiete. Für die Bedeutung nervöser Störungen spricht auch der Fall von Fuhs, wo bei einer cerebralen Herderkrankung rechts die Livedo racemosa auf die linke obere Extremität beschränkt blieb, diese auch sonst einen pathologischen Nervenbefund aufwies.

Nun hat Adamson 1916 über 6 Fälle von „Erythema induratum Bazin“ Mitteilung gemacht, bei welchen an der Hand eine bläulichrote netzförmige Zeichnung zu finden war. Klinisch sind wohl Unterschiede zwischen *Livedo reticularis (lenticularis)* Adamson und Livedo racemosa (Ehrmann) vorhanden, doch nicht prinzipiell; bei letzterer baumförmige Zeichnung mit einem zentralen, etwas erhabenen, 8—10 mm breiten Hauptstamm und davon abgehenden

Nebenästen; bei ersterer ein meist geschlossenes Netz von etwas feinerem Kaliber, in welchem kleine, oft nur erbsen- bis fingernagelgroße Flecken normaler Haut liegen, doch kann das Netz auch Lücken aufweisen, womit dann auch klinisch schon die Übergänge zur Livedo racemosa gegeben sind. Pathogenetisch sind gewiß keine durchgreifenden Unterschiede. Jedenfalls muß betont werden, daß es sich bei der typischen Livedo racemosa *nicht* um eine Entzündung der Haut, um eine Dermatitis handelt, sondern um eine Veränderung der Gefäße. Kleine Ansammlungen von Rundzellen in der Cutis haben nur sekundäre Bedeutung; FISCHL fand bei einer Kombination von Tuberculosis indurativa Bazin mit einer Livedo lenticularis in einer Masche der letzteren Veränderungen, welche einem nicht zur Reife gekommenen „Bazin" entsprachen, woraus EHRMANN schließt, daß bei der Livedo lenticularis immer „Reste eines nicht vollständig zur Entwicklung gelangten, Erythema induratum nachweisbar" seien. Doch will es mich dünken, daß diese Verallgemeinerung bis jetzt noch nicht ohne weiteres möglich ist. Es kann sich eben um die Gefäßveränderung bei einer bestimmten Ätiologie ein Infiltrat entwickeln, welches einem „Bazin" entspricht (EBERT), oder aber dieses bleibt aus; die Gefäßerkrankung bei Bazin und Livedo sind ja fast identische.

Daß nahe Beziehungen der Livedo lenticularis zur Cutis marmorata bestehen, ist außer Zweifel, nur ist letztere vorübergehend, rein auf funktionelle Störung zurückzuführen. Eine netzförmige Zeichnung kann aber ebenso durch Einwirkung strahlender Wärme wie auch durch heiße Umschläge und Thermophor entstehen (BUSCHKE und EICHHORN, ADAMSON, RUSCH, BROERS, LEHNER und KENEDY, MYIAKI, ORMSBY, LJUBARSKI und CHODOROV u. a.), nicht selten sieht man neben dieser eine stärker ausgesprochene Cutis marmorata. ADAMSON erklärt das Entstehen der Netzzeichnung durch die büschelförmige Anordnung der Blutgefäße (RENAUT), das Netzwerk entspricht den Bezirken „reduzierter Zirkulation" zwischen den Gefäßbüscheln. Sie kommt normal bei Kindern und Jugendlichen vor, wird durch Kältewirkung verstärkt. Durch Schädigung (Lues, Tuberkulose, Alkohol, innersekretorische Störungen) kann sie stärker und persistent werden, wobei eine Wirkung der Noxe auf den Splanchnicus vielleicht eine Rolle spielt. FOX, WILLIAMS und GOODMAN, besprechen auch eine Livedo reticularis *idiopathica* als angeborenen Zustand, oft mit Akroasphyxie verbunden. Die Livedo e calore ist eine entzündliche Livedo, weshalb MENDÈS DA COSTA, für sie den Namen *Dermatitis calorica erythematosa et pigmentosa* vorgeschlagen hat. Die pigmentierten retikulären Pigmentationen sind nicht selten bei Tuberculosis indurativa vorhanden (WERTHER, SCHINDLER), wie auch beim Miliarlupoid (JADASSOHN), ULLMANN, LEHNER und KENEDY sahen solche auch nach Arsenmedikation. Auch die racemosen Formen haben wir öfter bei der indurativen Tuberkulose beobachtet. Abzutrennen ist die Dermatitis reticularis, welche HERXHEIMER und KOPPENHÖFER bei Ichthyotikern beschrieben haben, schon wegen ihrer Flüchtigkeit.

Wie schon erwähnt, verändert sich die Livedo racemosa meist nicht und ist durch therapeutische Maßnahmen nicht oder wenig zu beeinflussen. EHRMANN berichtet über Rückbildungsvorgänge in einem Falle durch antiluetische Kur, doch muß dies nicht sein, WAELSCH durch eine Tuberkulinkur, POLAK empfiehlt Sonnenbestrahlung und Wärmeapplikation, durch welchen Reiz es zu einer Kontraktion der kleinen, noch unveränderten Arteriolen komme und das Blut dadurch in die Venen getrieben werde.

Jedenfalls steht fest, daß beide Formen, die Livedo reticularis und racemosa, bei Tuberkulose und vergesellschaftet mit tuberkulösen Hauterkrankungen vorkommen. Erst weitere genaue Untersuchungen werden dartun können, ob die beiden klinischen Formen aufrecht zu erhalten sind, ob und wie sich deren histo-pathologische Trennung immer durchführen läßt. Schwierigkeiten bei der Lösung dieser Frage bietet stets die Tatsache, daß verschiedene Erkrankungen unter derselben Bezeichnung laufen, daß also schon die klinische Diagnose oft nicht sicher steht.

In der Literatur gibt es eine große Zahl von Einzelbeobachtungen, welche mit mehr oder weniger Bestimmtheit der Tuberkulose zugeschrieben werden, sie alle anzuführen wäre fast unmöglich. Eine Einreihung solcher Befunde fällt oft außerordentlich schwer. So beschreibt GRUNKE eine *Dermatomyositis* bei einem 55jährigen Manne, bei der die Haut der Extremitäten gerötet, trocken, leicht schuppend ist; neben entzündlichen und pigmentierten Plaques finden sich kleine atrophische Stellen. Die Muskulatur fühlt sich infiltriert, teigig an und ist druckempfindlich. Immer größere Partien wurden von der Erkrankung ergriffen, der Tod erfolgte infolge einer beiderseitigen Pleuritis. Histologisch zeigen Epidermis und Cutis kaum entzündliche Veränderungen, dagegen beginnen solche in der Subcutis, um gegen die Fascie und den Muskel zuzunehmen, sie bestehen in einer tuberkulösen Infiltration dieser Gebilde mit einzelnen nekrotischen Herden, häufige Anordnung um Blut und Lymphgefäße. Auch bakteriologisch wurde der Beweis für die tuberkulöse Ätiologie geführt, indem aus den Hautmuskelstückchen ein Tuberkelbacillus gezüchtet wurde, welcher in seinen Eigenschaften dem Typus avium sehr nahe kam (KEMPNER-RABINOWITSCH). Auch ein *subinguinales tuberkulöses Granulom* (RILLE) steht als eigenes Krankheitsbild einzig da und bedürfte wohl noch der Bestätigung. Ganz eigentümlich ist die von BR. BLOCH demonstrierte „*mykosiforme resp. syphiloide senile Tuberkulose der Haut und des Schädelknochens*“, deren histologisches Bild einer Mykose, stellenweise einer Sporotrichose entspricht. Der Tierversuch verlief dreimal positiv für Tuberkulose. Trotz negativer Wa.R. heilten die Affektionen auf Jod fast vollständig ab.

MILIAN beschrieb bei einem Falle von deformierendem Gelenksrheumatismus (wahrscheinlich tuberkulöser Natur und spezifischer Knochenerkrankung) kleine cutan und subcutan gelegene Knötchen an der Streckseite der Grundphalangealgelenke. VENTURI sah bei einer niemals luetisch infizierten Frau erbsengroße Knötchen in der Umgebung der Gelenke, von denen er annimmt, daß sie einem tuberkulösen Granulom entsprechen. Weit größer ist die Ähnlichkeit mit juxtaartikulären Bildungen, wie wir sie bei der Lues und dem Pian beschrieben finden, in der Beobachtung BRÜNAUERS, bei welcher neben tuberkulösen Erkrankungen der Haut und der inneren Organe bis nußgroße derbe Knoten aufgetreten waren. Man wird also gegebenenfalls auch an eine tuberkulöse Ätiologie dieser Erscheinungen in Zukunft denken müssen.

Wir haben schon im Verlaufe unserer Darstellung erwähnt, daß tuberkulöse Hautmanifestationen auch *Stigmata,* teilweise recht charakteristische, hinterlassen. Allen bekannt sind die gestrickten Hautnarben nach perforierten Scrofulodermen; ebenso auffallend sind die kleinen deprimierten Närbchen an der Streckseite der oberen Extremitäten nach papulo-nekrotischen Tuberkuliden. Als Folge von Livedo racemosa, aber auch nach anderen Tuberkuliden, bleiben langdauernde Pigmentationen zurück. HABERMANN beschreibt eine Anetodermie nach Tuberculosis lichenoides. Allerdings muß man sich auch da hüten, aus Narben voreilige oder zu weitgehende Schlüsse zu ziehen, es können z. B. einmal auch nach einer exulcerierten indurativen Tuberkulose nierenförmige Narben zurückbleiben, ohne daß es sich um eine Lues gehandelt hat. Andererseits zeigen sich mitunter Störungen am Hautorgan bei inneren Tuberkulosen, so will HAHN gewisse Nagelveränderungen (ROSEANAUsche Grübchen, Cyanose der Fingernägel, hippokratische Nagelveränderung) charakteristisch für aktive Lungenprozesse ansehen.

D. Tuberkulöse Hautinfektionen im Beruf und als Unfallsfolge.

Anhangsweise sei noch kurz einiges über die Hauttuberkulose als *Berufskrankheit* gesagt, worüber gelegentlich auch schon früher gesprochen worden war. Sie spielt eigentlich in dieser Hinsicht nur eine geringe Rolle, wenn man bedenkt, wie viele Berufe zur Verbreitung der inneren Tuberkulose beitragen, wie groß die Gefährdung der Arbeiter in zahlreichen Betrieben für diese Erkrankung ist. Für unsere Betrachtung kommt natürlich nur die direkte Infektion durch den Beruf in Betracht. FABRY hat dieses Kapitel im Handbuche von ULLMANN-OPPENHEIM: „Die Schädigungen der Haut durch berufliche und gewerbliche Arbeit, Bd. 1" behandelt.

Der Kreis der gefährdeten und auch öfter erkrankenden Personen ist ein kleiner; er umfaßt vor allem jene, welche mit tuberkulösen Individuen, seien es Menschen oder Tiere zu tun haben. Unter letzteren ist es in erster Linie das Rind, welches oft tuberkulös befunden wird, doch auch Katzen, Hunde, Schweine, Vögel. Wenn auch vorwiegend an innerer Tuberkulose leidend, sehen wir doch auch die Haut der Tiere in wechselnder Häufigkeit erkrankt, beim Rinde öfter die Euter, wodurch charakteristische Infektionen bei Melkern vorkommen, doch auch andere Körperstellen (KLIMMER, HUYNEN und LAHAYE, DAY, PALTRINIERI, SICKMÜLLER usw.), verhältnismäßig häufig ist die Haut der Katzen von Geschwüren mit reichlichem Bacillengehalt befallen, seltener die der Hunde (LIÉGOIS und BERTRAND), bei diesen beiden Tierarten wurde in den letzten Jahren eine deutliche Zunahme der Tuberkulose konstatiert. Häufiger ist die Tuberkulose bei Papageien, oft als Hauthörner in Erscheinung tretend, daneben sehr oft innere Tuberkulose. Daß jene Tiere, welche sich viel in der Umgebung des kranken Menschen aufhalten, nicht so selten von diesem infiziert werden, daß dies um so leichter im Elendsmilieu erfolgt, ist sicher. Näheres darüber siehe HELLER, dieses Handbuch Bd. 14, S. 787.

Alle Personen also, welche mit solchen Tieren beruflich zu tun haben, sind einer erhöhten Infektionsgefahr ausgesetzt. Die Infektion erfolgt gewöhnlich durch kleinste Verletzungen, selten, wenn überhaupt, durch die unverletzte Haut (KÖNIGSFELD). Durch lebende und tote tuberkulöse Menschen infizieren sich am ehesten Ärzte, Anatomiediener, Pflegerinnen. Auch da bietet die innere Tuberkulose mehr Gelegenheit, während Inokulation von Hauttuberkulose aus zu den großen Seltenheiten gehört (JADASSOHN, BURCHARDI).

Von Tieren droht eine Ansteckung wieder den Tierärzten, Schlächtern, Viehhändlern, Fleischhauern, Abdeckern und allen jenen, welche mit kranken Tieren oder deren Produkten zu tun haben. Die Melker können sich entweder vom Euter aus oder durch die Milch tuberkulöser Tiere infizieren. Daß ab und zu auch Laboratoriumsinfektionen vorkommen, ist selbstverständlich, vor nicht langer Zeit beobachtete ich eine solche an der Bindehaut einer Ärztin, welcher bei einem Versuch Kulturflüssigkeit eines hochvirulenten Stammes ins Auge gespritzt war. Auch bei Wäscherinnen, welche Wäsche von Tuberkulösen zur Reinigung bekommen, sieht man nicht so selten lokalisierte Tuberkulose, doch existiert darüber keine Statistik; meist erfolgt die Ansteckung an der Hand oder an den distalen Fingergliedern, an Stelle eines Panaritium, welche eben bei dieser Beschäftigung am ehesten und intensivsten mit infektiösem Materiale in Kontakt kommen (ROEPKE). In seltenen Fällen konstatiert man solche Infektionen auch bei Borsten- und Fellarbeitern (SHERWELL), Schustern (WHITEHOUSE), Gerbern; FABRY beobachtete eine exogene Erkrankung bei einem Wildbrethändler (infolge Abziehens eines tuberkulösen Rehbockes). Allerdings ist der Infektionsmodus nicht immer mit Sicherheit zu bestimmen, da eine Autoinokulation nicht immer leicht auszuschließen ist. Diese ist meist die Ursache bei der Tuberculosis verrucosa cutis der Tischler und Bergleute. Bei letzteren konstatierte Fabry meist nur einen, allerdings verschieden großen Herd, doch kommen auch mehrere vor. In der Mehrzahl der Fälle ist nur eine Hand erkrankt, zuweilen wird nach Abheilen die zweite affiziert, es würden also diese Erkrankungen eigentlich schon nicht mehr zu der Tuberkulose durch den Beruf gehören, sondern vielmehr sind es Berufe, bei welchen häufiger Tuberkulosen an der Haut lokalisiert sind.

Die Form ist meist die Tuberculosis verrucosa cutis, seltener der Impflupus oder gar die ulceröse Tuberkulose. Eine solche sah ich als rhagadiformes Geschwür an der Oberlippe bei einem Klarinettisten auftreten, der sich von seinem tuberkulösen Lehrer infizierte, als er dessen Instrument benützte. Reichert befaßt sich mit den Schädigungen bei Glasbläsern, welche tuberkulöse Infektionen in typischen Verletzungen an der Ober- und Unterlippe infolge der Glasbläserpfeife erleiden, indem diese von Mund zu Mund geht.

Recht schwierig ist die Beurteilung der Hauttuberkulose als *Unfallsfolge*. Daß Infektionen durch Traumen entstehen, haben wir ja schon angeführt. Raudnitz sah unter 208 Lupusfällen 12 nach Verletzungen beginnen. Diese sind verschiedenster Art, so Circumcision, Biß, Tätowieren, Impfung, Schröpfköpfe, infizierte Instrumente — Legrain berichtet über eine solche durch eine Spritze, welche 3 Monate vorher bei einem Phthisiker verwendet worden war — usw. Das tuberkulöse Virus kann mit dem Trauma zugleich eingebracht werden bei einem scheinbar Gesunden, dann ist die Erkrankung versicherungstechnisch voll anzuerkennen; oder aber es kommt erst sekundär in die Wunde, wobei die Bacillen entweder von außen her eingeführt werden oder aus dem eigenen Körper stammen (Aussaugen, Sputum usw.), schließlich kann eine Infektion auch auf hämatogenem Wege bei einem Tuberkulösen spezifischen Charakter annehmen. Zollinger befaßte sich mit diesen Fragen und meint, daß unter letzteren Umständen eine volle Anerkennung durch die Versicherungsgesellschaften im allgemeinen nicht zu erfolgen hat. Genaueste Prüfung aller Einzelheiten, wobei besonderes Gewicht auf die Klärung der Zusammenhänge zwischen Unfall und Entstehung der Tuberkulose zu legen ist, müssen dem Gutachten vorangehen, die Größe der Verletzung allerdings wird bei der Hauttuberkulose nicht ausschlaggebend sein.

E. Einige fälschlich zur Tuberkulose gerechnete Hauterkrankungen.

1. Angiokeratoma Mibelli.

Mit den im vorhergehenden angeführten Krankheiten und dem noch dazugehörigen Erythematodes und dem Granuloma annulare, welche von anderer Seite abgehandelt werden, sind wir nach unserer Auffassung an der Grenze des Gebietes der Hauttuberkulose angelangt, ja mit gewissen Erkrankungen z. B. der Purpura teleangiectodes haben wir sie sogar schon überschritten. Man kann einstweilen diese Grenze nicht weiter hinausschieben, will man sich nicht willkürlich das Recht dazu nehmen und sich der Beweise entschlagen, die auch bescheidenen Ansprüchen der Logik entsprechen. Wie aber hier von manchen Autoren, zumal den Anhängern von Poncet verfahren wird, dafür möchten wir nur ein literarisches Beispiel anführen, welches das *Angiokeratoma* (acroasphycticum) *Mibelli* betrifft. Ein um die Erforschung der Hauttuberkulose so außerordentlich verdienter Autor wie Gougerot erledigt diese Affektion in einer Übersicht über die Tuberkulide mit folgenden Worten: „Ce syndrome clinique n'a encore comme preuves de son origine bacillaire que des statistiques cliniques (DARIER) et quelques faits de transition anatomiques (MILIAN et LEREDDE). *Quoique non douteux*, leur origine bacillaire ne s'appuie que sur des probabilités.“ Also das Tatsachenmaterial wird vollkommen richtig gewürdigt, aber trotzdem der tuberkulöse Ursprung a priori als „nicht zweifelhaft“ angenommen! Aber gerade für das Angiokeratoma liegt bisher kaum eine Wahrscheinlichkeit einer bacillären Ätiologie vor. Schon klinisch machen die kleinen, wenig erhabenen, an Finger- und Zehenrücken (in seltenen Fällen auch an den volaren Flächen) lokalisierten Herde, die aus blau oder violett durchscheinenden, erweiterten, kleinen Gefäßen zusammengesetzt und mit Hornmassen von wechselnder Dicke bedeckt sind, durchaus nicht den Eindruck entzündlicher Reaktionen. Es sind — wie es auch MIBELLI 1899 in seiner ersten Arbeit dargestellt hat — Angiome mit sekundärer Verhornung. Dieser Eindruck wird durch die histologische Untersuchung nur verstärkt. Es findet sich nicht ein einziges Element, wie wir es bei bakteriellen oder toxischen Reizen, die auf ein Gewebe einwirken, zu sehen gewohnt sind. Sondern wir haben einen kleinen Tumor durch kavernöse Erweiterung der Gefäße des Papillarkörpers, vielleicht auch Neubildung derselben, und ein auf die veränderte Ernährung mit Hyperkeratose reagierendes Epithel. Wenn LEREDDE und MILIAN sowie HAURY, PAUTRIER, EHRMANN Gefäßveränderungen speziell der Venen in der Tiefe, bestehend aus Wandverdickungen und Intimawucherungen, perivasculärer Infiltration, sogar Nekrose, gesehen haben, so sind das erstens vereinzelte Befunde, die von anderen Autoren auch bei tiefen Biopsien nicht bestätigt wurden. Zweitens beweisen diese anatomischen Veränderungen nicht das Geringste für die Tuberkulose, denn sie sind vollkommen unspezifisch, und es spricht nichts dagegen, daß sie sich nicht sekundär auch bei irgendeinem beliebigen Nävusangiom herausbilden können. Weil bei manchen Hauttuberkulosen auch einmal unspezifische Läsionen vorkommen, daraus darf man doch nicht die Umkehrung ableiten, daß solche unspezifische Strukturen für Tuberkulose sprechen. Und gerade auf den anatomischen Beweis legt PAUTRIER noch besonderes Gewicht. Die Anatomie scheint aber vielfach den Angiomcharakter des Leidens zu beweisen. Dafür spricht auch ein von H. v. PLANNER publizierter Fall, wo neben Läsionen, die klinisch völlig dem Angiokeratoma MIBELLI gleichen, eine ausgedehnte Angiomatose auch der tieferen Schichten vorhanden war; manche Fälle der älteren Literatur halten im übrigen einer Kritik über ihre Zugehörigkeit zum Angiokeratom vielfach nicht stand (TRUFFI, JADASSOHN).

Auch die klinischen Zusammenhänge mit Tuberkulose sind äußerst unsicher. EHRMANN findet zwar unter 4 Fällen dreimal Tuberkulose innerer Organe, dagegen konstatierte TRUFFI bei 10 Angiokeratomen nur in 2 Fällen eine Tuberkulose in der Familienanamnese. Bei BRANDWEINERs Patienten war die Tuberkulinreaktion in allen Modifikationen negativ, desgleichen Tierversuche mit Hautmaterial; in den Lungen war auch röntgenologisch nichts Verdächtiges festzustellen. Wenn in einigen Fällen überhaupt von einer Beziehung zur Tuberkulose die Rede sein kann, so ist es nur eine ganz indirekte. Man findet nicht selten bei tuberkulösen und tuberkulös belasteten Personen eine gewisse Schwäche der peripheren Zirkulation (ESCANDE). Es ist dieselbe Anlage, die auch das Zustandekommen von Pernionen begünstigt, und Pernionen sowie cyanotische und kühle Beschaffenheit der Extremitätenenden kommen häufig zugleich mit Angiokeratomen bei demselben Individuum vor. Die meisten Autoren sehen daher auch heute für das Angiokeratom das Wesentliche in Zirkulationsstörungen und Stauungserscheinungen (SCHEUER, JUDIN, GUSZMAN, BECK, DUBOIS). Wie sehr gerade mechanische Ursachen hier eine Rolle spielen, geht aus einem von LEWANDOWSKY beobachteten Fall hervor, wo einige Jahre nach Operation einer tuberkulösen Coxitis und Inguinaldrüsentuberkulose an der entsprechenden Extremität Lymphangiome zugleich mit Angiokeratomen aufgetreten waren. Die Tuberkulose hatte also nur eine ganz sekundäre Bedeutung. Die Ursache des Hautleidens war nicht der Tuberkelbacillus, sondern eine Funktionsstörung im Organismus, die durch die tuberkulöse Erkrankung eines anderen Organes hervorgerufen wurde, ebenso wie die Pigmentation beim Morbus Addisoni nicht durch Tuberkelbacillen erzeugt wird, sondern eine Folge der tuberkulösen Nebennierenerkrankung ist.

Wenn auch BEZANÇON und PHILIBERT für die tuberkulöse Ätiologie des Angiokeratoms eintreten, so müssen wir doch betonen, daß bisher auch nicht ein einziges sicheres Stigma für die Zugehörigkeit zur Tuberkulose spricht (FABRY, DUBOIS, SCHOLTZ, BRAUER, GOLDSCHLAG, ITOH). Daß Tuberkulotoxine günstige Bedingungen schaffen können (HUDELO, CAILLAUD und CHABRUN, GOLDSCHMID) wäre immerhin möglich. QUEYRATs Ansicht geht dahin, daß es sich nicht um ein Tuberkulid handle, sondern er zählt das Angiokeratom zu den Dermopathies tuberculo-semasiques, d. h. Erkrankungen, welche Indikatoren der Tuberkulose sind und deren Vorkommen auffordert, nach Tuberkulose zu fahnden, ähnlich wie eine Hypertrichosis interscapularis, lange Cilien usw., also ein Zusammenhang, der gewiß nicht besonders innig ist.

Schon JADASSOHN hat darauf verwiesen, daß mitunter Tuberkulide durch hämorrhagische Veränderungen angiokeratomähnlich werden können. TRUFFI beschreibt ein papulo-nekrotisches Tuberkulid auf dessen Boden sich ein Angiokeratom entwickelt hat. Aber nicht nur eine Ähnlichkeit, sondern Bildungen, welche klinisch und histologisch vom Angiokeratom nicht zu unterscheiden sind, kommen als symptomatische Erscheinungen vor bei der Tuberkulose nahestehenden Erkrankungen. So hat VOLK ein solches bei einem Erythematodes mit gleichzeitiger Drüsentuberkulose beschrieben, wobei histologisch die sehr charakteristischen Capillarektasien und die Hyperkeratose zu erkennen waren, die stärkere sonst beim Angiokeratom fehlende Zellinfiltration wird auf den Erythematosus bezogen. Dieser Erythematodes und das Angiokeratom gingen auf eine Holländerkur prompt zurück, was wohl als Beweis dafür angesehen wurde, daß der Erythematodes unter geeigneten Bedingungen ein Angiokeratom imitieren kann, wie dies auch POKORNY ausspricht. In HECHTs Fall fanden sich an den Händen Bildungen, welche klinisch als Angiokeratom imponierten, während die histologische Untersuchung ein Tuberkulid ergab.

Fassen wir also zusammen, so müssen wir sagen, daß das Angiokeratoma Mibelli derzeit noch eine Krankheit sui generis ist, bei welcher als ätiologisches Moment die Tuberkulose höchstens eine unterstützende Rolle spielen kann, indem bei derselben auch häufig eine Schwäche des peripheren Gefäßsystems vorkommt, die Toxine des Tuberkelbacillus bei einer angeborenen Disposition können als weitere Schädlichkeit herangezogen werden, wie dies auch für die Erfrierungen resp. andere innere und äußere Ursachen gilt. Selbst ein häufigeres Zusammentreffen mit innerer Tuberkulose könnte daran kaum etwas ändern. Tuberkulinreaktion, ebenso der negative Befund von Tuberkelbacillen sprechen dagegen. Seine Beziehungen zu näviformen Bildungen, zu Angiomen, Pernionen sollen hier nicht besprochen werden (siehe FABRY, WILE und BELOTE und andere).

Andererseits können bei Tuberkuliden angiokeratomähnliche Bilder auftreten, wenn die Bedingungen dazu gegeben sind. In diesen Fällen wird man histologisch öfter differente Charaktere finden, welche der Grundkrankheit entsprechen (Fälle VOLK, ZIELER, HECHT). Daß endlich auch Kombinationen zweier Erkrankungen vorkommen, z. B. Hauttuberkulose resp. Tuberkulid und Angiokeratom ist vorauszusetzen und beobachtet (Brocq und Laubry, Grouven, Itoh, Tomasone, Makai).

2. Parapsoriasis.

Diese Krankheit ist zwar in allen ihren Formen nicht zu häufig, aber durch die Arbeiten von Brocq, Jadassohn, Juliusberg u. a. klinisch und anatomisch so fest umschrieben worden, daß wir „Übergänge" zur Tuberculosis lichenoides oder anderen Tuberkuliden nicht zulassen können. Die Parapsoriasis hat niemals histologisch tuberkuloide Veränderungen. Finden wir solche in einem klinisch atypischen Fall und dazu eine positive Lokalreaktion auf Tuberkulin, so ist es eben keine Parapsoriasis, sondern eine Tuberculosis lichenoides oder ein Tuberkulid (Juliusberg). Denn gerade bei dieser Form der Hauttuberkulose haben wir ja gesehen, daß sie klinisch in verschiedenerlei Gestalt auftreten kann. So hatten wir schon die Verwechslung mit Pityriasis rubra pilaris erwähnt. Auch Fälle, die dem Bilde der Parapsoriasis äußerlich sich nähern (Pick, Milian), dürfen uns durchaus nicht befremden. Ebenso sehen subakute, disseminierte miliare Hauttuberkulose (Leiner und Knöpfelmacher) mitunter einer Parapsoriasis en gouttes sehr ähnlich, man wird daran immer zu denken haben und solche Fälle eben nicht zur Pityriasis lichenoides chronica rechnen, auch Jadassohn erkennt eine Beziehung zur Tuberkulose nicht an (s. Langner).

Tuberkelbacillen wurden bei der Parapsoriasis nie gefunden, der histologische Befund gibt gar keinen Anhaltspunkt für Tuberkulose, in typischen Fällen berichten manche Autoren auch über mangelnde Allgemein-, Pirquet- und Intracutanreaktion (Hodara, Müller, Pautrier); dagegen sah Prieto bei zwei Patienten neben der positiven Lokal- auch deutliche Herdreaktionen an den Efflorescenzen, doch will er diesen Befund noch keineswegs im Sinne der tuberkulösen Ätiologie der Parapsoriasis verwerten. Wir können uns daher der Auffassung von Civatte über die tuberkulöse Natur der Parapsoriasis nicht anschließen, da sie nur geeignet ist, Verwirrung anzurichten. Denn einerseits werden dann typische Tuberkulide für Parapsoriasis erklärt, wie in dem Falle von Verotti, oder trotz Fehlen jedes anatomischen Verdachtsmomentes Parapsoriasisfälle zu den Tuberkuliden gestellt, wie von Queyrat und Pautrier, Pawlow.

3. Psoriasis.

Ebensowenig wie für die Parapsoriasis liegen für die echte Psoriasis genügend Argumente vor, welche die Frage einer tuberkulösen Ätiologie überhaupt diskussionsfähig machen würden. Petges und Desqueyroux, die einen Fall von Poncetschem Rheumatismus mit Psoriasis und Beziehungen zwischen beiden gesehen haben, zögern selbst, die Frage so einfach bejahend zu beantworten, wie Poncet und Leriche, die erklären, „que dans certaines circonstances le psoriasis est une dermatose bacillaire". Menzer faßt die Psoriasis als Symptom einer konstitutionell-bakteriellen Erkrankung auf, indem von einer zentralen latenten, meist Drüsentuberkulose, die Haut auf hämatogenem Wege infiziert wird, und sich in ihr dann auch Strepto- und Staphylokokken ansiedeln. Seinem positiven Befund von Muchschen Granula in einem Falle und eines tuberkelbacillusähnlichen Stäbchens im Antiforminpräparat aus einer staphylogenen Zellgewebsentzündung bei einem auf Tuberkulin positiv regierenden Psoriatiker wurde schon von Zieler jede Beweiskraft abgesprochen.

Von Bedeutung schien die Behauptung Menzers, daß seine Psoriatiker sämtlich auf subcutane Alttuberkulinzufuhr Herdreaktion zeigten, besonders da auch E. Löwenstein, Weleminsky, Cemach ähnliches, letztere nach

Tuberkulomucininjektionen beobachtet und in einer Reihe von Fällen dadurch Heilung der Psoriasis erzielt hatten. Auch sind Fälle beschrieben, wo nach Tuberkulininjektionen (WARNECKE) oder Pneumothoraxfüllungen (JUNKER) Psoriasiseruptionen auftraten, doch nehmen diese Autoren eine Reizwirkung des Tuberkulins, resp. endogen entstandene Stoffwechselprodukte auf einen latenten Psoriatiker an.

Bei Nachprüfungen der Befunde MENZERS konnte SCHÖNFELD nachweisen, daß Psoriatiker selbst auf hohe subcutane Tuberkulindosen oft nicht einmal allgemein reagieren; ebenso fand ROISENZWIT von 53 Psoriasisfällen 45 % vollständig tuberkulosefrei, O. HOFFMANN nur in 26% eine tuberkulöse Familienanamnese. Diesen Zahlen stehen allerdings solche gegenüber, bei welchem das Prozentverhältnis einer tuberkulösen Infektion ein verhältnismäßig sehr großes ist (GRAM, NICOLAS und LEBOEUF), SOWINSKI will bei Meerschweinchen, welche mit frischen Psoriasismateriale geimpft waren, nach 4—6 Wochen positive Mantouxreaktion gesehen haben (Autopsie?). HÜBNER, NAST, RÜSCHER bestreiten den Zusammenhang mit Tuberkulose. MILIAN erhielt bei 6 Psoriatikern mit Gelenkerkrankungen Allgemein- und Herdreaktionen, letztere aber nur in den Gelenken, nicht in den Psoriasisplaques. Nichtsdestoweniger können wir auch aus eigener Erfahrung bestätigen, daß man besonders nach Injektion von Tuberkulomucin, doch auch nach Alttuberkulin, eine Reaktion in und um die Psoriasisplaques sehen kann, doch keineswegs regelmäßig, wobei es nicht immer Allgemeinreaktionen geben muß. Wir können diese Erscheinung recht gut als eine unspezifische, als eine Proteinkörperreaktion auffassen, zumal wir wissen, daß die psoriatische Haut sich oft durch eine erhöhte Empfindlichkeit und Reaktionsbereitschaft gegen verschiedene Eingriffe auszeichnet. Diese vorübergehenden Rötungen können einmal auch zur Rückbildung von Efflorescenzen führen, aber es ist damit keineswegs sicher zu rechnen, ja es ist unserer und anderer Erfahrung nach eher selten, und Schlüsse daraus zu ziehen sind wir schon gar nicht berechtigt (v. FICK). Auch sahen wir danach schon böse Verschlimmerung, so auch ZIELER, WARNECKE, wie dies ja nach starken Reizen bei Psoriasis vorkommt. Wie diese Reizwirkung zustande kommt, ob direkt oder über den Weg des endokrinen Systems (LESZCZYŃSKI) oder als Mobilisierung eines hypothetischen Erregers, das entzieht sich vorläufig unserer Kenntnis.

Die Kombination von Schuppenflechte mit sicheren Tuberkulosen der Haut sehen wir bei unserem großen Materiale zuweilen, sie gehört aber eigentlich zu den Seltenheiten. Einige Fälle sind auch in der Literatur niedergelegt, so durch AUDRY zwei (Tuberculosis indurativa, Tuberculosis verrucosa cutis), FISCHL (Psoriasis und Lupus vulgaris), HOFFMANN (Psoriasis und Erythematodes), MARCERON und HUET (Psoriasis und Tuberkulide); WIRZ beobachtete bei einer alten Psoriasis das Auftreten von Tuberculosis indurativa Bazin und papulo-nekrotischen Tuberkuliden. Tuberkelbacillen wurden nicht gefunden, auch zeigt die Histologie niemals auch nur die Andeutung einer tuberkuloiden Struktur (NOBL).

Wenn auch die französische Schule zum Teil (AUDRY, BALZER, BORY, DUJARDIN, SABOURAUD, VIGNE und MOUTTE) für die tuberkulöse Ätiologie der Psoriasis eintritt und neue Beweise dafür zu schaffen sucht (Komplementablenkung [NICOLA und LEBOEUF], Blutkörperchensenkungsgeschwindigkeit), so glauben wir doch keine Berechtigung dafür zu haben, die Psoriasis als ein Tuberkulid anzusehen, ja wir wollen sie sogar nicht einmal als „réaction cutanée" einer latenten Tuberkulose im Sinne der Franzosen betrachten, solche Ansicht gehört vorläufig ins Reich der Hypothese, welche einer sicheren Grundlage entbehrt. Daß die Tuberkulose und die Tuberkulinreaktion, so wie auch viele andere Umstände gelegentlich für eine Psoriasiseruption auslösend wirken können, soll ohne weiteres zugestanden werden, der pathogenetische Vorgang ist allerdings noch vollständig dunkel. Andererseits glaubt MAYRHOFER wieder Verschlimmerungen eines tuberkulösen Lungenprozesses, auch Auftreten spezifischer Pleuritiden mit Exazerbationen und Schüben psoriatischer Erkrankungen in Zusammenhang bringen zu müssen. Das Beobachtungsmaterial ist noch zu gering, um klar zu sehen.

4. Granulosis rubra nasi.

Auch diese Erkrankung, welche von JADASSOHN zuerst beschrieben und mit diesem Namen belegt wurde, bringt man mit der Tuberkulose in Verbindung, allerdings werden auch alle möglichen anderen ätiologischen Beziehungen angeführt, so mit der Akroasphyxie (SCOMAZZONI), vasomotorischen, sekretorischen Störungen (DARIER, JEANSELME). Es handelt sich dabei um jene Erkrankung der Nase, besonders des unteren Teiles derselben, wobei sich auf meist mehr oder weniger diffus gerötetem, mitunter von leicht erweiterten Gefäßen durchzogenem Grunde hoch- bis dunkelrote Knötchen erheben, gleichzeitig besteht starke lokale Schweißsekretion, nicht so selten beobachten wir auch Akrocyanose und Schwitzen der Hände und Füße.

Die Granulosis rubra nasi tritt überwiegend in frühester Kindheit auf und verschwindet nicht selten nach der Pubertät. Ausnahmsweise beobachtet man die *ersten* Erscheinungen in höherem Alter (BEESON mit 12 Jahren, HABERMANN mit 23, SPITZER mit 19 Jahren). JADASSOHN machte auf das familiäre Vorkommen aufmerksam, wovon bereits einige Fälle bekannt sind (KRAUS, BÖHM, LANGER), wir konnten, wie auch URBACH, zweimal bei Geschwistern starke Hyperidrosis nasi ohne Knötcheneruption konstatieren.

Für eine tuberkulöse Ätiologie scheinen Fälle zu sprechen, bei denen neben hereditärer Belastung, positiver Tuberkulinreaktion, Zeichen von innerer Tuberkulose auch gleichzeitig tuberkulöse Hauterkrankungen vorhanden oder gleichzeitig entstanden waren (BARBER, GOUGEROT, KLEPPER, RAJKA), besonders gravierend die Fälle von ARTOM, RITTER, bei denen Moroeinreibung, resp. PONNDORF auf die Tuberkulide wie auf die Granulosis rubra nasi sehr günstig einwirkten. Für die Mehrzahl der Autoren (JADASSOHN, KRAUS, COMBY, HALLÉ, RILLE, HABERMANN, LEHNER) sind diese Argumente nicht genügend, und auch wir sind der gleichen Meinung, dies um so mehr, als das histologische Bild ein ganz unspezifisches ist: um ausgedehnte Gefäße, besonders in der Follikel- und Drüsengegend ein banal entzündliches Infiltrat, welches sich in stark entwickelten Fällen auch um den Ausführungsgang der Schweißdrüsen findet und durch Kompression zu cystischer Erweiterung desselben führen kann. Tuberkelbacillen wurden nie nachgewiesen und auch Fälle beobachtet, z. B. THIEBERGE und AZIÈRE bei einem $3^1/_2$jährigen Kinde, bei dem von einer Tuberkulose absolut nichts nachzuweisen war.

Wenn mit der Tuberkulose überhaupt ein Zusammenhang besteht, so möchten wir diesen höchstens als einen indirekten ansehen, da wir ja wissen, daß bei diesen Kranken eine gewisse Neigung zu Akroasphyxien und allgemeiner und lokaler Hyperidrosis besteht, ein Zusammenhang der ähnlich auch bei der Perniosis angenommen werden kann.

5. Acne conglobata.

Auch die Acne conglobata soll uns hier nur insoweit beschäftigen, als sie ätiologisch mit der Tuberkulose in Beziehung gebracht wird. Daß dieses Krankheitsbild, welches von LANG-SPITZER aufgestellt worden ist, kein scharf umrissenes ist, daß vielfach Übergänge zur Dermatitis papillaris capillitii, zur

Perifolliculitis capitis abscedens et suffodiens und zur Acne vulgaris bestehen, daß hierher gehörige Erkrankungen unter verschiedensten Namen beschrieben sind, welche mit der Acne conglobata gewisse Ähnlichkeiten haben, darauf ist von verschiedenen Seiten (EHRMANN) verwiesen worden, H. HOFFMANN hat die einschlägige Literatur gesammelt und kritisch verarbeitet[1].

Bei der Acne conglobata finden wir in Gruppen stehende Comedonen, evtl. auch Doppelcomedonen und aus diesen entstehende Narben. Durch Zusammenfließen solcher atrophischer Comedonennarben entstehen erbsen- bis bohnengroße, unregelmäßige, zackig begrenzte deprimierte Hautpartien, zwischen denen schmale Hautbrücken bestehen bleiben, so daß das Bild manchmal Ähnlichkeit mit Scrophulodermanarben erhält. Infektion der Follikel bewirkt die Bildung blauroter Knötchen, welche nach unserer Erfahrung mitunter sehr schmerzhaft sind, diese vergrößern sich, vereitern, können bis handtellergroß werden und nach Perforation zu recht torpiden serpiginös fortschreitenden Geschwüren mit unterminierten Rändern führen, welche oft einem Scrophuloderm ähneln. Die Narben nehmen dann ein dementsprechendes Aussehen an, werden öfter keloid, auch entstehen Brückennarben und fibröse Anhänge. Der Prozeß ist außerordentlich langwierig und führt zu großen Entstellungen.

Histologisch geht die Erkrankung vom Follikel aus, doch wird in den reinen Fällen kein tuberkuloides Gewebe gefunden, sondern es bestehen banale Entzündungserscheinungen, zuweilen mit Riesenzellen. Exzidiert man nicht zu alte Efflorescenzen, so konnte dieser schon von SPITZER erhobene Befund von *uns* u. a., so von ARZT, RUSCH, H. HOFFMANN, TSCHERNOGUBOFF und PELEVINA, SELISKY immer wieder bestätigt werden.

Was die Ätiologie anlangt, so macht FINGER auf den Fehler aufmerksam, den schon KAPOSI begangen hat, indem er die Acne conglobata mit der „Acne cachecticorum", also einer sicher tuberkulösen Erkrankung zusammenwarf und EHRMANN verweist mit Recht darauf, daß im HEBRA-KAPOSIschen Atlas als Acne cachecticorum zwei divergente Formen abgebildet sind, ein acneiformes Tuberkulid und eine Acne conglobata. Nun hat OPPENHEIM die Meinung vertreten, daß es sich dabei um eine ganz eigene Hauttuberkulose handle, die in gewissen Stadien zwar manchen Hauttuberkuliden ähneln könne, sich von diesen aber schon durch das serpiginöse Fortschreiten unterscheide. Für die tuberkulöse Erkrankung führt er an: das gelegentliche Zusammenvorkommen mit anderen tuberkulösen Hauterkrankungen (PORIAS, DRESSLER, SUSSMANN), resp. die Entstehung von Tuberkulidformen um alte Efflorescenzen nach Tuberkulininjektionen OPPENHEIM, GAVRILOVA. Auch die positive Tuberkulinreaktion nicht nur lokal, sondern auch allgemein und im Herde scheint ihm im gleichen Sinne zu sprechen.

Diesen Anschauungen glaubte *ich* in der Diskussion entschieden widersprechen zu müssen, indem die Acne conglobata von der Tuberkulose streng zu trennen sei, eine Meinung, der auch KREN, KYRLE, ULLMANN beistimmten. Nicht nur der uncharakteristische histologische Befund in frischen Affekten spricht dafür, sondern gerade auch der Ausfall der Tuberkulinreaktion in manchen Fällen, indem sie ursprünglich keine Herdreaktion gibt und erst in einem späteren Stadium (OPPENHEIM) oder unter gewissen Umständen nach Massage (KREN) zu einer solchen führt. Daneben gibt es Fälle, bei denen sie sogar bei Erwachsenen in hohen Dosen negativ blieb oder zumindest keine Entzündung im Herde gab (FINGER, WIESE, KREIBICH, EDEL, MARTENSTEIN). Dagegen meinten VOLK und KYRLE, daß die Efflorescenzen ganz gut einen Locus minoris resistentiae abgeben können, an dem es zur Ansiedlung von Tuberkelbacillen und dadurch

[1] Zbl. Hautkrkh. **19**, H. 1/2.

zur Umwandlung in Tuberkulome kommen mag, wie *ich* dies gelegentlich auch bei Furunkeln Lupöser beobachtet habe. Das erklärt natürlich auch die gelegentliche Heilung auf Tuberkulin. Dieser Argumentation schien sich OPPENHEIM in seiner Arbeit mit KLAAR auch anzupassen und führte ähnliche Beobachtungen von Syphilomen in Acne conglobata-Narben an, doch bald darauf, gelegentlich der Demonstration eines Falles durch FUHS, will er wieder zu seiner ursprünglichen Meinung der tuberkulösen Ätiologie der Acne conglobata zurückkehren.

Die Untersuchungen auf den Erreger ergaben fast in allen Fällen banale Eiterkokken, nur PREIS und PICK fanden im Eiter, nicht im Gewebe, säurefeste Stäbchen, welche sich aber im Tierversuch als apathogen erwiesen, so daß sie selbst dieselben für Saprophyten halten.

Abgesehen von der Mannigfaltigkeit der Bilder, ja vielleicht sogar der Verschiedenheit der Erkrankungen, welche als Acne conglobata angesehen werden, und über die uns das H. HOFFMANNsche Referat sehr gut orientiert, glauben wir doch richtig zu handeln, wenn wir sie von der Tuberkulose trennen. In den Efflorescenzen oder Narben nach ihnen können leicht Erreger anderer Erkrankungen (Tuberkulose, Syphilis) festgehalten werden und so sekundär zu entsprechenden Erscheinungen führen. Diese Erklärung scheint uns derzeit die plausiblere, solange die tuberkulöse Natur der Acneefflorescenz nicht sicher erwiesen ist.

Dies ist auch durch die Untersuchungen RAMELs über die Acne vulgaris nicht geschehen, deren nahe Verwandtschaft mit der Acne conglobata von den meisten Autoren (GANS) wohl mit Recht angenommen wird. Er selbst behauptet dies auch gar nicht strikte, sondern er weist nur darauf hin, daß es ihm in mehreren Fällen gelungen ist, Meerschweinchen mit dem Eiter aus Acneefflorescenzen zu infizieren, wobei es zu Schwellung und Verkäsung der nächstliegenden Lymphdrüsen gekommen war, die aber in Heilung ausgingen. Erst bei Weiterimpfung dieses Materials wurden im Präparat mehrfach säurefeste Stäbchen gefunden, doch glückte deren Züchtung nicht. Wenn er auch geneigt ist, manche Fälle von Acne nodosa und phlegmonosa für tuberkulös zu halten, so ist er sich der Schwäche seiner Beweise bewußt, solange der Bacillus nicht gezüchtet und identifiziert ist. Auch bei positivem Ergebnis wird noch über die Art des Zusammenhanges zu diskutieren sein. Auch KLINGMÜLLER und GALEWSKY bemerkten hierzu, daß sich eben juvenile atypische Acne in eine Tuberkulose umwandeln könne, also eine ähnliche Auffassung, wie wir sie für die Acne conglobata haben, das ist aber dann nicht mehr als gewöhnliche Acne zu bezeichnen; unter solchen Umständen kann KLINGMÜLLER den Bacillenbefund bestätigen.

Damit wollen wir die Reihe der Hautkrankheiten, deren Name bei der Tuberkulose erwähnt werden muß, schließen. Höchstens an die retikuläre Melanodermie des Nackens, die VIGNOLO-LUTATI bei Tuberkulösen gesehen hat und als Pigmenttuberkulid auffaßt, wollen wir noch erinnern, ohne uns der Ansicht des italienischen Autors anzuschließen; denn es kann sich hier um irgendwelche nichtspezifische Intoxikationsphänomene handeln. Wer PONCET folgen will — und selbst GOUGEROT geht für unser Empfinden auf diesem Wege viel zu weit — könnte noch viele Seiten mit Krankheitsbildern anfüllen, bei denen sonst noch keine präzise Ätiologie nachgewiesen worden ist: Ecceme, Pityriasis rosea, Keloide, Fibrome, Sklerodermien, Atrophien, Tumoren der verschiedensten Art. Sie alle und noch viele andere sind schon für tuberkulös erklärt worden. Auch für die Prurigo Hebrae sind von BROCQ, EROLOF Beziehungen zur Tuberkulose angenommen, von BOAS aber widerlegt worden. Bei der Acne varioliformis sind zwar die Nekrosen im Vordergrunde, gelegentlich im histologischen Präparate auch Epithelioide vorhanden, doch berechtigt dies vorläufig gewiß nicht, sie den Tuberkuliden zuzuzählen. ELIASCHEFF weist auf das Vorkommen verschiedener Arten von Striae lineares am Thorax bei Lungen- und Rippenfellerkrankungen hin, gewöhnlich auf der der erkrankten Partie entgegengesetzten Seite, deren Ursache sie in endokrinen Störungen sieht. Bemerken möchte ich hier, daß eine Erkrankung, welche bisher nur im Gesichte beobachtet wurde und deren genauere Kenntnis wir KÖNIGSTEIN, ARNDT, MULZER, FREUND, MATRAS verdanken, wahrscheinlich nichts mit Tuberkulose zu tun hat, gelegentlich aber zu Verwechslungen mit Lupus miliaris faciei oder einem miliaren Lupoid Anlaß geben kann. Es sind dies die *lymphatischen Knötcheneinlagerungen* in der Cutis der Gesichtshaut. Sie bestehen nur aus Lymphocyten mit vereinzelten Riesenzellen, diese sind aber nicht vom LANGHANSschen Typus. Verimpfung von zwei Fällen auf Meerschweinchen ergab KÖNIGSTEIN ein negatives Ergebnis. Wir brauchen nicht zu wiederholen, daß wir eine Erweiterung des heute bekannten Gebietes der Hauttuberkulose durchaus nicht für ausgeschlossen halten. Das kann aber nicht durch verallgemeinernde Theorien, sondern nur durch neue Tatsachen geschehen.

III. Therapeutischer Teil.

A. Behandlung der inneren und der chirurgischen Tuberkulose.

Jeder Patient, der an irgendeiner Form der Hauttuberkulose leidet, ist zunächst als ein tuberkulöses Individuum zu betrachten und zu behandeln. Man wird sich also nicht mit der Diagnose des Hautleidens begnügen und auf dieses seine therapeutischen Bestrebungen richten, sondern man wird mit allen zur Verfügung stehenden Hilfsmitteln den gesamten Organismus nach irgendwelchen anderen Äußerungen der tuberkulösen Infektion untersuchen. Erst wenn diese Nachforschungen zu keinem Ziel geführt haben, und sonst die Anamnese und der Befund dazu stimmt, wird man eine rein lokale Infektion der Haut annehmen dürfen. Nur in diesem Falle wird sich auch die Therapie auf lediglich lokale Maßnahmen beschränken, *sonst aber behandeln wir nicht sowohl die Hauttuberkulose als den tuberkulösen Menschen.* Das ist gewiß keine neue Weisheit und nicht minder trivial wie der Satz, daß man jeden Fall individuell behandeln müsse. Es ist aber eigentümlich, daß es sofort zu Mißdeutungen Anlaß gibt, wenn man es unterläßt, dergleichen selbstverständliche Dinge auszusprechen. So mußte JADASSOHN die dermatologischen Lehrbücher gleichsam entschuldigen, weil sie so wenig über die allgemeine Tuberkulosetherapie brächten, indem er mit Recht bemerkt, daß sich diese bei Hauttuberkulose durchaus nicht von der sonst bei Tuberkulose üblichen unterscheide. In der Tat haben unsere großen Kliniker, die sich seit Jahrzehnten besonders der Lupusbehandlung gewidmet haben, nie etwas anderes getan, als gleichzeitig auch versucht, die Tuberkulose des übrigen Organismus zu bekämpfen. Aber sie waren wohl alle so kritisch, um einzusehen, daß das viel leichter gesagt als getan ist.

Diejenige Lokalisation der Infektion, von der auch die Hauttuberkulösen am meisten bedroht sind, ist die Lungentuberkulose. Und daß wir auch heute noch weder eine einfache, noch eine rasche, noch eine sichere Behandlungsmethode dieser Krankheitsform besitzen, weiß jeder Anfänger. Ohne weiteres versprechen wir uns Erfolg von Maßregeln, welche den Patienten für lange Zeit aus den schädlichen Einflüssen des gewohnten Milieus entfernen und ihn nur seiner Gesundheit und Kräftigung leben lassen. Wie leicht das in jedem Falle möglich ist, ist ja bekannt! Die Tuberkulose ist die Krankheit des sozialen Elends, die Hauttuberkulösen gehören nicht selten zu den allerärmsten. Solange wir nicht in der Lage sind, diese Unglücklichen dauernd aus ihren ungesunden und unwürdigen Lebensbedingungen herauszunehmen, mag man gern erklären, daß die Behandlung der Hauttuberkulose mit der Behandlung des Gesamtorganismus beginnen müsse. Es werden nur schöne Worte sein. Der erwachsene Mensch, der mit einer Hauttuberkulose zu uns kommt, sucht uns in vielen Fällen nur deswegen auf, weil ihm diese Lokalisation der Krankheit den letzten Rest der Existenzmöglichkeit, seine Arbeitsfähigkeit, raubt. Wir werden uns sehr oft damit begnügen müssen, ihm durch eine lokale Behandlung des Hautleidens zu helfen, weil an eine gut durchgeführte Behandlung der inneren Krankheit leider gar nicht zu denken ist, aus äußeren Gründen!

Und ist es mit der großen Anzahl der skrofulösen Kinder, die mit beginnenden Hauttuberkulosen zu uns gebracht werden, viel anders? Bei aller Anerkennung die man den Leistungen der privaten Wohltätigkeit gerade auf diesem Gebiete schuldig ist, kann man doch sagen, daß alles, was bis jetzt geschehen ist, noch nicht im entferntesten ausreicht, um in der Mehrzahl der Fälle die Heilung beginnender, die Verhütung drohender Erkrankung zu ermöglichen, weil es eben trotz größten Opfern meist nicht gelingt, diese Kinder auf die Dauer vor den gesundheitlichen Gefahren des Milieus zu schützen. Das ist keine ärztliche, sondern eine ökonomische Frage. Allerdings muß zugegeben werden, daß gerade in den letzten Jahren durch verständnisvolles Zusammenarbeiten von Staat, Gemeinde, Krankenkassen und privater Wohltätigkeit eine große Zahl von Kindern des Segens eines längeren Aufenthaltes an der See oder im Gebirge teilhaftig werden. Für sehr vernünftig halte ich es nicht nur aus ökonomischen, sondern vielmehr noch aus erzieherischen Gründen, daß die Eltern je nach Vermögenslage beizutragen haben, damit das Verantwortungsgefühl gegenüber den Kindern und das Bewußtsein der Pflicht, für sie zu sorgen, erhalten bleibe und nicht einfach alles auf die Allgemeinheit abgewälzt werde. Daß es durch klimatische und diätetische Kuren möglich ist, die allgemeine Infektion und damit auch die Hautmanifestationen bei tuberkulösen Kindern auf das Günstigste zu beeinflussen, darüber dürfte kein Zweifel sein. In dem noch immer bescheidenen Maßstabe, wie das bisher durchgeführt ist, kann man sich auch von solchen Erfolgen überzeugen überall, wo skrofulöse Kinder aus schlechten hygienischen Verhältnissen an einen gesunden Aufenthaltsort bei guter Luft und reichlicher Ernährung gebracht werden. Hier sind besonders die Seehospize zu nennen, die dieses Ziel in der vollkommensten Weise erreichen. Die bakterienfreie Luft, die allgemeine Kräftigung und Abhärtung, die Anregung des Gesamtstoffwechsels und die Erhöhung des Appetits sind die Faktoren, die sich zu einer günstigen Einwirkung vereinigen. Auch in den Solbädern werden manche schöne Heilresultate erreicht. Der Lebertran gilt als altbewährtes Mittel zur Hebung des Ernährungszustandes bei tuberkulösen Kindern.

Was aber die Lokalisation der Organerkrankungen anbetrifft, so handelt es sich bei den skrofulösen Kindern mit Hauttuberkulose viel häufiger um Affektionen von Drüsen und Knochen, als um eine Erkrankung der Lungen. Und zwischen diesen chirurgischen Tuberkulosen und den tuberkulösen Hauterscheinungen bestehen sehr enge Beziehungen. Auch davon ist in letzter Zeit wieder sehr häufig die Rede gewesen, ohne daß darüber viel Neues gesagt worden wäre. Wenn Lewandowsky noch einen Kampf führen zu müssen glaubte gegen L. Philippsons Ansichten, so ist dieser längst entschieden, ja er war es schon, bevor er begonnen hatte. Dieser vorzügliche Autor spricht in seinem kleinen Buch über den Lupus von seiner Behandlungsart, die sich „von allen bei der Lupusbehandlung üblichen Methoden unterscheidet“. Sie bestände darin, daß zuerst die chirurgische Tuberkulose und erst dann der Lupus in Angriff genommen werde. Das Gute an dieser Methode ist nun keineswegs neu, sondern seit Jahrzehnten Gemeingut aller Kliniker. Ich möchte wirklich den Arzt sehen, der eine chirurgische Tuberkulose unbeachtet ließe, wo es möglich wäre, sie zu behandeln. Was aber bei Philippson neu war, daß man nämlich einen Lupus nicht anrühren solle, solange noch irgendwo eine chirurgische Tuberkulose bestände, ist zu verwerfen, da man in vielen Fällen durch Zuwarten mit der Lupusbehandlung nur irreparable Schäden veranlassen kann. Die Praxis zeigt, daß man wohl gleichzeitig mit der Knochen- und Drüsentuberkulose auch die Behandlung der Hauttuberkulose beginnen und damit Vorzügliches erreichen kann, zumal sich manche Methoden für beide Erkrankungen decken.

Wenn die älteren dermatologischen Werke auch über die Behandlung der chirurgischen Tuberkulosen wenig enthalten, so mag das zum Teil daran liegen, daß die Erfolge auf diesem Gebiet im allgemeinen keine besonders glänzenden waren. Die letzten Jahre haben hier einen bedeutenden Fortschritt gebracht, und das Wesen dieses Fortschrittes liegt darin, daß die Behandlung der „chirurgischen" Tuberkulosen immer mehr eine nicht chirurgische geworden ist. Nicht als ob von anderer Seite dieses Gebiet den Chirurgen streitig gemacht worden wäre. Im Gegenteil, die Chirurgen selber haben hier die Initiative ergriffen, nachdem sie sehen mußten, daß das Resultat ihrer operativen Leistungen oft weit hinter dem Ideal der Heilung zurückblieb. Der Exstirpation tuberkulöser Drüsenpakete folgte häufig in kurzer Zeit ein Rezidiv, und die Operationen an Knochen und Gelenken zogen oft schwere Entstellungen und Funktionsbehinderungen nach sich, ohne die Beseitigung des Krankheitsherdes mit Sicherheit zu verbürgen. Der erste, der wieder einen neuen Gedanken für eine konservative Behandlung der chirurgischen Tuberkulosen aufbrachte, war wohl BIER, dessen Stauungstherapie auch auf diesem Gebiete eine Zeitlang viel angewendet wurde. Leider hat sich die Hyperämiebehandlung hier nicht als so aussichtsreich und zuverlässig herausgestellt, wie man anfangs gehofft hatte, vor allem muß sie mit großer Vorsicht angewendet werden. Es soll nicht geleugnet werden, daß in einzelnen Fällen etwas damit erreicht werden kann, zuweilen auch bei manchen Formen der Hauttuberkulose (SCHMIDT-LA BAUME, Tuberculosis indurativa BAZIN), aber das Bestreben, nach anderen und besseren Methoden zu suchen, blieb nach wie vor berechtigt. Zwei solche Verfahren sind nun seither ausgearbeitet worden: Die *Heliotherapie* und die *Röntgentherapie*. Obwohl wir später noch ausführlich von der physikalischen Behandlung der Hauttuberkulose zu reden haben und dabei auch den Licht- und Röntgenstrahlen einen wichtigen Platz einräumen müssen, dürfen wir es doch hier nicht versäumen, einige Worte über die Wirkung der Sonnen- und Röntgenbehandlung auf *chirurgische Tuberkulosen* einzuschieben. Denn diese Methoden setzen uns endlich in den Stand, eine Forderung zu erfüllen, die früher oft vergeblich erhoben wurde, neben der erkrankten Haut auch die tiefer liegenden Infektionsherde zu beeinflussen.

1. Heliotherapie.

Der Gedanke, tuberkulöse wie andere Krankheiten durch die Kraft der Sonne zu heilen, ist alt, sagt doch schon PLINIUS der Ältere: Sol est remediorum maximum; er ist in der Geschichte der Medizin schon häufiger bei Ärzten und Laien aufgetaucht (JACCOUD, BONNEL, PONCET, RIKLI). Eine exakte Grundlage für derartige Bestrebungen haben aber erst die Versuche FINSENS gebracht, der übrigens neben CHARCOT, BOUCHARD auch in E. HOME, JOHN DAVY Vorläufer gehabt hat (RASCH). Als nun BERNHARD (1902) und fast gleichzeitig (1903) ROLLIER anfingen, nicht, wie FINSEN, Hauttuberkulose, sondern die tuberkulösen Erkrankungen tiefer gelegener Organe, Knochen, Gelenke, Drüsen mit *diffusem* Sonnenlicht, allerdings im Hochgebirge zu behandeln, schien demgegenüber eine gewisse Skepsis recht am Platze. Denn FINSEN hatte gerade gezeigt, daß die chemisch wirksamen Strahlen des Spektrums nur bis zu einer sehr geringen Tiefe in die Haut eindringen, und gemeint, daß bei längerer Behandlung die Pigmentbildung ein Hindernis für eine weitere Wirkung dieser

Strahlengattung bilde. Ferner hatte er nachweisbare Erfolge bei Lupus nur mit konzentriertem Sonnenlicht erzielt. Unbekümmert um diese theoretischen Erwägungen haben BERNHARD in Samaden und ROLLIER in Leysin (1300 m über dem Meere) Stätten zur Behandlung der chirurgischen Tuberkulosen durch Besonnung aufgemacht, und der Erfolg hat ihnen recht gegeben. Jetzt ist ein Zweifel an der Wirksamkeit dieser Behandlung nicht mehr möglich.

Zahlreiche Untersuchungen (ich erwähne nur die DORNOS, und BERNHARDS) haben sich mit den Eigenheiten gerade des photochemischen Klimas, mit der Sonnen- und Himmelsstrahlung, besonders im Hochgebirge befaßt und seine Bedeutung für die Behandlung chirurgischer Tuberkulose zu erklären versucht. Wenn man die Berichte von BERNHARD und ROLLIER liest, die zahlreichen Abbildungen und die oft ans Wunderbare reichenden Erfolge mit weitgehender Restitution der Beweglichkeit sieht, sich evtl. selbst davon überzeugt, dann muß jede Skepsis schwinden. Aber das ist heute schon Allgemeinkenntnis der Ärzte geworden, und wenn gewiß auch nicht jede äußere Tuberkulose durch Höhenluft und Sonne heilt, so „müssen wir uns glücklich schätzen ein so herrliches Mittel gegen gewisse Formen der Tuberkulose zu besitzen“ (BERNHARD).

BERNHARD ging ursprünglich von der Erfahrung der außerordentlich raschen Wundheilung unter der Hochgebirgssonne aus und dehnte diese Therapie bald auf tuberkulöse Wunden, auf Knochen- und Gelenktuberkulose aus. Er bestrahlte also zunächst lokal. ROLLIERS Verdienst ist es, die Bedeutung der Allgemeinbelichtung erkannt und an einem überwältigend großen Material erwiesen zu haben. Er geht außerordentlich vorsichtig vor, indem er die Kranken durch kurzdauernde Teilbestrahlungen allmählich an Luft und Licht gewöhnt, bis sie schließlich während des ganzen Tages den ganzen Körper der Hochgebirgssonne aussetzen. Wie die Erfolge zu erklären sind, ist auch heute noch in vielen Punkten dunkel. Auf die einschlägigen Fragen wird an anderen Orten eingegangen. Daß Klima und Ernährung eine große Rolle spielen, ist wohl sicher; aus diesem Grunde hat JADASSOHN für häufigere Hochgebirgsbehandlung der chirurgischen sowie der Hauttuberkulose plaidiert. Sicher hat die bactericide Wirkung des Lichtes bei der geringen Penetration desselben dabei keine große Bedeutung. Dagegen kennen wir die großen Effekte desselben auf Zirkulation, Blutbildung, Stoffwechsel, Psyche, doch sind wir noch weit entfernt, alles zu verstehen.

Für die bei der chirurgischen Tuberkulose gewonnenen Erfahrungen legten bald Kliniker von Bedeutung wie ESCHERICH, EISELSBERG, FRIEDLÄNDER Zeugenschaft ab. Mit besonderer Wärme, ja mit Enthusiasmus trat BARDENHEUER frühzeitig für diese Methode ein, ventilierte aber auch schon die Frage, ob nicht die Tieflandsonne ebenfalls gewisse Erfolge zu zeitigen vermöge, was er durch entsprechende Versuche besonders für leichtere Fälle zu beweisen trachtete.

Auch aus anderen, zum Teil nicht so hoch gelegenen Heilstätten im Gebirge: Grimmenstein (JERUSALEM), Rappenau (VULPIUS), Stolzalpe (WITTEK) wurden gleich gute Erfolge berichtet und auf der Gründungstagung der Gesellschaft für Lichtforschung konnte BERNHARD mit Stolz auf seine 25jährige Erfahrung verweisen, er sowie ROLLIER sahen den Sieg ihrer Ideen errungen.

Ganz ausgezeichnete Resultate sind auch durch Aufenthalt am Meere zu verzeichnen, was schon GALEN angepriesen, RUSSEL vor 200 Jahren erkannt hat. Sowohl das Klima wie auch die salz- und jodhaltigen Seebäder, die bewegte Luft üben da eine Wirkung im allgemeinen und besonders auf das Hautorgan aus, welche auch in der Heimat noch fortbesteht. Vor allem ist es aber wieder die Lichtwirkung, welche sich sehr intensiv entfalten kann, da durch die staubfreie Atmosphäre wenig von der ultravioletten Strahlung absorbiert, andererseits vom Wasser aus kräftiges indirektes Licht ausgesendet wird (MENARD, CALOT, HÄBERLIN, R. HERTZ, HILSE, BÜTTNER, CERESOLE). Besonders Gutes sah ich vom Aufenthalte an der Adria, da ja dort in noch höherem Maße alle Faktoren vorhanden sind, die wir an der Nordküste antreffen. Allerdings sind die Wintermonate an der See nicht gerade die günstigsten, die Sonnenbelichtung ist oft durch dichten Nebel vermindert, starke Winde beeinträchtigen den Kurgebrauch; es bleiben deshalb von 15 Seehospizen in den Nordstaaten nur 7 während des ganzen Jahres geöffnet, von 50 in Italien gar nur 3. Trotzdem wird es auch da windgeschützte Orte genug geben, welche den größten Teil des Jahres mit Recht in Betrieb gehalten werden könnten, da KESTNER und PFLEIDERER durch Messungen mit der Cadmiumzelle erwiesen haben, daß auch durch dichten Nebel noch kurzwellige, wirksame Strahlen in ziemlich beträchtlicher Menge passieren können.

Natürlich müssen die Kranken von allen Mitteln kräftigsten Gebrauch machen, es nützt z. B. nichts, wenn Kinder an einer schattigen Stelle des Bades in zusammengekauerter Stellung fleißig Muscheln suchen, eine aufmerksame Wartung ist also Vorbedingung. Andererseits sind die Kranken vor Schädigungen durch die Heliotherapie zu bewahren (VIGNARD und JOUFFRAY, D'OELSNITZ) die allzu leicht durch Überdosierung bei laienhafter Anwendung erfolgen können. Auch eignet sich nicht jeder Kranke für das Seeklima, so sehen wir bei stärkeren Lungenaffektionen öfter Verschlechterungen, in einem solchen Falle muß der Patient natürlich sofort entfernt, womöglich ins Gebirge geschickt werden.

Eine sehr bedeutsame Beobachtung möchte ich noch hervorheben. Schon FINSEN hat erwähnt, daß es sogenannten lichtrefraktären Lupus gibt, d. h. die Patienten reagieren auf lokale Bestrahlungen nicht entsprechend. Man kann sich nun überzeugen, daß solche Kranke nach einem längeren Aufenthalte an der See oder im Gebirge nicht nur wesentlich gebessert zurückkehren, sondern die Finsenbehandlung bringt jetzt — offenbar durch Umstimmung der Gewebe — die Lupusknötchen zu rascher Involution und zum Schwinden.

Leider hat die Sonnenbehandlung im Gebirge und an der Meeresküste den großen Nachteil, daß sie nur einer kleinen Anzahl von Kranken zuteil werden kann. Und nicht überall finden sich an einem Platze im Hochgebirge oder am Mittelmeer alle die Bedingungen vereinigt, die ROLLIER für eine erfolgreiche Heliotherapie für unerläßlich hält. Weitaus der größte Teil Europas entbehrt des reinen, nicht durch Nebelschichten filtrierten Sonnenlichtes während der meisten Monate des Jahres. Besonders der Winter ist für diese Behandlung sehr nachteilig. Es ist gar nicht daran zu denken, so viele Stätten für Heliotherapie zu gründen, um auch nur einen wesentlichen Teil der Kranken behandeln zu können. Zudem erstreckt sich eine Kur stets über viele Monate, oft über Jahre. Dadurch wird sie wieder für die Ärmeren meist unmöglich. Die Heliotherapie der chirurgischen Tuberkulosen ist heute vielleicht die beste Behandlungsmethode, aber sie bleibt für die wenigen reserviert, die in einer dazu geeigneten Gegend leben, oder denen die Mittel zur Verfügung sind, die Heilstätte selbst aus weiter Ferne aufzusuchen.

Man hat nun versucht, auch im Mittelgebirge und in der Ebene, die Sonnenbehandlung durchzuführen, wobei an trüben Tagen künstliche Lichtquellen eingeschaltet werden. Wenn auch die Resultate im Gebirge gewiß bessere sind und rascher eintreten (KLARE), so sind ganz respektable Leistungen auch in der Ebene zu erreichen; dieser Überzeugung verdankt die große Heilanstalt für Knochentuberkulose in Hohenlychen ihre Gründung durch BIER, aus welcher KISCH in mehreren Publikationen vorzügliche Erfolge berichtet. Speziell BARBARIN, MARG. LEVY, WEISER, BACKER und CAPELLE beschäftigen sich mit der Frage, ob man nicht sogar in Großstädten durch Erstellung von Dachgärten in freier Lage gewisse Erfolge erzielen kann und müssen dies nach ihren Erfahrungen bejahen. Wir selbst sehen in der Wiener Lupusheilstätte so Ausgezeichnetes durch Sonnenbelichtung der Haut- und Knochentuberkulose auf dem Dachgarten, welcher seit 1915 etabliert ist, daß wir diese Behandlung nicht missen möchten; allerdings befindet sich das Gebäude in einer besonders guten Lage. Ähnlich äußern sich THEDERING (Oldenburg), LABENHOFFER (Würzburg), SCHÄFER (Hamburg), FLESCH-THEBESIUS (Frankfurt), OEHLECKER (Barmbeck) u. a. m. Die Sonnenbelichtung in der Stadt ist natürlich nicht ganz gleichwertig, aber bei kritischer Betrachtung sind die Differenzen keineswegs so außerordentlich große (AXHAUSEN), außerdem besteht der Vorteil der größeren Billigkeit, der Vermeidung von weiten Reisen und der Entfernung von den Angehörigen und ferner auch die Möglichkeit, andere Verfahren anzuwenden, solange eben nicht Sonnenheilstätten im Hochgebirge oder am Meere in genügender Anzahl vorhanden, die Kosten auch für unbemittelte erschwinglich sind. Meine Anregung dies auf internationaler Grundlage zu tun (rotes Kreuz ?), wobei ein Land dem anderen seine Heilfaktoren nach Möglichkeit für die in bezug auf Heilung so aussichtsreiche Form der tuberkulösen Erkrankung, der äußeren Tuberkulose, zur Verfügung stellt, fand zwar vielfach lebhafte Anerkennung, konnte aber bisher leider noch nicht zur Ausführung gelangen. Der Betrieb könnte in solchen Volksheilstätten außerordentlich niedrig zu stehen kommen, wenn aus Gegenden mit niedrigen Lebensmittelpreisen das Nötige zur Verpflegung zollfrei und zu ermäßigten Frachtspesen hingeschafft würde, Wartung und Pflege würde durch Mithilfe vieler arbeitsfähiger Patienten gewiß auch nicht zu teuer sein. Doch scheint vorläufig keine Geneigtheit für die Durchführung dieser Idee zu bestehen.

Ob die Licht- und Strahlenbehandlung der chirurgischen Tuberkulose auch dem praktischen Arzte überlassen werden soll, wie BIER meint, darüber wird noch diskutiert, von mancher Seite (F. KÖNIG) erfolgte eine Ablehnung. Ich möchte meinen, daß diese Frage nicht generell zu lösen ist, es wird alles von der Ausbildung des Arztes abhängen; daß jedenfalls eine ambulante Behandlung mit Erfolg möglich ist, dafür sprechen die Ergebnisse KISCHS, aber auch des Praktikers RAUSCHNING.

Während sich z. B. BIER fast absolut konservativ verhält, lassen andere Chirurgen die Vornahme operativer Eingriffe selbst größeren Umfanges auch heute unter bestimmten Umständen gelten (VULPIUS, BERNHARD, LEXER, SAUERBRUCH, AXHAUSEN), natürlich wird das Alter des Patienten ganz wesentlich mitbestimmend sein. Beim Kinde kann man den Konservatismus gewiß bis zum Extrem treiben, aber auch da wird ein Absceß punktiert, ein Sequester entfernt, ein paraartikulärer Herd wegen Gefahr des Durchbruchs ins Gelenk beseitigt werden, um so mehr bei Erwachsenen. Durch Spaltung einer Fistel wird die Heilung ganz wesentlich gefördert. Ebenso besteht bezüglich der Immobilisierung von Gelenken noch keine einheitliche Auffassung. ROLLIER BIER, KOFMANN verwerfen sie, durch Lagerung, Zugverbände wird eine Entlastung herbeigeführt, in welcher Weise auch wir nach Tunlichkeit vorgehen. Andere (JAUBERT und RIVIER, HAECKER, KOENNECKE) empfehlen auch heute noch Anlegung eines Gipsverbandes, wobei sie sich eventuell durch einen gelegentlich der Belichtung abnehmbaren Schalenverband helfen wollen. Wir trachten, wenn halbwegs möglich, ohne fixierende Verbände auszukommen, wenn starke Schmerzen dies nicht gestatten, dann belassen wir den Gipsverband nur für die unbedingt notwendige Zeit.

2. Röntgenbehandlung.

Im Gegensatz zur Heliotherapie verzichtet die Röntgenbehandlung chirurgischer Tuberkulosen von vornherein auf eine allgemeine zugunsten einer maximalen örtlichen Wirkung. Sie entfernt sich also von dem Ideal einer Behandlung des tuberkulösen Menschen, indem sie nur auf einen Krankheitsherd einwirkt. Aber sie bietet den Vorteil, überall und leicht ausführbar zu sein und kann daher jeder beliebigen Zahl von Kranken, auch ambulanten, zugute kommen. Besonders günstig ist die Kombination mit der Heliotherapie, wie das schon TIXIER in Mentone empfohlen hat, wodurch er den Erfolg beschleunigte.

Die ersten Versuche, tuberkulöse Drüsen- und Knochenaffektionen durch Röntgenstrahlen zu beeinflussen, datieren schon seit 1898 (KIRMISSON, LEIGH, HEEVE, WILLARD), aber sie betrafen nur vereinzelte Fälle und blieben deshalb unbeachtet. Erst L. FREUND gelang es 1904 durch eine größere Anzahl erfolgreicher Fälle die Aufmerksamkeit auf dieses Gebiet der Strahlentherapie zu lenken. Ausgebaut aber und gründlich durchstudiert wurde das Verfahren durch ISELIN an der Baseler Klinik. Von 1907 bis 1913 hat ISELIN über 800 Fälle von chirurgischer Tuberkulose behandelt. Die Zahl der Heilungen ist bei Drüsentuberkulose, sowohl bei der geschlossenen, als bei der abscedierenden und fistulösen Form eine recht hohe. Und auch bei den tuberkulösen Affektionen der Knochen und Gelenke hatte er zwar nicht ganz so günstige, aber doch noch sehr erfreuliche Resultate. Die Angaben ISELINs sind dann überall, wo man an einem größeren Material sich gründlich damit beschäftigte, bestätigt worden, so von BAISCH, WILMS, SCHMERZ, D. H. PETERSEN, F. SCHEDE, BROCA und MAHAR, TIXIER u. a. Es hat sich gezeigt, daß es oft gelingt, durch Röntgenbestrahlung die größten tuberkulösen Drüsen zum Schwinden zu bringen, tuberkulöse Knochenherde, Arthritiden und Fisteln zu beseitigen. Nur über die Technik, sowie über die Erklärung der Wirkung hat man sich noch nicht geeinigt. Man hat zunächst hohe Dosen verwendet, Dosen, die das von der Haut vertragene Maximum an Strahlen um ein Vielfaches übertreffen. Es müssen also selbstverständlich Filter angewandt werden, um die oberflächlich wirkenden Strahlen nach Möglichkeit abzublenden. ISELIN arbeitet mit Filtern von geringer Dicke, da er auf die mittelharten Strahlen nicht verzichten will. Er gibt aber an, daß er in allerdings seltenen Fällen noch Spätschädigungen der Haut erlebt hat. PETERSEN, der an der Kieler Klinik die Röntgenbehandlung tuberkulöser Lymphome durchgeführt hat, stützt sich in seiner Technik auf die modernen Grundlagen der Tiefentherapie, wie sie von CHRISTEN und H. MEYER ausgearbeitet sind. Danach ist das Optimum der Strahlenhärte für die Tiefenwirkung erreicht, wenn die Halbwertschicht der Strahlen gleich der Tiefenausdehnung des erkrankten Gewebes ist. PETERSEN verwendet also harte Röhren und Aluminiumfilter von 2—3 mm Dicke. Ferner versucht er, wie auch ISELIN, den tiefer gelegenen Herd von verschiedenen Punkten der Haut aus zu erreichen, ihn unter „Kreuzfeuer" zu nehmen, um die Haut möglichst zu entlasten. Auf diese Weise hat er keine Schädigungen der Haut, auch keine spät auftretenden, beobachtet. Die Einzeldosis beträgt eine Maximaldosis nach SABOURAUD-NOIRÉ (10 X) und wird anfangs in vierwöchentlichen, später in längeren Intervallen wiederholt.

Während einzelne Autoren, z. B. WETTERER, RAPP, STROMEYER, DISSON noch immer verhältnismäßig hohe Dosen stark gefilterter Strahlen empfehlen, ist im allgemeinen eine große Wandlung in den letzten Jahren erfolgt und die meisten Therapeuten folgen dem Vorschlage ISELINs, den vor ihm schon L. FREUND aufgestellt hat, kleinere und mittlere Dosen durch 2—3 mm Aluminium gefiltert, durch mehrere Wochen voneinander getrennt, zu verabfolgen. An meiner Abteilung wird dieses Vorgehen fast seit der Übernahme der Leitung durch mich, also seit fast 12 Jahren gehandhabt, ohne daß die Resultate schlechter geworden wären als sie vorher waren, dagegen kommen üble Zufälle kaum vor. Und, wie gesagt, an fast allen Anstalten wird in dieser Weise vorgegangen; ich erwähne aus der großen Zahl der Publikationen, welche über eine Gesamtsumme von vielen Tausenden Lymphomen berichten: Baensch, Baisch, Boggs, Celada, Edling, Hanford, Jüngling, Lüdin, Rundström, Stettner, Paschetta, das ist nur eine willkürliche Auslese, die beliebig ergänzt werden kann. Man gibt also ungefähr 30—60% der Hauteinheitsdosis durch 2—3 mm Aluminium, selten durch $^1/_2$—1 mm Zink gefiltert, dies nur bei sehr großen, tief gelegenen Drüsen und Drüsentumoren und wiederholt die Dosen nach etwa 3—4 Wochen. Nicht selten applizieren wir anfangs eine größere Dosis, nach entsprechender Pause, welche mit der Zahl der Bestrahlungen vergrößert werden soll, folgen kleinere Strahlenmengen. Auf diese Weise vermeidet man bei gleicher Wirksamkeit unangenehme Spätschädigungen, wie wir deren aus der früheren Zeit oft genug sahen. Mit Recht wendet sich Holfelder gegen die Aufstellung einer „Tuberkulosedosis", das Wesentliche bei dieser Therapie ist die individuelle Einstellung je nach Lage des erkrankten Organes, für welches oft schwache Dosen hinreichend sind; nichtsdestoweniger empfiehlt er für manche Formen unserer Ansicht nach exorbitant hohe Dosen.

Nicht alle tuberkulösen Drüsen reagieren gleich gut auf Röntgen; man teilt sie nach Wetterer von diesem Standpunkte mit Recht ein in:

1. Einzelne oder multiple, hyperplastische Drüsen, welche miteinander häufig infolge einer Periadenitis verwachsen sein können. In letzterem Fall sieht man als ersten Effekt der Röntgenbestrahlung, daß sich der Tumor in einzelne Teile auflöst, dann folgt eine Rückbildung der Drüsen; es sind das die Formen, welche am besten und leichtesten ansprechen. Oft bleiben dann Reste kleiner, harter, gut verschieblicher Drüschen, diese weiter zu bestrahlen ist nutzlos, denn einerseits erweisen sie sich meist refraktär, andererseits ist dies oft eine fibröse Form der Heilung. Man tut besser daran, zuzuwarten, ob diese definitiv ist, wenn nicht, dann erfolgt noch ein Bestrahlungszyklus; doch eine allzulange fortgesetzte Strahlentherapie könnte auch bei kleinen Dosen Schaden stiften. Wir halten es auch nicht für zweckmäßig, sog. gefährdete Drüsen in die Strahlenbehandlung einzubeziehen, wie dies Belot tut, indem er die den erkrankten benachbarten Drüsengebiete behandelt. Es ist Zeit, im gegebenen Momente einzugreifen, sobald Veränderungen bemerkt werden.

2. Vereiterte Drüsen bei intakter Haut werden zweckmäßig erst unter möglichst aseptischen Kautelen punktiert und dann bestrahlt; die Punktion muß mitunter öfter wiederholt werden, manchmal wird etwas Jodoformglycerin eingespritzt, was aber nicht von besonderer Bedeutung ist. Auch diese Lymphadenitiden sprechen noch gut an.

3. Verkäste Drüsen mit oder ohne Perforation; in diesen Fällen ist es notwendig, die verkästen Massen durch eine kleine Incision zu entfernen und dann nachzubestrahlen; wir nähen die Wunde gewöhnlich nicht. Unserer und auch anderer Erfahrung (Karger) nach sind die Resultate in diesen Fällen weitaus schlechter und noch ungünstiger dann, wenn es sich um sekundär infizierte, weit verzweigte Fisteln handelt. Unter letzteren Umständen sind häufigere chirurgische Eingriffe (Exkochleation, Spaltung) meist notwendig; doch können wir auch da nicht selten Heilungen beobachten, manche Autoren glauben sogar mit ihren Ergebnissen recht zufrieden sein zu können (Belot, Krecke).

Die Erfolge der konservativen Behandlung sind wie gesagt vorzüglich. Bernhard in Samaden hat mit Recht betont, welcher Nutzen dadurch den

Patienten in sozialer Beziehung geleistet wird, daß die großen entstellenden Narben am Halse vermieden werden. Denn jene charakteristischen Drüsennarben stempeln den Patienten für jedermann deutlich zu einem Tuberkulösen und können ihm daher im späteren Leben, wo es sich um Anstellungen und dergleichen handelt, recht unangenehm und störend sein. WILMS gibt dem Verfahren auch deswegen vor der Exstirpation den Vorzug, weil es physiologisch nicht bedeutungslose Organe dem Körper erhält. Allerdings steht PETERSEN dieser Ansicht skeptisch gegenüber, da durch seine hier angewandten Strahlenquantitäten auch das normale Drüsengewebe zerstört werde, und die kleinen fibrösen Knoten, die zurückbleiben, wohl kaum mehr als funktionsfähige Organe angesehen werden können, ein Streit, der bei der großen zu Gebote stehenden Menge von Drüsen keine Bedeutung hat. Dagegen mag für die Röntgenbehandlung sprechen, daß der Prozentsatz der Rezidiven dabei nach Ansicht vieler Autoren wesentlich geringer ist als der nach Operation (TICHY).

Die Prozentzahl der Heilungen und Besserungen schwankt, durchschnittlich beträgt sie für erstere etwa 60%, daneben noch viele Besserungen, doch gibt es auch Berichte über 80%, 90%, bei der Lymphadenitis hyperplastica über 98% (WYSS und EGHIAYAN), es hängt dies natürlich vom Material und auch von der Beurteilung des Autors, der Länge der Nachbeobachtung, ab. Grundbedingung ist immer, die Patienten möglichst vor späteren Schäden zu bewahren; so kann überharte Strahlung zu einer starken Bindegewebsbildung führen, wodurch die Beweglichkeit des Kopfes behindert wird (MÜHLMANN). Nochmals sei unterstrichen, daß nicht nur die Dosen nicht zu hoch, sondern auch die Intervalle nicht zu klein genommen werden; ein sehr energisches, rasches Vorgehen ist ja meist nicht notwendig. Die Vereinigung von Röntgen- und Sonnenbestrahlung beschleunigt und verbessert die Erfolge (TIXIER, STRAUSS), allerdings muß man bei der Dosierung besonders vorsichtig sein, ebenso bei gleichzeitiger Tuberkulintherapie (HARMS), um Schädigungen zu vermeiden.

Auffallend geringe Heilungsziffern bei Lymphomen mit Röntgen allein erhält A. REYN, und zwar nur 40%, während er mit lokalem und allgemeinem Lichtbad 98% seiner Kranken mit Drüsentuberkulose genesen sah. Es ist ihm ohne weiteres recht zu geben, daß der Patient mit Drüsentuberkulose auch als Tuberkulöser, also nicht nur lokal behandelt werden soll; das geschieht gewiß in vorzüglicher Weise in Küsten- und Bergsanatorien, durch Sonnenlicht- und Kohlenbogenlichtbestrahlungen. Diese Kombinationen (BELOT und NAHAN, DAUSSET) sind selbstverständlich und grundsätzlich zu verlangen, die Dauererfolge werden dann auch die besten sein. Aber trotzdem ist die Röntgentherapie die Methode der Wahl bei tuberkulösen Lymphomen, wobei nicht zu vergessen ist, um wieviel billiger sie ist, um wieviel rascher die Kranken besonders bei gleichzeitiger sonstiger Behandlung genesen, also auch da wieder ein ökonomischer Vorteil. Erwähnen möchte ich, ohne eigene Erfahrungen zu haben, ein von SATTLER zur Drüsenbehandlung empfohlenes Verfahren: Die Injektion einiger Tropfen reiner Carbolsäure in die erkrankte Drüse. Auch RINGEL hat mit dieser Behandlung, die in manchen Fällen die Röntgenbestrahlung ersetzen soll, außerordentlich günstige Resultate erhalten.

Auch die *Knochen-, Gelenk-* und *Sehnenscheidentuberkulose,* welche die Hauttuberkulose besonders der Kinder nicht selten begleiten, bieten ein reiches und fruchtbringendes Feld der Röntgentherapie. Ich kann mich da um so kürzer fassen, als ja dieses Kapitel in den verschiedenen Lehr- und Handbüchern (z. B. P. LAZARUS, Handbuch der gesamten Strahlenheilkunde, sowie in ausgezeichneten Zusammenfassungen, JÜNGLING: Röntgenbehandlung der chirurgischen Tuberkulose, Leipzig 1924, M. FRÄNKEL: Strahlentherapie Bd. 9, Tuberkulosebibliothek Nr. 4, ISELIN: Strahlentherapie, WILMS u. a.) in hervorragendster

Weise bearbeitet ist. Prinzipiell sei hervorgehoben, daß man auf kleine Dosen, wie sie schon L. FREUND empfohlen hat, allerdings in etwas modifizierter Form, zurückgekommen ist, und die Ansicht HOLZKNECHTS, daß die Dosis um so niedriger zu wählen sei, je weiter die Tuberkulose vorgeschritten ist, auch für die lokale Bestrahlung anerkannt wird, besonders gilt dies für den „Tumor albus". Die akuten, irritativen, fiebernden Formen der Knochen- und Gelenktuberkulose werden wohl besser zunächst nicht der Röntgentherapie zugeführt (J. HASS), sondern unter Ruhigstellung, Allgemein-, Diät- und Lichtbehandlung wartet man ein gewisses Stationärwerden des Prozesses ab. Immobilisierende Gipsverbände auf lange Zeit werden nach Tunlichkeit vermieden. Nur wenige Therapeuten (WETTERER, MOLL, WEILL) verwenden noch hohe Dosen stark gefilterter Strahlen, welche ja überhaupt nur bei den tief gelegenen Knochen- und Gelenkprozessen gerechtfertigt wären, im allgemeinen begnügt man sich mit 60% der Erythemdosis durch 2—4 mm Aluminium gefiltert, da JÜNGLING bei 100% auf den Querschnitt gegeben nach 1—$1^1/_2$ Jahren noch schwere Schädigungen gesehen hat. Nach einer ersten größeren Dosis, welche meist nicht höher als 5H/4Al, gewöhnlich schon da geringer ist, wird nach 5—6 wöchentlicher Pause viel weniger intensiv bestrahlt, 50%—30%—20% der Hauteinheitsdosis (KOHLER, JÜNGLING), KETTNER bedient sich unter Umständen nur der $^1/_{10}$—$^1/_5$ Hauteinheitsdosis, besonders bei Personen mit starker Hautallergie. Wenn möglich wendet man multipolare Einstellungen an, einerseits um die Haut zu schonen, andererseits um den in der Tiefe gelegenen Herd ins Kreuzfeuer zu bekommen.

Am günstigsten ist der Verlauf bei den kurzen Hand- und Fußknochen und den kleinen Gelenken, auch bei alten Leuten, besonders aber bei Kindern. Bei diesen ist man mit der Röntgenmenge zweckmäßig noch vorsichtiger, schon um nicht Wachstumsstörungen zu bewirken, etwa ein Drittel bis höchstens die Hälfte der Dosis bei Erwachsenen dürften genügen. Auch das Kniegelenk gibt oft noch gute Resultate, während wir solche beim Hüftgelenk nur schwer oder nicht erzielen konnten, andere Autoren berichten auch da über zufriedenstellende Erfolge (ISELIN, SCHEDE). Weit vorgeschrittene Erkrankung mit totaler Vereiterung, faßt HASS als Kontraindikation auf, Schädigungen der Haut über Fungus und Abscessen mahnen zu größter Vorsicht (SCHEDE). Gute Rückbildung sahen wir auch bei spezifischen Tendovaginitiden, BROCA und MAHAR haben von 7 Fällen 6 geheilt, 1 gebessert; bei Tuberkulose des Nebenhodens verzeichnet JÜNGLING meist nur weitgehende Besserung, doch glauben wir mit HAECKER auch Heilung gesehen zu haben. Auch bei diesen Erkrankungen ist Fistelbildung besonders mit sekundärer Infektion eine unangenehme Komplikation, verzögert die Heilung, schließt sie aber nicht aus, chirurgische Eingriffe sind meist notwendig.

Die Erfolge werden dann um so besser, oft überhaupt erst möglich sein, wenn auch chirurgisch-orthopädische und allgemeine Maßnahmen gleichzeitig ergriffen werden, wenn der Strahlentherapeut auch darin Kenntnisse hat oder mit einem Chirurgen zusammen arbeitet, wobei Indikation und Erfolg immer auch unter röntgenologischer Kontrolle stehen sollen (TH. NAEGELI). Je vielseitiger der Kampf geführt wird, desto aussichtsreicher. Unter allen Umständen hüte man sich, die Heilung durch Röntgen allein erzwingen zu wollen, weder die Erhöhung der Dosis noch die Verringerung des Intervalls sind da von Vorteil, nur Enttäuschung und Schädigung dürften meist das Ergebnis dieses Versuches sein. Zeit und Geld sollten zwar nicht bestimmend sein, nichtsdestoweniger wird man sich auch einmal zu größeren Eingriffen, evtl. zu Resektion entschließen müssen, wenn es die Lage erfordert; kleinere Operationen wie Entfernung von Sequestern, Excochleationen von Fisteln usw. sind wohl immer auszuführen, weil sie die Krankheitsdauer abkürzen; man wird nicht abwarten, bis das nekrotische Knochenstück sich abstößt oder resorbiert wird, obwohl auch das letztere unter Licht- und Röntgenbehandlung möglich ist, allerdings braucht es dazu lange Zeit. Selbstredend wird die Heilung um so sicherer und rascher eintreten, je frühzeitiger die Erkrankung erkannt und der geeigneten Behandlung zugeführt wird.

Über die *Art der Röntgenwirkung* sind wir keineswegs im klaren, man nimmt eine Zerstörung des tuberkulösen Gewebes und eine Wucherung des Bindegewebes an; schon daraus würde das Postulat folgen, letzteres ja nicht durch zu große Dosen zu schädigen und womöglich eine homogene Bestrahlung durchzuführen, damit alle Teile die gleiche Menge erhalten. MÜHLMANN wieder glaubt, daß die Röntgenstrahlen im Sinne eines Wachstumsreizes auf das tuberkulöse Gewebe wirken. BAISCH hat Zerfall im histologischen Bilde beobachtet und gesehen, wie junges Bindegewebe sich an die Stelle der Tuberkel setzt. Die Tuberkelbacillen werden wohl durch die Strahlen kaum angegriffen. L. LANGE und M. FRÄNKEL konnten zwar zeigen, daß alte Tuberkelbacillen in dünner Aufschwemmung abgetötet werden, aber sie verwenden dazu 10 Hauteinheitsdosen. Dagegen haben HABERLAND und KLEIN ermittelt, daß die Erreger selbst durch 3 Hauteinheitsdosen nicht direkt in ihrer Vitalität beeinträchtigt werden. SCHRÖDER konnte tierexperimentell nachweisen, daß nicht jede Form der tuberkulösen Erkrankung auf Röntgen gleich gut reagiert, während die Drüsentuberkulose beim Kaninchen prompt darauf zurückgeht, bleibt die Lungentuberkulose fast ganz unbeeinflußt. Bei der Auflösung von Drüsengewebe werden vielleicht Fermente frei, welche die Tuberkelbacillen schädigen können. ISELIN denkt nun daran, daß infolge eines Zerfalles von Tuberkelbacillen Tuberkulin gebildet werden könne, daß dieses in den Organismus übergehe und eine allgemeine Heilwirkung entfalte. Jedenfalls hat er nicht, wie bei der Resorption pathologischen Gewebes zu erwarten wäre, eine vorübergehende Störung des Allgemeinbefindens mit Gewichtsabnahme, sondern im Gegenteil, allgemeine Besserung und Zunahme bei seinen Patienten beobachtet. In einzelnen Fällen wurde die Pirquetreaktion, die vor der Behandlung negativ gewesen war, nachher positiv. Das könnte allerdings für eine erhöhte Immunisierung des Organismus sprechen. ISELIN meint ferner, daß durch die Bestrahlung die schädlichen Stoffe, die in tuberkulösen Drüsen entstehen, vernichtet werden, daß eine richtige „Entgiftung“ der tuberkulösen Herde stattfinde. Das sind freilich nur Hypothesen, aber sie haben manches für sich. Zuweilen konstatiert man nach lokalen Bestrahlungen leichte Herdreaktionen und Temperatursteigerungen, welche man auch im Sinne einer spezifischen Reaktion deuten dürfte. Klinisch ist die schmerzlindernde Wirkung der Röntgenstrahlen oft sehr auffallend, auch der rasche Rückgang des Ödems und der entzündlichen Schwellung.

Es ist nun für uns besonders wichtig, wie sich eine von der chirurgischen Tuberkulose abhängige Hauttuberkulose unter der Helio- und Röntgentherapie der tiefen Herde verhält. Hier ist ein großer Unterschied zu machen zwischen den kolliquativen Tuberkulosen, die als Scrophuloderme sekundär von dem tieferen Organ aus entstanden sind, und dem Lupus, selbst wenn er sich auf dieselbe Weise entwickelt hat. Die kolliquativen Tuberkulosen heilen. Sie sind ja überhaupt therapeutisch viel leichter zu beeinflussen. Und alle eben genannten Autoren berichten übereinstimmend, wie schön Scrophuloderme und nicht zu lange Hautfisteln durch Strahlenbehandlung zum Verschwinden gebracht werden. So hat z. B. LEUBA bei ROLLIER von 42 fistelnden Tuberkulosen der Fußknochen, darunter manchen mit fungösen Hautveränderungen, 39 vollständig heilen sehen. Fast ebenso gut sind die Erfolge mancher Autoren mit Röntgenstrahlen. Anders liegt es beim Lupus. Diese Krankheitsform zeigt, wenn sie einmal sich ausgebildet hat, immer eine gewisse Selbständigkeit gegenüber dem Grundleiden. Die Heilung des letzteren führt fast niemals eine Heilung des Lupus herbei. Fast immer muß man diesen lokal behandeln. Über die Wirkung der Röntgenstrahlen in dieser Beziehung werden wir weiter unten noch zu sprechen haben.

B. Die Behandlung der Hauttuberkulose.

Wir haben im vorhergehenden keinen Zweifel gelassen an der Wichtigkeit und Notwendigkeit, bei tuberkulösen Hauterkrankungen die inneren und chirurgischen Komplikationen zu beachten und zu behandeln. Die Methoden aber, wie dieses geschehen soll, gehören natürlich in die Domäne der inneren Medizin und der Chirurgie und konnten daher hier nur kurz gestreift werden. Auch wird der Dermatologe bei der Tuberkulosebehandlung häufig die Hilfe des Internisten Chirurgen, Laryngo-Rhinologen nicht entbehren können. Hier sollen nur ausführlich die Behandlungsarten besprochen werden, die sich gegen die Hauttuberkulose als solche richten.

Bei einem Rückblick auf die geschichtliche Entwicklung der Therapie der Hauttuberkulose — und hier steht ja immer der Lupus an erster Stelle — können wir vielleicht zwei Epochen unterscheiden, deren Markstein durch die Namen Finsen und Lang bezeichnet wird. In der Zeit vorher sahen wir im Kampf gegen die Hauttuberkulose eine Unzahl der verschiedensten medikamentösen Mittel und alle möglichen Verfahren der kleinen Chirurgie angewandt. Hie und da wurden auch ganz hübsche Erfolge erzielt, aber im ganzen waren die Ergebnisse wenig befriedigend. Langs Verdienst bleibt es, anfangs der achtziger Jahre des vorigen Jahrhunderts mit der radikalen Excision der Lupusherde eine Methode eingeführt zu haben, welche sichere Heilung der Erkrankung herbeiführte. Aber er war auch derjenige, welcher der Lupusfürsorge neue Impulse gab, der bestrebt war, diesen Unglücklichen Behandlungsmöglichkeiten in eigenen Anstalten zu schaffen, so daß sein Name mit der Lupusbekämpfung immer verknüpft bleiben muß.

Unbestreitbar ist es aber, daß das Auftreten Finsens am stärksten befruchtend gewirkt hat, und gerade Lang war es wieder, der dessen Genialität neidlos anerkannt und sich seine Methoden zu eigen gemacht hat. Die Finsensche Behandlung wirkte in jeder Beziehung als etwas ganz Neues. Schon theoretisch von höchstem Interesse, weil sie ein altbewährtes Heilmittel — das Licht — neu auf wissenschaftlicher Grundlage in die Therapie wieder einführte, erwies sie praktisch die Möglichkeit, eine ungeahnt große Zahl selbst ausgedehnter Lupusfälle zu heilen. Gerade die Tatsache, daß das auch hier nur bei großem Aufwand von Mühe und Zeit geschehen konnte, hat einen gewissen moralischen Effekt auf Ärzte und Patienten. Sie lehrte den Lupustherapeuten in einer Weise Geduld zu üben, wie er sie begreiflicherweise bei den früheren, weniger vollkommenen Heilverfahren nur selten aufgewandt hatte. Und das hob natürlich auch wieder den Mut der Kranken, zumal die neue Behandlung schmerzlos und ungefährlich war. Besonders glücklich war aber die Konstellation, durch welche die Arbeiten Finsens gerade mit einer Zeit großer physikalischer Entdeckungen und technischer Fortschritte auf verwandtem Gebiete zusammenfielen. Wir meinen die Entdeckung des *Radiums* durch das Ehepaar Curie und die Entwicklung der *Röntgentechnik*. Auch diese wurde rasch der Lupusbehandlung nutzbar gemacht.

Es zeigte sich in der ersten Zeit nun das Gegenteil von dem, was für die frühere Epoche charakteristisch gewesen war. Statt der vielen Behandlungsmethoden erschien jetzt den einzelnen Schulen ein einziges Verfahren als das allen andere überlegene, die Lupustherapie beherrschende. Auch das hat sich als falsch herausgestellt. Heute ist für uns die Situation wohl vollkommen geklärt. Es gibt nicht *eine,* sondern *mehrere* Methoden der Lupusbehandlung, von denen jede ihr besonderes Anwendungsgebiet hat, und *die Kombination derselben* wird die besten und raschesten Resultate geben, allerdings nur dann, wenn man sich von einem Schematisieren fernhält. Von den zahlreichen Heilverfahren, die JADASSOHN in seinem Werke noch der historischen Vollständigkeit wegen erwähnt, brauchen wir heute manche gar nicht mehr anzuführen, da sie ganz verschwunden sind, andere nur noch zu nennen, um vor ihnen zu warnen. Ich möchte hier auf die „Leitsätze zur Lupusbehandlung" von JUNGMANN hinweisen. Immerhin gibt es der brauchbaren Methoden noch genug und sie erfordern ein solches Maß theoretischer Kenntnisse und praktischer Erfahrung, daß sie die ganze Arbeitskraft eines Menschen in Anspruch nehmen, ja, häufig werden sich mehrere vereinigen müssen, um eine Lupusbehandlung im modernen Sinne durchzuführen.

Die Mehrzahl der von JADASSOHN als

1. „Nichtspezifische Allgemeinbehandlung"

aufgezählten Maßnahmen sind heute ganz außer Gebrauch, mindestens in der Form, in welcher sie früher angewendet worden waren. Immerhin tauchen manche von ihnen und neue immer wieder auf. Einige solcher Versuche seien angeführt, doch kann eine lückenlose Aufzählung kaum erhofft werden.

Daß der *Lebertran* ein ganz ausgezeichnetes Unterstützungsmittel bei der Behandlung der Tuberkulose ist, kann nicht in Abrede gestellt werden, wir benützen ihn auch besonders bei Kindern in Form des Phosphorlebertrans in ausgiebigster Weise. Leider steht der Verabreichung oft der Widerwillen der Patienten entgegen, denn alle die gereinigten Präparate erreichen unserer Erfahrung nach nicht die Wirksamkeit des rohen Lebertrans. Ältere Autoren gaben große Mengen, so BROCQ 4—8 Eßlöffel täglich; BAZIN 200—300 g pro die. Neuerdings hat er bei der Diättherapie wieder besondere Bedeutung gewonnen. Bei Ablehnung kann immerhin noch der Versuch mit Ersatzmitteln gemacht werden, z. B. dem SCOTTschen, mit JEMALT, Recresal 2—5mal 1,0. CIMOCA berichtet über gute Erfahrungen und starke Gewichtszunahmen mit dem injizierten „Gadil".

Es wurden dann Versuche mit *Derivaten anderer Fette* gemacht; Fettsäuren des Chaulmograöls und verwandter Präparate haben sich weder in vitro noch im Tierversuch bewährt (LINDENBERG und RANGEL, VOEGTLIN). Dagegen konnte L. ROGERS mit einem Natriumsalz der ungesättigten Fettsäuren des Lebertrans und mit Äthylestern der Lebertranfettsäuren in Form von subcutanen Injektionen durch längere Zeit fortgesetzt (2mal wöchentlich von 0,1 ccm, alle 3—5 Tage um 0,1 bis 1,0 ccm steigend einer wöchentlich frisch bereiteten klaren 3%igen Lösung) bemerkenswerte Erfolge bei Lungen-, Haut- und chirurgischer Tuberkulose konstatieren, welche vielleicht durch Tuberkulin noch erhöht wird. Man bemerkte manchmal nach Injektionen dieser Fettsubstanzen Herdreaktionen. Die Untersuchungen sind zu wenig zahlreich, um ein Urteil darüber abzugeben, doch sind schon zustimmende Ansichten (POMARET, BOELKE, BARBER) vorhanden. Die Art der Wirkung ist auch hier noch unklar, man ist geneigt, eine solche direkt auf den Erreger anzunehmen, vielleicht würden durch die Erhöhung des Lipasengehaltes im Blute diese ihrer Wachshüllen beraubt und dadurch dem Angriffe der Immunkörper und der Phagocytose leichter zugänglich gemacht.

JACZEWSKI wendete eine Modifikation der FINIKOWschen Methode in Form von Jod-Lebertraninjektionen beim Lupus an (s. S. 480) (!). Außer lokalen

Schmerzen durch eine halbe Stunde nach der Injektion und am 6.—8. Tage, vorübergehenden nicht zu schweren Allgemeinerscheinungen (Kopfschmerzen, Appetitlosigkeit, Temperatursteigerungen um 1—$1^1/_2{}^0$) werden keine unangenehmen Nebenwirkungen beobachtet. Die Erfolge sollen gute sein, was von LESZCZYŃSKI, BLATT, OSTROWSKI bestätigt wird.

Die *Jod- und Jodoformtherapie,* früher so vielfach gebraucht, findet heute wohl nur wenig Anhänger, höchstens als unterstützendes Mittel (BESSUNGER), GREGORY berichtet über gute Resultate bei chirurgischer Tuberkulose mit Injektionen nach HOTZ (Tct. jod., Jodoform āā 10,0, Ol. paraffin. ad 100). Lokal nehmen sie bei tuberkulösen Fisteln und Drüsen noch immer ihren Platz ein, allerdings auch da in neuen Formen als PREGLsche Lösung, CALOTsche Lösung (Guajacol pur. 1,0, Kreosoti 5,0, Jodoform 10,0, Äther sulf. 30,0, Ol. olivar. 70,0). Neben älteren Beobachtungen sah ALTMANN gute Wirkung auf die Lungenerscheinungen beim Miliarlupoid auf Chinin-Jodkali, LESZCZYŃSKI bei Tuberculosis exulcerans nach Lugolinjektionen, GOUBEAU nach intensiver Jodbehandlung (BOURDRAU) und lokaler Verabreichung von Borbochloryl, Mc CORMAC nach $3 \times 2{,}5$ Jodkali tägl., doch hat man meist keine Effekte, ja auch Verschlimmerungen. Das *Ulsanin,* welches auf Ulcera gebracht, Jod und Sauerstoff entwickelt, bringt auch tuberkulöse Geschwüre manchmal zur Reinigung und Heilung. Aber das sind alles nur Einzelbeobachtungen, kein verläßliches Material.

Die *Kalktherapie* muß nach den Ergebnissen von FABRY für Hauttuberkulose abgelehnt werden. Die Kieselsäuredarreichung in Form von Aufgüssen aus kieselsäurehaltigen Pflanzen oder als chemische Präparate, z. B. Silistren, welche bei Lungentuberkulose doch immer wieder (meist mit negativem Erfolge) versucht werden, weil KOBERT durch sie eine Anregung zur Bindegewebsneubildung nachweisen zu können glaubte, hat bei Hautaffektionen keine Bedeutung.

Schmierseifeneinreibung wird auch heute noch mancherorts als lokale Reiztherapie bei tuberkulösen Drüsen gebraucht, während man sich früher auch Allgemeinwirkungen versprach. Da ist wohl der Entzündungsreiz das ausschlaggebende Prinzip. Von englicher Seite wurden früher auch Thyreoideapräparate in großer Menge verabfolgt und CROCKER setzte sich für diese Therapie sehr energisch ein — unsere Zeit denkt gar nicht mehr daran. LIEBREICH empfahl die Cantharidenbehandlung, wirkliche Erfolge sind damit wohl nicht erzielt worden, doch hat diese Substanz eine gewisse Bedeutung für die Herstellung der Goldpräparate gewonnen. Bezüglich Einzelheiten sei nochmals auf JADASSOHN verwiesen.

Interne Arsendosen, welche von DOUTRELEPONT, E. LESSER, BROCQ, sehr empfohlen worden waren, wirken manchmal auf Tuberkulide günstig ein, offenbar aber nicht spezifisch. Auffallend ist mitunter die ausgezeichnete Rückbildung beim BOECKschen Miliarlupoid, doch läßt es auch bei diesem nicht allzu selten vollkommen im Stich, ebenso wie bei der indurativen Tuberkulose Erfolge und Mißerfolge wechseln, eines Versuches ist diese Therapie immerhin wert (BIRKNER). THEDERING sah bei Scrophulodermen (auch bei Lupus) Gutes von Sublimatbädern (für Kinder in den ersten Lebensjahren 1 g auf 30 Liter Wasser, für größere 2 g) dreimal wöchentlich im Vereine mit Sonnenbestrahlungen, gewiß eine ganz unspezifische Wirkung.

Die *Proteinkörpertherapie*, über deren Entwicklung, theoretische Grundlagen und Anwendungsweise WEICHARDT und STEJSKAL erschöpfend berichten, wurde in verschiedenster Weise herangezogen; „nicht der spezifische Reiz, sondern der spezifische Zustand, nämlich der der Entzündung bedingen die Wirkung“. Durch Reizung großer Zellkomplexe soll ein erhöhter Immunitätszustand hervorgerufen werden, wobei nach THEILHABER und RIEGER der Zell-

und Lymphocytenreichtum des Bindegewebes besonders bedeutungsvoll wäre. STEJSKAL empfiehlt beim Lupus vor allem lokale Injektionen verschiedener Sera, besonders von Pferdeserum, während er Yatren und Casein ablehnt. STOEBER hat vom Caseosan nichts gesehen, während H. HECHT, bei Zusatz desselben zum Tuberkulomucin energischere Wirkung beobachtete, RÜSCHER dagegen lobt die Erfolge von Yatren und Lipatreninjektionen bei chirurgischer Tuberkulose. BALASSA erhielt auffallend gute Resultate durch subcutane Injektion von Phlogetan (zweimal wöchentlich 0,5—2,0 ccm), welchem SORGO auch bei innerer Drüsentuberkulose eine gewisse Wirkung zuspricht. R. SCHMIDT wieder lobt intramuskuläre Milchinjektionen (0,5—5 ccm).

KISCH nahm die von BIER 1901 empfohlenen intravenösen Injektionen mit defibriniertem *Tierblut* bei schweren Tuberkulosen wieder auf, ELSNER, OEDER verwenden es intramuskulär, während CZERNY und ELIASBERG Rinderserum gebrauchen. Die Autoren hatten gute Erfolge auch bei Lupus, fistulöser Tuberkulose, doch ist die Behandlung keineswegs gefahrlos, und da diese Therapie keine direkte Wirkungen auf den tuberkulösen Prozeß ausübt, suchte man sie durch Eigenblut- und Eigenserum zu ersetzen (PODWISSOTSKY, SICILIA, FINKELSTEIN, KOGANOWA). Auch da werden manchmal Nebenerscheinungen beobachtet, doch sind diese im allgemeinen geringer, gewisse Besserungen sind zu verzeichnen, besonders bei den spezifischen ulcerösen Formen an der Haut, man kann aber unserer Erfahrung nach bei letzteren höchstens von einer unterstützenden Wirkung sprechen und auch diese ist weitaus nicht immer vorhanden, gleichgültig ob die Applikation intramuskulär oder in der Nähe des Herdes erfolgt. Versuche mit verschiedenen Tiersera verliefen negativ.

Von der durch P. ROUS empfohlenen *Angiolymphe,* einem vegetabilischen Extrakt, welcher die Glykoside verschiedener Irideen enthalten soll, berichten einige Publikationen von bestimmten Effekten bei Lungentuberkulose und auch bei einigen Fällen von Hauttuberkulose (L. KÖNIG), wir haben bei Lupus so gut wie gar nichts gesehen, was auch von anderer Seite bestätigt wird (BRAUN, MEINICKE), BRAUNS Einzelerfolg zählt da nicht viel.

KUTHY gab ein Präparat, *Karyon,* an, gewonnen aus den Folia juglandis regiae, ein Dekokt aus Nußblättern, welche in der Volksmedizin bei Tuberkulose vielfach verwendet werden. Über seine zufriedenstellenden Resultate bei Lungentuberkulose berichtet er zusammenfassend in „Die medizinische Welt" 1928, S. 948 und schreibt dieselben einer proteinfreien organischen Verbindung krystalloiden Charakters zu. Ungarische Kollegen bestätigen größtenteils seine Angaben, wir selbst haben bei Haut- und Knochentuberkulosen im Gegensatz zu anderen Mitteilungen, nichts Besonderes davon erfahren. Auch das Terpentinöl, etwa in Form der Terpestrolseifenschmierkur (HEINZ), oder die intravenöse Injektion von Tetrosan (BANETH) können kaum Beachtung verdienen. Die Tuberkulosetherapie mit Fettstoffen hat eine sehr reiche Literatur (s. MATTAUSCH); ein solches polyvalentes Fettstoffpräparat, das neuerdings viel von sich reden gemacht hat, ist das *Gamelan* von JENTZER, MARKOVIĆ und RASKIN, welches im Organismus zur Bildung lipolytischer Fermente anregen soll; nach unseren bisherigen Versuchen erzielt man bei Hauttuberkulosen keine besonderen Heilwirkungen, weder allgemein noch lokal appliziert.

Ich möchte bei den verschiedenen zur Anwendung gelangten Präparaten nicht länger verweilen, es wurden alle möglichen herangezogen, von der Milch angefangen, welche gelegentlich zu anaphylaktischen Erscheinungen Anlaß gibt, deren Derivaten, bis zu den Deuteroalbumosen, Witte-Pepton (DEHIO), Extrakten aus Pyocyaneus und Prodigiosus, dem Nuforal, einem Gemisch von Nucleinsäure, Ameisensäure und Allylsulfit, Hydrolysaten aus tierischem Eiweiß — ich verweise diesbezüglich auf ein Referat SORGOS „über Proteinkörpertherapie bei Lungentuberkulosen“ (Tuberkulosefürsorgeblatt 1924, Nr. 4—12) — sie alle haben sich bei der Hauttuberkulose viel zu wenig bewährt, als daß sie sich hätten behaupten können. Zu erwähnen wäre, daß auch der Lupus auf nicht spezifische Reiztherapie mit einer Herdreaktion antworten kann, so nach HORBAZEWSKI auf Nucleinsäure, nach SORGO auf Phlogetan, nach DEHIO auf Witte-Pepton, Prodigiosus, Pyocyaneusextrakt, wodurch zwar ein Einfluß auf die örtlichen Erscheinungen des Lupus, doch keine Dauerresultate erzielt werden können.

Seit langem wird der *Diät* eine besondere Bedeutung in der Behandlung der Tuberkulose, besonders auch der der Haut, zugeschrieben; im allgemeinen suchte man durch die verschiedensten Maßnahmen eine *Mast* der Patienten herbeizuführen und empfahl dafür einerseits reichlich Milch, Fett, andererseits große Mengen von Fleisch und stickstoffreicher Nahrung. Für die Naivität mancher Vorstellung sei als Beweis angeführt, daß von einer Seite Fleisch von Tieren bevorzugt wurde, welche gegen Tuberkulose refraktär sind. Von Nährpräparaten haben wir nicht viel gesehen, sie können leicht unterstützend wirken, der Effekt steht aber mit dem Preise in keinem Einklang. Den besten Nutzen bringt immer noch der *rohe* Lebertran, dessen intensiverer Verwendung häufig nur der schlechte Geschmack entgegensteht.

Ganz andere Wege geht die neuere Diättherapie, nicht so sehr auf Mast kommt es ihr an als vielmehr auf eine Änderung des Stoffwechsels, speziell des Mineralstoffwechsels und des Säure-Basengleichgewichtes. SAUERBRUCH und sein Schüler HERRMANNSDORFER haben zunächst beobachtet, daß sich manche akute Infektionen, besonders aber die Wundheilung günstig beeinflussen ließen, wenn der Stoffwechsel nach der sauren Seite verschoben wurde, und sie kamen daher für diese Zwecke zur Aufstellung einer sauren Diät, d. h. einer solchen, durch deren Genuß eben eine Säuerung im Organismus herbeigeführt werden soll. Einschlägige Angaben finden wir schon in der Medizin der Alten (HIPPOKRATES, GALEN, CELSUS).

Mit solchen Problemen beschäftigt, erfuhr SAUERBRUCH durch Zufall von einer fast ans Wunderbare grenzenden Heilung einer schweren Knochen- und Hauttuberkulose durch die Einhaltung der Diätvorschriften des praktischen Arztes MAX GERSON. Der Eindruck war ein so starker, daß SAUERBRUCH die Erprobung des Verfahrens an seiner Klinik beschloß und durchführte. GERSON geht eigentlich von Beobachtungen des Naturheilverfahrens aus, er verbannt vor allem aus seiner Diät das Kochsalz und will den Mineralstoffwechsel durch Zuführung eines fabrikmäßig hergestellten Gemenges verschiedener Salze, des „Mineralogen“, in basischer Richtung beeinflussen. Die Kost ist in weitest gehenden Maße vegetarisch, Genuß von tierischen Eiweiß wird möglichst eingeschränkt. Das Wesentliche daran ist, daß auf eine besondere Zusammensetzung der Kost Gewicht gelegt wird. Die Diätvorschriften nach SAUERBRUCH-HERRMANNSDORFER sind etwa folgende (Details finden sich in dem Büchlein von M. und A. HERRMANNSDORFER: Praktische Anleitung zur kochsalzfreien Ernährung Tuberkulöser, Verlag Ambrosius Barth, Leipzig): Kochsalz wird als Würze unbedingt weggelassen, an Stelle desselben wurden einige Ersatzmittel empfohlen (Hosal usw.), doch wird besser irgendeine andere Würze gegeben. Dagegen ist Fleisch bis zu 600—700 g pro Woche gestattet, allerdings nicht in geräuchertem Zustande, wie auch alle mit Salz konservierten Nahrungsmittel verboten sind. Die Kost ist kohlehydratarm, aber reich an Fett (ungesalzene Butter), außerdem wird noch 45 g pro die Phosphorlebertran (0,01 : 100) verabreicht. Milch und Milchspeisen in verschiedener Form, sowie Käse (möglichst wenig salzhaltig) sind im Speisezettel reichlich vertreten. Während die VOITsche Formel für einen 67 kg schweren Arbeiter lautet 118 g Eiweiß, 56 g Fett,

500 g Kohlehydrate besteht die Tuberkulosediät in 90 g Eiweiß, 162 g Fett, 222 g Kohlehydrate, also etwa 2700—3000 Calorien pro Tag. Das Verhältnis dieser Stoffe beim Gesunden 2,7 : 1 : 7,1 wird beim Tuberkulösen zu 1,5 : 2,7 : 3,7. Sehr reichlich, um den Körper mit Vitaminen zu überschwemmen, geben Gerson-Sauerbruch-Herrmannsdorfer frisches Obst, Gemüse, Salat, Preßsäfte aus Gemüsen; die Gemüse sollen nicht abgebrüht, sondern nur gedämpft werden, um die Vitamine möglichst ungeschädigt zu erhalten. Die Einzelmahlzeiten sind an Menge nicht zu groß, dagegen bekommt sie der Patient siebenmal am Tage zugeführt.

Das Verzeichnis der verbotenen und erlaubten Nahrungsmittel geben M. u. A. Herrmannsdorfer wie folgt an:

Verbotene Speisen:

Kochsalz.
Konserven jeder Art.
Geräuchertes oder gewürztes Fleisch (Wurst und Schinken).
Geräucherte oder gesalzene Fische.
Bouillonwürfel, Suppenwürze und Extrakte außer den erlaubten.
Gerson verbietet: Rauchen, Alkohol, auch Salzersatz, z. B. Hosal, Essig, scharfe Käse, Konserven, Eingewecktes.

Beschränkt erlaubte Speisen:

Mehl: Salzloses Brot, Vollkornbrot, Knäckebrot, Pumpernickel, Zwieback, Nudeln, Makkaroni, Bäckereien.
Kartoffeln.
Zucker: Brauner Kandiszucker und echter Bienenhonig sind zum Süßen zu bevorzugen. Schleimlösend wirkt bestrahlte Malzhefe (Heliosan) der Cenovis-Werke (München, Rosenheimer Straße), die teelöffelweise zwischen den Mahlzeiten verabreicht werden kann. Der große Vitamingehalt dieses Mittels ist besonders willkommen.
Reis (ungeschälter Rangoonreis), Grieß, Maizena, Tapioka, Graupen, Haferflocken.
Pfeffer.
Weinessig, Citrovinessig (Chem. pharm. A.G. Bad Homburg, Frankfurt a. M.).
Liebigs Fleischextrakt.
Dardex (ein Fleischextrakt) und das daraus bereitete Carnolactin der Kibo G.m.b.H., Frankfurt a. M.
Bier: Heilbier, Malzbier, alkoholarmes Starkbier.
Marsala, Malaga, Madeira, Rotwein und Weißwein (als Zusatz zu den Speisen).
Kaffee, Tee, Kakao.

Erlaubte Speisen:

Frisches Fleisch (etwa 600 g in jeder Woche).
Eingeweide (Bries, Hirn, Leber, Lunge, Niere, Milz).
Frische Fische.
Milch: Etwa 1—1½ Liter täglich in jeder Form; besonders rohe Milch, wenn Quelle einwandfrei; ferner saure Milch, Kefir, Yoghurt, Yoghurt-Käse, salzarmer Käse, Quark, Topfenkäse, Sahne, Rahm.
Fette: Butter (salzlose Molkereibutter), Olivenöl, Schmalz (Schweinefett), salzloser Speck.
Obst und Früchte: Möglichst viel rohes, aber auch gekochtes, eingewecktes und getrocknetes Obst (z. B. Datteln, Feigen, Nüsse, Mandeln, Dörrobst), Kompotte, Marmeladen, Fruchtgelee, Fruchtsäfte, Limonaden, Apfelmost, Früchtebrot (herzustellen nach Dr. Oetkers Schulkochbuch, Verlag von Dr. Oetker, Bielefeld), Citronen.
Salat und Gemüse: Gemüse nicht abbrühen, sondern nur dämpfen! Viel frisches Gemüse (auch rohe Preßsäfte), Tomaten, gelbe Rüben (Möhren), Schwarzwurzeln, Kohlrabi, Lauch, rote Rüben, Runkelrüben, Spargel, Blumenkohl, Rot- und Weißkraut, gewässertes Sauerkraut, Kohl, Wirsing, Kresse, Endivien-, Feld- und Kopfsalat, Rhabarber, Sauerampfer, Spinat, Erbsen, Bohnen, Linsen, Pilze, Gurken, Kürbisse, Melonen.
Eier: Auch in Majonnaise, Tunken, Puddings, Crêmes, Brei.

Gewürze:

Alle Kräuter: Majoran, Estragon, Dill, Gurkenkraut, Pfefferminzkraut, Zwiebeln, Porree, Kapern, Lorbeerblätter, Wacholderbeeren, Schnittlauch, Kümmel, Citronen, Petersilie, Salbei, Basilicum, Rosmarin (diese drei Kräuter nur in frischem Zustande),

Sellerie, Knoblauch, Meerrettich, Rettich, Radieschen, Suppenkräuter (Wurzelwerk), Ingwer, Vanille, Zimmet, Anis, Korinthen, Kokosnuß, Nüsse, Paranüsse, Rosinen.

Cenovis-Nährhefe und Cenovis-(Vitamin-)-Extrakt, kochsalzfrei nur auf besondere Bestellung, zu beziehen unmittelbar von den Cenovis-Werken, München, Rosenheimer Straße.

Arzneien:

Phosphorlebertran 45 g täglich (Rp. Phosphor. 0,025,01. jecor. as. 300,0). Mineralogen (3mal täglich nach dem Essen einen gehäuften Teelöffel voll in Wasser aufschwemmen und mit Holz- oder Hornlöffel gut verrühren). Erhältlich bei Pharma, Max Loebinger & Co., Berlin-Charlottenburg 4, Wilmersdorferstraße.

Tageseinteilung:

Die Kost wird auf folgende Mahlzeiten verteilt:

7 Uhr: Brei (etwa 1/3 Liter Milch, Haferflocken oder Reis oder Grieß oder Maizena oder Tapioka oder Hirse oder dergleichen; 1/2 Ei, 1 Eßlöffel Butter, Zucker, Citrone oder Zimmet oder Vanille).

Danach 1 1/2 Löffel Phosphorlebertran.

9 Uhr: Dünner Kaffee (entweder Malz oder nur wenig Bohnen) mit viel Milch nach Wunsch auch Milchkakao oder Milchtee; Brot, Butter oder Marmelade oder Honig.

Danach 1 Teelöffel Mineralogen.

10 Uhr: Rohes Obst und rohes Gemüse (gelbe Rüben, Kohlrabi, weiße Rüben, Blumenkohl, Sauerampfer, Sellerie, Rettich, Radieschen, Tomaten, grüne Erbsen (Schoten), frische Maiskolben oder dergleichen. Bei empfindlichen Verdauungsorganen statt dessen Preßsäfte. Schwache und Schwerkranke lasse man auch rohe, mit Citronensaft beträufelte Eidotter schlucken.

12 1/2 Uhr: Mittagessen: Suppe, 1 Gang, Obst oder (im Winter) Kompott. Danach ein Teelöffel Mineralogen.

4 Uhr: Milch (mit Kakao oder etwas Tee), Kuchen, Keks, Zwieback, Butter- oder Marmelade- oder Honig- oder Früchtebrot.

6 1/2 Uhr: Abendessen: 1 Gang und Obst.

Danach 1 Teelöffel Mineralogen.

8 Uhr: Brei (wie morgens); im Sommer statt dessen an heißen Tagen saure Milch.

Danach 1 1/2 Teelöffel Phosphorlebertran.

Fragen wir uns nun, was leistet die Therapie, sind eindeutige Erfolge vorhanden, wogegen natürlich Mißerfolge weniger schwer wiegen würden, so müssen wir uns sagen, daß wir uns hier von überschwenglichem Optimismus ebenso fernhalten müssen wie von absoluter Negation. Wir können vorläufig dem Apostel GERSON nicht folgen, sondern wandeln lieber die Bahnen der kritischen, aber überzeugten Anhänger der Diättherapie, SAUERBRUCH und HERRMANNSDORFER, JESIONEK und seiner Schüler.

Besonderer Zurückhaltung befleißigen sich diese bezüglich der Lungentuberkulose und mit Recht, denn nur eine ganz große Reihe und längere Beobachtungszeit kann uns da vor Fehlschlüssen und falschen Urteilen bewahren; alles ist noch im Zustande der Prüfung. Von mancher Seite werden Fehlschläge veröffentlicht (WIEGAND, H. SCHLESINGER, F. KLEMPERER, GETTKANT, LIESENFELD, R. MÜLLER u. a.), andere meinen, daß diese Therapie nicht mehr leiste als unsere bisherige Tuberkulosebehandlung (KRETZ, GMELIN, RITSCHEL, SCHWALM), doch treten auch Verfechter für die neue Form der Ernährung bei Lungentuberkulose ein (CLAIRMONT, WESTPHAL, SCHÜLLER, LAČNY, M. STEINER). SAUERBRUCH und seine Mitarbeiter geben an, daß nach ihrer großen Erfahrung manche Fälle, die früher unrettbar verloren oder der operativen Behandlung nicht zugänglich waren, durch vorbereitende Kostbehandlung verhältnismäßig rasch in operationsfähigen Zustand übergeführt wurden.

Viel eindeutiger müßten sich Erfolge der Diättherapie bei Tuberkulose der Haut oder der Knochen nachweisen lassen. Dabei ist es aber gar nicht notwendig, daß wir alles sofort vergessen, was wir bisher gelernt hatten, und was sich als gut erwiesen hat, weil eine neue Methode hinzugekommen ist. Auch diese ist keine Panacee, und gerade die externe Tuberkulose, die der Beobachtung am meisten zugänglich ist, lehrt uns wieder, wie wir durch Kombination den Heilungsverlauf begünstigen und abkürzen können, daß aber auch hier refraktäre Fälle zu finden sind, besonders bei der Knochentuberkulose.

Was nun die Hauttuberkulose, speziell den Lupus anbelangt, so hatte ich schon 1926 die Diätbehandlung desselben nach GERSON begonnen, äußere Umstände, besonders die nicht zu leistende materielle Belastung, hat es mir unmöglich gemacht, Erfahrungen an einer größeren Anzahl durch längere Zeit behandelter Fälle zu sammeln, so daß aus diesem Grunde eine Publikation unterblieb. Immerhin konnte ich erkennen, daß diese Kostvorschriften durchführbar sind, daß die Patienten an Gewicht sehr bedeutend zunehmen, und daß bei einem von den drei Patienten das Schwinden einzelner lupöser Knötchen zu konstatieren war. Nach drei Monaten mußte der Versuch abgebrochen werden, und ich war wegen der Ungunst der Zeiten damals nicht in der Lage, ihn neuerlich aufzunehmen, trotzdem schon einzelne Stimmen zugunsten dieser Behandlung auch bei Lupus laut wurden. So berichtete WICHMANN, daß geschwürige Schleimhaut- und Hauttuberkulose ohne lokale Behandlung abheilt, auch bei Lupus der Haut finde eine weitgehende Rückbildung bei bestimmter Kost statt, wobei dem Mineralogen und der Kochsalzentziehung keine große Bedeutung zuzuschreiben sei, wie aus parallelen Untersuchungsreihen mit und ohne Verabreichung derselben hervorzugehen schien. Eine definitive Abtötung der Tuberkelbacillen finde nicht statt, so daß Rezidiven bei seinen Kontrolluntersuchungen sehr häufig waren. WICHMANN ist geneigt, die Erfolge auf die vitaminreiche, kohlehydratarme Diät zurückzuführen, wobei eine Eiweißüberfütterung vermieden wird. Die „Transmineralisation" habe kaum eine ausschlaggebende Bedeutung. Noch überzeugter und überzeugender waren dann die Mitteilungen von SAUERBRUCH und HERRMANNSDORFER aus der Münchener Klinik über weitgehende Besserungen bei Lupus, Knochen- und Weichteiltuberkulose durch alleinige Diätbehandlung, besonders in die Augen springend wäre der Effekt bei ulcerösen nässenden Formen (v. ZUMBUSCH), doch halten sie die Kochsalzfreiheit für notwendig.

Die besten Erfolge kamen aus JESIONEKs Klinik nach einer Beobachtungsreihe von über 200 Lupusfällen. BOMMER und BERNHARDT schildern die Vorgänge etwa so, daß zunächst die ödematöse Durchtränkung und die blaurote Verfärbung in der Umgebung der Lupusknötchen schon nach wenigen Tagen zurückgeht, das Lupusknötchen im weiteren Verlaufe abflacht und einsinkt. Diese Rückbildungsvorgänge machen sich auch beim hypertrophischen Lupus geltend. Eine solche Abnahme der Schwellung und der oft brettharten Infiltration ist auch bei den sklerodermieartigen Veränderungen nach Röntgenschädigung der Haut und bei hypertrophischen Narben bemerkbar, die Haut wird weicher und geschmeidiger. Es schwinden gewöhnlich zunächst die exsudativen Vorgänge, um die einzelnen Lupusknötchen finden wir dann einen hellroten Saum, der auch nach und nach abblaßt, allmählich zerfließen die Infiltrate, sie werden aufgesogen, resorbiert. Das geschieht nicht an allen Stellen zugleich, auch nicht in einem Zuge, sondern schubweise, unterbrochen von Stagnationen. Auch da sehen wir die Heilung zunächst im Zentrum erfolgen, während die Randpartien viel später darankommen. Die Zeit, welche diese Veränderungen benötigen, ist verschieden, der Gang der Heilung ist immer der gleiche. Vorsichtige allgemeine Sonnenbäder oder solche mit der BACHschen Höhensonne scheinen die Resorption noch zu beschleunigen, stärkere Belichtung wäre nicht von Vorteil. Nur dort, wo Stillstand eintritt, sei eine *lokale milde* Bestrahlung mit Höhensonne angezeigt. Auch der Lupus der Schleimhaut und des Kehlkopfes werden, und zwar oft besonders gut, beeinflußt, weniger die Tuberculosis miliaris ulcerosa, wie auch der Lupus gingivae; für letzteren haben sich 2—3 Sekunden dauernde Betupfungen mit Kohlensäureschnee sehr gut bewährt (L. BERNHARDT). Das kosmetische Resultat ist ein hervorragendes.

Neben dieser ruhigen Art der Involution sehen wir eine solche unter mehr minder starken Reaktionen erfolgen, wobei einzelne Lupusherde stark hyperämisch werden, es setzt kräftige Exsudation und in Konsequenz derselben auch Nässen und Borkenbildung ein, ja gar nicht so selten sahen wir Nekrosen selbst in größerer Ausdehnung; ich neige deshalb doch der Ansicht zu, daß dabei auch das Zugrundegehen von Tuberkelbacillen eine Rolle spielt, es sich also um eine spezifische Herdreaktion handeln könne. Dies um so mehr, als wir gelegentlich Temperatursteigerungen und Ausbruch einer Tuberculosis lichenoides beobachteten. — Waren die Reaktionen zu stürmische, so sahen wir uns ab und zu gezwungen, eine geringe Salzdosis zuzusetzen, wodurch man sehr rasch die Wirkung in gewünschte Bahnen lenken kann.

Die Kost wird im allgemeinen gut vertragen, innerhalb 8—10 Tagen gewöhnten sich die Patienten an dieselbe (ENGELHARDT), nur über Müdigkeit und Arbeitsunlust klagen sie öfters. Natürlich läßt sich die Durchführung dieser Diät nicht erzwingen, Appetitlosigkeit, unbesiegbarer Widerwillen werden zum Aufgeben des Versuches führen. Das Mineralogen scheint wenigstens bei Hauttuberkulose keine wesentliche Bedeutung zu haben. Eine Reihe von geheilt entlassenen Fällen blieb symptomfrei noch nach vielen Monaten, selbst bei gewöhnlicher Kost, doch müssen da noch weitere Erfahrungen gesammelt werden. JESIONEK betont ebenfalls die Bedeutung des Kochsalzentzuges, besonders für die Biologie und die immunisatorische Fähigkeit der Basalzellen der Haut. Auch GANS bestätigt die Beeinflussung des Lupus, vor allem der succulenten, weniger der planen, squamösen Formen, doch kommen auch Versager vor; seiner Meinung nach wäre die Wasserentziehung der ausschlaggebende Faktor. Von vielen anderen Seiten (BLUMENTHAL, GALEWSKY, RUSCH, VOLK, WERTHER, WICHMANN u. a.) werden zum Teil ausgezeichnete Resultate nicht nur bei Lupus, sondern auch bei anderen Hauttuberkulosen erhoben; ROST, KELLER und MARCHIONINI verfügen über gute Erfahrungen, wollen aber noch nicht abschließend urteilen.

An diese Kostform halten sich derzeit die meisten Therapeuten; die GERSONschen Vorschriften unterscheiden sich in sehr wesentlichen Punkten von den früher angeführten, vor allem schränkt er Fleisch, Milch, Brot und Mehlspeisen noch viel mehr ein. Dagegen gibt er reichlich Gemüse- und Fruchtsäfte bis zu ein bis zwei Litern pro Tag mit Rücksicht auf die darin enthaltenen Vitamine; es sei bezüglich Details auf seine Arbeiten und sein Buch: Meine Diät, im Ullsteinverlag 1930 verwiesen.

Nach unseren bisherigen Erfahrungen ist die Durchführung dieser Diät entschieden schwerer, auch kommt sie teurer als die frühere, doch will GERSON damit bessere Resultate und in bedeutend kürzerer Zeit erreichen. Es sei betont, daß unbedingt nur bestes Rohmaterial verwendet werden darf. Wenn aber die Köchin sich einige Mühe gibt und Interesse für die Sache aufbringt, dann gelingt es ohne weiteres, die Speisen nach der HERRMANNSDORFERschen Vorschrift so schmackhaft zuzubereiten, daß die Patienten dieselben ohne Beschwerden, ja sogar gerne durch viele Monate nehmen. Es ist dann auch möglich, die teueren Ersatzpräparate auf ein Minimum einzuschränken, so daß sich die Auslagen keineswegs abnorm hoch stellen.

Einer gewissen Schwierigkeit begegnet bei manchen Kranken die Verabfolgung des Lebertrans, Zugaben von Citronensaft, Nachessen von Brot usw. helfen mitunter nicht, durch Verabreichung von „Eujecor“ kann man da noch zum Ziele kommen, doch gibt es, wenn auch selten Fälle, bei denen man auf das Oleum jecor. asell. verzichten muß, natürlich soll dann die entsprechende Fettmenge auf andere Weise erreicht werden. Zur Vermeidung einer Intoxikation mit Phosphor halten wir es so, daß wir Phosphorlebertran nur durch etwa 6 Wochen hintereinander geben, dann für einige Wochen den Phosphor weglassen. — Um eine haltbare, unveränderliche Phosphorlösung zu erhalten, hat STRAUB einen Phosphorus solutus angegeben. Auf jeden Fall rät er die Phosphormenge niedriger zu halten, als sie ursprünglich angegeben wurde.

Eines ist doch wohl deutlich, daß wir in der Diät für die Behandlung der Hauttuberkulose und mancher chirurgischer Tuberkulosen, Knochenfisteln ein mächtiges Agens haben (CLAIRMONT und DIMTZA), dessen wir in einer modernen Anstalt kaum entraten können. Wer die Bilder, besonders aber die Patienten objektiv betrachtet, kann sich diesem Eindrucke nicht entziehen. Dabei soll gar nicht geleugnet werden, daß nicht alle Fälle darauf reagieren, vor allem natürlich nicht alle gleich gut, ferner haben wir betont, und dies wird auch von Verfechtern der Diättherapie zugegeben, daß eine Kombination mit anderen Verfahren die Heilung verbessern, resp. rascher herbeiführen kann. Wann und wie dies geschehen soll, bleibt noch weiterer Arbeit vorbehalten. JESIONEK ist für eine sehr milde Licht-, Luft- und Bädertherapie entsprechend seinen Ansichten über die Immunität bei Tuberkulose; er betont immer wieder die Bedeutung der Haut für das Zustandekommen derselben, besonders der Parenchymzellen, welche er durch eine energische lokale Bestrahlung in ihrer Vitalität zu schädigen fürchtet.

Während uns die Empirie einen neuen Weg zur Behandlung der Hauttuberkulose gewiesen hat, hinkt die Theorie, welche zum Verständnisse der Vorgänge führen soll, stark nach. Eine ausgezeichnete kritische Belehrung „über physiologische Grundlagen bei der Ernährung Tuberkulöser“ gibt uns A. DURIG[1]. Zwar sind einschlägige Untersuchungen von verschiedenen Seiten (BUNGE, HERRMANNSDORFER, MENDEL u. a.) bereits gemacht oder im Gange, aber eine klare Einsicht fehlt uns noch vollkommen. Die einen legen das Hauptgewicht auf den Kochsalzmangel in der Ernährung; die Naturheilkunde sieht ja im Kochsalz ein Gift für den Organismus; wir rekurrieren vielleicht besser auf die Befunde LUITHLENS, welcher dargetan hat, daß durch das Fehlen desselben günstigere Bedingungen für den Ansatz anderer Ionen geschaffen werden. STRAUSS hat schon vor Jahrzehnten auf die Bedeutung der kochsalzarmen oder -freien Diät bei gewissen Erkrankungen, besonders der Nieren, hingewiesen. Kontrolluntersuchungen ergaben den einen (WICHMANN), daß der Kochsalzgehalt gleichgültig sei, während die Ergebnisse von HERRMANNSDORFER, JESIONEK und unsere eigenen im entgegengesetzten Sinne sprechen. Auch über die Angriffspunkte dieser Therapie sind wir uns nicht im klaren, JESIONEK verlegt sie in die Parenchymzellen, BOMMER in die Gefäße, an denen BETTMANN capillarmikroskopisch Veränderungen bemerken konnte.

GERSON sucht durch Verabreichung des Mineralogens eine „Transmineralisation herbeizuführen, doch wurde gezeigt, daß das Präparat gar nicht alkalisch, sondern schwach sauer reagiert; vielfach legt man heute diesem Mittel wenig Bedeutung bei (WICHMANN, BOMMER). Es muß also in der Kost wohl das wichtigste Moment gesucht werden, aber welches ist dieses? Ältere Versuche weisen darauf hin, daß eiweiß- und fettreiche Diät Schutz vor Tuberkulose bietet, während Kohlenhydrateüberschuß die Ausbreitung fördert; die Zusammensetzung würde nun allerdings diesen Tatsachen Rechnung tragen. Außerdem sind die in großer Menge gegebenen Früchte und Gemüsesäfte sehr reich an Vitaminen, von denen wir vielleicht noch gar nicht alle kennen, sie könnten überdies in

[1] Wien. med. Wschr. **1930**, Nr 23/24.

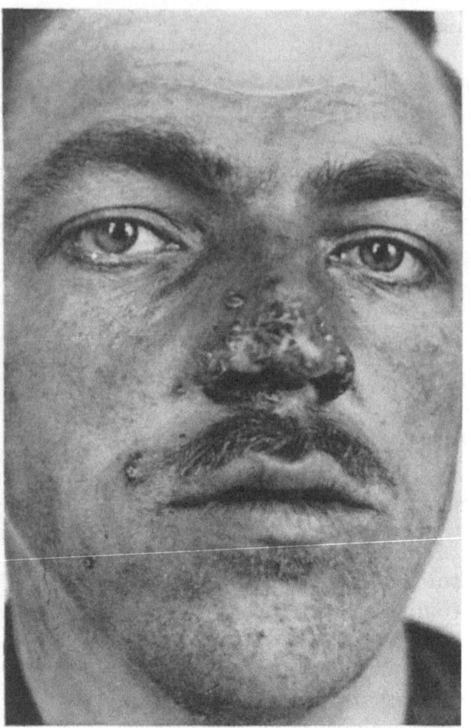

Abb. 123. Vor der Behandlung.

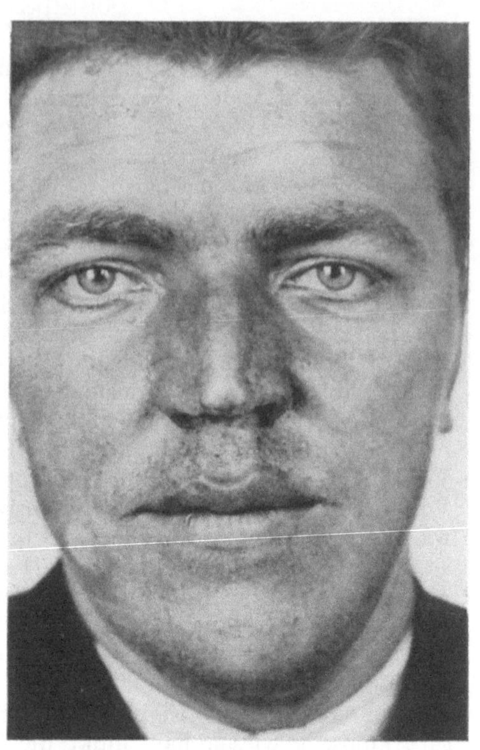

Abb. 124. Nach 5 Monate Diättherapie.

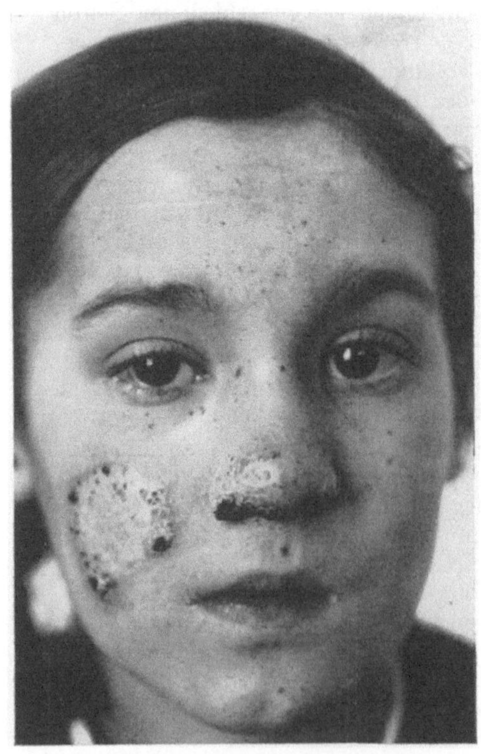

Abb. 125. Vor der Behandlung.

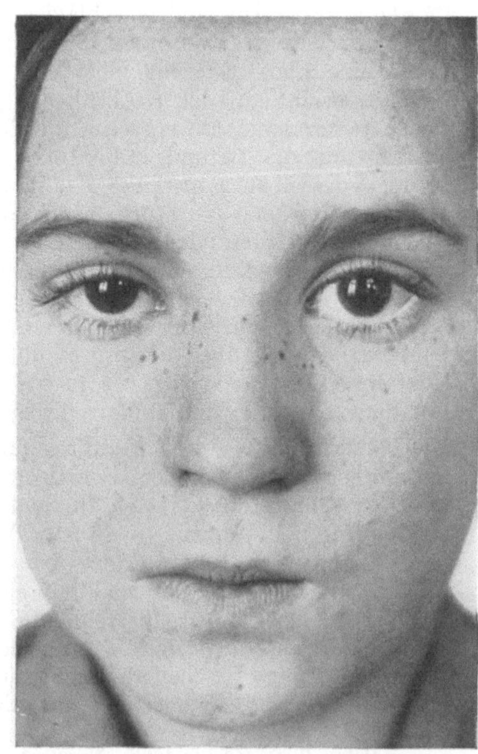

Abb. 126. Nach 4 Monate Diättherapie.

Abb. 123—126 aus der Wiener Lupusheilstätte.

einer Form zur Wirkung kommen, welche von den künstlich hergestellten ganz wesentlich abweicht.

Wenn auch nach HASSELBALCH, STRAUB, KROETZ, P. MÜLLER und ANTHES, LIESENFELD eine Änderung der Blut- und Gewebsreaktion nach der sauren oder alkalischen Seite schwer zu erreichen ist, da Ausgleichsvorrichtungen dem entgegen arbeiten, so wissen wir doch aus den Versuchen LUITHLENS an Tieren, daß solche Verschiebungen in der *Haut* bezüglich des Gehaltes von K, Ca, Mg, Na möglich sind. Diese Umlagerung der Ionen ist eher durch eine bestimmte Kostform zu erzwingen, als durch Einnahme von Salzen. Daß damit Stoffwechselablauf, Immunitäts- und Fermentwirkungen geändert werden können, ist nicht zweifelhaft. GERSON will eine alkalische Diät geben, d. h. eine solche, welche mit einem Überschusse basischer Äquivalente verbrennt, während SAUERBRUCH und HERRMANNSDORFER sie bewußt sauer halten. Der Möglichkeiten gibt es also eine große Menge, aber positives Wissen mangelt. Genauere Erkenntnis wird uns da weiter führen, denn es ist sehr wohl möglich, daß nicht für jede Form und Lokalisation der Tuberkulose dieselbe Kost angezeigt ist. Sollte der Wert im Vitaminreichtum liegen — man sieht weitgehende Heiltendenzen z. B. bei Knochentuberkulose durch Vigantolgaben (PLATH), durch Ergosterin (PFANNENSTIEL und SCHARLAU) —, dann sei darauf verwiesen, daß andererseits, so auch von v. BERGMANN, COLLAZO und RUBINO, auf schädliche Wirkungen eines Überschusses derselben, speziell des Vigantols bei Tuberkulose aufmerksam gemacht worden ist, eine Gefahr, welche allerdings bei einiger Vorsicht leicht vermieden werden kann.

2. Biologische Methoden.

Von dem Ideal einer biologischen Behandlung der Tuberkulose sind wir noch weit entfernt. Sonst müßte es gelingen, den Organismus aktiv oder passiv derart zu immunisieren, daß alle vorhandenen Krankheitsherde zur Ausheilung kämen. Ob dies Ziel überhaupt je erreicht werden wird, und wir einmal ein Verfahren bekommen werden, das auch nur für einen Teil der Fälle eine gewisse Sicherheit gewährleistet, scheint noch sehr fraglich. Gewiß heilen zahlreiche Tuberkelbacilleninfektionen beim Menschen spontan ab, und zwar — wir können uns das kaum anders vorstellen — durch Auftreten einer Immunität. Sicher spielen im ganzen Verlauf der Tuberkulose überall Immunitätserscheinungen die größte Rolle. Aber gerade bei den klinisch einmal manifest gewordenen Tuberkulosen bleiben diese Immunitätsvorgänge allzu häufig unvollkommen. Es ist für die allergische Immunität bei Tuberkulose gewissermaßen charakteristisch, daß die Tuberkelbacillen zwar nicht mehr ungehindert sich vermehren können, aber auch die Antikörper nicht ausreichen, um die Bacillen zu vernichten. Selbst beim Tier sind bisher alle Versuche mißglückt, eine bereits zum Ausbruch gelangte Tuberkelbacilleninfektion durch Immunisierung zum Verschwinden zu bringen. Und auch beim Menschen sind wir bisher nicht weiter gekommen, als die spontan sich abspielenden Immunitätsvorgänge zu unterstützen, ohne ihnen aber einigermaßen mit Sicherheit den Sieg verschaffen zu können. Wie können im besten Falle nach SAHLI von „immunisatorischer Heilwirkung", nicht schlechthin von „Immunisierung" sprechen.

Das Mittel, mit dem wir versuchen, solche Wirkungen zu erzielen, ist seit KOCH im wesentlichen dasselbe geblieben: das *Tuberkulin.* Aber wir haben in der Anwendungsart Fortschritte gemacht, die erst nachträglich den ganzen Wert der KOCHschen Entdeckung auch für die Therapie enthüllt haben. Über das Prinzip der Tuberkulinwirkung, wie wir es uns heute vorstellen, ist im ersten Teile genug gesagt worden. Die Tuberkulinbehandlung hat den Zweck, die Bildung von Antikörpern im Organismus anzuregen, in der Hoffnung, daß diese sich bei der Bekämpfung des tuberkulösen Krankheitsprozesses nützlich erweisen.

Die Tuberkulinbehandlung der Tuberkulose im allgemeinen gehört nicht hierher. Für uns handelt es sich nur um die spezielle Frage: Was dürfen wir für die Behandlung einer tuberkulösen Hauterkrankung vom Tuberkulin erwarten? Hier müssen wir nun gleich eine Trennung in zwei Gruppen vornehmen. Auf der einen Seite stehen die meisten hämatogenen und ein Teil der übrigen, sekundär entstandenen Hauttuberkulosen, auf der anderen Seite die primären, exogenen Infektionen und der größte Teil aller Lupusfälle, gleichviel welcher Pathogenese.

Nehmen wir zuerst den Fall an, daß wir ein sog. „Tuberkulid" vor uns haben, also eine Hautaffektion, die durch Aussaat von Tuberkelbacillen von einem inneren Herde her entstanden ist. Wir haben gesehen, daß hier die Bacillen in der Haut unter der Einwirkung von Antikörpern zugrunde gehen. Bei diesen an sich gutartigen Krankheitserscheinungen dürfen wir uns vom Tuberkulin aus doppeltem Grunde einen Erfolg versprechen. Einmal wird das Tuberkulin durch Anregung einer Heilung der inneren Tuberkulose die Quelle für eine weitere Tuberkelbacillenaussaat verstopfen, dann aber wird es durch Verstärkung der Antikörperproduktion bewirken, daß die in die Haut verschleppten Tuberkelbacillen noch rascher und vollständiger abgebaut werden, so daß das Stadium der Giftwirkung kaum zur Geltung kommt. Es treten also nur rasch vorübergehende oder überhaupt keine Hauterscheinungen mehr auf. Dieser Erwartung entsprechen auch die Resultate der Tuberkulinbehandlung in vielen Fällen von „*Tuberkuliden*". Das Wichtigste ist hier natürlich die energische Beeinflussung des inneren Herdes, wie sie durch das Tuberkulin oder durch irgend eine andere Allgemeinbehandlung geschieht. Auf die Haut kommt es ja in diesen Fällen überhaupt weniger an, da die hier hervortretenden Erscheinungen für den Therapeuten vielfach weniger als Krankheiten, denn als Indikatoren eines inneren Leidens von Wichtigkeit sind. Immerhin werden in manchen Fällen auch diese Hautaffektionen als störend empfunden (z. B. Tuberculosis indurativa). Zu ihrer Beseitigung ist also, wenn irgend möglich, ein Versuch mit Tuberkulin zu machen. Dasselbe, was von den „Tuberkuliden" gilt, kann man auch von dem mit diesen eng verbundenen *Lupus miliaris* sagen, der ja auch durch hämatogene Infektion entsteht. Auch hier ist eine Tuberkulinkur neben jeder lokalen Behandlung durchzuführen; so berichtet z. B. Delbanco über einen vollen Heilerfolg durch Neutuberkulin. Auch einen Lupus pernio sah Jadassohn durch Tuberkulin heilen. Etwas anders verhalten sich die Fälle von multiplem, postexanthematischem Lupus, die schon mehr die Selbständigkeit und Widerstandsfähigkeit der Lupusform zeigen und häufig ohne lokale Eingriffe nicht zu beseitigen sind.

Dagegen werden manche *kolliquativen Tuberkulosen*, fistelnde Prozesse u. dgl. durch Tuberkulin günstig beeinflußt, sofern dieses auch auf den darunter gelegenen Ausgangspunkt der Krankheit eine Heilwirkung ausübt. Bei manchen Fällen von chirurgischer Tuberkulose ist diese Wirkung unbestreitbar. Wir haben ja gesehen, daß sogar bei der Röntgenbehandlung tuberkulöser Lymphome Iselin an eine Tuberkulinisierung des Organismus denkt und ihr einen Teil der Heilerfolge zuschreibt. An anderen Stellen hat man direkt mit der Röntgenbestrahlung noch eine Tuberkulinbehandlung verbunden und damit gute Resultate erzielt. Besonders für die Fälle mit fehlender oder schwach ausgebildeter Pirquetreaktion empfiehlt Wilms Injektionen von Tuberkulin. Man kann verallgemeinernd sagen, daß bei der Hauttuberkulose das Tuberkulin überall da besonders am Platze ist, wo der Ausgangspunkt der Krankheit nicht in der Haut selbst gelegen und das Hautleiden in direkter Abhängigkeit von dem inneren Herde geblieben ist.

Wo die Hautaffektion einen selbständigen progredienten Prozeß darstellt, gestaltet sich die Einwirkung des Tuberkulins von vornherein sehr viel ungünstiger.

Vielfach wird angenommen, daß der Grund dafür wohl in den Zirkulationsverhältnissen der Haut liegt, sie sei weniger stark durchblutet als die inneren Organe, und die Schutzstoffe, die im Serum doch immer nur in relativ schwacher Konzentration vorhanden sind, würden einem cutanen Herd nicht in der Menge andauernd zugeführt, wie z. B. einem in der Lunge gelegenen. Etwas günstiger als für die äußere Haut liegen hier die Verhältnisse für die Schleimhäute, und deshalb ist auch gerade für den Schleimhautlupus das Tuberkulin immer wieder mit Recht empfohlen worden. Diese physiologischen Differenzen sind gewiß vorhanden, fraglich bleibt nur, ob sie zur Aufklärung in immunbiologischer Richtung ausreichen. Wir können doch die Durchströmung der Haut mit Blut leicht steigern, und trotzdem habe ich kaum nennenswerte Erhöhung der Resultate bei Immunisierungen gesehen. Wohl ist eine Haut-„Gymnastik" durch Licht, Luft, Hydrotherapie von Vorteil, aber ich würde diese in Übereinstimmung mit JESIONEK, BLOCH und HOFFMANN, im modernen Sinne der Tuberkuloseimmunität auffassen, daß es zu einer höheren Vitalität des Hautorgans, speziell etwa der Parenchymzellen komme, wodurch diese zu Immunreaktionen angestachelt werden.

Bei dieser Auffassung sind natürlich die Aussichten einer *passiven Immunisierung* bei tuberkulösen Infektionen der Haut ganz gering, fast null. Einzelne Autoren haben einige durch die Sera von MARAGLIANO und von MARMOREK bewirkte Heilerfolge beobachtet. Besonders das Marmorekserum soll bei intrarectaler Anwendung in manchen Fällen von chirurgischer Tuberkulose einen günstigen Einfluß haben. Es ist klar, daß es einmal von Nutzen sein kann, wo es sich nicht so sehr um Heilung eines lokalen Hautleidens als um eine allgemeine Umstimmung handelt. So ist z. B. der gute Erfolg von BALZER und RAFINESQUE in einem Falle von Erythematodes zu erklären. Aber gegen die eigentliche fortschreitende Hauttuberkulose, den Lupus vulgaris, hat dieses Serum, ebenso das UHLENHUTHsche, wie alle anderen Methoden der passiven Immunisierung bis jetzt vollkommen versagt. In klarer Weise sprechen Versuche von P. LINSER, welcher mit Serum hochimmuner tuberkulöser Hautkranker Lupusherde um- und unterspritzte, ohne auch nur den geringsten Effekt zu haben. Einzelne günstige Beobachtungen mit dem UHLENHUTHschen Tuberkuloseserum bezieht FERNBACH auf dessen Tuberkulingehalt, da es von Rindern herrührt, welche mit lebenden avirulenten Tuberkelbacillen immunisiert wurden.

Als KOCH im Jahre 1890 das Tuberkulin in die Therapie einführte, glaubte man in dem Lupus ein besonders geeignetes Objekt zu haben, um die Wirksamkeit des neuen Mittels zu prüfen. Die Momente, von denen wir eben ausgeführt haben, daß sie einer Immunotherapie der Hauttuberkulose besonders ungünstig sind, wurden damals natürlich noch nicht berücksichtigt. Dagegen schien es einleuchtend, daß man an diesen sichtbaren Tuberkuloseherden alle Phasen der Tuberkulinwirkung besonders gut studieren könne. Und in der Tat verdanken wir ja auch die Kenntnis der Herdreaktion und ihrer Bedeutung wesentlich diesen Beobachtungen. In jener Zeit wurden zahlreiche Lupusfälle mit den damals noch üblichen großen Tuberkulindosen behandelt. Daß ein Einfluß des Mittels auf die Krankheitsherde vorhanden war, wurde sofort klar. Es wurden denn auch damals zahlreiche Mitteilungen über Besserungen und Heilungen publiziert, die ebenso verfrüht waren, wie die Begeisterung über die Erfolge in der Behandlung der Lungentuberkulose. Der Rückschlag erfolgte ebenso prompt, und erst allmählich konnte dem Tuberkulin die gebührende Stellung in der Lupustherapie eingeräumt werden. Die Stellung ist bis heute keine beherrschende geworden. Man kann das nicht besser charakterisieren als es JADASSOHN mit folgendem Satze getan hat: „Wäre der Erfolg des Tuberkulins bei der Hauttuberkulose und speziell beim Lupus wirklich ein eklatanter und zuverlässiger, so würden wir nicht mehr über ihn diskutieren."

Wenn wir das Material in der Literatur durchsehen (es ist in einer Jenenser Dissertation von W. Krüger zusammengestellt), so finden wir immerhin auch einwandfreie Fälle, in denen allein durch Tuberkulin Heilung erzielt wurde. Da ist von Senator ein Fall beobachtet, der noch nach 14 Jahren rezidivfrei war; da sind Fälle vollständiger Heilung von M' Call Anderson, einer von Litzner, der einen nach Finsen vergeblich behandelten Patienten durch Tuberkulin heilte, und einige andere ähnliche Beobachtungen. Aber sie bleiben Raritäten, und wollen nichts besagen gegenüber der Tatsache, daß ein Mann wie Neisser, der von Anfang an in konsequentester Weise die Tuberkulinbehandlung des Lupus mit größtem Eifer durchgeführt hatte, 1910 erklären konnte, er kenne keinen durch Tuberkulin geheilten Fall von Lupus. Weiter aber sagt Neisser, daß ihm das Tuberkulin ein unentbehrliches *Hilfs*mittel für die Lupustherapie geworden sei. Heute sind wir etwas bescheidener in unseren Forderungen geworden, man verlangt nicht mehr, daß das Tuberkulin allein einen Lupusherd zum Verschwinden bringen soll, sondern wünscht nur eine Anregung der Antikörperbildung, eine Umstimmung im allgemeinen, welche die lokalen Maßnahmen dem Lupus gegenüber auf das kräftigste unterstützen soll. Wie wichtig das Tuberkulin ferner in der Bekämpfung des Lupus ist, weil es verborgene Herde entdecken hilft, soll hier nur nochmals kurz erwähnt werden. Neisser hat wiederholt hervorgehoben, daß das Tuberkulin imstande sei, scheinbar banale Katarrhe der Nasenschleimhaut als tuberkulös nachzuweisen, noch bevor die beste klinische Untersuchung dies ermöglicht.

Für die Therapie sind zwei Fragen zu beantworten: 1. Welches Tuberkulinpräparat soll man benützen? 2. Welche Methode soll man anwenden?

Die Zahl der Tuberkulinpräparate ist heute eine sehr große. Da das Alttuberkulin Kochs die Hoffnungen, die man darauf gesetzt hatte, nicht erfüllt hat, ist das Bestreben verständlich, durch eine Verbesserung des Präparates bessere Resultate zu erzielen. Koch selbst ging auf diesem Wege voran, indem er dem Alttuberkulin das Tuberkulin R (TR) und dann das Neutuberkulin (Bacillenemulsion) folgen ließ. Andere Autoren haben dann durch die verschiedensten Modifikationen der Herstellung neue Präparate geschaffen (siehe allgemeiner Teil und Jadassohn).

Mit den verschiedensten Präparaten wurden gute Erfolge, gelegentlich auch Heilungen bewirkt, so mit dem Spenglers die Heilung eines Lupus durch Bandelier, eines Miliarlupoids durch A. Weiss. Auf Rosenbachsches Tuberkulin sah Margolits tuberkulöse Geschwüre abheilen, während die Lupusknötchen unbeeinflußt blieben. Jeanselme und Burnier berichten über Erfolge mit Calmettes Tuberkulin, besonders bei indurativer Tuberkulose, Jesionek mit seinem Ektotuberkulin. Weleminskys *Tuberculomucin* wird aus einem ausgelesenen Stamm, welcher im Tierversuche besondere therapeutische Wirkungen entfaltet, nach Wachstum von 9—18 Monaten gewonnen und enthält nur die in der Bouillon vorhandenen Stoffwechselprodukte des Tuberkelbacillus. Wir finden darin eine chemisch gut definierte Substanz, ein Mucin, also einen mit Kohlehydraten gepaarten Eiweißkörper. Die Toxizität ist geringer, doch ist auch damit die Beeinflussung von Hauttuberkulosen nur eine bescheidene, am besten bei Tuberkuliden (R. Wagner, Saphier), bei Lungentuberkulose hält es v. Hayek für sehr brauchbar. Nègre und Boquet haben für ihre Komplementbindungsreaktion einen Methylalkoholextrakt hergestellt, nachdem die Tuberkelbacillen vorher mit Aceton entfettet worden waren. Nach ihren Erfahrungen sowie denen von Lortat-Jacob und Béthoux, Bouveyron, Bernard, Baron und Valtis erfolgten zum Teil auffällige Rückbildungen älterer ulceröser und vegetierender tuberkulöser Hautprozesse; man kann wegen der geringen Giftigkeit mit 0,0025 beginnen und rasch bei zweimal wöchentlicher

Injektion bis auf 2 ccm steigen, doch handelt es sich auch da gewöhnlich nicht um volle, meist nur um vorübergehende Besserungen. GRIMBERG erzielte durch einen kolloidalen Extrakt aus Tuberkelbacillen, welcher fast keine toxischen Substanzen enthält, bei Tuberkuliden gute Erfolge. FEROND berichtet über die Heilung eines Lupus durch ein spezifisches „Anatoxin", TOENISSEN lobt sein Tebeprotin, welches die Eiweißstoffe der Tuberkelbacillen ohne seine Toxine in löslicher Form enthalten soll, bei Behandlung der Lungentuberkulose.

Viel Aufsehen erregte FRIEDMANN mit seinem Verfahren. Sein Mittel ist eine Aufschwemmung von lebenden Schildkrötenbacillen. Einiges wurde darüber schon im allgemeinen Teil gesagt. Wir haben dort gesehen, daß die Ansichten darüber noch immer sehr geteilt sind, vielleicht lehnt sogar die Mehrzahl der Autoren, auch der zur Prüfung eingesetzten Kommission, die Brauchbarkeit desselben, besonders aber dessen Überlegenheit über andere biologische Methoden ab. Auch die Tierversuche ergaben keine eindeutigen Resultate (RABINOWITSCH, UHLENHUTH, LANGE und KERSTEN, TÖPPICH, WILLIES, KRUSE u. a.). Immerhin haben sich auch namhafte Autoren, so BIER, GOEPEL, KÜHNE, DÜHRSSEN, für dasselbe sogar bei Lungentuberkulose eingesetzt[1], besonders aber bei örtlich begrenzten Tuberkulosen, wozu die Haut- und chirurgische Tuberkulose gehört. Es scheint, daß schwerere Schädigungen vermeidbar sind, wenn die Dosis richtig gewählt wird und dem Organismus, während er das Depot verarbeitet, nicht noch andere, wenn auch geringe Aufgaben zugemutet werden, denen er dann nicht gewachsen ist.

Hier liegt uns ob, seine Einwirkung auf Hauttuberkulose abzuhandeln. FRIEDMANN selbst hält sein Mittel nur für bestimmte Lupusfälle für geeignet, und zwar für die frischen succulenten, welche unter ganz gewissen Kautelen gespritzt werden sollen[2]. Unsere eigenen 8 Beobachtungen konnten nicht für das Mittel sprechen, aber diese stammen aus einer früheren Zeit. Seither sind zahlreiche Kranke behandelt worden, an verschiedenen Abteilungen von FRIEDMANN selbst. Über einen guten Erfolg bei einem ausgebreiteten Lupus berichtet HEYN, die anderen Autoren sahen nur vorübergehende Besserungen, fast nie hatte das Mittel einen entscheidenden Einfluß auf die Erkrankung. Dagegen wurden vielfach auch unangenehme Folgen verzeichnet (BRAUER, BUSCHKE, HEIN, MARTENSTEIN, STARKE, TREUPEL, UNNA jr., WICHMANN). Man kann das Entstehen eines Infiltrates mit Durchbruch an der Injektionsstelle noch in Kauf nehmen, von der Ansicht ausgehend, daß ein solches mitunter zur Heilung der Tuberkulose beizutragen vermag. Da aber von verschiedensten Seiten auch Verschlimmerungen, Propagationen, Aktivierung von Lungenprozessen bei Lupösen gesehen wurden, selbst bei genauer Einhaltung der von FRIEDMANN angegebenen „Leitlinien", muß der Impfstoff mindestens als ein sehr relevantes Agens angesehen werden, dessen Dosierung nicht einfach ist, und das nicht zu selten unliebsame Erscheinungen machen kann. Wenn uns nun gleich wirksame, bei einiger Aufmerksamkeit ungefährliche Methoden zu Gebote stehen, ist es begreiflich, daß wir uns lieber dieser bedienen, gleichgültig, ob man das FRIEDMANNsche Mittel als spezifisches oder als protoplasmaaktivierendes ansieht. Jedenfalls setzt man ein Depot, das zur Resorption oft lange braucht und dadurch eben auch lange zur Mobilisierung von Tuberkelbacillen Anlaß geben kann.

Während HABERLAND auch das *Chelonin* ablehnt, melden HÜBSCHMANN und BUKOVSKY Besserungen von Lupus und anderen Hauttuberkulosen, besonders in Verbindung mit lokaler Behandlung. Gewöhnlich traten, trotzdem immer

[1] Siehe Berl. klin. Wschr. **1913**, Nr 45.
[2] Dtsch. med. Wschr. **47**, 533.

nur langsam steigende Dosen subcutan gegeben wurden, lokale und Herdreaktionen auf, mitunter auch Verschlimmerungen und Ausbreitung. Bestenfalls kann auch diese Therapie nur als unterstützende in Betracht kommen. Nebenwirkungen sind oft trotz aller Vorsicht kaum zu vermeiden.

Über die Verwendung der WICHMANNschen Tuberkulinpflaster existieren kaum größere Versuchsreihen. Durch Auflegen auf scarifizierte Hautstellen kann dessen Wirkung erhöht werden, doch werden dadurch gelegentlich auch Herdreaktionen provoziert. Vom *Tebelon,* einem Ölsäureisobutylester, einem flüssigen Wachs, das alle 3—4 Tage subcutan in der Menge von 1 ccm injiziert wird, sahen LEHNERT und WEINBERG, SCHAEFER zuweilen vorübergehende Beeinflussung von Hauttuberkulose, auch des Lupus. Auch per os wurde Tuberkulin einzuverleiben versucht, doch muß dies unbedingt als ganz unzuverlässig abgelehnt werden (KÖSTLER).

WICHMANN hat im Anschlusse an Versuche von LIVIERATO, und an klinische Beobachtungen von Heilwirkung spontaner Antikörperbildung, in etwa zwei Dutzend Fällen eine Behandlung durch Injektion mit dem Extrakt aus eigenen und fremden Drüsen, welche im Zustande saftiger Schwellung sich befanden, angegeben und berichtet in etwa der Hälfte der Fälle über Erfolge, bei einem Teile wurde auch örtliche Behandlung angewendet. Er geht von der Ansicht aus, daß gerade in den Drüsen eine stärkere Produktion und Anreicherung von Antikörpern stattfinde. Es würde sich also seiner Meinung nach um eine passive Immunisierung handeln, der allerdings der Mangel anhaftet, daß nicht immer brauchbares Drüsenmaterial vorhanden ist, andererseits doch eine Operation am Patienten erfolgen muß. Übrigens weist JADASSOHN nicht mit Unrecht darauf hin, daß doch eine Entfernung der Drüsen bei solchen Kranken nicht immer gleichgültig ist. Daß jedoch Heiltendenz nach dieser Behandlung des Lupus auftritt, bestätigt FRISCHLER. Der Vorgang einer aktiven Immunisierung, bzw. einer Proteinkörpertherapie, ist nicht auszuschließen.

Über die *aktive Immunisierung* mit lebenden Tuberkelbacillen ist im allgemeinen Teile ausführlich gesprochen worden. Wir lehnen sie vorläufig als zu gefährlich ab, um so mehr, als auch damit keine überwältigend guten Resultate erhalten wurden. Allerdings hat der Einwand, welcher gegen diese Methode sprechen soll, daß im Vergleich zu der ungeheuren Menge von Bacillen im tuberkulösen Organismus man nur eine verschwindende Zahl inkorporiert, keine Geltung, denn es sind fremde, umgezüchtete Tuberkelbacillen; und schließlich spielt auch der Modus der Einbringung eine Rolle. Aber selbst bei eigenen Tuberkelbacillen ist die Aggressivität nicht genau bestimmbar. An Methoden fehlt es, wie ja bekannt, auch hier nicht, im allgemeinen versprechen sie mehr, als sie halten können. Die WRIGHTsche Behandlung mit Bestimmung des opsonischen Index hat sich auch für die Tuberkulose nicht besonders bewährt (WILLIAMS und BUSHNELL, RITCHIE und WHITFIELD). Zu den bereits angeführten Arten seien hier noch erwähnt die Immunisierung mit entfetteten, der lipoiden Substanzen beraubten, dadurch abgeschwächten Tuberkelbacillen nach DREYER, mit welchen er und BERESINA einen gewissen Rückgang lupöser Infiltrate gesehen haben. Von ähnlichen Gedankengängen, nämlich daß die Lipoidhüllen ein Hindernis für die Immunisierung mit Tuberkelbacillen sind, gingen ARIMA, AOYAMA und OHNAWA aus und wollen dies durch Züchtung des Erregers auf saponinhaltigen Nährböden erreichen. Auch VAUDREMER suchte durch bestimmte Züchtungsmethoden (Culture aspergillaire) den Tuberkelbacillen die Säurefestigkeit zu nehmen, und sie dadurch für Immunisierungszwecke geeigneter zu machen (SÉZARY und BENOIST, SCHAUMANN).

Wenig ist über die Wirkung des Tebelans von E. LEVY auf Hauttuberkulose bekannt, es ist ein Vaccin aus Tuberkelbacillen, welche mit Galaktoselösungen vorbehandelt wurden, also in gewissem Sinne ein Vorläufer der Partigene. Auch mit der BCG-Vaccine CALMETTEs konnten wir kurativ nichts leisten, allerdings muß betont werden, daß wir nie eine Schädigung sahen. Über ihre Brauchbarkeit und Unschädlichkeit zur Schutzimpfung der Säuglinge wogt der Streit noch immer die Meinungen gehen mehr denn je auseinander. Die sensibilisierende Wirkung für die Lichttherapie durch Setzung von intracutanen Depots in der Nähe des Herdes sei nochmals betont. — Nicht zu empfehlen jedoch ist dies beim Bazin, da es dabei leicht zu Zerfall mit schwer heilenden Geschwüren kommen kann. Ähnliche Befunde hat WICHMANN mit kleinen Mengen lebender Tuberkelbacillen erhoben, nur ist dies unbedingt auch bei intracutaner Injektion gefährlicher als der ganz unschädliche BCG-Tuberkelbacillus. N. RAW hat mit einem lang fortgezüchteten, avirulenten Tuberkelbacillus gute Erfolge bei Lungentuberkulose, vollständige Heilung eines Lupus gesehen.

Zum Teil handelt es sich da schon um weitgehende Abänderungen der Erreger, und dies führt zur Immunisierung mit abgetöteten Tuberkelbacillen hinüber, deren ursprüngliche Form ja schon KOCH mit seiner Bacillenemulsion angegeben hat. Über alle diese Fragen wurde schon früher ausführlich gesprochen, ich kann immer wieder nur darauf verweisen; schon dort wurde die Unzulänglichkeit auch dieser Methoden konstatiert, z. B. der LANGERs. Auch autolysierte, mit Extrakten aus tuberkulösen Organen versetzte, durch Immunserum „sensibilisierte" Tuberkelbacillen sind hergestellt und verwendet worden (RAPPIN, R. ROW, MORINI). Die große Zahl der angegebenen Methoden spricht nicht für die Güte einer derselben.

Noch wichtiger als die Frage nach dem Präparat ist die zweite Frage, die nach der Anwendungsweise, wobei von gewissen Autoren auch besonders hergestellte Präparate benützt werden. Es ist bekannt, daß in der ersten Zeit nach der Entdeckung des Tuberkulins Dosen eingespritzt wurden, die wir heute mit Recht für lebensgefährlich halten. Es wurden damals bei Lupus kolossale Lokalreaktionen beobachtet, und nach Abklingen derselben weitgehende Besserungen. Diejenigen Autoren, welche jene Zeit mitgemacht haben, erklären zum größten Teil, daß sie, was die Beeinflussung des Lupus anbetrifft, damals die besten Resultate gesehen haben. Trotzdem ist diese Methode allgemein verlassen, weil unsere bessere Kenntnis der Überempfindlichkeit und die Tatsache der Tuberkelbacillenverbreitung nach derartigen Injektionen ihre weitere Anwendung verbietet. Es besteht aber hier ein Gegensatz zwischen den inneren Organen, speziell der Lunge, und der Haut. Dieselben Reaktionen, die dort als gefährlich vermieden werden müssen, sind hier ganz erwünscht. Aber natürlich haben wir uns in unserem therapeutischen Verhalten in allererster Linie nach den lebenswichtigen Organen zu richten. So müssen wir auch für die Lupustherapie von der Injektion solcher Dosen absehen, die geeignet sind, starke Allgemeinreaktionen auszulösen.

Wo ein aktiver Lungenherd besteht, oder nur ein Verdacht in dieser Richtung vorhanden ist, darf das Tuberkulin nur mit der Vorsicht angewendet werden, die bei diesen Affektionen geboten ist. Es würde sich also eine mit allerkleinsten Dosen beginnende, unter Vermeidung jeder klinisch nachweisbaren Reaktion durchzuführende Behandlung empfehlen, wie sie SAHLI in seinem mehrfach zitierten Buche angegeben hat; mit Vorteil wendet man die Subepidermalinjektion an. Wir müssen uns dann aber von vornherein bewußt sein, daß wir mit unserer Therapie das Allgemeinleiden und nicht die Hautaffektion behandeln, daß wir also einen günstigen Einfluß auf diese nur indirekt zu erwarten haben. Ja, selbst bei gutem Erfolg der Allgemeinbehandlung kann jede Wirkung auf das Hautleiden ausbleiben, wie schon ein Fall von SAHLI beweist, wo bei dem gleichen Patienten eine Lungentuberkulose sehr gut, ein Lupus gar nicht durch die Tuberkulinbehandlung beeinflußt wurde. Ist eine schwerere Lungenaffektion auszuschließen, so kann man mit der Erhöhung der Konzentrationen rascher vorgehen. Ein Schema für alle Fälle läßt sich nicht geben. Anfangen wird man wohl immer am besten mit kleinen Dosen, etwa $^1/_{10}$ bis $^1/_{100}$ mg.

Eine Auswertung der Dosis reactiva minima auf 0,1 ccm intracutan der Verdünnungen $^1/_{100\,000}$—$^1/_{5000}$ kann da einen gewissen Anhaltspunkt geben, doch ist der Hautreaktionstiter, wie schon oft betont, kein absolut verläßliches Maß (KLEMPERER). Die Steigerung kann anfangs rasch geschehen, solange keine stärkere Allgemein- oder Herdreaktion erfolgt. So begrüßenswert letztere im Hautherd wäre, so gefährlich kann sie unter Umständen werden, wie nebst älteren, erst kürzlich gemachte Beobachtungen von PASINI lehren. Lokalreaktion ist nach NEISSER und BLASCHKO erwünscht, die dazu nötige Dosis muß in jedem Falle erst ausprobiert werden. Bekanntlich sind in der Tuberkulintherapie vorwiegend zwei Richtungen vertreten: die allergisierende Methode (SCHRÖDER), welcher möglichst kleine Dosen gibt und den allergischen Zustand zu erhalten trachtet, während die andere (KRÄMER) es zu möglichst hohen verträglichen Tuberkulindosen bringen will, um Anergie herbeizuführen. Es ist noch sehr fraglich, welche der beiden Methoden die bessere ist. Für die Haut schlagen wir sozusagen einen Mittelweg ein, da wir von einer ewig erhaltenen Überempfindlichkeit nichts erwarten, sie ist ja nur die Folge eines Kampfes zwischen Organismus und Erreger. Aber auch die Anergie streben wir nicht unter allen Umständen an, denn diese beweist ja noch nicht restlosen Sieg über die tuberkulöse Infektion. Wir erhalten bestenfalls eine Reaktionslosigkeit gegen Tuberkulin, also im wesentlichen eine antitoxische Immunität. Das geht bei gewissen Hauttuberkulosen verhältnismäßig leicht und trotzdem kann der Krankheitsprozeß noch weiter bestehen, wie wir dies so oft z. B. bei indurativer Tuberkulose sehen. Welches die „optimale Tuberkulindosis“ im Sinne SAHLIs ist, wird sich nach dem Falle richten, jedenfalls ist sie bei Hauttuberkulose höher als bei innerer, aber immer muß die nötige Vorsicht vorhanden sein. Sind leichte Temperatursteigerungen, Übelkeit, Kopfschmerz, Abgeschlagenheit nach einer Injektion aufgetreten, dann bedeutet das für uns: zunächst keine Steigerung der Dosis. Im ganzen wird man sich aber bei einem Lupusfalle nicht auf diese Behandlung beschränken, sondern sie nur als eine Unterstützung der Lokaltherapie betrachten, die hier fast immer zur Notwendigkeit wird. Auch bei anderen Formen der Hauttuberkulose reicht sie meist nicht aus oder führt nicht schnell genug zum Ziel, sodaß Kombinationen mit anderen Verfahren fast stets angezeigt sind.

Über einzelne Tuberkuline wurde schon im allgemeinen Teil gesprochen, ebenso über die verschiedenen Reaktionsarten. — Dort haben wir auch eine ganze Reihe von Nebenerscheinungen kennen gelernt, neben Fieber, Übelkeiten, Diarrhöen, Blutungen aus tuberkulösen Prozessen, Tuberkulinexanthemen, welche nach NEISSER, JADASSOHN nur bei Tuberkulösen auftreten, kommen Magen-Darmstörungen mit Ikterus, Blutdrucksenkung und Kollaps, Gewichtsabnahme und auch Exitus nach Tuberkulin vor. Gewöhnlich geht die Allgemeinreaktion mit den lokalen parallel, doch ist dies nicht immer der Fall. Propagation der Tuberkulose ereignet sich besonders in inneren Organen, doch haben wir Ausbreitung von Hautherden zwar sehr selten, so doch auch gesehen, wie dies JADASSOHN schon andeutet. Betont sei, daß Alttuberkulin in Verdünnung bei längerem Lagern in seinem Titer abgebaut wird, während das konzentrierte Alttuberkulin lange seine Wirksamkeit behält, es daher besser ist, sich die gewünschte Verdünnung aus diesem selbst zu bereiten.

Todesfälle, wie sie in der Ära der hohen Tuberkulindosen anfangs mehrfach beschrieben sind, können heute wohl bei einiger Vorsicht vermieden werden. Es wird stets notwendig sein, alle Symptome genau zu beachten, denn der Verlauf der Tuberkulinreaktionen kann ein sehr schwankender sein, nicht immer geht die Toleranz in gerader Linie weiter, Rückschläge, erhöhte Empfindlichkeit sind keine großen Seltenheiten. LÖWENSTEIN und RAPPAPORT meinen sogar, daß erhöhte Tuberkulinempfindlichkeit durch kleine Dosen erzeugt werden kann. Im allgemeinen reagieren ausgedehnte, frische Hauttuberkulosen mit Komplikationen an den Schleimhäuten und in den Lungen stärker.

Was die Erfolge der Tuberkulinkur anlangt, so wird man seine Erwartungen nicht zu hoch spannen dürfen. Im wesentlichen wird es sich doch nur um eine unterstützende Therapie handeln, obzwar Heilungen, wie früher angeführt, auch bei Lupus mitgeteilt sind (s. JADASSOHN). Auch verhalten sich nicht alle Formen gleich; am günstigsten gestaltet sich der Verlauf bei der Tuberculosis lichenoides, auch bei kolliquativen Tuberkulosen, bei manchem Schleimhautlupus, welcher zunächst auf Tuberkulin zu exulcerieren pflegt und dann abheilt. LASSAR berichtet über gute Resultate bei fungösen Formen. Hypertrophischer Lupus flacht mitunter ab, ulceröser reinigt sich und zeigt Tendenz zur Überhäutung, aber komplette Heilung des Lupus auf Tuberkulin allein gehört wohl nach wie vor zu den Ausnahmen, man kann mit einem solchen Erfolg kaum rechnen. Von vornherein wird man sich also über die Möglichkeiten und Grenzen dieser Therapie im klaren sein müssen. Wir möchten SORGO aus vollster Überzeugung beistimmen, daß im allgemeinen viel zu viel gespritzt wird. Auffallend gute Erfolge bei Lupus erhielten einige amerikanische Autoren (MC KEE, ORMSBY). Selbst in Kombination mit Licht- und Strahlentherapie wird man neben guter Wirkung (SPIETHOFF, GROUVEN, ALDERSON, KLINGMÜLLER u. a.) häufig die erwünschten Erfolge ausbleiben sehen.

STOELTZNER suchte durch wiederholte tägliche Impfung von Alttuberkulin in ein umgrenztes Hautfeld, daselbst positive Anergie zu erzeugen mit Vermeidung von Herd- und Allgemeinreaktion. Gegenüber dieser Methode, auf welche übrigens WIDEROE Prioritätsansprüche macht, bezeichnet er jede andere Lupusbehandlung als rückständig. Da wir selbst damit keine, mindestens keine auffallenden Erfolge erzielt haben, nahmen wir zu den „rückständigen“ Methoden wieder unsere Zuflucht.

Die mit so großer Begeisterung aufgenommene Lehre von den Partialantigenen von DEYCKE und MUCH, durch welche für die spezifische Tuberkulosetherapie manchen eine neue Ära angebrochen, ja sogar die Lösung der Tuberkulintherapiefrage gegeben zu sein schien (W. MÜLLER), hat ruhiger Beurteilung weichen müssen, deren Ergebnis dahin geht, daß wir therapeutisch nicht wesentlich mehr zu leisten imstande sind als durch andere Präparate, worauf ich schon vor mehr als 10 Jahren ganz entschieden hinweisen mußte. Wir haben gesehen, daß DEYCKE-MUCH den Tuberkelbacillus durch Milchsäure in eine lösliche toxische Komponente, und in einen Rückstand (M.Tb.R.) zerlegen, welcher weiter in die Eiweißfraktion (M.Tb.A.), in ein Fettsäure-Lipoidgemisch (M.Tb.F.) und in Neutralfett und hochmolekulare Alkohole (M.Tb.N.) gespalten wird. Entsprechende Immunitätsgrade erhalte man nur, wenn der Organismus gegen alle Antigene und gegen jedes einzelne genügend Antikörper erzeugt. Man erkenne die Höhe des Titers, indem man jedes einzelne Antigen durch intracutane Injektion ausprüft und bei zu niedriger Titerhöhe mit der zugehörigen Fraktion die Immunisierung beginnt. Durch eine solche mathematische Analyse bekäme man erst ein richtiges Immunitätsbild, es würde sich also dieses sozusagen auf der Haut widerspiegeln.

Nun, wie häufig die Allgemeinimmunität mit der lokalen Reaktion nicht

Hand in Hand geht (BRÜCKNER), ist schon oft in diesem Buch erwähnt worden. Aber man kann auch, wie aus direkt darauf gerichteten Arbeiten hervorgeht, aus einer Immunitätsanalyse mit Hilfe der Partialantigene keineswegs bindende Schlüsse ziehen, schon deshalb nicht, weil ja die Zerlegung in die angeführten Komponenten gewiß keine definitive und zwingende ist (SAHLI, v. HAYEK, TURCZEWSKI, HAMBURGER, BRINKMANN und SCHMOEGER u. a.). Wie widerspruchsvoll die Ergebnisse sind, geht z. B. schon daraus hervor, daß L. SPITZER die Hauttuberkulosen als F.- und N.-untüchtig, MÜLLER keinen bestimmten Typus fand, während HAULBURG, POLLAND und KIENE, MUCH gerade ihre Fettüchtigkeit hervorheben; unter 26 Hauttuberkulosen TANIMURAS reagierten 14 auf F. und N. stärker als auf A., während ARZT und KUMER bei Hauttuberkulosen die Reaktivität auf die einzelnen Partigene ziemlich gleich erhoben. MUCH, sowie auch KWASEK und TANCRÉ machen darauf aufmerksam, daß man sich durch hohe Titer bezüglich der Prognose nicht täuschen lassen dürfe, wir möchten auch bei niedrigen Graden auf Fehlschläge hinweisen (FRIED, BRINKMANN und SCHMOEGER, LANDAU, ROHDE, MEYER) und empfehlen, vor allem die klinische Beobachtung sprechen zu lassen (SZÁSZ).

Bald gingen auch die Verfechter der Partigentherapie von der Immunisierung mit den einzelnen Fraktionen ab, da sie bessere Resultate mit dem Gesamtrückstand zu erzielten vermeinten — entweder deshalb, weil bei der weiteren Spaltung eine Schädigung der Partigene zustande käme (W. MÜLLER) oder weil gerade im M.Tb.R. diese in der glücklichsten Mischung vereint wären (ALTSTAEDT). Auch die tägliche Injektion wurde fallen gelassen, und so blieb die vereinfachte Darreichung des M.Tb.R. statt des Tuberkulins. Zudem betont H. LANGER, daß unter Umständen auch die gegen das giftige Prinzip gebildeten Antitoxine von Vorteil sein können. Die interne Darreichung (DEYCKE) oder die Form der Einreibung hat keine Gefolgschaft gefunden.

Wie nun schon bei innerer und chirurgischer Tuberkulose vielfach die Meinung ausgesprochen wurde (OTT, SOMOGYI), daß die Behandlung mit Partigenen gegenüber der mit anderen Tuberkulinen keinen nennenswerten Vorteil bietet, so ist dies mit wenigen Ausnahmen (W. MÜLLER, L. SPITZER) noch weniger bei Hauttuberkulosen, speziell beim Lupus der Fall (ADAM, BERGMANN, GERSON, POLLAND und KIENE, WOLFFENSTEIN). Das entspricht auch den tatsächlichen Verhältnissen; unsere einschlägigen Untersuchungen hat FRIED 1921 publiziert. Schädigungen werden außer von WICHMANN nicht berichtet, aber unsere Erfahrungen sprechen nicht einmal dafür, daß bezüglich Prognose, einzuschlagender Therapie und deren Erfolge etwas Sicheres geschlossen werden kann. Bei ulcerösem Lupus sieht man öfter bessere Resultate (HIRSCH u. VOGEL). So ist in dieser Hinsicht wenig von der mit großen Hoffnungen begrüßten Therapie übrig geblieben. Aber durch die Arbeiten über Partigene ist die Erkenntnis fixiert worden, daß die Immunität bei der Tuberkulose vor allem an die Zellen gebunden ist. Als weiterer Gewinn ist zu verzeichnen, daß im Laufe dieser Untersuchungen die antigene Wirkung der Fette und Lipoide bestätigt wurde, wofür MUCH seit langem eingetreten war, so daß auch diese Bestandteile des Tuberkelbacillus Antikörper zu erzeugen vermögen, welche für die Immunität nicht bedeutungslos sind.

SPENGLER hat schon 1897 die percutane Tuberkulineinreibung für therapeutische Zwecke benützt. PETRUSCHKY will mit seinem Verfahren milde Herdreaktionen hervorrufen, um die Antikörperproduktion zu steigern, wobei jedoch Schädigungen vermieden werden müssen, Allgemeinerscheinungen, Temperatursteigerungen dürfen keineswegs höhere Grade erreichen.

PETRUSCHKY hat einerseits ein *Linimentum catarrhale* hergestellt, welches die Mischinfektionen bekämpfen soll; dieses ist auch dem Linimentum tuberculini compositum zugesetzt, welches verschieden hoch konzentriert in den Handel kommt und durch die Zahl der verwendeten Tropfen noch weiter dosiert werden kann. Er wollte sein Liniment auch prophylaktisch angewendet wissen, doch wird die Möglichkeit einer Sanierung mittels dieses Präparates abgelehnt. Zur Heilung der internen Tuberkulose halten es einige Autoren für brauchbar, andere lehnen es ab (Bandelier und Roepke, Somogyi, Kremer). In der Dermatologie wird es fast gar nicht verwendet. Jedenfalls ist die Methode eine sehr milde und gerade für die Fälle zu gebrauchen, bei welchen man stärkere Reaktionen vermeiden will, doch können solche auch auftreten bei unvorsichtiger Handhabung (siehe Zinn u. Katz). Petruschky betont selbst, daß die Dosierbarkeit bei der perkutanen Methode eine ungenauere ist als bei der Injektionstherapie.

Während Petruschky auch Herdreaktionen zu erzeugen sucht, will Moro solche mit seiner Ektebineinreibung zu therapeutischen Zwecken vermeiden. Es werden abwechselnd verschiedene Hautstellen mit der Salbe in 1—4wöchigen Abständen, mit dem Finger oder einem Glasspatel eingerieben. Ein Turnus soll aus 6 Inunktionen bestehen, auch ist eine Dosierung je nach der Größe der Hautfläche und der Menge des Präparates möglich. Nach einer Pause kann der Cyclus wiederholt werden. Während die einen die vollständige Gefahrlosigkeit bei inneren Tuberkulosen betonen, haben andere doch Herd- und Allgemeinreaktionen beobachtet (siehe Gehrke u. Schmid). Daß allgemeine Einwirkungen auf den tuberkulösen Organismus erzielt werden können, ergeben nebst klinischen Befunden die Untersuchungen von Gottlieb, Falkenstein, Heller. Für spezifische Erkrankungen der Haut kommt ihnen nur eine unterstützende Bedeutung zu (Galewsky u. Linser), von lokaler Applikation wird später die Rede sein. Radaeli sah gelegentlich ein papulonekrotisches Tuberkulid abheilen, beim Lupus vulgaris in einem Teil der Fälle höchstens eine vorübergehende Beeinflussung, vielleicht sprach bei einigen die nachfolgende physikalische Therapie stärker an. Das Ateban (W. Neumann), eine Alttuberkulin-Terpentinöl-Hydrolansalbe wurde von dermatologischer Seite wenig verwendet, ich selbst habe in einigen Fällen nicht viel davon gesehen. Das Löwensteinsche *Dermotubin* steht dem Moroschen Präparate keineswegs nach.

Ponndorf gab 1914 eine Methode an, welche die Bedeutung der Haut als Immunkörperbildner in erhöhtem Grade auszunützen bestrebt ist. Allerdings betont Maragliano in der Nachschrift zu einer Arbeit Rondonis, daß ein sozusagen gleiches Vorgehen von ihm schon lange vorher geübt wurde. Auch Pöpelmann hat schon 1910 zu therapeutischen Zwecken in kreuzweise Scarificationen Tuberkulin eingebracht. Größeres Interesse und erhöhte Aufmerksamkeit wußte erst Ponndorfs Verfahren zu erringen, vielleicht deshalb, weil es auf verschiedenste Erkrankungen heilend wirken sollte, so daß manche Autoren (Hildebrand) die Wirkung als Reizkörpertherapie auffassen. Er bringt nach Reinigung mit Alkohol und Verdunsten desselben in oberflächliche, ganz leicht blutende Scarificationen der Haut zweierlei Impfstoffe ein: A, welches ein mit reichlich bacillärem Eiweiß durchsetztes, nach bestimmten Regeln von den sächsischen Serumwerken hergestelltes Tuberkulin ist, vorher immer an tuberkulösen Meerschweinchen ausgeprüft wird und offenbar stärker wirksam ist als das gewöhnliche Alttuberkulin. Der Impfstoff B soll für jene Fälle Verwendung finden, bei welchen auf die Tuberkulose Mischinfektionen aufgepfropft sind, er enthält neben den Bestandteilen von A auch noch als Antigen Strepto-, Staphylo-, Pneumokokken und Influenzabacillen. Böhme gab schließlich noch einen Impfstoff C an, in welchem auch lebende abgeschwächte Tuberkelbacillen vorhanden sind. Letzteren möchten wir ganz entschieden ablehnen, auch der Impfstoff B kommt für Hauttuberkulose kaum in Frage.

Man geht vorsichtigerweise am besten so vor, daß man an der Außenfläche des Vorderarmes oder besser an der Vorderseite des Oberschenkels hoch oben zunächst in einem Quadrate von 1 cm Seitenlänge mehrere Schnitte macht und einen Tropfen des Impfstoffes gut verreibt, dann 5 Minuten eintrocknen läßt. Dies soll zunächst die Reaktivität erkennen lassen. Es ist diese Vorprüfung durchaus nötig, nach der Stärke ihres Ausfalls werden sich die weiteren Impfungen richten. Durch Größe des Impffeldes und die darauf gemachten Einschnitte, sowie auch durch die Tropfenzahl läßt sich eine Dosierung, eine individuelle Anpassung an die Eigenheit des Falles erreichen, ein entschiedener Fortschritt gegenüber der ursprünglichen PONNDORFschen schematisierenden Art des Verfahrens.

KOOPMANN, welcher gewöhnliches Tuberkulin verwendete, erzielte Ähnliches durch Anwendung von steigenden Konzentrationen desselben. Wir sind schon seit langem in gleicher Weise vorgegangen und können diese Methode empfehlen. Sehr genaue Vorschriften geben W. ZINN u. KATZ, da sie es besonders mit Lungentuberkulosen zu tun haben, auch sie benützen sowie LANGEMARK, GEHRKE und SCHMID, RITTER Alttuberkulin. Eine individualisierende Behandlung ziehen wir auch für die Tuberkulose der Haut vor, weitere Möglichkeiten einer solchen sind auch durch die Zahl der Injektionen und die Größe der Intervalle gegeben.

Wenig wertvoll ist natürlich die Impfung im negativ-anergischen Zustande, am besten gelangt sie zur Wirkung bei entsprechender Reaktivität, doch beweist eine lokale Reaktionslosigkeit natürlich nicht, daß nicht weiter erhöhte Antikörperproduktion stattfindet. Negativ ist die Probe dann, wenn sie nach 2 bis 5 Tagen reaktionslos abgelaufen ist; bei mittelstarkem Ausfall sieht man nach 24—48 Stunden eine Rötung und Schwellung, welche mitunter als Spätreaktion auch erst nach 4—5 Tagen auftreten kann, bei starker Reaktion kommt es zur Nekrose, welche 3—4 Wochen zu ihrer Abheilung mit Narbenbildung braucht, daher besser die Impfung am Oberschenkel. Pigmentationen können viele Monate bestehen bleiben, auch nach schwächeren Reaktionen, welche in 8 bis 14 Tagen abgeheilt sind. Mit den histologischen Veränderungen beschäftigten sich Arbeiten von KOOPMANN, welche sich aber nicht sehr klar (besonders die spätere) aussprechen bezüglich der patho-physiologischen Wertung der Veränderungen.

PONNDORF gibt als Vorschrift für eine therapeutische Verwendung an, daß die beiden ersten Impfungen innerhalb 8—14 Tagen, die dritte nach 3 bis 4 Wochen erfolgen soll, die übrigen 3—4monatlich, worauf eine Pause eintritt. Nach 2, 3 und 6 Monaten Wiederholung der Kur. Da die Intervalle zwischen den einzelnen Behandlungen verhältnismäßig groß sind, verwenden wir diese Therapie besonders gern dann, wenn es den Patienten infolge ihres Berufes oder der großen Entfernung ihres Wohnortes nicht möglich ist, öfters in fixen Zeiträumen zu einer gut dosierten exakten Tuberkulinkur zu erscheinen.

Ganz entschieden muß ich mich gegen eine Schematisierung mit besonders großen Impfflächen auch bei Hauttuberkulose aussprechen, unbedingt soll die Therapie der lokalen und allgemeinen Reaktionsfähigkeit angepaßt werden. Es ist natürlich ohne weiteres zuzugeben, daß die Hautparenchymzellen auch eine wichtige Rolle bei der Immunisierung spielen, und wenn PONNDORF und BÖHME meinen, daß die Haut schädigende Tuberkulinwirkungen vom Herde abfange, so ist das zum Teil auch richtig, nur wissen wir nicht, wieviel sie abfängt (RICHTER), darauf kann man sich also bei der Dosierung nicht verlassen. In der Tat haben wir auch bei exaktester Einhaltung der Vorschriften, selbst mit Verwendung des Impfstoffes A, gelegentlich ziemlich kräftige Reaktionen mit hohem Fieber gesehen. Ähnliches berichten auch BANDELIER und ROEPKE, BARTFELD, POHL-DRASCH, KOOPMANN, SCHELLENBERG u. a. SCHÜRMANN sah im Gefolge von Ponndorfimpfungen tuberkulöse Achseldrüsen auftreten, in STERNS Fall wurde die Eruption eines Pemphigus provoziert, BLUMENTHAL beobachtete ein scarlatiniformes Exanthem. Also ganz ungefährlich ist die Methode nicht und neben den Kontraindikationen der Lungenblutung, Herzerkrankung muß wohl auch die subjektive Reaktivität ihre Geltung behalten. Inwieweit der Lungenbefund, Fieber usw. mit eine Rolle spielt, soll hier nicht erörtert werden, PONNDORF zieht da die Grenzen sehr weit, ja er setzt die Therapie selbst bei einer Hämoptyse fort, ein Wagnis, wozu uns wie den anderen Therapeuten der Mut fehlen würde. Viel weiter sind die Kontraindikationen bei *inneren* Tuberkulosen durch W. ZINN und KATZ gestellt. Dort finden wir auch in ausführlicher Weise die Aussichten und Erfolge dieser Methode bei Erkrankungen der Lungen und inneren Organe verzeichnet. Aus allem geht hervor, daß keine Mehrleistung gegenüber anderen Applikationsarten zu erwarten ist, daß sie aber bei unvorsichtiger Anwendung ebenfalls Gefahr bringen kann. Von manchen Internisten wird sie schon wegen der ungenauen Dosierung abgelehnt (OERI, ROMBERG, BLÜMEL, GUTMANN).

Wie verhält sich nun die Hauttuberkulose gegenüber dieser Therapie?

PONNDORF selbst ist bei Skrofulose, Haut- und Schleimhauttuberkulose sehr zufrieden, auch von HAHN, SIEBEN, PINKUS, KLARE, ZIELER werden einzelne günstige Resultate berichtet. WICHMANN fand unter 30 Fällen von Lupus vulgaris nur in 4, allerdings schweren Fällen Heilung, in 8 Besserung, in 1 Fall von Skrofulose, bei einem Tuberkulid ebenfalls Heilung. MUSCHTER rät, die Behandlung bei Lupus, Tuberculosis verrucosa cutis, ulcerierten kolliquativen Tuberkulosen nicht anzuwenden, dagegen eher bei Tuberkuliden, tuberkulösen Drüsen und Abscessen; bei offener Tuberculosis pulmonum versagt sie. LIESCHKE hat teilweise Erfolge bei manchen bösartigen Rachentuberkulosen, ist skeptisch bei lupösen Erkrankungen, am ehesten reagieren darauf noch frische Fälle. Die Beobachtungen BUQUICCHIOS sind nicht eindeutig, da auch andere Behandlungsarten angewendet wurden. GÖRL und VOIGT lehnen diese Therapie ab. Unsere eigenen Erfahrungen sprechen für die Anwendbarkeit der Methode unter den oben angeführten Voraussetzungen; eine Überlegenheit gegenüber anderen Verfahren konnten wir mit den meisten anderen Autoren, so auch SCHOLTZ, nicht konstatieren, so daß wir sie jetzt immer mit anderer, besonders physikalischer, Therapie kombinieren. Allseits wird der Hautimpfstoff B von den Dermatologen abgelehnt, die meisten benützen mit demselben Effekt wie A ein gut wirksames Alttuberkulin-Präparat. Unbedingt festzuhalten ist, daß eine exakte Dosierung mit dieser Methode nicht möglich ist, die Gefahren unangenehmer Nebenwirkungen sind aber zu vermeiden, wenn man vorsichtig ansteigend vorgeht und die Reaktionen genau beobachtet.

Es ist von verschiedenen Seiten angeregt worden, das Tuberkulin bei Hauttuberkulose in anderer Weise zu verwenden, die das Zustandekommen starker Reaktionen ermöglicht, ohne durch Allgemeinwirkungen den Organismus zu schädigen. Das kann nur geschehen, wenn man das Tuberkulin direkt in den Krankheitsherd bringt. Solche Versuche wurden schon früher von BLASCHKO und auch von UNNA (durch Verwendung einer Tuberkulinseife) unternommen, ohne zu sehr beachtenswerten Resultaten zu führen. Man kam erst wieder darauf zurück, als WOLFF-EISNER zeigte, daß die PIRQUETsche Reaktion im Krankheitsherd sehr viel stärker ausfällt als in der gesunden Haut. So spricht bereits 1907 NAGELSCHMIDT von einer therapeutischen Verwendung der

Cutanreaktion, und SENGER sah von der Einreibung einer 10%igen Tuberkulinsalbe Heilerfolge bei Lupus. Auch SAHLI empfiehlt die intrafokale Injektion von Tuberkulin BERANECK bei Lupus, LASSUEUR berichtet über drei vollkommene Heilungen nach dieser Methode. ELSÄSSER hat dasselbe in einem Fall mit Tuberkulin ROSENBACH erreicht. Die Versuche geben einen guten Einblick in den Mechanismus der Tuberkulinheilung, indem sie auch die Wichtigkeit der lokalen entzündlichen Reizerscheinungen beweisen, die nach SAHLI neben der Steigerung der allgemeinen Giftfestigkeit und der spezifisch entgiftenden Bestrebungen des Organismus hier in Betracht kommen. Durch die lokale Injektion werde die Entstehung chemolytischer Antikörper an Ort und Stelle ausgelöst, daneben wirken nicht spezifische entzündliche Antikörper mit. Der Vorgang hochgradiger Entzündung, Hyperämie, Ödem, fibrinöse Exsudation, Lymphocytose gibt auch dem histologischen Bilde solcher Injektionsstellen seinen Charakter.

Von diesem Gesichtspunkte ausgehend hat STRASSBERG versucht, durch intracutane Umspritzung mit verdünntem Tuberkulin den Lupusherd zur Involution zu bringen. Man kann dadurch weitgehende Rückbildung, selten auch Heilung erzielen, wie KORBSCH bestätigt, allerdings ist die Methode umständlich, schmerzhaft und gibt zuweilen zu starken lokalen Reaktionen und auch solchen in inneren Herden Anlaß. Sehr gute Resultate sah G. WOLFSOHN auch bei Umspritzung mit Tuberkulin ROSENBACH mancher chirurgischer Tuberkulosen (Lymphome, Epididymitis tuberculosa, Knochen-, aber auch Hauttuberkulosen).

Die Unannehmlichkeiten werden bei der *lokalen* Einreibung von Ektebin oder Dermotubin nach VOLK und BUJAN vermieden. Nach Ablösung von Schuppen und Krusten durch Salbenverbände wird eine kleine Menge des Mittels in den Herd eingerieben, die nach 24—48 Stunden auftretende Reaktion unter indifferenten Verbänden abklingen gelassen und dann der Vorgang wiederholt. So konnten bei verschiedenen Lupusformen, Scrophulodermen, anderen, z. B. ulcerösen Hauttuberkulosen Heilungen oder weitgehende Rückbildungen erzielt werden, wovon sich auch REMENOVSKY und LÖWENFELD überzeugten. Wie uns Kontrollversuche mit unspezifischen Reizmitteln ergaben, dürfte nicht nur die akute Entzündung eine Rolle spielen, sondern doch auch die starke Entwicklung von Immunkörpern in loco. HUFSCHMITT hat Ähnliches durch Einreibung von methylalkoholischem Antigen gesehen. WICHMANN wendet auch sein Tuberkulinpflaster lokal an, bedenklich erscheint uns aber doch eine von ihm empfohlene vorausgehende Scarification des Lupusherdes zur Erhöhung der Wirkung.

Natürlich reagiert nicht jeder Lupus darauf, doch kann man bei kleineren Herden von dieser gefahrlosen, kaum schmerzhaften Therapie gewiß Gebrauch machen. Keineswegs soll bei Mißerfolg damit Zeit verloren werden, sondern man wird dann den Lupus lokal mit einem jener wirksamen Verfahren behandeln, und hat daneben dem Organismus eine milde allgemeine Tuberkulinbehandlung angedeihen lassen. Daß es bei Tuberkuliden, z. B. beim Erythema induratum, gelingt, durch ganz minimale, intracutan injizierte Quantitäten Tuberkulin die Affektion verschwinden zu lassen, haben THIBIERGE, WEISSENBACH und GASTINEL, sowie JEANSELME und CHEVALLIER gezeigt. Auch nach MOROscher Salbeneinreibung kann man solche Heilerfolge bei Tuberkuliden konstatieren. Da aber letztere Krankheitsformen auch spontan leicht heilen, so ist die Bedeutung dieser therapeutischen Resultate nicht sehr hoch zu werten.

Dieselbe Wirkung entfaltet ein sog. Tuberkelbacillen-Antivirus. Ausgehend von dieser Auffassung und in der gerechtfertigten Annahme, daß der Tuberkulingehalt des einzelnen Präparates nicht genau bestimmt ist, versuchte *ich* einige

Fälle in der Weise zu behandeln, daß ich nach oberflächlicher Aufschließung, umschriebene, nicht zu große Herde vorsichtig mit Verdünnungen beginnend und langsam steigend mit dem „Antivirus“ unter Billrothbatist bedeckte. Man kann damit weitgehende Rückbildung, ja fast Heilung erzielen, doch hat das Verfahren mehr theoretisches als praktisches Interesse. KAPLAN und KARETNIKOWA bedienten sich dieser Methode mit Erfolg beim Nasenlupus. Daß es, wie vorauszusehen war, bei Außerachtlassen der Vorsichtsmaßregeln nicht ungefährlich ist, hat die Beobachtung von ARZT gezeigt, welcher speziell bei Kindern recht bedrohliche Symptome zu verzeichnen hatte. BIZARD, MARCERON und ROSENTHAL berichten über Heilung eines ulcerösen Tuberkulids durch Umschläge mit einer bakteriophagen Flüssigkeit, nachdem vorher andere Methoden versagt hatten.

3. Chemische Methoden.

a) Chemotherapie im modernen Sinne.

Bei der Besprechung der chemischen Methoden zur Behandlung der Hauttuberkulose muß man heute eine Unterscheidung in zwei verschiedene Arten vornehmen. Wir haben einmal die Behandlung mit chemischen Mitteln, wie wir sie seit langem lokal anwenden, Mittel, von denen die einen ätzend, die anderen reizend, wieder andere desinfizierend wirken. Bei vielen ist überhaupt der Mechanismus ihrer Wirkungsweise noch nicht präzis zu formulieren, nur die Erfahrung beweist die Tatsache ihrer Wirksamkeit. Demgegenüber steht die „Chemotherapie“ im modernen Sinne. Ihr Ziel ist ein einheitliches und läßt sich klar in folgendem Satze ausdrücken: Die Chemotherapie der Infektionskrankheiten bezweckt durch Einführung einer chemischen Substanz in den Körper, den Infektionserreger zu vernichten, ohne den Organismus zu schädigen. Es sind vor allem die bewundernswerten Leistungen EHRLICHs auf dem Gebiete der Syphilisbehandlung gewesen, welche in der Chemotherapie der gesamten Medizin wieder von neuem ein aussichtsreiches Feld eröffnet haben.

Natürlich haben die Erfolge EHRLICHs auch neue Impulse für die Tuberkulose gegeben. Und gerade die Dermatologen sind diesen unter den ersten gefolgt. Daß die Aufgabe bei der Tuberkulose viel schwieriger war als bei der Syphilis, ist durch die Beschaffenheit der beiden Infektionserreger von vornherein klar begründet. Die Spirochaete pallida ist ein gegen die meisten chemischen und physikalischen Schädigungen recht empfindlicher Mikroorganismus. Der Tuberkelbacillus dagegen gehört unter den nicht sporenbildenden zu den allerwiderstandsfähigsten Parasiten. Man denke nur daran, daß der Tuberkelbacillus sogar einem Verfahren wie der Antiformierung Trotz bietet, durch die fast alles organische Gewebe sonst einfach aufgelöst und zerstört wird. Dank seiner chemischen Struktur, dem Vorhandensein einer Fett- und Wachshülle, ist dem Tuberkelbacillus überhaupt schwer beizukommen. Zudem kennen wir bei ihm kaum irgendeine hochgradige, spezifische, chemische Empfindlichkeit, während die SCHAUDINNsche Spirochäte einer Gruppe von Mikroorganismen nahe steht, deren Arsenempfindlichkeit schon längere Zeit bekannt war. Die Voraussetzungen für eine Chemotherapie der Tuberkulose sind also recht ungünstig, wobei unserer Ansicht nach das prinzipielle Bedenken sehr zu Recht besteht, ob die Tendenz, den *Erreger im Organismus abzutöten,* nicht überhaupt fehlerhaft ist, wir vielmehr unser Augenmerk und die ganze Forschungsrichtung auf das *gewebliche Geschehen* lenken sollten.

Salvarsan. Am nächsten lag es, das EHRLICHsche Mittel selbst, wie gegen manche andere Infektionskrankheiten bekannter und unbekannter Ätiologie, so auch gegen Tuberkulose zu versuchen. Man konnte speziell für die Hauttuberkulose dazu eine gewisse Berechtigung aus der Tatsache ableiten, daß einige hierhergehörige Prozesse durch Arsen entschieden günstig, ja bis zur Heilung beeinflußt werden. So ist das Arsen schon bei Lupus von DOUTRELEPONT, LESSER, BATEMANN, ALBERS, BROCQ empfohlen worden. Vor allem aber reagieren darauf manche der hämatogenen Tuberkulosen, der sog. „Tuberkulide", besonders auch die zuweilen schwer beeinflußbaren Miliarlupoide (BOECK). Heilung dieser Affektion unter Arsen wird von verschiedenen Autoren berichtet (z. B. BOECK, KREIBICH und KRAUS, HARTTUNG, NOBL, M. WINKLER, ORMSBY und MITCHELL, BIRKNER), wobei HUDELO darauf aufmerksam macht, daß es nicht gleichgültig ist, welches Arsenpräparat man verwendet. Allerdings ist gerade bei manchen als „BOECKsche Sarkoide" publizierten Beobachtungen die Zugehörigkeit zur Tuberkulose noch nicht bewiesen. Ferner sind diese, sowie die anderen verwandten „Tuberkulide" Krankheitsformen, die an sich gutartig sind und außerdem öfter die Neigung haben, in kürzerer oder längerer Zeit spontan abzuheilen. Es läßt sich also nicht beweisen, ob der sicher bestehende Einfluß des Arsens in diesen Fällen auf seiner Wirkung als spezifisches, bakterientötendes Agens beruht — was kaum wahrscheinlich ist, da die Tuberkelbacillen ja hier durch Immunwirkung sowieso zugrunde gehen — oder nur durch seinen allgemeinen Einfluß auf die Hauternährung den Ablauf des Prozesses bis zur Heilung unterstützt — was uns viel annehmbarer scheint. Eine chemotherapeutische Heilwirkung des Arsens bei Tuberkulose ist also noch nicht bewiesen. Da aber dem Salvarsan bei seinem komplexen Bau Eigenschaften zukommen, die dem Arsen an sich fehlen, so war es immerhin nicht ausgeschlossen, daß dieser Körper gegen Tuberkelbacillen im Organismus bactericide Wirkungen entfalte.

Im ersten Teile haben wir bei der Frage der Diagnose ex juvantibus schon die Arbeiten von HERXHEIMER und ALTMANN erwähnt. Besonders bemerkenswert war das Auftreten deutlicher Lokalreaktionen bei Lupus nach Salvarsan. Die Autoren sind geneigt, diese Erscheinung durch Freiwerden von Tuberkulin, sei es aus dem tuberkulösen Gewebe oder direkt aus zugrunde gehenden Tuberkelbacillen zu erklären. Ein Erfolg der Injektionen bis zu bedeutenden Besserungen in einzelnen Fällen scheint unzweifelhaft. Aber es ist schwer, den Mechanismus derselben zu verstehen, da HERXHEIMER und ALTMANN und auch ZIELER die Salvarsanbehandlung von Anfang an mit Tuberkulininjektionen kombinierten. Möglicherweise handelt es sich um eine doppelte und daher besonders intensive Tuberkulinwirkung. Doch betont R. BERNHARDT, der diese Beobachtungen im übrigen bestätigt, daß er nach seinen Erfahrungen durch Tuberkulin allein nie ähnliche Erfolge gesehen habe. S. C. BECK, BALOG haben auffallend weitgehende Besserungen besonders bei stark wucherndem und exulceriertem Lupus vulgaris gesehen, letzterer glaubt die Ursache dieser Wirkung in der sauerstoffentziehenden Kraft des Neosalvarsans zu sehen. JOBST verbindet die Injektionen mit lokaler Kromayerbestrahlung, wobei letztere viel stärkere und bessere Reaktionen hervorrufen soll. Da aber wirkliche Lupusheilungen bisher durch Salvarsan nicht erreicht worden sind, ist eine spezifische Einwirkung des Mittels auf den Tuberkelbacillus noch durchaus fraglich. Vielleicht spielt hier auch nur die allgemeine Hautwirkung des Arsens die Hauptrolle, besonders wenn die rasche Überhäutung ulceröser Partien nach Salvarsan hervorgehoben wird. Selbst bei ulceröser Lues scheint diese rasche Epithelisierung auf einer Allgemeinwirkung des Arsens zu beruhen. Nach modernen pharmakologischen Theorien, auf Grund deren F. MENDEL für eine kombinierte Arsen-Tuberkulinbehandlung der Tuberkulose eintritt, soll das Tuberkulin das „Vehikel" bilden, welches das Arsen an die tuberkulösen Herde heranbringt und dort speichert. Vielleicht aber ist es auch umgekehrt, daß die durch das Arsen hervorgerufene Hyperämie der Entwicklung der Tuberkulinreaktion günstig ist, wie es für die Gold-Arsenbehandlung angenommen wird. Es ist hier alles noch hypothetisch.

Nicht ohne Interesse sind die Versuche von RAVAUT und von ARNAULT, TZANK und PELBOIS, „Tuberkulide" mit Salvarsan zu behandeln. Diese Autoren haben bei Tuberculosis lichenoides, papulo-nekrotischen Tuberkuliden, Angiolupoid, indurativer Tuberkulose (BAZIN) und auch bei Erythematodes Rückbildung gesehen. Wenn auch ihre Erfolge weder so sicher noch so rasch und eindeutig waren, um daraus wichtige Schlüsse zu ziehen, zudem vielleicht ein Teil der Fälle, wie die positive Wa.R. vermuten läßt, mit Lues kompliziert erscheinen, sind doch auch später von einer ganzen Reihe von Autoren gute Wirkungen von Salvarsan und dessen Ersatzpräparaten (Arsphenamin, Stovarsol usw.) verzeichnet, so daß ein Versuch damit wohl erlaubt ist (ARNDT, BUTLER, HEYMANN, MC CORMAC, SENEAR u. a.). Vielleicht spricht CIVATTES Beobachtung doch für die Wirkung des Salvarsans auf das echte Miliarlupoid, da sein Patient sich erst ein Jahr nach Abheilung des letzteren unter dieser Therapie mit Lues infizierte, das Miliarlupoid also wohl kaum luetischen Ursprungs war.

Ganz allgemein für die Praxis die Salvarsanbehandlung mit oder ohne Tuberkulin, Lichttherapie zu empfehlen, ist auch heute noch nicht angängig, da dem immerhin nicht gleichgültigen Mittel gewisse Gefahren innewohnen, welchen die Promptheit der Wirkung und die Aussicht auf einen sicheren und totalen Heilerfolg nicht entsprechen, wie dies bei der Lues der Fall ist. Auch wäre es möglich, daß wir eine bestehende Lungen- oder Gelenkstuberkulose (WIRZ) durch die intravenöse Salvarsaninjektion ungünstig beeinflussen.

Da wir dem Lupus gegenüber bessere und sicherere Mittel in der Hand haben, läßt sich für die Praxis der Lupusbehandlung diese Methode jedenfalls sehr gut entbehren. Theoretisch ist sie gewiß von Bedeutung, und weitere Versuche an Kliniken mögen zeigen, ob sie noch entwicklungsfähig ist. Ausgehen wird man wohl am besten von der bei HERXHEIMER und ALTMANN beschriebenen Technik: 5 bis 6 (oder mehr) Salvarsaninjektionen à 0,3 bis 0,4 in Abständen von zwei bis drei Wochen, später nach längeren Intervallen, dazwischen einzelne kleine Tuberkulininjektionen.

Durchaus berechtigt ist natürlich die Anwendung des Salvarsans und aller anderen Antiluetica in allen Fällen, wo der Verdacht auf gleichzeitiges Vorhandensein einer Lues vorliegt. Wir haben weiter oben schon gesehen, daß in solchen Fällen bei nachgewiesenermaßen tuberkulösen Erkrankungen, besonders der Schleimhaut, auch durch Hg und JK Heilungen beobachtet worden sind. Umgekehrt werden wir aber in Fällen, wo tuberkulöse Haut- oder Schleimhautaffektionen auf diese Mittel reagieren, immer zuerst an eine Mischinfektion glauben. Es erscheint überflüssig die Autoren aufzuzählen, welche eine Wirkung, allerdings meist nur vorübergehend, und kaum jemals Heilung von Lupus gesehen haben, während die Mehrzahl die Behandlung der reinen Hauttuberkulose mit diesen Medikamenten als wertlos ablehnen (siehe JADASSOHN), wir haben nie irgend einen dauernden Erfolg, auch bei lokaler Applikation von grauem Pflaster gehabt, dort wo dies der Fall ist (ASSELBERG, GRÜNBERG, WOLTERS) wird man immer an eine Mischinfektion mit Lues denken müssen. Als wirksame Mittel bei Hauttuberkulose kommen beide nicht in Betracht. SMITH sah von Salvarsanpräparaten bei Meerschweinchenversuchen keine Beeinflussung des Krankheitsverlaufes, DE WITT durch organische Hg-Präparate nur bei sehr milden, chronischen Infektionen, dasselbe BIGNAMI in ausgedehnten Versuchen mit einem Wismuthnatriumcitrat, BONACORSI mit Arsenwismuthverbindungen. SELLEI und LIEBNER haben neuerdings Modenolinjektionen bei manchen Tuberkuliden empfohlen, vielleicht ist der Arsengehalt des Präparates von Bedeutung (WIRZ).

Das **Jod** wurde in den verschiedensten Formen versucht, als Jodtinktur, Jodsalze, Jodeisen, Jodtanninsyrup, höchstens leichte Besserungen als Folge der Allgemeinwirkungen wurden verzeichnet, doch auch Verschlimmerungen (BROCQ und LELOIR). LESZCYŃSKI berichtet Gutes von intravenöser Verabreichung der LUGOLschen Lösung nach RAVAUT bei Folliculitis exulcerans nasi. Auch Jodoform wurde teils per os, teils per injectionem gegeben, besonders bei chirurgischer Tuberkulose empfohlen; so gab GREGORY 5—6 ccm alle 10 Tage intramuskulär von: Tct. jodi, Jodoformi āā 10,0 Ol. paraffini 80,0. BIER verordnet kleine Joddosen zugleich mit Stauung in der Hoffnung, dadurch die Colliquation zu verhindern. BESSUNGER kombiniert Jodmedikation mit Röntgen, andere mit Sonnenbehandlung (HARRAHS). JACZEWSKIs Lupuspatienten erhielten intragluteal alle 14 Tage 5—10 ccm einer Lösung von Tct. jodi 5,0, Ol. jecoris aselli 100,0, daneben zweimal täglich 1 Eßlöffel Kalkwasser und auch Lebertran per os; das diene zur Vermehrung der Lipasen im Blute, während die Kalkzufuhr Ersatz für den Mangel an Kalk bieten soll, welcher im erhöhten Grade zur Bindung der entstehenden Fettsäuren benötigt wird. Alle diese Vorschläge sind großenteils theoretischen Deduktionen entsprungen und leisten mit einzelnen Ausnahmen insgesamt so wenig, daß sie praktisch keine Bedeutung haben.

Goldpräparate. Wie wir gesehen haben, ist vom Tuberkelbacillus wenig über spezifische Empfindlichkeit gegen bestimmte chemische Substanzen bekannt. BRUCK ist auf der Suche nach solchen wieder auf ältere Versuche von KOCH und BEHRING zurückgegangen, die eine stark desinfizierende Wirkung der Goldcyanverbindungen gegenüber Tuberkelbacillen nachwiesen. Das Gold wurde als Heilmittel ja schon von den Arabern und PARACELSUS verwendet. Noch in millionenfacher Verdünnung soll sich im Reagensglasversuch eine Entwicklungshemmung bemerkbar machen. Im Blutserum allerdings liegt die Grenze bei 1 : 20000. BRUCK verwandte nach verschiedenen Versuchen mit anderen Goldsalzen, die er unwirksam fand, das Aurum-Kalium cyanatum. Es stellte sich nach Vorversuchen an Tieren heraus, daß in Form intravenöser Infusionen Erwachsene 0,02 bis 0,05 der Substanz im allgemeinen ohne Schaden vertrugen. Später wurden statt dessen kleine, intravenöse Injektionen der einprozentigen Lösung vorgenommen. Die Einspritzungen wurden jeden dritten Tag wiederholt, im ganzen etwa 12, von 0,02 bis 0,05 steigend. BRUCK und GLÜCK sahen bei den so behandelten Lupusfällen deutliche Besserungen. Nach anfangs heftigen Lokalreaktionen flachten die Herde ab, wurden blasser; Ulcerationen überhäuteten sich und vernarbten. Das Resultat war jedoch in keinem Falle definitive Heilung.

Das neue Verfahren ist von verschiedenen Autoren nachgeprüft worden, doch nur im günstigsten Falle wurden ebensolche Erfolge erzielt wie von BRUCK und GLÜCK (v. POOR, PASINI, DALLA FAVERA, GEBER, ZIELER). Bemerkenswert ist vor allem die Heilung einer Schleimhauttuberkulose in einem Falle von DALLA FAVERA. Andere Versuche fielen fast ganz negativ aus (RUETE, WALTER, MENTBERGER). Doch sah RUETE, der bei Lupus vulgaris wenig von einer Einwirkung des Mittels in Kombination mit Tuberkulin konstatieren konnte, einen Erythematodes disseminatus unter seiner Anwendung völlig heilen. HITROWO berichtet über Erfolge bei lokaler Anwendung einer 1%igen Salbe.

Daß ein gewisser Einfluß des Aurum-Kalium cyanatum auf tuberkulöse Herde vorhanden ist, scheint aber doch aus den meisten Untersuchungen hervorzugehen. Auch im Tierexperiment konnte FELDT das nachweisen. Auf welcher Eigenschaft diese Wirkung beruht, ist dagegen noch strittig. Die Baktericidie scheint im menschlichen und tierischen Organismus dem Tuberkelbacillus gegenüber doch nur unvollkommen zu sein. Jedenfalls haben sowohl DALLA FAVERA, als auch MENTBERGER nach Abschluß der Behandlung in den Lupusherden Tuberkelbacillen mikroskopisch und durch Tierversuch feststellen können. Manche Autoren berichten auch über Auftreten neuer Krankheitsherde während der Behandlung. So ging man auf die Ansicht W. HEUBNERs zurück, die allgemeine pharmakologische Wirkung des Goldes als die eines Capillargiftes aufzufassen. Sowohl die Lokalreaktionen als die Besserungen wären dann durch eine in den erkrankten Hautstellen besonders stark hervortretende und lang anhaltende Hyperämie zu erklären. Es scheint schließlich die Hyperämie bei allen nicht zerstörenden Behandlungsmethoden der Hauptfaktor in der Lupusheilung zu sein. Auch die Strahlenbehandlung wirkt z. B. auf diesem Wege, nur ist die erzeugte Hyperämie hier eine viel gewaltigere und daher auch der schließliche Effekt ein viel bedeutenderer, als ihm irgend ein Mittel von der Blutbahn aus in einem Hautherd hervorrufen kann.

Der Anschauung W. HEUBNERs widerspricht aber FELDT mit aller Energie und glaubt vielmehr, daß das Gold als Katalysator und so durch primäre Alteration der Körperkolloide wirke. Ich habe schon vor mehr als 20 Jahren für die Wirkung des Quecksilbers bei Syphilis[1] katalytische Wirkungen des Metalles auf das Gewebe im Sinne SCHADEs angenommen, ebenso wie ich nachweisen konnte, daß die Spirochaete pallida selbst in hohen Konzentrationen von Sublimat und Atoxyl 15—20 Minuten lebhaft beweglich bleibt[2], Konzentrationen, welche im Körper nie zu erreichen sind, also auch da die (wahrscheinlich katalytischen) *Wirkungen über die Körperzellen* zustandekommen, was nachher auch bestätigt wurde. Dieser von mir ausgesprochenen Meinung hat DALE mit großer Entschiedenheit Ausdruck gegeben, seither haben sich viele Autoren derselben angeschlossen (siehe A. FELDT, ULRICI, WIRZ). Die Zellen werden durch die Goldpräparate zur Bildung von Schutzkörpern angeregt (LEVY) und darin könnte auch die Ursache für die Herdreaktion gefunden werden. Man nimmt an, daß es zu einer Beschleunigung der autolytischen Abbauvorgänge im Krankheitsherde mit den sich anschließenden Konsequenzen komme, ähnlich wie manche auch die Tuberkulinwirkung zu erklären suchen. Doch sind wir noch weit entfernt, diese Vorgänge klar zu sehen, inwieweit eine spezifische Affinität des Goldes zum tuberkulösen Gewebe eine Rolle spielt, welche Bedeutung reticulo-endotheliale Einflüsse auf das System haben (A. FELDT, SCHOTT und EISENMENGER), das entzieht sich noch unserer genaueren Kenntnis. Jedenfalls ist die Verteilung des injizierten Goldes im Gewebe je nach dem Präparate verschieden, Unterschiede finden sich in dieser Hinsicht auch zwischen tuberkulösen und gesunden Organen (HENIUS und WEILER).

Die durch Capillarerweiterung erzeugte Hyperämie in den Krankheitsherden ist wohl auch der Grund für die Verstärkung der lokalen und allgemeinen Tuberkulinreaktion, wie sie bei kombinierter Gold- und Tuberkulinbehandlung von BRUCK und GLÜCK, BETTMANN, WALTER beobachtet wurde. Es verhält sich wahrscheinlich damit ganz ebenso wie bei der Salvarsanwirkung. Aber diese starken Reaktionen — BETTMANN wie WALTER konstatierten Temperatursteigerungen bis über 40° — sind bei gleichzeitig vorhandener Lungentuberkulose höchst unerwünscht und gefährlich. So sahen JUNKER und PEKANOWITSCH danach Verschlimmerungen des Lungenleidens auftreten. Auch ohne Tuberkulin sind die Goldcyaninjektionen für den Organismus nicht ganz gleich-

[1] Dermat. Z. **15**, H. 10 (1908).
[2] Wien. med. Wschr. **1907**, Nr 26.

gültig. Die Temperaturerhöhung hält sich freilich meist in gewissen Grenzen, aber es können Blutungen in den Herden, Ikterus, Veränderungen der Blutbeschaffenheit auftreten. In einem Falle von Hauck erkrankte der Patient nach der elften Injektion (0,04) mit hohem Fieber, Kopfschmerzen, schweren Störungen des Allgemeinbefindens und Ikterus. Die Zahl der Erythrocyten sank bedeutend; der Fall verlief unter dem Bilde einer schweren Intoxikation letal. Allerdings handelte es ich um ein sehr herabgekommenes, schwer phthisisches Individuum, und auch durch die Sektion konnte die Goldcyanvergiftung nicht als Todesursache erwiesen werden. Dennoch mahnt ein einzelner Fall dieser Art zur Vorsicht.

Man war in der Folgezeit bestrebt, durch neue Goldverbindungen die Giftigkeit herabzusetzen, ihre Wirkung durch Kombination mit anderen Methoden zu erhöhen. Liebreich konstatierte eine große Affinität des Cantharidin zum tuberkulösen Gewebe; um die hohe Giftigkeit zu beseitigen, führte Feldt das Äthylendiamin in das Cantharidin ein, und so entstand zunächst das Aurokantan, ein Cantharidinäthylendiaminaurocyanid, welches sich aber nur bei Kehlkopftuberkulose als erfolgreich erwies, noch immer leicht Nierenreizung machte. Wichmann berichtet über gute Erfolge bei tuberkulösen Ulcera der Gingiva und Mundschleimhaut, während Lupus unbeeinflußt blieb.

Als nächstes Präparat brachte Feldt das *Krysolgan*, ein 4-Amino-, 2 auromercaptolbenzol-, 1 carbonsaures Natrium (Schering) heraus; die außerordentlich reiche Literatur hat Feldt bis zum Jahre 1923 zusammengefaßt, seither sind natürlich noch weitere recht zahlreiche Arbeiten erschienen, besonders auf dem Gebiete der Kehlkopf- und Lungentuberkulose, mit wechselnden Resultaten. Während der therapeutische Effekt beim Erythematodes, auf welchen besonders Martenstein hingewiesen hat, in einer Reihe von Fällen, nach unserer Erfahrung besonders gut in den mehr chronischen, hyperkeratotischen (Fried, Westphalen, Jaja) vielfach bestätigt ist, liegen Angaben über Hauttuberkulosen und Tuberkulide nur wenig vor. So sahen gute Wirkung beim Lupus vulgaris Kohrs, Brock, Unna, Klingmüller, Müller zugleich mit lokaler Ektebineinreibung, Heuck mit Quarzbehandlung, auch Feldt besonders in Kombination mit Tuberkulin, beim Miliarlupoid Barber, auch Kehlkopf- und Drüsentuberkulose werden gut beeinflußt. Meye, Spiess loben das Präparat bei Lupus der Nase und des Rachens besonders im Verein mit Tuberkulin. Diesen positiven klinischen Ergebnissen tun natürlich negative Tierversuche (Görke und Töppich, Koizumi), deren Stichhaltigkeit übrigens angezweifelt wird, keinen Abbruch.

Ursprünglich fing man mit verhältnismäßig hohen Dosen 0,01 an und stieg bis 0,1. Als besonders beim Erythematodes auch lokale stärkere Reaktionen und Verschlimmerungen zur Beobachtung kamen, wurde die Anfangsdosis wesentlich herabgesetzt (Martenstein) auf mg und dmg, ja noch weiter und, wie wir schon früher empfohlen hatten, nicht über 0,05 hinaus gestiegen. Nun bedürfen wir aber gerade für die Hauttuberkulose größerer Mengen, um im Herde Reaktionen hervorzurufen, und da machen sich die Allgemeinstörungen des Präparates geltend. Solche sind mannigfacher Art und finden sich in 4% bis 12% der Fälle. Man beobachtete: Magen-Darmstörungen und Koliken, Ikterus, Fieber, Exantheme, welche sich bis zur Erythrodermie mit bedrohlichsten Symptomen steigern können (Unna, Harlsse, Fried, Büllmann), Hyperkeratosen der Hand- und Fußflächen, Stomatitiden, welche zu ausgedehnten Schleimhautulcerationen und Nekrosen führen können mit schwerster Behinderung der Nahrungsaufnahme, Nierenreizungen und Nephritiden. Die Exantheme heilen oft mit Hinterlassung lang anhaltender Pigmentierungen ab. Auch Todesfälle sind bekannt (Bruhns, Kiess, Stein). Jedenfalls wurden als Kontraindikationen Intestinal- und Nierenerkrankungen, sowie Gravidität wegen drohenden Abortus aufgestellt. Sowohl in dem Falle von Bruhns, vielleicht noch deutlicher in dem von A. Reuss muß an eine Goldüberempfindlichkeit gedacht werden.

Auf Grund dieser Erkenntnisse ist ein weniger toxisches Präparat, welches nur $^1/_2$mal so giftig sein soll als das Krysolgan, zu begrüßen, das *Triphal*. Es ist ein Auro-thiobenzimidazolcarbonsaures Natrium. Auch dieses verlangsamt und hemmt das Wachstum der Tuberkelbacillen bei Zusatz zur Kultur, bewirkt jedoch keine Abtötung. Bei Hauttuberkulose liegen wenige günstige Befunde vor (Gonzalez Medina, Wichmann), während es bei Kehlkopftuberkulose zufriedengestellt hat (Finder, Rieckmann, Zwerg). Toxikodermien und andere Nebenwirkungen sind selten (Scholtz, Schröder, Ritter), wenn die Lösung frisch bereitet wird.

Eine weitere Abschwächung der Giftigkeit bei guter Wirksamkeit finden wir beim *Aurophos*, einer Kombination von Natrium- und Goldverbindungen einer aminophenylphosphinigen und der unterschwefeligen Säure mit 27,3% Gold. Es ist in Wasser leicht löslich und wird gewöhnlich intravenös gegeben, kann aber auch intramuskulär verabfolgt werden (Axmann), besonders die kleineren Dosen. Die relative Ungiftigkeit des Präparates ermöglicht es, beim Lupus vulgaris und anderen Hauttuberkulosen rasch zu hohen Dosen zu steigen, was wir hier bevorzugen, während wir beim Erythematodes auch da mit kleinsten Dosen beginnen und sehr langsam erhöhen, um keine zu starke lokale Reizung zu erhalten. Wir haben damit gute Resultate erzielt und konnten schon darauf verweisen (Kropatsch), daß wir in Verbindung mit Finsenbestrahlungen beim Lupus vulgaris oft rascher zum Ziele kommen, was auch für das Quarzlicht gilt (Fenyes, Klein). Kiess kombiniert Aurophos mit zweimal wöchentlicher Quarzlichtallgemeinbestrahlungen mit gutem Erfolge. Auch die indurative Hauttuberkulose reagiert nicht selten gut auf Aurophos (Wirz, Hagen), eventuell zugleich mit Allgemeinbestrahlungen (Klein), ebenso zuweilen das Miliarlupoid. Von lokaler Applikation in Form einer Salbe sahen wir nichts Gutes, in höheren Dosen tritt Ätzwirkung ein, doch keineswegs elektiv. Nebenerscheinungen nach intravenöser Applikation (Kopfschmerzen, Müdigkeit, Erbrechen, Nierenreizung, mitunter leichte Exantheme) sind verhältnismäßig selten; oft wird nach Unterbrechung das Präparat in kleineren Dosen wieder gut vertragen. Wir beginnen bei Hauttuberkulose mit 1 mg und steigen rasch alle 3—5 Tage bis 0,2—0,4.

Ein noch weiter entgiftetes Präparat soll das *Solganal*, das Dinatriumsalz der 4 sulfomethylamino- 2 Auromercaptobenzol- 1 Sulfosäure mit 36,5% Gold sein. Wir geben die Injektionen anfangs alle 3—4 Tage, je nach der Reaktion vergrößert sich mit steigender Menge das Intervall bis zu 8 Tagen. Die Erfahrungen gelegentlicher Intoxikationen, haben den Anstoß zur Herstellung eines Solganal B gegeben (A. Feldt), einer Aurothioglucose mit 50% Goldgehalt, welches außerdem noch den Vorteil hat, intramuskulär und subcutan gut vertragen zu werden, wodurch eine allmähliche, langsame Resorption und stärkere elektive Speicherung an den Orten der Wirksamkeit gewährleistet werden soll bei gleichzeitig geringerer Giftigkeit, indem der therapeutische Index 1:75 beträgt, d. h. die kleinste heilende Dosis ist 75mal niedriger als die größte ertragene Dosis.

Unangenehme Zwischenfälle, welche auch bei Solganal vorkommen — beim Solganal B sahen wir diese nur selten — sollen beim *Lopion* ausgeschlossen sein, vielleicht deshalb, weil das Gold nicht in der Niere, sondern in der Leber gespeichert werde (Henius und Wissing), doch sei gleichzeitig die Toxizität geringer. Dieses Auroallylthioharnstoffbenzoesaure Natrium mit einem Goldgehalt von über 40% wird tatsächlich meist sehr gut vertragen, stärkere Nierenreizungen wurden nicht gesehen, eine ausnahmsweise einmal beobachtete Eiweißausscheidung schwand bald. Entsprechend der geringen Toxizität wurde empfohlen, bei dem Präparate gleich mit größeren Dosen anzufangen (0,01 g) und rasch bis auf 0,5 g (beim Solganal sogar bis 1,0 g) zu steigen. Erfahrungen bei Hauttuberkulose liegen bisher nicht vor, beim Erythematodes würden wir im Beginne vor zu hohen Dosen warnen, da man doch mitunter, insbesondere bei Solganal, starke Herdreaktionen und vorübergehende Nebenwirkungen sehen kann. Die Verträglichkeit des Lopion ist im allgemeinen eine gute, die Erfolge sind sehr schöne (WIRZ) und werden oft auch mit kleinen Dosen erreicht; wir halten es für gut beim Solganal mit 1 dmg, beim Lopion mit 1 mg zu beginnen, da wir auch bei letzterem, wenn auch selten, Herdreaktion und vorübergehende Verschlimmerung beobachtet haben, einzelne schwerere Allgemeinreaktion kamen uns und anderen (LEITNER) doch auch vor, ohne daß Schäden zurückblieben.

Viel Beachtung fand das *Sanocrysin* (*-Crisalbin*) MÖLLGAARDS, ein Natriumaurothiosulfat, ein weißes, wasserlösliches Pulver, da seine Wirkung nicht nur durch Kulturversuche, durch Versuche an Kälbern, Ziegen, spontan erkrankten Affen gut fundiert schien. Nun sah man gelegentlich nach intravenöser Injektion einer 5%igen Lösung schwerste Erscheinungen, ja sogar Exitus nach kurzer Zeit auftreten, was MÖLLGAARD, SECHER auf Überschwemmung des Organismus mit freiwerdenden Endotoxinen des Tuberkelbacillus zurückführen, also für einen Tuberkulinshock. Zur Paralysierung wird ein Immunserum gegeben, welches durch Injektion von abgetöteten Tuberkelbacillen und Tuberkulin bei Kälbern und Pferden gewonnen wurde.

Das österreichische Sanocrysin-Komitee hält die Seruminjektion bei vorsichtiger Dosierung des Präparates für überflüssig, ja sie ist, wie auch von anderer Seite bestätigt wurde, öfter sogar gefährlich wegen der Artfremdheit des Serums, und verhindert nicht sicher schwere Erscheinungen (BACMEISTER). Es kann besser durch ein Rekonvaleszentenserum ersetzt werden. Das Vorgehen hat die großen Erwartungen nicht erfüllt (SACHS). Auch das Tierexperiment zeigt, daß nur Infektionen mit schwach virulenten Tuberkelbacillen Aussicht auf Erfolg bieten (OPITZ, KOTZULLA und WATJEN, NEUFELD, MADSEN und MÖRCH), während virulentere Infektionen nur wenig zu beeinflussen sind (BR. LANGE und FELDT). Dabei bietet die Dosierungsfrage immer gewisse Schwierigkeiten und müßte eigentlich für jeden Stamm separat gelöst werden. PEYRI mußte erfahren, daß eine Steigerung von 1 cg pro Kilogramm Körpergewicht auf 1,5 cg schon schwerste Darmkoliken auslöste.

Zweifellos kann man mit dem Sanocrysin auch Erfolge erzielen, doch überragen sie die mit Krysolgan und Tuberkulin keineswegs sehr stark (CHIEVITZ, GRÄVESER, WÜRTZEN), auffallend ist das oft rasche Verschwinden von Tuberkelbacillen im Sputum.

Bei Lupus vulgaris finden wir neben negativen Erfolgen nach intravenöser Injektion (CALLENBERG), Angaben von Besserungen der Haut- und Drüsenerscheinungen (COVISA, PHILIPP, E. SCHMIDT). RAMEL berichtet über Heilung einer hämatogenen verrucösen Hauttuberkulose (Tuberkulid?), ebenso sind A. PEYRI, NOGUER-MORÉ damit zufrieden. Während iontophoretisch nur geringe und langsame Abflachung erzielt wurde, sah BERGER bessere Wirkung durch intrafokale Injektion einer 1%igen Lösung, während VACCAREZZA, ULRICI nach lokaler Anästhesierung den Herd mit 10—15 ccm 2—3%igen Sanocrysins unterspritzen und rasche Rückbildung bewirken, allerdings fehlt die Beobachtung über längere Zeit. Auch das Miliarlupoid reagierte manchmal gut auf 0,5 einer 5%igen Sanocrysinlösung, wobei regelmäßig Herdreaktionen auftreten (Hansen). Von sehr vielen Beobachtern (so auch von O. Naegeli, Ramel und Michaud) werden die häufigen, oft schweren Nebenerscheinungen hervorgehoben (hohes Fieber, Gewichtsabnahme, Albuminurie, Erytheme und herpesähnliche Ausschläge, Keratodermie u. a.).

Es sei hier wiederholt gegen die Beschuldigung Einspruch erhoben, daß die Gefäßlosigkeit des Tuberkels ein Eindringen von Stoffen verhindere. Denn erstens ist dies nicht wahr, gerade das Lupusknötchen ist oft ausgiebig vascularisiert, und Ranke konnte zeigen, daß auch in alten Kalkherden häufig an einer Stelle noch unverändertes Gewebe nachweisbar ist. Ob und inwiefern Medikamente und Farbstoffe tuberkulöse Herde und daselbst die Tuberkelbacillen erreichen und färben, ob sie dieselben abzutöten imstande sind, darüber existieren eine ganze Reihe sehr wertvoller Arbeiten, welche sich bei Lewin, Wels, de Witt und Corper, Bürgers zusammengefaßt finden, die Befunde sind keineswegs eindeutig, aber eines geht wohl daraus hervor, daß Methylenblau, welches sicher an den tuberkulösen Herd herankommt, nur schwache bactericide Wirkung im Organismus entfaltet.

Alles in allem läßt sich wohl sagen, daß die Goldpräparate, obwohl ihre Wirkung keine rein spezifische sein dürfte (Flarer und Peracchia) doch die Abheilung begünstigen nicht nur bei Kehlkopf-Lungen- und Drüsentuberkulose, sondern auch bei Hauttuberkulosen, wenn auch im geringeren Maße (siehe oben und M. Pinard, Verdier und Versini), bei Lupus vulgaris, ferner bei papulo-nekrotischen Tuberkuliden, lichenoider und indurativer Tuberkulose und Miliarlupoid (Abramowitz, Bechet, Burnier, Fülöp, Greenbaum, Hofmann, Hufschmitt, B. Ulrichs, Whitehouse und Bechet, Ramel, Gaté und Michel, Skeer u. a.). Auch tierexperimentell konnten Schamberg, Harkins und Brown bei Hauttuberkulose des Kaninchens einen gewissen Einfluß konstatieren. Die Zahl der Präparate, von denen einige oben aufgezählt wurden, die aber in anderen Ländern noch eine wesentliche Vermehrung erfahren haben, ist bereits eine recht große. Die Forderung, welche wir für die Brauchbarkeit dieses Mittels stellen müssen, besteht nun darin, daß es nicht nur wirksam, sondern auch möglichst wenig toxisch sei, eine Forderung, die bei manchen Goldverbindungen bereits weitgehend erfüllt ist. Aber man findet doch immer wieder bei einzelnen Patienten Intoxikationen und Überempfindlichkeit (Gougerot, Cohen und Uhry), weshalb Vorsicht in der Anwendung und genaue Beobachtung unbedingt erforderlich sind. Die Exantheme können die verschiedensten Grade bis zur schweren Erythrodermie (Gougerot und Burnier erwähnen eine solche, welche sie durch 6 zweimal wöchentlich gegebene Eigenblutinjektion zur Heilung brachten, Jausions Kranker ging zugrunde) und mannigfaltige Formen aufweisen, vom unscheinbaren Erythem oder einer geringen Dermatitis bis zu lichenoiden, vesiculösen und pustulösen Efflorescenzen. Schwere und schwerste Herdreaktionen und Allgemeinerscheinungen (Schwindel, Kopfschmerzen, Magen- und Darmerscheinungen, Erbrechen, kleiner frequenter Puls, Delirien, Fieber, Hämoptoe, Mobilisierung der Krankheitsherde) können die Folge schon der ersten Injektion bei unvorsichtiger Dosierung sein (Knosp, Gougerot, Burnier und Photinos). Von mancher Seite wurde auf eine Eosinophilie hingewiesen, welche mitunter der Hautschädigung vorangeht. Auf Einzelheiten der Symptomatologie nach Goldinjektionen einzugehen, ist hier nicht der Ort, es sei nur noch auf die Pigmentationen (nach Zimmerle und Lutz vielleicht Goldablagerungen), auf gelegentlich auftretende Hyperkeratosen an Handtellern und Fußsohlen aufmerksam gemacht. Ein gewisses Gegengift, scheinbar ohne Beeinträchtigung des Effektes, haben wir in der gleichzeitigen Darreichung des Thiosulfat. Von der Vorstellung ausgehend, daß die Exantheme oft nicht durch das Gold, sondern durch Abbauprodukte aus dem tuberkulösen Herde entstünden, haben manche Autoren (R. Freund, Pinard) gerade deshalb Gold weiter injiziert und berichten (im Gegensatz zur Salvarsandermatitis) über ein Schwinden des Ausschlages, ein Vorgehen, zu dem wir bisher nicht den Mut aufgebracht haben.

Genaue Kontrolle des Patienten, besonders der Nierenfunktionen sind Grundbedingung jeder Metall-, so auch der Goldtherapie, Störungen derselben geben eine entschiedene Kontraindikation für die Verabfolgung der Präparate, Auftreten von Albumen oder Formelementen erfordern das sofortige Aussetzen der Injektionen. Es sei betont, daß trotz größter Achtsamkeit durch die Goldpräparate Nierenschädigungen entstehen können, die selbst bei frühzeitiger Erkennung und sofortigem Aussetzen lange bestehen bleiben und — — gewiß selten — auch gar nicht mehr schwinden. Für diese Fälle möchte ich doch eine gewisse, schon vorher bestandene Läsion oder Minderwertigkeit des Organes annehmen.

Nicht selten finden wir nach den Injektionen Herd- und Allgemeinreaktionen, was mit der Ansicht, die Goldpräparate als Reizstoffe für das tuberkulöse Gewebe anzusehen, im Einklang stehen würde. Ramel und Michaud, Gonzàles Medina berichten über das Auftreten von papulo-nekrotischen Tuberkuliden während der Behandlung. Ihre oft unzulängliche Wirkung bei der Hauttuberkulose läßt sich erhöhen, indem gleichzeitig lokale oder allgemeine Lichtbehandlung vorgenommen (Kropatsch, Wirz) oder Tuberkulin verabreicht wird, letzteres besonders bei indurativer Hauttuberkulose, wobei wir eine Dosis Tuberkulin geben und 24 Stunden später das Goldpräparat, um eine Herdreaktion zu erzielen. Lupus vulgaris sahen wir in Übereinstimmung mit Ruete durch diese Kombination nicht beeinflußt. Man kann aber auch die Goldinjektionspausen durch kleinste Tuberkulindosen ausfüllen (anaphylaktisierende Methode). Das Tuberkulin soll nach Krysolgan besser vertragen, ja unerwünscht starke Wirkungen des ersteren durch Gold coupiert werden können (Schulz, Levy). Es braucht kaum erwähnt zu werden, daß strenge Individualisierung unbedingt notwendig ist. Eine Beobachtung, die wir öfters beim Erythematodes machten, scheint uns zu beweisen, daß nicht jedes Präparat im einzelnen Falle gleichen Effekt hat, bei Ausbleiben oder Stillstehen desselben wäre ein Wechsel des Mittels zu versuchen.

Cholin. Von einer anderen Seite her als Bruck sind Mehler und Ascher zu den Anfängen einer Chemotherapie der Tuberkulose gelangt. Sie gehen von der Tatsache aus, daß Tuberkelbacillen — wie Deycke und Much gezeigt haben — durch die Lecithinspaltungsprodukte Neurin und Cholin aufgelöst werden können. Sie versuchen also, durch Einführung des Cholin in den Organismus eine „Therapia sterilisans“ zu erreichen. Nach den Untersuchungen von Werner und Szécsi kann man dem Cholin auch noch andere Eigenschaften zutrauen. Denn diese Autoren haben nachgewiesen, daß durch Röntgenbestrahlung im Gewebe Cholin entsteht und glauben, damit einen Teil der Röntgenwirkung erklären zu können. Es handelt sich nun zunächst darum, ein unschädliches Salz des stark giftigen Cholin zu finden. Als solches verwenden Mehler und Ascher das Borcholin, das als Enzytol in den Handel kommt. Sie injizieren das Präparat intravenös in 1%iger Lösung, zuerst 1 ccm = 0,01 Borcholin, dann jeden zweiten Tag steigend bis auf 0,25. Sie haben auch schon 1 g der Substanz in $^1/_4$%iger Lösung in Form einer Infusion gegeben. Nebenwirkungen treten nur über 0,2 schon während der Injektion ein und sind rasch vorübergehend. Sie bestehen in Rötung des Gesichtes, Herzklopfen, Dyspnoe und verstärkter Sekretion der Speichel- und Tränendrüsen. Die Erfolge bei chirurgischen und auch bei Lungentuberkulosen waren ermutigend.

Das Allgemeinbefinden besserte sich, und die Lokalerscheinungen gingen zurück. Bei floriden Tuberkulosen folgte auf die Injektion eine fieberhafte Reaktion, welche die Autoren auf die Zerstörung der Tuberkelbacillen im Blute zurückführen. MEHLER und ASCHER hofften das Verfahren vervollkommnen zu können, indem sie dem Cholin, das die Hülle der Tuberkelbacillen auflösen sollte, Metallsalze zufügten, die auf das Protoplasma der Tuberkelbacillen zerstörend wirken sollten. So geben sie an, durch Kombination von Borcholin mit Kupfersalzen bei schweren chirurgischen und Larynxtuberkulosen rasche Heilung erzielt zu haben. Auch in Verbindung mit Lichtbehandlung wurde es empfohlen, doch liegen weitere Bestätigungen nicht vor, heute wird das Enzytol wohl kaum verwendet.

Kupfer. Wenn MEHLER und ASCHER, wie wir eben gesehen haben, mit dem Borcholin das Kupfer zu energischerer Wirkung vereinigen, so machen sie sich damit schon die Ergebnisse neuerer chemotherapeutischer Arbeiten zunutze. Das Kupfer wurde gegen Tuberkulose zuerst von LUTON 1894 angewandt. Dann hat es FINKLER als ein wirksames Agens gegen Tuberkelbacillen erkannt, und seine Schüler haben in eingehenden Untersuchungen die desinfizierenden und heilenden Eigenschaften des Kupfers, sowie einer anderen Substanz, des *Jodmethylenblau,* festgestellt und sich mit dem Ausbau von Behandlungsmethoden beschäftigt. Die theoretischen Grundlagen hat die Gräfin LINDEN geliefert. Sie zeigte den stark entwicklungshemmenden Einfluß des Kupfers in künstlichen Kulturen und erreichte bei tuberkulösen Meerschweinchen durch Kupferbehandlung Stillstand der Krankheit und bedeutende Verlängerung der Lebensdauer. Es stellte sich ferner heraus, daß eine gewisse Affinität des Kupfers zu den Tuberkelbacillen und dem tuberkulösen Gewebe besteht, daß das letztere viel mehr Kupfer aufspeichert als normale Organe. Bei einem Prozentsatz der Tiere verwandelte sich der akute Verlauf in einen chronischen, der tuberkulöse Impfabsceß heilte bei $^2/_3$ aller Tiere ab, auch die innere Tuberkulose besserte sich vielfach, Befunde, welche von japanischer und italienischer Seite (SERONO) mit einem Cyan-Kupferpräparate bestätigt wurden, während H. J. CORPER, MOEWES und JAUER zu anderen Resultaten kamen — allerdings wurde die Beweiskraft ihrer Experimente bestritten (v. LINDEN) — und KLOPSTOCK, POHL-DRASCH, BÜRGER sich nach ihren Tierversuchen bezüglich der allgemeinen Kupfertherapie ablehnend verhielten.

Noch besser ist die Wirkung beim Tiere, wenn Kupfer prophylaktisch gegeben wird. Das entspricht auch ganz dem Kulturversuch, indem die Wachstumsbeeinflussung durch Zugabe des Cu-Salzes gleichzeitig mit der Einsaat der Bacillen eine viel energischere ist, als wenn man erst zur wachsenden Kultur das Mittel zufügt. Die bactericide Wirkung im Reagensglase verschiedener Zink- und Kupferverbindungen ist vielfach erwiesen (v. ZUR LINDEN, ENGERER, FICHERA, SALVATORE E CARMINA, VIZZA, MITTELBACH u. a.); am stärksten wirksam erwies sich die Doppelverbindung Zincocuprol.

Das Kupfer ist in diesen Eigenschaften auch noch dem Jodmethylenblau überlegen, von dem wir hier ganz absehen können, da es für die Hauttuberkulose keine Bedeutung gewonnen hat. Während die Untersuchungen von MEISSEN, der in der Behandlung menschlicher Lungentuberkulose mit dem FINKLERschen Verfahren gute Erfolge erzielte, bisher keine sehr große Beachtung bei den Praktikern gefunden haben, ist es der eifrigen Arbeit von A. STRAUSS gelungen, dem Kupfer in der Therapie der Hauttuberkulose eine gewisse Bedeutung zu verschaffen. Allerdings hat sich STRAUSS dabei von der eigentlichen Chemotherapie im strengsten Sinne entfernt.

Die ersten Versuche von STRAUSS auf diesem Gebiete verliefen freilich in den Bahnen der früheren Untersucher. Auch er wollte auf dem Blutwege die Tuberkelbacillen in der Haut durch eine spezifisch wirkende Substanz vernichten. Zu diesem Zweck verwandte er anfangs subcutane Injektionen von Kupfersalzen. Als er diese wegen zu großer lokaler Schmerzhaftigkeit aufgeben mußte, ersetzte er sie durch intravenöse Injektionen, durch Schmierkuren und durch innerliche Behandlung. Zu den Injektionen benutzte er eine $1^0/_0$ige Lösung von dimethylamidoessigsaurem resp. dimethylglykocholl-Kupfer, zu den Schmierkuren und zu den Pillen eine Kupfer-Lecithinverbindung, von der weiter unten noch Näheres zu sagen ist. Die Injektionen beginnt man mit 0,005 und steigt bis auf 0,05 Kupfer. Die Pillen enthalten je 5 mg Kupfer und werden dreimal täglich nach der Mahlzeit (1—2 Stück) genommen. Das Resultat dieser Behandlungsart ist bisher kein sehr auffallendes gewesen. Strauss selber behauptet zwar gute Erfolge bei chirurgischer und bei Hauttuberkulose gesehen zu haben, auch einzelne andere Autoren berichten über gelegentliche Effekte: Linser mit Kupfer und Methylenblaukapseln, Jungmann nach Schmierkur mit Kupfersalzen, Morisuke Otani nach Cyankuprol, Tzusuki mit einem kombinierten Kupfersalze, Rho, Urbino, welche allerdings gleichzeitig lokal Kupfer gaben. Die Mehrzahl der Prüfungen verlief aber ergebnislos, so u. a. von Mentberger, Fabry (mit Kupfersalvarsan), Wichmann, Schönfeld, auch eigene Beobachtungen mit intravenöser, oraler und epidermaler Allgemeinbehandlung waren negativ, schließlich hat auch Strauss den Gedanken, Lupus allein vom Blute her zu behandeln, fallen gelassen und wollte nur kombinierte allgemeine und lokale Kupfertherapie durchführen. Aber ich glaube, man kann derzeit auf erstere ganz verzichten, während Kupfer direkt mit den Krankheitsherden als örtliches Medikament in Berührung gebracht oft ganz Vorzügliches leistet (siehe unten). Es zeigt sich wieder die große Schwierigkeit, besonders den Lupus auf dem Blutwege überhaupt zu beeinflussen. Schließlich muß ja auch Strauss von seinen Resultaten nicht besonders befriedigt gewesen sein, sonst wäre er nicht auf den Gedanken gekommen, diese allgemeine mit einer lokalen Behandlung zu kombinieren.

In Frankreich wurden experimentell und klinisch organische **Salze seltener Erden,** besonders der Cerreihe verwendet (Neodym, Praseodym, Lanthan, Samarium) auf Grund der Befunde von Arloing und Thévenot, welche noch durch Verdünnungen von 0,01:1000 Schädigungen in der Kultur sahen, dagegen fielen die Versuche Laurents am Meerschweinchen negativ aus, die Tuberkelbacillen wurden nicht abgetötet. Cavazzuti berichtet über Wirkung bei Zugabe von Tellur- und Selensalzen zur Kultur. Beim Menschen wurden noch am ehesten Erfolge bei Tuberkuliden, mitunter beim Erythematodes, seltener beim Lupus vulgaris (Dago) gesehen. Doch sind die Gefahren dieser Serieninjektionen so große (Herdreaktionen mit progressiver Haemoptoe, Pleuritis), wie sie Spillmann und Huffschmidt, Parisot und Mariot, Hudelo und Adelmann sahen, daß man von deren weiterer Anwendung wohl besser Abstand nimmt. Grenet und Drouin gaben eine zusammenfassende Darstellung der Experimente und Befunde, sind aber wohl isoliert in der Empfehlung weiterer Applikation. Interessant ist vielleicht die Ansicht Roux', welcher annimmt, daß durch die Erdsalze das stark saure Blut der Tuberkulösen, ein Zeichen der Demineralisation, alkalisch gemacht wird. Annahmen, welchen wir auch in der modernen Ernährungstherapie bei Tuberkulose begegnen. Demuth glaubt durch Injektionen von Géodyl und Pélospanine die Wirkung der Pyrogallusvaselin zu erhöhen.

Es ist schwer, manche Methoden in eine bestimmte Gruppe einzureihen, sie wirken teils wohl protoplasmaaktivierend, teils sind sie als Versuche einer Chemotherapie anzusehen. — So propagiert in Verfolgung der Angaben von Landerer (Hetol) Jacobson auch für den Lupus vulgaris Injektionen von

Zimtsäurebenzylester; das Präparat findet auch bei anderen französischen Kollegen Interesse (TZANCK, VIGNE und FOURNIER, FRANÇOIS, LUCAS), doch scheint es, daß selbst mehrere Injektionsserien nicht zur vollständigen Heilung führen (REJSEK), es kann höchstens unterstützend am ehesten bei Schleimhautaffektionen wirken, LA MENSA sah nichts bei Lupus. BÜRGERS schreibt dem *Natriummorrhuol* beim Erythematodes und „Sarcoid" hervorragende Wirkungen zu.

Eine ganze Reihe von Chemikalien wurden auf ihre entwicklungshemmenden Eigenschaften in der Kultur und im Tierversuche geprüft (LEVIN, SCHNITZER), ein Teil davon mit gewissen Erfolgen, so die Chloride des Kadmium, Mangan (WALBUM); ferner kolloidales Arsen, Hg oxycyanat., Thymol, Thiarsol, ferner Farbstoffe: Methylenblau, Thioflavin, Krystallviolett, Safranin, Chrysoidin (KARWACKI und BIERNACKI), keines hat sich therapeutisch wirklich bewährt. BÜRGERS schreibt einem X-Blau, dessen nähere Zusammensetzung nicht angegeben wird, bessere Wirkung zu, WICHMANN meint vom Antimosan Heileffekte in einzelnen Fällen von Hauttuberkulose gesehen zu haben. SCOLARI verwirft das Citoretin PENDES, ein Chinolinderivat, für die Hauttuberkulose vollständig.

b) Lokale Anwendung chemischer Substanzen.

So weit wir noch von einer Chemotherapie im Sinne EHRLICHS in Form einer Allgemeinbehandlung sind, kennen wir heute doch eine ganze Reihe von Präparaten, welche bei lokaler Anwendung entweder für sich allein oder in Verbindung mit anderen Methoden zur Heilung von Lupus und Hauttuberkulosen wesentlich beitragen. Was die Chemotherapie bisher vergeblich anstrebte, haben auch diese bis heute nicht erreicht, weder die chemischen noch die physikalischen. Es gibt noch keine Behandlung des Lupus, deren Prinzip darin bestände, den Parasiten in der Läsion abzutöten, worauf dann die spontane Resorption des kranken Gewebes erfolgen würde. Es ist einstweilen noch fraglich, ob es überhaupt gelingen wird, eine solche Methode zu schaffen; und man könnte fast glauben, daß manchmal die Vernichtung der Tuberkelbacillen allein noch gar nicht genügen würde, beim Lupus auch das kranke Gewebe zu beseitigen. Manche Fälle von hämatogenem Lupus, die lange Zeit stationär bleiben, erwecken fast den Eindruck, daß das Virus nicht mehr propagationsfähig ist, aber die Reaktionen des Organismus nicht ausreichen, das pathologisch veränderte Zellmaterial durch gesundes zu ersetzen. Was wir bis jetzt an wirksamen Methoden in der Lupusbehandlung kennen, beruht auf der Fähigkeit, entweder die natürlichen physiologischen Heil- und Abwehrvorrichtungen zu stärken oder das kranke Gewebe zu zerstören. Zu der ersten Gruppe gehören alle Verfahren, die durch Entzündungsreize eine dauernde Hyperämie in dem lupösen Gewebe zu erzeugen vermögen, z. B. die Lichtbehandlung, ferner jene Behandlungsarten, welche die Bindegewebsbildung an Stelle des tuberkulösen Gewebes zu fördern bestrebt sind, wie die lineäre Scarification. Was die zweite Gruppe, die der zerstörenden Methoden anbetrifft, so kommen wir immer mehr dazu, alle diejenigen zu verwerfen, die *wahllos* eine Vernichtung gesunden und kranken Gewebes bewirken, wie die Auskratzung und die starken Ätzmittel. Die einzige Behandlungsart, die alles Kranke zugleich mit dem Erreger entfernt, ist die radikale Excision. Aber sie erfüllt auch die Forderung, das Entfernte durch neues gesundes Gewebe zu ersetzen. Hier versagen aber jene anderen, chemisch oder mechanisch wahllos zerstörenden Methoden. Sie vernichten mit den Zellen des Tuberkels auch das oft zarte Gerüst von Bindegewebe, das fast immer zwischen den tuberkulösen Partien vorhanden ist, und von dem aus dann die Umbildung des Lupus in fibröses Gewebe stattfindet. Sie schaffen oft tiefgreifende Substanzverluste, ohne sich um ihre Deckung zu kümmern. Daher ist dann häufig die Narbenbildung so schlecht und unregelmäßig, kosmetisch so fehlerhaft, daß das schließliche Resultat kaum weniger schlimm ist als die Krankheit selber. Man könnte nun, wenigstens an manchen Lokalisationen, zumal den bedeckt getragenen Körperteilen, über diesen Mangel hinwegsehen, wenn wenigstens eine Garantie oder nur eine hinreichende Wahrscheinlichkeit gegeben wäre, daß wirklich *alles* Kranke beseitigt worden ist. Aber auch das ist bei den meisten dieser Methoden nicht der Fall, mit Ausnahme der Diathermie, die darum auch als zerstörende Methode für ein bestimmtes Anwendungsgebiet ihren Wert behalten wird.

Alles drängt uns dazu, immer mehr nach Mitteln zu suchen, die *elektiv* wirken, die das pathologische, nicht regenerationsfähige Gewebe zerstören, aber jene Elemente ungeschädigt lassen, die das Ersatzgewebe zu bilden berufen sind. Das leisten die besten der bekannten chemischen Behandlungsarten des Lupus. Da sie nun aber das gesunde Bindegewebe weitgehend schonen, werden oft dazwischen liegende kleinste Reste von tuberkulösem Gewebe nicht erreicht, von da aus treten dann die Rezidiven ein, die immer wieder zerstört werden müssen. Allen voran steht hier das älteste, das Pyrogallolverfahren.

Das *Pyrogallol* wurde von JARISCH (1879) in die Therapie eingeführt; den Ausbau einer systematischen Lupusbehandlung mit diesem Mittel verdanken wir aber hauptsächlich TH. VEIEL. Die Technik ist bis heute dieselbe geblieben, die dieser Autor 1893 angegeben hat. Man verwendet eine 10—20%ige Pyrogallol-Vaselinsalbe, da alle anderen Verschreibungen sich als minderwertig erwiesen. Zur Verstärkung der Wirkung kann 10—20% Salicylsäure zugesetzt werden. Diese wird auf Leinen oder Lint aufgestrichen, die erkrankte Hautpartie damit bedeckt und das Ganze durch einen gut sitzenden Verband fixiert, der alle 24 Stunden gewechselt wird. Dabei wird die Erkrankungsfläche mit etwas warmem Öl gereinigt. Unter der Einwirkung des Pyrogallols schwärzt sich das Epithel. An den erkrankten Stellen hebt es sich blasig ab, und bald zeigt sich ein Gegensatz zwischen den ulcerierten kranken Partien und der gut erhaltenen normalen Epidermis der gesunden Umgebung. Die kranken Stellen nehmen immer mehr ein graues, schmieriges Aussehen an, entsprechend einer großen Geschwürsfläche mit zähem Belag. In den ersten Tagen verursacht diese Behandlung wenig Beschwerden, dann aber stellen sich Schmerzen ein, besonders durch Luftzutritt beim Verbandwechsel, der deswegen mit möglichster Schnelligkeit zu erfolgen hat. Eine Verminderung der Schmerzen soll nach HAMMER dadurch erfolgen, daß man über den Salbenfleck eine undurchlässige Decke — er verwendet Wachsbattist, Ceresinpapier — breitet. Schließlich, etwa nach fünf Tagen oder später — das ist in den einzelnen Fällen ganz verschieden —, werden die Schmerzen auch unter dem Verband so stark, daß sie selbst unter Zuhilfenahme lokaler Anästhetica (Anästhesin, Cycloform, 1% Percain nach SCHÄRER usw.) nicht mehr erträglich sind. Dann muß die starke Pyrogallussalbe entfernt werden. Vor Umschlägen mit Metallsalzlösungen, z. B. Sublimat (DOUTRELEPONT), Bleiwasser wäre zu warnen, da sie manchmal Irritationen, auch Intoxikationen hervorrufen (H. v. HEBRA). Halten wir Umschläge wegen starker Entzündungserscheinungen für indiziert, so bedienen wir uns solcher von dünnen Borsäure- oder Kochsalzlösungen oder Kamillenabkochungen. Gewöhnlich genügt eine schwache Bor- oder Jodoformsalbe; am besten verwendet man nach TH. VEIEL eine schwächerprozentige Pyrogallolvaseline ($^1/_2$—2%), unter der sich die verätzten Gewebsteile abstoßen. Das lupöse Gewebe wird durch diese Salbe noch zerstört, aber die Bildung guter Granulationen nicht gehindert. So verwandelt sich der Krankheitsherd allmählich in eine rote, granulierende

Fläche. Sind die Schmerzen verschwunden, so wird man am besten jetzt nochmals zur starken Salbe übergehen, die wieder kleinere, in der Tiefe zurückgebliebene Lupusherde sichtbar macht und zerstört. Dann folgt wieder einige Tage Anwendung der schwachen Salbe, und so wird derselbe Cyclus mehrere, oft viele Male wiederholt, bis sich die erkrankten Stellen unter Bildung schöner Granulationen mit Epithel bedecken und das Ganze mit einer glatten, zarten Narbe verheilt. Einzelne Herde, die in dieser zurückbleiben, können dann evtl. mit anderen Methoden beseitigt werden.

Das VEIELsche Verfahren läßt sich auf verschiedene Art modifizieren. So läßt VEIEL selbst nach einer Mitteilung von FRITZ VEIEL auf die $10^0/_0$ige Salbe sehr lange Zeit hindurch eine $2^0/_0$ige folgen und geht dann ganz allmählich bis auf $^1/_{10}{}^0/_0$ herunter. Bei besonders empfindlichen Personen kann man in den Intervallen zwischen der Anwendung der $10—20^0/_0$igen Pyrogallusvaseline eine ganz indifferente Behandlung vornehmen, etwa mit Borvaseline oder essigsaurer Tonerde. Besonderer Wert ist nach VEIEL darauf zu legen, daß die Überhäutung der Geschwürsfläche nicht zu rasch erfolgt. Einmal bietet das bessere Gewähr für eine vollständige Zerstörung der Krankheitsherde. Dann aber hat es auch einen Einfluß auf die Narbenbildung. Bei raschem Vorgehen wird diese unregelmäßig, manchmal keloidartig, während bei langsamer Überhäutung, unter sorgfältiger Überwachung der Granulationsbildung sehr schöne zarte Narben entstehen. KREIBICH lobt als Nachbehandlung Verband mit $25^0/_0$iger Chininsalbe.

Die Wirksamkeit des Verfahrens ist unbestritten, seine Erfolge sind heute allgemein anerkannt. Allerdings nimmt es lange Zeit in Anspruch und erfordert viel Geduld, wodurch es sich aber kaum von den meisten anderen Methoden der Lupusheilung unterscheidet. Ein Nachteil ist die Schmerzhaftigkeit, die sich kaum je ganz vermeiden läßt. Es gilt auch als Vorsichtsmaßregel, daß man bei jeder Pyrogallolbehandlung den Urin häufig untersuchen müsse, um allgemeine Intoxikationen, wie sie sich in Albuminurie und Hämaturie manifestieren, zu vermeiden. Wenn man aber nicht allzu große Körperflächen auf einmal behandelt, wird man wohl kaum irgendwelche Schädigungen beobachten, welche sich übrigens nach UNNA durch verdünnte Salzsäure intern hintanhalten lassen sollen.

Das Prinzip der Pyrogallolwirkung beruht, wie gesagt, auf ihrem elektiven Verhalten. Die pathologisch veränderten Zellen werden zerstört, während nicht nur das gesunde Gewebe des Randes, sondern auch die im Krankheitsherd selber noch vorhandenen Reste normaler Stützsubstanz erhalten bleiben. Es ist oft erstaunlich, zu sehen, wie das Pyrogallol bei einem hypertrophischen Lupus der Nase, wo das ganze Nasenende aus weichen schwammigen Massen zu bestehen scheint, das kranke Gewebe zum Schwinden bringt, ohne einen bleibenden Defekt zu setzen, sondern soviel von normalen Gewebsresten erhält, daß schließlich noch eine ganz annehmbare Form der Nase resultiert. Hätte man hier mit dem scharfen Löffel den Herd ausgekratzt, so wäre das ganze Nasenende einfach verloren gewesen. Es ist vielleicht nicht nur der zerstörende Faktor, der bei der Pyrogallolbehandlung zur Geltung kommt, sondern auch die dauernde Erhaltung eines gewissen Reizzustandes — auch während der Anwendung der schwachen Salben —, der durch Erregung von Hyperämie die Bildung guter Granulationen fördert. Was die Narben anbetrifft, so sind sie im allgemeinen gut, wenn auch nicht auf der Höhe der Narbenbildung nach Lichtbehandlung.

Aus diesen Tatsachen lassen sich für das Anwendungsgebiet des Pyrogallol in der modernen Lupustherapie folgende Schlüsse ziehen: Das Pyrogallol ist ein vorzügliches Mittel, um hypertrophische und ulceröse Herde des Gesichtes für die Licht- und Strahlenbehandlung zu präparieren. Ja, man kann sagen, es ist in dieser Hinsicht einfach unentbehrlich. Zur alleinigen Behandlung eines Gesichtslupus ist es heute aus verschiedenen Gründen nicht zu empfehlen. Solche sind weniger die lange Dauer, die Schwierigkeit der ambulanten Behandlung, die Schmerzhaftigkeit, als in letzter Linie doch die oft nicht ganz fehlerlose Narbenbildung, die eben mit Finsenbehandlung weit besser zu erreichen ist. Wo diese Rücksicht wegfällt, also besonders bei dem Lupus der Extremitäten, tritt dagegen wieder das Pyrogallol an erste Stelle. Hier würde eine Finsenbehandlung noch viel länger dauern und bedeutend kostspieliger sein, während durch Pyrogallol sich größere Herde auf einmal behandeln und zu völliger Heilung bringen lassen. Auch für die Nasenschleimhaut kann man Pyrogallol verwenden. Man geht hier am besten so vor, wie es WITTMAAK angegeben hat, indem man mit Pyrogallolsalbe bestrichene Tampons, die von einem kleinen Celluloidkatheter durchbohrt sind, in die erkrankten Nasenhöhlen einführt, so daß sie einen leichten Druck auf die Wand ausüben. Es wird auch hier zwischen starken und schwachen Salben gewechselt. Doch wird wohl für die Schleimhautbehandlung diese Methode von manchen anderen übertroffen. Schließlich sei erwähnt, daß das Pyrogallol sogar gegen fistelnde Drüsen und Knochentuberkulosen mit Erfolg verwendet worden ist. Heute bevorzugen wir in solchen Fällen allerdings das Röntgenverfahren.

In der mannigfachsten Weise ist das Pyrogallol mit anderen chemischen Substanzen kombiniert worden, so mit dem *Resorcin*, das ihm in der Wirkung ähnlich ist, es aber nicht erreicht. Ein gutes Rezept ist hier die BOECKsche Pinselung:

		oder mit einer kleinen Modifikation:	
Resorcin		Ac. salicyl.	
Pyrogallol.	ãã 5,0	Pyrogallol.	
Talc. venet.		Resorcin	ãã 5,0
Gelanth.	ãã 7,0	Talc. venet.	
		Ung. glycerin.	ãã 7,0.

Diese Pinselung ist besonders da gut verwendbar, wo Salbenverbände schwierig zu applizieren sind, wie an der Ohrmuschel, aber auch dann, wenn die Aufschließung mit Pyrogallol allein nicht zum Ziele führt. Das Medikament wird messerrückendick auf die Stelle aufgetragen und mit einer dünnen Watteflocke bedeckt, 24—48 Stunden einwirken gelassen. Auch auf Leinwand gestrichen kann es verwendet werden (Pyrogallol, Ac. salicyl. ãã 15,0, Gelanthi 25,0, Talc. venet. 10,0).

ARNING empfiehlt zur Erreichung einer guten weichen Narbe während der Pyrogallolbehandlung wöchentlich zwei- bis dreimal *Thiosinamin* resp. *Fibrolysin*-Injektionen zu geben, wir haben davon nichts Überzeugendes gesehen. Nach BLASCHKO wird das Pyrogallolverfahren erleichtert und abgekürzt, wenn man die erkrankte Stelle vorher mit *Kalilauge* behandelt. Das einfache Abreiben mit dieser Substanz, wie BLASCHKO es vorschlägt, mag in der Tat unschädlich sein, die geschlossenen Lupusknötchen rascher öffnen und verborgene zum Vorschein bringen, nötig ist dieses Vorgehen nicht. Von der massigen Anwendung der Kalilauge in Form von Lösungen, Pasten oder Ätzungen mit dem Stift (KREIBICH) ist zu warnen, wie vor allen anderen, rein zerstörend wirkenden Ätzmitteln, auch ebenso vor Zerstörung restierender Knötchen mit dem Argentumstift.

Das *Resorcin* allein wurde zuerst von BERTARELLI eingeführt, später vor allem von EHRMANN gerne angewendet in Form von 20—30%igen Salben (Resorcin 3,0, Lanolin 4,0, Vasel. americ. 2,0) oder Pasten, denen LELOIR noch Campher hinzugefügt. Der Verband soll zweimal täglich gewechselt werden, bei welcher Gelegenheit der grauweiße Schorf immer weggewischt wird. Nach 8—10 Tagen belegt man die Wunde mit Salben oder feuchtem Verband. Die zu behandelnde Fläche soll Handflächengröße nicht überschreiten, da Resorcinvergiftungen mehrfach vorgekommen sind (KAISER, NOTHEN, BOECK u. a.). BOECK bedient sich auch mucilaginöser Lösungen für die Mundhöhle, für das Naseninnere Tampons mit Resorcin, Talc. venet., Vaselin āā; wir touchieren Gingiva, Zunge usw. öfters mit 30—50⁰/₀igem Resorcinalkohol.

Als fruchtbringend hat sich die Idee erwiesen, das *Kupfer* mit den Krankheitsherden direkt in Kontakt zu bringen, wobei es sich uns in manchen Fällen besser als das Pyrogallol bewährt, obwohl auch wir, wie ZIELER, MENTBERGER, LESSER, WICHMANN, SCHÖNFELD, K. STERN darin nicht etwas prinzipiell Neues sehen, keineswegs eine spezifische Lokaltherapie (EGGERS). Nachdem verschiedene Kupfersalze und Salbengrundlagen ausprobiert waren, verfielen STRAUSS und Gräfin LINDEN darauf, eine Kupferlecithinverbindung herzustellen. Denn nach den Untersuchungen von DEYCKE und MUCH hat das Lecithin die Fähigkeit, die Hülle der Tuberkelbacillen zu durchdringen und zur Auflösung zu bringen. Es ist also derselbe Gedanke, der MEHLER und ASCHER zur Verwendung des Cholin führte. Nach mannigfachen Versuchen entstand schließlich das Präparat, das als *Lekutyl* in den Handel gebracht wird, und das eine Salbe mit 1,5⁰/₀ Kupfergehalt darstellt. Das Kupfer befindet sich hier in Form von zimtsaurem Kupferlecithin. Um die Schmerzhaftigkeit bei der Applikation herabzumindern, sind der Salbe 10⁰/₀ Cycloform zugesetzt.

Die Anwendung gestaltet sich nun nach STRAUSS folgendermaßen: Die Salbe wird auf nicht ulcerierte oder excoriierte Hautstellen direkt aufgelegt, und darüber ein mit der gleichen Salbe bestrichener Mull durch Verband oder Leukoplast fixiert. Bei freiliegender Cutis wird die Salbe nicht direkt in die Haut eingerieben, sondern nur der Salbenverband aufgelegt. Schon am ersten Tage tritt meist Rötung und Exsudation auf; am zweiten geht schon das Epithel zugrunde und man bemerkt „die Lupusknötchen, als graue Pfröpfe im Gewebe liegend“. Am dritten Tage kann dann schon die Zerstörung der Lupusknötchen erfolgen. Meist muß jetzt wegen großer Schmerzhaftigkeit die Behandlung ausgesetzt werden, und man wartet unter indifferenter Salbe (Liqu. Alum. acet.-Lanolin-Vaselin) die Epithelilisierung ab. Die Reste können dann von neuem mit Lekutylsalbe behandelt werden. Bei sehr tiefen und ausgedehnten Herden muß man diese Kur mehrfach wiederholen. In kleineren günstiger gelegenen Fällen genügt manchmal eine einzige Kur. Es empfiehlt sich, zu Anfang größere Herde nicht auf einmal, sondern schrittweise zu behandeln. Später wird die Schmerzhaftigkeit überhaupt geringer. Die Heilung tritt ein unter Bildung glatter Narben.

Diese Angaben von STRAUSS sind bald von mehreren Autoren, so von LAUTSCH und ZIELER bestätigt worden. STRAUSS behauptet nun, das Lekutyl wirke spezifisch, d. h. bactericid gegen Tuberkelbacillen, und elektiv, d. h. das kranke Gewebe durch Ätzung zerstörend, das gesunde verschonend. Die gute Ätzwirkung ist wohl außer Frage; bei den früher von STRAUSS verwendeten, höherprozentigen Salben soll sie außerordentlich stark gewesen sein. Auch das elektive Verhalten wird von allen Untersuchern zugegeben. Die spezifisch bakterizide Wirkung wird aber wohl mit Recht von den meisten negiert. Das wäre aber prinzipiell das Wichtigste. STRAUSS sieht die Spezifität dadurch als bewiesen an, daß tiefer gelegene Skrofulodermknoten sich bei völlig intakter Haut unter Einwirkung der Salbe zurückbilden. Demgegenüber berichtet MENTBERGER, daß er nach der Behandlung Meerschweinchen mit exzidierten Hautstückchen noch habe infizieren können. Der objektive Beurteiler wird weder aus der Beschreibung von STRAUSS, noch der der anderen

Autoren irgend etwas entnehmen können, wonach die Lekutylwirkung im Prinzip anders verläuft als die des Pyrogallol. Nach Zieler sind beide Substanzen gleichwertig, während Mentberger, Werther erklären, daß die neue Kupferbehandlung die Pyrogalloltherapie nicht erreiche, ja daß die letztere in kürzerer Zeit zum Ziele führe. Umgekehrt behauptet W. Fink wieder, daß das Lekutyl schonender ätze.

Jedenfalls muß aber die Möglichkeit und der Erfolg einer Kupferbehandlung des Lupus als erwiesen angesehen werden, wie schon aus den zahlreichen Veröffentlichungen und Bildern Strauss' hervorgeht, und wir uns selbst auch vielfach überzeugen konnten, wenn auch die Chemotherapie des Lupus im eigentlichen Sinne damit nicht geschaffen ist. Strauss empfiehlt sein Lekutyl auch für die chirurgische Tuberkulose, indem er die Salbe in oder auf die Herde bringt, ebenso auch bei Lupus der inneren Nase, wobei er auch Inhalationen mit einer Lekutylemulsion anwendet; wir konnten uns in solchen Fällen nie von einem schlagenden Erfolg überzeugen ebensowenig bei der Fistelbehandlung mit Kupfersulfat (Franke, Rey). Dagegen wirkt eine $25^0/_0$ige Kupfersulfatlösung bei ulceröser Tuberkulose kurze Zeit (5—15 Minuten) mit Bauschen appliziert oft sehr gut (Goloskower).

Engwer hat dann das „*Kupferdermasan mit Tiefenwirkung*", einen salicylsauren Kupferseifenester, für die Lupusbehandlung empfohlen, welches den Vorteil der geringeren Schmerzhaftigkeit gegenüber dem Lekutyl hat und auch nach mehrmaliger Applikation zur Ätzwirkung führt, worauf man dann unter dem schwächeren „Kupferdermasan mit Oberflächenwirkung" die Heilung herbeiführen kann. Dieser Vorgang muß öfter wiederholt werden und obzwar wir uns, wie auch Bettin, Waitz von der Brauchbarkeit des Präparates überzeugen konnten, sind wir doch mit Rothman der Überzeugung, daß eine gänzliche Ausheilung, wenn überhaupt möglich, sehr lange Zeit in Anspruch nimmt, man daher besser nach Eintritt der Ätzwirkung, Licht- resp. Röntgentherapie heranziehe. Auch makroskopisch scheinbar geheilte Affekte zeigen oft histologisch noch tuberkuloides Gewebe (K. Stern). Zuweilen sahen wir damit auch Erfolge beim Erythematodes (Z. Fischer).

Auch andere Kupferverbindungen werden gelobt, so Elliss pikrinsaure Kupferpaste (Gauvain, Stowers), während Sellei die Bayersche Kupfermethylenblausalbe als zu stark reizend und schmerzhaft ablehnt. *Uns* hat sich eine Salbe mit Kupfersulfat, das in einer Pepsinsalbe Unnas als Grundlage aufgenommen ist, sehr gut bewährt. Sie hat den Vorteil der Billigkeit, der guten, starken elektiven Wirkung und der Möglichkeit, das Metall in verschiedener Konzentration anzuwenden, es eventuell auch mit anderen Mitteln zu kombinieren. Sie ist folgendermaßen zusammengesetzt: Cupr. sulf. 5,0 bis 10,0 bis 20,0 Pepsin german. 5,0, Acid. hydrochlor. Acid. carbol. āā 0,5, Vaselin americ. ad 100,0. Für genauen Abschluß des Verbandes nach außen muß gesorgt werden.

Öfter sieht man, daß die Kupferpräparate nach oberflächlichem Aufschluß in ihrer Wirkung stehen bleiben, oder daß das Gewebe sich an dieselben gewöhnt, so daß sie nicht mehr energisch genug angreifen. Ein Pausieren durch einige Zeit, resp. eine interkalierte Anwendung irgend eines anderen Präparates läßt die gewünschte Wirkung wieder eintreten. In Kombination mit lokaler und allgemeiner Lichtbehandlung kann die Wirkung aller dieser Ätzmittel sehr gut ausgenützt werden.

Mit *lokaler Goldapplikation* in Form von Salben habe ich (s. Kropatsch, Harmer) wie auch andere (Bruck, Mentberger) Versuche bei Lupus vulgaris und anderen Hauttuberkulosen gemacht, wir haben keine befriedigenden Erfolge gehabt, sie wirken nicht elektiv, machen leicht Reizung. Dagegen führte Wirz mittels Jontophorese $^1/_2$%ige Krysolganlösung bei eben erträglicher Stromstärke ein; es kam nicht zur Ulceration, sondern die Knötchen trockneten unter Abschwellung der entzündlichen Erscheinungen ein. Von seinen 12 Fällen wurden 4 geheilt, 6 weitgehend gebessert, während 2 sich der Behandlung entzogen. Auch Zinkchlorid kann auf diesem Wege gelegentlich Erfolge bringen, wie wir dies vor Jahren für den Eythematodes angegeben haben. Bunch benützte diese Methode zur Heilung eines Boeckschen Miliarlupoids.

Der Breslauer Klinik wurde durch die Lupuskommission ein Verfahren zur Überprüfung übergeben, mit dem ein Laie bei Lupus vulgaris gute Erfolge erzielt haben wollte, mit *Kochsalzbrei*. Martenstein war mit dieser Aufgabe betraut worden und gab nach seinen Erfahrungen an 51 so behandelten Fällen ein Vorgehen an, welches nach ihm und kaum nennenswerten Veränderungen anderer Autoren folgendermaßen durchgeführt wird: Planer, squamöser, auch geschlossener hypertrophischer Lupus muß oberflächlich aufgeschlossen werden, damit das Kochsalz eine Angriffsmöglichkeit habe. Dies geschieht entweder durch Kupferdermasan (Reiss und Co.), Lekutyl, Pyrogallol, Resorcinvaselin oder nach Keilmann durch Vereisung mit CO_2, oder auch durch kräftige Höhensonnenbestrahlung oder eine solche mit der Kromayerlampe, worauf die Blasendecke abgetragen wird. Beim ulcero-krustösen Lupus werden die Krusten durch Bedecken mit 10—20%iger Salycilvaselin entfernt. Nun wird die ganze erkrankte Hautlläche einschließlich eines $^1/_2$—1 cm breiten gesunden Hautstreifens mit einem Kochsalzbrei bedeckt, welcher in $^1/_4$—$^1/_2$ cm dicker Schichte auf eine Mullkompresse aufgetragen ist, darüber kommt ein mit Watte gepolsteter Verband ohne Billrothbatist. Den Salzbrei stellt man so her, daß feinkörniges Kochsalz mit Wasser vermischt wird, bis ein zäher Brei entsteht. Der Verband wird täglich gewechselt, nach 7—10 Tagen hat sich eine ausgiebige Nekrose und Ulceration entwickelt, welche durch Kompressen mit 10%iger Kochsalzlösung rasch zur Reinigung kommt. Die Abheilung erfolgt durch indifferente Salben, manche gebrauchen schwache Pyrogallol- resp. eine Pellidolsalbe, auch Föhn beschleunigt den Heilungsprozeß.

Statt des NaCl versuchte Martenstein anch das *Chloramin-Heyden* in derselben Applikationsweise. Dieses hat den Vorteil der noch intensiveren Schorfbildung und der dadurch möglichen Abkürzung der Behandlungsdauer, dagegen besitzt es den Nachteil, daß es leicht Fieber und Albuminurie, allerdings ohne Cylinder macht. Auch durch Kochsalz wird gelegentlich Fieber erzeugt, doch halten H. Hoffmann und P. S. Meyer einen direkten Zusammenhang desselben mit der NaCl-Resorption nicht für erwiesen, es könnte die starke Eiterung, vielleicht auch Aufnahme von Eiweißabbauprodukten die Ursache sein. Nicht nur Martenstein, sondern eine ganze Reihe von Nachuntersuchern (Dehoff, Jimenez Garcia, Ristić, Tachau, Trýb, Werther, Zyganowa) sind mit der Methode zufrieden, sie gebe gute Resultate, auch komme man öfter dort noch zum Ziele, wo andere versagen. Allerdings reicht auch sie besonders beim planen Lupus nicht immer aus, und es müssen dann noch Belichtungen angewendet werden. Ihr besonderer Vorteil ist die Billigkeit und die Ungiftigkeit des Kochsalzbreies bei meist guter Narbenbildung, ihr Nachteil nebst zuweilen bedeutenden Temperatursteigerungen, die außerordentliche Schmerzhaftigkeit, welche nicht durch Anästhesin, ja manchmal sogar durch Morphium kaum zu stillen war, so daß wir doch in einzelnen Fällen — im Gegensatz zu Dehoff — die Kur abbrechen mußten. Auch ist zuweilen die Nekrose trotz aller Vorsicht unliebsam stark, und die Wunde braucht lange Zeit zur Heilung. Das kann aber die Verwendung des Kochsalzbreies für manchen Lupus nicht hindern, obwohl wir sie aus oben angeführten Gründen nicht begeistert empfehlen.

Auch eine andere Ätzmethode verdankt ihre Entstehung einem Laien (C. KAMPER), das *Pyotropin,* resp. *Lupusan.* Es setzt sich aus zwei Flüssigkeiten, dem Pyotropin I und II und einer Salbe zusammen. Die beiden Lösungen sind Mischungen verschiedener Caustica und Keratolytica, welche eine starke Ätzwirkung und profuse Eiterung hervorrufen. Zu starke Tiefenwirkung wird durch die saure Salbe hintangehalten, wodurch gleichzeitig eine gewisse elektive Behandlung zustande kommt. Die Anwendung wird in der Weise vorgenommen, daß nach Entfernung von Krusten und Eiter der Herd zunächst mit Pyotropin I, nach einigen Minuten mit der Lösung II mittels eines Borstenpinsels bestrichen, darauf sofort ein mit der Pyotropinsalbe messerrückendick bestrichenes Läppchen aufgelegt wird, den ganzen Bezirk schließt man nun mit dachziegelförmig sich deckenden Leukoplaststreifen exakt ab. Das letztere ist sehr wichtig, weil nur dann die gewünschte Ätzung und Eiterung eintritt. Dieser erste Verband bleibt meist drei Tage liegen. Gewöhnlich findet man dann nach Abnahme desselben eine mehr weniger tiefe Wundfläche, nach deren Reinigung dann nur Pyotropin II und Salbe in gleicher Weise appliziert wird, was alle 3—4 Tage zu wiederholen ist. Nach 6—8 solchen Verbänden — man muß da individualisieren — läßt man die Wunde unter Borvaselin sich schließen, um den Effekt beurteilen zu können.

Nach der ersten Verbandabnahme ist man unserer Erfahrung nach fast stets gezwungen die Wunde mit 10—20%iger Novocainlösung zu bestreichen, weil die Schmerzhaftigkeit sonst zu groß ist. Aber auch dann sind die Schmerzen mitunter sehr arg, auch tritt zuweilen Fieber ein, wahrscheinlich infolge der Eiterung, besonders bei etwas größerer Flächenausdehnung des Lupusherdes, ich würde über Handtellergröße auf einmal nicht hinausgehen.

Nachdem MUCHOW aus der UNNAschen Klinik seine guten Resultate zuerst mitgeteilt hatte, folgten in kurzer Zeit Bestätigungen derselben, so von CALLENBERG, ALBERT, VOGEL, besonders enthusiastisch von AXMANN. Auch wir haben frühzeitig das Mittel erprobt und konnten uns ebenfalls recht befriedigend darüber aussprechen. Der Vorteil besteht in der Kürze und Einfachheit der Behandlung mit oft relativ gutem kosmetischen Erfolg. Dagegen bleiben doch nicht selten Keime zurück, aus denen sich Rezidiven entwickeln, denen man allerdings wieder durch dieselbe Therapie beikommen kann; unangenehm wird es nur, wenn, wie dies doch nicht zu selten vorkommt, hypertrophische Narben entstehen besonders wenn in diesen Lupusknötchen eingestreut sind, wir befinden uns dann vor derselben Aufgabe wie nach Excochleation oder den Ätzmitteln der früheren Zeit.

Von verschiedenen Seiten wurden weitere lobende Stimmen laut, so von ROTHSTEIN, VILL, von holländischer Seite (BUY, WENNINGER), von JUNIUS, SEMON, MONACELLI, SOSCIA, während sich andere etwas zurückhaltender äußern, so WICHMANN, BETTMANN, HOFFMANN, LOMHOLT. Jedenfalls wird man Heilungen in 6 Wochen, wie sie AXMANN beschreibt nur bei kleinen oberflächlichen, sehr gutartigen Herden erhalten, wie NAGEL mit Recht hervorhebt. Wir wenden das Präparat auch weiter öfters an, besonders bei stark hypertrophischem Lupus z. B. am Ohrläppchen, auch um die Behandlung mit Bestrahlungen zu kombinieren, dagegen lehnen wir sie bei Schleimhauttuberkulose ab. In vielen Fällen kommen andere elektiv wirkende Salben und die Operation damit in starke Konkurrenz. Zur rascheren Epithelisierung, zur Vermeidung tief liegender Narben kann man sich des Verbandes der feuchten Kammer bedienen (DEUTSCH, ALBERT). Der Rand der Wunde wird mit Zinkpasta bestrichen, die Wunde selbst mit Billrothbattist oder Celluloidpapier luftdicht abgeschlossen, so daß die Granulationen in dem gestauten eitrigen Sekret förmlich gezüchtet werden. Alle 3—4 Tage Verbandwechsel, wobei auf 1—2 Tage

Granugenpasta eingeschoben werden kann. Auf diese Weise wird die Narbe gehoben.

Über das *Lupusex* (FRIDERICI und Co., Hamburg) fehlt uns jede persönliche Erfahrung, es soll besonders Narbengewebe weicher machen und dadurch Verziehungen auszugleichen imstande sein (ANTONI), jedenfalls scheint es keine Tiefenwirkung zu haben (WICHMANN).

HEDRY benützte eine von G. RICHTER-Budapest *Lupoheal* genannte Salbe bei Lupus vulgaris und anderen Hauttuberkulosen. Die Wirkung soll auf ihrem Gehalte an Zinksulfat beruhen, welches keine Koagulations- sondern eine Kolliquationsnekrose verursacht, bei einiger Vorsicht in der Anwendung bleibe diese auf das tuberkulöse Gewebe beschränkt und dringe auch bis in die Ausläufer der Lupusknötchen, so daß es zur Ausheilung mit glatter schöner Narbe kommen soll. Man wendet zuerst das stärkere Lupoheal I (10°/₀ Zinksulfatgehalt) auf Billrothbattist aufgetragen an; nachdem die sichtbaren Lupusknötchen geschwunden, die Geschwüre gereinigt und mit frischen Granulationen bedeckt sind, wird die oberflächlicher wirkende 5°/₀ige Salbe appliziert. Der Autor ist mit seinen Resultaten zufrieden, die Abbildungen in seiner Publikation konnten mich von einer überragenden Wirksamkeit dieser Therapie nicht überzeugen.

Einige, zwar nicht sehr sicher wirkende chemische Substanzen sollen hier noch aufgezählt werden, zunächst das Arsen. Es wird angewandt in Form der sog. COSMEschen Paste, die wieder als ZELLERsches Krebsmittel unberechtigtes Aufsehen erregt hat. Die Zusammensetzung ist:

Acid. arsenicos.	1,0
Hydrarg. sulfurat. rubr.	3,0
Vaselin oder Ung. lenient.	15,0—30,0

Diese Paste wird in derselben Weise angewandt wie die starken Pyrogallolsalben. Auch sie führt zur Ulceration und Abstoßung des kranken Gewebes, ruft nach einigen Tagen starke Schmerzen hervor, wie jene, und muß dann für die nächste Zeit durch indifferente Salben ersetzt werden. Die Gefahr der Intoxikation ist größer als beim Pyrogallol, weshalb sich die Behandlung großer Herde verbietet. Einen Vorzug vor dem Pyrogallolverfahren, wie NEISSER-LION meinten, hat diese Therapie nicht. Sie sowie andere Arsenapplikationen sind daher von den meisten Autoren verlassen, zumal die Narben schlechter sein sollen. DEKEYSER spricht zwar von „brillanten Resultaten" betont aber die Schmerzhaftigkeit und die öfteren Rezidiven.

Das *Kalium permanganicum* wird in der verschiedensten Form nicht nur von französischen Autoren (BUTTE, HALLOPEAU) angewandt, in Substanz und in Lösungen von verschiedener Konzentration, auch in Kombination mit den Methoden der kleinen Chirurgie. Feuchte Verbände, zuerst einer schwachen Lösung, die dann allmählich verstärkt wird, sind oft recht gut verwendbar zur Reinigung belegter Geschwüre. Die Kombination mit Scarification oder Excochleation (PAUTRIER, AURÉGON, BIZARD und MARCERON) lehnen wir ab, aus Gründen, welche wir an anderer Stelle noch ausführen. Dagegen ist *Kalium hypermangan.* bei exulceriertem Lupus, tuberkulösen Geschwüren, Scrophulodermen oft ein gutes Unterstützungs-, kaum jemals Heilmittel (JADASSOHN). Geschlossener Lupus muß vorher aufgeschlossen werden, hierauf wird das fein pulverisierte Medikament unter Schutz der gesunden Umgebung aufgestreut und ein fester komprimierender Verband aufgelegt. Nach 24—48 Stunden Entfernung des Verbandes, unter dem eine schwarzbraune zusammenhängende Kruste sichtbar wird; diese läßt man unter feuchten Verbänden sich abstoßen, worauf gewöhnlich lebhafte Granulationen erscheinen. Schmerzlinderung durch Anästhesin evtl. kleine Morphiumdosen für die ersten Stunden (WEILL). SONNENBERG verwendet Hypermangansalbe. Ebenso wirken *Sublimat*umschläge (1‰), die von manchen Autoren (z. B. DOUTRELEPONT) gerühmt werden, wohl nur als Palliativmittel. Unter stärkeren Hg-Pflastern haben manche Autoren partielle, selten stärkere Resorption lupöser Infiltrate beobachtet. Auch *Salicyl* in starken Konzentrationen mit und ohne *Kreosot* und *Guajacol* ist bei Lupus empfohlen worden; es hat zwar resorbierenden Einfluß, entfaltet aber keine sicheren Heilungen. Dagegen haben die starken Salicyl- und Salicylkreosotpflastermulle (UNNA) einen gewissen Effekt bei Tuberculosis verrucosa, CROCKER hat sogar Heilungen gesehen. 10—30% Ac. salicyl. verbinden wir gerne mit Pyrogallol, auch sind Kombinationen mit 10—30% Kreosot oder 10% Guajacol möglich. Die BROOKEsche Salbe, deren Einreibung von manchen zweimal täglich empfohlen wird, halten wir bei der Lupusbehandlung für ganz überflüssig. Salicylsäure, Kreosot, sind auch ein wesentlicher Bestandteil der „UNNAschen *grünen Salbe*", welche DARIER, DOHEN neuerlich nach Scarification mit angeblich gutem Erfolg verwenden. Sie ist folgendermaßen zusammengesetzt: Ac. salicyl. Liq. stibii chlorat. āā 2,0, Kreosot, Extr. Cannabis Indic. āā 4,0, Lanolin 8,0. DARIER nimmt Novocaïn statt Extr. Cann.; MEINERI gebraucht *Natriummethylat* in ähnlicher Weise.

Zweier Substanzen wäre ferner zu gedenken, die bei colliquativen Tuberkulosen und den zugrunde liegenden Drüsenerkrankungen mit Erfolg angewandt werden können: *Jodoform* und *Carbol.* Das erstere wird als Jodoformöl oder -glycerin, das letztere am besten als reine Carbolsäure (wenige Tropfen) in den tuberkulösen Herd injiziert. Als Allgemeintherapie bedient man sich heute höchstens der Jodbadekuren zugleich mit Jodwasserumschlägen (KREIBICH) bei colliquativer und Drüsentuberkulose sowie bei der indurativen Tuberkulose. Von den günstigen Resultaten der Drüsenbehandlung mittels reiner Carbolsäure berichten SATTLER, RINGEL. Jodoform in Substanz, als 10%ige Salbe, als Jodkali (Jod. pur., Kal. jodat. āā 1,0, Glycerin 2,0) ebenso der Perubalsam sind auch heute noch bei spezifischen Ulcerationen sehr beliebt, ihre reinigende, granulationsbefördernde Wirkung steht außer Zweifel, weniger ihre Spezifität. ULSANIN, ein Hydrojodoborat, aus welchem in Kontakt mit Wunden Jod und Sauerstoff in statu nascendi abgespalten wird, empfehlen FINK, LEONHARD. Zur Annahme der Überlegenheit von Jodpräparaten wurde man vor allem dadurch geführt, daß WELLS und HEDENBURG, ROTHSCHILD eine Speicherung des Jods im tuberkulösen Gewebe nachgewiesen haben.

Wenn wir noch weitere Mittel anführen, von denen einige, schon früher verwendet, jetzt wieder aus der Versenkung auftauchen, daneben auch neue Kombinationen erscheinen, so sei vorweg genommen, daß kaum welche sich dauernder oder uneingeschränkter Anerkennung erfreuen konnten. Ein guter Teil derselben wurde auch von uns selbst erprobt. So empfehlen NICOLAS, MOUTOT und PILLON tiefe, bis ins Gesunde reichende Scarificationen und sofortige energische Einreibung von 30%iger alkoholischer Chlorzinklösung, RENDTORFF bedient sich derselben in 50%iger Konzentration, MC. KENNA der Ionthophorese mit 2% Zinkchlorid.

SPIETHOFF fand entgegen unserer Erfahrung eine 25%ige Chininsalbe bei vollkommener Schmerzlosigkeit gut elektiv wirksam. TRUTTWIN hat unter dem Namen *Andriol* eine Jod-Uransalbe in verschiedenen Stärken hergestellt, aus welcher sich dauernd Jod entwickelt, gleichzeitig entfaltet das Uran eine gewisse Tiefenwirkung. Beim Lupus vulgaris sollen Rückbildungsvorgänge auftreten (ŠAVNIK und TRUTTWIN, SCHERBER, LAMPRECHT), ich selbst habe von den schwächeren Präparaten (VI) nichts gesehen, dagegen soll sich beim dreimal stärkeren (XVIII) die Resorption viel deutlicher zeigen. — Von FOUQUET wurde Chaulmograöl mit der Eleidinsäure zu einer Salbe kombiniert (chaulmogra lipolé), mit welcher er guten Rückgang bei vorgeschrittenem Lupus erzielt haben will. ZEISLER, SOMMERFORT verwenden den schon von RAYER empfohlenen Liquor hydrargyr. nitratis acidus (Mercurinitrat), indem sie die Lupusherde mit einem Wattepinsel energisch einreiben, dann für 48 Stunden mit $2^1/_2$% Carbolzinksalbe luftdicht abschließen und schließlich die BROOKEsche Salbe applizieren. Terpestrolpräparate (HEINZ) wurden von PLATZ, P. UNNA bei Lupus exulcerans gut befunden, intralupöse Terpentininjektionen lobt DUWE, ähnliche Anwendung von $^1/_4$—$^1/_2$% Trypaflavin müssen wir ablehnen (SCHWEIG), ebenso die von PHILIPPSON empfohlene Zimtsäure in Form des Zimtaldehydwassers. BAUER sah Besserung mit einer Krappasta, AXMANN unter Pankreasdispertpflaster; letzteres wird von BIRKNER und FISCHER, KATZ bestätigt, wir können uns dem nicht anschließen, haben kaum etwas anderes als wie bei Salicylpräparaten gesehen.

Die Reihe der empfohlenen, meist an einzelnen oder wenigen Fällen erprobten Mittel ist sehr groß, ich zähle nur auf: Philoninsalbe (KNÜSLI), Ichtoxyl i. p. (HÜBSCHMANN), 50% Salicylsäuresalbe nach REID (ORMSBY), verschieden zusammengesetzte Ätzsalben (TOMKINSON, SELLEI, POGANY, BEATTY). DEUTSCH brachte tuberkulöse Geschwüre angeblich allein in der feuchten Kammer unter dünnen Celluloidplättchen zur Heilung.

Wie groß die Zahl der wahllos zerstörenden, entzündungserregenden, antiseptischen Mittel ist, kann man aus der ziemlich vollständigen Zusammenstellung sehen, die JADASSOHN gegeben hat. Die meisten haben nur historische Bedeutung, und für die Praxis ist es nützlich, wenn sie in Vergessenheit geraten. Wir verweisen hier wieder auf den Aufsatz von JUNGMANN: „Wie soll man den Lupus nicht behandeln?" Er führt dort überzeugend aus, warum all diese Ätzungen mit Chlorzink, Argentum mitricum, Kal. causticum, warum alle jene „Spickmethoden" und dergleichen zu verwerfen sind, selbst wenn es sich um die Zerstörung einzelner Knötchen handelt. Diese letztere Methode wird auch heute noch von mancher, speziell französischer Seite geübt. — Sie besteht darin, daß Stachelbeerdornen oder zugespitzte Weißbuchenholzstäbchen in Sublimatcarbolspiritus (1:4:20) oder Liquor stibii chlorat. getaucht, in die einzelstehenden Lupusknötchen eingebohrt und in Hauthöhe abgeschnitten werden. Darüber kommt für 48 Stunden ein Carbolquecksilbermull. Nach Abnahme desselben läßt man die ausgeätzten Stellen unter Kalidunstverbänden abheilen. Wenn auch damit einzelne gute Resultate möglich sind, so dürfen wir doch nicht vergessen, daß der oberflächlichen Lage der Knötchen oft durchaus nicht die Ausbreitung des tuberkulösen Prozesses in der Tiefe entspricht. Außerdem erzeugt man durch solche Ätzungen an einer einzelnen Stelle heftige Zerstörungen und demzufolge unregelmäßige, oft keloidartige Narbenbildung, während von der Tiefe her die Krankheit wieder um sich greift. Die Anwendung solcher Methoden in größerem Umfange ist auch vor allem deshalb zu verlassen, weil die derben Narben später die Heilung durch bessere Methoden, besonders durch Licht erschweren, ja manchmal unmöglich machen. Jene Verfahren entsprechen einer, zum Glück heute überwundenen Epoche in der Lupustherapie. Sie sind samt und sonders überflüssig geworden. Wir dürfen uns daher hier darauf beschränken, vor ihnen zu warnen.

Es kämen noch einige chemische Körper, die zwar für die Behandlung der äußeren Haut eine geringe, dagegen größere Bedeutung für die Schleimhauttuberkulose haben. Da wäre zunächst die *Milchsäure,* die rein oder in Verdünnungen bis zu 10% herab zu Pinselungen verwendet wird. Sie entfaltet manchmal gute Wirkung bei tuberkulösen Herden der Gaumen- und Rachenschleimhaut. Diese werden einmal täglich energisch mit dem Mittel eingerieben und können unter dieser Behandlung zu vollständiger Heilung kommen. Bessere

Wirkungen sahen wir von Tuschierungen mit alkoholischen Chlorzinklösungen (1 : 3) nach J. NICOLAS, auch von 50%igen Resorcinlösungen oder Trichloressigsäure, letzteres besonders auf der Nasenschleimhaut (HEIDINGSFELD, BONAIN). Für die Tuberkulose der Nasenschleimhaut, die im allgemeinen weniger leicht therapeutisch zu beeinflussen ist als die des Mundes, reicht dagegen die Milchsäure nicht aus, da sie doch nur eine milde Ätzwirkung entfaltet, meist ebensowenig die Chromsäure. Hier verdient eine andere Substanz, das Jod, den Vorzug.

Das *Jod* kommt ebenfalls als Pinselung in starken Tinkturen zur Anwendung. Ein Rezept, das aus dem Finseninstitut stammt, lautet:

Jod	1,0
Kal. jodat.	2,0
Aq. dest.	2,0

Damit wird die erkrankte Schleimhaut täglich gepinselt. Aber selbst mit dieser starken Konzentration ist es meist nicht möglich, in der Nase einen radikalen Heilerfolg zu erzielen. Man hat daher versucht, das Jod in noch anderer Form, in statu nascendi einwirken zu lassen. Darauf beruht die Methode von PFANNENSTILL, die dann OVE STRANDBERG im Finseninstitut für die Behandlung des Nasenlupus modifiziert und ausgebaut hat.

PFANNENSTILL gab seinen Patienten innerlich Jodnatrium und ließ sie dann Ozon inhalieren, das entweder der Zimmerluft beigemischt oder durch einen besonderen Apparat direkt eingeatmet wird. Dabei wird auf den Schleimhäuten, die mit dem Ozon in Berührung kommen, Jod frei. Später erwies es sich als zweckmäßig, statt des Ozon und des Inhalierens Wasserstoffsuperoxyd in flüssiger Form lokal zu verwenden. Die Methode gestaltet sich jetzt nach STRANDBERG etwa folgendermaßen: Zuerst wird die Nasenhöhle von Krusten und Schorfen gereinigt. Das geschieht durch Einlegen von Tampons mit 50%igem Alsol und Dermofil. Dann beginnt die eigentliche Behandlung. Der Patient bekommt täglich 3,0 JNa in sechs Einzeldosen à 0,5, und zwar die erste eine Stunde vor Beginn, die letzte eine Stunde vor Aufhören der lokalen Behandlung. Diese geschieht derart, daß ein wasserstoffsuperoxydhaltiger Tampon aus stärkefreier Gaze so eingelegt wird, daß er überall mit der kranken Schleimhaut in Berührung kommt, ohne aber einen zu starken Druck auszuüben, da sonst lokale Anämie erzeugt wird. Bei zurückgebogenem Kopfe wird nun von Zeit zu Zeit frische Flüssigkeit aus einer Tropfpipette langsam auf den Tampon geträufelt. Man hört auf damit, sobald der Patient die Flüssigkeit im Pharynx merkt. Die Sitzungen sind anfangs kurz, $^1/_4$—$^1/_2$ Stunde, später 6—7 Stunden täglich. Die Tampons bleiben auch nachts liegen. In den ersten Tagen wird zum Anfeuchten der Tampons ein Gemisch von folgenden zwei, bis zum Gebrauch getrennt aufzubewahrenden Lösungen, benützt:

1. Oxydol Petri 3%	2. Eisenchlorid	5,0
3 Teile	25% HCl	2,5
	Aq. dest.	500,0
	2 Teile	

Wenn die Ulcerationen gereinigt sind und einigermaßen frisch aussehen, wird statt dessen eine einfache Lösung benützt, die 3% Oxydol und 1% Essigsäure enthält. Später, nachdem die Geschwüre ganz flach geworden sind und im Niveau der Schleimhaut liegen, geht man bis auf 1—2% Oxydol und $^1/_2$% Essigsäure herunter. Bildet sich nun nach $2^1/_2$—3 monatlicher Behandlung noch kein Epithel, so setzt man die Behandlung aus und sieht dann häufig in 1—2 Tagen die Fläche sich vollkommen überhäuten. Das Jod verhindert nämlich manchmal die Epithelisierung. An der KLINGMÜLLERschen Klinik wird von

H. MEYER statt der oben angegebenen Lösungen mit Erfolg reines Perhydrol benützt, wodurch die Dauer der einzelnen Sitzungen sich auf eine Stunde verringern läßt. REYN bringt das Jod nach innerlicher Darreichung im erkrankten Gewebe durch Elektrolyse (positiver Pol im Krankheitsherd) zur Entwicklung. Es wurden Apparate nicht nur für die Schleimhaut der Nase, sondern auch für die des Gaumens, Zahnfleisches, der Tonsillen konstruiert, deren Anwendungsweise von O. STRANDBERG (Str. Bd. 4) genau beschrieben ist.

Die Gesamtdauer der Behandlung ist im Durchschnitte drei Monate. STRANDBERG hat von 200 Fällen in 50% vollkommene Heilung erzielt, was bei einer für die Therapie bisher so schwer zugänglichen Lokalisation als ein gutes Resultat bezeichnet werden muß. Andere Autoren sind nicht ganz so erfolgreich gewesen. Aber alle, die sich eingehend damit beschäftigt haben, erkennen die Wirksamkeit der Methode an, so J. SCHAUMANN, der sich auch mit den theoretischen Fragen derselben beschäftigt, und nachweist, daß Jod nicht in die Gewebe, sondern nur an die Oberfläche der behandelten Schleimhaut ausgeschieden wird, SIBLEY, modifizierte die Vorschrift PFANNENSTILLs. Einzelne absprechende Urteile (JAMES STRANDBERG) können Heilungen mit dieser Behandlungsart doch nicht vollständig negieren. Ihr Nachteil ist, daß sie ein schier unerschöpfliches Maß an Geduld von dem Patienten verlangt (ALBANUS, KUZNITZKY, SAFRANEK). Es ist wirklich keine Kleinigkeit, drei Monate lang täglich 6—7 Stunden sich dieser Tropfbehandlung zu unterwerfen. Darum wird die richtige Anwendung der Methode ganz nur möglich sein in einer Atmosphäre wie der des Kopenhagener Finseninstitutes, wo durch das Vorbild des Begründers alles zu eiserner Zähigkeit und unendlicher Geduld in der Verfolgung des Zieles erzogen worden ist. An anderen Orten, wo ein großes Lupusmaterial ambulant behandelt werden muß, werden diesem Verfahren die rascher wirkenden und für den Patienten weniger zeitraubenden physikalischen Behandlungsmethoden vorgezogen werden.

4. Physikalische Methoden.

a) Lokale Lichtbehandlung.

Bei der Behandlung der chirurgischen Tuberkulosen war bereits von der heilenden Wirkung des Lichtes gesprochen worden, und hier hatten wir auch schon den Namen genannt, der bei jeder Besprechung der Lichtbehandlung an erster Stelle stehen muß: NIELS R. FINSEN. Die Größe dieses Mannes liegt nicht in der Kühnheit des Einfalles, wie bei PASTEUR, oder in der Beherrschung des Komplizierten, wie bei EHRLICH, sondern in der zähen Beharrlichkeit, in der unbeirrbaren Folgerichtigkeit, mit der er, von einer an sich einfachen Idee ausgehend, Schritt für Schritt seinen Weg fortsetzte. Alles, was er gemacht hat, trägt diesen Stempel des Einfachen, Klaren, des gesunden Menschenverstandes. Darum hat auch sein Werk in ungewöhnlichem Maße bei der Laienwelt Interesse und Verständnis gefunden, wodurch wieder die Erreichung des Zieles nicht wenig gefördert wurde. Es spricht aber am meisten für die Sicherheit seines Arbeitens, daß das Gebäude, so wie er es errichtet hat, bis auf den letzten Stein fast unverändert geblieben ist. Keine der vielen Modifikationen, durch welche die verschiedensten Autoren die Lichtbehandlung zu vereinfachen und zu verbessern hofften, hat sich der Technik als vollkommen gleichwertig erwiesen, die FINSEN selber ausgebaut hat.

FINSEN begann mit sorgfältigen Untersuchungen über die physiologischen Wirkungen des Lichtes im allgemeinen und der verschiedenen Teile des Spektrums im speziellen. Manches darüber war ja schon bekannt, aber er hat das Vorhandene kritisch nachgeprüft und überall durch neue sinnreiche Versuche ergänzt. So wurde die entzündungserregende und pigmentbildende Fähigkeit des Lichtes an der menschlichen Haut studiert, die inzitierende Wirkung auf das Protoplasma an niederen Organismen festgestellt. Die älteren Versuche von Downes und Blunt über die bakterientötenden Eigenschaften des Lichtes wurden bestätigt, und die Durchdringbarkeit der Haut für die verschiedenen Strahlenarten geprüft. Es ergab sich, daß überall die stärker brechbaren Strahlen des Spektrums vom Blau bis zum Ultraviolett als Träger der Lichtwirkung anzusehen waren, daß aber gerade diesen chemisch wirksamen Strahlen die geringste Penetrationsfähigkeit zukam.

Behandlungsmethode. Nach diesen theoretischen Vorarbeiten ging Finsen daran, parasitäre Hautkrankheiten mit Licht zu behandeln, und zwar erkannte er sofort den Lupus als das geeignetste Objekt, weil gerade hier bisher fast alle anderen Behandlungsmethoden versagt hatten. Schon durch diffuses Sonnenlicht waren entschiedene Besserungen zu erreichen, doch erschien es Finsen zu wenig intensiv und zu langsam wirksam; später konnten auch Bernhard in Samaden und Rollier in Leysin die Heilkraft der Sonne für Lupus bestätigen.

Konzentration des Sonnenlichtes suchte Finsen durch große Quarzlinsen zu erreichen, welche in Form eines Behälters zur Aufnahme von mit Kupfersulfat versetzten, destilliertem Wasser konstruiert waren. So konnte er die Wärmestrahlen absorbieren und erhielt zwar energische Strahlenwirkung, doch erwies sich die rasche Pigmentierung hinderlich, zudem stand das Sonnenlicht, besonders im Norden, nur an einer beschränkten Zahl von Tagen und Stunden zur Verfügung.

Finsen ersetzte es daher bald durch eine künstliche Lichtquelle, das Kohlenbogenlicht. Dieses ist an den tief penetrierenden, blauen Strahlen ärmer als das Sonnenlicht, dagegen reicher an violetten und ultravioletten. Letztere rufen an der Oberfläche eine starke seröse Exsudation und Abstoßung des Epithels hervor, wodurch der größte Teil des vom Lichte gebildeten Pigmentes entfernt wird (Reyn). Während aber die blauen Strahlen durch gewöhnliches Glas hindurchgehen, werden die ultravioletten durch dasselbe zurückgehalten. Es war also nötig, um die Lichtquelle ganz auszunutzen, zur Konzentration des Lichtes ein anderes Medium, nämlich Bergkrystall (Quarz) zu verwenden. Dadurch wird der Apparat und die Behandlung natürlich verteuert, aber bisher hat keine der zu diesem Zweck hergestellten Glasarten (z. B. das Uviolglas) den Quarz zu ersetzen vermocht. Bei der ganzen Behandlung kommt es ferner darauf an, die Wärmewirkung auszuschalten. Dazu dienen zwischen den Linsensystemen eingeschaltete Schichten von destilliertem Wasser, welche die ultraroten Strahlen abfiltrieren. Für die Haut wurden zudem besondere Kühlvorrichtungen notwendig, die aber zugleich und vornehmlich noch einem anderen Zwecke dienen. Finsen hatte gefunden, daß der rote Farbstoff des Blutes ein tieferes Eindringen der chemisch wirksamen Strahlen verhindert. Man muß also während der Behandlung das Blut aus der erkrankten Haut verdrängen. Das geschieht durch den Druck einer Bergkrystallplatte oder -linse, die mit einer Wasserkühlung versehen ist.

Der Apparat, wie ihn Finsen zuletzt verwendete, und wie er heute noch fast unverändert in allen großen Instituten in Betrieb ist, stellt sich folgendermaßen dar: Die Lichtquelle bildet eine Kohlenbogenlampe von 50—60 Ampère Stromstärke. Um die Lampe herum verläuft ein breiter Metallring, an dem vier Apparate zur Sammlung des Lichtes, die Konzentratoren, befestigt sind, in einem Winkel von 50° zur Achse der Kohlen. Diese vier Konzentratoren ermöglichen die gleichzeitige Behandlung von vier Patienten durch eine Lichtquelle. Der einzelne Konzentrator ist folgendermaßen konstruiert: Dem Lichte zunächst befindet sich ein Linsensystem, bestehend aus einer planparallelen und zwei plankonvexen Linsen, das dazu dient, die von der Lampe divergent ausgehenden Strahlen parallel zu richten. Zwischen der gegen den Lichtbogen gerichteten planparallelen Scheibe und der ersten plankonvexen Linse befindet sich eine 1 cm dicke Schicht destillierten Wassers, das durch außerhalb der Einfassung in einem Metallmantel circulierendes, fließendes Wasser ständig kühl erhalten wird. Diese Vorrichtung dient dazu, um zu starke Erhitzung und damit das Springen der Linsen zu vermeiden. Direkte Kühlung durch fließendes Wasser zwischen den Linsen wäre wegen der Bildung von Luftblasen ausgeschlossen. Die parallel gerichteten Strahlen fallen in einen langen Metalltubus, dessen unterer Teil sich in dem oberen verschieben läßt, so daß man den ganzen Tubus beliebig lang gestalten kann, je nach der Lage des Patienten.

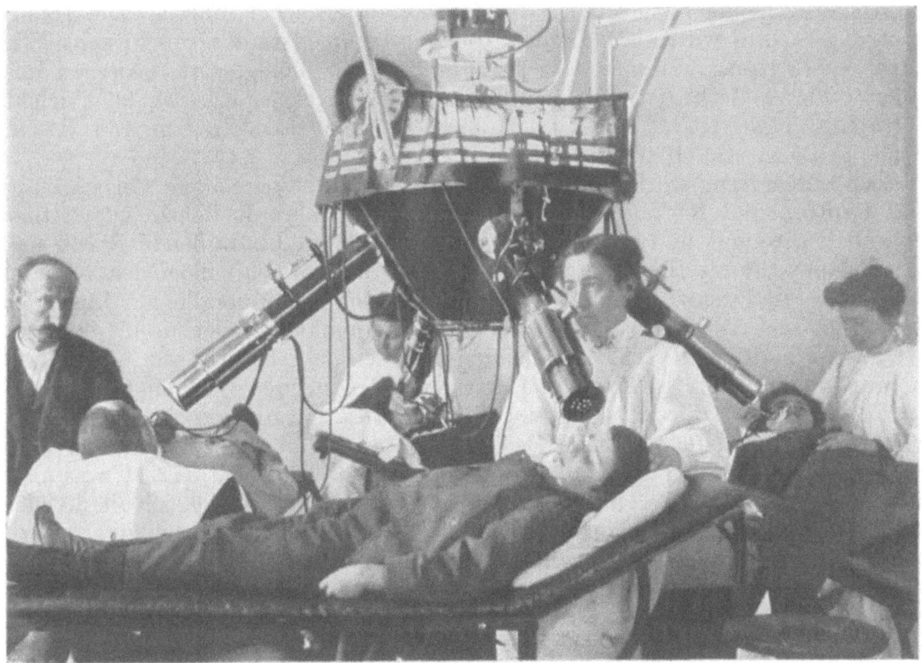

Abb. 127. Finsenbehandlung. Licht-Institut der Berner Klinik.

Der untere Teil des Tubus trägt wieder ein Linsensystem, zwei plankonvexe Linsen mit breiter Schicht *destillierten* Wassers zwischen denselben. Von einer Mantelkühlung dieser Wasserschicht hat FINSEN später abgesehen. Das Linsensystem dient dazu, die parallel in dem Tubus verlaufenden Strahlen außerhalb desselben in einem Brennpunkt zu vereinigen. In diesem liegt das Maximum der Strahlenwirksamkeit bei der Behandlung.

Trotz der Wärmefilter und der Mantelkühlung enthält aber das austretende Licht noch so viel Wärmestrahlen, daß es auf einer in oder nahe dem Brennpunkt befindlichen Hautstelle in kürzester Zeit die stärkste Hitzeempfindung und Verbrennung hervorruft. Es wäre also in dieser Gestalt für die Behandlung unbrauchbar. Um diese Wärmewirkung auszuschalten und um das Blut aus der zu behandelnden Hautstelle zu verdrängen, bedient man sich eines Kompressoriums. Ein solches besteht aus einer planparallelen Platte und einer plankonvexen Linse aus Bergkrystall, die in einen Metallring eingefaßt sind. Zwischen ihnen circuliert beständig kaltes Wasser, das durch Gummischläuche ein- und abgeleitet wird. Die Drucklinsen haben die verschiedenste Gestalt, je nach der Art der zu behandelnden Körpergegend. Sie sind meist kreisförmig, von 3—4 cm Durchmesser, mit schwach gewölbter Linse zur Behandlung von Stellen, wo die Haut direkt über Knochen liegt, wie auf der Stirn, oder mit starker Konvexität, wo die Haut sich tief eindrücken läßt, wie an den Wangen. Für die Lippen und das Zahnfleisch gibt es ovale Linsen mit einem langen Handgriff (die kreisförmigen Kompressorien haben zum Halten nur vier kurze Arme), für kleine Stellen am Naseneingang oder am Augenwinkel kleine, sehr stark gewölbte Linsen mit abgebogenem Handgriff, in welchem zugleich Zu- und Abflußrohr der Wasserkühlung verläuft. Für schwer zugängliche Stellen z. B. harter Gaumen, Conjunctiva, Naseneingang wurden eigene Linsen konstruiert (LUNDSGAARD, JUNGMANN), in welche Prismen eingebaut waren, damit durch eine entsprechende Formgebung die Affekte zu erreichen wären. Die Intensität des Lichtes wird aber dadurch doch scheinbar stark abgeschwächt, wir haben diese Konstruktionen fast ganz außer Gebrauch gesetzt, bedienen uns lieber anderer Methoden. Die prismatischen Druckgläser erleiden auch leicht Schaden, müssen daher öfter kontrolliert werden (HASSELBALCH und REYN, Arch. f. Derm. Bd. 104).

Zur Behandlung wird eine Hautstelle, die durch zweckmäßige Vorbereitung von Krusten und Borken befreit sein muß, nochmals mit Benzin oder Äther gründlich gereinigt und entfettet. Dann wird die zu bestrahlende Partie mit einem Hautstift als Kreis aufgezeichnet. Der Patient wird möglichst bequem gelagert, so daß die zu behandelnde Hautstelle sich genau parallel zur Linse des Apparates und dieser etwas näher als der Brennpunkt befindet, da die stärkste Wirkung von den senkrecht auffallenden Strahlen ausgeht. Um die Einstellung zu ermöglichen, ohne den Patienten bereits der brennenden Wirkung des Lichtes auszusetzen, sind die Frontlinsen des Apparates mit durchlöcherten Metalldeckeln versehen, die erst beim Beginn der Bestrahlung abgenommen werden. Sie erlauben außerdem die Kontrolle, ob der Apparat gut zentriert ist, was man daran erkennen kann, daß auf einem vorgehaltenen Stück Papier sich alle Löcher als gleich lichtstarke Flecken abzeichnen. Es wird nun die Umgebung des zu behandelnden Kreises mit feuchter Watte und dunklem Papier abgeblendet, außer an solchen Hautstellen, wo das Kompressorium in seinem ganzen Umfange der Haut gut anliegt. Wo dieses nicht der Fall ist, und wo sich eine noch so kleine Luftschicht zwischen Drucklinse und Haut befindet, tritt sofort Wärmebildung und Verbrennung ein. Es ist also eine ganz besonders wichtige Aufgabe für das behandelnde Personal, eine gute Polsterung der Umgebung mit feuchter Watte herzustellen. Während der Sitzung wird die Anfeuchtung ab und zu durch Aufträufeln von Borlösung wieder erneuert.

Kommt ein Lupusfall frisch zur Behandlung, so beginnt man an der Peripherie, und zwar muß der Kreis, der die zu behandelnde Stelle bezeichnet, zur Hälfte im äußerlich Gesunden liegen. Bei der nächsten Sitzung setzt man den Kreis in gleicher Weise neben den ersten und geht so allmählich an der Grenze des Herdes herum, bis man die erste Stelle wieder erreicht hat. Die einzelne Sitzung dauert durchschnittlich $1^1/_4$ Stunden und darüber, in Kopenhagen jetzt fast immer 140 Minuten, während wir auch da individualisieren. Bei sehr empfindlichen Kranken kann man die Zeit etwas verringern, in schon vielfach behandelten atrophischen Partien *muß* man oft auf 10—15 Minuten heruntergehen, will man nicht unangenehme, schlecht heilende Ulcerationen erhalten; aus einer solchen sahen wir einmal sich ein Carcinom entwickeln. Besonders vorsichtig soll man, wie SCHAUMANN mit Recht hervorhebt, in röntgenatrophischer Haut sein. Bei refraktären Fällen dagegen verlängert man die Sitzung zweckmäßig bis auf zwei Stunden.

Gerade bei solchen haben wir schon lange Bestrahlung auf Bestrahlung gesetzt, ohne die Reaktionen abheilen zu lassen. W. JADASSOHN hat diese Methode — unabhängig von uns — bei der Kromayerlampe angewandt und ist mit ihr sehr zufrieden, er nennt sie *superponierte Bestrahlung*. Wir möchten sie für die sehr resistenten Fälle reserviert lassen, allerdings hängt ihre Anwendbarkeit auch von der Empfindlichkeit des Patienten ab, denn nach Abtragung einer etwa entstandenen Blase ist natürlich der Grund bei der nachfolgenden Kompression recht schmerzhaft, man kann sich da zuweilen durch vorheriges Bestreuen mit Anästhesin helfen oder muß doch 1—2 Tage, jedenfalls kürzer als gewöhnlich warten.

Ich habe auch versucht durch Finsenfernbestrahlung, also mit Wegfall der Kompressionslinse den Lupus zu behandeln (s. KROPATSCH), wodurch wir recht gute Erfolge erzielen konnten. Die *leicht aufgeschlossene* Stelle wird innerhalb des Brennpunktes gebracht, so daß der Patient kein allzugroßes Hitzegefühl verspürt und oft täglich bestrahlt, so daß die entzündliche Reaktion erhalten bleibt. Der Vorteil ist die geringere notwendige Bestrahlungsdauer, die größere bestrahlte Fläche. Eventuell auftretende Pigmentationen können durch Salicyl-Pyrogallol-Verbände meist leicht beseitigt werden. Die Resultate sind gute, besonders auch bei ulcerösen Erkrankungen (Schleimhaut). Wir können der dezidierten Aburteilung dieser Behandlungsweise durch A. REYN absolut nicht zustimmen. Abgesehen von theoretischen Erwägungen sprechen für sie nicht nur unsere guten Ergebnisse, sondern auch die Erfolge bei lokaler Belichtung mit natürlicher Sonne.

Während der Sitzung wird das Kompressorium dauernd gegen die betreffende Hautstelle gedrückt, und zwar so stark, daß der rote Farbenton aus der Haut verschwunden ist. Wird die Kompression sorgfältig ausgeführt, so empfindet der Patient während der ganzen Sitzung keine Schmerzen. Bei jeder Schmerzäußerung muß nachgesehen werden, ob die Drucklinse noch richtig anliegt, ob sich das Wattepolster verschoben hat usw. Das erfordert viel Sorgfalt und Übung. Am besten wird daher die Kompression von geschulten Hilfskräften ausgeführt. Das verteuert natürlich die Behandlung in ganz enormer Weise, denn für jede Stelle ist ja eine eigene Schwester notwendig, welche auch nicht ununterbrochen den außerordentlich anstrengenden Dienst versehen könnte (siehe noch Abb. 104 aus der Berner Klinik). Es war daher eine wesentliche Erleichterung, als durch Einführung automatischer Kompressorien, wie solche von WICHMANN, JUNGMANN, SANDMANN u. a. angegeben worden sind, die Finsenbelichtung mit Ersparung von Personal durchgeführt werden konnte. Einige Lokalisationen bleiben noch immer der Handkompression vorbehalten, doch fällt dies nicht in die Wagschale, die überwiegende Mehrzahl erfolgt automatisch, was gerade in jetziger Zeit von außerordentlicher Bedeutung ist. Die Kompressionsgestelle werden an dem Tubus selbst befestigt, und der Patient mit Hilfe von Polstern und Widerlagern so gelegt, daß das Kompressorium durch den Druck einer Feder in richtiger Weise gegen die zu behandelnde Stelle gepreßt wird. Natürlich ist Kontrolle durch eine beaufsichtigende Person notwendig.

Unmittelbar nach der Sitzung ist an der behandelten Stelle, falls die Technik richtig war, und keine Wärmewirkung stattgefunden hat, kaum etwas Besonderes zu bemerken. Mit der für die Lichtwirkung charakteristischen Inkubation treten die ersten Erscheinungen nach 6—12 Stunden auf, zuerst als Erythem, dann weitere 12 Stunden später als Blase. Diese Blase ist häufig ringförmig; ihr Inhalt ist zuerst serös, bei bakteriologischer Untersuchung steril. Dann trübt sich die Blase, und nach zwei bis drei Tagen bildet sich an ihrer Stelle eine Kruste. Obwohl sich unter diesen Krusten, wie MARTHA EHRLICH an der

JADASSOHNschen Klinik in einer größeren Untersuchungsreihe nachgewiesen hat, sehr häufig gelbe Staphylokokken und auch Streptokokken finden, so trocknen sie doch meist unter indifferenter Behandlung ein und fallen nach 8—14 Tagen ab. Damit ist die Reaktion beendet und man sieht nun als Resultat der meist oft wiederholten Behandlung, daß sich an Stelle des lupösen Gewebes vielfach zartes Narbengewebe gebildet hat, und daß von dem früher diffusen Lupus häufig nur noch einzelne Knötchen übrig geblieben sind.

Man behandelt, wie schon gesagt, zuerst die peripheren, dann die zentralen Partien des Lupusherdes. Zwischen den Sitzungen wird die erkrankte Stelle mit essigsaurer Tonerde, Borvaselin oder anderen indifferenten Mitteln verbunden. Schmerzhaftigkeit besteht meist auch nicht während der Reaktion. Impetigo oder Erysipele durch Sekundärinfektion kommen vor, doch sind sie nicht zu häufig. Wir bemühen uns einen Rotlauf zu verhindern, indem wir die bestrahlte Stelle mit schwachen Hypermanganlösungen verbinden oder sie mit $^1/_2{}^0/_0$igem Trypaflavin bestreichen; von energischeren Desinfizientien, wie z. B. Sublimatumschlägen sehe ich ab, möchte auch davor wegen Intoxikationsgefahr warnen. Bei größeren Herden kann man meist, wenn man alle Stellen einmal bestrahlt hat, sofort mit dem zweiten Behandlungscyclus beginnen und dann in gleicher Weise beliebig viele folgen lassen. Bei kleinen Herden, die nur wenige Sitzungen erfordern, macht man nach dem ersten Cyclus eine Pause von zwei bis drei Wochen, bis die Reaktion abgeklungen ist. Fast niemals wird eine Stelle durch eine einzige Bestrahlung geheilt, sondern nachdem die oberflächlichsten lupösen Partien verschwunden sind, kommen nun erst die tiefer gelegenen zum Vorschein und müssen jetzt dem Licht ausgesetzt werden.

Es ist klar, daß die Behandlung immer längere Zeit in Anspruch nehmen muß. Selbst für kleine Herde berechnen FINSEN und FORCHHAMMER einen Durchschnitt von 40 Sitzungen, für große 200 und darüber. Das Endresultat einer gelungenen Behandlung ist eine glatte, meist nicht pigmentierte, oft weißliche Narbe, die von der normalen Haut sich wenig abhebt. Keine andere Methode der Lupusbehandlung kann sich, was das kosmetische Resultat betrifft, mit der Finsentherapie vergleichen. Allerdings müssen die behandelten Fälle in regelmäßigen Zwischenräumen immer wieder zur Untersuchung kommen, noch Jahre nach Abschluß der Behandlung. Denn nicht gar zu selten sieht man noch lange nachher auf dem scheinbar geheilten Bezirk wieder einzelne frische Lupusknötchen entstehen. Es genügen dann aber stets einige wenige Sitzungen, um diese wieder zu beseitigen.

Wenn auch wie gesagt, die Apparatur im wesentlichen die gleiche geblieben ist, so wurden doch dank den Bemühungen des Finseninstitutes in Kopenhagen einige Verbesserungen und Vervollkommnungen durchgeführt, vor allem wurde angestrebt, die Tiefenwirkung zu vermehren, da dies durch Verlängerung der Einzelsitzungen nicht gut möglich ist. HAXTHAUSEN hat durch Vorsetzen eines Blau-Uviolglases der Firma Schott & Co. von 1 mm Dicke einen Großteil der Wärmestrahlen noch abgefiltert, wodurch er die biologisch wirksamen Strahlen des Kohlenbogenlichtes verstärken konnte, indem er den bestrahlten Fleck verkleinerte und dadurch größere Tiefenwirkung erzielte, oder indem er die Spannung von 55 auf 110 Volt erhöhte, den Dickendurchmesser der Kohlen steigerte. Die Überlegenheit der Wirkung erwies sich bei Vergleichsbehandlungen; nicht unwesentlich ist es, daß die Behandlungsdauer abgekürzt werden kann. Allerdings bedarf das ,,Uviolglas'', welches nur eine beschränkte Lebensdauer hat, sehr aufmerksamer Wartung. Eine weitere wesentliche Verbesserung scheint die LOMHOLTsche Lampe darzustellen, deren Konstruktion am besten wohl das beiliegende Schema gibt (aus LOMHOLT, Ugeskrift Laeg.).

Da die Linsen, deren Zahl im Tubus auf drei reduziert ist, aus Quarzglas gegossen und dadurch thermoresistent sind, kann man mit dem ganzen System bei Fortfall der Wasserkühlung nahe an die Lichtquelle herangehen, wodurch eine bessere Ausnützung derselben zustande kommt. Bei der 30 ampèrigen selbstregulierenden Scheinwerferlampe von 50—60 Volt Spannung stehen die Kohlen in stumpfem Winkel zu einander, der Krater der positiven Kohle liegt in der Achse des Konzentrators. Das ganze System: Lichtquelle-Tubus-Drucklinse sind fix miteinander verbunden, so daß auch nicht die geringste Verschiebung möglich ist, wodurch der Strahlengang irgendwie beeinflußt werden könnte. Die Kühlung erfolgt durch eine 20 cm lange Säule von destilliertem Wasser in einem Tubus und ferner durch Einschiebung eines doppelten Farbenfilters: eine Schichte ammoniakalischer Kupfersulfatlösung nimmt ultrarote, rote bis gelbe Strahlen weg, während eine Kobaltsulfatlösung die blauen Strahlen absorbiert, so daß das austretende Licht etwa 75% U.V. enthält. Da auch die Energie etwa viermal so groß als bei der alten Finsenlampe sein soll, ist die gleiche biologische Wirkung etwa in dem vierten Teil der Zeit zu erreichen. Doch ist die Tiefenwirkung nicht stärker.

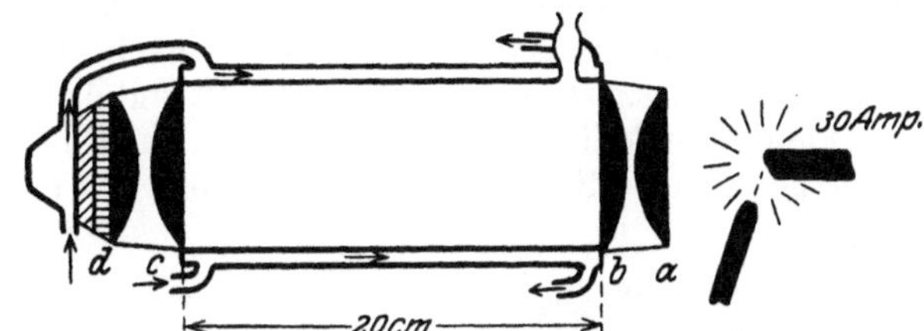

Abb. 128. LOMHOLTsche Lampe. (Schematisch.)

Erklärung der Lichtheilung. Zahlreiche Untersuchungen haben sich mit der Frage beschäftigt, durch welche Vorgänge die Lichtheilung des Lupus zustande kommt. FINSEN war ursprünglich von dem Gedanken an die bakterientötende Kraft des Lichtes ausgegangen. Es hat sich aber bald herausgestellt, daß die Abtötung von Tuberkelbacillen im Gewebe sich unter der Einwirkung des Lichtes nur sehr unvollkommen erreichen läßt. Nach JANSEN und DELBANCO gehen besten Falles nur diejenigen Bacillen zugrunde, die sich bis zu 0,2 mm unterhalb der Oberfläche befinden, während die tiefer liegenden nicht angegriffen werden. Der einzige, der von einer Sterilisierung tuberkulösen Gewebes durch Finsenbestrahlung berichtet, ist NAGELSCHMIDT. Dagegen konnten sowohl KLINGMÜLLER und HALBERSTAEDTER, sowie FRANK SCHULTZ mit solchem Gewebe unmittelbar nach der Belichtung noch Tiere infizieren. Sogar für lebende Zellen erstreckt sich die abtötende Wirkung des Lichtes nur bis 0,5 mm unter die Oberfläche, wie JANSEN an den Zellen des Mäusecarcinoms nachgewiesen hat, die Strahlen dringen nach HEIBERG und LOMHOLT bis höchstens 0,7 mm in die Haut ein. Es muß also die *Einwirkung des Lichtes auf das Gewebe* bei der Heilung des Lupus die Hauptrolle spielen. Welche Vorgänge hier nach Finsenbestrahlung stattfinden, darüber sind wir durch eine ganze Anzahl histologischer Untersuchungen ziemlich gut orientiert. Die wichtigsten dieser Arbeiten stammen von GLEBOWSKY und SERAPIN, MAC LEOD, LEREDDE und PAUTRIER, H. E. SCHMIDT und MARCUSE, WANSCHER, DOUTRELEPONT, JANSEN und DELBANCO, GAVAZZENI.

Dem klinischen Bild entsprechend, ist das erste, was nach der Bestrahlung im Gewebe zu sehen ist, eine starke Erweiterung sämtlicher Gefäße, am stärksten an der Oberfläche. Hier findet sich auch Abstoßung des Endothels und Thrombenbildung. Auf die Gefäßerweiterung folgt bald ein hochgradiges Ödem. Dieses Ödem betrifft sowohl das Epithel, als auch das lupöse Granulom und das benachbarte Cutisgewebe. Im Epithel sind die Intercellularräume erweitert bis zur Blasenbildung, die Zellen selbst gequollen und vakuolisiert. Vakuolenbildung finden wir auch in den Epitheloiden und Riesenzellen des lupösen Infiltrates, die durch das Ödem auseinander gedrängt sind. Einen Tag nach der Bestrahlung sind die Kerne des Epithels nicht mehr färbbar; die Zellen sind abgestorben. Gleiche Zellschädigungen finden sich auch in den obersten Schichten des Infiltrates. Man darf hier wohl eine direkte Nekrotisierung durch das Licht annehmen. Die in den tieferen Partien zu beobachtende Vakuolisierung und fettige Degeneration der Zellen kann dagegen nach Jansen und Delbanco durch den Entzündungszustand, die Thrombosen und das erhöhte Ödem erklärt werden. Die Ödemflüssigkeit enthält jetzt reichlich Fibrin, besonders unterhalb der nekrotisierten Oberfläche. Aus den Gefäßen hat eine starke Auswanderung von

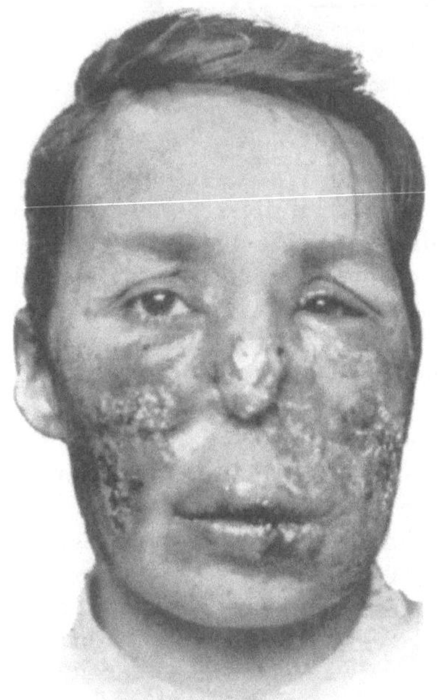

Vor der Behandlung.

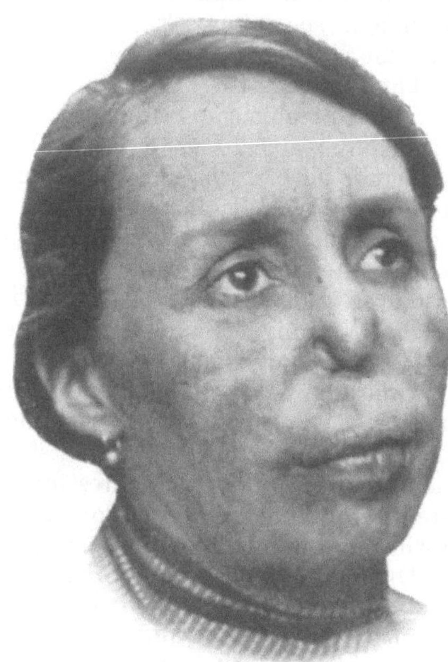

Nach Finsenbehandlung.

Abb. 129 und 130. Lupus vulgaris. (Sammlung der Berner Klinik.)

weißen Blutkörperchen, vielfach aber auch Austritt von Erythrocyten stattgefunden. Später finden wir das Gewebe von mononucleären Lymphocyten durchsetzt. Aus diesen sollen dann weiter nach manchen Autoren die spindelförmigen Zellen hervorgehen, die als Bildner neuen Bindegewebes auftreten. An der Oberfläche hat sich inzwischen aus nekrotischen Zellen, Leukocyten und Fibrin ein Schorf gebildet. Unter diesem wächst vom Rande her normales Epithel, und schließlich wird der Schorf abgestoßen. Damit wäre das Ende der Reaktion nach einmaliger Bestrahlung erreicht (siehe auch Popper).

Haxthausen konnte ferner nachweisen, daß das lupöse Gewebe sowohl für sichtbare Strahlen als auch für solche aus dem Bereiche des Ultraviolett viel stärker permeabel ist als das gesunde. Das erstere wird bei der Bestrahlung bis auf 50^0 erwärmt, wodurch schon eine Wirkung angenommen werden kann, andererseits durchdringen die für die Behandlung wichtigen Strahlenarten Lupusgewebe in doppelter bis sechsfacher Stärke als normales.

Wir haben also im wesentlichen eine *sero-fibrino-hämorrhagische Entzündung, zelluläre Nekrose mit Demarkation und Regenerationsvorgänge*, bestehend in der

Bildung von neuem Epithel und Bindegewebe. Dabei bleiben aber die Tuberkel in der Tiefe noch unverändert. Sie sind nur jetzt durch eine erneute Bestrahlung leichter zu erreichen. So wirkt die Behandlung, indem sie schichtweise in die Tiefe dringt. Jedesmal wiederholt sich derselbe Vorgang. Jedesmal wird das neugebildete Epithel wieder zerstört und mit einem oberflächlichen Schorf abgestoßen. Dabei kann man die Behandlung in dem Sinne als eine elektive bezeichnen, als sie nur die Zellen zerstört, während ihr das Bindegewebe, auch das neu gebildete, Widerstand leistet. Wegen der Gleichmäßigkeit der Einwirkung ist dann auch die Regeneration eine gleichmäßige, und so kommt das zarte Narbengewebe zustande, das auch eine weitere Bestrahlung der tieferen Zellherde nicht hindert. Daß diese oft sehr lange intakt bleiben können, zeigt allerdings

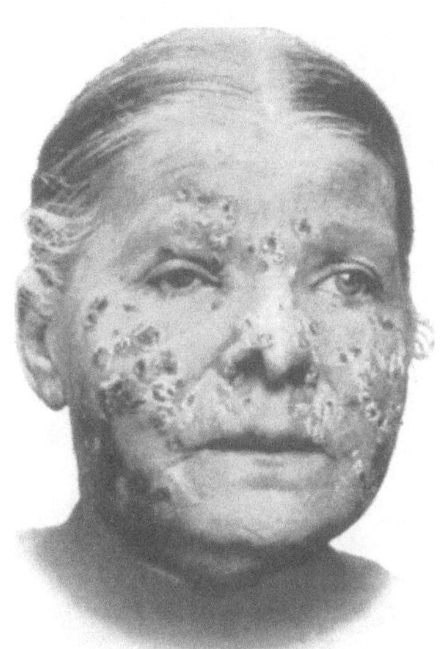

Vor der Behandlung.

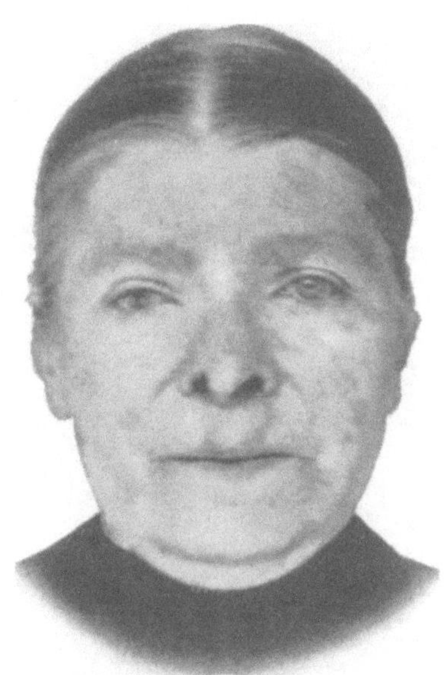

Nach Finsenbehandlung.

Abb. 131 und 132. Lupus vulgaris. (Sammlung der Berner Klinik.)

ein Befund von WANSCHER, der noch nach sechs Sitzungen 2 mm unter der Oberfläche typische Tuberkel konstatieren konnte. Wir wissen aber, daß solche von immer wiederholten Bestrahlungen doch schließlich getroffen und zur Resorption gebracht werden. Schließlich ist außer der demarkierenden Entzündung ein Umstand nicht zu vernachlässigen: die starke *Hyperämie*, die durch das Licht hervorgerufen wird. FINSEN hat ja durch Versuche an normaler Haut gezeigt, daß durch das Licht ein sehr eigentümlicher Zustand der Gefäßwände erzeugt wird, durch den sie noch lange nachher auf geringe Reizung mit Erweiterung reagieren. Es entsteht so eine dauernde Hyperämie, wie wir sie auf keine andere Weise hervorzurufen in der Lage sind. Ja sogar leicht atrophisch-degenerative Zustände vorübergehender Natur kommen zustande (POPPER). Darauf scheint denn weniger die unmittelbare, als die später zur Geltung kommende, aber nachhaltigere Wirkung der Lichtbehandlung zu beruhen.

Indikation. In den ersten Jahren nach der Gründung seines Lichtinstitutes hat FINSEN prinzipiell alle sich meldenden Lupusfälle angenommen und sie ausschließlich mit Licht behandelt. Das war eine notwendige Arbeit, um die Leistungsfähigkeit und die Grenzen der neuen Methode zu bestimmen. Dies ist seitdem in Kopenhagen und an den anderen Zentren der Lupusbehandlung zur Genüge geschehen, und wesentliche Differenzen über den Wert der Methode existieren eigentlich nicht mehr. So sind auch jetzt die Indikationen für ihre Anwendung ziemlich klar vorgezeichnet. Sie ergeben sich von selbst aus der Abwägung von Vorzügen und Nachteilen des Verfahrens. Die Vorzüge sind: die Schmerzlosigkeit, die Ungefährlichkeit und das von keiner anderen Methode erreichbare kosmetische Resultat. Demgegenüber sind folgende Schattenseiten zu nennen: die lange Dauer, die Notwendigkeit häufig wiederholter Behandlung und die Kostspieligkeit. Man wird also die Anwendung der Finsentherapie jetzt ausschließlich auf den *Gesichtslupus* eventuell Hals und Hände beschränken, an den bedeckt getragenen Körperteilen dagegen prinzipiell andere Methoden

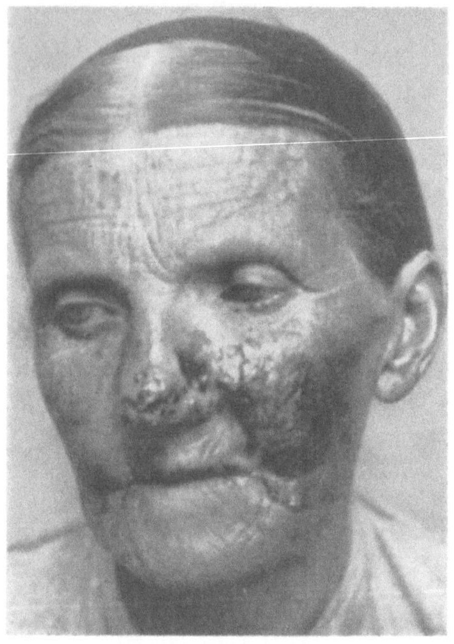

Vor der Behandlung.

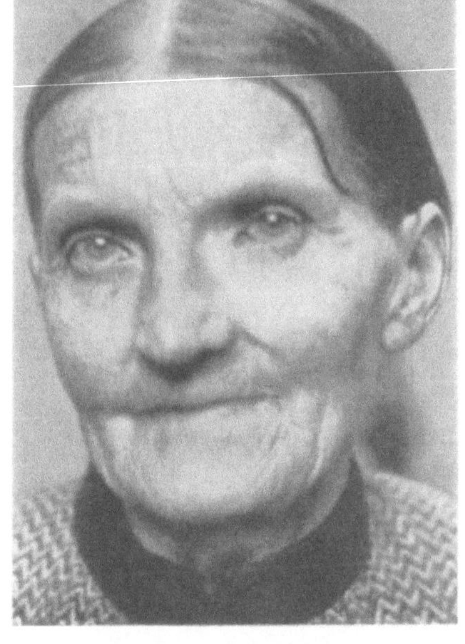

Nach Finsenbehandlung.

Abb. 133 und 134. Lupus vulgaris. (Sammlung der Berner Klinik.)

(Excision, Pyrogallol, Diathermie) vorziehen. Denn wo es auf den kosmetischen Effekt nicht ankommt, wäre Lichtbehandlung Zeit- und Geldverschwendung. Es ist schon aus diesem Grunde auch nicht *jeder* Gesichtslupus nach Finsen zu behandeln. Wo er sich ohne auffallende oder entstellende Narbe durch Excision entfernen läßt, wird man diese meistens vorziehen, vorausgesetzt, daß der Patient nicht jeden Eingriff mit dem Messer ablehnt. Man wird aber auch weiter eine gewisse soziale Indikation gelten lassen müssen. Bei einem Manne oder einer älteren Frau ist auch im Gesicht auf eine ideale Narbe nicht immer besonderes Gewicht zu legen. Hier kommt es den Patienten selber häufig nur auf möglichst rasche und gründliche Heilung ohne Störung der Erwerbsfähigkeit an. Es ist dann auch bei größeren Herden die Excision am Platze. Dagegen sollte man bei Kindern weiblichen Geschlechtes und jüngeren Mädchen und Frauen immer für ein möglichst gutes kosmetisches Resultat sorgen, da ja nun einmal für eine Frau in sozialer Beziehung außerordentlich viel von einem angenehmen Äußeren abhängt. Man wird also selbst kleinere Herde bestrahlen, wenn die Excision schon eine Plastik erfordern und sich nicht mehr mit einfacher linearer Narbe versorgen lassen würde.

Es sind nun aber beim Gesichtslupus noch mehrere wichtige Einschränkungen zu machen. Die erste betrifft die Ausdehnung des Falles. Es ist gewiß ein Vorzug der Finsenmethode, daß sie selbst noch in Fällen, wo die chirurgische Therapie wegen zu großer Ausdehnung und schlechter Begrenzung versagen muß, weitgehende Besserungen, ja nicht selten sogar Heilungen erzielt. Wenn man aber — wie das in der ersten Zeit fast überall geschehen ist — Fälle in Behandlung nimmt, wo infolge der Verwüstungen durch den Lupus gar keine Aussicht mehr besteht, das Individuum arbeits- und gesellschaftsfähig zu machen, so verrichtet man eine Sisyphusarbeit. Theoretisch hat LESSER ganz recht, wenn er sagt, daß es besser ist, solche Patienten mit Borsalbe zu behandeln und ins Siechenhaus zu schicken. Es ist auch richtig, daß selbst an großen Instituten derartig aussichtslose Fälle andern Platz, Zeit und Mittel wegnehmen, denen noch zu helfen ist. Und trotzdem ist es für den Arzt oft unmöglich, selbst solche Fälle abzuweisen, wenn man sieht, mit welch geringem „kosmetischen" Erfolg diese Patienten oft zufrieden sind. Schließlich sollen wir nicht zu strenge Richter sein, und man weiß ja nie, ob man nicht einen Justizirrtum begeht. Unsere Aufgabe wird es sein, diese Kranken mit möglichst billigen und rasch wirkenden Methoden zu behandeln, — auch da ist man mitunter erstaunt, was noch zu erreichen ist. Das Ziel der modernen Lupusbekämpfung mit ihrer Aufklärungsarbeit ist es, daß solche Fälle immer seltener werden, und daß eine kommende Generation sie nicht mehr kennen wird. Je früher der Lupus in entsprechende Behandlung kommt, je weniger vorher an ihm unzweckmäßig herumkuriert wurde, desto erfolgreicher wird unsere Bemühung sein, ihn in kurzer Zeit mit schöner Narbe zur Heilung zu bringen.

Dann gibt es Fälle, deren Ausdehnung keine Kontraindikation gegen die Lichtbehandlung bieten würde, die aber durch fehlerhafte Vorbehandlung derartig verdorben sind, daß man auf Anwendung der Phototherapie besser von vornherein verzichtet. Das sind Patienten, die jahrelang mit den verschiedensten stark ätzenden und kleinen chirurgischen Verfahren behandelt worden sind, und bei denen das kranke Gewebe überall zwischen und unter dicken, wulstigen und keloidartigen Narben gelegen ist. Hier kann das Licht nicht mehr an die eigentlichen Krankheitsherde herankommen, oft ist es das Beste, die Narbe samt dem kranken Gewebe zu exzidieren. Damit auch solche Fälle künftig verschwinden, wäre der schon genannten Schrift von JUNGMANN, wie man den Lupus nicht behandeln soll, möglichst große Verbreitung unter den Ärzten zu wünschen.

Eine weitere Einschränkung betrifft die Form des Lupus. Das eigentliche Gebiet für die Finsenbehandlung sind plane, glatte Formen. Die Kompressorien liegen hier gut an und man kann die Kreise für die einzelnen Sitzungen relativ groß zeichnen. Schwierig gestaltet sich dagegen die Behandlung bei hypertrophischem und ulcerösem Lupus. Hier soll man jedenfalls nicht sofort mit der Lichtbehandlung beginnen. Es ist ein großer Fortschritt der letzten Jahre, daß wir uns jetzt nicht mehr auf eine bestimmte Methode festlegen, sondern die verschiedenen Verfahren auch bei demselben Patienten kombinieren. Auf diese Weise kann man einen Fall durch anderweitige Vorbehandlung für die Lichttherapie präparieren und dadurch viel Zeit und Geld sparen. Wir haben gesehen, daß diese vorbereitende Behandlung alle starken Zerstörungen und fehlerhafte Narbenbildung vermeiden muß. Es sind im wesentlichen zwei Methoden, durch die wir hypertrophische Formen zum Einsinken, geschwürige zum Überhäuten bringen: die Pyrogallol- und die Röntgenbehandlung. Durch diese Verfahren können wir aus einem papillomatösen oder ulcero-serpiginösen einen planen Lupus machen, der für die Finsenbehandlung keine Schwierigkeiten mehr bietet.

Es bleiben noch besondere Lokalisationen, an denen die Finsentherapie erfahrungsgemäß schlechtere Resultate gibt. Das ist ganz besonders die Ohrmuschel und das Ohrläppchen. Auch hier wird man kombinieren müssen. Daß der Nasenlupus bei Finsenbehandlung so häufig rezidiviert, hat seinen Grund in der Erkrankung der Schleimhaut, von der aus immer neue Infektionen der Haut stattfinden. Es hat also eine Finsenbehandlung ohne gleichzeitige Inangriffnahme des Schleimhautleidens keinen Sinn.

Leider ist die Lichttherapie gegen Schleimhautlupus nur in sehr beschränktem Maße anwendbar. Die Lippen und das Zahnfleisch sind auf diese Art zur Not noch zu behandeln, aber die Erfolge sind nicht besonders glänzende. Ebenso verhält es sich mit der kleinen Partie am Naseneingang. Dagegen berichtet LUNDSGAARD über sehr gute Resultate bei Lupus der Conjunctiva, die auch wir bestätigen können. Man bedient sich heute wenig mehr prismatischer Druckgläser, sondern, wo nur angängig, macht man sich die erkrankte Stelle direkt zugängig. Zu diesem Zwecke sind eine Reihe von Instrumenten angegeben, z. B. die Everteure nach GRÖNHOLM.

Hier sei auch erwähnt, daß nach Bestrahlungen in der Nähe des Auges öfter Reaktionen auftreten: Ödem, Conjunctivitis, Phlykthänen; im allgemeinen gehen die Erscheinungen leicht zurück, die Kornea soll aber möglichst geschützt werden, eventuell durch Einträufelung des recht guten *Corodenin*, wie wir es bei empfindlichen Patienten auch im Kohlenbogenlichtbad benützen. Eine ausnahmsweise auftretende Keratitis, die man auf eine Strahlenschädigung zu beziehen geneigt ist, heilt auch meist gut ab. Übrigens sei bemerkt, daß man neuestens versucht, auch Keratitiden mit filtriertem Licht zu behandeln.

Praktisch verfahren wir, wie dies auch im Finseninstitut in Kopenhagen geschieht, in der Weise, daß die Patienten zunächst durch mehrere Monate durchgefinst werden, so daß man einen großen Teil der Knötchen zum Schwinden bringt. Hierauf macht man eine Pause von 2—3 Monaten, während welcher Zeit die Kranken das Spital verlassen können, mit der Anweisung sich zuverlässig zum angegebenen Termin wieder ansehen zu lassen. Nach dieser Frist erkennt man den Grad der bereits eingetretenen Heilung und verfährt dann je nach dem Zustand sei es mit neuerlicher Lichttherapie, Excision usw. Hat man es aber mit unzuverläßlichen Personen zu tun, dann ist es wohl besser, sie gleich länger im Spitale oder in kontinuierlicher Behandlung zu halten.

Statistiken. Bei einer ihrer ganzen Art nach an einzelne große Zentren gebundenen Methode, wie der FINSENschen, ist auch das allgemeine Resultat, wie es sich in Heilungsstatistiken ausspricht, nicht ohne Interesse. Nur stellen sich der Ausarbeitung von Statistiken besondere Schwierigkeiten entgegen. Zuerst: wann soll ein Fall als geheilt erklärt werden? Wir wissen, daß bei manchen noch nach Jahren kleine Rezidive auftreten. Die meisten Statistiken haben daher auch spezielle Rubriken für die Zahl der Jahre, seit denen der Patient, rezidivfrei ist. Ferner wird — wie eben ausgeführt — jetzt eine große Anzahl von Fällen nicht mehr allein nach FINSEN, sondern kombiniert behandelt. Hier kann man aber doch wohl die Fälle ruhig mitzählen, bei denen die Finsentherapie das Hauptverfahren darstellt, während die anderen Methoden nur zur Vorbereitung oder Nacharbeit verwendet wurden. Schließlich muß eine Statistik die Ausdehnung der Fälle berücksichtigen; und darüber hat sich von selber ein Übereinkommen hergestellt.

Wenn man die großen Statistiken vergleicht, so sind die Resultate auch nicht allzu divergierend. An erster Stelle erwähnen wir die Statistik des Kopenhagener Institutes, von FORCHHAMMER bearbeitet. Von 1200 Fällen werden 721 = 60% als geheilt geführt, davon etwa die Hälfte seit mehr als fünf Jahren rezidivfrei. Nimmt man die beginnenden Fälle für sich, so erhöht sich die Zahl der Heilungen auf 76%. Über noch größeres Material verfügt SEQUEIRA, der am London-Hospital in 13 Jahren 1356 Patienten wegen Lupus mit Licht behandelte. Er verzeichnet 54% Heilungen, daneben noch eine größere Anzahl fast Geheilter, in einer späteren Statistik 70%. JUNGMANN-Wien zählt unter 311 Behandelten 95 Geheilte, 34 anscheinend Geheilte und 58 fast Geheilte. WELJAMINOW in Petersburg hat in zehn Jahren unter 181 Fällen 40,5% Geheilte, 16% fast Geheilte. Die Statistik von ZINSSER in Köln zählt 142 Fälle mit 56% Heilungen. Derselbe Autor erklärt, daß man bei kleinen, bis etwa fünfmarkstückgroßen Herden des Gesichtes ohne Schleimhautkomplikation nahezu in 100% Heilung versprechen könne. Wenn im ganzen sich die Zahl der Heilungen in den obigen und anderen kleineren, hier nicht erwähnten Statistiken nicht über 60% erhebt, so liegt das daran, daß sie meist mit zahlreichen, sehr ausgedehnten Fällen belastet sind. Für die beginnenden und mit richtiger Indikation ausgewählten Fälle stellt sich der Prozentsatz der Heilungen ganz bedeutend besser. Über dem Durchschnitt steht GIMENO mit 85% Heilungen. Dagegen läßt sich der Prozentsatz derselben auf 85—90% erhöhen, wenn gleichzeitig das allgemeine Kohlenbogenlichtbad zu Hilfe genommen wird (A. REYN, SEQUEIRA und O'DONOVAN), wobei die gleichzeitige Abkürzung der Dauer nicht zu unterschätzen ist.

Ersatzmethoden. Die Finsenbehandlung, wie sie hier geschildert worden ist, kann nur eine Institutsbehandlung sein. Sie ist ohne ein gut eingearbeitetes Wartepersonal gar nicht durchzuführen. Sie erfordert eine mit allen technischen Einzelheiten vertraute leitende Kraft. Der Apparat muß mit peinlichster Sorgfalt instand gehalten werden. Dabei sind allerhand Einzelheiten zu beachten, deren Vernachlässigung das Behandlungsresultat verschlechtern kann. Am besten wird das Ergebnis dort sein, wo man sich am strengsten an das Kopenhagener Vorbild hält. Um nun dem einzelnen Arzt die Möglichkeit zu geben, Lichttherapie zu treiben, sind die verschiedenartigsten Lampen erfunden worden, die, handlicher als der große Finsenapparat, diesem an Wirkung gleichkommen, ja ihn sogar übertreffen sollten. Alle sind wieder verschwunden, bis auf zwei, die sich in der Praxis bewährt haben: die FINSEN-REYN-*Lampe* und die KROMAYERsche Quarzlampe. Über die SAIDMANNsche Metallbogenlampe, die auch gelobt wird, haben wir keine Erfahrung, LOMHOLTs Modifikation wurde bereits früher erwähnt.

Die FINSEN-REYN-Lampe, die aus dem Kopenhagener Institut hervorgegangen ist, beruht auf ganz demselben Prinzip wie die ursprüngliche FINSENsche Einrichtung. Sie soll nur den Vorteil bieten, mit geringerem Stromverbrauch zu arbeiten und in kleineren Betrieben Einzelsitzungen zu ermöglichen. Sie ist weniger kostspielig und beansprucht weniger Platz als der große Apparat. Die Lichtquelle bildet eine Projektionslampe mit schräg gestellten Kohlenstiften, die bei einer Stromstärke von 20 Ampère brennt. Der Konzentrationsapparat ist ähnlich gebaut wie bei dem Originalapparat, nur kürzer und zur besseren Ausnützung des Lichtes diesem möglichst nahe gerückt (bis ca. 5 cm). Die am stärksten lichtbrechende Linse ist eine FRESNEL-Linse. An der Kühleinrichtung sind keine Änderungen vorgenommen. Bogenlampe und Sammelapparat befinden sich auf einem beweglichen Stativ, auf dem sie in verschiedenster Weise verstellbar angebracht sind, so daß mit Leichtigkeit auf jede Hautpartie eingestellt werden kann. Die Kompression geschieht ebenso wie oben beschrieben, auch sonst verläuft die Behandlung genau in derselben Weise wie mit dem großen Apparat; Sitzungsdauer und Art des Vorgehens bleiben die gleichen. Im allgemeinen scheint auch der Effekt dem mit der großen Bogenlampe erzielten nahe zu kommen. Doch können wir mit Jacobi bestätigen, daß die Wirkungen nicht ganz gleichwertig sind. Für größere Institute bleibt jedenfalls der alte Apparat vorzuziehen.

Stellt die Finsen-Reyn-Lampe nur eine praktische Modifikation des ursprünglichen Verfahrens dar, so bietet die Kromayersche Quarzlampe an sich etwas Neues, indem sie eine andere Art Lichtquelle einführt, das Quecksilberlicht, das 1892 von Arons entdeckt wurde. Dieses kommt dadurch zustande, daß man in einer luftleeren Röhre, die in einen elektrischen Strom eingeschaltet ist, Quecksilber von einem Pol zum anderen fließen läßt. In dem Augenblick wo das Hg beide Pole berührt, stellt sich der Kontakt her, beim Zerreißen des Quecksilberfadens entsteht ein Lichtbogen, welcher durch seine Wärme das Hg zum Verdampfen bringt. Diese erhitzten Dämpfe geben das Quecksilberdampflicht von sehr intensiver Leuchtkraft. Sein Spektrum ist im Gegensatz zum Sonnen- und Kohlenbogenlicht ein diskontinuierliches, bei dem ein großer Teil der sichtbaren Strahlen fehlt, während die ultravioletten bis gegen 180 $\mu\mu$ gehen. Kromayer machte dieses Licht für die Therapie benutzbar, indem er um die Lichtquelle eine Wasserkühlung anbringen und sämtliche durchsichtigen Teile der Lampe aus Quarz (Bergkrystall) herstellen ließ. Es resultierte eine Lampe, die mit 90—250 Volt und 3—4 Ampère brennt, die sich also, mit einem Rheostaten verbunden, an jede Gleichstromleitung anschließen läßt. Sie ist sehr handlich, sehr einfach zu bedienen. Der Effekt auf die photographische Platte und die baktericide Wirkung auf Bakterienkulturen ist groß (Meyer und Dworski).

Die Anwendung kann in verschiedener Weise erfolgen, entweder als Fernbestrahlung, indem man das durch das Quarzfenster austretende Licht aus Distanz auf den Krankheitsherd einwirken läßt, wie dies Jesionek gerne gebraucht, bis zur Entstehung einer kräftigen Entzündung. Ähnliches tun wir auch beim Finsenlicht. Oder aber es findet eine Kompressionsbestrahlung statt, indem man das Quarzfenster an die Haut andrückt. Für solche Druckbestrahlungen ließ Jungmann ein gut brauchbares automatisches Druckgestell konstruieren. Uhlmann weiß der von Jaenicke konstruierten neuen medizinischen Quarzlampe Gutes nachzusagen, da sich mit ihr der Betrieb einfacher und konstanter gestalte.

Für die therapeutische Wirksamkeit handelt es sich aber vor allem darum, welches Licht die größere Penetrationsfähigkeit besitzt. Über diese Frage ist denn auch bald eine sehr große Literatur entstanden. Von den zahlreichen experimentellen und klinischen Untersuchungen seien nur genannt die Arbeiten von Hasselbalch, Bering, Gunni Busck, Hesse, H. Jansen, Johansen, Jungmann, Maas, Maar, Mulzer, Pürckhauer, E. H. Schmidt, Frank Schultz, Stern und Hesse, Marg. Levy. Aus fast allen geht hervor, daß die Tiefenwirkung der Hg-Lampe geringer ist als die des Finsenlichtes. An der Oberfläche sind dagegen die entzündlichen und besonders die nekrotischen Vorgänge stärker bei Belichtung mit der Quarzlampe. Doch erlauben die Veränderungen der photographischen Platte keine bindenden Schlüsse auf den biologischen Effekt (Fr. Schulz, Wichmann). Es stellte sich zwar heraus, daß bis etwa 0,4 mm Zwischenschichtdicke die photographische Platte von Finsen- und Hg-Licht gleich stark beeinflußt wird, während durch dickere Schichten die Wirkung der letzteren viel rascher abnimmt als die der Finsenlampe (Mulzer). Verglichen können nur die Reaktionen im Gewebe werden, und wenn auch darin keine Übereinstimmung herrscht, so scheint doch die Überlegenheit des Finsenlichtes erwiesen zu sein. Wir müssen dem nicht nur nach klinischen, sondern auch nach unseren neueren experimentellen Erfahrungen zustimmen, da POPPER histologisch und dermatoskopisch deutliche Unterschiede zwischen beiden Bestrahlungsarten aufweisen konnte, welche für das Finsenlicht sprechen, sowohl was Tiefe als auch was Dauer der Veränderung anlangt. Die histologischen Untersuchungen von JANSEN und von PÜRCKHAUER ergaben auch, daß bei der Behandlung mit Hg-Licht einer stärkeren Nekrose eine geringere Intensität der regenerativen Vorgänge und späteres Einsetzen derselben folgt. Das ist ein Faktor, der entschieden zuungunsten der Quarzlampe in die Wagschale fällt.

Um diese Nachteile, die starke Oberflächenreaktion, welche in solcher Intensität nicht erwünscht ist und das tiefere Eindringen des Lichtes verhindert, zu beseitigen, haben manche durch Einschalten einer Methylenblaulösung als Strahlenfilter, besser durch eine Blauquarzscheibe die äußersten Ultraviolettstrahlen bis zu 280 $\mu\mu$ abzublenden versucht. Da KROMAYER selbst diese Anordnung angab, spricht dies wohl dafür, daß er die Argumente der Gegenseite anerkannt haben muß.

Die Praxis hat durchwegs die Ergebnisse der experimentellen Untersuchungen bestätigt. Es ist eigentlich außer KROMAYER selbst nur noch KLINGMÜLLER mit seinen Schülern (BERING, STÜMPKE), die an der Gleichwertigkeit, ja an der Überlegenheit der Quarzlampe gegenüber der Finsenlampe festhalten. Alle anderen sind zu dem Schluß gekommen, daß die Resultate der Finsenbehandlung mit der Quarzlampe nicht erreicht werden. Trotzdem bedeutet diese Lampe eine Bereicherung unseres therapeutischen Inventars bei der Bekämpfung des Lupus. Sie kann oberflächlich gelegene Herde zum Abheilen bringen und auch zur Vorbereitung für die Finsenbehandlung dienen. Man kann bei einem ausgedehnten Herd mit der Quarzlampe beginnen und dann für die tieferen Knötchen Finsenbehandlung nachfolgen lassen. Besonders hervorheben möchte ich auch eine von KLINGMÜLLER gestellte Indikation: bei Lupus des Ohrläppchens dieses unter Kompression zwischen zwei Quarzlampen zu belichten. Durch eine solche Bestrahlung von beiden Seiten lassen sich in der Tat viel größere Wirkungen erzielen als durch die einfache Finsenbehandlung. Die Quarzlampe behält also neben dem Original-Finsenapparat und der FINSEN-REYN-Lampe ihr Anwendungsgebiet, und wir sind überzeugt, daß sie in vielen Fällen jenes voll ersetzen kann (JESIONEK und ROTHMANN, E. MAYER, ROST, WERTHER, OLIVER, J. BEATTY, E. LAWRENCE, CIPRIANI, BRANDT u. a.). In unserer Anstalt verwenden wir Kompressionslinsen ähnlich denen beim Finsenapparat, gewöhnlich jedoch sind an der Kromayerlampe solide Quarzstäbe anzubringen, welche auch so konstruiert sind, daß man mit ihnen Belichtungen von Körperhöhlen (Nase, Mund, auch Kehlkopf) oft mit recht gutem Erfolge vornehmen kann (WOSNESSENSKIJ nnd BERMANN), natürlich ist die Lichtstärke unter diesen Umständen eine wesentlich schwächere. Die superponierte Bestrahlung (W. JADASSOHN) vermag die Reaktionen zu steigern und zu vertiefen. Auch durch vorheriges Aufschließen der Herde sind die Resultate zu verbessern, ebenso wie gleichzeitige Golddarreichung in dieser Hinsicht manchmal Vorteile zu bringen scheint (KROPATSCH, KIESS, ULRICHS, FÉNYES). Schutz der Umgebung und besonders der Augen ist unbedingt notwendig, will man nicht ebenso wie beim Kohlenbogenlicht (BERGMEISTER) auch da (SCHEERER) Schädigungen erleben.

Einen Versuch, die Lichtstrahlen von größerer Wellenlänge zur Behandlung nutzbar zu machen, unternahm DREYER; er ging von der Tatsache aus, daß es gelingt, Bakterien, die in Lösungen suspendiert sind, durch gewisse Substanzen gegen Licht zu sensibilisieren. Er injizierte deshalb in lupöses Gewebe Erythrosin und glaubte, dadurch die Lichtwirkung zu verstärken, weil so die Strahlen bis zum gelben Teil des Spektrums in der Tiefe des Gewebes wirksam würden.

Bei der Nachprüfung durch SPIETHOFF, FORCHHAMMER, HALBERSTÄDTER und FRANK SCHULTZ hat sich das als Irrtum herausgestellt. FRANK SCHULTZ besonders hat gezeigt, daß die stärkere Reaktion nur durch Summierung von chemischer Reizung und Lichtwirkung zustande kommt, und daß ein therapeutischer Erfolg von dieser Methode nicht zu erwarten ist. Die Versuche von TAPPEINER und JESIONEK, durch fluorescierende Substanzen die Haut gegen Licht zu sensibilisieren, verliefen für sie ergebnislos, doch scheint es für Trypaflavin da doch gewisse Erfolge zu geben (JAUSION, OPPENHEIM, KERL).

Wir konnten eine Verstärkung der Lichtwirkung durch Injektionen von sensibilisierenden Substanzen (Eosin, Erythrosin, Methylenblau, Argochrom) lokal oder allgemein nicht herbeiführen. Dagegen berichtet KAUCZYŃSKI über stärkere Reaktionen bei kürzerer Belichtungszeit nach Injektionen von 4 ccm einer $2^0/_0$igen Gonakrinlösung. Die Resultate erschienen ihm besser als nach gewöhnlicher Behandlung mit Finsen. Hier sei auch einer Beobachtung dieses Autors Erwähnung getan, welcher bei einem Patienten der schon längere Zeit in klinischer Behandlung gestanden war, zugleich mit einer stürmischen Finsenreaktion auch Schwellung und Rötung der übrigen Lupusherde auftreten sah (Tuberkulinisierung?).

b) Allgemeinbelichtungen.

α) Natürliche Sonne.

Neben der lokalen hat die allgemeine Lichtbehandlung immer mehr an Bedeutung für die Behandlung der Hauttuberkulose gewonnen, die Kombination beider, wie sie heute fast an allen größeren Lupusheilstätten gehandhabt wird (Breslau, Freiburg, Gießen, Kopenhagen, London, Wien usw.), zeitigt die besten Resultate. Die günstigsten Einflüsse der Sonnen- und Lichtbäder auf lupöse Erkrankungen betonen schon FINSEN, BERNHARD, ROLLIER, REVILLET (Cannes), VIDAL (Hyères); JESIONEK war der erste, welcher nachweisen konnte, daß, selbst bei Abdeckung des Lupus, derselbe im Sonnenbad zur Abheilung kommen kann. Die Allgemeinwirkungen dieser Therapie verursachen also Aufsaugung des tuberkulösen Herdes.

Wie diese Effekte zustande kommen, das ist auch heute noch nicht eindeutig geklärt. Ins Detail auf die theoretischen Fragen der Lichtbiologie und Strahlentherapie, auf die Technik, Dosimetrie, Anwendungsweise einzugehen erübrigt sich hier, da dies in ausgezeichneter Weise von ROST und KELLER in Band 5 dieses Handbuches behandelt wurde. Nur einiges Wenige, besonders soweit es die Hauttuberkulose angeht, sei von mir angeführt, um weitgehende unnötige Wiederholungen tunlichst zu vermeiden.

Bekanntlich steht an erster Stelle für die Lichtbehandlung die natürliche Sonne, besonders die der Höhenlagen und am Meeresstrande. Sie gehört zu den *Kombinationsstrahlern,* d. h. sie wirkt durch Wärme- und chemische Strahlen, in dieselbe Kategorie ist das Kohlenbogenlicht mit seinen verschiedenen Konstruktionen zu zählen. Als Prototyp der *Ultraviolettstrahler* ist die Quecksilberdampflampe anzusehen, deren Wirkungsbereich vorwiegend in den chemischen Lichtstrahlen liegt. Und schließlich kennen wir noch *Wärmestrahler,* z. B. die Spektrosol-, die Solluxlampe. Natürlich ist diese Einteilung von der prävalenten Wirkungsweise genommen. Jede dieser Arten kann allgemein und lokal Verwendung finden, letztere teils durch Abdeckung der nicht zu bestrahlenden Partien, teils durch entsprechende Ansätze und besondere Anordnungen, z. B. Finsen- und Kromayerlampe.

Um einen Vergleich in der Wirksamkeit verschiedener, besonders der künstlichen Lichtquellen durchführen zu können, aber auch zu dem Zwecke einer absoluten Dosimetrie war man bemüht, die verabreichte Lichtmenge zu messen. Denn das Spektrum sagt uns zwar physikalisch über die Zusammensetzung des Lichtes etwas aus, nichts aber über die Intensität in den einzelnen Spektralteilen. Und gerade darüber müssen wir etwas wissen, wenn wir den biologischen Effekt erfassen wollen. Deshalb sind ja z. B. die mit niedriger Spannung brennenden Kohlenbogenlampen nicht der FINSENschen hochgespannten gleichwertig, deshalb ist es unserer Ansicht nach biologisch nicht gleich, ob wir eine hochwertige Lichtquelle benützen oder eine solche einfach durch Addition zweier minderwertigen zu erlangen trachten. MEYER und BERING haben nach dem BORDIERschen Chromoaktinometer die erste halbwegs annehmbare Meßmethode angegeben, welche KELLER verbessert, und der er einen hohen Grad von Brauchbarkeit verschafft hat, allerdings fanden SCHALL und ALIUS auch mit ihr noch 27—42% Fehler. Die Zahl der Instrumente ist eine außerordentlich große, photophysikalische Vorgänge, die Einwirkung auf die Selenzelle (FÜRSTENAUS *Aktinometer*), auf die Cadmiumzelle wurden herangezogen und dadurch gewiss schon wesentliche Fortschritte gemacht, ich verweise nur auf die Arbeiten von KELLER, ROST, HACKRADT, FINKENRATH, JENTZSCH-GRAEFE, FÜRSTENAU, FINK, GRIFFITH, SCHULTZ, STAHEL. HILL und EIDINOW bedienen sich einer „biologischen Methode“, welche auf der abtötenden Dosis für eine konstante Infusorienkultur beruht. Eine Einigkeit über die Brauchbarkeit der Instrumente ist noch keineswegs erzielt. Das ist ohne weiteres erklärlich, wenn Lampen mit verschiedenen Strahlenkategorien untereinander verglichen werden sollen, denn die Instrumente sind vor allem auf eine bestimmte Strahlenart eingestellt. Aber auch bei ein und derselben Lichtsorte wird es noch Differenzen in vivo geben, da wir ja wissen, daß nicht alle Individuen, ja nicht einmal alle Körperteile desselben Patienten gleich stark reagieren. Heller gefärbte Personen reagieren im allgemeinen stärker als dunkle, Kinder mehr als Erwachsene, SCHALL und ALIUS konnten aber letzteres nicht bestätigen. Dagegen fand DORNO wieder gerade Blonde, ja Rothaarige weniger empfindlich, was FINKENRATH auch gesehen hat. SCHALL und ALIUS beobachteten unter 200 untersuchten Personen kaum zwei vollständig gleich reagierend (DAHLFELD, RAUSCH). Die Durchfeuchtung der Haut spielt eine große Rolle, bedeckte Hautstellen sind empfindlicher als unbedeckte, aber auch letztere differieren ganz wesentlich (KELLER). Unter solchen Voraussetzungen kann kaum ein Instrument absolut fehlerfrei sein, es wird um so mehr geeignet erscheinen je mehr die physikalische mit der biologischen Reaktion parallel geht, eine Forderung, die bisher noch kein Apparat voll erfüllt hat, auch bezüglich der Cadmiumzelle finden wir noch ganz widersprechende Angaben, obwohl sie scheinbar schon einen hohen Grad von Verläßlichkeit bietet.

Die beste und einfachste Prüfung scheint uns auch heute noch bei Einstellung einer neuen Lampe die Belichtung einer circumscripten Hautstelle, evtl. im Vergleich mit einer alten Lichtquelle von bekannter Stärke zu sein (JESIONEK-DAHLFELD). Im übrigen bleibt es besser, man ist bei der ersten, zweiten Allgemeinbestrahlung etwas vorsichtiger, wonach man die Eigenheiten des Patienten (und der Lampe) erkannt hat und auch bei der Lokalbestrahlung läßt sich eine zu schwache Reaktion leicht beim nächsten Male auf die gewünschte Höhe bringen. Man schadet durch ein-, zweimalige Unterbestrahlung gewiß weniger als durch Überdosierung, besonders im universellen Lichtbade. Benützt man ein Dosimeter, dann kann man nach KELLER die Dosis in „Finsen“ angeben, deren Einheit mittels der Jodmethode bestimmt wird und ungefähr ein mittleres Erythem auf der Haut hervorruft.

Die Wirkung des Lichtes ist eine direkte und eine indirekte (HAUSMANN), vielleicht können wir letzterer eine noch größere biologische Bedeutung beimessen als ersterer (Pincussen). Daß die Bactericidie im Gewebe keine sehr starke sein kann, geht aus den verschiedensten, zum Teil schon angeführten Versuchen hervor, schon deshalb, weil ja die Strahlen nur in eine ganz geringe Tiefe gelangen; zu große Dosen würden auch das Gewebe schädigen (Wood). Aber sie ist im Experimente auch für Tuberkelbacillen nachgewiesen (Mayer). Wir müssen also die Lichttherapie als eine Reizkörpertherapie auffassen, sie wird dort am meisten Erfolg versprechen, wo der Organismus nicht zu sehr gelitten hat, also zu Abwehrmaßnahmen in höherem oder geringerem Grade befähigt ist. Deshalb die guten Erfolge bei der Haut, Drüsen- und Knochentuberkulose, bei den ruhenden Formen der inneren Tuberkulose. Daß wesentliche Änderungen des Eiweiß-, Blutzucker-, Kalk- und respiratorischen Stoffwechsels, der Blutbildung, der Fermentwirkung, Einflüsse auf das sympatische Nervensystem (Rothman) vorhanden sind, wurde durch vielfache Befunde sichergestellt, doch sind wir von einer vollkommenen Einsicht in alle Fragen noch weit entfernt. Memmesheimer ist im Sinne Blochs und E. Hoffmanns geneigt, an esophylaktische Vorgänge nach Hautbestrahlungen zu denken. Schon Finsen hat dargetan, daß Hautrötung und Erweiterung der Capillaren die Belichtung wochenlang überdauern, wodurch bessere Zirkulationsverhältnisse und Ernährung in der Haut zustande kommen. E. v. Schubert hält den Blutfarbstoff für den eigentlichen Empfänger der ultravioletten Strahlen. Chauffard mißt der Hypercholesterinämie guten Einfluß auf die tuberkulösen Prozesse zu, eine Änderung im Cholesteringehalt haben vor allem Hess, Hume und Smith gefunden. Daß neben den oberflächlichen Veränderungen an der Haut sich auch solche an inneren Organen, wenigstens bei kleineren Tieren infolge Quarzlichtbehandlung abspielen, dafür sprechen die Befunde von Gassul, M. Levy. Kaplanskij hat nach Allgemeinbelichtung mit der Höhensonne eine Änderung der Reaktion des Blutes im Sinne einer Acidose gefunden. Bei der Vielheit der Einflüsse dürfte man mit Recht annehmen, daß nicht für jede Erkrankung dieselbe Lichtart gleich gute Resultate geben wird. Das ist z. B. für die Rachitis auch erwiesen, welche am besten auf die „künstliche Höhensonne“ reagiert (Huldschinsky).

Im allgemeinen wird den Wellenlängen von 310—297 $\mu\mu$ nach den Untersuchungen von Hausser und Vahle die größte Bedeutung beigemessen, man hat diesen Teil des Spektrums als Dornostrahlen bezeichnet. Aber auch die übrigen Teile des Spektrums sind nicht bedeutungslos (Freund, Hausmann), ja Sonne, Hansen, schreiben den leuchtenden Wärmestrahlen ganz bedeutende Kräfte zu, auf welche sie die Überlegenheit des Kohlenbogenlichtes gegenüber der „künstlichen Höhensonne“ zurückführen. Kisch ist ja bekanntlich stets für die große Rolle der Wärmestrahlen bei der Behandlung der chirurgischen Tuberkulose eingetreten. W. Jadassohn konnte nachweisen, daß auch durch kurzwellige infrarote Strahlen noch Erytheme zu erzeugen sind. Wir sind mit Wichmann gleicher Meinung, wenn er annimmt, daß der Kombination von Wärme- und ultravioletten Strahlen, die besten Erfolge zuzuschreiben sind. Monochromatisches Rot- oder Blaulicht hat für die Tuberkulose keine Bedeutung (Bode, M. Schubert). Pincussen ist der Ansicht, daß sämtliche Strahlenarten die Stoffwechselvorgänge beeinflussen. Von einer antagonistischen Wirkung der infraroten und der sichtbaren Strahlen zu den ultravioletten (Becquerel, Gunsett) kann wohl nicht die Rede sein. Während einzelne Autoren auch bei der Behandlung der Tuberkulose Erytheme vermeiden (Jesionek, Rothman), vorwiegend Pigmentation erzeugen wollen, andere wieder durch kleinste Dosen, sog. „Lichtduschen“ (Thedering) noch Erfolge erzielen, messen A. Reyn, Rost, Peemöller einem kräftigen Erythem große Bedeutung bei. Ohne zu ängstlich zu sein, halten wir doch starke Erytheme nicht für unbedingt notwendig, aber in den meisten Fällen geht ja doch der Pigmentbildung ein Erythem voraus und läßt sich kaum ganz hintanhalten.

Die Bedeutung des Pigmentes ist auch heute noch kontrovers. Die *alleinige* Funktion als Lichtschutz (FINSEN, UNNA) wurde mit Recht abgelehnt, schon deshalb, weil er mit dem Pigmentgrad nicht parallel geht (ARNING, HEIBERG, ROST), seine Fähigkeit, auch der Wärmeregulierung zu dienen, betonen PERTHES, PEEMÖLLER. Auch ist Gewöhnung an ultraviolettes Licht ohne wesentliche Pigmentierung möglich. Immerhin werden Lichteffekte durch dieselbe abgeschwächt. Wir wissen ferner, daß Pigment nicht nur durch Licht und Wärme, sondern auch durch andere, z. B. chemische Agenzien erzeugt werden kann (s. BR. BLOCH). Die Ansicht ROSSELETs und ROLLIERs, daß durch das Pigment die in den obersten Schichten absorbierten kurzwelligen Strahlen in tiefer dringende langwellige umgewandelt würden, es also als Transformator diene, ist hypothetisch und bisher nicht erwiesen. JESIONEK wieder glaubt, daß Abbauprodukte des Pigments durch Resorption der gesammelten Lichtenergie dem Körperinnern zugeführt und dadurch der spezifische Krankheitsprozeß beeinflußt werde, auch deshalb die hohe Wertung der Basalzellenschichte von seiner Seite. CHRISTEN nimmt die Entstehung von Sekundärstrahlen im Pigment an. DUFESTEL, DAUSSET halten gerade die Depigmentierung für bedeutungsvoll, weil sie eben in dieser Phase die besten therapeutischen Effekte gesehen haben. KÖSCH wieder macht für die Entstehung des Pigments nicht so sehr die ultravioletten als vielmehr die Wärmestrahlen verantwortlich und schätzt daher letztere hoch ein, wie auch PEEMÖLLER. Abgesehen von solchen theoretischen Erwägungen sagt *uns* die klinische Erfahrung, daß gut pigmentierende Menschen offenbar eine bessere allgemeine Reaktionsfähigkeit besitzen, und man daraus gewisse Schlüsse im günstigen Sinne ziehen kann, womit nicht gesagt ist, daß in solchem Falle die Prognose absolut gut zu stellen ist, andererseits kann trotz Ausbleiben der Pigmentierung die Behandlung erfolgreich sein (VULPIUS, LEUKER, HAEBERLIN, BREIGER), manche Menschen pigmentieren eben schlecht. Der gleichen Ansicht wie wir sind sehr bedeutende Kliniker, neben BERNHARD, DORNO, JESIONEK, REYN auch BUTLER, SEMON und ORMSBY, MANTEGAZZA, JEANSELME und MARCERON u. a. ROLLIER und ROSSELET schreiben den kurzwelligen Strahlen doch die Hauptwirkung zu. Während wir und andere trotz Pigmentierung weiterbestrahlen, schiebt z. B. ROST Depigmentierungspausen ein, weil dadurch der Effekt der neuerlichen Bestrahlung ein größerer sein soll.

Die inzitierende Kraft der Belichtung hat FINSEN bereits nachweisen können, da Salamanderlarven dadurch zu lebhafterer Bewegung angeregt werden, welche auch nach Aufhören des Reizes noch eine Zeitlang anhält. Nach JESIONEK hat das Licht als direkte Folge formative, keratoplastische und pigmentbildende Fähigkeiten, welche aber nur unter der hyperämisierend-nutritiven Komponente desselben in Erscheinung treten. Letztere ist eine indirekte Lichtwirkung, in Konsequenz der arteriellen Hyperämie komme es zu einer Überschwemmung des Körpers mit Serum, welches teils rein mechanisch, teils durch Erhöhung der Schutzkräfte die Heilung herbeiführe. Bezüglich der Annahmen, wie dies zustandekommt, sei auf seine interessanten Ausführungen verwiesen, es handelt sich da größtenteils um hypothetische Erwägungen, welche noch der experimentellen Bestätigung harren. Jedenfalls hat alle diese Eigenschaften in höchstem Maße das *natürliche Sonnenlicht,* mit dessen Physik, besonders im Hochgebirge sich vor allem DORNO, BERNHARD (siehe auch EXNER in HAUSMANN-VOLK) befaßt haben.

Man muß trachten die Durchblutung der Haut zu vermehren, ihren Turgor zu erhöhen, eine chronisch arterielle Hyperämie zu erzeugen, welche zusammen mit der Pigmentierung eine rotbraune Färbung derselben ergibt. Unterstützt wird die Lichttherapie durch Bäder, Abwaschungen, Hydrotherapie, Bewegung in freier Luft. Wenn wir auch bei der Sonnenlichtbehandlung in unseren Höhenlagen und bei den meist geringen Erscheinungen von innerer Tuberkulose unserer Patienten nicht so vorsichtig vorgehen müssen, wie dies Rollier in über 1000 m Seehöhe tut, wo auch noch andere klimatische Faktoren mitsprechen, so werden wir uns doch vor Überdosierung besonders im Beginne der Kur hüten. Wir lassen die Kranken nach wenigen Freiluftbädern sofort Ganzbestrahlungen nehmen, und sehen darauf, daß die ganze Körperoberfläche dem Lichte ausgesetzt werde, häufiger Lagewechsel muß daher vorgenommen werden. Die Erstdosis soll sich nicht nur nach dem Allgemeinzustand richten, sondern auch nach der Tages- und Jahreszeit, in welcher der Patient seine Kur beginnt, ebenso die täglichen Verlängerungen des Bades. Die Morgen- und Frühjahrssonne gibt geringere Reaktionen als die Mittags- und Sommersonne. Die Liegehalle möge womöglich vor starkem Wind geschützt sein, nur bei hohen Temperaturen ist eine leichte Brise sogar erwünscht. Man beachte, daß Luftbewegung die Belichtungseffekte verstärkt. Eingeschobene Duschen, Abreibungen, Waschungen während der Exposition erhöhen die Wirkung, wie überhaupt vernünftige hydrotherapeutische Prozeduren förderlich sind. Auch ist es angezeigt, den Kranken nicht die ganze Zeit ruhig liegen zu lassen, Bewegung in Licht und Sonne sollen mit Liegezeiten abwechseln.

Natürlich sind wir bei Lungen- und Kehlkopftuberkulösen viel vorsichtiger, da halten wir uns selbst bei mäßiger Meereshöhe schon an die Vorschriften Rolliers und dessen einschleichende Methode mit allmählicher Vergrößerung der bestrahlten Körperfläche. Jede Verschlimmerung der subjektiven Beschwerden, Kopfschmerzen, Mattigkeit, ebenso objektiver Nachweis von Herdreaktionen, vermehrter Auswurf, Gewichtsabnahme werden uns veranlassen, auszusetzen oder mit der Dosis herabzugehen, da man gelegentlich auch Hämoptoe gesehen hat (Rost, Grau), welche natürlich diese Therapie verbietet. Von besonderer Bedeutung sind regelmäßige Temperaturmessungen, kleine Erhöhungen um einige Zehntel Grade sind ohne Bedeutung, konstante, wenn auch leichte, schon subfebrile Temperaturen mahnen zur Vorsicht. Doch sei man andererseits nicht zu ängstlich, denn Unterdosierungen werden uns um den Effekt der Kur bringen. Wir wollen eine entzündliche Hautreizung mäßigen Grades mit zunehmender Pigmentierung erreichen, doch sei bemerkt, daß manche Therapeuten zwar heftige Dermatitiden erzeugen, dann aber Depigmentierungspausen eintreten lassen, es hängt dies mit der Einstellung zu den Auffassungen in bezug auf die biologischen Fragen der Haut zusammen (Jesionek, Rost). Kräftigere Entzündungen im Lupusherde, die wir im Gegensatz zu Rollier nicht vermeiden wollen, kann man dadurch zustande bringen, daß man denselben unter Abdeckung des übrigen Körpers mit einem leichten Tuche weiterer Bestrahlung aussetzt. Bezüglich der Irrtümer und Fehler der Lichtbehandlung sei auf Jesionek-Rothmans Beitrag aufmerksam gemacht, nicht nur bei Sonnenbädern, sondern auch bei künstlichen Belichtungen.

Selbstverständlich sind die Augen durch dunkle Brillen zu schützen, der Kopf durch weiße Hüte, die man auch noch anfeuchten kann, zu bedecken. In sehr einfacher und praktischer Weise nimmt Rollier Kopf- und Augenschutz durch verstellbare Rahmen vor, welche mit einem starken weißen Stoff bespannt und am Kopfteile des Ruhebettes befestigt sind.

Wir haben schon gelegentlich der Besprechung der Heliotherapie bei chirurgischer Tuberkulose hervorgehoben, welche ausgezeichneten Resultate wir auf unserem Dachgarten bei halbwegs günstigem Sommerwetter haben. Durch keine künstliche Lichtquelle wird soviel erreicht, als durch die natürliche Sonne.

Wir konstatieren eine ganz kolossale Umstimmung des Organismus und damit ein oft rapides Schwinden der Krankheitsherde, die wir ja meist nebenbei noch lokal angehen, auch können verschiedene andere Behandlungen gleichzeitig vorgenommen werden, z. B. Tuberkulinkuren, Röntgenapplikationen, nur beachte man, daß es nicht zu Kumulationswirkungen und Schädigungen komme. Die Erfolge werden erhöht und beschleunigt, wenn man lokale Ätzungen mit Pyrogallol, Kupfer, Kochsalzbrei vorausschickt und, wie auch wir es oft machen, die Sonne darauf einwirken läßt (Dehoff, Klare, Strauss).

β) Das Kohlenbogenlicht.

Seit langem ist man bemüht, für die natürliche Sonne einen möglichst vollwertigen Ersatz zu finden. Schon 1895 hat Finsen vorgeschlagen, die Kohlenbogenlampe für Allgemeinbestrahlungen zu verwenden, als Ersatz für die natürliche Sonne. Zur Durchführung kam dies erst durch Axel Reyn, welcher 1913 seine ersten Resultate mitteilte, nachdem Vulpius bereits vorher zur Behandlung der chirurgischen Tuberkulose das Hg-Bogenlicht mit gutem Erfolge herangezogen hatte. Eine große Reihe von Arbeiten zunächst von Reyn und seinen Mitarbeitern (Ernst, With, Heiberg, Strandberg), dann aber auch von deutscher, französischer und englischer Seite haben die guten Erfolge bei chirurgischer, aber auch bei Hauttuberkulose bestätigt (L. Spitzer, Volk, Schweig, Belot, François, Pelletier, Sequeira, Semon und Ormsby).

Noch immer geht der Streit, welche Lichtquellen die besten seien. Es ist für uns kein Zweifel, daß die Wirkung der natürlichen Sonne, besonders von einer gewissen Höhe an, durch keine Konstruktion ersetzt werden kann. Am nächsten kommt ihr nach unserer und vieler anderer Meinung noch das offene Kohlenbogenlicht, dessen Nachteil aber die schwierige Einrichtung und der kostspielige Betrieb ist. Dies fällt bei der Hg-Bogenlampe allerdings weg, doch steht sie an Intensität der Wirkung bei Tuberkulose entschieden nach, womit nicht gesagt sein soll, daß nicht auch mit dieser Lampe bei entsprechender Technik Gutes, ja Vorzügliches erreicht werden kann. In weitem Abstande kommen verschiedene andere Lampenkonstruktionen.

Das stimmt auch mit unseren theoretischen Deduktionen gut überein. Es ist bis heute experimentell noch nicht klargestellt, welche Teile des Spektrums oder welche Zusammensetzungen bei der Tuberkulose am wirksamsten sind; von der Rachitis wissen wir, daß es die um 300 $\mu\mu$ sind (Hausser und Vahle). Da nun aber mit der natürlichen Sonnenbelichtung, welche in größeren Höhen nicht allzureich an kurzwelligem Ultraviolett ist, dagegen ein kontinuierliches Spektrum mit starker Intensität im Blau- und inneren Ultraviolett bis etwa 290 $\mu\mu$ hat, entschieden die stärksten Wirkungen erzielt werden, ist von vornherein anzunehmen, daß mit einer künstlichen Lichtquelle von ähnlicher Beschaffenheit man am ehesten annähernd gleich gute Resultate erreichen dürfte. Solche Eigenschaften hat das offene Kohlenbogenlicht, welches nicht nur ein kontinuierliches Spektrum aussendet, sondern bei dem das sichtbare Spektrum, besonders auch die Wärme- und ultraroten Strahlen, in hohem Maße vorhanden sind. Und wir haben gelernt, daß zwar die chemische Strahlung nichts an ihrer hohen Bedeutung verloren hat, daß aber das Gesamtspektrum, vor allem die Wärmestrahlen mit ihrer starken Penetrationskraft die Aktion der ultravioletten Strahlen im Organismus zu erhöhen, vielleicht auch durch die Erwärmung Toxine im zirkulierenden Blut zu zerstören vermögen (Sonne, Bernhard, Rollier, Dorno u. a.).

Die zu verwendende Kohlenbogenlampe ist eine offene, selbstregulierende, mit fixem Brennpunkt brennende Lampe, deren Spannung 55 Volt beträgt und mit Gleichstrom betrieben wird. Denn nicht nur der Lichtbogen, sondern speziell das Kraterlicht soll zur Strahlenemission verwendet werden, weil dieses besonders reich an chemischen und Wärmestrahlen ist. Man kann entweder Lampen mit 75 Ampère benützen, um welche 4 Patienten sitzen, während bei 3 hintereinander aufgehängten 20 ampèrigen Lampen am besten 2 Patienten liegen. Es ist selbstverständlich, daß die großen Lampen höhere Lichtintensität, aber auch größere Hitze entwickeln als die kleineren, so daß man an sie nicht so nahe heran kann; da die Lichtintensität im quadratischen Verhältnis zur Entfernung abnimmt, ist es möglich durch größere Annäherung an die 20 Ampère-Lampen die Differenz in der Wirkung einigermaßen auszugleiehen. Die Patienten müssen im Lichtbad völlig nackt sein und eine möglichst große Körperoberfläche möglichst nahe der Lichtquelle zuwenden. Über die Technik der Anordnung, Konstruktion und über die Methodik der Belichtung geben die verschiedenen Handbücher der Lichttherapie (REYN im Handbuch von LAZARUS, HAUSMANN und VOLK) Aufschluß.

Im allgemeinen wird das Kohlenbogenlichtbad recht gut vertragen, nur die Hitze ist manchen Patienten lästig, sie bekommen Kopfschmerzen, manchmal Schwindel, sie müssen sich erst nach und nach daran gewöhnen, zunächst größere Distanzen einhalten. Selbstverständlich sind die Augen exakt zu schützen, da sonst schwere Störungen eintreten können, gelegentlich schießen Phlyktaenen auf, die aber rasch abheilen (VOGEL, BERGMEISTER), auch das Gesicht soll man vor allzu starker Bestrahlung bewahren, da sonst leicht sehr heftige Reaktionen eintreten. Dies geschieht am besten durch breite Papierschirme, doch muß man darauf achten, daß sie nicht angesengt werden. Die Kranken tragen sehr dunkle Schutzbrillen, oder die Angen werden verbunden. Auch Einträufelung von Corodinin bewährt sich nebenbei sehr gut. Während längerer Expositionen lassen wir die Kranken abduschen oder abwaschen, um sie nicht zu sehr zu ermüden. Beachten muß man auch, daß abspritzende Kohlenpartikel leicht brennbare Gegenstände (Matratzen, Leintücher) in Brand stecken können, weshalb stets eine Warteperson anwesend sein soll, besonders wenn Kinder oder gelähmte, schwer bewegliche Personen in Behandlung stehen. Ich verwende zum Schutze noch Asbeststreifen über den Leintüchern. Kontraindiziert ist die Therapie bei schweren Herz-, Nieren-Krankheiten, starker Arteriosklerose und höher fiebernder Phthise.

Bei der Hauttuberkulose will man im Kohlenbogenlichtbad sofort kräftige Reaktionen an der Haut erzielen, was um so eher möglich ist, als dieselben nicht besonders lästig sind, unter Puder, leichter Salbenbehandlung bald wieder zurückgehen. REYN beginnt bei sonst gesunden Erwachsenen sofort mit $^1/_2$—$^3/_4$ Stunde, um (im Gegensatz zu ROLLIER) ein kräftiges Erythem zu erzeugen und steigt jeden zweiten Tag um 10—15 Minuten, so daß er oft nach Ablauf von zwei Wochen 2—$2^1/_2$ Stunden täglich erreicht, wobei keine Depigmentierungspausen bis zur Heilung gemacht werden. Ganz ähnlich verfährt man bei ihm auch bei chirurgischer Tuberkulose. Wir selbst beginnen mit 15 Minuten und erreichen unter gleicher Verlängerung bei jeder Bestrahlung höchstens $1^1/_2$ Stunden. Bei unserem Materiale wenigstens halten wir schon diese Zeit für eine bedeutende Belastung des Patienten. Bei hellgefärbten Personen muß man vorsichtiger sein, bei Kindern natürlich ebenso (Beginn mit 10 Minuten, Steigerung um 5 Minuten) Kehlkopf- und nicht hoch fiebernde Lungentuberkulose können auch dem Kohlenbogenlichtbad zugeführt werden, strengste Kontrolle des lokalen, Allgemeinbefindens und der Temperaturkurve ist absolute Pflicht. Erhebt sich letztere dauernd, dann stehen wir wenigstens von weiterer Belichtung vorläufig ab. Hämoptoe ist eine absolute Kontraindikation, nach einer solchen lasse man sich entsprechend lange Zeit, bevor der Patient neuerlich bestrahlt wird.

Im allgemeinen Kohlenbogenlichtbad trachten wir neben der Allgemeinwirkung auch auf den erkrankten Körperteil möglichst intensiv einzuwirken; wir schließen vorher den Lupus gerne durch Pyrogallol, Kupfer usw. auf, um den Effekt zu erhöhen. Es muß als Regel gelten, sowohl bei chirurgischer wie auch bei Hauttuberkulose lokale Belichtungen und andere therapeutische Maßnahmen nicht auszuschalten, sondern von ihnen ganz ausgiebig Gebrauch zu machen. Denn wenn wir auch wissen, und besonders *weil* uns schon bekannt ist, daß das Kohlenbogenlichtbad allein Lupus und andere tuberkulöse Erkrankungen zur Heilung bringen kann, müssen wir auch hier durch kombinierte Behandlung die Krankheitsdauer möglichst abzukürzen trachten. Bei tuberkulösen Gelenks- und Knochenerkrankungen wenden wir mitunter Biersche Stauung an, bei der Kehlkopftuberkulose scheint eine direkte Belichtung sehr wohltätig zu wirken (Volk). Zur Erzielung derselben sind verschiedene Apparate angegeben worden, wir gebrauchen zur Reflexion einen Kehlkopfspiegel (Fried, Schweig), wie dies Sorgo für die Sonnenbestrahlung angegeben hat, dessen Handhabung der Patient bald erlernt; man hat doch den Eindruck, daß diese Kombination von lokaler und allgemeiner Lichttherapie (nebst Röntgen!) bei der Tuberculosis laryngis rascher und öfter zur Heilung führt als Allgemeinbestrahlungen allein. Wessely hat für die Lichtbehandlung der oberen Luftwege eine Lampe etwa nach dem Prinzip der Finsen-Reynlampe angegeben und damit Gutes gesehen, allerdings begibt er sich damit der gleichzeitigen Allgemeinbelichtungen, resp. er muß sie separat durchführen. Gerade diese beeinflussen auch allein sehr deutlich spezifische Nasenerkrankungen im Sinne der Heilung, wie dies Heiberg und O. Strandberg klinisch und histologisch erweisen konnten. Henseler will durch längere lokale Bestrahlung mit einer Wolframglühbirne von 500 Watt („Polysonn“) ebenfalls befriedigende Erfolge haben.

In die Augen springend sind die Erfolge bei exulcerierten Hauttuberkulosen, bei denen es zu rascher Überhäutung und zum Schwinden des Infiltrates kommt. Aber auch der hypertrophische Lupus flacht schön ab, viele Knötchen werden resorbiert, doch ist der Hauptvorteil darin zu sehen, daß die lokale Behandlung wesentlich unterstützt, die Heilungsdauer stark abgekürzt, und vor allem die Zahl der geheilten Fälle bedeutend erhöht wird. Reyn berichtet über eine Steigerung der geheilten Lupösen von etwa 60%, welche mit Finsen allein behandelt waren, auf über 90%, François auf 89%. Auch Sequeira betont die Vorteile dieser Belichtung, er geht in der einzelnen Sitzung bis zu 4 Stunden. Besonders günstige Wirkungen sieht man oft bei papulo-nekrotischen Tuberkuliden, Tuberculosis lichenoides und indurativer Tuberkulose. Heiberg und With haben die cellulären Vorgänge während des Rückbildungsprozesses genauer verfolgt. Wir können nach eigenen Untersuchungen Hansens Beobachtungen vollauf bestätigen, daß man gerade im Lichtbade, also ohne klimatischen Einfluß, eine merkliche Steigerung des Hämoglobingehaltes und auch der Erythrocytenzahl beobachtet, ein Beweis für die Allgemeinwirkung dieser Therapie; im gleichen Sinne sprechen auch die Befunde Burchardis.

Ähnlich günstig wirkt das allgemeine Kohlenbogenlichtbad bei der chirurgischen Tuberkulose, sowohl der der Knochen und Gelenke, als auch bei den Erkrankungen der Lymphdrüsen (Reyn, Ernst, Fried), insbesondere in Kombination mit Röntgenbestrahlung. Allerdings lassen wir da eine gewisse Vorsicht walten, indem wir in der Reaktionsperiode nach Röntgen die bestrahlte Partie nicht zu sehr dem Lichte aussetzen, um nicht unerwünscht starke Hautreaktionen, ja Schädigungen zu erhalten. Besonders erfreuliche und rasche Resultate sieht man bei kleinen Gelenken, da wieder insbesonders bei Kindern und jugendlichen Individuen und bei Lymphomen. Doch reagieren auch sonstige tuberkulöse Erkrankungen recht gut, am wenigsten tief gelegene große Gelenke und sekundär infizierte, längere, verzweigte Fisteln. Gelingt es bei letzteren, sie breit zu spalten, zu excochleieren, so ist man oft erstaunt, wie rasch es dann unter Kohlenbogenlicht zu dauernder Heilung kommt. Doch ist die Wirkung auch bei Spondylitis, Coxitis eine gute, nur dauert die Behandlung meist sehr lange, was ja auch bei der Therapie mit natürlicher Höhensonne der Fall ist. Die Resultate unterscheiden sich oft von dieser in keiner Weise, ja erreichen sie sogar, wie aus verschiedenen statistischen Daten A. REYNS hervorgeht, auch hier vermeiden wir nach dem Vorgange ROLLIERS möglichst fixierende Verbände oder beschränken sie auf ein Minimum, wodurch die Versteifung in den Gelenken verhindert wird.

γ) Die Quecksilberdampflampe.

So wenig diese Lichtquelle den Namen „künstliche Höhensonne" verdient, da ihr Linienspektrum mit vorwiegend kurzwelligen Strahlen von dem kontinuierlichen der Sonne toto coelo verschieden ist, kann die große Leistungsfähigkeit nicht bezweifelt werden, sie wird vielfach, besonders vom praktischen Arzte dem Kohlenbogenlicht wegen der Handlichkeit und der wesentlich geringeren Installations- und Betriebskosten vorgezogen. Betont sei, daß sie, ersterem bei gewissen Krankheiten, z. B. der Rhachitis überlegen ist. Für die tuberkulösen Erkrankungen scheint das offene Kohlenbogenlicht doch wirksamer. Für Unterschiede im Effekte scheint uns auch das Aussehen der Pigmentation zu sprechen: nach Quecksilberdampflampe ist die Farbe eine mehr graubraune, nach Kohlenbogenlicht eine tiefdunkelrote bis braune, der nach Sonnenbestrahlung sehr ähnlich, welche lang anhält, während die der ersteren doch rascher schwindet. Um diesen Mängeln abzuhelfen, suchte man die fehlenden Teile des Spektrums durch Anbringung eines Ringes von Glühlampen (HAGEMANN) resp. durch gleichzeitige Bestrahlung mit der Solluxlampe zu ergänzen, andererseits die oberflächlich wirkenden kurzwelligen Strahlen durch Uviolschirme abzuhalten. In Jena wurde eine neue Konstruktion einer Quecksilberdampflampe aus Uviolglas herausgebracht (W. ULRICH), die AXMANN sehr lobt.

Bestrahlung, Technik, Dosierung, Wirkung siehe ROST und KELLER, und ROST: Die biologischen Grundlagen der ultravioletten Therapie[1]. Bezüglich der Dosierung haben wir schon erwähnt, daß noch kein Verfahren vollständig befriedigt; am ehesten entsprechen die Messungen nach KELLER und mit der Cadmiumzelle, natürlich besagt dies nichts für die individuelle Reaktionsfähigkeit der Haut, sondern gibt uns im Grunde nur die Emissionsstärke der Lampe, wir messen also diese und schließen daraus auf den Effekt, ein Schluß der für die meisten Fälle zwar erlaubt, aber nicht absolut ist.

Für die Praxis kommt man wohl meist aus, wenn man die Erythemdosis an einer kleinen Stelle normaler Haut ermittelt und danach Bestrahlungsdauer und Distanz einrichtet. Dadurch sind die verschiedenen Reaktionsgrade zu erreichen.

Man kann mit der künstlichen Höhensonne sowohl lokale Bestrahlungen unter Abdeckung des übrigen Körpers vornehmen, als auch Allgemeinbelichtungen. Eine besondere Art derselben ist die in der JESIONEKschen Bestrahlungshalle, in der mehrere (gewöhnlich 4) Lampen mit stärkerem Brenner und viereckigem Reflektor stehen. Innerhalb derselben läßt JESIONEK die Patienten im Kreise herumgehen, wobei sie die Richtung der Kreisbewegung wechseln, um eine möglichst allseitige Bestrahlung zu erzielen. Man kann die Kranken auch zwischen

[1] Strahlenther. **16**.

die Lampenreihen aufstellen, nur muß man achten, daß sie nicht zu nahe kommen. Man beginnt mit 5—15 Minuten Dauer und steigt je nach der Reaktion um etwa $^1/_3$ der früheren Dosis bis zu einer Stunde, wesentliche Vorteile durch die Bewegung sind nicht zu verzeichnen. PICARD suchte die Wirkung noch durch seine Intensivbestrahlungskammer zu erhöhen, doch hat sich diese nicht sehr bewährt (SCHULTZE und MENZ) und wird heute wohl kaum verwendet.

Bei der BACHschen Höhensonne wird die Allgemeinbestrahlung am besten im Liegen vorgenommen, in 80—100 cm Distanz mit 5 Minuten beginnend, um 5 Minuten steigend, bei Berücksichtigung der Reaktionen bis zu 1—$1^1/_2$ Stunden, resp. die Distanz verringernd, viele gehen schon aus ökonomischen Gründen nicht über 30 Minuten. ROST bestrahlt Vorder- und Hinterseite zugleich, indem er den Patienten zwischen zwei in 75 cm Distanz aufgehängte Höhensonnen legt, gewöhnlich zweimal wöchentlich, nach 12—18 Wochen schiebt er eine Depigmentierungspause ein. Bei Wechsel der Distanz beachte man stets, daß die Lichtintensitäten umgekehrt proportional sind den Quadraten der Distanzen. THEDERING hält von seinen „Ultraviolettduschen", wobei er den Körper täglich durch eine Minute von allen 4 Seiten bestrahlt, sehr viel.

Selbstredend muß man bei der Dosierung individualisieren, den Lichteffekt seiner Lampe, aber auch die Eigentümlichkeiten des Individuums kennen, will man nicht sehr heftige Reaktionen erhalten, welche recht schmerzhaft und lästig sind. In dieser Hinsicht ist es auch wichtig darauf zu achten, daß das Licht möglichst gleichmäßig verteilt ist, nicht einzelne Körperteile der Lichtquelle näher kommen als andere, ungleichmäßige Reaktionen, stellenweise Verbrennungen können die Folge sein. Diese werden selbstverständlich wie Insolationen behandelt, frühzeitig verwenden wir auch $2^0/_0$ige Tanninumschläge, sie heilen ja meist glatt ab, können aber bei größerer Ausdehnung doch ein schweres Krankheitsbild hervorrufen.

Über den Grad der zu erreichenden Reaktion sind übrigens auch die Meinungen geteilt, ROST, SCHERBER, SAIDMANN halten das Erythem für nötig, andere wollen es wieder vermieden haben und gehen auch hier auf die Pigmentation los (JESIONEK).

Zu beachten ist jedenfalls individuelle Überempfindlichkeit, welche sich zuweilen bei Ekzemen, Urticaria, besonders natürlich bei Hydroa vacciniforme findet, es ist kaum ein Fehler mit etwas niedrigeren Dosen zu beginnen, die ja dann rasch gesteigert werden können, das ist noch wesentlich von Verzettelungen verschieden, vor welchen mit Recht PERTHES, PEACOCK u. a. warnen. Wichtig ist ein exakter Augenschutz, da Conjunctiva und Cornea sehr empfindlich sind. Vorsicht ist bei schweren Arteriosklerotikern, Nephritikern, bei Lungentuberkulose, besonders mit Neigung zu Hämoptoe, geboten. Wenn auch selten, so kommt es doch vor, daß das Quecksilberrohr springt und durch das heiße Hg der darunterliegende Patient Verbrennungen erleidet. Man vermeidet solche Schädigungen, indem man die Lampe seitlich aufstellt. Jedenfalls soll ununterbrochen eine Aufsichtsperson zugegen sein, für eine gute Durchlüftung der Behandlungsräume muß stets Sorge getragen werden.

Klinische und experimentelle Erfahrungen haben ja zur Genüge erwiesen, daß die „künstliche Höhensonne" tuberkulöse Prozesse deutlich in günstigem Sinne beeinflußt. Bactericidie in vitro ist vorhanden, ROHDE fand das Fortschreiten des tuberkulösen Prozesses beim Meerschweinchen durch prophylaktische und therapeutische Bestrahlung entschieden verlangsamt, wir kennen die Wirkungen auf die Tuberkulinreaktion (s. auch NASTA und BLECHMANN), auf das Blutbild (RIEDEL), die Besserung des Allgemeinbefindens, kurz die Allgemeinreaktionen verlaufen in ähnlichem Sinne, wie wir sie schon bei den anderen Strahlenarten gesehen haben.

Wenn ohne weiteres zuzugeben ist, daß mit Allgemeinbestrahlungen allein auch Abheilung eines Lupus zustande gebracht werden kann (JESIONEK, KAUFMANN, NARDELLI), so verläuft diese doch langsam; in Kombination mit lokaler Belichtung, mit anderen Maßnahmen (Röntgen, Finsen, Kromayer, Ätzsalben) kommen wir viel rascher zum Ziele (AXMANN, BUTLER, E. HOFFMANN, LUTZ, H. MÜLLER, ROST, SCHOLTZ, STÜMPKE, STRAUSS, VOLK). BENOIT sucht durch vorherige Hyperämisierung mittels Rot- und Ultraviolettbestrahlung die Wirkung der Ultraviolettlampe zu erhöhen; eine antagonistische Wirkung der langwelligen ultraroten gegenüber ultravioletten Strahlen wird zwar angenommen (FRANÇOIS), und DE NOBELE, DE POTTER und VAN HAELST haben eine solche in vitro auch nachgewiesen, beim Menschen konnten wir uns davon nicht überzeugen. Daß man die Art der Kombination individualisieren muß, betont auch HÖRNICKE. Bei gleichzeitiger Tuberkulinkur sei man wegen kumulativer Wirkungen achtsam (LIEBE). THEDERING hat von seiner Quarz-Kupfer-Röntgenmethode Gutes gesehen, wobei allerdings die Quarzbestrahlung die geringste Rolle spielt. Mit Kromayer-Weißlicht-Druck durch 15 Minuten wird eine heftige Entzündung erzeugt, darauf mit Lekutyl verbunden, nach 3—4 Tagen verabfolgt er auf den hochakut entzündlichen Herd unter genauer Abdeckung des Gesunden eine einmalige Röntgendosis (10—20 H durch 2 mm Al), das Verfahren ist furchtbar schmerzhaft, der Kupferverband muß meistens nach wenigen Stunden der Borsalbe weichen. Wir können uns für dieses Vorgehen nicht begeistern.

Von der Druckbestrahlung mit der Kromayerlampe war schon früher die Rede. JESIONEK verwendet aus Entfernung das Kromayerweißlicht, welches er bei neuen Brennern aus 30—50 cm Distanz durch 3—5 Minuten für ulceröse und hypertrophische Formen, etwas länger für plane Knötchen einwirken läßt. Die nächsten Sitzungen werden etwa im Verhältnis 3 : 5 : 8 : 10 Minuten gesteigert, selten bedarf man länger als 15 Minuten. Es soll eine kräftige Hyperämie und Exsudation im Gewebe, doch keine Blasenbildung zustande kommen. Je nach Reaktion und Effekt bezüglich Involution richtet sich die Steigerung der Dosen. Narbengewebe innerhalb des lupösen Gewebes wird durch Anstreichen mit verflüssigter käuflicher roter Gelatine, die Umgebung mit Pasten oder angefeuchteten Tupfern abgedeckt, doch soll eine etwa $^1/_2$—1 cm breite Zone gesunden Gewebes mitbestrahlt werden. Vor der nächsten Sitzung läßt er die Entzündung unter feuchten oder indifferenten Verbänden abklingen. JESIONEK, ROTHMAN erklären, auf diese Weise jeden Lupus zur klinischen Heilung zu bringen. Auch die Schleimhautaffekte werden in ähnlicher Weise direkt oder durch Spiegel bestrahlt, gewöhnlich braucht die Dosis für diese nicht gesteigert zu werden.

Noch besser reagieren andere Formen der Tuberkulose auf universelle Belichtung mit der Höhensonne, so besonders Tuberculosis lichenoides, papulo-nekrotische Tuberkulide, Scrophulodermen, weniger gut die indurative Hauttuberkulose, die Tuberculosis verrucosa, gar nicht das Miliarlupoid. Dagegen ist die sog. Skrofulose, deren Augenerscheinungen, aber auch Lymphome für diese Art der Therapie recht geeignet (PASSOW, ZIELER, ROBERTSON, BONSDORFF u. a.).

JAUSION, KERL, OPPENHEIM haben versucht, durch Sensibilisierung die Wirkung des ultravioletten Lichtes zu steigern. Nach HECHT-ELEDA geht man bei Lupus so vor, daß man 5—10 ccm einer 1%igen Trypaflavinlösung jeden zweiten Tag intravenös injiziert — im ganzen etwa 16 Injektionen — und unmittelbar darauf eine Belichtung mit der Quarzlampe aus 50 cm durch 1—16 Minuten folgen läßt. Hypertrophische und ulceröse Formen flachen ab, epithelisieren.

Wir können also konstatieren, daß gute Erfolge auch mit dem Quecksilberdampflicht zu erzielen sind. Da wird man mit Recht fragen, wozu dann die teure komplizierte FINSENsche Kohlenbogenlampe, wenn es mit dem einfacheren Instrumente geht? Man kann auch HEUSNER ohne weiteres recht geben, daß es gar nicht notwendig ist, die Sonne nachzuahmen, allerdings unter der Voraussetzung, daß andere Apparate gleiches leisten. Nun müssen aber alle zugeben, daß die Sonne das beste therapeutische Agens ist, ihr am nächsten das Kohlenbogenlicht kommt, was Schnelligkeit und Verläßlichkeit der Behandlung anlangt und darauf kommt es ja auch an. Dann folgt gewiß die „künstliche Höhensonne", alle anderen Belichtungsarten erst in verschieden großen Abständen.

Solche gibt es die große Menge, einige seien aufgezählt. Gewöhnlich wollen die Hersteller durch beigegebene Abbildungen der Spektra den Käufer bestechen, wobei sie besonderen Wert auf den ultravioletten Teil legen. Aber wir haben ja gesehen, daß es nicht nur auf diesen ankommt, andererseits wollen wir ja nicht nur die Form, sondern auch den Inhalt des Spektrum kennen, ausschlaggebend ist die biologische Wirkung. So sind auf dem Markte an Kohlenbogenlampen erschienen als eine der ältesten die Simpsonlampe (SEQUEIRA, MESSERLI), die Aureollampe von Siemens und Halske (v. ZUMBUSCH, ULRICHS und WAGNER), die Jupiterlampe (HARTMANN, GRAUMANN, MOLDENSCHARDT, MALTEN), die Heliol- und Ultraluxlampe von F. KOHL, die Mebolithlampe u. a. Viele dieser Apparate brennen mit viel zu geringer Spannung und zu geringer Ampèrezahl, so daß sie für die Tuberkulosetherapie nicht ausreichen, nur wenige können als halbwegs brauchbarer Ersatz dienen, z. B. die Jupiter- oder die Ultraluxlampe, bei denen schon Spezialkohlen in Verwendung sind. Jedenfalls muß möglichst nahe herangegangen und länger exponiert werden, denn die Quantität an Strahlen ist eine wesentlich geringere. Auch wurden Elektroden aus Metallen hergestellt (BANGs Eisenlampe, Wolframelektroden), welche sich aber nicht bewährt haben, oder die Kohlen mit Metallen imprägniert, so bei der „verbrennungsfreien Ultrasonne" (LANDECKER, LAQEUR und ROHN, LANDGRAFF, CASALI). Daneben werden Fadenlampen empfohlen, deren leuchtende Spirale aus besonderen Stoffen hergestellt und die mit einem Edelgas gefüllt sind, z. B. Sollux (RAUSCHING), Spektrosollampe (CHRISTEN, HEUCK), Tungstonlampe (PERCY HALL), zum Teil sind es vorwiegend Wärmestrahler, so auch die Neonlampe, welche dermatologisch nicht zu verwenden ist (SKAUPY, JESIONEK), auch die Uviollampe (AXMANN) ist nicht mehr im Gebrauch. Erinnert sei, daß KISCH der Wärmestrahlung die allergrößte Bedeutung bei der Behandlung der chirurgischen Tuberkulose zuschreibt und mit einem nach seiner Angabe konstruierten Apparat sehr zufriedenstellende Erfolge erreicht hat. Die neuerdings in den Handel gebrachte Wolfram-Drahtlampe mit einer Brenntemperatur von 2800^0, die Osramvitaluxlampe, ist von einer für Ultraviolett durchlässigen Hülle umgeben und scheint nach den bisherigen Untersuchungen recht brauchbar (HULDSCHINSKY, UHLMANN, FÖRSTER, VAHLE und RÜTTENAUER, STAHLMANN), bis zu einem bestimmten Grade auch für gewisse Tuberkuloseformen.

All das sind aber nur Surrogate für die natürliche Sonne, der am nächsten — es sei dies immer wieder betont — das offene Kohlenbogenlicht und die Quecksilberquarzlampe stehen. Die Überlegenheit des ersteren über die letztere scheint auch aus neueren Untersuchungen von POPPER, HAXTHAUSEN hervorzugehen. Der größte Nachteil der Kohlenbogenlampen ist ihr teurer Betrieb, während die Sonne nebst ihrer Güte für sich vor allem auch noch in Anspruch nehmen kann, die billigste Lichtquelle zu sein. Da sie uns aber nicht immer zur Verfügung steht, ist es ein ungeheurer Gewinn, einen halbwegs brauchbaren Ersatz für sie zur Verfügung zu haben.

c) Röntgenbehandlung.

Die Röntgenbehandlung der Hauttuberkulose ist dem allgemeinen Entwicklungsgang der Röntgentherapie überhaupt gefolgt. Schon Ende der neunziger Jahre des vorigen Jahrhunderts haben L. FREUND, KÜMMEL, NEISSER, ALBERS-SCHÖNBERG und HAHN u. a. Lupus mit Röntgenstrahlen behandelt. Es wurden auch manche interessante Beobachtungen gemacht, weitgehende Besserungen, ja sogar vereinzelte Heilungen konstatiert. Trotzdem hat es über ein Dezennium gedauert, bis sich die Röntgentherapie aus dem Stadium tastender Versuche zu einer wirklichen Methode entwickelt hat. Zu einer Zeit, wo man kaum eine andere Abmessung der verwendeten Strahlenenergie kannte als die Expositionszeit, war man in der Tat allen Zufällen und unangenehmen Überraschungen ausgesetzt. Das Verfahren war also unsicher und gefährlich. So war der Stand der Dinge noch 1906, wie aus der kritischen Übersicht hervorgeht, die JADASSOHN in seinem Werke liefert. Seither sind aber sehr bedeutende Fortschritte gemacht worden. Nachdem einmal eine ebenso einfache wie brauchbare Meßmethode für die Strahlenquantität gefunden war — es ist die mittels der Pastille von SABOURAUD und NOIRÉ und des HOLZKNECHTschen Quantimeters, war durch die Arbeiten von LENGLET, H. E. SCHMIDT, FRANK SCHULTZ und H. MEYER für den Dermatologen die Röntgentherapie erst ein zuverlässiges Instrument geworden.

Zunächst darf man sagen, daß heute die Röntgentherapie dort, wo sie richtig ausgeführt wird, schädlich ist. Es scheint uns zwar sicher, worauf wir schon vor Jahren hingewiesen haben, daß manche Individuen auf Strahlenmengen, die andere ohne weiters vertragen, mit Hautschädigungen reagieren, allerdings ist dies gewiß selten. Die Überempfindlichkeit spielt bei der Röntgentherapie eine geringere Rolle als bei den meisten bekannten wirksamen Methoden der medikamentösen Behandlung. Jene, wirklich eine Gefahr darstellenden schweren Schädigungen, die in früheren Jahren leider so häufig zur Beobachtung kamen, können wir heute in der Hauttherapie mit Sicherheit vermeiden. Unsere Methodik ist so weit, daß wir das in der Hand haben. Und nur, wo ein verzweifelter Zustand, wie bei inoperablen Carcinomen, uns das Recht dazu gibt, nähern wir uns bewußt jener Gefahrgrenze.

Die Prüfung der Strahlenqualität erfolgt physikalisch mittels der Röntgenspektrographie, für die praktische Arbeit durch die Messung der Betriebsspannung. Die Anzeigen des in Kilovolt geeichten Instrumentes müssen durch eine der Röhre parallel geschaltete Kugelfunkenstrecke überprüft werden. Die Angaben über die Strahlenqualität dürfen bei keiner Dosisangabe fehlen. Sie erfolgen gewöhnlich in Kilovolt effektiv oder Kilovolt maximal, in äquivalenter Kugelfunkenstrecke oder in Halbwertschicht. Die von uns angewendete Strahlung liegt je nach dem verwendeten Filter zwischen 90 und 105 Kilovolt effektiv.

Zur Abhaltung extrem weicher Strahlen und zur Homogenisierung des Strahlenbündels verwendet man Filter, für die hier zu erörternden Bestrahlungen gebrauchen wir Aluminiumfilter von 0,5—3 mm Dicke. Für die Strahlenquantität oder Strahlendosis muß als allein maßgebende Bezugsgröße der biologische Effekt angesehen werden (JÜNGLING).

Die heute allgemein gebräuchliche Bezugsgröße ist die Erythemreaktion der Haut, von alters her (neben der Epilationsdosis) als Grenzmaß verwendet, von SEITZ und WINTZ als Hauteinheitsdosis (HED) in die Praxis eingeführt. Die HED wird mit 100% angesetzt. Jede in der Röntgentherapie verabreichte Dosis wird in Prozenten der HED angegeben. Von den älteren Meßmethoden erfreut sich mit Recht die Anwendung der SABOURAUD-NOIRÉ-Plättchen gerade in der

Dermatotherapie wegen ihrer Einfachheit, großer Beliebtheit und Verbreitung. Die Plättchen werden mitbestrahlt und die erreichte Dosis auf der HOLZKNECHTschen Skala beim Licht einer Kohlenfadenglühlampe abgelesen, auf welche Weise man die Strahlendosis mit einer Genauigkeit von 15—20% bestimmen kann (SCHREUS, HESS). Dabei entsprechen für die verschiedenen Strahlenhärten etwa folgende Werte der HED: Bei 0,5 mm Aluminiumfilter 3—4 H, bei 1 mm Aluminiumfilter 5 H, bei 2 mm Aluminiumfilter 7 H, bei 3 mm Aluminiumfilter 8 H.

Die neuere Meßmethode der Strahlenmenge mittels Ionisationskammer hat ihren Ausbau in den summierenden (integrierenden) Ionisationsdosismessern gefunden, von denen das Dosimeter Siemens, das Mekapion Strauß und das Hammerdosimeter die gebräuchlichsten sind. Diese neuen Instrumente sind nach der 1928 festgesetzten, physikalisch definierten Internationalen Röntgeneinheit *r* (R ist die verlassene deutsche Einheit) geeicht. Für die hier angewendeten Filter von 0,5—3,0 mm Aluminiumfilter liegt die HED zwischen 300 und 450 r. Für jede Röntgentherapie ist die Eichung von Apparat und Röhre nach Zeit eine notwendige Voraussetzung; sie ist an den jetzt vorzugsweise gebrauchten Ionen-(Coolidge-)Röhren bei konstanter Netzspannung ein sehr verläßliches Maß, muß aber gleichwohl mit einer der angeführten Dosismeßmethoden ständig überprüft werden. Die zu verabreichende Dosis wird nicht nur nach der Art des Krankheitsprozesses, sondern auch nach Alter, Lokalisation abgestuft.

Insbesondere scheint Anwesenheit tuberkulösen Gewebes eine gewisse Überempfindlichkeit gegen Röntgenstrahlen zu bedingen (GROEDEL und LOSSEN), daher wird gerade hier größte Exaktheit und Vorsicht unbedingt notwendig sein. Außerdem haben G. SCHWARZ, H. E. SCHMIDT nachgewiesen, daß Hyperämie verstärkte Hautreaktion veranlaßt, Anämisierung dagegen abgeschwächte. Auch vorherige Applikation verschiedener Medikamente (Jod, Ammoniak, Pyrogallol, Resorcin, Schwefel, Salicyl u. a.) führen zu einer Verstärkung der Reaktion (HALBERSTAEDTER und SIMONS, DESJARDINS und F. SMITH) wie andererseits Strahlenbehandlung eine erhöhte Empfindlichkeit gegen gewisse Medikamente oft durch einige Monate hinterläßt (MC. KEE und GEORGE). Vorherige Sonnen- und Ultraviolettlichteinwirkung (AMSTAD, SAIDMANN und ROBINE), die Bestrahlung einer Affektion in Herdreaktion auf Tuberkulin bewirken eine erhöhte Sensibilität gegen Röntgen, man bezieht all dies auf eine Summation der Reize. Dagegen konnten KELLER und PERTHES die Angaben von SAMPSON, QUIMBY, PACINI, JONES, daß man durch vorhergehende Ultraviolettlichtgaben die Haut gegen Röntgen desensibilisieren könne, nicht bestätigen. Auch manche Haut- und Allgemeinerkrankungen erhöhen die Empfindlichkeit gegen Röntgen, sowie auch bei Kindern eine gewisse Vorsicht am Platze sein wird (HOLFELDER, ROST, BLUMENTHAL, SCHREUS).

Man kann auch heute noch nicht sagen, daß *eine* Methode als Einheitsmethode, als die Methode der Röntgenbehandlung allgemein anerkannt sei. Über die bei den einzelnen Krankheiten zu verwendende Qualität und Quantität der Strahlen, sowie über manche andere technische Einzelheiten gibt es unter den Röntgentherapeuten noch genug Differenzen.

Alle diese Fragen bezüglich Technik der therapeutischen Röntgenbestrahlung sollten hier nur kurz angedeutet sein; sie werden im Band 5 dieses Handbuches von berufener Seite behandelt, auch auf das Übersichtsreferat von P. S. MEYER[1] sei verwiesen.

[1] Zbl. Hautkrkh. **17**, H. 1/2.

Obwohl die Meßinstrumente einen hohen Grad der Exaktheit erreicht haben, sind die Resultate noch immer nicht absolut verläßlich. Da *wir* aber in der Hauttherapie, speziell auch bei tuberkulösen Erkrankungen mit verhältnismäßig kleinen Dosen, jedenfalls unter der Hauteinheitsdosis und prinzipiell nie ohne Filter arbeiten, fallen diese Fehlerquellen nicht in die Wagschale (SCHREUS). Durch die ausnahmslose Anwendung von Filtern (HOLZKNECHT, KUZNITZKY, FUHS) erzielen wir auch, daß die Einsetzung desselben viel weniger leicht vergessen wird, da dieselbe sozusagen automatisch erfolgt. Übrigens wurde von HOLZKNECHT, PFAHLER, BAUMEISTER ein Alarmapparat angegeben, welcher sofort das Vergessen des Filters anzeigt; die Zahl der Filtersicherungen ist heute schon eine sehr große.

Über die Art der Wirkung der Röntgenstrahlen überhaupt sind wir uns noch lange nicht im klaren, sie ist gewiß verschieden je nach der gewählten Strahlenhärte und Dosis. Bei den harten Strahlen und *großen Dosen*, steht die zerstörende Wirkung im Vordergrund; und zwar scheint es sich um eine elektive Wirkung auf die kranken Zellen zu handeln bei relativ geringer Reaktion der Umgebung. Dafür sprechen ja schon die klinischen Erscheinungen, die jedes Erythem vermissen lassen. Eine Bactericidie der Röntgenstrahlen kommt praktisch überhaupt nicht in Betracht (HABERLAND und KLEIN), und da unter diesen Umständen auch eine länger anhaltende Hyperämie und andere reaktive Vorgänge in den oberflächlichen Hautschichten fehlen, so erklärt sich daraus, daß diese Art der Röntgenapplikation bei Lupus selten eine radikale ist, daß häufig Rezidive durch zurückgebliebene Tuberkelbacillen verursacht werden.

Die Möglichkeit einer Reizstrahlung steht immer noch in lebhafter Diskussion, während die einen sie auf Grund von Experimenten leugnen (HOLZKNECHT, PORDES, H. SCHWARZ, CZEPA), bejahen die anderen diese Frage besonders auf Grund klinischer Beobachtungen (L. FREUND, CALLOMON, THEDERING, BR. BLOCH). Aber auch die Laboratoriumsversuche sind nicht übereinstimmend, ja PERTHES bezeichnet sie als auffallend widersprechend. Wir selbst sind auch der Ansicht, allerdings nicht auf experimenteller Basis, daß die Röntgenstrahlen eine Reizwirkung ausüben können, wobei wir es im Effekt für gleichgültig halten, ob dies durch einen direkten Reiz oder durch Wegfall von Hemmungen (HOLZKNECHT, PORDES) zustande kommt. Aber es scheint uns, daß auch sie wohl die Tatsache zugeben, wenn sie einen solchen Erklärungsversuch machen. In dieser Hinsicht sei auch auf JADASSOHNS Hinweis aufmerksam gemacht, der die WEIGERTsche Schädigungstheorie in ihrer Bedeutung für die Zellwucherung heranziehen möchte.

Die Art und Weise der Behandlung mit Röntgenstrahlen von Hauttuberkulose und speziell des Lupus hat im Laufe der Jahre manche Wandlungen erfahren. Auch ihre Wertung ist großen Schwankungen unterlegen, auf die Epoche überschwänglicher Hoffnungen folgte die Beobachtung der Rezidiven und Strahlenschädigungen. Heute können wir doch Indikation und erwarteten Erfolg genauer abgrenzen. In der ersten Zeit haben manche Autoren absichtlich bis zur Geschwürsbildung bestrahlt. In einigen günstigen Fällen trat dann mit der Heilung des Geschwüres auch Heilung des Lupus ein. Dieses Verfahren wird wohl heute kaum noch von irgend jemand angewendet. Es wäre auch unverantwortlich, einen Patienten wegen einer Krankheit, gegen die wir über eine Anzahl ganz guter Methoden verfügen, einer solchen Gefahr, wie sie das Röntgenulcus bedeutet, auszusetzen. Nehmen wir selbst den besten Fall an, daß dieses schließlich dauernd heilt, so ist das kosmetische Resultat miserabel. Wir haben nach langem, schmerzhaften Leiden das bekannte Bild der abgelaufenen Röntgendermatitis, ein buntes Gemisch von Narbe, Atrophie,

Pigmentation und zahllosen Teleangiektasien. Diese Therapie wäre mindestens so schlimm wie die Krankheit.

Das entgegengesetzte Verfahren hat GOTTSCHALK noch 1910 auf der Lupuskonferenz als das beste bei Lupus vorgeschlagen. Er gibt in täglichen Bestrahlungen ganz kleine Dosen von $^1/_2$—1 X bis zur Erreichung der Gesamtdosis von 10 X. Eine Gefahr sei hiebei zwar nicht vorhanden, doch erwähnt JADASSOHN die Möglichkeit, daß durch häufige kleine Dosen Lupuscarcinome provoziert werden könnten, was nach den experimentellen Untersuchungen von RITTER und LEWANDOWSKY naheliegen würde; aber die Gesamtmenge erscheint uns bei GOTTSCHALKs Vorgehen doch zu gering, als daß sie zur malignen Entartung Anlaß geben könnte.

Man hatte sich später im allgemeinen auf eine Behandlung mit einer Normaldosis oder mehreren großen Teildosen geeinigt, eine Behandlung, die aber höchstens bis zur Reaktion mit einem geringen Erythem getrieben werden dürfe. Was die Frage der Strahlenqualität anlangt, hatte LENGLET mit für seine Zeit sehr harten Strahlen gearbeitet. (Benoist 7—8 = 80—100 Kilovolt effektiv), dagegen empfahl FRANK SCHULTZ noch in seinem Buch über die Röntgentherapie in der Dermatologie bei Lupus Strahlen von 5—$7^1/_2$ Wehnelt, (= 35—56 Kilovolt effektiv) in zwei Dosen von je 5 X. Er war damals der Ansicht, daß den weichen Strahlen im allgemeinen bei Dermatosen eine größere Wirksamkeit zukäme, als harten und daß die Menge, der in der Haut absorbierten Strahlen das Entscheidende sei. Später meinte er zugestehen zu müssen, daß härtere Strahlen in vielen Fällen einen größeren therapeutischen Effekt hätten.

Inzwischen hatten H. MEYER und RITTER den Nachweis geführt, daß die harten Strahlen eine stärkere biologische Wirkung ausüben als die weichen. Sie machten ihre Studien an Geweben mit lebhafter Zellproliferation, an Erbsenkeimlingen und an der Haarpapille des Menschen. Hier konnten sie zeigen, daß bei gleicher Absorption eine harte Strahlung viel wirksamer ist als eine weiche. Da dieses Prinzip, auf die Therapie übertragen, sich auch bei Behandlung von Psoriasis- und Ekzemherden bewährte, folgte eine Umgestaltung der ganzen therapeutischen Technik, es handelte sich darum möglichst nur Strahlen von einer gewissen Härte für die Therapie zu verwenden. Das erzielt man erstens, indem man von vornherein mit harten Röhren arbeitet, zweitens, indem man die weichen Strahlen durch Aluminiumfilter von verschiedener Dicke ausschließt.

Bald aber konnten ISELIN, LINSER zeigen, daß die penetrierenden, stark gefilterten Strahlen geringere Erfolge zeitigten und RITTER und MOJE hatten beim tuberkulösen Tiere mit ungefilterten Strahlen die besten Resultate. Beim tuberkulösen Gewebe wird es sich aber im besonderen darum handeln, ob es uns überhaupt darauf ankommt, dasselbe zum raschen Zerfall zu bringen, da es ja ein Reaktionsprodukt des Tuberkelbacillus und eine Abwehrmaßnahme gegen denselben ist, und wir andererseits die Erreger im Organe nicht zur Abtötung bringen können. Wir müssen also vielmehr trachten, alles zu unterlassen, was funktionelle Beeinträchtigungen hervorruft, wobei zuzugeben ist, daß durch den entzündlichen Reiz und teilweisen *langsamen* Zerfall möglicherweise erhöhte Antikörperbildung stattfindet. Vielleicht ist das der Grund, warum gerade exulcerierter Lupus so außerordentlich gut auf Röntgen reagiert, warum wir rasche Involution sehen, wenn wir die Hautaffekte durch Salben aufschließen, sie in einen entzündlichen Reizzustand bringen, so daß unter diesen Umständen auch plane Lupusknötchen oft noch verschwinden. Zudem beobachten wir bei der Spontanheilung, von welcher Bedeutung das junge Bindegewebe ist, dieses wuchert in das tuberkuloide Substrat hinein, ersetzt es und bringt es zum Schwinden. Wir werden also auch deshalb vermeiden, eine Schädigung dieses Bindegewebes zu veranlassen, worauf vielfach auch bei der Krebstherapie (THEILHABER, M. FRÄNKEL, PERTHES u. a.) aufmerksam gemacht worden ist. Alles dies macht uns begreiflich, daß man in letzter Zeit von den großen Dosen abgekommen ist, und man immer mehr trachtet, die adäquate Dosis zu finden, bei der nach MIESCHERs grundlegenden Untersuchungen ein lang andauernder Reiz in der Cutis gesetzt wird.

Wie wenig strahlenempfindlich von vornherein das tuberkuloide Gewebe ist, geht, glaube ich, zur Evidenz daraus hervor, daß wir selbst die so oberflächlich gelegenen planen Lupusknötchen und gerade diese nicht sicher beeinflussen können, und daß das Miliarlupoid, welches sich doch fast nur aus Epitheloidzellen zusammensetzt, oft ganz refraktär ist.

Hält man sich diese Erwägung vor Augen, so wird es klar, daß man zur Behandlung mit weicheren Strahlen zurückgekehrt ist, wie sie den älteren Untersuchungen von NEISSER, SCHOLTZ, DOUTRELEPONT, FREUND u. a. zugrunde liegt, bei denen entzündliche Vorgänge eine größere Rolle spielen, wenn auch hier von NEISSER, SCHOLTZ die Schädigung der Zellen als das Primäre angesehen wird; diese kann aber nicht sehr hochgradig sein und nicht stürmisch verlaufen.

Man muß sich allerdings über das zu erreichende Ziel klar sein. MEYER und RITTER verzichten von vornherein darauf, allein durch Röntgenbestrahlung Lupus heilen zu wollen. Und doch ist das möglich. Hier halten wir es für unsere Pflicht, für L. FREUND einzutreten, dessen Resultate beim Lupus durch LANG, JUNGMANN eine zu scharfe Kritik und Zurückweisung gefunden haben, gewiß bona fide, weil diese damals allzu häufig noch von üblen Konsequenzen kosmetischer Natur begleitet waren. Es ist aber gar kein Zweifel, daß, wie FREUND gezeigt und KUZNITZKY aus der NEISSERschen Klinik es bestätigt hat, Lupus durch Röntgen allein geheilt werden kann. Man sieht dies in Fällen von Lupus tumidus und exulcerans, besonders aber bei der Tuberculosis verrucosa cutis, beim Leichentuberkel, bei denen mit einer oder mehreren Röntgenattaquen die Affektion wie im Sturm zerstört wird, der Patient ist dauernd mit gutem kosmetischen Resultat geheilt.

Gar zu oft kommt man aber mit dieser Behandlung zu einem Punkt, wo man mit anderen Methoden sicherer, vor allem gefahrloser zum Ziel kommt. Wir fassen die Röntgenbehandlung für die meisten Fälle als eine Vorbehandlung speziell für die Lichttherapie auf, um sozusagen den größten Schutt wegzuräumen, besonders bei hypertrophischen und ulcerierten Formen, halten sie aber unter diesem Gesichtspunkte im Sinne einer rationellen Lupustherapie für sehr förderlich; doch sind wir weit entfernt, dem Röntgen eine Überlegenheit über dem Finsenlicht zuzuschreiben, wie dies SCADUTO, PITCHER tun, es hat eben jedes seine Indikation. Wir haben gesehen, daß die obenerwähnten Formen der Lichtbehandlung große Schwierigkeiten bieten. Man kann mit dieser erst beginnen, wenn aus dem hypertrophisch gewucherten und geschwürigen Lupus ein glatter, planer Lupus geworden ist. Das können wir zwar in vielen Fällen auch mit Pyrogallol allein, viel rascher in Verbindung von Pyrogallol mit Röntgen erreichen.

Wir und andere schicken der Röntgenbestrahlung eine Aufschließung mit Pyrogallol, Resorcin fast stets voraus, weil wir uns überzeugt haben, daß die Wirkung eine wesentlich bessere und intensivere bei diesem Vorgehen ist, obwohl die ulcerösen, hypertrophischen, rhinoskleromatoiden Formen auch auf die Bestrahlung allein meist prompt reagieren; ja auch beim Lupus planus ist unter diesen Umständen noch Rückbildung oft zu erzielen. Aber mit Recht wurde schon von FR. SCHULTZ, WETTERER, HOLZKNECHT u. a. darauf hingewiesen, daß der flache Lupus keine Domäne für die Röntgentherapie ist. Wenn ich ihn jedoch durch Aufschließung in einen ulcerösen umwandelte, dann war der Boden für Röntgen eben geändert, ich hatte den Strahlen bessere Angriffsmöglichkeiten geboten. Auf diese Art können auch THEDERING, BLUMENTHAL, SCHREUS, SCHÖNHOF, HABERMANN unsere Erfolge bestätigen, ROST sah sie auch direkt ohne Ätzung. Sogar auf einen Lupus exulcerans geben wir oft vorher noch eine leichte Ätzsalbe, um den Erfolg zu beschleunigen. Vor der Röntgenapplikation, sobald eine entsprechende Ätzwirkung eingetreten ist, lassen wir die Schorfe unter schwachen Salicyl- oder Borsalben abstoßen, die Entzündung ein wenig zurückgehen, um nicht unliebsam hohe Reaktionen zu erhalten. — Ablehnen müssen wir die Excochleation als vorauszuschickende Behandlung (KUZNITZKY, TARCHINI). LINSER bestrahlt noch ungefiltert, er will damit bessere kosmetische Effekte gesehen haben. Dieses Vorgehen ist gewiß möglich, birgt aber entschieden größere Gefahren. Er, sowie ISELIN hatten beim Menschen bei Anwendung stark gefilterter harter Strahlen weniger gute Erfolge; RITTER und MOJE erhielten beim Tiere mit ungefilterten Strahlen die besten Resultate. Sonst werden fast allgemein Filter verwendet (WEBER, FRITSCH, MÜHLMANN, ARZT und FUHS, SCHREUS, BELOT und NAHAN), gewöhnlich nicht zu starke (1—2 mm Aluminiumfilter). SPIESS, HILPERT geben 80—100% der Hauteinheitsdosis unter 0,5 Zn plus 1 mm Aluminiumfilter, auch STARK, E. HOFFMANN, WETTERER, WEBER, TARCHINI, J. RATERA gebrauchen oft noch hohe Dosen stark gefilterter Strahlen. Auch bei JADASSOHN wurden scheinbar im Vergleiche zu unserer Gepflogenheit noch verhältnismäßig hohe Dosen verabfolgt, indem P. J. MEYER berichtet, daß zunächst 10mal durch 1 mm Aluminiumfilter und wenige Tage nachher 10mal durch 3 mm Aluminiumfilter gegeben werden; sie wollen 1 Hauteinheitsdose im Monat nicht überschreiten. Wir beschicken die Hauttuberkulose gewöhnlich mit $^1/_3$—$^1/_2$ der Hauteinheitsdosis unter 1—3 mm Aluminiumfilter selten etwas darüber bei 90—105 Kilovolt effektiv, je nachdem welche Tiefenwirkung wir erzielen wollen, beim hypertrophischen Lupus Erwachsener stärkere Bestrahlungen als beim ulcerierten des Kindes. Eine Wiederholung findet nicht vor 3 Wochen statt, später in noch längeren Zwischenräumen. Ganz ähnlich geht auch SCHÖNHOF vor, über 3 Hauteinheitsdosen im ersten Jahre wird nicht gegangen, und ich kann ihm nur zustimmen, wenn er über sehr gute Resultate unter solchen Umständen berichtet. Die Zwischenzeit wird mit lokaler und allgemeiner Lichttherapie ausgefüllt. Wenn man 8—10 Tage nach Röntgen verstreichen läßt und dann Finsen- oder Kromayerlampe vorsichtig verwendet, habe ich bei diesen Dosen nie Schädigungen gesehen. ROST gibt Röntgen in der 1,. 6. und 11. Woche während der Belichtung.

Unsere verhältnismäßig schwachen Dosen werden ihre Begründung in dem oben gesagten finden. Wir können H. MEYER rückhaltlos zustimmen, wenn er das Gesetz der kleinsten Wirkung von MAUPERTIUS auch zum Grundsatz der Röntgenbehandlung erhebt, zur Sparsamkeit bei ihr mahnt und sie sofort abgebrochen wünscht, sobald der Zweck erreicht ist. Diesen Grundsätzen folgen wir seit vielen Jahren. STÜHMER nimmt denselben Standpunkt ein, warnt vor Verzettelung und kritikloser Bestrahlung; dann ist es aber auch nicht möglich, ein absolut gültiges Schema aufzustellen, die Bestrahlung muß sich eben nach dem jeweiligen Zustand richten, nur Richtlinien zu geben ist erlaubt. Dabei ist unter Verzettelung nicht eine häufiger folgende kleine Dosis statt *einer* größeren zu verstehen, die erstere Art kann bei Hauttuberkulose mitunter sogar bessere Resultate geben (s. Folgendes), wie sie auch stärkere Bactericidie im Experimente entfalten kann (PAULI und SULGER).

Mit dieser Dosis sind wir aber noch lange nicht an der unteren Grenze der bei Hauttuberkulose angewendeten Strahlenmenge angelangt. THEDERING empfiehlt kleinste Dosen von 1—2 X alle zwei Wochen und macht bei Bindegewebs-, Knochen- und Drüsentuberkulose damit sehr gute Erfahrungen,

Knötchenlupus eigne sich weniger. FUHS und KONRAD sind in einer größeren Reihe von Fällen in gleicher Weise vorgegangen, melden auch Rückgang von hypertrophischen und ulcerösen Lupus allerdings langsamer als durch höhere Dosen, dafür ist aber das Gefahrmoment verringert, so daß sogar in röntgenatrophischer Haut eine solche Bestrahlung noch erfolgen kann, THEDERING ist übrigens in der Dosierung noch weiter hinuntergegangen, da er 0,1—0,5 und nur höchstens 1,0 X alle 8—14 Tage empfahl und glaubt, durch diesen öfteren zarten Reiz erhöhte Wirkung zu erhalten, dem wird aber von SCHULTE lebhaft widersprochen. Hier seien auch seine Versuche, durch Leber- und Milzbestrahlung mit kleinsten Dosen Heilung der Hauttuberkulose herbeizuführen — 1—3% Hauteinheitsdosen öfters wiederholt in 1—4wöchigen Intervallen — angeführt, wobei die Abdeckung nicht zu knapp erfolgt, also mit weiter Einfallspforte, um einen größeren Teil des Körpers der Bestrahlung auszusetzen. Er berichtet über gute Erfolge, besonders bei ausgedehnten ulcerierten Lupusherden, was aber von FUHS und KONRAD nicht bestätigt werden konnte. THEDERING macht auf die erhöhte Reaktionsbereitschaft für Quarzlicht nach solchen Bestrahlungen aufmerksam.

Wir unterstreichen überzeugt die Warnung LENKS, daß nichts falscher wäre, als heutzutage die Heilung des Lupus, speziell der planen Form, mit Röntgen erzwingen zu wollen. Hier hat die Lichttherapie einzusetzen und das Feld zu behaupten, sowohl die allgemeine, als auch die lokale, wobei andere Maßnahmen (z. B. Tuberkulin, Diät usw.) gewiß nicht außer acht gelassen werden sollen.

Einige Bemerkungen wären über die Größe und die Lokalisation des zu behandelnden Prozesses zu machen. Bei sehr ausgedehnten Lupusfällen muß man mehrere Stellen bestrahlen. Der Durchmesser der zu bestrahlenden Fläche soll nicht zu groß, kaum mehr als die Hälfte der Fokushautdistanz sein; diese beträgt bei der gewöhnlichen Anordnung 23 cm; also darf der Durchmesser des Herdes nicht viel über 11,5 cm betragen, doch kann die Fokushautdistanz bei neueren leistungsfähigen Apparaten ohne für den Kranken lästige Verlängerung der Bestrahlungszeit bis zu 40 cm vergrößert werden. Diese Vergrößerung der Fokushautdistanz empfiehlt sich bei größeren Herden auch wegen der Unebenheit des zu bestrahlenden Feldes, weil auf diese Weise die unvermeidbaren Differenzen der applizierten Dosen an verschiedenen Stellen des Herdes möglichst verkleinert werden. Die vorher bestrahlten oder noch zu bestrahlenden Stellen wie auch die nicht zu bestrahlende Umgebung werden sorgfältig mit strahlenundurchlässigem Stoffe abgedeckt. Bei großen Herden, bei denen eine Rainbildung nicht wünschenswert ist, wird die mehrstellige Großfeldbestrahlung mit exzentrischer Einstellung des Zentralstrahles angewendet.

Ein günstiges Anwendungsgebiet für die Röntgentherapie bildet oft der *Schleimhautlupus*, besonders die Erkrankungen der Lippen, des Gaumens und der hinteren Rachenwand, weniger des Zahnfleisches, während wir für die Conjunctiva und das Naseninnere lieber Radium verwenden. Die Lippen werden nach oben- resp. heruntergezogen, mit Heftpflasterstreifen fixiert und dann zusammen mit dem Zahnfleisch bestrahlt. Man appliziert bis zu 40% der Hauteinheitsdosis bei 100 Kilovolt mit 0,5—1,0 mm Aluminiumfilter und wiederholt das nach 14 Tagen bis 3 Wochen. Die Bestrahlung des Gaumens geschieht mit Hilfe besonderer Bleiglasspecula. Zur Behandlung der Conjunctiva wird das Lid ectropioniert, an den Wimpern mit Heftpflaster festgehalten und das Auge selbst mit einem Augenschutzdeckel aus Bleiglas geschützt. Die Resultate beim Lupus dieser Schleimhäute sind häufig sehr befriedigend. Es kommen viel öfter Heilungen zustande als an der äußeren Haut. Wir stimmen mit ALTSCHUL überein, daß Lupus und ulceröse Tuberkulose der Zunge schlecht auf

Röntgen ansprechen, wir ziehen die anderen Methoden (Radium, Elektrokoagulation usw.) vor, die Tuberculosis ulcerosa, auch an anderen Schleimhautstellen, reagiert nicht so verläßlich wie der Lupus.

Schwieriger liegen die Verhältnisse bei der Nasenschleimhaut. Eine direkte Bestrahlung ist hier nur im Naseneingang, auch mit Bleiglasspeculum, möglich. Jedoch wird bei Behandlung eines äußeren Lupus mit harter Strahlung das Naseninnere auch percutan mitbestrahlt. Es ist uns aber mehr als fraglich, ob auf diesem Wege die üblichen Dosen, selbst bei Benützung der sekundären Strahlung durch Ausstopfen der Nase mit Dermatolgaze oder mit wolframsaurem Calcium genügen, wir sind davon abgegangen. Ganz systematisch soll man dagegen die Tiefenbestrahlung bei Kehlkopftuberkulose versuchen, worüber noch zu sprechen sein wird.

Mit der Röntgenbestrahlung kann man aber nicht nur bei Lupus, sondern auch bei anderen Formen der Hauttuberkulose gute, ja glänzende Erfolge erzielen. In dieser Vielseitigkeit ist die Methode der Finsentherapie überlegen. Von den vorzüglichen Resultaten bei *kolliquativen* Tuberkulosen, die mit chirurgischen Tuberkulosen in Verbindung stehen, ist schon die Rede gewesen. Gerade für diese Fälle wird die Röntgenbehandlung immer mehr die Methode der Wahl werden. Verhältnismäßig kleine Dosen, $^1/_3$—$^1/_4$ Hauteinheitsdosis, 1—2 mm Aluminiumfilter in drei- und mehrwöchigen Intervallen genügen da. Ebenso gut wirkt sie bei selbständigen Scrophulodermen, bei den „Gommes tuberculeuses“ und der indurativen Hauttuberkulose. Auch da sind wir in der Dosierung noch weiter hinuntergegangen, geben 30—40% der Hauteinheitsdosis durch 1—2 mm Aluminiumfilter gefiltert, weil das Gewebe außerordentlich empfindlich ist (Hoffmann-Schreus). Hier hatte schon Frank Schultz die Röntgenbestrahlung als sicheres Heilverfahren empfohlen. Ebenso hat er auf die günstigen Wirkungen bei Tuberculosis verrucosa cutis aufmerksam gemacht, was immer wieder bestätigt wurde. Man kann diese durch Röntgenbestrahlung ganz zum Abflachen bringen und der Hornmassen entkleiden, so daß schließlich nur ein paar flache Knötchen übrig bleiben, die der Finsentherapie leicht zugänglich sind. Schließlich sei noch erwähnt, daß auch Narbenkeloide, die auf alten Lupusherden spontan oder durch fehlerhafte Behandlung entstanden sind, durch Röntgenbestrahlung mitunter günstig beeinflußt werden; da sehen wir meist Besseres von Radium.

Von mancher Seite wird über die gute Rückbildung des Boeckschen Miliarlupoids berichtet. Hazen bezeichnet es als dadurch *leicht* heilbar; leider kann ich diese günstigen Erfahrungen nicht bestätigen, gerade bei dieser Form hat mich Röntgen allzu oft im Stiche gelassen.

Noch einer Beobachtung möchte ich Erwähnung tun, daß nämlich die Randknötchen eines Herdes der Bestrahlung den größten Widerstand entgegensetzen. Wir haben ja schon mehrfach gesagt, daß die Heilung des Lupus, auch die Spontanheilung, vom Zentrum gegen die Peripherie erfolgt, dort also am leichtesten zustande kommt, der Rand am resistentesten ist. Das wiederholt sich bei allen unseren Verfahren. Pagenstecher bestrahlt daher nebenbei die Ränder mit Mesothorium. Man wird aber mit Röntgen allein schon mehr reussieren, wenn man diesen Partien mehr Aufmerksamkeit schenkt, sie energisch aufschließt und den Hauptstrahl auf sie richtet, einen größeren Herd lieber in 2 Einstellungen vornimmt.

Die Versuche, das lupöse Gewebe durch lokale und allgemeine Jodapplikation zu sensibilisieren (Bessungen, Zinsser, Moncorps und Monheim), haben uns wenigstens wie auch K. Zieler, Dora Gerson keine besseren Erfolge gegeben als sonst, ebensowenig wie dies Lenk, Palugyay durch Infiltration tuberkulöser Lymphome mit 10% Jodkalilösung nach Rhorer erzielen konnten.

Auch interne Darreichung von Jodsalzen vermag nicht durch Wirkung von Sekundärstrahlen den Effekt zu steigern, solche Untersuchungen wurden von verschiedenen Seiten experimentell und klinisch unternommen (Melchior, Gudzent, Kovacz), Rubinstein erwies jüngst, daß es sich dabei um eine Röntgen-chemische Reaktion handle, wobei die Jodlösung zersetzt und Jod frei wird.

Die Methode, welche Thedering als Sensibilisierung bezeichnet, verdient diesen Namen wohl nicht, sondern ist eine Aufschließung, nach welcher die Röntgenbestrahlung viel stärker wirkt. Er behandelt eine Stelle zunächst mit der Kromayerlampe, gibt dann für 6—12 Stunden — länger halten es die Patienten nicht aus — eine organische Kupfersalbe und verabfolgt dann Röntgen in kleinsten Dosen, wie oben beschrieben. Seine Meinung, daß die Kupfersalze beim Lupus nur leukotaktisch wirken, ist nicht richtig, es ist eine ganz sichere Ätzwirkung, die stärkere Röntgenempfindlichkeit ist natürlich auf den Entzündungsreiz zurückzuführen. M. Fränkel hat nach Bestrahlung der Milz eine gewisse Beeinflussung der Lungentuberkulose gesehen, bei spezifischen Hauterkrankungen ist solches außer von Thedering mit kleinen Dosen nicht bekannt. Wohl aber können wir Rückbildung von Erythematodes nach Strahlenbehandlung von Drüsen (Volk, Schönhof, Kreibich) sehen, ebenso von papulonekrotischen Tuberkuliden, andererseits beschrieb Blumenthal das Auftreten eines solchen nach Lymphombestrahlung. Die Genese ist in beiden Fällen leicht erklärlich. Hier sei auch erwähnt, daß Milani und Attilj Sekundärstrahlen benützen, indem sie z. B. den Handrücken mit Silber- oder Bleiplatten belegen und von der Vola manus aus bestrahlen.

Nach diesen Ausführungen könnte man meinen, daß die Frage der Röntgentherapie des Lupus vulgaris eindeutig gelöst sei. — Weit gefehlt! Nebst Mahnungen zur Vorsicht von Brocq, Schultz, Schmidt, Scholz, Semon, Philipps kam *ich* bei einer Diskussion dieser Frage mit Jesionek, und seinen Schülern Rothman, Bommer recht schlecht weg. Sie belegten ihre Meinung mit Krankengeschichten und Abbildungen aus ihrem Materiale und warnten vor diesem Vorgehen. Es stand also Erfahrung gegen Erfahrung. Der Grund der Ablehnung durch diesen so ausgezeichneten Therapeuten wurde mir erst klar, als mir gelegentlich eines Besuches der Gießener Klinik das Material derselben in liebenswürdiger Weise vorgeführt wurde. Und da war ich allerdings auch konsterniert über die Verheerungen, welche durch die Röntgenstrahlen bei Lupösen angerichtet worden waren, natürlich nicht in der Klinik, sondern von anderer Seite. Aber gerade dort, als der jetzt größten bestehenden Lupusheilstätte Deutschlands strömten alle diese Fälle zusammen. Es war mir nun der Standpunkt Jesioneks und seiner Schüler vollständig begreiflich. Aber Schuld daran ist nicht das Verfahren, sondern die Anwendung und Ausführung desselben. Ein jahrelanges, wahlloses Bestrahlen mit unzulänglichen Mitteln muß schlecht sein, muß zu Mißerfolgen führen. — Hält man sich aber an die Prinzipien, welche wir im Vorhergehenden angeführt haben, dann ist wohl unsere Ansicht die richtige, daß man nicht nur Schädigungen fast stets vermeiden kann, sondern daß die Röntgenstrahlen auch im Kampfe gegen den Lupus ein brauchbares und wertvolles Agens sind, dessen wir heute zum ökonomischen Betrieb einer Heilstätte nicht entraten möchten, und Jesionek stimmt ja schließlich dem auch zu. Gegen wilde, unwissende oder unvernünftige Röntgenologen wendet er sich mit Recht. Immer wieder sei auf die oft späten, nach Jahren auftretenden Folgen der Röntgenstrahlen aufmerksam gemacht.

Ich konnte mich übrigens anläßlich dieses Besuches, später auch am eigenen Materiale, davon überzeugen, wie schön, weich und zart jene unangenehmen Infiltrationen und Verdickungen nach Röntgen unter der Diättherapie nach Gerson-Herrmannsdorfer-Sauerbruch werden.

Hier sei noch hervorgehoben, daß wir als beste Behandlungsmethode von Röntgengeschwüren die von mir 1907 angegebene Excision empfehlen, sobald man sie im Gesunden nach Fläche und Tiefe vornehmen kann, wofür dann auch ZIELER eintrat, und sofortige Lappen- oder Thierschdeckung. Die Schmerzen verschwinden fast schlagartig, die Heilung erfolgt in wenigen Wochen. Diese Erfahrung stützt sich auf viele Dutzende von Operationen, welche wir im Laufe der Jahre ausgeführt haben. Auf die vielen übrigen therapeutischen Maßnahmen, welche angegeben wurden, wollen wir nicht weiter eingehen.

Über den Einfluß der Röntgenbestrahlung auf die Carcinomgenese bei Lupösen wurde bereits beim Lupus vulgaris gesprochen und darauf aufmerksam gemacht, daß eine größere Häufigkeit des Carcinoms seit Anwendung der Röntgenstrahlen beim Lupus zwar von einzelnen angenommen (so auch GROSSER, GROEDEL und LOSSEN), doch noch gar nicht sicher erwiesen ist [vielleicht nach allzu lange erfolgter Röntgenisierung (LANCASHIRE)]. Hier sei nur erwähnt, daß wir bei Entstehung eines Carcinoms natürlich möglichst frühzeitig die radikale Exstirpation vornehmen, ist dieser Weg nicht gangbar, dann zerstören wir das pathologische Gewebe zunächst durch Fulguration und bestrahlen dann nach, allerdings so kräftig als nur möglich.

SCHREUS und KLEIN haben wohl recht, wenn sie der Meinung Ausdruck geben, daß viel häufiger Schädigungen auf zu kurze Erholungspausen zwischen den Bestrahlungen zurückzuführen sind als auf Vergessen der Filterung. Hervorgehoben seien auch nochmals die beachtenswerten Ausführungen von GROEDEL und LOSSEN, welche bei der Behandlung der chirurgischen Tuberkulose auf die Kombinationsschäden hinweisen, d. h. solche, bei welchen additive Wirkungen zweier oder mehrerer Faktoren, endogener oder exogener Natur, zusammenwirken und die Kumulationsschäden, bei welchen der lokale tuberkulöse Prozeß unbeabsichtigte Reaktionen erzeugt. Es wird sich in jedem Falle von Schädigung darum handeln, genau zu erwägen, welche Momente mitgespielt haben (ISELIN, JÜNGLING, KL. FISCHER, SCHREUS u. a.), ehe ein definitives Urteil gefällt wird, aber andererseits ist in Kenntnis der Gefahr die Dosierung sehr individuell vorzunehmen.

Bezüglich der *Grenzstrahlentherapie* stehen mir leider keine eigenen Erfahrungen zur Verfügung. Während sie BUCKY als gefahrlos bezeichnete, den Mangel kumulativer Wirkungen hervorhob und meinte, daß sie in den obersten Epithelschichten absorbiert würden und nie zu einer Epilation, höchstens zu Pigmentierung führten, erhoben sich doch auch warnende Stimmen, allerdings vorwiegend in einer Zeit, in welcher die Dosierung eine mangelhafte war (MARTENSTEIN, GRANZOW-IRRGANG, JUON, SCHREUS), manche Untersucher waren zwar mit den Erfolgen nicht unzufrieden, hielten aber mit ihrem Urteil doch noch zurück, so WERTHER, GABRIEL, BUSCHKE, SPIETHOFF, RUETE und KELLER. SCHREUS findet die Bucky-Behandlung bei manchen Dermatosen schlechter als Röntgen, über einzelne behandelte Fälle von Lupus spricht er sich direkt ungünstig aus. Er, sowie MARTENSTEIN heben hervor, daß die Strahlen von 9 Kilovolt nach Messungen nicht nur in den obersten Epidermisschichten absorbiert werden, sondern daß sie mindestens auch noch die Keimschichte und die oberflächlichen Capillarschlingen erreichen, ja nach MARTENSTEIN und JUON auch die tieferen Gefäße der Cutis. Dies ergeben auch die histologischen Untersuchungen von ROTTMANN; langdauernde störende Pigmentierungen sind die Folge davon. Dagegen betonen HERXHEIMER und UHLMANN, daß die Veränderungen auf die Epithelschicht beschränkt bleiben, wenn man sich unterhalb der Erythemdosis hält.

Seither sind die Dosierungsmethoden wesentlich verbessert und vervollkommnet worden (Kleinkammer von GLASSER und BEASLEY, Mekapion von

STRAUSS, WINTZ-RUMPsches Photometer), heute erfolgen die Angaben in Form direkter Bestimmung der Strahlenhärte durch Absorption in Aluminium und auf Grund von physikalischer Messung der Quantität am Applikationsort. FUHS faßt die Ergebnisse an einem größeren Materiale dahin zusammen, daß die Grenzstrahlenbehandlung bei gewissen Dermatosen sehr bemerkenswert und befriedigend ist. Nach seinen Untersuchungen kommt für die Hauttuberkulose nur die lokale Bestrahlung in Betracht, welche bei kleineren Dosen (etwa bis 1500 R) alle zwei Wochen, nach größeren Dosen alle 4 Wochen wiederholt werden kann. So erhielt er bei Tuberculosis verrucosa cutis mit 2000—6000 R, bei einer HWS. in Aluminium von 0,029 mm, bei der Tuberculosis indurativa (BAZIN) (600—900 R), sehr gute, bei Scrophuloderma, Tuberculosis ulcerosa (1800 bis 2000 R) bei Lupus vulgaris (600—6000 R) gute Erfolge. GERTZ findet flache geschlossene und geschwürige Fälle besser reagierend als hypertrophische und verwendet 1400 R alle 4 Tage bis insgesamt wenigstens 5600 R. Auch LERNER, TOYAMA und ICHIKAWA, FUHS und KONRAD sind mit ihren Erfolgen zufrieden. Da aber Pigmentierungen doch das kosmetische Resultat beeinträchtigen, wird es notwendig sein, auch für diese Strahlen die mindeste, für den therapeutischen Zweck noch ausreichende, Menge zu bestimmen (H. MEYER). Es ist allerdings noch nicht ersichtlich, wie weit die Rückbildungen stattfinden, welche Dauerresultate bei der Hauttuberkulose zu erreichen sind. Andererseits dürfte die Apparatur noch verbessert, insbesondere das Bestrahlungsfeld, welches heute höchstens eine Größe von 20 cm hat, noch verbreitert werden, vor allem aber muß man abwarten, ob nicht doch noch Spätschädigungen auftreten. Die Brauchbarkeit der Methode scheint zwar heute schon erwiesen (SCHULTE), aber in einzelnen Fällen sahen wir noch nach Jahren intensive Pigmentationen und leichte Teleangiektasien trotz scheinbar einwandfreier Technik.

Von besonderer Bedeutung ist in den letzten Jahren die Röntgenbehandlung für den Lupus und die Tuberkulose des Kehlkopfes geworden. Wenn ich mir erlaube hier kurz *unsere Therapie der spezifischen Erkrankung der oberen Luftwege* zusammenzufassen, so maße ich mir natürlich nicht die Rolle des Laryngologen an, sondern will auf die Frage vom Standpunkte der Licht- und Strahlenbehandlung eingehen, und nur soweit die Affekte eben als häufige Begleiter tuberkulöser Hauterkrankungen unser Interesse verdienen. Vielfach ist ja davon im Laufe unserer Ausführungen die Rede gewesen. — Selbstverständlich werden alle Methoden, welche sich bewährt haben und auch heute noch im Gebrauch sind, sinngemäße Anwendung finden, sowohl verschiedene antiseptische und ätzende Chemikalien, von denen wir aber nicht zu viel erwarten dürfen, oder Zerstörung mit der FORESTschen Nadel, mittels Elektrokoagulation. Der galvanokaustische Tiefenstich bei Kehlkopftuberkulose hat auch heute noch nichts von seiner Bedeutung eingebüßt (siehe BAGINSKY, AMERSBACH und die Spezialwerke). Auch bei diesen Lokalisationen der Tuberkulose wird die Tuberkulintherapie meist nur eine unterstützende Wirkung haben; besondere Vorsicht ist bei der Larynxtuberkulose geboten, da sonst leicht Verschlechterung, aber auch Suffokationsgefahr bei stärkerer Herdreaktion eintreten kann. Mitunter sieht man nach Goldinjektionen, eventuell in Verbindung mit Röntgen, sogar Besseres (SPIESS und FELDT, BACMEISTER, RICKMANN, FINDER, SCHROEDER und DEIST).

Für das Naseninnere bevorzugen wir die Radiumapplikation, obwohl für dieses besondere Apparate zur Finsen- und auch Kromayerlampenbehandlung konstruiert wurden (ESCHWEILER, CEMACH, SEIDEL). Röntgenbestrahlung von außen her von zwei Seiten wird zwar noch ab und zu vorgenommen, ja z. B. von KLEINSCHMIDT warm empfohlen, doch haben wir davon nichts besonders Ermutigendes gesehen. — Dagegen wirken allgemeine Kohlenbogenlichtbäder auch bei dieser Lokalisation sehr gut. Ove Strandberg hat sich in dieser Hinsicht die größten Verdienste erworben, und sein letzter Bericht gibt bis zu 92% Heilungen. Er betont dabei, daß er, schon um die Heilungsdauer abzukürzen, bei circumscripten Affektionen an der Mund- und Rachenschleimhaut im Gesunden exzidiert und näht. Bei lokalisierter Tuberkulose der Muschel wird sie in toto mit einem großen Teil der Lateralwand entfernt, um sicher Rezidiven zu vermeiden. Bei diffus infiltrierendem Lupus ist dies nicht möglich, er wendet da die Elektrokoagulation nach ganz bestimmten Normen an. — Unsere Resultate mit Radium, dessen Wirkung in alle Nischen und Falten hineinreicht, wofür chirurgische und chemische Methoden eben nicht immer auslangen oder doch große Zerstörungen machen, sind außerordentliche gute (Harmer), allerdings ist der Heilungsverlauf ein längerer, aber die Patienten müssen nur in mehrwöchentlichen Intervallen beim Arzte erscheinen.

An der Lippen- Mund- und Rachenschleimhaut verwenden wir neben Ätzungen mit Chemikalien (alkoholischer Chlorzinklösung, Trichloressig-, Milchsäure), Kohlensäureschnee, Galvanokaustik und Fulguration, schon im größeren Maßstabe neben Radium auch Röntgen, entweder direkt oder durch ein Bleiglasspeculum. Daneben Belichtungen mit Sonne, Kohlenbogen-, Quarzlicht, nicht nur lokal, sondern auch allgemein. — Bommer empfiehlt speziell für Zahnfleischlupus ganz kurze Kohlensäureapplikationen (2—3 Sekunden).

Die Tuberkulose des Kehlkopfes in ihren verschiedenen Formen war vielleicht mit Ausnahme der Fälle von Lupus noch vor nicht langer Zeit eine Affektion, welche zur übelsten Prognose veranlaßte. Die verschiedenen Methoden, mittels welchen man ihr beizukommen trachtete, hat Hayek übersichtlich auf Grund reicher Erfahrung dargestellt. Es konnte dies nicht wundernehmen, da ja diese Lokalisation meist eine sekundäre ist, vor allem schwerere Lungenprozesse sie komplizieren. Wenn auch die Situation sich heute wesentlich gebessert hat, wir sogar Heilungen im Kehlkopfe bei floriden ja progredienten Prozessen in der Lunge sehen, so wäre es falsch zu behaupten, wir heilten die Kehlkopftuberkulose. Das richtet sich ganz nach dem Charakter des Leidens; wir sind erfolgreich bei den produktiven Formen, wir versagen oft oder meist bei den exsudativen, progredienten, darüber kann leider kein Zweifel bestehen, obzwar mitunter auch bei letzteren noch erfreulicher Weise Erfolge zu verzeichnen sind. Vor allem wird der Allgemeinzustand, Temperatur- und Gewichtskurve, insbesonders aber wird die richtige Einschätzung des Lungenbefundes von außerordentlicher Bedeutung sein (Haardt).

Die Belichtung kann in verschiedener Weise durchgeführt werden, sei es lokal, oder als Lichtbad allgemein oder schließlich auch in Kombination beider Arten; das gilt natürlich ebenso für den Kehlkopf wie für die Nase und besonders für die am leichtesten zugängliche Mund- und Rachenschleimhaut. Von den geringen Effekten bei Anwendung der Prismaapparate für die Finsenbehandlung haben wir schon gesprochen, der Intensitätsverlust des Lichtes ist doch ein bedeutender. Es war daher ein bedeutender Gewinn, als zunächst Stillmann, systematisch erst Sorgo das durch einen Spiegel reflektierte Sonnenlicht auf sonst unzugängliche Schleimhautpartien warf und damit ausgezeichnete Heilerfolge erzielte. Wo möglich läßt man die Sonnenstrahlen direkt auf den Krankheitsherd fallen (weicher Gaumen, Lippen, Zunge). Man hat die Methode verschiedentlich zu modifizieren versucht, auch eigene Stative gebaut (so Mill und Forster, Sonies, Noll, Zieler), im allgemeinen ergibt sich, daß die Resultate dadurch nicht wesentlich verbessert wurden. Man hat Hohlspiegel angewendet, um die Strahlenausbeute zu erhöhen (Lissauer), doch macht sich da wieder die Erwärmung zu stark geltend. Statt des gewöhnlichen Kehlkopfspiegels wurden solche besonders aus dem nicht oxydierenden Ross schen Metall empfohlen, aber diese werden sehr leicht zerkratzt, wodurch die Reflexion leidet. Auch Quarzglasreflektoren wurden verwendet (LADEBECK, STRANDBERG), weil man annahm, daß durch gewöhnliches Glas der größte Teil der ultravioletten Strahlen absorbiert werde (DORN). Das hat sich jedoch als nicht so bedeutsam erwiesen, da man auch nach Reflexion mit gewöhnlichen Kehlkopfspiegeln deutliches Erythem im Larynx entstehen sah (BLUMENFELD, KELLNER).

Ganz ausgezeichnete Resultate werden aus Kopenhagen mit allgemeinen Kohlenbogenlichtbädern berichtet und in einer Reihe von Publikationen setzt sich vor allem OVE STRANDBERG, aber auch BLEGVAD dafür ein, ersterer sah von 100 Kehlkopftuberkulosen 53 Heilungen, selbst bei schweren Fällen konnten noch Erfolge erzielt werden.

Während also dort die Anwendung des universellen Lichtbades gepredigt wird, redeten andere doch immer wieder der lokalen Bestrahlung das Wort. WESSELY konstruierte eine eigene Lampe nach Art der Finsen-Reynlampe mit Spezialkohlen, wodurch bei lokaler Belichtung von 7—10 Minuten eine energische Reaktion am Krankheitsherd hervorgerufen und bei 28% der Kehlkopftuberkulose Heilung, bei 20% wesentliche Besserung erzielt wird. Von mancher Seite (LAQUEUR und WIENER, LIEBERMEISTER) werden auch nach Bestrahlung kleiner Flächen der Schleimhaut (Mundhöhle, Vagina) allgemeine Wirkungen vielleicht über den Weg des Nervensystems, besonders auf das Blutbild und den Blutzuckergehalt angegeben, welche für den Effekt bei lokaler Bestrahlung mit verantwortlich sein sollen. — Reflexion mit dem Kehlkopfspiegel hat ZIEGLER bei künstlicher Höhensonne angewendet, durch direkte Bestrahlung in KILIANscher Schwebelaryngoskopie sah CEMACH mit der KROMAYERschen Quarzlampe gute Erfolge, BUMBA mit Höhensonne mittels des SEIFFERTschen Autoskop. Das letztere Verfahren ist wohl sehr eingreifend und nicht immer anwendbar.

Wie immer nun die Wirkungen der lokalen Belichtungen zustande kommen, sie sind da, ebenso die der Lichtbäder. Was war nun näherliegend, als die beiden auch bei künstlichen Strahlenquellen zu kombinieren, wie dies ja auch beim SORGOschen Verfahren zum Teil geschieht? In der Tat bin ich bei solchen Vorgehen in geeigneten Fällen mit den Resultaten sehr zufrieden (SCHWEIG), und es ist unverständlich, daß von mancher Seite, ich glaube mehr aus prinzipiellen Gründen, noch immer Einwendungen erhoben werden. CEMACH geht bei Verwendung des Quecksilberlichtes ebenfalls kombiniert vor, wobei gewiß in die Wagschale fällt, daß dieses einfacher und billiger ist. Allerdings halte ich das Kohlenbogenlicht doch für besser, nicht so sehr vielleicht mit Rücksicht auf die Zahl der günstigen Ergebnisse, als vielmehr in Bezug auf Behandlungsdauer, der Nachteil, daß es nur in größeren Anstalten anwendbar ist, besteht sicher.

Während bezüglich der Erfolge durch Lichttherapie bei Kehlkopftuberkulose heute im allgemeinen kein Zweifel mehr herrscht und nur über den Modus procedendi noch nicht volle Einigkeit besteht, ist man in Bezug auf die Röntgenbehandlung noch recht zurückhaltend, teils weil man sich kein Resultat verspricht, teils weil auch Schädigungen bekannt sind (HAHN, HOLFELDER, HALBERSTÄDTER, LENK). Die ersten einschlägigen Versuche fallen schon in die Zeit vor mehr als 25 Jahren (TURNURE, WINKLER, POYET und MÉNARD), WILMS berichtet 1910 über den ersten geheilten Fall, WETTERER schließt diesem einen weiteren an. Die experimentellen Untersuchungen von BRÜNINGS und ALBRECHT verzeichnen beim Tiere zwar gewisse Erfolge, doch möchten sie diese nicht ohne weiteres auf den Menschen übertragen. — Trotzdem wurde die Röntgentherapie von außen am Menschen immer wieder angewendet, wobei Einstellung und Dosis wechselte, einzelne, z. B. SCHROEDER hatten mit kleinsten

Dosen ($^1/_{30}$—$^1/_{40}$ Hauteinheitsdosis) gute Resultate, die meisten wendeten aber doch höhere Dosen $^1/_3$ und mehr Hauteinheitsdosen durch 0,5 mm Zinn oder 3—4 mm Aluminium gewöhnlich in 3 Einstellungen mit kurzen Zwischenpausen an (Bacmeister, Hilpert, Klewitz, Lorey, Rickmann, F. Scholtz, Zange). Die Erfolge waren nicht ungünstige, ja vielfach recht ermutigende. Ein endoskopisches Verfahren und ein solches mit Eröffnung des Kehlkopfes kommt nicht in Frage.

1922 gab dann Kleinschmidt eine Methode an, welche das Kehlkopfinnere von zwei Seiten anging und mit einer verhältnismäßig geringen Strahlenmenge auskommt. Die Vorderseite des Halses wird in der Mittellinie in zwei Bestrahlungsfelder von je 10 cm Seitenlänge geteilt, der Hauptstrahl auf die Mitte des Feldes, etwa in der Höhe des Adamsapfels, gelenkt, wobei der Kopf nach der entgegengesetzten Seite gedreht wird, um eine senkrechte Einstellung exakt zu ermöglichen. Verabfolgt werden 5 H durch 4 mm Aluminium gefiltert auf jede Seite, in Zwischenräumen von 2—3 Tagen, um stärkere Beschwerden infolge Frühreaktionen zu vermeiden. Zwischen die einzelnen Sitzungen schieben wir Pausen von etwa 3 Wochen ein, während Kleinschmidt sie auf 14 Tage beschränkt, ein Cyclus besteht aus 5 Sitzungen, ein solcher kann nach 3 Monaten wiederholt werden. Bei jugendlichen, stark abgemagerten Patienten gehen wir mit der Einzeldosis oft auch noch herunter.

Wenn auch die Erfolge der Röntgenstrahlenbehandlung noch keineswegs voll befriedigen, so können wir (Haas) in Übereinstimmung mit Kleinscmidt, Debicki sagen, daß wir ein sehr gutes Hilfsmittel damit in der Hand haben, welches in vielen Fällen vorzügliche Dienste leistet. Prozentuelle Angaben zu machen ist umso mißlicher, als manche Therapeuten alle destruktiven Prozesse ausschließen, manche nur diejenigen, bei welchen der Lungenprozeß ein schwerer ist (Lorey, Rickmann, Ziegler). Wir glauben nicht zu schaden, wenn wir auch solche Fälle in Behandlung nehmen, höchstens wird unsere Statistik schlechter. Aber in manchen Fällen gehen die Beschwerden doch zurück, ja auch wesentliche objektive Besserungen sind nicht so selten zu verzeichnen, trotzdem der Lungenprozeß fortschreitet, dabei ist das Verfahren ein für den Patienten schonendes; allerdings so gute Resultate wie die Debickis haben wir unter letzteren Umständen leider nicht. Im allgemeinen wird die Prognose trotz allem von dem Lungenprozeß ganz wesentlich beeinflußt. Die progrediente Phthise verringert die Chancen, gelegentliche Heilungen im Larynx kommen vor, sind aber meist nur vorübergehend, sehr oft werden sie durch neuerliche Verschlimmerungen unterbrochen. Am meisten geeignet für diese Therapie bleiben noch immer die infiltrativen, an und für sich gutartigen Formen, wir sehen also auch da wieder, wie bei den tuberkulösen Erkrankungen überhaupt, daß wir nur im Sinne *der Unterstützung einer von der Natur gegebenen Heiltendenz arbeiten,* daß wir diese Bestrebungen gewiß nicht durch roh zugreifendes, zu energisches Arbeiten stören dürfen. Allgemeine Lichtbäder, besonders in Sonnen- oder Kohlenbogenlicht, können die Erfolge der Röntgenbestrahlung in bedeutendem Maße erhöhen.

d) Radium und Mesothorium.

Radium. In der Dermatologie haben die radioaktiven Substanzen schon lange eine Rolle gespielt, von hier hat die Radiumtherapie überhaupt ihren Ausgang genommen. Die geschichtliche Entwicklung und die physikalischen Tatsachen können hier nur in wenigen Worten wiedergegeben werden. Für ein ausführliches Studium sei auf die zusammenfassenden Darstellungen von Wickham und Degrais (deutsche Übersetzung von M. Winkler) Riehl und Schramek, Barcat, Sticker, Gudzent, Fernau, Riehl-Kumer, Kuznitzky und Guhrauer (Band 5 dieses Handbuches) hingewiesen.

1896 entdeckte BECQUEREL beim Studium der phosphoreszierenden Substanzen die Eigenschaft gewisser Körper, besondere chemisch und biologisch wirksame Strahlen auszusenden. Wenige Jahre später fanden P. CURIE und Frau CURIE in dem Radium ein Element, das alle bis dahin bekannten an Radioaktivität weit übertraf. 1901 lernte BECQUEREL durch ein unfreiwilliges Experiment die Einwirkung der Radiumstrahlen auf die menschliche Haut kennen. Er trug ein Röhrchen mit Radium in der Westentasche und zog sich dadurch eine Dermatitis zu. CURIE übergab dann DANLOS eine Quantität Radium, worauf dieser therapeutische Versuche begann. Unter den ersten Patienten hat DANLOS bereits solche mit Hauttuberkulose behandelt und konnte über sehr günstige Resultate berichten, die in der nächsten Zeit auch von anderen Seiten bestätigt wurden. Grundlegend aber wurden für die Radiumtherapie die Arbeiten von WICKHAM und DEGRAIS nebst ihren Mitarbeitern DOMINICI, BEAUDOUIN, BARCAT u. a. Auch WICHMANN hat ein Verdienst um die Methodik, indem er etwa gleichzeitig mit WICKHAM zuerst die Filtration der Strahlen anwandte. Weiter ausgearbeitet hat diesen Zweig der Technik DOMINICI.

Die Strahlung des Radiums besteht nicht, wie die einer Röntgenröhre, aus Strahlen einer Art, wenn auch verschiedener Härte, sondern ist komplex aus drei verschiedenen Strahlengattungen zusammengesetzt, die als α-, β- und γ-Strahlen bezeichnet werden. Die α-Strahlen sind corpusculäre Elemente, mit positiver Elektrizität geladene Heliumatome, die mit etwa $^1/_{10}$ Lichtgeschwindigkeit abgestoßen werden. Sie gleichen am meisten den Strahlen, die in der Röntgenröhre von der Anode zur Kathode gehen und durch diese, wenn sie durchbohrt ist, hindurchtreten, den sog. „Kanalstrahlen". Die β-Strahlen sind analog den Kathodenstrahlen einer Röntgenröhre als negativ geladene Elektrone aufzufassen. α- und β-Strahlen werden durch einen Elektromagneten abgelenkt, während die γ-Strahlen ihre Bahn behalten. Die γ-Strahlen, die als Ätherstrahlungen angesehen werden, sind theoretisch dasselbe, wie die X-Strahlen, jedoch von einer Penetrationskraft, welche noch die der härtesten Röntgenröhre überragt. Bei einer genügend großen Quantität Radiums wird das Aufleuchten eines Fluorescenzschirmes nicht im geringsten dadurch beeinflußt, daß z. B. ein menschlicher Körper zwischen den Schirm und die Strahlenquelle tritt. Die γ-Strahlen durchdringen den Körper vollständig und werden selbst durch 5—20 cm dickes Blei nicht völlig aufgehalten. Dagegen haben die α-Strahlen nur eine äußerst geringe Durchdringungskraft; sie werden durch ein Aluminiumfilter von $^4/_{100}$ mm Dicke, in den älteren Apparaten schon durch den zur Befestigung verwandten Lack oder Firnis, am Austreten verhindert. Bei den β-Strahlen muß man weiche, mittlere und harte unterscheiden, von denen die ersten durch $^1/_{10}$ mm Blei, die zweiten durch $^4/_{10}$ mm Blei abgeblendet werden, während die letzteren selbst nach Passage einer 5 mm dicken Bleischicht noch nicht ganz absorbiert sind.

Sehr wichtig ist die Eigenschaft der β- und γ-Strahlen, dort, wo sie auf einen Körper auftreffen, Sekundärstrahlen zu erzeugen, die wieder den Charakter von β-Strahlen haben. Da die γ-Strahlen den menschlichen Organismus ganz durchdringen, ohne absorbiert zu werden, so hat man ihre biologische Wirksamkeit überhaupt nur durch die Hervorrufung von sekundären β-Strahlen erklärt, doch ist der Beweis dafür noch nicht geführt.

Der Anteil der einzelnen Strahlengattungen an der Gesamtstrahlung einer unbedeckten Radiummenge beträgt nach neueren Untersuchungen (RIEHL-KUMER) etwa $92^0/_0$ für die α-, $3^0/_0$ für die β- und nur $5^0/_0$ für die γ-Strahlen. Dies Verhältnis ändert sich aber sofort in allen in der Praxis verwendbaren Apparaten, wo durch schützende Schichten immer schon der größte Teil der α-Strahlen zurückgehalten wird. Bei einem beträchtlichen Verlust an Strahlenquantität haben wir dann nur 1% α-, 90% β- und 9% γ-Strahlen. Die Abblendung der α-Strahlen ist in den meisten Fällen durchaus erwünscht, da sie nur eine oberflächliche und stark entzündungserregende Wirkung haben. Gerade für die Behandlung der Hauttuberkulose kommen sie nicht in Betracht, und wir brauchen daher die Apparate, die auch die Ausnützung eines Teiles der α-Strahlen möglich machen, hier nicht zu erwähnen.

Für unsere Zwecke benötigen wir zwei Arten von Apparaten, flächenförmige für die äußere Haut und röhrenförmige für die Schleimhäute. Die ersteren werden derart hergestellt, daß das Radium, mit Bariumsalz, resp. als Bromid, Carbonat, Sulfat zur besseren Verteilung gemischt, in einem flüssig gemachten Lack auf eine Metallplatte ganz dünn ausgegossen wird. Ist der Lack erstarrt, so sind die Radiumkörnchen in einer einzigen Schicht gleichmäßig ausgebreitet und lassen eine relativ große Totalstrahlung austreten. Da aber bei dieser Methode durch Ablösung der Lackschichte Ungleichheiten in der Verteilung, auch Verluste an Radium entstehen können, benützt man verharztes Terpentinöl und schließt mit einem Glimmerfenster ab. Bei den Apparaten zur Schleimhautbehandlung befindet sich das Radium in einem feinen Glasröhrchen, das von einer Aluminium- oder Silberhülle umgeben ist. WICHMANN bevorzugt auch für die äußere Haut Kapseln aus $^1/_{20}$ mm dickem Silber, die hermetisch verschlossen sind, um einen Verlust an Aktivität durch die Emanation zu verhindern. Heute werden vielfach kleine Röhrchen aus Platiniridium, sog. Radiumzellen, hergestellt, in welche nur zwei Milligrammelement eingefüllt sind, und die in Behältern zu verschiedenen Formen zusammengesetzt werden. Eine andere Anwendungsmöglichkeit sind die radioaktiven Nadeln, welche vor allem in Form der Spickmethode bei der Behandlung maligner Tumoren Anwendung finden, gelegentlich auch bei Lupus des Naseninnern.

Zu einer systematischen Radiumtherapie ist es nach WICKHAM und DEGRAIS notwendig, über folgende sieben Fragen orientiert zu sein:

„1. Die ursprüngliche Radioaktivität des im Apparate vorhandenen Barium-Radiumsalzes,

2. das Gewicht dieses Salzes,

3. die Größe und den Flächeninhalt des Apparates,

4. die Verteilung des Salzes,

5. die Natur des Firnis,

6. die Intensität der nutzbaren Gesamtstrahlenmenge, je nachdem dieselbe von der ganzen Fläche des Apparates oder nur von einem Bruchteil desselben ausgeht,

7. den qualitativen Wert der Strahlenmischung und deren Gehalt an α-, β- und γ-Strahlen.

Die fünf ersten Daten sind bei der Fabrikation des Apparates bekannt und unveränderlich.“

Die Radioaktivität wird gemessen durch die Fähigkeit der Strahlen, eine Luftschicht zu ionisieren und dadurch ein Elektroskop zur Entladung zu bringen; ausgedrückt wird sie in Einheiten, die von der Radioaktivität des Urans genommen sind. Ein Teil reinen Radiums hat die Aktivität von 2 000 000 Einheiten Uran. Die Radioaktivität des Präparates richtet sich nach dem Verhältnis des Radium- zum Bariumsalz. Ist dieses, wie z. B. in vielen Apparaten, gleich 1 : 3, so ist natürlich die Radioaktivität nur ein Viertel so groß wie bei reinem Radium, also gleich 500 000. Da nun aber der größte Teil der α-Strahlen schon durch den Lack zurückgehalten wird, so ist die tatsächlich ausgenützte Aktivität bedeutend geringer, etwa gleich 40 000. Wird nun von der Fläche des Apparates nur ein Teil verwendet, so ist die zur Wirkung kommende Strahlenmenge natürlich noch kleiner. Der qualitative Wert richtet sich nach dem Firnis und den zur Umhüllung oder Filtration angewandten Substanzen.

BARCAT empfahl als Normalapparat für dermatologische Zwecke einen viereckigen Lackapparat, der auf 4 qcm Oberfläche 4 cg einer Mischung von Radium-Bariumsulfat enthielt, mit 25% reinem Radium. Dieser Apparat wurde zum Schutz mit einer $^1/_2$ mm dicken Kautschukschicht umhüllt, so daß er nach Abfiltrierung der α- und eines Teiles der β-Strahlen noch eine Radioaktivität von 25 000—35 000 Einheiten hat. Die viereckige Form von Metallträgern ist praktischer als die runde, da sie bessere Abgrenzung bei Behandlung größerer Herde, evtl. auch das Nebeneinandersetzen mehrerer gleichgroßer Apparate erlaubt, es entsteht dann nicht wie bei den runden ein toter, unbestrahlter Raum zwischen den einzelnen Trägern. BRINCKMANN konstruierte halbzylindrische Apparate, welche mit der flachen Seite für Hautbestrahlungen, mit der konvexen Seite in Körperhöhlungen zu gebrauchen sind, doch gibt es noch zahlreiche andere Formen und Herstellungsmethoden von Trägern.

Unsere Filterung besteht neben der durch das Neusilbergehäuse in verschieden dicken Silber- oder Messingplättchen von 0,1 mm Dicke angefangen. Kapsel samt Filter werden in Guttapercha oder Pergamentpapier eingewickelt, um die Sekundärstrahlung abzuhalten. Größte Vorsicht bei der Hantierung ist Pflicht des Pflegepersonals, will man nicht mit der Zeit unangenehme Radiumschädigungen an den Fingern (Hyperkeratosen, Atrophien, Ulcera, Carcinome) davontragen, evtl. auch Allgemeinstörungen.

Die physikalischen Dosierungsmethoden entsprechen auch heute noch nicht allen Anforderungen. Man hilft sich in der Praxis damit, daß man die Dosis in Milligrammelementstunden ungefähr angibt und bezieht die Wirkung der Salze des Radiums und die anderer radioaktiver Substanzen auf Radiumelement. Bei 10 Milligrammelementstunden kann also 1 mg Radium 10 Stunden verwendet sein oder 10 mg 1 Stunde usw., biologisch vollkommen gleichwertig ist dies natürlich nicht. Man muß ferner auch angeben, auf welche Fläche das Präparat verteilt ist, bei Plattenträgern ist gewöhnlich die Gewichtsmenge des Elementes auf ein Quadratzentimeter gemeint. Für den internen Verkehr erscheint es uns am einfachsten, die biologische Wirksamkeit seiner Träger zu ermitteln, d. h. die Behandlungszeit, nach welcher unter ganz bestimmten Umständen eine ganz bestimmte Reaktion, und zwar die ersten Zeichen eines Erythems auftraten (Hauteinheitsdosis). Natürlich muß auch die Filterung sowie die Art des Filters bekannt sein; individuelle und lokale Differenzen in der Reaktion müssen bis zu einem gewissen Grade berücksichtigt werden.

Die biologische Wirkung des Radiums betrifft nach den Untersuchungen von O. HERTWIG in erster Linie die Chromatinsubstanz der Kerne. Es ist wahrscheinlich, daß kleine Dosen als Reiz, große destruierend wirken (GUYOT). Der Effekt der Radiumbestrahlung ist am deutlichsten bei einem in lebhafter Proliferation befindlichen Gewebe, z. B. den unteren Schichten des Rete, der Haarpapille, den Zellen maligner Tumoren (ROST). Nach WICKHAM und DEGRAIS gibt es bei diesen letzteren eine Abheilung durch Radiumbestrahlung ohne entzündliche Reaktion, einfach durch selektive Wirkung auf die Tumorzellen. Diese schmelzen ein und werden durch Bindegewebe ersetzt. Bei den Zellen des Tuberkels genügt diese selektive Wirkung ohne entzündliche Reizung nicht. Die epithelioiden Zellen sind ja nicht als Zellen von gesteigerter Vitalität, sondern im Gegenteil als degenerierte und partiell nekrotisierte Zellen anzusehen. Sie müssen erst vollständig zerstört werden, und wohl nur zum kleinen Teil sind sie der Umbildung in fibröses Gewebe fähig. Die Heilung vollzieht sich hier nach DOMINICI und BARCAT 1. durch die Destruktion der durch die Entzündung modifizierten anatomischen

Elemente, 2. durch Resorption der zerstörten Gewebe durch die Phagocyten und Ersatz durch Narbengewebe. Dominici und Barcat haben sehr eingehende Untersuchungen über den Einfluß der Radiumbestrahlung auf das normale Bindegewebe der Haut und auf experimentelle Hauttuberkulose beim Meerschweinchen angestellt. Das normale Cutisgewebe verwandelt sich unter dieser Einwirkung in ein angiomyxomatöses embryonales Gewebe. Später geht die Gefäßentwicklung zurück, und aus den spindelförmigen Zellen bildet sich zartes fibröses Gewebe, das auch wieder elastinhaltig wird. Bei der Hauttuberkulose hört die Umwandlung von Lymphzellen in Plasmazellen, ebenso wie die Bildung von Lymphknötchen auf. Das Bindegewebs- und Gefäßstroma bekommt angiomyxomatöse Beschaffenheit. Ein Teil der epitheloiden Zellen nimmt längliche Gestalt an und anastomosiert zu einem Zellnetz von embryonalem Typus. Der größere Teil aber wird zerstört und resorbiert. Das Endstadium ist auch hier ein fibröses Narbengewebe, das sich durch besondere Zartheit und gleichmäßig parallele Faserrichtung auszeichnet und nirgends das Niveau der Oberfläche überschreitet. Eine bakterientötende Wirkung der Strahlen gegenüber den Tuberkelbacillen kommt auch hier nicht in Betracht. Selbst in vitro ist diese Fähigkeit der Radiumstrahlung gering — Ghilarducci konnte eine solche konstatieren — und vor allem an die α-Strahlen gebunden, die ja bei der praktischen Anwendung meist ausgeschlossen werden.

Klinisch ist das Resultat der Radiumbehandlung in höchstem Grade abhängig von der Qualität des Strahlengemisches, das zur Anwendung gelangt. Barcat unterscheidet drei verschiedene Methoden, die der *weichen,* der *penetrierenden* und der *ultrapenetrierenden Strahlung*. Eine weiche Strahlung erhält man, wenn man den Apparat ohne Filter, nur mit einer dünnen Kautschukhülle umgeben, auf die Haut aufsetzt. Bei dieser Art der Bestrahlung mit seinem Normalapparat kann auf normaler Haut schon nach einer Applikation von 10 Minuten eine erythematöse Reaktion hervorgerufen werden, die nach einer Latenzzeit von 3—5 Tagen erscheint. Auch hier wird eine Früh- oder Vorreaktion beobachtet, die eigentliche Reaktion tritt je nach Strahlenart und -Dosis innerhalb 1—5 Wochen auf, bei weicherer Strahlengattung ist infolge größerer Absorption die Latenzzeit kürzer. Diese Reaktion nimmt je nach der Dauer der Bestrahlung an Intensität zu und steigert sich bei Bestrahlungen von über einer Stunde bis zur oberflächlichen Ulceration. Erst mehrstündige Bestrahlungen führen tiefe und schwer heilende Geschwüre herbei, welche aber entschieden weniger schmerzhaft als Röntgenulcera sind, doch auch längere Zeit zur Heilung brauchen. Schaltet man zwischen den Apparat und die zu bestrahlende Fläche einen Bleifilter von $^1/_{10}$ mm Dicke ein, so werden außer den α- auch noch die weichen β-Strahlen aus dem Gemisch entfernt. Eine solche Strahlung kann 2 mm dicke Hautschichten durchdringen, ohne mehr als $^1/_3$ von ihrer Intensität zu verlieren. Das Prinzip ist „aus dem Gesamtstrahlengemisch alle diejenigen Strahlen herauszunehmen, welche nicht bis in die ganze Tiefe der betreffenden Läsion reichen, und welche durch ihre stark schädigende Wirkung auf die oberflächlichen Gewebe verhindern, daß man genügend lange die penetrierenden Strahlen auf die tiefen kranken Gewebe einwirken lassen kann" (Barcat). Dieser penetrierenden Strahlung kann man die Haut 12 Stunden lang aussetzen, ohne mehr als leicht erythematöse Reaktion zu erhalten. Erst nach 24- bis 48stündiger Applikation entstehen Ulcerationen, die drei bis vier Monate bis zur Heilung brauchen. Die ultrapenetrierende Strahlung, die man durch Einschaltung eines Bleifilters von $^4/_{10}$ mm Dicke erzielt, enthält nur noch harte β- und γ-Strahlen und wird von der normalen Oberfläche 2—3 Tage lang ohne Schädigung vertragen. Sie wird hauptsächlich bei tief liegenden Tumoren angewandt, um den umstimmenden Einfluß der

Strahlen auf die Tumorzellen ohne entzündliche Reaktion zur Geltung zu bringen.

Welche Art der Strahlung soll man bei der Hauttuberkulose und speziell beim Lupus anwenden? Wickham und Degrais haben Apparate von hoher Radioaktivität ohne Filter auf die Krankheitsherde appliziert und 2—4 Stunden lang liegen lassen, also bis zur Erzeugung einer starken erythemato-ulcerösen Reaktion. Doch trat stets nach einigen Monaten gute Vernarbung ein, wie ja überhaupt die Radiumgeschwüre bedeutend gutartiger sind als die Röntgenulcera und erst bei ganz erheblicher Überdosierung die unangenehmen Eigenschaften jener annehmen. Im ganzen haben Wickham und Degrais überall deutliche Besserungen gesehen, sind aber in ihrem Urteil über die endgültigen Ergebnisse keineswegs übertrieben optimistisch. Rezidive treten häufig auf und in vielen Fällen haben sie die Bestrahlung mit Kauterisation der einzelnen Knötchen kombiniert. Auch Barcat hat nicht viel größere Erfolge gehabt, solange er mit derselben Methode arbeitete. Er hat zwar bis zu sieben und acht Stunden bestrahlt, aber selbst dann noch die Reaktion zu oberflächlich und die tieferen Herde wenig beeinflußt gefunden. Barcat ging deshalb zum Verfahren der penetrierenden Strahlung über, das Wichmann schon seit längerer Zeit angewendet, und mit dem er von 30 Fällen 23 geheilt hatte. Nach dieser Methode kann man die Krankheitsherde durch ein $^1/_{10}$ mm dickes Bleifilter bis zu 48 Stunden bestrahlen, und falls eine einzige Bestrahlung die Heilung nicht herbeiführt, nach 3—4 Monaten diese wiederholen. Die ultrapenetrierende Strahlung erreicht Abflachung bei hypertrophischen Lupusformen, ohne den Prozeß endgültig zur Heilung zu bringen, leistet also nicht mehr als eine Röntgenbestrahlung. Sie kann daher nur vorbereitende Dienste tun.

Lewandowsky meinte, daß die Methode der penetrierenden Strahlung, die Applikation des Radiums mit $^1/_{10}$ mm dickem Bleifilter, der richtige Weg zur Behandlung der Hauttuberkulose darstelle. In der Praxis empfahl er etwa folgendes Verfahren: Man unterzeichnet den zu behandelnden Herd mit einem Hautstift, zeichnet die Grenzen auf Pauspapier ab und schneidet mit Hilfe desselben ein entsprechendes Loch in einer Bleiplatte aus, die dann zur Bedeckung der gesunden Umgebung dient. Bei Anwendung einer relativ harten Strahlung muß das Blei mindestens 1 mm dick sein. Nun entstehen aber beim Auftreffen der Strahlen auf das Blei wieder Sekundärstrahlen. Vor diesen wird die normale Haut, wie schon erwähnt, durch einige Lagen schwarzen oder Pergamentpapiers oder durch Pflaster geschützt. Auch über den Krankheitsherd kommt eine 2 mm dicke Papierlage, um die Sekundärstrahlen, die von dem Bleifilter ausgehen und oberflächlich entzündungserregend wirken würden, abzuhalten. Dann wird der Radiumträger aufgelegt, so daß mit Lewandowskys Präparat nach Passieren des Bleifilters eine Aktivität von 10000 Einheiten mittlerer und harter β- und γ-Strahlen einwirkt. Der Apparat wird durch Pflaster und Verband sicher fixiert und bleibt nun 48 Stunden lang liegen. Es kommt nach einigen Tagen zur Rötung der Haut, Exsudation und Krustenbildung. Die Kruste, die einer Impetigokruste ähnlich ist, läßt man am besten sitzen, ohne sie abzuweichen oder sie gewaltsam zu entfernen, da sie den besten Schutz für die Läsion darstellt. Auch etwas tiefere Ulcerationen heilen in einigen Monaten. Die Narbenbildung nennt er im allgemeinen kosmetisch vorzüglich.

Wir vermeiden bei der Lupusbehandlung womöglich die Entstehung von Geschwüren, weil man später an solchen Stellen nicht selten unangenehme Pigmentationen und Teleangiektasien sieht. Nach öfteren Bestrahlungen in 6—8wöchentlichen Intervallen, wie sie nach unserer Methode bei Lupus meist notwendig sind, beobachtet man nicht so selten störende Hyperkeratosen, die gelegentlich auch zu carcinomatöser Entartung führen können. Das Auftreten eines Erythems bedeutet für uns die Grenze der gewollten Reaktion. Meist schließen wir, wie dies EHRMANN schon getan hat, zunächst mit einem der angeführten Medikamente auf und bestrahlen dann erst die ulcerierte Fläche.

Unsere Erfahrungen, welche in der Strahlentherapie Bd. 12, S. 2 mitgeteilt wurden, sind mit denen der meisten Autoren konform (deren Aufzählung siehe KUZNITZKY und GUHRAUER, dieses Handbuch Bd. V/2, denen wir noch hinzufügen können HASLUND, MARTENSTEIN, J. SCHAUMANN, HALBERSTAEDTER), nämlich daß das Radium keine ideale Behandlungsmethode des Lupus der Haut ist, so daß wir die Begeisterung LEWANDOWSKYs nicht teilen können. Es wirkt nicht spezifisch, die schädigende Dosis liegt oft allzunahe der heilenden. Nichtsdestoweniger kann man manchmal kosmetisch einwandfreie Erfolge beobachten. Es verhält sich in seiner Reaktivität gegen Radium nicht jeder Lupus gleich, ohne daß man sagen könnte, woran dies liegt oder daß es gar vorauszusehen wäre. So konnten wir die Erkrankung manchmal sehr gut beeinflussen, besonders manche hypertrophischen, exulcerierten Formen, die Tuberculosis verrucosa cutis, das Scrophuloderm wie auch CLARK, KINOSHITA, KUMER und SALLMANN, MINAMI (Lupus follicularis) MURDZIEŃSKI, NOGUER-MORÉ, LEVIN, SIMPSON, bestätigen, während planer Lupus sich für Radium wenig eignet. Im Gesichte vermeiden wir möglichst dessen Anwendung, bei Affekten an den Zehen und Fingern, besonders in der Umgebung der Nägel ist es oft von großem Nutzen; bei der indurativen Tuberkulose (Typus Bazin, DARIER-ROUSSY), ebenso beim Milliarlupoid (BOEDL) fanden wir es recht unverläßlich im Gegensatz zu RIEHL-KUMER, doch sieht man auch wieder gelegentlich nicht nur die bestrahlten Knoten zurückgehen, sondern auch nicht bestrahlte. PEYRI, M. P. FRANÇOIS wollen Radium bei Lupus nie angewendet wissen.

Die praktischen Vorteile der Methode liegen auf der Hand. Sie ist schmerzlos und bequem. Die eigentliche Behandlung nimmt nur kurze Zeit in Anspruch, nach denen der Patient wieder auf mehrere Wochen, ja später Monate fortgeschickt werden kann. Die Indikationen für die Radiumbehandlung sind gut umgrenzt. Vor allem eignen sich einzelne und multiple Herde zur Behandlung, ganz besonders die knötchenförmigen, hartnäckigen Rezidive nach Behandlung mit anderen Methoden. Gerade dort, wo die Finsenbehandlung versagt, weil die Lichtstrahlen die in dichtes Narbengewebe eingebetteten Lupusknötchen nicht mehr erreichen, ist das Radium am Platze. Denn seine Strahlen haben auch die Fähigkeit, keloidartige Narben und Keloide zum Abflachen zu bringen, können also unter Umständen noch die Fehler früherer Behandlungsversuche korrigieren. Ferner lassen sich die Radiumapparate mit Leichtigkeit an Körpergegenden zur Anwendung bringen, wo die Lokalisation an sich andere Behandlungsarten erschwert, z. B. am Ohr und an der Nase. Am allermeisten aber bedeutet die Einführung der Radiumtherapie für die Behandlung des Schleimhautlupus einen Fortschritt; die ausgezeichnete Wirkung, besonders für die Erkrankungen des Naseninneren konnten wir in vielhundertfältiger Erfahrung bestätigt finden (HARMER).

Für die Schleimhautbehandlung müssen natürlich andere Apparate benutzt werden, als wie sie für die äußere Haut konstruiert worden sind. Das macht aber keine Schwierigkeiten, und es ist vielleicht der größte Vorzug der Radiumtherapie, daß sie noch in entlegenen Winkeln und Nischen der Schleimhäute zur Anwendung kommen kann, wohin Licht- und Röntgenstrahlen nicht mehr zu dirigieren sind. Am besten schließt man das Radium zu diesem Zwecke in Röhrchen ein. DOMINICI verwendet Röhrchen von $1^1/_2$—2 cm Länge und 2—3 mm Durchmesser. Diese sind aus Silber gearbeitet und evtl. noch mit einer Bleischicht zur Filtration umgeben. STICKER hat Röhrchen angegeben, die aus Glas gefertigt und mit Silber umgeben sind, von 30 mm Länge, 5,3 mm

Durchmesser und 0,05 oder 0,1 mm Wanddicke. Das Salz füllt, wenn es reichlich genug vorhanden, das Glasröhrchen aus, oder ist auf einen Asbestzylinder aufgeklebt. An den Röhrchen kann ein Faden befestigt werden, um sie z. B. nach Einführung in die Nasenhöhle später bequem wieder entfernen zu können. ALBANUS hat mit einer Kapsel und Silberumhüllung von $^1/_2$—1 mm gearbeitet. Er fixiert die Kapsel an den zu behandelnden Schleimhautstellen mit einer besonderen Vorrichtung nach Art der MICHELschen Klammern. Auch im Rachen und sogar im Kehlkopf gelingt es, durch Fixationsbügel den Radiumapparat für längere Zeit zu applizieren. Für den Gaumen bedient sich ALBANUS zur Fixation der Prothesen, die aus der Abdruckmasse gefertigt werden, welche die Zahnärzte benutzen (STICKER). Auch kann es mittels eines Stiles vom Patienten oder einer Schwester angedrückt gehalten werden. Zur Einführung in den Kehlkopf hat er besondere Instrumente angegeben. Die Behandlungsresultate bei Schleimhautlupus sind vorzüglich und übertreffen die an der äußeren Haut erreichbaren. Auch ist es kaum nötig, die Sitzungen solange auszudehnen und so stark zu filtrieren (BAUMGARTNER, O. H. FOERSTER, CANUYT und TERRACOL, SCHAUMANN). Die Technik wird verschieden gehandhabt; wir geben 2—3 stündige Sitzungen in mehrwöchigen Zwischenräumen, andere bestrahlen 5 Tage in 4—5stündigen Sitzungen, welche nach 5—6 Wochen wiederholt werden (WHARRY und TEICHMANN). Natürlich ist auch die Stärke des Präparates maßgebend. Nicht alle Lokalisationen und Formen reagieren gleich gut, so haben wir oft nur langsame Rückbildung und viele Mißerfolge bei der Tuberculosis ulcerosa der Zunge und Gingiva.

Neben der Kontaktbestrahlung kann auch eine Fernbestrahlung Anwendung finden, wenn größere Flächen behandelt und tiefere Wirkung bei Ausschaltung von Schädigungen der Haut erzielt werden soll, wozu verschiedene Gestelle konstruiert wurden, z. B. von RÜDISÜLE. Nur muß man da immer in Rechnung ziehen, daß die Intensität umgekehrt proportional dem Quadrate der Entfernung ist. Die Größe des Strahlenkegels bei bestimmter Distanz muß vorher auf der photographischen Platte bestimmt werden. Auch mit Radium kann man natürlich eine Affektion multipolar und im Kreuzfeuer angehen.

Der Versuch, die Radiumemanation therapeutisch bei Hauttuberkulose zu verwenden dadurch, daß man emanationshaltige Flüssigkeiten direkt in das lupöse Gewebe injiziert, hat bisher keine praktische Bedeutung bekommen. Dagegen haben MC KEE, NOVÁK Radiumemanation von 50 Millicurie in Glasbehälter gebracht und damit exfoliierenden und ulcerösen Lupus bis zur Entzündungsreaktion erfolgreich bestrahlt.

Mesothorium. Neben dem Radium hat in den letzten Jahren das *Mesothorium* sich einen wichtigen Platz in der Lupustherapie erobert. Das Mesothorium wurde 1907 von O. HAHN entdeckt und von WICHMANN zuerst therapeutisch verwendet. Es entsteht als erstes Zerfallsprodukt aus dem Thorium, das aus dem in Brasilien vorkommenden Monazitsand gewonnen wird. Der ungleich kürzeren Zerfallszeit des Mesothoriums gegenüber der des Radiums entspricht eine viel stärkere Radioaktivität. 1 mg chemisch reinen Mesothoriums würde die Aktivität von 300 mg reinen Radiumbromids haben. Nun läßt sich aber reines Mesothorium nicht herstellen. Das gewonnene Produkt enthält immer noch 25% Radium. Im Handel bezeichnet die Zahl der angegebenen Milligramm das Gewicht reinen Radiumbromids, welches die gleiche Aktivität des betreffenden Mesothoriumpräparates haben würde. 100 mg technischen Mesothoriums z. B. enthalten in Wahrheit 25 mg Radium, den übrigen 75 mg entsprechen nur 0,25 mg reinen Mesothoriums, da diese dieselbe Aktivität haben wie 75 mg Radiumbromid. Das technisch hergestellte Mesothorium hat das Maximum der Aktivität nach drei Jahren, nach 10 Jahren ist es noch etwas stärker als zur Herstellungszeit, nach 20 Jahren nur noch halb so stark (gegenüber 1800 Jahren bei Radium). Nach vollkommenem Zerfall des Mesothoriums bleiben schließlich noch die 25% Radium übrig.

Die Strahlung des Mesothoriums ist qualitativ nicht völlig identisch mit der des Radiums. Dem reinen Mesothorium fehlen die α-Strahlen. Diese stammen in den technischen Präparaten nur vom Radium. Dagegen ist das Mesothorium reicher an weichen, ärmer an harten β-Strahlen als das Radium. Auch die γ-Strahlen des Mesothoriums sind weniger durchdringend als die des Radiums. Danach würde man also schon theoretisch eine stärkere Oberflächen-, eine geringere Tiefenwirkung erwarten als beim Radium. Das ist auch tatsächlich der Fall. Unfiltriertes Mesothorium erzeugt schon nach wenigen Minuten erythematöse Hautreaktionen. Bei längerer Applikation treten Ödeme und Blasenbildung auf und schließlich ulcero-krustöse Reaktionen, welche die des Radiums an Intensität übertreffen. Würde also das Mesothorium in der Behandlung tiefliegender Tumoren an Wirksamkeit etwas hinter dem Radium zurückstehen, so scheinen beim Lupus die Erfolge nicht schlechter zu sein. Für die Schleimhautbehandlung gibt ihm WICHMANN sogar den Vorzug.

Das Mesothorium kam anfangs in runden Kapseln zur Verwendung in denen das Präparat von einem feinen Glimmerblatt (etwa 0,05 mm Dicke) bedeckt ist. Auch hier wäre es vorteilhafter Lackapparate von viereckiger Gestalt, entsprechend den französischen Radiumapparaten anzufertigen. Die Aktivität der Präparate war die von etwa 5—20 mg Radium. Als Filter dienten Aluminium- und Silberplatten. Zum Gebrauch wird die Kapsel ferner mit einem dünnen Gummistoff umhüllt. Die Abdeckung der Umgebung geschieht ebenso wie beim Radium. WICHMANN behandelte bei Lupus mit Filtration und wiederholten Einzelsitzungen von $^3/_4$—2 Stunden Dauer. Er verfügte 1912 über 44 geheilte Fälle von Lupus der äußeren Haut. Besonders gute Resultate hatte er bei Schleimhautlupus, er hebt die Wichtigkeit der Methode zur Bekämpfung des initialen Lupus im Kindesalter hervor. In 2—3 Sitzungen von $^1/_2$—1 Stunde Dauer konnte er meistens die *beginnende* Erkrankung der Nasenschleimhaut beseitigen. Um die Tiefenwirkung auf der Schleimhaut zu verstärken, macht ALBANUS diese durch Adrenalin anämisch. KUZNITZKY hatte in der Breslauer Klinik bei Lupus vulgaris mit Mesothorium nicht so gute Erfolge wie WICHMANN. Dagegen haben NAEGELI und M. JESSNER an der JADASSOHNschen Klinik die Angaben WICHMANNS im großen und ganzen bestätigt. Sie arbeiteten meist mit Silberfiltern von 0,05 mm Dicke und bestrahlten 30—45 Minuten, haben aber auch bei Sitzungen von 3 Stunden keine Schädigungen gesehen. Sie empfehlen als Anwendungsgebiet für Mesothorium kleine, isoliert stehende Lupusherde, besonders solche, die in älteren Narben rezidivieren. In manchen Fällen erzielten sie nach zwei- bis fünfmaliger Behandlung völlige Heilung, die in einem Falle auch histologisch kontrolliert wurde. Bei Tuberculosis verrucosa sahen sie gute Erfolge nach wiederholten, 20 Minuten langen Bestrahlungen ohne Filter.

Während das *Thorium X,* auch *Doramad* genannt, das direkte Zerfallsprodukt des Radiothors als Allgemeintherapie bei Hautkrankheiten kaum Verwendung finden kann (O. E. NAEGELI und M. JESSNER), erkannte JADASSOHN, daß es in Form äußerer Applikation bei manchen Dermatosen eine gute Wirkung hat. Es wird, hergestellt von den chemischen Werken in Berlin, in Form einer Salbe mit 1000 elektrostatischen Einheiten in 1 g angewendet, oder nach KUZNITZKY, NAGELSCHMIDT in Propylalkohol 2—3 mal eingepinselt. SCHOLTZ nnd FISCHER konnten nachweisen, daß nicht nur das Epithel, sondern auch die Gefäße der Papillarschichte beeinflußt werden, in manchen Fällen von

Lupus erythematodes und Granulosis rubra nasi sollen gewisse Erfolge zu erzielen sein (M. JESSNER). Die Hauttuberkulose reagiert auf diese Weise nicht (JADASSOHN, OLAH, LOMHOLT). Dagegen haben MEIROWSKY, BERGER, HÜBNER, nach intratumoraler Einspritzung von 1000—2000 elektrostatischen Einheiten in 1 ccm Kochsalzlösung beim BOECKschen Miliarlupoid deutliche Rückgänge und Heilungen beobachtet, mitunter auch von Knoten, welche nicht gespritzt wurden (s. Diskussion zu BERGER). Beachtung verdient die hohe Toxizität des Präparates und die Möglichkeit von Schädigungen (O. NÄGELI). Jedenfalls soll der ersten Injektion nicht vor 3 Wochen eine zweite folgen. Die Anwendung ist deshalb etwas schwierig, weil das Präparat teuer ist und immer frisch aus Berlin bezogen werden muß; denn die Halbwertszeit ist in 3—$3^1/_2$ Tagen erreicht.

e) Diathermie.

Die Fähigkeit der Hochfrequenzströme, im Organismus Wärme zu erzeugen, wurde schon von dem Entdecker dieser Ströme, TESLA, und auch von D'ARSONVAL, der sich zuerst eingehend mit ihren physiologischen Wirkungen beschäftigte, festgestellt. Das Prinzip, nach welchem diese Wärme therapeutisch verwertbar gemacht werden konnte, haben etwa gleichzeitig v. BERNDT, v. ZEYNEK und NAGELSCHMIDT gefunden. Für die methodische Ausarbeitung hat vor allem der letztgenannte Autor die größten Verdienste (s. WICHMANN, Bd. 5, dieses Hdb.).

Es ist ja bekannt, daß Hochfrequenzströme, selbst von sehr hoher Spannung, im Körper keine Reizerscheinungen hervorbringen wie der gewöhnliche Gleich- und Wechselstrom. Der Grund dafür liegt darin, daß infolge der hohen Zahl der Polwechsel in der Zeiteinheit es nicht zu elektrolytischen Zersetzungen kommt, welche die Ursache aller Reizerscheinungen sind. Die dem Körper mitgeteilte elektrische Energie, die nicht verloren gehen kann, setzt sich in Wärme um, die nichts anderes ist als die Widerstandswärme des elektrischen Stromes, als JOULEsche Wärme. Auf dieser Wärmeentwicklung beruht in letzter Linie die ganze Wirkung auch der früher bekannten Formen der Hochfrequenzbehandlung. Dazu kam freilich noch die zerstörende Wirkung des Funkens, die bei der sog. *Fulguration* nach KEATING-HART, besonders für Neubildungen nutzbar gemacht wird. Man arbeitete mit Apparaten von hoher Spannung, die vor allem der Funkenerzeugung diente. Für die Hauttuberkulose hat diese Methode keinerlei Vorteil gebracht, sie wird da, ebenso wie bei der Carcinombehandlung, wegen ihrer oberflächlichen Wirkung weniger angewendet.

Abweichend von jenen älteren Methoden wurden Apparate konstruiert, welche ohne Funkenbildung eine regelmäßige Erwärmung des zu zerstörenden Gewebes bis zur Koagulation ermöglichen (s. NAGELSCHMIDT, KOWARSCHIK, WICHMANN). Eine indifferente Elektrode, eine breite Metallplatte, wird irgendwo am Körper appliziert, die differente Elektrode, die nur wenige Quadratmillimeter Oberfläche haben darf, wird auf die zu behandelnde Stelle aufgedrückt. BERGONIÉ empfahl Stanniol, KOWARSCHIK dünne Bleiblechelektroden; da CHRISTEN meinte, daß es auch bei den Diathermieströmen zur Iontophorese kommen und dadurch bei Verwendung von Blei giftiges Metall in den Körper gelangen könnte, hat man vorgeschlagen, zwischen Bleielektrode und Haut dünne Lagen von Stanniol einzuschieben. BUCKYs Kondensator und Vakuumelektroden sollen nur eine oberflächliche Wirkung haben. Von dieser Elektrode aus findet dann die Durchwärmung statt, die je nach der Dauer der Applikation und der Intensität des Stromes die verschiedensten Grade der Tiefenwirkung erreichen kann. Die differente Elektrode muß klein gewählt werden, damit an dieser Stelle eine hohe Stromdichte erzeugt und die Lokalwirkung der Wärme zu großer Stärke gesteigert werde; infolge des geringen Hautwiderstandes gegen den Diathermiestrom, im Gegensatz zum Gleichstrom (Bucky, Kowarschik) würde es sonst zur Durchwärmung der tiefergelegenen Organe kommen, ohne daß eine Erhitzung der Haut eintritt (siehe Wichmann). Wird eine große Nadel oder lanzettähnliche Elektrode verwendet, so kann durch Konzentration des Stromes die Koagulation so rasch eintreten, daß es möglich ist, das Gewebe nach Art eines schneidenden Messers zu durchtrennen. Wie Nagelschmidt mit Recht betont, ist diese Durchwärmung, die *Diathermie,* etwas prinzipiell Verschiedenes von allen älteren Methoden zerstörender Wärmebehandlung, von jeder Art von Kaustik. Der Paquelin oder Galvanokauter erhitzt das Gewebe an der Berührungsstelle auf 1500 Grad, bringt es zur Verkohlung. Da verkohltes Gewebe ein schlechter Wärmeleiter ist, so hindert es das Eindringen der Wärme in die Umgebung. Es kommt also keine Tiefenwirkung zustande, und die Zerstörung des kranken Gewebes bleibt unvollkommen. Die Diathermie erzeugt eine Wärme von 70—80 Grad, sie bringt das Gewebe zur Koagulation, ohne es bis zur Carbonisierung zu erhitzen; das koagulierte Gewebe behält seine Leitfähigkeit für Wärme, die man infolgedessen innerhalb weniger Sekunden in eine Tiefe von 1—2 cm vordringen lassen kann.

Aus diesen wenigen Bemerkungen werden schon die Vorteile des Verfahrens für die Behandlung der Hauttuberkulose deutlich. Es zerstört in kürzester Zeit krankes Gewebe und sterilisiert es, indem es alle darin enthaltenen Bacillen vernichtet. Es ist aseptisch und unblutig. Die sehr starke, reaktive arterielle Hyperämie, die sich an der Grenze der Einwirkungszone einstellt, trägt zur raschen Abstoßung der Schorfe bei. In wenigen Minuten kann man selbst größere Herde vollständig zerstören. Die Methode bedeutet also eine ganz außerordentliche Zeitersparnis. Ihr Nachteil ist der Mangel jeder Dosierungsmethode. Nicht nur nach der Zeit der Anwendung und der Stärke des Stromes, sondern auch nach der Beschaffenheit des Gewebes, nach der Stärke des Druckes, mit dem die Elektrode aufgesetzt wird, sowie nach der Form der Elektrode schwankt die erreichte Tiefenwirkung in den weitesten Grenzen. So kann nur persönliche Übung und Erfahrung bei der Behandlung dem Arzte zur Richtschnur dienen. Ferner ist das Diathermieverfahren nicht eigentlich elektiv. Die durch den Hochfrequenzstrom erzeugte Wärme koaguliert in gleicher Weise gesundes und krankes Gewebe. Bisher ist es nicht geglückt, wie Jacobi es angeregt hat, eine Grenztemperatur zu treffen, bei der das Lupusgewebe zerstört, das normale Hautgewebe noch erhalten würde.

Für die praktische Durchführung der Methode wird man sich bis auf weiteres am besten an die Vorschriften von Nagelschmidt und einzelne Verbesserungen von Jacobi halten. Die Hautoberfläche wird entfettet, mit Kochsalzlösung gut angefeuchtet, damit die differente Elektrode überall gut anliegt und nicht Funkenbildung die Wirkung verringert. Als Form der Elektrode wählt man für die äußere Haut nach Jacobi am besten eine kreisförmige Platte von 3—4 mm Durchmesser, mit abgebogenem Griff. Für die Zeit der Einwirkung und die Stärke des Stromes lassen sich bestimmte Regeln nicht geben. Jacobi gibt als Beispiel an, daß man bei einer Stromstärke von 500 Milliampere in zwei Sekunden einen Lupus von mäßiger Tiefenausdehnung genügend koagulieren könne. Es empfiehlt sich, die Intensität des Stromes nicht allzu stark zu steigern, da es dann zur Verkohlung, Verlust der Leitfähigkeit im Gewebe und Funkenbildung kommen kann. Man erzielt gleichmäßigere Wirkung mit schwächeren Strömen in etwas längerer Zeit (es handelt sich ja immer nur um Sekunden). Um genau zu arbeiten, kann man nach dem Vorschlage von Jacobi sich nach einem Metronom richten, das auf halbe Sekunden eingestellt ist, und Ein- und Ausschaltung des Stromes durch einen Assistenten vornehmen lassen, statt den

NAGELSCHMIDTschen Fußkontakt zu benutzen. Ebenso annehmbar ist für den Anfänger in der Diathermie eine andere Empfehlung JACOBIS. Wenn man noch keinen rechten Begriff von der Tiefenwirkung der mit einer bestimmten Stromstärke in bestimmter Zeit ausgeführten Operation hat, so kann man, nachdem man die ersten Schorfe gesetzt hat, diese vorsichtig incidieren und sich durch Augenschein von der erreichten Wirkung überzeugen. Auch Übungen am lebenden Tier können zur Orientierung dienen und sind solchen an der Leiche vorzuziehen, da die Blutzirkulation für die Diathermie ganz andere Verhältnisse schafft. So wird es schließlich jedem gelingen, die Methode zu beherrschen. Doch ist besonders am Anfange Vorsicht geboten, damit nicht zu starke Defekte verursacht werden, oder durch zu lange und starke Einwirkung unter der Haut gelegene Organe, wie Sehnen und Nerven, mit nekrotisiert werden. Andererseits ist jedoch zur Erzielung einer genügenden Tiefenwirkung eine starke Verschorfung notwendig, WICHMANN konnte nach Koagulation bei einer Temperatur von 50^0 in der Tiefe noch sichere Lupusherde nachweisen.

Das Verfahren ist schmerzhaft und kann, wo es sich um mehr als ganz vereinzelte Knötchen handelt, nur in Lokalanästhesie ausgeführt werden. Bei großen Herden — und es können bei der kurzen Dauer der Einzelapplikation sehr große Partien in wenigen Minuten behandelt werden — wird man unter Umständen auch narkotisieren müssen. Sehr wichtig ist die Nachbehandlung. Das Abstoßen der Schorfe kann man unter indifferenten oder leicht aseptischen Verbänden (essigsaure Tonerde) sich spontan vollziehen lassen. JACOBI legt, um einen besseren Abfluß der Sekrete zu ermöglichen, einige oberflächliche Incisionen durch die verschorften Partien an. Haben sich die koagulierten Massen in etwa 15—20 Tagen abgestoßen, so ist es gut, wenn die Epithelisierung nicht zu rasch stattfindet. Es können nämlich dann, zumal im Gesicht, Keloidbildungen die Freude am Resultat bedeutend beeinträchtigen. Das geschieht nach NAGELSCHMIDT besonders dort, wo die Cutis nicht in ihrer ganzen Dicke, sondern nur teilweise koaguliert war. Das Auftreten von Keloiden kann man dadurch verhindern, daß man die endgültige Schließung des Defektes sich über 6—10 Wochen hinziehen läßt, und zwar am besten unter einer milden Pyrogallusbehandlung ($^1/_2$—$2^0/_0$ige Salben). So kann man eine einigermaßen gute Narbenbildung erzielen, die allerdings nie die Vollkommenheit des kosmetischen Effektes nach Finsentherapie erreicht.

Damit ist auch schon ein wesentliches Moment für die Indikationen der Diathermie gegeben. Sie hat ihr Anwendungsgebiet überall dort, wo es mehr auf rasche und vollständige Heilung, als auf das kosmetische Resultat ankommt. Beim Lupus des Gesichtes wird sie also nur in beschränktem Maße von Nutzen sein, kann aber immerhin zur Beseitigung einzelner hartnäckig rezidivierender Knötchen dienen. Dagegen bedeutet die Methode für die Behandlung größerer Herde am übrigen Körper einen Fortschritt, der ganz besonders in der Kürze der Behandlungszeit und dementsprechend auch in Geldersparnis liegt. Wie schon gesagt, können große Herde in einer Sitzung behandelt werden, und selbst bei multiplen Herden kann man mit wenigen Sitzungen auskommen. Allerdings wird eine einmalige Behandlung oft nicht ausreichen, aber Rest- oder Rezidivknötchen können abermals der Elektrokoagulation unterworfen werden. SALOMON, KOWARSCHIK, RAVAUT, NOGUER-MORÉ, SIBLEY, BORDIER wenden die Methode gerne an, besonders bei den verrukösen, hypertrophischen Formen, ferner beim Erythematodes und rühmen auch die meist gute Narbenbildung, die Sterilisierung des Operationsgebietes, die Verstopfung der Blut- und Lymphgefäße in der Umgebung, wodurch eine Verschleppung hintangehalten wird. WICHMANN meint progressive Lupusherde durch aneinandergereihte Schnitte, 1—2 cm im Gesunden isolieren zu können, er nennt dies „zirkuläre

Grabenbildung", eine wohl kaum verläßliche Methode. DURIN bedient sich beim Lupus zweier verschiedener Modifikationen: 1. der Destruction par escarre, wobei innerhalb des Herdes Einstich neben Einstich gemacht wird, so daß es zur Koagulation der ganzen Fläche kommt oder 2. der Destruction par sclérose; dabei werden die Koagulationen weit entfernt voneinander angebracht; jede Berührung derselben vermieden. Letztere Art gibt die viel schönere Narbenbildung; restierende Herde können nachher noch immer auf dieselbe Art zerstört werden. Die größte Wichtigkeit aber hat das Diathermieverfahren für die Behandlung der Schleimhauttuberkulose. Besonders in der Nase kommt es gar nicht auf die Form der Narbenbildung an, sondern nur darauf, die Infektionsquelle für neue Lupuseruptionen möglichst gründlich zu zerstören. Und das leistet die Diathermie vielleicht vollkommener und jedenfalls rascher als irgend eine andere Behandlungsart. Die Anästhesierung läßt sich hier durch Tampons mit 10—20$^0/_0$iger Cocainlösung erzielen. Das Verfahren selbst ist bequemer anzuwenden als die alten kaustischen Methoden, speziell auch als die Galvanokaustik. Bei der Diathermie wird die Elektrode — man bedient sich für die Schleimhaut einer kleinen Elektrode mit halbkugeliger Oberfläche — kalt eingeführt, und der Operateur kann sich in aller Ruhe die zu behandelnde Stelle aufsuchen, die Elektrode gut auflegen und dann den Kontakt herstellen, während die Einführung des glühenden Instrumentes immer eine gewisse Schnelligkeit und Zielsicherheit erfordert. Zudem ist die Wirkung der Diathermie eine viel tiefer gehende, viel sicherere als die der Galvanokaustik. Sehr zufrieden damit sind für die Schleimhautaffektion KALINA, VIBEDE, auch MAGNUS verkennt ihre Vorteile nicht, die letzten beiden geben gleichzeitig allgemeine Kohlenbogenlichtbäder und glauben dadurch ihre Resultate noch zu verbessern. Auch für den Lupus des Gaumens, des Rachens und des Kehlkopfes ist die Diathermie verwendbar (HARRISON, J. ADAM). Beim Lupus des Zahnfleisches ist Vorsicht geboten, um nicht durch die erzeugte Wärmewirkung die Zähne selbst zu schädigen. Wo starke Narbenbildung und Deformierung der Schleimhaut vermieden werden soll, wie im Naseneingang oder im Kehlkopf, sind der Diathermie die radiotherapeutischen Methoden vorzuziehen.

Eine spezielle Anwendungsart der Diathermie ist die sog. „*Kaltkaustik*" mittels der FORESTschen Nadel. Sie beruht auf Funkenwirkung, die sich auch durch die Diathermieapparate erzeugen läßt. Von den zur Fulguration verwendeten Funken der Hochfrequenzapparate mit hoher Spannung sind diese durch ihre geringere Länge (entsprechend der geringeren Spannung), aber größere Wärme verschieden. Die Nachteile gegenüber der eigentlichen Diathermie sind nach NAGELSCHMIDT folgende: Die Funkenwirkung ist nicht genau lokalisierbar, sie ist nur oberflächlich, sie bietet keine so sichere Gewähr für ein unblutiges Verfahren wie die Diathermie, denn der Verbrennungsschorf ist nur dünn und wird durch die reaktive Hyperämie oft gesprengt, so daß Nachblutungen stattfinden. Theoretisch ist das ohne weiteres zuzugeben. Praktisch kann man, wie die Mitteilungen von ALBANUS beweisen, bei großer Erfahrung auch mit der Kaltkaustik, wenigstens für die Schleimhaut, Gutes leisten. ALBANUS unterscheidet als verschiedene Anwendungsarten der FORESTschen Nadel 1. kurzes und schnelles Einstechen an streng lokalisierten Stellen (Ziselierarbeit), 2. längeres Verweilen der Nadel in der Tiefe des Gewebes, um dieses in einem Umfang von $^1/_2$—1 cm zu zerstören, 3. Schneiden durch rasches Durchziehen der Nadel wie mit einem Skalpell. Besonders die letztere Anwendungsart scheint bei tumorartigem Lupus der Nasenschleimhaut gewisse Vorteile zu bieten. Es lassen sich so größere Partien auf einmal abtragen. Eine weitere Ausbildung in der Dermatologie hat diese Methode durch WUCHERPFENNIG erfahren (siehe später). Die anderen Applikationsarten stehen dagegen wohl hinter der eigentlichen Diathermie zurück, doch wird der überspringende Funke von manchen Autoren (Milner, Leroux-Robert, Bourgeois und Fouquet mit Erfolg verwendet. Für die äußere Haut bietet die Kaltkaustik keine Vorteile, höchstens für einzelne kleine Knötchen. Dagegen bedienen wir uns der Kaltkaustik bei Zerstörung maligner Tumoren auf lupöser Grundlage und bestrahlen dann mit Röntgen oder Radium nach, wie dies auch von anderer Seite geschieht (Hombria und Soto, Noguer, Werther).

f) Kaustik.

Durch die Diathermie sind einige ältere Behandlungsmethoden ganz in den Hintergrund gedrängt worden, sofern sie nicht schon früher durch die Fortschritte der modernen Lupustherapie überflüssig geworden waren. Es sind eigentlich alle diejenigen Methoden, welche bezwecken, das tuberkulöse Gewebe durch Kontaktwärme zu zerstören. Wir hatten schon gesehen, warum ihre Wirkungsweise ungenügend sein muß. Sie bilden einen verkohlten Schorf, jenseits dessen meist noch krankes Gewebe und Bacillen erhalten bleiben. Mit dem Paquelin z. B. ist es nicht einmal möglich, ein einziges kleines Lupusknötchen mit Sicherheit zu zerstören. Der oberflächlich sichtbare Fleck entspricht eben durchaus nicht immer dem manchmal etwas verzweigten Verlaufe in der Tiefe, und die Zerstörung reicht nur so weit wie der keilförmige Substanzdefekt, den wir im Gewebe setzen. Wir zerstören an der Oberfläche gesundes Gewebe mit und lassen in der Tiefe krankes stehen, man muß also, wenn überhaupt, in der Tiefe in weiterem Umkreise die Paquelinisierung vornehmen, so daß die Form eines abgestutzten Kegels mit der Basis nach unten zustande kommt. Noch weniger können wir einen größeren Herd durch multiple Stichelungen heilen. Wir mögen die einzelnen Stiche noch so dicht nebeneinander setzen, in der Tiefe wird zwischen ihnen mit Sicherheit krankes Gewebe zurückbleiben, von dem aus stets neue Rezidive ausgehen. Die Kaustik mit dem Paquelin ist die denkbar schlechteste Behandlungsmethode des Lupus nächst der Auskratzung und ist durchaus als veraltet zu verlassen. Sie schadet mehr als sie nützt, indem sie dicke, wulstige Narben produziert, in deren Bereich neue Lupusknötchen aufschießen, die aber in diesem derben Gewebe von therapeutischen Eingriffen schwer zu erreichen sind.

Etwas besser in betreff der Narbenbildung, aber ganz unzuverlässig in betreff der Heilwirkung, ist die eine Zeitlang häufiger angewendete *Heißluftbehandlung* nach Holländer. Sie zerstört das kranke Gewebe zwar gleichmäßiger, aber auch nur an der Oberfläche und muß, wenn man einen Dauererfolg erreichen will, häufig wiederholt werden. Das wird aber durch die Schmerzhaftigkeit des Eingriffes erschwert, der meist nur in der Narkose vorgenommen werden kann. Es soll nicht geleugnet werden, daß die Methode imstande ist, einen hypertrophischen und wuchernden Lupus zum Abflachen zu bringen und, mit Pyrogallolbehandlung kombiniert, bedeutende Besserungen zu bewirken. Aber dasselbe können wir durch Pyrogallol allein und noch besser in Verbindung mit Röntgenbehandlung erreichen. Die Heißluftmethode ist also für die Lupusbehandlung zum mindesten überflüssig geworden, wird nur von wenigen angewendet (Daricau, Ravaut, Sartorelli).

Dasselbe Schicksal wird vielleicht schon in kurzem auch die *Galvanokaustik* haben, die bis vor wenigen Jahren noch als das beste Mittel für die Schleimhautbehandlung gegolten hat. Sie leistet nichts, was durch die Diathermie nicht besser und zuverlässiger zu erreichen imstande wäre, aber da sie bei genügender Ausdauer immerhin manche Erfolge gezeitigt hat, so sei sie wenigstens kurz erwähnt. Zur Behandlung des äußeren Lupus ist sie natürlich ebenso ungeeignet wie die Kauterisierung mit dem Paquelin — KROMAYER empfahl noch die Ignipunktion für einzelne Knötchen —, für die Schleimhaut — speziell der Nase — ist sie diesem schon aus dem Grunde vorzuziehen, weil das Instrument leichter einzuführen ist und feiner lokalisierte Anwendungen ermöglicht. Man anästhesiert die Nasenschleimhaut wie bei der Diathermie durch Tampons mit 10—20%iger Cocain- (resp. Novocain-)lösung, die längere Zeit einwirken müssen. Dann bedient man sich nach FORCHHAMMER am besten nur des rotglühenden Drahtes, nicht des weißglühenden. Mit dem schwachglühenden Galvanokauter kann man durch das Gefühl das weiche Lupusgewebe von dem derben, normalen unterscheiden, das er nicht durchdringen kann. Man merkt also auch, wie tief man kauterisieren darf. Bei dieser oberflächlichen Arbeit muß man allerdings täglich oder mehrmals wöchentlich lange Zeit hindurch die Behandlung wiederholen und sie mit Jodpinselungen oder Sublimattamponaden kombinieren, wenn man etwas erreichen will. Und selbst dann sind noch Rezidive häufig. Gegenüber dem Radium und der Diathermie stellt die Galvanokaustik also nur noch einen Notbehelf dar, der selbst hinter der Kaltkaustik weit zurückbleiben muß. SCADUTO benützt die *Anode* des galvanischen Stromes als differenten Pol.

g) **Kataphorese** (Elektrophorese, Iontophorese).

Ohne des Näheren auf den physikalischen Streit einzugehen, ob es sich bei der Kataphorese um eine Wanderung der gelösten Stoffteilchen zugleich mit dem Lösungsmittel handelt, weshalb KOWARSCHIK den Namen *Elektrophorese* vorschlägt, oder ob nicht der Transport medikamentöser Substanzen durch die unverletzte Haut mit Hilfe der Elektrizität allein, der Iontophorese, zuzuschreiben ist, bei welcher eine einfache Wanderung der Ionen bei ruhendem Lösungsmittel angenommen wird (s. WICHMANN, dieses Hdb. Bd. 5, WIRZ, REIN), wollen wir nur als praktisch wichtig hervorheben, daß das einzubringende Ion, wenn es ein Kation ist, von der Anode aus in gering konzentrierter Lösung, eventuell mit Zugabe von Rohrzucker oder Alkohol gegeben werden soll, das Anion dagegen in hoch konzentrierter oder stark saurer Lösung von der Kathode aus (REIN). Bei der Apparatur, wie sie WIRZ angibt und deren genaue Beschreibung sich ebenfalls bei WICHMANN findet, wird man also je nach der Natur der therapeutisch wirksamen Substanz, bzw. des Ions, entweder eine Kata- oder Anaphorese durchführen müssen; dort, wo Körper einverleibt werden sollen, deren Stromrichtung unbekannt ist, soll der Strom in Intervallen von 10 Minuten gewechselt werden. Die durch die Einbringung der Ionen in den Körper erzielte Wirkung ist vor allem lokaler Natur durch chemische Bindung in der Haut, sie kann jedoch auch eine allgemeine sein, wenn ein Übergang der Ionen in die Blutbahn stattfindet. Kalium und Natriumionen z. B. passieren auf ihrem Wege ins Blut die Haut, ohne in ihr örtliche Wirkungen auszulösen, Jod, das schon vor vielen Jahrzehnten von KLENKE zur iontophoretischen Behandlung von „Skrofeln" verwendet wurde, erzeugt neben der lokalen auch eine Allgemeinwirkung.

Zur Behandlung des Lupus vulgaris wurde 2%iges Zinkchlorid (LEDUC, VOLK), Pyrogallol (VOLK), Adrenalin, Jod (von A. REYN besonders für das Naseninnere empfohlen), Ichthyol, Hetol (WIRZ), Krysolgan (SCHNEIDER) mit wechselndem Erfolg herangezogen. WHITFIELD, W. K. SIBLEY berichten über Heilung eines ausgedehnten Lupus nach Einverleibung einer 2%igen Zinksulfatlösung, wir selbst sahen gute Resultate bei Behandlung in atrophischer Haut gelegener Lupusknötchen mit Kupfer (FISCHER), WIRZ konnte wechselnde Erfolge bei Scrophulodermen und papulo-nekrotischen Tuberkuliden nach Jodiontophorese konstatieren. Auf die mitunter gute Wirkung der Chlorzink- und Jodiontophorese beim Erythmatodes habe ich vor vielen Jahren aufmerksam gemacht und konnte mich von der Richtigkeit der Angaben in einigen weiteren Fällen überzeugen. LEDUC, BOURGUIGNON erzielten zufriedenstellende Erfolge mit Jod bei keloidartigen Narben. Vielleicht könnte gerade beim Lupus neben der rein lokalen Wirkung auch die iontophoretische Einverleibung von neueren Mitteln, z. B. Goldpräparaten, in den Blutstrom von Bedeutung sein. Erwähnt sei die iontophoretische Anästhesie mit Cocain-Suprarenin nach WIRZ, die sich ihm unter anderem auch bei der Exstirpation von Lupusherden und der Deckung mit Thierschläppchen bewährt hat. Der Hauptvorteil gegenüber der lokalen Infiltrationsanästhesie liege darin, daß trotz Steigerung der Dauer der Anästhesie auf die 2—3fache Zeit viel weniger Lösung verbraucht wird und daher größere Operationsfelder anästhesiert werden können. Die Methode, bei welcher natürlich auch die ödematöse Durchtränkung wegfällt, soll gut wirksam sein, die Operationswunden sich durch glatte Abheilung auszeichnen, doch ist die Gefahr einer Hautverbrennung bei den angewandten Stromstärken (10—30 Milliampere) immerhin gegeben und daher besondere Achtsamkeit geboten. Unbedingt notwendig ist diese Art der Anästhesierung bei Operation von lupösen Herden *nicht*, wie wir im Folgenden sehen werden, jedenfalls dauert sie länger als die Infiltration mit Novocain, auch ließ sie uns ab und zu im Stiche.

Wenn die iontophoretische Behandlung in der Praxis bis nun noch wenig Anklang gefunden hat, so liegt dies neben der etwas umständlichen Technik und der Langwierigkeit der Behandlung sicher auch darin, daß uns in fast allen Fällen einfachere Methoden zur Einverleibung der Medikamente in die Haut oder in den Organismus zur Verfügung stehen. Es wird wohl kaum eine Behandlung Verbreitung finden, welche GHILARDUCCI angegeben hat und für die sich sein Schüler MELDOLESI warm einsetzt, nämlich iontophoretisch Metalle in die Haut einzubringen, mit Röntgen zu bestrahlen, wobei die Heilung durch Entstehen von Sekundärstrahlen erzielt würde.

h) Kältebehandlung.

Ebenso wie die Hitze hat sich die physikalische Therapie auch die Kältewirkung zunutze gemacht. Diese Art der Behandlung ist von ALLEN PUSEY in die therapeutische Technik eingeführt worden. Das zur Behandlung nötige Inventar ist außerordentlich einfach: Eine Kohlensäurebombe, mit nach unten gerichtetem Ventil aufgestellt, ein Beutel aus Wildleder, in den man aus einem feinen Ansatzrohr die Kohlensäure ausströmen läßt, die sich alsbald als Schnee niederschlägt, und Holz- oder Ebonitformen von verschiedener Gestalt und Größe, in die der Schnee hineingepreßt wird. Aus dem gepreßten Schnee gewinnt man so Stifte von verschiedener Dicke, die, auf die behandelnde Stelle aufgedrückt, intensive Kältewirkung entfalten. Der Druck ist dabei wesentlich; denn bei locker aufgelegtem Schnee haben wir das LEIDENFROSTsche Phänomen, die Bildung einer Gasschicht zwischen Haut und Kohlensäureschnee, und damit starke Verringerung des Effektes. Der Druck ist aber andererseits wieder das schwierig zu dosierende, das dem Gefühl des einzelnen überlassene Moment bei der Methode. Je stärker der Druck, desto intensiver die Wirkung. Diese beruht auf einer oberflächlichen Nekrotisierung, die bei der gewöhnlichen Applikationsweise das Epithel kaum überschreitet, und einer starken reaktiven Entzündung. Es besteht also eine gewisse Analogie zur Lichtwirkung, nur bleibt sie an Intensität und Nachhaltigkeit hinter dieser weit zurück. Es ist demnach klar, daß wir uns beim Lupus vulgaris, sowie bei den anderen klassischen Formen der Hauttuberkulose von der Kältebehandlung keinen radikalen Erfolg versprechen können. Darüber sind sich auch die meisten Autoren, die den Versuch gemacht haben einig, einzelne kombinieren daher auch mit anderen Methoden. Dagegen hat die Kohlensäureschneebehandlung für den Erythematodes mit Recht eine nicht geringe Bedeutung gewonnen. SWITZER empfiehlt sie beim Miliarlupoid, wobei sie bei den flacheren Formen tatsächlich manchmal gut wirkt, HASLUND bei der Granulosis rubra nasi. — BOMMER sieht Heilungen von ganz kurzen, 2—3 Sekunden dauernden Kohlensäurebetupfungen bei Tuberkulose der Gingiva, allwöchentlich einmal, es genügten oft 3—4 solche Applikationen; wir haben dabei häufig Enttäuschungen erlebt. In Frankreich vor allem wendet man die Kryotherapie von verschiedenen Seiten gerne an und eigene Apparate wurden dafür angegeben (LORTAT-JACOB, VIGNAT, P. FRANÇOIS).

Ich erwähne hier nur nebenbei als Verfahren für die Lupusbehandlung, das nur ganz vereinzelte Anhänger gefunden hat, die filiforme Dusche mit einem Strahl von 0,5—1 mm bei 7 Atmosphärendruck und 35—40° Temperatur, wobei elektive Wirkungen zustande kommen sollen (DESAUX und NOËL, C. SIMON, VEYRIÈRES und FERREYROLLES); die Schmerzen sind allerdings so groß, daß lokale Anästhesie angewendet werden muß. BOINET sah die Ausheilung eines ausgedehnten Gesichtslupus durch 1500 Bienenstiche in den Krankheitsherd innerhalb 4 Monaten.

5. Chirurgische Methoden.

a) Excision.

Die Behandlung des Lupus durch operative Entfernung des Krankheitsherdes ist schon seit langer Zeit geübt worden, mit wechselndem Erfolge. Die vielen Namen der Autoren, die auf diesem Gebiete gearbeitet haben, findet man bei JADASSOHN. Einer aber verdient vor allen und an erster Stelle genannt zu werden: E. LANG, weil er in unermüdlicher Arbeit erst der chirurgischen Therapie des Lupus die gebührende Stellung verschafft hat. Seit 1892 hat er Lupus in systematischer Weise durch radikale Exstirpation zu heilen versucht und ist allmählich zu immer glänzenderen Ergebnissen gelangt. Dabei hat er sich von jeder Einseitigkeit ferngehalten und niemals in dem chirurgischen Verfahren das Allheilmittel für den Lupus gesehen, sondern stets ein offenes Auge für die Vorzüge anderer Methoden gehabt. Das beweist sein Lebenswerk, die neue Wiener Heilstätte für Lupuskranke.

Die chirurgische Behandlung des Lupus hat das Ziel, die Krankheitserreger gleichzeitig mit allen pathologischen Reaktionsprodukten des Organismus restlos zu entfernen. Es bleibt ihr dann eine zweite Aufgabe, für das Entfernte einen Ersatz durch gesundes Gewebe zu schaffen, der nach außen hin möglichst die normalen Verhältnisse wieder herstellt. Das Gelingen dieses Bestrebens ist von zahlreichen Faktoren abhängig: von *Form* und *Verlauf* des Lupus, von der *Lokalisation* und *Begrenzung* der Krankheitsherde, von ihrer *Ausdehnung* nach Fläche und Tiefe, von dem Vorhandensein oder Fehlen von *Komplikationen* an Schleimhaut, Drüsen und Knochen, und schließlich nicht zum wenigsten von der *Technik* — man kann manchmal sagen: von der Virtuosität — des Therapeuten. Jedes dieser Momente verdient, kurz erläutert zu werden.

Geeignet für die Exstirpation sind zunächst plane, nicht ulcerierte Formen von Lupus vulgaris. Stärkere Geschwürsbildung, sowie hochgradige Wucherungen erschweren die Asepsis bei der Operation. Es ist in diesen Fällen eine Vorbehandlung mit Röntgen oder Pyrogallus angebracht. Gelingt diese, so kann man den Lupus wie einen einfachen, geschlossenen operieren. Erforderlich für eine erfolgversprechende Operation ist weiter ein gewisses Stationärbleiben oder jedenfalls nur langsames Fortschreiten der Krankheit in der letzten Zeit.

Fälle, die sich dem Lupus vorax nähern, die eine besondere Aktivität des Krankheitserregers verraten, sollten nicht operiert werden, da die Chancen, alles Kranke zu entfernen, hier bedeutend geringer sind, selbst wenn man weit im Gesunden exzidiert. Auch hier verdienen die chemischen und radiologischen Methoden den Vorzug, sofern überhaupt der Allgemeinzustand des Patienten eine lokale Behandlung ratsam erscheinen läßt. Für geeignet zur Operation schätzt JUNGMANN 1911 etwa 30% der zugehenden Lupusfälle, was sehr gut mit einer Statistik meines Assistenten KROPATSCH stimmt, der 31% errechnet.

Was die *Lokalisation* anbetrifft, so bietet jeder Lupus des Rumpfes oder der Extremitäten der chirurgischen Behandlung ein Feld, falls sonst die Bedingungen für den Eingriff erfüllt sind. Die Ausdehnung der Herde kommt hier am wenigsten in Betracht, da die Deckung des Substanzverlustes nicht kosmetisch fehlerfrei zu sein braucht. Im Gesicht gibt es bestimmte Lokalisationen, die an sich die Operation erschweren, sie aber nicht unmöglich machen: Nase, Ohren, Lippen. Hier hängt alles von dem plastischen Geschick des Operateurs ab. Der rein medizinischen Indikation nach würde der Lupus des Gesichtes keinen anderen Regeln unterliegen als der des übrigen Körpers; aber hier spielt die soziale Indikation eine große Rolle. Wenn es in kurzer Zeit gelingt, den Krankheitsherd zu beseitigen und die Operationswunde auf irgend eine Art zu schließen, so ist auch hier in vielen Fällen allen Wünschen Genüge geschehen, besonders da, wo es sich um männliche Patienten und ältere Frauen aus der arbeitenden Bevölkerung handelt. Da aber die Finsenbehandlung anerkanntermaßen ein schöneres kosmetisches Resultat bringt als alle Exstirpationen, die *größere* Lappenbildungen oder gar Transplantationen erfordern, so wird man in manchen Fällen erstere wählen müssen, selbst wenn der Aufwand an Zeit und Geld ein viel höherer ist. Eine größere Zahl von Krankheitsherden spricht nicht von vornherein gegen eine Operation. Hier ist es nur wichtig, zu wissen, ob die Eruption einigermaßen zur Ruhe gekommen ist, und ob nicht noch neue Herde im Entstehen begriffen sind. Der postexanthematische multiple Lupus wird häufig einige Zeit nach dem Erscheinen ganz stabil. Es kommen keine neuen Herde und die vorhandenen vergrößern sich kaum. In diesem Stadium kann man dann ruhig sämtliche Herde exzidieren. Ferner braucht man nicht, wenn mehrere Krankheitsherde bestehen, alle auf gleiche Art zu behandeln. Man kann z. B. eine Lupusplaque der Wange herausschneiden und einen gleichzeitig vorhandenen Lupus der Nase, der auf die Schleimhaut übergeht, nach FINSEN behandeln.

Die große *Ausdehnung* eines Lupusherdes allein bildet keine absolute Kontraindikation gegen das chirurgische Verfahren. LANG hat gezeigt, daß man auch in Fällen mit Erfolg operieren kann, wo die Größe eines Fünfmarkstückes um ein Vielfaches (bis auf das Elffache) überschritten wird. In seinem schwersten Falle betrug die größte Ausdehnung eines Gesichtslupus 26 cm in der einen, 1·1 cm in der anderen Richtung. Der Fall wurde rezidivlos geheilt. Doch habe ich an den Extremitäten auch noch größere Herde operativ entfernt. Die Ausdehnung nach der Tiefe ist schwer zu beurteilen. Selbst bei vorsichtigem, präparierenden Vorgehen des Operierenden ist nicht immer deutlich zu erkennen, wie weit sich die Erkrankung in das Unterhautfettgewebe erstreckt, und wieviel man von diesem entfernen muß. Nimmt man prinzipiell alles Fettgewebe mit fort, so erhöht man freilich die Sicherheit, beeinträchtigt aber den kosmetischen Erfolg oft nicht unwesentlich.

Scharfe *Abgrenzung* des Krankheitsherdes ist eine Vorbedingung für die Operation. Herde mit ausgesprengten Knötchen am Rande sind ungünstig für die Exstirpationsmethode, da sie ein Fortschreiten auf dem Lymphwege verraten und die Aussicht auf einen Totalerfolg verringern. Hauptsächlich aber sind solche Fälle von der chirurgischen Behandlung auszuschließen, wo die tuberkulöse Erkrankung direkt auf die Schleimhaut übergeht. Es bedarf keiner Erklärung, daß eine vollkommene Exstirpation hier oft überhaupt unmöglich ist. Man muß also Haut und Schleimhaut gesondert nach anderen Methoden behandeln (z. B. Radium, Mesothorium, Röntgen, Finsen).

Schwieriger liegt die Entscheidung da, wo zwar eine gleichzeitige Erkrankung der Haut und der Schleimhaut besteht, aber eine direkte Kommunikation nicht nachweisbar ist. Haben wir z. B. bei einem Patienten einen ausgedehnten Lupus des Naseninnern und einen kleinen Herd außen auf der Nase, so ist wenig damit getan, wenn man den letzteren exzidiert. Es erfolgen fast unweigerlich Rezidive von innen her. Hier ist die Schleimhautbehandlung die Hauptsache, und nebenher kann man den kleinen Hautlupus radiologisch behandeln. Auch wo ein größerer Herd auf der Wange besteht und ein nicht sehr bedeutender Lupus der Nasenschleimhaut, soll man immer diesen energisch in Angriff nehmen, wenn man jenen mit Aussicht auf dauernden Erfolg operieren will.

Die *Komplikationen* des Hautlupus von seiten der darunter liegenden Organe, Drüsen und Knochen stellen heute eine andere Indikation dar als noch vor wenigen Jahren. Früher waren diese Fälle speziell die Domäne des Chirurgen, weil mit der Excision des Lupus zugleich die Krankheitsherde aus der Tiefe mitentfernt wurden. Wir haben weiter oben gesehen, daß die Sicherheit, wirklich alles Erkrankte fortzunehmen, nicht sehr groß ist, und daß für die Tuberkulose der Drüsen, Knochen und Gelenke die Röntgenbestrahlung immer mehr an die Stelle der operativen Methoden zu treten berufen ist. So werden wir es uns heute z. B. sehr überlegen, ob wir einen Lupus am Halse, der von tuberkulösen Lymphomen seinen Ausgang genommen hat, der chirurgischen Behandlung zuführen sollen. Es dürfte sich hier viel eher empfehlen, zuerst die Lymphome durch energische Bestrahlung zum Verschwinden zu bringen und den Lupus später nach Finsen zu behandeln, oder vielleicht dann noch zu exzidieren. Auch mit der Operation tuberkulöser Hand- und Fingerknochen ist man heute wohl etwas zurückhaltender geworden zugunsten der Röntgenbehandlung.

Die *Technik* der operativen Lupusbehandlung kann, wie jede chirurgische Technik, nur durch lange persönliche Übung und eigene Erfahrung erworben werden. Und auch das ist nicht möglich ohne gute allgemeine, chirurgische Ausbildung. Den Dermatologen ist es nicht häufig gegeben, diese Höhe der chirurgischen Kunst zu erreichen, und von den Chirurgen haben nur wenige dem Sondergebiet der Lupustherapie das nötige Interesse zugewandt. Tatsache ist, daß die schönsten Erfolge dort erzielt wurden, wo sich einmal Chirurg und Dermatologe in einer Person vereinigt haben, wie bei Lang. Annähernd gleich günstige Resultate sind jedenfalls nur zu erreichen, wenn ein wirkliches Zusammenarbeiten von Dermatologen und Chirurgen stattfindet, und die schwierigen Fragen der Indikationsstellung und der technischen Ausführung gemeinsam gelöst werden.

Für die Operation ist in erster Linie das Allgemeinbefinden des Patienten zu berücksichtigen. Es hat keinen Zweck, bei fortgeschrittener innerer Tuberkulose oder momentan schlechtem Ernährungszustand zu operieren. Man wird erst auf jede Art den Allgemeinzustand zu bessern suchen. Mit Rücksicht auf das Gesamtbefinden und besonders auf eine etwaige Affektion der Lungen sieht man auch nach Langs Beispiel im allgemeinen besser von einer Narkose ab, man arbeitet lieber mit Schleichscher Infiltrationsanästhesie. Diese genügt bei guter Ausführung selbst für die Exstirpation großer Lupusherde. Man anästhesiert zunächst die gesunde Umgebung und geht dann mit langen Nadeln unter das kranke Gewebe, so daß Verschleppung von Keimen bei einiger Vorsicht nicht vorkommt. Wo angängig, ist auch Leitungsanästhesie anzuwenden. — Wirz bediente sich der Iontophorese, um das schmerzstillende Mittel im Operationsfelde zur Wirkung zu bringen, doch halten wir dies nicht für notwendig, da die Injektionsmethode vollkommen gefahrlos ist. In einigen Fällen, besonders bei Kindern, wird sich die Narkose trotzdem nicht vermeiden lassen. Um möglichst unblutig zu operieren, setzt man der Cocainlösung Adrenalin zu; an den Extremitäten arbeitet man unter Esmarchscher Blutleere.

Die wichtigste Frage ist die *Abgrenzung* des zu exzidierenden Stückes. Auf einen Erfolg kann man natürlich nur hoffen, wenn man im Gesunden operiert, und nirgends auch nur der kleinste Herd zurückbleibt. Die mikroskopische Untersuchung exzidierter Lupusherde lehrt nun, daß kleinste Knötchen häufig noch dort vorhanden sind, wo das Gewebe makroskopisch gesund scheint. Es gilt daher als allgemeine Regel, die Schnittlinie mindestens 1 cm weit von der Grenze des Krankheitsherdes im Gesunden zu führen (Lang, Buschke, Urban), ohne daß dieses Maß für alle Fälle Gültigkeit beanspruchen kann. Wir haben schon im allgemeinen Teil von dem Versuch gesprochen, durch die Tuberkulinreaktion die wahre Ausdehnung des Krankheitsherdes festzustellen (Klingmüller). Wir konnten ihm mit Nobl, Jadassohn keinen praktischen Wert beilegen, weil die Breite der Reaktionszone nur durch die Intensität der im Herd enthaltenen Antikörper bestimmt wird. Es bleibt also auch hier dem Operateur nur übrig, sich auf seine persönliche Erfahrung zu verlassen. Von der Exstirpation des subcutanen Gewebes war schon die Rede. Ich nehme es gewöhnlich auch mit, um ganz sicher zu gehen, trotzdem ja zugegeben werden muß, daß einzelne restierende Knötchen nach der Operation auch spontan ausheilen können. Nach meinen Erfahrungen muß ich Jadassohn zustimmen, daß doch auch im subcutanem Fettgewebe tuberkulöse Herde vorkommen, welche ich wenigstens, im Gegensatz zu Nobl, bei der Operation nicht erkennen kann, wenn sie nicht eine bestimmte Ausdehnung erreicht haben. Selbstredend wird ein in der Tiefe gelegener Knochenherd oder eine Drüse mitentfernt, eventuell da noch nachbestrahlt, weil die radikale Arbeit in solchem Falle doch nicht gewährleistet ist. Genaue Inspektion der Unterseite des Präparates ist unbedingtes Gebot, eventuell auch mikroskopische Untersuchung. Hat man erkennbar noch im tuberkulösen Gewebe operiert, so muß der Rest entfernt werden, den Grund wischen wir dann mit Sublimat- oder Rivanoltupfern gründlich ab. Bei ausgedehnten serpiginösem Lupus mit zentraler Heilung kann man dem Vorschlage Köhlers, die Ränder zu entfernen, nur dann folgen, wenn das Zentrum durch längere Zeit sich als sicher geheilt erwiesen hat, sonst muß der ganze Herd herausgenommen werden; sicherer ist immer die totale Excision. Nicholsons, Volkmanns „halbradikale" Methoden gehören heute wohl der Geschichte an.

Von größter, wegen Rezidiven oft ausschlaggebender Bedeutung ist es, bei der Exstirpation darauf zu achten, daß man durch Instrumente oder deren Teile (z. B. Pinzettenbranchen), welche mit lupösem Gewebe in Berührung gestanden waren, nicht gesundes Gewebe infiziere. Je größere Sorgfalt man in dieser Beziehung walten läßt, desto eher werden Mißerfolge bezüglich der Dauerresultate vermieden. Niemals darf aus kosmetischen Gründen die Gründlichkeit der Operation zu Schaden kommen. Bemerken möchte ich, daß öfter nach längeren Behandlungen, besonders solchen mit Röntgenstrahlen, die Exstirpation wesentlich erschwert sein kann durch entzündliche Verwachsungen mit der Unterlage.

Die eigentliche Schwierigkeit und die höhere chirurgische Aufgabe beginnt aber erst, wenn es sich um die Deckung des durch die Exstirpation verursachten Defektes handelt. Nur bei kleinen Herden kann die Wunde durch einfache

Naht geschlossen werden. Aber selbst hiebei ist, wenn die Erkrankung im Gesicht lokalisiert ist, subtilste chirurgische Technik erforderlich. Die Schnittlinie muß mit Rücksicht auf die normale Zugrichtung, wo es geht, in den präformierten Falten angelegt werden. Es muß mit peinlichster Asepsis gearbeitet werden, damit die Heilung per primam erfolgt, und die Narbe möglichst wenig sichtbar bleibt. Bei größeren Herden ist der Verlust nur durch Lappenbildung aus der Umgebung so zu decken, daß das Resultat kosmetisch noch höheren Anforderungen entspricht.

Eine ganze Reihe ausgezeichneter Arbeiten und Lehrbücher, ich erwähne nur Esser, Joseph, Lexer, Mirizzi, Loewe u. a. geben über die Methodik Auskunft, in den Publikationen von Lang, Jungmann, Spitzer, Perthes, Matti, Salomon, Moncorps finden sich Beispiele für die anzuwendende Technik, aber nur Übung und eine gewisse künstlerische Begabung werden wirklich befriedigende Resultate zeitigen. Manche Defekte werden keineswegs immer in einer Sitzung zu decken sein, nicht so selten bedarf es mehrfacher plastischer Operationen, wobei alle möglichen Eingriffe (gestielte, Brücken-, Wander-, Transportlappen) in Verwendung kommen. Es ist auch nicht gleichgültig, von welchem Körperteil der Hautlappen genommen wird, da speziell im Gesichte das Aussehen des implantierten Stückes möglichst wenig in Farbe und Struktur von der Umgebung abstechen soll. So ist es z. B. auch nicht angezeigt, Hautdefekte der Hände von der Bauchhaut zu decken, was früher gerne getan wurde, weil solche Implantate mit zunehmender Adipositas der Patientin oft ein unschönes polsterartiges Aussehen annehnem. — War eine andere Deckung nicht möglich, so muß zu Transplantation mittels Krausescher Lappen die Zuflucht genommen werden. Auch hier können Spezialisten auf diesem Gebiete noch erstaunliche Resultate erzielen, wie die Langschen Patienten beweisen, aber die transplantierte Haut behält doch leicht ein von der übrigen Gesichtshaut etwas abweichendes Aussehen. Interessant ist die Beobachtung Werthers, welcher einen Krauseschen Lappen vom Oberschenkel, der mit Jodtinktur bestrichen war, sich pigmentieren sah, während ein anderer nicht jodierter keine Pigmentbildung aufwies. Die Deckung nach Thiersch, ja auch die Braunsche *Pfropfung* ist ohne weiters an bedeckten Körperstellen bei größeren Defekten anwendbar. Aber auch an den Händen und im Gesichte steht das Resultat vielen Plastiken nicht nach, es ist zuweilen weniger gut bei Fällen, in denen man das Fettgewebe tief exzidieren mußte. Doch selbst dann wird die Depression oft noch in staunenswerter Weise ausgeglichen und man ist überrascht, wie die Thierschnarbe von Jahr zu Jahr besser wird. Ich bevorzuge diese Methode ganz besonders nicht nur weil sie die einfachere ist, die Patienten damit zufrieden sind, sondern weil auch das Risiko ein viel geringeres ist. Heilt eine Thierschsche Transplantation nicht an — ein vollständiger Mißerfolg tritt bei einiger Erfahrung und Sorgfalt nur höchst selten einmal ein — dann ist das Unglück kein großes; denn entweder man „thierscht" sekundär nochmals, auch eine Plastik ist noch möglich, oder aber man läßt die Wunde granulieren und heilen, was ja von mancher Seite direkt als Methode angegeben wird. So exzidiert L. Freund im Gesunden, bestrahlt die Wundfläche mit Röntgen in kleinen Dosen und wartet unter Vaselinverbänden die Heilung ab, eine Methode, welche ihm sowie auch Salzer gute Erfolge gab. Auch Louste und Thibaut vermeiden Transplantationen, wenn eine Vereinigung durch Naht nicht möglich ist. Moure bedient sich erst sekundär der Pfropfung, nachdem er durch 14 Tage nach der Excision die Wunde täglich einer Heliotherapie unterworfen hat, auf die roten, gesunden Granulationen werden die Läppchen gelegt. Zugegeben, daß auch diese Methoden Gutes leisten, so sind sie doch wesentlich komplizierter, verlängern die Heilungsdauer. Nach primärer Deckung sind die Patienten in

14 Tagen, selbst bei Defekten in der Ausdehnung von 2—3 Handteller in 3 bis 5 Wochen geheilt. Sind die Thierschläppchen gut und dünn geschnitten, so ist die Narbe schön. Den ersten Verband unter Guttaperchapapier wechseln wir gewöhnlich erst nach 6 Tagen, da ist das Ergebnis der Operation eigentlich schon entschieden. Versuche mit anderen Methoden haben mir bei keineswegs besserem Effekte, nur längere Behandlungsdauer selbst bei verhältnismäßig kleinen Lupusplaques ergeben, begreiflich, daß ich keinen Grund habe, meine Technik zu ändern. Ich verzichte auf Abbildungen, solche hat schon JUNGMANN gebracht, ich kann jederzeit an meinem Materiale in vivo mit Beweisen dienen.

Rezidiven können aus verschiedenen Ursachen auftreten, vor allem, wenn nicht mit der nötigen Vorsicht, nicht radikal genug operiert wurde, resp. wenn darunterliegendes erkranktes Gewebe nicht vollständig entfernt werden konnte oder eine Einimpfung bei der Operation erfolgt war; natürlich auch einmal durch mikroskopisch kranke Herde in dem transplantierten Hautstück (BUSCHKE, HARTMANN). Selbstredend ist auch eine Neuinfektion von einem aufflackernden inneren Tuberkulosenherd möglich (Lunge, Drüsen).

Man hat der Methode früher oft den Vorwurf gemacht, daß Rezidive häufig seien, daß die Patienten sich dann aus Angst vor einer zweiten Operation der ärztlichen Beobachtung ganz entziehen, und der Lupus weiter seinen Lauf nehme. Sicher war das für manche Fälle richtig. Es beweist aber nur, daß Erfahrung und technisches Können dazu gehören, um mit dem chirurgischen Verfahren Gutes zu leisten. Sind diese Bedingungen aber erfüllt, so hat keine andere Methode bis jetzt einen so hohen Prozentsatz rezidivloser Heilungen aufzuweisen, wie die chirurgische. LANG und JUNGMANN, die sich stets die größte Mühe gegeben haben, ihre Fälle nach der Operation im Auge zu behalten, hatten bis 1912 unter 400 nachkontrollierten Fällen nur 2—3% Rezidive.

Von 1332 Lupösen (1920—1927) wurden von uns 418 mit 550 Lupusherden operiert. Die Ungunst der Zeit ließ uns bisher davon nur 196 genau revidieren, von denen 12 (6,1%) eine Rezidive zeigten; auch diese konnte noch bei 8 operativ beseitigt werden, so daß wir in 98% Heilung erzielten. Wir haben bisher im ganzen mehr als 1300 Lupöse operiert mit über 1800 Einzelherden, wobei bei den ersten 528 Fällen die Zahl der Herde nicht angegeben ist. Nächst der Übung im Ausführen der Operation kommt eben alles auf richtige Indikationsstellung an. Diese ist — wie wir bereits gesehen haben — was den Gesichtslupus anbetrifft, für das chirurgische Verfahren enger begrenzt als für die Finsentherapie. Der größte Teil der Fälle in diesem Terrain gehört der Lichttherapie zu, darunter naturgemäß auch die schwersten und kompliziertesten. Schon deswegen ist ihr statistisches Ergebnis mit dem der operativen Methode nicht zu vergleichen. Letztere aber hat den Vorzug, bei richtiger Auswahl der zu behandelnden Fälle — immer eine ideale Ausführung vorausgesetzt — mit einem hohen Grade von Wahrscheinlichkeit rezidivlose Heilung garantieren zu können, wobei das ökonomische Moment der Raschheit des Erfolges sehr in die Wagschale fällt.

WUCHERPFENNIG hat in letzter Zeit das „elektrische Schneiden mit der Diathermieschlinge" in die Hautchirurgie eingeführt und sehr vervollkommnet, ein Verfahren, welches in anderer Art schon früher vielfach versucht und angewendet worden war (s. seine Arbeit[1]). Dadurch daß er nicht ungedämpfte Schwingungen, sondern eine Funkenstrecke benützt, welche auf etwa 50000 Funken pro Sekunde eingestellt werden kann, läßt sich die Apparatur sehr wesentlich verbilligen. Die Schlinge, die man verschieden groß und breit nehmen kann, erwies sich ihm als die beste Form des schneidenden

[1] Münch. med. Wschr. **1929**, 766.

Instrumentes, er kann sie mit der Breitseite durch die ganze Dicke des Gewebes durchführen und so das zu exzidierende Stück mit einem Zuge von der Unterlage abheben (Hohlschnitt) oder aber auch mit der Schmalseite wie mit einem Messer schneiden (Spaltschnitt). Der Vorteil der Methode liegt in der vollkommenen Asepsis und der fast blutlosen Operationsmöglichkeit, auch größere Gefäße können durch Koagulation ohne Ligatur zum Verschluß gebracht werden. WUCHERPFENNIG hat auch eine Reihe von Lupusfällen auf diese Weise behandelt, die Heilung per granulationem braucht allerdings 4 bis 6 Wochen, doch gibt er an, daß die glatten Schnitte auch genäht werden können und per primam vernarben. Auch LANGER und SCHIFTAN sind mit ihren Resultaten sehr zufrieden, in der Chirurgie findet das Verfahren ja vielseitig Verwendung.

Mit der Würdigung der radikalen Operation des Lupus könnten wir das Kapitel über die chirurgische Behandlung abschließen. Denn die Exstirpation ist *die* chirurgische Methode. Alle anderen Behandlungsarten, die mit diesem Namen bezeichnet werden, weil dabei chirurgische Instrumente zur Anwendung kommen, verdienen in der modernen Lupustherapie keinen Platz mehr. Merkwürdigerweise ist ein operatives Verfahren beschrieben worden, das in manchen Fällen die Excision ersetzen soll: die PAYRsche Operation. PAYR legt bei Extremitätenlupus zu beiden Seiten des Herdes, je 1 cm von diesem entfernt, Parallelschnitte an, die bis auf die Fascie reichen. Von beiden Seiten löst er dann durch stumpfe Präparation den Lappen von der Unterlage los, der also jetzt nur noch oben und unten mit der übrigen Haut zusammenhängt. Unter den Lappen legt er mit Perubalsam getränkte Jodoformgaze, deren Enden über den Lappen zusammengelegt werden. Der Verband wird alle acht Tage erneuert, nach drei Wochen fortgenommen und der losgelöste Lappen wieder zur Anheilung gebracht. FABRY hat die Operation für den Gesichtslupus derart modifiziert, daß er einen Lappen rings herum bis auf eine Hautbrücke abpräpariert und dann ebenso verfährt wie PAYR. Es soll in dem Lappen Abstoßung der Lupusknötchen und bindegewebiger Ersatz stattfinden. PAYR und DOUTRELEPONT haben Erfolge mitgeteilt.

Auch FABRY glaubte zuerst sein Verfahren loben zu können; nachdem er seine Fälle etwas länger beobachtet hatte, mußte er das Lob zurücknehmen, in allen seinen Fällen traten Rezidive auf, so daß er die Totalexstirpation für das Richtige hält. Auch die PAYRsche Operation hat in der Lupusbehandlung keine Existenzberechtigung, da sie keinen Vorzug vor der Exstirpation, sondern nur Nachteile hat und nicht die geringsten Garantien für eine Dauerheilung bieten kann. Trotzdem empfiehlt SÁINZ DE AJA sie neuerdings wieder, allerdings nur als unterstützende Methode in Kombination mit anderen. Wir müssen sie wohl ganz und definitiv ablehnen.

FONTAINE berichtet über Besserungen von Lupus nach periarterieller Sympathektomie, ein Unternehmen, das bisher noch keine Nachahmer gefunden hat.

Jedenfalls freue ich mich konstatieren zu können, daß die Radikaloperation des Lupus doch immer mehr Anhänger gewinnt (LOUSTE und THIBAUT, SMITH, MORROW und MILLER, WIRZ u. a.). Hat doch kein geringerer als NEISSER nach der Demonstration LANGS in der Sitzung der Berliner Lupuskommission (Mai 1910) gesagt: „Nach dem, was wir heute aus LANGS Mund gehört und nachdem wir seine wunderbar geheilten Kranken gesehen haben, muß wohl für jeden von uns die erste Frage immer lauten: Ist der Fall operabel? Und nur wenn Gegengründe vorhanden sind, werden wir von der chirurgischen Behandlung Abstand nehmen". Ich glaube auch, daß die Zahl der Anhänger der operativen Behandlung noch wachsen wird, je mehr sich die Ärzte von ihren Vorzügen überzeugen werden; denn neben der fast sicheren radikalen Entfernung des

Herdes erfolgt die Heilung am raschesten, was in sozialer und ökonomischer Hinsicht ganz außerordentlich schwer wiegt. Mit Recht betonen HEIBERG und LOMHOLT, daß trotz energischer Behandlung immer wieder rezidivierende Knötchen, deren letzte Ausläufer offenbar ganz tief in die Subcutis reichen, zu exstirpieren seien. Wenn einzelne Autoren (FRANÇOIS, DEKEYSER und HALKIN) oft Rezidiven sehen, so liegt dies eben nur an einer nicht entsprechenden Technik. Unsere chirurgische Tätigkeit wird sich aber nicht auf die Haut beschränken, sondern u. a. müssen Knochensequester entfernt werden, ja unter Umständen werden wir nach reiflicher Überlegung nicht zu lange zögern, bei schwerem Lupus der Extremitäten, eventuell mit chronischen Eiterungen und Mutilationen, diese Extremität zu amputieren, wodurch wir den Allgemeinzustand des Patienten zu heben, andere Herde rascher zur Heilung zu bringen imstande sind, worauf letzthin wieder HAUKE und v. ZUMBUSCH hingewiesen haben. Genauestes Abwägen des Pro und Kontra wird da unser Handeln bestimmen. Nicht zustimmen kann ich jenen Autoren, welche an der Gingiva, im Naseninnern mehr weniger radikale Operationen vornehmen, unsere strahlentherapeutischen und andere Methoden leisten da Vorzügliches. Dagegen muß bei Verdacht auf maligne Degeneration natürlich auch zum Messer gegriffen werden, und wenn der Tumor vollständig entfernt werden kann, dann scheue ich die Operation auch im lupösen Gewebe nicht. Mit Vorteil wird man sich da des elektrischen Schneidens bedienen. Es war mir in einem solchen Falle sehr interessant und wirft ein Licht auf die eigentümlichen immunisatorischen und konstitutionellen Verhältnisse, wie lange ein transplantierter Thierschlappen der tuberkulösen Infektion Widerstand leistet, und auch dann sah ich die ersten Knötchen in demselben aus der Tiefe kommen, erst viel später traten einige auch am Rande auf. Im Falle DUBUY-DUTEMPS wurde ein ausgebreiteter Gesichtslupus exzidiert und zum Teil gestielte Lappen aus der Umgebung herangezogen, teils frei transplantiert; während erstere bald Rezidive aufweisen, blieben letztere verschont.

Von besonderer Wichtigkeit ist es, eine Rhinoplastik nicht zu früh zu machen, selbst nach scheinbarer Ausheilung soll noch eine längere, mindestens 1—2jährige Beobachtungszeit dazwischen gelegt werden, ehe zur Operation geschritten wird, will man nicht eine Infektion des Lappens riskieren. In der Zwischenzeit kann man von Prothesen Gebrauch machen, welche übrigens so gut hergestellt werden können, daß sie manche Plastik an Schönheit weit übertreffen. Gerade der Nasenersatz bedarf größter Technik und Künstlerschaft, ich kenne nur wenige Operateure, welche diese in so hohen Maße besitzen, daß ihre Erfolge befriedigen.

b) Excochleation und Scarifikation.

Wenn man gegen die „kleinen chirurgischen" Methoden der Lupusbehandlung Front macht, muß man gefaßt sein, immer noch auf Widerspruch zu stoßen. Namentlich von der *Auskratzung* wollen einige Autoren nicht lassen, obgleich sie an den großen Instituten für Lupusbehandlung fast einstimmig als veraltet und schädlich aufgegeben worden ist. Daß sie, allein angewandt, nur ausnahmsweise imstande ist, einen Lupus zur Heilung zu bringen, darüber kann gar kein Zweifel mehr bestehen. Sie wird daher auch meistens mit anderen Verfahren kombiniert, wie Pyrogallol oder Röntgen. Es muß aber bestritten werden, daß sie selbst in dieser Verbindung mehr leistet als jedes dieser Verfahren allein in allerdings etwas längerer Zeit. Dagegen hat sie als ersten Fehler die Eigenschaft, die Narbenbildung zu verschlechtern; sie begünstigt das Entstehen von wulstigen und keloidähnlichen Narben. Noch wichtiger aber ist der andere Einwand, den VEIEL, BLASCHKO, JACOBI, GARDINER u. a. gegen die Auskratzung erhoben haben: sie eröffnet die Blut- und Lymphbahnen und führt zur Aussaat des tuberkulösen Virus. Das kann sich bemerkbar machen in Gestalt kleiner Knötchen, die peripher vom ursprünglichen Herde aufschießen. Es können aber noch viel unheilvollere Folgen auftreten. VEIEL hat mehrmals im Anschluß an die Auskratzung eines Lupus tuberkulöse Meningitis mit tödlichem Ausgang entstehen sehen. Wenn diese Fälle auch selten sind, so genügt doch die Möglichkeit eines solchen Ereignisses, eine Methode zu verlassen, die sonst keinerlei Vorteile bietet und durch die therapeutischen Fortschritte der letzten Zeit lange überholt worden ist.

Die Gefahr der Disseminierung der Tuberkelbacillen teilt mit der Auskratzung eine andere Methode, die der multiplen *Scarificationen*, die hauptsächlich von VIDAL und BROCQ ausgebildet worden ist und von den Franzosen noch viel geübt wird. Aber die Scarificationsbehandlung hat gegenüber der Auskratzung den unbestreitbaren Vorteil, vorzügliche Narben zu hinterlassen. Wer die BROCQschen Fälle gesehen hat, muß in der Tat gestehen, daß das kosmetische Resultat kaum hinter dem der Finsentherapie zurückbleibt. Die Methode ist ja auch eigentlich weniger eine chirurgische, durch Operation entfernende, als eine biologische, die natürlichen Heilungsvorgänge anregende. Sie gibt einen Reiz zur Bindegewebsbildung aus den fibrösen Partien des tuberkulösen Gewebes, ohne daß diese Neubildung das gewünschte Maß überschritte. Praktisch geht man so vor, daß man mit einem feinen Messer, oder besser einem Scarificator, der eine Anzahl parallel angebrachter feiner Klingen enthält, das lupöse Gewebe nach allen Richtungen durchtrennt, und zwar bis man in der Tiefe auf derbes, gesundes Gewebe trifft. Nachher wird mit leicht antiseptischen Lösungen gewaschen, und die behandelte Stelle mit Ichthyol-, Hg- oder Pyrogallolpflastern bedeckt. Auch Verbände mit Kalium permanganicum können zur Nachbehandlung dienen. Vielfach wird sie ebenso wie die Auskratzung mit Applikation von Ätzmitteln auf die blutende Wunde kombiniert. Nach einigen Wochen muß die Operation wiederholt werden, und es sind stets eine größere Anzahl Sitzungen (10—20) notwendig, um ein befriedigendes Resultat zu erreichen. Die Scarificationen sind ferner recht schmerzhaft, so daß manche Patienten deswegen aus der Behandlung fortbleiben. Aber die Wirkungen sind in einzelnen Fällen wirklich verblüffend. BROCQ empfiehlt die Scarificationen ganz besonders als Methode der Wahl bei ulcerösem Lupus des Nasenendes, an der Grenze der Nasenlöcher und in der Umgebung des Mundes. Bei Lupus vorax der Körperöffnungen hat ihm keine andere Methode so gute Resultate gegeben. Wir glauben nun freilich, daß man mit den in letzter Zeit verbesserten Methoden der Röntgen- und Radiumtherapie dasselbe erreichen kann, aber immerhin mag man sich in rebellischen Fällen der eben erwähnten Art einmal des Scarificationsverfahrens erinnern. Allerdings gehört auch zu dieser Methode große Erfahrung und technische Routine, und da definitive Heilungen selten sind, wird sie vielfach mehr zur Vorbehandlung für andere Methoden (Finsen, Radium) verwendet. In Deutschland bedient man sich ihrer wohl kaum in größerem Maße (GATÉ und PILLON, FERNET und LAURENS, SIMON).

Es wäre zum Schluß noch derjenigen chirurgischen Eingriffe zu gedenken, die dazu dienen, gewisse Folgezustände des Lupus zu beseitigen. Vor allem handelt es sich um drohenden Verschluß und wirkliche Atresien von Nase und Mund. Im Bereich des Nasenausganges machen derartige Veränderungen eine normale Atmung unmöglich und haben deswegen eine unheilvolle Einwirkung auf eine etwa gleichzeitig bestehende Lungenaffektion. Die Verkleinerung des Mundes durch Narbenatrophie muß aus Gründen einer ausreichenden Nahrungsaufnahme korrigiert werden. Die hierfür anzuwendenden Methoden gehören in das spezielle Gebiet der plastischen Operationen.

Die Verstümmelungen der Nase bei Lupuskranken, die bis zum vollständigen Fehlen derselben gehen können, haben schon in früheren Jahren Ärzte angeregt, *Ersatzstücke* zur Deckung des Defektes herzustellen. So sind aus der zweiten Hälfte des vorigen und anfangs des jetzigen Jahrhunderts eine ganze Reihe von Versuchen bekannt, die jedoch vereinzelt blieben und keine Nachahmung fanden (s. H. Albrecht); als Materialien wurden Celluloid, weicher und harter Kautschuk, auch Porzellan und Metall verwendet und die Prothesen zum großen Teil durch Brillen fixiert. Auf Anregung Langs hat sich dann in Wien Henning, dessen künstlerische Moulagen bekannt sind, der Aufgabe unterzogen, aus einer von ihm erfundenen Gelatinemasse Prothesen zu verfertigen, die ganz ausgezeichnet gelangen. Da er jedoch die Technik der Zubereitung und die Zusammensetzung seiner Masse streng geheim hielt, war die Verwendung seiner Ersatzstücke in großem Maßstab und für unbemittelte Patienten unmöglich. Nachdem die Arbeiten Jungmanns, der bereits sehr schöne Erfolge aufzuweisen hatte, durch seinen frühen Tod unterbrochen worden waren, nahm Spitzer auf ähnlicher Grundlage die Versuche wieder auf und bildete ein Verfahren aus, welches es dem Patienten möglich macht, sich seine künstliche Nase selbst zu gießen. Fast zur gleichen Zeit, doch unabhängig von den Arbeiten Spitzers, erschienen Publikationen von Warnekros, Zinsser, Otto Köhler und Fritzsche, so auch von Meyer und Littre.

Nach der Methode Spitzers wird zunächst ein Abguß des Defektes mit Alabastergips gemacht, wobei es praktisch ist, den Abguß nicht nur von dem Defekt allein zu machen, sondern auch die angrenzenden Teile der Stirne, Augen, Wangen und Oberlippe einzubeziehen, da das Modell dann viel leichter passend hergestellt werden kann. Nun wird eine Gesichtsmaske verfertigt und an ihr durch rotes Modellierwachs, das am Gips gut haftet, der fehlende Nasenteil ergänzt; von der Geschicklichkeit und der künstlerischen Begabung des Modelleurs hängt natürlich die Schönheit der Prothese ab, und es ist keine geringe Mühe, das Ersatzstück in Übereinstimmung mit der Form der übrigen noch vorhandenen Gesichtsteile zu bilden, nur lange Übung und die Anfertigung selbst mehrerer Modelle kann hier zum Ziele führen. Auch soll das Ersatzstück an den Rändern gut geglättet sein, um einen fließenden Übergang in die normale Haut zu ermöglichen. Feine pergamentartige Ränder machen die Prothese unauffällig und gewähren durch das Durchscheinenlassen der eigenen Hautfarbe eine naturgetreue Wirkung. Dieser Gesichtsabschnitt aus Gips ergänzt durch die modellierte Nase wird neuerdings abgegossen und so ein Negativ des künftigen kompletten Gesichtes geschaffen. Durch Entfernung des ergänzenden Wachsstückes und Einlegen der ursprünglichen Gesichtsmaske — also ohne den hinzugefügten Ersatz aus Wachs — in das zuletzt angefertigte Negativ wird ein Hohlraum umschlossen, welcher der zukünftigen Prothese entspricht. Zur Einführung der Prothesenmasse wird ein Loch gebohrt, das entweder durch das künftige Nasenloch führt oder am besten hinten in der Mitte der Prothese angelegt wird, um eine gleichmäßige Ausfüllung des Hohlraumes zu ermöglichen. Bei der Herstellung dieser Masse stand das Ziel vor Augen, ein Ersatzstück zu schaffen, das möglichst lebenswahr aussieht, den mimischen Bewegungen des Gesichtes gut folgt, der berührenden Hand das täuschende Gefühl lebenden Gewebes gibt, ohne daß der Träger der Prothese die Empfindung hat, einen Fremdkörper im Gesichte zu haben. Wir haben die Spitzersche Methode zur Herstellung der Masse auf Grund eigener Versuche etwas vereinfacht.

Über einem Wasserbade werden 100 Blättchen weißer Gelatine, die durch einige Minuten im kalten Wasser erweicht worden waren, in etwas Wasser gelöst, das Wasser größtenteils verkochen gelassen und nun unter ständigem Umrühren 100 g Glycerin zugesetzt; weiteres Kochen soll das Wasser zur Gänze verdampfen lassen, und nun geben wir statt der von Spitzer empfohlenen Farben verschieden gefärbte Puder (Kaloderma, Höfer, Khasana) zu, bis etwa der allgemeine Farbenton der Gesichtshaut erreicht ist, nur ausnahmsweise ist es notwendig etwas Carminrot zuzufügen. Bleiben geringe Mengen Wassers in der Masse zurück, so leidet deren Haltbarkeit, so daß nach 2—3tägigem Lagern schon Schimmelbildung eintritt. Wird durch nochmaliges energisches Aufkochen das Wasser ganz vertrieben, dann bleibt das Material selbst durch Monate unverändert. Wir verfertigen für jeden Patienten eine eigene Masse, während Salomon eine helle und eine dunkle Normalmasse bereit hat und nur ausnahmsweise eine individuelle für den Fall herstellt. Die nach unseren Angaben bereitete Masse ist ausnehmend elastisch und nähert sich auch in ihrem Aussehen sehr der normalen Haut. Das geschmolzene Material wird in Petrischalen zu Scheiben gegossen und erstarren gelassen. Zum Guß des Ersatzstückes schneidet man einen entsprechend großen Teil von der Gelatinemasse ab, erwärmt sie im Wasserbad bis zur Dünnflüssigkeit und gießt sie langsam durch das schief gelegte Gußloch ein, bis der Eingußtrichter angefüllt ist. Um zu verhindern, daß die Gelatine in der Form schon abkühlt, bevor sich noch die feinen Ränder ausgebildet haben, was besonders im Winter in einem nicht genügend geheizten Zimmer zu befürchten ist, gießt Salomon die Masse durch einen kleinen Blechtrichter und preßt sie mit einem Holzstäbchen unter sehr schwachen Druck in die Form. Wir erwärmen ähnlich wie Henning die Gipsform knapp vor dem Gusse. Bevor die beiden Gipsmodelle auseinander genommen werden, läßt man das ganze Stück mehrere Stunden abkühlen, um ein Zerreißen der Prothese oder ein Bröckeligwerden zu verhindern.

Vor Aufsetzen der Prothese muß die Haut mit Benzin und Alkohol gut entfettet werden. Als Klebemittel dient nach Spitzer eine in Alkohol gesättigte Mastixlösung (1:30), die auf die Rückseite des Ersatzstückes dünn aufgetragen wird, bevor man dieses der gut gereinigten Gesichtshaut aufdrückt. Da wir sahen, daß die Masse auch ohne Mastixlösung sehr gut klebt, haben wir letztere bei unseren Fällen überhaupt weggelassen, um so mehr, da es sich oft gezeigt hat, daß die oft zarte dünne Haut der Umgebung durch die Mastixlösung gereizt wird. Der Übergang des Ersatzstückes zur Haut muß durch einen erwärmten Spatel aus Aluminium gut verstrichen werden. Die Konturen der Nasenlöcher, die an der Prothese sichtbar sind, sollen schon vorher ausgeschnitten und wieder durch Wärme abgeglättet werden, so daß der Patient frei durch die Nase atmen kann. Die vielfachen Farbennuancen der natürlichen Nase des Menschen können auf der selbstverständlich einfarbigen künstlichen Nase durch sekundäres Auftragen von Farben oder besser von verschieden gefärbten Pudern herausgebracht werden. Gerade das Herausholen dieser feineren Unterschiede erfordert viel Aufmerksamkeit und Farbensinn, was jedoch bei genügender Übung selbst von ungebildeten Patienten erlernt wird.

Die Haltbarkeit der Prothese hängt sehr vom Wetter ab — trockenes Wetter bringt sie zum Schrumpfen — doch kann sie nie länger als höchstens 2—3 Tage getragen werden. Der Patient muß es lernen, sie auch nach der Entlassung aus der Anstalt selbst zu verfertigen und zu färben. Dieser scheinbar wundeste Punkt der Prothesenfrage erscheint in einem anderen Lichte, wenn wir die Worte Salomons beachten: „Gerade die kurze Dauer der Prothese, verbunden mit ihrer außerordentlich leichten Herstellung, gewährleistet ihren unübertrefflichen Vorteil, die Natürlichkeit. Nur eine gut gefärbte Prothese aus plastischer Masse mit pergamentdünnen Rändern, welche auf die lebende Haut aufgeklebt ist und, infolgedessen unverrückbar sitzend, die Bewegungen der mimischen Gesichtsmuskeln mitmacht, kann eine naturähnliche Wirkung hervorrufen. Eine solche Prothese kann aber nur eine sehr beschränkte Dauer haben, denn plastische, auf warme lebende Haut geklebte, dünne Ränder müssen sich in kurzer Zeit ablösen, die Farbe wird schmutzig und die Prothese unansehnlich. Wäre die Herstellung einer solchen Prothese schwierig oder kostspielig, dann wäre das ganze System hinfällig. Da dem aber nicht so ist, sondern das gerade Gegenteil davon, so darf dieses System mit Recht das bisher vollkommenste genannt werden.“ Die Kosten der Herstellung sind sehr gering, bei einiger Übung dauert die gute Adaptation 15—20 Minuten. Sehr oft wirken solche Prothesen besser als Plastiken, welche eigentlich nur von einigen wenigen Chirurgen zufriedenstellend gemacht werden.

In den vorhergehenden Abschnitten haben wir die verschiedenen Behandlungsarten, welche uns im Kampfe gegen die Hauttuberkulose zur Verfügung stehen, einzeln besprochen. Die Zahl derselben ist, wie sich zeigt, eine sehr große, dabei haben wir viele kleine Verfahren und Mittelchen, die der eine oder andere Autor auf Grund einiger günstiger Fälle einmal irgendwo empfohlen hat, gar nicht erwähnt. Es gilt auch wohl für die Behandlung der Hauttuberkulose die Regel, daß es im allgemeinen für den Therapeuten besser ist, wenige wirksame Mittel gut zu beherrschen, als eine Unzahl von Medikamenten durchzuprobieren. Eines steht fest, es gibt nicht *eine* Behandlungsmethode für diese Erkrankung. Wenn für irgendein Leiden der Grundsatz einer strengen Individualisierung zurecht besteht, so ist er hier durchführbar, eine Individualisierung, welche sich nicht nur auf die Person des Kranken, sondern auch auf die Eigentümlichkeit des Krankheitsherdes, der Lokalisation desselben bezieht. Wir werden ganz anders vorgehen, wenn die Affektion an bedeckten Körperstellen, als wenn sie im Gesichte sitzt, anders auch dann im letzteren Fall, wenn es sich um Männer und ältere Frauen oder um junge Mädchen handelt. Spielen da soziale Momente mit, so ist in medizinischer Hinsicht therapeutisches Können von größter Bedeutung. Nur zu oft läßt bei einem Patienten ein Therapeuticum im Stich, welches bei einem anderen die beste Wirkung hatte. Das kann man manchmal von vornherein nicht wissen, oft aber sagt einem der Blick, die Erfahrung, welches Mittel im betreffenden Falle voraussichtlich rasche und gute Hilfe bringen dürfte.

Es ist also die Frage widersinnig, welche so oft an einen gerichtet wird: „Wie behandelt man den Lupus?“ In jedem Falle muß der Behandlungsplan nach genauen Erwägungen entworfen, oftmals auch geändert werden, wenn es der Verlauf erfordert. Ein vorheriges Versteifen auf eine Methode gibt es nicht, wir wissen heute, was jede einzelne zu leisten im Stande ist. — Von allen erfahrenen Therapeuten wird die kombinierte Behandlung geübt und gefordert, wofür bereits Doutrelepont eingetreten ist. Der Wiener Lupusheilstätte hat schon Lang (Jungmann, Spitzer) diese Richtung gewiesen, der wir nicht nur treu geblieben sind, sondern die wir immer nach Tunlichkeit erweitert haben, sobald wir uns von der Güte eines Mittels überzeugt hatten. Fast überall finden wir dieselben Tendenzen, ich zähle auf: Axmann, Hallam, E. Hoffmann, Jadassohn, Jesionek, Edgar Mayer, M. Schubert, J. H. Sequeira, Sibley, Thedering, Werther u. a. m. Wo dies nicht befolgt wird, dazu noch eine mangelnde Fürsorge tritt, sind die Resultate schlechte.

Wenn nun von manchen Seiten Behandlungspläne angegeben werden (z. B. Rost, Stümpke), so können diese nur als Schemata dienen und sind natürlich als solche gemeint. In gleichem Sinne ist die folgende

C. Schematische Übersicht über die Behandlung der Hauttuberkulose nach Form und Lokalisation

aufzufassen, welche die wichtigsten therapeutischen Verfahren bei den einzelnen Formen der Hauttuberkulose anführt. Die Auswahl, die Kombination bleibt der Erfahrung des einzelnen überlassen, was schon daraus hervorgeht, daß überall mehrere Verfahren angegeben sind.

Lupus vulgaris (Lupus des Gesichtes).

1. Kleine isolierte Einzelherde ohne Komplikationen: *Excision,* eventuell Finsen, Radium, Mesothorium.
2. Größere, plane, geschlossene circumscripte Herde ohne Komplikationen: Finsen, Excision.
3. Größere Herde in Zusammenhang mit Schleimhauttuberkulose: Finsen (neben Behandlung der Schleimhaut).
4. Hypertrophische und ulcerierte Herde: Vorbehandlung mit Röntgen, eventuell vorhergehend Ätzsalben, dann Finsen.
5. Herde in Zusammenhang mit Drüsen oder Knochentuberkulose: Röntgenbestrahlung, später Finsen oder Excision.
6. Einzelne Rezidivknötchen in derben Narben (Keloide). Radium, Mesothorium, Diathermie, Excision.
7. Lupus der Nase, hypertrophische Form: Röntgen, Ätzverfahren, dann Finsen; einzelne Knötchen: Finsen, Radium, Mesothorium.
8. Lupus des Ohres: Ätzverfahren, (Boecksche Pinselung, Pyotropin), Radium, Mesothorium, bei hypertrophischen Formen auch Röntgen, Bestrahlung des Ohrläppchens zwischen zwei Quarzlampen.
9. Lupus der Lippen: Röntgen, dann Finsen, Radium, Mesothorium. Statt Finsen kann auch *Kromayerlampe* verwendet werden.

Lupus des übrigen Körpers.

1. Lupus des Rumpfes: Excision, Diathermie, Ätzverfahren, (je nach Größe und Lokalisation des Herdes).
2. Lupus der Extremitäten ohne Komplikationen: Excision, Diathermie, Ätzverfahren (je nach Größe und Lokalisation des Herdes.)
3. Lupus der Extremitäten mit chirurgischen Komplikationen: Röntgenbestrahlung, eventuell Heliotherapie, später Excision.
4. Lupus der Hände: Wie die vorhergehenden, eventuell Finsen, Kromayer.

Schleimhautlupus.

1. Nasenschleimhaut: a) einzelne kleine Herde: Diathermie, Radium, Mesothorium. b) circumscripte Tumoren: Diathermie, Kaltkaustik. c) diffuse Tuberkulose, auch ulceröse: Radium, Mesothorium, Diathermie, Pfannenstillsche Methode.
2. Conjunctiva: kleine circumscripte Herde: Excision; größere Ausdehnung: Radium, Mesothorium, Finsen; Tuberkulose des Tränensackes: Exstirpation, Röntgen.
3. Mundschleimhaut: Röntgen, Radium, Kohlenbogenlicht, Höhensonne, Elektrokoagulation, Diathermie, Ätzungen.
4. Pharynx und Nasenrachenraum: Allgemeinbehandlung, Tuberkulin und Goldinjektionen, Radium, Mesothorium.
5. Kehlkopf: Röntgen, Radium, Mesothorium, lokale und allgemeine Lichttherapie.

Tuberculosis verrucosa cutis.

Excision, Röntgen, Radium, Mesothorium, Grenzstrahlenbehandlung, vorhergehend Ätzverfahren. Lymphangitis: Röntgen.

Tuberculosis colliquativa.

Röntgen, Pyrogallol, eventuell Heliotherapie.

Tuberculosis miliaris ulcerosa.

Bei schlechtem Allgemeinzustand rein symptomatisch: Milchsäure. Bei besserer Prognose: Röntgen, Radium, Mesothorium, Lichtbäder.

Tuberculosis lichenoides, Papulonekrotische Tuberkulide.

Allgemeinbehandlung, Tuberkulin, Phosphor-Lebertran, 10% Lebertran-Zinkpasta. Beim Lupus miliaris faciei daneben auch Finsen und Radium.

Tuberculosis ulcerosa.

Röntgen, auch Grenzstrahlen, Radium, Fulguration, Ätzung, Lichtbäder.

Indurative Tuberkulose.

Tuberkulin und Goldinjektionen, kleine Röntgendosen, Buckystrahlen. Allgemeine Lichtbäder.

BOECKsches Miliarlupoid.

Tuberkulin, Salvarsan, Arsen (intern), für die Pernioform Tuberkulin und Finsen, Versuch mit Röntgen, Radium; Kohlensäureschnee.

Exfoliierende Erythrodermien.

Rein palliativ mit indifferenten Salben. Wasserbad.

Lichen nitidus.

Kleine Röntgendosen, Tuberkulin, leichtes Überstreichen mit Paquelin. Arsen mit Höhensonne.

Zu allen diesen lokalen Maßnahmen treten allgemeine Lichtbäder.

Granulosis rubra nasi.

Kleine Röntgen- oder Radiumdosen (HASLUND, JEANSELME, VOLK). CO_2 (HAXTHAUSEN), Ätzungen mit Acid. carb., Mikrobrenner.

D. Die soziale Bedeutung der Hauttuberkulose und die Lupusbekämpfung.

Im Grunde genommen hätte ich eigentlich dieses Kapitel an die Spitze des Abschnittes über die Therapie der Hauttuberkulose stellen müssen, denn die Fürsorge, die lückenlos durchgeführte Fürsorge ist das Um und Auf der rationellen Lupusbekämpfung, mit ihr steht und fällt diese Bemühung. Es ist gewiß eine Utopie zu glauben, daß wir jede Hauttuberkulose heilen werden, denn selbst jene Krankheiten, gegen welche wir spezifische Heilmittel besitzen, so die Malaria, können nicht immer zur restlosen Heilung gebracht werden, ebensowenig ist es bei der Syphilis gelungen, unter allen Umständen, selbst bei frühzeitigem Einsetzen der Behandlung sichere Heilung zu erzielen. Deshalb ist es kein Fehler, solchen Utopien nachzustreben, wenn es auch zunächst unmöglich ist, sie in vollkommene Wirklichkeiten umzuwandeln.

Bezüglich der Hauttuberkulose können wir ruhig sagen, daß wir mit unseren jetzigen Methoden die meisten Fälle von Lupus zu heilen imstande sind, sofern wir sie nur zeitig genug zur Behandlung bekommen und entsprechend lange in Behandlung behalten. Die Ausgaben für Bemühungen in diesem Sinne sind gewiß große, sie machen sich aber reichlich bezahlt durch die wesentlich abgekürzte Behandlungsdauer, durch die besseren Resultate und damit durch die größere Arbeitsfähigkeit des Patienten.

Ich weiß nicht, ob es den Gepflogenheiten eines Handbuches entspricht, seine persönliche Meinung so weit zu offenbaren, daß man sagt: Fälle, welche sich der Fürsorge und Behandlung mit nichtigen Gründen *wiederholt* und immer wieder entziehen, wären ganz auszuschalten, denn die Belastung der Allgemeinheit durch solche Patienten ist eine so schwere und so unfruchtbare, daß sie nicht gerechtfertigt erscheint. Zudem kann es dann vorkommen, daß gerade deshalb für aussichtsreiche Fälle keine Mittel mehr vorhanden sind. Wir müssen also unter solchen Umständen vielleicht eine gewisse Härte an den Tag legen, damit nicht nutzlos Geld verschwendet wird.

Viele Formen der Hauttuberkulose sind in sozialer Beziehung kaum anders zu betrachten wie tuberkulöse Erkrankungen anderer Organe. Die damit behafteten Patienten sind durch Krankheit arbeitsunfähig gewordene Individuen, denen ärztliche Behandlung oder Krankenhauspflege zu verschaffen ist, wie anderen Kranken auch. In einer anderen Gruppe von Fällen (z. B. bei den „Tuberkuliden“) bilden die Hauterscheinungen nur einen interessanten Nebenbefund im Verlaufe einer Tuberkulose funktionswichtiger Organe. Die soziale Fürsorge für alle diese Fälle gehört in das Gebiet der Tuberkulosebekämpfung überhaupt. Um diese Seuche mit Erfolg bekämpfen und in ihrer Ausbreitung beschränken zu können, haben sich Ärzte und Laien zu einer internationalen Vereinigung zusammengeschlossen und zahlreiche nationale Organisationen sich gebildet. Auch viele Staaten haben die Bekämpfung der Tuberkulose als eine der vornehmsten Kulturaufgaben erkannt und versucht, die Bestrebungen auf diesem Gebiet durch praktische Maßregeln zu fördern. Leider sind auf absehbare Zeit die finanziellen Kräfte der meisten europäischen Nationen für andere Zwecke derartig in Anspruch genommen, daß die Mittel, die eine Tuberkulosebekämpfung im großen Stile erfordern würde, nicht frei gemacht werden können. Die Hochherzigkeit einzelner Privatleute vermag dafür nur einen schwachen Ersatz zu liefern. Aber es muß anerkannt werden, daß von beiden Seiten immerhin manches schon geschehen ist. Alles, was dazu dient, durch vervollkommnete Hygiene, durch bessere Lebensbedingungen, durch erhöhte Zahl von Heilungen die Ansteckungsmöglichkeiten zu verringern, kommt auch der Hauttuberkulose zugute. Alle ihre Formen haben, wie statistisch bewiesen ist, als Hauptinfektionsquelle von außen die menschliche Tuberkulose und zwar vor allem die Lungentuberkulose. Je geringer die Gefahr ist, daß Bacillen durch das Sputum in großer Masse in der Außenwelt verteilt werden, desto geringer wird die Zahl schwerer Tuberkuloseinfektionen überhaupt und damit auch der Hauttuberkulosen sein, gleichgültig ob sie von innen oder außen entstehen.

Könnten wir heute schon die Seuchenbekämpfung so weit treiben, daß wir durch präventive Immunisierung eine Ansteckung überhaupt zu verhindern in der Lage wären, wie dies ja von mancher Seite versucht wurde (Hayek, Petruschky), dann wäre dies ein idealer Zustand. Wir haben gesehen, daß eine erste Infektion in der Kindheit eine gewisse, wenn auch nicht dauernde und sehr hochgradige Immunität gegen Tuberkulose verleiht. Es wäre also kein so großes Unglück, wenn diese Ansteckung in nicht zu starkem Grade erfolgte. Wichtig aber ist es, diese Erkrankung dann beherrschen zu können, und deshalb müssen wir trachten, die Kinder und Jugendlichen vor weiteren, oftmaligen Masseninfektionen zu bewahren (Blümel). Diese Infizierten sind also aus der sie gefährdenden Umgebung zu entfernen, welche nicht nur die engere Familie umfaßt, sondern auch außerhalb derselben von Bedeutung ist, so Spiel- und Schulgefährten, tuberkulöse Lehrer, Dienstmädchen usw. Nicht jede tuberkulöse Person gefährdet in gleichem Maße, so zeigt eine Statistik Dorners, daß bei Erkrankung der Mutter 33,5%, bei einer solchen des Vaters nur 14,7% der Kinder an Tuberkulose starben; das längere engere Beisammensein, das größere Zärtlichkeitsbedürfnis der Mutter erklärt leicht diese Tatsache. Solche Kautelen werden mehr Nutzen bringen, als wenn jedes Kind mit positivem Pirquet gleich gespritzt wird (Blümel), besonders angezeigt ist dies nach akuten Exanthemen; Erholungsheime für solche Pfleglinge müßten da viel Segen schaffen. — Solange dies aber nicht möglich ist, müssen alle vorkehrenden Maßnahmen der Tuberkulosefürsorge, diktiert von den Grundsätzen der allgemeinen Hygiene, in den Vordergrund gerückt werden; ihre Beachtung ist nicht nur gerechtfertigt, sondern geboten, denn am besten bekämpft man eine Erkrankung durch deren Verhütung. So unterstützt auch besonders Götzl die Forderung, daß durch eine Verbindung der Lupusbehandlungsstellen mit den Einrichtungen der öffentlichen Gesundheitspflege, vor allem jener, welche die Tuberkuloseabwehr zum Ziele haben, eine Lupusbekämpfung zu schaffen ist, die über den Rahmen rein individueller Lupusbehandlung hinausgeht. Diese Verbindung käme auch den Bestrebungen der Bekämpfung der Tuberkulose im allgemeinen zugute, da sich ja sehr oft die lupöse Erkrankung in der engeren Umgebung, im „Streuungskreis“, Innentuberkulöser entwickelt, so daß die Verfolgung Lupöser zur Auffindung dieser Krankheitsherde führen müßte und mit der Erfassung der Lupuskranken dann nicht nur dem Patienten selbst genützt, sondern auch der Tuberkuloseabwehr im allgemeinen ein wichtiger Dienst geleistet wird.

Trotz diesem engen Zusammenhange mit der Lungentuberkulose stellt nun der Lupus in der allgemeinen Tuberkulosebekämpfung noch ein besonderes Problem dar. Das gilt freilich weniger für jene Fälle, wo er sich im frühen Alter mit schweren Drüsen- und Knochentuberkulosen kombiniert. Derartig erkrankte Kinder müssen notgedrungen in ärztliche Behandlung gebracht werden. Und falls diese Patienten nicht früh der Allgemeintuberkulose erliegen, wird man immer neben dieser den Lupus im Auge behalten und zu heilen versuchen. Ganz anders liegt die Sache in jenen Fällen, wo durch viele Jahre, ja durch Jahrzehnte, der Lupus das einzige manifeste Symptom einer tuberkulösen Infektion bildet. Die beginnende Erkrankung im Kindesalter wird — wo es sich nicht um Patienten der begüterten Klasse handelt — fast immer übersehen. In ländlichen Gegenden läßt man den Lupus meist schon eine größere Ausdehnung annehmen, ehe man das Kind einem Arzte zeigt. Es wird dann vielleicht die richtige Diagnose gestellt, aber nach einigen — meist ungenügenden — therapeutischen Versuchen, die dazu noch meist durch Schmerzhaftigkeit schrecken, läßt man das Kind aus der Behandlung fortbleiben. Es fehlen die Mittel, den Arzt zu bezahlen, oder das Kind — wie der Arzt vielleicht verständigerweise geraten hätte — einer Lupusheilstätte zuzuführen. Der Lupus schreitet inzwischen weiter fort. Nach einiger Zeit wird das Äußere des Kindes dadurch so entstellt, daß sich die anderen Kinder von ihm zurückziehen, nicht mehr mit ihm spielen, nicht in der Schule neben ihm sitzen wollen. So wird der Lupuskranke früh außerhalb der menschlichen Gesellschaft gestellt, sogar in seinen Bildungsmöglichkeiten beschränkt und zurückgesetzt. Später geht es ihm nicht besser; obwohl vielleicht körperlich ganz kräftig und arbeitsfähig, wird er beim Suchen nach Arbeit überall seines Aussehens wegen zurückgewiesen. Seine wirtschaftliche Lage verschlechtert sich dadurch immer mehr. Er wird scheu und verkriecht sich vor dem Mitmenschen. An eine Heilung hat er den Glauben verloren, nachdem mehrfach begonnene Kuren nichts genützt haben oder sich aus äußeren Gründen nicht zu Ende führen ließen. So führt er als Aussätziger ein elendes Leben, andern zum Ekel, sich selbst zur Qual.

Mit wenigen Sätzen skizziert LANG das traurige Schicksal solcher Lupöser. „Zwar ist es richtig, daß die Lungentuberkulose um vieles verbreiteter ist als die Hauttuberkulose; während aber die mit Lungentuberkulose Behafteten solange als möglich zu allen Berufsarten fast ausnahmslos zugelassen werden und tatsächlich auch in allen Berufsarten vertreten sind, sich aller gesellschaftlichen Vorteile erfreuen können, ist fast jeder einzelne mit Lupus Behaftete in seiner Existenz vernichtet, weil er seines schrecklichen Aussehens wegen von jedermann, selbst den eigenen Angehörigen, gemieden wird, und da der Lupöse an seiner Krankheit nicht stirbt, so weicht der Jammer, der schon in der Kindheit sein trauriger Gefährte war, während des ganzen Lebens nicht mehr von seiner Seite. Der Lupöse zieht sich schließlich — will er nicht täglich empfinden, daß er verstoßen wird — in die stillste Ecke dieser großen schönen Erde zurück und wird bald früher, bald später, ein Lebendigbegrabener."

Wäre dieses nur das unglückliche Schicksal ganz vereinzelter Individuen, so könnte es trotz allem Mitleid — es gibt ja des Unglücks durch Krankheit so viel! — nicht Gegenstand einer besonderen, allgemeinen Fürsorgebewegung werden. Um eine solche einzuleiten, mußte man sich zuerst über die Zahl der Lupösen einigermaßen zu orientieren versuchen. Dieses ist in Deutschland durch eine Enquête der Lupuskommission des Zentralkomitees zur Bekämpfung der Tuberkulose geschehen. Die Rundfrage erging an alle Ärzte mit der Bitte, die Zahl der von ihnen behandelten Lupuspatienten anzugeben, Das Resultat dieser Statistik, die von HAMEL nach den einzelnen Landesteilen bearbeitet wurde, war, daß am 1. November 1908 im Deutschen Reich 11 354 Lupuskranke in Behandlung standen. Da nur 57% aller Ärzte geantwortet hatten, und die Zahl der nicht ärztlich diagnostizierten und unbehandelten Lupusfälle hierbei unberücksichtigt geblieben war, berechnete NIETNER die Zahl der tatsächlich vorhandenen Fälle für Deutschland auf annähernd 30 000 und STÜHMER schätzt sie derzeit auf 40 000—50 000. Für Dänemark hatte FINSEN schon früher ausgerechnet, daß auf je 2000 Einwohner ein Lupuskranker käme. In Österreich taxierte LANG die Zahl der Lupösen auf 19 000. Diese Zahlen führen eine beredte Sprache. Wenn wir bedenken, daß allen Lupösen, die nicht ausreichend behandelt werden, das Schicksal des Aussätzigen droht, wenn wir dagegen uns erinnern, mit wie leichter Mühe die Krankheit oft im ersten Beginn zu heilen ist, und wie viele Existenzen durch eine rechtzeitige und geeignete Therapie gerettet werden können, so wird es klar, daß es eine Plficht des Staates oder der Allgemeinheit ist, hier einzugreifen, und es ist auch klar, von wo aus eine Aktion ihren Ausgang nehmen muß. Daß eine solche Aktion notwendig ist, und daß man nicht einfach die Kranken sich selbst überlassen darf, geht aus der Tatsache hervor, daß eine gute Lupusbehandlung nicht ganz geringe pekuniäre Anforderungen stellt, daß aber die Lupuskranken fast durchweg zu den Armen gehören. Es ist auffallend wie selten der Lupus vulgaris in der Privatpraxis selbst der beschäftigsten Spezialärzte großer Städte ist. Wie selten findet man unter bekannten Persönlichkeiten oder solchen, die im öffentlichen Leben eine Rolle gespielt haben, jemanden, der an Lupus gelitten hat? Der Lupus ist so recht eine Krankheit der kleinen Leute, des städtischen Proletariats und der armen ländlichen Bevölkerung.

Der Lupus muß rechtzeitig erkannt und rechtzeitig behandelt werden. Dieser Satz enthält das Prinzip der ganzen Lupusbekämpfung, gegen dessen Richtigkeit ein Widerspruch nicht möglich ist. Aber die Schwierigkeiten beginnen, wenn es an die praktische Durchführung dieses Prinzipes geht. Wer soll den Lupus erkennen? Natürlich der Arzt. Nehmen wir den günstigsten Fall, daß der Kranke tatsächlich im ersten Anfangsstadium einem Arzte gezeigt wird. Wird dann wirklich jeder Lupus richtig diagnostiziert? Es wäre sehr optimistisch, das anzunehmen. Gewiß sollte man von jedem praktischen Arzte verlangen, daß er einen Lupus auch im ersten Beginn als solchen erkennen kann. Daß dieser Forderung in Wirklichkeit nicht entsprochen wird, liegt an der allzu oft ungenügenden dermatologischen Ausbildung. Mit der Lupusdiagnose vertraut zu sein, ist ganz besonders wichtig für den Landarzt; denn in den großen Städten suchen die mit Hautleiden behafteten Patienten schon vielfach spezialistische Polikliniken oder Spezialärzte von Krankenkassen auf.

Um vieles größer als die Zahl der von Ärzten nicht erkannten Lupusfälle ist die Zahl derjenigen Patienten, die überhaupt nie einen Arzt gesehen haben. Selbst heute noch gehören Vernachlässigungen schwersten Grades nicht zu den Seltenheiten, sogar bei Kranken, die in unmittelbarer Nähe einer Behandlungsstätte wohnen, die Schmerzlosigkeit des Leidens, sein langsames Fortschreiten und die oft unglaubliche Indolenz, der zumeist aus dem städtischen oder ländlichen Proletariat stammenden Kranken erklärt die vielfach verspätete Inanspruchnahme der ärztlichen Hilfe. „Nur durch Auffindung und Heilung der leichten beginnenden Fälle kann die Entstehung schwerer Veränderungen vermieden werden" (Jadassohn).

Da der Beginn der lupösen Erkrankung sehr häufig in der frühesten Kindheit zu suchen ist, muß vor allem danach getrachtet werden, den Lupus der Jugendlichen zu erfassen. In erster Linie sollen hierbei die Ärzte mithelfen, besonders segensreich kann die Institution der Schulärzte sein, die durch häufige Visitationen in Kindergärten, Volks- und Lehrlingsschulen die ersten Anfänge der Krankheit feststellen können. Sie werden gut daran tun, in zweifelhaften Fällen Fachärzte zu Rate zu ziehen, oder zur Sicherung der Diagnose die Untersuchung in der zunächst gelegenen Lupusheilanstalt zu veranlassen, besonders dann, wenn hartnäckige Nasenkatarrhe eine bereits lupös erkrankte Nasenschleimhaut vermuten lassen. Neisser, Gerber, Wichmann haben mit besonderem Nachdruck betont, daß mit aller Sorgfalt auf einen primären Nasenherd zu fahnden ist, damit dieser sobald als möglich, bevor es noch zu Erscheinungen an der äußeren Haut kommt, in Behandlung genommen werden kann. Die erhöhte Bedeutung solcher Kenntnisse für den Landarzt, der auf sich allein angewiesen ist, wurde schon betont. Doch auch auf die gefährdeten Kinder, besonders dann, wenn sie in einem tuberkulösen Milieu aufwachsen, muß geachtet werden, Thedering fordert dazu auf, sich der skrofulösen Kinder anzunehmen, sei doch die skrofulös veränderte Haut ein überaus günstiger Nährboden für die Entstehung des Lupus. Belehrung der Angehörigen, die Kinder in Luft und Sonne zu führen, sie reinlich zu halten und ihnen eine reichliche zweckentsprechende Ernährung zukommen zu lassen, wird manches spätere Unheil verhüten. Bieten die Verhältnisse des Elternhauses (Tuberkulose in der Familie, Armut, Wohnungsnot) die Möglichkeit einer Heilung nicht, sollen die Kinder so rasch als möglich aus ihrer Umgebung entfernt und in gesunde Verhältnisse (Kinderkrankenhäuser oder wenigstens Heimstätten) verpflanzt werden. In Deutschland bestehen mehrere ambulant geführte Freiluftbehandlungsstätten für chirurgische Tuberkulose (Hohenlychen, Berlin), die Kisch zur Durchführung von Vorbeugungskuren für tuberkulös gefährdete Kinder empfiehlt. Auch die geheilten Fälle von Skrofulose sollen noch weiterhin der Überwachung, der Fürsorge überlassen bleiben und evtl. aufs Land geschickt werden, wo sie den gesundheitsschädlichen Gefahren des Elternhauses entzogen sind und sich guter Pflege erfreuen.

So wertvoll bei der Auffindung der Lupösen auch die Unterstützung der Fürsorgeärzte durch gut geschulte Fürsorgeschwestern ist, dürfen wir uns doch keiner Täuschung hingeben, daß eine lückenlose Erfassung des jugendlichen Lupus sehr schwer, und wir von diesem Ideal noch weit entfernt sind, der Lupus kommt auch heute noch in der Mehrzahl spät, oft allzu spät in die richtige Behandlung. Gerade auch die indolenten, menschenscheuen Kranken aufzuspüren, bei ihnen zu retten, was zu retten ist, ist Sache der Fürsorge. Daß hiezu in erster Linie die allgemeine Tuberkulosefürsorge berufen ist, wurde schon eingangs auseinandergesetzt, ausnahmsweise können auch die Beratungsstellen für Geschlechtskranke, wie dies SALOMON empfiehlt, beigezogen werden. Von einer allgemeinen Anzeigepflicht des Lupus kann man sich nicht sehr viel versprechen, wie schon die Erfahrungen bei der Lungentuberkulose beweisen, bei welcher nach mehr als zehnjährigem Bestande der Anzeigepflicht in Österreich die Zahl der Anzeigen kaum die Zahl der Todesfälle erreichte. GÖTZL erscheint die Schaffung einer Zentralfürsorgestelle wichtiger, die nicht nur der Erfassung des Lupus dienen soll und die Sorge für die bereits entlassenen Patienten übernimmt, sondern auch nachlässige, der Behandlung bedürftige Patienten der Behandlungsstelle wieder zuführt, Prinzipien, denen wir im eigenen Wirkungskreis seit langem gefolgt sind, deren offizielle Beachtung aber von größter Tragweite sein könnte. Sie wird nur dann gedeihlich arbeiten können, wenn alle an der Frage Beteiligten mitarbeiten, und dies sind nicht nur die Fürsorgeämter, sondern alle Personen, die mit weiteren Kreisen der Bevölkerung in Kontakt stehen, besonders die Lehrer und Geistlichen, deren Obhut ja auch stets eine größere Anzahl von Kindern anvertraut ist. Die erste Arbeit die zu diesem Zwecke geleistet werden muß, ist Aufklärung; NEISSER, LANG, JUNGMANN haben durch Verbreitung von Flugschriften und Merkblättern hier vorbildlich gearbeitet, HÜBNERS Broschüre: „Die Bedeutung der frühzeitigen Erkennung des Lupus für seine Heilung" ist von der deutschen Lupuskommission an alle in Betracht kommenden Behörden zur Verteilung an Lehrer und Geistliche versandt worden. Aber auch die breite Bevölkerung soll über die Gefahr der Krankheit bei Vernachlässigung aufgeklärt werden, manch freiwilliger Helfer wird dann der Medizin und Fürsorge erstehen. Besseres als Flugschriften leisten hier Ausstellungen, entweder im Rahmen größerer Hygieneausstellungen oder als Wanderausstellungen, wie sie von dem Deutschen Zentralkomitee zur Bekämpfung der Tuberkulose nicht nur in der Stadt, sondern auch auf dem Lande veranstaltet werden. Vorträge über die Krankheit und ihre Folgen, eventuell illustriert durch Lichtbildervorführungen begegnen stets dem Interesse der Allgemeinheit, auch das Radio hat sich da als bedeutungsvolle Unterstützung erwiesen.

Die zweite Frage, *wer den Lupus behandeln soll,* ist ebenfalls nicht so einfach zu beantworten. So sehr man vom praktischen Arzte verlangen muß, daß er einen Lupus diagnostizieren kann, so wenig darf man von ihm verlangen, daß er ihn auch behandeln kann. Es sei ruhig ausgesprochen: Die Behandlung des Lupus gehört nicht mehr in die Sprechstunde des praktischen Arztes, auch nicht in die des dermatologischen Spezialisten. Natürlich ist das cum grano salis zu verstehen. Wer eine solide chirurgische Technik besitzt — aber auch nur der und nicht jeder Gelegenheitschirurg — wird natürlich einen kleinen Lupusherd selbst exzidieren und nicht den Patienten deswegen an ein Institut verweisen. Wo es sich aber um ausgedehntere Fälle handelt, kommt man mit den Mitteln, die dem Arzte in der Sprechstunde oder selbst in einem beliebigen Krankenhause zur Verfügung stehen, nicht aus. Auch der Spezialist muß sich sagen, daß er als einzelner unmöglich das ganze Rüstzeug in Bereitschaft haben kann, welches der heutige Stand der Wissenschaft vom Lupustherapeuten verlangt.

Ist das nicht der Fall, so geschieht es, daß die Indikation zur Therapie nicht nach dem Wesen des Falles, sondern nach dem Inventar des Arztes gestellt wird, nicht zum Vorteil des Patienten. Der eine hat eine Quarzlampe und behandelt jeden Lupusfall damit, der andere verwendet in ähnlicher Weise seinen Röntgenapparat, der dritte ein paar Milligramm Radium, über die er verfügt. So geht der Fortschritt wieder verloren, den wir in den letzten Jahren gemacht haben, und der darin liegt, nicht eine Behandlungsart für die einzig richtige zu halten, sondern mehrere kombiniert zu verwenden. Ein Arzt, der gezwungen ist, seinen Beruf auch des Erwerbes wegen auszuüben, ist außerstande, sich aus eigenen Mitteln alle jene kostspieligen Einrichtungen anzuschaffen. Denn im Betriebe rentieren sie sich nicht — im Gegenteil: die Lupusbehandlung ist teuer, und der Lupuskranke ist arm. Um die Behandlung dennoch zu ermöglichen, müssen also Staat oder die Versicherungen oder private Wohltätigkeit — und tatsächlich meist alle vereint — eintreten. Und das geht nur, wenn man die Lupusbehandlung für einen bestimmten Umkreis in einem Institut zentralisiert.

Es spricht auch noch ein anderer Grund für die Notwendigkeit der Zentralisierung. Alle die weiter oben besprochenen Methoden erfordern nicht bloß vom Arzte große Erfahrung und Routine, sondern verlangen auch ein zuverlässiges, geübtes Wartepersonal. Nur wo täglich Lupuspatienten in großer Zahl behandelt werden, ist es möglich, die Übung in der Anwendung der Apparate auf der Höhe zu erhalten, die ein erfolgreiches Arbeiten verbürgt. Wer nur gelegentlich einmal auch Lupus behandelt, wird nie dieselben Erfolge haben, selbst wenn er über dasselbe Instrumentarium verfügt. Das gilt nicht nur von dem einzelnen Spezialisten, sondern auch von Krankenhäusern und Universitätskliniken. Wo nicht ein besonderes Departement für Lupuskranke besteht, sondern wo die einzelnen Fälle neben anderen Hautkranken behandelt werden, kommen die Lupösen nicht zu ihrem Recht. Es ist darum a priori noch nicht jede Klinik die geeignete Zentralstelle für Lupusbehandlung. Für die Anwendung aller Behandlungsmethoden, ihre Auswahl und Kombination, ist eine besondere Schulung notwendig, sie erfordert Zeit und Arbeitskraft in einem Ausmaße, wie sie im klinischen Betrieb größerer Abteilungen mit ihren mannigfaltigen Anforderungen nicht oder nur sehr schwer gefunden werden kann. Ist die Behandlungsstätte für Lupöse schon einer größeren Hautabteilung angegliedert, so bedarf sie doch zumindest eines leitenden Arztes, der sich ausschließlich den Lupuskranken widmet, nur dann ist es möglich, die Handhabung aller Behandlungsmethoden, die Übung in der Anwendung der Apparate, die Technik der Operation auf einer Höhe zu erhalten, die ein wirklich erfolgreiches Arbeiten verbürgt.

Die ganze Entwicklung drängt zur Gründung von Lupusheilstätten, besonderer Institute, die sich nur der Behandlung von Hauttuberkulösen widmen. Diese müssen mit allen zur physikalischen Therapie nötigen Apparaten ausgestattet sein. Dem Leiter eines solchen Institutes, einem mit diesem Zweig der Therapie besonders vertrauten Dermatologen, muß ein chirurgischer und rhinolaryngologischer Mitarbeiter zur Seite stehen, wenn er nicht auch in diesen Fächern bewandert ist.

Von größter Wichtigkeit ist auch die Heranbildung eines zuverlässigen Personals von Wärterinnen.

Die Faktoren, welche die *Gründung* eines solchen Institutes tragen müssen, sind schon genannt worden. Wie wir noch sehen werden, haben sie in den meisten Kulturländern nicht versagt. In Deutschland hat sich das weitausgebaute Krankenversicherungswesen auch darin als segensreich erwiesen. Denn die Landesversicherungsanstalten haben bald richtig erkannt, daß die möglichst frühzeitige

Behandlung Lupöser an geeigneten Zentralstellen für sie eine Ersparnis bedeutet, und daher das ihrige zur Schaffung derartiger Heilstätten beigetragen. Das Beispiel dazu gab die Landesversicherungsanstalt der Hansastädte durch die Errichtung einer Lupusheilstätte in Hamburg unter Leitung Wichmanns.

Vorbildlich ging in der Gründung einer Lupusheilstätte *Dänemark* voraus, wo durch das Wirken Finsens und den berechtigten Stolz auf diesen großen Sohn des Landes das allgemeine Interesse mächtig angeregt wurde und seinen Ausdruck fand in ansehnlichen staatlichen und privaten Beiträgen zur Gründung des Lichtinstitutes. Dieses, das anfangs nur der Phototherapie und der wissenschaftlichen Erforschung der Lichtwirkungen diente, hat später auch andere Methoden der Lupusbehandlung in seinen Bereich gezogen. Die Behandlung erfolgt meist ambulant, doch ist auch für gute Unterbringung der Patienten in besonderen Heimen Sorge getragen. Die Heime sind aus kleinen Villen mit Gärten entstanden, die den Patienten Gelegenheit zum Aufenthalt und zur Arbeit in freier Luft bieten. Für die Kinder ist eine Schule und Handarbeitsschule eingerichtet. Seit dem Jahre 1901 existiert ein Gesetz, nach dem unbemittelte Lupuspatienten von der Gemeinde eine Unterstützung zur Behandlung erhalten können, ohne daß dies als Armenhilfe betrachtet wird. Forchhammer, dessen Bericht wir diese Tatsachen entnehmen, glaubt erklären zu dürfen, daß man in Dänemark so weit ist, „daß kaum ein Lupuspatient aus ökonomischen Gründen verhindert ist, Heilung zu suchen."

Hat das Kopenhagener Institut immer noch seine Hauptbedeutung als Lichtinstitut und ist hierin für die ganze Welt maßgebend geworden, so ist das Ideal einer universellen Behandlung des Lupus in der neuen Wiener Lupusheilstätte erreicht worden, deren Einrichtung der Initiative Langs zu danken ist. Hier ist keine der modernen Behandlungsmethoden unberücksichtigt geblieben, mit Einschluß der Chirurgie. Die Heimstätte ist mit dem therapeutischen Institut in einem großen Gebäude vereinigt, das für mehr als 100 Kranke Raum hat und außerhalb der Stadt in schönster landschaftlicher Umgebung in der Nähe von Wald und Hügeln liegt. Der Bau wurde durch staatliche und private Mittel ermöglicht, im übrigen sollte eine „Stiftung" und ein „Verein Lupusheilstätte" die weitere gedeihliche Entwicklung der Lupusfürsorgebewegung in Österreich verbürgen. Die neue Heilanstalt war als ein Musterinstitut, eine Zentralstelle gedacht, in der die Methoden der Lupusbehandlung geprüft und erlernt werden, in der Ärzte und Pflegerinnen ihre Ausbildung erlangen sollten, um die Methoden der Behandlung in kleineren Abteilungen des Reiches nutzbringend zu verwerten, welche Idee neuestens Hallam aufgreift. Wenn auch diese Anregung Langs infolge des Zerfalles der österreich-ungarischen Monarchie nach dem Kriege nicht mehr ganz zur Auswirkung kommen konnte, so war sie doch richtunggebend für die Bestrebungen in anderen Ländern, die Lupusbehandlung zu zentralisieren und von der Behandlung der anderen Hautkranken abzutrennen. Jungmann, Langs treuer Mitarbeiter, hat mit allem Nachdruck darauf hingewiesen, daß nur in Zentralinstituten die zur völligen Beherrschung der Behandlungsmethoden notwendige Ausbildung der Ärzte und des Pflegepersonals möglich ist, von dem aus dann Verbesserungen der Methodik eher zu erwarten sind. Hier wird es auch möglich sein, der Behandlung der Schleimhaut- und anderweitigen Tuberkulose die nötige Aufmerksamkeit zu schenken, ohne, wie es in allgemeinen Hautabteilungen notwendig wäre, den Kranken von einer Spezialstation zur anderen zu senden. Selbst die operative Behandlung würde der Hand des gut ausgebildeten Lupustherapeuten überlassen bleiben können. Nicht zu vergessen ist, daß eine Lupusheilstätte auch allen hygienischen Anforderungen eher gerecht werden kann, selbst die diätetische Behandlung wird sich nur dann erfolgversprechend durchführen lassen, wenn die Beköstigung und Beobachtung der Patienten in einer abgeschlossenen Anstalt erfolgt, wie unsere und die Erfahrungen Jesioneks beweisen. Einen guten Überblick über den Aufbau und die Einrichtungen der Wiener Lupusheilstätte gibt die Publikation F. Schönbauers „Die Lupusbekämpfung in Österreich" in der Zeitschrift „Das österreichische Sanitätswesen" 1918, Jg. 30; anders stellt sich der Betrieb an anderen Orten, z. B. in Gießen dar.

Etwas später als in den beiden genannten Ländern ist man in Deutschland dem Plane einer organisierten Lupusbekämpfung näher getreten. Im Jahre 1909 hat das deutsche Zentralkomitee zur Bekämpfung der Tuberkulose eine besondere Kommission gebildet, die sich ausschließlich mit dieser Frage zu beschäftigen hat. Der Kommission ist ein größerer Lupusausschuß angegliedert, dem zahlreiche Dermatologen, Chirurgen und auch Rhino-Laryngologen angehören, und in dessen Sitzungen die theoretischen und praktischen Probleme der Lupusbekämpfung und -behandlung erörtert werden. Man begann die Arbeit mit Erhebung nicht nur der Zahl der vorhandenen Lupusfälle, sondern auch der innerhalb des Reiches existierenden vollwertigen Lupusheilstätten. Es zeigte sich dabei, daß im Jahre 1909 bereits 30 solche Anstalten in den verschiedenen Gegenden Deutschlands existierten. Es war also die Initiative einzelner dem organisatorischen Gedanken zuvorgekommen, und es hatten sich bereits eine ganze Anzahl Universitätskliniken (z. B. Berlin, Breslau, Kiel, München, Gießen, Freiburg) und andere Krankenanstalten (z. B. Hamburg, Köln, Graudenz, Düsseldorf usw.) zu Hauptstellen moderner Lupusbehandlung ausgebildet. Da der Lupuskommission nur verhältnismäßig geringe Mittel zur Verfügung standen, so war es ganz ausgeschlossen, noch ein eigenes zentrales Musterinstitut nach dem Beispiel Wiens, wie dies Althoff plante, zu errichten, sondern es mußte mit den schon bestehenden Heilstätten gearbeitet werden. Diese Dezentralisation bietet auch einen gewissen Vorteil, indem sie das Heranziehen bisher unbehandelter Fälle erleichtert. Gerade in der Entdeckung dieser Fälle hat die Lupuskommission das wichtigste Ziel der Lupusbekämpfung gesehen. Ihrer Tätigkeit ist es zu danken, daß allein im Jahre 1912 nicht weniger als 4051 noch nicht in Behandlung befindliche Lupusfälle zu ärztlicher Kenntnis kamen. Als nützlich erwiesen sich dabei Umfragen der Regierungen bei den lokalen Behörden und bei den den Lungenfürsorgestellen angegliederten Lupusfürsorgestellen zur Entdeckung des initialen Lupus im Kindesalter. Die Hauptschwierigkeit aber entsteht erst, wenn es darum geht, die Patienten der Behandlung zuzuführen. Die finanziellen Mittel der Kommission reichen nur für die Behandlung einer geringen Anzahl von Patienten aus. Es müssen also nach Möglichkeit immer noch andere Faktoren — Stadt- und Kreisverwaltungen, Krankenkassen, Stiftungen — zur *Deckung der Kosten* mit herangezogen werden. Das verursacht zwar viel Schreiberei und verzögert manchmal den Beginn der Behandlung, hat sich aber in dem Bestreben, möglichst vielen Patienten eine geeignete Therapie angedeihen zu lassen, als notwendig erwiesen. Nur wo alle anderen Faktoren versagen, kommt die Lupuskommission allein für die Kosten der Behandlung auf. Zu ihrem Programm gehört außerdem die Unterstützung von Heilstätten, wo die öffentlichen Beiträge nicht ausreichen, zumal wenn es sich um die Anschaffung neuer Apparate handelt. Sie kümmert sich ferner um billige Wohnungen für die von auswärts einer Heilstätte zugewiesenen Patienten, um Unterstützungen für deren Familienangehörige usw. So ist zwar in Deutschland der Stand der Lupusbekämpfung auch heute noch nicht so weit, wie es Forchhammer von Dänemark berichtet, aber es muß anerkannt werden, daß trotz beschränkten Mitteln durch energische Arbeit und Propaganda — es sei hier der Verdienste des Generalsekretärs Nietner besonders gedacht — in den letzten Jahren weitere bedeutende Fortschritte gemacht wurden. Immer mehr bemüht man sich zentrale Heilstätten zu errichten (Gießen, München, Berlin, Münster) und sie vollkommen auszugestalten.

In der Schweiz wurde zuerst in Bern 1903 an der JADASSOHNschen Klinik ein Finseninstitut nach Kopenhagener Muster eingerichtet. Dadurch ist ein starker Zustrom von Lupösen nach Bern verursacht worden, das seitdem das Zentrum für die Lupusbehandlung in der Schweiz geblieben ist, zumal auch die anderen therapeutischen Methoden zur Anwendung kommen. Ein „Hilfsbund für Lupuskranke“ macht es sich zur Aufgabe, bedürftigen Patienten Reisegeld und Unterkunft zu verschaffen und sie auch sonst zu unterstützen.

Auch in den anderen Ländern Europas existieren größtenteils gute Spezialinstitute, so im London Hospital unter SEQUEIRAS Leitung, in Stockholm, Antwerpen, in Amsterdam unter MENDÈS DA COSTA, Rotterdam (TJIN KON FAT), doch ist von einer Organisation der Lupusbekämpfung in größerem Umfang in England, Italien oder Frankreich, wie sie z. B. für letzteres Land AUDRY geschaffen haben möchte, nichts bekannt. In England wird der Betreuung der Lupösen, vor allem der Kinder besondere Aufmerksamkeit in den Anstalten geschenkt (O'DONOVAN). Rußland hat seit dem Jahre 1921 in Moskau ein eigenes Luposorium unter der Leitung BREMENERS.

Von großer Bedeutung für manche Lupusfälle ist ohne Zweifel ein Aufenthalt am Meere, besonders am Mittelländischen Meer, wo neben dem hohen Salzgehalt des Meerwassers in der größten Zeit des Jahres eine intensive Sonnenbestrahlung zur Verfügung steht. Früher war auch dieses Gebiet der privaten Wohltätigkeit überlassen, heute kann es nur eine öffentliche Fürsorge leisten, und es wäre wünschenswert, wenn durch Schaffung großer *internationaler* Seehospize etwa an der Adria allen Ländern Europas Gelegenheit geboten wäre, die dafür geeigneten Fälle von Hauttuberkulose einem Aufenthalt an der See zuzuführen; die Erfolge wären vielleicht sogar bessere, als wenn man nach dem Vorschlage JADASSOHNS, AXMANNS die Lupusstationen Höhensanatorien angliederte, um so die hervorragenden Erfolge BERNHARDS, ROLLIERS, die diese auf dem Gebiete der chirurgischen Tuberkulose erzielten, auch für die Hauttuberkulose zu verwerten. Man könnte übrigens auch Beides kombinieren, wie *ich* gemeint habe. In Dänemark und Deutschland, Frankreich, Italien bestehen bereits mehrere Küstenspitäler für Haut- und Knochentuberkulose, so z. B. in Refsnaes, Wyk unter der Leitung HAEBERLINS, des unermüdlichen Vorkämpfers der Thalassotherapie, doch haben sie unter der Ungunst des Klimas, vor allem der häufigen Nebeleinfälle zu leiden, so daß auch sie während mehrerer Monate des Jahres zu künstlichen Lichtquellen ihre Zuflucht nehmen müssen. Die Gemeinde Wien hat ein Seehospiz in St. Pelagio an der Adria im Betriebe. Ist die Möglichkeit gering, den Patienten der Binnenländer einen Seeaufenthalt zu verschaffen — von den 35 Deutschen Kinderheilstätten für chirurgische Tuberkulose liegen nur zwei mit 300 Betten an der Seeküste — so wird um so mehr danach getrachtet, das im Land selbst vorhandene Sonnenlicht auszunützen. Als Solarium eingerichtete flache Dächer oder freie Liegeterrassen sind bei den meisten Lupusheilstätten vorhanden, um den Patienten während der sonnenreichen Monate des Jahres die Wohltat einer Sonnenkur zu ermöglichen. Je weiter die Heilstätte dann von der Stadt mit ihrer Ruß- und Rauchplage entfernt ist, desto besser werden sich die Erfolge gestalten; sehr günstig ist es, wenn sie an einem Wasser angelegt werden, wie z. B. Hohenlychen, Offensee in Ober-Österreich, weil ja auch dadurch wieder Möglichkeiten vorhanden sind, die Haut und den Organismus zu erhöhten Leistungen anzuregen, andererseits durch Spiegelung die Strahlenmenge eine größere ist. Schließlich lassen sich Anlagen für ein Freiluftsonnenbad sowohl im Privatheim als auch in Krankenhäusern unschwer improvisieren, wofür BECKER und CAPELLE Grundsätze und Beispiele anführen.

Die Lupusheilstätten Deutschlands sind zum großen Teil Hautabteilungen angegliedert, haben eigene nur für Lupöse bestimmte Belegräume, nur wenige sind vollkommen abgeschlossene Institute, die einzig der Behandlung Lupöser dienen und auch administrativ selbständig geleitet werden, z. B. in Gießen, Hamburg. Die Angliederung an Abteilungen für Hautkrankheiten im allgemeinen hat den Nachteil, daß durch die Aufnahme von Lupuskranken, deren chronisches Leiden oft eine vielmonatliche Behandlung erfordert, den anderen Patienten Raum und Zeit genommen wird und die Lupösen nur ausnahmsweise solange gehalten werden können, als es erforderlich wäre. In Breslau half man sich derart, daß man die Patienten in sog. Lupuspensionen unterbrachte, d. h. in Privatwohnungen, die in der Nähe der Klinik lagen, und von denen aus die Kranken täglich zur Behandlung kamen. Den Umwohnern paßte aber diese Nachbarschaft nicht sehr, die Hausherren fürchteten eine Entwertung ihres Besitzes, und so wurde als Argument gegen diese Art der Unterbringung von den gesunden Hausbewohnern und Nachbarn der Lupösen die eminente Infektionsgefahr ins Treffen geführt. Das gab Jadassohn Anlaß, auf Grund einer großen schriftlichen Enquête dazu Stellung zu nehmen, in der er, ähnlich wie später Burchardi, zu dem Resultat kam, daß die chronisch tuberkulöse Veränderung der Haut und der angrenzenden Schleimhäute vom praktischen Standpunkt aus ohne wesentliche Bedeutung für die Verbreitung der Hauttuberkulose in der Bevölkerung ist. Gegenüber den an Lupus erkrankten mit Ausnahme derer, die gleichzeitig eine innere Tuberkulose mit Bacillenbefund haben, seien keine besonderen prophylaktischen Maßnahmen nötig, wofür wir wie E. Hoffmann und andere mit voller Überzeugung eintreten. In Parenthese sei hier auch die Frage gestreift, ob man Lupösen die Ehe gestatten darf. Ich glaube, daß wir dazu vollauf berechtigt sind, allerdings soll womöglich erst der Lupus ausgeheilt werden. Aber vielfältige Erfahrung hat uns belehrt, daß selbst bei noch florider Erkrankung beider Eltern gesunde Kinder zur Welt kamen und trotz jahrelanger Beobachtung keine Zeichen einer Hauttuberkulose zeigten. — In der Zeit allgemeiner Wohnungsnot, wie sie jetzt herrscht, stößt die private Unterbringung der von auswärts kommenden Lupuskranken tatsächlich auf ganz besondere Schwierigkeiten, wenn sie nicht die Möglichkeit haben, bei Verwandten oder Bekannten Unterkunft zu finden, und auch da haben die armen Kranken oft große Hindernisse. Die Frage der Unterbringung der Patienten spielt keine geringe Rolle, denn Schäfers Feststellungen haben ergeben, daß die Friedenszahl der Lupösen an der Breslauer Klinik im Kriege sich verdoppelt habe, die Tuberculosis colliquativa sogar um das Fünffache angestiegen sei. Da Infektion und Manifestwerden der Erkrankung oft Jahre auseinanderliegen, die sozialen und damit die Ernährungsverhältnisse in den meisten Ländern, vor allem in Deutschland und Österreich traurige sind, ist in der nächsten Zeit eher mit einer Zunahme der Erkrankungen zu rechnen. Das Ideal wird stets eine Lupusheilstätte bleiben, die mit allen modernen Behelfen ausgestattet ist und Räume für die Unterbringung der Patienten enthält. Zur Verbilligung des Betriebes können die Lupusheime auch getrennt von der Heilstätte und ohne vollen Spitalsbetrieb eingerichtet werden, wie dies z. B. in Münster i. Westfalen und in Moskau der Fall ist. Anregungen in dieser Hinsicht liegen auch aus England vor; im Kopenhagener Finseninstitut sind die Patienten, wie schon gesagt, in kleinen villenartigen Pavillons untergebracht. Die Heime, an deren Spitze zumeist gut geschulte Pflegerinnen stehen, befinden sich entweder in unmittelbarer Nähe des Institutes (Kopenhagen) oder nahe der Stadt auf dem Lande (in Moskau allerdings 28 km von der Stadt entfernt) und bieten den großen Vorteil, den Patienten Beschäftigung im landwirtschaftlichen und häuslichen Betrieb zu geben, was eben wieder zur Verbilligung des Unternehmens beiträgt.

Da „jeder Mensch mit seiner Tuberkulose lebt“ (SAATHOFF), so wäre es wünschenswert, den Lupus, wie dies auch für die Tuberkulose überhaupt gefordert wird (KUGLER), ohne Unterbrechung der Berufstätigkeit zu heilen. Die ambulante Behandlung läge sowohl im Interesse des Patienten als auch der Reduktion der Kosten (AXMANN). Ihre generelle Einführung erscheint jedoch verfrüht. Auch in den großen Heilstätten, z. B. in Wien unterliegt die überwiegende Mehrzahl der Patienten einer solchen Behandlung oder letztere wird etappenmäßig durchgeführt, indem der Kranke immer nur verhältnismäßig kurz in der Abteilung bleibt, um nach seiner Durchbehandlung wieder für einige Zeit entlassen zu werden. Oft ist man aber aus äußeren Gründen gezwungen, den Spitalsaufenthalt zu verlängern, um nicht die Intervalle zwischen den einzelnen Behandlungen zu groß werden zu lassen. Auch wird immer eine genügend große Anzahl von Patienten vorhanden sein, bei denen aus medizinischen Gründen die Belassung in der Heilstätte und die tägliche Kontrolle erwünscht ist, sei es wegen der großen Ausbreitung der Herde, sei es wegen der Art der Behandlung, die z. B. eine tägliche superponierte Lichteinwirkung, die Vorbereitung mit Ätzsalben oder einen größeren operativen Eingriff erfordert; auch läßt sich eine wirklich erfolgreiche Diättherapie nur in seltenen Fällen rein ambulatorisch durchführen, und schließlich werden viele Patienten mit ihren Reaktionen und Verbänden nicht in ihrer Arbeitsstätte geduldet.

Eine große Schwierigkeit, selbst dann, wenn geeignete Abteilungen vorhanden sind, besteht darin, die *notwendigen Geldmittel* für die langdauernde *Behandlung* aufzubringen. Zwar haben Krankenkassen und Landesversicherungen die Zahlung für die ambulatorische Behandlung fast in allen Fällen übernommen, für einen Spitalaufenthalt selbst kommen sie meistens nur für kurze Zeit auf. In diesen Fällen und für alle nicht Versicherten müssen Staat, Stadt und Land eintreten, denn die private Wohltätigkeit, durch welche in der Vorkriegs- und Kriegszeit ein Teil der Bedürftigen Spitalspflege erhalten konnte, reicht heute bei weitem nicht mehr hin oder ist fast gänzlich versiegt. So waren im Wiener Lupusheim früher eine ganze Anzahl von „Stiftungsbetten“ vorhanden, die mit solchen Patienten belegt werden konnten, für welche sich keine Zahlungsstelle fand. Aus den Zinsen des der Stiftung gewidmeten Kapitales waren für den Patienten auf ein ganzes Jahr die Spitalskosten gedeckt. Die enorme Entwertung des Geldes während der Inflationszeit, die bedeutende Erhöhung der Verpflegsgebühren hat diese Stiftungen jedoch vollkommen wertlos gemacht, wie sich auch die Unterstützungsmöglichkeiten der deutschen Lupuskommission als für die Jetztzeit ganz unzulänglich erwiesen. Den ambulanten Kranken muß außerdem die materielle Möglichkeit geboten werden, die Anstalt aufzusuchen, indem ihnen das Fahrgeld ersetzt wird, wie das bei uns schon eine ganze Reihe von Krankenkassen bewilligten. Durch Einführung von Abendstunden wird es vielen tagsüber in Beruf stehenden Patienten, die sonst aus materiellen Gründen fernbleiben müßten, möglich, zur Behandlung zu kommen; die in unserer Heilstätte eingerichtete Abendambulanz erfreut sich stets einer hohen Frequenz.

Es ist kein Zweifel, die Lupusbehandlung, wie immer sie durchgeführt wird, besonders jedoch dann, wenn die Methoden der physikalischen oder diätetischen Therapie eingeleitet werden, ist eine sehr teure, und so wirft sich unwillkürlich die Frage auf, ob der große Apparat und die für ihn nötigen Kosten auch in Einklang stehen mit der Zahl der Erkrankten und den Erfolgen der Behandlung. Wir werden erstere Frage ohne weiters bejahen können, wenn wir bedenken, daß im Jahre 1908 in Deutschland schätzungsweise mehr als 30 000 Menschen an Lupus litten, in Österreich (ohne Ungarn) 20 000, Zahlen, die eher zu niedrig gegriffen und wahrscheinlich, wie die Publikation SCHÄFERS lehrt, in der Kriegs-

und Nachkriegszeit noch angestiegen sind. Je früher bei entsprechender Fürsorge die Behandlung einsetzen kann, um so geringer werden auch die für ihre Durchführung nötigen Kosten sein. Dann wird sich in der überwiegenden Mehrzahl der Fälle Heilung erzielen lassen und zwar mit einem solch guten kosmetischen Resultat, daß die Betroffenen vollwertige Mitglieder der menschlichen Gesellschaft werden und der öffentlichen Versorgung nicht zur Last fallen, da sie arbeitsfähig und nicht entstellt sich selbst ihr Brot verdienen können. Hiedurch wird nicht nur dem Kranken Genesung gegeben, sondern es werden auch der Allgemeinheit große Kosten erspart, die ihr sonst bei der Sorge um die Erwerbslosen, die fast alle den armen Schichten der Bevölkerung entstammen, erwachsen und um vieles größer wären als die für die Behandlung zu erbringenden. So eindeutig also die Frage nach der Notwendigkeit der Lupusbehandlung für jeden ist, der schwere Krankheit zu heilen und soziales Elend zu lindern sucht, so berechtigt ist die Überlegung, die schon Neisser aufgeworfen hat, ob tatsächlich *jeder Lupus behandelt werden* soll. Für alte Leute, bei denen eine jahrelang bestehende und ausgebreitete Erkrankung schon große Zerstörungen angerichtet hat, wird die Unterbringung in einem Versorgungsheim mit zweckentsprechender Pflege einer kostspieligen, Monate und Jahre dauernden Behandlung in einer Heilstätte mit fraglichem Erfolge vorzuziehen sein. Bei jüngeren Menschen allerdings wird man selbst bei vorgeschrittenem Lupus noch vielfach Ausheilung zu erzielen, mindestens zu bewirken trachten, daß der Prozeß stationär bleibt, in ganz desolaten Fällen dahin arbeiten, das Leiden im sozialen Sinne zu heilen, wie dies Hammer vorschlägt. Aber wie oft kommen wir in Konflikt mit unserem medizinischen Besserwissen, ja sogar unserer Menschlichkeit, welche uns zurufen: Lasse die Hand von diesem Falle, hindere das Zerstörungswerk der Natur nicht, denn im günstigsten Falle bleibt eine scheußliche Fratze von einem Menschenantlitz zurück und die Qual des Verstoßenen! Und dann kommt die Mutter des bereits Verunstalteten und bittet: Tue was du kannst, rette was zu retten ist, erhalte wenigstens das Leben meines Kindes! Dann schweigt eben die Vernunft, und wir gehen gegen unsere bessere Überzeugung ans Werk.

Mit der *Erfassung der Lupösen* und ihrer Behandlung ist sicher das größte Stück Arbeit getan, wir werden aber in vielen Fällen um die Früchte der Arbeit kommen, wenn wir nicht die bereits geheilten, die in ambulatorischer Behandlung stehenden oder aus der Spitalpflege in die ambulatorische Behandlung entlassenen gebesserten Patienten *in ständiger Evidenz halten*. Bei den momentan Geheilten ist die Kontrolle nötig, um ein auftretendes Rezidiv oder eine neue Eruption — es handelt sich ja um Tuberkulöse — sofort zu beseitigen, bei den ambulant Behandelten, daß sie regelmäßig in Intervallen, welche die Behandlung erfordert, zu derselben erscheinen. Nur zu häufig bleiben Rezidive dem Patienten verborgen oder er verabsäumt aus Nachlässigkeit, weil er sich mit dem halben Erfolge einer „gesellschaftlichen Heilung" begnügt, die weitere Inanspruchnahme der ärztlichen Hilfe; die Folge ist eine Verschlechterung des Leidens, dessen Beseitigung nun wieder neue Summen Geldes verschlingt, die bei rechtzeitigem oder regelmäßigem Erscheinen leicht hätten erspart werden können. Besonders schwierig liegen die Verhältnisse dann, wenn Kinder die Unvernunft ihrer Eltern zu büßen haben, hier sollen durch eine strenge Fürsorge diese dazu verhalten werden, das Kind zur Heilstätte zu bringen, im Notfall sogar durch Gerichtsbeschluß das kranke Kind dem Einfluß der Familie entzogen werden.

Doch nur zu oft sind zwingende Gründe vorhanden, die den Patienten fernhalten, so wenn eine Mutter ihre unversorgten Kinder nicht allein lassen kann, ein Arbeiter sich fürchtet, seinen Posten zu verlieren und dadurch seine eigene Existenz und die seiner Familie aufs Spiel zu setzen. Versorgung der Kinder in einem Heim, persönliche Aufklärung des Arbeitgebers, Verlegung der Therapie in die Abendstunden wird in vielen Fällen das der Behandlung entgegenstehende, für den Kranken scheinbar unüberwindliche Hindernis aus dem Wege räumen lassen, bei Saisonarbeitern wird man die intensive Behandlung in die Zeit der Arbeitsruhe verlegen, sonst das Leiden stationär zu halten trachten. Eine Unterstützung der Familienmitglieder während des Spitalaufenthaltes ihres Ernährers ist in Wien jetzt dadurch gewährleistet, daß ein Teil der Krankenkassen bei uns das Krankengeld auch während des Spitalaufenthaltes bis zu einem Jahre auszahlt. Natürlich kann dies auch wieder üble Folgen haben, wenn alleinstehende Jugendliche immerhin größere Geldsummen in die Hand bekommen und sie in unnützer Weise verschwenden.

Immer muß die Beobachtung sich auf längere Zeit, meistens auf Jahre, erstrecken, die Patienten müssen zuerst in kürzeren, dann in längeren, mehr monatlichen Intervallen zur Revision bestellt werden. *Stets arbeiten Medizin und Fürsorge eng miteinander und eine erfolgreiche Tätigkeit des Arztes in der Bekämpfung des Lupus wird nur dann möglich sein, wenn ihm die Fürsorge helfend beisteht.*

Auf eine besondere Aufgabe der letzteren hat schon NEISSER aufmerksam gemacht, sie besteht darin, den geheilten oder fast geheilten Lupösen *geeignete Stellungen* zu verschaffen. Sicherlich haben viele Lupuskranke eine labile Gesundheit, und es ist wünschenswert, sie durch längere Zeit unter ärztlicher Beobachtung zu halten. NEISSER empfiehlt daher, möglichst viele ehemalige oder fast geheilte Patienten in das Personal der Krankenhäuser oder sonstigen wissenschaftlichen Institute aufzunehmen, und hat mit den 11 Kranken, denen er an der Breslauer Hautklinik Stellungen verschaffte, gute Erfahrungen gemacht. Gleiche Intentionen verfolgten LANG und JADASSOHN. LANG war seit jeher bestrebt, Lupöse, die sich dazu eignen, in der Anstalt selbst zu verwenden. Außer den Angestellten des Hauses ist noch ein großer Teil der Schwestern der Wiener Lupusheilstätte dem Stande der ehemaligen Pfleglinge entnommen. Besonders letztere Einführung hat sich als sehr segensreich erwiesen; es ist dadurch nicht nur den Tüchtigen unter ihnen eine sichere Lebensstellung verschafft worden, in welcher sie außerdem unter ständiger ärztlicher Beobachtung gehalten werden können, sondern auch den übrigen Patienten des Hauses erwachsen nicht gering einzuschätzende Vorteile. Die ehemalige Patientin ist als Schwester dem Hause meist dankbar ergeben und kann auf die Psyche der Lupösen, deren seelische Leiden sie ja einst selbst mitgemacht hat, am besten einwirken, nicht zuletzt auch dadurch, daß der Mut und das Vertrauen des Kranken gehoben wird, wenn er von Geheilten umgeben ist, die dank der Therapie dem Leben inmitten der menschlichen Gesellschaft wiedergegeben sind. Nicht unerwähnt bleibe die Anregung ROLLIERS, der in der Nähe seines Höhensanatoriums für chirurgische Tuberkulose in Leysin hochgelegene Arbeitskolonien für rekonvaleszente und geheilte Patienten gegründet hat, in welchen sie landwirtschaftlich oder durch Heimarbeit beschäftigt werden und so in einer für sie gesunden Höhenlage ihren Lebensunterhalt verdienen können. Bedeutend schwieriger gestaltet sich die Arbeitsvermittlung für Lupöse oder Geheilte außerhalb der Heilstätte besonders dann, wenn als Folge langer Vernachlässigung entstellende Narben oder Defekte an unbedeckten Körperstellen verblieben sind. Ist schon der Widerstand des Arbeitgebers überwunden, so sind es oft die eigenen Kollegen, die aus Angst vor einer Infektion oder nur aus Abscheu vor der Entstellung die Entlassung des Lupösen fordern. Nach HELM, welcher eine Reihe von Leitsätzen auf Grund verschiedener Sachverständigen-Gutachten aufstellt, bedingt ein Lupus des Gesichtes Arbeitsunfähigkeit. Hier können nur aufklärende Schriften oder Vorträge, die den breitesten Kreisen der Bevölkerung, besonders der arbeitenden Klasse zugänglich sind, Abhilfe schaffen. Stets muß man sich bei der Behandlung dieses wichtige soziale Moment vor Augen halten, um jede Therapie, die entstellende Zerstörungen insbesondere an unbedeckten Körperstellen auch nach vollkommener Ausheilung im Gefolge haben könnte, zu vermeiden. Haben wir die Wahl zwischen einer Behandlung, die exponierte Stellen des Patienten zwar rasch, aber kosmetisch ungünstig heilt und einer anderen, die wohl längere Zeit in Anspruch nimmt, aber bessere kosmetische Resultate gewährleistet, dann werden wir, wo immer es nur möglich ist, zu letzterer greifen, besonders dann, wenn es sich um Patienten handelt, die noch im jugendlichen und erwerbsfähigen Alter stehen, und bei Frauen. Wiederholt sei hervorgehoben, daß Methoden wie die Excochleation oder die Applikation von nicht elektiv wirkenden, stark ätzenden Substanzen, die eine unschöne Narbenbildung im Gefolge haben und dabei nicht einmal eine sichere Heilung verbürgen, nicht mehr verwendet werden sollen. Ließen sich solche Schädigungen nicht verhindern oder sind sie durch eine frühere, unzweckmäßige Behandlung gesetzt worden, so trachte man danach, die Residuen zu beseitigen, z. B. durch plastische Operationen. Worauf wir schon immer aufmerksam gemacht haben, das betont auch Arzt wieder, daß das ästhetische Moment für zahlreiche Berufe in höchsten Maße ausschlaggebend sei; wir werden dem geheilten Lupösen keine bessere Stütze für den schweren Konkurrenzkampf der Jetztzeit mitgeben können, als wenn wir ihn, so gut es nur immer geht, kosmetisch einwandfrei heilen oder schon bestehende Verunstaltungen nach Möglichkeit verbessern. Hierher gehört ja denn auch die schon früher besprochene Anfertigung guter Nasenprothesen, die sich der Patient um wenig Geld selbst anfertigen kann. Denn gerade der äußere Eindruck ist bei der Erlangung einer Erwerbsmöglichkeit für den Armen so bedeutsam, daß sogar oft große Kenntnisse, Tüchtigkeit und Fleiß einen Mangel desselben nicht aufbringen können.

Es scheint fast als Selbstverständlichkeit, daß die sonst gesunden und daher meistens arbeitsfähigen Patienten auch während ihres Spitalaufenthaltes zur Arbeit angehalten werden, einerseits, um sie nicht zu Müßiggängern zu erziehen, die vielleicht den ganzen Tag über sich und ihr körperliches und soziales Elend brüten, andererseits aber auch, um den Anstaltsbetrieb etwas zu verbilligen. Dort, wo dem Institut ein größeres Grundstück zur Verfügung steht, wird man trachten, die Kranken im Freien zu beschäftigen und zu Arbeiten in Zier- oder Nutzgärten zu verwenden, aber auch zu Arbeiten innerhalb der Heilstätte sollen die Patienten herangezogen werden, wobei die Zuweisung zu der jeweiligen Tätigkeit natürlich nur auf ärztliche Anordnung erfolgen darf. Durch Errichtung einer größeren Anzahl von Beschäftigungsschulen (Bast- und Korbflechterei, Papparbeiten und Buchbinderei, Schusterei, Handarbeits-, Näh- und Strickschule), die neben einer von einer städtischen Lehrperson geleiteten Volksschule eingerichtet wurden, suchten wir die der Schule bereits entwachsenen Burschen und Mädchen in manuellen Fertigkeiten auszubilden. Das erscheint uns um so wertvoller, als gerade die lupösen Halberwachsenen, die ihr bisheriges Leben scheu und einsam verbringen mußten, eine große Unbeholfenheit in manueller Beziehung an den Tag legen, andererseits könnte in der Anstalt selbst die Grundlage zu einer späteren Erwerbsquelle gefunden werden. Hiebei kommt uns wieder die Opferwilligkeit der Schwestern zugute, die gern einen Teil ihrer freien Zeit dem Unterricht der Patienten widmen; nicht so selten finden sich dann auch verläßliche Patienten selbst, die ihre Kenntnisse und Fähigkeiten anderen mitteilen. Kisch hat auf den großen Vorteil aufmerksam gemacht, die Schulen im Freien zu installieren, wären doch auch die Kinder beim Unterricht im Freien viel aufnahme- und leistungsfähiger als in geschlossenen Räumen. Rollier betont den hervorragenden psychischen Einfluß einer solchen „Schule an der Sonne", wie sie in Cergnat bei Leysin verwirklicht wurde und glaubt, daß die gute seelische Beeinflussung wiederum vieles zu den hervorragenden Heilerfolgen der Heliotherapie beiträgt.

Immer größer aber wird in der jetzigen Zeit die Schwierigkeit, arbeitsfähige Patienten zur Arbeit anzuhalten, die in so vielen Fällen mit der Begründung abgelehnt wird, der Kranke wäre nicht zur Arbeit in die Heilstätte aufgenommen worden, wie auch LEHMANN über schlechte Erfahrungen bei der Arbeitstherapie berichtet. Von Vorteil ist es in dieser Hinsicht, wenn die Heimstätte von dem Orte der Behandlung räumlich, allerdings nicht zu weit getrennt ist, weil dadurch der Eindruck der Spitalsversorgung und der obige Einwand einigermaßen vermieden wird. Psychologisch wird eine Unterkunftsstätte anders gewertet als ein Krankenhaus. Manchmal wird es uns gelingen, den widerwilligen Patienten davon zu überzeugen, daß nur die Sorge um sein psychisches und physisches Wohl uns veranlaßt, ihn zu beschäftigen, auch die Bestellung einer eigenen Beschäftigungs-Fürsorgerin könnte manches Gute leisten, dort, wo unsere Ermahnung fruchtlos verhallt, wird jedoch der Wunsch in uns rege, es möge ein Gesetz ganz allgemein den arbeitsfähigen Spitalpatienten — man denke neben den Lupösen nur an das große Heer der Geschlechtskranken — eine Tätigkeit, die nicht nur den Kranken selbst und der Heilstätte, sondern auch der Allgemeinheit zugute kommt, zur Pflicht machen. Nichts fällt schwerer, als nach wochen- und monatelangem Nichtstun sofort wieder dem Erwerbe nachgehen zu müssen.

Das Problem der Lupusbehandlung ist also heute fast mehr ein soziales als ein medizinisches. Der wissenschaftliche Fortschritt der letzten Jahre hat uns so gute Mittel zur lokalen Therapie des Lupus in die Hand gegeben, daß ein beginnender Fall demjenigen, der ihre Anwendung sicher beherrscht, nur höchst selten eine schwierige Aufgabe stellt. Können wir es erreichen, daß jeder Lupus wirklich im ersten Anfange zur Behandlung kommt, so brauchen wir nach neuen Behandlungsmethoden kaum mehr zu suchen. Aber auch vorgeschrittene, ausgedehnte Erkrankungen können wir noch mit einem großen Grade von Wahrscheinlichkeit der Heilung zuführen. Das Problem des Lupus als einer lokalen Erkrankung hat also eine befriedigende Lösung gefunden, nicht aber das der Hauttuberkulose im allgemeinen. Dieses ist unzertrennbar verknüpft mit der großen Tuberkulosefrage: Werden wir in absehbarer Zeit dazu gelangen, eine sichere Heilmethode der Tuberkulose zu finden? Einstweilen ist kein Weg zu sehen, der diese Aussicht eröffnet. Bis dahin werden wir also jeder tuberkulösen Erkrankung eines Menschen als Ärzte mit einer gewissen Unsicherheit und vorsichtigen Zurückhaltung gegenüberstehen. Auch die Hauttuberkulose macht davon keine Ausnahme, soweit sie mit Erkrankung innerer Organe verknüpft ist. Daß wir imstande sind, bei ihrer schlimmsten und gefürchtetsten Form den Stachel zu nehmen, ist zwar ein Fortschritt, den man nicht für gering halten soll. Das höchste Ziel aber ist für die Dermatologie das gleiche wie für die Gesamtmedizin; auch sie beruhigt sich nicht mit der Beseitigung störender Symptome, sondern strebt weiter: *Zur Heilung der Tuberkulose.*

Literatur.

ABADJIEFF, BORIS: The relation between the complement fixation and the skin reactive antigens of the tubercle bacillus. J. Bacter. **12**, 355 (1926). — ABRAMOWITZ: Bazins disease with sodium aurothiosulphate injections. Arch. of Dermat. **17**, 273 (1928). — ABRENS: Die WILDBOLZsche Eigenharnreaktion. Dtsch. med. Wschr. **49**, Nr 35, 1153 (1923). — ADAM, A.: (a) Tuberkelbacillen-Partialantigene bei Lupus. Beitr. Klin. Tbk. **31**, 303 (1914). (b) Die heterogenetische Tuberkulinallergie in ihrer Bedeutung für die Entstehung der Tuberkulinempfindlichkeit. Beitr. Klin. Tbk. **63**, 635 (1926). — ADAMSON: (a) Three cases of subcutaneous „sarcoid" (DARIER-ROUSSY). Brit. J. Dermat. **24**, 393

(1912). (b) Acne scrofulosorum with episcleral tubercle. Brit. J. Dermat. **24**, 315 (1912). — Adamson, H. G.: Livedo lenticularis. Brit. J. Dermat. **28**, 281 (1916). — Adigesalov, A.: Zur Lehre des Lichen spinulosus. Ref. Zbl. Hautkrkh. **28**, 787 (1929). — Adler, H.: Beiträge zur Frage der Tuberkulinwirkung. 2. Teil. Wien. Arch. inn. Med. **7**, 27 (1923). — Adrian: Disseminierte Hauttuberkulide mit multiplen Lymphomen und Gelenkveränderungen. Dtsch. med. Wschr. **3**, H. 18, 807 (1908). — Akiyama, K.: (a) A direct method of pure sulture of tubercle bacille from skin tuberkulosis; type of the cultivated tubercle bacillus. Ref. Zbl. Hautkrkh. **18**, 654. (b) Über die Methode der direkten Reinkultur bei der Hauttuberkulose, nebst Untersuchung über die Bestimmung der kultivierten Bacillentypen des Tuberkelbacillus. Jap. J. of Dermat. **26**, 947 (1926) (Deutsche Zusammenfassung). — Alamartine, M. H.: L'érythème noueux d'origine tuberculeuse usw. Gaz. Hôp. **1912**, 1027. — Albanus: (a) Die Pathogenese des Lupus des Naseninnern. Arch. f. Laryng. **27**, H. 2 (1913). (b) Moderne Behandlung des Schleimhautlupus. Strahlenther. **2**, 43 (1913). — Albert, W.: (a) Erfahrungen mit dem neuen Lupusheilmittel Pyotropin. Dermat. Wschr. **80**, 15 (1925). (b) Statistische Untersuchungen über Hauttuberkulose. Strahlenther. **32**, 309 (1929). — Albert-Weill, E.: Röntgenbehandlung der Knochentuberkulose (und peripherer tuberkulöser Adenopathien). Ref. Strahlenther. **9**, 708—709 (1919). — Albrecht: Die moderne Behandlung der Kehlkopftuberkulose. Z. ärztl. Fortbildg **1919**, 9. Zit. bei Kleinschmidt: Strahlenther. **13**. — Alder, A.: Anhaltspunkte für die Prognosestellung der Lungentuberkulose aus refraktometrischen und viscosimetrischen Serumuntersuchungen. Z. Tbk. **31**, 10 (1920). — Alderson, H. E.: (a) Erythema induratum. (Report of a case treated with tuberculin and the Kromayer lamp.) Ref. Zbl. Hautkrkh. **15**, 218 (1925). (b) Einige Fälle aus der dermatologischen Klinik der Leland Stanford jr. University School of Medicine. Dermat. **62**, 31 (1916). — Alexander, A.: (a) Neuere Erfahrungen über Hauttuberkulose. Berl. klin. Wschr. **44**, 314 (1907). (b) Über die Beziehungen zwischen dem Erythema induratum resp. dessen Atypien und den nicht tuberkulösen entzündlichen Fettgewebstumoren. Dermat. Z. **27**, 127 (1919). (c) Folliclis und Erythema induratum. Berl. klin. Wschr. **41**, 897 (1904). (d) Zur Klinik und Pathogenese der Erythrocyanosis crurum puellaris. Dermat. Wschr. **84**, 601 (1927). (e) Lichen nitidus generalisatus. Dermat. Wschr. **82**, 709 (1926). (f) Weitere Beiträge zur Klinik und Histologie der Folliclis. Arch. f. Dermat. **70**, 17 (1904). (g) Über Livedo racemosa ohne nachweisbare Lues. Dermat. Wschr. **67**, 479 (1918). — Alexander, H.: Die Wildbolzsche Eigenharnreaktion als diagnostisches Hilfsmittel für aktive Tuberkulose. Z. Tbk. **33**, 321 (1921). — Alexander, H. L.: Variability in distribution of allergic skin response. Ref. Zbl. Hautkrkh. **29**, 627 (1929). — Alexander, Joh.: Das Verhalten des Kaninchens gegenüber den verschiedenen Infektionserregern bei Tuberkulose und gegenüber den verschiedenen Typen des Tuberkelbacillus. Z. Hyg. **60**, 467 (1908). — Alius, H. J.: Röntgensarkom. Bruns' Beitr. **143**, 567 (1928). — Almkvist, J.: Tuberkulöses, einer tertiären Syphilis ähnelndes Unterschenkelgeschwür. Ref. Zbl. Hautkrkh. **21**, 410 (1927). — Almkvist, Johann: Tuberkulose und Tertiärsyphilis, ihre Verwechslung und deren Folgen. Acta oto-laryng. (Stockh.) 8, 1 (1925). — Altmann, K.: Zur Kenntnis der Boeckschen Erkrankung. Arch. f. Dermat. **135**, 1 (1921). — Altschul, W.: Die Röntgenbehandlung der Tuberkulose. Strahlenther. **19**, 505 (1925). — Altstaedt, E.: (a) Sensibilisierung von Tuberkulin durch Röntgenstrahlen. Fortschr. Röntgenstr. **31**, 734 (1924). (b) Dosierungsfragen in der Partigentherapie der Tuberkulose. Berl. klin. Wschr. **56**, 370 (1919). — Ambrosoli, Gian Angelo: Corno cutaneo ed epitelioma sopra lupus volgare. Giorn. ital. Mal. vener. Pelle **65**, 46 (1924). Amersbach, K.: Strahlentherapie der Tuberkulose der oberen Luft- und Speisewege und des Ohres, einschließlich Diagnostik. Strahlenther. **13**, 598 (1922). — Amundsen, P.: Roentgen treatment of glandular tuberculosis. Acta radiol. (Stockh.) **4**, 340 (1925). — Amstad, Ernst: Röntgenstrahlen als Adjuvans der Heliotherapie. Korresp.bl. Schweiz. Ärzte **47**, 335 (1917). — Andersen, C. W.: Über die Bestimmung der Tuberkelbacillentypen bei der Hauttuberkulose, namentlich Lupus vulgaris. Arch. f. Dermat. Orig. **129**, 26 (1921). — Anthon, Walter: Chronische pseudomembranöse Pharyngo-Laryngitis auf der Basis von Lupus. Berl. klin. Wschr. **58**, 610 (1921). — Antoni: Zur Behandlung des Lupus vulgaris (mit Lupusex). Dermat. Ges. Hamburg, Sitzg 2. Nov. 1924. Zbl. Hautkrkh. **16**, 17 (1925). — Arborelius, Mans: Zur Ätiologie des Erythema nodosum. Ref. Zbl. Hautkrkh. **28**, 147 (1929). — Arima, R.: Kaninchen als Versuchstier für den Tuberkelbacillus „typus humanus“. Eine neue Methode mittels Verimpfung in Hodenparenchym. Z. Tbk. **36**, 114 (1922). — Arima, R., K. Aoyama et J. Ohnawa: (a) Über ein neues spezifisches Tuberkuloseschutz- und Heilmittel. Untersuchung über seine Tierpathogenität. Z. Tbk. **41**, 165 (1924); **42**, 275 (1925); **1926**. (b) Über ein neues spezifisches Tuberkuloseschutz- und Heilmittel, A. O. Die Wirkung des A. O. auf Menschen. Z. Tbk. **47**, 112, 201, 307 (1925). — Arima, R. u. Y. Sakamura: Über die Bildung des Bakteriolysins durch Tuberkulose und deren Gifte. Zbl. Bakter. **72**, 389 (1913). — Arloing, F.: (a) Recherches experimentales sur le virus tuberculeux filtrant en son passage à travers la placenta. Bull. Acad. Méd. Paris **95**, No 7, 163 (1926). (b) Intradermo-réaction à la tuberculine chez le cobaye infecté avec le virus tuberculeux filtrant. Soc. Biol. Lyon, 15. Nov. 1926. (c) Transmission du virus tuberculeux par voie transplacentaire chez la femelle de cobaye tuberculisée avec un filtrat de produits tuberculeux humains. C. r. Acad. Sci. Paris **181**, No 21, 826 (1925). (d) Caractères anatomiques de la tuberculose expérimentale du cobaye provoquée par l'inoculation des formes filtrantes du bacille tuberculeux. C. r. Soc. Biol. Paris **94**, 46 (1926). — Arloing: (a) Production expérimentale de variétés transmissible du bacille de la tuberculose et de vaccins antituberculeux. C. r. Acad. Sci. Paris **142**, 1395 (1906). (b) Vaccination antituberculeuse chez les bocufs. C. r. Sci. Paris **149**, 962 (1909). — Arloing, F. et R. Biot: Remarques sur les modalités et l'emploi de la réaction de fixation du complément dans la tuberculose. Revue de la Tbc. **2**, 404 (1921). — Arloing, F. et A. Dufourt: (a) Le virus tuberculeux filtrant et son passage à travers le placenta. Acad. Med. Febr. **1926**. (b) A propos du virus tuberculeux filtrant et du problème de l'hérédité tuberculeuse. Bull. Acad. Méd. Paris **95** (1926). (c) Tuberculose et hérédité. Passage experimental du virus filtrant tuberculeux de la mère au foetus. Soc. med. Hôp. Lyon, 8. Dez. 1925. — Arloing, F. et A. Dufourt et Malartre: Caractères anatomiques et cliniques de la tuberculose expérimentale du cobaye provoquée par l'inoculation des formes filtrantes du bacille tuberculeux. Reunion Biol. Lyon, 21. Dez. 1925. — Arloing, F. et L. Langeron: (a) Komplementbindung des Liquors mit dem Besredkaschen Antigen. Ref. Zbl. Hautkrkh. **8**, 169 (1922). (b) Réaction de fixation du complément pratiquée avec l'antigène de Besredka sur le liquide céphalo-rachidien. Revue de la Tbc. **3**, 434 (1922). — Arloing, F. et L. Thévenot: Action des sels de terres rares sur le développement et la morphologie du bacille tuberculeux usw. Revue de la Tbc. **2**, 206 (1921). — Arluck, J. M. u. J. Winocouroff: Zur Frage über die Ansteckung an Tuberkulose jüdischer Kinder während der Beschneidung. Beitr. Klin. Tbk. **22**, 341 (1912). — Armand-Delille, P. Isaac Georges et Ducrohet: Intradermoréaction avec l'antigène tuberculeux méthylique de Boquet et Nègre. C. r. Soc. Biol. Paris **88**, 429 (1923). — Armand-Delille, P., P. Hillemand et Ch. Lesticquoy: Contribution à l'étude des anticorps tuberculeux. Ann. Méd. **12**, 313 (1922). — Arnault, Tzancket Pelbois: A propos du traitement des tuberculosis cutanées et des tuberculides par le néosalvarsan. Ann. Méd. **65** (1914). — Arndt: (a) Tuberculosis fungosa serpiginosa (Jadassohn). Berl. dermat. Ges., Sitzg 14. Juni 1921. Zbl. Hautkrkh. **2**, 155 (1921). (b) Erythema induratum mit gleichzeitigen Tuberkuliden an den Schleimhäuten. Berl. dermat. Ges., Sitzg 12. Dez. 1922. Zbl. Hautkrkh. **7**, 302 (1923). (c) Erythema induratum. Berl. dermat. Ges., Sitzg 11. Dez. 1923. Zbl. Hautkrkh. **11**, 197 (1924). (d) Lupus vulgaris der Zunge. Berl. dermat. Ges., Sitzg 8. Mai 1923. Zbl. Hautkrkh. **9**, 369 (1924). — Arndt, G.: (a) Über den Nachweis der Tuberkulose bei Lupus miliaris und Acnitis. Berl. klin. Wschr. **47**, 1405 (1910). (b) Über den Nachweis von Tuberkulose bei Lupus erythematodes acutus resp. subacutus. Berl. klin. Wschr. **47**, 1360 (1910). (c) Beiträge zur Kenntnis des Lichen nitidus. Dermat. Z. **16**, 551 (1909). (d) Beitrag zur Kenntnis der Lymphogranulomatose der Haut. Virchows Arch. **209**, 432 (1911). (e) Über die Kombination von Lupus miliaris disseminatus mit Acnitis und den Nachweis der Tuberkulose im Schnitt und im Antiforminsediment. Ref. Dermat. Z. **18**, 53 (1911). (f) Zur Kenntnis der leukämischen und aleukämischen Lymphadenose der Haut. Dermat. Z. **18**, 1 (1911). (g) Lichen nitidus. Ref. Arch. f. Dermat. **104**, 327 u. 331 (1910). — Arneth, J.: Über Reiz- und Proteinkörpertherapie. Unsere Methode der Tuberkulinimpfungsbehandlung. Hämatologisches. Münch. med. Wschr. **70**, Nr 47, 1416 (1923). — Arning: (a) Eine eigentümliche Veränderung an den größeren Nervenstämmen bei einzelnen Fällen von Lepra. Dtsch. dermat. Ges. 6. Kongreß 1899. (b) Zentrifugierendes Sarkoid. Dermat. Ges., Sitzg 11. Nov. 1923. Ref. Zbl. Hautkrkh. **11**, 391 (1924). — Arning, Eduard: Tuberkuloide Syphilis. Arch. f. Dermat. **129**, 74 (1921). — Arnold, Karl: Beiträge zur Frage der Lupusbekämpfung. Dissertation Gießen 1918. Ref. Dermat. Wschr. **71**, 960 (1920). — Arnold, W.: Die Intracutanreaktion unspezifischer Stoffe. Z. exp. Med. **26**, 312 (1922). — Aronson, Anders: (a) Ein Beitrag zur Kasuistik des Erythema nodosum. Ref. Zbl. Hautkrkh. **16**, 417 (1925). (b) Versuche über eine Sensibilisierung der Pirquetschen Reaktion. Klin. Wschr. **2**, 1261 (1923). — Aronson, H.: Studien über Tuberkulin. Arch. Kinderheilk. **60**, **61**, 11 (1913). — Artom, Mario: (a) Granulosis rubra nasi. Giorn. ital. Mal. vener. Pelle **64**, 1281 (1923). (b) Beitrag zur Kenntnis der Beziehungen zwischen Tuberkulose und Syphilis. Arch. f. Dermat. **150**, 117 (1926). — Artom, M. e P. Fornara: Sull' influenza del fattore cutaneo nelle cutireazioni tubercoliniche. Ref. Zbl. Hautkrkh. **23**, 542 (1927). — Arzt, L.: (a) Die Bedeutung der Hautkrankheiten im sozialen Leben. Wien. klin. Wschr. **41**, 559 (1928). (b) Lues und Tuberkulose. Arch. f. Dermat. **133**, 81 (1921). (c) Mikroskopische Präparate eines Falles von Lupus. Arch. f. Dermat. **115**, 410 (1913). (d) Zur Pathologie des elastischen Gewebes der Haut. Arch. f. Dermat. **118**, 465 (1913). (e) Zur Kenntnis des „Pseudo-Milium colloidale". Arch. f. Dermat. **118**, 785 (1913). (f) Acne conglobata. Wien. dermat. Ges., Sitzg 26. Jan. 1922. Ref. Zbl. Hautkrkh. **4**, 421. (g) Fälle von Tuberkuliden. Arch. f. Dermat. **115**, 744 (1913). (h) Tuberkulöse Hautaffektion bei einem Säugling. Wien. dermat. Ges., Sitzg 28. April 1927. Ref. Zbl. Hautkrkh. **24**, 742. (i) Tuberkulöse Hautaffektionen. Wien.

dermat. Ges., Sitzg 20. März 1919. Ref. Arch. f. Dermat. **133**, 82. (k) Zur Frage der Antivirusbehandlung der Hauttuberkulose. Dermat. Z. **53**, 12 (1928). — ARZT, L. u. L. KUMER: (a) Atypische Formen der colliquierenden Hauttuberkulose. Arch. f. Dermat. **136**, 377 (1921). (b) Über Impfscrophulodermata. Arch. f. Dermat. **145**, 294 (1924). (c) Über die diagnostische Verwertbarkeit der Partigenmethode in der Dermatologie und den histologischen Aufbau der Partigenimpfpapel. Beitr. Klin. Tbk. **47**, 193 (1921). — ARZT, L. u. A. RANDAK: Zur Diagnose atypischer Formen der Schleimhauttuberkulose. Arch. f. Dermat. **140**, 439 (1922). — ARVIISKIJ, A.: Zur Frage der primären epitheliomähnlichen, tuberkulösen Geschwüre. Ref. Zbl. Hautkrkh. **29**, 529. — ASAI, I.: Fall von Penistuberkuliden. Acta dermat. (Kioto) **4**, 113. — ASCHOFF, E.: (a) Das reticuloendotheliale System. Erg. inn. Med. **26** (1924). (b) Vorträge über Pathologie. Jena 1925. — ASHIMURA, OSAKA: Über die Züchtung von Tuberkelbacillen aus dem Blute. Z. Tbk. **42**, 202 (1925). — AUDRY: (a) Leucoplasie et épithéliomatose surtuberculeuse. Ann. de Dermat. **1907**, 1078 (s. LEW). (b) Sur un cas de lichen nitidus. Ann. de Dermat. **1913**, 669. (c) Arsenobenzol et hémoptysie-psoriase et tuberculose. Dermat. Z. **56**, 432 (1913) u. Ann. de Dermat. Febr. **1913**. — AUDRY, CH.: (a) Organisation de centres de traitement du lupus vulgaire. Paris méd. **15**, 4 (1925). (b) Action congestive de KJ sur les tuberculoses de la peau. Ann. de Dermat. **1910**, 405. (c) Sur une variété riziforme de miliaire lupoide. Ann. de Dermat. **1908**, 24. (d) Variété discoide téleangiectasique et non purpurique de tuberculide (groupe Maiochi?). Bull. Soc. franc. Dermat. **36**, 467 (1929) — .AUDRY, CH. et BERTUCAT: Sur une dermatose (tuberculoide?) constitucé par des éléments éruptifs succesifs pigmentés, érythemato- et papulo-pigmentés et mollusciformes. Ann. de Dermat. **2**, No 2, 44. — AUDRY, CH. u. L. CHATELLIER: Sur l'inactivation de la réaction de Wassermann paradoxale de tuberculeux non syphilitiques. Bull. Soc. franc. Dermat. **34**, 122 (1927). — AURÉGAN: Traitement du lupus par curettage et imprégnation au permanganate de potasse finement pulvérisé. Résultats de cette méthode appliquée depuis vingt ans. Bull. Soc. franc. Dermat. **33**, 44 (1926). — AXHAUSEN, G.: Die Behandlung der Gelenktuberkulose. Klin. Wschr. **4**, 881 (1925). — AXMANN: (a) Ein weiterer Vorschlag zur Lupusfürsorge. Dtsch. med. Wschr. **46**, Nr 16, 435 (1920). (b) Alpine Lupusheilstätte. Münch. med. Wschr. **75**, 1170 (1928). (c) Anwendungsform des Aurophos. Klin. Wschr. **6**, 670 (1927). (d) Zur Verwendung des Pankreas-Dispertpflasters bei Hauttuberkuliden. Dtsch. med. Wschr. **52**, Nr 17, 705 (1926). (e) Die Not der Lupuskranken. Dtsch. med. Wschr. **50**, Nr 21, 695 (1924). (f) Einiges zur Technik der Uviol(ultraviolett)-Behandlung. Z. physik. u. diät. Ther. **10**. (g) Lupusfürsorge im Schulalter. Tbk.fürs.bl. (Berl.) **1919**, Nr 5. (h) Zur ambulanten Lupusbehandlung. Tbk.fürs.bl. (Berl.) **1925**, Nr 12. (i) Neue Bahnen der Lupusheilung. Dtsch. med. Wschr. **51**, Nr 14, 560 (1925). (k) Die Jenaer Quarzlampe. Dtsch. med. Wschr. **51**, Nr 6, 234 (1925). (l) Ambulatorische oder stationäre Lichtbehandlung? Strahlenther. **28**, 621 (1928). (m) 40 Jahre Lupusbekämpfung. Strahlenther. **31**, 821 (1929). (n) Die Uviollampe. Z. physik. u. diät. Ther. **13**. — AZZI, Azzo: Ricerche sulla fagocitosi del bacillo della tuberculosi. Arch. di Sci. biol. **3**, 379 (1922).

BAATZ: Zur Frage der Auflösung von Tuberkelbacillen durch spezifische Immunstoffe. Zbl. Bakter. **84**, 81 (1922). — BABA, T. u. T. KOZUMA: Über das Wesen des Angiolupoids. Ref. Zbl. Hautkrkh. **24**, 249 (1927). — BABES: Pénétration du bacille de la tuberculose par la peau intacte. Presse méd. **1907**, No 68 (zit. nach Lew.). — BACHMANN, W.: Über die Brauchbarkeit serodiagnostischer Methoden zum Nachweis der Tuberkulose. Arch. f. Hyg. **94**, 228 (1924). — BACHRACH: Kasuistische Beiträge zur Kenntnis des Lichen nitidus. Dermat. Z. **20**, 189 (1913). — BACK, R.: Ein Beitrag zur Kenntnis der Purpura annularis teleangiectodes Majocchi. Dermat. Wschr. **78**, 693 (1924). — BACKER u. CAPELLE: Praktische Winke zur Durchführung und Improvisierung der Sonnen- und Freiluftbehandlung. Ther. Halbmh. **1920**, H. 1, 11. — BACMEISTER, A.: (a) Die Röntgenbehandlung der Lungen- und Kehlkopftuberkulose. Ther. Gegenw. **1924**, Nr 11, 481. (b) Die MÖLLGAARDsche Behandlung der Tuberkulose mit „Sanocrysin". Dtsch. med. Wschr. **51**, Nr 5, 184 (1925). (c) Das Auftreten virulenter Tuberkelbacillen im Blut nach der diagnostischen Tuberkulinreaktion. Münch. med. Wschr. **60**, Nr 7, 343 (1913). — BACMEISTER u. RUEBEN: Über sekundäre Tuberkulose. Dtsch. med. Wschr. **38**, 50, 2350 (1912). — BAECHER, ST. u. M. LAUB: Über Opsonine und ihre Bedeutung für die Tuberkulinbehandlung. Wien. klin. Wschr. **21**, Nr 44, 1514 (1908). — BÄHR, K.: Das Scrophuloderma des ersten Lebensjahres, ein Beitrag zur Beurteilung therapeutischer Erfolge bei Tuberkulose. Mschr. Kinderheilk. **12**, 699 (1914). — BAENSCH: Über die exakte Indikationsstellung in der Lymphombehandlung. Münch. med. Wschr. **67**, Nr 42, 1199 (1920). — BAER, THEODOR: Livedo racemosa. Südwestdtsch. Dermatol. in Frankfurt, Sitzg 7.—8. März 1925. Ref. Zbl. Hautkrkh. **17**, 47. — BAGINSKY, R.: Über die Behandlung der Kehlkopftuberkulose. Ther. Gegenw. **1918**, Nr. 8, 257. — BAHRDT, H.: Experimentelle Untersuchungen über die Tuberkulinreaktion. Dtsch. Arch. klin. Med. **93**, 232 (1908). — BAIL, O.: (a) Übertragung der Tuberkulinempfindlichkeit. Z. Immun.forschg **4**, 470 (1910). (b) Weitere Versuche, betreffend die Übertragung der Tuberkulinempfindlichkeit. Z. Immun.forschg **12**,

451 (1912). — BAISCH, B.: (a) Die Behandlung der chirurgischen Tuberkulose, insbesondere der tuberkulösen Lymphome mit Röntgenstrahlen. Berl. klin. Wschr. **48**, 1968 (1911). (b) Röntgenbehandlung tuberkulöser Lymphome. Strahlenther. **1**, 286 (1912). — BAKACS, GEORG: (a) Beitrag zur Lehre der tuberkulösen Riesenzellen. Virchows Arch. **260**, 271 (1926). (b) Beitrag zur Lehre der retrograd-lymphogenen Darmtuberkulose. Virchows Arch. **263**, 35 (1927). — BALASSA, B.: Phlogetan in der dermatologischen Therapie. Ref. Zbl. Hautkrkh. **19**, 214. — BALDWIN, EDUARD: Changes in virulence of tubercle bacilli. N. Y. State J. Med. **22**, No 11, 524. — BALLIN: Kritisches zur exogenen Reinfektion bei der Tuberkulose. Z. Tbk. **39**, 26 (1924). — BALOG, P.: Die Behandlung des hypertrophischen und ulcerösen Lupus mit Neosalvarsan. Dermat. Z. **52**, 402 (1928). — BALZER, F.: (a) Le purpura annularis teleangiectodes de Majocchi. Ann. de Dermat. **7**, No 10, 529. (b) Traitement du lupus tuberculeux par la colle caustique de Boeck. Bull. Soc. franç. Dermat. **22**, 366 (1911). — BALZER et LANDESMANN: Adenopathie cervicale scrophulo-tuberculeuse, érythème noueux, lichen scrophulosorum. Bull. Soc. franç. Dermat. **24**, 245 (1913). — BALZER, F. u. MICHAUX: Lupus de la face à nodules miliaires disséminés. Ann. de Dermat. **9**, 175 (1898). — BALZER, F. et MILIAN: Tuberculose cutanée pustolo-ulcéreuse. Bull. Soc. franç. Dermat. **21**, 79 (1910). — BALZER et POISOT: Lupus avec lymphangiectasies et lymphorragies. Ann. de Dermat. **1906**, 679. — BALZER et RAFINESQUE: Rhumatisme chronique déformant d'origine tuberculeuse, lupus erythemateux etc. Bull. Soc. franç. Dermat. **21**, 146 (1910). — BANDELIER u. ROEPKE: (a) Lehrbuch der spezifischen Diagnostik und Therapie. 10. Aufl. 1920. (b) Die Klinik der Tuberkulose, S. 201, 1924. — BANDLER, V. u. KREIBICH, K.: Erfahrungen über cutane Tuberkulinimpfungen bei Erwachsenen. Dtsch. med. Wschr. **33**, Nr 40, 1629 (1907). — BANETH: Die Behandlung der Tuberkulose mit Tetrosan. Ref. Zbl. Hautkrkh. **17**, 628 (1925). — BANG: Sanocrysin und experimentelle Tuberkulose. Z. Tbk. **44**, 298 (1926). — BANG, OLAF: Über den Einfluß von Goldsalzen auf experimentelle Tuberkulosen. Ref. Zbl. Hautkrkh. **20**, 443 (1926). — BANG, SOPHUS: Die Bedeutung der Pigmentbildung bei der Lichtbehandlung. Ref. Zbl. Hautkrkh. **15**, 184 (1925). — BARBAGLIA, V.: Über Lichen scrophulosorum. Giorn. ital. Mal. vener. Pelle **60**, 473 (1919). — BARBARIN, P.: Behandlung der chirurgischen Tuberkulose mit Heliotherapie. Ref. Strahlenther. **1**, 248 (1916). — BARBER, H. W.: (a) Lichen nitidus. Brit. J. Dermat. **38**, 143 (1926). (b) Zwei Fälle von Granulosis rubra nasi bei Knaben. Proc. roy. Soc. Med. Dermat. Sect. Sitzg 20. März 1919. (c) Benign lymphogranuloma (SCHAUMANN). Proc. roy. Soc. Med. **20**, No 9, 88 (1927). (d) Lichen planus previoulsy shown as confluent lichen nitidus. Proc. roy. Soc. Med. **21**, 10 (1927). (e) Lupus erythematosus of the scalp, associated with scars of old papulo-necrotic tuberculide lesions and of erythema induratum on the arms and legs. Proc. roy. Soc. Med. **20**, 69 (1927). (f) Case of rheumatoid arthritis, old endocarditis tubercular peritonitis and papulo-necrotic tuberculides. Proc. roy. Soc. Med. **17**, 40 (1924). (g) Case of generalized lichen nitidus. Proc. roy. Soc. Med. **18**, 51 (1925). (h) Two cases of BOECKS Sarcoid. (Benign lymphogranuloma of SCHAUMANN). Treated by intramuscular injections of sodium morrhuate. Proc. roy. Soc. Med. **20**, 39 (1927). (i) Lichen nitidus. Bull. Soc. franç. Dermat. **34**, 664 (1927). (k) Sarcoid: Effect of Krysolgan treatment; Gradual absorption of sarcoid nodules, with development of prurigo. Proc. roy. Soc. Med. **21**, 21 (1928). (l) Case of confluent lichen nitidus. Proc. roy. Soc. Med. **19**, 35 (1926). — BARBER, H. W. and G. B. DOWLING: Cases of dermatitis scrofulosa. Proc. roy. Soc. Med. **19**, 33 (1926). — BARBIER et LIAN: Erythème noueux et intradermoréaction à la tuberculine. Soc. Hôp. 13. Mai 1909. — BARCAT: Lupus tuberculeux traité par le radium. Bull. Soc. franç. Dermat. **21**, 325 (1910). — BARCAT, J.: Die Radiumtherapie in der Dermatologie. Strahlenther. **4**, 322 (1914). — BARDENHEUER: Die Sonnenbehandlung der peripheren Tuberculosis besonders der Gelenke. Strahlenther. **1**, 211 (1912). — BARGUES: De l'épithéliome sur lupus vulgaire. Ann. de Dermat. **1910**, 3. — BARNEWITZ: Tuberkulide Verig Rhein.-Westf. Dermat. Essen, Sitzg 13. Mai 1928. Ref. Zbl. Hautkrkh. **27**, 587 (1928). BARNEY ROBERT: Pityriasis rubra (Hebra). Arch. of Dermat. **18**, 716 (1928). — BARTARELLI, E. u. L. DATTA: Experimentelle Untersuchungen über Antituberkulin. Zbl. Bakter. **58**, 152 (1911). — BARTEL, J.: (a) Die Infektionswege bei der Fütterungstuberkulose. Wien. klin. Wschr. **18**, Nr 7, 155 (1905). (b) Das Konstitutionsproblem in der Tuberkulosefrage. Z. Tbk. **27**, 40 (1917). (c) Das Konstitutionsproblem in seiner Beziehung zur Tuberkulose-Frage. Zbl. Tbk.forschg **17**, 389 (1922). (d) Zur Frage der Infektionswege der Tuberkulose. Wien. klin. Wschr. **22**, 4115 (1909). — BARTEL, J. et W. NEUMANN: Über Immunisierungsversuche gegen Tuberkulose. Zbl. Bakter. **48**, 657 (1909); Wien. klin. Wschr. **20**, 1321 (1907). — BARTFELD, B.: Über Tuberkulinbehandlung nach PONNDORF. Ther. Gegenw. **64**, H. 3, 99. — BASCH, FELIX: Eine neue Blutserumreaktion zur Bestimmung der Aktivität der Tuberkulose. Med. Klin. **20**, 384 (1924). — BASS, ELIZABETH: Tuberculosis of the tongue. Ref. Zbl. Hautkrkh. **20**, 795. — BASTAI, P.: Über die klinische Bedeutung der Tuberkulinanergie bei malignem Lymphogranulom. Klin. Wschr. **7**, 1606 (1928). — BAUER, AD.: Über Krappanwendung bei Lupus. Beitr. Klin. Tbk. **42**, 25 (1919). — BAUER, J.: (a) Die Erbanlagen der Kinder in bezug auf Tuberkulose. Beitr.

Klin. Tbk. **59**, 477 (1924). (b) Über Immunitätsvorgänge bei Tuberkulose. Beitr. Klin. Tbk. **13**, 383 (1909). (c) Vorlesungen über allgemeine Konstitutions- und Vererbungslehre. Berlin: Julius Springer, 1923. (d) Konstitution und Lungentuberkulose. Med. Klin. **17**, 1051 (1921). (e) Die konstitutionelle Disposition zu inneren Krankheiten 3. Aufl. Berlin: Julius Springer 1924. (f) Vorlesungen über allgemeine Konstitutions- und Vererbungslehre. Berlin: Julius Springer 1921. (g) Beiträge zur klinischen Konstitutionspathologie. VII. Habitus und Lungentuberkulose. Z. angew. Anat. **6**, 92 (1920). (h) Die passive Übertragung der Tuberkuloseüberempfindlichkeit. Münch. med. Wschr. **56**, Nr 24, 1218 (1909). (i) Beiträge zur klinischen Konstitutionspathologie. VII. Habitus und Lungentuberkulose. Z. angew. Anat. **6**, 92. (k) Konstitution und Tuberkulose. Z. Tbk. **34**, 621 (1921). — Bauer, J. u. Engel: Tuberkulose-Immunität und spezifische Therapie. Beitr. Klin. Tbk. **13**, 427 (1909). — Bauer, J. u. S. Levy: Zum Tuberkulinproblem. Klin. Wschr. **1928**, 22. Baumeister, L.: Eine Filtersicherung. Münch. med. Wschr. **69**, Nr 50, 1744 (1922). Baumel, L.: Lupus de la face chez un nourisson. J. des Pract. **1912**, No 3. — Baumgarten, P. v.: (a) Zur Kritik der Lehre von den Infektionswegen der menschlichen Tuberkulose. Virchows Arch. **254**, 662 (1925). (b) Welche Ansteckungsweise spielt bei der Tuberkulose des Menschen die wichtigste Rolle. Dtsch. med. Wschr. **35**, 1729 (1909). (c) Pathologische Anatomie und experimentelle Pathologie der Tuberkulose. Ref. Zbl. Tbk.-forschg **7**, 439 (1913). (d) Wanderzellen und Tuberkelbildung. Zbl. Path. **32**, 393 (1922). (e) Zur Histogenese des Tuberkels. Zbl. Path. **1919**, 257. (f) Über das Verhalten der Tuberkelbacillen an der Eingangspforte der Infektion. Berl. klin. Wschr. **42**, 1329 (1905). — Baumgartner, H.: Über den Wert des Radiums zur Behandlung des Schleimhautlupus der Nase. Schweiz. med. Wschr. **53**, 775 (1923). Baylis, Adelaide B.: The Vernes floculation test for tuberculosis. Results of 250 cases. Amer. Rev. Tbc. **18**, 513 (1928). — Beatty, J.: Treatment of lupus vulgaris. Brit. med. J. **1928**, No 3497, 47. — Bechet: (a) Erythema induratum treated with gold. Arch. of Dermat. **18**, 315 (1928). (b) Disseminated follicular lupus vulgaris of Tilbury Fox; acne agminata type. Arch. of Dermat. **12**, 583 (1925). (c) Cases showing the results of treatment with gold and sodium thiosulphate in Lupus erythematosus (Diskussion). Arch. of Dermat. **17**, 126 (1928). (d) Acne agminata (Crocker). Arch. of Dermat. **18**, 167 (1928). — Beck, R.: Über das Lupuscarcinom, insbesondere an den Extremitäten. Diss. Leipzig 1920, Klinik Rille. — Beck, S.: Ätiologie des Angiokeratoms. Budap. Orv. Uysag **1909** (zit. nach Lew.). — Beck, S. C.: (a) Lungenschwindsucht und Hautkrankheiten. Mh. Dermat. **45**, 125 (1907). (b) Über Neosalvarsanbehandlung des Lupus vulgaris. Dermat. Z. **42**, 253 (1924). — Becker, H.: Leukocytäres Blutbild und Bl. K. S. G. bei der Tuberkulose. Beitr. Klin. Tbk. **60**, 570 (1925). — Becquerel, M. P.: Einfluß der Uranium- und Thoriumsalze auf die Entwicklung des Tuberkelbacillus. Ref. Strahlenther. **1**, 124 (1916). — Beeson, B. Barker: Granulosis rubra nasi (Jadassohn). Arch. of Dermat. **14**, 256 (1926). — Beitzke, H.: (a) Infektion und Reinfektion bei Tuberkulose. Beitr. Klin. Tbk. **56**, 303 (1923); Berl. klin. Wschr. **1921**, 912. (b) Häufigkeit, Herkunft und Infektionswege der Tuberkulose. (Lubarsch-Ostertag.) Erg. Path. **14**, 169 (1911). (c) Über die Häufigkeit der Tuberkulose am Leichenmaterial des Berliner pathologischen Instituts. Berl. klin. Wschr. **46**, 388 (1909). (d) Pathologische Anatomie, Resistenz und Allergie der Lungentuberkulose. Wien. klin. Wschr. **36**, Nr 30, 531 (1923). (e) Über einige neue Gesichtspunkte zur Verbreitungsweise der Tuberkulose. Dtsch. med. Wschr. **51**, 21, 849 (1925). (f) Über die Infektionswege der Tuberkulose. Z. Tbk. **42**, 257 (1925). — Belot: Röntgenbehandlung der Lymphdrüsentuberkulose. Ref. Strahlenther. **1**, 247 (1916). Belot, J., Nahan u. Chavasse: Die Röntgenbehandlung der Knochen- und Gelenktuberkulose, speziell der tuberkulösen Spina ventosa. Strahlenther. **7**, 380 (1916). — Belot, M. u. L. Nahan: Radium- und Röntgentherapie des Lupus vulgaris. Ref. Arch. für Dermat. **122**, 372 (1918). — Belot, Nahan et Lepennetier: Le traitement physiothérapeutique de l'adénite cervicale tuberculeuse, de ses complications des séquelles. Strahlenther. **17**, 634 (1924). — Bencini, Alberto: Su una rara forma di tuberculosi palpebrale. Ref. Zbl. Hautkrkh. **29**, 529 (1929). — Benda: Zur Kenntnis der Histogenese des miliaren Tuberkels. Orth. Festschr. — Bender: Fälle von Lupus erythematodes. Dtsch. dermat. Ges. 10, Kongr. **1908**, 376. — Bender, M.: Lupus der Schleimhaut. Vjschr. Dermat. 1888. — Benoit, Ch.: Traitement du lupus par les radiations infrarouges et ultraviolettes associées. Bull. Soc. franç. Dermat. **29**, 374 (1922). — Bensaude, R. u. Rivet L.: Purpura hemorrhagique et tuberculose. Presse méd. **14**, 469 (1906). — Bentivoglio, Giancarlo: Prime osservazioni sull'influenza dei raggi ultravioletti nella cutireazione alla tubercolina umana. Ref. Zbl. Hautkrkh. **17**, 66. — Berde, Karoly: Die Senkungsgeschwindigkeit der roten Blutkörperchen bei Haut- und venerischen Erkrankungen. Ref. Zbl. Hautkrkh. **12**, 256 (1924). — Beresina, A.: Anwendung des Dreyerschen Vaccins bei Hauttuberkulose. Zit. Zbl. Hautkrkh. **24**, 249 (1927). — Beretvás, L.: Über einen Fall von Lupuscarcinom. Ein Beitrag zur Frage der multiplen Tumoren und der Röntgenbehandlung des Lupus. Arch. f. Dermat. **157**, 417 (1929). — Bergel, S.: (a) Die Lymphocytose, ihre experimentelle Begründung und biologisch-klinische Bedeutung. Berl. klin.

Wschr. 58, 995 (1921). (b) Der Bau der Tuberkelbacillen und ihr Abbau im Organismus. Beitr. Klin. Tbk. **38**, 95 (1918). — BERGEN, S. VON: Ein Beitrag zur Darstellung und zur Kenntnis der WILDBOLZschen Antigene. Schweiz. med. Wschr. **51**, 655 (1921). — BERGER: (a) Lupus hypertrophicus nasi. Köln. dermat. Ges. Sitzg 24. Juni 1927; Ref. Zbl. Hautkrkh. **24**, 579 (1927). (b) Sarkoid Boeck. Köln. dermat. Ges., Sitzg 29. Juli 1927; Ref. Zbl. Hautkrkh. **25**, 526. — BERGER, MARGARETE: Behandlung des Lupus vulgaris mit Sanokrysin. Derm. Zusammenkünfte, Budapest 26. Febr. 1926. Ref. Zbl. Hautkrkh. **21**, 402 (1927). — BERGMANN, ERNST: Über die Verwendung der Partialantigene nach DEYCKE-MUCH in prognostischer Hinsicht bei Hauttuberkulose. Dermat. Wschr. **74**, 57 (1922). — BERGMANN, JOHANNES: Über den Einfluß des Aolans als unspezifischer Reizkörper auf den Ausfall der cutanen Tuberkulinreaktionen. Mschr. Kinderheilk. **23**, H. 4, 391. — BERGMEISTER, R.: Strahlenschädigungen des Auges. Wien. klin. Wschr. **37**, Nr 41, 1061 (1924). — BERGONNIÉ et FERRÉ: Actions des rayons de Roentgen sur la vitalité et la virulence des cultures du Bacille Koch. Soc. d'anatom. physiol. Bordeaux Juli **1891**. — Bericht des vom preußischen Landtag eingesetzten Ausschusses zur Prüfung des FRIEDMANNschen Mittels. Dtsch. med. Wschr. **49**, Nr 15, 483 (1923). — BERING: Über die Wirkung violetter und ultravioletter Lichtstrahlen. Med. naturwiss. Arch. **1907**, H. 1, Berlin. — BERING, F.: (a) Über die Behandlung von Hautkrankheiten mit der KROMAYERschen Quarzlampe. Dtsch. med. Wschr. **1909**, Nr 2, 62. (b) Beitrag zur Symbiose der Syphilis und Tuberkulose. Med. Klin. **6**, 1529 (1910). (c) Zur Kenntnis des BOECKschen Sarkoids. Dermat. Z. **17**, 404 (1910). — BERING, F. u. H. MEYER: Experimentelle Studien über die Wirkung des Lichtes. Strahlenther. **1**, 411 (1912). — BERNARD, LEON et NÉLIS: Les travaux récents sur la filtrabilité du virus tuberculeux et le problème de l'hérédite tuberculeuse. Presse méd. **35**, 721 (1927). BERNARD, LÉON, M. SALOMON et COSTE: Les phlébites superficiales des membres supérieurs chez les tuberculeux. Ann. Méd. **12**, 346 (1922). — BERNARD, LÉON, L. BARON et J. VALTIS: L'antigène méthylique dans le traitement des adénopathies tuberculeuses. Presse méd. **35**, 801 (1927). BERNBLUM, WILH.: Vergleichende Untersuchungen der von ZIEHL-NIELSEN, GASIS-TELEMAN, KRONBERGER, KONRICH angegebenen Färbemethoden zum Nachweis von Tuberkelbacillen. Z. Bakter. Orig. **87**, 23 (1922). — BERNFELD, K.: Zur Kasuistik des Lupus tonsillarum. Mschr. Ohrenheilk. **62**, 1432. — BERNHARD, O.: (a) Durch Sonnenbehandlung behandelter Lupus. Dtsch. dermat. Ges. 9. Kong. **1906**, 425. (b) Heliotherapie im Hochgebirge. Stuttgart: Ferdinand Enke 1912. (c) 40 Jahre klimatische und 25 Jahre Sonnenlichtbehandlung der chirurgischen Tuberkulose im Hochgebirge. Z. Bäderkde **1928**, H. 10. (d) Das photochemische Klima, im besonderen des Hochgebirges, und seine Beziehungen zur Heliotherapie. Strahlenther. **9**, 520 (1919). — BERNHARD, OSKAR: 25 Jahre Heliotherapie chirurgischer Affektionen. Strahlenther. **28**, 211 (1928). — BERNHARDT, LUTZ: Über die Behandlung des Schleimhautlupus mit salzarmer Kost. Dermat. Wschr. **1930**, Nr 2. — BERNHARDT, R.: (a) Koexistenz von papulo-nekrotischen Tuberkuliden mit Lupus erythematodes. Arch. f. Dermat. **111**, 531 (1912). (b) Resorption lupöser Produkte unter Pockeneinfluß. 14 Jahre nach Tuberkuloseeinimpfung infolge ritueller Vorhautbeschneidung. Arch. f. Dermat. **54**, 211 (1900). (c) Über die Behandlung des Lupus vulgaris nach HERXHEIMER-ALTMANN (Salvarsan-Tuberkulinmethode). Arch. f. Dermat. **114**, 401 (1912). — BERNSTEIN, MITCHELL: BOECKS sarcoid of the skin with constitutional symptoms. Ref. Zbl. Hautkrkh. **24**, 84 (1927). — BERLINER, M.: Über Tuberkulose-Immunitätsreaktionen bei Grippe. Dtsch. med. Wschr. **45**, 9, Nr 228 (1919). — BERTACCINI, G.: Osservazioni sopra una singolare forma di tubercolide in soggetto basedoviano. Giorn. ital. Dermat. **69**, 161 (1928). — BERTONI, ROGER: Über einen Fall von Zungentuberkulose im Anfangsstadium bei einem Syphilitiker. Ref. Zbl. Hautkrkh. **10**, 69 (1924). — BESCHE, A. DE: Untersuchungen über die tuberkulöse Infektion im Kindesalter. Dtsch. med. Wschr. **39**, Nr 10, 452 (1913). — BESREDKA, A.: (a) Immunité générale par immunisation, locale. Bull. Inst. Pasteur **20**, No 12, 473. (b) Culture des bacilles tuberculeux dans du jaune d'oeuf. Ann. Inst. Pasteur **35**, 291 (1921). (c) De l'immunité locale. Bull. Inst. Pasteur **22**, No 6, 217. — BESREDKA, A. u. JUPILLE, FR.: Ein neuer Nährboden für Tuberkelbacillen. Z. Tbk. **21**, 53 (1918). — BESSAU, G.: (a) Die Tuberkulinempfindlichkeit und die durch Tuberkulindarreichung zu erzielende Tuberkulinunempfindlichkeit. J. Kinderheilk. **1915**, 81. (b) Tuberkulose-Immunisierung des Menschen. Beitr. Klin. Tbk. **67**, 268 (1927). (c) Immunbiologie der Tuberkulose. Mh. Kinderheilk. **29**, 289 (1925). (d) Über künstliche Immunisierung gegen Tuberkulose. Z. Tbk. **48**, 591 (1927). (e) Immunbiologie der Tuberkulose. II. Tuberkulin-Diagnostik und Therapie. Klin. Wschr. **4**, Nr 9, 385. Mschr. Kinderheilk. **29** 289 (1925). (f) Über die Hervorrufung der lokalen Tuberkulinempfindlichkeit. Berl. klin. Wschr. **53**, 801 (1916). (g) Tuberkulinempfindlichkeit und spezifischer Tuberkuloseschutz. Klin. Wschr. **4**, 337 (1925). — BESSAU u. SCHWENKE: Wiederholte Tuberkulinreaktionen. Jb. Kinderheilk. **79**, H. 2 (1914). — BESSAU, G. u. O. KÖHLER: Zur Frage der FELLNERschen Papelsubstanzen. Jb. Kinderheilk. **105** (III. F. **55**), 39 (1924). — BESSUNGER: (a) Behandlung des Lupus mit röntgenisierten Jodsubstanzen. Strahlenther. **11**, 345 (1920). (b) Ein neuer Weg zur Lupusheilung (Chemotherapie des Lupus mit röntgenisierten Jodsubstanzen). Dtsch. med. Wschr. **44**, Nr 39, 1076 (1918). — BÉTHOUX, LOUIS: Anticorps tuberculeux et cuti-réaction à la tuberculine au cours des tuberculoses cutanées humaines. C. r. Soc. Biol. Paris **91**, 329 (1924). — BETTIN, GERTRUD: (a) Weitere Erfahrungen mit Kupfer-Dermasan in der Lupusbehandlung. Fortschr. Ther. **2**, 671 (1926). (b) Beitrag zur Lupusbehandlung mit Kupferdermasan. Münch. med. Wschr. **71**, Nr 36, 1242 (1924). — BETTMANN: (a) Über akneartige Formen der Hauttuberkulose. Dtsch. med. Wschr. **1904**, Nr 18/19, 457. (b) Über kombinierte Behandlung des Lupus mit Alttuberkulin und Aurum-Kalium cyanatum. Münch. med. Wschr. **60**, Nr 15, 798 (1913). (c) Über eine besondere Form des Lupus vulgaris (Lupus miliaris disseminatus). Münch. med. Wschr. **49**, Nr 37, 1549 (1902). (d) Über Umbauvorgänge als Ausdruck spezifischer Reaktionsfähigkeit bei Hautkrankheiten. Arch. f. Dermat. **135**, 65 (1921). (f) Über jahreszeitliche Schwankungen von Hautkrankheiten. Münch. med. Wschr. **67**, Nr 23, 656 (1920). BEURMANN, DE DEGRAIS et VAUCHER: Traitement du lupus tuberculeux. 16. Internat. med. Kongr. Budapest **1909**, 397. — BEURMANN DE et GOUGEROT: Sporotrichosis dermica (Verrucosa). I. D. **6**, 225 (1912); zit. nach Lew. — (b) Ophthalmo-réaction tuberculeuse en dermatologie. Bull. Soc. franç. Dermat. **18**, 430 (1907). — BEZANÇON, FERNAND et ANDRÉ BERGERON: Valeur pratique de la réaction de fixation aux antigènes tuberculeux. Revue de la Tbc. **2**, 393 (1921). — BEZANÇON, et ANDRÉ PHILIBERT: Maladies infectieuses. Paris: Masson & Co 1926. — BEZANÇON, FERNAND et MATHIEU-PIERRE-WEIL: Etude critique de l'uro-intradermoréaction de WILDBOLZ. Revue de la Tbc. **2**, 319 (1921). — BIBERSTEIN: Tuberkulide bei Blausucht. Schles. dermat. Ges. Breslau, Sitzg 17. Nov. 1928. Ref. Zbl. Hautkrkh. **30**, 549 (1929). — BIBERSTEIN, H.: (a) Erythema induratum der rechten Wade und Aknitis des rechten Fußrückens. Schles. dermat. Ges. Breslau, Sitzg. 9. Febr. 1923. Zbl. Hautkrkh. **9**, 7 (1924). (b) Anästhesie und Tuberkulinreaktion. Dtsch. med. Wschr. **49**, Nr 4, 112 (1923). — BIBERSTEIN, H. u. W. JADASSOHN: Sofortreaktion bei intracutaner Serumeinverleibung. Klin. Wschr. **2**, 970 (1923). — BIBERSTEIN, H. u. J. A. DE MORAES CARDOSO: Anästhesie und Tuberkulinreaktion. Dtsch. med. Wschr. **52**, Nr 28, 1165 (1926). BIELING, R.: Untersuchungen über das Wesen des Tuberkulins. Zbl. Bakter. Orig. **93**, 56 (1924). — BIER, AUGUST: (a) Bemerkungen zur Behandlung der chirurgischen Tuberkulose. Münch. med. Wschr. **68**, Nr 21, 643 (1921). (b) Die Behandlung der chirurgischen Tuberkulose durch den praktischen Arzt. Münch. med. Wschr. **68**, Nr 8, 243 (1921). — BIERMANN: Über bakterielle Verunreinigungen des FRIEDMANNschen Tuberkulosemittels. Dtsch. med. Wschr. **40**, Nr 17, 839 (1913). — BIGNAMI GIUSEPPE: (a) La sierodiagnosi nell'infezione tubercolare. Sul Tuberkulosediagnosticum di W. FORNET. Tuberculosi **14**, 385 (1922). (b) La chemotherapia della tuberculosi. Accenno ai teutativi di cura coi sali di bismuto. Clin. med. ital. **56**, 434 (1925). — BIRCH-HIRSCHFELD, A.: Die Lichttherapie in der Augenheilkunde. Strahlenther. **28**, 333 (1928). — BIRKNER: Erythema induratum Bazin. Köln. dermat. Ges., Sitzg. 22 Mai 1925. Ref. Zbl. Hautkrkh. **18**, 145 (1926). — BIRKNER u. FISCHER: Lupusbehandlung mit Pankreasdispertpflaster. Ref. Zbl. Hautkrkh. **19**, 22. — BIRNBACHER, TH.: Über den Frühlingsgipfel der epidemischen Mangelhemeralopie und die pathogenetische Bedeutung des Frühjahrs. Wien. klin. Wschr. **41**, Nr 20, 698 (1928). — BISCHOFF, H. u. K. DIEREN: Senkungsgeschwindigkeit der Erythrocyten und Pirquetreaktion. Med. Klin. **19**, 1009 (1923). — BITTROLFF, R. u. K. MOMOSE: Zur Frage des granulären Tuberkulosevirus. Dtsch. med. Wschr. **38**, Nr 1, 16 (1912). — BIZARD, L. et L. MARCERON: Traitement du lupus tuberculeux par le curettage suivi d'application de permanganate de potasse porphyrisé (méthode d'Auregan). Bull. Soc. franç. Dermat. **33**, 15 (1926). — BIZZOZERO, E.: Sulle fibre a reticolo nella sifilide, nella tuberculosi, nella lepra della pelle. Arch. ital. Dermat. **1**, 60 (1925). — BJÖRLING, E.: Zur Frage der Esthiomène. Arch. f. Dermat. **121**, 646 (1916). — BLASCHKO, A.: Über den heutigen Stand der Lupustherapie. Med. Klin. **2**, 1250 (1906). — BLEGVAD, N. RH.: Die Behandlung der Larynxtuberkulose. Arch. f. Laryng. **33**, 746 (1920). — BLINDER, A.: Zur Frage des Zusammenhanges der Hauttuberkulose mit der Tuberkulose der inneren Organe. Ref. Zbl. Hautkrkh. **28**, 467 (1929). — BLOCH: Tuberkulöses Ulcus am Genitale mit erweichter Inguinaldrüse bei 25jährigem Mädchen. Schweiz. med. Wschr. **58**, 366 (1928). — BLOCH, A.: Ein rascher Nachweis des Tuberkelbacillus im Urin durch den Tierversuch. Berl. klin. Wschr. **44**, 511 u. 1393 (1907). — BLOCH, BR.: (a) Beruf und Hautkrankheiten. Schweiz. Z. Unfallmed. **1929**, Nr 2/3. (b) Lupus-miliaris-faciei-ähnliche Tuberkulose (Tuberkulid) mit negativer Tuberkulinreaktion und positivem Tierversuch. 12. Kongr. schweiz. dermat. Ges. Basel, 2.—3. Juni 1928. Ref. Zbl. Hautkrkh. **30**, 447 (1929). (c) Beitrag zur Kenntnis des Lupus pernio. Mh. Dermat. **45**, 177 (1907). (d) Mykosiforme resp. syphiloide senile Tuberkulose der Haut und des Schädelknochens. 12. Kongr. schweiz. dermat. Ges. Basel, 2.—3. Juni 1928. Ref. Zbl. Hautkrkh. **30**, 447 (1929). (e) Lupus erythematodes kombiniert mit Lichen scroph., pap. nekrotischem Tuberkulid, Lymphomata colli. Schweiz. med. Wschr. **51**, 116 (1921). (f) Lupus-miliaris-faciei-ähnliche Tuberkulose (Tuberkulid) mit negativer Tuberkulinreaktion und positivem Tierversuch. Schweiz. med. Wschr. **58**, 1074 (1928). (g) Lupus pernio. Schweiz. med. Wschr. **53**, 630 (1923). (h) Die allgemein-pathologische Bedeutung der Dermatomykosen. Slg Abh. Dermat. **2** (Halle 1913). (i) Lichen scrophulosorum mit Erythema nodosum ähnlichen Exanthem. Dtsch. med. Wschr. **1910**, 2319. (k) Atypisches, unter dem Bilde eines Erythema exsudativum resp. toxicum verlaufendes Tuberkulid. Schweiz. med. Wschr. **53**, 630 (1923). (l) Hauttuberkulosen und -tuberkulide. Med. Klin. **5**, 253 (1909). (m) Über einige allgemein pathologische und therapeutische Probleme auf dem Gebiete der Dermatomykosen. Münch. med. Wschr. **62**, Nr 22, 737 (1915). — BLOCH, BRUNO: (a) Pigmentbildung und Licht. Conf. intern. Lumière Lausanne-Leysin, 10.—13. Sept. 1918 (Separat). (b) Lupus pernio. Schweiz. med. Wschr. **55**, 242 (1925). (c) L'idiosyncrasie et l'allergie dans les maladies de la peau. Rev. méd. Suisse rom. **1** (1929). — BLOCH, BR. u. H. FUCHS: Über die Beziehungen des chronischen Lupus erythematodes zur Tuberkulose. Arch. f. Dermat. **116**, 742 (1913.) — BLOCH, B. u. R. MASSINI: Studien über Immunität und Überempfindlichkeit bei Hyphomycetenerkrankungen. Z. Hyg. **63**, 68 (1909). — BLOCH, HEDWIG: Untersuchungen an schwer unterernährten deutschen Kindern. Münch. med. Wschr. **67**, Nr 37, 1062 (1920). — BLÜMEL, K. H.: (a) Die neue Zielrichtung in der Tuberkulosebekämpfung. Die extrapulmonale Tuberkulose, Bd. 2, H. 1, 1927. (b) Die Umstellung der Tuberkulosebekämpfung. Beitr. Klin. Tbk. **58**, 375 (1924). — BLÜMEL, KARL: Handbuch der Tuberkulose-Fürsorge. München: J. F. Lehmann. — BLUMENBERG, W.: (a) Die Tuberkulose des Menschen in den verschiedenen Lebensaltern auf Grund anatomischer Untersuchungen. Beitr. Klin. Tbk. **62**, 532 u. **63**, 13 (1926). (b) Über die Lokalisationsgesetze bei der Tuberkulose. Zbl. Tbk.forschg **26**, 129. (c) Über die Beziehungen der Tuberkulinempfindlichkeit zum tuberkulösen Gewebe usw. Z. exp. Med. **49**, 500 (1926). (d) Zur Spezifität der Tuberkulinreaktion mit besonderer Berücksichtigung ihres histologischen Charakters. Beitr. Klin. Tbk. **61**, 509 (1925). — BLUMENBERG, W. u. W. MÖHRKE: Bemerkungen zu der experimentellen Untersuchung von ISABOLINSKY und GITOWITSCH: „Über der Bakteriolyse der Tuberkelbacillen in vivo". Z. Immun.forschg **42**, 544 (1925). — BLUMENTHAL, FR.: Lichttherapie 1924, Verlag Karger. — BLUMENTHAL: (a) Impftuberkulose mit Kaltblütertuberkulose. (b) Auftreten von Lichen scrophulos. nach FRIEDMANNscher Injektion. Berl. dermat. Ges., Sitzg 14. Juni 1921. Zbl. Hautkrkh. **2**, 156. (c) Hautreaktionen bei Behandlung des Lupus erythematodes mit PONNDORFscher Tuberkulinimpfung und scarlatiniformes Erythem nach PONNDORFscher Impfung. Ref. Arch. f. Dermat. **137**, 9 (1921). — BLUMENTHAL, F. u. A. v. HAUPT: Immunisatorische Vorgänge bei der Trichophytie des Menschen. Dtsch. med. Wschr. **46**, Nr 2, 37 (1920). — BLUMENTHAL, FRANZ u. ASTA HAUPT: Über Vorkommen von Antikörpern im Blutserum trichophytiekranker Menschen. Dermat. Z. **36**, 313 (1922). — BOAS, H. u. CHR. DITLEVSEN: Über das Vorkommen des MUCHschen Tuberkulosevirus bei Lupus vulgaris. Berl. Klin. Wschr. **47**, 2106 (1910). — BOAS HARALD et CARL WITH: La réaction de Wassermann dans la tuberculose, en particulier dans les affections tuberculeuses de la peau. Ann. de Dermat. **3**, No 12, 622. — BOBBIO, L.: Tuberoloma del labbro inferiore. Riforma med. **1910**, 1350. — BOBROV, N. u. F. KOGAN: Vergleichende Bewertung des SCHILLINGschen Hämogrammes bei inneren und Hautkrankheiten. Arch. f. Dermat. **154**, 33 (1928). — BODE, H. G.: Blau- und Rotlicht in der Dermatologie. Strahlenther. **30**, 359 (1928). — BOCK, V.: Weitere Erfahrungen mit dem FRIEDMANNschen Heil- und Schutzmittel gegen Tuberkulose. Berl. klin. Wschr. **57**, 472 (1920). — BOECK, C.: (a) Zwei Fälle von tuberkulösem Primärsymptom mit begleitender Drüsenschwellung und nachfolgenden Exanthemen im frühen Kindesalter. Ref. Jb. Kinderheilk. **75**, 105 (1912). (b) Nochmals zur Klinik und zur Stellung des benignen Miliarlupoids. Arch. f. Dermat. **121**, 707 (1916) (c) Fortgesetzte Untersuchungen über das benigne Sarkoid. Arch. f. Dermat. **73**, 86 u. 301, (1905). (d) Weitere Beiträge über das multiple Sarkoid der Haut. Festschrift Kaposi, S. 153, 1900. (e) Zur Behandlung des Lupus vulgaris. Mh. Dermat. **48**, 439 (1909). (f) Multiple benigne sarcoid of the skin. J. comp. Dermat. **17**, 543 (1899). (g) Die Exantheme der Tuberkulose. Arch. f. Dermat. **42**, 71, 175, 363 (1898). — BOECKER, E. (u. J. NAKAYAMA): Über die Hervorrufung von lokaler Tuberkulinüberempfindlichkeit usw. mit abgetöteten Tuberkelbacillen. Z. Hyg. **101**, 1 u. 11 (1924) u. **102**, 581. — BOECKER, ED.: Über die Hervorrufung von lokaler Tuberkulinüberempfindlichkeit bei nicht tuberkulösen Meerschweinchen vermittels parenteraler Vorbehandlung. Z. Hyg. **101**, 1 (1924). — BOECKER, ED. u. JIRO NAKAYAMA: Dasselbe nach subcutaner Vorbehandlung. Z. Hyg. **101**, 11 (1929). — BÖHME: Über gangbare Wege zum Nachweis einer biologischen Sonderfunktion der gesunden Haut. Z. exp. Med. **40**, 456 (1924). — BÖHME, W.: (a) Beitrag zur Virulenzfrage des KOCH-Bacillus und Folgerungen hieraus für die experimentelle Tuberkulose. Z. Tbk. **48**, 383 (1927). (b) Referat über die Verhandlung auf der Versammlung in Weimar über die Hautimpfmethode PONNDORF am 27. Mai 1921. (c) Problematische Gedanken zur PONNDORF-Hautimpfung. Beitr. Klin. Tbk. **53**, 410 (1922). (d) Einige Bemerkungen zur Arbeit Dr. Eicke (Sonderfunktion der Haut). Beitr. Klin. Tbk. **60**, 200 (1925). (e) Über Wandlungen in der Immunitätswissenschaft usw. Wien. klin. Wschr. **39**, Nr 7, 177 (1926). (f) Ausgedehnte Achseldrüsenverkäsung im Gefolge einer PONNDORF-Impfung. Dtsch. med. Wschr. **49**, Nr 47/48, 1468 (1923). (g) Zur Frage der Beziehungen zwischen Haut und Immunität. Dtsch. med. Wschr. **49**, Nr 36, 1182 (1923). (h) Haut und Tuberkuloseimmunität. (Zugleich ein Beitrag zur Frage der aktiven Tuberkuloseimmunisierung.) Münch. med. Wschr. **69**, Nr 9, 306 (1922). — BÖHME, WILLIAM: Die Tuberkulosehautimpfung nach PONNDORF, ihre immunitätswissenschaftliche und klinische Bedeutung. Zbl. Hautkrkh. Ref. **8**, 168 (1923). — BOELKE, P. W. R.: The treatment of tuberculosis diseases. The efficacy of sodium morrhuate injections compared with other treatments. Brit. med. J. **1923**, II, 1249. — BOGGS: Die Behandlung der tuberkulösen Adenitis mit X-Strahlen und Radium. Ref. Strahlenther. **17**, 634 (1924). — BOGIĆ, G.: Lupus in Jugoslavien im Jahre 1922. Ref. Zbl. Hautkrkh. **16**, 74 (1925). — BOGOJAVLENSKIJ, M.: Ein Fall von primärer Zungentuberkulose. Ref. Zbl. Hautkrkh. **20**, 195. — BOGOLJEPOW: (a) Zur Frage des Lupus pernio. Ref. Arch. f. Dermat. **109**, 349 (1911). (b) Ein Fall von gutartigem Sarkoid. Ref. Arch. f. Dermat. **109**, 348 (1911). — BOINET, ED.: Deux cas de guérison du lupus par les piqûres d'abeilles. Ref. Zbl. Hautkrkh. **12**, 51. — DU BOIS: (a) Une tuberculide folliculaire du dos. Schweiz. med. Wschr. **53**, 631 (1923). (b) 3 Fälle von Erythema induratum, einer unter dem Bild des Erythema nodosum. Ref. Zbl. Hautkrkh. **26**, 723 (1928). — BOLLAG, Simon: Über die Häufigkeit der Hauttuberkulose im höheren Alter. Schweiz. med. Wschr. **1920**, 939. — BOMMER, S.: (a) Zur Frage der Röntgenbehandlung des Lupus vulgaris. Strahlenther. **20**, 523 (1925). (b) Die Ernährungsbehandlung der Hauttuberkulose. Münch. med. Wschr. **76**, Nr 17, 707 (1929). (c) Plasmareaktion bei Hautkrankheiten. Münch. med. Wschr. **70**, Nr 34, 1138 (1923). — BONACORSI, LINA: (a) Sopra una nuova sieroreazione per la diagnosi della tuberculosi. Giorn. Clin. med. **3**, No 7, 241. (b) Ancora sulla sieroreazione di flocculazione per la diagnosi della tuberculosis. Giorn. Clin. med. **4**, No 16, 604. (c) Über eine neue Serumreaktion für die Diagnose der Tuberkulose. Immun.forschg Z. **36**, 531 (1923). — BONAIN: Emploi de l'acide, trichloracétique dans les tuberculosis ulcéreuses du nez, du pharynx et du larynx. Ref. Zbl. Hautkrkh. 8, 247 (1923). — BONANNO, A. M.: Der Einfluß der Röntgenstrahlen auf die Tuberkulinprobe. Ref. Hautkrkh. **30**, 323 (1929). — BONNET, L. M.: Lupus volumineux très étendu avec volumineux placards seléreux hypertrophiques. Ref. Zbl. Hautkrkh. **12**, 466 (1924). — BONNET, L. M. et M. FAVRE: Ulcères et phagédénismes cutanés tuberculeux atypiques. L'ulcère tuberculeux à l'emporte-pièce. Ref. Zbl. Hautkrkh. **14**, 224. — BONSDORFF, ARTUR: A few observations on the significance of general lightbaths with the quartz-lamp in the tratment of tubercular lymphomata. Ref. Zbl. Hautkrkh. **23**, 57 (1927). — BONTEMPS: Über die Verhütung der mikroskopischen Fehldiagnose der Tuberkelbacillen. Dtsch. med. Wschr. **39**, Nr 10, 454 (1913). — BOCQUET, P.: Une nouvelle médication de la Tuberculose (Angiolymphe). Progrès méd. **1922**, 67. — BOQUET, A. et L. NÈGRE: (a) Valeur antigène des extraits alcooliques de bacilles tuberculeux et des bacilles tbc. biliés. Revue de la Tbc. **1929**, I, 257. (b) Sur la sensibilisation tuberculinique comparée des lapins inoculés avec les bacilles tub. morts et avirulents. C. r. Soc. Biol. Paris, 24. Nov. 1923. (c) Sur la propriété antigène in vivo des extraits méthyliques de bacilles tuberculeux. C. r. Soc. Biol., Paris **86**, 581 (1922). (d) Sur la recherche des anticorps tuberculeux par les extraits méthyliques de bacilles de KOCH. Revue de la Tbc. **2**, 366 (1921). (e) Sur le rôle des lipoides du bacille de KOCH. Revue de la Tbc. **4**, 390 (1923). (f) Sur les propiétés biologiques des lipoides du bacille tuberculeux. Ann. Inst. Pasteur **37**, No 9, 787. (g) Sur la sensibilité tuberculininique comparée des lapins inoculés avec des bacilles tuberculeux morts ou avec des bacilles tuberculeux avirulents. C. r. Soc. Biol. Paris **89**, No 33, 1025. (h) Sur l'hypersensibilité aux tuberculines et aux bacilles de KOCH dans la tuberculose expérimentale. Ann. Inst. Pasteur **40**, 11 (1926). (i) Sur les propriétés sensibilisantes des bacilles tuberculeux avirulents et des bacilles paratuberculeux. C. r. Soc. Biol. Paris **91**, 337 (1924). — BOQUET, A., L. NÈGRE et J. VALTIS: Sur l'action sensibilisante et immunisante des filtrats d'exsudats tuberculeux bacillifères. C. r. Soc. Biol Paris **94**, No 4, 235 (1926). — BORCHARDT: Konstitution und innere Sekretion. Slg Abh. Verdgskrkh. **9**, H. 6, 1—56. — BORCHARDT, M.: Eine Heilstätte für die sog. chirurgische Tuberkulose an der Nordsee. Dtsch. med. Wschr. **51**, Nr 28, 1158 (1925). — BORDIER, H.: Diathermiebehandlung des Lupus. Ref. Zbl. Hautkrkh. **19**, 763. — BORISIAK, SIEBER u. METALNIKOW. Zur Frage der Immunität gegen Tuberkulose. Z. Immun.forschg **12**, 65 (1912). — BORREL, A., L. BOEZ et A. DE COULON: Etude comparée de la virulence et de la toxicité des corps microbiens et de la tuberculine de divers échantillons de bacilles tuberculeux. Exaltation de la virulence de souches attenuées. Essais de vaccination. Ann. Inst. Pasteur **37**, 1012 (1923). — BORST, M.: Pathol. Histol. Leipzig: F. C. W. Vogel 1922. — BORY, LOUIS: (a) Les théories étiologiques et pathogéniques du psoriasis. Paris méd. **11**, 200 (1921). (b) Vaccinotherapie et staphylococcies. Le Monde Medical, 15. Nov. 1928, No 738. — BOSCH, E.: Die diagnostische Verwertbarkeit der WILDBOLZschen Eigenharnreaktion. Münch. med. Wschr. **68**, Nr 24, 733 (1921). — BOSCO, LORENZO: Ricerche ed osservazioni sull'essenza e sul valore dell'autourino reazione alla WILDBOLZ nella tubercolosi. Clin. pediatr. **6**, 65 (1924). — BOSELLINI, L.: Primäre elephantiastische Tuberkulose oder Tuberculoma hypertrophicum diffusum. Giorn. ital. Mal. vener. Pelle **56**, 458 (1915). — BOSELLINI, P. L.: (a) Sulle tuberculidi denominate acne scrofulosorum e cachecticorum, folliclis, acnitis. Giorn. ital. Dermat. 52, 591 (1911). (b) Lichenoides Tuberkulid vom Typus der Lichen-Wilson. Ann. de Dermat. Febr. 1912. Ref. Dermat. Wschr. 54, 379 (1912). (c) Allgemeine schuppende, erythrodermische Hauttuberkulose. Ref. Dermat. Wschr. 55, 1669 (1912). — BOTHE: Tuberculosis cutis verrucosa disseminata. Schles. derm. Ges., Sitzg 22. Nov. 1924. Zbl. Hautkrkh. 16, 884 (1925). — BOTTELLI, C.: Lichen nitidus. Giorn. ital. Dermat. 54, 401 (1913). — BOURGOIS, M. A.: Über disseminierte postexanthematische hämatogene Tuberculosis verrucosa cutis. Dermat. Z. 21, 1 (1914). — BOURGUIGNON, GEORGES: Traitement des cicatrices chéloidiennes, vicieuses ou adhérentes et de leurs conséquences par l'ionisation d'iode. Paris méd. 14, No 51 (1924). — BOUVEYRON, A.: (a) Action comparative sur le lupus de tuberculines et d'extraits bacillaires divers. C. r. Soc. Biol. Paris 89, 308 (1923). (b) Action des réactif précipitants sur la tuberculine. C. r. Soc. Biol. Paris 87, 236 (1922). (c) Action de la lumière sur la tuberculine en solution colorée par l'éosine ou l'érythrosine. C. r. Soc. Biol. Paris 87, 1018 (1922). (d) Action de produits ovariens sur les cutiréactions à la tuberculine. C. r. Soc. Biol. Paris 85, 836 (1921). (e) Augmentation considérable des réactions à la tuberculine par addition d'adrénaline et action antagoniste de la quinine et d'autres substances. C. r. Soc. Biol. Paris 85, 834 (1921). — BOUYEYRON, A.: A propos d'une communication de M. LORTAT-JACOB et BÉTHOUX. Bull. Soc. franç. Dermat. 31, 185 (1924). — BRÄUNING: Die Erfolge und Mißerfolge der Stettiner Fürsorgestelle für Lungenkranke usw. Z. Tbk. 28, 1 (1918). — BRANDES, M.: Zur Vereinfachung der cutanen Tuberkulinprobe. Münch. med. Wschr. 68, Nr 43, 1392 (1921). — BRANDWEINER: Lupus vulgaris serpiginosus der Wange und tuberkulöses Geschwür der Tonsille. Wien. dermat. Ges. 6. Febr. 1907. Ref. Arch. f. Dermat. 87, 450. — BRANDWEINER, A.: (a) Heilung eines Lupus vulgaris an der Glans penis nach Entfernung einer tuberkulösen Niere. Wien. med. Wschr. 63, 2352 (1913). — (b) Hat das Angiokeratoma Mibelli Beziehungen zur Tuberkulose? Wien. med. Wschr. 62, 1163 (1912). — BRAUDE, R. u. M. PER: Lichen nitidus. Ref. Zbl. Hautkrkh. 21, 330. — BRAUER: (a) Lupus vorax. Nordostdtsch. dermat. Verigg, Sitzg 17. Okt. 1920. Arch. f. Dermat. 137, 151 (1921). (b) Angiokeratoma Mibelli. Nordostdtsch. dermat. Verigg, Sitzg 17. Okt. 1920. Arch. f. Dermat. 137, 151 (1921). — BRAUER, A.: Behandlung des Lupus mit dem FRIEDMANNschen Tuberkulose-Heilmittel. Dtsch. med. Wschr. 40, 77, 838 (1913). — BRAUN: Zur Wirkung und Nebenwirkung der Angiolymphe bei Hauttuberkulose. Münch. med. Wschr. 73, Nr 14, 565 (1926). — BRAUN, MAX: Über die feinere Struktur der tuberkulösen Epithelzellen und Riesenzellen beim Rinde. Arch. Tierheilk. 47, 89 (1921). — BRAUN, H. u. SEIGO KONDO: Der Verwendungsstoffwechsel des Tuberkelbacillus. Klin. Wschr. 3, 10 (1924). — BREIGER: Die Lichttherapie im Weltkrieg. Strahlenther. 8, 663 (1918). — BREM: Tuberkelbacillen im Blut. J. amer. med. Ass. Sept. 1909. Ref. Dtsch. med. Wschr. 35, Nr 41, 1802 (1909). — BREMENER, M. M.: Fünf Jahre Tätigkeit des Moskauer Institutes für Hauttuberkulose (Luposorium). Strahlenther. 26, 638 (1927). — BREMS, A.: Kasuistischer Beitrag zur Frage der Beziehungen des Erythema nodosum zur Tuberkulose. Ref. Zbl. Hautkrkh. 19, 647. — BRETON, ANDRÉ: Etude de la réaction de Vernes à la résorcine dans le diagnostic et le prognostic des tuberculoses. Ref. Zbl. Hautkrkh. 30, 35. — BRIAN: Untersuchungen über die Ätiologie des Erythema nodosum. Dtsch. Arch. klin. Med. 104, 272 (1911). — BRIEGER, E. u. W. LANDAU: Zur Einwirkung von Papelsubstanzen auf Tuberkulin. Dtsch. med. Wschr. 51, Nr 18, 735 (1925). — BRIEL: Kälte-Tuberkulide. Verigg südwestdtsch. Dermat. 2.—3. März 1929. Ref. Zbl. Hautkrkh. 30, 565 (1929). — BRIEL: Über einen selteneren Fall von Lupoid BOECK. Dermat. Wschr. 84, 793 (1927). — BRINITZER: Ein Fall von Lupus miliaris faciei. Arch. f. Dermat. 115, 95 (1912). — BRINKMANN, J. u. E. BECK: Vergleichende Untersuchungen zur serologischen Diagnostik der aktiven Tuberkulose (WASSERMANNsche, SACHS-KLOPSTOCKsche Reaktion, Blutkörpersenkungsgeschwindigkeit). Dtsch. Arch. klin. Med. 145, 339 (1924). — BRINKMANN u. SCHMOEGER: Erfahrungen in Tuberkulosetherapie mit Partialantigenen nach DEUCKE-MUCH. Beitr. Klin. Tbk. 49, 153 (1922). — BROCA, A. u. V. MAHAR: Die Röntgentherapie bei lokaler Tuberkulose. Strahlenther. 4, 261 (1914). — BROCK: (a) Fälle von geheiltem Lupus vulgaris (durch Krysolgan). Ref. Zbl. Hautkrkh. 4, 441 (1922). (b) 2 Fälle von Lupus pernio mutilans. Nordwestdtsch. dermat. Verigg Kiel, Sitzg 27. Nov. 1921. Ref. Zbl. Hautkrkh. 4, 440 (1922). — BROERS, J. sen.: Ein Fall von Chloasma caloricum. Ref. Zbl. Hautkrkh. 11, 433 (1924). — BRÖSAMLEN: Über einen Fall von Tuberkulinschädigung bei der diagnostischen Anwendung des Tuberkulins. Beitr. Klin. Tbk. 32, 142 (1914). — BROESAMLEN, O.: Die prognostische Bedeutung der eosinophilen Leukocyten bei der Tuberkulinbehandlung. Z. exper. Path. u. Ther. 20, 438 (1919). — BROCQ: (a) Traité dermat. prat. 1, 582 (1907). (b) Les scarifications lineaires quadrillés etc. 16. intern. med. Kongr. Budapest 1909, 381. — BROCQ, L.: (a) Infections in Lupus vulgaris and the therapeutic consequences. Urologic Rev. Sept. 1922. (b) Einige praktische Winke bei der Röntgenbehandlung. Ann. de Dermat. 1917, 333. (c) The hybrids and secondary infections in lupus vulgaris, and the therapeutic consequences. Urologic Rev. 25, 507 (1921). — BROCQ et P. FERNET: Un cas de lichen nitidus. Bull. Soc. franç. Dermat. 24, 557 (1913).

Brocq et Laubry: Angiokeratom. Bull. Soc. franç. Dermat., 3. Mai 1900, zit. nach Lew. Brocq et Pautrier: L'angiolupoide. Ann. de Dermat. **1913**, 1. — Brocq, Pautrier et Fage: Forme insolite de Tuberculose profonde en plaques etc. Bull. Soc. Hôp. 3. Mai 1907, Ref. nach Lew. — Brown, L., F. H. Heise et P. A. Petroff: An attempt to immunize guinea-pigs against tuberculosis by the use of graduated repeated doses of living TB. J. med. Rec. **50**, 475 (1914). — Bruck, C.: (a) Die Chemotherapie mit Gold und Borcholin. Lupus Aussch. 4. Sitzg 1913. (b) Experimentelle Untersuchungen über das Wesen der Arzneiexantheme. Berl. klin. Wschr. **47**, 517 (1910). (c) Lupus vulgaris mit Tuberkulin behandelt. Idiosynkrasie. Dermat. Zbl. **13**, 157 (1910). (d) Dermatitis nodularis necrotica. Dermat. Verigg Hamburg, Sitzg 26. März 1927. Zbl. Hautkrkh. **25**, 169 (1928). — Bruck u. Glück: Über die Wirkung von intravenösen Infusionen mit Aurum-Kalium cyanatum (Merk) bei äußerer Tuberkulose und Lues. Münch. med. Wschr. **1912**, Nr 2. — Brückner, G.: Das Verhältnis der allgemeinen zur lokalen Tuberkulinempfindlichkeit. Bemerkungen zur theoretischen Begründung der cutanen Tuberkulintherapie. Klin. Wschr. **4**, 2198 (1925). Brünecke, Kurt: Bemerkungen zu dem Aufsatze von D. Christensen: Das Tbc. Diagnostic. Fornet. Beitr. Klin. Tbk. **60**, 505 (1925). — Brüning, F.: Über die Sonnenbehandlung der chirurgischen Tuberkulose. Dtsch. med. Wschr. **46**, Nr 1, 5 (1920). — Brütt, H.: Eigenartige Horncystenbildung bei gleichzeitiger Hauttuberkulose. Arch. f. Dermat. **129**, 216 (1921). — Bruhns: (a) Ein Fall von hochgradiger Idiosynkrasie gegen Krysolgan; letaler Ausgang nach 0,001. Dermat. Wschr. **79**, 945 (1924). (b) Zwei Fälle von Erythema induratum Bazin. Berl. dermat. Ges., Sitzg 9. März 1926. Ref. Zbl. Hautkrkh. **19**, 705. (c) Tuberculosis elephantiastica ad anum. Berl. dermat. Ges., Sitzg 11. April 1921. Ref. Zbl. Hautkrkh **1**,. 395. (d) Livedo racemosa. Berl. dermat. Ges. 15. Jan. 1918. Arch. f. Dermat. Ges., 15. Jan. 1918. Arch. f. Dermat. **125**, 537. — Bruhns, C. u. A. Alexander: Zur Kenntnis des Lupus pernio und des Boeckschen Sarkoides. Arch. f. Dermat. **127**, 833 (1919). — Brun, G. u. J. Tillgren: Ein Fall von Lymphdrüsen und Milztuberkulose bei einer Erwachsenen mit ominösem Erythema nodosum. Ref. Dermat. Wschr. **64**, 306 (1917). — Bruner, E.: Die Entwicklung der Finsenbehandlung. Ref. Zbl. Hautkrkh. **27**, 135 (1928). — Bruusgaard: (a) Ein Fall von tuberkulösem Geschwür an den Genitalien. Ref. Arch. f. Dermat. **125**, 943 (1920). (b) Über Lupus follicularis disseminatus. Arch. f. Dermat. **110**, 111 (1911). (c) Beiträge zu den tuberkulösen Hauteruptionen. Erythrodermia exfoliativa universalis tuberculosa. Arch. f. Dermat. **67**, 227 (1903). (d) Erythema induratum Ref. Zbl. Hautkrkh. **16**, 229. — Bruusgaard, E.: (a) Sur la sarcoide Boeck. Ref. Zbl. Hautkrkh. **2**, 85 (1921). (b) Ein Fall von tuberkulösem Geschwür an den Genitalien. (Lymphstrangtuberkulose des Dorsum penis.) Ref. Arch. f. Dermat. **125**, 943 (1920). (c) Klinische Beiträge der Hauttuberkulose. II. Übersicht über die Bedeutung der Stadieneinteilung für unsere Auffassung von den verschiedenen Formen der Hauttuberkulose. Arch. f. Dermat. **152**, 482 (1926). (d) Über Hauteruptionen bei der myeloiden Leukämie und der Lymphogranulomatose. Arch. f. Dermat. **106**, 105 (1911). (e) Über die akute disseminierte Hauttuberkulose im Kindesalter. Dermat. Wschr. **58**, 561 (1914). (f) Klinische Beiträge zur Pathogenese der Hauttuberkulose. I. Der primäre Komplex an der Haut. Arch. f. Dermat. **152**, 465 (1926). (g) Beitrag zur Kenntnis der tuberkuloiden Lepra. Arch. f. Dermat. **129**, 225 (1921). — Bruyant, L.: Réaction à la tuberculine et anaphylaxie. Bull. Soc. Biol. Paris **71**, 143 (1911). — Buba: Beitrag zur Ätiologie und Therapie des Ekzems. Dermat. Zbl. **16**, 136 (1913). — Buchner, H.: Tuberkulinreaktion durch Proteine nicht spezifischer Bakterien. Münch. med. Wschr. **38**, Nr 49, 841 (1891). — Bucky, G. u. E. F. Müller: Die Haut als immunisierendes Organ. VIII. Strahlende Energie, Haut und autonomes Nervensystem. Münch. med. Wschr. **72**, Nr 22, 883 (1925). — Budde, Ilse: Erfahrungen mit den Tuberkulosereaktionen von Neuberg-Klopstock und Lehmann-Facius-Loeschke. Beitr. Klin. Tbk. **66**, 562 (1927). — Büllmann, Gust. A.: Über Krysolganschädigung. Med. Klin. **18**, 1395 (1922). — Bürger, M. u. N. Möllers: Untersuchungen über antigene Eigenschaften der Tuberkelbacillenfette. Veröff. Koch-Stiftg **2**, 70 (1916). Dtsch. med. Wschr. **1916**, Nr 51. — Bürgers, Th. J.: Die experimentellen Grundlagen moderner Tuberkulosetherapie. Beitr. Klin. Tbk, **53**, 69 (1922). III. Mitteilung Beitr. Klin. Tbk. **57**, 209 (1924). — Bürgers u. Webering: Die experimentellen Grundlagen moderner Tuberkulosetherapie. II. Die Percutanbehandlung nach Petruschky. Beitr. Klin. Tbk. **53**, 75 (1922). — Bukovsky: Kaltblütertuberkelvaccine bei Hauttuberkulose. Ref. Zbl. Hautkrkh. **4**, 23, (1922). — Bukovsky, I.: Zur Pathologie und Ätiologie der Boeck-Darierschen Sarkoide. Ref. Dermat. Wschr. **62**, 383 (1916). — Bunch, J. L.: (a) Case of Boecks sarcoid. Proc. roy Soc. Med. **16**, 73 (1923). (b) On necrotic tuberculides Brit. J. Dermat. **24**, 357 (1912). (c) Case of atrophic tuberculide. Brit. J. Dermat. **23**, 402 (1911). — Buquicchio, A.: (a) Contributo di ricerche sulle ulcerazioni croniche non veneree dei genitali esterni femminili. Giorn. ital. Mal. vener. Pelle **65**, 1223 (1924). (b) Osservazioni sulla cutivaccinoterapia (Ponndorf) in alcuni casi di tuberculosi cutanea. Giorn. ital. Dermat. e **66**, 704 (1925). — Burchardi, K.: (a) Experimentelle Untersuchungen über die Kontagiosität des Lupus vulgaris. Dtsch. med. Wschr. **48**, Nr 6, 185 (1922).

(b) Blutbefunde bei Kohlenbogenlichtbehandlung. Strahlenther. **12**, 808 (1921). — BURCKHARDT, A.: Über Häufigkeit und Ursache menschlicher Tuberkulose auf Grund von ca. 1400 Sektionen. Z. Hyg. **53**, 139, 140 (1906). — BUREAU, G.: Lupus ulcerosus serpiginosus der linken oberen Extremität. Ref. Mh. Dermat. **112**, 277 (1906). — BURNETT, PH.: Notes on a case of papulo necrotic tuberculide. Brit. J. Dermat. **22**, 312 (1910). — BURNIER et BLOCH MARCEL. Un cas d'angiolupoide. Bull. Soc. franç. Dermat. **29**, 33 (1922). BURNIER et REJSEK: (a) Sarcoides hypodermiques (type DARIER-ROUSSY) des deux jambes, traitées avec succès par la tuberculinthérapie. Bull. Soc. franç. Dermat. **33**, 357 (1926). (b) Un type de sarcoide proche de l'erythème nduré de Bazin. Bull. Soc. franç. Dermat. **33**, 353 (1926). (c) Un cas de tuberculides lichénoides. Bull. Soc. franç. Dermat. **32**, 24 (1925). (d) Un cas de sarcoide lupoide tubéreuse. Bull. Soc. franç. Dermat. **33**, 355 (1926). — BUSACCA, ATTILIO: (a) Erwiderung auf die Bemerkungen D. KUSANS. Wien. klin. Wschr. **35**, Nr 11, 250 (1922). (b) Über eine neue intracutane Reaktion bei Hauttuberkulose. Wien. klin. Wschr. **34**, Nr 47, 570 (1921). — BUSCHKE: (a) Tuberkulid. Berl. dermat. Ges., Sitzg. 12. Mai 1925. Ref. Zbl. Hautkrkh. **17**, 618 (1925). (b) Zur Kenntnis netzförmiger Hautveränderungen. Dermat. Wschr. **77**, 1266 (1923). (c) Tuberkulöse Geschwüre an den Unterschenkeln. Berl. dermat. Ges., Sitzg 11. Nov. 1924. Zbl. Hautkrkh. **15**, 320 (1925). — BUSCHKE, A.: Über die Behandlung des Lupus vulgaris mit dem FRIEDMANNschen Mittel. Berl. klin. Wschr. **58**, 3 (1921). — BUSCHKE, A. u. W. FREYMANN: Über den Einfluß der Salvarsanexantheme auf den Verlauf der Syphilis. Berl. klin. Wschr. **58**, 347 (1921). — BUSCHKE, A. u. A. JOSEPH: BOECKsches Sarkoid und papulonekrotisches Tuberkulid. Dermat. Wschr. 88, 269 (1929). — BUSCHKE, A. u. E. SKLARZ: Über die Bedeutung der Konstitution und Disposition für die Entstehung von Dermatosen mit besonderer Beziehung auf die lichenoiden Salvarsanexantheme. Dermat. Wschr. **79**, 1487 (1924). — BUSCK, GUNNI: Bemerkungen über die KROMAYERsche Hg-Lampe. Berl. klin. Wschr. **44**, 908 (1907). — BUSNI: Tuberkuloseinfektion bei der rituellen Beschneidung. Ref. Zbl. Tbk.forschg **25**, 186 (1926). — BUSSALAI, LUIGI: (a) Contributo allo studio dei sarcoide sottocutanei di DARIER-ROUSSY. Giorn. ital. Dermat. **66**, 1033 (1925). (b) Sopra un caso di acnitis. Giorn. ital. Mal. vener. Pelle **63**, 40 (1922). (c) Contributo allo studio dell'eritema indurato del Bazin. Giorn. ital. Mal. vener. Pelle **65**, 1120 (1924). — BUTLER: Papulonecrotic tiberculid. Arch. of Derm. **13**, 580 (1926). — BUTLER, JOHN: Ultraviolet ray therapy in dermatology. Arch. of Dermat. **9**, 51 (1924). — BUY WENNINGER, L. M. DE: Ein Fall von Lupus. Ref. Zbl. Hautkrkh. **17**, 194. — BYDAL, T.: Erfahrungen über Erythema nodosum und Tuberkulose. Ref. Zbl. Hautkrkh. **22**, 353 (1927).

CABOCHE, H. A.: Rolle der Nasenschleimhaut bei der Entstehung des Lupus. Ref. Mh. Dermat. **46**, 575. — CAFFARENA DARIO e ACHILLE MORANDO: Beitrag zur Kenntnis der Wirkung der Sera auf das Tuberkulin bei der Cutanreaktion der Kinder. Ref. Zbl. Hautkrkh. **18**, 773. — CALAMATI: Experimentelle Untersuchungen über die Histogenese des Tuberkels. Ref. Zbl. Tbk.forschg **26**, 162 (1927). — CALAMATI, MARIO: Ricerche sperimentali sull'istogenese del tubercolo. Haematologica (Palermo) **6**, 197 (1925). — v. CALCAR, R. P.: Beiträge zur Kenntnis des Wesens der Tuberkulinreaktion. Berl. klin. Wschr. **49**, 2262 (1912). — CALDAROLA, P.: Sopra un caso di gomme tubercolari cutanee multiple, simulanti, all'inizic un'eruzione di eritema nodoso contusiforme. Giorn. ital. Mal. vener. Pelle **63**, 574 (1922). — M'CALL-ANDERSON: Empfehlung des Tuberkulin. Brit. J. Dermat. **17**, Nr 9 (1905). Ref. Mh. Dermat. **1905**, 568. — CALLENBERG, J.: (a) Die Behandlung des Lupus mit Sanocrysin. Dtsch. med. Wschr. **53**, 410 (1927). (b) Ergebnisse unserer Pyotropinbehandlung beim Lupus. Dtsch. med. Wschr. **51**, Nr 12, 472 (1925). — CALMETTE, A.: (a) L'état actuel de nos connaissances sur la vaccination antituberculeuse. Presse méd. **34**, 897 (1926). Ref. Zbl. Tbk.forschg **27**, 815 (1927). (b) L'infection bacillaire et la tuberculose. p. 356. Paris: Masson & Co. 1922. (c) L'état actuel de nos connaissances sur la vaccination antituberculeuse. Presse méd. Juli 1926. (d) Existe-t-il dans la nature ou peut-on créer artificiellement des formes saprophytiques du bacille de KOCH qui soient capables de se transformer en bacille tuberculeux virulent? Revue de la Tub. **15**, No 6, 716 (1924). (e) Sur la question du transformisme des bacilles paratuberculeux et des bacilles tuberculeux. Ann. Inst. Pasteur **22**, 593 (1924). (f) The question of the transmutation of tubercle bacilli and paratubercle bacilli. Amer. Rev. Tbc. **12**, 355 (1925). (g) Schutzimpfung mit B. C. G. gegen Tuberkulose. Wien. klin. Wschr. **41**, Nr 21, 725 (1928). (h) Gli elementi filtrabili del virus tubercolare. Ref. Zbl. Hautkrkh. **30**, 28. — CALMETTE, A., A. BOQUET et L. NÈGRE: Essais de vaccination contre l'infection tbc. par voie buccale chez les petits animaux de laboratoire. Ann. Inst. Pasteur **38**, No 5, 399. — CALMETTE, A., M. BRETON et G. PETIT: Influence de la tuberculine sur la phagocytose „in vivo" du bacille tuberculeux. C. r. Soc. Biol. Paris **63**, 324 (1907). — CALMETTE u. GUÉRIN: Nouvelles recherches expérimentales sur la vaccination des bovidés contre la tuberculose. Ann. Inst. Pasteur **34**, 553 (1920). — CALMETTE, A. et GUÉRIN: (a) Contribution à l'étude de l'immunité antituberculeuse chez les bovides. Ann. Inst. Pasteur **28**, 329 (1914). (b) Origine intestinale de la tuberculose pulmonaire etc. Ann. Inst. Pasteur **20**, 353 u. 609 (1906). — CALMETTE, A.,

L. NÈGRE et A. BOQUET: Essais de vaccination du lapin et du cobaye contre l'infection tuberculose. Ann. Inst. Pasteur **36**, No 9. — CALMETTE et VALTIS: Les éléments virulents filtrables du bacille tuberculeux. Ann. Méd. **19** (1926). — CALMETTE, A., J. VALTIS et M. LACOMME: Transmission intrautérine du virus tuberculeux de la mère à l'infant. Presse méd. **34**, 1409 (1926); C. r. Acad. Sci. Paris **183**, 835 (1926). — CALMETTE, A., J. VALTIS, L. NÈGRE et A. BOQUET: Infection expérimentale transplacentaire par les éléments filtrables du virus tuberculeux. C. r. Acad. Sci. Paris **181**, 491 (1925). — CAMP, O. DE LA: Die Strahlenbehandlung der Tuberkulose. Strahlenther. **13**, 549 (1922). — CAMPANA: Il trattamento del lupus volgare in rapoporto alla patogenia. 16. intern. Kongr. Budapest **1909**, 77. — CANUYT et TERRACOL: Lupus des fosses nasales. Traitement curiethérapique (radium puncture). Guérison. Réun. Strasbourg. Bull. Soc. franç. Dermat. **31**, 139 (1924). — CAPELLE: Contribution à l'étude du lupus erythemateux des muqueuses. Thèse de Lille **1901** (zit. nach LEW. — CAPELLE, v. TH. J.: Über Tuberkulinanaphylaxie und ihren Zusammenhang mit dem Wesen der Tuberkulinreaktion. Zbl. Bakter. **60**, 531 (1911). — CAPELLI, J.: (a) Über eine eruptive Form von atypischer diffuser hämatogener Hauttuberkulose. Ref. Arch. f. Dermat. **125**, 924 (1920). (b) Osservazioni istologiche su aree di cute apparentemente sana di malati affetti da dermatosi varie. Giorn. ital. Mal. vener. Pelle **65**, 1159 (1924). (c) Histologische Untersuchungen über die Wirkung der KROMAYER-Lampe auf die normale Haut des Menschen und beim Lupus vulgaris. Arch. f. Dermat. **95**, 107 (1909). (d) Nuove osservazioni istologische sulla cute sana di pazienti affetti da tuberculosi cutanea. Giorn. ital. Dermat. **66**, H. 2, 568 (1925). (e) Sui rapporti fra tubercolosi cutanea e tubercolosi viscerale. Giorn. ital. Dermat. **69**, 834 (1928). — CAPULIČ, V. u. M. PINNER: Leitlinien zur Beurteilung der Quaddelprobe. Med. Klin. **17**, 166 (1921). — CARBONARA, GIACOMO: Beitrag zum Studium des Erythema nodosum. Ref. Zbl. Hautkrkh. **23**, 666 (1927). — CARLE: Erythéme induré et tuberculose. Lyon méd. **1901**, No 10. Zit. nach LEW. — CARNOT, P., H. BÉNARD, E. BIANCANI u. AZERAD: Action empêchante locale de l'irradiation par les Ultraviolets sur les réactions cutanées à la tuberculine. C. r. Soc. Biol. Paris **96**, 915 (1927). — CAROL, W. L. L.: Tuberculosis cutis indurativa disseminata. Ref. Zbl. Hautkrkh. **18**, 683. — CARTIA, BARTOLOMEO: Il valore della intradermoreazione con siero di cavallo nella diagnosi della tubercolosi. (Reazione di Busacca.) Giorn. ital. Mal. vener. Pelle **65**, 1495 (1924). — CASATI: Meine persönlichen Erfahrungen über die Strahlenbehandlung mit der verbrennungsfreien Ultra-Sonne. Fortschr. Med. **41**, Nr 7. — CASIELLO, ANTONIO: Erythema nodosum und Bacillosis. Ref. Zbl. Hautkrkh. **27**, 50 (1928). — CASSEL, J.: Über die Doppelerkrankung an Lues congenita und Tuberkulose bei Kindern. Med. Klin. **18**, 1024 (1922). — CASTELLANA, ANTONIO: Fagocitosis del bacillo tubercolare in diverse condizioni. Ref. Zbl. Hautkrkh. **7**, 315 (1923). — CASTREN, HARRY: Studien über die Struktur der Fibroblasten, Epitheloidzellen und Riesenzellen des tuberkulösen Gewebes beim Menschen. Ref. Zbl. Tbk.forschg **24**, 477 (1925). — CAVAZZUTI, ALFONSO: Sul potere battericida dei sali di tellurio e di selenio. Ann. Igiene **31**, 551 (1921). — CEELEN, W. u. RABINOWITSCH, L.: Über Lymphogranulomatose und ihre Beziehung zur Tuberkulose. Z. Tbk. **27**, 175 (1917). — CELADA: Sulla radiotherapia dei linfomi tubercolari. Ref. Strahlenther. **17**, 635 (1924). — DELLA CELLA, F. A.: Über das Verhalten tuberkulöser Tiere gegen die subcutane Infektion mit Tuberkelbacillen. Zbl. Bakter. **35**, 282 (1904). — CEMACH, A.: Zur Phototherapie der Kehlkopftuberkulose. Z. Ohrenheilk. **10**, 270 (1924) u. Mschr. Ohrenheilk. **1919**. — CEMACH, ALEX: Heilung von Psoriasis durch Tuberkulomucin. Arch. f. Dermat. **125**, 11 (1917). — CEPULIC, V.: Tuberkulide der Haut, hervorgerufen durch Reintuberkulin. Beitr. Klin. Tbk. **46**, 469 (1921). — CERESOLE, G.: Ophthalmoreaktion bei Hautkrankheiten. Ref. Arch. f. Dermat. **98**, 144 (1909). — CERVERÓ LACORT, ALFONSO: Beitrag zum Studium der Morphologie und Entwicklung der KOCHschen Bacillen. Ref. Zbl. Hautkrkh. **4**, 332 (1922). — CHAMPTALOUP, SYDNEY: Multiple subcutane Tuberkulose einer Circumcision. Behandlung mit Tuberkulin. Ref. Arch. f. Dermat. **122**, 369 (1918). — CHANCELLER, PH. S.: Beitrag zur Frage des Primäraffektes bei der Tuberkulose. Z. Kinderheilk. **10**, 12 (1924). — CHATELLIER: Sur la tuberculide licheniforme et nitida. Ann. de Dermat. **7**, No 9 (1919). — CHATELLIER, L.: Lupus chez le nourrisson. Ann. de Dermat. **6**, 265 (1925). — CHATELLIER u. RIGAUD: Lupus condylomateux de la langue. Bull. Soc. franç. Dermat. **34**, 341 (1927). — CHAUFFARD et GIRARD: Réactivation tuberculinique de l'érythema noueux. Bull. Acad. Méd. Paris, III. s. **81**, 182 (1919). — CHAUFFARD, A. et J. TROISIER: (a) Erythème noueux expérimental par injection intradermique de tuberculine. Bull. Soc. méd. Hôp. Paris, 21. Jan. **1909**, 7. (b) A propos des injections intradermiques de toxines dans l'érythème noueux. Bull. Soc. méd. Hôp. Paris, 6. Mai **1909**, 772. — CHEVALLIER et BLAMOUTIER: Nodosités sous-cutanées coexistant avec des tuberculides du pied traitées et guéries par des injections de tuberculine. Bull. Soc. franç. Dermat. **29**, 3 (1922). — CHIARI, H., E. NOBEL u. A. SOLÉ: Versuche mit dem d. B. C. G. Stamm CALMETTES. Z. Tbk. **50**, 24 u. **51**, 354 (1928). — CHITROWO: Lupus pernio. Zit. ZIELER: Hauttuberkulose. — CHOMPRET, J.: Tuberculose miliaire de la gencive et de la lèvre. Bull. Soc. franç. Dermat. **24**, 305

(1913). — Christeller, E.: Über Tuberkulose des Penis. Med. Klin. **23**, 1487 (1927). — Christen, Th.: Ersatz für Sonnenlicht. Dtsch. med. Wschr. **43**, Nr 50, 1558 (1917). — Christensen: Das Tuberkulosediagnosticum Fornet. Beitr. Klin. Tbk. **60**, 151 (1925). — Christianson: Hämorrhagisches nekrotisches Tuberkulid bei einem 7 jährigen Kinde. Dän. dermat. Ges., Sitzg 6. Okt. 1926. Zbl. Hautkrkh. **22**, 475 (1927). — Christie, J. F.: (a) Tuberculosis of the skin. Brit. med. J. **1924**, No 3299, 527. (b) Tuberculosis of the skin, with special reference to lupus vulgaris. Lancet **206**, 653 (1924). — Christopherson, J. B.: Lupus Leishmaniasis: A Leishmaniasis of the skin resembling Lupus vulgaris hitherto unclassified. Brit. J. Dermat. **35**, 123 (1923). — Chybczynski: Über Verwendung der Einreibung mit Tuberkulin zu diagnostischen Zwecken. Mh. Dermat. Ref. **47**, 624 (1908). — Cimmino, Giuseppe: Einfluß des Durchblutungszustandes der Haut auf die Pirquetsche Hautreaktion. Ref. Zbl. Hautkrkh. **28**, 262 (1929). — Cimoca, Valeriu: Beiträge zur Behandlung mit Lebertran durch intramuskuläre Injektion (Präparat Gadil Wassermann). Ref. Zbl. Hautkrkh. **12**, 154 (1924). — Cipriani, Mariano: Della fototerapia nel campo dermatologico in generale e nel trattamento del lupus in particolare. Ref. Zbl. Hautkrkh. **26**, 375 (1928). — Ciuffini, P.: L'eritema polimorfo nella tuberculosi. Riforma med. **1911**, No 10. — Ciuffo, A.: Ricerche sperimentali sulla tuberculosi cutanea. 7. intern. med. Kongr. Rom **1912**, 274. — Ciuffo, G. e G. Ballerini: Alcuni recenti metodi di diagnosi della tubercolosi in dermatologia. Giorn. ital. Dermat. **42**, 660 (1907). — Civatte, A.: (a) Lichen nitidus coexistant avec un lichen plan. Bull. Soc. franç. Dermat. **22**, 65 (1911). (b) Note pour servir à l'étude des tuberculides papulosquameuses. Ann. de Dermat. **1906**, 208 s. Lew. (c) Lichen nitidus et lichen plan. Bull. Soc. franç. Dermat. **34**, 666 (1927). — Clairmont, P.: Zur Wundbehandlung durch Ansäuerung und zur Beeinflussung des Mineralstoffwechsels bei Tuberkulose. Münch. med. Wschr. **73**, Nr 47, 1968 (1926). — Clairmont, P. u. A. Dimtza: Zur Ernährungsbehandlung der Tuberkulose. Klin. Wschr. **1930**, 5. — Clark: Lupus vulgaris successfully treated with radium. Arch. of Dermat. **14**, 99 (1926). — Cobbett, Louis: The role of the three types of tubercle bacilli in human and animal tuberculosis. Lancet **202**, 979 (1922). — Cohen, Jos.: Über zwei Fälle von Tuberkulose des weichen Gaumens, von denen der eine klinisch als primäre Tuberkulose aufzufassen ist. Z. Laryng. usw. **14**, 131 (1925). — Cohn, Albert: Beitrag zur Serodiagnostik der Tuberkulose mit der Daranyischen Kolloidlabilität. Z. Tbk. **42**, 484 (1925). — Cohn, P.: Demonstration von familiärem Lupus erythematodes. Dtsch. dermat. Ges. 9. Kongr. Bern **1906**, 466. — Cohn, C. u. Marie Opificius: Über Lupus follicularis disseminatus. Arch. f. Dermat. **90**, 339 (1908). — Coley and Ewing: Acute lymphatic tuberculosis with purpura. New York path. Soc. **1910**, 145. Zit. nach Lew. — Collmann, Karl: Die Färbemethoden nach Much und Ziehl zum Nachweis von Tuberkelbacillen im Gewebe. Dermat. Z. **23**, 321 (1916). — Comby: Tuberculose cutanée chez les enfants. Arch. Méd. Enf. **1898**. — Comby, Jules: L'acrocyanose permanente des jeunes sujets. Arch. Méd. Enf. **31**, 645 (1928). — Camus, J. et Pagniez: Lésions pulmonaires consécutives à l'introduction d'acides gras par la voie vasculaire. C. r. Soc. Biol. Paris **53**, 437 (1907). — Conradi, Erich: Tuberkulosenachweis im Tierversuch mit Hilfe der Pirquetschen Reaktion. Münch. med. Wschr. **60**, Nr 29, 1592 (1913). — Coppez, Henri: Sur les tuberculides de la conjonctive. Ref. Zbl. Hautkrkh. **10**, 372 (1924). — Coppolino, C.: Sopra due casi di tuberculide papulonecrotica. Giorn. ital. Dermat. **52**, 402 (1911). — Cormac, Mac H.: (a) Case of lupus erythematosus with hypodermic nodules. Proc. roy. Soc. Med. **17**, 2 (1923). (b) Two cases of lupus vulgaris with treatment. Proc. roy. Soc. Med. **16**, 83 (1923). (c) Tuberculide treated with novarsenobillon. Proc. Roy. Soc. Med. **14**, No 6, 62 (1921). (d) Sarcoid of the hand resembling granuloma annulare. Proc. roy. Soc. Med. **22**, 354 (1929). — Corper, H. J. and Saling Simon: An attempt to differentiate human and bovine tubercle bacilli by means of the anaphylactic reaction. Amer. Rev. Tbc. **6**, 1087 (1923). — Cosco, G. B. Rosa u. C. de Benedictis: Über einen Fall cutaner Rindertuberkulose beim Menschen. Zbl. Bakter. **66**, 161 (1912). — Couland, E.: (a) Schilddrüse und Tuberkulose. Zbl. Tbk.forschg **22**, 116. (b) La tuberculose chez les lapins de souche hyperthyroidienne. Revue de la Tbc. **4**, 548 (1923). (c) Bacilles morts et réactions tuberculiniques. C. r. Soc. Biol. Paris **89**, 1023 (1923). (d) La cutireaction à la tuberculine pendant les règles et après ovariotomie. Bull. Soc. méd. Hôp. Paris **37**, 5. — Coulthard, H. L.: (a) Complement-fixation in tuberculosis. Edinburgh med. J. **30**, 101 (1921). (b) The complement fixation tast in tuberculosis. Ref. Zbl. Hautkrkh. **11**, 296 (1924). — Courmont, J. et Ch. André: Tuberculose cutanée par passage des bacilles à travers la peau. C. r. Soc. Biol. Paris **63**, 16 (1907). — Courmont, Paul, J. Gaté et G. Papacostas: La formolgélification dans la tuberculose. C. r. Soc. Biol. Paris **89**, 1303 (1923). — Courmont et Lesieur: Passage du bac. tuberculeux à travers la peau etc. C. r. Soc. Biol. Paris **62**, 1143 (1907). — Courmont et Nicolas: Sérodiagnostic tuberculeux chez les lupiques. Lyon méd. **1905**, No 821. Zit. nach Lew. — Courmont, J., P. Savy et Charlet: Six cas d'érythème neueux. Zit. Zieler, Hauttuberkulose. — Coyon et Gougerot: Tuberculoses cutanées: Lupus pernio des mains etc. Tuberculides papulo-nécrotiques du bras. Bull.

Soc. franç. Dermat. **22**, 425 (1911). — COZZOLINO, O.: Die tuberkulöse Anergie bei Varicellen und bei Mischinfektionen derselben mit anderen Infektionskrankheiten. Ref. Zbl. Hautkrkh. **18**, 771. — CRANSTON, LOW: (a) Carbonic acid snow as a therapeutic agent etc. Edinburgh med. J. **1911**. Zit. nach LEW. (b) The cutaneous tuberculin reaction in skin diseases. Edinburgh med. J. **3**, 151 (1909). — CRAWFORD: Lupus vulgaris. Arch. of Dermat. **6**, 257 (1922). — CRONQUIST: Tuberkulinstudien bei Kindern. Jb. Kinderheilk. **85**, 1 (1917). — CRUICE, J. M.: The incidence of purpura in the course of chronic pulmonary tuberculosis. Amer. J. med. Sci. **114**, 875 (1912). — CUBONI, E.: Die Autourinreaktion von WILDBOLZ und die vergleichende Untersuchung der Leukocytenformel zwischen ihr und der Tuberkulin-Hautreaktion. Ref. Zbl. Hautkrkh. **18**, 168 (1926). — CUMMINS, S. L.: The cutaneous tuberculin test applied to a series of definitely diagnosed cases of tuberculosis. Brit. J. med. **1924 I**, 186. — CURSCHMANN, H.: Untersuchungen über Tuberkulincutanreaktionen. Med. Klin. **17**, 659 (1921). — CURSCHMANN, W.: Zur Theorie der Tuberkulinwirkung. Dtsch. med. Wschr. **51**, Nr 4, 147 (1925). — CZEPA, A.: Das Problem der wachstumsfördernden und funktionssteigernden Röntgen-Radiumwirkung. Strahlenther. **16**, 913 (1924). — CZERNY, AD. u. HELENE ELIASBERG: Die Behandlung schwerer Tuberkulosen bei Kindern: mit Rinderserum. Jb. Kinderheilk. **102** (III. F. **52**), 321 (1923). — CZICKELI, H. u. R. HALLER: Über die Brauchbarkeit verschiedener Tuberkulinisierungsmethoden zu diagnostischen Zwecken. Wien. klin. Wschr. **38**, Nr 5, 138 (1925).

DACO: Lupus traité par les sels de terres rares. Zit. Zbl. Hautkrkh. **3**, 176. — DAELS, F.: Zur Kenntnis der cutanen Impfpapel bei der Tuberkulosediagnose nach v. PIRQUET. Med. Klin. **4**, 58 (1908). — DALE, H. H.: Progress and prospects in chemotherapy. Lancet **207**, 257 (1924). — DAMMANN, C. u. L. RABINOWITSCH: Über die Häufigkeit des Vorkommens von Rindertuberkelbacillen beim Menschen. Z. Tbk. **21**, 158 (1914). — DANDOIS: Lupus vegetansartige Affektion am Munde, dabei W.R. positiv; die Affektion wird durch Ol. cinereum und Salvarsan erst bedeutend gebessert, bleibt dann aber stationär. Ref. Arch. f. Dermat. **122**, 631 (1918). — DANEL, L.: Sarcoides sous-cutanées en nappe, developpées symétriquement dans les fesses. Bull. Soc. franç. Dermat. **35**, 331 (1928). — DANLOS: Tuberculides cutanées généralisées de forme papulo-acnéique simulant de très près la syphilide etc. Ann. de Dermat. **1905**, 84. — DANLOS et DEHÉRAIN: Tuberculose serpigineuse des membres inférieurs. Ann. de Dermat. **1906**, 270. — DANLOS et LÉVY-FRANKEL: Des vastes ulcérations tuberculeuses datant de 11 années. Bull. Soc. franç Dermat. **19**, 226 (1908). — DANLOS et PATHAUT: Tuberculose vulvaire et leucoplasie. Ann. de Dermat. **1907**, 675 (s. LEW.). — DANSEL: Über beiderseitige sogenannte Sycosis lupoide. Gaz. méd. Paris **1913**, No 216, 304. — DARANYI, J. v.: Eine Reaktion der Kolloidlabilität des Serums bei Toxinbildung im Organismus, besonders bei aktiver Tuberkulose. Dtsch. med. Wschr. **48**, Nr 17, 553 (1922). — DARANYI, JULIUS VON: Die Bestimmung und Bedeutung der Erhöhung der Serumflockbarkeit (Labilität) bei Tuberkulose. Beitr. Klin. Tbk. **69**, 558 (1928). — DARIER: (a) Les sarcoides cutanées et souscutanées etc. 16. intern. med. Kongr. Budapest **1909**, 222. (b) Grundriß der Dermatologie (herausg. ZWICK-JADASSOHN). Berlin: Julius Springer 1913. (c) Traitement du Lupus par un caustique électif de beurre d'antimoine. Bull. Soc. franç. Dermat. **33**, 72 (1926). — DARIER, J.: Les tuberculides devraient être appelées „Tuberculoides". Bull. Soc. franç. Dermat. **30**, 112 (1923). — DARIER et ROUSSY: Des sarcoides souscutanées. Arch. Méd. exp. **1906**, 1. — DARRIER, J. et R. WALTER: Tuberculides papulo-nécrotiques. Ann. de Dermat. **1905**, 621. — DARICAU: L'air chaud dans le traitement du lupus tuberculeux. Ref. Zbl. Hautkrkh. **4**, 160 (1922). DATTO, L.: Untersuchungen über die ABDERHALDENsche Reaktion bei Tuberkulose. Ref. Dermat. Wschr. **67**, 588 (1918). — DAUSSET, H.: Le traitement local des tuberculoses ganglionnaires par les rayons Xet les radiations de la lampe à arc. Ref. Zbl. Hautkrkh. **24**, 780 (1927). — DAUTREBANDE, LUCIEN: La période antéallergique de la tuberculose. Recherches expérimentales et cliniques. Arch. méd. belges **75**, 857 (1922). — DAVIS HALDIN: Case of tuberculosis of the skin following a Cate. Proc. roy. Soc. Med., sect. of dermat. **15**, 9 (1922). — DAVIDSON, ANSTRUTHER: Food and climate in relation to skin diseases. Urologic. Rev. **32**, 76 (1928). — DAY, L. ENOS: Skin lesions in tuberculin-reacting cattle. Ref. Zbl. Hautkrkh. **29**, 787 (1929). — JAXA-DEBICKI, JOSEF (Dr. CHANIA): Röntgenbehandlung der Kehlkopftuberkulose. Strahlenther. **18**, 161 (1924). — DEBRÉ, R. et A. H. BONNET: L'intradermo-réaction tuberculinique au cours de la tuberculose expérimentale du cobaye. C. r. Soc. Biol. Paris **86**, 485 (1922). — DEBRÉ, R. u. K. PAPP: Sur la cutiréaction tuberculinique au cours de la rougeole et la rubéole. C. r. Soc. Biol. Paris **95**, 29 (1926). — DEBRÉ, R. u. J. PARAF: Nouvelle application de la Bordet-Geugon au diagnostic de la tuberculose. C. r. Soc. Biol. Paris **71**, 65, 169, 228, 359 (1911). — DEGRAIS, P. et A. BELLOT: Curiethérapie des lésions tuberculeuses de la peau et des adénopathies bacillaires. Presse méd. **36**, 199 (1928). — DEHIO, KARL: Zur Proteinkörpertherapie. Mitt. Grenzgeb. Med. u. Chir. **35**, 251 (1922). — DEHOFF, ELISABETH: Die kombinierte Behandlung tuberkulöser Hautprozesse mit Licht, Kupfersalben und Chlornatrium. Kindertbk. **2**, 48 (1922). — DELATER, G. et R. HÜGEL: De l'insuffisance veinulaire, ses rapports avec les tuberculides cutanées. Bull. Soc. méd. Hôp. Paris **42**, 1108 (1926). — DELBANCO, E.: (a) Eine neue Tuberkulidform. Vers. d. Naturf. u. Ärzte, Sept. 1910. Ref. Arch. f. Dermat. **104**, 289 (1910). (b) Klinisches und Anatomisches zur Tuberkulose der Haut. Ref. Zbl. Tbk. **4**, 108 (1910). (c) Lupus miliaris, geheilt durch Neutuberkulin. Arch. f. Dermat. **110**, 129 (1911). — DELBANCO, ERNST: Zum Erythema induratum Bazin und zum Problem der Tuberkulide. Arb. Staatsinst. exper. Ther. Frankf. **1928**, H. 21, 47. — DELBANCO u. P. UNNA jr.: Zur Klinik und Anatomie des papulonekrotischen Tuberkulids. Hundertjahrfeier dtsch. Naturforsch. u. Ärzte in Leipzig, Sitzg 21. Sept. 1922. Ref. Zbl. Hautkrkh. **7**, 162 (1923). — DEME, R.: Zur diagnostischen Bedeutung der Tuberkelbacillen für das Kindesalter. Berl. klin. Wschr. **20**, 217 (1883). — DEMOHN, G. u. FERNBACH, H.: Zur Frage der Glycerinbouillonempfindlichkeit. Beitr. Klin. Tbk. **67**, 649 (1927). — DEMONTIS, FRANCESCO: Capillarmikroskopische Studie der Hautreaktionen auf Tuberkulin und Diphtherietoxin beim Kinde. Ref. Zbl. Hautkrkh. **28**, 527 (1929). — DENEKE, TH.: Ein Fall von Inokulationstuberkulose. Dtsch. med. Wschr. **16**, 262 (1890). — DENKS: Über Reaktionen bei Schutzimpfungen gegen Diphtherie. Dtsch. med. Wschr. **51**, Nr 40, 1655 (1925). — DESJARDINS, A. u. F. J. SMITH: Radiodermatitis aud its treatment. Ref. Zbl. Hautkrkh. **14**, 56. — DETRE, LAD.: Differentielle Tuberkulinreaktionen. Wien. klin. Wschr. **21**, Nr 6, 173 (1908).—DEUTSCH, H.: Die Behandlung tuberkulöser Hautgeschwüre mit Celluloid. Dtsch. med. Wschr. **47**, Nr 24, 686 (1921). — DEUTSCH, J.: Über einen Fall von Geflügeltuberkulose beim Menschen. Med. Klin. **21**, 1880 (1925). — DEYCKE: Praktisches Lehrbuch der Tuberkulose. Berlin: Julius Springer 1923. — DEYCKE, G.: (a) Das Wesen des Tuberkulins und neue Wege der Tuberkulosebehandlung mit Partigenen. Z. Tbk. **40**, 161 (1924). (b) Über Tuberkulin und Partigene. Münch. med. Wschr. **71**, Nr 17, 548 (1924). — DEYCKE u. MUCH: (a) Bakteriolyse von Tuberkelbacillen. Münch. med. Wschr. **56**, 1985 (1909). (b) Einiges über Tuberkulin und Tuberkuloseimmunität. Münch. med. Wschr. **60**, Nr 3, 119 (1913). (c) Bakteriolyse von Tuberkelbacillen. Münch. med. Wschr. **56**, Nr 39, 1985 (1909). — DEYCKE, G. u. H. MUCH: Entgegnung auf LÖWENSTEINs Kritik unserer Arbeit über die Bakteriolyse von Tuberkelbacillen. Zbl. Bakter. **54**, 342 (1910). — DIEHL, E.: Zur Verwendbarkeit diagnostischer Tuberkuline. Münch. med. Wschr. **68**, Nr 43, 1392 (1921). — DIEREN: Zur Frage der Brauchbarkeit der PLATZschen Tuberkulinsalbe. Med. Klin. **20**, 340 (1924). — DIETEL, F.: Kasuistik der Carcinome auf dem Boden von Lupus vulgaris. Beitr. Klin. Tbk. **63**, 667 (1926).—DIETEL, FRIED.: Benignes Miliarlupoid (Sarkoid BOECK). Münch. med. Wschr. **73**, Nr 28, 1175 (1926). — DIETL, K.: (a) Abschwächung von Tuberkulin durch Thierkohle. Med. Klin. **17**, 636 (1921). (b) Tuberkulinuntersuchungen an tuberkuloseverdächtigen Kindern. Mschr. Kinderheilk. **19**, 422 (1921). (c) Die Entwicklung der Tuberkulinempfindlichkeit im Inkubationsstadium der Tuberkulose. Beitr. Klin. Tbk. **25**, 413 (1912).—DIETL, KARL: Ein Fall von Hauttuberkulose (cutane Primärinfektion?) Mschr. Kinderheilk. **22**, 27 (1921). — DIETL, K. u. F. HAMBURGER: Über tuberkulöse Exacerbation. Beitr. Klin. Tbk. **24**, 55 (1912).—DIETERICH, W.: Röntgentherapie bei Knochen- und Gelenktuberkulose. Strahlenther. **6**, 214 (1915). — DIETRICH, A.: Über kongenitale Tuberkulose. Berl. klin. Wschr. **49**, 877 (1912). — DIETRICH, W.: Vergleichende Prüfung von Tuberkulinen verschiedener Herkunft. Dtsch. med. Wschr. **47**, Nr 15, 406 (1921). — DIETRICH, W. u. F. KLOPSTOCK: Tuberkulinüberempfindlichkeit und Anaphylaxie. Klin. Wschr. **2**, 780 (1923). — DIMTZA, A.: Der Nachweis der Tuberkulose durch die Kultur der Tuberkelbacillen. Schweiz. med. Wschr. **1928**, 1285. — DISS, A. et LÉVY GEORGES: Léiomyosarcome developpé sur ancien lupus tuberculeux de la face. Réun. Strasbourg. Bull. Soc. franç. Dermat. **31**, 108 (1924). — DISSON: Zur Röntgenbehandlung der tuberkulösen Halslymphdrüsen. Strahlenther. **10**, 307 (1920). — DITTRICH: Tuberculous osteitis and lupus vulgaris. J. cutan. Dis. **1910**, 202. — DITTRICH, OTTO: Über den Tuberkelbacillennachweis bei Tuberkuliden. Dermat. Wschr. **84**, 734 (1927). — DOCTOR, R.: Untersuchungen über Luesdiagnostik nach Guttadiaphotverfahren im Vergleich zur WASSERMANN- und MEINICKE-Reaktion. Med. Klin. **24**, 1948 (1928). — DÖLTER, W. (a) Über Bouillonempfindlichkeit. Mschr. Kinderheilk. **34**, H. 3/6, 198 (1926). (b) Zur Frage der serologischen Blutveränderungen bei Tuberkulose. Dtsch. med. Wschr. **51**, Nr 11, 431 (1925). — DÖRNER, K.: Ein Beitrag zur Pathogenese der Tuberkulose. Beitr. Klin. Tbk. **20**, 1 (1911). — DOERR, R.: Die Anaphylaxieforschung im Zeitraume von 1914—1921. Erg. Hyg. **5**, 71. — DOHEN: Lupus de la face traité par le beurre d'antimoine. Bull. Soc. franç. Dermat. **33**, 482 (1926). — DOHI, SH.: Über Lichen nitidus. Ref. Zbl. Hautkrkh. **16**, 44 (1925). — DOHI, K. u. T. HASHIMOTO: Phlebitis tuberculosa nodosa cutanea. Ref. Zbl. Hautkrkh. **7**, 271 (1923). — DOLD: Experimenteller Beitrag zur Frage der Schutzimpfung gegen Tuberkulose mittels toten Tuberkelbacillen-Materiales. Klin. Wschr. **4**, 1763 (1925). — DOLD, H.: (a) Zur Frage der Tuberkuloseschutzimpfung mit toten Tuberkelbacillen. Dtsch. med. Wschr. **53**, 12 (1927). (b) Über die Giftigkeit von wässerigen Organ-Extrakten und die entgiftende Wirkung frischen Serums. Z. Immun.forschg **10**, 53 (1911). — O'DONOVAN, W. J.: Actinotherapy in tuberculosis of the skin. Brit. J. Tbc. **21**, 196 (1927). — DORE, S. E.: Lupus vulgaris erythematoides. Brit. J. Dermat.

22, 233 (1910). — DORN, E.: (a) Die Behandlung der Kehlkopftuberkulose mittelst natürlicher und künstlicher Sonne. Z. Tbk. **43**, 312 (1925). — (b) Intracutane Schweißinjektionen und Tuberkulose. Z. Tbk. **51**, 134 (1928). — DORNO, C.: Physik der Sonnen- und Himmelsstrahlung. Strahlenther. **9**, 467 (1919). — DORSET, M.: Eiermedium zur Kultur von Tuberkelbacillen. Zbl. Bakter. **33**, 276 (1903). — DOUTRELEPONT: Die Ätiologie des Lupus vulgaris. Vortr. intern. med. Kongr. Kopenhagen 1884. — DOUTRELEPONT, J.: (a) Tuberkelbacillen im Lupus. Mh. Dermat. **2**, 161. (b) Zur Therapie des Lupus. Mh. Dermat. **3**, 1 (1884). (c) Die neuen Alttuberkulinreaktionen, die Cutisreaktion (v. PIRQUET) und die Ophtalmoreaktion (WOLFF-EISNER, CALMETTE). Sitzgsber. Niederrhein. Ges. Natur- und Heilk. Bonn, 18. Nov. 1907, S.-A. (d) Behandlung des Lupus. Dtsch. med. Wschr. **36**, Nr 32, 1510 (1910). (e) Histologische Untersuchung über die Einwirkung der Finsenbestrahlung bei Lupus. Dtsch. med. Wschr. **31**, Nr 32, 1260 (1905). (f) MUCHsche Granula und Tuberkulide. Dtsch. med. Wschr. **36**, Nr 36, 1682 (1910). — DOWLING, G. B.: (a) Case of rare seborrhoeide. Proc. roy. Soc. Med. **20**, No 12, 108 (1927). (b) Annular sarcoid. Proc. roy. Soc. Med. **21**, 1765 (1928). (c) Note on two cases of lichen nitidus. Brit. J. Dermat. **39**, 285 (1927). DOVE, S. E.: A case of cutaneous tuberculosis following the operation of tattoaing. Brit. J. Dermat. **30**, 22 (1918). — DREESEN, H.: Über das Vorkommen von Tuberkelbacillen im strömenden Blute. Med. Klin. **9**, 580 (1913). — DRESSLER, W.: Über eine Kombination von Acne conglobata und acneiformen Tuberkuliden zugleich ein Beitrag zur Pathogenese der Tuberkulide. Arch. f. Dermat. **140**, 189 (1922). — DREYER: Lupuscarcinome. Köln. dermat. Ges. 26. Okt. 1928. Ref. Zbl. Hautkrkh. **29**, 153. — DREYER, G.: Some new principles in bacterial immunity: their experimental foundation, and their application to the treatment of refractory infections. Brit. J. exper. Path. **4**, 146 (1923). — DUBOIS: Angiokeratom und Pernionen. Schweiz. dermat. Ges. Bern, 23. Juli 1914. Ref. Dermat. Wschr. **63**, 715 (1916). — DUBREUILH, W. et P. JOULIA: Du lupus pernio. Ann. de Dermat. **5**, No 12, 689. — DUBUY-DUTEMPS, L.: Lupus palpébral traité avec succès par l'excision et la greffe. Annales d'Ocul **165**, 849 (1928). — DUCHINOFF, S.: Über den Nachweis von Tuberkelbacillen im Blute bei chirurgischer Tuberkulose. Beitr. klin. Chir. **79**, 1 (1912). DÜBI, M.: Über wissenschaftliche Grundlagen der SAHLIschen Methode der Behandlung der Tuberkulose durch multiple cutane Tuberkulinimpfungen. Beitr. Klin. Tbk. **29**, 195 (1914). — DÜNNER, L. u. A. HOROWITZ: Die Verhinderung der Tuberkulinreaktion durch Serum, Transsudat und Exsudat. Berl. klin. Wschr. **58**, 665 (1921). — DÜRING: Ein Fall von „Lupus miliaris" oder sogenanntem „Acnelupus". Mh. Dermat. **7**, 1131 (1888). — DUFESTEL: La pigmentation. Ses conséquences au point de vue du traitement actinotherapique. Ann. de l'Inst. Actinol. Paris **2**, 88 (1928) — DUFKE: Lupus pernio. Dtsch. dermat. Ges. i. d. C.S.R.-Sitzg 24. Febr. 1929. Ref. Zbl. Hautkrkh. **30**, 178 (1929). — DUJARDIN, B.: Gehört die Psoriasis zu den Tuberkuliden? Progrès méd. 1. Jan. 1914. — DUJARDIN, B. et CH. DUPREZ: L'allergie dans la tuberculose et la syphilis. Ann. Méd. **14**, 161 (1923). — DUKEN, J.: (a) Das papulo-annuläre Tuberkulid. Z. Kinderheilk. **43**, 335 (1927). (b) Tuberculosis verrucosa cutis durch Daumenlutschen bei einem Säugling. Arch. Kinderheilk. **81**, 100 (1927). (c) Tuberkulöser Primäraffekt an der Oberlippe eines zweijährigen Kindes. Arch. Kinderheilk. **84**, 223 (1928). — DUNGERN, v.: Beitrag zur Tuberkulosefrage auf Grund experimenteller Untersuchungen an anthropoiden Affen. Münch. med. Wschr. **53**, Nr 1, 4 (1906). — DUNLOP, J.: Erythema nodosum und Tuberkulose. Brit. med. J. **1912 II**, 120. — DUPUY-DUTEMPS, L.: Evolution différente des greffes pédiculées et des greffes transportées dans un cas de lupus de la face. Bull. Soc. franç. Dermat. **33**, 380 (1926). — DURAND: Les formes filtrantes du virus tuberculeux. Bull. Acad. Méd. Paris **95**, (1926). — DUWÉ: Thérapeutiquedu lupus par l'essence de térébenthine. Ref. Zbl. Hautkrkh. **11**, 325 (1924). — DUVERGEY, J.: Tuberculose de l'urètre avec rétrécissement tuberculeux. J. d'Urol. **14**, 326 (1922).

EAGLETON, A. J.: The standarisation of Tuberculin. Lancet **1921**, I, 429. — EASTWOOD and GRIFITTH: (a) The characteristics of tubercle bacilli in human bone and joint tuberculisis. J. of Hyg. **15**, 257 (1916). (b) The types of tubercle bacilli occurring in tuberculisis of the human genito urinary tract. J. of Hyg. **15**, 310 (1916). — EBBECKE: Die Hautquaddel als ein Beispiel experimenteller Entzündung. Zbl. Path. **33**, 566 (1923). — EBER, A.: (a) Die Bekämpfung der Rindertuberkulose durch Schutzimpfung. Z. Tbk. **27**, 263 (1917). (b) Zur Frage der Tuberkelbacillentypen. Beitr. klin. Tbk. **60**, 511 (1925). — EBER, A. u. L. LANGE: Neue Passageversuche mit menschlichem Tuberkulosematerial. Ein Beitrag zur Frage der Typenumwandlung der Tuberkelbacillen.) Beitr. Klin. Tbk. **54**, 1 (1923). — EBERSON, FRIEDERICK: (a) Identification of skin-reacting substance in blood sera from tuberculous patients and animals. Proc. Soc. exper. Biol. a. Med. **24**, 79 (1926). (b) Studies in tuberculosis. IV. Significance of lymphangitis occuring with cutaneous tuberculin tests in children. Amer. J. Dis. Childr. **29**, 29 (1925). — EBERT: (a) Livedo reticularis and Erythema induratum. Arch. of Dermat. **14**, 72 (1926). (b) Livedo reticularis and tuberculid. Arch. of Dermat. **16**, 101 (1927). — EBERT, M. H.: Livedo reticularis. Arch. of Dermat. **16**, 426 (1927). — EDEL, K.: Acne conglobata. Ref. Zbl. Hautkrkh. **22**, 364 (1927). — EDLING, L.:

Unsere Resultate der Röntgenbehandlung bei tuberkulösen Halslymphomen in Lund 1908—1918. Zbl. Hautkrkh. **4**, 129 (1922). — EFRON, N. S. u. W. A. POSPELOFF: Zur Pathogenese des Lichen spinulosus Crocker-Adamson. Arch. f. Dermat. **153**, 257 (1927). — EGERT, W.: Über das Kontrastphänomen bei lokaler Tuberkulinapplikation. Wien. klin. Wschr. **27**, Nr 11, 263 (1914). — EGGERS, H.: Experimentelle Beiträge zur Kritik der Cu-Behandlung der Tuberkulose. Beitr. Klin. Tbk. **47**, 373 (1921). — EHARA, ICHIRO: (a) Tuberculosis miliaris ulcerosa am Penis und Penistuberkulid. Ref. Zbl. Hautkrkh. **24**, 497 (1927). (b) Über einen Fall von strangartiger Phlebitis obliterans, wahrscheinlich tuberkulöser Natur. Ref. Zbl. Hautkrkh. **27**, 296 (1928). — EHMER, TH. u. J. HAMMERSCHMIDT: Über den Sitz der anaphylaktischen Reaktion. Klin. Wschr. **7**, 931 (1928). — EHRHARDT, O.: Primäre Tuberkulose der Mundschleimhaut usw. Dtsch. med. Wschr. **37**, Nr 3, 124 (1911). — EHRMANN: (a) Lupus vulgaris des Vorderarmes und frische sekundäre Syphilis. Ref. Mh. Dermat. **42**, 85 (1906). (b) Generalisiertes Miliarlupoid. Wien. dermat. Ges., Sitzg 3. Mai 1923. Ref. Zbl. Hautkrkh. **9**, 167. (c) Acneiforme Tuberkulide mit Livedo lenticularis (ADAMSON). Wien. dermat. Ges., Sitzg 7. Mai 1925. Zbl. Hautkrkh. **18**, 156. (d) Lupus follicularis disseminatus (TILBURY-FOX). Wien. dermat. Ges., Sitzg 6. Dez. 1923. Zbl. Hautkrkh. **12**, 136. (e) Lived o racemosa bei Lues. Wien. dermat. Ges., Sitzg 9. März 1922. Zbl. Hautkrkh. **5**, 127. — EHRMANN, S.: (a) Weitere Mitteilungen über syphilitische Veränderungen der Hautgefäße. Arch. f. Dermat. **113**, 261 (1912). (b) Die Tuberkulide. Wien. med. Wschr. **63**, 2330 (1913). (c) Zur Frage der Livedo racemosa. Dermat. Wschr. **69**, 555 (1919). (d) Ulcus tuberculosum der Nase. Wien. dermat. Ges. 30. April 1902. Arch. f. Dermat. **63**, 375 (1902). Wschr. **69**, 555 (1919). (e) Was ist Chilblain-Lupus von HUTCHINSON und was Lupus pernio von BESNIER-TENNESON? Unna Festschrift **1910**, 574. (f) Zur Kenntnis der kombinierten radio-therapeutischen und medikamentösen Behandlung des Lupus vulgaris und erythematodes. Strahlenther. **7**, 610 (1916). (g) Acne vulgaris. Acne cachecticorum. MRACEKs Handbuch Bd. 1, S. 497 u. 520. Wien: Alfred Hölder 1902. (h) Die Tuberkulide. Arch. Dermat. **119**, 83 (1914). — EHRMANN, S. u. S. REINES: Zur Frage des Lupus erythematodes und der Tuberkulide überhaupt. Med. Klin. **4**, 1298 (1908). — EHRMANN, S. u. L. WERTHEIM: Über verruköse und spinulöse Morphen von hämatogener Hauttuberkulose. Dermat. Z. **46**, 141 (1926). — EGHIAYAN, A.: La roentgenthérapie de la tuberculose de la langue. Schweiz. med. Wschr. **1929**, I, 463. — EIDINOW, A.: The bactericidal action of light on tubercle bacilli. Brit. med. J. **1927**, No 3473, 160. — EISELSBERG, A. v.: Ausgedehnte multiple Knochentuberkulose durch Aufenthalt in Leysin geheilt. Wien. klin. Wschr. **24**, Nr 25, 921 (1911). — EISENBERG, PH. u. KELLER: Über Spezifität der Serodiagnostik der Tuberkulose. Zbl. Bakter. Orig. **33**, 549 (1903). — EISENBERGER, PH.: Über neue Methoden der Tuberkelbacillen-Färbung. Berl. klin. Wschr. **47**, 338 (1910). — EISENSTAEDT: Tuberculous gummatous Lymphangitis. Arch. of Dermat. **6**, 516 (1922). — EITNER, E. u. E. STOERK: Serologische Untersuchungen bei Tuberkulose der Lunge und der Haut. Wien. klin. Wschr. **22**, Nr 23, 808 (1909). — ELIASCHEFF, OLGA: (a) Tuberculides groupées à grandes papules (variété JADASSOHN) du membre inférieur droit et lupus érythémateux de la face. Rèun. Strasbourg. Bull. Soc. franç. Dermat. **31**, 33 (1924). (b) Lupus vulgaire érythématoide. Rèun. Strasbourg. Bull. Soc. franç. Dermat. **32**, 157 (1925). — ELLERMANN, V. u. A. ERLANDSEN: Über quantitative Ausführung der cutanen Tuberkulinreaktion und über die klinische Bedeutung des Tuberkulintiters. Dtsch. med. Wschr. **35**, Nr 10, 436 (1909). — ELSÄSSER, F. A.: Erfahrungen mit dem Tuberkulin ROSENBACH. Dtsch. med. Wschr. **39**, Nr 25, 1198 (1913). — EMMERICH, E.: Über die klinische Bedeutung der cutanen und percutanen Tuberkulinreaktion beim Erwachsenen. Münch. med. Wschr. **55**, Nr 20, 1066 (1908). — ENGEL, St.: Beiträge zur Tuberkulosediagnostik im Kindesalter. (Die Intracutanreaktion.) Dtsch. med. Wschr. **37**, Nr 36, 1637 (1911). — ENGEL u. BAUER: Erfahrungen mit der v. PIRQUETschen Tuberkulinreaktion. Berl. klin. Wschr. **44**, 1169 (1907). — ENGELBRETH: Ist Lupus Rindertuberkulose? Mh. Dermat. **50**, 247 (1910). — ENGELHARDT, G.: Histologische Veränderungen nach Einspritzung abgetöteter Tuberkelbacillen. Z. Hyg. **41**, 244 (1902). — ENGELHARDT, W.: Zur Diätbehandlung der Hauttuberkulose. 16. Kongr. Dtsch. dermat. Ges. Königsberg, Sitzg 4.—10. Aug. 1929. Ref. Zbl. Hautkrkh. **31**, 418 (1929). — ENGWER: (a) Die Behandlung der Hauttuberkulose in der Praxis mit besonderer Berücksichtigung der Tuberkulintherapie nach PONNDORF. Ther. Halbmh. **35**, H. 9. (b) Über Anticutine im Serum Trichophytiekranker. Berl. klin. Wschr. **58**, 803 (1921). (c) Eine Tuberkulinreaktion der Lymphgefäße. Dermat. Wschr. **70**, 188 (1920). — ENTZ, R.: Über das Verhalten der menschlichen Haut gegen verschiedene bakterielle Giftstoffe. Wien. klin. Wschr. **21**, Nr 12, 379 (1908). — EPSTEIN, B.: (a) Der Beginn der Tuberkulose. (Die Inkubation.) Jb. Kinderheilk. **111**, 271 (1926). (b) Tuberkulöse Antigene in der Milch tuberkulöser Kühe. Jb. Kinderheilk. **95**, 64 (1921). — ERNBERG: Erythema nodosum, seine Natur und Bedeutung. Jb. Kinderheilk. **95**, 1 (1921). — ERNST: Results of treatment of surgical tuberculosis with carbon arc-lightbaths at Finsens light institute from 1913/1921. Acta radiol. (Stockholm) I **4**, 422. — ERNST, P.: Über Hauttuberkulose nach Tätowierung. Dermat. Zbl. 11, 66 (1908). — ESCHERICH, TH.: Der gegenwärtige Stand der Lehre von der Skrofulose. Dtsch. med. Wschr. 35, Nr 38, 1641 (1909). ESCHWEILER: (a) Über die Behandlung des Lupus vulgaris der Haut und Schleimhäute. Dermat. Wschr. 84, 171 (1927). (b) Die Behandlung des Lupus vulgaris der Nasenschleimhaut. Dermat. Wschr. 76, 38 (1923). — L'ESPERANCE, ELISE S.: Experimental inoculation of chickens with Hodkins nodes. A. prelim report. J. of Immun. 15, Nr 2, 123.

FAERBER u. BODDIN: Erythema nodosum und Tuberkulose. Jb. Kinderheilk. 106, 293 (1924). — FABRY: Die Anwendung der PAYRschen Operation bei Gesichtslupus. Arch. f. Dermat. 111, 603 (1912). — FABRY, JOH.: (a) Zur Frage der Hauttuberkulide. Arch. f. Dermat. 91, 163 (1908). (b) Über intravenöse Behandlung des Lupus mit Kupfersalvarsan. Münch. med. Wschr. 62, Nr 5, 149 (1915). (c) II. Bericht über die Anwendung der PAYRschen Operation bei Gesichtslupus. Arch. f. Dermat. 115, 996 (1913). (d) Über Tuberkulose der Haut im Beruf und Gewerbe. Die Schädigungen der Haut durch Beruf und gewerbliche Arbeit v. OPPENHEIM, RILLE, ULLMANN, Bd. 1. Leipzig: Leop. Voss 1922. (e) Kalktherapie der Hauttuberkulose nebst Mitteilungen zur Pathologie und Klinik der Hauttuberkulose. Arch. f. Dermat. 127, 881 (1919). (f) Kurze Mitteilungen über unsere Erfahrungen mit Radiumbehandlung. Münch. med. Wschr. 66, Nr 5, 128 (1919). (g) Zur Klinik und Ätiologie des Angiokeratoms. Arch. f. Dermat. 123, 294 (1916). — FAERBER: Lungenveränderungen beim Erythema nodosum. Ver.ber. Klin. Wschr. 3, 1554 (1924). — FALKENHEIM u. GOTTLIEB: Zum Problem der Tuberkulosebehandlung auf percutanem Wege. III. Über das Verhalten der Serumlipase bei Tuberkulose und Ektebinbehandlung. Münch. med. Wschr. 69, Nr 40, 1427 (1922). — FALKENHEIM, C. u. P. GYÖRGY: (a) Über die Beziehungen des Tuberkulins zur Serumlipase. Beitr. Klin. Tbk. 53, 250 (1922.) (b) Die Prüfung von Tuberkulinpräparaten in vitro mit Hilfe der Serumlipasevergiftung. Beitr. Klin. Tbk. 45, 466. — FANTL, G.: Lupus follicularis acutus unter dem Bilde eines Erythema nodosum. Dermat. Wschr. 68, 225 (1919). — FANTOZZI: Sulla tuberculosi della lingua. Ref. Zbl. Hautkrkh. 9, 324 (1924). — FARAGO, G. u. RANDT: Zur Bedeutung der WILDBOLZschen Eigenharnreaktion für die Aktivitätsdiagnose der Tuberkulose. Dtsch. med. Wschr. 47, Nr 32, 919 (1921). FARLAND, M. C.: The finding of alleged tubercle bacilli in the blood. Sixth animal report of the HENRY PHIPPS Institute, Febr. 1910, p. 593. — FAVAUGE-BRUYEL, A. J. DE: Iridocyclitis tuberculosa und BOECKsches Sarkoid. Ref. Zbl. Hautkrkh. 6, 458 (1923). — FAVERA, DALLA: (a) A proposito di due osservazioni di Lichen nitidus. Giorn. ital. Mal. vener. Pelle 45, 738 (1910). (b) Lupus miliaris disseminatus faciei auf dem Lymphwege entstanden. Dermat. Wschr. 55, 1027 (1912). — FAVERA, DALLA, G. B.: Primi resultati della cura del Lupus volgare con iniezioni endovenose di cianuro d'oro e di potassio. Giorn. ital. Mal. vener. Pelle 54, 425 (1913). — FAVRE, M. et J. GATÉ: Tuberculose cutanée et infections associées. Parasitisme spirillaire et tuberculose vegetante peri-anale. Ann. de Dermat. 9, No 2, 81. — FEDDERS: Ein 5 Jahre beobachteter Fall von Circumcisionstuberkulose. Mschr. Kinderheilk. 38, 537 (1928). — FEDDERS, G.: Tuberkulinempfindlichkeit bei Kindern nach Vaccinierung mit LANGERschem Impfstoff 147. Dtsch. med. Wschr. 51, Nr 40, 1659 (1925). — FEDDERS, G. u. R. GOERBER-KAUFMANN: Sensibilisierung gegen Tuberkulin bei kombinierter intracutaner Kuhpockenlymphe und Tuberkulin. Jb. Kinderheilk. 113, III. F. 63, 211 (1926). — FEER, E.: (a) Zur Ätiologie des Erythema nodosum. Schweiz. med. Wschr. 56, 682 (1926). (b) Die kleinpapulösen Hauttuberkulide beim Kinde. Korresp.bl. Schweiz. Ärzte 1914, 1217. (c) Über den Wert der cutanen und conjunctivalen Tuberkulinprobe beim Kinde und über das Wesen der Skrofulose. Beitr. Klin. Tbk. 18, 117 (1919). (d) Eine vereinfachte cutane Tuberkulinprobe. Münch. med. Wschr. 68, 33, 1050 (1921). — FELDMANN, W. H.: Tuberculosis of the tongue. Amer. J. Path. 3, 241 (1927). FELDMANN, A. A. u. D. S. PERGAMENT: Fall von disseminierter geschwulstartiger Hauttuberkulose. Ref. Dermat. Wschr. 84, 739 (1927). — FELDT: (a) Chemotherapeutische Versuche mit Gold. Die Wirkungsweise von Goldpräparaten im infizierten Tiere. Klin. Wschr. 6, 1136 (1927). (b) Klinische Erfahrungen und Richtlinien der Goldbehandlung der Tuberkulose. Ther. Mh. 1918, H. 1. — FELDT, A.: (a) Zur Pharmakologie und Klinik des Krysolgans. Münch. med. Wschr. 67, Nr 52, 1500 (1920). (b) Zur Chemotherapie der Tuberkulose mit Gold. Dtsch. med. Wschr. 39, 12, 549 (1913). (c) Die Chemotherapie der Tuberkulose. Beitr. Klin. Tbk. 65, 218 (1927). — FELDT, ADOLF: Krysolgan und Tuberkuloseproblem. Beitr. Klin. Tbk. 57, 269 (1924). (b) Die Goldbehandlung der Tuberkulose und der Lepra. Klinische Erfahrungen mit Krysolgan. 2. Aufl. Halle a. S.: Carl Marhold 1923. — FELDT, A. u. CLARA EISENMENGER: Die Rolle des Reticuloendothels beim chemotherapeutischen Heilungsvorgange. II. Mittlg. Z. Hyg. 109, 410 (1928). FELDT, A. u. ALIX SCHOTT: Die Rolle des Reticuloendothels beim chemotherapeutischen Heilungsvorgange. Z. Hyg. 107, 453 (1927). — FELLNER, BRUNO: (a) Überimpfungsversuche mit PIRQUETschen Papelsubstanzen am Menschen. Wien. klin. Wschr. 32, 38, 936 (1919). (b) Über Hautimmunität und Tuberkulose. Slg klin. Vortr., Nr 779/80, Inn. Med. Nr 265/66. — FÉNYES, GYULA: Die Behandlung der Hauttuberkulose mit Aurophos. Zit. Zbl. Hautkrkh. 27, 297 (1928). — FENYÖ: Lupoide allergische Reaktion. Dermat. Zusammenkünfte Budapest, Sitzg 17. Febr. 1927. Ref. Zbl. Hautkrkh. **27**, 748 (1928). — FERNAU, ALBERT: (a) Physik und Chemie des Radiums und Mesothoriums für Ärzte und Studierende. Wien: Julius Springer 1926. (b) Das Radium, Chemisches und Physikalisches. Z. Allg. öster. Apothekerver. **1914**, Nr 13—16. — FERNBACH, H.: (a) Über die Erzeugung von Tuberkulin-Lokalempfindlichkeit auf Grund von Versuchen am Meerschweinchen und Menschen. (III. Nachprüfung mit LANGER-Impfstoff Nr 147). Beitr. Klin. Tbk. **64**, 387 (1926). (b) Über die Wirkungsweise des UHLENHUTHschen Tuberkuloseserums. Klin. Wschr. **4**, 2056 (1925). (c) Zur Frage der Spezifität der tuberkulösen Herdreaktion und des nach Allgemeinreaktionen auftretenden Unempfindlichkeitszustandes. Beitr. Klin. Tbk. **63**, 60 (1926). (d) Über die Erzeugung von Tuberkulin-Lokalempfindlichkeit auf Grund von Versuchen an Meerschweinchen und Menschen. Beitr. Klin. Tbk. **63**, 730 (1926). (e) III. Nachprüfung der Erzeugung von tuberkulöser Hautallergie durch Simultanimpfungen mit Tuberkulin und Pockenlymphe (MORO und KELLER). Beitr. Klin. Tbk. **64**, 660 (1926). (f) Zur Frage der tuberkulösen Hautallergie nach intracutaner Simultanimpfung von Tuberkulin bzw. Glycerinbouillon und Kuhpockenlymphe. Dtsch. med. Wschr. **51**, Nr 48, 1983 (1925); **52**, Nr 21, 875 (1926). — FERNBACH, H. u. E. HAESSIER: Zur Frage der Antikörperbildung in der Haut. Zbl. Bakter. Orig. **95**, 81 (1925). — FERNBACH, H. u. F. HEPNER: Weitere Untersuchungen zur Frage der Antikörperbildung in der Haut. Zbl. Bakter. **100**, 358 (1926). — FERNBACH, H. u. G. HERZGER: Tuberkulin- und Bouillonempfindlichkeit. Beitr. Klin. Tbk. **67**, 666 (1927). — FERNET et PAUL LAURENS: Traitement du lupus du nez. Ref. Zbl. Hautkrkh. **1**, 137 (1921). — FEROND: Lupus traité par une anatoxine tuberculeuse. Zit. Zbl. Hautkrkh. **23**, 247 (1927). — FERRAND, M. et RABEAU, H.: Sporotrichose végétante et verruqueuse du nez simulant la tuberculose verruqueuse. Ann. de Dermat. **4**, Nr 5, 345. FESSLER, A.: (a) Filtrationsversuche an Tuberkelbacillen. Zbl. Bakter. Orig. **98**, 148 (1926). (b) Lupus vulgaris der Vulva. Arch. f. Dermat. **156**, 545 (1928). — FICK, JOH. v.: Zur Behandlung der Psoriasis vulgaris mit Tuberkulomucin (WELEMINSKY). Dermat. Wschr. **65**, 999 (1917). — FILIPPI, FELIPE DE: Allgemeine Tuberkulose mit der Haut als Eintrittspforte. Ref. Zbl. Hautkrkh. **29**, 528 (1929). — FINDER, G.: Erfahrungen mit Triphal bei Kehlkopftuberkulose. Dtsch. med. Wschr. **52**, Nr 28, 1164 (1926). — FINGER: (a) Ein Fall von Acne teleangiectodes. Wien. dermat. Ges., 8. Jan. 1896. Ref. Arch. f. Dermat. **34**, 403 (1896). (b) Zur Ätiologie und Klinik der Tuberkulose. Med. Klin. **5**, 1303 (1909). (c) Lupus disseminatus partim verrucosus. Arch. f. Dermat. **76**, 418 (1905). (d) Über Lupus follicularis disseminatus (TILBURY-FOX), Acne teleangiectodes (KAPOSI). Wien. klin. Wschr. **10**, Nr 8, 185 (1897). (e) Lupus vulgaris disseminatus serpiginos. Arch. f. Dermat. **76**, 427 (1905). — FINGER, E.: (a) Überempfindlichkeit und Immunität bei Geschlechts- und Hautkrankheiten. Wien. med. Wschr. **70**, 7 (1920). (b) Die Haut als Abwehrorgan. Wien. klin. Wschr. **40**, Nr 14, 445. (c) Acne cachecticorum Acne conglobata. Arch. f. Dermat. **135**, 152 (1921). — FINK, W.: Behandlung der Tuberkulose der Haut mit Lecutyl. Z. Tbk. **33**, 215 (1921). — FINKENRATH: Acne cachecticorum nach FRIEDMANN-Injektionen bei einer Lupuskranken. Berl. dermat. Ges., Sitzg 14. Febr. 1922. Zbl. Hautkrkh. **494** (1922). — FINKELSTEIN, CH.: Lupus vulgaris in Litauen. Z. Tbk. **42**, 111 (1925). — FINNERUD, CLARK W.: A clinical, histologic and bacteriologic study of a case of multiple benign sarcoid of BOECK-DARIER-ROUSSY. Arch. of Dermat. **4**, 342 (1921). — FINNEY, J. M. T. and J. M. T. FINNEY jr.: Tuberculosis of the tongue. Ref. Zbl. Hautkrkh. **18**, 392 (1926). — FINSEN, N., Institut: Mitteilungen aus dem Lichtinstitut 1900—1907. — FINSENS Medizin. Lichtinstitut zu Kopenhagen 1922. Bericht aus: Dermatologische Abteilung. Ref. Zbl. Hautkrkh. **12**, 35 (1924). — FIOCCO, G. B.: Über einen Fall von Pityriasis rubra Hebrae. Dermat. Stud. **20**, 483 (1910). — FISCHER: (a) Lichen nitidus generalisatus. Dtsch. dermat. Ges. tschechslov. Republik, Sitzg 24. Febr. 1929. Ref. Zbl. Hautkrkh. **30**, 180 (1929). (b) Paronychia tuberculosa. Köln. dermat. Ges., Sitzg 28. Nov. 1924. Zbl. Hautkrkh. **16**, 873 (1925). — FISCHER, C.: Die Beurteilung der Intradermoreaktion. Schweiz. med. Wschr. **51**, 992 (1921). — FISCHER, KLARA: (a) Zur Frage der Röntgenschädigungen bei tuberkulösen Prozessen. Dermat. Wschr. **87**, 1674 (1928). (b) Das KÖBNERsche Symptom. (Der isomorphe Reizeffekt.) Arch. f. Dermat. **153**, 318 (1927). — FISCHER, M.: Spezifische und unspezifische Verstärkung der Tuberkulinreaktion. Dtsch. med. Wschr. **51**, Nr 35, 1441 (1925). — FISCHER, MARTIN: Lues und Tuberkulose. Schles. dermat. Ges., Sitzg 24. Nov. 1923. Zbl. Hautkrkh. **11**, 400 (1924). — FISCHER, W.: (a) Über eine geschwulstartige Form des Lupus. Dermat. Z. **22**, 185 (1915). (b) Über mehrfache Querfurchenbildung der Nägel nach Tuberkulininjektionen und bei Malaria. Dermat. Wschr. **67**, 495 (1918). (c) Erythema induratum (BAZIN) und positive Serumreaktion. Berl. dermat. Ges., Sitzg 13. Jan. 1925. Ref. Zbl. Hautkrkh. **16**, 295. — FISCHER, ZOLTAN: Behandlung des Lupus erythematodes mit Kupfersalben. Ther. Gegenw. **1930**, H. 1. — FISCHER, O. u. MYLIUS, K.: Zur WASSERMANNschen Tuberkulose-Reaktion. Beitr. Klin. Tbk. **60**, 480 (1925). — FISCHL, F.: (a) Über Hautveränderungen nach Tebezininjektionen und ihre Histologie. Dermat. Z. **34**, 143 (1921). (b) Zur Pathogenese der netzförmigen Livedo bei Tuberkulose. Arch. f. Dermat. **136**, 362 (1921). (c) Zur Histologie der Livedo lenticularis. ADAMSON

(Erwiderung). Arch. f. Dermat. **146**, 339 (1924). (d) Der Chilblainlupus (HUTCHINSON), seine Pathogenese, Histologie und Therapie. Arch. f. Dermat. **136**, 345 (1921). (e) Über experimentell hervorgerufene Purpura beim tuberkulösen Individuum und ihre spezifische Umwandlung. Arch. f. Dermat. **136**, 221 (1921). (f) Die Hauttuberkulose als Organsystemerkrankung. Wien. klin. Wschr. **36**, Nr 34, 610 (1923). (g) Experimentelle Studien zur Allergie und Immunisierungsfrage. Z. Tbk. **42**, 218 (1925). (h) Diagnostische Wertung des Dermotubins bei Lupus vulgaris. Z. Tbk. **42**, 225 (1925). (i) Experimenteller Beitrag zu den Entstehungsbedingungen der tuberkulösen Allergie. Arch. f. Dermat. **148**, 402 (1925). (k) Die Erscheinungsformen der erstmalig im höheren Lebensalter auftretenden Hauttuberkulose. Dermat. Z. **55**, 274 (1929). — FISHER, A. C.: A note on the pathology of erythema nodosum. Ref. Zbl. Hautkrkh. **29**, 64 (1929). — FLARER, F.: (a) Sopra alcune reazioni cutanee provocate artificialmente in soggetti tubercolosi e non tubercolosi. Riforma med. **42**, 346 (1926). (b) Dermatose figurée à type lichénoide avec inoculation positive au cobaye. Ann. de Dermat. **5**, No 4, 200. — FLARER, F. et L. PERACCHIA: Osservazioni e ricerche sulla cura del Lupus eritematoso e del Lupus volgare con preparati d'oro. Giorn. ital. Dermat. **70**, 11 (1929) — FLEISCHNER, FELIX: Die Erkrankung der Knochen bei Lupus pernio und BOECKS Miliarlupoid. Ostitis tuberculosa multiplex cystoides (JÜNGLING). Fortschr. Röntgenstr. **32**, 193 (1924). — FLESCH-THEBESIUS: M. Die Behandlung der chirurgischen Tuberkulose an der Frankfurter chirurgischen Klinik. Strahlenther. **13**, 468 (1922). — FÖNSS, AAGE: (a) Genauer bakteriologisch untersuchte Fälle von Lupus vulgaris usw. Arch. f. Dermat. **128**, 197 (1920). (b) Gleichzeitige quantitativ ausgeführte Impfungen mit humanem und bovinem Tuberkulin, besonders bei Lupus vulgaris und Lungentuberkulose nebst klinischen und statistischen Beiträgen zur Ätiologie des Lupus vulgaris. Finsen-Institut Kopenhagen **1914**, Nr 12, 353. (c) Die Fokalreaktion nach der Tuberkulininjektion beim Lupus vulgaris. Dermat. Z. **24**, 533 (1917). — FÖRSTER, F. A.: Das Gebiet der ultravioletten Strahlen und die neue Osram-Ultralampe. Dermat. Wschr. **88**, 591 (1929). — FÖRSTER, O. H.: (a) Das gemeinschaftliche Auftreten von Erythema nodosum und Tuberkulose. J. amer. med. Assoc., 10. Okt. 1914. Ref. Dermat. Wschr. **61**, 938 (1915). (b) Radium in Dermatology. Arch. of Dermat. **9**, 38 (1924). — FÖRTIG, H.: Über die WASSERMANNsche Komplementbindungsreaktion auf aktive Tuberkulose mit besonderer Berücksichtigung der Hauttuberkulose. Dtsch. med. Wschr. **50**, Nr 46, 1570 (1924). — FÖRTIG, HERM. u. F. WEHSARG: Über die Veränderungen des weißen Blutbildes nach Alttuberkulingaben. Beitr. Klin. Tbk. **65**, 752 (1927). — FONTAINE, RENÉ: Resultats donnés par la sympathectomie, péri-artérielle dans six cas de tuberculose peripherique. Ref. Zbl. Hautkrkh. **21**, 326 (1927). — FONTES: Filtrierbare Formen der Tuberkelbacillen. Wien. Ges. Mikrobiol. Ref. Wien. med. Wschr. **76**, 1050 (1926). — FONTES, A.: (a) Über eine in den tuberkulösen Lymphdrüsen vorhandene Tuberkelbacillen tötende Substanz. Zbl. Bakter. I Orig. **50**, 78 (1909). (b) On the loss acid-fastness and granulardisaggregation in Bacillus tuberculosis of old cultures. Ref. Zbl. Hautkrkh. **11**, 466 (1924). — FOOT: Studies on endothelical reactions. IV. The formation of reticulum in the lesions of experimental-tuberculosis in rabbits. Amer. J. Path. **1**, Nr 4 (1925). — FORCHHAMMER: (a) Eine klinische Mitteilung über Lichtbehandlung nach Sensibilisation. Dtsch. med. Wschr. **30**, Nr 38, 1383 (1904). (b) Über Lungentuberkulose als Todesursache bei Lupus vulgaris. Arch. f. Dermat. **92**, 3 (1908). — FORCHHAMMER, H.: (a) Über die Erfolge der Lupusbekämpfung in Dänemark. Lupus-Ausschuß, 3. Sitzg 1911. Ref. Dermat. Wschr. **1912**, Nr 1, 271. (b) Lupus pernio. Dermat. Z. **14**, 770 (1907). — FORNARA, PIERO: Über einen Fall von scarlatiniformem Exanthem nach Darreichung von Tuberkulin. Ref. Zbl. Hautkrkh. **29**, 82 (1929). — FORNET, W.: Tuberkulose-Studien. Dtsch. med. Arch. klin. **138**, 229 (1922). — FORSTER, A.: Über Erythema induratum. Arch. f. Dermat. **153**, 99 (1927). — FOSTER (a): Über eine eigentümliche papulo-ulceröse Form der Tuberculosis ulcerosa miliaris. Dtsch. dermat. Ges., 10. Kongr. Frankfurt a. M. **1908**, 434. (b) Beitrag zur Kenntnis der Pityriasis rubra Hebrae. Arch. f. Dermat. **93**, 389 (1908). — FOUQUET, CH.: Des préparations de chaulmoogra dans le traitement des tuberculoses cutanées. Bull. Soc. franç. Dermat. **32**, 418 (1925). — FOX, HOWARD: (a) Three mensual forms of cutaneous tuberculosis. J. comp. Dermat. **30**, 78 (1912). (b) Lupus vulgaris erythematodes (LELOIR). Arch. of Dermat. **11**, 857 (1925). (c) Livedo reticularis. Arch. of Dermat. **12**, 309 (1925). — FRAENKEL: Über die Wirkung der Tuberkelbacillen von der unverletzten Haut aus. Hyg. Rdsch. **1910**, 818. — FRAENKEL, C.: Über die Wirkung der Tuberkelbacillen von der unverletzten Haut aus. Hyg. Rdsch. **1907**, 903. — FRAENKEL, E.: (a) Über metastatische Hautaffektionen bei bakteriellen Allgemeinerkrankungen. Unna-Festschrift **74** (1910). (b) Die passive Tuberkulinanaphylaxie bei Meerschweinchen und ihre Unbrauchbarkeit für die Diagnose der Tuberkulose. Zbl. Bakter. **58**, 460 (1911). — FRÄNKEL, ERNST: (a) Nachweis von Tuberkelbacillen im strömenden Blut. Dtsch. med. Wschr. **1913**, 737. (b) Tuberkelbacillen im strömenden Blut. Dtsch. med. Wschr. **39**, 16, 737 (1913). — FRAENKEL, EUGEN: (a) Über die sogenannte HODGKINSsche Krankheit. Dtsch. med. Wschr. **38**, 14, 637 (1912). (b) Über Pseudotuberkulose des Menschen. Z. Hyg. **101**, 406 (1924). — FRÄNKEL, M.:

(a) Der Wert der Milzbestrahlung bei der Bekämpfung der Lungentuberkulose mittels Röntgenstrahlen. Strahlenther. **9**, 114 (1919). (b) Die X-Strahlen bei chirurgischer Tuberkulose. Strahlenther. **9**, 263 (1919). (c) Die Bedeutung der Rö-Reizstrahlen usw. Strahlenther. **12**, 603 u. 850 (1921). (d) Die Röntgenstrahlen im Kampfe gegen die Tuberkulose. Z. Tbk. **1921**, Beih. Nr 4, 1—24. — FRAENKEL, E. u. H. MUCH: Bemerkungen zur Ätiologie der HODGKINschen Krankheit und der Leukämia lymphatica. Münch. med. Wschr. **57**, Nr 13, 685 (1910). — FRANCAIS, H.: Un cas de sarcoides souscutanées multiples. Ann. de Dermat. **1905**, 242. — FRANCESCHELLI, D.: Über das Verhalten des KOCHschen Alttuberkulins bei gesunden und kranken Tieren. Z. Immun.forschg **20**, 309 (1914). — FRANCIS POTT: Concerning the action of X-rays on cultivations of Tubercle bacillus. Lancet **1897 II**, 1314. — FRANCO, P. M.: (a) Schema nucleare e reazioni tubercoliniche cutanee. Ref. Zbl. Hautkrkh. **4**, 497 (1922). (b) Il quadro ematologico nella tuberculosi e la sua correlazione con l'autosieroreazione. Ref. Zbl. Hautkrkh. **9**, 447 (1924). — FRANÇOIS: Die physikalische Behandlungsmethode des Lupus vulgaris. Ann. Med. physic. Antwerpen **1912**. Ref. Dermat. Wschr. **55**, 1676 (1912). — FRANÇOIS, P.: (a) De l'emploi des bains de lumière et arc voltaique dans le traitment des tuberculoses cutanées, ganglionnaires et ostéo-articulaires. Zbl. Hautkrkh. **16**, 555. (b) De l'emploi des bains de lumière généraux avec des lampes à arc voltaique, notamment dans les tuberculoses. Ref. Zbl. Hautkrkh. **8**, 122 (1923). — FRANÇOIS, P., L. DEKEYSER et HALKIN: L'état actuel des traitements des lupus et des tuberculoses cutanées. J. Radiol. et Électrol. **11**, 35 (1927). — FRANKE: Zur Behandlung tuberkulöser Fisteln mit Kupfersulfat. Zbl. Chir. **51**, 138 (1924). — FRAULINI, M.: Un notevole caso di eritema indurato del Bazin, tipo Colcott FOX e J. HUTCHINSON. Giorn. ital. Dermat. **67**, 865 (1926). — FREI: Lymphogranulomatosis inguinalis Tuberkulose der Mundschleimhaut, Mischinfektion von Lymphogranulomatosis inguinalis und Tuberkulose in den Submaxillardrüsen. Schles. dermat. Ges. Breslau, Sitzg 19. Febr. 1927. Zbl. Hautkrkh. **24**, 584 (1927). — FREI, W.: Ein Versuch, zwischen überlebender Haut von Tuberkulin-Trichophytin oder Quecksilber-Überempfindlichen und den zugehörigen „Antigenen" außerhalb des Körpers spezifische Reaktion nachzuweisen. Klin. Wschr. **7**, 457 (1928). — FREI, W. u. R. SPITZER: Zur Koinzidenz von Syphilis und Tuberkulose. Symbiose in Lymphdrüsen. Klin. Wschr. **1**, 15 (1922). — FREUDENTHAL, WALTER: (a) Tuberculosis fungosa. Schles. dermat. Ges., Sitzg 8. Juli 1922. Zbl. Hautkrkh. **6**, 229 (1923). (b) Ulceröse Tuberkulose des Penis mit Diphtheriebacillen superinfiziert. Schles. dermat. Ges., Sitzg 8. Juli 1922. Zbl. Hautkrkh. **6**, 228 (1923). (c) Lichen scrophulosorum, papulonekrotische Tuberkulide. Schles. dermat. Ges. Breslau, Sitzg 6. Mai 1922. Zbl. Hautkrkh. **6**, 72 (1923). — FREUND, EMANUELE: Contributo allo studio della keratosis spinulosa. Lichen pilaris seu spinulosus CROCKER. Giorn. ital. vener. Pelle **64**, 1195 (1923). FREUND, F.: Livedo racemosa mit Lupus erythematodes discoides und Erythema induratum Bazin vergesellschaftet. Wien. dermat. Ges., Sitzg 6. Mai 1926. Ref. Zbl. Hautkrkh. **21**, 49. — FREUND, L.: (a) Eine neue Behandlungsmethode des Lupus vulgaris. Dtsch. med. Wschr. **45**, Nr 50, 1386 (1919). (b) Die Röntgenbehandlung der tuberkulösen Knochen- und Gelenkleiden. Med. Klin. **9**, 1554 (1913). (c) Die Röntgenstrahlenbehandlung der akuten Eiterungsprozesse. Wien. klin. Wschr. **37**, Nr 24, 596 (1924). (d) Bemerkungen zur Lupustherapie. Strahlenther. **4**, 231 (1914). — FREUND, RUDOLF: Über die Wirkungsweise des Solganal beim chronischen Infekt. (Heilung des Goldexanthems durch Gold.) Klin. Wschr. **6**, 903 (1927). — FREY, E.: Die intradermale Eigenharnreaktion nach WILDBOLZ bei Hauttuberkulosen und anderen Dermatosen. Arch. f. Dermat. **143**, 211 (1923). — FRIED, A.: (a) Kohlenbogenlichtbehandlung des Lupus und der chirurgischen Tuberkulose. Med. Klin. **18**, 679 (1922). (b) Über Partialantigene nach DEYCKE-MUCH bei Hauttuberkulose. Arch f. Dermat. **136**, 386 (1921). — FRIEDLAND, M.: Zur Frage des Einflusses der Strahlenenergie auf das Wachstum der Tuberkelbacillen in vitro. Zbl. Bakter. **95**, 404 (1925). — FRIEDLÄNDER, D.: The value of MUCHs granules and the antiformin method etc. Brit. J. Dermat. **24**, 13 (1912). — FRIEDMANN, F. F.: (a) Die Anwendungsbreite des FRIEDMANNschen Tuberkulosemittels. Schweiz. med. Wschr. **53**, 1180 (1923). (b) Gründe für hin und wieder beobachtetes scheinbares Ausbleiben von Heilerfolgen des FRIEDMANNschen Mittels. Dtsch. med. Wschr. **47**, Nr 19, 533 (1921). (c) Über das FRIEDMANNsche Tuberkulosemittel. Dtsch. med. Wschr. **47**, Nr 5, 128 (1921). Über die FRIEDMANNsche Schildkrötentuberkelbacillen und das FRIEDMANNsche Mittel. (Daselbst auch Bemerkungen hierzu.) Dtsch. med. Wschr. **47**, Nr 17, 474 (1921). (d) Kurze Bemerkungen zu dem Aufsatz von BUSCHKE: Über Lupusbehandlung mit dem FRIEDMANNschen Mittel. Berl. klin. Wschr. **58**, 86 (1921). (e) Immunisierung gegen Tuberkulose. Dtsch. med. Wschr. **29**, Nr 50, 953 (1903); **30**, Nr 5, 166 u. Nr 46, 1673 (1904). — FRIEDMANN, MARTIN: Über „Brücken" und „fibromatoide" Bildungen in Scrophulodermanarben. Arch. f. Dermat. **134**, 80 (1921). — Die FRIEDMANN-Methode. Schlußbericht des Ausschusses zur Prüfung des FRIEDMANNschen Schutz- und Heilmittels gegen Tuberkulose. Münch. med. Wschr. **70**, Nr 13, 401 (1923). — FRIEDMANNsche Tuberkulosemittel, Aussprache über das. Z. ärztl. Fortbildg **1920**, 467. — FRIEDRICH, H.: Grundsätzliche Fragen der biologischen Tuberkulosediagnostik. Erfahrungen mit dem

Tuberkuloprotein TOENNISSEN. Dtsch. Z. Chir. **185**, 93 (1924). — FRIEDRICH, W. v. u. JULIUS LÀSZLÒ: Die Verwertung der WILDBOLZschen Methode bei aktiver Tuberkulose. Z. Tbk. **38**, 194 (1923). — FRISCH, A.: Immunitätsuntersuchungen bei Tuberkulose. Beitr. Klin. Tbk. **48**, 225 (1921). — FRISCH, A. V.: (a) Die Senkungsgeschwindigkeit der Erythrocyten. Wien. klin. Wschr. **40**, Nr 4/5, 131 (1927). (b) Über Beeinflussung der Tuberkulinreaktion durch Serum. Klin. Wschr. **4**, 977 (1925). (c) Über die Reaktionszeit der Tuberkulinreaktion. Beitr. Klin. Tbk. **60**, 155 (1925). (d) Über den prognostischen Wert der Senkungsgeschwindigkeit der Erythrocyten bei Lungentuberkulose. Beitr. Klin. Tbk. **60**, 141 (1925). (e) Über Autoserumreaktion bei Tuberkulose. Beitr. Klin. Tbk. **58**, 280 (1924). (f) Studien zum Tuberkulinproblem. XII. Mitteilung. Über atypische Alttuberkulinreaktion. Beitr. Klin. Tbk. **67**, 635 (1927). (g) Über den tuberkulotoxischen Begriff. Wien. klin. Wschr. **38**, Nr 6, 163 (1925). — FRISCH, A. V. v. u. K. P. v. EISELSBERG: (a) Studien zum Tuberkulinproblem. XI. Mitteilung. Über den Wirkungswert percutan gegebenen Tuberkulins. II. Beitr. Klin. Tbk. **67**, 620 (1927). (b) Über den Wirkungswert percutan gegebenen Tuberkulins. Beitr. Klin. Tbk. **64**, 646 (1926). — FRISCH, A. V. v. u. E. KLIMESCH: Studien zum Tuberkulinproblem. I. Mitteilung. Über das Verhalten des Tuberkulins im Kaninchenorganismus. Beitr. Klin. Tbk. **58**, 261 (1924). — FRISCH, A. V. v. u. E. SILBERSTEIN: Studien zum Tuberkulinproblem. III. Mitteilung. Zur Frage der Beeinflussung des Tuberkulins durch verschiedene Sera. Beitr. Klin. Tbk. **58**, 266 (1924). — FRISCH, A. u. W. STARLINGER: Über das Flockungsvermögen des Blutplasmas bei Lungentuberkulose. Med. Klin. **18**, 243 (1922). — FRITSCH, E.: Versuche über Infektion durch cutane Impfung. Arb.ksl. Gesdh.amt **18**, 453 (1902). — FRITSCH, H.: Die Röntgenbehandlung der Tuberkulose. Med. Klin. **20**, 1246 (1924). — FRÖHLICH: Sarkoid DARIER-ROUSSY und papulo-nekrotische Tuberkulide. Schles. dermat. Ges. 25. Febr. 1928. Ref. Zbl. Hautkrkh. **27**, 471. — FRÖHLICH, H.: Lupus in der Form eines skrofulösen Ekzems. Schles. dermat. Ges., Sitzg 2. Juli 1927. Ref. Zbl. Hautkrkh. **25**, 402 (1928). — FROST, KENDAL P.: Sarcoid BOECK. A report of three cases. Arch of Dermat. **13**, 389 (1926). — FUCHS, H.: Lues und Tuberculosis verrucosa cutis. Arch. f. Dermat. **121**, 955 (1916). — FÜLÖP, GYÜLA: Behandlung des Lupus erythematodes, Lupus vulgaris und der Psoriasis mittels Goldpräparaten. Zit. Zbl. Hautkrkh. **30**, 370 (1929). — FÜRSTENAU, R.: (a) Über die Grundlagen der medizinischen Lichtdosierung. Dtsch. med. Wschr. **47**, Nr 5, 127 (1921). (b) Dosierbare Lichttherapie. Dtsch. med. Wschr. **47**, Nr 11, 296 (1921). (c) FÜRSTENAU-Aktinimeter und Lichtdosierung. Dtsch. med. Wschr. **23**, 653 (1921). — FÜRTH: Beitrag zur antigenen Wirkung von schwach virulenten Tuberkelbacillen, Schildkröten- und anderen säurefesten Bacillen. Z. Hyg. **91**, 197 (1921). — FUHS: Acne conglobata von eigenartigem Charakter (?) Wien. dermat. Ges., Sitzg 24. Jan. 1929. Ref. Zbl. Hautkrkh. **31**, 31. — FUHS, H.: (a) Zur Grenzstrahlenbehandlung der Dermatosen. Strahlenther. **32**, 704 (1929). (b) Zur Klinik der Fremdkörpertumoren. Dermat. Z. **53**, 183 (1928). (c) Über das Eczema scrophulosorum. Acta dermatovener. (Stockh.) **6**, 52 (1925). (d) Die Röntgentherapie der Hautkrankheiten. Wien. klin. Wschr. **37**, Nr 35, 841 (1924). — FUHS, H. u. J. KONRAD: (a) Die Behandlungserfolge mit kleinsten Strahlendosen bei Hautkrankheiten. Strahlenther. **32**, 711 (1929). (b) Über weitere Indikationen für die Buckystrahlen in der Dermatologie. Strahlenther. **33**, 479 (1929). (c) Zur Röntgen-Hauttherapie mit kleinsten Strahlendosen. Strahlenther. **29**, 230 (1928). FUJINAMI KOICHI: Eine neue Methode für die Therapie des Lupus des Kehlkopfes mittels Finsenlampe (Parallelstrahlenbehandlung). Arch. f. Dermat. **113**, 365 (1912). — FUJIOKA, OSAKA: Zur Frage der Veränderlichkeit des B.C.G.-Stammes durch Passage. Wien. klin. Wschr. **41**, Nr 34, 1220 (1928). — FURTADO E SOUZA, J. J.: Etude sur les réactions sérologiques de la tuberculose. Diss. Lausanne 1928. Ref. Zbl. Hautkrkh. **29**, 633 (1929).

GABRIEL, GERHARD: Weitere Untersuchungen über die sog. Grenzstrahlung. Strahlenther. **26**, 189 (1927). — GÄRTNER, A.: Über die Erblichkeit der Tuberkulose. Z. Hyg. **13**, 110 (1893). — GALEWSKY: (a) Ein Fall von benigner Sarkoidgeschwulst. Ikonogr. dermat. (KIOTO) **3**, 91 (1908). (b) Beitrag zur Kenntnis des BOECKschen Sarkoids. Arch. f. Dermat. **110**, 185 (1911). — GALEWSKY u. LINSER: Mit Ektebin behandelte Fälle von Lupus vulgaris. Arch. f. Dermat. **151**, 354 (Kongreßber. **1926**). — GALLEGO, ABELARDO: Abänderungen der Methoden von C. BIOT und von KONRICH zur Färbung des Tuberkelbacillus in den Geweben. Ref. Zbl. f. Hautkrkh. **16**, 388. — GALLOWAY, J.: Case of Erythema induratum giving no evidence of tuberculosis. Brit. J. Dermat. **25**, 217 (1913). — GANS, O.: (a) Über unspezifische Reaktionen der menschlichen Haut. Dermat. Wschr. **73**, 841 (1921). (b) Über positive spezifische (tuberkulöse) Anergie. Münch. med. Wschr. **72**, Nr 32, 1359 (1925). (c) Über Lupus pernio und seine Beziehungen zum Sarkoid. BOECK: Dermat. Z. **33**, 64 (1921). GANS, O. u. E. G. DRESEL: Über die Beziehungen zwischen Blastomykose und Tuberkulose. Arch. f. Dermat. **130**, 136 (1921). — GARCIA DEL MAZO: El lupus vulgar en Madrid. Ref. Ann. de Dermat. 1913, 116 (s. LEW.). — GARDINER, F.: A statistical survey of tuberculosis of the skin. Ref. Zbl. Hautkrkh. **2**, 77 (1921). — GARIBALDI: Lupus und Epitheliom. Dermat. Wschr. **55**, 1312 (1912). — GARZELLA, N. R.: Sopra un caso di lepra tuberculoide. Giorn. ital. Mal. vener. Pelle **63**, 710 (1922). — GASSUL, R.: (a) Experimentelle Studien über die biologische Wirkung des Quecksilber-Quarzlichtes (künstliche Höhensonne) auf die inneren Organe. Strahlenther. **9**, 232 (1919). (b) Die Bedeutung der verschiedenartigen Strahlen für die Diagnose und Behandlung der Tuberkulose. Leipzig: Georg Thieme 1921. — GASTOU et GONTHIER: Tuberculose de la verge etc. Bull. Soc. franç. Dermat. **23**, 472 (1912). — GASTOU, P. et SÉMINARIO: Tuberculides faciales et cervicales etc. Ann. de Dermat. **1905**, 252. — GATÉ, J. et CHRISTY: Gommes cutanées tuberculeuses multiples à type sporotrichoide sans adénopathie. Ref. Zbl. Hautkrkh. **29**, 96 (1929). — GATÉ, J. et G. PAPACOSTAS: La formolgélification des sérums dans diverses maladies. C. r. Soc. Biol. Paris **87**, 543 (1922). — GATÉ, J. et M. PILLON: Le Lupus tuberculeux. Ref. Zbl. Hautkrkh. **4**, 362 (1922). — GAUCHER, BRIN et CESBRON: Lupus tuberculo-ulcéreux de la face. Réaction de WASSERMANN positive. Bull. Soc. franç. Dermat. **21**, 11 (1910). — GAUCHER et CROISSANT: Tuberculides papulo-necrot. Bull. Soc. franç. Dermat. **22**, 271 (1911). — GAUCHER, FOUQUET et FLURIN: Lupus généralisé. Bull. Soc. franç. Dermat. **21**, 23 (1910). — GAUCHER, GOUGEROT et AUDEBERT: Tuberculose verruqueuse du pied etc. Bull. Soc. franç. Dermat. **24**, 259 (1913). — GAUCHER, GOUGEROT et GUGGENHEIM: (a) Tuberculoses cutanées multiples. Tuberculoses papulo-nécrotiques, angiomateuses, lichénoides etc. Bull. Soc. franç. Dermat. **22**, 98 (1911). (b) Érythème polymorphe et purpura d'origine tuberculeuse. Bull. Soc. franç. Dermat. **22**, 102 (1911). — GAUCHER, GOUGEROT u. MEAUX, SAINT-MARC. Lupus sclerosus des Gesichts und der Hände; Epitheliom auf Lupus. Ref. Dermat. Wschr. **55**, 1067 (1912). — GAUCHER u. LOUSTE: Purpura des membres inférieurs d'origine tuberculeuse. J. de Dermat., 4. März **1909**, 107. — GAUCHER et NATHAN: Erythème polymorphe et tuberculose. Bull. Soc. franç. Dermat. **19**, 31 (1908). — GAUCHER, E. et R. J. WEISSENBACH: Adénopathies tuberculeuses cervicales chroniques, tuberculose nodulaire des membres inférieurs, tuberculose papuleuse des membres supérieurs, rhumatisme chronique, chez une jeune fille hérédo-syphilitique. Soc. Dermat. **24**, 291 (1913). — GAUVAIN, HENRY: Observations on artificial light treatment in surgical tuberculosis. Brit. J. Tbk. **20**, 1 (1926). — GAVAZZENI, G. A.: Erythema induratum BAZIN-FOX. Mschr. Dermat. **49**, 248 (1909). — GAVINI: La cutireazione con la tubercolina nella infezione sifi itica. Verh. 7. internat. Kongr. Dermat. Rom (1912), S. 1233. — GAVRILOVA: Acne conglobata. Zit. Zbl. Hautkrkh. **23**, 169 (1927). — GAVRILOVA, K.: Ein Fall von Parapsoriasis en plaques in Zusammenhang mit Tuberkulose. Ref. Zbl. Hautkrkh. **23**, 214 (1927). — GAWALOWSKY, K.: (a) Behandlung der Hauttuberkulose mit Röntgen. Ref. Zbl. Hautkrkh. **2**, 522. (b) Röntgenstrahlenwirkung auf Psoriasis. Arch. f. Dermat. **130**, 157 (1921). (c) Angiolupoid BROCQ-PATRIER. Ref. Zbl. Hautkrkh. **19**, 146 (1926). — GAY, FREDERICK P.: On lokal and general immunity. Ref. Zbl. Hautkrkh. **9**, 446 (1924). — GEBER, J.: Die Behandlung der Hauttuberkulose mit Aurum-Kaliumcyanat. Ref. Dermat. Wschr. **59**, 1201 (1914). — GEHRCKE, A. u. F. SCHMID: Über die spezifischen Cutanbehandlungsmethoden der Tuberkulose und die biologische Sonderstellung der Haut. Beitr. Klin. Tbk. **60**, 211 (1925). — GEIBEL: Über das Verhalten der Haut bei Miliartuberkulose. Münch. med. Wschr. **69**, Nr 29, 1096 (1922). — GEIBEL, P.: Ist das Tuberkulin für den gesunden Organismus ungiftig? Z. Hyg. **73**, 12 (1913). — GEINITZ, R. u. H. UNGER-LAISSLE.: Erfahrungen mit Aurokantan. Dtsch. med. Wschr. **43**, Nr 17, 526 (1917). — GEIPEL: Über die granuläre Form des Tuberkelbacillus. Münch. med. Wschr. **56**, Nr 22, 1154 (1909). — GENOESE, GIOVANNI: L'influenza della luce solare sulla cutireazione alla tubercolina. Ref. Zbl. Hautkrkh. **29**, 271 (1929). — GERBER: (a) Latente und ascendierende Tuberkulose in den oberen Luftwegen. Arch. f. Laryng. **32**, 449 (1920). (b) Lupusbekämpfung und Nasenvorhof. Münch. med. Wschr. **58**, Nr 47, 2501 (1911). — GERBER, P.: Tuberkulinallergie und Lokalreaktion. Wien. klin. Wschr. **23**, Nr 35, 772 (1920). — GERLACH: W., Studien über hyperergische Entzündung. Virchows Arch. **247**, 294 (1923). — GERLING, W.: Über einen Fall von Inokulationslupus mit Beteiligung der regionären Drüsen. (Zugleich ein Beitrag zur Frage des tuberkulösen Primärkomplexes der Haut). Beitr. Klin. Tbk. **69**, 1 (1928). — GERNEZ, CH. et A. BRETON: La séro-floculation à la résorcine et le diagnostic de la tuberculose. Paris méd. **18**, 277 (1928). GERSON, DORA: (a) Zur Lichtbehandlung des Lupus, besonders über das Verfahren nach BESSUNGER. Dtsch. med. Wschr. **45**, Nr 43, 1187 (1919). (b) Die Partialantigene bei Hauttuberkulose. Beitr. Klin. Tbk. **39**, 216 (1918). — GERTZ, W.: Erfahrungen mit Grenzstrahlen bei Hautleiden. Strahlenther. **34**, 406 (1929). — GHILARDUCCI, F.: Wirkung des Radiums auf Tuberkelbacillenkulturen. Strahlenther. **5**, 284 (1915). — GHON, A.: Einiges zum primären Komplex bei der Tuberkulose. Beitr. path. Anat. **69**, 65 (1921). — GHON, A. u. H. KUDLICH: Zur Reinfektion bei der menschlichen Tuberkulose. Z. Tbk. **41**, 1 (1925). GHON, KUDLICH u. WINTERNITZ: Zur Anatomie und Genese der Säuglingstuberkulose. Z. Tbk. **42**, 3 u. 97 (1925). — GHON, A. u. G. POTOTSCHNIG: Über den Unterschied im pathologisch-anatomischen Bilde primärer Lungen- und primärer Darminfektion bei der Tuberkulose der Kinder. Beitr. Klin. Tbk. **40**, 87 (1918). — GHON u. TERPLAN: Zur Kenntnis der Nasentuberkulose. Z. Laryng. usw. **10** (1921). — GIERKE, E.: Über den Eisengehalt verkalkter Gewebe unter normalen und pathologischen Bedingungen. Virchows Arch.

167, 318 (1902). — GIESE, CL.: Experimentelle Untersuchungen über die Einwirkung von Organen, Organextrakten, Exsudaten und Sekreten auf Tuberkelbacillen im Reagensglas und entsprechende Heil- und Immunisierungsversuche gegen die Tuberkulose der Haustiere. Z. Immun.forschg Org. **31**, 533 (1921). — GILCHRIST: BAZINS disease, syphilis(?). Arch. of Dermat. **16**, 635 (1927). — GILCHRIST, C. A.: An interesting group of cases of tuberculous infect. of the skin etc. Amer. J. cutan. Dis. **25**, 195 (1907). — GILDEMEISTER, E. u. K. HERZBERG: Versuche zur Frage des unzüchtbaren Typhusvirus. (Kryptantigenes Virus von FRIEDBERGER und MEISSNER). Klin. Wschr. **6**, 890 (1927). — GIMENO, V.: Resultate der Finsentherapie bei Lupus. Ref. Zbl. Hautkrkh. **12**, 264. — GIULIANI, G.: Einige histologische Befunde in mit CO_2 behandelten Fällen von Lupus vulgaris. Giorn. ital. Mal. vener. Pelle **53**, 185 (1912). — GLASER: (a) Luesähnliche Schleimhauttuberkulose. Schles. dermat. Ges. Breslau, Sitzg 28. Jan. 1922. Zbl. Hautkrkh. 328 (1922). (b) Fortschritte auf dem Gebiete des vegetativen Nervensystems. Med. Klin. **23**, 1285 (1927). — GLASER, H.: Über die topisch-diagnostische Verwertbarkeit der Ektebinreaktion und ihr Wesen. Münch. med. Wschr. **74**, Nr 22, 929 (1927). — GLASSER, ROBERT et SLOIMOVICI: Tuberculose gommeuse et verruqueuse sporotrichoide. Bull. Soc. franç. Dermat. **32**, Réun.-Strasbourg 169 (1925). — GLUCHOVZEV, B.: Ein Fall von Dermatitis exfoliativa adultorum. Ref. Zbl. Hautkrkh. **29**, 688 (1929). — GOEBEL, F.: (a) Über primäre Hauttuberkulose. Arch. Kinderheilk. **82**, 257 (1927). (b) Zum Vorkommen von Tuberkelbacillen im strömenden Blut. Dtsch. med. Wschr. **39**, Nr 24, 1136 (1913). — GOECKERMANN, W. H.: Sarcoids and related Lesions. Arch. of Dermat. **18**, 237 (1928). — GOEPEL, R.: Vierjährige Erfahrungen mit dem FRIEDMANNschen Tuberkuloseheilmittel. Dtsch. Z. Chir. **144**, 1 (1918). — GOERKE, MAX: Die Skrofulose und der lymphatische Schlundring. Die extrapulmonale Tuberkulose, Bd. 2, H. 4 (Sonderbeilage zur Medizinischen Klinik). — GÖRL, P.: Ein Beitrag zur Kasuistik des subcutanen Sarkoids DARIER-ROUSSY. Arch f. Dermat. **148**, 130 (1925). — GÖRL, L. u. VOIGT, L.: Über Cutanimpfungen nach PONNDORF bei verschiedenen Hautkrankheiten. Münch. med. Wschr. **69**, Nr 44, 1534 (1922). — GÖTZL, A.: (a) Das Schicksal der Kinder aus offentuberkulösen Familien. Wien. klin. Wschr. **41**, Nr 23, 804 (1928). (b) Die Anzeigepflicht der Tuberkulose. Wien: Verlag der österreichischen Zentralkommission zur Bekämpfung der Tuberkulose 1918. (c) Zur Lupusbekämpfung in Österreich. Med. Klin. **23**, 1738 (1927). (d) Vorbeugende Therapie der Tuberkulose. Wien. klin. Wschr. **40**, H. 25 (1927, Beil.). — GOLDSCHLAG, E.: Über einen Fall von Angiokeratoma MIBELLI. Dermat. Wschr. **80**, 321 (1925). — GOLDSCHMID, K. L.: Zur Frage der Ätiologie des Angiokeratoma MIBELLI. Dermat. Wschr. **87**, 1937 (1928). — GOLDSCHMIDT, W. N.: Über circinär-verrucöse Umwandlung bei einem Sarkoid BOECK und eine ähnliche Form bei Lupus vulgaris. Arch. f. Dermat. **149**, 331 (1925). — GOLOSKOWER, S.: Zur Chemotherapie der Tuberkulose, Versuche, Kupfersalze bei Lupus äußerlich anzuwenden. Zit. Zbl. Hautkrkh. **7**, 340 (1923). GONZALEZ MEDINA, RAMON: Triphalbehandlung der Hauttuberkulosen und der Tuberkulide. Ref. Zbl. Hautkrkh. **29**, 174 (1929). — GOODWIN, E. S. and R. A. GUY: Preliminary report on human skin reactions to the „residue antigen" of the Tubercle bacillus and to purified substances. Proc. Soc. exper. Biol. a. Med. **21**, Nr 8, 440. — GORESCO, C.: Réaction tuberculinique cutanée chez le cobaye normal. C. r. Soc. Biol. Paris **91**, 744 (1924). — GORKE, H.: Über die Kombination von multiplen tuberkulösen Absedierungen des Unterhautzellgewebes mit einem tuberkulösen Gelenkrheumatismus. Med. Klin. **18**, 489 (1922). — GORKE, H. u. G. TÖPPICH: Untersuchungen über die Beeinflussung experimentell erzeugter chronischer Lungentuberkulose des Kaninchens mittels Krysolgan usw. Beitr. Klin. Tbk. **53**, 132 (1922). — GOTTLIEB, K.: (a) Untersuchungen mit dem Inhalte blasiger Tuberkulin-Cutanreaktionen. Z. exper. Med. **36**, 1 (1923). (b) Histologische Untersuchungen zur Tuberkulosetherapie mit Ektebin. Beitr. Klin. Tbk. **53**, 432 (1922). (c) Zum Problem der Tuberkulosebehandlung auf percutanem Wege. Münch. med. Wschr. **69**, Nr 13, 459. — GOTTSCHALK, E.: (a) Der Lupus und seine Behandlung. Arch. f. Dermat. **95**, 321 (1909). (b) Lupusbehandlung. Dtsch. med. Wschr. **36**, Nr 25, 1170 (1910). — GOUBEAU: Traitement du lupus. Presse méd. **31**, 729 (1923). — GOUGEROT: (a) Affections tuberculoides dues à des bactéries pyogènes. Abscès froids, ulcérations, folliculites, papulonécrotiques et verrucomes tuberculoides. Progrès méd. **1912**, No 20/21. (b) Anatomie pathol. des mycoses. Arch. Méd. expér. **24**, 738 (1912), s. LEW. (c) Le follicule tuberculeux; sa signification. J. Méd. interne 30. April **1912**. (d) Tuberculose: nouvelles hypothèses pathogéniques. J. Méd. interne **1912**, 131. (e) Etat actuel de la demonstration des tuberculoses cutanées. Biol. med. Juni **1912**. (f) Granulosis rubra nasi et tuberculose. Bull. Soc. franç. Dermat. **25**, 344 (1914). — GOUGEROT, H.: (a) Tuberculoses cutanées (atypiques non folliculaires.) Revue de la Tbc. **1908**, 345, 432 u. 509. (b) L'état actuel de la question des bacillo-tuberculoses non folliculaires. Progrès méd. **1912**, 425. (c) Tuberculose sous-cutanée massive fibreuse et fistuleuse et sarcoide sous cutanée massive fibro-conjonctive. Paris méd. **61**, 73 (1926). (d) Un cas de guérison de „pityriasis rubra pilaris" après injection de vaccin antituberculeux de VANDREMER. Bull. Soc. franç. Dermat. **32**, 374 (1925).

(e) Umwandlung der Tuberculosis verrucosa in Lupus vulgaris und umgekehrt Umwandlung eines Lupus vulgaris in Tuberculosis verrucosa. Ref. Arch. f. Dermat. **117**, 817 (1914). (f) Tuberculoses et nocardoses éléphantiasiques, ulcéreuses et fistuleuses. Bull. Soc. franç. Dermat. **31**, 183 (1924). (g) Tuberculome hypodermique fibreux massif e fistulisé. Bull. Soc. franç. Dermat. **33**, 8 (1926). (h) Sarcoide hyperdermique massive fibreuse, ou fibroconjonctive. Bull. Soc. franç. Dermat. **33**, 10 (1926). (i) Mycoses et lupus associés. Bull. Soc. franç. Dermat. **27**, 116 (1920). — GOUGEROT, BARTHÉLEMY et LOTTE: Tuberculoses nodulaires miliaires simulant l'acnitis. Bull. Soc. franç. Dermat. **35**, 811 (1928). — GOUGEROT et BURNIER: Erythrodermie aurique, hémotherapie. Bull. Soc. franç. Dermat. **36**, 253 (1929). — GOUGEROT, H. et BURNIER: Nouveau cas de tuberculose sarcoide sclerodermiforme à structure non folliculaire du type GOUGEROT-DENÉCHEAU. Arch. dermato-syphiligr. Hôp. St. Louis **1**, 155 (1929). — GOUGEROT, BURNIER et PHOTINOS: Eruption lichénoide (lichen plan déformé) et stomatite leukokératosique ulcéreuse aurique. Bull. Soc. franç. Dermat. **36**, 254 (1929). — GOUGEROT et DESAUX: (a) Sarcoides hypodermiques et dermiques par corps étrangers. J. d. Part., 23. Juni **1921**. (b) Nombre de „huilomes", vaselinomes, paraffinomes sont des sarcoides fibro-conjonctives. Tuberculose locale et terrain fibroconjonctiv; sarcoides hypodermiques par corps étrangers. J. des Pract. **35**, 481 (1921). — GOUGEROT, DUCOURTIOUX et LOTTE: Cas pur diagnostic: Tuberculides papuleuses conglomérées avec punctuations squamocrouteuses cocatricielles dessinant un réseau atrophique. Bull. Soc. franç. Dermat. **33**, 613 (1926). — GOUGEROT, H. et P. FERNET: (a) Sarcoides en nappe sclérodermiformes des membres inférieurs. Bull. Soc. franç. Dermat. **30**, 245 (1923). (b) Tuberculides papulo-squameuses atrophiques. Bull. Soc. franç. Dermat. **33**, 338 (1926). — GOUGEROT et FILLIOL: Deux cas d'érythème induré de BAZIN: le premier geant, le deuxième nain, tous deux avec tuberculides papulo-nécrotiques superposées. Bull. Soc. franç. Dermat. **34**, 83 (1927). — GOUGEROT et JAUSION: Assosiation sporotricho-tuberculeuse. „Scrophuloderme" sporotrichosique et sporotrichoses „papulonécrotiques". Bull. Soc. franç. Dermat. **32**, 118 (1925). — GOUGEROT et LAROCHE: (a) Reprod. expér. d. tuberculides etc. Arch. Méd. expér. **20**, 581 (1908). (b) Reproduction expérimentale des tuberculides humaines. C. r. Soc. Biol. **63**, 637 Paris (1907). (c) Etiologie et pathogénie des tuberculides cutanées; les tuberculides expérimentales. Gaz. Hôp. **1912**, 141 u. 185. — GOUGEROT, H. et LÉON LÉVY: Tuberculose fongueuse sarcomatiforme. Ref. Zbl. Hautkrkh. **20**, 893. — GOUGEROT u. ANDRÉ LÉVY-FRANCKEL: Tuberculides miliaires maculo-squameuses atrophiques agminées et atrophie cutanée. Bull. Soc. franç. Dermat. **25**, 339 (1914). — GRAM, G.: Über den Zusammenhang zwischen Psoriasis und Tuberkulose. Ref. Zbl. Hautkrkh. **22**, 768 (1927). — GRASS, H.: Versuche zur WILDBOLZschen Eigenharnreaktion. Beitr. Klin. Tbk. **51**, 157 (1922). — GRAVAGNA, M.: Ulcerazione tubercolare primitiva della vulva e della vesica. Richerche microscopiche e batteriologiche. Ref. Zbl. Hautkrkh. **5**, 109 (1922). — GRAY, A. M. H.: (a) Acne agminata with bilateral enlargement of the lacrymal glands. Roy. Soc. of Med., Sitzg 19. März 1914, II; 164. (b) Case of acne scrophulosorum. Proc. roy. Soc. Med. **16**, 101 (1923). — GREENBAUM: Papulonecrotic tuberculid. Arch. of Dermat. **16**, 491 (1927). — GREGORY, A.: Ergebnisse der stationären und ambulatorischen Behandlung der chirurgischen Tuberkulose mit besonderer Berücksichtigung der Jodbehandlung nach HOTZ. Dtsch. Z. Chir. **190**, 72 (1925). — GRENET, H. et H. DROUIN: Terres rares et tuberculose; état de la question après cinq ans d'expérimentation. Paris méd. **16**, 509 (1926). — GRIFFITH: Ber. Brit. Roy. Commission on Tbc. **10**, 317 (1911). GRIFFITH A. STANLEY: (a) Atypical tubercle bacilli in human and animal tuberculosis with special reference to those occurring in Lupus. Tubercle **5**, 569 (1924). (b) The cultural characteristics and virulence of mammalian TB. Internat. Tbk.-Kongr. Rom **4**, H. 8 (1912). (c) Lupus. Lancet **206**, 865 (1924). (d) The cultural characteristics and virulence of mammalian tubercle bacilli and the circumstances under which they may vary. Ref. Zbl. Hautkrkh. **8**, 329 (1923). — GRIFFITH, HARRY D.: Die Photometrie therapeutisch wirksamer Lichtquellen. Strahlenther. **29**, 592 (1928). — GRIMBERG, ARTUR: Traitement des tuberculoses externes par un extrait colloidal de bacilles de KOCH. Bull. méd. **39**, 1073 (1925). — GROEDEL, F. M. u. HEINZ LOSSEN: (a) Gefahren bei der Röntgenbestrahlung der chirurgischen und der Hauttuberkulose. Strahlenther. **18**, 829 (1924). (b) Weitere Mitteilungen über die Gefahren bei der Röntgenbehandlung der chirurgischen und der Hauttuberkulose. Beitr. Klin. Tbk. **68**, 428 (1928). — GRÖER, FR. v.: Über die künstliche Hervorrufung der Tuberkulinempfindlichkeit und ähnlicher Zustände. Mschr. Kinderheilk. **34**, 205 (1926). — GROER, FR. DE, ST. PROGULSKI et FR. REDLICH: Sur la provocation artificielle de la sensibilité à la tuberculine. C. r. Soc. Biol. Paris **94**, 356 (1926). — GRÖN: Lupus vulgaris in Norwegen. Nord. dermat. Kongr., 11—12. Juni 1919. Ref. Dermat. Wschr. **73**, 1016 (1921). — GRÖN, F.: Lupus vulgaris in Norwegen. (Statistische Untersuchungen.) Arch. f. Dermat. **130**, 219 (1921). — GRÖN, K.: Ulcère tuberculeux à forme de chancre sur la lèvre supérieure. Acta dermato-vener. (Stockh.) **4**, 289 (1923). — GROLL: Entzündung bei Gefäßlähmung. Zbl. allg. Path. **33**, 565 (1923). — GROMELSKY, ALFRED: Die zellulären „Abwehr-Vorgänge des großen Netzes gegenüber Tuberkelbacillen und die

Abhängigkeit der spezifischen Gewebsreaktion von der Zustandsänderung der Bacillen. Krkh.forschg **3**, 355 (1916.) — Grosjean, André: L'uro-intra-dermoréaction de Wildbolz. Ref. Zbl. Hautkrkh. **3**, 21 (1922). — Gross, S.: Über Tuberkulide. Med. Klin. **6**, 816 (1910). Grosser, P.: Über Impftuberkulose. Dermat. Z. **14**, 491 (1907). — Grosser, P. u. Kl. Keilmann: Zur Bewertung diagnostischer Hautreaktionen bei Säuglingen. Klin. Wschr. **1**, 2326 (1922). — Grosz, S.: (a) Über eine bisher nicht beschriebene Hauterkrankung (Lymphogranulomatosis cutis). Beitr. path. Anat. **39**, 405 (1906). (b) Miliarlupoid. Wien. dermat. Ges., Sitzg 16. Nov. 1916. Arch. f. Dermat. **125**, 17 (1917). — Grosz, Siegfried: Chilblain Lupus (Hutchinson) und Lupus pernio (Besnier-Tenneson). Dermat. Wschr. **54**, 133 (1912). — Grossmann: Lupus vulgaris des Ohrläppchens. Rev. prat. Mal. cut. **1907**, No 12. Ref. Mschr. Dermat. **1908** I, 456. — Grouven: (a) Fall von Erythema indurat. Dtsch. dermat. Ges. 9. Kongr. Bern **1906**, 324. (b) Rieckes Lehrbuch der Hautkrankheiten. Jena: Gustav Fischer. (c) Fall von Angiokeratom. 3. Tagg mitteldtsch. Dermat. Halle a. S., Sitzg 22. Jan. 1922. Ref. Zbl. Hautkrkh. **5**, 433. (d) Ein ungewöhnlicher Fall von Hauttuberkulose. Verh. mitteldtsch. Dermat., Sitzg 5. Dez. 1920. Arch. f. Dermat. **137**, 180 (1921). — Grouven, C.: Über tuberkuloseähnliche Hauterkrankungen. Arch. f. Dermat. **100**, 291 (1910). — Grünberg: Zur Jod- und Hg-Behandlung der Tuberkulose in Nase, Schlund und Kehlkopf. Münch. med. Wschr. **54**, Nr 34, 1681 (1907). — Grüner, O.: (a) Über Agglutination bei tuberkulösen Kindern. Beitr. Klin. Tbk. **14**, 87 (1909). (b) Über die Herabsetzung der Tuberkulinempfindlichkeit während der Masern. Münch. med. Wschr. **56**, Nr 33, 1681 (1909). — Grüner, O. u. F. Hamburger: Experimentelle Untersuchungen über die Tuberkuloseinfektion. Beitr. Klin. Tbk. **17**, 1 (1910). — Grütz, O.: Klinische und histologische Beiträge zur Frage der Beziehungen zwischen Granuloma annulare und Tuberkulid. Arch. f. Dermat. **147**, 590 (1924). — Grumbach, A. u. A. J. Werner: Die Verwendbarkeit der Tuberkulosereaktion nach Besredka in der Praxis. Klin. Wschr. 8, 1022 (1929). — Grunke, W.: Tuberkulose als Ursache einer Dermatomyositis. Z. klin. Med. **102**, 311 (1925). — Grunmach: Über die diagnostische und therapeutische Bedeutung der X-Strahlen für die innere Medizin und Chirurgie. Dtsch. med. Wschr. **25**, Nr 37, 604 (1899). — Gueissaz, Ernest: L'erythème noueux dans le postpartum. Schweiz. med. Wschr. **58**, 93 (1928). — Guides: Zur Frage der Beziehung des Erythema nodosum zur Tuberkulose. Ref. Dermat. Wschr. **69**, 438 (1919). — Guillaume, A. C.: Role respectif des veines et des artères dans la génese de certains troubles de la circulation cutanée. Ref. Zbl. Hautkrkh. **22**, 750 (1927). — Guillery: (a) Experimenteller Beitrag zu den Beziehungen zwischen Phlyktänen und Tuberkulose, nebst Bemerkungen über bacilläre Tuberkulose. Münch. med. Wschr. **68**, Nr 7, 201 (1921). (b) Über toxische tuberkuloide Strukturen. Z. Tbk. **38**, 1 (1923). — Guillery, H.: Erwiderung auf die Bemerkungen von Prof. Jaffé: Über Tuberkelbildung nach Injektionen toxischer Substanzen. Z. Tbk. **40**, 286 (1924). — Guinon, Jacob Lortat et Lamy: Un cas d'érythème induré de Bazin survenu chez une hérédo-syphilitique. Bull. Soc. Pediatr. Paris **21**, 342 (1923) — Gundermann, W. u. A. Kallenbach: Beitrag zum Verhalten der Leukocyten nach Hautreizen. Münch. med. Wschr. **71**, Nr 35, 1195 (1924). — Gunsett, A.: L'ultraviolet et les rayons lumineux dans le traitement de la tuberculose. Ref. Zbl. Hautkrkh. **24**, 785 (1927). — Gupta, A.: A brief survey of the tuberculosis of the skin and the tuberculides. Indian med. Rec. **45**, 204 (1925). — Guszmann: Beitrag zur Pathologie und Klinik des Angiokeratoms. 16. internat. med. Kongr. Budapest **1909**. — Gutfeld, Fritz v. u. Edith Weigert: Zur Serodiagnostik der Tuberkulose mittels Komplementbindung. Zbl. Bakter. Org. **93**, 436 (1924). — Guth, E.: (a) Lungentuberkulose und vegetatives Nervensystem. Vorl. Mitt. Beitr. Klin. Tbk. **53**, 94 (1922). (b) Lungentuberkulose und vegetatives Nervensystem. II. Mitteilung. Tur Theorie der Tuberkulinwirkung. Beitr. Klin. Tbk. **54**, 186 (1923). (c) Vegetative Allergie. Beitr. Klin. Tbk. **60**, 39 (1925). — Gutmann, Alfred: Das Verhalten der cutanen Tuberkulinprobe nach Pirquet bei verschiedenen Dermatosen und im Verlaufe der Lues unter gleichzeitiger Ausführung der v. Groer-Hechtschen pharmakodynamischen Cutanreaktion bei einem Teil der Fälle. Arch f. Dermat. **136**, 255 (1921). — Gutmann, M. J.: (a) Die subepidermale Tuberkulin-Injektionsmethode und einige ihrer Reaktionsformen. Beitr. Klin. Tbk. **65**, 271 (1927). (b) Der mikroskopische Nachweis der gefärbten Tuberkelbacillen im Hell-Dunkelfeld. Beitr. Klin. Tbk. **66**, 308 (1927). (c) Erfahrungen mit Ponndorfimpfungen. Münch. med. Wschr. **72**, Nr 10, 390 (1925). — Gutowski, Al.: Tuberkulöse Endemie auf einem Säuglingssaal. Z. Kinderheilk. **22**, 337 (1919). — Guttmann: Subcutanes Tuberkulid. Versg südwestdtsch. Dermat. Frankfurt a. M., 14.—15. Okt. 1922. Zbl. Hautkrkh. **7**, 167 (1923). — Guy, W. H.: The etiology of papulonecrotic tuberculid. Arch. of Dermat. **8**, 754 (1923). — György, Paul: Über die unspezifischen Faktoren der tuberkulösen Hautallergie. Mschr. Kinderheilk. **29**, 331 (1925).

Haardt, Wilh.: Beitrag zur chirurgischen Behandlung der Kehlkopftuberkulose. Beitr. Klin. Tbk. **60**, 284 (1925). — Haas, Ludwig: Die Strahlentherapie der Tuberkulose der oberen Luftwege. Med. Klin. **21**, 1269 (1925). — Haase, N.: Ein Fall von Acne teleangiectodes Kaposi (Acnitis Barthelemy). Diss. Göttingen 1909. Ref. ZIELER Hauttuberkulose. — HABABOU-SALA, J.: A propos de la filtrabilité du bacille tuberculeux. C. r. Soc. Biol. Paris **99**, 1215 (1928). — HABERLAND, H. F. O.: Die Tuberkulosebehandlung mit sogenannten Schildkrötentuberkelbacillen. Münch. med. Wschr. **68**, Nr 30, 936 (1921). — HABERLAND, H. F. O. u. K. KLEIN: Die Wirkung der Röntgenstrahlen auf Tuberkelbacillen. (Typus humanus „Chelonin, Friedmann-Stamm.) Münch. med. Wschr. **68**, Nr 33, 1049 (1921). — HABERMANN: (a) Subcutanes Sarkoid (DARIER-ROUSSY), sklerodermieartig. Nordwestdtsch. dermat. Verigg, Sitzg 18. April 1926. Ref. Zbl. Hautkrkh. **20**, 419 (1926). (b) Sarkoid Boeck. Dermat. Ges. Hamburg-Altona, Sitzg 13. Juni 1926. Ref. Zbl. Hautkrkh. **21**, 560 (1927). (c) Ausgedehnte Livedo racemosa. Dermat. Ges. Hamburg-Altona, Sitzg 13. Juni 1926. Ref. Zbl. Hautkrkh. **21**, 560 (1927). (d) Abortiver Fall von Granulosis rubra nasi. Dermat. Ges. Hamburg, 26. Febr. 1928. Ref. Dermat. Wschr. **87**, 1246 (1928). (e) Atypischer Fall von Sarcoid Boeck. Tagg nordwestdtsch. dermat. Ges. Hamburg, Sitzg 13. Dez. 1927. Ref. Zbl. Hautkrkh. **26**, 353 (1928). — HABERMANN, R.: Über ungewöhnliche paronychieartige Lokalisation BOECKscher Sarkoide an den Nagelphalangen. Dermat. Wschr. **87**, 1259 (1928). — HABETIN, P.: Die Tuberkulinsalbenpflasterprobe. Wien. klin. Wschr. **41**, Nr 20, 703 (1928). — HACKRADT, AD.: (a) Koloritmetrische Dosierung ultravioletter Strahlen künstlicher Lichtquellen mittels des AUTENRIETH-KÖNIGSBERGERschen Koloritmeters. Strahlenther. **10**, 1137 (1920). (b) Die Anwendung des MEYER-BERINGschen Verfahrens zur Ausdosierung der künstlichen Höhensonne. Strahlenther. **11**, 803 (1920). — HAEBERLIN, C.: (a) Die Behandlung der extrapulmonalen Tuberkulose an der Nordsee. Strahlenther. **25**, 479 (1927). (b) Die Meeresheilkunde. Strahlenther. **31**, 264 (1929). — HAEBERLIN, K.: Thalassotherapie der chirurgischen Tuberkulose. Strahlenther. **28**, 282 (1928). — HAECKER, R.: Die Behandlung chirurgischer Tuberkulose. Münch. med. Wschr. **68**, Nr 1, 18 (1921). — HAECKER, VALENTIN: Handbuch der sozialen Hygiene und Gesundheitsfürsorge von GOTTSTEIN und TELEKY. Konstitution 1. Bd. Berlin: Julius Springer 1925. — HÄMEL: Hämatogener Lupus nach Drüsenexstirpation. Münch. med. Wschr. **73**, Nr 35, 1467 (1926). — HÄMEL, J.: (a) Unspezifische Tuberkulinreaktionen nach Vorbehandlung mit Alttuberkulin beim tuberkulosefreien Menschen. Beitr. Klin. Tbk. **68**, 345 (1928). (b) Zum Tuberkulinproblem. Wien. klin. Wschr. **41**, Nr 33, 1199 (1928). — HAENDEL, L., L. LANGE u. H. HEUER: Beitrag zur Differenzierung säurefester Bakterien durch die Komplementablenkung. Arb. Reichsgesdh.amt **57**, 716 (1926). — HAGA u. ISHIO: Über das Vorkommen und den Nachweis von Tuberkelbacillen im strömenden Blute. Veröff. Koch-Stiftg. **2**, H. 1 (1926). — HAGEMANN, ERICH: Die Spezifität der Tuberkulinreaktion. Vergleichende Untersuchungen mit Tuberkulin und Eiweißkörpern an experimentellem und klinischem Material. Z. exper. Med. **30**, 80 (1922). — HAGEMANN, R.: Über v. BEHRINGS neues Diphtherieschutzmittel. Berl. klin. Wschr. **51**, 919 (1914). — HAGEN: Lupus pernio, Erythema induratum Bazin der Arme. 89. Verslg dtsch. Naturforsch. Düsseldorf, Sitzg 24. Sept. 1926. Ref. Zbl. Hautkrkh. **21**, 684 (1927). — HAGEN, A.: Über den Einfluß im Blute kreisender Tuberkulosegiftstoffe auf den Verlauf tuberkulöser Exantheme usw. Inaug.-Diss. Würzburg 1911. — HAGEN, W.: Zur Disposition für Erkrankung an Tuberkulose. Beitr. Klin. Tbk. **58**, 481 (1924). — HAGIWARA, R.: Über die Tuberkulose der männlichen Harnröhre. Ref. Zb. Hautkrkh. **9**, 76 (1924). — HAHN: Acneähnliche Tuberkulose. Breslau. dermat. Verigg, 3. Nov. 1906. Ref. Arch. f. Dermat., Orig. **83**, 464 (1907). — HAHN, C. F.: (a) Über Lupus acneiformis. Dermat. Wschr. **81**, 1199 (1925). (b) Ulcera tuberculosa ani. Schles. dermat. Ges., Sitzg 6. Febr. 1926. Ref. Zbl. Hautkrkh. **20**, 27 (1926). — HAHN, H.: Zur Frage des Leukocytensturzes nach intracutaner Injektion. Dtsch. med. Wschr. **50**, Nr 54, 1143 (1924). — HAIM: Fettstudien. Zbl. Bakter. **93**, 253 (1924). — HAIM, A.: Neue Funde über Tuberkelbildung und Hautreizantworten, gewonnen am Schwein. Beitr. Klin. Tbk. **60**, 1 (1925). — HALBERSTÄDTER: BOECKsches Sarkoid. Ref. Dermat. Z. **18**, 45 (1911). — HALBERSTAEDTER, L.: (a) Radium-Therapie äußerer Erkrankungen. Arch. f. Dermat. **120**, 675 (1914). (b) Die Gefahren der Kehlkopfschädigungen durch Röntgenstrahlen. Fortschr. Röntgenstr. **31**, 425 (1923/24). (c) Sensibilisierung und Röntgenstrahlen. Allg. med. Z. Ztg **1904**, Nr 29. (d) Die Behandlung mit künstlichem Licht in der Dermatologie. Klin. Wschr. **2**, 933 (1923). — HALKIN, H.: Contribution à l'étude des sarcoides. Arch. f. Dermat. **84**, 227 (1927). — HALL, PERCY: Ultra-violett rays and the treatment of tuberculosis. Brit. J. Dermat. **19**, 21 (1925). — HALLAM, RUPERT: Lupus vulgaris. A plea for early and organized treatment. Brit. med. J. **1929** II, 885. — HALLE, A.: (a) Beitrag zur Behandlung mit Kohlensäureschnee. Arch. f. Dermat. **113**, 389 (1912). (b) Über einen Fall von Pytiriasis rubra Hebrae. Arch. f. Dermat. **88**, 247 (1907). — HALLEZ, G. L.: Gommes tuberculeuses sans adenopathie chez un nourrisson Presence de bacilles de Koch dans le pus des lesions à l'examen direct. Ref. Zbl. Hautkrkh. **11**, 140 (1924). — HALLOPEAU, H. et ECK: Contribution à l'étude des sarcoides de Boeck. Ann. de Dermat. **1902**, 985. — HALLOPEAU, H. et FRANÇOIS-DAINVILLE: Tuberculoses multiples des os et de la peau avec intégrité des voies respiratoires. Bull. Soc. franç. Dermat. **24**, 158 (1913). — HALLOPEAU, H.

et MAGÉ DE LÉPINAY: Sur l'atténuation de la virulence du bacille de Koch chez les lupiques. Ann. de Dermat. **1906**, 693. — HALTER, G.: Tuberkulöse Formen des weiblichen Genitales. Zbl. Gynäk. **1928**, Nr 18, 1148. — HAMBRO: Erythema nodosum und Lungentuberkulose. Ref. Zbl. Hautkrkh. **20**, 453. — HAMBRO, C.: Erythema nodosum and tuberculosis of the lungs. Acta tbc. scand. (København.) **3**, 1 (1927). — HAMBURGER: Die Tuberkulose des Kindesalters. Leipzig u. Wien 1912. — HAMBURGER, F.: (a) Über Hauttuberkulide im Säuglingsalter. Münch. med. Wschr. **55**, Nr 3, 107 (1908). (b) Über die Wirkung des Alttuberkulins auf den tuberkulosefreien Menschen. Münch. med. Wschr. **55**, Nr 23, 1220 (1908). (c) Zur Tuberkulindiagnostik. Dtsch. med. Wschr. **45**, Nr 9, 243 (1919). (d) Die Tuberkulose des Kindesalters. 2. Aufl. Leipzig u. Wien 1912. (e) Über die percutane Anwendung des Tuberkulins. Münch. med. Wschr. **69**, Nr 48, 1664 (1922). (f) Die Tuberkulindiagnostik bei Kindern in der Praxis. Wien. klin. Wschr. **40**, Nr 27, 875 (1927). (g) Über die intracutane und subcutane Lokalreaktion. Wien. klin. Wschr. **39**, Nr 43, 1247 (1926). (h) Die Leistungsfähigkeit der Tuberkulinreaktion. Beitr. Klin. Tbk. **48**, 219 (1921). (i) Über Tuberkuloseimmunität. Beitr. Klin. Tbk. **12**, 259 (1909). (k) Über die Entwicklung der Tuberkulin-Empfindlichkeit beim Kinde. Beitr. Klin. Tbk. **17**, 231 (1910). (l) Die Überlegenheit der Stichreaktion über die Cutanreaktion. Münch. med. Wschr. **66**, 100 (1919). (m) Über Tuberkulinimmunität. Münch. med. Wschr. **55**, Nr 42, 2174 (1908). (n) Die pathologische Bedeutung der Tuberkulinreaktion. Wien. klin. Wschr. **21**, Nr 29, 1043 (1908). (o) Über den Wert der Strichreaktion nach Tuberkulinreaktion. Wien. klin. Wschr. **21**, Nr 12, 381 (1908). (p) Jahreszeitliche Schwankungen der Tuberkulinempfindlichkeit. Münch. med. Wschr. **67**, Nr 14, 398 (1920). — HAMBURGER, F. u. JOHANNA MAYERHOFER-GRÜNBÜHEL: Über die Häufigkeit der Tuberkulose. Beitr. Klin. Tbk. **63**, 778 (1926). — HAMBURGER, F. und R. MONTI: (a) Über Tuberkulinimmunität. Münch. med. Wschr. **57**, Nr 25, 1330 (1910) u. Beitr. path. Anat. **16**, 271 (1910). (b) Die Tuberkulosehäufigkeit im Kindesalter. Münch. med. Wschr. **56**, Nr 9, 449 (1909). — HAMBURGER, F. u. R. MÜLLEGGER: Beobachtungen über die Tuberkuloseinfektion. Wien. klin. Wschr. **32**, Nr 2, 33 (1919). — HAMBURGER, F. u. K. PEYRER: (a) Die negative und positive Phase der Tuberkulinempfindlichkeit. Wien. klin. Wschr. **34**, 157 u. 280 (1921). (b) Über die positive und negative Phase der Tuberkulinempfindlichkeit. Beitr. Klin. Tbk. **48**, 66 (1921). (c) Über die negative Phase der Tuberkulinempfindlichkeit. II. Wien. klin. Wschr. **34**, Nr 23, 280 (1921). — HAMBURGER, F. u. R. POLLAK: (a) Wien. klin. Wschr. **23**, 1161 (1910). (b) Über Inkubationszeit. Wien. klin. Wschr. **23**, Nr 32, 1163 (1910). — HAMBURGER, F. u. E. STRADNER: Eine Verbesserung der percutanen Tuberkulinreaktionen (MORO). Münch. med. Wschr. **66**, Nr 16, 439 (1919). — HAMBURGER, F. u. TOYOFUKU: Über Immunität tuberkulöser Tiere gegen tuberkulöse Inhalationsinfektion. Beitr. Klin. Tbk. **18**, 163 (1911). HAMBURGER, F. u. T. TOYOFUKU: Über das zeitliche Auftreten der Tuberkulinempfindlichkeit und der primären Lokalerscheinungen bei experimenteller Tuberkulose. Beitr. Klin. Tbk. **17**, 237 (1910). — HAMEL: Die Ausbreitung des Lupus im Deutschen Reich. Med.stat. Mitt. Reichsgesht.amt **1911**. Ref. Mschr. Dermat. **1911 II**, 102. — HAMMER: (a) Tuberkulintherapie. Ref. Zbl. Hautkrkh. **7**, 165 (1923). (b) Über die diagnostische Tuberkulininjektion. Beitr. Klin. Tbk. **1**, 325 (1903). — HANDFIELD-JONAS, R. M.: Tuberculous affections of the tongue. Lancet **204**, 8 (1923). — HANDLEY, W. SAMPSON: (a) Hunterian lecture on the pathology and treatment of Lupus. (Lupus a lymphatic disease.) Lancet **201**, 1089 (1921). (b) Lupus in its surgical aspects. Ann. Surg. **81**, 9 (1925). — HANFORD, JOHN MUNN: Roentgen-Ray treatment of tuberculous cervical lymph glands. A study of one hundred and fortyone patients treated by small doses of filtered Roentgen-ray, with follow-up results. Ref. Zbl. Hautkrkh. **26**, 578 (1928). — HANHART, E.: Über den modernen Dispositionsbegriff und seine Verwertung in der Praxis. Schweiz. med. Wschr. **54**, 659 (1924). — HANSEN, A.: Klinische Beobachtungen über die Einwirkung des Kohlenbogenlichtbades auf das Blut der an Lupus vulgaris und chirurgischer Tuberkulose leidenden Patienten. Ref. Dermat. Wschr. **64**, 304 (1917). — HANSEN, P.: Über die Sanocrysinbehandlung der Hauttuberkulose. Dermat. Wschr. **82**, 46 (1926). — HARBITZ, FRANCIS: Über angeborene Tuberkulose. Münch. med. Wschr. **60**, Nr 14, 741 (1913). — HARLSSE: Carcinoma in lupo. Münch. dermat. Ges., Sitzg 1. März 1920. Arch. f. Dermat. **137**, 120 (1921). — HARLSSE, B.: Akutes Exanthem und Stomatitis nach Krysolganinjektionen. Münch. med. Wschr. **47**, 1355 (1920). — HARMER LEOPOLD: Über Schleimhautlupus. Wien. med. Wschr. **72**, 1113 (1922). — HARMS: (a) Über Lupus der Zunge und des Kehlkopfes. Arch. f. Laryng. **5**, 1049 (1913). (b) Zur Tuberkulin- und Strahlentherapie der Lymphdrüsen und Lungentuberkulose. Z. Tbk. **31**, 1 (1920). — HARMS, HELENE: Beitrag zur KÜMMELschen Gruppenreaktion mit Blutkörperchen bei Tuberkulose. Beitr. Klin. Tbk. **57**, 410 (1924). — HARRISON, W. J.: Diathermy in lupus of soft palate and fauces. Brit. med. J. **1924**, Nr 3297, 423. — HART, C.: (a) Konstitution und Disposition. Erg. allg. Path. **20**, 1 (1922). (b) Pathologisch-anatomische Beobachtungen über die Tuberkulose an während des Krieges seziertem Soldatenmaterial. Z. Tbk. **31**, 129 (1920). — HARTMANN, ARTHUR: Jupiterlicht. Dtsch. med. Wschr. **49**, Nr 7, 221 (1923). — HARTOCH, O. MURATOWA K., W. JOFFE u. W. BERMAN:

Zur Bedeutung der Haut bei Infektions- und Immunitätserscheinungen. Zbl. Bakter. **93**, 528 (1924). — HARTUNG: Tuberculosis verrucosa cutis, ausgehend von Scrophulodermen. Arch. f. Dermat. **79**, 447 (1906). — HARTTUNG: Lichen crophulosorum. Arch. f. Dermat. **79**, 447 (1906). — HARTTUNG, W. u. A. ALEXANDER: Weitere Beiträge zur Klinik und Histologie des Erythème induré Bazin. Arch. f. Dermat. **71**, 385 (1904). — HASLINGER: Urethral- und Penistuberkulose. Z. urol. Chir. **7**, 106 (1921). — HASLUND, P.: (a) Über die Behandlung des Lupus erythematodes mit Kohlensäureschnee. Arch. f. Dermat. **118**, 336 (1913). (b) Radium treatement of Lupus vulgaris. Brit. J. Dermat. **28**, 294 (1916). (c) Hämatogenes tuberkulöses Exanthem und dessen Abhängigkeit von elektrischen Bogenlichtbädern. Arch. f. Dermat. **123**, 348 (1916). — HASS, J.: Zur Röntgenbehandlung der Knochen- und Gelenktuberkulose. Wien. klin. Wschr. **37**, Nr 18, 435 (1924). — HASSELBALCH, K. A.: Chemische und biologische Wirkung der Lichtstrahlen. Strahlenther. **2**, 403 (1913). — HATLEHOL, ROLF u. FRANCIS HARBITZ: „Purpura rheumatica". Tuberkulose der blutbidenden Organe. Ref. Zbl. Hautkrkh. **11**, 314 (1924). — HAUCK, L.: (a) Positiver Ausfall der Wa.R. bei Lupus erythematodes acutus. Münch. med. Wschr. **57**, Nr 1, 17 (1910). (b) Über tödliche Wirkung des Aurum Kalium cyanatum als Blutgift beim Menschen. Münch. med. Wschr. **60**, Nr 33, 1824 (1913). — HAUDUROY, PAUL: Etat actuel de la question des formes filtrantes du bacille tuberculeux. Presse méd. **34**, 227 (1926). — HAUDUROY, PAUL et ALBERT VAUDREMER: Recherches sur les formes filtrables du bacille tuberculeux. C. r. Soc. Biol. Paris **89**, No 37, 1276. — HAUKE, H.: Über Entfernung örtlicher Erkrankungsherde aus dem tuberkulosekranken Körper. Klin. Wschr. **4**, 399 (1925). — HAUSER, A.: Über ungewöhnliche Tuberkulidformen (großpapulöse, annuläre und gruppierte Tuberkulide.) Arch. f. Dermat. **128**, 149 (1920). — HAUSER, G.: Experimenteller Beitrag zur Virulenzschwankung des Tuberkelbacillus. Münch. med. Wschr. **66**, Nr 49, 1398 (1919). — HAUSHALTER, P.: Présentation de deux enfants atteints de lésions tuberculeuses de la peau d'aspect syphiloide. Bull. Soc. franç. Dermat. **30**, Réun. Nancy, 24 (1923). — HAUSMANN, W.: Die Allgemeinwirkungen des Lichtes. Strahlenther. **28**, 81 (1928). — HAUSMANN, W., W. NEUMANN u. K. SCHUBERTH: Der Einfluß des Lichtes auf Tuberkulin. Z. Tbk. **46**, 32 (1926). — HAVAS: Lupus vulgaris universalis. Ref. Dermat. Wschr. **55**, 1675 (1912). — HAXTHAUSEN: (a) Hämorrhagisches Tuberkulid. Dän. dermat. Ges., 2. Febr. 1927. Ref. Zbl. Hautkrkh. **23**, 162. (b) Eine optische Eigentümlichkeit der Lupusknötchen und ihre Bedeutung für die Finsenbehandlung der leuchtenden Wärmestrahlen und ihre Bedeutung für diese. Strahlenther. **13**, 654 (1922). (c) Tuberkulöser Schanker. Dän. dermat. Ges. Kopenhagen, Sitzg 2. Nov. 1927. Ref. Zbl. Hautkrkh. **25**, 768 (1928). — HAXTHAUSEN, H.: (a) Dermatitis nodularis necrotica (WERTHER). Verh. dän. dermat. Ges. **1923/24**. Ref. Zbl. Hautkrkh. **14**, 457. (b) Einige Untersuchungen über die Kreislaufveränderungen in der Haut nach Bestrahlung mit verschiedenen Lichtquellen. Strahlenther. **30**, 662 (1928). (c) Finsenbehandlung des Lupus vulgaris mit verstärktem Licht und Anwendung eines besonderen Filters zur teilweisen Absorption der leuchtenden Wärmestrahlen. Strahlenther. **22**, 337 (1926). — HAXTHAUSEN, W.: Fortgesetzte Versuche über die optischen Verhältnisse der Lupusknötchen und deren Bedeutung für die Finsenbehandlung. Strahlenther. **18**, 674 (1924). — HAYASHI, J.: Über die Entstehung und das Schicksal der Riesenzellen. Frankf. Z. Path. **17**, 72 (1915). — HAYEK, v.: (a) Das Tuberkuloseproblem. 2. Aufl. Berlin: Julius Springer. (b) Zur Proteinkörpertherapie. Wien. klin. Wschr. **23**, Nr 35, 768 (1920). Erfahrungen über Tuberkulomucin (WELEMINSKY). Z. Tbk. **27**, 423 (1917). (d) Immunbiologie-Dispositions- und Konstitutionsforschung. Tuberkulose. Berlin: Julius Springer 1921. (e) Zur Immunbiologie der Skrofulose. Extrapulmonale Tuberkulose, Bd. 2, H. 3, S. 73 (1927). (f) Die praktische Bedeutung der Immunität für die Prognose und Behandlung der Tuberkulose. Erg. Hyg. **3**, 113 (1919). — HAYEK, H. v. u. L. WIESER: (a) Über die Wirkungsweise des Tuberkulins. Z. Tbk. **36**, 288 (1922). (b) Beitrag zur Frage der spezifischen und unspezifischen Proteinkörperwirkung. Wien. klin. Wschr. **36**, Nr 10, 183 (1923). — HAYES, E. W.: Tuberculids. Amer. Rev. Tbc. 8, 288 (1923). — HAZEN, H. H.: Die Behandlung der Hautkrankheiten mit Röntgenstrahlen. Amer. J. Roentgenol. **9**, 157 (1922). — HEBRA u. KAPOSI: Lehrbuch der Hautkrankheiten. Erlangen: Enke 1872. — HECHT: Tuberkulid in Form des Erythema nodosum. Dtsch. dermat. Ges. i. d. tschechoslov. Republik, Sitzg 22. Juni 1924. Zbl. Hautkrkh. **13**, 241 (1924). — HECHT, ADOLF F.: Die Haut als Testobjekt. Wien: Julius Springer 1925 u. Wien. med. Wschr. **78**, 1549 (1928). — HECHT, H.: (a) Über Lymphogranuloma. Arch. f. Dermat. **98**, 107 (1909). (b) Die Leukocytenformel verschiedener Hautefflorescenzen. Arch. f. Dermat. **125**, 321 (1917). (c) Kombination von Heilmitteln bei Haut- und Geschlechtskrankheiten. Dermat. Wschr. **75**, 800 (1922). (d) Tuberkulid unter dem Bilde eines Angiokeratoms nebst Bemerkungen zur Ätiologie des Angiokeratoms. Arch. f. Dermat. **142**, 202 (1923). — HECHT, P.: Über spezifische Lungenerkrankung bei Lupus pernio und Ostitis tuberculosis cystoides. Z. Tbk. **51**, 125 (1928). — HECHT, V.: Die Riesenzellenpneumonie im Kindesalter. Eine histologisch-experimentelle Studie. Beitr. path. Anat. **48**, 263 (1910). — HECHT-ELEDA, MARGOT: Zur kombinierten Trypaflavininjektions- und Höhensonnenbehandlung. Strahlenther. **30**,

391 (1928). — Hedinger, E.: Miliartuberkulose der Haut bei Tuberkulose der Aorta. Frankf. Z. Path. **2**, 121 (1909). — Hedry, N. v.: Behandlung der Hauttuberkulose mit Lupoheal. Arch. f. Dermat. **156**, 477 (1928). — Hegler, C.: Das Erythema nodosum. Erg. inn. Med. **12**, 620 (1913). — Heiberg, K. A.: (a) Initiale Tuberkelformen. Zbl. Path. **1919**, 97. (b) Über wechselndes Aussehen und Menge der Zellreaktion bei Lupus und ihre Erklärung. Virchows Arch. **272**, 375 (1929). (c) Zur Kenntnis des Tuberkels beim Menschen. Zbl. Path. **32**, 146 (1921). (d) Einige Bemerkungen über die Wirkung fortgesetzter Bogenlampenlichtbäder auf die Haut usw. Arch. f. Dermat. **130**, 306 (1921). — Heiberg, K. A. and Svend Lomholt: Relapses in lupus vulgaris and their treatment with concentrated carbon-arc Light (Finsen). Brit. J. Dermat. **36**, 245 (1924). — Heiberg, K. A. u. Ove Szrandberg: Mikroskopische Untersuchung von der Nasenschleimhaut von Lupus vulgaris Kranken während der Behandlung mit universellen Kohlenbogenbädern. Z. f. Laryng. usw. **10**, 8 (1921). — Heiberg, K. A. und C. With: Lupus mit universellen Kohlenbogenlichtbädern als einzige Therapie behandelt. Festschrift 25jähriges Jubiläum des Finsenschen medizinischen Lichtinstituts Kopenhagen 1921. Zbl. Hautkrkh. **3**, 374. — Heidingsfeld, M. L.: (a) Eine neue Behandlungsmethode des Lupus vulgaris. Ref. Arch. f. Dermat. **122**, 931 (1918). (b) Kromayer Quarz Vacuum Mercury Lamp. Lancet **88**, Nr 17 (1907). — Heilmann, P.: Beitrag zum Studium des tuberkulösen Primäraffektes und Reinfektes der Lungen usw. Beitr. klin. Tbk. **60**, 185 (1924). — Heim, Gust.: Seltenheit des Lupus und der Psoriasis in heißen Ländern. Dermat. Z. **23**, 357 (1916). — Hein, Bruno: Die Erfahrungen mit dem Friedmannschen Tuberkulose Heil- und Schutzmittel bei chirurgischer Tuberkulose. Dtsch. Z. Chir. **178**, 172 (1923). — Heine: Erfahrungen und Gedanken über Tuberkulose und Tuberkulin. Med. Klin. 8, 1777 (1912). — Heinz: Terpentinöl als Heilmittel-Terpestrolseifenschmierkur bei Tuberkulose. Münch. med. Wschr. **70**, Nr 20, 636 (1923). — Heinz, R.: Über die Terpentinölpräparate, Terpestrolstreupulver, Terpestrolsalbe und Terpestrolseife. Dermat. Wschr. **77**, 829 (1923). — Heitz-Boyer: Diagnostic rapide de la tuberculose urinaire par une nouvelle méthode. J. d'Urol. med. et chir. **1912**, No 1. — Heller: (a) Fall von Framboisie former Tuberkulose. Ref. Dermat. Z. **13**, 646 (1906). (b) Isolierter Lupus der Kopfhaut. Berl. dermat. Ges., Sitzg 15. Okt. 1919. Ref. Dermat. Wschr. **69**, 743 (1919). — Heller, A.: Kleine Beiträge zur Tuberkulosefrage. Münch. med. Wschr. **49**, Nr 15, 609 (1902). — Hellmann: (a) Nävocarcinom in einem Lupus vulgaris. Wien. dermat. Ges., Sitzg 3. Nov. 1921. Ref. Zbl. Hautkrkh. **3**, 427. (b) Rhinoskleromartiger Lupus. Wien. dermat. Ges., Sitzg 4. Mai 1922. Ref. Zbl. Hautkrkh. **13**, 326 (1923). — Helm: (a) Gibt es eine Übersicht über die 10jährige Tätigkeit des Lupusausschusses. Lupusaussch. Bekämpfg Tbk., Sitzg 16. Okt. 1919. (b) Arbeitsunfähigkeit im Sinne der Reichsversicherungsordnung bei Lupuserkrankungen. Dtsch. med. Wschr. **54**, 194 (1928). — Helmholz, H. F.: Über passive Übertragung der Tuberkulinempfindlichkeit. Z. Immun.forschg **3**, 371 (1909). — Helmholz, H. F. u. T. Toyofoku: Histologische Untersuchungen über die ersten Veränderungen nach der Tuberkuloseinfektion. Beitr. Klin. Tbk. **17**, 39 (1910). — Helmreich, E.: Die Beurteilung des immunbiologischen Zustandes bei der Tuberkulose mit Hilfe des lokalen Blutbildes. Z. Tbk. **50**, 289 (1928). — Henius, Kurt u. Wissing: Die Behandlung bestimmter Formen von Lungentuberkulose des Menschen mit Lopion (Goldthioharnstoffverbindung). Beitr. Klin. Tbk. **69**, 597 (1928). — Henrichsen, K. J. and H. C. Sweany: The auto-serum test for tuberculosis. Amer. Rev. Tbc. 8, 341 (1923). — Herczeg, A.: Pityriasis rubra Hebrae. Ung. dermat. Ges. Budapest, Sitzg 9. Nov. 1928. Ref. Zbl. Hautkrkh. **29**, 495 (1929). — Hermann, K.: Über Hauttuberkulose beim Pferde. Mh. Dermat. **53**, 245 (1911). — Herrmannsdorfer, A.: (a) Der Einfluß besonderer Ernährungsart auf schwere Formen tuberkulöser Erkrankungen. Med. Klin. **25**, 1189 (1929). (b) Über Tuberkulosebehandlung durch diätetische Umstellung im Mineralbestande des Körpers. Münch. med. Wschr. Nr 3, 108 (1926). — Hertz, R.: 50 Jahre Erfahrungen am Meeresstrande. Strahlenther. **31**, 277 (1929). — Herxheimer, G.: (a) Über Lymphogranulomatose. Beitr. Klin. d. Inf.krkh. **2**, 349 (1914). (b) Die Lepra und ihre Parallelen zur Tuberkulose. Klin. Wschr. **2**, 1053 (1923). — Herxheimer, K. u. K. Altmann: (a) Weitere Mitteilungen zur Reaktion des Lupus vulgaris nebst Beiträgen zur Therapie desselben durch Salvarsan. Arch. f. Dermat. **110**, 249 (1911). (b) Über eine Reaktion tuberkulöser Prozesse nach Salvarsaninjektion. Dtsch. med. Wschr. **37**, Nr 10, 441 (1911). — Herxheimer u. Foster: Zwei Fälle von Lupus follicularis disseminatus. Dtsch. dermat. Ges., 10. Kongr. Frankfurt **1908**, 196. — Herxheimer, K. u. J. Koppenhöfer: Über Dermatitis reticularis. Arch. f. Dermat. **141**, 316 (1922). — Herxheimer, K. u. H. Martin: Beiträge zur Klinik der Tuberkulide. Dermat. Z. **43**, 127 (1925). — Herxheimer, G. u. W. Roth: Zur feineren Struktur und Genese der Epitheloidzellen und Riesenzellen des Tuberkels. Beitr. path. Anat. **61**, 1 (1915). — Herz, Rob.: Über Agglutination der Tuberkelbacillen bei Hauttuberkulose. Arch. f. Dermat. **64**, 213 (1903). — Herzfeld, Lili E.: Über die Lymphangoitis bei der Pirquetschen Reaktion. Mschr. Kinderheilk. **34**, 48 (1926). — Hess, P.: Erythemdosis und Sabouraudeinheit. Strahlenther. **29**, 803 (1928). — Hess, L. u. W. Kerl: Über die Pathogenese der Livedo racemosa und

ihr nahestehender Hautveränderungen. Dermat. Z. **33**, 125 (1921). — HESSE: Zur Tiefenwirkung des Quarzlampenlichtes. Münch. med. Wschr. **54**, Nr 35, 1738 (1907). — HESSE, FRITZ: Extrapulmonale Tuberkulosen und Reinfektion in den Lungen. Beitr. Klin. Tbk. **64**, 366 (1926). — HETSCH, H., H. SCHLOSSBERGER u. F. W. WICHMANN: Experimentelle Untersuchungen über die Wertbestimmung des Tuberkulins. Dtsch. med. Wschr. **54**, 607 (1928). — HETZER, MARGARETE: Sind im Urin bei Nierentuberkulose tuberkulöse Gifte vorhanden und kann der Nachweis derselben durch Komplementbindung für die Diagnose verwandt werden? Med. Klin. **10**, 1147 (1914). — HEUBNER, W.: Zur Chemotherapie der Tuberkulose mit Gold. Dtsch. med. Wschr. **39**, Nr 15, 690 (1913). — HEUCK: Tuberculosis cutis propria. Dermat. Z. **13**, 661 (1906). — HEUCK, W.: (a) Über Lymphogranulomatosis cutis nodularis usw. Arch. f. Dermat. **113**, 417 (1912). (b) Über tumorbildenden Lupus. Arch. f. Dermat. **82**, 9 (1906). — HEUSER, K.: Ein Fall von Tuberculosis verrucosa cutis durch Rindertuberkelbacillen. Dtsch. med. Wschr. **37**, Nr 6, 260 (1911). — HEUSNER: Die Behandlung der Kehlkopftuberkulose mit natürlichem umd künstlichem Licht und Beschreibung eines neuen Ansatzes für die Bestrahlung mit Quarz- und Röntgenlicht. Ther. Mh. **1918**, 277. — HEUSNER, HANS L.: Theoretische Bemerkungen zur Heliotherapie. Dtsch. med. Wschr. **43**, Nr 35, 1105 (1917). — HEYMANN, FRITZ: Rosacea oder Tuberkulid? Schles. dermat. Ges. Breslau, Sitzg 28. Jan. 1922. Zbl. Hautkrkh. **4**, 324 (1922). — HEYMANN, KURT: Ein Fall von Tuberculosis cutis verrucosa, günstig beeinflußt durch interne Stovarsoltherapie. Z. Tbk. **42**, 490 (1925). — HEYMANN, BRUNO u. WALTER STRAUSS: Zur Frage der Virulenzsteigerung säurefester Saprophyten durch Tierpassagen. Dtsch. med. Wschr. **48**, Nr 30, 999 (1922). — HEYMANS: Über Tuberkulose Schutzimpfung beim Rinde. Tuberculosis **7**, 540 (1908). — HEYMANS, J. F.: Sur la frequence de la cuti-reaction positive en Belgique. Ref. Zbl. Hautkrkh. **29**, 632 (1929). — HEYN: (a) Beitrag zu den Erfahrungen mit dem FRIEDMANNschen Tuberkuloseheilmittel. Berl. dermat. Ges., Sitzg 8. Mai 1923. Zbl. Hautkrkh. **9**, 370 (1924). (b) Tuberculosis ulcerosa miliaris. Berl. dermat. Ges., Sitzg 12. Febr. 1924. Ref. Zbl. Hautkrkh. **12**, 125. — HIDAKA, S.: Über den Nachweis der MUCHschen Granula bei Lupus vulgaris usw. Arch. f. Dermat. **106**, 259 (1911). — HILDEBRAND, E.: Die Behandlung von Krankheiten durch Hautimpfungen mit besonderer Berücksichtigung der Tuberkulose und des Rheumatismus. Schweiz. med. Wschr. **1929**, 367. — HILDEBRANDT, W.: Zur Ätiologie des Erythema nodosum. Münch. med. Wschr. **54**, Nr 7, 310 (1907). — HILGERS u. GENTZEN: Die tuberkulöse Durchseuchung im Kindesalter usw. Dtsch. med. Wschr. **46**, Nr 28, 767 (1920). — HILGERS, W. u. G. HERHOLZ: Serodiagnostik der Tuberkulose mittels Komplementbindung nach BESREDKA, MATÉFY-Reaktion und der Bestimmung der Blutkörperchensenkungsgeschwindigkeit durch Anlegung von Titerkurven. Beitr. Klin. Tbk. **66**, 573 (1927). — HILPERT, F.: Die Behandlung der Tuberkulose mit Röntgenstrahlen. Münch. med. Wschr. **69**, Nr 10, 348 (1922). — HILSE, A.: Beitrag zur konservativen Behandlung der Knochen- und Gelenktuberkulose. Münch. med. Wschr. **69**, Nr 36, 1307 (1922). — HILTON, O. and PARKES WEBER: Unilateral erythrocyanosis crurum puellarum. Proc. roy. Soc. Med. **22**, 602 (1929). — HINTZ: Tuberculosis verrucosa cutis. Wien. dermat. Ges., 7. Febr. 1912. Ref. Arch. **112**, 402 (1912). — HIPPEL, E. v.: Über tuberkulöse Augenerkrankungen. Med. Klin. **15**, 1077 (1919). — HIRSCH, F.: Über Erythema induratum (BAZIN). Arch. f. Dermat. **75**, 57 (1905). — HIRSCH, H. u. A. VOGEL: Über Partigentherapie bei Hauttuberkulose. Münch. med. Wschr. **65**, Nr 23, 612 (1918). — HOCHSINGER: Was ist Skrofulose? Z. Kinderheilk. **4**, 293 (1912). — HOCHSTETTER: Hauttuberkulose als Eingangspforte für Tuberkelbacillen und ihr Zusammenhang mit Nebenhodentuberkulose. Z. Tbk. **37**, 362 (1923). — HODARA, MENAHEM: (a) Ein Tall von Tuberculosis verrucosa cutis (RIEHL-PALTAUF). Mh. Dermat. **48**, 311 (1909). (b) Histologische Untersuchungen in zwei Fällen von papulonekrotischen Tuberkuliden. Dermat. Wschr. **55**, 1515 (1912). — HÖRBICKE, C. B.: Die Strahlenbehandlung der extrapulmonalen Tuberkulose. Strahlenther. **25**, 362 (1927). — HOFF: Über Hautfunktion und Intracutaninjektion. Ref. Zbl. Hautkrkh. **16**, 534. — HOFF, F.: Über unspezifische Intracutantherapie und biologische Hautfunktion. Münch. med. Wschr. **70**, Nr 41, 1268 (1923). — HOFFA, TH.: Über die Bedeutung der PIRQUETschen Cutanreaktion für die Diagnose und Prognose der Tuberkulose im Kindesalter. Klin. Wschr. **1**, 855 (1922). — HOFFERT, ERNST: Fall von hämatogenem Lupus. Schles. dermat. Ges., Sitzg 28. Mai 1924. Zbl. Hautkrkh. **13**, 241 (1924). — HOFFMANN: Lupusausschuß dtsch. Zentralkommités Bekämpfg Tbk., Sitzg 16. Okt. 1919. — HOFFMANN, C. A.: (a) Lupus erythematosus der Unterlippe und Erythema induratum. Berl. dermat. Ges., Sitzg 13. Jan. 1920. Arch. f. Dermat. **137**, 7 (1921). (b) Lupoide Einlagerungen bei Lupus erythematodes. Arch. f. Dermat. **113**, 431 (1912). — HOFFMANN, E.: (a) BOECKsches Lupoid mit Iridocyclitis. Dermat. Ges. Berlin, 26.—27. März 1918. Arch. f. Dermat. **125**, 757. (b) Die Bedeutung des Dunkelfeldes für die Untersuchung usw. (Leuchtbildmethode.) Berl. klin. Wschr. **58**, 73 u. 154 (1921). (c) Die Entwicklung der Röntgenbehandlung in der Dermatologie. Berl. klin. Wschr. **58**, 179 (1921). (d) Tuberkuloseähnliche Gewebsveränderungen bei Syphilis, Lepra und Sporotrichose. Dtsch. med. Wschr. **43**, Nr 26,

806 (1917). (e) Multiple verruköse Hauttuberkulose und generalisierte Folliclis nebst Übergangsformen zwischen beiden. Münch. med. Wschr. **56**, Nr 35, 1812 (1909). (f) Über Ätiologie und Pathogenese des Erythema nodosum. Dtsch. med. Wschr. **30**, Nr 51, 1877 (1904). (g) Lupus miliaris faciei. Berl. dermat. Ges., 8. Dez. 1908. Ref. Arch. f. Dermat. **95**, 137 (1909). (h) Über die Bedeutung der Strahlenbehandlung in der Dermatologie nebst Bemerkungen über die biologische Wirkung. Strahlenther. **7**, 1 (1916). (i) Lupus erythematodes disseminatus, entstanden nach minimaler Tuberkulininjektion. Dtsch. med. Wschr. **39**, Nr 11, 530 (1913). (k) Die nach innen gerichtete Schutz- und Heilwirkung der Haut (Esophylaxie) mit besonderer Berücksichtigung der Tuberkulose. Berlin: S. Karger 1927. — HOFFMANN, H.: (a) Fall zur Diagnose (ähnlich der Acne conglobata). Schles. dermat. Ges., Sitzg 2. Febr. 1924. Ref. Zbl. Hautkrkh. **12**, 133. (b) Über Lupussarkome. Arch. f. Dermat. **156**, 483 (1928). (c) Acne conglobata und verwandte Krankheiten. Zbl. Hautkrkh. **19**, 1. (d) Über einige der Acne conglobata ähnliche Fälle. Arch. f. Dermat. **150**, 154 (1926). (e) Tuberkulose der Lippen- und Wangenschleimhaut. Ref. Zbl. Hautkrkh. **26**, 660 (1928). (f) Atypische Hauttuberkulose. Schles. dermat. Ges. Breslau, Sitzg 6. Mai 1922. Zbl. Hautkrkh. **6**, 69 (1923). — HOFFMANN, H. u. P. S. MEYER: Über parenterales Kochsalzfieber. Klin. Wschr. **3**, 145 (1924). — HOFMANN: BOECKsches Sarkoid der Hände und Unterarme. Dtsch. dermat. Ges. tschechoslov. Republik, Sitzg 17. Juni 1928. Zbl. Hautkrkh. **28**, 115 (1929). — HOFMANN u. SÜSSDORF: Zur Frage der spezifischen Serodiagnostik der aktiven Tuberkulose. Dtsch. med. Wschr. **49**, Nr 51, 1550 (1923). — HOHN, JOS.: Die Kultur des Tuberkelbacillus zur Diagnose der Tuberkulose. Münch. med. Wschr. **73**, Nr 51, 2162 (1926). Zbl. Bakter. I Orig. **98**, 460 (1926). — HOKE, E.: (a) Seltene Vorkommnisse im Verlaufe der diagnostischen und therapeutischen Anwendung des Tuberkulins. (Herpes Zoster; QUINCKEsches Ödem; Periodontitis; Urticaria; Purpura: Polyneuritis; anaphylaktischer Schock.) Z. Tbk. **38**, 346 (1923). (b) Untersuchung über die Intracutanreaktion. Wien. klin. Wschr. **23**, Nr 41, 904 (1920). (c) Die Leukocytenformel des Tuberkulinpapelblutes. Wien. klin. Wschr. **30**, Nr 22, 682 (1917). — HOKE, E. u. A. LANG: Anticutine, paradoxe Reaktion (Procutine) passive Übertragung der Tuberkulinempfindlichkeit. Z. Tbk. **39**, 352 (1924). — HOLFELDER: Irrtümer und Gefahren der Röntgentherapie. Leipzig: Georg Thieme 1924. — HOLFELDER, H.: Die Röntgentiefentherapie der malignen Tumoren und der äußeren Tuberkulose. Strahlenther. **13**, 438 (1922). — HOLLAND, WILH.: Bakteriologische und klinische Studien über Hauttuberkulose, besonders Lupus vulgaris. Acta dermato-venerol. (Stockh.) **5**, 357 (1924). — HOLLÄNDER, H.: Zur Immunpathologie und -therapie der Tuberkulose. Z. Tbk. **35**, 81 (1922). — HOLLMANN, R.: Über den Verlauf von Tuberkulinreaktionen bei Tag und bei Nacht. Beitr. Klin. Tbk. **21**, 127 (1911). — HOLLO, J.: (a) Die Immunitätslehre der Tuberkulose. Z. Tbk. **45**, 109 (1926). (b) Juvenile Tuberkuloseformen bei Erwachsenen. Erg. Med. **3**, 447. — HOLLÓ, J. u. R. AMAR: Untersuchungen über die Spezifität der lokalen Tuberkulin-Allergie des Menschen. Beitr. Klin. Tbk. **47**, 357 (1921). — HOLLÓ, J. u. E. HOLLÓ-WEIL: Gibt es eine aspezifische Überempfindlichkeit infolge von Tuberkulose? Dtsch. med. Wschr. **49**, Nr 39, 974 (1923). — HOLST, PETER M.: Studies on the effects of tuberculin. Tubercle **3**, 249 f. (1922). — HOLT, L. E.: Tuberculosis acquired through. Ritual Circumcision. J. amer. med. Assoc. **1913**, 99. — HOLTEN, CAI: Über die WILDBOLZsche Reaktion. Ref. Zbl. Hautkrkh. 8, 242 (1923). — HOLZER, PAUL u. ERICH SCHILLING: Muß die Hautreaktion nach GROER-HECHT mit der spezifischen Tuberkulinreaktion parallel gehen? Klin. Wschr. **1**, 1654 (1922). — HOLZKNECHT, G.: Filteralarm. Strahlenther. **11**, 460 (1920). — HOLZKNECHT, G. u. FR. PORDES: (a) Organisatorisches zur Röntgentherapie. Med. Klin. **15**, 407 (1919). (b) Ideenbewegung, Naturgesetze und Hypothesen zur Frage der Rö-Reizwirkung. Strahlenther. **16**, 728 (1924). — HOMBRIA, R. u. J. SOTO: Behandlung des tuberkulösen Lupus durch Kombination physikalischer Mittel. Ref. Zbl. Hautkrkh. **29**, 530 (1929). — HOMMA: Über die primäre Tuberkulose des Penis. Ref. Arch. f. Dermat. **119**, 106 (1904). — HOOP, E. VAN DER: Ulcus tuberculosum. (Tuberculose fungueuse sarcomatiforme.) Ref. Zbl. Hautkrkh. **24**, 497 (1927). — HOPKINS: Bazin's disease. Papulonecrotic tuberculides and livedo racemosa. Arch. of Dermat. **15**, 737 (1927). — HOPMANN, R.: Die jahreszeitlichen Schwankungen der Krankheiten. Münch. med. Wschr. **75**, Nr 48, 2043 (1928). — HOPPENSTAEDT: Colliquative Tuberkulose in lymphangitischer Anordnung am Unterarm. Berl. dermat. Ges., Sitzg 9. Mai 1922. Zbl. Hautkrkh. **5**, 277 (1922). — HOROVITZ: Ulceröse Tuberkulide. Schles. dermat. Ges., Sitzg 9. Juni 1923. Ref. Zbl. Hautkrkh. **11**, 284 (1924). — HOROWITZ: Erythema nodosum-ähnliches Tuberkulid an den Unterschenkeln. Schles. dermat. Ges., Sitzg 8. Juli 1922. Zbl. Hautkrkh. **6**, 226 (1923). — HOWARD, J. W.: Phagocytose, lyse et perle de l'acidoresistence du bacille de Koch en présence des leucocytes de cheval immunisé. C. r. Soc. Biol. Paris **87**, 1054 (1922). — HOWZE, H. H.: The bactericidal action of ultraviolet light on the tubercle bacillus. Amer. Rev. Tbc. **13**, 470 (1926). — HUBER, JULIEN: Tuberculose gommeuse disseminée chez un adulte. Bull. Soc. Med. Hôp. Paris **40**, 603 (1924). — HUDELO et ADELMANN: Du traitement de lupus et de certaines tuberculoses cutanées atypiques par les injections de sels de terres céresiques etc. Bull.

Soc. franç. Dermat. **28**, 210 (1921). — HUDELO, CAILLAU et CHABRUN: Angiokératomes type Mibelli. Soc. Dermat. **32**, 208 (1925, Nov.). — HUDELO, CALLIAU et CHABANIER: Tuberculides lichénoides (lichen scrofulosorum simulant le Lichen ruber). Bull. Soc. franç. Dermat. **30**, 411 (1923). — HUDELO, CAILLIAU et PIERROT: Eléphantiasis ano recto-vulvaire d'origine tuberculeuse chez une malade syphilitique. Bull. Soc. franç. Dermat. **31**, 352 (1924). — HUDELO, MONTLAUR et LEFORESTIER: (a) Lymphogranulomatose de Schaumann (Lupus pernio) à forme anormale. Bull. Soc. franç. Dermat. **32**, 109 (1925). (b) Lymphogranulomatose de Schaumann. Onze mois de traitement cacodylique intensif. Resultats. Bull. Soc. franç. Dermat. **33**, 95 (1926). — HUDELO et RABUT: Lupus vulgaire et syphilis. Paris méd. **1929** I, 212. — HUDELO, RICHON et CAILLIAU: Lésions tuberculeuses multiples, cutanées et viscerales. Bull. Soc. franç. Dermat. **30**, 256 (1923). — HÜBNER: (a) BOECKsches Sarkoid. Arch. f. Dermat. **155**, 333 (1928, Kongreßber.) (b) Die praktische Therapie der Psoriasis bei Tuberkulose. Dtsch. med. Wschr. **53**, 1941 (1927). (c) Beiträge zur Kenntnis der Tuberculosis verrucosa cutis. Arch. f. Dermat. **99**, 59 (1909). — (d) Ist die Psoriasis ein Hautsymptom konstitutionell-bakterieller Erkrankungen? usw. Dtsch. med. Wschr. **39**, Nr 11, 505 (1913). (e) Zur Ätiologie der Psoriasis. Dtsch. med. Wschr. **40**, Nr 25, 1278 (1914). — HÜBSCHMANN: Mit Ichthyol behandelter Fall von Tuberculosis vera (propria) cutis. Ref. Zbl. Hautkrkh. **20**, 796. — HÜBSCHMANN, K.: (a) Tuberkulose-Hautreaktionen bei Hauttuberkulose. Ref. Zbl. Hautkrkh. **6**, 241 (1923). (b) Komplementbindungsreaktion bei Kranken mit Hauttuberkulose und speziell bei Lupus erythematodes. Ref. Zbl. Hautkrkh. **27**, 121 (1928). (c) Experimenteller Beitrag zu den Komplementbindungsreaktionen bei Tuberkulose, insbesondere bei tuberkulösen Erkrankungen der Haut. Ref. Zbl. Hautkrkh. **12**, 149 (1924). (d) Ein Beitrag zur Komplementbindungsreaktion bei der Tuberkulose mit besonderer Berücksichtigung der Hauttuberkulose. Die Komplementbindungsreaktion bei Lupus erythematosus. Acta dermatol.-vener. (Stockh.) **7**, 315 (1926). — HUEBSCHMANN, P.: Über tuberkulöse Herde, Miliartuberkulose und Tuberkuloseimmunität. Münch. med. Wschr. **69**, Nr 48, 1654 (1922). — HÜBSCHMANN, P. u. A. ARNOLD: Beiträge zur pathologischen Anatomie der Miliartuberkulose. Virchows Arch. **249**, 156 (1923). — HUFNAGEL, L.: Gommes tuberculeuses des jambes d'aspect syphiloide. Adénite, cervicale bacillaire. Nodules dermo-hypodermiques a type de sarcoides, tuberculisant de cobaye. Bull. Soc. franç. Dermat. **31**, 362 (1924). — HUFSCHMITT, G.: (a) L'or dans la thérapeutique des tuberculoses cutanées. Paris méd. **16**, 135 (1926). (b) Antigenotherapie locale du lupus. Bull. Soc. franç. Dermat. **35**, 955 (1928). — HUFSCHMITT, M. G.: Essai de traitement du lupus vulgaire par l'antigène méthylique appliqué localement. Bull. Soc. Dermat. **35**, 466 (1928). — HUSEN, J. VAN: Ein Beitrag zur Kenntnis des BOECKschen Miliarlupoids und seiner Beziehung zu Erkrankungen anderer Organe. Dermat. Z. **27**, 1 (1919). (b) Ein Beitrag zur Kenntnis des BOECKschen Miliarlupoids und seiner Beziehungen zu Erkrankungen anderer Organe. Dermat. Z. **28**, 1 (1919). — HUYNEN, E. et J. LAHAYE: Tuberculose cutanée et tuberculose sous-cutanée. Un cas de tuberculose de la vulve chez la vache. Ref. Zbl. Hautkrkh. **25**, 429 (1928). — HVIDT, C.: Remarks on Boeck's sarcoid, with special reference to its occurrence on mucous membranes. Acta otolaryng. (Stockh.) **5**, 87 (1923).

ICHOK, G.: (a) L'application de la réaction BORDET-GENGOU à la tuberculose (Antigène BESREDKA). Ref. Zbl. Hautkrkh. 8, 501 (1923). (b) L'antigène tuberculeux dans les urines des phtisiques pulmonaires. Ann. Méd. **9**, 97 (1921). (c) Die Komplementbindungsreaktion bei Tuberkulose. Z. Tbk. **37**, 22 (1923). (d) Serodiagnostic de la tuberculose au moyen de la réaction de fixation. Zit. Zbl. Hautkrkh. **20**, 452 (1922). — IGERSHEIMER: (a) Symetrische Bindehautgeschwulst bei BOECKschem Sarkoid. Klin. Mbl. Augenheilk. **74**, 518 (1925). (b) Über Tuberkuloseprobleme (nach Untersuchungen am Auge). Klin. Wschr. **3**, 668 (1924). — IGERSHEIMER, J.: Experimentelle und klinische Untersuchungen zur Bindehauttuberkulose. Klin. Mbl. Augenheilk. **69**, 226 (1922). — IGERSHEIMER, J. u. H. SCHLOSSBERGER: Tuberkulose-Studien. Dtsch. med. Wschr. **47**, Nr 19, 526 (1921). (b) Tuberkulose-Studien. VII. Über Reinfektionsversuche mit säurefesten Bakterien (nach Untersuchung am Auge). Dtsch. med. Wschr. **48**, Nr 30, 1001 (1922). — IMHOF, O.: Über die WILDBOLZsche Eigenharn- und Eigenserumreaktion zum Nachweis aktiver Tuberkuloseherde. Schweiz. med. Wschr. **50**, 1033 (1920). — IMHOFER: Fortschritte der Therapie der Kehlkopf-Tuberkulose. Zbl. Ther. **1911**, 640 H. 12, — IRVINE, H. G.: Die klinische Ähnlichkeit von Tuberculosis verrucosa cutis und Blastomykose. Urologic Rev. **1914**, 300. — ISAAK, H.: Fall von Tuberculosis cutis generalisata. Ref. Dermat. Z. **20**, 807 (1913). — ISABOLINSKY, M. u. W. GITOWITSCH: (a) Über die Gewinnung von Tuberkelbacillenreinkulturen. Zbl. Bakter. 1 Orig. **94**, 241 (1925). (b) Über die Bakteriolyse der Tuberkelbacillen in vivo. Z. Immun.forschg **41**, 497 (1924). (c) Zur Serodiagnostik der Tuberkulose (Komplementbindung, Präcipitation und Agglutination). Z. Immun.forschg **41**, 385 (1924). — ISELIN, H. (a) Die konservative Behandlung der Drüsentuberkulose. Korresp.bl. Schweiz. Ärzte **1912**, 729. (b) Entgiftung des tuberkulösen Herdes durch Röntgenbestrahlung. Dtsch. med. Wschr. **39**, Nr 7, 297 (1913). (c) Röntgenbehandlung der chirurgischen Tuberkulose. Strahlenther. **10**, 643 (1920). — Ishiwara, F.: Tuberkelbacillen im Blut und Römersche Reaktion. Z. Tbk. **38**, 86 (1923). — Ismet, Arif: Abgestimmte Reizsteigerung durch Lipoide. Beitr. Klin. Tbk. **59**, 660 (1924). — Itoh, M.: Beiträge zur Pathologie und Systemisierung von Angiokeratomen, insbesondere über ihre Beziehung zur Tuberkulose. Ref. Zbl. Hautkrkh. **17**, 168. — Itoh, M. and T. Okuwa: A contribution to the pathology of phlebitis nodosa tuberculosa. Ref. Zbl. Hautkrkh. **22**, 87 (1927). — Ivanov: Tuberkulide, provoziert in einem Fall von Lupus vulgaris durch die Pirquetsche Probe. Ref. Zbl. Hautkrkh. **29**, 29 (1929). — Ivy, Robert and Joseph L. Appleton: Diagnostic importance of tuberculous lesions of the oral cavity. J. amer. med. Assoc. **81**, 1483 (1923). — Iwanow, W. W.: (a) Zur Ätiologie des papulo-nekrotischen Tuberkulids. Festschrift Pawlow, Petersburg 1910. (b) Über die Ätiologie der Folliclis. Ref. Mh. Dermat. **1910 II**, 311.

Jacobi, E.: Die Behandlung des Lupus mittels Diathermie. Strahlenther. **4**, 244 (1914). Jacobson: (a) Mode d'action de l'éther benzyl-cinnamique sur les foyers tuberculeux. Presse méd. **31**, 728 (1923). (b) L'éther benzyl cinnamique dans le traitement de la tuberculose linguale. Presse méd. **30**, 572 (1922). — Jacobson, J.: (a) Ether benzyl-cinnamique dans le traitement du lupus tuberculeux. Bull. Soc. franç. Dermat. **29**, 64 (1922). Zit. Zbl. Hautkrkh. **6**, 178. (b) Ulcération de nature tuberculeuse traitée par des injections intramusculaires d'éther-benzyl-cinnamique. Bull. Soc. franç. Dermat. **30**, 57 (1923). — Jacobsthal, E.: Zur Technik des beschleunigten Tuberkelbacillennachweises durch Tierversuch und Züchtung. Dtsch. med. Wschr. **52**, Nr 4, 144 (1926). — Jacoby: Atypische Tuberkulide. Schles. dermat. Ges. Breslau, Sitzg 19. Febr. 1927. Zbl. Hautkrkh. **24**, 589. Jacquerod: (a) Studie über die klinischen Beziehungen zwischen Erythema nodosum und Tuberkulose. Ref. Arch. f. Dermat. **125**, 647. (b) Erythema nodosum und Tuberkulose. Rev. méd. Suisse rom. **1916**, 345 u. 379. — Jaczewski Kazimerz: Die Behandlung des Lupus mit Lebertran, Jodtinktur und Kalksalzen. Zit. Zbl. Hautkrkh. **30**, 366 (1929). — Jadassohn, J.: (a) Lymphatische Leukämie mit tuberkulösem Exanthem. Schles. dermat. Ges., Sitzg 28. Nov. 1925. Ref. Zbl. Hautkrkh. **19**, 358 (1926). (b) Über infektiöse und toxische hämatogene Dermatosen. Berl. klin. Wschr. **41**, 979 (1904). (c) Die Tuberkulide. Dtsch. dermat. Ges. 11. Kongr. Wien **1913**. Arch. f. Dermat. **119**, 10 (1914). (d) Sarkoide und Lupus pernio. Schweiz. dermat. Ges., Sitzg 23. Juli 1914. Schweiz. Korresp.bl. Ärzte **1915**, 11. (e) Die Tuberkulose der Haut. Mračeks Handbuch der Hautkrankheiten. Wien: Alfred Hölder 1907. (f) Über die Behandlung einiger Hautkrankheiten mit Thorium X (Doramad) Salben. Ther. Mh. **1915**. 555. (g) Die ektogene und endogene Entstehung des Lupus. Lupus-Ausschuß, 4. Sitzg 1913. (h) Über tuberkuloide Veränderungen in der Haut nicht tuberkulöser Lepra. Dtsch. dermat. Ges. 6. Kongr. Straßburg **1899**, 508. (i) Über die Bedeutung der Lupuskrankheit und die Notwendigkeit ihrer Bekämpfung. Dtsch. Zentralkommission Bekämpfg Tbk. Berlin 1921. (k) Rosaceaähnliche Tuberkulide. Schles. dermat. Ges., 25. Febr. 1928. Zbl. Hautkrkh. **27**, 466. (l) Halbseitige Tuberkulide. Schles. dermat. Ges. 17. Nov. 1928. Ref. Zbl. Hautkrkh. **30**, 547 (1929) (m) Zwei Fälle von Lupus miliaris. Schles. dermat. Ges. Breslau, Sitzg 8. Mai 1926. Ref. Zbl. Hautkrkh. **20**, 741. (n) Tuberculosis colliquativa disseminata. Schles. dermat. Ges. Breslau, Sitzg 18. Nov. 1922. Zbl. Hautkrkh. **7**, 306 (1923). (o) Syphilidologische Beiträge. Arch. f. Dermat. **86**, 45 (1907). (p) Einige Erfahrungen über lokale Reaktion mit Moroscher Tuberkulinsalbe usw. Arch. f. Dermat. **113**, 479 (1912). (q) Die Ansteckungsgefährlichkeit bei Haut- und Schleimhauttuberkulose und die Unterbringung Lupuskranker außerhalb von Krankenhäusern. Strahlenther. **11**, 292 (1920). — Jadassohn, J.: (a) Über die Behandlung der Hauttuberkulose. Med. Klin. **9**, 1149 (1913). (b) Über die Trichophytien (Allgemein-Pathologisches und -Klinisches). Berl. klin. Wschr. **55**, 489 (1918). (c) Rück- und Ausblick über die Hauttuberkulose. Extrapulmonale Tuberkulose, 1925, H. 2, S. 3. (d) Die Tuberkulide. Arch. f. Dermat. **119**, 10 (1914). — Jadassohn, W.: (a) Superponierte Intensivbestrahlung des Lupus vulgaris mit ultraviolettem Licht. Klin. Wschr. **7**, 1907 (1928). (b) Verstärkung und Abschwächung der Tuberkulinwirkung durch Serum. Klin. Wschr. **2**, 913 (1923) und **4**, 1964 (1925). (c) Beeinflussung der Tuberkulinreaktion durch Serum. Erwiderung auf die Bemerkung von v. Frisch im Jahrgang 4, Nr. 20 dieser Wochenschrift. Klin. Wschr. **4**, 1964 (1925). (d) Experimentelle Untersuchungen über die Wirkung von kurzwelligem Ultrarot auf die Haut. Arch. f. Dermat. **152**, 113 (1926). (e) Beitrag zur Genese der Allergie bei Impfmykosen. Arch. f. Dermat. **153**, 476 (1927). Jadassohn, W. u. Dr. H. Martenstein: Über die Abschwächung der Tuberkulinwirkung durch menschliches Serum. Klin. Wschr. **2**, 1210 (1923). — Jaffé, R.: (a) Pathologisch-anatomische Veränderungen nach Injektionen einzelner Bestandteile des Tuberkelbacillus. Frankf. Z. Path. **17**, 34 (1915). (b) Tuberkulosestudien. VI. Über die durch säurefeste Bakterien im Säugerorganismus experimentell erzeugten histologischen Veränderungen. Dtsch. med. Wschr. **47**, Nr 26, 734 (1921). (c) Über Tuberkelbildung nach Injektion toxischer Substanzen. Z. Tbk. **40**, 284 (1924). — Jaffé, H. u. E. Löwenstein: Das histologische Reaktionsbild der tuberkulösen Reinfektion. Beitr. Klin. Tbk. **50**, 129 (1922). — Jaja, G.:

(a) Auroterapia della tubercolosi cutanea della lebbra e della psoriasis. Giorn. ital. Dermat. 69, 846 (1928). (b) Sulla diffusione della tuberculosi cutanea in Puglia. Dermosifilografo 2, No 12, 576 (1927). — JAKUBSON, A.: Über Sarkoidbildungen der Haut (Typus BOECK). Ref. Zbl. Hautkrkh. 24, 84 (1927). — JAMIN, F.: Die Skrofulose. (Exsudative Diathese und Tuberkulose im Kindesalter.) Münch. med. Wschr. 73, Nr 7, 269 (1926). — JANCZÓ, N. u. A. ELFER: Vergleichende Untersuchungen mit den praktisch wichtigeren säurefesten Bacillen. Beitr. Klin. Tbk. 18, 175 (1911). — JANSEN, H.: Untersuchungen über die Fähigkeit der baktericiden Lichtstrahlen, durch die Haut zu dringen. Mitt. FINSEN med. Lichtinst. 4, 36 (1913). — JANSEN, H.: Histologische Untersuchungen der durch KROMAYERS Hg-Lampe erregten Lichtentzündung. Arch. f. Dermat. 90, 53 (1908). — JANSEN, H. u. E. DELBANCO: Die histologischen Veränderungen des Lupus vulgaris unter FINSENS Lichtbehandlung. Arch. f. Dermat. 83, 313 (1907). — JASTROWITZ, H.: (a) Biologische Untersuchungen über Abbauprodukte des Tuberkelbacillus. Z. exper. Med. 33, 418 (1923). (b) Über Tuberkelbacillenabbau bei skrofulöser Konstitution. Dtsch. med. Wschr. 47, Nr 19, 528 (1921). — JASTROWITZ, H. u. M. WEINBERG: Untersuchungen über Abbauprodukte des Tuberkelbacillus (II.). Z. exper. Med. 48, 392 (1926). — JAUBERT, L. u. G. RIEVIER: Über die Notwendigkeit der Immobilisation bei der Sonnenbehandlung der tuberkulösen Gelenke. Ref. Strahlenther. 1, 93, Referate (1916). — JAULIN: Accidents, complications, contre-indications du traitement par les rayons ultra-violets. J. de Radiol. 12, 353 (1928). — JAUSION, HUBERT: Les applications thérapeutiques de la photosensibilisation. Ann. de l'Inst. Actinol. Paris 3, 16 (1928). — JEANSELME et BURNIER: (a) L'emploi de la tuberculine en dermatologie. Bull. Soc. franç. Derm. 31, 292 (1924). (b) Un cas de tuberculose hypertrophique, papillomateuse, non ulcéreuse de la langue. Bull. Soc. franç. Dermat. 33, 196 (1926). — JEANSELME, E. et P. CHEVALLIER: Erythème induré de BAZIN du type HUTCHINSON. Inoculation dans la chambre antérieure de l'oeil du lapin. Paraplegie. Nodule cornéen et iritis qui guérissent complètement. Mal du Pott tuberculeux. Bull. Soc. franç. Dermat. 32, 390 (1925). — JEANSELME, PAUL LEFÈVRE et WILLEMIN: Forme anormale de tuberculose de la bouche. Bull. Soc. franç. Dermat. 34, 353 (1927). JEDLIČKA, JAROSLAV: Antigennachweis im Harn bei aktiver Tuberkulose. Ref. Zbl. Hautkrkh. 11, 297 (1924). — JENSEN, C. O. u. H. JANSEN: Über die Widerstandsfähigkeit der Geschwulstzellen gegenüber intensivem Licht. Mitt. FINSEN med. Lichtinst. 7, 150 (1904). — JENTSCH-GRAEFE: Dosierbare Lichttherapie. Dtsch. med. Wschr. 47, Nr 2, 46 (1921). — JENTZER, A., MARCOVIC u. RASKIN: Über die Behandlung der Tuberkulose mit Gamelan. Schweiz. med. Wschr. 1923, Nr 18/19. — JERSCHOW, S. A.: Lichen spinulosus. Ref. Zbl. Hautkrkh. 17, 167. — JERUSALEM, MAX: Die Bedeutung der Mischinfektion bei chirurgischer Tuberkulose. Tbk.fürs.bl. (Wien) 1920, Nr 3. — JESIONEK: Haut und Tuberkulose. Dermat. Z. 53, 310 (1928). — JESIONEK, A.: (a) Biologische Vorfragen der experimentellen Tuberkuloseforschung vom dermatologischen Standpunkt aus. Tbk.bibl., Beih. z. Z. Tbk. 1922, Nr 8, 3—44. (b) Die Reizwirkung des Lichtes und ihre therapeutischen Indikationen. Strahlenther. 16, 24 (1924). (c) Zur Pathogenese des tuberkulösen Krankheitsherdes. Z. Tbk. 41, 225 (1925). (d) Ektotuberkulin. Z. Tbk. 40, 1 (1924). (e) Zur Biologie der Tuberkulose. Münch. med. Wschr. 72, Nr 44, 1863 (1925). (f) Zur Diätbehandlung der Hauttuberkulose. Münch. med. Wschr. 76, Nr 21, 867 (1929). (g) Immunität und Allergie bei Trichophytie. Beitr. path. Anat. 69, 122 (1921). (h) Die Selbstheilung des Scrophuloderma und tuberkulöse Immunstoffe. Münch. med. Wschr. 68, Nr 47, 1509 (1921). (i) Das Lupusheim in Gießen. Strahlenther. 2, 417 (1913). (k) Über die tuberkulöse Erkrankung der Haut und Schleimhaut im Bereiche der äußeren weiblichen Genitalien. Beitr. Klin. Tbk. 2, 1 (1904). (l) Die Sonnenbehandlung des Lupus. Strahlenther. 11, 321 (1920). (m) Zur Lichtbehandlung des Lupus. Dtsch. med. Wschr. 40, Nr 18, 895 (1914). (n) Richtlinien der modernen Lichtbehandlung. Strahlenther. 7, 41 (1916). (o) Die Heilwirkung des Ektotuberkulins. Dtsch. med. Wschr. 51, Nr 1—3, 8 (1925). — JESIONEK, ALBERT u. ST. ROTHMANN: (a) Irrtümer der Lichttherapie. Aus GRASHEY: Irrtümer der Röntgendiagnostik und Strahlentherapie, H. 4. (b) Die physikalischen Behandlungsmethoden des Lupus vulgaris. Klin. Wschr. 2, 883 (1923). — JESSEN, F.: Über das FRIEDMANNsche Tuberkulosemittel. Schweiz. med. Wschr. 53, 729 (1923). — JESSEN, F. u. L. RABINOWITSCH: Über das Vorkommen von Tuberkelbacillen im kreisenden Blute und die praktische Bedeutung dieser Erscheinung. Dtsch. med. Wschr. 36, Nr 24, 1116 (1900). — JESSNER, M.: (a) Experimentelle und histologische Studien über Hautsporotrichose an Ratten. Arch. f. Dermat. 144, 139 (1923). (b) Über Doramadbehandlung in der Dermatologie. Klin. Wschr. 1, 1697 (1922). — JOANNOVICS, G.: Tuberkulose des Menschen, hervorgerufen durch den Erreger der Vogeltuberkulose. Wien. med. Wschr. 73, 22 (1923). — JOBST, P.: Über eine neue Behandlung des Lupus. Ref. Dermat. Wschr. 87, 1972 (1928). — JOEST: (a) Kritische Bemerkungen zur Frage des Vorkommens latenter Tuberkelbacillen in Lymphdrüsen. Z. Inf.krkh. Haustiere 7. (b) Bemerkungen zur Frage des Vorkommens latenter Tuberkelbacillen in mikroskopisch unverändert erscheinenden Lymphdrüsen. Entgegnung auf L. RABINOWITSCH: Z. Tbk. 15, 500 (1910). — JOHANSEN, E. J.: Untersuchungen über die Wirkung der Kromayer-Lampe und der Finsen-Reyn-Lampe. Berl. klin Wschr. **44**, 1007 (1907). — Joint: Erythema nodosum following measels. Brit. med. J. **1911** I, 867. Jones, J. W.: Ultra-violet ray therapy in dermatology. Ref. Zbl. Hautkrkh. **11**, 119 (1924). Jong de: Die Steigerung der Virulenz des menschlichen Tuberkelbacillus zu dem Rindertuberkelbacillus. Zbl. Bakter. I Orig. **38**, 146 (1905). — Jordan, Arth.: Hautveränderungen bei Lungentuberkulose. Arch. f. Dermat. **150**, 451 (1926). — Josefsen, A. u. G. Malmgren: Über die initialen Exantheme und Enantheme der Tuberkulose. Ref. Tbk. Hautkrkh. **29**, 529 (1929). — Joseph, K.: (a) Zur Theorie der Tuberkulinüberempfindlichkeit. Beitr. Klin. Tbk. **17**, 461 (1910). (b) Über das Cutituberkulin und seine intracutane Auswertung. Dtsch. med. Wschr. **47**, Nr 32, 920 (1921). — Joseph, L.: Die Tuberkulose der oberen Luftwege. Dtsch. med. Wschr. **52**, Nr 20/21, 839 (1926). — Joseph, W.: Zur Pathologie und Klinik der Sarkoide. Arch. f. Dermat. **154**, 324 (1928). — Joseph, M. u. G. Trautmann: Über Tuberculosis verrucosa cutis. Dtsch. med. Wschr. **28**, Nr 12, 200 (1902). Joyce, C.: Tuberculosis of the skin. Ref. Zbl. Hautkrkh. **12**, 382 (1924). — Joynt, E. P.: Erythema nodosum nach Masern. Brit. med. J. 5. April **1911**. — Judin: Zur Angiokeratomfrage. Dermat. Z. **15**, 36 (1908). — Jüngling: Die rationelle Röntgenstrahlendosis bei Behandlung chirurgischer Erkrankungen. Strahlenther. **14**, 634 (1923). — Jüngling, O.: (a) Röntgenbehandlung in der Chirurgie. Strahlenther. **14**, 761 (1923). (b) Über Ostitis tuberculosa multiplex cystoides, zugleich ein Beitrag zur Lehre von den Tuberkuliden des Knochens. Bruns' Beitr. klin. Chir. **143**, 401. (c) Ostitis tuberculosa multiplex cystica (eine eigenartige Form der Knochentuberkulose). Fortschr. Röntgenstr. **27**, 375. — Juhász-Schäffer, A.: Tuberkuloseimmunität im Lichte der Gewebszüchtung in vitro. I. Mitt. Z. Immun.forschg **56**, 377 (1928). — Juliusberg, F.: (a) Über „Tuberkulide" und disseminierte Hauttuberkulose. Mitt. Grenzgeb. Med. u. Chir. **13**, 671 (1904). (b) Über kolloide Degeneration der Haut. Arch. f. Dermat. **61**, 175 (1902). — Jungmann, A.: (a) Die Schule als Verbündete im Kampfe gegen den Lupus im Kindesalter. Schulbücherverlag Wien 1914. (b) Wie soll man den Lupus nicht behandeln? Med. Klin. **8**, 1942 (1912). (c) Ärztlicher Bericht aus der Heilstätte für Lupuskranke. Arch. f. Dermat., Erg.-Bd. Wien: Wilhelm Braumüller 1911. (d) Klinische Ausführungen zur Kromayerschen Hg-Lampe. Arch. f. Dermat. **97**, 9 (1909). (e) Über Wert und Bedeutung der operativ-plastischen Lupusbehandlung. Arch. f. Dermat. **97**, 3 (1909). (f) Die Lupusheilstättenbewegung und ihre Ziele. Strahlenther. **1**, 277 (1912). (g) Prognose und Therapie der Hauttuberkulose. Strahlenther. **1**, 17 (1912). (h) Der Neubau der Lupusheilstätte und der Lupusheimstätte. Strahlenther. **2**, 440 (1913) (i) Technisch-therapeutische Mitteilungen zur Lupusbehandlung speziell zum Finsenbetrieb. Wien. klin. Wschr. **19**, Nr 28, 865 (1906). (k) Leitsätze zur Lupusbehandlung. Strahlenther. **4**, 221 (1914). (l) Probleme der Lupustherapie. Arch. f. Dermat. **106**, 311 (1911). (m) Indikationen der Lupustherapie nach ihrem gegenwärtigen Stande. Arch. f. Dermat. **87**, 303 (1907). — Junius: Pyotropinbehandelte Hauttuberkulose. Köln. dermat. Ges., Sitzg 22. Mai 1925. Ref. Zbl. Hautkrkh. **18**, 146 (1926). — Junker, F.: (a) Zur Frage des Zusammenhanges von Psoriasis und Tuberkulose. Beitr. Klin. Tbk. **57**, 182 (1924). (b) Untersuchungen über die Pirquetsche Tuberkulinreaktion bei Erwachsenen. Münch. med. Wschr. **55**, Nr 5, 218 (1908). — Juon, M.: Recherches sur les cutiréactions spécifiques des infections allergisantes et leur raports avec la vitesse de sédimentation des globules rouges. Schweiz. med. Wschr. **57**, 1031 (1927). — Juster u. Delater: Biopsies, pratiquées sur deux cas d'Erythrocyanose sousmalléolaire. Présentation de coupes. Bull. Soc. franç. Dermat. **33**, 618 (1926).

Kämmerer: Was bedeuten die cutanen Reaktionen mit Alttuberkulin und Partialantigenen für die Prognose der Tuberkulose. Münch. med. Wschr. **67**, Nr 13, 375 (1920). — Kämmerer, Hugo: Über allergische Konstitution und primäre spezifische Allergie. Münch. med. Wschr. **71**, Nr 15, 459 (1924). — Kagelmann: Lupus miliaris disseminatus. 6. Mitteldtsch. dermat. Tagg Magdeburg, 5. Dez. 1926. Ref. Zbl. Hautkrkh. **22**, 618 (1927). — Kahn, E.: Zum Nachweis der Tuberkelbacillen im strömenden Blute. Münch. med. Wschr. **60**, Nr 7, 345 (1913). Kalbfleisch, H.: Beiträge zur Kritik der Lehre von der Tuberkuloseimmunität (nach Experimenten in Anlehnung an den Kochschen Grundversuch). Zbl. Path. **37** (1926). — Kalina, O. G.: Zur Behandlung des Lupus des Gesichtes bzw. der Nase mit Diathermie und deren Vorzug vor anderen Heilmethoden. Mschr. Ohrenheilk. **60**, 291 (1926). — Kanitz, H.: (a) Beiträge zur Klinik, Histologie und Pathogenese der Pityrisasis rubra Hebrae. Arch. f. Dermat. **81**, 259 (1906). (b) Untersuchungen über die percutane Tuberkulinreaktion nach Moro. Wien. klin. Wschr. **21**, Nr 28, 1011 (1908). — Kantor: Erythema induratum (Bazin) und Livedo racemosa. Wien. dermat. Ges., 10. April 1924. Zbl. Hautkrkh. **13**, 137. — Kapeller: Über den mikroskopischen Tuberkelbacillennachweis. Zbl. Bakter. I. Orig. **108**, 7 (1928). — Kaplanskij, S.: Über aktive Gewebsflüssigkeitreaktion der Haut bei Hauttuberkulose und ihre Veränderung unter dem Einfluß von ultravioletten Strahlen. Zit. Zbl. Hautkrkh. **32**, 346 (1930). — Karczag: (a) Über die künstliche Beeinflussung der Allergie bei Tuberkulose. Beitr. Klin. Tbk. **41**, 1. (b) Beiträge zur Allergiefrage. Wien. klin. Wschr. **35**, 724 (1922). — Karczag, L.: (a) Untersuchungen über die künstliche

Beeinflussung der tuberkulösen Allergie. Ref. Zbl. Tbk. **12**, 100 (1918). (b) Zur Methodik der experimentellen Meerschweinchentuberkulose mit besonderer Rücksicht auf die Haut- und Lymphdrüsenerscheinungen. Klin. Wschr. **5**, 1427 (1926). — KARGER, P.: Mißerfolge in der Röntgentiefentherapie der tuberkulösen Halslymphome und ihre Vermeidung. Fortschr. Med. **40**, 57 (1922). — KARWACKI, L. u. ST. BIERNACKI: Action in vitro de quelques substances chimiques sur le développement des bacilles tuberculeux. Ann. Inst. Pasteur. **39**, 476, (1925) — KASAHARA, MICHIO: Zur Frage der Spezifität der cutanen Tuberkulinreaktion nach v. PIRQUET. Z. Kinderheilk. **9**, 72. — KASSOWITZ, KARL: Vesiculöse Tuberkulide. Mitt. Ges. inn. Med. Wien **22**, 12 (1923). — KATZ, TH.: Über die Behandlung von Hautkrankheiten mit Pankreasdispert. Dtsch. med. Wschr. **51**, Nr 10, 398 (1925). — KAUCZYŃSKI: (a) Lichenscrophulosorum von ungewöhnlicher Ausdehnung. Lemberg. dermat. Ges., 3. Febr. 1928. Ref. Zbl. Hautkrkh. **27**, 478. (b) Ungewöhnlich starke Reaktion entfernter lupöser Herde nach einer Finsenbestrahlung eines einzigen Herdes. Lemberg. dermat. Ges., 6. Dez. 1928. Zit. Zbl. Hautkrkh. **30**, **443** (1925). KAUCZYŃSKI, KL.: Versuch der Verbesserung der Behandlung des Lupus vulgaris mit der Finsenlampe durch Sensibilisierung der Haut für Lichtstrahlen. Zit. Zbl. Hautkrkh. **30**, 469 (1929). — KAUFMANN, W.: Beitrag zur Lupusbehandlung mit künstlicher Höhensonne. Z. Tbk. **26**, 370 (1916). — KAUSCH, W.: Erfahrungen über Tuberkulin ROSENBACH. Dtsch. med. Wschr. **39**, Nr 6, 252 (1913). — KAWASHIMA, G.: A case of phlebitis tuberculosa. Ref. Zbl. Hautkrkh. **18**, 393. — KAYSER, C.: Beiträge zum Studium des primären Schleimhautlupus. Inaug.-Diss. Berlin 1910 (zit. nach Lew.). — KAZNELSON, P.: Die Grundlagen der Proteinkörpertherapie. Erg. Hyg. **4**, 249 (1920). — KECK, A. u. MICHALIK: Untersuchungen über einen Tuberkelbacillenstamm aus der Lunge einer Patientin mit BOECKschem Sarkoid. Dermat. Wschr. **80**, 429 (1925). KEDROV, S. u. V. TEREŠKOVIČE: Zur Frage des Einflusses biologischer und sozialer Faktoren auf einige Hautkrankheiten und die Syphilis. Ref. Zbl. Hautkrkh. **28**, 46 (1929). — KEDROWSKY, W.: Zur Histologie der Lepra. Arch. f. Dermat. **120**, 267 (1914). — KEILMANN, KLAUS: Kochsalzbrei und Jodoformglycerintannin in der Behandlung der Hauttuberkulose und der kalten Abscesse im Kindesalter. Klin. Wschr. **3**, 982 (1924). — KELLER: (a) Über Herdreaktionen. Mschr. Kinderheilk. **34**, 201 (1926). (b) Über die Wirkung des ultravioletten Lichtes auf die Haut. Strahlenther. **17**, 197. — KELLER, PH.: (a) Über die Wirkungen des ultravioletten Lichtes auf die Haut. Strahlenther. **28**, 152 (1928). (b) Über die Wirkung des ultravioletten Lichtes auf die Haut unter besonderer Berücksichtigung der Dosierung. Strahlenther. **16**, 301 u. 824 u. **17**, 197 (1924). — KELLER, PH. u. SCHILLING: Über Beziehungen der Lungentuberkulose zur Hauttuberkulose. Klin. Wschr. **8**, 603 (1929). — KELLER, W.: Über die Gewebsatmung normaler und tuberkuloseinfizierter Organismen. Z. ges. Med. **58**, 117 (1928). — KELLNER, F.: Die Behandlung der Kehlkopftuberkulose mittels natürlicher und künstlicher Sonne. Z. Tbk. **42**, 271 (1925) u. **43**, 313 (1925). — KENNERKNECHT, KLARA: Über das Vorkommen von Tuberkelbacillen im strömenden Blute bei Kindern. Beitr. Klin. Tbk. **23**, 265 (1912). — KERL, W.: (a) Disseminierter Lupus verrucosus. Arch. f. Dermat. **115**, 755 (1913). (b) Fall von Lupus verrucos. Arch. f. Dermat. **115**, 755 (1913). (c) Isolierter Lupus vulgaris der Gingiva. Wien. dermat. Ges., Sitzg 28. Mai 1914. Wien. klin. Wschr. **27**, Nr 31, 1172. (d) Geflügeltuberkulose beim Menschen. Wien. klin. Wschr. **41**, Nr 25, 898 (1928). (e) Zur Frage der Spezifität der WASSERMANN-Reaktion, insbesondere über den Ausfall bei Tuberkulose und Tuberkuliden. Arch. f. Dermat. **124**, 734 (1917). — KERL, W. u. H. KOCH: Über Ursachen des Ausbleibens von Herdreaktionen. Arch. f. Dermat. **124**, 757 (1917). — KERSSENBOOM, K.: Erfahrungen mit Ektebin-MORO. Münch. med. Wschr. **70**, Nr 22, 706 (1923). — KERSTING, B.: Über die Senkungsgeschwindigkeit der roten Blutkörperchen, mit besonderer Berücksichtigung der Haut- und Geschlechtskrankheiten. Dermat. Z. **39**, 33 (1923). — KIENDL, W.: Ein Beitrag zur sichtbaren Lymphangitis tuberculosa. Dermat. Wschr. **70**, 49 (1920). — KIESS, O: (a) Erste vorläufige Mitteilung über eine kombinierte Quarzlampen-Goldbehandlung (Aurophos) des Lupus vulgaris). Münch. med. Wschr. **72**, Nr 47, 2013 1925). (b) Zur Krysolganbehandlung des Lupus erythematodes. Med. Klin. **21**, 50 (1925). (c) Die durch Tuberkelbacillen bewirkten Erkrankungen der oberen Luft- und Speisewege. Z. ärztl. Fortbildg **18**, 149 (1921). — KIMMELSTIEL, PAUL: Versuche zur Tuberkulinreaktion. Beitr. Klin. Tbk. **64**, 422 (1926). — KINGSBURY, J.: The conjunctival tuberculin reaction in certain diseases of the skin. J. comp. Dermat. **27**, 78 (1909). — KINOSHITA, H.: On the treatment of lupus miliaris disseminatus faciei. Ref. Zbl. Hautkrkh. **22**, 89 (1927). — KINZEL: Lupus des Penis. Zbl. Chir. **55**, 1572 (1928). — KIPFER, R.: Die WILDBOLZsche Eigenharnreaktion. Schweiz. med. Wschr. **52**, 1241 (1922). — KIRCH, A.: Über Oligurie nach Tuberkulininjektionen. Beitr. Klin. Tbk. **47**, 429 (1921). — KIRCH, A. u. B. SZIGETI: Zur Frage des sog. Neutralisationsphänomens bei Tuberkulose. Beitr. Klin. Tbk. **45**, 325 (1920). — KIRCHENSTEINS, AUGUSTÈ: Sur la structure et le mode de développement du bacille tuberculeux. Ann. Inst. Pasteur **36**, 416 (1922). — KIRCHNER: Lupus-Ausschuß dtsch. Zentralkommission Bekämpfg Tbk., Sitzg 16. Okt. 1919. — KIRCHNER, M.: Experimentelles zur Prüfung der Frage, inwieweit der Lupus auf humaner oder boviner Infektion beruht. Z. Hyg. **98**, 447 (1922). — KIRCHNER, O.: Zur Frage der Differenzierungsmöglichkeit humaner und boviner Tuberkelbacillen durch Komplementablenkung. Beitr. Klin. Tbk. **66**, 584 (1927). — KISCH, E.: (a) Zur Frage der Behandlung der äußeren Tuberkulose. Münch. med. Wschr. **66**, Nr 54, 1283 (1919). (b) Die Strahlentherapie der äußeren Tuberkulose. Strahlenther. **10**, 352 (1920). (c) Die ambulatorische Behandlung der Tuberkulose. Strahlenther. **31**, 282 (1929). (d) Die konservative Behandlung der Knochen- und Gelenktuberkulose. Strahlenther. **20**, 499 (1925). (e) Das Ambulatorium für chirurgisch Tuberkulöse. Klin. Wschr. **1**, 791 (1922). (f) Die Strahlenbehandlung der chirurgischen Tuberkulose. Strahlenther. **28**, 227 (1928). (g) Über die Hebung der Ernährung heruntergekommener Tuberkulöser durch intravenöse Tierbluteinspritzungen. Münch. med. Wschr. **70**, Nr 7, 199 (1923). — KISSMEYER, A.: Gruppierte Comedonen mit „pseudolupöser" Infiltration an der Stirn bei Kindern. Arch. f. Dermat. **140**, 150 (1922). — KISTJAKOVSKJ, E.: Erythrocyanosis cutis symmetrica. Angineurosis dysovarica. Ref. Zbl. Hautkrkh. **29**, 86 (1929). KIYOKAWA, WATARU: Über Tuberkelbacillenagglutination. Med. Klin. **18**, 1328 (1922). — KLARE, K.: (a) Praktische Erfahrungen in der Behandlung der Tuberkulose durch Sonne und kombinierte Heilmethoden. Strahlenther. **13**, 592 (1922). (b) Beiträge zur Heliotherapie der Tuberkulose im deutschen Hochgebirge. Strahlenther. **11**, 653 (1920). (c) Geheiltes Lupuscarcinom. Verslg südwestdtsch. Dermat. Frankfurt a. M., 23. März 1924. Zbl. Hautkrkh. **13**, 33 (1924). (d) Ärztlicher Jahresbericht der Prinzregent-Luitpold-Kinderheilstätte Scheidegg. Z. Tbk. **44**, H. 21 (1926). (e) Die Reizbehandlung der Haut-tuberkulose. Würzburg. Abh. **4**, 61 (1926). (f) Die Behandlung der Hauttuberkulose mit Licht und Pyrogallussalben. Beitr. Klin. Tbk. **49**, 1 (1922). — KLAUDER, JOSEPH V.: Multiple sarcoid-like granulomas of the skin of undetermined nature. Arch. of Dermat. **12**, 171 (1925). — KLAUDER, J. V. and FRED D. WEIDMAN: Multiple sarcoid-like granulomas of the skin of undetermined nature. Arch. of Dermat. **13**, 675 (1926). — KLAUSNER, E.: Über unspezifische Komplementbindungsreaktion (bei Tuberkuliden). Dermat. Wschr. **62**, 169 (1916). — KLEBS, EDW.: Immunisation bei Tuberkulose. Dtsch. med. Wschr. **34**, Nr 3, 97 (1908). — KLEIN, JOS.: Goldbehandlung der Hauttuberkulose mit besonderer Berücksichtigung des Aurophos. Köln. dermat. Ges., Sitzg 28. Mai 1926. Ref. Zbl. Hautkrkh. **21**, 136 (1927). — KLEINE, F. K.: Impftuberkulose durch Perlsuchtbacillen. Z. Hyg. **52**, 495 (1906). — KLEINSCHMIDT, H.: (a) Ist das Perlsuchttuberkulin zur Kutandiagnostik erforderlich? Beitr. Klin. Tbk. **50**, 214 (1922). (b) Gibt es Phlyktänen ohne Tuberkuloseinfektion? Beitr. Klin. Tbk. **48**, 188 (1921). — KLEINSCHMIDT, L.: Über die Röntgenbehandlung tuberkulöser Erkrankungen im Bereiche der oberen Luftwege (Schleimhautlupus und Kehlkopftuberkulose). Strahlenther. **13**, 315 (1922). — KLEMPERER, F.: (a) Zur Chemotherapie der Tuberkulose. Ther. Gegenw. **1925**, 1. (b) Über die Beziehung zwischen Haut und Immunität, insbesondere bei Tuberkulose. Ther. Gegenw. **64**, 173 (1923). (c) Über den gegenwärtigenStand der Tuberkulinbehandlung. Dtsch. med. Wschr. **48**, Nr 1, 13 (1922). — KLEMPERER, G.: Röntgenkrebs. Dtsch. med. Wschr. **38**, Nr 2, 91 (1912). — KLEMPERER, F. u. S. PESCHIC: Zur Frage der Beziehungen zwischen Haut und Immunität. Dtsch. med. Wschr. **49**, Nr 13, 403 (1923). — KLEMPERER, F. u. A. SALOMON: Über die klinische Brauchbarkeit der neueren serodiagnostischen Methoden bei Tuberkulose. Z. klin. Med. **101**, 1 (1924). — KLEPPER: Granulosis rubra nasi. Norddtsch. dermat. Verigg Kiel, Sitzg 18. April 1926. Ref. Zbl. Hautkrkh. **20**, 421 (1926). — KLETT, B.: Über die Wirkung toter Tuberkelbacillen. Arb. path. Inst. Tübingen, S. 129. Baumgarten 1912. — KLIMMER, M.: Das Dresdener Verfahren, Rinder mit Hilfe nichtinfektiöser Impfstoffe gegen die Tuberkulose zu immunisieren. Z. Tiermed. **12**, 81 (1908). — KLINGMÜLLER: (a) Zur Wirkung abgetöteter Tuberkelbacillen und der Toxine von Tuberkelbacillen. Berl. klin. Wschr. **40**, 778 (1903). (b) Lupus vulgaris serpiginosus exulcerans postexanthematicus. Nordwestdtsch. dermat. Verigg Kiel, Sitzg 27. Nov. 1921. Ref. Zbl. Hautkrkh. **4**, 441 (1922). (c) Erfolgreiche Lupusbehandlung mit Krysolgon. Nordwestdtsch. dermat. Verigg. Kiel, Sitzg. 27. Nov. 1921. Ref. Zbl. Hautkrkh. **4**, 441 (1922). (d) Lichen scrofulosorum. Arch. f. Dermat. **79**, 444 (1906). — KLINGMÜLLER, V.: (a) Über tuberkuloseähnliche Veränderungen der Haut bei Lepra. Lepra (Lpz.) **1** (1900). (b) Beiträge zur Tuberkulose der Haut. Arch. f. Dermat. **69**, 167 (1904). (c) Über Lupus pernio. Arch. f. Dermat. **84**, 323 (1907). (d) Über Dermatitis nodularis necrotica. Arch. f. Dermat. **110**, 419 (1911). (e) Über tuberkuloide Lepra. Arch. f. Dermat. **153**, 584 (1927). — KLINGMÜLLER, V. u. L. HALBERSTAEDTER: Über die bakterizide Wirkung des Lichtes bei Finsenbehandlung. Dtsch. med. Wschr. **31**, Nr 14, 539 (1905). — KLINKERT: Über den Zusammenhang von allergischer Immunität und Anaphylaxie, vom klinischen Standpunkt betrachtet. Berl. klin. Wschr. **58**, 373 (1921). — KLINKERT, D.: Entzündung, allergische Immunität und Anaphylaxie. Klin. Wschr. **1**, 680 (1922). — KLOPSTOCK, F.: (a) Zur Behandlung der Lungentuberkulose mit Partialantigen nach DEYCKE-MUCH. Berl. klin. Wschr. **57**, 1115 (1920). (b) Tuberkuloseschutzimpfung mit abgetöteten Tuberkelbacillen. Klin. Wschr. **4**, 118 (1925). (c) Chemotherapeutische Versuche bei der experimentellen Meerschweinchentuberkulose. Z. Tbk. **41**, 119 (1925). (d) Intracutanreaktion und Komplementbindungsprobe bei der experimentellen Meerschweinchentuberkulose. Dtsch. med. Wschr. **49**, Nr 50, 1511 (1923). (e) Experimentelle Untersuchungen über die Tuberkulinreaktion. Berl. klin. Wschr. **58**, 1099 (1926). (f) Über die intracutane Tuberkulinreaktion. Berl. klin. Wschr. **56**, 726 (1919). (g) Über die Wirkung des Tuberkulins auf tuberkulosefreie Meerschweinchen usw. Z. exper. Path. **13**, 56 (1913). (h) Über die Wirkungsweise der Lipoide bei der Serodiagnostik auf aktive Tuberkulose und der Serodiagnostik überhaupt. Dtsch. med. Wschr. **50**, Nr 1, 8 (1924). (i) Zur Übertragung der Tuberkulinempfindlichkeit. Z. Immun.forschg **40**, 27 (1924). (k) Experimentelle Untersuchungen über die Tuberkulinreaktion. Berl. klin. Wschr. **58**, 1099 (1921). (l) Über den Reaktionsablauf bei der Serodiagnostik auf aktive Tuberkulose. Dtsch. med. Wschr. **49**, Nr 19, 602 (1923). (m) Zur Behandlung der Tuberkulose mit lebender virulenter Vaccine in steigender Dosis. Dtsch. med. Wschr. **47**, Nr 8, 211 (1921). (n) Die Immunisierung gegen Tuberkulose mittels Kaltblüter-Tuberkelbacillen im Tierversuch. Dtsch. med. Wschr. **45**, Nr 46, 1269 (1919) u. **46**, Nr 1, 6 (1920). — KLOPSTOCK, F. u. H. KÖSTER: Zur Serodiagnostik der Tuberkulose. Vergleichende Untersuchungen mit dem Tuberkuloseantigen von WASSERMANN und dem Tebeprotin TÖNNIESSENS. Klin. Wschr. **5**, 1415 (1926). — KLOPSTOCK, F. u. K. NEUBERG: Weitere Untersuchungen zur Sero-Diagnostik der Tuberkulose. Klin. Wschr. **7**, 537 (1928).

KLOSE, E.: (a) Über die Verwendung von Mischtuberkulin zur cutanen Tuberkulinprobe. Münch. med. Wschr. **63**, Nr 26, 933 (1916). (b) Über Perlsuchtreaktion nach PIRQUET. Dtsch. med. Wschr. **36**, Nr 48, 2239 (1910). — KLOSE, F.: Ein Beitrag zur Häufigkeit der tuberkulösen Infektion im Schulalter. Beitr. Klin. Tbk. **52**, 77 (1922). — KLOTZ, M. u. E. SÄNGER: Allergisierungsversuche gegen Tuberkulin. Beitr. Klin. Tbk. **61**, 504 (1925).

KNOSP: Kasuistischer Beitrag zur Frage der Goldschädigungen. Med. Klin. **25**, 343 (1929).

KNOSSEW: Tuberculosis gallinacea. Wien. dermat. Ges., Sitzg 25. Okt. 1928. Ref. Zbl. Hautkrkh. **30**, 305. — KNOWLES: Scrophuloderma. Philad. dermat. Soc., 14. Nov. 1910. Amer. J. cutan Dis. **1911**, 527. — KNÜSLI, H. H.: Erfahrungen mit Philoninsalbe bei der Behandlung ausgedehnter tuberkulöser Hautdefekte. Dtsch. med. Wschr. **53**, 1004 (1927).

KOCH, H.: Zum Tuberkulinproblem. Wien. klin. Wschr. **41**, Nr 33, 1199 (1928). — KOCH, H.: (a) Die Tuberkulinbehandlung im Kindesalter. Z. Kinderheilk. **13**, H. 1/2 (1915). (b) Zur Ätiologie des Erythema nodosum. Extrapulmonale Tuberkulose, Bd. 2, S. 8. 1927. (c) Erythema nodosum. Extrapulmonale Tuberkulose, 1926, H. 7. — KOCH, ROBERT (a) Die Ätiologie der Tuberkulose. B. kl. W. 19, S. 221 (1882) u. Mitt. ksl. Geshd.amt **2**, 38 (1884). (b) Bactericidie durch Sonnenstrahlung. Verh. 10. internat. med. Kongr. Berlin **1890** I. (c) Fortsetzung der Mitteilungen über ein Heilmittel gegen Tuberkulose. Dtsch. med. Wschr. **17**, 101 (1891). (d) Die Bekämpfung der Tuberkulose usw. Dtsch. med. Wschr. **27**, Nr 32, 549 (1901). (e) Übertragbarkeit der Rindertuberkulose auf den Menschen. Dtsch. med. Wschr. **28**, Nr 48, 857 (1902). — KOCH, J. u. B. MÖLLERS: Zur Frage der Infektionswege der Tuberkulose. Dtsch. med. Wschr. **46**, Nr 33, 904 (1920) u. Veröff. KOCH-Stiftg **2**. — KOCH, M. u. L. RABINOWITSCH: Die Tuberkulose der Vögel und ihre Beziehungen zur Säugetiertuberkulose. Virchows Arch. **190**, Beih. 246 (1907). — KÖGEL, H.: Die prognostische abgestufte Kutanreaktion mit Tuberkulin usw. Beitr. Klin. Tbk. **28**, 227 (1913). — KOELLNER, H.: Über die Beziehungen zwischen dem sog. Ekzem der Augen und der Tuberkuloseempfindlichkeit. Münch. med. Wschr. **66**, Nr 39, 1109 (1919). — KÖNIG, E.: Zum Nachweis aktiver Tuberkulose durch die intrakutane Eigenharnreaktion (WILDBOLZ). Dtsch. Z. Chir. **161**, 162 (1921). — KÖNIG, FRITZ: Die Behandlung der chirurgischen Tuberkulose. Münch. med. Wschr. **68**, Nr 21, 642 (1921). — KÖNIG, L.: Über Lupusbehandlung mit dem Tuberkuloseheilmittel Angiolymphe. Dermat. Wschr. **80**, 432 (1925). — KÖNIG, W.: Über die PIRQUETsche Tuberkulinimpfung und die Ophthalmoreaktion bei lupösen Erkrankungen. Arch. f. Dermat. **89**, 385 (1908). — KOENIGSFELD, H.: (a) Experimentelle Untersuchungen zur cutanen Tuberkulindiagnostik. Zbl. Bakter. **106**, 111 (1928). (b) Über den Durchtritt der Tuberkelbacillen durch die unverletzte Haut. Zbl. Bakter. **60**, 28 (1911).

KÖNIGSTEIN: (a) Lichen nitidus. Ref. Mh. Dermat. **49**, 164 (1909). (b) Lichen scrophul. pustul. Wien. dermat. Ges., 12. Mai 1909. Ref. Arch. f. Dermat. **97**, 262. — KOENNECKE, W.: Konservative oder operative Behandlung der chirurgischen Tuberkulose. Ther. Gegenw. **1922**, Nr 4, 139 u. Nr 5, 172. — KÖSTER, FRANZISKA: Zur Frage der peroralen Tuberkulinanwendung. Klin. Wschr. **4**, 2061 (1925). — KOFMANN, S.: Freie Luft- und Sonnenbehandlung der Knochentuberkulose. Z. orthop. Chir. **32**, 444 (1913). — KOGAN, L.: Über Tuberkelbacillen-Agglutination nach FORNET. Dtsch. med. Wschr. **50**, Nr 21, 677 (1924). — KOGANOWA, A.: Lupus vulgaris und Autohämotherapie. Ref. Zbl. Hautkrkh. **21**, 701 (1927). — KOGOJ, F.: Über Lymphgefäßinfarkte bei Hautkrankheiten. Arch. f. Dermat. **150**, 324 (1926). — KOGOJ, FR.: Exfoliative Erythrodermie. Ref. Zbl. Hautkrkh. **12**, 289 (1924).

KOHLER: Allgemeine Gesichtspunkte bei der Röntgenbehandlung der chirurgischen Tuberkulose der Kinder. Ref. Strahlenther. **13**, 792 (1922). — KOHLER, A.: Die Röntgenbehandlung der chirurgischen Tuberkulose. Strahlenther. **13**, 583 (1922). — KOHRS, TH.: Einige Fälle von Krysolganstomatitis. Dermat. Wschr. **72**, 179 (1921). — KOIKE, M.: Über die Hauttuberkulose. Jap. J. of Dermat. 26, 460 (1926). (Deutsche Zusammenfassung.) — KOIZUMI, TORU: Experimenteller Beitrag zur Wirkung des Krysolgans auf den Tuberkelbacillus. Wien. klin. Wschr. **37**, Nr 46, 1188 (1929). — KOIZUMI, TVEN: Die Heilwirkung des Krysolgans im Experiment. Z. Tbk. **41**, 109 (1925). — KOLLE, W. u. H. SCHLOSSBERGER: Über die Beeinflussung der experimentellen Meerschweinchen-Tuberkulose durch die FRIEDMANNschen „Schildkröten-Tuberkelbacillen". Dtsch. med. Wschr. **1920**, 1405. KOLLE, W., H. SCHLOSSBERGER u. W. PFANNENSTIEL: (a) Tuberkulose-Studien. Dtsch. med. Wschr. **47**, Nr 16, 437 (1921). (b) Über das Verhalten säurefester sog. saprophytischer Bakterien nach längerem Verweilen im Warmblüterorganismus. Ref. Zbl. Hautkrkh. **3**, 138 (1922). — KOLMER, JOHN, A. LUTHER, C. DAVIS and R. JAGER: The influence of chaulmoogra oil on the tubercle bacillus. Ref. Zbl. Hautkrkh. **3**, 19 (1922). — KOLSTER, R.: Studien über die Einwirkung gewöhnlicher Lichtstrahlen auf sensible Gewebe. Mitt. Finsen med. Lichtinst. **10**, 50 (1906). — KONRAD, ERIKA: Lupus pernio bei Lues. Schles. dermat. Ges. Breslau, Sitzg 19. Febr. 1927. Zbl. Hautkrkh. **24**, 587. — KOOPMANN: Die diagnostische Bedeutung von Oberhautimpfungen mit prozentual abgestuft verdünnten Tuberkulinlösungen. Dermat. Wschr. **77**, 1253 (1923). — KOOPMANN, H.: (a) Die prozentual abgestufte PONNDORF-Impfung. Münch. med. Wschr. **68**, Nr 7, 205 (1921). — (b) Beitrag zur Anatomie der PONNDORF-Impfreaktion. Dermat. Wschr. **76**, 557 (1923). (c) Über die PONNDORF-Impfung. Münch. med. Wschr. **72**, Nr 13, 522 (1925). (d) Über percutane Einverleibung virulenter Tuberkelbacillen. Dtsch. med. Wschr. **53**, 880 (1927). (e) Über die PONNDORF-impfung. Beitr. Klin. Tbk. **61**, 740 (1925). — KOPPE, ALICE: Lues III-ähnliche Tuberkulide. Schles. dermat. Ges. Breslau, Sitzg 8. Mai 1926. Ref. Zbl. Hautkrkh. **20**, 740. — KOPYTOWSKI u. WIELOWIEYSKI: Beitrag zur Klinik und pathologischen Anatomie der Pityriasis rubra (Hebrae). Arch. f. Dermat. **57**, 33 (1901). — KORBSCH, ROGER: Zur fokalen intracutanen Tuberkulinbehandlung des Lupus. Dermat. Wschr. **82**, 113 (1926). — KOSKOWSKI: Die Hemmung der Hauttuberkulinreaktion bei infektiösen Krankheiten, besonders bei Flecktyphus. Zit. Zbl. Tbk. **12**, 38 (1918). — KOSSEL, H.: (a) Final report of the Roy. Commiss. appointed to inquire into the relations of human and animal tuberculosis. Dtsch. med. Wschr. **37**, Nr 39, 1801 (1911). (b) Tierische Tuberkulose und menschliche Lungenschwindsucht. Dtsch med. Wschr. **37**, Nr 43, 1972 (1911). (c) Die tierische Tuberkulose in ihren Beziehungen zur menschlichen Tuberkulose, besonders zur Lungenschwindsucht. Veröff. KOCH-Stifg **1913**, H. 8/9 u. Dtsch. med. Wschr. **1911**, Nr 43, 1972. d) Die Beziehungen zwischen menschlicher und tierischer Tuberkulose. Dtsch. med. Wschr. **38**, Nr 16, 740 (1912). — KOSSEL, WEBER u. HEUSS: Vergleichende Untersuchungen über Tuberkelbacillen verschiedener Herkunft. Tbk. Arb. ksl. Gesdh.amt **1904/05**, H. 1/3. — KOSSOVITCH, N.: A propos de la morphologie du virus tuberculeux. C. r. Soc. Biol. Paris **95**, 1487 (1926). — KOVÁTS, F. v.: Die Diagnose der Tuberkulose mittels Ausflockungsreaktion. Beitr. Klin. Tbk. **59**, 645 (1924). — KRABBEL, M.: Tuberkelbacillen im strömenden Blut bei chirurgischen Tuberkulosen. Dtsch. Z. Chir. **120**, 370 (1913). — KRAEMER: Gibt es eine Ausheilung der Tuberkulose. Bleibt danach Tuberkulinempfindlichkeit und Immunität zurück? Beitr. Klin. Tbk. **49**, 239 (1922). — KRAEMER, C.: Antikörper als Grundlage der Tuberkulinempfindlichkeit und Tuberkuloseimmunität? Ausheilung der Tuberkulose? Beitr. Klin. Tbk. **57**, 444 (1924). — KRANHALS, H.: Über Beeinflussung der lokalen Tuberkulinreaktion durch akut fieberhafte Prozesse. Münch. med. Wschr. **57**, Nr 16, 836 (1910). — KRAUS, A.: (a) Zur Kenntnis des Erythema induratum (BAZIN). Arch f. Dermat. **76**, 185 (1905). (b) Versuche mit T. O. A. (HÖCHST). Arch f. Dermat. **92**, 453 (1908). (c) Lupus der Glans penis. Dermat. Wschr. **58**, 249 (1914). (d) Seltene Formen der Hauttuberkulose. Dtsch. med. Wschr. **35**, Nr 18, 823 (1909). (e) Granulosis rubra nasi familiaris. Dtsch. dermat. Ges. tschechoslov. Republik, Sitzg 18. Dez. 1927). Ref. Zbl. Hautkrkh. **26**, 346 (1928). (f) Beitrag zur Pathogenese und Klinik der Lupus follicularis disseminatus. Mh. Dermat. **45**, 529 (1907). (g) Über eine eigenartige Hauttuberkulose. (Verkalkung.) Arch. f. Dermat. **74**, 3 (1905). — KRAUS, F.: Korrelative Vegetation störungen und Tuberkulose. Z. Tbk. **19**, 417 (1913). — KRAUS, R.: (a) Zur Frage der Zulässigkeit der präventiven Schutzimpfung gegen Tuberkulose nach CALMETTE. Wien. klin. Wschr. **40**, Nr 48, 1508 (1927). (b) Zur Frage der präventiven Schutzimpfung gegen Tuberkulose nach CALMETTE mittels B.C.G. Wien. klin. Wschr. **40**, 49 (1927). (c) Zur Schutzimpfung nach CALMETTE mit B.C.G. Ref. Wien. med. Wschr. **78**, 614 u. 1461. (d) Weitere Berichte über experimentelle Tuberkulose der Haut bei Affen. Wien. klin. Wschr. **18**, Nr 51, 1366 (1905). (e) Über experimentelle Erzeugung von Hauttuberkulose bei Affen. Wien. klin Wschr. **18**, Nr 43, 1131 (1905). (f) Zur Frage der Apathogenität des B.C.G.-Stammes zur Schutzimpfung nach CALMETTE. Wien. klin. Wschr. **41**, Nr 13, 441 (1928). — KRAUS, R. u. S. GROSZ: Über experimentelle Hauttuberkulose bei Affen. Wien. klin. Wschr. **20**, Nr 29 795 (1907). — KRAUS, R. u. G. HOFER: (a) Über Auflösung der Tuberkelbacillen und anderer säurefester Bakterien im Organismus. Wien. klin. Wschr. **25**, Nr 29, 1111 (1912). (b) Über Auflösung von Tuberkelbacillen im Peritoneum gesunder und tuberkulöser Meerschweinchen. Dtsch. med. Wschr. **38**, Nr 26, 1227 (1912). — KRAUS, R. u. O. KREN: Über experimentelle Erzeugung von

Hauttuberkulose bei Affen. K. k. Akad. Wiss. **114** (1905) u. Wien. klin. Wschr. **1905**, 1131. KRAUS, R., E. LOEWENSTEIN u. R. VOLK: Zur Frage des Mechanismus der Tuberkulinreaktion. Dtsch. med. Wschr. **37**, Nr 9, 389 (1911). — KRAUS, R. u. R. VOLK: (a) Über die Spezifität der intracutanen Tuberkulinreaktion usw. Z. Immun.forschg **6**, 683 (1911). (b) Zur Frage der Tuberkuloseimmunität. (Über Immunität bei aktiver Tuberkulose-Infektion.) Wien. klin. Wschr. **23**, Nr 19, 699 (1910). — KRAUSE, ALLEN K.: The anatomical structure of tubercle from histogenesis to cavity. Amer. Rev. Tbk. **15**, 137 (1927). — KRAUSE, ALLEN K. and H. St. WILLIS: The effect of frequently repeated reinfection on allergy and immunity to tuberculosis in Guinea-pigs. Trans. Assoc. amer. Physicians **39**, 86 (1924). — KRAUSE, P.: Über einen Fall von Impftuberkulose eines Schlachthausarbeiters durch tuberkulöse Organe eines Rindes. Münch. med. Wschr. **49**, Nr 25, 1035 (1902). — KRAUSPE, CARL: Zur Teilnahme der Haut an immunisierenden Vorgängen. Dtsch. med. Wschr. **49**, Nr 41, 1291 (1923). — KRECKE: Röntgenbehandlung der Lymphdrüsentuberkulose. Beitr. z. Chir. **95**, 609. — KREHL, L.: Krankheitsform und Persönlichkeit. Dtsch. med. Wschr. **54**, 1745 (1928). — KREIBICH: (a) Acne conglobata. Dtsch. dermat. Ges. tschechoslov. Republik, Sitzg 25. Okt. 1925. Ref. Zbl. Hautkrkh. **19**, 465. (b) Fall mit tuberkulöser Lymphdrüse am Halse, Lichen scrofulosorum am Stamm, reinen cutanen Scrofulodermageschwüren am rechten Vorderarm. Dtsch. dermat. Ges. tschechoslov. Republik, Sitzg 22. Juni 1924. Zbl. Hautkrkh. **13**, 328 (1924). (c) Lehrbuch der Hautkrankheiten. Wien: Perles 1904. (d) Lupus confluens der Nase und Lupus der Wange. Dtsch. dermat. Ges. tschechoslov. Republik, Sitzg 15. Juni 1923. Zit. Zbl. Hautkrkh. **10**, 13. — KREIBICH, C.: (a) Zur Genese der tuberkulösen Riesenzellen. Arch f. Dermat. **142**, 393 (1923). (b) Unspezifische Sensibilisierung der Haut durch Kutanquaddeln. Dtsch. med. Wschr. **52**, 1044 (1926). — KREIBICH, K.: (a) Zur Ätiologie des Erythema perstans. Dtsch. dermat. Ges. 10. Kongr. Frankfurt a. M. **1908**, 361. (b) Über Lupus pernio. Arch. f. Dermat. **71**, 3 (1904). — KREIBICH, C. u. A. KRAUS: Beiträge zur Kenntnis des BOECKschen benignen Miliarlupoids. Arch. f. Dermat. **92**, 173 (1908). — KREMER, W.: Untersuchungen über Kolloidlabilität des Serums kombiniert mit Bestimmung der Blutlipasen bei Tuberkulose. Z. Tbk. **38**, 428 (1923). — KREN, O: (a) Acne conglobata: Wien. dermat. Ges., Sitzg 14. Okt. 1920. Arch. f. Dermat. **137**, 89. (b) Fall von Lichen und Ekzema serophulosorum. Wien. dermat. Ges., Sitzg 5. Dez. 1907. Ref. Arch. f. Dermat. **87**, 435. (c) Tuberkulöses Exanthem? Wien. dermat. Ges., Sitzg 7. Mai 1925. Zbl. Hautkrkh. **18**, 155. (d) Ekzema scrophulosorum. Wien. dermat. Ges., Sitzg 20. Okt. 1921. Zit. Zbl. Hautkrkh. **31**, 28 (1929). (e) Acne vulgaris mit eigenartigem toxischen Erythem. Wien. dermat. Ges., Sitzg 9. März 1922. Zbl. Hautkrkh. **5**, 126. (f) Diffuser Lupus erythematodes des Cavum orale im Anschluß an Krysolganbehandlung, dazu auch VOLK. Wien. dermat. Ges., Sitzg 28. Febr. 1924. Ref. Zbl. Hautkrkh. **12**, 241. (g) Disseminierter pustulöser Lichen scrophulosorum. Wien. dermat. Ges., 22. Juni 1922. Ref. Zbl. Hautkrkh. **13**, 499 (1923). (h) Über ein pustulo-nekrotisches Exanthem bei Tuberkulösen. Arch. f. Dermat. **99**, 67 (1909). (i) Über ein eigentümliches Tuberkulid der Haut und Mundschleimhaut. Wien. med. Wschr. **63**, 2361 (1913). (k) Zur Kenntnis der Acne cachecticorum. Wien. klin. Wschr. **19**, Nr 7, 173 (1906). (l) Über die Beziehungen des Lupus erythematodes zur Tuberkulose. Arch. f. Dermat. **75**, 303 (1905). — KREN, O. u. WEIDENFELD, ST.: Ein Beitrag zum Lupoid (BOECK). Arch. f. Dermat. **99**, 79 (1909). — KRETSCHMER: (a) Über das diagnostische Tuberkulin nach MORO. Klin. Wschr. **1**, 2087 (1922). (b) Zur Bewertung der PIRQUETschen Kutanreaktion in ätiologischer und epidemiologischer Beziehung. Dtsch. med. Wschr. **47**, Nr 17, 465 (1921). — KRETZ, JOH.: Über die diätetische Behandlung der Lungentuberkulose nach SAUERBRUCH-HERRMANNSDORFER und GERSON. Wien. klin. Wschr. **42**, Nr 30, 993 (1929). — KRÖMEKE, FRANZ: Über Globulinfällung im Serum Tuberkulöser nach MATEFY. Dtsch. med. Wschr. **50**, Nr 8, 231 (1924). — KROETZ, CH.: Theoretische und praktische Grundlagen der Diätbehandlung mit sauren und alkalischen Kostformen. Münch. med. Wschr. **76**, Nr 43/44, 1788 u. 1842 (1929). — KROMAYER: (a) Die Anwendung des Lichtes in der Dermatologie. Berl. klin. Wschr. **44**, 71f. (1907). (b) Die Heilung des Lupus vulgaris durch multiple Ignipunktur. Dtsch. med. Wschr. **51**, Nr 31, 1281 (1925). (c) Die bisherigen Erfahrungen mit der Quarzlampe. Mh. Dermat. **46**, 20 (1908). (d) Das neueste Modell der Quarzlampe mit Neben-Apparaten. Ref. Dermat. Z. **14**, 235 (1907). (e) FINSEN-REYN contra Quarzlampe. Arch. f. Dermat. **92**, 169 (1908). (f) Hg-Wasserlampen zur Behandlung von Haut und Schleimhaut. Dtsch. med. Wschr. **32**, Nr 10, 377 (1906). — KROMPECHER, E.: Über die Beteiligung des Endothels und des Blutes bei der Bildung tuberkulöser und sonstiger intravasculärer Riesenzellen. Z. Tbk. **27**, 162 (1917). — KROOGSGARD, H. R.: Etudes sur la réaction de Mantoux comparée avec les réactions MORO et v. PIRQUET. Acta paediatr. (Stockh.) **5**, 1, 103. — KROPATSCH: Papulonekrotisches Tuberkulid und Erythema nodosum. Wien. dermat. Ges., Sitzg 21. Febr. 1929. Ref. Zbl. Hautkrkh. **31**, 288. — KROPATSCH, A.: (a) Erfahrungen mit „Aurophos", einem neuen Goldpräparat zur Behandlung des Lupus erythematodes und vulgaris. Wien. klin. Wschr. **38**, Nr 46, 1239 (1925). (b) Behandlung mit Finsenlicht ohne Druckapparat.

Strahlenther. **21**, 701 (1926). — KRÜGER: Lichen scrophulosorum im Anschluß an Purpura simplex. Wien. dermat. Ges., Sitzg 4. Mai 1922. Ref. Zbl. Hautkrkh. **13**, 324 (1923). — KRÜGER, M.: Zur Ätiologie des Lupus vulgaris. Münch. med. Wschr. **1910**, 1165 (zit. nach Lew.). — KRÜGER, W.: Das Tuberkulin in der Therapie des Lupus vulgaris. Inaug.-Diss. Jena 1912 (zit. nach Lew.). — KRUPNIKOFF, D.: Zur Ätiologie des BOECKschen Sarkoid. Dermat. Wschr. **84**, 165 (1927). — KRUSE, FRIEDRICH: Der heutige Stand der Skrofulosefrage. Die extrapulmonale Tuberkulose, Bd. 2, H. 3, S. 82, 1927. — KRUSE, W.: Die FRIEDMANNsche Heil- und Schutzimpfung gegen Tuberkulose. Dtsch. med. Wschr. **44**, Nr 6, 147 (1918). — KRYLOW, D. O.: Über die Bedeutung und das Vorkommen der MUCHschen Granula. Z. Hyg. **70**, 135 (1912). — KUDISCH: Ein Fall von Infektion mit Tuberkulose im Anschluß an die Beschneidung. Ref. Dermat. Wschr. **67**, 780 (1918). — KÜHLMANN, A.: Lupus pernio. Arch. f. Dermat. **100**, 365 (1910). — KÜHNE: Therapeutische Erfahrungen mit den FRIEDMANNschen Tuberkuloseheilmittel. Berl. klin. Wschr. **55**, 154 (1918). — KÜMMEL JR.: Versuche von intracutaner Injektion von Blutkörperchen. Zbl. Chir. **49**, 600 (1922). — KÜMMEL JR., H.: Über eine Gruppenreaktion mit Blutkörperchen bei Tuberkulose. Beitr. Klin. Tbk. **53**, 212 (1922). — KÜSTER: Interferometische Untersuchungen. Zbl. Bakter. **93**, 294 (1924). — KÜSS, M.: De l'hérédité parasitaire de la tuberculose humaine, Paris 1898. — KÜTTNER, H.: Über zirkumskripte Tumorbildung durch abdominale Fettnekrose und subcutane Fettspaltung. Berl. klin. Wschr. **50**, 9 (1913). — KUGLER, E.: Tuberkulose und Arbeitsleistung. Wien. Arch. inn. Med. **11**, 281 (1925). — KUMER: (a) Papulo-nekrotische Tuberkulide. (Handteller.) Wien. dermat. Ges., Sitzg 26. Jan. 1922. Ref. Zbl. Hautkrkh. **4**, 420 (1922). (b) Lupus vulgaris der behaarten Kopfhaut (nach Verletzung). Wien. dermat. Ges., 9. Febr. 1922. Ref. Dermat. Wschr. **74**, 350 (1922). — KUMMER, LEO: Zur Kenntnis des Lupus miliaris disseminatus (TILBURY-FOX) und seiner Beziehungen zu verwandten Krankheitsbildern. Arch. f. Dermat. **143**, 226 (1923). — KUMER, L. u. L. SALLMANN: Über die Radium-Therapie tuberkulöser Erkrankungen der Lider, der Bindehaut und des Tränensackes. Z. Augenheilk. **54**, 11 (1924). — KUNDRATITZ, K.: (a) Über das Erstexanthem der kindlichen Tuberkulose-Infektion. Wien. klin. Wschr. **41**, Nr 26, 921 (1928). (b) Zur Frage der Ätiologie des Erythema nodosum. Jb. Kinderheilk. **113**, (III. F. **63**), 155 (1926). — KURASHIGE, T., R. MAYEYAMA u. G. YAMADA: Über das Vorkommen des Tuberkelbacillus im strömenden Blut des Tuberkulösen. III. Mitteilung. Ausscheidung des Tuberkelbacillus aus der Milch tuberkulöser Frauen. Z. Tbk. **18**, 433 (1912). — KUŠAN, V.: (a) Bemerkungen zu Busaccas „Über eine neue intracutane Reaktion bei Hauttuberkulose". Wien. klin. Wschr. **35**, 248 (1922). (b) Beitrag zur WILDBOLZschen Eigenharnreaktion. Beitr. Klin. Tbk. **52**, 177 (1922). — KUSUNOKI: Experimentelle und klinische Studien zur Lehre der Dermatomykosen. Arch. f. Dermat. **114**, H. 1 u. Dtsch. med. Wschr. **1911**, Nr 24. — KUTHY, O.: Karyon bei Tuberkulose. Therapie der tuberkulösen Erkrankungen auf empirischer Grundlage. Med. Welt **1928**, Nr 25, 948. — KUTSCHERA-AICHBERGEN, A.: Die Behandlung der Tuberkulose mit lebenden Tuberkelbacillen. Wien. klin. Wschr. **42**, Nr 7, 197 (1929). — KUZNITZKY: (a) Heilung eines subcutanen Sarkoids (DARIER-ROUSSY) durch Salvarsan. Arch. f. Dermat. **122**, 629 (1918). (b) Aknitis Sarkoid. Breslau. dermat. Verigg 26. Jan. 1918. Ref. Arch. f. Dermat. **125**, 366 (1918). (c) Stabiles Oedem. Schles. dermat. Ges., Sitzg 22. Nov. 1924. Zbl. Hautkrkh. **16**, 884 (1925). — KUZNITZKY, E.: (a) Bemerkungen zur Lupustherapie. Strahlenther. **4**, 661 (1914). (b) Über Erythema induratum BAZIN. Arch f. Dermat. **104**, 227 (1910). (c) Gefilterte und ungefilterte Röntgenbestrahlung in der Oberflächentherapie. Klin. Wschr. **3**, 2148 (1924). (d) Thorium-X-Bestrahlung bei Dermatosen. Dtsch. med. Wschr. **42**, Nr 11, 322 (1916). (e) Das Mesothorium in der Dermatologie. Arch. f. Dermat. **116**, 423 (1913). — KUZNITZKY, E. u. A. BITTORF: BOECKsches Sarkoid mit Beteiligung innerer Organe. Münch. med. Wschr. **62**, Nr 40, 1349 (1915). — KWASEK u. TANCRÉ: Zur Tuberkulosebehandlung mit Partialantigenen nach DEYCKE-MUCH. Dtsch. med. Wschr. **44**, Nr 7, 169 (1918). — KYRLE, J. (a) Über eigentümliche histologische Bilder bei Hauttuberkulosen und deren Beziehung zum benignen Miliarlupoid (BOECK). Arch. f. Dermat. **100**, 375 (1910). (b) Zur Frage des BOECKschen Lupoids. Arch. f. Dermat. **119**, 117 (1914). (c) Über die tuberkuloiden Gewebsstrukturen der Haut. Arch. f. Dermat. **125**, 481 (1917). (d) Über einen Fall von Lupus erythematosus in Gemeinschaft mit Lupus vulgaris. Arch. f. Dermat. **94**, 309 (1909). (e) Lupus erythematosus und Erythema induratum. Wien. dermat. Ges.., 13. Jan. 1909. Ref. Arch. f. Dermat. **96**, 341 (1909). (f) Die Anfangsstadien des BOECKschen Lupoids. Beitrag zur Frage der tuberkulösen Ätiologie dieser Dermatose. Arch. f. Dermat. **131**, 33 (1921). — KYRLE, J. u. MC. DONAGH: Beitrag zur Kenntnis des Lichen nitidus. Arch. f. Dermat. **95**, 45 (1909).

LABADIE, JOHN H.: Colloid degeneration of the skin. Arch. of Dermat. **16**, 156 (1927). — LABAND, F. u. A. HARTTUNG: Über einen Fall von ungewöhnlich schwerer und ausgedehnter ulceröser Schleimhauttuberkulose des Mundes. Med. Klin. **24**, 1122 (1928). — LABENHOFFER, W.: Die Heliotherapie in der Ebene. Strahlenther. 8, 708 (1918). — LABERNADIE, V.: Lupus consécutif à la rougeole. Ann. de Dermat. **1910**, 330. — LAČNY, P.: Zur Frage der diätetischen Behandlung der chirurgischen Tuberkulose. Wien. klin. Wschr. **40**, Nr 32, 1025 (1927). — LADE, O.: Das capillarmikroskopische Bild der intracutanen Tuberkulininjektion. Arch. Kinderheilk. **68**, 58 (1920). — LADEBECK, HERMANN: Der Quarz-Kehlkopfspiegel. Münch. med. Wschr. **67**, Nr 50, 1442 (1920). — LADWIG, A.: Erfahrungen mit DEYCKE-MUCHschen Partialantigenen in der Behandlung der chirurgischen Tuberkulose. Beitr. klin. Chir. **119**, 638 (1920). — LAEDERICH u. RICHET: L'érythème noueux bacillotuberculeux. Revue de la Tbc., 1. s. **1**, 229 (1920). — LÄENNEC, R. T. H.: Abhandlungen von den Krankheiten der Lunge. Deutsch von FRIEDR. LUDW. MEISSNER, Bd. 1, S. 510. 1832. — LAFFITTE, J. B.: Tuberculose cutanée. La prat. Dermat. **4**, 578, Paris 1904. — LAFITE-DUPONT u. MOLINIER: Réaction diagnostique de la tuberculine sur la muqueuse nasale. Presse méd. **17**, 180 (1909). — LAGERGREN, ELSA: Nachuntersuchung von tuberkulinnegativen Fällen von Erythema nodosum. Ref. Zbl. Hautkrkh. **26**, 579 (1928). — LAHAUSSOIS: Gommes tuberculouses disseminées de la peau et abcès froids souscutanés et sousmusculaires etc. Ann. de Dermat. **1909**, 53. — LAMMERMANN: BOECKsches Sarkoid der Oberlippe. (Pseudoprimäraffekt), mit Narbenbildung abgeheilt. Arch. f. Dermat. **155**, 330 (1928, Kongreßber.). — LAMPRECHT: Die Behandlung gewisser Dermatosen mit Andriol-Wismut und Uransalben. Arch. f. Dermat. **145**, 224 (1924). — LANCASHIRE, G. L.: Beitrag zur Röntgentherapie der Hautkrankheiten. Strahlenther. **29**, 241 (1928). — LANCASHIRE, G. H.: (a) The treatment of lupus vulgaris. Brit. med. J. **1908 II**, 1258. (b) Discussion on the association of skin tuberculosis with visceral and other tuberculous manifestations. Brit. med. J. **1921**, Nr 3171, 551. — LANDAU, HANS: Die Partialantigentherapie nach DEYCKE-MUCH und ihre Bedeutung für chirurgische Tuberkulose. Arch. klin. Chir. **113**, H. 2 (1920). — LANDGRAF, TH.: (a) Über den Wert der WILDBOLZschen Eigenharn-Reaktion für den Nachweis der Tuberkulose. Beitr. Klin. Tbk. **50**, 258 (1922). (b) Die WILDBOLZsche Eigenharnreaktion und ihr Wert für den Nachweis der Tuberkulose. Beitr. Klin. Tbk. **56**, 286 (1923). — LANDGRAFF: Über die Verwendung der verbrennungsfreien Ultrasonne bei der Behandlung der Tuberkulose. Dtsch. med. Wschr. **49**, Nr 39, 1241 (1923). — LANDOUZY: Erythème noueux et tuberculose. Presse méd., 19. Nov. **1913**. — LANDOUZY et LAEDERICH: Septicémie tuberculeuse. Bull. Acad. Méd. **60**, 113, Paris 1908. — LANG: (a) Lehrbuch der Hautkrankheiten. Wiesbaden: J. F. Bergmann 1902. (b) Zur Histologie des Lupus (WILLANI). Arch. f. Dermat. **7**, 3 (1875). — LANG, E.: (a) Der Lupus und dessen operative Behandlung. Wien: Jos. Safar 1898. (b) Zur Geschichte der Lupusbekämpfung. Strahlenther. **4**, 206 (1914). (c) Lupusbekämpfung. Wien. med. Wschr. **63**, 2327 (1913). (d) Die Struktur im Betriebe der Wiener Institution zur Bekämpfung des Lupus und die Fürsorge für Lupuskranke. Strahlenther. **7**, 399 (1916). (e) Über Einrichtung von Heilstätten usw. Wien 1910. (f) Die Behandlung des Lupus vulgaris mit Rücksicht auf die Pathogenese. 16. internat. med. Kongr. Budapest **1909**, 210. (g) Die chirurgische Behandlung des Lupus vulgaris. Dtsch. med. Wschr. **36**, Nr 25, 1161 (1910). — LANG, B. u. AD. FELDT: Die Wirkung des Sanocrysins auf die Tuberkulose im Tierexperiment. Z. Hyg. **106**, H. 4, 692 (1926). — LANGE, BR.: (a) Untersuchungen über die experimentelle Tuberkulose bei weißen Mäusen. Z. Hyg. **98**, 229 (1922). (b) Weitere Untersuchungen über einige den Tuberkelbacillen verwandte säurefeste Saprophyten. Dtsch. med. Wschr. **47**, Nr 19, 528 (1921). (c) Bemerkungen zu einigen neueren Versuchen der Tuberkulose-Schutzimpfung. Beitr. Klin. Tbk. **67**, 307 (1927). (d) Zur Frage der Virulenzsteigerung säurefester Saprophyten durch Tierpassage. Dtsch. med. Wschr. **48**, Nr 11, 350 u. 1000 (1922). — LANGE, E.: (a) Beziehungen der Tuberkulinempfindlichkeit zu spezifischen und unspezifischen Faktoren. Z. Tbk. **40**, 241 (1924). (b) Die Reaktion des tuberkulösen Organismus auf intracutane Verimpfung von Alttuberkulin, von Tuberkulin säurefester Saprophyten und unspezifischen Körpern. Z. Tbk. **38**, 334 (1923). — LANGE, L.: Über die MUCHsche granuläre Form des Tuberkelbacillus. Zbl. Bakter. **97 I**, 41 (1925). — LANGE, B. u. A. FELDT: Die Wirkung des Sanocrysins auf die Tuberkulose am Tierexperiment. Z. Hyg. **106**, 692 (1926). — LANGE, B. u. R. FREUND: Über Versuche bei Meerschweinchen durch Vorbehandlung mit abgetöteten Tuberkelbacillen Tuberkulinempfindlichkeit und Immunität zu erzeugen. Zbl. Hyg. **105**, 571 (1926) u. **107**, 426 (1927). — LANGE, BR., R. FREUND u. E. JOCHIMSEN: Über Versuche, bei Meerschweinchen durch Vorbehandlung mit abgetöteten Tuberkelbacillen Tuberkulinempfindlichkeit und Immunität zu erzeugen (II). Z. Hyg. **107**, 426 (1927). — LANGE, L. G. HAUER u. H. Cl. MUELLER: Weitere Erfahrungen über die WASSERMANNsche Tuberkulosereaktion. Arb. Reichsgesdh.amt **57**, 746 (1926). — LANGE, B., E. JOCHIMSEN u. J. MAGAT: Tuberkulose-Immunisierungsversuche an Kaninchen. Schutzimpfung mit abgetöteten Tuberkelbacillen usw. Z. Hyg. **107**, 645 (1927). — LANGE, BR. u. ERICH LANGE: Die Reaktion des tuberkulösen Organismus auf intracutane Verimpfung säurefester Saprophyten und deren Tuberkuline. Dtsch. med. Wschr. **48**, Nr 8, 248 (1922). — LANGE, L. u. M. FRÄNKEL: Die Wirkung der Röntgenstrahlen auf Tuberkelbacillen. Klin. Wschr. **2**, 1161 (1923). — LANGEMAK: Vierjährige Erfahrungen über die Wirkung der Ponndorfimpfung bei tuberkulösen und nichttuberkulösen Gelenkerkrankungen und chirurgischer Tuberkulose. Münch. med. Wschr. **72**, Nr 32, 1338 (1925). — LANGER: Elephantiastische Form der Tuberkulose der Analgegend. Berl. dermat. Ges., Sitzg 8. Dez. 1925. Ref. Zbl. Hautkrkh. **19**, 12 (1926). — LANGER, H.: (a) Tuberkulose-Schutzimpfung mit abgetöteten Tuberkelbacillen. Klin. Wschr. **3**, 1944 (1924); Dtsch. med. Wschr. **51**, 513 (1925) u. Beitr. Klin. Tbk. **67**, 297. (b) Weitere Beiträge zum Problem der Tuberkuloseschutzimpfung mit abgetöteten Tuberkelbacillen. Zugleich Erwiderung auf die Ausführungen von Prof. SELTER. Dtsch. med. Wschr. **51**, Nr 13, 513 (1925). (c) Die Bedeutung der Partialantigene für das Tuberkuloseproblem. Berl. klin. Wschr. **57**, 1120 (1920). (d) Die künstliche Erzeugung einer Tuberkulinempfindlichkeit mit abgetöteten Tuberkelbacillen. Mschr. Kinderheilk. **29**, 346 (1925). — LANGNER: Parapsoriasis. Schles. dermat. Ges., Sitzg 8. Juli 1922. Zbl. Hautkrkh. **6**, 226 (1923). — LANZ, W.: Untersuchungen über die Eigenurinreaktion nach Prof. WILDBOLZ. Schweiz. med. Wschr. **1920**, Nr 17, 321 u. **1922**, 1. — LAQUEUR, A.: Die Höhensonne im Dienste des praktischen Arztes. Z. ärztl. Fortbdg **1920**, 23/24. — LAQUEUR, A. u. H. WIENER: Allgemeinwirkungen von Schleimhautbestrahlungen mit ultraviolettem Licht. Med. Klin. **21**, 242 (1925). — LARSON, W. P., E. N. NELSON and PU YUNG CHANG: The agglutination reaction in the diagnosis of tuberculosis. Ref. Zbl. Hautkrkh. **8**, 117 (1923). — LASSAR, O.: Über Impftuberkulose. Dtsch. med. Wschr. **28**, Nr 40, 716 (1902). — LASSUEUR: Le traitement du lupus vulgaris par la tuberculine de BÉRANECK. Rev. prat. Mal. cutan. **1907**, 11. Ref. Mh. Dermat. **1909** I, 510. — LATEINER, MATHILDE: Über den histologischen Bau und die bacilläre Ätiologie des sog. papulösen Tuberkulids" der Säuglinge. Z. Kinderheilk. **1911**, 442. — LAUB, M.: Über die Bildung von komplementbindenden Substanzen für Tuberkulin bei tuberkulösen und gesunden Tieren. Z. Immun.forschg **9**, 126 (1911). — LAUB, M. u. J. NOVOTNY: Über komplementbindende Substanzen bei Tuberkulose. Wien. klin. Wschr. **22**, Nr 31, 1104 (1909). — LAURENT, CH.: Action des sels de terres rares sur l'inoculabilité des lésions tuberculeuses de la peau. Bull. Soc. franç. Dermat. **28**, 150 (1921). — LAUTSCH: (a) Die Wirkung von Radium und Mesothorium usw. Lupus-Ausschuß, 4. Sitzg Berlin, 1913. (b) Über Lupusbehandlung mit Kupferpräparaten. Arch. f. Dermat. **115**, 855 (1913). — LAZARUS, PAUL: Handbuch der gesamten Strahlenheilkunde, Biologie, Pathologie und Therapie. München: J. F. Bergmann 1928. — LEDERMANN: (a) Kritische und therapeutische Beiträge zur Kenntnis der Quarzlampe. Berl. klin. Wschr. **44**, 1642 (1907). (b) Lupuscarcinom, bei 58jähriger Frau an der Schläfe. Berl. dermat. Ges., 13. März 1917. Ref. Dermat. Wschr. **64**, 423 (1917). — LEDERMANN, K. G.: (a) Die Hodentuberkulinreaktion beim Meerschweinchen. Beitr. Klin. Tbk. **69**, 265 (1928). (b) Rosaceaähnliches Tuberkulid (LEWANDOWSKY). Schles. dermat. Ges., Sitzg 14. Febr. 1925. Zbl. Hautkrkh. **17**, 275. (c) Drüsenreaktion auf Alttuberkulin-Applikation bei experimenteller Meerschweinchentuberkulose. Beitr. Klin. Tbk. **70**, 627 (1928). — LEDUC: Introduction des substances médicamenteuses de la profondeur des tissus par le courant électrique. Congr. internat. Électrobiol. Paris **1900**. Ann. Electrobiol., Sept. u. Okt. **1900**. — LEFÈVRE, A.: (a) Syphilis — Skrofulose. Thèse de Paris **1881**. (b) Inokulationstuberkulose. Thèse de Paris 1888. — LEHMANN, ROBERT: Produktive Krankenfürsorge. Münch. med. Wschr. **72**, Nr 7, 266 (1925). — LEHNER, E. u. D. KENEDY: (a) Zur Kenntnis der Entzündungen der Haut mit netzförmiger oder verästelter Zeichnung. Arch. f. Dermat. **141**, 325 (1922). (b) Weitere Beiträge zur Kenntnis der Entzündungen der Haut mit netzförmiger oder verästelter Zeichnung. Inflammatio cutis racemosa. Arch. f. Dermat. **149**, 387 (1925). — LEHNER, E., E. RAJKA u. A. TÖRÖK: Die hämoklasische Krise bei Überempfindlichkeitserkrankungen der Haut. Arch. f. Dermat. **153**, 375 (1927). — LEHNERT, F. u. M. WEINBERG: Tebelon in der Behandlung der menschlichen Tuberkulose. Z. Kinderheilk. **26**, 215 (1920). — LEHRFELD, L.: Sarcoid of the eyelids. Amer. J. Ophthalm. **10**, 255 (1927). — LEICHTENSTERN, O.: Akute Miliartuberkel der Haut bei allgemein akuter Miliartuberkulose. Münch. med. Wschr. **44**, Nr 1, 1 (1897). — LEIDI, F.: Contributo allo studio dei sarcoidi cutanei di BOECK. Giorn. ital. Dermat. **69**, 875 (1928). — LEINER u. SPIELER: Über die bacilläre Ätiologie des papulo-nekrotischen Tuberkulids. Wien. med. Wschr. **1909**, Nr 19. — LEINER, CARL u. FRITZ SPIELER: Über disseminierte Hauttuberkulosen im Kindesalter. Erg. inn. Med. **7** (1911). — LEINER, W. u. F. SPIELER: Zum Nachweis der bacillären Ätiologie der Folliclis. Arch. f. Dermat. **81**, 221 (1906). — LEIPOLD, W.: Über Hauttuberkulose in Pommern. Beitr. Klin. Tbk. **63**, 857 (1926). — LELOIR, H.: Recherches expérimentales sur l'inoculation des produits scrophulo-tuberculeus et en particulier du lupus vulgaire. Ann. de Dermat. **3**, 676 (1891). — LELONG, M.: L'Anergie syphilitique. Soc. med. Hôp. Lyon, 3. Dez. **1907**. — LELONG, MARCEL et E. RIVALIER: Syphilis et tuberculose. L'anergie syphilitique. C. r. Soc. Biol. Paris **88**, 327 (1923). — LEMIERRE, A. et L. KINDBERG: Tuberculose gommeuse disséminée chez un adulte, consécutive à une inoculation cutanée. Bull. Soc. méd. Hôp. Paris **40**, 472 (1924). — LENARTOWICZ: (a) Livedo racemosa EHRMANN. Ref. Zbl. Hautkrkh. **23**, 630 (1927). (b) Lichen nitidus. Lemberg. dermat. Ges., Sitzg 4. Juni 1926. Ref. Zbl. Hautkrkh. **21**, 141. — LENGLET: (a) L'emploi des rayons X en dermatologie. 16. internat. med. Kongr. Budapest **1909**, 136. (b) Lupus. La prat. Dermat. **3**, 239, Paris 1902. — LENK, R.: (a) Das Indikationsgebiet der Röntgenstrahlen bei Hautkrankheiten. Klin. Wschr. **2**, 1271 (1923). (b) Zur

Frage der Sensibilisierung in der Strahlentherapie. Dtsch. med. Wschr. **46**, Nr 1, 12 (1920). — LENNANDER, K. C.: Case of tuberculosis of Skin following Injection of Vaccine. Zbl. Chir. **1890**, 272. — LENNEBERG, R.: Über den Ausfall der cutanen und intracutanen Tuberkulinreaktion beim Scharlach. Arch. Kinderheilk. **65**, 351 (1916). — LENZ: Lupus pernio mit Knochenveränderungen. Münch. dermat. Ges., Sitzg 14. Mai 1926. Ref. Zbl. Hautkrkh. **21**, 142 (1927). — LEOD, MAC: (a) The patholog. changes in the skin produced by the rays from a Finsen-lamp. Brit. med. J. **1902**. (b) A case of Folliclis. Brit. J. Dermat. **25**, 138 (1913). — LEOD, MAC u. ORMSBY: Tuberculide. Brit. J. Dermat. **13**, 267 (1901). — LEONE, R. E.: (a) Un nuovo antigeno per la deviazione del complemento nella tubercolosi. Rif.orma med. **39**, 793 (1923). (b) L'autosieroreazione per via intradermica nella tuberculosi e suo meccanismo di produzione. Ref. Zbl. Hautkrkh. **11**, 204 (1924). — LEOPOLD: Erythema induratum Bazin. Breslau. dermat. Ges., 10. Febr. 1912. Ref. Arch. f. Dermat. **112**, 419 (1912). — LEREDDE: Syphilis et tuberculides. Essai de médecine étiologique. Bull. Soc. franç. Dermat. **30**, 419 (1923). — LEREDDE et R. MARTIAL: Traitement du lupus vulgaris. Rev. prat. Mal. cutan. **1907**, No 5. — LEREDDE et PAUTRIER: Photothérapie et Photobiologie. Paris 1903 (zit. nach LEW). — LÉRI, ANDRÉ et J. A. LIÈVRE: Sur un cas traumatique curieux de tuberculisation cutanée. Ref. Zbl. Hautkrkh. **29**, 336 (1929). — LERICHE et DOR: Tuberculose et érythème noueux. Gaz. Hôp. **1913**, 2221. — LESCHINSKI: Papulo-nekrotische Tuberkulide. Schles. dermat. Ges., Sitzg 8. Juli 1922. Zbl. Hautkrkh. **6**, 225 (1923). — LESCHKE, E.: Die Auflösung von Tuberkelbacillen nach DEYCKE und MUCH. Beitr. Klin. Tbk. **20**, 393 (1911). — LESSELIERS: Contribution à l'étude du lichen scrophulosorum. Ann. de Dermat. **1906**, 897. — LESSER, E.: Die moderne Behandlung des Lupus. Lupus-Ausschuß, 1. Sitzg Berlin 1909. — LESSER, K. u. H. KÖGEL: Über Tuberkulin Rosenbach. Beitr. Klin. Tbk. **27**, 103 (1913). — LESZCYŃSKI: (a) Lupus vulgaris mit seltener Lokalisation. Ref. Zbl. Hautkrkh. **25**, 280 (1928). (b) Zur Pathogenese der Psoriasis. Ref. Zbl. Hautkrkh. **14**, 59. (c) Über eine Lichen scrophulosorum-Eruption nach Tuberkulinimpfung. Arch. f. Dermat. **97**, 193 (1909). — LESZCZYŃSKI, R. u. F. MAHL: Über Tuberkulinimpfungen und -Einträufeln. Ref. Mh. Dermat. **49**, 409 (1909). — LEUBA, W.: Die Heliotherapie der Fußtuberkulose. Dtsch. Z. Chir. **125**, 413 (1913). — LEVI, K.: Über die intracutane Eigenharnreaktion nach WILDBOLZ bei Lungentuberkulose. Med. Klin. **17**, 1300 (1921). — LEVIN: Papulonecrotic tuberculids disappearing subsequent to the removal of a sarcoid-like lesion. Arch. of Dermat. **12**, 440 (1925). — LEVIN, OSKAR L.: Radiotherapie in dermatology. Med. J. Rec. **121**, 299 (1925). — LEVINTHAL, W.: Tuberkulose-Infektion von Meerschweinchen mit kleinsten Bacillenmengen. Z. Hyg. **107**, 387 (1927). — LEVY, ERNST: Zur Theorie der Krysolgan-Wirkung. Beitr. Klin. Tbk. **51**, 171 (1922). — LEVY, MARG.: (a) Heliotherapie in der Großstadt. Strahlenther. **11**, 816 (1920). (b) Vergleichende histologische Untersuchungen über die Wirkung von Strahlen und radioaktiven Substanzen (Thorium, X-Röntgenstrahlen, Radium und Quarzlicht) mit besonderer Berücksichtigung der ultravioletten Strahlen. Z. klin. Med. **89**, H. 1/2 (1920). (c) Der Einfluß ultravioletter Strahlen auf die inneren Organe der Maus. Strahlenther. **9**, 618 (1919). — LEVY, S.: (a) Über den Verlauf der Syphilis nach toxischen Exanthemen. Berl. klin. Wschr. **58**, 1136 (1921). (b) Zur Kasuistik der primären Hauttuberkulose. Beitr. klin. Tbk. **70**, 784 (1928). — LÉVY-FRAENKEL et BLAMOUTIER: Un cas de tuberculose papillomateuse de la langue. Bull. Soc. franç. Dermat. **28**, 434 (1921).— LÉVY, G., GLASSER et SLOIMOWICI: Tuberculose gommeuse et fistuleuse de la région vaginale et du pli de l'aine. Bull. Soc. franç. Dermat. **32**, Réun. Strasbourg, 124 (1925). — LEWANDOWSKY, F.: (a) Experimentelle Tuberkulide. Münch. med. Wschr. **61**, Nr 17, 961 (1914). (b) Zwei Fälle von Tuberkuliden. Ref. Arch. f. Dermat. **112**, 414 (1912). (c) Fall von Lichen nitidus. Ref. Arch. f. Dermat. **99**, 467 (1910). (d) Experimentelle Studien über Hauttuberkulose. Arch. f. Dermat. **98**, 335 (1909). (e) Großpapulöse gruppierte Tuberkulide (JADASSOHN). Schweiz. med. Wschr. **51**, 114 (1921). (f) Fall von serpiginöser Hauttuberkulose. Schweiz. med. Wschr. **51**, 114 (1921). (g) Hautimmunität bei Tuberkulose. Dtsch. dermat. Ges., 11. Kongr. Wien **1913**. Arch. f. Dermat. **119**, 103 (1914). (h) Die Tuberkulose der Haut. Erg. Path. **16 I** (1912). Berlin: Julius Springer 1916. (i) a) Kulturen von Tuberkelbacillen aus Lupus und Scrophuloderm. b) Hauttuberkulose bei Tieren. Dtsch. dermat. Ges., 9. Kongr. Bern **1906**, 518. (k) Demonstration einer eigenartigen lichenoiden Erkrankung usw. Dtsch. dermat. Ges., 9. Kongr. Bern **1906**. (l) Über rosaceaähnliche Tuberkulide des Gesichtes. Korresp.bl. Schweiz. Ärzte **1917**, 1280. (m) Tuberculosis fungosa verrucosa lymphangiectatica. 9. Kongr. Bern **1906**, **333**. (n) Zur Kenntnis des Lichen nitidus. Arch. f. Dermat. **123**, 494 (1916). (o) Zur Kenntnis der BOECKschen Sarkoide. Arch. f. Dermat. **135**, 287 (1921). — LEWIN, R.: Zur Biochemie und Chemotherapie der Tuberkulose. Z. Tbk. **23**, 466 (1915). — LEWINSKI, J.: Beitrag zur Tuberkulose des Penis. Dermat. Z. **20**, 692 (1913). — LEWIS, MILTON SMITH: Significance of the Wildbolz autourine reaction in tuberculosis, with a report of 100 cases. Ref. Zbl. Hautkrkh. **10**, 24 (1924). — LEWIS, M. R., H. S. WILLIS and W. H. LEWIS: The epitheloid cells of tuberculous lesions. Tubercle **6**, 329 (1925). — LEWITH: Papulonekrotisches Tuberkulid. Dtsch. dermat. Ges. tschechoslov. Republik, Sitzg 14. Nov. 1926. Zbl. Hautkrkh. **22**, 595 (1927). — LEWITH, R.: Lupus miliaris explosiv. disseminat. Dtsch. dermat. Ges. tschechoslov. Republik, Sitzg 24. Febr. 1929. Ref. Zbl. Hautkrkh. **30**, 179 (1929). — LEXER: Wiederherstellungschirurgie. Leipzig: Joh. Ambros. Barth 1920. — LEXER, ERICH: Die Behandlung der chirurgischen Tuberkulose. Dtsch. med. Wschr. **47**, Nr 29, 821 (1921). LICHAREW: (a) Tuberculosis cutis. Mh. Dermat. **43**, 696 (1906). (b) Lupus pernio. Ref. Mh. Dermat. **46**, 88 (1908). — LICHTENSTEIN, A.: Pseudoleukämie und Tuberkulose. Virchows Arch. **202**, 222 (1910). — LIE, H. P.: (a) Über verschiedene Formen des Aussatzes, besonders die Lepra tuberculoides. Ref. Zbl. Hautkrkh. **9**, 329 (1924). (b) Tuberculosis and Leprosy. Acta dermato-vener. (Stockh.) **8**, 21 (1927). (c) Über Tuberkulose bei Leprösen. Arch. f. Dermat. **107**, 3 (1911). — LIEBE, G.: Strahlenbehandlung der Tuberkulose außerhalb Heilstätte und Krankenhaus. Strahlenther. **14**, 658 (1923). — LIEBERMEISTER, G.: (a) Die Tuberkulose. Berlin: Julius Springer 1921. (b) Studien über Komplikationen der Lungentuberkulose und der Verbreitung der Tuberkelbacillen usw. Virchows Arch. **197**, 332 (1909). (c) Die örtlich-beschränkte Reizbestrahlung mit „künstlicher Höhensonne". Fortschr. Ther. **1**, 180 (1925). (d) Gefäßtuberkulose. Handbuch der gesamten Tuberkulose-Therapie ERNST LÖWENSTEIN, Bd. 1, S. 39. (e) Tuberkulose und peripherisches Gefäßsystem. Dtsch. med. Wschr. **47**, Nr 36, 1054 (1921). (f) Zur Frage der „ohne Mitwirkung von Tuberkelbacillen" erzeugten „tuberkulösen" Veränderungen. Münch. med. Wschr. **55**, Nr 36, 1874 (1908). — LIEBERSOHN, J. G. u. I. J. SCHIMANKO: Die Verwandlung der Pirquetreaktion unter dem Einfluß verschiedener Dosen der Röntgenstrahlen. Strahlenther. **24**, 343 (1927). — LIÉGOIS, F. et G. BERTRAND: Tuberculose cutanée du chien (formes ulcéreuse et lupique). Ref. Zbl. Hautkrkh. **30**, 592 (1929). — LIER, W.: (a) Ein Beitrag zum Nachweis des Tuberkelbacillus im Gewebe. Zbl. Bakter. **51**, 678 (1909). (b) Über Tuberkelbacillennachweis bei Hauterkrankungen. Med. Klin. **6**, 1453 (1910). (c) Klinischer und experimenteller Beitrag zur Frage des Erythema indurat. (BAZIN) und der acneiformen Tuberkulide. Wien. med. Wschr. **63**, 2415 (1913). — LIESCHKE, G.: (a) Die Behandlung von Haut- und Schleimhauttuberkulose und Lupus mit cutaner Impfung. Dtsch. med. Wschr. **50**, Nr 21, 685 (1924). (b) Erfahrungen mit PONNDORFscher Hautimpfung. Dtsch. med. Wschr. **49**, Nr 19, 606 (1923). — LIGNIÈRES, J.: Le vaccin B.C.G. etc. Bull. Acad. Med. **100**, No 30, 865 (1928). — LIGNAC, G. O. E.: Über den heutigen Stand der pathologisch-anatomischen Tuberkuloseforschung. Zbl. Tbk.forschg **19**, 273 (1923). — LILIENSTEIN: (a) Tuberkulöse Geschwüre des Penis. Dermat. Ges. Hamburg, 21. Mai 1922. Ref. Dermat. Wschr. **76**, 286 (1923). (b) Papulonekrotisches Tuberkulid. Dermat. Ges. Hamburg, Sitzg 2. Nov. 1924. Zbl. Hautkrkh. **16**, 15 (1925). — LILL, FRITZ: Beitrag zur Kenntnis des Lupus vulgaris der oberen Luftwege. Würzburg. Abh. **13**, H. 9 (1913). — LINDEMANN: Beitrag zur Kenntnis der Auflösung von Tuberkelbacillen in Neurin. Z. Immun.forschg **7**, 191 (1910). — LINDEN, GRÄFIN v.: (a) Erfahrungen der Kupferbehandlung bei der experimentellen Tuberkulose des Meerschweinchens und bei den verschiedenen Formen der Tuberkulose des Menschen. Veröff. Med.verw. Berlin **6**, H. 6 (1917). (b) Die Chemotherapie mit Kupferpräparaten und Methylenblau. Lupus-Ausschuß, 4. Sitzg Berlin 1913 u. Beitr. klin. Tbk. **37**, 1 (1917). (c) Beitrag zur Chemotherapie der Tuberkulose. Beitr. Klin. Tbk. **23**, 201 (1912). (d) Erfüllt das Kupfer die Forderungen eines spezifisch wirkenden chemotherapeutischen Heilmittels gegen Tuberkulose? Berl. klin. Wschr. **55**, 298 (1918). — LINDENBERG, AD. u. PESTANA BR. RANGEL: Chemotherapeutische Versuche mit Fetten von Kulturen säurefester Bacillen. Z. Immun.forschg **32**, 66 (1921). — LINDENBRINK, zit. nach BARTEL: Morbidität und Mortalität der Menschen, 1911. Pathologie der Tuberkulose 1918. — LINDNER: Einige Heil- und Immunisierungsversuche mit Timotheebacillen gegen Tuberkulose usw. Arb. ksl. Gesdh.amt **48**, 112 (1914). — LINSER: Über die Röntgentherapie der Haut. Strahlenther. **14**, 885 (1923). — LINSER, P.: Hauttuberkulose und Tuberkuloseimmunität. Z. Tbk. **51**, 124 (1928). — LION u. L. BLAYE: Purpura haemorrhagica chez les tuberculeux. Gaz. Hôp. **1910**, 731. — LIPPERT, H.: Über einen Nebenbefund am Knochensystem bei Lupus pernio. Klin. Wschr. **1**, 2240 (1922). — LIPPMANN, A.: (a) Die Begrenzung der Indikationen für die Bestrahlung mit der künstlichen Höhensonne in der ärztlichen Praxis. Strahlenther. **28**, 411 (1928). (b) Zur Technik der cutanen Tuberkulinreaktionen (Perlsucht- und MOROS „diagnostisches Tuberkulin"). Dtsch. med. Wschr. **47**, Nr 46, 1390 (1921). (c) Zum Nachweis der Tuberkelbacillen im strömenden Blut der Phthisiker. Münch. med. Wschr. **56**, Nr 43, 2214 (1909). — LIPSCHÜTZ, B.: (a) Miliare Tuberkulose des weichen Gaumens. Wien. dermat. Ges., 13. März 1912. Ref. Arch. f. Dermat. **112**, 683 (1912). (b) Über ein eigenartiges, durch den Typus gallinaceus hervorgerufenes Krankheitsbild der Tuberkulose nebst Bemerkungen über den Nachweis und Bedeutung der einzelnen Typen des Tuberkelbacillus bei klinisch verschiedenartigen Formen der Hauttuberkulose. Arch. f. Dermat. **120**, 386 (1914). (c) Lichen nitidus. Ref. Arch. f. Dermat. **137**, 93 (1921). (d) Über eine eigenartige Geschwürsform des weiblichen Genitales. (Ulcus vulvae acutum.) Arch. f. Dermat. **114**, H. 363 (1913). (e) Schleimhauttuberkulose. Arch. f. Dermat. **115**, 400 (1913). — LITTLE, GRAHAM: (a) Acne scroful. Brit. J. Dermat. **23**, 22 (1911). (b) Dissem. tubercul.

nodules of the skin. Brit. J. Dermat. **23**, 49 (1911). — LITTLE, GRAHAM E.: (a) Dissem. Lupus. Brit. J. Dermat. **22**, 92 (1910). (b) Granuloma annulare. Brit. J. Dermat. **20**, 47, 82, 213 u. a. (1908). — LITTLE, E. G. GRAHAM: Case of lupus pernio. Proc. roy Soc. Med. **17**, 46 (1924). — LIVIERATO, S.: (a) Weiteres über den Einfluß, welchen die Extrakte von Lymphgewebe auf die Evolution der experimentellen Tuberkulose entfalten. Zbl. Bakter. Orig. **54**, 332 (1910). (b) Über den schützenden Einfluß, welchen Extrakte des gesunden wie des skrofulösen und tuberkulösen Lymphdrüsengewebes gegen experimentelle Tuberkulose entfalten. Gaz. Osp. **1910**, Nr 11; zit. Münch. med. Wschr. **57**, Nr 27, 1467 (1910). (c) Le tissu lymphatique tuberculeux et scrofuleux considéré au point de vue de l'action qu'il exerce sur l'évolution de la tuberculose experimentale. Ref. Zbl. Hautkrkh. **7**, 84 (1923). — LOEB, F.: Statistik der Lupusbehandlung. Ref. Dermat. Wschr. **54**, 274 (1912). — LOEBENSTEIN, F.: Über die antigene Wirkung des Friedmannbacillus. Berl. klin. Wschr. **58**, 605 (1921). — LÖBLICH, H.: Über intracutane Pferdeserumreaktion bei Hauttuberkulose. Dermat. Wschr. **76**, 377 (1923). — LOEFFLER, F.: Die Verwendung von trocken erhitzten Mikroorganismen usw. unter besonderer Berücksichtigung der Tuberkelbacillen. Dtsch. med. Wschr. **39**, Nr 22, 1025 (1913). — LÖHE: (a) Tuberkulose der Zunge. Berl. dermat. Ges., Sitzg 14. Febr. 1922. Zbl. Hautkrkh. **4**, 493 (1922). (b) Tuberculosis ulcerosa fungosa des linken Unterschenkels. Berl. dermat. Ges., Sitzg 10. Mai 1927. Ref. Zbl. Hautkrkh. **24**, 324 (1927). (c) Tuberculosis cutis ulcerosa. Tuberculosis pulmonalis aperta. Dermat. Ges. Berlin, Sitzg 11. Dez. 1928. Ref. Zbl. Hautkrkh. **29**, 409 (1929). — LÖWE, W.: Über Cutanreaktionen bei Tuberkulose. Münch. med. Wschr. **69**, Nr 31, 1145 (1922). — LÖWENBERG: Erythema induratum Bazin. Tagg Ver. rhein.-westfäl. Dermat. Düsseldorf, 20. Jan. 1929. Ref. Zbl. Hautkrkh. **30**, 298 (1929). — LOEWENBERG, M.: Über Lupus follicularis disseminatus faciei. Arch. f. Dermat. **104**, 261 (1910). — LÖWENSTEIN: Das Krankheitsbild der Hühnertuberkulose beim Menschen. Z. Tbk. **41**, 18 (1925). — LÖWENSTEIN, E.: (a) Über Septikämie bei Tuberkulose. Z. Tbk. **7**, 491 (1905) u. **42**, 177 (1925). (b) Vorlesungen über Bakterien-Immunität, spezielle Diagnose und Therapie der Tuberkulose. Jena: Gustav Fischer 1920. (c) Das Krankheitsbild der Hühnertuberkulose beim Menschen. Wien. klin. Wschr. **26**, 785 (1913). (d) Über Antikörper bei Tuberkulose. KRAUS und LEVADITIS Handbuch der Immunitätsforschung Bd. 1, S. 560. 1911. (e) Vorlesungen über Tuberkulose. Jena: Gustav Fischer. (f) Beitrag zur Leistungsfähigkeit der direkten Züchtung der Tuberkelbacillen aus dem infektiösen Material, mit einem Beitrag zur Geflügeltuberkulose im Menschen. Wien. klin. Wschr. **37**, Nr 10, 231 (1929). (g) Die Tuberkulose als Organsystem-Erkrankung. Wien. klin. Wschr. **36**, Nr 31, 549 (1923). (h) Über Tuberkulin in Salbenform und seine Verwendung für die Diagnostik der Tuberkulose in der Praxis. Seuchenbekämpfg **1**, 80 (1924). (i) Biologische Tuberkulose, Diagnostik und Therapie in der ärztlichen Praxis mittels Tuberkulinsalben. Wien. klin. Wschr. **38**, Nr 5, 150 (1925). (k) Über angeborene und erworbene Immunität gegen Tuberkulose bei Tier und Mensch. Wien. klin. Wschr. **41**, Nr 19, 653 (1928). (l) Neue Arbeiten und Auffassungen in der Frage der Tuberkuloseimmunität und ihre Beziehungen zur Ophthalmologie. II. Die Tuberkulose als Organsystemerkrankung. Zbl. Ophthalm. **8**, 209. (m) Reinzüchtung des Tuberkelbacillus. Handbuch der biologischen Arbeitsmethoden von ABDERHALDEN, Abt. XII, H. 4, Lief. 183, S. 815. (1925.) (n) Das Krankheitsbild der Hühnertuberkulose. Med. Klin. **24**, 1712 (1928). — LÖWENSTEIN, E. u. E. RAPPAPORT: Über den Mechanismus der Tuberkulinimmunität. Dtsch. med. Wschr. **30**, Nr 23, 835 (1904). — LOMHOLT, SVEND: (a) A new Finsen lamp for local Treatment of the skin. Brit. J. Dermat. **40**, 494 (1928). (b) Über die Anwendung der radioaktiven Stoffe in gelöster Form, mit besonderer Berücksichtigung der Alphastrahlen bei der Hautbehandlung. Zit. Zbl. Hautkrkh. **8**, 122 (1923). (c) Pyotropinbehandlung bei Lupus. Ref. Zbl. Hautkrkh. **22**, 384 (1927). (d) Eine neue Lampenkonstruktion für lokale Finsenbehandlung. Arch. f. Dermat. **155**, 112 (1928, Kongreßber.). — LONG, E. R.: (a) Lipin-prokin in relation of the acid-fastness of bacteria. Amer. Rev. Tbc. **6**, 642 (1922). (b) The nutrition of acid-fast bacteria. Amer. Rev. Tbc. **5**, 857 (1922). (c) Chemical problems in the bacteriology of the tubercle bacillus. Amer. Rev. Tbc. **5**, 705 (1921). — LOREY, ALEXANDER: Ergebnisse der Strahlentherapie der tuberkulösen Erkrankungen mit Ausnahme der chirurgischen Formen. Zbl. Tbk.forschg **16**, 1 (1922). — LORTAT-JACOB, M.: Cryocautère à chargement direct (présentation de l'appareil). Bull. Soc. franç. Dermat. **29**, 188 (1922). — LORTAT-JACOB, L. et L. BÉTHOUX: Traitement du lupus par l'antigène methylique de A. BOQUET et L. NÈGRE. Revue de la Tbc. **5**, No 5, 632. — LORTAT-JACOB, BIDAULT, LEGRAIN et URBAIN: La réaction de fixation dans les tuberculoses cutanées (technique de BESREDKA). Action thérapeutique de l'antigène méthylique. Ann. de Dermat. **9**, 841. — LORTAT-JACOB et LEGRAIN: (a) Un cas de „lupus pernio" avec adénopathies et lésions osseuses. Bull. Soc. franç. Dermat. **34**, 203 (1927). (b) „Lichen spinolusus" consecutif a un lichen plan aigu. Bull. Soc. franç. Dermat. **34**, 692 (1927). — LORTAT-JACOB et MORNET: Echec du traitement tuberculinique dans 4 cas d'empâtement cyanotique des extrémités. Bull. Soc. franç. Dermat. **33**, 344 (1926). — LOUSTE, BELOT et A. BARANGER: Un cas d'épithélioma greffé sur lupus maintenu guéri depuis plus de 18 mois après radiothérapie profonde. Bull. Soc. franç. Dermat. **31**, 361 (1924). — LOUSTE, CAILLAUD et LE CLERC: „Lupus pernio", type lympho-granulomateux de SCHAUMANN. Bull. Soc. franç. Dermat. **32**, 220 (1925). — LOUSTE, CAILLAUD et MARASSI: Tuberculose ulcéreuse de la cuisse. Bull. Soc. franç. Dermat. **32**, 225 (1925). — LOUSTE, A., L. LOUET et J. DARQUIER: Tuberculose à forme hypertrophique à la joue simulant le bouton d'Orient. Bull. Soc. franç. Dermat. **31**, 504 (1924). — LOUSTE et THIBAUT: (a) Traitement du lupus tuberculeux. Résultats comparés des divers procédés: curetage, cautérisation, greffes, exerèse simple. Bull. Soc. franç. Dermat. **35**, No 5, 409 (1928). (b) Un cas d'acnitis. Bull. Soc. franç. Dermat. **35**, 412 (1928). (c) Lupus d'aspect xanthomateux. Bull. Soc. franç. Dermat. **31**, 2 (1924). (d) Lupus tuberculeux du visage d'aspect xanthomateux. Bull. Soc. franç. Dermat. **30**, 458 (1923). — LUBARSCH: Kapitel: Entzündung im Lehrbuch von ASCHOFF, Pathologische Anatomie. Berlin 1921. — LUBARSCH, O.: Zur vergleichenden Pathologie der Tuberkulose. Dtsch. med. Wschr. **34**, 1921 (1908). (b) Beitrag zur Pathologie der Tuberkulose. Virchows Arch. **213**, 417 (1913). — LUCAS, JEAN: Benzyl-cinnamic ether in the treatment of cutaneous tuberculosis. Urologic Rev. **33**, 243 (1929). — LÜDIN, M.: Die Röntgentherapie in der inneren Medizin. Schweiz. med. Wschr. **1922**, 1081. — LÜDKE, H.: Über den Nachweis von Antituberkulin. Beitr. Klin. Tbk. **7**, 47 (1907). — LÜDKE, H. u. F. FISCHER: Die klinische Verwertung der serologischen Untersuchungsmethoden bei der Tuberkulose. Z. klin. Med. **72**, 545 (1911). — LUMIÈRE, A. et J. CHEVROTIER: Tentives d'immunisation antituberculeuse. C. r. Soc. Biol. Paris **61**, 482 u. 1182 (1911). — LUNDSGAARD, Behandlung des Lupus conjunctivae. Klin. Mbl. Augenheilk. **1906**, H. 2. — LUNDSGAARD, K. K. K.: (a) Einige neue Erfahrungen über die Behandlung der Conjunctivaltuberkulose mit Licht. Klin. Mbl. Augenheilk. **61**, 369 (1918). (b) Die sogenannte primäre Conjunctivaltuberkulose und die Conjunctivaltuberkulose bei Lupuspatienten. Klin. Mbl. Augenheilk. **55**, 97 (1915). (c) Tuberculosis conjunctivae the eventual fate of the patients. Acta ophthalm. (København.) **1923** (Separat.). (d) Behandlung des Lupus conjunctivae. Mitt. Finsen med. Lichtinst. **10**, 75 (1906). (e) Die Bedeutung der Finsenbehandlung für Komplikationen bei Lupus vulgaris der Augen. Klin. Mbl. Augenheilk. **68**, 103 (1922). — Lupusbehandlung (Diskussionen und Referate). Dtsch. med. Wschr. **36**, Nr 25, 1173 (1910). ARNING, AXMANN, BLASCHKO, DELBANCO, DOUTRELEPONT, FABRY, JACOBI, KLINGMÜLLER, KÖNIG, LEVY, LESSER, NAGELSCHMIDT, LITZNER, NEISSER, SCHOLTZ, VEIEL. — Lupuskommission des Deutschen Zentralkommitees zur Bekämpfung der Tuberkulose. Verigg schweiz. Hals- u. Ohrenärzte Basel, Sitzg 26. Mai 1918. — LUTZ, WILHELM: (a) Zur Kenntnis des BOECKschen Miliarlupoids. Arch. f. Dermat. **126**, 947 (1919). (b) Die Hauttuberkulose im Kindesalter. Arch. Kinderheilk. **70**, 274 (1922). (c) Zwei Fälle von Chilblainlupus. Schweiz. med. Wschr. **53**, 649 (1923). (d) Miliarlupoid BOECK. Schweiz. med. Wschr. **54**, 158 (1924). (e) Rosaceaförmige Tuberkulide. Schweiz. med. Wschr. **54**, 158 (1924). (f) Therapeutische Wirkung der Höhensonne bei Lupus. Schweiz. med. Wschr. **54**, 158 (1924). (g) Über Allergie bei Hautkrankheiten. Korresp.bl. Schweiz. Ärzte **1917**, 1601. (h) Eigenartiges Exanthem in einem Falle von Miliartuberkulose bei chronischer myeloider Leukämie. Arch. f. Dermat. **131**, 154 (1921). — LYONNETT, B. et J. F. MARTIN: Erythème polymorphe et tuberculose. Lyon méd. **118**, 567 (1912).

MAAR, V.: Die Tiefenwirkung der FINSEN-REYN- und der KROMAYER-Lampe. Arch. f. Dermat. **90**, 3 (1908). — MAAS, F. J.: Die medizinische Quarzlampe. Nederl. Tijdschr. Geneesk. **1907**, Nr 25 (zit. nach LEW.). — MACCARI, F.: PORPORE e tuberculidi. Giorn. ital. Dermat. **69**, 885 (1928). — MACFADYEN, A. and MACCONNEY: On experimental examination of mesenteric glands, tonsils and adenoids (presence of virulent tubercle bacilli). Brit. med. J. **1903** II, 129. — MAC KEE: Sarcoid (Lichenoid). Arch. of Dermat. **19**, 515 (1929). — MAC KEE, G. M.: (a) Tuberkulinbehandlung bei Hauttuberkulose, Tuberkuliden und verwandten Zuständen. Ref. Dermat. Wschr. **59**, 817 (1914). (b) Tuberkulinbehandlung bei Hauttuberkulose, Tuberkuliden und verwandten Krankheiten. J. of cutan. Dis. a. Syph. **32**, No 5, 366 (1924). (c) Citanous Roentgen-ray and radium therapy. Amer. med. Assoc. **90**, 28 (1928). — MAC KEE, G. M. and G. C. ANDREWS: The value of Roentgen therapie in dermatology. Amer. J. Roentgenol. **9**, 241 (1922). — MADSEN, TH. u. J. R. MÖRCH Die Sanokrysinbehandlung bei experimenteller Tuberkulose. Z. Hyg. **107**, 169 (1927). — MAERKER, WALTER: Über die Verwendbarkeit von Interferometermessungen zur Tuberkulosediagnostik. Z. Immun.forschg **48**, 483 (1926). — MAFUCCI, A.: Die Hühnertuberkulose. Experimentelle Untersuchungen. Z. Hyg. **11**, 445 (1892). — MAGNUS, R. v.: Erfahrungen mit der Elektrogoagulationsbehandlung von rhino-laryngologischem Lupus vulgaris während eines Zeitraumes von 6 Jahren. Z. Laryng. usw. **15**, 381 (1927). — MAJOCCHI: Nuovi casi clinici „purpura annularis teleangiectodes". Giorn. ital. Mal. vener. Pelle **64**, 125 (1923). — MAJOCCHI, D.: La purpura annularis teleangiectodes è una tuberculide? Giorn. ital. Dermat. **69**, 886 (1928). — MAJOR, R. H. u. E. NOBEL: Über die Empfindlichkeit der kindlichen Haut gegenüber Dysenterietoxin und Tuberkulin. Z. exper. Med. **2**, 9 (1913). — MAKI, SUSUMU: Beiträge zur Pharmakologie des Tuberkulins. Versuch am Meerschweinchendarm. Z. exper. Med. **44**, 143 (1925). — MALLEIN: Erythéma noueux. Thèse de Paris

1910 (zit. nach LEW.). — MALONEY, EDWARD R.: Acne agminata: A true skin tuberculosis. Report of a case. Arch. of Dermat. **15**, 285 (1927). — MALTEN, H.: Die Jupiterlampe. Münch. med. Wschr. **72**, Nr 31, 1297 (1925). — MANFREDI, L. et FRISCO: I gangli linfatici nella difesa dell' organismo contro la tuberculosi. Ref. Arch. f. Dermat. **65**, 432. — MANGANOTTI, G.: Prime ricerche con filtrati di tubercolosi cutanea. Giorn. ital. Dermat. **69**, 781 (1928). — MANTEGAZZA: Sui risultati ottenuti coll' eliotherapia in alcuni casi di tuberculosi cutanea. Ref. Zbl. Hautkrkh. **5**, 223 (1922). — MANTOUX: Intradermo-Tuberkulinreaktion. Münch. med. Wschr. **55**, 2117 (1908). — MANTOUX, CH.: Intradermo-réaction de la tuberculine. C. r. Acad. Sci. Paris **147**, 355 (1908). — MANTOUX, CH. et JEAN PARAF: Etude des réactions cutanées provequées par le filtrat stérilisé de bacilles de Koch. C. r. Soc. Biol. Paris **95**, 1100 (1926). — MANTOUX et PAUTRIER: Intradermoreaktion à la leproline. Bull. Soc. med. Hôp. Okt. **1909**, 290. — MANTOUX, CH. et L. M. PAUTRIER: Intradermo-réaction à la tuberculine au niveau de foyers lupiques. C. r. Soc. Biol. Paris **67**, 54 (1909). — MANWARING, W. H. u. BRONFENBRENNER: Intraperitoneal lysis of tubercle bacilli. J. of exper. Med. **18**, 601 (1913). — MARBAIS, S.: Ekzéma d'origine tuberculeuse. C. r. Soc. Biol. **85**, 338 (1921). — MARCERON et L. HUET: Psoriasis et tuberculides. Bull. Soc. franç. Dermat. **35**, 120 (1928). — MARCHOUX, E. et E. HALPHEN: Bacille acido-résistant trouvé dans diverses mucosités d'origine humaine. Bull. Soc. Biol. Paris **73**, 249 (27. Juli 1912). — MARCOTTY: Raupenhaarverletzung des Auges und der Haut. Dtsch. med. Wschr. **47**, Nr 34, 1015 (1921). — MARCUS, W.: Zur Spezifität der WILDBOLZschen Eigenharnreaktion auf ihre Bewertung. Mschr. Kinderheilk. **26**, 401 (1923). — MARFAN, A. B.: La scrofule; conception ancienne; conception nouvelle. Paris méd. **11**, 13 (1921). — MARGOLITS, ISTVAN: Die Behandlung der Hauttuberkulose mit ROSENBACHschem Tuberkulin. Ref. Arch. f. Dermat. **122**, 202 (1918). — MARINI, G.: Klinisch-pathologische und anatomische Beiträge zum Studium der cutanen Leukämie der fibroepitheloiden Polylymphomatose (HODGKINsche Krankheit) und die Mycosis fungoides. Arch. f. Dermat. **120**, 781 (1914). — MARKERT, H. J.: (a) Experimentelle Beiträge zur Frage der Tuberkulinüberempfindlichkeit und der antigenen Eigenschaften des Tuberkulins. Z. Immun.forschg **40**, 172 (1924). (b) Vergleichende Untersuchungen zur Frage der Empfindlichkeit der Haut gegenüber Alt- und Perlsuchttuberkulin mit besonderer Berücksichtigung der Hauttuberkulosen. Beitr. Klin. Tbk. **55**, 94 (1923). — MARKL, G.: Über den Mechanismus der Abwehr des Organismus bei Infektion mit Tuberkelbacillen. Zbl. Bakter. **38**, 69 (1905). — MARMOREK, A.: (a) Effets de la tuberculine injectée immédiatement après l'injection tuberculeuse. C. r. Soc. Biol. Paris **55**, 1650 (1903). (b) Resorption toter Tuberkelbacillen. Berl. klin. Wschr. **43**, 1179 (1906). (c) Weitere Untersuchungen über die Tuberkelbacillen und das Antituberkuloseserum. Berl. klin. Wschr. **44**, 621 (1907). — MARTEL, H.: Anwendung der PIRQUETschen Methode zur Diagnostik der Rotzkrankheiten. Berl. klin. Wschr. **45**, 451 (1908). — MARTENSTEIN: (a) Zwei Fälle von Lupus pernio. Schles. dermat. Ges., Sitzg 19. Mai 1928. Ref. Zbl. Hautkrkh. **29**, 606 (1929). (b) Intradermale Impftuberkulose beim Meerschweinchen. Klin. Wschr. **5**, 124 (1926). (c) Sarkoid-BOECK mit Granuloma annulare-ähnlichen Herden an den Fingern. Schles. dermat. Ges. Breslau, Sitzg 19. Febr. 1927. Zbl. Hautkrkh. **24**, 585. (d) Experimentelle Beiträge zur Frage der Überempfindlichkeit der Meerschweinchen nach überstandener Trichophytie. Arch. f. Dermat. **131**, 180 (1921). (e) Zwei Fälle von papulo-nekrotischen Tuberkuliden bei Luetikern. Schles. dermat. Ges., 25. Febr. 1928. Ref Zbl. Hautkrkh. **27**, 469. (f) Lupus vulgaris papillomatosus auricul. Schles. dermat. Ges. Breslau, Sitzg 6. Mai 1922. Zbl. Hautkrkh. **6**, 71 (1923). (g) BOECKsches Sarkoid. Schles. dermat. Ges., Sitzg 8. Juli 1922. Zit. Zbl. Hautkrkh. **13**, 239. — MARTENSTEIN, H.: (a) Versuche über Sensibilisierung und Desensibilisierung gegen Röntgenstrahlen. Arch. f. Dermat. **155**, 72 (1928, Kongreßber.). (b) Chloramin-HEYDEN zur Behandlung der Hauttuberkulose. Klin. Wschr. **3**, 1912 (1924). (c) Die Behandlung des Lupus vulgaris mit Chlornatriumbrei. Strahlenther. **13**, 148 (1922). (d) Wirkung von Seren Tuberkulöser auf Tuberkelbacillen. 14. Kongr. d. dtsch. dermat. Ges., 13.—16. Sept. 1925. Arch. f. Dermat. **151**, 105 (1925). (e) Radium und Mesothorium in der Dermatologischen Therapie. Klin. Wschr. **26**, 1312 (1922). (f) Die Lungentuberkulose als Komplikation der Tuberkulodermen. Arch. f. Dermat. **131**, 168 (1921). (g) BOECKsches Sarkoid. Breslau. dermat. Verigg, Sitzg 15. April 1920. Ref. Arch. f. Dermat. **133**, 49 (1921). (h) Weitere Mitteilungen über die Lungentuberkulose bei Tuberkulodermen. Arch. f. Dermat. **140**, 325 (1922). (i) Über den Zeitpunkt des Eindringens der Tuberkelbacillen in die regionären Lymphdrüsen und in die Blutbahn bei cutaner Meerschweinchenimpfung. Klin. Wschr. **8**, 159 (1929). (k) Wirkung des Serums von Sarkoid-BOECK- und Lupus-pernio-Kranken auf Tuberkulin. Arch. f. Dermat. **136**, 317 (1921). (l) Knochenveränderungen bei Lupus pernio. Schles. dermat. Ges. Breslau, Sitzg 18. Nov. 1922. Zbl. Hautkrkh. **7**, 308 (1923). (m) Die rhinoskleromatoide Form des Lupus vulgaris nasi. Arch. f. Dermat. **134**, 258 (1921). (n) Weitere experimentelle Untersuchungen über die Allergie des Meerschweinchens nach der Impfung mit Achorion Quinckeanum. Arch. f. Dermat. **142**, 279 (1923). (o) Sarkoid BOECK und Lupus pernio. Arch. f. Dermat. **147**, 70 (1924). (p) Zur Behandlung des Lupus vulgaris mit dem FRIEDMANNschen Tuberkulosemittel. Berl. klin. Wschr. **58**, 604 u. 691 (1921). (q) Neuere Ergebnisse auf dem Gebiete der Hauttuberkulose. Extrapulmonale Tuberkulose, 1925, H. 2, S. 8. (r) Hämatogener Lupus. Schles. dermat. Ges. Breslau, Sitzg 18. Nov. 1922. Zbl. Hautkrkh. **7**, 308 (1923). — MARTENSTEIN, H. u. S. AMSTER: Die Haut-Lymphdrüsen-Relation bei experimenteller Meerschweinchentuberkulose. Klin. Wschr. **5**, 449 (1926). — MARTENSTEIN, H. u. D. GRANZOW-IRRGANG: (a) Über die Versuche zum Nachweis der Procutine in den Tuberkulinpapeln. Beitr. Klin. Tbk. **65**, 620 (1927). (b) Ist die „Grenzstrahlentherapie" nach BUCKY vollkommen ungefährlich? Strahlenther. **26**, 162 (1927). — MARTENSTEIN, H. u. M. JUON: Ist die „Grenzstrahlentherapie" nach BUCKY vollkommen ungefährlich? Strahlentherapie **26**, 177 (1927). — MARTENSTEIN, H. u. K. G. LEDERMANN: Zur Frage der Doppelinfektion. Wechselseitige Beeinflussung experimenteller Tuberkulose und Trichophytie. Klin. Wschr. **6**, 299 (1927). — MARTENSTEIN, H. u. B. SCHAPIRO: Zur Frage der Beziehungen zwischen Haut und Immunität. Dtsch. med. Wschr. **49**, Nr 29, 947 (1923). — MARTINO: Un caso di purpura annularis teleangiectodes (MAJOCCHI). Ref. Zbl. Hautkrkh. **5**, 150 (1922). — MARTINOTTI, L.: (a) Erythema nodosum, Rheumatismus und Tuberkulose. Ref. Dermat. Wschr. **56**, 679 (1913). (b) Contribuzione allo studio dei tuberculidi. Sull' erythema perstans Kaposi. Nota preliminare. 17. Riun. Soc. ital. Dermat. Bologna, 5—7. Ref. Zbl. Hautkrkh. **5**, 310. — MARTIUS, F.: Disposition und individuelle Prophylaxe. Handbuch der Tuberkulose, Bd. 1. Leipzig: Joh. Ambros. Barth 1914. — MARZOCCHI, V.: Fall von papulo-nekrotischen Tuberkuliden. Ref. Arch. f. Dermat. **101**, 428 (1910). — MASIA: Sulle anticutine e procutine. Giorn. ital. Dermat. **68**, 1472 (1927). — MASIA, A.: (a) Contributo clinico allo studio delle tuberculidi. Giorn. ital. Dermat. **68**, 373 (1927). (b) Granuloma vegetante pseudotubercolare della regione sottomandibolare sinistra di orgine stafilococcica. Ref. Zbl. Hautkrkh. **30**, 347 (1929). — MASSINI, RUDOLF: Erythema nodosum. Beziehungen zu anderen Krankheiten und besonders zur Tuberkulose. Schweiz. med. Wschr. **57**, 708 (1927). — MASSON, P.: Les cellules de LANGERHANS. Leur rôle dans les échanges dermo-épidermiques. Bull. Soc. franç. Dermat. **1921**, 28. Reun. Straßbourg. — MASTBAUM, M.: Zur Frage der Spezifität der Tuberkulinreaktion. Z. Immun.forschg **48**, 5/6 (1926) u. **56**, 147 (1928). — MASUR, B. L.: Zur Biologie des Tuberkelbacillus. Zbl. Bakter. Orig. **99**, 46 (1926). — MÀTEFY, L.: Eine neue Blutserumreaktion zur Bestimmung der Aktivität der Tuberkulose. Med. Klin. **19**, 725 (1923). — MATTHES, M.: (a) Über die Wirkung einiger subcutan einverleibter Albumosen auf den tuberkulös infizierten Organismus. Dtsch. Arch. klin. Med. **54**, 39 (1895). (b) Die Diagnose der Miliartuberkulose. Med. Klin. **8**, 1169 (1912). — MATTAUSCH: Das Problem der Tuberkulosebehandlung mit Fettstoffen. Wien u. Berlin: Urban u. Schwarzenberg 1926. — MATTI: Über Transportplastik: Schweiz. med. Wschr. **58**, 669 (1928). — MAUTNER, HANS: Über Beziehungen der Geschlechtsdrüsen zur Tuberkulose-Disposition. Mschr. Kinderheilk. **21**, 38 (1921). — MAYER, EDGAR: (a) The fundamentals and the clinical aspects of light treatment with especial relation to tuberculosis. J. amer. med. Assoc. **89**, 361 (1927). (b) Artificial light therapy in tuberculosis. J. amer. med. Assoc. **82**, 1920 (1924). — MAYER, EMIL: Primärer Lupus des Larynx. Med. Rec. 27. Juni **1914**, 1162. — MAYER, TH.: Lupus follicularis disseminatus. Berl. dermat. Ges., 5. Febr. 1901. Ref. Dermat. Z. **8**, 417 (1901). — MAYER u. W. BÖHME: Die exakte Dosierbarkeit des Alttuberkulins. Münch. med. Wschr. **71**, Nr 33, 1123 (1924). — MAYER, EDGAR and MORRIS DWORSKI: Studies with ultraviolet light. III. The bactericidal action of mercury-quartz-vapor light irradiation. Amer. Rev. Tbc. **10**, 166 (1924). — MAYR, J. K.: (a) Zur Kasuistik des Lupus pernio mit Knochenveränderungen. Arch. f. Dermat. **155**, 248 (1928, Kongreßber.). (b) Die Ergebnisse der Formolreaktion bei Dermatosen in praktischer und theoretischer Beziehung. Dermat. Z. **53**, 390 (1928). (c) Die Blutkörperchensenkungsgeschwindigkeit in der Venero-Dermatologie. Zbl. Hautkrkh. **27**, 225 (1928). — MAYR, J. K. u. H. HOFSTADT: Die Eigenharnreaktion nach WILDBOLZ bei der Tuberkulose der Haut. Dermat. Wschr. **76**, 165 (1923). — MAZO, G. DEL: Der Lupus vulgaris in Madrid. Ref. Dermat. Wschr. **55**, 886 (1912). — MAZZA, G.: Über das multiple benigne Sarkoid der Haut (BOECK). Arch. f. Dermat. **91**, 57 (1908). — MEHLER, H. u. ASCHER: (a) Beitrag zur Chemotherapie der Tuberkulose mit Borcholin. Münch. med. Wschr. **60**, Nr 19, 1041 (1913). (b) Beitrag zur Chemotherapie der Tuberkulose. Versuche mit Borcholin (Enzytol). Münch. med. Wschr. **60**, Nr 14, 748 (1913). — MEINERI, P. A.: Sull' impiego del metilato di sodio nella cura di alcune affezioni cutanee e veneree. Ref. Zbl. Hautkrkh. **3**, 446 (1922). — MEINICKE, E.: (a) Über künstliche Immunisierung gegen Tuberkulose beim Menschen. Beitr. Klin. Tb. **65**, 246 (1927). (b) Zur Serologie der Tuberkulose. Beitr. Klin. Tbk. **46**, 1 (1921). (c) Die Bedeutung der Vererbung und Konstitution für das Tuberkulose-Problem. Beitr. Klin. Tbk. **56**, 159 (1923). — MEIROWSKY: Doramadinjektionen in BOECKsches Sarkoid. Köln. dermat. Ges., Sitzg 28. Jan. 1927. Ref. Zbl. Hautkrkh. **23**, 33 (1927). — MEIROWSKY, E.: (a) Über die diagnostische und spezifische Bedeutung der PIRQUETschen Hautreaktion. Arch. f. Dermat. **94**, 335 (1909). (b) Über intratumorale Behandlung des BOECKschen Sarkoids mit Thorium X Degea. Dermat. Wschr. **85**, 1239 (1927). (c) Fall von BOECKschem Sarkoid. Ref. Arch. f. Dermat. **94**, 135 (1909). — MEISELS, W.: Vorkommen von Tuberkelbacillen im Blute bei der allgemeinen akuten Miliartuberkulose. Wien. med. Wschr. **34**, Nr 39, 1148 (1884). — MEISSEN, E.: Erfahrungen bei Lungentuberkulose mit Jod-Methylenblau und Kupfer. Beitr. Klin. Tbk. **23**, 215 (1912). — MELCZER, M.: Die Atmung der tuberkulotischen (Lupus vulgaris, Tuberculosis verrucosa cutis, Scrophuloderma) Haut. Ref. Zbl. Hautkrkh. **23**, 745 (1927). — MELCZER, N.: (a) Zur Biochemie der Hauttuberkulose. I. Die Atmungsgeschwindigkeit der tuberkulösen Haut. Dermat. Z. **49**, 160 (1926). (b) Zur Biochemie der Hauttuberkulose. II. Über die Menge des fettspaltenden Fermentes in der tuberkulösen Haut. Dermat. Wschr. **83**, 1859 (1926). (c) Zur Biochemie der Hauttuberkulose. III. Über den Phenolase- und Diastasegehalt der tuberkulösen Haut. Arch. f. Dermat. **152**, 381 (1926). — MELIK, W.: Tuberculosis miliaris cutis bei einem Erwachsenen. Dermat. Z. **50**, 199 (1927). — MELION, F.: Der diagnostische Wert der Applikation von Tuberkulinsalbenpräparaten. Wien. klin. Wschr. **37**, Nr 31, 764 (1924).— MELLER, R.: Beitrag zur Komplementbindung bei Tuberkulose. Wien. klin. Wschr. **40**, Nr 28, 913 (1927). — MEMMESHEIMER, A.: Die Esophylaxie der Haut unter dem Gesichtspunkt der neuen Lichtforschung. Strahlenther. **29**, 1 (1928). — MEMMESHEIMER, A. M.: (a) Hautreize und Hautesophylaxie. Eine Darstellung unserer Anschauungen und Kenntnisse über die Haut als Schutz- und Immunitätsorgan. Slg Abh. Dermat. **1927**, H. 9, 1. (b) Die Bedeutung der modernen Lichtforschung für die Lehre von der Hautesophylaxie. Strahlenther. **31**, 239 (1929). — MÉNARD, V.: Die Behandlung der tuberkulösen Knochen- und Gelenksentzündungen in der Seestation zu Berck. Z. orthop. Chir. **32**, 372 (1913). — MENDEL, F.: (a) Die v. PIRQUETsche Hautreaktion und die intravenöse Tuberkulinbehandlung. Med. Klin. **4**, 402 (1908). (b) Die intravenöse Arsen-Tuberkulinbehandlung. Münch. med. Wschr. **56**, Nr 1, 13 (1909). — MENDES DA COSTA, S.: (a) Lupus und seine Bekämpfung in Holland. Zbl. Hautkrkh. **14**, 457. (b) Ein Fall von „Oedème asphyxique des jeunes filles lymphatiques“ (THIBIERGE). Ref. Zbl. Hautkrkh. **16**, 347 (1925). — LA MENSA: Seltene Fälle von Hautkrankheiten. Arch. f. Dermat. **71**, 325 (1904). — LA MENSA, N.: (a) Lichen scrophulosorum mit generalisierter Dornenbildung. Arch. f. Dermat. **103**, 219 (1910). (b) L'oftalmoreazione di Calmette nel lupus etc. Giorn. ital. Mal. vener. Pelle **43**, 574 (1908). — MENSI, ENRICO: Sulla tubercolinoreazione dei focolai di tubercolosi cutanea naturale e sperimentale. Ref. Zbl. Hautkrkh. **8**, 18 (1923). — MENTBERGER, V.: Beitrag zur Gold- und Kupferbehandlung des Lupus vulgaris. Dermat. Wschr. **58**, 169 (1914). — MENZER: Psoriasis als Konstitutionskrankheit. Dtsch. med. Wschr. **39**, Nr 33, 1599 (1913). — MENZER, A.: Zur Theorie der FRIEDMANNschen Impfung. Med. Klin. **17**, 67 (1921). — MERIAN, L. E.: Zwei Fälle von Lepra mit tuberkuloiden Gewebsveränderungen. Dermat. Wschr. **54**, 637 (1912). — MERK, LUDWIG: Über Acne cachecticorum im gegenwärtigen Kriege. Dermat. Wschr. **65**, 1063 (1917). — MERKEL, H.: Der Tuberkelbacillen-Nachweis mittels Antiformin usw. Münch. med. Wschr. **57**, Nr 13, 680 (1910). — MESSA: Über einen Fall von papulo-nekrotischem Tuberkulid nach Masern. Ref. Arch. f. Dermat. **112**, 343 (1912). — MESSERLI, FR. M.: Les rayons Simpson. Korresp.bl. Schweiz. Ärzte **46**, 1487 (1916). — METALNIKOW, S. J.: Ein Beitrag zur Frage über die Ursachen der Immunität in Bezug auf die Tuberkulose. Z Immun.forschg **22**, 235 (1914). — MEYER, A.: Zur Kenntnis der akuten miliaren Pharynxtuberkulose. Z. Laryng. usw. **5**, Nr 6 (1913). — MEYER, EDMUND: Die Tuberkulose der oberen Luftwege. Handbuch der Hals-Nasen-Ohrenheilkunde. Berlin: Julius Springer. — MEYER, ERICH: Über Vitaltuberkulin. Dtsch. med. Wschr. **48**, Nr 28, 934 (1922). — MEYER, J.: Über experimentelle Hauttuberkulose. Berl. klin. Wschr. **40**, 1038 (1903). — MEYER, F. M.: Die Strahlenbehandlung der äußeren, inneren und chirurgischen Tuberkulose. Strahlenther. **10**, 1172 (1920). — MEYER, H.: Eine Methode zur Messung der Röntgenstrahlung in der Therapie. Münch. med. Wschr. **58**, Nr 4, 188 (1911). — MEYER, P.: Zwei Fälle von metastatischer Hauttuberkulose. Inaug.-Diss. Kiel 1889. — MEYER, P. S.: (a) Der derzeitige Stand der Röntgenbehandlung in der Dermatologie. Zbl. Hautkrkh. **17**, H. 1/2, 1 (1925). (b) Der derzeitige Stand der Behandlung mit künstlichem Licht in der Dermatologie mit besonderer Berücksichtigung der biologischen Grundlagen. Zbl. Hautkrkh. **22**, 713 (1927). — MEYER, SELMA: Über die antigenen Fähigkeiten verschiedener Kaltblütertuberkelbacillen und die Erkennung der durch sie bewirkten spezifischen Gewebsumstimmung mittels der Tuberkulinreaktion usw. Z. Hyg. **97**, 433 (1923). — MEYER, W.: Die Behandlung skrofulöser Augenerkrankungen mit Partialantigenen nach DEYCKE-MUCH. Dtsch. med. Wschr. **47**, Nr 16, 444 (1921). — MEYER, F. u. K. E. F. SCHMITZ: Über das Wesen der Tuberkulinreaktion. Dtsch. med. Wschr. **38**, Nr 42, 1963 (1912). — MEYER, H. u. H. RITTER: (a) Zur Methodik der quantitativen Strahlenmessung in der Röntgentherapie. Berl. klin. Wschr. **49**, 56 (1912). (b) Experimentelle Untersuchungen zur biologischen Strahlenwirkung. Strahlenther. **1**, 172 (1912). — MEYR, A.: Ein Fall von Tuberkulose der Bindehaut des Oberlids. Inaug.-Diss. München 1911. — MIBELLI, V.: Disseminierte Miliartuberkulose des Haarbodens. Mh. Dermat. **44**, 1 (1907). — MICHAELIS, L. u. G. EISNER: Nachweis und Bedeutung des Antituberkulins im Blutserum von Phthisikern. Z. Immun.forschg **6**, 571 (1910). — MICHALIK, R.: Über die Leukocytenformel verschiedener

Hauteffloreseenzen. Dermat. Wschr. **69**, 428 (1919). — MICHE, FRANCIS: Intracutanreaktionen mit Urinextrakt von Tuberkulösen. Ref. Dermat. Wschr. **71**, 961 (1920). — MICHELS, G.: Die Untersuchung des Blutes und ihre Bedeutung für die Klinik der Tuberkulose. Zbl. Tbk.forschg **23**, 241 (1925). — MICHELSON: (a) Papulonecrotie tuberculid and erythema induratum. Arch. of Dermat. **16**, 785 (1927). (b) Sarcoid of BOECK occurring in a tattoomark. Arch. of Dermat. **12**, 109 (1925). (c) Tuberculous cervical adenitis, erythema induratum and lichen scrophulosorum. Arch. of Dermat. **16**, 786 (1927). — MICHELSON, H. E.: (a) Scrofuloderma gummosum (tuberculosis colliquativa). Arch. of Dermat. **10**, 565 (1924). (b) Lichen nitidus. Arch. of Dermat. **7**, 763 (1923). — MIENICKI, MARJAN: Beitrag zur Behandlung des Lupus mittels Angiolymphe. Zit. Zbl. Hautkrkh. **24**, 83 (1927). — MIERZECKI: Lymphangitis tuberculosa. Ref. Zbl. Hautkrkh. **27**, 592 (1928). — MIESCHER: Die Röntgenbestrahlung der Hautcarcinome. Schweiz. dermat. Wschr. **1922**, 791 u. Zbl. Hautkrkh. **6**, 438 (1923). — MIESCHER, G.: (a) Röntgenbiologie der gesunden und kranken Haut. Strahlenther. **27**, 257 (1928). (b) Das Röntgenerythem. Strahlenther. **16**, 333 (1924). — MIGNECO, F.: Wirkung des Sonnenlichtes auf die Virulenz der Tuberkelbacillen. Arch. Hyg. **25**, 361 (1895). — v. MIKULICZ-RADETZKY u. KÜMMEL: Die Krankheiten des Mundes. Jena: Gustav Fischer 1909. — MILANI, E. u. S. ATTILJ: Die Behandlung des Lupus mit Sekundärstrahlen. Ref. Zbl. Hautkrkh. **2**, 522 (1921). — MILIAN, G.: (a) Chancre tuberculeux du menton. Bull. Soc. franç. Dermat. **22**, 342 (1911). (b) Nodosités chroniques du rhumatisme déformant. Bull. Soc. franç. Dermat. **21**, 151 (1910). (c) Acné papuleuse miliaire lupoide. Bull. Soc. franç. Dermat. **32**, 267 (1925). (d) Contribution à l'étude de l'angiolupoide. Bull. Soc. franç. Dermat. **31**, 315 (1924). (e) Angiolupoide survenant aux lieu et place de syphilides secondaires. Bull. Soc. franç. Dermat. **31**, 316 (1924). (f) Tuberculides bulleuses purpuriques ulcéreuses. Paris méd. **18**, 75 (1928). (g) Gommes et abcès froids staphylococciques. Ref. Zbl. Hautkrkh. **29**, 455 (1929). (h) Erythématosclérose nummulaire. Bull. Soc. franç. Dermat. **28**, 488 (1921). — MILIAN et I. DELARUE: Chancre tuberculeux chez un nourrisson. Bull. Soc. franç. Dermat. **34**, 398 (1927). — MILIAN, HARTMANN et MARCERON: Lichen scrofulosorum avec lésions oculaires tuberculeuses; injection de tuberculine ayant provoqué une vive réaction. Bull. Soc. franç. Dermat. **31**, 195 (1924). — MILIAN u. CL. LAUNAY: Lupus tuberculeux très amélioré par un érysipèle etc. Bull. Soc. franç. Dermat. **35**, 313 (1928). — MILIAN et MARCERON: Abcès froids tuberculeux multiples et disseminés de l'hypoderme soignés au début pour sporotrichose. Tuberculose révélée par l'inoculation au cobaye. Bull. Soc. franç. Dermat. **31**, 461 (1924). — MILIAN, G. et MARCERON: Abces froids tuberculeux multiples de l'hypoderme. Rev. franç. Dermat. **2**, 6 (1926). — MILIAN et PÉRIN: (a) Lichen scrofulosorum apparu le lendemain d'une première injection de vaccin Jousset chez un enfant de 3 ans, atteint d'ostéite tuberculeuse de la face. Bull. Soc. franç. Dermat. **31**, 121 (1924). (b) Tuberculides papulo-nécrotiques, acnitis et lichen scrofulosorum chez un malade herédo-spécifique atteint d'une adenite inguinale cliniquement tuberculeuse. Bull. Soc. franç. Dermat. **30**, 466 (1923). (c) Tuberculides papulo-nécrotiques et lichen scrofulosorum. Inefficacité du traitement antisyphilitique. Guérison par le vaccin Jousset. Bull. Soc. franç. Dermat. **31**, 264 (1924). — MILIAN, L. PÉRIN et DELARURE: (a) Tumeurs variées sur lupus. Bull. Soc. franç. Dermat. **34**, 432 (1927). (b) Tumeurs multiples sur lupus de la face. Rev. franç. Dermat. **3**, 613 (1927). — MILIAN et RIMÉ: Pityriasis rubra pilaris chez un tuberculeux. Bull. Soc. franç. dermat. **32**, 269 (1925). — MILIAN et RIVALIER: Purpura bulleux avec ulcérations ecthymatoides chez un sujet atteint d'adenopathies bacillaires. Bull. Soc. franç. Dermat. **30**, 17 (1923). — MILIAN et THIBAUT: Tuberculides papulo-nécrotiques de la face (acnitis). Bull. Soc. franç. Dermat. **28**, 112 (1926). — MILL, C. W. u. A. FORSTER: Die Behandlung der Larynxtuberkulose durch reflektiertes Sonnenlicht. Ref. Strahlenther. **11**, 1152 (1920). — MILLER, H. R.: A guinea-pig, rapid method for the diagnosis of tuberculosis. J. amer. med. Assoc. **78**, 279 (1922). — MILNER, A. E.: Treatment of lupus vulgaris by the Diathermy current. Lancet **206**, 336 (1924). — MINAMI: Über einen positiven Tuberkelbacillenbefund bei einem Fall von Lupus miliaris disseminatus faciei. Ref. Arch. f. Dermat. **137**, 293 (1921). — MINAMI, SEIGO: Über Alopecia keratotica tuberculosa. Arch. f. Dermat. **143**, 15 (1923). — MINAMI, S. and G. KOMAYA: A further report of the radium therapy. II. Effect on lupus miliaris disseminatus faciei. Zit. Zbl. Hautkrkh. **10**, 256. — MINASSIAN, P.: Ophthalmoreaktion bei Lupus erythematosus und bei Hauttuberkulose. Ref. Arch. f. Dermat. **96**, 399 (1909). — MINERVINI RAFFAELE: Modificazioni strutturali indotte dal radio nei neoplasmi e nei tessuti sani circonstanti. L'Actinoter. **2**, H. 2. Ref. Zbl. Hautkrkh. **5**, 460. — MINNIGERODE, W.: Die Tuberkulose der oberen Luftwege mit besonderer Berücksichtigung der klinischen Gesichtspunkte. Z. Tbk. **26**, Beih., 1 (1927). — MITTELBACH, HILDEGARD: Statistische Mitteilungen aus den ersten fünf Betriebsjahren, Lupusheilstätte Gießen. Gießen: Otto Kindt 1918. — MIYAHARA: Zur Frage der atypischen Epithelwucherung bei Lupus usw. Frankf. Z. Path. **9**, 167 (1912). — MIYAHARA, M.: Kasuistische und histologische Beiträge zur Kenntnis der Tuberkulose der Mundhöhle. Arch. f. Dermat. **111**, 305 (1912). — MIYAKE, ISAMU: Beiträge zur Livedo racemosa. Ref.

Zbl. Hautkrkh. 8, 123. — MOE, KNUD: Ein Fall von Erythema nodosum und Gelenksaffektion bei einer an papulonekrotischen Tuberkuliden leidenden Frau. Ref. Zbl. Hautkrkh. 18, 227. — MOELLER: Aktive Immunität gegen Tuberkulose durch intracutane Einreibung virulenter Tuberkelbacillen. Dtsch. med. Wschr. **52**, Nr 39, 1647 (1926). — MÖLLER: Erythema induratum Bazin. Ref. Arch. f. Dermat. **97**, 344 (1909). — MOELLER, A.: (a) Lehrbuch der Lungentuberkulose, S. 213. Wiesbaden: J. F. Bergmann 1910. (b) Meine Kaltblüter-Tuberkelbacillen und das FRIEDMANNsche Mittel. Berl. klin. Wschr. **58**, 79 (1921). (c) Aktive Immunisierung gegen Tuberkulose durch intracutane Einreibung virulenter Tuberkelbacillen. Z. Tbk. **47**, 8 (1927). (d) Über Hautimpfungen mit virulenten Tuberkelbacillen bei Tuberkuloseschutzimpfungen. Beitr. Klin. Tbk. **69**, 141 (1928). — MÖLLERS, B.: (a) Die spezifischen Antikörper im Blutserum Tuberkulöser. Dtsch. med. Wschr. **38**, Nr 16, 745 (1912). (b) Der Typus der Tuberkelbacillen bei menschlicher Tuberkulose. Veröff. Koch-Stiftg **1**, H. 10/11 (1916). (c) Der Bericht der englischen Tuberkulose-Kommission über die Beziehungen zwischen menschlicher und tierischer Tuberkulose. Berl. klin. Wschr. **48**, 2117 (1911). (d) Schlußbericht der von der englischen Regierung im Jahre 1901 zur Erforschung der Beziehungen zwischen menschlicher und tierischer Tuberkulose eingesetzten Kommission. Z. Tbk. **18**, 201 (1911). (e) Bemerkungen zur Arbeit des Herrn Dr. K. HEUSER: Ein Fall von Tuberculosis verrucosa cutis und tuberkulöser Lymphangitis, hervorgerufen durch Rindertuberkelbacillen. Dtsch. med. Wschr. **37**, Nr 11, 504 (1911). (f) Serologische Untersuchungen bei Leprösen. Dtsch. med. Wschr. **39**, Nr 13, 595 (1913). — MÖLLERS, B. u. A. OEHLER: (a) Zur Frage der Mobilisierung der Tuberkelbacillen durch Tuberkulin. Dtsch. med. Wschr. **42**, 452 (1916). (b) Die Tuberkelbacillen im strömenden Blut. Veröff. Koch-Stiftg **2**, H. 1, 42 (1916). — MOEVES, C. u. K. JAUER: Beitrag zur Kupferbehandlung der Lungentuberkulose. Münch. med. Wschr. **61**, Nr 26, 1439 (1914). — MOEWES, C.: Tuberkelbacillen im Blut. Veröff. Koch-Stiftg **1916**, H. 11/12, 138. — MOLDENSCHARDT, H.: Neue Kohlenbogenlicht-Bestrahlungslampen. Dtsch. med. Wschr. **50**, Nr 13, 410 (1924). — MOLL: Erfolge der Röntgentiefentherapie bei chirurgischer Tuberkulose. Beitr. klin. Chir. **68**, H. 2. — MOLLGAARD HOLGER: Über die experimentelle Grundlage der Sanocrysinbehandlung der Tuberkulose. Ref. Zbl. Hautkrkh. **18**, 353. — MONACELLI, M.: Della cura del lupus volgare col pyotropin. Giorn. ital. Dermat. **67**, 609 (1926). — MONCORPS: (a) Über kosmetischplastische Operationen. Münch. dermat. Ges., Sitzg 20. Juni 1927. Zbl. Hautkrkh. **24**, 740. (b) 2 Fälle von Erythrodermia exfoliativa. Münch. dermat. Ges., Sitzg 20. Juni 1927. Zbl. Hautkrkh. **24**, 739. — MONCORPS, K. u. M. MONHEIM: Über das BESSUNGERsche Lupusheilverfahren. Z. Tbk. **32**, 23 (1920). — MONNOT: Le purpura dans la tuberculose. Thèse de Paris **1912**. — MONTEMARTINI, G.: Contributo allo studio della nuova reazione sierologica proposta da v. Wassermann per la diagnosi di tubercolosi attiva. Riforma med. **41**, 123 (1925). — MONTEMARTINI, G.: (a) Caratteri morfologici, colturali del bacillo di Koch ed asserita filtrabilità del virus tubercolare. Boll. Ist. sieroter. Milan. **4**, 1 (1925). (b) Über die antigene Wirksamkeit tuberkulöser Organe. Ref. Zbl. Hautkrkh. **20**, 434 (1926). — MONTI, R.: Über den diagnostischen Wert der intracutanen Tuberkulinreaktion. Wien. med. Wschr. **62**, 447 (1912). — MOOREHEAD, F. B. and W. K. DEWEY: Tuberculosis of the Mouth. Ref. Zbl. Hautkrkh. **19**, 141 (1926). — MORABITO, FERDINANDO: Modificazione della cutireazione alla Pirquet in seguito all' azine dei raggi ultravioletti. Pediatr. riv. **34**, 930 (1926). — MORAL, H.: Beitrag zur Frage der spezifisch immunisatorischen Fähigkeit der Haut. Med. Klin. **19**, 1231 (1923). — MORAL, H. u. SARBADHIKARY, S.: Ist die Tuberkulinreaktion eine Antigen-Antikörperreaktion. Dtsch. med. Wschr. **50**, Nr 41, 1408 (1924). — MORAWETZ, G.: Miliarlupoid (BOECK). Verslg dtsch. Naturforsch., 21. Sept. 1909. Ref. Arch. f. Dermat. **99**, 457 (1910). — MORGAN et ILIESCOU: Contribut. à l'étude des érythrodermies exfol. etc. Ann. de Dermat. **1913**, 577. — MORGENROTH, J. u. L. RABINOWITSCH: Die Immunitätsreaktionen tuberkulösen Gewebes und deren Zusammenhang mit der Theorie der Tuberkulinwirkung. Dtsch. med. Wschr. **33**, Nr 18, 705 (1907). — MORINI, L.: Il siero vaccino antitubercolare Bruschettini nella cura delle tuberculidi papulo-nekrotiche (Folliclis). Ref. Zbl. Hautkrkh. **5**, 388 (1922). — MORO: (a) Zum Studium der Tuberkulinreaktion. Mschr. Kinderheilk. **29**, 324 (1925). (b) Über Allergie und Parallergie. Mschr. Kinderheilk. **34**, 193 (1926). — MORO, E.: (a) Über Versuche dem Säugling mittels eines kombinierten Vaccinationsverfahrens aktiven Tuberkuloseschutz zu verleihen. Münch. med. Wschr. **72**, Nr 5, 172 (1925). (b) Über eine diagnostisch verwertbare Reaktion der Haut auf Einreibung mit Tuberkulinsalbe. Münch. med. Wschr. **55**, Nr 5, 216 (1908). (c) Zum Studium der Tuberkulinreaktion. Mschr. Kinderheilk. **29**, 324 (1925). (d) Klinische Ergebnisse der percutanen Tuberkulinreaktion. Beitr. Klin. Tbk. **12**, 207 (1909). (e) Experimentelle und klinische Überempfindlichkeit. Erg. Path. **14**, 429 (1910). (f) Tuberkulinwirkung, Antikörperbildung und vegetatives System. Klin. Wschr. **2**, 2230 (1923). (g) Zum Problem der Tuberkulosebehandlung auf percutanem Weg. Münch. med. Wschr. **69**, 457 (1922). (h) Erläuterungen zum Ektebinverfahren. Münch. med. Wschr. **69**, 1037 (1922). (i) Spezifische Tuberkulosebehandlung mit Einreibungen von Ektebin in die Haut. Beitr.

Klin. Tbk. **53**, 156 (1922). (k) Erläuterungen zum Ektebinverfahren. Münch. med. Wschr. **69**, Nr 28, 1037 (1922). (l) Die Percutanreaktion mit diagnostischem Tuberkulin. Münch. med. Wschr. **68**, Nr 12, 364 (1921). (m) Über ein „diagnostisches Tuberkulin". Münch. med. Wschr. **67**, Nr 44, 1253 (1920). (n) Zum Problem der Tuberkulosebehandlung auf percutanem Wege. Münch. med. Wschr. **69**, Nr 13, 457 (1922). (o) Erythema nodosum und Tuberkulose. Münch. med. Wschr. **60**, Nr 21, 1142 (1913). (p) Klinische Überempfindlichkeit. Münch. med. Wschr. **55**, Nr 39, 2025 (1908). — Moro, E. u. A. Doganoff: Zur Pathogenese gewisser Integumentveränderungen bei Tuberkulose. Wien. klin. Wschr. **20**, Nr 31, 433 (1907). — Moro, E. u. W. Keller: Tuberkulöse Hautallergie nach intracutaner Simultanimpfung von Tuberkulin nach Kuhpockenlymphe. Dtsch. med. Wschr. **51**, Nr 25, 1015 u. 2118 (1925) u. **52**, Nr 11, 433 (1926). — Moro, E. u. Stheeman H.: Klinische Überempfindlichkeit II. Münch. med. Wschr. **56**, Nr 28, 1414 (1909). — Moro, E. u. H. Tomono: Experimentelle Untersuchungen über anaphylaktisches Gift. Z. Immun.forschg **9**, 583 (1911). Morosoff, N. W.: Zur Frage der gutartigen sarkoiden Neubildungen vom Typus Boeck. Ref. Arch. f. Dermat. **94**, 459 (1909). — Morrison: Differentiation of human and bovine tubercle bacilli. Lancet **205**, 1400 (1923). — Morrow, Howard and H. E. Miller: Tuberculosis of the tongue. J. amer. med. Assoc. **83**, 1483 (1924). — Mougneau, R. et L. Maginal: Tuberculoses cutanées et tuberculides expérimentales. C. r. Soc. Biol. Paris **95**, 578 (1926). — Moure, Paul: (a) A propos du traitement chirurgical du lupus. Bull. Soc. franç. Dermat. **35**, 486 (1928). (b) Le traitement chirurgical de certains lupus de la face. Ref. Zbl. Hautkrkh. **19**, 144 (1926). (c) Traitement des petits lupus par l'excision large au bistouri suivie de greffe dermo-épidermique. Bull. Soc. franç. Dermat. **31**, 145 (1924). — Mozer, M. et B. Fried: Discussion clinique des résultats obtenus par la réaction de fixation à l'antigène de Besredka dans les tuberculoses externes. Revue de la Tbc. **2**, 38 (1921). — Mrongovius, W. J.: Contribution à l'étude de la pathogénie du carcinome d'orgine lupique. Ann. de Dermat. **10**, 186 (1929). — Much, H.: (a) Das Problem der Tuberkuloseimmunisierung usw. Beitr. Klin. Tbk. **20**, 34 (1911). (b) Über moderne Tuberkulosefragen. Ref. Zbl. Tbk. **4**, 107 (1910). (c) Immunität. Handbuch der Tuberkulose von Brauer, Schröder u. Blumenfeld, Bd. 1. Leipzig: Joh. Ambros. Barth 1914. (d) Granula und Splitter. Beitr. Klin. Tbk. **9**, 67. (e) Über die nicht säurefesten Formen des Kochschen Tuberkelbacillus. Beitr. Klin. Tbk. 8, 357. (f) Die nach Ziehl nicht darstellbaren Formen des Tuberkelbacillus. Beitr. Klin. Tbk. **45**, 691 (1908).(g) Neue immunbiologische und klinische Tuberkulosestudien usw. Münch. med. Wschr. **59**, Nr 13, 685 (1912). (h) Strahlende Energie und Lipoide. Münch. med. Wschr. **75**, Nr 48, 2039 (1928). (i) Die neuen Ergebnisse über das Wesen der Hodgkinschen Krankheit. Tuberculosis **12**, 594 (1913). (k) Hauttuberkulose Dermat. Wschr. **64**, 524 (1917). (l) Tuberkulosebehandlung mit Partigenen. Dermat. Wschr. **64**, 433 (1917). (m) Tuberkuloseimmunität und Tuberkulinreaktion. Münch. med. Wschr. **57**, Nr 5, 270 (1910). (n) Zur Biologie der Lipoide. Virchows Arch. **246**, 292 (1923). (o) Tuberkulose. Allgemeines über Entstehung und Bekämpfung im Frieden und Krieg. Erg. Hyg. **2**, 622. (p) Die Lösung des Tuberkulinrätsels. Arch. f. Dermat. **131**, 231 (1921). — Much, H. u. E. Leschke: (a) Das biologische und immunisatorische Verhalten der Tuberkelbacillen-Auflösungen usw. Beitr. Klin. Tbk. **20**, 405 (1911). (b) Die Tuberkelbacillen im Systeme der säurefesten Bakterien und die Bedeutung der einzelnen Bacillenbestandteile usw. Beitr. Klin. Tbk. **20**, 351 (1911). (c) Über neuere Verfahren zur Tuberkelbacillen-Aufschließung. Über Aufschließung von Tuberkelbacillen und Erzeugung von spezifischen Antikörpern durch Tuberkelbacillen-Aufschließungen. Münch. med. Wschr. **58**, 597/8 (1911). — Much, H., M. Pinner, V. Cepulič: Neue Einblicke von Blut- und Zellimmunität. Beitr. Klin. Tbk. **46**, 417 (1921). — Mucha, V.: (a) Über atypische Formen des Erythema induratum usw. Arch. f. Dermat. **107**, 61 (1911). (b) Zur Differentialdiagnose zwischen Lues und Tuberkulose bei ulcerösen Prozessen. Arch. f. Dermat. **89**, 355 (1908). — Mucha, V. u. K. Orzechowski: Ein Fall von tuberkulöser Dermatomyositis (Typ. Boeck). Wien. klin. Wschr. **32**, Nr 2, 25 (1919). — Muchow, H.: (a) Vorläufige Mitteilung einer neuen Lupustherapie. Dermat. Wschr. **77**, 1113 (1923). (b) Zur Pyotropinbehandlung des Lupus. Dermat. Wschr. **81**, 1863 (1925). — Muck, V.: Das Verhalten der Tierkohle zum Bacillus pyocyaneus im Ohreiter und zu granulierenden Knochenwunden. Münch. med. Wschr. **57**, Nr 6, 297 (1910). — Mühlmann, E.: (a) Zur Röntgenbehandlung der Lymphdrüsentuberkulose. Dtsch. med. Wschr. **44**, Nr 36, 994 (1918). (b) Aufgaben im Kampfe gegen die chirurgische Tuberkulose. Med. Klin. **16**, 846 (1920). — Mühsam: Versuche mit Röntgenstrahlen bei experimeteller Tuberkulose. Dtsch. Z. Chir. **47**, u. Münch. med. Wschr. **1898**. — Müller: Lupus vulgaris im Gesicht. (Lokale Ektobineinreibung und Krysolgan.) Ref. Zbl. Hautkrkh. **17**, 45 (1925). — Müller, A.: Untersuchungen über spezifische (v. Pirquet) und unspezifischen Hautreaktionen nach v. Gröer-Hecht. Klin. Wschr. **1**, 1043 (1922). — Müller, E. F.: (a) Die Bedeutung des autonomen Nervensystems für die Klinik der septischen Erkrankungen. Münch. med. Wschr. **70**, Nr 37, 1168 (1923). (b) Zur Frage der Beziehungen zwischen Haut und Immunität. Dtsch. med. Wschr. **49**, Nr 23, 754 (1923). (c) Die Bedeutung der Haut für die Insulinwirkung. Münch. med. Wschr. **71**, Nr 25, 813

(1924). (d) Die Haut als immunisierendes Organ VII. Über funktionelle Unterbrechung der physiologischen Reizleitung zwischen Haut und Blutbahn durch Lichenifikation. Münch. med. Wschr. **72**, Nr 4, 125 (1925). — Müller, Hugo: Die lokale Ektebineinreibung des Lupus vulgaris in ihrer Bedeutung für die Behandlung. Dermat. Wschr. **85**, 1236 (1927). — Müller, O.: Ein Fall von Pityriasis rubra Hebrae mit Lymphdrüsentuberkulose. Arch. f. Dermat. **87**, 255 (1907). — Müller, W.: (a) Eine Analyse der Wirkung nichtspezifischer Mittel bei chirurgischer Tuberkulose. Münch. med. Wschr. **62**, Nr 32, 1077 (1915). (b) Neuere Anschauungen auf dem Gebiete des Lupus. Beitr. Klin. Tbk. **36**, 303 (1916). — Muench, H. u. J. Oles: Beiträge zur Purpurafrage. I. Purpura bei Tuberkulose. Fortschr. Med. **44**, 815 (1926). — Mündel, F.: Zur Serodiagnose der Tuberkulose und ihre Bedeutung für die Prognose und Differentialdiagnose. Beitr. Klin. Tbk. **59**, 622 (1924). — Mukai, T.: Drei Fälle von Angiokeratoma Mibelli. Acta dermat. (Kioto) **10**, 620 (1927). — Muller, H.: A propos du traitement du lupus par les rayons ultra-violets. Ref. Zbl. Hautkrkh. **16**, 75 (1925). — Mulzer, P.: Vergleichende experimentelle Untersuchungen über die Wirkung des Finsenschen Kohlenlichtes und der medizinischen Quarzlampe. Arch. f. Dermat. **88**, 11 u. 307 (1907). — Murdzieński, F.: Die Radiumbehandlung des Lupus vulgaris. Ref. Zbl. Hautkrkh. **20**, 294 (1926). — Muschter: (a) Ein Beitrag zu dem Krankheitsbild des Lupus pernio. Dermat. Z. **23**, 203 (1919). (b) Über die Verwendung der Ponndorfschen Tuberkulinbehandlung in der Dermatologie. Dermat. Z. **24**, 451 (1917). — Mygind, H.: Lupus cavi nasi. Mitt. Finsen med. Lichtinst. **10**, 31 (1906). — Mylius, K.: Boecksches Sarkoid und Auge. Z. Augenheilk. **65**, 71 (1928). — Mylius, K. u. Paul Schürmann: Universelle sklerosierende tuberkulöse großzellige Hyperplasie, eine besondere Form atypischer Tuberkulose. Beitr. Klin. Tbk. **73**, 166 (1929).

Nadel: Tuberkulidähnliche Veränderungen nach Tuberkulinproben. Lemberg. dermat. Ges., 22. Febr. 1928. Zit. Zbl. Hautkrkh. **27**, 480. — Naegeli: Über Häufigkeit, Lokalisation und Ausheilung der Tuberkulose nach 500 Sektionen usw. Virchows Arch. path. Anat. **160**, 426 (1901). — Naegeli, O.: (a) Circinäres und serpiginöses Boecksches Sarkoid. 7. Kongr. Schweiz. Ges. Dermat., Sitzg 15. Sept. 1923. Ref. Zbl. Hautkrkh. **15**, 34 (1925). (b) Erythema induratum Bazin von ungewöhnlicher Ausdehnung mit kleinpalulösen Tuberkuliden, namentlich an den Fußsohlen. 9. Kongr. Schweiz. dermat. Ges. Zürich, Sitzg 4.—5. Juli 1925. Ref. Zbl. Hautkrkh. **21**, 36 (1927). (c) Papulonekrotische Tuberkulide übergehend in diskoide und circinäre, zum Teil Granuloma annulare ähnliche Tuberkulide. 9. Kongr. Schweiz. dermat. Ges. Zürich, Sitzg 4.—5. Juli 1925. Ref. Zbl. Hautkrkh. **21**, 37 (1927). (d) Über hämatogene Hauttuberkulose. Münch. med. Wschr. **45**, Nr 15, 450 (1898). (e) Lupus vulgaris mit Lupus erythematodes. Schweiz. med. Wschr. **51**, 115 (1921). (f) Lupus vulgaris auf Wildbolzscher Eigenharnreaktion. Schweiz. med. Wschr. **51**, 884 (1921). (g) Über fixe Arzneiexantheme. Klin. Wschr. **6**, 25 (1927). (h) Unannehmlichkeiten bei der externen Doramadbehandlung, die Bedeutung heftiger Reaktionen und die Möglichkeit ihrer Verhütung. Klin. Wschr. **5**, 2400 (1926). (i) Zur Frage der Entstehung von Tuberkuliden bei Sanokrysinbehandlung. Münch. med. Wschr. **73**, Nr 46, 1929 (1926). (k) Versuch einer einfachen Darstellung der Immunisierungsvorgänge bei Lues und Tuberkulose. Münch. med. Wschr. **76**, Nr 19, 782 (1929). — Naegeli, Th.: (a) Epitheliomartiger Lupus am Fuß. Beitr. Klin. Chir. **104**, 427 (1917). (b) Die Bedeutung des Röntgenbildes bei der Diagnose, der therapeutischen Indikationsstellung und der Bewertung des Erfolges bei der chirurgischen Tuberkulose. Strahlenther. **21**, 342 (1926). — Naegeli, O. E. u. M. Jessner: Über die Verwendung von Mesothorium und Thorium X usw. Ther. Mh. **17**, 11 (1913). (Zit. nach Lew.). — Nagel, V.: Lupus und Pyotropin. Dtsch. med. Wschr. **51**, Nr 30, 1235 (1925). — Nagelschmidt, F.: (a) Lehrbuch über Diathermie. Berlin: Julius Springer 1913. (b) Zur Theorie der Lupusbehandlung durch Licht. Arch. f. Dermat. **63**, **335** (1902). (c) Zur Diagnose und Therapie tuberkulöser Hautaffektionen. Dtsch. med. Wschr. **33**, Nr 40, 1631 (1907). (d) Lupusbehandlung. Lupus-Ausschuß 3. Sitzung 1911. (e) Über die klinische Bedeutung der Diathermie. Dtsch. med. Wschr. **37**, Nr 1, 21 (1911). — Nakata, Mizuho: Zur Frage der Antikörperbildung und Hautallergie durch kombinierte Vorbehandlung gesunder Tiere mit Tuberkulin-Schweineserum. Med. Klin. **22**, 809 (1926). Nakayama, Jiro: Über die cutane Tuberkulinüberempfindlichkeit gesunder Meerschweinchen nach subcutaner oder intravenöser Vorbehandlung mit abgetöteten Tuberkelbacillen. Z. Hyg. **102**, 581 (1924). — Nanta, A.: Sur une forme de tuberculose fongueuse de la peau (Riehl). Ann. de Dermat. **1914**, 141. — Nardelli: Sulla cura del lupus volgare. Giorn. ital. Dermat. **66**, 1286 (1925). — Nardelli, Leonardo: (a) Contributo alla conoscenza dei fenomeni dieritrocianosi degli arti inferiori. Giorn. ital. Dermat. **69**, 81 (1928). (b) Eritema indurato Bazin e acrocianosi. Giorn. ital. Dermat. **67**, 83 (1926). — Nasta, M.: Recherches sur le rapport entre la sensibilité à la tuberculine et l'immunité dans la tuberrulose du cobaye. C. r. Soc. Biol. Paris **98**, 1462 (1928). — Nasta, M. et. M. Blechmann: Contributions à l'étude de l'action des rayons ultraviolets sur la tuberculose experimentale du cobaye. Zbl. Hautkrkh. **30**, 469 (1929). — Neef, Th. C.: Exakte Dosierung mit der Sabouraud-Tablette. Strahlenther. **33**, 169 (1929). — Negishi, H. and K. Yokoyama: The seroreaction of syphilis in cases of skin tuberculosis. Ref. Zbl. Hautkrkh. **22**, 41 (1927). — NÈGRE, L.: Sur les relations qui existent entre les bacilles paratuberculeux et les bacilles tuberculeux. Revue Tbc. **5**, 161 (1924). — NÈGRE, L. et A. BOQUET: (a) Sur les propriétés biologiques des lipoides du bacille tuberculeux. Anal. Inst. Pasteur **37**, 787 (1923). (b) Essais de traitement de la tuberculose expérimentale du lapin et du cobaye par l'antigène méthylique. Ann. Inst. Pasteur **35**, 300 (1921) u. **39**, 101 (1925). (c) Action des extraits méthyliques de bacilles tuberculeux préalablement dégraissés par l'acétone sur les tuberculoses externes. Presse méd. **34**, 370 (1926). (d) Pouvoir antigène in vivo et in vitro des bacilles de KOCH et de leurs extraits. C. r. Soc. Biol. Paris **86**, 653 (1922). (e) Sur le pouvoir antigène des extraits methyliques de bacilles tuberculeux. C. r. Soc. Biol. Paris **84**, 76 (1921). — NEHRING, E.: (a) Erlaubt die Anwendung von humanem und bovinem Tuberkulin einen Schluß auf die Art der Tuberkuloseinfektion. Z. Tbk. **38**, 182 (1923). (b) Verbreitung der Tuberkulose auf dem Lande. Münch. med. Wschr. **69**, Nr 14, 508 (1922). (c) Welche Methode eignet sich am besten zur Feststellung der Tuberkulose-Infektion. Münch. med. Wschr. **69**, Nr 44, 1533 (1922). — NEISSER, A.: (a) Die Organisation der Lupusbekämpfung in der Provinz Schlesien. Arch. f. Dermat. **101**, 33 (1910). (b) Über die Bedeutung der Lupuskrankheit und der Notwendigkeit ihrer Bekämpfung. Leipzig: D. Klinkhardt 1908. (c) Bemerkungen zur Lupusbekämpfung. Strahlenther. **2**, 16 (1913). — NEISSER u. JADASSOHN: Krankheiten der Haut. Handbuch der praktischen Medizin von EBSTEIN-SCHWALBE 1901, S. 158. — NEUBERG, CARL u. KLOPSTOCK, FELIX: (a) Serodiagnostik der Tuberkulose. Med. Welt **2**, Nr 15 (1928). (b) Über ein neues Antigen für die Serodiagnostik der Tuberkulose. Klin. Wschr. **5**, 1078 (1926). — NEUFELD: Über Immunisierung gegen Tuberkulose. Zbl. Bakter. Org. **34**, 267 u. **36**, 271. — NEUFELD, F.: (a) Über die verschiedene Empfindlichkeit junger und erwachsener Individuen für Infektionen und ihre Ursachen. Z. Hyg. **103**, 471 (1924). (b) Über Immunität gegen Tuberkulose. Z. Tbk. **34**, 312 u. 606 (1921) u. **35**, 11. (c) Über die experimentellen Grundlagen der Sanocrysintherapie. Dtsch. med. Wschr. **52**, Nr 4, 133 (1926). (d) Über Immunität bei Tuberkulose. Z. Tbk. **34**, 312 u. 606 (1921). (e) Allergie und Tuberkulose vom Standpunkt der experimentellen Forschung. Beitr. Klin. Tbk. **70**, 280 (1928). (f) Über die Veränderlichkeit der Krankheitserreger in der Bedeutung für die Infektion und Immunität. Dtsch. med. Wschr. **50**, Nr 1, 1 (1924). (g) Zur Frage der Tuberkelbacillentypen. Beitr. Klin. Tbk. **56**, 48 (1923). — NEUFELD, F., H. DOLD u. E. A. LINDEMANN: Über Passageversuche mit menschlichem Tuberkulosematerial nach der Methode von EBER. Zbl. Bakter. **65**, 467 (1914). — NEUFELD, F. u. BRUNO LANGE: Versuche einer passiven Übertragung der Tuberkuloseimmunität an Schafen. Z. Hyg. **98**, 215 (1922). — NEUFELD, F. u. H. MEYER: Über die Bedeutung des Retikulo-Endothels für die Immunität. Z. Hyg. **103**, 595 (1924). — NEUMANN, W.: (a) Zur Klinik der beginnenden Tuberkulose Erwachsener. Wien 1924. (b) Technik und Indikation für cutane Tuberkulineinreibungskuren. Wien. med. Wschr. **74**, 945 (1924). — NEUMANN, W. u. R. MATSON: Über Lungentuberkulose. Formen mit ausschließlichem Vorkommen MUCHscher Granula. Beitr. Klin. Tbk. **24**. — NEUMANN, W. u. H. WITTGENSTEIN: Das Verhalten der Tuberkelbacillen in den verschiedenen Organen nach intravenöser Injektion. Beitr. Klin. Tbk. **13**, 19, 898 (1906) — NEUSTADT, A. u. E. STADELMANN: Zur Frage der Wirkungsunterschiede von Tuberkulinen verschiedener Herkunft, sowie der Tuberkulinschäden nach diagnostischen Tuberkulininjektionen. Klin. Wschr. **1**, 166 (1922) u. Dtsch. med. Wschr. **49**, Nr 9, 277 (1923). — NICOLA, B.: Zusammenhang zwischen polymorphem Erythem und Tuberkulose. Ref. Dermat. Wschr. **63**, 1048 (1916). — NICOLAS et FAVRE: Des formations histologiques tuberculoides dans la syphilis tertiaire. 7. internat. dermat. Kongr. Rom **1912**, 228. — NICOLAS, J., M. FAVRE, A. AUGAGNEUR u. L. CHARLET: Réactions des syphilitiques aux injections sous-cutanées de tuberculine. Lyon méd. **116**, 275 (1911) u. Bull. Soc. Hôp. Paris **1910**. — NICOLAS, J., J. GATé et D. DUPASQUIER: Gommes tuberculeuses sporotrichoides sans adénopathie. Paris méd. **13**, 245 (1923). — NICOLAS, GATÉ et LEBEUF: Gommes tuberculeuses multiples sporotrichoides sans adenopathies satellites. Ref. Zbl. Hautkrkh. **9**, 121 (1924). — NICOLAS, J., J. GATÉ et M. PILLON: Tuberculose verruqueuse très étendue et à localisations multiples. Ref. Zbl. Hautkrkh. **7**, 271 (1923). — NICOLAS, J., J. GATÉ et P. RAVAULT: A propos de deux cas d'erytheme induré de BAZIN. Ann. de Dermat. **6**, No 1, 1. — NICOLAS, J. et P. GAUTHIER: Cutiréaction et ophtalmoréaction daus diverses dermatoses d'origine tuberculeuse ou non. Ann. de Dermat. **1907**, 705. — NICOLAS, J. et F. LEBEUF: Psoriasis et tuberculose. Ann. Dermat. 8, Nr 11, 601. — NICOLAS, J. et H. MOUTOT: Traitement du lupus par les scarifications associées à des cautérisations etc. Bull. Soc. franç. Dermat. **24**, 400 (1913). — NICOLAS, J., H. MOUTOT et M. PILLON: A propos du traitement du lupus nodulaire, végétant ou ulcéré par les scarifications avec cautérisation au chlorure de zinc alcoolique. Bull. Soc. franç. Dermat. **31**, 166 (1924). — NICOLAU, S.: Sur un cas de sarcoides sous-cutanées. Bull. Soc. franç. Dermat. **1**, 8 (1929). — NICOLAU, S.: Contribution à l'étude clinique et histologique des manifestations cutanées de la leucémie. Ann. de Dermat. **1904**, 753. — NICOLLE, CH. u. E. CONSEIL: Essais négatifs de transmission de l'érythème noueux au singe. C. r.

Soc. Biol. Paris **73**, 475 (1912). — NIETNER: Die Lupusbekämpfung in Deutschland. Strahlenther. **2**, 4 (1913). — NIKOLAJEW, N. M.: Zur Morphologie und zum Mechanismus der cutanen Tuberkulinreaktionen (v. PIRQUET). Virchows Arch. **264**, 458 (1927). — NIXON, J. A. and A. RENDLE, SHORT: Tuberculous chancre. (Tuberkulöser Schanker). Brit. J. Surg. **10**, 44 (1922). — NOBÉCOURT: Syphilis congénitale et tuberculose chez les enfants. J. des Pract. **38**, 68 (1924). — NOBEL, E.: (a) Über spezifische und unspezifische Hautreaktionen in ihrer Beziehung zur Tuberkulose. Extrapulmonale Tuberkulose, Jg. 1, H. 7, S. 34, 1926. (b) Tuberkuloseprophylaxe. Wien. klin. Wschr. **42**, Nr 29, 972 (1929). — NOBEL, E. u. E. ROSEN: Über unspezifische Hautreaktionen. Nach Simultanimpfung mit Kuhpockenlymphe und Eiweißsubstanzen. Wien. med. Wschr. **75**, 2810 (1925). — NOBEL, E. u. A. ROSENBLÜTH: (a) Beitrag zur Kenntnis der Tuberkulin-Eiweißempfindlichkeit der Haut. Z. Kinderheilk. **39**, 439 (1925). (b) Über unspezifische Hautreaktionen. Z. Kinderheilk. **38**, 564 (1924). (c) Über die Eigenserumreaktion im Kindesalter. Z. exper. Med. **36**, 169 (1923). — NOBELE, POTTER et VAN HAELST: Rayons ultra-violets et infra-rouges. Brux. méd., 22. Dez. **1929**. — NOBL, G.: (a) Erythema induratum und Lupus erythematodes. Wien. dermat. Ges., Sitzg 7. Juni 1923. Ref. Zbl. Hautkrkh. **9**, 372. (b) Über Lupus follicularis disseminatus. Dermat. Wschr. **61**, 1163 (1915). (c) Kombination von Tuberkuliden. Wien. dermat. Ges., Sitzg 24. Mai 1917. Arch. f. Dermat. **125**, 164. — (d) Erythema induratum BAZIN und tuberkulose Iriserkrankung; seine Beziehungen zum Miliarlupoid. Wien. dermat. Ges., Sitzg 26. Juni 1919. Arch. f. Dermat. **133**, 105/6. (e) Purpura annularis teleangiectodes Majocchi. Wien. dermat. Ges., Sitzg 17. Nov. 1921. Ref. Zbl. Hautkrkh. **4**, 97. (f) Papillomatöse Form der Hauttuberkulose. Wien. dermat. Ges. 29. Mai 1907. Wien. klin. Wschr. **20**, Nr 47, 1485. (g) Erythema induratum exulceratum BAZIN. Wien. dermat. Ges., Sitzg 12. Juni 1924. Zbl. Hautkrkh. **14**, 164. (h) Lupus pernioähnliche Läsionsform der Ohren. Wien. dermat. Ges., Sitzg 8. Nov. 1923. Zbl. Hautkrkh. **11**, 404. (i) Zur Klinik und Histologie seltener Formen von Hauttuberkulose. Festschrift KAPOSI, 1900, S. 811. (k) Beitrag zur Pathologie der Tuberkulide im Kindesalter. Dermat. Z. **11**, 837 (1904). (l) Zur klinischen, anatomischen und experimentellen Grenzbestimmung lupöser Hautläsionen. Arch. f. Dermat. **73**, 87 (1905). (m) Exanthemat. Aussaat von Lupus verrucosus. Arch. f. Dermat. **76**, 418 (1905). (n) Zur Pathogenese des Lichen scrophulosorum. Dermat. Z. **16**, 205 (1908). (o) BOECKsches Sarkoid. Wien. dermat. Ges., 26. Mai 1909. Ref. Arch. f. Dermat. **98**, 129 (1909). (p) Zur Kenntnis des multiplen, benignen Miliarlupoid BOECK. Festschrift UNNA, 1910, S. 348. (q) Über eine atypische Erscheinungsform des Lupus erythematodes. Arch. f. Dermat. **107**, 109 (1911). (r) Lymphogranuloma papulosum disseminat. Arch. f. Dermat. **110**, 486 (1911). (s) Erythema induratum. Wien. dermat. Ges., 25. Okt. 1911. Ref. Arch. f. Dermat. **112**, 6 (1912). (t) Lupus vulgaris und papulonekrotische Tuberkulide. Wien. dermat. Ges., 28. Febr. 1912. Ref. Arch. f. Dermat. **112**, 539 (1912). (u) Lichen scrofulosorum bei zwei Geschwistern. Wien. dermat. Ges., 13. März 1912. Ref. Arch. f. Dermat. **112**, 677 (1912). (v) Granuloma nodulare et confluens (Typus BOECK). J. de Dermat. **6**, 239 (1912, s. Lew.). (w) Zur Identität des subcutanen Sarkoids (DARIER) mit dem indurativen Erythem (BAZIN). Wien. med. Wschr. **63**, 2342 (1913). (x) Zur Kenntnis der Pityriasis rubra (HEBRAE). Wien. med. Wschr. **68**, 541 (1918). (y) Das benigne Miliarlupoid in seinen Beziehungen zum indurativen Erythem. Dermat. Z. **26**, 1. (z) Zur Kenntnis des Lupus pernio-Besnier-Tennesson. Arch. f. Dermat. **146**, 290 (1924). — NOCARD, M.: Sur les relations qui existent entre la tuberculose humaine et la tuberculose aviaire. Ann. Inst. Pasteur **12**, 561 (1898). — NOESSKE, H.: Zur Kenntnis der Wirkung abgetöteter Tuberkelbacillen im menschlichen Körper. Med. Klin. **4**, 587 (1908). — NOGUER, MORÉ: (a) Einheitliche Ursachen des Erythema multiforme, Erythema nodosum und Erythema centrifugum. Ref. Zbl. Hautkrkh. **20**, 53 (1926). (b) Zur physikalischen Therapie des tuberkulösen Lupus. Ref. Zbl. Hautkrkh. **20**, 196 (1926). — NOLL, F.: Ein neuer Kehlkopfbestrahler zur Behandlung mit ultraviolettem Lichte. Münch. med. Wschr. **67**, Nr 50, 1441 (1920). — NORMAN, WALKER: Über die Notwendigkeit einer systematischeren Behandlung des Lupus vulgaris und der Tineae. J.verslg brit. med. Assoc. Dermat., Juli **1914**. — NORTHRUP, W. P.: Disseminierte Miliartuberkulose der Lungen und der Haut. Amer. J. Dis. Childr. **1914**, Nr 1. — NOTHMANN, H.: (a) Erfahrungen mit der v. PIRQUETschen Cutan- und der Stichreaktion. Arch. Kinderheilk. **53**, 146 (1910). (b) Über die Häufigkeit der Tuberkulose im Kindesalter. Berl. klin. Wschr. **47**, 381 (1910). — NOVOTNY u. B. SCHICK: Über passive Übertragbarkeit der intracutanen Tuberkulinreaktion. Z. Immun.forschg **9**, 275 (1911). — NOWOTELNOWA, O.: Tuberculosis verr. cut. dissem. Ref. Zbl. Hautkrkh. **21**, 698 (1927).

OBERNDORFER: Pathologisch-anatomische Erfahrungen über innere Krankheiten im Felde. Münch. med. Wschr. **65**, Nr 42, 1154 (1918). — OBERSTE-BERGHAUS, W.: Erfahrungen mit einem neuen Antigen zur Komplementbindung bei Tuberkulose. (Nach NEUBERG-KLOPSTOCK.) Münch. med. Wschr. **74**, Nr 7, 280 (1927). — OCHSMANN, A.: Über die Chlorkalziumbehandlung der chirurgischen Tuberkulose. Arch. klin. Chir. **132**, 681 (1924). O'ECONOMOU et PETZETAKIS: Leishmaniose autochthone étendue du pavillon de l'oreille, simulant un lupus vulgaire, guérie par les injections d'émétine locales. Bull. Soc. méd. Hôp. Paris **39**, 1846 (1924). — OEDER, JÜRGEN: Zur Behandlung der chirurgischen Tuberkulose mit Tierserumeinspritzungen. Münch. med. Wschr. **74**, Nr 6, 240 (1927). — OEHLECKER: (a) Die Behandlung der Knochen- und Gelenkstuberkulose. Med. Klin. **20**, 851 (1924). (b) Über Knochen- und Gelenktuberkulose. Dtsch. med. Wschr. **44**, Nr 24, 671 (1918). — OEHME, W.: Über Erythema nodosum und seine Beziehung zur Tuberkulose. Arch. Heilk. **18**, 426 (1877). — D'OELSNITZ: Ein Beitrag zur richtigen Bewertung der Indikationen der Intensität und der nützlichen Dauer von Sonnenbestrahlungen bei tuberkulösen Affektionen im Kindesalter. J. de Physiother. **1913**. — OGAWA, TOYO: Untersuchungen über Komplementbindung bei Tuberkulose. I. Mitteilung: Beziehungen zwischen Antigen aus säurefesten Bakterien und Seren Tuberkulöser. Z. Immun.forschg **43**, 339 (1925). — OHNAWA, JURO: Experimentelle Studien über Doppelinfektion von Tuberkulose und Syphilis. Ref. Zbl. Hautkrkh. **11**, 147 (1924). — OLÁH, D.: Die Rolle des Thoriums-X (Doramad) in der Hauttherapie. Ref. Zbl. Hautkrkh. **20**, 46 (1926). — OLIVER: Lichen scrofulosorum. Arch. of Dermat. **14**, 471 (1926). — OLIVER, E. LAWRENCE: The use of ultraviolet light in erythema induratum. Arch. of Dermat. **6**, 619 (1922). — OLIVERA ALEJANDRO: Die Tuberkulose der Luiker. Zit. Zbl. Hautkrkh. **18**, 91 (1926). — OMICHI, N.: Die Blutsenkungsgeschwindigkeit im Gebiete der Dermatologie und der Urologie. Zit. Zbl. Hautkrkh. **20**, 437 (1926). — ONAKA: Über die passive Übertragung der Tuberkulinüberempfindlichkeit. Z. Immun.forschg **5**, 264 (1910). — ONAKA, M.: Weitere Studien zur Übertragung der Tuberkulinempfindlichkeit. Z. Immun.forschg **7**, 507 (1910). — ONODI, A.: Über die Therapie der Tuberkulose der oberen Luftwege. Arch. f. Ohrheilk. **101**, H. 3, 147 (1918). — OPIFICIUS, MARIE: Ein Fall von benignem Miliarlupoid. Arch. f. Dermat. **86**, 239 (1907). — OPITZ, KOTZULLA und WATJEN: Der Einfluß des Sanocrysins auf die experimentelle Kaninchentuberkulose. Beitr. Klin. Tbk. **66**, 441 (1927). — OPPENHEIM, M.: (a) Acne conglobata und papulonekrotisches Tuberkulid. Wien. dermat. Ges., Sitzg 4. Dez. 1924. Ref. Zbl. Hautkrkh. **16**, 644. (b) Acne conglobata als Basis einer eigenartigen Hauttuberkulose. Wien. dermat. Ges., Sitzg 28. Febr. 1924. Zbl. Hautkrkh. **12**, 241. (c) Knoten- und Strangbildung nach Morphiuminjektionen (Pseudosarkoid). Wien. dermat. Ges., Sitzg 14. Okt. 1920. Arch. f. Dermat. **137**, 86. (d) Sarkoid. Wien. dermat. Ges., Sitzg 10. Juni 1920. Arch. f. Dermat. **137**, 74. (e) Tuberkulide Exantheme. Wien. dermat. Ges., Sitzg 26. Juni 1919. Arch. f. Dermat. **133**, 108. (f) Eigentümliche Acne, einem papulonekrotischen Tuberkulid ähnlich. Wien. dermat. Ges., Sitzg 31. Mai 1928. Zbl. Hautkrkh. **28**, 661. (g) Lichen scrofulosorum. Arch. f. Dermat. **125**, 661 (1920). (h) Lupus vulgaris als Ursache eines Ulcus chron. simplex vulvae et ani. Wien. dermat. Ges., Sitzg 7. Mai 1925. Zbl. Hautkrkh. **18**, 155. (i) Syphilisverlauf und JARISCH-HERXHEIMER-Reaktion, das Verhalten der Ausscheidung von Quecksilber und Salvarsan bei dieser. Wien. klin. Wschr. **36**, Nr 1, 7 (1923). (k) Eigentümliches papulonekrotisches Tuberkulid. Wien. dermat. Ges., Sitzg 23. Okt. 1924. Zbl. Hautkrkh. **16**, 381. (l) Über urethrale Tuberkulinreaktion. Wien. klin. Wschr. **21**, Nr 37, 1294 (1908). (m) Acne conglobata et indurata mit späteren Erscheinungen einer tuberkulösen Hauterkrankung. Wien. dermat. Ges., Sitzg 3. Nov. 1921. Zit. Zbl. Hautkrkh. **3**, 426. (n) Subcutane Lupoide nach subcutanen Injektionen. Dtsch. dermat. Ges. 11. Kongr. Wien **1913**. Arch. f. Dermat. **1914**, 119 u. 1920. (o) Über Hautveränderungen Erwachsener im Anschluß an die PIRQUETsche Reaktion. Wien. klin. Wschr. **20**, Nr **32**, 974 (1907). (p) Fall von polymorpher tuberkulöser Hautinfektion. Wien. dermat. Ges., Sitzg 28. Febr. 1912). Ref. Arch. f. Dermat. **112**, 535 (1912). (q) Bildung von tuberkuloidem Gewebe. Arch. f. Dermat. **125**, 531 (1917). (r) Zur Ätiologie des BOECKschen Sarkoids. (Lupoids.) Arch. f. Dermat. **138**, 326 (1922, Kongreßber.). (s) Lupus vulgaris. Arch. f. Dermat. **115**, 392 (1913). — OPPENHEIM, M. u. J. KLAAR: Über Beziehungen der Tuberkulose und Syphilis zur Acne conglobata. Arch. f. Dermat. **153**, 335 (1927). — OPPENHEIM, M. u. E. WECHSLER: Cutanreaktion nach v. PIRQUET bei gesunder und erkrankter Haut. Wien. med. Wschr. **63**, 2727 (1913). — OPPENHEIMER, R.: (a) Tuberkulosenachweis durch beschleunigten Tierversuch. Münch. med. Wschr. **1911**, 2164. (b) Tuberkulosenachweis durch verkürzten Tierversuch. Dtsch. med. Wschr. **47**, Nr 51, 1557 (1921). — OREL, H.: Die Pseudoreaktion bei intracutaner Prüfung nach SCHICK und DICK und ihre Beziehungen zur Tuberkulinempfindlichkeit. Z. exper. Med. **50**, 469 (1926). — ORLIANSKI, A.: Beitrag zur Frage der Eigenharnreaktion nach WILDBOLZ. Med. Klin. **17**, Nr 45, 1365 (1921). — ORMSBY: (a) Erythema ab igne Retiform Pigmentation. Arch. of Dermat. **12**, 425 (1925). (b) Lupus vulgaris. Chicago dermat. Soc., 16. April 1909. Amer. J. cutan. Dis. **1910**, 267 u. Arch. of Dermat. **12**, 432 (1925). — ORMSBY and MITCHELL: Sarcoid. Arch. of Dermat. **7**, 712 (1923). — ORTH: (a) Jahresberichte für 1907/08. Charité-Ann. **33**. (b) Über einige Tuberkulosefragen. Berl. klin. Wschr. **55**, 76 (1918). (c) Über Rinder- und Menschentuberkulose. Tuberculosis **11**, 193 (1912). (d) Über einige Tuberkulosefragen. Münch. med. Wschr. **65**, Nr 6, 167 (1918). (e) Die Wirksamkeit des KOCHschen Heilmittels gegen Tuberkulose. Klin. Jb. **1891**, Erg.-Bd., 494. (f) Bedeutung der Rinderbacillen für den Menschen. Dtsch. med.

Wschr. **39**, Nr 10, 481 (1913). — Orth, J.: Welche morphologischen Veränderungen können durch Tuberkelbacillen erzeugt werden? Verh. dtsch. Path. Ges. **1900** u. **1901**. — Orth, I. u. L. Rabinowitsch: Über experimentelle enterogene Tuberkulose. Virchows Arch. **194**, Beih., 305 (1908). — Oshikawa, K.: Beziehungen zwischen Antigen und Antikörperbildung. Z. Immun.forschg **33**, 306 (1922). — Ossoinig: Über die negative Phase. Mschr. Kinderheilk. **29**, 357 (1925). — Ossoinig, K.: (a) Zur Frage der Tuberkuloseschutzimpfung mit dem Langerschen Impfstoff. Arch. Kinderheilk. **80**, 259 (1927). (b) Über Schwankungen der Tuberkulinempfindlichkeit nebst einigen Bemerkungen über das Auftreten der Meningitistuberkulose. Beitr. Klin. Tbk. **63**, 895 (1926). (c) Über Schwankungen der Tuberkulinempfindlichkeit. II. Mitteilung. Beitr. Klin. Tbk. **64**, 652 (1926). — Ostermann, A.: Die Bedeutung der Kontaktinfektion für die Ausbreitung der Tuberkulose. Z. Hyg. **60**, 375 (1908). — Ostrowski, Stanislaw: Der Stand der Alkalireserve im Blute bei Syphilis und Hauttuberkulosekranken, mit gleichzeitiger Untersuchung des Einflusses des vegetativen Nervensystems. Arch. f. Dermat. **154**, 368 (1928). — Osumi, Simpachi: Über die, Spezifität der Komplementablenkungsreaktion bei Tuberkulose. Z. Immun.forschg **40**, 237 (1924). — Otto, A.: Sechsjährige Erfahrungen bei der Behandlung der Lungentuberkulose mit den Partialantigenen nach Deycke-Much. Münch. med. Wschr. **67**, Nr 40, 1139 (1920).

Pachner, E.: Über die Sonnenbehandlung der Kehlkopftuberkulose. Münch. med. Wschr. **66**, Nr 9, 239 (1919). — Paetzold: Über die isolierte primäre Tuberkulose des Ohrläppchens. Z. Chir. **84**, 469 (1908). — Pagani-Cesa, A.: Contributo istologico allo studio dell'eritema induratum del Bazin. Pediatria **32**, 1380 (1924). — Pagel: Die allgemeinen pathologischen Grundlagen der Tuberkulose. Berlin 1927. — Pagel, W.: Die Gewebsreaktionen des Meerschweinchens bei der experimentellen Infektion mit Tuberkelbacillen. Beitr. Klin. Tbk. **61**, 641 (1925). — Pagenstecher, Al.: Über Röntgenbehandlung des Lupus mittels Leichtfilter. Fortschr. Röntgenstr. **22**, 35. — Pal, Jobst: Über eine neue Behandlungsmethode des Lupus. Ref. Zbl. Hautkrkh. **29**, 687 (1929). — Palmieri, V. M.: A proposito di una nuova reazione intracutanea nella tubercolosi della pelle. Riforma med. **39**, 148 (1923). — Paneth, Otto: Über Tuberkulinbehandlung mit Stauung. Wien. klin. Wschr. **23**, Nr 47, 1021 (1920). — Papin et Vafiades: Tuberculose primitive de la glande de Cooper. J. d'Urol. **13**, 280 (1923). — Paraf, Jean: Réaction tuberculinique et anaphylaxie. C. r. Soc. Biol. 88, 1191 (1923). — Parisot, J. et Mariot: Salze seltener Erden bei der Behandlung lokaler Tuberkulosen. Ref. Zbl. Hautkrkh. **2**, 81 (1921). — Parthes, Georg: Über Rhinoplastik mittels Visierlappen und über Stomatoplastik aus der Kopfhaut. Arch. klin. Chir. **142**, 572 (1926). — Pasini, A.: (a) La tubercolina nella cura del lupus volgare. Giorn. ital. Dermat. **67**, 70 (1926). (b) Über einige mit Aurum-Kal. cyanat. behandelte Fälle von Hauttuberkulose. Giorn. ital. mal. vener. Pelle **54**, 412 (1913). (c) Tuberculide migliariforme micropapulosa. Ref. Zbl. Hautkrkh. **5**, 311 (1922). — Passow, Arnold: Allgemeine und lokale Bestrahlung mit ultraviolettem Licht bei skrofulösen Augenleiden. Med. Klin. **15**, 1307 (1919). — Pauli, W. E. u. E. Sulger: Über die baktericide Wirkung von Röntgenstrahlen in ihrer Abhängigkeit von äußeren Faktoren. Strahlenther. **29**, 128 (1928). — Pautrier, L.: (a) Sarcoides et syphilis. Nécessité d'une revision du groupe des sarcoides. Ann. de Dermat. **1914**, **344**. (b) Tubercol. cutan. atyp. Boll. Mal. Ven. **1903**, 10. (c) La conception actuelle de la tuberculose. Bull. méd. **1903**, 982 (zit. nach Lew.). (d) Sarcoides de Boeck chez une syphilitique. Guérison par le Salvarsan. Bull. Soc. franç. Dermat. **25**, 113 (1914). (e) Sur le traitement du lupus tuberculeux à forme ulcereuse et végétante. Bull. de Thér., 3. Nov. **1903**. (f) Über die tuberkulöse Natur des Angiokeratoms und über familiäre Tuberkulide. Arch. f. Dermat. **69**, 145 (1904). (g) Sarcoide hypodermique de type Darier, avec W.R. positif, guérie par des injections de benzoate d'hydrargyre. Bull. Soc. franç. Dermat. **25**, 253 (1914). (h) Tuberculides de la face (forme intermédiaire à l'acnitis et la lupoide miliaire). Bull. Soc. franç. Dermat. **32**, Réun.-Strasbourg 63 (1925). (i) Lupoides miliaires de la face d'origine tuberculeuse. Bull. Soc. franç. Dermat. **34**, 802 (1927). — Pautrier, L. M. et Olga Eliascheff: Lupoides miliaires disséminées du tronc et des membres supérieurs. Bull. Soc. franç. Dermat. **28**, Réun. Strasbourg, 64 (1921). — Pautrier, L. et Fage: Lupus de la cuisse ulcéreux et végétant à marche serpigineuse etc. Ann. de. Dermat **1908**, 30. — Pautrier, L. et P. Fernet: (a) Forme anormale aiguë de sarcòides en plaques étendues à extension rapide. Bull. Soc. Hôp. Paris 15. März **1909**, 421. (b) Lésion tuberculeuse chancriforme de la lèvre supérieure. Bull. Soc. franç. Dermat. **23**, 491 (1912). (c) Tuberculides papulo-nécrot. ayant simulé les lésions de prurigo infecté. Bull. Soc. franç. Dermat. **1909**, No 7, 258. — Pautrier, L. M. et Glasser: Lupoides miliaires et tuberculides de la face. Bull. Soc. françc. Dermat. **34**, 280 (1927). — Pautrier, L. M. et G. Lévy: (a) Erythème induré de Bazin. Bull. Soc. franç. Dermat. **32**, Réun. Strasbourg 85 (1925). (b) Trois cas d'érythro-cyanose symétrique sus malléolaire. Bull. Soc. franç. Dermat. **34**, 300 (1927). — Pautrier, L. et Maurel: Epithéliome disséminé a foyers multiples développé sur lupus. Bull. Soc. franç. Dermat. **24**, 524 (1913). — Pautrier, L. M. Rietmann et Salmon: Tuberculose ulcéreuse et végétante des pieds. Bull. Soc. franç. Dermat. **31**, Réun. Strasbourg, 39 (1924). — Pautrier, L. M. et Robert: Sarcoides hypodermiques à tendance atrophique de la face. Bull. Soc. franç. Dermat. **32**, Rèun. Strasbourg 119 (1925). Pautrier, L. M. et Alice Ullmo: (a) Erythrocyanose sus-malléolaire coexistant avec des engelures ulcérées et du livedo annulaire des quatre membres. Bull. Soc. franç. Dermat. **35**, 80 (1928). (b) Tuberculides papulo-nécrotiques des membres supérieurs et inférieurs et tuberculides ulcéreuses des jambes. Bull. Soc. franç. Dermat. **34**, 270 (1927). — Pawlov, S. T.: Materialien zur Frage der Parapsoriasis. Ref. Zbl. Hautkrkh. **18**, 195 (1926). — Pawlow, M.: Einwirkung von Lymphocyten auf Tuberkelbazillen. Z. Immun.forschg **38**, 181 (1923). — Payr: Lupusoperation. Dtsch. Z. Chir. **100**, 398 (1911). — Peacock, P. R.: Quantitative data in tissue reactions to ultraviolet radiations. Lancet **209**, 369 (1925). — Peemöller, Fr.: Die physikalische Bedeutung des Pigments. Strahlenther. **28**, 168 (1928). Pehu: Sur les gommes tuberculeuses de la peau observées chez le nourrisson. Ref. Zbl. Hautkrkh. **14**, 457. — Pelc Hynek: Über Lupus in der tschechoslovakischen Republik. Prag: Mlada Generace Lékařu 1927. Ref. Zbl. Hautkrkh. **26**, 73 (1928). — Peli, Gino: Lichen nitidus Pinkus. Giorn. ital. Dermat. **68**, 1237 (1927). — Peller, S.: Zur Kenntnis der Livedo racemosa non syphilitica. Dermat. Wschr. **73**, 1157 (1921). — Pellizari: Della Fototerapia. Salerno 1908 (zit. nach Lew.). — Per, M. I.: Zum Studium der tumorartigen Formen der Hauttuberkulose. Ein seltener Fall von Tuberculosis cutis fungosa et vegetans. (Riehl). Dermat. Wschr. **86**, 229 (1928). — Perlmann: Livedo racemosa. Schles. dermat. Ges. Breslau, Sitzg 18. Nov. 1922. Zbl. Hautkrkh. **7**, 309 (1923). — Perlmann, Anna: Livedo racemosa bei Lues. Schles. dermat. Ges., Sitzg 9. Juni 1923. Ref. Zbl. Hautkrkh. **7**, 309 (1923). — Pernet, G.: (a) Case of acne agminata (Radcliffe-Crocker). Verh. roy. Soc. Med. Derm. **10** (19. Juli 1917). (b) Case of Lupus vulgaris exuberans complicated by epithelioma. Roy. Soc. Med. Dermat. Abt. 26, Sitzg 18. Nov. 1915. — Perona, Pietro: Reazioni ematiche alla tuberculina. Importenza dello schema neutrofilo di Arneth. Ref. Zbl. Hautkrkh. **8**, 17 (1923). — Perrachia, Gian, Carlo: Die Serumreaktion Daranyis bei der Tuberkulose und ihr klinischer Wert. Beitr. Klin. Tbk. **67**, 641 (1927). — Perthes: (a) Über die Strahlenbehandlung bösartiger Geschwülste. Strahlenther. **12**, 1131 (1921). (b) Die biologischen Wirkungen der Röntgen-Strahlen. Strahlenther. **14**, 738 (1923). — Perthes, G.: (a) Über Strahlenimmunität. Münch. med. Wschr. **71**, Nr 38, 1301 (1924). (b) Über Rhinoplastik mittels Visierlappen und über Stomatoplastik aus der Kopfhaut. Arch. klin. Chir. **142**, Kongreßber., 572 (1926). — Perutz: Chilblain-Lupus. Wien. dermat. Ges., Sitzg 24. Mai 1917. Arch. f. Dermat. **125**, 174. — Perutz, Alfred: Zur Lichtbehandlung der Erythrocyanosis crurum puell. Strahlenther. **29**, 283 (1928). — Perutz, A. u. H. Kaiser: (a) Zur Pathogenese der Livedo racemosa (Ehrmann). Arch. f. Dermat. **148**, 313 (1925). (b) Über Reaktionsfähigkeit der Haut mit besonderer Berücksichtigung der percutanen Tuberkulinreaktion. Arch. f. Dermat. **146**, 481 (1924). — Pesch, K. u. H. Simchowitz: Die Züchtung von Tuberkelbacillen unmittelbar aus Sputum nach Löwenstein-Sumiyoshi. Münch. med. Wschr. **72**, Nr 38, 1592 (1925). — Peter, F. M.: Über Chilblainlupus. Dermat. Wschr. **80**, 738 (1925). — Peters, R.: Über diagnostische Bedeutung der v. Pirquetschen Cutanprobe an der Hand einer größeren Statistik. Beitr. Klin. Tbk. **47**, 130 (1921). — Peters, W.: Die Tuberkulose des Penis. Bruns' Beitr. **122**, 647 (1921). — Peters, R. u. W. Brock: Die Hauttuberkulose im Rahmen der neueren pathogenetischen und pathologisch-biologischen Forschung. Arch. f. Dermat. **146**, 111 (1924). — v. Petersen: Über Behandlung des Lupus mit Stauungshyperämie. Dtsch. derm. Ges., 10. Kongr. Frankfurt a. M. **1908**, 372. — Petersen, O. H.: (a) Die Einrichtungen für natürliche und künstliche Besonnung in der städtischen chirurgischen Klinik zu Dortmund. Strahlenther. **14**, 50 (1923). (b) Die neueren Methoden der unblutigen Therapie der Halsdrüsentuberkulose. Ther. Gegenw., April **1914**. (c) Erfahrungen mit der Röntgenbestrahlung der Lymphdrüsentuberkulose. Strahlenther. **4**, 272 (1914). — Petges: (a) Sporotrichose des Handrückens; Möglichkeit einer Verwechslung mit Tuberculose cutis verrucosa. Ref. Arch. f. Dermat. **122**, 211 (1918). (b) Prurit féroce et érythrodermie exfoliante généralisée d'origine tuberculeuse. Bull. Soc. franç. Dermat. **28**, 233 (1921). — Petges et Desqueyroux: (a) Tuberculose inflammatoire et psoriasis. Ann. de Dermat. **1913**, 129. — (b) Tuberkulose und Psoriasis. Ann. de Dermat., März **1913**. Petroff, S. A.: (a) A new and rapid method for the isolation and cultivation of tubercle bacilli etc. J. of exper. Med. **21**, 38 (1916). (b) Immunological studies in tuberculosis. II. etc. J. of Immun. **9**, 309 (1924). (c) Die Komplementbindungsreaktion bei Tuberkulose. Z. Tbk. **39**, 100 (1924). — Petroff, S. A. and F. W. Stewart: Immunological studies in tuberculosis. III. Concerning allergie reactions obtained in animals sensitized with killed tubercle bacilli. J. of Immun. **10**, 677 (1925). — Petruschky: (a) Tuberkulose-Bekämpfung und percutane Behandlung. Klin.-ther. Wschr. **23**, Nr 10. (b) Zur Kritik des Kritisierens. Beitr. Klin. Tbk. **61**, 611 (1925). (c) Über eine Vereinfachung der spezifischen Therapie für die spezifische Tuberkulosebekämpfung in größerem Stil. Beitr. Klin. Tbk. **30**, 217 (1914). — Petruschky, J.: (a) Zur Kritik der percutanen Tuberkulosebehandlung. Münch. med. Wschr. **69**, Nr 23, 865 (1922). (b) Ergänzungen zu den vorstehenden Bemerkungen SPENGLERS. Beitr. Klin. Tbk. **31**, 131 (1914). — PETSCHACHER, L.: Die Kolloidstabilität des Blutserums und ihre Bedeutung für die interne Meditin. Wien. klin. Wschr. **37**, Nr 48/49, 1234 (1924). — PEYRER: Zur Tuberkuloseinfektion. Wien. klin. Wschr. **23**, Nr 23, 488 (1920). — PEYRER, K.: (a) Erythema nodosum (nach einer Dermotubinprobe aufgetreten). Wien. med. Wschr. **76**, 438 (1926). (b) Jahreszeitliche Schwankungen der Tuberkulinempfindlichkeit und mancher tuberkulöser Erkrankungen. Beitr. Klin. Tbk. **48**, 137 (1921). (c) Tuberkulinbeobachtungen. Beitr. Klin. Tbk. **51**, 283 (1922). — PEYRER, R.: Trichophytin und Tuberkulin. Wien. klin. Wschr. **38**, Nr 5, 147 (1925). — PEYRI, A.: Zwei Fälle von cutaner Tuberkulose behandelt mit Sanocrysin. Ref. Zbl. Hautkrkh. **21**, 325 (1927). — PEYRI, J.: Ein Fall von Toxituberkulid der Zunge. Ref. Zbl. Hautkrkh. **12**, 467 (1924). — PFANNENSTIEL, W.: (a) Zusammenfassende Studie über die Ergebnisse der Serodiagnostik der Tuberkulose und Lepra. Erg. Hyg. **6**, 103 (1924). (b) Ergebnisse der Serodiagnostik der Tuberkulose und Lepra. Zbl. Hautkrkh. **21**, 1 (1927). PFANNENSTILL: Ein neues Heilverfahren bei Tuberkulose der oberen Luftwege. Zbl. Ther. **29**, H. 1/2. — PFANNENSTILL, S. A.: Über die Behandlung der Larynxtuberkulose mittels NaJ und Natriumhypochlorit. Zit. Internat. Zbl. Tbk. **12**, 81 (1918). — PFEIFFER, AUG.: Tuberkelbacillen in der lupös erkrankten Conjunctiva. Berl. klin. Wschr. **20**, 431 (1883). — PFEIFFER, V.: Über einen Fall von herdweiser Atrophie des subcutanen Fettgewebes. Arch. klin. Med. **50**, 438 (1892). — PFENNINGER, W.: Über die Beziehungen der Tiertuberkulose zur Tuberkulose des Menschen. Schweiz. med. Wschr. **52**, 54 (1922). — PFLÜGER, W.: Über Tuberkulinreaktionen, insbesondere zur Frage der „spezifischen Tuberkulinlymphangitis". Z. Kinderheilk. **41**, 692 (1926). — PHILIPP, ROBERT: Treatment of tuberculosis by sanocrysin. Edinburgh med. J. **34**, Nr 3, 121. — PHILIPPSON, A.: LANDERERS Tuberkulosebehandlung kritisch beleuchtet und für Lupus modifiziert. Ther. Halbmh. **1920**, 331. — PHILIPPSON, L.: (a) Über die Tuberkulinreaktionen bei Lupus. Festschrift UNNA 1910, S. 184. (b) Die Prophylaxe des Lupus. Ref. Zbl. Hautkrkh. **10**, 446 (1914). (c) Der Lupus, seine Pathologie, Therapie und Prophylaxe (übersetzt von JULIUSBERG). Berlin: Julius Springer 1911. (d) Fall von tertiärer Lues der Nase. Ref. Arch. f. Dermat. **97**, 341 (1909). (e) Über die Pathogenese des Lupus und ihre Bedeutung für die Behandlung desselben. Arch. f. Dermat. **67**, 73 (1903). (f) Appunti sulla campagna contro il lupus volgare. Giorn. ital. Mal. vener. Pelle **57**, 282 (1916). — PHILLIPS: Lupus vulgaris and radiodermatitis. Arch. of Dermat. **12**, 759 (1925). — PIC, A.: Erythème noueux et tuberculose. Lyon méd. **117b**, 1527 (1911). — PICK, ERWIN: (a) Über säurefeste Bacillen bei Acne conglobata. Dermat. Wschr. **74**, 345 (1922). (b) Zur Ätiologie des Granuloma annulare. Dermat. Wschr. **79**, 1603 (1924). — PICK, W.: (a) Über einen Spirochätenbefund bei einer framboesiformen Hauterkrankung. Arch. f. Dermat. **85**, 1 (1907). (b) Über die persistierende Form des Erythema nodosum. Arch. f. Dermat. **72**, 361 (1904). (c) Zur Kenntnis der Acne teleangiektodes Kaposi. (Acnitis Barthélemy). Arch. f. Dermat. **72**, 193 (1904). (d) Über die Einschlüsse im Lupusgewebe. Arch. f. Dermat. **78**, 185 (1906). (e) Lichen ruber planus mit tuberkuloider Struktur. Wien. dermat. Ges., Sitzg 20. Mai 1926. Ref. Zbl. Hautkrkh. **21**, 151. — PICKERT, M.: (a) Über natürliche Tuberkulinresistenz. Dtsch. med. Wschr. **35**, Nr 23, 1013 (1909). (b) Über das gesetzmäßige Auftreten von Tuberkulin-Antikörpern im Laufe der spezifischen Behandlung und seine Bedeutung für die Therapie. Dtsch. med. Wschr. **35**, Nr 1514 (1909). — PICKERT u. LOEWENSTEIN: Eine neue Methode zur Prüfung der Tuberkulinimmunität. Dtsch. med. Wschr. **1908**, 2262. — PINARD, M., P. VERNIER et VERSINI: Lupus étendu de la joue amélioré par les sels d'or. Bull. Soc. franç. Dermat. **35**, 565 (1928). — PINCUSSEN, L.: (a) Die physikalischen und chemischen Grundlagen der Lichtbehandlung. Dtsch. med. Wschr. **47**, Nr 11, 291 (1921). (b) Licht und Stoffwechsel. Strahlenther. **28**, 103 (1928). — PINCZOWER: Erythema induratum und papulo-nekrotische Tuberkulide. Schles. dermat. Ges., Sitzg 20. Juni 1925. Ref. Zbl. Hautkrkh. **18**, 750. — PINKUS: Lichen nitidus bei Tuberkulose. Berl. dermat. Ges., Sitzg 12. Febr. 1924. Ref. Zbl. Hautkrkh. **12**, 122. — PINKUS, F.: (a) Über eine neue knötchenförmige Hauteruption: Lichen nitidus. Arch. f. Dermat. **85**, 11 (1907). (b) Hauttuberkulose (Sammelreferat). Med. Klin. **17**, 1371 (1921). — PINNER, M.: (a) Complement fixation in tuberculosis. Amer. Rev. Tbk. **11** u. **12**. (b) Untersuchungen mit WASSERMANN: Tuberkulose-Antigen. Z. Tbk. **41**, 323 (1925). (c) Die Serodiagnose der Tuberkulose. Tbk. Bibl. **28**. Leipzig: Joh. Ambros. Barth 1927. (d) Complement fixation in tuberculosis with WASSERMANNS Antigen. Amer. Rev. Tbk. **11**, 139 (1925). — PIORKOWSKI: Zur Lichttherapie des Lupus. Berl. klin. Wschr. **45**, 1973 (1908). — PIORKOWSKI, M.: Zur Behandlung der Tuberkulose mit Schildkröten-Tuberkelbacillen. Dtsch. med. Wschr. **40**, Nr 17, 840 (1914). — v. PIRQUET, C.: (a) Allergie. Berlin: Julius Springer 1910. (b) Über lokale Tuberkulinreaktionen. KRAUS u. LEVADITIS Handbuch der Technik und Methodik der Immunforschung. 1. Erg.-Bd., S. 191, 1911. (c) Das Verhalten der cutanen Tuberkulinreaktion während der Masern. Dtsch. med. Wschr. **34**, 1297 (1908). (d) Die Wiederkehr der Reaktionsfähigkeit auf Tuberkulin an verschiedenen Körperstellen nach dem Verschwinden der Masernanergie. Wien. med. Wschr. **63**, 2518

(1913). (e) Die traumatische Cutanreaktion. Z. exper. Med. **4**, 181 (1916). — v. Pirquet, Cl.: (a) Klinische Studien über Vaccination und vaccinale Allergie. Berlin-Wien: Franz Deuticke 1907. (b) Demonstration zur Tuberkulindiagnose durch Hautimpfung. Berl. klin. Wschr. **44**, 699 (1907). (c) Der diagnostische Wert der cutanen Tuberkulinreaktion bei der Tuberkulose des Kindesalters auf Grund von 100 Sektionen. Wien. klin. Wschr. **20**, 1123 (1907). (d) Tuberkulindiagnose durch cutane Impfung. Berl. klin. Wschr. **44**, 644 (1907). — v. Pirquet, C. u. B. Schick: (a) Zur Frage des Agressins. Wien. klin. Wschr. **18**, Nr 17, 431 (1905). (b) Zur Theorie der Inkubationszeit. Wien. klin. Wschr. **16**, Nr 26, 758 (1903). Pissavy, A. et S. Bernard: Cuti-réaction et anticorps tuberculeux. Revue de la Tbc. **3**, 497 (1922). — Pitcher, H. F.: Phototherapy in benign diseases of the skin. Amer. J. Electrother. a. Radiol. **39**, 4 u. 143 (1921). — Pizzini, L.: Tuberkelbacillen in den Lymphdrüsen Nichttuberkulöser. Z. klin. Med. **21**, 329 (1892). — Plancherel, Ch.: Beitrag zur Lehre vom Boeckschen Sarkoid. Dermat. Z. **21**, 676 (1914). — Planner: (a) Fremdkörpertumoren nach Hg.-Injektionen. Wien. dermat. Ges., Sitzg 1. Dez. 1921. Ref. Zbl. Hautkrkh. **4**, 102. (b) Scrophulodermata nach subcutanen Morphiuminjektionen. Wien. dermat. Ges., Sitzg 4. Mai 1922. Ref. Zbl. Hautkrkh **13**, 329 (1923). (c) Lupus vulgaris. Wien. dermat. Ges., Sitzg 22. Mai 1924. Zbl. Hautkrkh. **13**, 337. — Planner, H.: Beitrag zur Klinik der papulonekrotischen Tuberkulide. Wien. med. Wschr. **76**, 919 (1926). v. Planner, H.: Über Angiomatose der Haut, zugleich ein Beitrag zur Frage des Angiokeratoma Mibelli. Wien. med. Wschr. **63**, 2345 (1913). — Planner, H. u. F. Remenowsky: Beiträge zur Kenntnis der Ulcerationen am äußeren weiblichen Genitale. Arch f. Dermat. **140**, 162 (1922). — Planner-Wildinghof, K.: Tuberkulose-Epidemie in Sibirien. Beitr. Klin. Tbk. **47**, 212 (1921). — Platz, O.: Über eine diagnostische Tuberkulinsalbe. Münch. med. Wschr. **69**, Nr 46, 1606 (1922). — Ploeger: Erythema induratum Bazin, auch an den Fingern. Ref. Zbl. Hautkrkh. **14**, 31. Münch. dermat. Ges., Sitzg 19. Mai 1924.. — Plum, Aage: Les affections de l'oreille moyenne dans le lupus vulgaris. Acta oto-laryng. (Stockh.) **4**, H. 1, 96 (1922). — Podvijssotzkaja, O.: Experimentelle Studien über die Infektiosität der Hauttuberkulose. Ref. Zbl. Hautkrkh. **24**, 758 (1927). — Podwissotsky, O. N.: Autohämotherapie bei Hauttuberkulose. Zit. Zbl. Hautkrkh. **9**, 462. — Pöhlmann: Zur Frage des sog. benignen Miliarlupoids (Boeck-Darier). Arch. f. Dermat. **102**, 109 (1910) Pöppelmann, W.: Behandlung der Tuberkulose mittels Hautimpfung mit Tuberkulin. Berl. klin. Wschr. **47**, 1930 (1910). — Pohl-Drasch, Gabriele: Beobachtungen über cutane und subcutane Impfungen mit Tuberkulin. Beitr. Klin. Tbk. **51**, 177 (1922). — Poix, G.: La vaccination préventive contre la tuberculose etc. Presse méd. **36**, 868 (1928). — Pokorny, A.: Zur Klinik und Histologie des Angiolupoids sowie seiner Beziehungen zum Angiokeratom. Arch f. Dermat. **143**, 66 (1923). — Polak, J. E.: Ein Beitrag zur Kenntnis der Ätiolgie und Pathologie der Livedo racemosa. Arch. f. Dermat. **143**, 193 (1923). — Pollak, R.: Erythema nodosum und Tuberkulose. Wien. klin. Wschr. **25**, Nr 32, 1223 (1912). — Polland, R.: (a) Über die Beziehungen gewisser Formen exfoliativer Erythrodermien zur Tuberkulose. Dermat. Z. **21**, 665. (b) Ein Fall von Lupus erythematodes mit Erythema induratum. Dermat. Z. **11**, 482 (1904). (c) Lupus pernio. Dermat. Z. **13**, 791 (1906). (d) Beitrag zur Klinik iund Pathogenese der exfoliativen Erythrodermien. Arch. f. Dermat. **101**, 321 (1910). — Polland, R. u. E. Kiene: Zur Behandlung tuberkulöser Hauterkrankungen mit den Partigenen nach Deycke-Much. Dermat. Z. **31**, 219 (1920). — Pollitzer, S.: Note on a case of sarcoid. J. comp. Dermat. **26**, 15 (1908). — Polzin: (a) Boecksches Sarkoid. Frühjahrstagg Ver. rhein.-westfäl. Dermat. Essen, 16. Mai 1926. Ref. Zbl. Hautkrkh. **21**, 46 (1927). (b) Lupuscarcinom. Essen. dermat. Ges., Sitzg 7. Febr. 1925. Zit. Zbl. Hautkrkh. **16**, 641. — Pomaret: Etat actuel du traitement des tuberculoses par les chimiothérapies antilépreuses. Progrès méd. **53**, 567 (1925). — Poncet, A. et R. Leriche: La tuberculose inflammatoire de la peau. Lyon méd. **118**, 217 (1912). — Ponndorf: (a) Meine Tuberkulose-Behandlung. Beitr. Klin. Tbk. **48**, 248 (1921). (b) Beitrag zut Heilung der Tuberkulose. Münch. med. Wschr. **61**, Nr 14/15, 750 (1914). (c) Stellungnahme zu wichtigen Fragen der Hautimpfung. Münch. med. Wschr. **70**, Nr 40, 1253 (1923). — Poor, Ferencz: (a) Die Beziehungen der tuberkulösen Krankheiten der Haut zur Immunisierung des Organismus. Ref. Zbl. Hautkrkh. **23**, 541 (1927). (b) Die intravenöse Behandlung des Lupus mit Aurum-Kal. cyanat. Dtsch. med. Wschr. **39**, Nr 47, 2303 (1913). — Popper, Max: (a) Über Lues Lupoides. Dermat. Wschr. **79**, 1545 (1924). (b) Über Dermatoskopie bei Finsendruckbestrahlung der normalen Haut des Menschen. Arch. f. Dermat. **158**, 158 (1929). — Porias: Acne conglobata. Wien. dermat. Ges., Sitzg 27. Jan. 1921. Ref. Zbl. Hautkrkh. **1**, 20. — Porten, Paul von der: Tuberculosis cutis ulcerosa serpiginosa universalis. Dermat. Wschr. **67**, 783 (1918). — Post, W.: Positiver Bacillennachweis im Tierversuch bei einem Fall von Lupus miliaris disseminatus faciei. Dermat. Z. **51**, 202 (1927). — Potter, F. de: (a) Sensibilisation locale aux protéines non spécifiques, provoquée par la tuberculine chez les tuberculeux. C. r. Soc. Biol. Paris **94**, 828 (1926). (b) Intradermo-réactions simultanées à la tuberculine et à diverses substances non spécifiques chez les sujets tuberculeux. C. r. Soc. Biol. Paris

94, 961 (1926). (c) Réactions tuberculiniqués avec des mélanges de tuberculine et de sérum C. r. Soc. Biol. Paris 94, 1343 (1926). (d) La filtrabilité des bacilles paratuberculeux à travers les bougies Chamberland. C. r. Soc. Biol. Paris 91, 922 (1924). — POTTHOFF, P. u. G. HEUER: Der Einfluß der ultravioletten Strahlen auf die Antikörperbildung in vivo. Zbl. Bakter. I Org. 88, 299 (1922). — PRATSICAS, ANDRé: Les rapports de la tuberculose granulique avec le purpura hémorrhagique. Ref. Zbl. Hautkrkh. 14, 61. — PRAUSNITZ, CARL: Neuere Wege zur Schutzimpfung gegen Tuberkulose. Med. Welt 1929, Nr 14, 480. PRAUSNITZ, F.: Erfahrungen mit dem diagnostischen Tuberkulin nach MORO. Münch. med. Wschr. 68, Nr 32, 1015 (1921). — PREDÖHL: Die Geschichte der Tuberkulose. Hamburg und Leipzig: Voss 1888 und Handbuch der Tuberkulose von BRAUER, SCHRÖDER und BLUMENFELD, 3. Aufl., Bd. 1. Leipzig: Joh. Ambros. Barth 1923. — PREININGER, TH.: (a) Über die diagnostische Bedeutung der Senkungsgeschwindigkeit roter Blutkörperchen in der Dermatologie. Dermat. Wschr. 80, 733 (1925). (b) Die Hauttuberkulose in der Gegend jenseits der Theiß. Zit. Zbl. Hautkrkh. 27, 660 (1928). — PREIS, KARL: (a) Ein neues Verfahren zur Unterscheidung des Tuberkelbacillus von den sog. Smegmabacillen. Ref. Arch. f. Dermat. 101, 430 (1910). (b) Säurefeste Bacillen in zwei Fällen von Perifolliculitis agminata suppurativa. Arch. f. Dermat. 92, 205 (1908). — PREISICH, K.: Zur Pathologie der Tuberkulose. Mschr. Kinderheilk. 33, 247 (1926). — PREISS, FRANZ: Zur Klinik der großknotigen Form des BOECKschen Miliarlupoids, insbesondere zur Frage ihrer Abgrenzung vom Angiolupoid (BROCQ-PATRIER). Dermat. Wschr. 86, 9 (1928). — PRIETO, GAY, J.: Zwei Fälle von Parapsoriasis guttata mit positiver WASSERMANNscher Reaktion und starker Herdreaktion auf Tuberkulin-Injektionen. Acta dermato-vener. (Stockh.) 9, 265 (1928/29). PRUDDEN, MITCHELL u. HODENPYL: Tote Tuberkelbacillen. N. Y. med. J. a. med. Rec. 1891, 11 u. 12. Ref. Zbl. Path. 1892, 298. — PRUNELL, A.: La fixation du complément et la réaction de la résorcine dans la tuberculose. C. r. Soc. Biol. Paris 95, 1319 (1926). — PÜRKHAUER: BOECKsches Sarkoid. Breslau. dermat. Ges., 17. Okt. 1908. Ref. Arch. f. Dermat. 94, 413 (1909). — PÜRKHAUER, R.: Experimentelle Untersuchungen über die Tiefenwirkung der KROMAYERschen Quarzlampe. Arch. f. Dermat. 87, 355 (1907). — PULVERMACHER, L.: (a) Ist die Haut ein innersekretorisches Organ? M. HIRSCHS Handbuch der inneren Sekretion, Bd. 3. Leipzig: Joh. Ambros. Barth. (b) Positive Trichophytinreaktion bei Lungentuberkulose und lichenoiden Tuberkuliden. Arch. f. Dermat. 125, 858 (1920). (c) Von der allergischen Konstitution der Haut und ihren Beziehungen zu endokrinen Drüsen. Arch. f. Dermat. 151, 110 (1926, Kongreßber.). — PUSEY, W. A.: (a) The use of carbo dioxid snow etc. J. amer. med. Assoc. 19. Okt. 1907. (b) The therapeutic use of refrigeration, particularly with solid carbonic dioxid. J. comp. Deramt. 28, 353 (1910).

QUENTIN: Sur un cas de leucémie aiguë atypique dans ses caractères cliniques et son évolution: Leucémie et tuberculose. Bull. Soc. méd. Hôp. Paris 40, 31 (1924). — QUERNER, E.: Über Vorkommen von Tuberkelbacillen im strömenden Blut. Münch. med. Wschr. 60, Nr 8, 401 (1913). — QUEYRET, LOUIS: Un cas d'angiokératome de Mibelli. Bull. Soc. franç. Dermat. 30, 327 (1923). — QUEYRAT et PAUTRIER: Parapsoriasis de BROCQ. Bull. Soc. Hôp. Paris 19. Juli 1907 (zit. nach. LEW).

RABINOWITSCH, L.: (a) Untersuchungen über die Beziehungen zwischen Tuberkulose der Tiere und des Menschen. Arb. path. Inst. Berlin 1906, 365. (b) Zur Frage latenter Tuberkelbacillen. Berl. klin. Wschr. 44, 35 (1907). (c) Tuberkelbacillen im Herzblut. Tuberculosis 13, 321 (1914). (d) Neuere experimentelle Untersuchungen über Tuberkulose. Dtsch. med. Wschr. 32, Nr 45, 1809 (1906). (e) Experimentelle Untersuchungen über die Virulenz latenter tuberkulöser Herde. Ztsch. Tbk. 15, 217 (1910). (f) Blutbefunde bei Tuberkulose. Dtsch. med. Wschr. 39, Nr 10, 481 (1913). — RABINOWITSCH, MARIE: Schutzimpfung mit abgeschwächten Tuberkelbacillen. Berl. klin. Wschr. 50, 114 (1913). — RABINOWITSCH-KEMPNER, L.: (a) Untersuchungen über die Serodiagnose der Tuberkulose nach NEUBERG-KLOPSTOCK im Vergleich mit der BESREDKA-Methode. Dtsch. med. Wschr. 53, 267 (1927). (b) The types of tubercle bacilli in human tuberculosis. Amer. Rev. Tbc. 15, 225 (1927). (c) Zur Serodiagnostik der Tuberkulose mit dem Extrakt BESREDKA. Dtsch. med. Wschr. Nr 12, 379 (1922). (d) Zur experimentellen Grundlage der FRIEDMANNschen Behandlungsmethode der Tuberkulose. Ther. Gegenw. 62, 1 (1921). (e) Übertragung der Tuberkulose durch filtrierbare Erreger. Dtsch. med. Wschr. 53, 1982 (1927). (f) Die Bedeutung der Haustiere für die Verbreitung der Tuberkulose. Z. Tbk. 34, 570 (1921). — RABUT: (a) Contribution à l'étude du lupous pernio. Ann. de Dermat. 1922, 227. (b) Lupus pernio. Bull. Soc. franç. Dermat. 35, 448 (1928). — RABUT, ROBERT: Contribution a l'étude du lupus pernio. Ann. de Dermat. 3, No 5, 227. — RACHID, K.: Erythème noueux et tuberculose. Presse méd. 1926, 1095 (1926). — RADAELI, AL.: (a) Cute ed immunità nella tubercolosi. L' importanza dei cutivaccini nella cura della tubercolosi cutanea. Giorn. ital. Dermat. 68, 1181 (1927). (b) Osservazioni sull'azione dei cutivaccini delle tubercolosi cutanee. (Nota prev.) Giorn. ital. Dermat. 67, 601 (1926). (c) Considerazioni sopra un caso di tubercolide papulo necrotica e nodulare. Il Dermosifilogr. 2, 381 (1927). — RADNAI, E.:

Primäre Hauttuberkulose mit metastatischen periphlebitischen Herden. Dermat. Wschr. **84**, 457 (1927). — Raebiger: Weitere Untersuchungen über die Geflügeltuberkulose. Infektionsversuche an Schweinen und Hühnern. Prüfung von Desinfektionsmitteln. Dtsch. tierärztl. Wschr. **1928** II, 701. — Raffauf, Carl S. u. H. W. Lentrodt: Über den Einfluß der Syphilis auf den Verlauf der Tuberkulose, besonders über die Wirkung der Salvarsanbehandlung bei tuberkulösen Syphilitikern. Beitr. Klin. Tbk. **57**, 381 (1924). — Rai, T.: Ein Fall papulonekrotischer Tuberkulide an der Vorhaut. Acta dermat. (Kioto) **4**, 108. — Rajka, E.: Über die Ätiologie der Granulosis rubra nasi. Dermat. Z. **48**, 185 (1926). — Ramel, E.: (a) Sarcoides de nature syphilitique, du type Boeck et lupus pernio, chez des conjoints. 10. Kongr. schweiz. dermat. Ges., Sitzg 10. April 1926. Ref. Zbl. Hautkrkh. **23**, 637 (1927). (b) Über die Gesetze der Allergie bei der experimentellen Blastomykose. 14. dtsch. dermat. Kongr. **1925**. Arch. f. Dermat. **151**, 148 (1925). (c) De la tuberculose cutanée primitive. Rev. méd. Suisse rom. **48**, 384 (1928). (d) Tuberculose verruqueuse hematogène de la face et des extremités. Guérison par la sanocrysine. Bull. Soc. franç. Dermat. **35**, 630 (1928). (e) Über die Beziehungen der Tuberkulose zur Ätiologie der Acne vulgaris und Acne conglobata. Arch. f. Dermat. **155**, 253 (1928, Kongreßber.). (f) Des relations existant entre les manifestations cliniques et histologiques de l'allergie dans certaines maladies infektieuses chroniques. Rev. méd. Suisse rom. **45**, 257 (1925). — Ramel, E. u. L. Michaud: Des manifestations cutanées consécutives à la sanocrysine. Schweiz. med. Wschr. **1927**, 296. — Ramond, Louis: Gommes tuberculeuses cutanées et sous-cutanées. Presse méd. **36**, 411 (1928). — Ramond, F. Brodin et Chabrun: Erythème noueux prégranulique. Granulie pulmonaire d'évolution particulière. Revue de la Tbc. **7**, No 4, 644 (1926). — Ranke: Bemerkungen zur klinischen Diagnose der Entwicklungsformen der menschlichen Tuberkulose. Münch. med. Wschr. **69**, Nr 3, 71 (1922). — Ranke, K. E.: Primäre, sekundäre und tertiäre Stadien der Lungentuberkulose. Dtsch. Arch. klin. Med. **119**, 201 u. 297 (1916) u. **129**, 224 (1919). — Ranque, A. et Ch. Senez: Sur une technique de réaction de fixation du complement dans la tuberculose. C. r. Soc. Biol. Paris **86**, No 1. 58 (1922). — Rapisardi, Salv.: Ricerche sulla prova di fissazione del complemento nella tuberculosi umana. Biochemica Ter. sper. **9**, 229 (1922). — Rapp, H.: Über die Röntgenbehandlung der chirurgischen Tuberkulose im Reservelazarett Bad Rappenau 1914—1918. Strahlenther. **10**, 290 (1920). — Rappin: La vaccination de la tuberculose. C. r. Acad. Sci. Paris **172**, 8, 495 (1921). — Rasch, C.: (a) Secondary lichenoid trichophytides in association with Kerion Celsi. (Lichen spinulosus trichophyt.) Brit. J. of Dermat. **28**, 9 (1916). (b) Some historical and clini^al remarks on the effect of light on the skin and skin diseases. Proc. roy Soc. Med. **20**, 11 (1926). — Ratera, J. u. S. Ratera: Die Röntgentherapie der Hautkrankheiten. Ref. Zbl. Hautkrkh. **22**, 497 (1927). — Rauschning, H.: Über konservative Behandlung der chirurgischen Tuberkulose und des Lupus durch den praktischen Arzt. Z. ärztl. Fortbildg **1924**, 328. — Ravaut, D.: Les effets curatifs des injections de néosalvarsan chez quatre malades atteints de tuberculides diverses. Bull. Soc. franç. Dermat. **24**, 308 (1913). — Ravaut, P.: (a) Lupus nodulaire traité et gueri par l'air chaud etc. Bull. Soc. franç. Dermat. **24**, 70 (1913). (b) Lupus de la face traité par l'air chaud. Bull. Soc. franç. Dermat. **22**, 432 (1911). (c) Lupus de la jone datant de 12 ans. (Electro-coagulation.) Bull. Soc. franç. Dermat. **28**, 44 (1921). (d) Lupus de la face et du thorax traité et guéri par l'air chaud. Bull. Soc. franç. Dermat. **22**, 432 (1911). (e) L'action du néosalvarsan et la réaction de Wassermann chez les malades atteints de tuberculides diverses. Ann. de Dermat. **1913**, 470. (f) L'air chaud en therapeutique dermatologique. Ann. de Dermat. **1910**, 145. — Ravaut, P. J. Valtis et P. Nélis: Résultats de l'inoculation au cobaye d'un sarcoide et d'une tuberculide papulo-nécrotique. C. r. Soc. Biol. Paris **101**, **444** (1929). — Raw, N.: (a) Is Lupus caused by the bovine tuberculosis? Tuberculosis **8**, 295 (1909). (b) A tuberculosis immunizing vaccine. Brit. med. J. **1921**, I, 594 (c) Immunization against Tuberculosis. Brit. med. J. **1925** I, 741. (d) A new immunizing tuberculosis vaccine: Results of treatment. Practitioner **108**, No 4, 229. — Ray, L. and J. S. Shipman: Studies of the biochemistry and chemotherapy of tuberculosis. Amer. Rev. Tbc. **7**, 88 (1923). — Raynaud, M. J. Montpellier et A. Lacroix: Erythrodermie pityriasique généralisée d'origine tuberculeuse. Bull. Soc. franç. Dermat. **29**, 281 (1922). — Rebattu et Parthiot: Lupus des fosses nasales, de l'amygdale et du larynx. Ref. Zbl. Hautkrkh. **25**, 567 (1928). — Redwitz, E. v.: Zur Kasuistik der Mundschleimhauttuberkulose. Wien. klin. Wschr. **25**, Nr 6, 238 (1912). — Reichenbach, H.: Experimentelle Untersuchungen über die Eintrittswege der Tuberkelbacillen. Z. Hyg. **60**, 458 (1908). — Reichert, Hans: Berufsschädigungen bei Glasbläsern in der Mundhöhle und im Zahnsystem. Ref. Zbl. Hautkrkh. **5**, 237 (1922). — Reichmann: Der Wert der Conjunctivalreaktion, speziell bei der Hauttuberkulose. Med. Klin. **4**, 631 (1908). — Reines, S.: Framboesiforme, kolliq. Kontiguitätstuberkulose der Haut. Arch. f. Dermat. **86**, 153 (1907). — Reisner, A.: Über Krebsbildung auf dem Boden eines Lupus vulgaris. Arch. f. Dermat. **157**, 142 (1929). — Reiter, H. u. H. Köster: (a) Untersuchungen über das Wassermannsche Tuberkuloseantigen. Z. Immun.forschg **45**, 111 (1925). (b) Eine technische Weiterentwicklung der v. WASSERMANNschen Serumreaktion auf Tuberkulose. Dtsch. med. Wschr. **51**, Nr 21, 851 (1925). — REITER, H. u. A. KUROKAWA: Versuche über perorale und percutane Immunisierung. Klin. Wschr. **5**, 744 (1926). — REITER, H. u. TOYO OGAWA: Über Beziehungen zwischen Antigen aus säurefesten Bakterien und dem Serum tuberkulöser Menschen. Klin. Wschr. **4**, 1057 (1925). — REITLER, RUDOLF: Untersuchungen über die Kolloidstabilität des Serums mittels oligodynamischer Metallwirkung. Biochem. Z. **136**, 449 (1923). — REJSEK BOHUMIR: Zimtsäurebenzylester gegen Hauttuberkulose (JACOBSON). Ref. Zbl. Hautkrkh. **7**, 202 (1923). — REMENOWSKY: Erythema induratum. Wien. dermat. Ges., Sitzg 22. Mai 1924. Zbl. Hautkrkh. **13**, 335. — REMENOWSKY, F. u. W. LÖWENFELD: Erfahrungen über neuere Hauttuberkuline. Arch. f. Dermat. **148**, 113 (1925). — RENAUX, E.: Différenciation des principes actifs de la réaction de BORDET-WASSERMANN et de la séroréaction tuberculeuse. C. r. Soc. Biol. Paris **86**, 278 (1922). — RENDTORFF, G.: Behandlung eines Lupusfalles mit Chlorzinklösung. Ref. Zbl. Hautkrkh. **22**, 384 (1927). — RENSBURG, H.: Hauttuberkulide. Jb. Kinderheilk. **59**, 360 (1904). — REUSCHEL, F.: Vergleichende Bewertung der Tuberkulinreaktionen im Kindesalter. Münch. med. Wschr. **55**, Nr 7/8, 326 (1908). — REUSS, A.: Über einen Fall von Goldüberempfindlichkeit. Beitr. Klin. Tbk. **60**, 207 (1925). — REY, JOS.: Zur Fistelbehandlung mit Kupfersulfat. Münch. med. Wschr. **73**, Nr 25, 1029 (1926). — REYN: Über Lupuscarcinom. Nord. dermat. Kongr. Kopenhagen, 10.—12. Juni 1919. Dermat. Wschr. **73**, 1017 (1921). — REYN, A.: (a) Apparate zur Methode der Lichtbehandlung. Mitt. Finsen med. Lichtinst. **10**, 128 (1906). (b) Über die Anwendung des künstlichen chemischen Lichtbades bei Lupus vulgaris. Dermat. Wschr. **63**, 1067. (c) Methode zur therapeutischen Anwendung von Jod in statu nascendi. Berl. klin. Wschr. **48**, 1873 (1911). (d) Lupuscarcinom. Arch. f. Dermat. **125**, 886 (1920). (e) Discussion on the artificial light treatment of lupus and other forms of tuberculosis. Brit. med. J. **1923**, Nr 3273, 499. (f) Methodik und Technik der künstlichen chemischen Fichtquellen. P. LAZARUS, Handbuch der gesamten Strahlenheilkunde, Biologie, Pathologie und Therapie, Bd. 2, 1. Lief. München: J. F. Bergmann. (g) Die Lichtbehandlung der Hauttuberkulose. Extrapulmonale Tuberkulose, Bd. 2, S. 165 (1928). (Sonderbeilage zur Medizinischen Klinik.) (h) Die Anwendung des künstlichen Lichts, speziell des Kohlenbogenlichtes bei Lupus vulgaris und der sogenannten chirurgischen Tuberkulose. Strahlenther. **19**, 1 (1925). (i) Röntgen- und Lichtbehandlung tuberkulöser Lymphome. Strahlenther. **19**, 261 (1925). (k) Über die Anwendung des künstlichen chemischen Lichtbades bei Lupus vulgaris. Dermat. Wschr. **63**, 1067 (1916). (l) Über den jetzigen Stand der Finsentherapie. Strahlenther. **28**, 306 (1928). — REYN, AXEL u. N. P. ERNST: (a) Die Resultate der Behandlung mit künstlichen chemischen Lichtbädern bei Lupus vulgaris und chirurgischer Tuberkulose. Strahlenther. **10**, 314 (1920). (b) Über die Anwendung künstlicher Lichtbäder bei Lupus vulgaris und chirurgischer Tuberkulose. Strahlenther. **6**, 16 (1915). — REYN, A. u. R. KJER-PETERSEN: Observations on the opsonins with special regard to lupus vulgaris. Lancet **1908** I, 919. — RHEE, VAN: (a) The tuberculosis verrucosa cutis resembling blastomycosis. Arch. of Dermat. **8**, 872 (1923). (b) Lupus erythematosus and Sarcoid. Arch. of Dermat. **13**, 293 (1926). — RHO, FILIPPO: Cupric and cyanocupric preparations in the therapy of tuberculosis and leprosy. Ref. Zbl. Hautkrkh. **18**, 774. — RHODE, CARL: Ist die experimentelle Meerschweinchentuberkulose durch Bestrahlung mit der „künstlichen Höhensonne" zu beinflussen? Strahlenther. **5**, 668 (1915). — RHORER, L. v.: Sensibilisierung gegen Röntgenstrahlen. Dtsch. med. Wschr. **44**, Nr 50, 1394 (1918). — RIBADEAU-DUMAS, M. L.: La transmision des anticorps tuberculeux et des anticorps syphilitiques de la mère à son enfant. Ref. Zbl. Hautkrkh. **14**, 105. — RICCIARDI, LUIGI: Über das Verhalten der Cutireaktion nach Tuberkulin in Beziehung zur Schutzpockenimpfung. Ref. Zbl. Hautkrkh. **22**, 487 (1927). — CH. RICHET FILS: La bactériolyse tissulaire du bacille de Koch. C. r. Soc. Biol. Paris **96**, 965 (1927). — RICHTER: Lupus-carcinom. Verslg südwestdtsch. Dermat., Sitzg 25. Okt. 1924. Zit. Zbl. Hautkrkh. **16**, 166. — RICHTER, ERICH: Über Erfahrungen mit der PONNDORF-Impfung. Med. Klin, **19**, 1072 (1923). — RICHTER, W.: Über tuberkulöse Hauttumoren. Dtsch. med. Wschr. **52**, Nr 40, 1675 (1926). — RIECKE, E.: Lichen scrofulosorum. MRAČEKs Handbuch der Hautkrankheiten Bd. 4, 1, 521 (1907). — RICKER: Pathologie als Naturwissenschaft. Berlin 1926. — RICKER, C. u. G. GOERDELER: Gefäßnerven, Tuberkel und Tuberkulinwirkung nach mikroskopischen Untersuchungen des Bauchfells beim lebenden Kaninchen und in Flächenpräparaten. Z. exper. Med. **4**, 1 (1916). — RICKMANN, L.: (a) Die moderne Behandlung der Kehlkopftuberkulose unter besonderer Berücksichtigung der Strahlentherapie. Strahlenther. **20**, 291 (1925). (b) Beitrag zur Goldbehandlung der Tuberkulose. Münch. med. Wschr. **71**, Nr 46, 1609 (1924). — RIECKENBERG: (a) Zur Theorie der Tuberkulinwirkung. Dtsch. med. Wschr. **51**, Nr 4, 147 (1925). (b) Immunbiologisches bei chronischen Infektionskrankheiten, besonders bei Tuberkulose. Beitr. Klin. Tbk. **60**, 172 (1925). — RIECKENBERG, H.: Zur Theorie der Tuberkulinwirkung. Dtsch. med. Wschr. **49**, Nr 39, 1238 (1923). — RIEDEL, G.: (a) Die PIRQUETsche Hautreaktion mit Alt- und Morotuberkulin. Klin. Wschr. **2**, 1503 (1923). (b) Lichtbiologie und Lichttherapie der chirurgischen

Tuberkuolse. Strahlenther. 13, 477 (1922). (c) Über kombinierte Sonne- und Quarzlichtbehandlung bei Knochenerkrankungen, insbesondere bei chirurgischer Tuberkulose, unter Berücksichtigung des Blutbildes und seiner Änderung. Strahlenther. 12, 361 (1921). — RIEHL, G. u. L. KUMER: Radium- und Mesothoriumtherapie der Hautkrankheiten. Berlin: Julius Springer 1924. — RIEHL u. SCHRAMEK: Das Radium und seine therapeutische Verwendung. Wien: Wilh. Braumüller, 1913. — RIETSCHEL: Ist die Behandlung der Tuberkulose nach FRIEDMANN eine spezifische? Münch. med. Wschr. 68, Nr 15, 450 (1921). — RIEUX, J.: Les enseignements de la réaction de fixation appliquée à la tuberculose (antigène Besredka). Ref. Zbl. Hautkrkh. 8, 117 (1923). — RIEUX, J. et BASS: Réaction de fixation (antigène Besredka) et tuberculose. Revue de la Tbc. 2, 368 (1921). — RILLE: (a) Granulosis rubra nasi. Ref. Zbl. Hautkrkh. 1, 340 (1921). (b) Dermatitis nodularis necrotica suppurativa et ulcerosa. Zbl. Hautkrkh. 1, 419 (1921). (c) Lupus vulgaris in ganz ungewöhnlicher Ausdehnung. Dtsch. med. Wschr. 50, Nr 45, 1568 (1924). (Mediz. Ges. Leipzig.) — RISCHIN, M.: Universelles benignes Miliarlupoid BOECK mit Beteiligung innerer Organe. Arch. f. Dermat. 139, 30 (1922). — RIST, E. et P. JACOB: Erythème scarlatiniforme post-tuberculinique. Bull. Soc. méd. Hôp. Paris 40, 307 (1924). — RIST u. ROLLAND: Etudes sur la reinfection tuberculeuse. Ann. Méd. 11, No 1 (15. Juli 1914). — RISTIC, LUKA: (a) Ulcus vulvae chronicum sclerosum. Ref. Zbl. Hautkrkh. 4, 477 (1922). (b) Ein Fall von Vitiligo und 6 Lupusfälle behandelt mit Salzbrei. Ref. Zbl. Hautkrkh. 4, 161 (1922). — RITTER: Klinische Erfahrungen mit der Behandlung nach FRIEDMANN. Beitr. in Tbk. 48, 250 (1921). — RITTER, H.: (a) Zur Methodik der Röntgentherapie. Z. ärztl. Fortbildg 9, Nr 14 (1912) (Ref. nach LEW). (b) Über rationellen Röhrenbetrieb in der Röntgentherapie. Münch. med. Wschr. 59, Nr 3, 137 (1912). (c) Beitrag zur qualitativen Messung der Röntgenstrahlen in der Therapie. Münch. med. Wschr. 58, Nr 50, 2662 (1911). (d) Zur Ätiologie der Granulosis rubra nasi. Dermat. Wschr. 72, 366 (1921). (e) Über den Zusammenhang von Lues und Tuberkulose. Dermat. Wschr. 79, 1587 (1924). — RITTER, J.: Die klinische Bedeutung der Tuberkulinreaktion. Handbuch der Tuberkulose von BRAUER, SCHRÖDER u. BLUMENFELD, Bd. 1. Leipzig: Joh. Ambros Barth. — RITTER u. GEHRCKE: Spezifische Therapie. Handbuch der Tuberkulose Bd. 2, Leipzig: Joh. Ambros. Barth 1914. — RITTER, H. u. F. LEWANDOWSKY: Untersuchungen zur Wirkung der Röntgenstrahlen auf Carcinomzellen. Strahlenther. 4, 412 (1914). — RITTER, H. u. O. MOJE: Experimentelle Untersuchungen über die Einwirkung der Röntgenstrahlen auf Tuberkelbacillen und tuberkulöses Gewebe. Strahlenther. 15, 283 (1923). — ROBBI, MARIA: Statistische, kasuistische und histologische Beiträge zur Lehre vom Lupus erythematosus. Inaug.-Diss. Bern 1910 (zit. nach LEW.). — ROBERTSON, N.: Quartz-lamp treatment. Tubercle 5, No 11, 527 Ref. Zbl. Hautkrkh. 15, 185. — RODENACKER: Eine Tuberkulinflockungsprobe. Dtsch. med. Wschr. 50, Nr 36, 1211 (1924). — RODET, A.: Essais de la tuberculose etc. Bull. Soc. Biol. Paris 1903, No 55, 1109, 1111 u. 1112. – RODLER: Acne scrofulosorum mit auffallender Narbenbildung. Dtsch. dermat. Ges., Kongr. Bern 1906, 374. — RÖCKEMANN, W.: (a) Einige Bemerkungen über das diagnostische Tuberkulin nach MORO. Mschr. Kinderheilk. 23, 183 (1922). (b) Die Bedeutung der vasomotorischen Erregbarkeit der Haut für den Ausfall der PIRQUETschen Cutanreaktion als Ausdruck eines spezifischen und unspezifischen „Reizzustandes" des Körpers. Beitr. Klin. Tbk. 49, 301 (1922). (c) Untersuchungen über die Tuberkulinreaktion. Beitr. Klin. Tbk. 53, 37 (1922). — ROEDELIUS, E.: Über die Eigenharnreaktion nach WILDBOLZ. Z. urol. Chir. 10, 77 (1922). — ROEDERER, J.: Ulcération tuberculeuse péri-urétrale chez une jeune fille de 22 ans. Bull. Soc. franç. Dermat. 35, 855 (1928). — ROEDERER, J. et A. DISS: Sarcoides hypodermiques de type histologique anormal. Bull. Soc. franç. Dermat. 35, 75 (1928). — ROEDERER, J. et G. LÉVY: Forme anormale de lupus tuberculeux atrophique du cuir chevelu. Bull. Soc. franç. Dermat. 31, Réun. Strasbourg, 143 (1924). — ROEDERER, J. et M. METZGER: Un cas de lupus-carcinome. Bull. Soc. franç. Dermat. 32, Réun. Strasbourg, 33 (1925). — ROEDERER, J. et WORINGER: Tuberculose verruquense à placards multiples chez un enfant paraissaut s'être infecté par voie externe etc. Bull. Soc. franç. Dermat. 35, 260 (1928). — RÖMER: (a) Experimentelle kritische Untersuchung zur Frage der Tuberkuloseimmunität. Z. Inf.krkh. Haustiere 6, H. 6 (1909). (b) Beitrag zum Wesen der Tuberkuloseimmunität. Dtsch. med. Wschr. 40, Nr 11, 533 (1914). — ROEMER, FR.: Tuberculinreaktion durch Bakterienextrakte. Wien. klin. Wschr. 4, Nr 45, 835 (1891). — RÖMER, H.: Über Immunität gegen „natürliche" Infektion mit Tuberkelbacillen. Beitr. Klin. Tbk. 22, 265 (1912). — RÖMER, P.: (a) Über intracutane Tuberkulinanwendung zu diagnostischen Zwecken. Beitr. Klin. Tbk. 12, 185 (1909). (b) Tuberkulose-Vaccin. KRAUS-LEVADITIS Handbuch, Bd. 1, S. 341. 1911. (c) Tuberkulose-Immunität. Phthiseogenese und praktische Schwindsuchtbekämpfung. Beitr. Klin. Tbk. 17, 383 (1910). (d) Die experimentelle Tuberkulose-Infektion des Säuglings. Beitr. Klin. Tbk. 17, 345 (1910). — ROEMER, P. H.: (a) Spezifische Überempfindlichkeit und Tuberkulose-Immunität. Beitr. Klin. Tbk. 11, 79 (1908). (b) Über Immunität gegen „natürliche" Infektion mit Tuberkelbacillen. Beitr. Klin. Tbk. 22, 264 (1912). (c) Weitere Versuche über Immunität gegen Tuberkulose durch Tuberkulose, zugleich ein Beitrag zur

Phthiseogenese. Beitr. Klin. Tbk. **13**, 1 (1909). — Römer u. K. v. Hofe: Über den Einfluß des aktiven Serums auf die intracutane Tuberkulinreaktion bei Fällen von Augentuberkulose. Münch. med. Wschr. **70**, Nr 31, 1014 (1923). — Römer u. Joseph: (a) Tuberkulose und Tuberkulinreaktion. Beitr. Klin. Tbk. **17**, 427 (1910). (b) Das Wesen der Tuberkulose-Immunität. Antikörperstudien. Beitr. Klin. Tbk. **17**, 365 (1910). (c) Kasuistisches über experimentelle Meerschweinchentuberkulose. Beitr. Klin. Tbk. **17**, 357 (1910). (d) Die tuberkulöse Reinfektion. Beitr. Klin. Tbk. **17**, 287 (1910). — Römer, P. H. u. K. Joseph: Experimentelle Tuberkulose-Studien. Beitr. Klin. Tbk. **17**, 281 (1910). — Römer, P. H. u. O. Köhler: Zur Antikörperhypothese der Tuberkulinüberempfindlichkeit. Dtsch. med. Wschr. **41**, Nr 13, 392 (1915). — Roepke u. Busch: Untersuchungen über die Diagnose der menschlichen Tuberkulose mittelst Anaphylaxie. Beitr. Klin. Tbk. **14**, 147 (1909). — Roepke und Sturm: Die Frühdiagnose der Lungentuberkulose auf serologischem Wege. Z. Med.beamte **1910**, Nr 18, 667. — Rössle, R.: (a) Die konstitutionelle Seite des Entzündungsproblems. Schweiz. med. Wschr. **53**, 1053 (1923). (b) Die Entzündung. Zbl. Path. **33**, 562 (1923). — Roger et Somin: Action pathogène des bacilles tuberculeux stérilisés etc. Arch. Med. expér. **22**, 623 (1910) (ref. nach Lew). — Rogers Leonard: (a) The use of chaulmogrates and morrhuates in the treatment of tuberculosis. Lancet **206**, 1297 (1924). (b) Chaulmograoil in leprosy and tuberculosis etc. Lancet **200**, 1178 (1921). (c) The leprosy problem and its bearing on tuberculosis. Ref. Zbl. Hautkrkh. **12**, 468 (1924). — Rohde: Über Erfahrungen mit Partialantigenen in der Behandlung der chirurgischen Tuberkulose. Bruns' Beitr. **115**, H. 19, 678. — Roisenzwit, H.: Zur Frage nach dem tuberkulösen Ursprung der Schuppenflechte. Ref. Zbl. Hautkrkh. **7**, 478 (1923). — Rollier, A.: (a) Heliotherapie der Knochen- und Gelenktuberkulose. Strahlenther. 8, 294 (1918). (b) Die Heliotherapie im Hochgebirge. Strahlenther. **28**, 259 (1928). (c) Die Heliotherapie der Tuberkulose mit besonderer Berücksichtigung ihrer chirurgischen Formen. Berlin: Julius Springer. (d) Die Heliotherapie der sogenannten chirurgischen Tuberkulose Strahlenther. **34**, 55 (1929). (e) Die Praxis der Sonnenbehandlung der chirurgischen Tuberkulose usw. Strahlenther. **4**, 507 (1914). — Rollier u. Rosselet: Contribution à l'étude scientifique de l'héliothérapie etc. Schweiz. med. Wschr. **51**, 172 (1921). — Rolly, Fr.: (a) Über die Beeinflussung der v. Pirquetschen Tuberkulinreaktion durch verschiedene Krankheiten. Münch. med. Wschr. **57**, Nr 44, 2275 (1910). (b) Über die Beeinflussung der durch Bakterientoxine hervorgerufenen Hautreaktionen. Münch. med. Wschr. **58**, Nr 24, 1285 (1911). — Ròna. P.: Über das Verhalten der elastischen Fasern in Riesenzellen. Beitr. path. Anat. **27**, 349 (1900). — Rondoni, P.: La vaccinazione antitubercolare alla Ponndorf ed il valore immunitario della pelle. Riforma med. **39**, 697 (1923). — Rondoni, P. u. G. Dal Collo: Zur Frage der Virulenzsteigerung der saprophytischen säurefesten Bacillen. Klin. Wschr. **2**, 1504 (1923). — Rose, Carl: Über Tuberkulose des Penis. Beitr. klin. Chir. **72**, 132 (1911). — Rosenbach: Die Tuberkulinreaktion. Dtsch. med. Wschr. **47**, Nr 52, 1581 (1921). — Rosenbaum, Mich. Georg: Zur Pathogenese des Lichen scrofulosorum. Arch. f. Dermat. **131**, 518 (1921). — Rosenberg, A.: Tuberkulin-Anaphylaxie. Z. Augenheilk. **58**, 136 (1925). — Rosenberg, H.: Tuberculosis cutis (fungosa). Ref. Arch. f. Dermat. **101**, 426 (1910). — Rosenfeld, W.: Zur Theorie der Herdwirkung des Tuberkulins. Beitr. Klin. Tbk. **54**, 344 (1923). — Roshdestwensky, W. J.: Über den Einfluß der Tuberkulose der Harn- und Geschlechtsorgane auf den Verlauf der Lungentuberkulose. Beitr. Klin. Tbk. **63**, 112 (1926). — Rosow, M. A. u. G. S. Japolsky: Über ein Wechselverhältnis zwischen Tuberkulose der Lungen, Knochen und serösen Häute. Beitr. Klin. Tbk. **53**, 116 (1926). — Rosselet: Un cas d'épithélioma greffé sur lupus traité par la curiethérapie. Schweiz. med. Wschr. **56**, 373 (1926). — Rost: Irrtümer der Röntgentherapie. Leipzig: Georg Thieme 1924. — Rost, G. A.: (a) Die Behandlung der Hauttuberkulose. Strahlenther. **13**, 560 (1922). (b) Beitrag zum Skrofuloseproblem. Extrapulmonale Tuberkulose, Bd. 2, H. 3, S. 91. 1927. (c) Die systematische kombinierte Strahlenbehandlung der Hauttuberkulose, insbesondere des Lupus vulgaris. Dermat. Wschr. **70**, 129 (1920). (d) Beitrag zur praktischen Anwendung der Messung ultravioletter Strahlen künstlicher Lichtquellen. Strahlenther. **10**, 1129 (1920). (e) Über die kombinierte Strahlenbehandlung der Tuberkulose vom Standpunkte des Dermatologen. Dtsch. med. Wschr. **44**, Nr 27, 733 (1918). (f) Über die Höhensonnenbehandlung des Lupus und anderer tuberkulöser Erkrankungen der Haut. Dtsch. med. Wschr. **41**, Nr 39, 1152 (1915). — Rost, A., Philipp Keller u. Alfred Marchionini: Diagnose und Therapie der Hauttuberkulose in der Praxis. Tbk. bibl., Beih. zur Z. Tbk. **1930**, Nr 35. — Rothe u. Bierotte: Untersuchungen über den Typus der Tuberkelbacillen bei Lupus vulgaris. Dtsch. med. Wschr. **38**, Nr 35, 1631 (1912). — Rothman: Lupus miliaris disseminatus faciei. Südwestdtsch. Dermat. Freiburg, Sitzg 24. April 1926. Ref. Zbl. Hautkrkh. **20**, 544 (1926). — Rothmann, M.: Über Entzündung und Atrophie des subcutanen Fettgewebes. Virchows Arch. **136**, 159 (1894). — Rothman, St.: (a) Untersuchungen über die Physiologie der Lichtwirkungen. Z. exper. Med. **36**, 398 (1923). (b) Erhöhung der Zuckertoleranz durch Lichtbäder. Klin. Wschr. **3**, 1959 (1924). (c) Folgezustände der Röntgenbehandlung bei Lupus vulgaris.

Strahlenther. **13**, 325 (1922). (e) Behandlung des Lupus vulgaris mit Kupferdermasan. Z. Tbk. **36**, 342 (1922). — ROTHMAN, ST. u. J. CALLENBERG: Untersuchungen über die Physiologie der Lichtwirkungen. II. Lichtbäder und Serumkalkspiegel. Klin. Wschr. **2**, 1751 (1923). — ROTHMAN, ST. u. W. KLEBE: Über die Sonderstellung der Oberlippe bei Ausbreitung des Lupus vulgaris. Dermat. Wschr. **89**, 1049 (1929). — ROTTMANN, H. G.: Zur Kenntnis der Histologie des Grenzstrahlenerythems. Strahlenther. **27**, 518 (1928). — ROUILLARD, J.: Chaulmoogrates et morrhuates de soude. Leur. emploi dans le traitement de la lèpre et de la tuberkulose. Presse méd. **32**, 929 (1924). — ROUX, JUSTIN: A propos de l'emploi des sels des terres ceriques dans le traitement de la tuberculose. Revue de la Tbc. **3**, Nr 1, 76. — ROW, R. The curative value of autolysed tubercle bacillary culture vaccine in pulmonary tuberculosis and leprosy. Ref. Zbl. Hautkrkh. **19**, 216 (1926). — RUBIN, E. H.: Tuberculosis of the buccal mucous membrane. Amer. Rev. Tbc. **16**, 39 (1927). — RUBINSTEIN, D. L.: Untersuchungen über Röntgensensibilisierung. Strahlenther. **34**, 414 (1929). — RÜDIGER, EDGAR: Lungentuberkulose und Lupus. Beitr. Klin. Tbk. **60**, 269 (1925). — RÜDISÜLE: Kosmetische Unannehmlichkeiten bei der Mesothoriumbehandlung und Vorschläge zu deren Verhütung. Strahlenther. **11**, 1013 (1920). — RÜSCHER, E.: (a) Über die bindegewebig-hyperplastischen wie diffus sklerosierenden Formen der Tuberkulose. Tuberkulose **4**, 85 (1924). (b) Ein Fall einer circumscripten sklerodermieartigen Hauterkrankung tuberkulöser Ätiologie. Ref. Zbl. Hautkrkh. **18**, 225 (1926). (c) Reiztherapie bei chirurgischer Tuberkulose. Dtsch. med. Wschr. **50**, Nr 21, 684 (1924). — RUETE: Beitrag zur Frage der Tuberkulide und des Lupus erythematodes. Dermat. Z. **23**, 522 (1916). — RUETE, A.: (a) Über den Wert der Aur.-Kal. cyanat. bei der Behandlung des Lupus vulgaris und erythematodes. Dtsch. med. Wschr. **39**, Nr 36, 1727 (1913). (b) Zur Ätiologie der BOECKschen Erkrankung. Dermat. Z. **37**, 129 (1922). — RÜTTENAUER, A.: Über die Eigenschaften und den Gebrauch der ultraviolett-Glühlampe (Osram-Vitalux). Strahlenther. **32**, 597 (1929). — RUMPF, E.: Über das Vorkommen von Tuberkelbacillen im Blutstrom. Münch. med. Wschr. **59**, Nr 36, 1951 (1912). — RUNDSTRÖM: The results of roentgentreatment of tuberculous lymphomata, at the Seraphimerhospital Stockholm. Acta radiol. (Stockh.) **3**, 240 (1924). — RUPP, E.: Klinischer und statistischer Beitrag zur Ätiologie der Hauttuberkulose. Dermat. Wschr. **56**, 129 (1913). — RUPPEL: Über die Immunisierung von Tieren gegen Tuberkulose. Münch. med. Wschr. **57**, Nr 46, 2343 (1910). — RUPPEL, W.: Chemie und Toxikologie der Tuberkelbacillen. Z. med. Chem. **2**, Nr 3, 18 (1924). — RUPPEL, W. G.: Neue Grundlagen für die spezifische Behandlung der Tuberkulose. Münch. med. Wschr. **72**, Nr 3, 90 (1925). — RUPPEL, W. G. u. K. JOSEPH: Das Verhalten des Tuberkulins im tuberkulösen und nicht tuberkulösen Organismus. Z. Immun.forschg **21**, 277 (1914) — RUPPEL u. RICKMANN: Über Tuberkuloseserum. Z. Immun.forschg. **6**, 344 (1910). — RUSCH: (a) Tuberkulose der Gaumenschleimhaut. Wien. dermat. Ges., 3. Febr. 1911. Ref. Arch. f. Dermat. **107**, 454 (1911). (b) Papulo-nekrotische Tuberkulide. Wien. dermat. Ges., 15. Mai 1912. Ref. Arch. f. Dermat. **112**, 994 (1912). (c) Lichen scrophulosorum. Wien. dermat. Ges., Sitzg 5. u. 26. März 1925. Ref. Zbl. Hautkrkh. **17**, 415 u. 853. (d) Cutane und subcutane sarkoide Tumoren. Wien. dermat. Ges., Sitzg 22. Jan. 1925. Ref. Zbl. Hautkrkh. **17**, 131. (e) Livedo lenticularis. Wien. dermat. Ges., Sitzg 15. März 1923. Zbl. Hautkrkh. **9**, 164. (f) Netzförmige Livedo. Wien. dermat. Ges., Sitzg 1. März 1923. Ref. Zbl. Hautkrkh. **9**, 161. (g) Lichenoide Tuberkulide. Wien. dermat. Ges., Sitzg 21. Juni 1923. Ref. Zbl. Hautkrkh. **9**, 442. (h) Chilblainlupus. Wien. dermat. Ges., Sitzg 25. Jan. 1917, Wien. klin. Wschr. **30**, Nr 36, 1149. (i) Koinzidenz eines Lupus vulgaris und Lupus erythematosus. Wien. dermat. Ges., Sitzg 25. Jan. 1917. Wien. klin. Wschr. **30**, Nr 36, 1149. (k) Acneiforme papulo-nekrotische Tuberkulide. Wien. dermat. Ges., Sitzg 6. Nov. 1919. Arch. f. Dermat. **137**, 15. (l) Subcutane, großknotige Tuberkulide. Wien. dermat. Ges., Sitzg 25. Okt. 1923. Zbl. Hautkrkh. **11**, 290. (m) Unter dem Bilde einer Acne sich entwickelnder Lupus vulgaris. Wien. dermat. Ges., Sitzg 24. Mai 1917. Arch. f. Dermat. **125**, 166. (n) Lichen scrophulosorum von ungewöhnlichem Aussehen am Stamme und Tuberkulide der Schleimhaut. Wien. dermat. Ges., Sitzg 26. Juni 1919. Arch. f. Dermat. **133**, 107. (o) Acne conglobata. Ref. Arch. f. Dermat. **137**, 89 (1921). (p) Tuberculid unter dem klinischen Bilde eines Lichen ruber planus. Wien. dermat. Ges., Sitzg 5. Juni 1924. Zbl. Hautkrkh. **14**, 35. (q) Zwei Fälle von Lupus disseminat. faciei. Arch. f. Dermat. **117**, 393 (1913). — RUSS, VIKTOR: Über den Nachweis der Tuberkelbacillen durch Färbung, Kultur und Tierversuch zu diagnostischen Zwecken. Wien. klin. Wschr. **1920**, H. 31, Sonderbeil. — RYO, JUNICHI: Two cases of phlebitis tuberculosa nodosa (K. DOHI). Ref. Zbl. Hautkrkh. **24**, 80 (1927).

SAALFELD: Über Lupus follicularis disseminatus und über die Beziehungen zwischen Lupus vulgaris und Lupus erythematosus. Dermat. Z. **8**, 225 (1901). — SAATHOFF, L.: Das Kernproblem der Tuberkulosebekämpfung. Münch. med. Wschr. **1921**, Nr 27, 842. — SABATINI, ALFONSO: Contributo allo studio della congiuntiva con speciale riguardo agli anticorpi specifici nel siero e nelle lacrime. Ref. Zbl. Hautkrkh. **24**, 825 (1927). — SABOURAUD, R.: Sur l'origine tuberculeuse du psoriasis. Presse méd. **25**, 9 (1917). — SACABEJOS, H.:

Ätiologische Beziehungen der Purpura haemorrhagica zur Tuberkulose. Ref. Zbl. Hautkrkh. **9**, 120 (1926). — SACHS: Zur Sanocrysinbehandlung der Lungentuberkulose. Beitr. Klin. Tbk. **63**, 619 (1926). — SACHS, O.: (a) Lupus disseminatus follicularis. Wien. dermat. Ges., Sitzg 24. Mai 1917. Arch. f. Dermat. **125**, 164. (b) Lues lupoides der Nase. Wien. dermat. Ges., Sitzg 10. Juni 1926. Ref. Zbl. Hautkrkh. **21**, 259. (c) Lues latens (positive Wa.R.) in Kombination mit Erythema induratum BAZIN. Wien. dermat. Ges., Sitzg 8. Febr. 1923). Ref. Zbl. Hautkrkh. 8, 380. (d) Papulo-nekrotisches Tuberkulid mit positivem Wassermann. Arch. f. Dermat. **115**, 851 (1913). (e) Beiträge zur Pathologie der Vulvitis. Wien. klin. Wschr. **18**, Nr 23, 602 (1905). (f) Zur Pathologie der generalisierten Erythrodermien. Arch. f. Dermat. **118**, 209 (1913). (g) Beitrag zur Pathologie des Erythema induratum BAZIN. Wien. med. Wschr. **74**, 2506 (1924). (h) Wien. dermat. Ges., Sitzg 9. Nov. 1919. Ref. Dermat. Wschr. **70**, 13 (1920). (i) Über das Verhalten der WASSERMANNschen Reaktion bei Tuberkuliden. Arch. f. Dermat. **123**, 838 (1916). — SACHS, H. u. A. KLOPSTOCK: Über die Verwendbarkeit des Lecithins zum Nachweis gewisser Serumveränderungen unter besonderer Berücksichtigung der Tuberkulose. Dtsch. med. Wschr. **49**, 129 (1292). — SACHS, H., A. KLOPSTOCK u. A. J. WEIL: Die Reaktionsfähigkeit des Organismus gegenüber Lipoiden. Dtsch. med. Wschr. **51**, Nr 25, 1017 (1925). — SACK, A.: Über das Wesen und den Fortschritt der FINSENschen Lichtbehandlung. Münch. med. Wschr. **49**, Nr 13, 530 (1902). — SACKENREITER, G.: Un cas de tuberculose des glandes salivaires labiales. Bull. Soc. franç. Dermat. **35**, 250 (1928). — SAEVES, INGA: Experimentelle Beiträge zur Dermatomykosenlehre. Arch. f. Dermat. **121**, 161 (1916). — SAFRANEK, J.: Zur Pathologie nud Therapie des Lupus vulgaris der oberen Luftwege. Mschr. Ohrenheilk. **46**, 618 (1918). — SAGA, Y.: (a) Three cases of phlebitis nodosa tuberculosa accompanied by papulo-necrotic tuberculids. Ref. Zbl. Hautkrkh. **22**, 88 (1927). (b) A case of phlebitis nodosa Dohi and Hashimoto combined with papulo-necrotic tuberculid. Ref. Zbl. Hautkrkh. **21**, 736. (c) On phlebitis tuberculosa nodosa (DOHI et HASHIMOTO) with a special reference to its animal experiment. Ref. Zbl. Hautkrkh. **18**, 683. — SAGGIORA, ADA IVETTA: (a) Osservazioni istologiche sulla distruzione del bacillo tubercolare operata dal tessuto sotto cutaneo. Riforma med. **38**, 842 (1922). (b) Osservazioni istologiche sulla proprietà del tessuto sottocutaneo di distruggere il bacillo tubercolare. Ref. Zbl. Hautkrkh. **10**, 419 (1924). — SAHLI: (a) Tuberkulinbehandlung und Tuberkuloseimmunität. 3. Aufl. Basel 1910. (b) Über den Kampf des Organismus gegen den Tuberkelbacillus. Schweiz. med. Wschr. **54**, 711 (1924). — SAHLI, H.: (a) Über Tuberkulinbehandlung, 4. Aufl.g Basel: B. Schwalbe 1913. (b) Über das Wesen und die Entstehung der Antikörper. Schweiz. med. Wschr. **50**, 1129 (1920). (c) Noch einmal die intracutane Tuberkulosebehandlung mit Tuberkulin BERANECK usw. Schweiz. med. Wschr. **53**, 877 (1923). (d) Vergangenheit und Zukunft der Tuberkulinbehandlung. Dtsch. med. Wschr. **50**, Nr 49, 1714 (1924). — SAIDMANN, JEAN: Les rayons ultra-violets et les associations radiothérapiques dans les tuberculoses localisées. Presse méd. **32**, 555 (1924). — SAIDMANN et ROBINE: Association des rayons X et ultraviolets dans le traitement des adénites tuberculeuses. Bull. Soc. med. Hôps. Paris, 3. Mai **1923**. — SAINZ DE AJA: Spontanheilung eines Lichen scrophulosorum. Ref. Zbl. Hautkrkh. **18**, 395 (1926). — SAINZ DE AJA, A,: Behandlung des Lupus tuberculosus mit einer Modifikation der PAYRschen Operation. Ref. Dermat. Wschr. **60**, 218 (1915). — SAISAWA, K.: Vergleichende Untersuchungen über den Bacillus der Pseudotuberkulose. Z. Hyg. **73**, 401 (1913). — SALÈS, G.: A propos d'une observation de tuberculides papulo-nécrotiques avec granulie terminale chez un enfant de deux ans. Arch. Méd. Enf. **25**, 513 (1922). — SALEUR, H. et M. MOSINGER: Cuti-réaction tuberculinique et modifications cutanées. C. r. Soc. Biol. Paris **98**, 1356 (1928). — SALGE, B.: Ein Beitrag zur Frage der tuberkulösen Infektion im ersten Kindesalter. Jb. Kinderheilk. **63**, 1 (1906). — SALMONY LEONIE: Die Beeinflussung der v. PIRQUETschen Reaktion durch lokale unspezifische Bedingungen. Arch. Kinderheilk. **69**, 454 (1921). — SALOMON, A.: Visierlappenplastik bei ausgedehntem Lupus am Hals und Kinn. Dtsch. med. Wschr. **52**, Nr 43, 1821 (1926). — SALOMON, H.: Nasenprothesen aus Gelatine. Öster.-ung. Vjschrift. Zahnheilk. **1916**, H. 3/4. SALOMON, KURT: Lichttherapie mit ultravioletten Strahlen. Dtsch. med. Wschr. **54**, Nr 52, 2178 (1918). — SALOMON, OSKAR: Ein Vorschlag zur Lupusfürsorge. Dtsch. med. Wschr. **46**, Nr 2, 49 (1920). — SALOMON, O. u. H. FEIT: Über einen Fall von extragenitalem syphilitischen Primäraffekt auf Lupus vulgaris. Arch. f. Dermat. **135**, 347 (1921). — SAMBERGER, F.: Tuberculosis cutis papulosa. 5. Kongr. tschechoslov. Naturforsch. **1914**. — SAMPSON, C. M.: Ultraviolet and X-ray as physiologic complements in therapeusis: a newly established clinical treatment. Amer. J. Roentgenol. **9**, 570 (1922). — SANDER: Über die Verbreitung der okkulten Tuberkulose unter den Kindern in Dortmund. Dtsch. med. Wschr. **47**, Nr 19, 532 (1921). SANFELICE, FR.: Interno alla transformazione dei bacilli acidoresistenti in bacilli della tubercolosi nell'organismo animale. Contributo allo studio delle mutazioni dei microorganismi. Ann. Igiene **31**, 457 (19121). — SANOCRYSIN: Abhandlungen. Dtsch. med. Wschr. **52**, Nr 4, 134f. (1926). — SANOCRYSIN-Komitee, Schlußsitzung des österreich. Beitr. Klin. Tbk. **64**, 772 (1926). — SAPHIER: Tuberculosis colliquativa (JADASSOHN).

Münch. dermat. Ges., Sitzg 21. Juni 1920. Arch. f. Dermat. **137**, 130 (1921). — SAPHIER, JOHANN: Tuberkulomuzin bei Hauttuberkulose und Tuberkuliden. Z. Tbk. **30**, 327 (1919). — SARTORELLI: Nel lupus tubercolare. Gaz. Osp. **42**, 615 (1921). — SASAKI, HIDEICHI: Beitrag zur experimentellen Tuberkulose mit besonderer Berücksichtigung des Verhältnisses zwischen Größe der Bakteriendosis und Stärke der Krankheitserscheinung. Arb. path.-anat. Inst. Tübingen **9**, 428 (1922). — SASAMATO: A case of Lupus miliaris disseminatus faciei with regards of its animal inoculations. Zit. bei KUMER: „Lupus muiliaris" — SATA: (a) Untersuchungen über die spezifische Wirkung des Tuberkuloseserums. Z. Immun.-forschg **17**, 84 (1913). (b) Immunisierung, Überempfindlichkeit und Antikörperbildung gegen Tuberkulose. Z. Tbk. **18**, 1 (1912). (c) Passive Übertragbarkeit der Tuberkulinüberempfindlichkeit durch Tuberkuloseserum. Z. Immun.forschg **17**, 62 (1913). — SATA, A.: (a) Mischungsversuche von Tuberkulin und Tuberkuloseserum. Z. Immun.forschg **17**, 84 (1913). (b) Sammelreferat aus japanischen Veröffentlichungen über Tuberkulose-Forschungen (1920—27). Zbl. Tbk.forschg **28**, 417 (1928). (c) Über die Infektionspforte, Lokalisation, sowie die Bedeutung der Super- und Reinfektion bei Tuberkulose. Med. Klin. **23**, 1223 (1927). — SAUERBRUCH, F. u. A. HERRMANNSDORFER: Ergebnisse und Wert einer diätetischen Behandlung der Tuberkulose. Münch. med. Wschr. **75**, Nr 1, 35 (1928). — E. SAUERBRUCH, A. HERRMANNSDORFER u. M. GERSON: Über Versuche, schwere Formen der Tuberkulose durch diätetische Behandlung zu beeinflussen. Münch. med. Wschr. **73**, Nr 2, 47 (1926). — SAVATARD, L.: Benign lymphogranulomata (Sarcoid). Proc. roy Soc. Med. **17**, 1 (1923). — ŠAVNIK, P. u. H. TRUTTWIN: Über neuartige medikamentöse Behandlung in der Dermatologie und Venerologie. Med. Klin. **19**, 280 (1923). — SAVOLIN, M.: Ein Beitrag zur Kenntnis des Erythema nodosum. Internat. Zbl. Tbk.forschg **7**, 262 (1913). — SCADUTO, G.: (a) Finsen o Röntgenterapia del lupus vulgaris? Ref. Zbl. Hautkrkh. **2**, 522 (1921). (b) Der galvanische Strom in der Behandlung einiger Hautkrankheiten (Lupus vulgaris und Scrophuloderma). Zit. Zbl. **3**, 533. — SCHADE, H.: Die Entzündung. Zbl. Path. **33**, 563 (1923). — SCHAEFER, C.: Zur Behandlung der Tuberkuloseinfektion mit Tebelon. Dtsch. med. Wschr. **48**, Nr 41, 1380 (1922). — SCHAEFER, F.: Der Einfluß des Krieges auf die Tuberkulose der Haut und der Lymphdrüsen. Strahlenther. **11**, 308 (1920). SCHÄFER, H.: Die Heliotherapie bei chirurgischer Tuberkulose der Kinder. Strahlenther. **9**, 575 (1919). — SCHAMBERG, J. F.: A study of acnitis with report of an extensive case. J. comp. Dermat. **27**, 14 (1909). — SCHAMBERG, JAY FRANK and MALCOLM J. HARKINS: Acnitis with particular reference to the bacteriology findings. Report of a case. Arch. of Dermat. **11**, 339 (1925). — SCHAMBERG, J. F., M. J. HARKINS and H. BROWN: Gold compounds in treatment of experimental tuberculosis of skin in animals. Arch. of Dermat. **13**, 43 (1926). — SCHATTNER, M.: Ein Beitrag zur Reinzüchtung von Tuberkelbacillen aus Sputum, Eiter und Harn. Wien. klin. Wschr. **38**, Nr 38, 1035 (1925). — SCHAUMANN: (a) Tuberculides, nature et traitement. Ann. de Dermat. **1926**, 569. (b) Lupus pernio. Ref. Arch. f. Dermat. **112**, 883 (1912). — SCHAUMANN, J.: (a) Un cas de lupus pernio. Acta dermato-vener. (Stockh.) **3**, 430 (1922). (b) Une observation de sarcoides sous-cutanées. Acta dermato-vener. (Stockh.) **3**, 431 (1922). (c) Sur la nature du „lymphogranulome benin". Acta dermato-vener. (Stockh.) **2**, 409 (1921). (d) Benign lymphogranuloma and its cutaneous manifestations. Brit. J. Dermat. **36**, 515 (1924). (e) Le lupus pernio et les sarcoides au point de vue étiologique. Acta dermato-vener. (Stockh.) **3**, H. 3/4, 679 (1922). (f) Über die Behandlung des Lupus vulgaris im Gaumen mit Jodnatrium und Wasserstoffsuperoxyd nach Dr. PFANNENSTILLS Methode. Berl. klin. Wschr. **48**, 1803 (1911). (g) Etwas über die Theorie der PFANNENSTILLschen Methode. Allmänna Svenska Läkartidningen **1912**, Nr 29. (h) Über Radiumbehandlung von Hautkrankheiten. Verh. 2. Kongr. nord. dermat. Ver. Stockholm **1913**, 55. (i) Noch mehr über die Theorie der PFANNENSTILLschen Methode infolge Dr. PFANNENSTILLS Bemerkungen über meinen Aufsatz über die Theorie der PFANNENSTILLschen Methode. Almänna Svenska Läkartidningen **1912**, Nr 48. (k) Sur une forme érythrodermique du lymphogranulome benin. Ann. de Dermat. **1920**, 561. (l) Notes on the histology of the medullary and osseous lesions in benign lymphogranuloma and specially on their relationship to the radiographic picture. Acta radiol. (Stockh.) **7**, 358 (1926). (m) Etude sur le lupus et ses rapports avec les sarcoides et la tuberculose. Ann. de Dermat. **1916**, 357. (n) Positive WASSERMANNsche Reaktion bei zwei Fällen von Tuberkulose. Ref. Arch. f. Dermat. **125**, 914 (1920). (o) Etudes histologiques et bakteriologiques sur les manifestations medullaires du lymphogranulome benin. Ann. de Dermat. **1919**, 385. (p) Etudes bactériologiques sur le lupus pernio et les sarcoides cutanées. Nord. med. Arck. (schwed.) **1917**, II, Nr 17, 44. Ref. Dermat. Wschr. **66**, 288. — SCHEDE, F.: Die Röntgenbehandlung der Knochen- und Gelenkstuberkulose. Fortschr. Röntgenstr. **21**, 341. — SCHEDE, FR.: Die Röntgenbehandlung der Knochen- und Gelenktuberkulose. Z. orthop. Chir. **31**. — SCHEELE, K.: Die Urogenitaltuberkulose als Systemerkrankung. Ref. Zbl. Hautkrkh. **5**, 95 (1922). — SCHEER, MAX: Tuberculosis papulonecrotica with serpiginous lesions resembling tertiary serpiginous syphiloderm. Med. J. a. Rec. **119**, 95 (1924). — SCHEERER, R.: Wie entsteht bei Lupuskranken, die mit Quarzlicht behandelt wurden, typischer ‚Glasbläserstar?“ Klin. Mbl. Augenheilk. **77**, 30 (1926). — SCHEFF, L. D.: The potency pof the watery extract of saprophytic acid-fast bacilli as tuberculins and as antigens in complement fixation. Amer. Rev. Tbc. **12**, 45 (1925). — SCHEIN, M.: Ein mit Tuberkulininjektion behandelter Fall von Tuberculosis verrucosa cutis. Ref. Mh. Dermat. **53**, 463 (1911). — SCHELLENBERG, G.: Die cutane Tuberkulinbehandlung nach PONNDORF mit KOCHS Alttuberkulin und PONNDORFS Hautimpfstoff A und B. Beitr. Klin. Tbk. **55**, 69 (1923). — SCHERBER: Erscheinungen der kolliquativen Hauttuberkulose mit besonderer Lokalisation. Wien. dermat. Ges., Sitzg 22. Febr. 1917 u. Wien. klin. Wschr. **30**, 38 (1914). — SCHERBER, G.: (a) Verschiedene Formen der Hauttuberkulose. Arch. f. Dermat. **125**, 50 (1917). (b) Die therapeutische Anwendung der künstlichen Höhensonne in der Dermatologie. Arch. f. Dermat. **123**, 843 (1916). (c) Über eine neue Theorie gewisser Hauterkrankungen. Wien. med. Wschr. **73**, 659 (1923). (d) Über die Wechselwirkungen zwischen Syphilis und Tuberkulose. Wien. med. Wschr. **75**, 1054 (1925). (e) Zur Klinik und Histologie der gruppierten, papulösen Tuberkulide. Arch. f. Dermat. **126**, 558 (1919). — SCHEUER, O.: Ein Fall von Angiokeratoma Mibelli. Arch. f. Dermat. **98**, 251 (1909). — SCHIDACHI, T.: Über Erythema induratum. Arch. f. Dermat. **90**, 371 (1908). — SCHIECK, F.: (a) Über die Skrofulose des Auges. Die extrapulmonale Tuberkulose, Bd. 2, H. 4, S. 105. (b) Die Differenzierung des Typus humanus und bovinus etc. Veröff. KOCH-Stiftg **1**, 1 (1913). (c) Über die Bedeutung der komplementbindenden tuberkulösen Antikörper. Dtsch. med. Wschr. **38**, Nr 7, 302 (1912). — SCHILLING, CLAUS u. H. HACKENTHAL: (a) Ein neues Verfahren zur Unterscheidung des Typus humanus und bovinus der Tuberkulose. Dtsch. med. Wschr. **50**, 668 (1924). (b) Beitrag zur Theorie der Cutanwirkung des Tuberkulins. Z. Hyg. **103**, 435 (1929). (c) Überempfindlichkeitsversuche mit wässerigen Extrakten aus Tuberkelbacillen nach der SCHULTZ-DALEschen Methode. Z. Hyg. **102**, 417 (1924). — SCHIMANKO, J. J.: Die Verwandlung der Hautallergie unter dem Einfluß physikalisch-chemischer Faktoren. Strahlenther. **19**, 805 (1925). — SCHINDLER: (a) Livedo racemosa nach Erythema induratum BAZIN. Dtsch. dermat. Ges. tschechoslov. Republik, Sitzg 24. Jan. 1925. Ref. Zbl. Hautkrkh. **19**, 607. (b) Carcinom in lupo, geheilt mit Radium. Wien. dermat. Ges., Sitzg 7. Mai 1925. Zbl. Hautkrkh. **18**, 156. — SCHIRP, K.: Statistische Mitteilungen über phthisische Erkrankungen bei verschiedenen genauen Sektionsmethoden. Beitr. Klin. Tbk. **49**, 308 (1922). — SCHLASBERG, H. J.: Zwei Fälle von Lupus follicularis disseminatus (TILBURY-FOX). Arch. f. Dermat. **74**, 23 (1905). — SCHLEGEL, M.: Über die Beeinflussung der intracutanen Tuberkulinreaktion durch das Blutserum Augentuberkulöser. Dtsch. med. Wschr. **50**, Nr 42, 1446 (1924). — SCHLEICH, C. L., ERICH MÜLLER, HANS THALHEIM, IMMELMANN, KRAUS, F. u. F. F. FRIEDMANN: Über das Dr. FRIEDRICH FRANZ FRIEDMANNsche Heil- und Schutzmittel zur Behandlung der Tuberkulose und Skrofulose. Berl. klin. Wschr. **50**, 2073 (1913). — SCHLOSS, E.: (a) Zur Epidemiologie und Klinik der Säuglingstuberkulose. Jb. Kinderheilk. **85**, 79 (1917). (b) Über Tuberkulose. Berl. klin. Wschr. **54**, 1155, 1175 u. 1199 (1917). — SCHLOSSBERGER, H. O.: Über die Brauchbarkeit der Komplementbindung mit verschiedenen Antigenen für die Diagnostik der Tuberkulose. Zbl. Bakter. **93**, 59 (1924). — SCHLOSSBERGER, H. u. W. PFANNENSTIEL: Über Versuche zur Differenzierung der sog. säurefesten Bakterien mittels Komplementbindung. Z. Hyg. **95**, 77 (1922). — SCHLOSSMANN, A.: Über die Entstehung der Tuberkulose im frühen Kindesalter. Arch. Kinderheilk. **43**, 99 (1906). — SCHMID, E.: Lupus vulgaris und Sanocrysin. Ref. Zbl. Hautkrkh. **21**, 701 (1927). — SCHMID, FRANZ u. E. WEIDINGER: Vergleichende Intracutanimpfungen mit Alttuberkulin und unspezifischen Reizkörpern. Med. Klin. **21**, 1229 (1925). — SCHMID, KARL: Klinische Erfahrungen mit der Eigenharnreaktion nach WILDBOLZ. Schweiz. med. Wschr. **53**, 267 (1923). — SCHMIDT: Scrophuloderma tuberosum ulcerosum. Dtsch. med. Wschr. **36**, Nr 10, 485 (1910). — SCHMIDT, E.: (a) Tuberkulide der verschiedensten Form bei gleichzeitig vorhandener Tuberculosis colliquativa. Südwestdtsch. Dermat. Freiburg, Sitzg 24. April 1926. Ref. Zbl. Hautkrkh. **20**, 541 (1926). (b) Lupus pernio, der seit etwa 20 Jahren besteht. Südwestdtsch. Dermat. Freiburg, Sitzg 24. April 1926. Ref. Zbl. Hautkrkh. **20**, 541 (1926). — SCHMIDT, ERICH: Fortschritte auf dem Gebiete der Hauttuberkulose. Übersichtsreferat im Zbl. Hautkrkh. **21**, 241. — SCHMIDT, ERNST A.: Über einen Fall von hämorrhagischem Exanthem nach Tuberkulininjektionen. Z. Tbk. **39**, 32 (1924). — SCHMIDT, HEINRICH: Fieberhaftes Hauterythem nach Tebeprotin TOENIESSEN. Münch. med. Wschr. **72**, Nr 30, 1251 (1925). — SCHMIDT, H. E.: (a) Experimentelle Untersuchungen über die Wirkung kleinerer und größerer Röntgenstrahlenmengen auf junge Zellen. Berl. klin. Wschr. **47**, 972 (1910). Röntgentherapie Hirschwald, 1915. (b) Compendium der Lichtbehandlung, 2. Aufl. Leipzig: Georg Thieme. (c) Zur Behandlung des Lupus vulgaris mit der KROMAYERschen Quarzlampe. Dermat. Z. **15**, 220 (1908). — SCHMIDT, H. R.: Placentare und kongenitale Tuberkulose. Die extrapulmonale Tuberkulose, Bd. 2, H. 2, S. 39. — SCHMIDT, KARL: Zur Kenntnis des EHRMANNschen Luesphänomens. Arch. f. Dermat. **114**, 191 (1914). — SCHMIDT, R.: (a) Zur Frage der „Herdreaktionen“, ihrer Spezifität und ihrer diagnostisch-therapeutischen

Bedeutung. Dtsch. Arch. klin. Med. **131**, H. 1. (b) Prinzipielle Gesichtspunkte in der Frage der Proteinkörpertherapie. Ther. Gegenw. **64**, 337 (1923). — Schmidt, R. u. O. Kraus: Über Proteinkörpertherapie bei Tuberkulose. Med. Klin. **15**, 503 (1919). — Schmidt, H. E. u. B. Marcuse: Über die histologischen Veränderungen lupöser Haut nach Finsenbestrahlung. Arch. f. Dermat. **64**, 323 (1903). — Schmidt-Weyland, P.: Über die typische Erkrankung des großen Netzes nach intraperitonealer Infektion mit Tuberkelbacillen. Z. Hyg. **107**, 295 (1927). — Schmitz, E.: Experimentelle Untersuchungen über die Virulenz latenter tuberkulöser Herde beim Menschen, Rind und Schwein. Frankf. Z. Path. **3**, 88 (1909). — Schneider, Hans: Zur Pyotropinbehandlung des Lupus. Vorl. Mitt. Z. Tbk. **43**, 214 (1925). — Schnitter: Nachweis und Bedeutung der Tuberkelbacillen im strömenden Blute. Dtsch. med. Wschr. **35**, Nr 36, 1566 (1909). — Schnitzer, R.: Chemotherapie. II. Chemotherapie bakterieller Infektionen. Dtsch. med. Wschr. **54**, 878 (1928). — Schnürer: Über Veränderungen säurefester Bakterien auf saponinhaltigen Nährböden. Zbl. Bakter. Org. **89**, 150 (1923). — Schoch: Lupus erythematosus des Gesichtes, des behaarten Kopfes und der Hände, Drüsentuberkulose und papulonekrotische Tuberkulide. Kongr. schweiz. dermat. Ges., Sitzg 4.—5. Juli 1925. Ref. Zbl. Hautkrkh. **21**, 37 (1927). — Schoch, Adrien: (a) Lupussarkom. Dermat. Wschr. **85**, 1736 (1927). (b) Familiärer Typus der Syphilis. Lupoide Lues bei Mutter und Sohn in gleicher Lokalisation, beim Sohn in Kombination mit Cancroid auf lupoider Syphilis. Dermat. Wschr. **80**, 711 (1925). — Schönbauer, Franz: Die Lupusbekämpfung in Österreich. Österr. San.wes. **30** (1918). — Schoenborn, S.: Über den Wert neuerer diagnostischer Intracutan-Methoden (Eigenharn, Eigenserum) bei Tuberkulose. Dtsch. med. Wschr. **47**, Nr 45, 1351 (1921). — Schönfeld: Sekundäre Hauttuberkulosen. Beitr. Klin. Tbk. **62**, 239 (1926). — Schönfeld, Herbert: Über den Einfluß der Varicellen auf die cutane Tuberkulinempfindlichkeit. Mschr. Kinderheilk. Org. **28**, H. 6, 602. — Schönfeld, W.: (a) Experimentelle Untersuchungen zur Frage des Vorkommens virulenter Tuberkelbacillen in der Blutbahn bei Hauttuberkulosen nach diagnostischer Tuberkulinanwendung und unter anderen Bedingungen. Arch. f. Dermat. **126**, 651 (1919). (b) Zur Frage des Vorkommens positiver Wa.R. bei Hauttuberkulosen und Tuberkuliden. Arch. f. Dermat. **126**, 702 (1919). (c) Über virulente Tuberkelbacillen in der Blutbahn bei Hauttuberkulösen nach diagnostischer Tuberkulinanwendung und anderen Bedingungen. Dtsch. med. Wschr. **44**, Nr 15, 400 (1918). (d) Neuere Methoden der Lupusbehandlung (Kupferverbindungen, Aurum-Kalium cyanatum, Salvarsan). Dermat. Wschr. **58**, 599 (1914). (e) Ist die Psoriasis ein Symptom chronischer Infektionskrankheiten (Tuberkulose, Syphilis)? Dtsch. med. Wschr. **39**, Nr 30, 1446 (1913). — Schönhof: Carcinoma in lupo (3 Fälle). Dtsch. dermat. Ges. tschechoslov. Republik, Sitzg 18. Dez. 1927. Zbl. Hautkrkh. **26**, 346 (1928). — Schönhof: Lupus vulgaris. (Lupus erythematoides Leloir.) Dtsch. dermat. Ges. tschechoslov. Republik, Sitzg 5. Febr. 1928. Zbl. Hautkrkh. **26**, 651. — Schönhof, S.: (a) Zur Frage der Röntgenbehandlung der Hauttuberkulose. Strahlenther. **30**, 375 (1928). (b) Über indirekte Röntgenbestrahlungen bei Hautkrankheiten. Arch. f. Dermat. **155**, 73 (1928, Kongreßber.). — Schönstein, A.: Erythema induratum auf luetischer Grundlage. Ref. Zbl. Hautkrkh. **22**, 32 (1927). — Scholnik: Mitaffektion der Schleimhaut bei Tuberkuliden. Ref. Dermat. Wschr. **87**, 1531 (1928). — Scholtz: Die Behandlung des Lupus. Z. ärztl. Fortbildg **10**, 193 (1913). — Scholtz, Moses: Skin tuberculosis versus systemic. Urologic. Rev. 29, 217 (1925). — Scholtz, W.: (a) Konstitution und Vererbung in der Dermatologie Ref. Zbl. Hautkrkh. **22**, 602 (1927). (b) Über Wert und Spezifität der Tuberkulinreaktion bei Lupösen. Dermat. Z. **53**, 775 (1928). (c) Über intracutane Behandlung besonders von Hauttuberkulose. Klin. Wschr. **1**, 994 (1922). — Scholtz u. Doebel: Bericht über das Arbeitsjahr 1906/07. Arch. f. Dermat. **92**, 367 (1908). — Scholtz, W. u. B. W. Fischer: Über die Anwendung des Doramad bei der Behandlung von Hautkrankheiten. Berl. klin. Wschr. **58**, 1138 (1921). Schrader, G.: Die Diagnostik der Tuberkulose durch das Kulturverfahren. Med. Klin. **23**, 816 (1927). — Schramek: (a) Lupus pernio. Wien. dermat. Ges. 15. Mai 1912. Ref. Arch. f. Dermat. **112**, 1010 (1912). (b) Tuberkulöses Ulcus der Lippe. Wien. dermat. Ges., 6. Dez. 1911. Ref. Arch. f. Dermat. **112**, 270 (1912). — Schreus: Über Röntgenschädigungen der Haut. Fortschr. Röntgenstr. **30**, 573 (1923). — Schreus, H.: Ist die Grenzstrahlentherapie der bisherigen Oberflächentherapie überlegen? Strahlenther. **27**, 511 (1928). — Schreus, H. Th.: (a) Strahlenhärte, Filterung und Wirkung bei dermatologischer Bestrahlungen. Strahlenther. **21**, 328 (1926). (b) Über den heutigen Stand der Bestrahlungsmethoden Strahlenther. **26**, 386 (1927). (c) Über die Eichung des Sabouraud-Noiré-Dosimeter in R-Einheiten und seine Brauchbarkeit zur praktischen Dosimetrie. Strahlenther. **29**, 375 (1928). (d) Röntgenbehandlung in der Dermatologie. Bonner Röntgenbücher, Bd. 3, 2. verm. u. verb. Aufl., S. 103. Bonn: Friedrich Cohen 1923. — Schreus-Habermann: Handbuch der Röntgentherapie. Leipzig: W. Klinkhardt 1924. — Schreus, H. Th. u. J. Klein: Ist die Haut bei filterloser Bestrahlung stärker gefährdet als bei schwacher Filterung? Dermat. Z. **45**, 49 (1925). — Schröder, G.: (a) Zehn Jahre Goldtherapie der Tuberkulose. Fortschr. Ther. **1**, 273 (1925). (b) Zeit- und Streitfragen zur Behandlung der

Kehlkopftuberkulose. Fol. oto-laryng. **12**, 280 (1924). — (c) Zur Tuberkulinfrage. Beitr. Klin. Tbk. **27**, 381 (1913). — SCHRÖDER, K.: Beitrag zur Diagnostik der okkulten Tuberkulose im Kindesalter. Med. Klin. **20**, 1045 (1924). — SCHRÖDER, R. u. E. A. KUHLMANN: Die Ulcerationen der Vagina, zugleich Mitteilung über je einen Fall von sog. Ulcus rotundum und Ulcus varicosum vaginae. Arch. Gynäk. **115**, 145 (1921). — SCHRÖPL: Chilblain-Lupus. Dermatol. Ges. Hamburg, Sitzg 6. Dez. 1925. Ref. Zbl. Hautkrkh. **20**, 14 (1926). — SCHRÖTTER, H. v.: Zur Theorie und Praxis der Strahlenbehandlung der Tuberkulose. Strahlenther. **11**, 605 (1920). — SCHUBERT, J.: (a) Über die Verwendung von Andriolpräparaten. Dermat. Wschr. **80**, 17 (1925). (b) Tuberkulin und vegetatives Nervensystem. Dtsch. med. Wschr. **50**, Nr 52, 1830 (1924). — SCHUBERT, M.: (a) Die Behandlung der Hauttuberkulose. Beitr. Klin. Tbk. **63**, 939 (1926). (b) Rot- und Blaulicht in der Dermatologie. Strahlenther. **31**, 610 (1929). — SCHUBERT (Prag): Tuberkulin und vegetatives Nervensystem. 88. Verslg Ges. dtsch. Naturforsch. Innsbruck, Sitzg 26. Sept. 1924. Ref. Zbl. Hautkrkh. **14**, 417. — SCHUELLER, H.: Über Lupus lymphangiomatosus. Frankf. Z. **4**, 246 (1910). — SCHÜRMANN, F.: Über atypischen Lichen scrofulosorum. Arch. f. Dermat. **73**, 379 (1905). — SCHÜRMANN, PAUL: Ausgedehnte Achseldrüsenverkäsung im Gefolge einer PONNDORF-Impfung. Dtsch. med Wschr. **49**, Nr 34, 1110 (1923). — SCHÜTZ, A. u. R. VIDÉKY: Über den Zusammenhang der exsudativen Augenerkrankungen mit Tuberkulose usw. Wien. klin. Wschr. **21**, Nr 37, 1285 (1908). — SCHULTE, G.: Allgemeines zur Frage der Grenzstrahlentherapie. Strahlenther. **34**, 403 (1909). — SCHULTE-TIGGES, H.: (a) Die Bedeutung spezifisch-serodiagnostischer Verfahren für die Tuberkulose. Zbl. Tbk.forschg **25**, 417 (1926). (b) Die Brauchbarkeit des Antigens von NEUBERG und KLOPSTOCK für die Komplementbindungsprobe bei Tuberkulose. Klin. Wschr. **6**, 500 (1927). — SCHULTZ: Zur Frage der Tiefenwirkung des ultravioletten Lichtes. Ref. Mschr. Dermat. **1907**, 30 u. 351. — SCHULTZ, FRANK: (a) L'influence des differents pouvoirs pénétrants des Radiations de RÖNTGEN. J. de Radiol. 1912 (ref. nach LEW.). (b) Neue Gesichtspunkte in den prinzipiellen Fragen der Lichttherapie. Dermat. Z. **17**, 319 (1910). (c) Die Röntgentherapie in der Dermatologie. Berlin: Julius Springer 1910. (d) Experimentelle Beiträge zur Lichtbehandlung. Berl. klin Wschr. **42**, 979 (1905). (e) Die Röntgentherapie der malignen Hauttumoren und der Grenzfälle. Fortschr. Röntgenstr. **19**, 237. — SCHULTZ, P. A.: Über ein einfaches Hilfsmittel bei der Strahlentherapie. Fortschr. Röntgenstr. **32**, 33 (1925). — SCHULTZ, W.: (a) Pathogenese und Therapie der hämorrhagischen Diathese mit besonderer Berücksichtigung der praktisch wichtigen Fragen. Slg Abh. Verdgskrkh. **8**, H. 6, 5 (1923). (b) Konstitution und Vererbung in ihren Beziehungen zur Tuberkulose. Beitr. Klin. Tbk. **56**, 149 (1923). — SCHULTZE: Umfrage über die diagnostische Bedeutung der subcutanen Tuberkulinreaktion. Med. Klin. **9**, 1927 (1913). — SCHULZ, ED.: (a) Die kombinierte TuberkulinGoldbehandlung der Tuberkulose. Beitr. Klin. Tbk. **69**, 422 (1928). (b) Eine verbesserteMethode der SORGOschen Behandlung der Kehlkopftuberkulose mit Sonnenlicht oder künslichem Licht. Dtsch. med. Wschr. **45**, Nr 11, 290 (1919). — SCHUMACHER: Lupus pernio und Acne rosacea. Münch. dermat. Sitzg., 25. Mai 1921. Zbl. Hautkrkh. **2**, 10 (1921). — SCHUMACHER, M.: Zur Ätiologie des Erythema nodosum. Z. Tbk. **21**, 468 (1914). — SCHUR, M.: Zur Frage Menstruation und Tuberkulose-Immunität. Wien. klin Wschr. **37**, Nr 45, 1164 (1924). — SCHUSTER, D.: Versuche mit Tuberkulinen verschiedenen Typus. Dtsch. med. Wschr. **46**, Nr 40, 1102 (1920), hier und bei KRETSCHMER weitere Literatur. — SCHUSTERMANN, E.: Über die Grenzen der klinischen Verwertbarkeit der Serumreaktion nach MATÉFY. Beitr. Klin. Tbk. **64**, 624 (1926). — SCHWALM, E.: Erfahrungen mit der GERSON-Diät bei Lungentuberkulösen. Klin. Wschr. 8, 1941 (1929). — SCHWARTZ, BASSJA: Kasuistische Beiträge zum Lupuscarcinom. Inaug.-Diss. Berlin 1911 (zit. nach LEW.). — SCHWEIG: Kohlenbogenlichtbehandlung des Lupus von Haut und Schleimhaut. Wien. dermat. Ges., 9. Juni 1921. Zbl. Hautkrkh. **2**, 3. — SCHWEIG, J.: Über die Wirkung des Trypaflavins bei der Tuberkulose der Haut. Med. Klin. **18**, 462 (1922). — SCHWERMANN: Zur Toxizitat verschiedener Alttuberkuline und zur Frage der Tuberkulinschädigung durch diagnostische Dosen. Dtsch. med. Wschr. **48**, Nr 34, 1127 (1922). — SCOMAZZONI, T.: Della granulosis rubra nasi. Giorn. ital. vener. Pelle **64**, 1293 (1923). — SECHER, KNUD: (a) Sanocrysin problems. Ref. Zbl. Hautkrkh. **24**, 814 (1927). (b) Sanocrysinfragen. Klin. Wschr. **6**, 1139 (1927). — SEDLMEYR, P.: Über den Nachweis der Tuberkelbacillen. Zbl. Tbk.forschg **25**, 625 (1926). — SEGADLO: Ca in lupo. Nordostdtsch. dermat. Ver.igg Königsberg, Sitzg 17. Mai 1925. Ref. Zbl. Hautkrkh. **18**, 336 (1926). — SÉGUINAUD: Fall von Tuberculosis verrucosa cutis. J. Méd. Bordeaux **1912**, Nr 4 (ref. nach LEW.). — SEIFERT, O.: Beitrag zur Tuberkulose der äußeren Genitalien des Mannes. Festschrift Unna, 1910 S. 113. — SEIFERT, V.: Über Tuberkulose der äußeren Genitalien des Weibes. Arch. f. Dermat. **113**, 1015 (1912). — SEIFFERT, O.: Lupus und Tuberkulose des Nasenrachenraumes. Med. Klin. **1908**, 581 u. 628. — SEIFFERT, G.: Beeinflussung der Tuberkulose durch Impfung mit aufgeschlossenen Bacillen. Beitr. Klin. Tbk. **67**, 294 (1927). — SELIGMANN, S.: Dauerreaktion bei Konjunctivalreaktion. Münch. med. Wschr. **55**, Nr 18, 995 (1908). — SELIGMANN, E. u. F. v. GUTFELD: Nachprüfung des LANGERschen Verfahrens zur Tuberkuloseschutzimpfung im Tierversuch. Dtsch. med. Wschr. **51**, Nr 26, 1064 (1925). — SELIGMANN, E. u. F. KLOPSTOCK: (a) Über antigene Eigenschaften des Tuberkulins. Z. Immun.forschg **33**, 467 (1922). (b) Über den Mechanismus der Tuberkulinreaktion. Z. Immun.forschg Org. **28**, 454 (1919). — SELLEI, JOSEF: Die Behandlung des Lupus mit Kupferpräparaten. Ref. Arch. f. Dermat. **122**, 203 (1918). — SELLEI, J. u. MARG. BERGER: Sarkoide Geschwülste in einer Familie. Arch. f. Dermat. **150**, 47 (1926). — SELLEI, J. u. E. LIEBNER: (a) Beiträge zur Erythrocyanosis extremitatis chronica. Arch. f. Dermat. **156**, 277(1928). (b) Die Wirkung von Quecksilber-Arsenpräparaten auf einige Tuberkulide. Dermat. Wschr. **75**, 1108 (1922). — SELTER: (a) Infektionsversuche mit kleinen Tuberkelbacillenmengen mit besonderer Berücksichtigung des Inhalationsweges. Veröff. KOCH-Stiftg **1**, H. 11/12, 86. (b) Die Grundlagen der spezifischen Tuberkulose-Therapie und der heutige Stand der Tuberkulose-Immunitätsforschung. Dtsch. med. Wschr. **1921**, Nr 25, 701. — SELTER, H.: (a) Über Tuberkulose-Schutzimpfung. Klin. Wschr. **1**, 1589 (1922). (b) Die Tuberkuloseimmunität auf Grund der heutigen Kenntnisse. Beitr. Klin. Tbk. **55**, 318 (1923). (c) Die tuberkulöse Durchseuchung der städtischen Bevölkerung und ihre Bedeutung für die Tuberkulose-Bekämpfung. Dtsch. med. Wschr. **47**, 117 (1921). (d) Über die Wirkung abgetöteter Tuberkelbacillen. Z. Hyg. **95**, 233 (1922). (e) Weitere Untersuchungen über künstliche Tuberkuloseimmunisierung. Z. Hyg. **98**, 192 (1922). (f) Die Immunitätsverhältnisse bei Meerschweinchentuberkulose. Z. Hyg. **95**, 159 (1922). (g) Erwiderungen zu den Bemerkungen ZIELERS: „Über das Wesen der Tuberkulinreaktion". Z. Immun.forschg **34**, 245 (1922). (h) Über das Wesen der Tuberkulinreaktion. Z. Immun.forschg **32**, 325 (1921) u. Dtsch. med. Wschr. **47**, Nr 11, 285 (1921). (i) Über die Wirkung abgetöteter Tuberkelbacillen. Z. Hyg. **95**, 233 (1922). (k) Ist eine Schutzimpfung des Menschen gegen Tuberkulose mit abgetöteten oder avirulenten Tuberkelbacillen möglich? Dtsch. med. Wschr. **50**, Nr 52, 1825 (1924) u. **1925**, Nr 51, 1181. (l) Tuberkulinempfindlichkeit und Tuberkulinwirkung. Z. Tbk. **45**, 11 (1926) u. Schriften Königsberg. gelehrten Ges. naturwiss. Kl. **2**, 137 (1926). (m) Die erreichbaren Ziele der spezifischen Tuberkulosetherapie. Dtsch. med. Wschr. **47**, Nr 19, 525 (1921). (n) Die Grundlagen der spezifischen Tuberkulosetherapie und der heutige Stand der Tuberkulose-Immunitätsforschung. Dtsch. med. Wschr. **47**, Nr 25, 701 (1921). (o) Die Bedeutung der tuberkulösen Allergie für das Entzündungsproblem und die Proteinkörpertherapie. Dtsch. med. Wschr. **48**, Nr 2, 54 (1922). (p) Bedeutet die Anwendung lebender Tuberkelbacillen einen Fortschritt in der spezifischen Behandlung der Tuberkulose? Dtsch. med. Wschr. **48**, Nr 36, 1195 (1922). (q) Tuberkuloseimmunität, Tuberkulinempfindlichkeit, tuberkulöse Allergie. (Ein Vorschlag zur Einigung über die Begriffe in der Tuberkuloseforschung.) Münch. med. Wschr. **71**, Nr 15, 462 (1924). (r) Ein Versuch zur Tuberkuloseschutzimpfung des Menschen. Dtsch. med. Wschr. **51**, Nr 29, 1181 (1925). (s) Reinfektion und Immunität bei Tuberkulose. Veröff. KOCH-Stiftg **1**, H. 11/12, 105. (t) Der Wert der Intracutan-Tuberkulinreaktion bei Meerschweinchentuberkulose. Veröff. KOCH-Stiftg **1**, H. 11/12, 132. — SELTER, H. u. W. BLUMENBERG: (a) Über die Wirkung der CALMETTEschen Tuberkulose-Schutzimpfungsstoffe in Meerschweinchenversuchen. Klin. Wschr. **6**, 1134 (1927). (b) Nochmals zur Spezifität der Tuberkulose. Beitr. Klin. Tbk. **66**, 105 (1927). — SELTER, H. u. GESCHKE: Ist eine der tuberkulösen Allergie entsprechende Gewebsumstimmung durch Vorbehandlung mit abgetöteten Tuberkelbacillen oder Kaltblüter-Tuberkelbacillen möglich? Z. Hyg. **102**, 303 (1924). — SELTER, KNAUER u. GESCHKE: Zum Problem der Tuberkulose-Schutzimpfung. Münch. med. Wschr. **70**, Nr 51, 1499 (1923). — SELTER, H. u. E. TANCRÉ: (a) Weitere Untersuchungen über die Wirkung des Tuberkulins. Z. Tbk. **35**, 171 (1922). (b) Über die Natur der in den Tuberkulinen wirksamen Stoffe. Beitr. Klin. Tbk. **53**, 82 (1922). (c) Zur Spezifität der Tuberkulinreaktion. Beitr. Klin. Tbk. **60**, 439 (1925). — SEMON, H. C.: (a) Eight cases of Lupus vulgaris treated with pyotropin. Brit. J. Dermat. **37**, 522 (1925). (b) X-rays in dermatologiy. Ref. Zbl. Hautkrkh. **5**, 293 (1923). — SEMON, HENRY and MARY E. ORMSBY: Some results of light therapy. Ref. Zbl. Hautkrkh. **19**, 639. — SENEAR, F. E.: Cutaneous tuberculosis (scrofuloderma) and tuberculids (erythema induratum, folliclis, acne scrofulosorum) occuring in a child with tuberculosis of the kneejoint. Ref. Zbl. Hautkrkh. **25**, 708 (1928). — SENEAR and WIEN: Erythema induratum. Arch. of Dermat. **14**, 468 (1926). — SENGER, E.: Über die Behandlung des Lupus mittels Tuberkulinsalbe usw. Berl. klin. Wschr. **45**, 1097 (1908). — SEQUEIRA, J. H.: (a) Lupus Carcinom. Brit. J. Dermat. **20**, 40 (1908). (b) Tuberculous lymphangitis of skin. Proc. roy. Soc. Med. **16**, Nr 11, 101. (c) On CALMETTES ophthalmo tuberculin-reaction etc. Brit. med. J. **2**, 1177 (1908). (d) Case of non ulcerative tuberculides following Lupus vulgaris. Brit. J. Dermat. **22**, 60 (1910). (e) Case of lupus dissem. faciei. Brit. J. Dermat. **22**, 95 (1910). (f) A case of BOECKS miliary sarcoid (?) following Lupus vulgaris. Brit. J. Dermat. **23**, 85 (1911). (g) The treatment of intra-nasal Lupus by the PFANNENSTILLS method. Brit. J. Dermat. **23**, 327 (1911). (h) A case of tuberculides. Brit. J. Dermat. **23**, 366 (1911). (i) Lupus vulgaris in a syphilitic. subject. Brit. J. Dermat. **24**, 28 (1912). (k) Lupus vulgaris and scrofulodermia treated by the PFANNENSTILLS method. Brit. J. Dermat. **24**, 231 (1912).

(l) Case of multiple Lupus. Brit. J. Dermat. **25**, 99 (1913). (m) Die Finsenlichtbehandlung am London-Hospital 1900—1913. Strahlenther. **3**, 343 (1913). (n) The Finsen light treatment at the London-Hospital 1900—1913. Lancet **1913** I, 1655. (o) A new conception of the tuberculides: an account of the work of Rist and Rolland. Brit. J. Dermat. **27**, 371 (1915). (p) Some experiments with the SIMPSON arc lamp. Lancet **1916** I, 405. (q) Carbon arc light baths in the treatment of lupus vulgaris. Brit. J. Dermat. **35**, 93 (1923). (r) Treatment of cutaneous tuberculosis. Brit. med. J. **1923**, Nr 3273, 503. (s) Two cases illustrating the benefit of light baths in tuberculous disease of the skin. Proc. roy. Soc. Med. **16**, 63 (1923). (t) Artificial light baths in the treatment of tuberculosis. Brit. J. Tbc. **18**, 91 (1924). SEQUEIRA, J. H. u. H. BALEAN: Lupus erythematosus. Brit. J. Dermat. **14**, 367 (1902). — SEQUEIRA, J. H. and W. J. O'DONOVAN: (a) The practice of artificial light-bath treatment. Lancet **208**, 909 (1925). (b) Some observations on light treatment at the London-Hospital. Lancet **213**, 1118 (1927). (c) Light treatment at the London-Hospital. Amer. J. physic. Ther. **4**, 495 (1928). — SERAPIN: Über die Veränderungen im Lupusgranulom unter der Einwirkung der Finsenmethode. Dtsch. dermat. Ges. 7. Kongr. Breslau **1901**, 500. — v. SEUTTER, GERTRUD: Das Vorkommen von Lungentuberkulose bei Lupus vulgaris. Wien. klin. Wschr. **39**, Nr 37, 1042 (1926). — SÉZARY: Erythème noueux et meningite. Gaz. Hôp. **1912**, 125. — SÉZARY, A. et F. BENOIST: Deux cas d'ulcérations tuberculeuses de la peau traitées par le vaccin de Vaudremer. Bull. Soc. méd. Hôp. Paris **43**, 1196 (1927). — SÉZARY, NORERO et LICHTWITZ: Tuberculides polymorphes. Bull. Soc. franç. Dermat. **33**, 693 (1926). — SHIGA: Untersuchungen über Tuberkulose-Therapie. Ref. Internat. Zbl. Tbk.forschg **12**, 302 (1918). — SHIWAGO, N. u. W. LJUBARSKY: Über das Schicksal der Tuberkelbacillen im tuberkuloseimmunen Organismus. Ref. Zbl. Tbk.forschg **22**, 261 (1924). — SHOJI, GICHU: Inokulationsexperimenet mit Tuberkelbacillen in die Hoden von Kaninchen. Acta dermat. (Kioto) **9**, 189. — SIBLEY: Langbestehender Schleimhautlupus. Roy. Soc. Med. dermat. Abt., Sitzg 16. Juni 1914. Ref. Arch. f. Dermat. **122**, 526. — SIBLEY, W. KNOSWLEY: (a) The treatment of tuberculosis cutis. Urologic Rev. **28**, 193 (1924). (b) The uses of diathermy in dermatology. Practitioner **107**, 246 (1921). — SICILIA: Serotherapie bei Haut- und Geschlechtskrankheiten. Ref. Zbl. Hautkrkh. **11**, 210 (1924). — SIEBEN, H.: Tuberkulinbehandlung des Lupus erythematodes und des Erythema induratum BAZIN. Dtsch. med. Wschr. **50**, Nr 10, 304 (1924). — SIEBERT: Durch Tuberkelbacillen erzeugte Immunität gegen Tuberkulose. Dtsch. med. Wschr. **1914**, Nr 11. — SIEMENS: (a) Über die allgemeine Konstitution und Vererbungspathologie. Berlin: Julius Springer. 1921. (b) Epitheliomähnliche Tuberkulosis ulcerosa der Lippe. Münch. dermat. Ges., Sitzg 19. Nov. 1923. Ref. Zbl. Hautkrkh. **11**, 399 (1924). — SIGNORELLI, E. et E. BUFALINI: Cutireazioni tubercolare aspezifiche. Ref. Zbl. Hautkrkh. **10**, 23 (1924). — SIGRIST, A.: Zur Frage nach dem Wert und den Gefahren der Ophthalmoreaktion. Ther. Mh. **1908**, 175. — SILBERSTEIN, MARTIN: Über einen Fall von postexanthematischer hämatogener Tuberculosis cutis verrucosa mit Pigmenthypertrophien. Arch. f. Dermat. **123**, 863 (1916). — SILBERSTEIN, S.: Serologischer Nachweis der Tuberkulose, insbesondere mit dem Verfahren nach WASSERMANN. Dtsch. med. Wschr. **50**, Nr 21, 675 (1924). — SIMON, CLÉMENT et WICKHAM: Contribution à l'étude de la cuti-réaction à la tuberculine chez les syphilitiques. Presse méd. **31**, 727 (1923). — SIMPSON, FRANK: Radium bei Hautkrankheiten. J. amer. med. Assoc. **1913**, 80. — SINGER, GRETE: (a) Über das Neutralisationsphänomen bei aktiver und inaktiver Tuberkulose. J.b Kinderheilk. **1918**, 187. (b) Zur Frage der unspezifischen Reaktion auf Tuberkulin. Med. Klin. **21**, 1203 (1925). — SIVORI, LUIGI e ULISSE REBAUDI: Di un veleno tubercolare integrale solubile con speciale riguardo alle vie seguite per lo svolgersi dei fenomini immunitarii. Riforma med. **38**, 25 (1922). — SKAUPY, F.: Die Neonlampe für medizinische Zwecke. Ber. klin. Wschr. **53**, 313 (1916). — SKOMMAROWSKY, A.: Purpura annularis teleangiectodes MAJOCCHI. Ref. Zbl. Hautkrkh. **19**, 122 (1926). — SLADKOVIČ: Behandlung des Lupus erythematodes mit Iontophorese. Moskau. vener.-dermat. Ges., 14. Jan. 1926. Ref. Zbl. Hautkrkh. **26**, 35 (1928). — SLADKOVIČ, S.: Zur Klinik und Pathogenese der Tuberculosis verrucosa cutis. Ref. Zbl. Hautkrkh. **30**, 93 (1929). — SLADKOWIČ, S.: Zur Frage der Klassifikation und Nomenklatur der Hauttuberkulose. Russk. Vestn. Dermat. **6**, 30. Ref. Zbl. Hautkrkh. **28**, 63 (1929). — SLUYS et STOUPEL: Trois cas d'épithéliomes sur lupus traités par curiethérapie. Ref. Zbl. Hautkrkh. **15**, 53 (1925). — SMELOV: Livedo racemosa. Ref. Zbl. Hautkrkh. **26**, 37 (1928). — SMITH: Traitement chirurgal du lupus nasal. Arch. internat. Laryng. etc. **1**, Nr 9, 1154 (1922). — SMITH, J.: An agglutinating serum for certain strains of tubercle bacilli. Lancet **203**, 13 (1922). — SMITH, MAURICE: Chemotherapie. Studien mit Silber- und Arsenverbindungen bei der experimentellen Tuberkulose. Ref. Zbl. Hautkrkh. **6**, 250 (1923). — SMITH MAURICE L.: Experimental testicular tuberculosis in the rabbit. J. med. Res. **43**, 45 (1922). — SMITH, W. G.: Unusual case of lupus mutilans. Brit. J. Dermat. **21**, 69 (1909). — SNOW, A. E.: Quartz mercury lamp and infra-red, with report of cases. Ref. Zbl. Hautkrkh. **30**, 468 (1929). — SÖLLNER, J.: Ein Fall von Erythema induratum, kombiniert mit Lichen scrofulosorum. Mh. Dermat. **37**, 545 (1903). — SOMERFORT, A. R.: A method of treating lupus vulgaris. Lancet **214**, 1173 (1928). — SOMOGYI, S.: (a) Allergiestudien bei Hauttuberkulose. Beitr. Klin. Tbk. **57**, 143 (1924). (b) Die sog. Aktivitätsreaktionen bei Hauttuberkulose. Arch. f. Dermat. **148**, 602 (1925). (c) Die Blutserumlipase bei Hauttuberkulose. Dermat. Z. **42**, 342 (1925). — SOMOGYI sen., STEFAN: Spezifica und das vegetative Nervensystem. Beitr. Klin. Tbk. **60**, 619 (1925). — SOMOGYI, Z.: (a) Hauttuberkulose und Lungentuberkulose. Ref. Zbl. Hautkrkh. **4**, 159 (1922). (b) Erfahrungen mit der Partigenen-Methode bei Hauttuberkulose. Ref. Zbl. Hautkrkh. 8, 386 (1923). — SONIES, F.: Sonnenlichtbehandlung der Kehlkopftuberkulose. Münch. med. Wschr. **66**, Nr 16 (1919). — SONNE, C.: (a) Physikalische und therapeutische Wirkungen des Lichtes. Strahlenther. **20**, 829 (1925). (b) Die Abhängigkeit der lichtbiologischen Reaktionen von der Wellenlänge. Strahlenther. **28**, 45 (1928). (c) The mode of action of the universal light bath. Acta med. scand. (Stockh.) **54**, H. 4. (d) Über einige physikalische Wirkungen der leuchtenden Strahlen. Strahlenther. **21**, 148 (1926). — SONNENBERG, E.: Über die Lupusbehandlung mit Kali hypermanganicum. Zit. Zbl. Hautkrkh. **24**, 83 (1927). — SONNENSCHEIN, C.: (a) Die Tuberkelbacillen-Züchtung nach HOHN in ihrer praktischen Verwendung für die bakteriologische und klinische Diagnose. Beitr. Klin. Tbk. **67**, 451 (1927). (b) Ergebnisse mit der Tuberkelbacillen-Züchtung nach HOHN. Münch. med. Wschr. **74**, Nr 36, 1540 (1927). — SONS, E. u. F. v. MIKULICZ-RADECKI: Über die „Spezifität der Tuberkulinreaktion". Dtsch. med. Wschr. **47**, Nr 26, 735 (1921). — SORGO, JOSEF: (a) Über die Beeinflussung der cutanen und intracutanen Tuberkulinreaktion durch Serum. Wien. klin. Wschr. **26**, 1837 (1913). (b) Über Proteinkörpertherapie der Lungentuberkulose. Tbk.fürs.bl. (Wien) **1924**, Nr 4, 12. (c) Über die Tuberkulinwirkung und die Spezifität der Tuberkulinreaktion. Österr. San.wes. **1911**, Nr 37. (d) Die Toxinempfindlichkeit der Haut des tuberkulösinfizierten Menschen. Dtsch. med. Wschr. **37**, Nr 22, 1015 (1911). — SORGO, JOSEF u. EMIL WEIDINGER: Therapeutische Versuche mit Phlogetan bei Tuberkulose. Med. Klin. **19**, 1189 (1923). — SOSCIA ETTORE: Lupus vulgare e piotropin. Riforma med. **43**, 1190 (1927). — SOWIŃSKI, Z.: Die Tuberkulose als ätiologischer Faktor der Psoriasis. Ref. Zbl. Hautkrkh. **28**, 680 (1929). — SPARMANN, G.: Beitrag zu den Blutlipasen bei Gesunden, Hauttuberkulösen und Syphilitikern. Dermat. Z. **40**, 15 (1924). — SPEHL: Les réactions locales à la tuberculine chez le cobaye. Arch. Méd. expér. **25**, 239 (1913). — SPENGLER, C.: Einige Bemerkungen zu dem Aufsatz Prof. PETRUSCHKYS: „Über eine Vereinfachung der spezifischen Therapie für die spezifische Tuberkulosebehandlung in größerem Stil". Beitr. Klin. Tbk. **31**, 125 (1914). — SPIELER, F.: Skrofulose und Tuberkulose. Leipzig: Franz Deuticke 1910. — SPIESS, G.: Behandlung von Tuberkulose und Lupus der Nase. Münch. med. Wschr. **69**, Nr 51, 1762 (1922). — SPIETHOFF: Großknotige Form des BOECKschen Miliarlupoids. Kongr. dtsch. dermat. Ges., 13.—16. Sept. 1925. Arch. f. Dermat. **151**, 342 (1925). — SPIETHOFF: (a) Beziehungen einzelner Dermatosen zum Habitus. Ref. Zbl. Hautkrkh. **18**, 830. (b) 2 Lupuskranke behandelt mit allgemeinen offenen Kohlenlichtbädern nach AXEL REYN und gleichzeitiger örtlicher Behandlung mit v. PIRQUETschen Impfungen. Strahlenther. **9**, 732 (1919). (c) Indikation und Dosierung der BUCKYschen Weichstrahlen in der Dermatologie. Münch. med. Wschr. **75**, Nr 46, 1957 (1928). — SPIETHOFF, B.: (a) Die äußere Anwendung des Chinins. beim Lupus vulgaris Dermat. Wschr. **62**, 465 (1916). (b) Beitrag zum therapeutischen Wert der DREYERschen Sensibilisierungsmethode. Berl. klin. Wschr. **41**, 783 (1904). (c) Das Blutbild bei den verschiedenen Formen der Hauttuberkulose. Arch. f. Dermat. **132**, 259 (1921). — SPILLMANN, L. DROUET et DOMBRAY: Tuberculose cutanée à localisations multiples et gommes lymphangitiques. Bull. Soc. franç. Dermat. **31**, Réun. Nancy, 14 (5. April 1924). — SPILLMANN, L. et HUFFSCHMITT: Resultate der Behandlung gewisser Dermatosen mit Injektionen von Sulfaten der seltenen Erden. Ref. Zbl. Hautkrkh. **1**, 480 (1921). — SPILLMANN et WATRIN: Tuberculoides érythémato-atrophiques du thorax. Bull. Soc. franç. Dermat. **36**, 557 (1929). — SPITZER: (a) Herpes zoster nach Tuberkulin. Schles. dermat. Ges., Sitzg 25. Juni 1925. Ref. Zbl. Hautkrkh. **18**, 755. (b) Granulosis rubra nasi. Schles. dermat. Ges., Sitzg 20. Juni 1925. Ref. Zbl. Hautkrkh. **18**, 750. — SPITZER, L.: (a) Association de lupus erythématodes et de lupus tuberculeux. Ann. de Dermat. **1907**, 188. (b) Die Prothesenfrage bei Verstümmelungen nach Lupus vulgaris. Wien. klin. Wschr. **29**, Nr 10, 283 (1916). (c) Die Technik der Nasenprothesen. Strahlenther. 8, 90 (1918). (d) Über die Methoden der Lupustherapie in der Wiener Lupusheilstätte. Strahlenther. 8, 81 (1918). (e) Die Anwendung der DEYCKE-MUCHschen Titrierung und Immuntherapie bei Hauttuberkulose. Münch. med. Wschr. **64**, Nr 35, 1132 (1917). (f) Über die Anwendung des Kohlenbogenlichtbades bei primären und sekundären Tuberkulosen der Haut und der Schleimhaut. Münch. med. Wschr. **63**, Nr 44, 1541 (1916). — SPRECHER, F.: Zwei Fälle von Inokulationslupus. Arch. f. Dermat. **83**, 117 (1907). — SPRINGUT, EUGEN: Steigerung der Tuberkulinreaktion durch Yatren. Z. Immun.forschg **38**, H. 6, 535. — SPRINZELS: Erythema induratum BAZIN. Arch. f. Dermat. **115**, 626 (1913). — SPRONCK, C. H. H.: (a) Experimentelle Untersuchungen über Immunität gegen Tuberkulose. Ref. Zbl. Hautkrkh. **9**, 447 (1924). (b) Experimentelle Studien über die beiden Antagonisten der Tuberkulinreaktion. Med. Klin. **19**, 1112 (1923). — SSUDAKEWITSCH: Riesenzellen und elastische Fasern. Virchows Arch.

115, 264 (1889). — STAHEL, E.: Eine Mikro-Ionisationskammer für Röntgen- und Radiumstrahlen. Strahlenther. **31**, 582 (1929). — STAHL, R.: Über das Wesen der „vegetativen Umstimmung" des Körpers und ihre Bedeutung für Physiologie, Pathologie und Therapie. Med. Klin. **19**, 1663 (1923). — STALMANN, A.: Über klinische Versuche mit einer neuen Ultraviolett-Glühlampe (Osram-Vitalux-Lampe). Strahlenther. **34**, 214 (1929). — STAMOVA, L.: Ätiologie des Erythema induratum BAZIN. Ref. Zbl. Hautkrkh. **20**, 798. — STANZIALE: Experimente über die Infektion von Meerschweinchen mit Lupus. Zit. Dermat. Wschr. **54**, 145 (1912). — STARK, E.: Weitere röntgentherapeutische Erfahrungen. Strahlenther. **12**, 1024 (1921). — STARKE: Zur Behandlung des Lupus mit dem FRIEDMANNschen Mittel. Berl. klin. Wschr. **51**, 1540 (1914). — STARRY, A. C. and MAX GOLDBERG: The lack of acid-fastness of tubercle bacilli in tissues preserved in formaldehyde. Amer. Rev. Tbc. **6**, 1114 (1923). — STAUFFER, H.: Lichen spinulosus als Salvarsanexanthem. Arch. f. Dermat. **154**, 216 (1928). — STEIGER-KAZAL, D.: Das Verhalten der weißen Blutzellen bei verschiedenen Dermatosen. Arch. f. Dermat. **154**, 621 (1928). — STEIN: Hochgradige ulceröse Randglossitis mit starker Drüsenschwellung. Tagg rhein.-westfäl. Dermat. Bonn, Sitzg 9. Nov. 1924. Zbl. Hautkrkh. **16**, 19 (1925). — STEIN, G.: Ein Beitrag zur Kenntnis der Inokulationstuberkulose und ihre chirurgische Behandlung. Wien. klin. Wschr. **35**, Nr 44, 862 (1922). — STEIN, R.: (a) Lupus follicularis disseminatus faciei. Wien. dermat. Ges., 17. Jan. 1912. Ref. Arch. f. Dermat. **112**, 390 (1912). (b) Drei Fälle von Tuberkuliden. Arch. f. Dermat. **115**, 745 (1913). — STEINDL, KARL: Beiträge zur Statistik des Lupus vulgaris. Diss. Erlangen 1926. Ref. Zbl. Hautkrkh. **23**, 560 (1927). — STEINER, M.: Erfahrungen mit der GERSON-SAUERBRUCH-Tuberkulosediät in der Privatpraxis. Wien. med. Wschr. **79**, 1275 (1929). — STEJSKAL, K.: (a) Über lokale Hautüberempfindlichkeit durch Proteinkörpertherapie und die Möglichkeit ihrer Verwendung. Wien. klin. Wschr. **35**, Nr 38/39, 761 (1922). (b) Neue therapeutische Wege. Osmotherapie, Proteinkörpertherapie, Kolloidtherapie. Wien: Julius Springer 1924. — STEJSKAL, MARG.: Zwei Fälle von Tuberkulose des Hypoderms (Fungus cutis RIEHL). Arch. f. Dermat. **132**, 304 (1921). STENGER: Die Behandlung der Kehlkopftuberkulose nach dem Standpunkt der neueren Erfahrungen. Dtsch. med. Wschr. **51**, Nr 29, 1185 (1925). — STERNBERG, A.: Über die Lokalisation der Tuberkulose. Beitr. Klin. Tbk. **63**, 106 (1926). — STERLING, W.: Zur Impftuberkulose beim Menschen. Ref. Zbl. Hautkrkh. **15**, 212. — STERLING-OKUNIEWSKI, ST.: Über gewisse Tuberkuloseformen und ihre Beziehungen zum filtrierbaren Virus. Wien. klin. Wschr. **41**, Nr 33, 1184 (1928). — STERN: Pemphigus foliaceus nach PONNDORF-impfung. Arch. f. Dermat. **145**, 336 (1924). — STERN, C.: Tierexperimentelle Untersuchungen über den Nachweis von Tuberkelbacillen bei Tuberkulose der Haut. Dtsch. med. Wschr. **39**, Nr 42, 2032 (1913). — STERN, C. u. E. HESSE: Experimentelle und klinische Untersuchungen über die Wirkungen des ultravioletten Lichtes. Dermat. Z. **14**, 469 (1907). — STERNBERG: Experimentelle Untersuchungen über die Wirkung toter Tuberkelbacillen. Zbl. Path. **1902**, 753. — STERNBERG, F.: Über Purpuraerkrankungen. Wien. Arch. inn. Med. **3**, 433 (1922). — STETTER, K.: Das Verhalten der Blutsenkungsreaktion nach provokatorischen Tuberkulingaben. Beitr. Klin. Tbk. **66**, 387 (1927). — STETTNER, K.: (a) Zur kombinierten Röntgenbehandlung der chirurgischen Tuberkulose. Dtsch. med. Wschr. **50**, Nr 9, 271 (1924). (b) Unsere Röntgentherapie der Drüsentuberkulose. Münch. med. Wschr. **69**, Nr 30, 1107 (1922). — STEWART, FRED W. and C. P. RHOADS: The signifance of giant cells in the intradermal tuberculin reaction. Amer. J. Path. **2**, 571 (1926). — STICKER, A.: (a) Radium- und Mesothoriumbestrahlung. Strahlenther. **3**, 1 (1913). (b) Klinische Erfolge der Radium- und Mesothoriumbehandlung. Strahlenther. **10**, 689 (1920). STICKER, A. (u. LOEWENSTEIN): Lymphosarkom und Tuberkulose. Dtsch. med. Wschr. **36**, Nr 31, 1468 (1910). — STIEDA: Primäre Tuberkulose der Haut. Zbl. Chir. **55**, 1055 (1928). — STILLIANS: Lupus vulgaris (symmetrical). Arch. of Dermat. **6**, 244 (1922). — STILLIANS and OLIVER: Lupus vulgaris of glans penis. Arch. of Dermat. **11**, 414 (1925). — STOEBER, CHR.: Zur Caseosanbehandlung von Haut- und Geschlechtskrankheiten. Dtsch. med. Wschr. **47**, Nr 18, 502 (1921). — STOELTZNER, W.: (a) Antagogie. Münch. med. Wschr. **74**, Nr 30, 1263 (1927). (b) Das isotopische Prinzip in der spezifischen Behandlung der Tuberkulose. Münch. med. Wschr. **70**, Nr 21, 659 (1923). (c) Zur isotopischen Tuberkulinbehandlung. Münch. med. Wschr. **70**, Nr 40, 1256 (1923). — STOKES, JOHN': Primary inoculation tuberculosis of the skin with metastasis to regional lymphnodes. Amer. J. med. Sci. **169**, 722 (1925). — STOKES, JOHN H.: (a) Tuberculous paronychia. Report of a case with unusual features. Arch. of Dermat. **8**, 44 (1923). (b) Erythema nodosum and Tuberculosis. Arch. of Dermat. **3**, 29 (1921). — STOKES, O'LEARY and GOECKERMANN: Sarcoid with visceral lesions. Arch. of Dermat. **4**, 847 (1921). — STOWERS, J. H.: Photographs of an extensive and severe case of tuberculosis of the skin successfully treated by means of picricbass (Pikrinkupfer). Proc. roy. Soc. Med. **14**, Nr 10, 85. — STRADA, F. u. R. GARZÓN: Über einen Fall von Sarkoid BOECK. Ref. Zbl. Hautkrkh. **29**, 688. — STRANDBERG, J.: (a) Einige Worte über die PFANNENSTIELsche Methode usw. Strahlenther. **2**, 457 (1913). (b) Acneiforme Tuberculide mit eigenartiger Lokalisation. Acta dermato-vener. (Stockh.)

3, 437 (1922). — Strandberg, James: Contribution à la question de la clinique de la pathologénie de la sarcoide de Boeck. Acta dermato-vener. (Stockh.) **2**, 253 (1921). — Strandberg, O.: (a) Pfannenstiels Methode, die Modifikationen, Technik und Resultate derselben. Strahlenther. **1**, 501 (1912). (b) Die Behandlung tuberkulöser Leiden der Schleimhaut der oberen Luftwege mit Reyns Elektrolyse. Strahlenther. **4**, 649 (1914). (c) Lupus vulgaris und Elephantiasis. Arch. f. Dermat. **117**, 353 (1913). (d) Lupus vulgaris hypertrophicus disseminatus post morbillos. Ref. Arch. f. Dermat. **109**, 234 (1911). (e) Lupus vulgaris und Lupus erythematosus. Arch. f. Dermat. **117**, 353 (1913). — Strandberg, Ove: (a) Die Anwendung des universellen Lichtbades bei Rhino-laryngologischer Tuberkulose. Strahlenther. **10**, 342 (1920). (b) Behandlung der rhino-laryngologischen Tuberkulose mit Finsenlichtbädern und ihre Erfolge. Journ. of Laryng. **39**, Nr 1. (c) Die Lichtbehandlung der Larynxtuberkulose mit Kohlenbogenbädern. Strahlenther. **28**, 406 (1928). — Strassberg: (a) Lupus vulgaris von ungewöhnlicher Ausbreitung. Wien. dermat. Ges., Sitzg 22. Juni 1922. Zbl. Hautkrkh. **13**, 502 (1923). (b) Lupus vulgaris von atypischen Aussehen. Wien. dermat. Ges., Sitzg 23. März 1922. Zbl. Hautkrkh. **5**, 214. (c) Lichen scrophulosorum. Wien. dermat. Ges., Sitzg 20. Mai 1920. Strahlenther. **137**, 72. — Strassberg, M.: Über eine neue Injektionsmethode des Tuberkulins bei ausgebreiteter Hauttuberkulose. Wien. klin. Wschr. **35**, Nr 3, 54 (1922). — Strauss: Über Strahlentherapie der Tuberkulose bei der östlichen Bevölkerung. Strahlenther. **9**, 81 (1919). Strauss, A.: (a) Die Kupfertherapie der Schleimhauttuberkulose der oberen Luftwege mit Lekutyl-Inhalationen. Dermat. Wschr. **59**, 1007 (1914). (b) Die neue Lupusheilanstalt in den städitschen Krankenanstalten in Barmen. Strahlenther. **6**, 481 (1915). (c) Über die Behandlung der äußeren Tuberkulose mit Lecutyl und künstlichem Sonnenlicht. Münch. med. Wschr. **63**, Nr 13, 449 (1916). (d) Wege und Ziele der Lupusbekämpfung. Strahlenther. **8**, 517 (1918). (e) Weitere mit Lekutyl behandelte Fälle von äußerer Tuberkulose. Strahlenther. **6**, 475 (1915). (f) Meine Erfahrungen mit Jodmethylenblau und Kupferpräparaten usw. Beitr. Klin. Tbk. **23**, 223 (1912). (g) Die äußere Tuberkulose spez. Hauttuberkulose und ihre Behandlung mit Lecithinkupfer (Lekutyl). Strahlenther. **3**, 651 (1913). (h) Zur Kupferbehandlung der äußeren Tuberkulose. Dtsch. med. Wschr. **39**, Nr 11, 503 (1913). — Strauss, H.: Zur Frage der Diätbehandlung der Lungentuberkulose. Med. Klin. **25**, 1325 (1929). — Strempel: Eigenartige Hauttuberkulose. Verigg rhein.-westfäl. Dermat., Sitzg 13. Mai **1928**. Ref. Zbl. Hautkrkh. **27**, 584 (1928). — Strempel, R.: Über die Kombinationsbehandlung des Lupus vulgaris. Dermat. Z. **50**, 23 (1927). — Strom, Axel: Purpura und Tuberkulose. Ref. Zbl. Hauttkrkh. **29**, 506. — Stromeyer, Kurt: Über die Behandlung der chirurgischen Tuberkulose mit Röntgenstrahlen. Dtsch. med. Wschr. **46**, Nr 19, 514, 542 (1920). — Stubbe, H.: Die Wildbolzsche Eigenharnreaktion. Beitr. Klin. Tbk. **50**, 262 (1922). — Stühmer: Miliares disseminiertes Lupoid. Med. Klin. **23**, Nr 37, 1435. — Stühmer, A.: Allgemeine Gesichtspunkte für die Röntgenbestrahlung der Hautkrankheiten. Strahlenther. **29**, 469 (1928). — Stümpke: (a) Lupusfälle in kombinierter Weise behandelt. Dermat. Ver.igg Hannover, Sitzg 26. März 1922. Zbl. Hautkrkh. **5**, 439 (1922). (b) Boecksches Sarkoid bei ausgedehnter allgemeiner Tuberkulose. Dermat. Z. **20**, 199 (1913). — Stümpke, G.: (a) Über moderne kombinierte Lupusbehandlung. Dermat. Wschr. **71**, 803 (1920). (b) Die medizinische Quarzlampe, ihre Handhabung und Wirkungsweise. Berlin: Hermann Meusser. (c) Die Quarzlampe in der Therapie des Lupus vulgaris. Dermat. Z. **18**, 9 (1911). (e) Zur Frage des Boeckschen Sarkoids. Med. Klin. **16**, 178 (1920). (f) Lupuscarcinom und Röntgenstrahlen. Dermat. Wschr. **62**, 226 (1916). — Stukowski, J.: (a) Einwirkung der subcutanen, cutanen und percutanen Tuberkulinapplikation auf die Blutkörperchensenkungsgeschwindigkeit. Z. klin. Med. **99**, 506 (1924). (b) Zur Sonderfunktion der Haut, insbesondere bei Tuberkulose. Beitr. Klin. Tbk. **59**, 252 (1924). — Stura, G.: Un caso di tubercolosi cutanea ed epithelioma. Giorn. ital. Mal. vener. Pelle **62**, 15 (1921). — Stutz, Georg: Tuberkulose und Dermographismus nebst Bemerkungen über das Verhältnis zwischen vasomotorischer Erregbarkeit und der v. Pirquetschen Reaktion. Schweiz. med. Wschr. **54**, 676 (1924). — Sütterlin, Th.: Die Züchtung der Tuberkelbacillen nach Hohn. Münch. med. Wschr. **74**, Nr 28, 1180 (1927). — Sumiyoshi, Yataro: Beitrag zur Reinzüchtung der Tuberkelbacillen aus dem Sputum. I. und II. Mitteilung Z. Tbk. **39**, 333 u. **40**, 338 (1924). — Sutter, E.: Weitere Beiträge von der Immunität und Überempfindlichkeit bei Trichophytieerkrankungen. Dermat. Z. **24**, 65 (1917). — Sutton, R. L.: (a) Lichen nitidus. J. comp. Dermat. **28**, 597 (1910). (b) Sarkoide Tumoren der Haut. Dermat. Wschr. **58**, 537 (1914). (c) Diseases of the skin. 6 edit. St. Louis: C. V. Mosby comp. 1926. Sweany, H. C.: (a) The granules of the tubercle bacillus. Amer. Rev. Tbc. **17**, 53 (1928, Jan.). (b) Mutation forms of the tubercle bacillus. J. amer. med. Assoc. **87**, 1206 (1926). (c) The filterability of Tubercle bacillus. Amer. Rev. Tbc. **17**, 77 (1928, Jan.). — Sweany, H. C. and Evanoff, M.: The isolation of Tubercle bacilli from septic material. Amer. Rev. Tbc. **17**, 47 (1928, Jan.). — Symes, J. Odery: The relationship of erythema nodosum to tuberculosis. Ref. Zbl. Hautkrkh. **30**, 734 (1929). — Synwoldt, Ina: Zur diagnostischen und prognostischen Bedeutung der cutanen Perlsuchttuberkulinreaktion. Dtsch. med.

Wschr. **46**, Nr 17, 455 (1920). — SZALAI, EUGEN: Ergebnis von Impfungen von 10000 Tuberkulose-Patienten mit dem FRIEDMANN-Mittel. Beitr. Klin. Tbk. **67**, 302 (1927). — SZASZ, EMIL: (a) Partigen Studien. Beitr. Klin. Tbk. **48**, 170 (1921). (b) Die Wirkungsweise des Tuberkulins. Z. Tbk. **38**, 342 (1923).

TACHAU: Kochsalzbreibehandlung des Lupus vulgaris. Dermat. Ges. Hamburg, Sitzg 14. Dez. 1925. Ref. Zbl. Hautkrkh. **19**, 16 (1926). — TACHAU, P.: (a) Hautkrankheiten und exsudative Diathese. IV. Mitteilung. Klinisch-statistische Untersuchungen. Z. Kinderheilk. **42**, 395 (1926). (b) Zur Ätiologie des Erythema nodosum usw. Extrapulmonale Tuberkulose, Bd. 2, H. 2, S. 71. 1927. (c) Die exsudative Diathese CZERNYS. Zbl. Hautkrkh. **20**, 129. (d) Erythema multiforme und nodosum. Handbuch der Haut- und Geschlechtskrankheiten, Bd. 6, II. Teil. (e) Zur Ätiologie des Erythema nodosum. Extrapulmonale Tuberkulose Bd. 2, S. 1. 1927. (f) Zur Lehre von den kindlichen Diathesen. Klin. Wschr. **5**, 2352 (1926). — TAKAHASHI, N. u. R. MIYATA: Über die Transplantation von freien Hautlappen. Arch. klin. Chir. **120**, 170 (1922). — TAKEYA u. DOLD: Untersuchungen über die Durchgängigkeit der Haut und Schleimhaut für Tuberkelbacillen. Arb. path. Inst. Tübingen **6**, 710 (1908). — TAUCRÉ, E.: Erfahrungen mit Vitaltuberkulin. Dtsch. med. Wschr. **48**, Nr 6, 184 (1922). — TANIMURA, CH.: (a) Again on a case of lupus miliaris disseminatus faciei. Ref. Zbl. Hautkrkh. **10**, 179 (1924). (b) Über die Hauttuberkulose, insbesondere über die sogenannten Tuberkulide. Jap. J. Dermat. **26**, 471 (1926). (Deutsche Zusammenfassung.) (c) Über den positiven Befund von Tuberkelbacillen bei einem Falle von Lupus miliaris disseminatus faciei. Ref. Zbl. Hautkrkh. **7**, 273 (1923). (d) Zur Pathogenese des Angiolupoids. Arch. f. Dermat. **150**, 313 (1926). (e) Über papulonekrotische Tuberkulide und über den positiven Befund von Tuberkelbacillen. Arch. f. Dermat. **146**, 335 (1924). (f) Zur Pathogenese des Lupus pernio. Arch. f. Dermat. **148**, 182 (1925). (g) Über Acne cachecticorum. Arch. f. Dermat. **147**, 555 (1924). (h) Über Lupus vulgaris disseminatus postexanthematicus. Arch. f. Dermat. **148**, 189 (1925). (i) Beitrag zur Klinik und Histologie des Angiolupoids BROCQ-PAUTRIER. Arch. f. Dermat. **147**, 242 (1924). (k) Über Lupus miliaris disseminatus faciei, insbesondere über den positiven Nachweis von Tuberkelbacillen und die Beziehung dieser Erkrankung zu Lupus vulgaris. Arch. f. Dermat. **146**, 330 (1924). — TAPPEINER, F. H. v.: Über Zahnfleischtuberkulose. Dtsch. Z. Chir. **122**, 339 (1913). — TARCHINI, PIETRO: (a) La cura chirurgica del „lupus" combinata alla cura radiologica. Contributo clinico terapeutico. Ref. Zbl. Hautkrkh. **17**, 456. (b) Contributo clinico-istologico e radiologico sul lupus mutilans. Ref. Zbl. Hautkrkh. **17**, 455. — TEDESCHI, V.: Über Tuberkulinreaktionen, speziell über eine Auriculoreaktion. Arch. Kinderheilk. **49**, 189 (1909). — TELJER, G. J.: Lupus vulgaris der Gesäßbacke. Ref. Zbl. f. Hautkrkh. **3**, 299 (1922). — TENDELOO, N. PH.: Pathologische Anatomie. Handbuch für Tuberkulose von BRAUER, SCHRÖDER, BLUMENFELD, Bd. I, Leipzig: Joh. Ambros. Barth 1914. — TEREBINSKY, W.: (a) Erythema induratum und papulo-nekrotisches Tuberkulid. Ref. Arch. f. Dermat. **108**, 283 (1911). (b) Zur Frage der multiplen benignen Sarkoide der Haut (BOECK). Russ. Z. Dermat. **1907**. (Separat-Abdruck.) — TEREBINSKY, W. J.: (a) Sur la signification des formes non acido-résistantes du bacille tuberculeux. Ann. de Dermat. **1908**, 503. (b) Über die reaktiven Prozesse in den verschiedenen Hautschichten. (Entzündung und Resorption nach Einführung spezifischer und nichtspezifischer Fremdkörper.) Arch. f. Dermat. **95**, 251 (1909). — TERRES, L. FELICIO: Purpura und Tuberkulose. Ann. brasil. Dermat. **1**, No 2, 34. — THEDERING: (a) Über den gegenwärtigen Stand der Lupusfrage. Strahlenther. **9**, 348 (1920). (b) Organisation der Lupusfürsorge im Herzogtum Oldenburg. Strahlenther. **2**, 59 (1913). (c) Über die Lichtbehandlung tuberkulöser Hautgeschwüre. Strahlenther. **1**, 306 (1912). (d) Neuere radiologische Erfahrungen. Strahlenther. **12**, 796 (1921). (e) Soziale Lupusfürsorge. Tbk.fürs.bl. **1918**, Nr 3, 25. (f) Über Heliotherapie im Tieflande nebst Bemerkungen über den neueren Stand der Lupustherapie. Strahlenther. **6**, 166 (1915). (g) Über die Verwendbarkeit der Rö-Reizdosis bei Haarkrankheiten. Strahlenther. **14**, 149 (1923). (h) Lupusfürsorge der Jugend. Strahlenther. **10**, 397 (1920). (i) Über Blaulichtbehandlung tuberkulöser Hautgeschwüre. (Kasuistischer Beitrag.) Z. physik. u. diät. Ther. **18**, 38 (1914). (k) Über Begriff und Bedeutung der Rö-Reizdosis bei Hautbestrahlungen. Strahlenther. **16**, 722 (1924). (l) Röntgenbehandlung mit kleinsten Dosen. Strahlenther. **18**, **444** (1924). (m) 15 Jahre lupusärztlicher Tätigkeit in Oldenburg (1909—1925). Strahlenther. **21**, 171 (1926). (n) Über Ultraviolettdosierung bei Hautkrankheiten. Strahlenther. **28**, 602 (1928). (o) Milzbestrahlung bei Hautkrankheiten. Strahlenther. **25**, 328 (1927). (p) Über Röntgenbestrahlungen der Milz und Leber bei Lupus und anderen Hautkrankheiten. Strahlenther. **30**, 751 (1928). (q) Über die wissenschaftlichen und praktischen Grundlagen natürlicher und künstlicher Sonnenbehandlung. Z. ärztl. Fortbildg **21**, 558 (1924). (r) Finsen und Röntgen in der Lupusbehandlung. Strahlenther. **29**, 274 (1928). — THEILHABER, A. u. H. RIEGER: Celluläre Immunität und Krankheitsdisposition. Dtsch. Z. Chir. **173**, 78 (1922). — THIBIERGE, G. et AIZIÈRE: Un cas de granulosis rubra nasi. Bull. Soc. Pediatr. Paris **23**, 549 (1925). — THIBIERGE, G. et B. BORD: Notes sur deux cas de sarcoides souscutanées. Ann. de Dermat.

1907, 113. — THIBIERGE, G. et P. GASTINEL: (a) Intradermoréaction locale à la tuberculine dans le lupus vulgaire etc. Ann. de Dermat. **1909**, 684. (b) Erythème induré etc. Ann. de Dermat. **1909**, 310. — THIBIERGE, G. et E. MARCORELLES: Deux cas d'érythème induré de BAZIN: érythème induré très étendu chez une myxoedemateuse; éryth. ind. à forme pseudo-purpurique. Bull. Soc. franç. dermat. **24**, 241 (1913). — THIBIERGE, G. et RABUT: (a) Tuberculeuse anale à forme ulcéreuse et végétante. Bull. Soc. franç. Dermat. **28**, 173 (1921). (b) Lupus de la face avec hypertrophie du nez simulant le rhinophyma. Bull. Soc. franç. Dermat. **28**, 176 (1921). — THIBIERGE, G. et J. STIASSNIE: Oedeme asphyxique symétrique des jambes chez les jeunes filles „lymphatiques". Bull. Soc. franç. Dermat. **28**, 67 (1921). — THIBIERGE et WEISSENBACH: Erythème induré. Bull. Soc. Hôp. Paris **1911**, 264. — THIBIERGE, G. et R. J. WEISSENBACH: Ulcère tuberculeux de l'orifice narinaire. Ann. de Dermat. **1911**, 85. — THIEME: (a) Oberschenkelamputation wegen ausgedehnten Lupus vulgaris. Münch. dermat. Ges., 19. Mai 1924. Ref. Zbl. Hautkrkh. **14**, 34. (b) Über Lupus-carcinom. Arch. f. Dermat. **145**, 297 (1924). — THÖNI, J. u. A. C. THAYSEN: Experimentelle Untersuchungen zur Feststellung der Mindestzahl von Bacillen, die beim Meerschweinchen noch Tuberkulose hervorruft. Zbl. Bakter. **77**, 308 (1916). — THOMSON, ST. CLAIR: Lupus particulary of the nose, pharynx, mouth and larynx. J. of Laryng. a. Otol. **43**, 537 (1928). — TIÈCHE: (a) Tuberkuloide Lepra. Dtsch. dermat. Ges., 9. Kongr. Bern **1906**, **454**. (b) Einige Bemerkungen über einen Fall von Erythema induratum Bazin. Korresp.bl. Schweiz. Ärzte **1916**, 1522. (c) Planer Lichen und Acne scrofulosorum. Dtsch. dermat. Ges., 9. Kongr. Bern **1906**, 372. (e) Demonstration eines Falles von Lupus erythematosus disseminatus. Dtsch. dermat. Ges., 9. Kongr. Bern **1906**, 463. — TILBURY, FOX: Clinical lecture on disseminated follicular lupus (simulating acne). Lancet **1878**, 35. — TITZE: Ausscheidung von Tuberkelbacillen mit der Kuhmilch nach intravenöser Injektion menschlicher Tuberkelbacillen. Tbk.arb. Reichsgesdh.amt **1908**, H. 9. — TOBLER, L.: Disseminierte Hauttuberkulose, nach akuten infektiösen Exanthemen. Jb. Kinderheilk. **59**, 345 (1904). — TÖPPICH: Die cellulären Abwehrvorgänge in der Lunge bei Erst- und Wiederinfektion mit Tuberkelbacillen. Krkh.forschg **2** (1925). — TÖPPICH, G.: Der Abbau der Tuberkelbacillen in der Länge durch Zellvorgänge und ihr Wiederauftreten in veränderter Form. Krkh.forschg **3**, 335 (1926). — THOMAS, E. u. W. ARNOLD: (a) Untersuchung von Cantharidenblasen bezüglich PIRQUETscher und WASSERMANNscher Reaktion. Med. Klin. **18**, 877 (1922). (b) Blaseninhaltsstoffe über spezifischen Reaktionen. 2. Hautblasenfüllung. Münch. med. Wschr. **69**, Nr 6, 196 (1922). — THOMSON, D.: Detoxicated tubercle bacillus vaccine. Brit. J. Tbc. **16**, 20 (1922). — TILSTON, WILDER: Dissem. mil. Tuberkulose der Haut. Ref. Arch. f. Dermat. **101**, 427 (1910). — TIMM, C.: Immunität und strahlende Energie. Beitr. Klin. Tbk. **48**, 195 (1921). — TISCHLER, H.: Passive Immunisierung mit Drüsenextrakt bei Lupus vulgaris. Ref. Zbl. Hautkrkh. **8**, 518 (1923). — TISDALL, F. F. and ALAN BROWN: The relative value of different tuberculin skin tests. Ref. Zbl. Hautkrkh. **25**, 427 (1928). — TIXIER, LEON: Über die kombinierte heliotherapeutische und radiotherapeutische Behandlung der chronischen tuberkulösen Drüsenentzündung. Strahlenther. **4**, 300 (1914). — TJIN KON FAT, A. H. MAURITS: Der therapeutische Wert der verschiedenen Behandlungen des Lupus. (Dissertation Amsterdam.) Zit. Zbl. Hautkrkh. **21**, 327. — TOBIAS, G.: (a) Zur Spezifität der Tuberkulinreaktion. Klin. Wschr. **1**, 2571 (1922). (b) Zur Frage der Herdreaktion am Auge bei unspezifischer Proteinkörpertherapie. Klin. Wschr. **1**, 515 (1922). — TOBIAS NORMAN: The newer conception of the tuberculid. Amer. Rev. Tbc. **11**, 492 (1925). — TOENNISSEN, E.: (a) Die spezifische Erkennung und Behandlung der Tuberkulose mit einem aus Tuberkelbacillen gewonnenen Eiweißkörper (Tebeprotin). Dtsch med. Wschr. **50**, Nr 20, 629 (1924). (b) Über die Verwendung eines aus Tuberkelbacillen gewonnenen Eiweißkörpers zur spezifischen Diagnostik der Tuberkulose. Münch. med. Wschr. **69**, Nr 26, 957 (1922). — TOENIESSEN, E. u. H. FRIEDRICH: Über die Abhängigkeit der Tuberkulinfieberreaktion vom tuberkulösen Herd. Dtsch. med. Wschr. **52**, 1979 (1926). — TÖPPICH, G.: Experimentelle Untersuchungen über die Wirksamkeit der Schutzimpfung nach FRIEDMANN an intracutan infizierten Meerschweinchen. Berl. klin. Wschr. **58**, 1034 (1921). — TÖRÖK, L.: (a) Klinische Beobachtungen über embolische Hauttuberkulose. Festschrift UNNA, Bd. 1, S. 643 (1910). (b) Die exfoliativen Erythrodermien. MRACEKs Handbuch Bd. 1, S. 767. Wien: Alfred Hölder 1902. (c) Dermatitis nodularis necrotica. MRACEKs Handbuch Bd. 1, S. 446. Wien: Alfred Hölder 1902. — TOMASONE, UGO: Sull' angicheratoma del Mibelli. Riforma méd. **40**, 1057 (1924). — TOMKINSON, G.: Treatment of lupus vulgaris by unmodified sunrays. Brit. med. J. **1908** II, 1258. — TOMKINSON, J. GOODWIN: Die Behandlung des Lupus vulgaris. Strahlenther. **4**, 254 (1914). — TOMMASI, L.: Contributo alla conoscenza della „Purpura anularis teleangiectodes del Majocchi". Giorn. ital. Mal. vener. Pelle **65**, 597 (1924). — TONIETTI, FRANCESCO: Anaphylaxiestudien bei Mensch und Tier. II. Mittlg. Die Hautreaktion beim Menschen. Z. exper. Med. **45**, 30 (1925). — TOWLE: Lupus vulgaris nach Ohrenstechen. Arch. of Dermat. **10**, 350 (1924). — TOYAMA, L.: Erythema induratum. Ref. Zbl. Hautkrkh. **8**, 519. — TOYODA, HIDEZO u. YUNG-NEN-YANG: Zweite Mitteilung über die Baktericidiefestigkeit des Tuberkelbacillus. Zbl. Bakter. I. Org. **92**, 271 (1924). — TRAUTMANN: Ein

Fall von Lupus des Gaumens, behandelt mit der Pfannenstillschen Methode. Mschr. Ohrenheilk. 48, H. 10. — Trautmann, R.: Eiweißprodukte und Antigene des Tuberkelbacillus, geprüft an der Zelle. Beitr. Klin. Tbk. **46**, 448 (1921). — Trenkel, H.: Über die Brauchbarkeit der Wildbolzschen Eigenharnreaktion zur Feststellung der aktiven Tuberkulose. Beitr. Klin. Tbk. **47**, 219 (1921). — Treu, R.: Über Beeinflussung der Tuberkulinintracutanreaktion durch Serum. Klin. Wschr. **4**, 450 (1925). — Trimble, B. W.: An unusually extensive folliculitis and perifolliculitis: its connection with the so-called Tuberculides. J. comp. Dermat. **25**, 256 (1907). — Trimble, W. B. and E. R. Maloney: Lichen nitidus with a report of two cases. Arch. of Dermat. **7**, 452 (1923). — Troje: Beitrag zur Frage der Identität der Rinder- und menschlichen Tuberkulose. Dtsch. med. Wschr. **1913**, 190. (Ref. nach Lew.) — Trost, Käthe: 4 Fälle von Granulosis rubra nasi. Schles. dermat. Ges. Breslau, Sitzg 28. Jan. 1922. Zbl. Hautkrkh. **4**, 325 (1922). — Truffi, M.: Su un caso atipico di eritema indurato di Bazin. Giorn ital. Mal. vener. Pelle **40**, 129 (1905). — Trulli, N.: Polymorphes Erythem und Tuberkulose. Ref. Arch. f. Dermat. **119**, 449 (1919). — Truttwin, Hans: Die Verwendung des Urans in der Dermatologie. 14. Kongr. dtsch. dermat. Ges. Königsberg, Sitzg 4.—10. Aug. 1929. Ref. Zbl. Hautkrkh. **31**, 426 (1929). — Tschernoguboff, N. u. A. Pelevina: Zur Klinik der Pathogenese der Acne conglobata Lang. Acta dermato-vener. (Stockh.) **9**, 424 (1928/29). — Tschilin-Karian-Akop: Über die Beziehungen der nach Tuberkulinsalbeneinreibungen (Moro) auftretenden, Hautveränderungen zum Lichen scrophulosorum. Arch. f. Dermat. **120**, 185 (1914). — Tschlenoff, M. A.: Über einen Fall eines primären tuberkulösen Hautgeschwürs am Penis. Arch. f. Dermat. **55**, 25 (1901). — Tsukada, S.: A case of lupus vulgaris erythematoides (Leloir). Ref. Zbl. Hautkrkh. **21**, 324 (1927). — Tsuzuki, M.: Über chemotherapeutische Wirkung neuer Kupfer- und Salicylsäurepräparate auf Tuberkulosekrankheiten. Ref. Zbl. Hautkrkh. **12**, 154 (1924). — Tuszewsky, S.: Über den diagnostischen und therapeutischen Wert der Deycke-Muchschen Partigene. Ther. Gegenw., Juli **1920**, 243. —

Uberschär: Tuberculosis serpiginosa fungosa an den Handrücken einer 73jährigen Patientin. Berl. dermat. Ges., Sitzg 13. März 1923. Zbl. Hautkrkh. 8, 377. — Uffelmann, J.: (a) Über die ominöse Form des Erythema nodosum. Dtsch. Arch. klin. Med. **18**, 313 (1878). (b) Über eine ominöse in der Haut sich lokalisierende Erkrankung des kindlichen Alters. Dtsch. Arch. klin. Med. **10**, 454 (1872). — Uffenheimer, A.: (a) Das Erstexanthem („Frühexanthem") der kindlichen Tuberkuloseinfektion. Münch. med. Wschr. **74**, Nr 13, 535 (1927). (b) Das Frühexanthem der tuberkulösen Infektion beim Kinde. (Zugleich ein Beitrag zum tuberkulösen Initialfieber.) Arch. Hyg. **93**, 104 (1923). — Uhlenhuth: Experimentelle Grundlagen der künstlichen Immunisierung gegen Tuberkulose Beitr. Klin. Tbk. **67**, 241 u. 268 (1927). — Uhlenhuth, P.: (a) Experimentelle Untersuchungen zur Frage der Immunität und Schutzimpfung bei Tuberkulose. Dtsch. med. Wschr. **49**, Nr 37, 1197 (1923). (b) Die experimentellen Grundlagen der spezifischen Tuberkulosetherapie. Med. Klin. **17**, 726 (1921). — Uhlenhuth u. Jötten: Immunisierungsversuche gegen Tuberkulose mit massiven Antigendosen. Dtsch. med. Wschr. **46**, Nr 32 u. 33, 877 (1920). — Uhlenhuth, P. L., Lange u. H. E. Kersten: Friedmannsche Tuberkulose-Schutz- und Heilmittel. II. Immunisierungs- und Heilungsversuche mit den Friedmannschen Schildkrötenbacillen an Meerschweinchen und Kaninchen. Arch. Hyg. **93**, 295 (1923). — Uhlenhuth u. Xylander: Antiformin, ein bakterienauflösendes Desinfektionsmittel. Berl. klin. Wschr. **45**, 1346 (1908). — Uhlmann: Lupus disseminatus unter dem Bilde einer Acne necrotica auftretend. Frankf. Dermat. Verigg, Sitzg 27. Okt. 1927. Ref. Zbl. Hautkrkh. **27**, 31. — Uhlmann, E.: Über eine neue medizinische Quarzlampe. Strahlenther. **29**, 349 (1928). — Ullmann: (a) Erythrocyanosis crurum puellarum. Wien. dermat. Ges., Sitzg 28. April 1927. Zit. Zbl. Hautkrkh. **24**, 744. (b) Gummata auf dem papulonekrotischen Tuberkuliden. Wien. dermat. Ges., Sitzg 14. Dez. 1916, Arch. f. Dermat. **125**, 36. (c) Tumorartige Tuberculosis papillomatosa cutis und Phlebitis nodosa tuberculosa. Wien. dermat. Ges., 20. Febr. 1907. Wien. klin. Wschr. **20**, Nr 14, 431. — Ullmann, K.: (a) Über die ätiologischen Beziehungen des Lupus erythematosus zur Tuberkulose. Wien. klin. Wschr. **22**, Nr 34, 1175 (1909). (b) Die Arsentherapie in der Dermatologie usw. Zbl. Hautkrkh. **13**, 209. — Ulrichs, B.: Über kombinierte Gold- und Strahlenbehandlung bei der Drüsentuberkulose. Dtsch. med. Wschr. **46**, Nr 1, 14 (1920). — Ulrichs u. Wagner: Erfahrungen mit der Siemens-Aureollampe". Dtsch. med. Wschr. **43**, Nr 18, 556 (1917). — Ulrici, H.: (a) Chemotherapie der Tuberkulose. Klin. Wschr. **6**, 1149 (1927). (b) Sanokrysinbehandlung der Tuberkulose. Klin. Wschr. **5**, 398 (1926). (c) Das Linimentum Tuberkuline comp. Petruschky. Klin. Wschr. **2**, 20 (1923). (d) Die Chemotherapie der Tuberkulose. Beitr. Klin. Tbk. **65**, 226 (1927). — Umber: Über Tuberkuloseinfektion, Tuberkuloseerkrankung und Tuberkuloseletalität der ersten Lebensjahre vor, während und nach dem Krieg. Z. Tbk. **33**, 257 (1921). — Ungermann: Untersuchungen über Tuberkuloseantikörper und Tuberkuloseüberempfindlichkeit. Arb. Reichsgesdh.amt **48**, 381 (1915). — Ungermann, E.: Untersuchungen über die tuberkulöse Infektion der Lymphdrüsen im Kindesalter (Bacillentypen). Tbk.arb. ksl. Gesdh.amt **1910—12**, H. 12. —

UNNA, P. jun.: (a) Ein typischer Fall von BOECKscher Krankheit. Dermat. Wschr. **55**, 1203 (1912). (b) Heilung von fünf Fällen von exfoliativen Erythrodermien. Dermat. Wschr. **87**, 1263 (1928). (c) Lupus vulgaris mit dem FRIEDMANNschen Tuberkulose-Heilmittel behandelt. Ref. Dermat. Wschr. **70**, 205 (1920). — UNNA, P. G.: (a) Histopathologie der Hautkrankheiten, 1894. (b) Histologischer Atlas zur Pathologie der Haut, 1904, H. 8. — UNVERRICHT, W.: Über Tuberkuloseinfektion. Berl. klin. Wschr. **57**, 1019 (1920). — URBACH: (a) Tuberculosis verrucosa cutis bei prinzipiell verschiedenen Immunitätsphasen des tuberkulös infizierten menschlichen Organismus. Wien. dermat. Ges., Sitzg 8. Febr. 1923. Ref. Zbl. Hautkrkh. **8**, 381. (b) Lichen nitidus. (Schleimhautaffektion?) Schles. dermat. Ges., Sitzg 8. Jan. 1921. Arch. f. Dermat. **137**, 136 (1921). (c) Granulosis rubra nasi und funktionelle Hyperhidrose der Nase beim Bruder. Wien. dermat. Ges., Sitzg 3. Mai 1923. Ref. Zbl. Hautkrkh. **9**, 167. — URBACH, E.: (a) Zur Pathogenese der Livedo racemosa. Klin. Wschr. **2**, 2027 (1923). (b) Das Krankheitsbild der Geflügeltuberkulose der Haut beim Menschen und beim Tier. Arch. f. Dermat. **157**, 360 (1929). (c) Zur Pathogenese der cutanen Idiosynkrasien. Arch. f. Dermat. **148**, 146 (1925). — URBAIN, A.: (a) De la valeur antigène de bacilles tuberculeux et d'autres microbes cultivés dans le milieu à l'oeuf. Ann. Inst. Pasteur, **36**, 528 (1922). (b) Valeur antigène de bacilles tuberculeux et paratuberculeux et de quelques autres microbes cultivés dans le milieu à l'oeuf. C. r. Soc. Biol. Paris **86**, 308 (1922). — URBAIN, ACHILLE, et FR. DE POTTER: Sur la spécificité de l'intradermo-réaction à la trichophytine; ses relations avec la tuberculine. C. r. Soc. Biol. Paris **95**, 1191 (1926). — URBAN, G.: Zur radikalen Behandlung des Lupus. Festschrift UNNA, Bd. 2, S. 122. 1910. — URBAN, K.: Über Tuberculosis verrucosa cutis. Wien. med. Wschr. **61**, 1033 (1911). — URBAN, O.: (a) Zur Kasuistik der BOECKschen Sarkoide. Arch. f. Dermat. **101**, 175 (1910). (b) Dermatit. nodul. necrotic. tuberculosa. J. comp. Dermat. **5**, 209 (1910); (s. LEW). (c) Benignes Miliarlupoid. Breslau. dermat. Ges., 17. Okt. 1908. Ref. Arch. f. Dermat. **94**, 411 (1909). — URBINO, G.: Le traitement chimiothérapique de la tuberculose et de la lèpre. Presse méd. **33**, 1332 (1925).

VACCAREZZA, RODOLFO A. u. Z. SÁENZ: Sanocrysinbehandlung der Hauttuberkulose und des Lupus erythematosus. Ref. Zbl. Hautkrkh. **29**, 173 (1929). — VAHLE, W. u. A. RÜTTENAUER: Über die Erythemwirkung der Ultraviolett-Glühlampe (Osram-Vitaluxlampe) mit Innenmattierung im verchromten Reflektor. Strahlenther. **34**, 425 (1929). — VALASCO, P.: Pseudolupus infolge von Kryptokokken. Ref. Zbl. Hautkrkh. **9**, 512. — VALENTI, ALESSANDRO: Sull' aspetto radiologico delle lesioni polmonari nel sarcoïde de BOECK. Ref. Zbl. Hautkrkh. **29**, 531 (1929). — VALLARDI, C.: Il reperto istopatologico nella cutireazione alla tubercolina un valore diagnostico differenziale? Zbl. Bakter. Ref. **44**, 93 (1909). — VALLÉE zit. nach EBER: Die Tuberkulose der Tiere von LUBARSCH-OSTERTAG, Bd. 18, 1917. — VALTIS, J.: (a) Pouvoir antigène des bacilles paratuberculeux dans la réaction de fixation de la tuberculose. C. r. Soc. Biol. Paris **87**, 1030 (1922). (b) Formes filtrables dans les cultures du bacille tuberculeux. C. r. Soc. Biol. Paris **90**, 1130 (1924). (c) Sur la filtration du bacille tuberculeux à travers les bougies Chamberland L 2. C. r. Soc. Biol. Paris **90**, 19, 74 u. 1130 (1924). — VALTIS, J. et A. PORTRET: De l'influence du factor „peau" sur la cuti-réaction a la tuberculine. C. r. Soc. Biol. Paris **97**, 345 (1927). — VAUDREMER, A.: (a) Le développement du bacille tuberculeux; vaccination antituberculeuse du cobaye. Acad. de Med., Mai **1926**. (b) Recherches sur le développement du bacille tuberculeux et la vaccination antituberculeuse du cobaye. Bull. Acad. Méd. **95**, Nr 18, 440 (1926). (c) Tuberculine et milieux de culture du bacille tuberculeux. C. r. Soc. Piol. Paris **84**, Nr 15, 775. (d) Formes filtrantes des bacilles tuberculeux. C. r. Soc. Biol. Paris **89**, 80 (1923). — VEIEL, FR.: (a) Zur Pyrogallolbehandlung des Lupus vulgaris. Berl. klin. Wschr. **45**, 313 (1908). (b) Die Bedeutung von Jahreszeit und Witterung für den Lupus vulgaris. Z. Tbk. **51**, 129 (1928). — VEIEL, TH.: (a) Licht- und Schattenseiten der physikalischen Behandlung der Hautkrankheiten. 16. inter. med. Kongr. Budapest **1909**, 115. (b) Zur Therapie des Lupus vulgaris. Berl. klin. Wschr. **30**, 944 (1893). — VENTURI, T.: (a) Contributo allo studio sarcoide di Boeck con speciale riguardo ai suoi rapporti con la tuberculosi. Giorn. ital. dermat. **67**, 752 (1926). (b) La deviazione del complemento secondo Besredka nella tuberculosi della pelle. Giorn. ital. Mal. vener. Pelle **65**, 797 (1924). (c) Contributo alla conoscenza d'una dermatosi a piccoli noduli juxtaarticolare (reperti clinici, istopatologici, sperimentali). Giorn. ital. Dermat. **70**, 161 (1929). — VENUTI, MARIO: Sulla reazione di Wildbolz per la diagnosi della tubercolosi in atto. Riforma med. **39**, 98 (1923). — VERES, F. v.: Über Lupus vulgaris postexanthematicus. Mh. Dermat. **40**, 585 (1905). — VERGE, A.: The use of old tuberculin ointment in the diagnosis and treatment of lupus vulgaris. Brit. med. J. **31**. Dez. **1910**. — VERGE, J.: Antigène paratuberculeux et réaction de fixation dans la tuberculose des animaux domestiques. C. r. Soc. Biol. Paris 88, 185 (1923). — VEROTTI: (a) Ein Fall von Lupus vegetans in multiplen Herden am rechten Bein. Giorn. ital. Mal. vener. Pelle **1911**, H. 1. — (b) Über drei abnormale Formen von Lupus vulgaris der Nase. Ref. Dermat. Wschr. **55**, 1676 (1912). — VEROTTI, G.: Histologische Untersuchungen über die Parapsoriasis Brocq. (Ein Beitrag zum Studium der papulo-squamösen Tuberkulide. Arch. f. Dermat. **96**, 192 (1909). — VETLESEN, H. J.: Weiteres über Erythema nodosum und Tuberkulose. Ref. Zbl. Hautkrkh. **17**, 162. — VETTER, H.: Zur Fettgewebsnekrose der Haut. Schweiz. med. Wschr. **55**, 631 (1925). — VIBEDE, AXEL: On the local treatment of lupus vulgaris of the nose and larynx by electrocoagulation. Acta oto-laryng. (Stockh.) **5**, 77 (1923). — VIGNARD u. JOUFFRAY: Allgemeine und spezielle Technik der Heliotherapie. Ref. Strahlenther. **1**, 247 (1916). — VIGNAT, MARCEL: Cryocautère se chargeant directement et automatiquement. Bull. Soc. franç. Dermat. **29**, 263 (1922). — VIGNE, PAUL et MOUTTE: Psoriasis et tuberculose. Ref. Zbl. Hautkrkh. **7**, 261 (1923). — VIGNOLO-LUTATI, C.: (a) Sulla cosidetta „Tuberculosis verrucosa cutis". Giorn ital. Mal. vener. Pelle. **60**, 43 (1919). (b) A propos des tuberculides lichenoides etc. Ann. de Dermat. **1913**, 200. (c) Beitrag zum Studium der sog. Hautsarkoidtumoren, der Pseudoleukämie und der BOECKschen Sarkoide. Giorn. ital. Mal. vener. Pelle 108 (1916). (d) Über einige spezielle Melanodermien der Tuberkulösen. — Pigmenttuberkulide. Arch. f. Dermat. **92**, 343 (1908). — VILANOVA, XAVIER: Epithelioma spino-cellulaire métatypique de la face développé sur une cicatrice de lupus tuberculeux. Ann. de Dermat. **7**, No 8/9, 493. — VILL: (a) Pyotropinbehandlung des Lupus vulgaris. Verslg südwestdtsch. Dermat., Sitzg 25. Okt. 1924. Ref. Zbl. Hautkrkh. **16**, 165 (1925). (b) Papulonekrotische Tuberkulide. Verslg südwestdtsch. Dermat., Sitzg 25. Okt. 1924. Ref. Zbl. Hautkrkh. **16**, 165 (1925). — VILLA, L. e F. CASTELLOTTI: Alcuni fattori di influenza aspecifica sulle reazioni cutanee. Ref. Zbl. Hautkrkh. **16**, 394 (1925). — VILLEMIN, J. A.: Cause et nature de la tuberculose. Bull. Acad. imper. Méd. **31** u. 32, 152 u. 897. — VIRCHOW: Über die Wirkung des KOCHschen Mittels auf innere Organe Tuberkulöser. Berl. klin. Wschr. **28**, 49 (1891). — VOEGTLIN, C., M. J. SMITH and J. M. JOHNSON: Therapeutic value of chaulmograoil and its derivatives in experimental tuberculosis. J. amer. med. Assoc. **77**, 13. Ref. Zbl. Hautkrkh. **3**, 518 (1922). — VÖRNER, H.: (a) Bemerkenswerter Fall von tuberkulösem Hautexanthem. Münch. med. Wschr. **53**, Nr 37, 1810 (1906). (b) Primärefflorescenz des Lupus und Primäraffekt. Münch. med. Wschr. **59**, Nr 10, 535 (1912). — VOGEL, CHR.: Tuberculosis cutis vegetans. Dermat. Wschr. **71**, 559 (1920). — VOGEL, W.: Über neuere chemische Lupusbehandlung. Münch. med. Wschr. **72**, Nr 37, 1552 (1925). — VOHWINKEL (SCHREUS): Epitheliome bei Lupus vulgaris. Verigg westfäl. Dermat. Essen, Sitzg 13. Mai 1928. Ref. Zbl. Hautkrkh. **27**, 587 (1928). — VOIGT, W.: Ein Fall von Acnitis Bathélemy. Dermat. Wschr. **72**, 529 (1921). — VOLK, R.: (a) BOECKsches Sarkoid. Wien. dermat. Ges., Sitzg 26. Febr. 1920. Arch. f. Dermat. **137**, 44. (b) Lupus vulgaris und Lupus erythematosus. Wien. dermat. Ges., Sitzg 20. Mai 1920. Arch. f. Dermat. **137**, 69. (c) Schleimcysten in der Gegend der Uvula, Lupusknötchen vortäuschend. Wien. dermat. Ges., 9. Juni 1921. Zbl. Hautkrkh. **2**, 4. (d) PONNDORF-Impfungen mit Allgemeinreaktionen. Wien. dermat. Ges., 9. Juni 1921. Zit. Zbl. Hautkrkh. **2**, 2. (e) Lupuscarcinom. Wien. dermat. Ges., 4. Mai 1922. Ref. Zbl. Hautkrkh. **13**, 328 (1923). (f) Lupus angiomatosus. Wien. dermat. Ges., Sitzg 26. Okt. 1922. Ref. Zbl. Hautkrkh. **7**, 243 (1923). (g) Pyotropin bei Lupus vulgaris. Wien. dermat. Ges., Sitzg 13. März 1924. Zbl. Hautkrkh. **13**, 38. (h) Acne conglobata. Wien. dermat. Ges., Sitzg 7. Febr. 1924. Ref. Zbl. Hautkrkh. **12**, 238. (i) Ulcera tuberculosa oris. Wien. dermat. Ges., Sitzg 12. Febr. 1925. Ref. Zbl. Hautkrkh. **17**, 133. (k) Pyotropin-Mißerfolge. Wien. dermat. Ges., Sitzg 28. Mai 1925. Zbl. Hautkrkh. **18**, 159. (l) Lupus follicularis disseminatus mit Lupus erythematodes. Wien. dermat. Ges., Sitzg 4. März 1926. Zbl. Hautkrkh. **20**, 277. (m) Tuberkulinexanthem. Wien. dermat. Ges., Sitzg 28. April 1927. Ref. Zbl. Hautkrkh. **24**, 742. (n) Miliarlupoid. Wien. dermat. Ges., 11. Febr. 1926. Zbl. Hautkrkh. **20**, 275. (o) Umwandlung eines postexanthematischen Lupus in eine andere Form der Tuberkulose. Wien. dermat. Ges., Sitzg 19. Mai 1927. Ref. Zbl. Hautkrkh. **24**, 747. (p) Lupus tumidus mit Tuberkelbacillen-„Antivirus" behandelt. Wien. dermat. Ges., Sitzg 19. Mai 1927. Ref. Zbl. Hautkrkh. **24**, 749. (q) Hauttuberkulose mit Hühnertuberkelbacillen (externe Infektion). Wien. dermat. Ges., Sitzg 21. April 1928. Ref. Zbl. Hautkrkh. **28**, 758 (1929). (r) Ein Fall von lokalisierter Geflügeltuberkulose. Wien. klin. Wschr. **41**, Nr 26, 933 (1928). (s) Fremdkörperentzündung unter dem Bilde eines Erythema induratum Bazin. Wien. dermat. Ges., Sitzg 28. Juni 1917. Arch. f. Dermat. **125**, 180. (t) Mundschleimhauttuberkulose. Zit. Zbl. Hautkrkh. **21**, 52. (u) Kohlenbogenlichtbehandlung bei Lupus. Wien. dermat. Ges., Sitzg 7. Febr. 1918. Arch. f. Dermat. **125**, 352. (v) Lichenähnliche Knötchen auf der Mundschleimhaut. Wien. dermat. Ges., 26. Juni 1919. Arch. f. Dermat. **133**, 108. (w) Lupus pernio. Wien. dermat. Ges,. Sitzg 3. April 1919. Arch. f. Dermat. **133**, 89. — VOLK, R.: (a) Der Lupus und seine Bekämpfung. Die Wiener Lupusheilstätte. Seuchenbekämpfg **5**, H. 4, 232. (b) Therapeutische Mitteilungen. I. Zur Atoxylbehandlung der Lues. II. Über Iontophorese. Wien. med. Wschr. **57**, 1277 u. 1377 (1907). (c) Das Überempfindlichkeitsproblem in der Dermatologie. Arch. f. Dermat. **109**, 163 (1911). (d) Zur Kenntnis der „subcutanen Sarkoide". (DARIER-ROUSSY.) Wien. klin. Wschr. **26**, Nr 36, 1425 (1913). (e) Zum Krankheitsbegriff des sogenannten Ulcus acutum vulvae. Wien. klin. Wschr. **27**, Nr 10, 236 (1914). (f) Starkes Mitbefallensein des harten und weichen Gaumens bei Sarkoid Boeck. Ref. Arch. f. Dermat. **137**, 44 (1921).

(g) Zur Frage der Zugehörigkeit des Angiokeratoms. Arch. f. Dermat. **132**, 423 (1921). (h) Ätiologie und Pathogenese der Tuberkulide. Arch. f. Dermat. **153**, 1 (1921). (i) Zum Sarkoid BOECK. Arch. f. Dermat. **138**/327 (1922, Kongreßber.). (k) Die Lichttherapie in der Dermatologie. Wien. med. Wschr. **73**, 787 (1923). (l) Immunitätsprobleme der Haut. Wien. klin. Wschr. **36**, Nr 26, 459 (1923). (m) Der Lupus und seine Bekämpfung. Handbuch der sozialen Hygiene und Gesundheitsfürsorge. Berlin: Julius Springer. (n) Die Röntgentherapie der Hauttuberkulose. Wien. klin. Wschr. **36**, Nr 3, 41 (1923). (o) Worin besteht die moderne Lupusbehandlung? Wien. klin. Wschr. **38**, Nr 41, 1121 (1925). (p) Fernbestrahlung mit dem konzentrierten Kohlenbogenlicht. Wien. klin. Wschr. **38**, Nr 42, 1142 (1925). (q) Der augenblickliche Stand der Lupusbehandlung. Die extrapulmonale Tuberkulose **1**, H. 3, 1 (1925). (r) Die Therapie der Hauttuberkulose. Handbuch der gesamten Tuberkulosetherapie von E. LÖWENSTEIN Bd. 2. Wien u. Berlin: Urban u. Schwarzenberg. (s) Über Tuberculosis fungosa cutis (RIEHL). Wien. med. Wschr. **75**, 386 (1925). (t) Tuberkulöse durch den Beruf bedingte Schädigungen der Haut. Z. soz. Hyg. „Volksgesundheit". **2**, 180 (1928), Sonderdruck. — VOLK, R. u. STEFAN BRÜNAUER: Über eigenartige Reaktionsweisen des tuberkulösen Organismus. Wien. med. Wschr. **76**, 947 (1926). — VOLK, R. u. R. BUJAN: Die Behandlung des Lupus vulgaris mit Ektebin. Arch. f. Dermat. **148**, 243 (1925). — VOLK, R. u. S. GROSZ: Zur Pathogenese der Tuberkulide. Arch. f. Dermat. **119**, 102 (1914). — VOLLMER, H.: Zur Biologie der Haut. Klin. Wschr. **2**, 1878 (1923). — VONESSEN: Zur Häufigkeit der tuberkulösen Infektion im Schulalter. Beitr. Klin. Tbk. **49**, 357 (1922). — VOSSIUS: Lupus mit schwerer Schädigung des Auges. Dtsch. med. Wschr. **36**, Nr 21, 101 (1910). — VULPIUS, O.: (a) Die Einrichtungen des Sanatoriums Solbad Rappenau für Knochen-, Gelenk- und Drüsenleiden (chirurgische Tuberkulose). Strahlenther. **1**, 274 (1912). (b) Über die Behandlung der chirurgischen Tuberkulose mit natürlichem und künstlichem Licht. Strahlenther. **3**, 104 (1913). (c) Über die künstliche Belichtung der chirurgischen Tuberkulose. Z. Baln. **1914**, Nr 1, 1 u. 4. (d) Knochen- und Gelenkstuberkulosen. Med. Klin. **15**, 257 (1919).

WACHTER, R.: Bedeutung der Senkungsreaktion bei der kindlichen Tuberkulose. Dtsch. med. Wschr. **50**, Nr 21, 687 (1924). — WADA, H.: A case of lupus miliaris disseminatus faciei, on which tuberculous bacilli were found. Ref. Zbl. Hautkrkh. **16**, 798. — WADE, W.: The new kind of radiation. Brit. med. J. **1896** I, 362. — WAELE, HENRI DE: La réaction de la tuberculine et la possibilité de produire une réaction analogue avec d'autres microbes. Ann. Soc. Med. Gand **86**, 280. — WAELSCH: (a) Nichttuberkulöse Form des Erythema induratum. Dtsch. dermat. Ges. tschechoslov. Republik, Sitzg 4. März 1923. Zbl. Hautkrkh. **9**, 84 (1924). (b) Livedo racemosa. Dtsch. dermat. Ges. tschechoslov. Republik, 3. Dez. 1922. Zbl. Hautkrkh. **7**, 310 (1923). — WAELSCH, LUDWIG: Über Livedo racemosa bei Tuberkulose. Arch. f. Dermat. **132** 452 (1921). — WAGNER, R.: Die Tuberkulose und ihre Bekämpfung nach dem Stande vom Jahre 1921. Wien u. Breslau: Emil Haim u. Co. 1922. — WAIL, S. S.: Über einige Eigentümlichkeiten der pathologischen Anatomie der Tuberkulose bei mit lupösem Gewebe infizierten Meerschweinchen. Frankf. Z. Path. **37**, 18 (1929). — WAIL, S. u. WOSNESENSKY: Über die pathologische-anatomischen Eigentümlichkeiten beim Lupus vulgaris der Schleimhaut der oberen Luftwege. Z. Laryng. usw. **16**, 210 (1928). — WAITZ, C.: Zur Kupferbehandlung äußerer Tuberkulosen. Med. Klin. **24**, 1423) 1928). — WAKABAYASHI, T.: Über feinere Struktur der tuberkulösen Riesenzellen. Virchows Arch. **204**, 421 (1911). — WALB: Über den Schleimhautlupus der Nase. Dtsch. med. Wschr. **39**, Nr 10, 447 (1913). — WALBUM, L. E.: Metallsalztherapie. Sterilisation des infizierten Organismus (Tetanus und Tuberkulose). Z. Tbk. **48**, 193 (1927). — WALKER, NORMANN: On the treatment of Lupus carcinoma. Festschrift UNNA, Bd. 2, 403 (1910). — WALLGREN, ARVID: (a) Erythème noueux et lymphomes tuberculeux du cou. Acta tbc. scand. (Københ.) **2**, 353 (1927). (b) Pathogenese des Erythema nodosum. Ref. Zbl. Hautkrkh. **24**, 51 (1927). (c) Eine Schul-Endemie von Erythema nodosum. Jb. Kinderheilk. **117**; III. F. **67**, 313 (1927). (d) HAMBURGERS percutane Tuberkulinreaktion. Münch. med. Wschr. **71**, Nr 30, 1017 (1924). — WALLHAUSER, H. J. F.: Lichen pilaris seu spinulosus (CROCKER). Report of a case. Arch. of Dermat. **8**, 776 (1923). — WALTER: Die Resultate der Untersuchungen FERRÁNS über Tuberkulose. Zbl. Bakter. **93**, 49 (1924). — WALTER, FRANZ: Zur Frage der Zugehörigkeit des Angiolupoids von BROCQ-PATRIER zur Tuberkulose der Haut, insbesondere zu BOECKS Miliarlupoid. Arch. f. Dermat. **140**, 35 (1922). — WALTER, X.: Über intravenöse Infusion von Aur. Kal. cyanat. bei Hauttuberkulose. Arch. f. Dermat. **117**, 385 (1913). — WANSCHER, E.: Untersuchungen der bei der Lichtbehandlung des Lupus vulgaris hervorgerufenen histologischen Veränderungen. Mitt. Finsen med. Inst. **7**, (1904). — WARNECKE: Beitrag zur Frage der Beziehung der Psoriasis zur Tuberkulose. Dtsch. med. Wschr. **40**, Nr 1, 26 (1914). — WASSERMANN: Lupus pernio. Schles. dermat. Ges., Sitzg 28. Nov. 1925. Ref. Zbl. Hautkrkh. **19**, 356 (1926). — WASSERMANN, A.v.: (a) Immunität bei Tuberkulose. Z. Tbk. **34**, 596 (1921). (b) Über experimentelle Grundlagen für eine spezifische Serodiagnostik auf aktive Tuberkulose. Dtsch. med. Wschr. **49**, Nr 10, 303 (1923). — WASSERMANN, v. u. C. BRUCK: Experimentelle Studien über die Wirkung von Tuberkelbacillenpräparaten auf den tuberkulös erkrankten Organismus. Dtsch. med. Wschr. **32**, Nr 12, 449 (1906). — WATANABE, K.: A case of lupus miliaris disseminatus faciei. Ref. Zbl. Hautkrkh. **14**, 226. — WATANABE, S.: (a) Erythema induratum bei einem tertiärluetischen Kranken. Acta dermat. (Kioto) **2**, 299. (b) Papulonekrotische Tuberkulide und miliopustulöse Syphilide. Acta dermat. (Kioto) 8, 397. — WATANABE, K. u. G. MORIYAMA: Zur Ätiologie des Miliarlupoids. Jap. J. of Dermat. **28**, 1093 (1928). Ref. Zbl. Hautkrkh. **31**, 90 (1929). — WAUGH: Epithelioma on Lupus vulgaris scar. Arch. of Dermat. **7**, 828 (1923). — WEBB, GERALD B.: Infection and immunity in tuberculosis. Amer. Rev. Tbc. 8, 93 (1923). — WEBB, G. B. and G. B. GILBERT: Immunity in tuberculosis. J. amer. med. Assoc. **63**, 1098 (1914); siehe auch **1911**, 1431. — WEBER: Die Immunisierung der Rinder gegen Tuberkulose. Arb. Reichsgsdh.amt **7** (1907); **9** (1908) u. **10** (1910). — WEBER, F. PARKES: (a) Two cases of a chilblainy condition of the legs somewhat resembling erythema induratum, also a case of erythema induratum, for comparison. Proc. roy. Soc. Med. **20**, Nr 6, 61. (b) A condition somewhat resembling lupus pernio in a child. Proc. roy. Soc. Med. **14**, 77 (1921). (c) Unilateral erythro-cyanosis crurum puellarum. Proc. roy Soc. Med. **21**, 1428 (1928). (d) A condition somewhat resembling lupus pernio in a child. Sequel: Question of erythroedema (the „pink disease") and acrodynia („epidemic erythema"). Brit. J. Dermat. **34**, 111 (1922). (e) Two cases of a chilblainy condition of the legs somewhat resembling erythema induratum, also a case of erythema induratum for comparison. Brit. J. Dermat. **39**, 259 (1927). — WEBER, H.: Unsere röntgentherapeutischen Erfahrungen 1920—1922. Strahlenther. **15**, 323 (1923). — WEBER, PARKES: (a) Case of Lichen scrof. imitating Psoriasis. Brit. J. Dermat. **23**, 158 (1911). (b) Erythema nodosum associated with mammary tuberculosis. Brit. J. Dermat. **24**, 233 (1912). (c) Erythema induratum with tuberculosis. Brit. J. Dermat. **25**, 71 (1913). — WEBER u. BOFINGER: Die Hühnertuberkulose. Tbk.arb. ksl. Gesdh.amt **1904** I, 83. — WEBER, FITZE, SCHUTZ u. HOLLAND: Versuche über die Haltbarkeit der behufs Immunisierung eingespritzten menschlichen Tuberkeln im Körper des Rindes. Tbk.arb. ksl. Gesdh.-amt **1907/8**, H. 9. — WECHSELMANN: Über Erythrodermia exfoliativa univers. leucaem. Arch. f. Dermat. **87**, 205 (1907). — WEGERER, F.: Studien über Tuberkulin-Percutan-Reaktion. Med. Klin. **9**, 575 (1913). — WEICHSELBAUM, A.: Der Nachweis von Tuberkelbacillen im strömenden Blut. Wien. med. Wschr. **34**, Nr 12/13, 366 (1884). — WEICHSELBAUM, A. u. J. BARTEL: Zur Frage der Latenz der Tuberkulose. Wien. klin. Wschr. **18**, Nr 10, 241 (1905). — WEIL, E. u. H. NAKAJAMA: Über den Nachweis von Antituberkulin im tuberkulösen Gewebe. Münch. med. Wschr. **53**, Nr 21, 1001 (1906). — WEILL, G.: Die Bedeutung des Kaliumpermanganats für die Lupusbehandlung bei Kriegsteilnehmern. Dermat. Wschr. **64**, 378 (1917). — WEINBERG, F.: Lymphogranuloma tuberculosum. Z. klin. Med. **85**, 99 (1917) — WEINBERGER, FRITZ: BOECKsches Miliarlupoid und Tuberkulose. Münch. med. Wschr. **63**, Nr 25. 892 (1916). — WEINMANN, N.: Serologische Untersuchungen über das Verschwinden der cutanen Tuberkulin-Reaktion während der Masern. Inaug.-Diss. Heidelberg 1912 (zit. nach LEW.). — WEISE, KURT: Eigelbwasser zur Züchtung von Tuberkelbacillen aus Liquor und Ascites, seine Verwendung zur Antigenherstellung für die Serodiagnostik der Tuberkulose. Zbl. Bakter. I Orig. **94**, 35 (1925). — WEISER, M.: Heliotherapie im Tiefland. Strahlenther. **11**, 1034 (1920). — WEISS, ARTUR: Über einen Fall von benignem Miliarlupoid (BOECK) und dessen günstige Beeinflussung durch spezifische Behandlung. Wien. med. Wschr. **68**, 552 (1918). — WEISS, MARC: Recherches sur la sensibilisation locale engendrée par la tuberculine. La répetition homeotopique de la cutireaction cause d'erreur dans l'étude des energies. Ann. Méd. **17**, 408 (1925). WEISS, R. F.: Über den Einfluß der Syphilis auf Entstehung und Verlauf der Tuberkulose. Beitr. Klin. Tbk. **54**, 165 (1923). — WELEMINSKY, F.: (a) Tierversuche mit Tuberculomucin. Berl. klin. Wschr. **51**, 825 (1924). (b) Über die filtrierbare Form des Tuberkelbacillus. Zbl. Tbk.forschg **28**, 305 (1928). (c) Behandlung von Psoriasis mit Tuberkulomucin. Wien. klin. Wschr. **30**, Nr 46, 1445 (1917). — WENGER: Lupus hypertrophicus auf einer Impfnarbe. Schles. dermat. Ges., Sitzg 19. Mai 1928. Ref. Zbl. Hautkrkh. **29**, 605 (1929). — WERNER: Zur Fulgurationsbehandlung des Lupus usw. Dtsch. dermat. Ges., 10. Kongr. Frankfurt **1908**, 199. — WERNER, HANS: Wundbehandlung in feuchter Kammer. Münch. med. Wschr. **64**, Nr 34, 1119 (1917). — WERTHER: (a) Erythema induratum Bazin bei einer Patientin mit Lupus erythematodes. Ver. Dresden. Dermat., Sitzg 2. Juni 1928. Ref. Zbl. Hautkrkh. **27**, 582 (1928). (b) Dermatitis nodularis necrotica. Ikonogr. dermat. **1910**, H. 5, 213. (c) Erythrocyanosis crurum puellarum. Münch. med. Wschr. **1919**, 5. (d) Über die Tuberkulide der Haut. Dtsch. dermat. Ges., 10. Kongr. Frankfurt **1908**, 413. (e) Pigmentbildung in einem KRAUSEschen Transplantationslappen. Ver. Dresden. Dermat. u. Urol., Sitzg 2. Febr. 1921. Ref. Zbl. Hautkrkh. **14**, 27. (f) Erfolgreich behandeltes Lupuscarcinom. Ver. Dresden. Dermat., Sitzg 6. März 1929. Ref. Zbl. Hautkrkh. **31**, 26 (1929). (g) Lupus verrucosus. Ver. Dresden. Dermat. u. Urol., Sitzg 2. Dez. 1925. Ref. Zbl. Hautkrkh. **19**, 204 (1926). (h) Papulonekrotisches Tuberkulid, mit Lupus follicularis. Ver. Dresden. Dermat., Sitzg 7. April 1926. Ref. Zbl. Hautkrkh. **21**, 147 (1927).

(i) Demonstration von Lupuskranken, die trotz der Nähe der Großstadt nicht oder unzweckmäßig behandelt wurden. Dresden. dermat. Ges., 7. März 1928. Ref. Zbl. Hautkrkh. **27**, 345. (k) Die Kupfersalbenbehandlung des Lupus vulgaris hat keine Vorzüge vor älteren Methoden. Münch. med. Wschr. **64**, Nr 35, 1136 (1917). (l) Lupus vulgaris. Dresden. dermat. Ges., 2. Febr. 1921. Zbl. Hautkrkh. **14**, 27. (m) Pustulös-hämorrhagisches Tuberkulid. Arch. f. Dermat. **151**, 358 (1926, Kongreßber.). — WESSELY, E.: (a) Die Behandlung der Tuberkulose der oberen Luftwege mit künstlichem Sonnenlicht. Mschr. Ohrenheilk. **59**, 1180 (1925). (b) Eine neue Methode der Behandlung der Tuberkulose der oberen Luftwege mittels lokal applizierten Lichtes. Wien. klin. Wschr. **37**, Nr 25, 611 (1924). — WESTPHALEN, F. v.: Zur Krysolganbehandlung des Lupus erythematosus. Dtsch. med. Wschr. **49**, Nr 50, 1519 (1923). — WETTERER, J.: (a) Die hochfiltrierte Strahlung in der Dermatoröntgentherapie Strahlenther. 8, 100 (1918). (b) Die Strahlenbehandlung der Tuberkulose. Strahlenther. **11**, 360 (1920). — WEWER, EUGEN: Über das „diagnostische Tuberkulin" nach MORO. Z. Tbk. **36**, 117 (1922). — WHARRY, H. MORTIMER and OSKAR TEICHMANN: Lupus of the nose and upper air passage treated by radium. Lancet **209**, 1275 (1925). — WHITFIELD, A.: (a) The vaccine treatement of skindiseases. Brit. J. Dermat. **25**, 307 (1913). (b) A case of unusual papulonecrotic tuberculide. Brit. J. Dermat. **25**, 168 (1913). — WHITFIELD, JAMES B.: Treatment of lupus by ionisation. Lancet **208**, 1026 (1925). — WHITHEHOUSE, H. and PAUL E. BECHET: Lupus erythematosus, lupus vulgaris, tuberculids and tuberculosis of the skin. Treatment with gold compounds. Arch. of Dermat. **16**, 563 (1927). — WIBORG, ARVID: Über Erythema nodosum. Ref. Zbl. Hautkrkh. **30**, 735 (1929). — WICHMANN: (a) Experimentelle Untersuchungen über die biologische Tiefenwirkung des Lichtes der medizinischen Quarzlampe und des Finsenapparates. Münch. med. Wschr. **54**, Nr 28, 1382 (1907). — (b) Lupusdemonstration. Ber. 7. Verslg Tuberkuloseärzte, 6. u. 7. Juni **1910**, 33. (c) Atypiche Exantheme der Tuberkulose. Strahlenther. **8**, 555 (1918). (d) Skrofulöses Ekzem in Lupus übergehend. Ref. Dermat. Wschr. **71**, 470 (1920). (e) Über Versuche mit Alttuberkulinpflaster und Tuberkulinsäureesterpflaster zum Zwecke der Diagnose und Therapie. Dermat. Wschr. **82**, 665 (1926). (f) Über celluläre Abwehrvorgänge in der menschlichen Haut bei Superinfektion mit Tuberkulose. 90. Verslg dtsch. Naturforsch. Hamburg, Sitzg 20. Sept. 1928. Ref. Zbl. Hautkrkh. **28**, 404 (1929). — WICHMANN, P.: (a) Zur Radiumbehandlung des Lupus. Mh. Dermat. **43**, 687 (1906). (b) Wirkungsweise und Anwendbarkeit der Radiumstrahlung und Radioaktivität auf die Haut mit besonderer Berücksichtigung des Lupus. Dtsch. med. Wschr. **32**, Nr 13, 499 (1906). (c) Tuberculosis cutis verrucosa. Dtsch. med. Wschr. **33**, Nr 16, 661 (1907). (d) Die Behandlung des Lupus und ihre Ergebnisse. Med. Klin. **4**, 1069 (1908). (e) Die Behandlung des Lupus mit Radium. Dtsch. med. Wschr. **36**, Nr 25, 1167 (1910). (f) Die Behandlung des Schleimhautlupus. Lupus-Ausschuß, 3. Sitzung, Berlin 1911. (g) Biologische und therapeutische Erfahrungen mit Mesothorium. Strahlenther. **1**, 483 (1912). (h) Der Lupus, seine soziale Bedeutung und wirksame Bekämpfung unter besonderer Berücksichtigung seiner Entstehungswege. Strahlenther. **2**, 25 (1913). (i) Zur Ätiologie des Lupuscarcinoms. Arch. f. Dermat. **132**, 474 (1921). (k) Zwei Fälle mit Tuberculosis cutis serpiginosa ulcerative Hyde. Münch. med. Wschr. **60**, Nr 20, 1120 (1913). (l) Erfahrungen mit dem F. F. FRIEDMANNschen Heil- und Schutzmlttel zur Bekämpfung der Tuberkulose beim Lupus, bei Haut- und Knochentuberkulose. Dermat. Wschr. **59**, 951 (1914). (m) Das FRIEDMANNsche Heilmittel zur Bekämpfung der Tuberkulose. Berl. klin. Wschr. **51**, 1038 (1914). (n) Ulceröse Schleimhauttuberkulose der Nase mit Übergreifen der Ulceration auf die Haut. Dermat. Wschr. **65**, 901 (1917). (o) Die Diagnose der Hauttuberkulose durch Vergleichung der im Krankheitsherd und in der Normalhaut angestellten Intracutaninjektionen. Dermat. Wschr. **1917**, 887 (1917). (p) Der heutige Stand der Chemotherapie der Hauttuberkulose. Münch. med. Wschr. **64**, Nr 37, 1205 (1917). (q) Die Chemotherapie der Hauttuberkulose. Lupus-Ausschuß zur Bekämpfung der Tuberkulose, 5. Sitzung vom 23. Mai 1917. (r) Über die Heilwirkung spontaner Antikörperbildung in der Haut auf äußere Tuberkulose. Berl. klin. Wschr. **54**, 557 (1917). (s) Die cutane Tuberkulinbehandlung nach PONNDORF. Dtsch. med. Wschr. **43**. Nr 42, 1320 (1917). (t) Geschwürige Tuberkulose der Vulva auf luetischer Basis. Dermat. Wschr. **66**, 33 (1918). (u) Neue Wege der spezifischen Therapie der Haut- und Schleimhauttuberkulose. Arch. f. Dermat. **139**, 10 (1922). (v) Über den Anteil des bovinen und humanen Typus des Tuberkelbacillus an der Entstehung der Hauttuberkulose. Dermat. Wschr. **79**, 773 (1924). (w) Neuere Heilmittel zur Behandlung der Hauttuberkulose. Dtsch. med. Wschr. **51**, Nr 26, 1072 (1925). (x) Skrofulose und Hauttuberkulose. Strahlenther. **20**, 538 (1925). (y) Skrofulose und Hauttuberkulose. Dermat. Z. **45**, 145 (1925). (z) Lupus erythematodes des Gesichtes und DARIERsche Sarkoide beider Unter- und Oberarme. Dermat. Ges. Hamburg, Sitzg 6. Dez. 1925. Ref. Zbl. Hautkrkh. **20**, 11 (1926). (aa) Antimosan u. Tuberkulomucin WELEMINSKY bei Haut- und Schleimhauttuberkulose. Dtsch. med. Wschr. **52**, 1534 (1926). (bb) Zur Frage der Procutine. Beitr. Klin. Tbk. **63**, 974 (1926). (cc) Über die Beeinflussung der Hauttuberkulose durch die Diät nach GERSON. Beitr. Klin. Tbk. **66**, 464 (1927). (dd) Zur biologischen und therapeutischen Wirkung der leuchtenden Wärmestrahlen. Strahlenther. **28**, 189 (1928). (ee) Experimentelle Untersuchungen über Superinfektion der menschlichen Haut mit lebenden virulenten Tuberkelbacillen humanen Typus. Arch. f. Dermat. **155**, 238 (1928, Kongreßber.). (ff) Über intravenöse Einverleibung virulenter Tuberkelbacillen zur Beeinflussung von Haut- und Schleimhauttuberkulose. Dtsch. med. Wschr. **53**, 110 (1927). (gg) Ergebnisse der intracutanen Impfung mit lebenden Tuberkelbacillen abgestufter Virulenz. Dtsch. med. Wschr. **53**, 2195 (1927). (hh) Die primäre exogene Infektion der Haut mit Tuberkulose in ihrer immunisatorischen Bedeutung. Dermat. Z. **53**, 717 (1928). (ii) Die primäre und exogene Infektion der Nasenschleimhaut mit Tuberkulose in ihrer immunisatorischen Bedeutung. Dermat. Wschr. **87**, 1282 (1928). (kk) Die Radiumbehandlung des Lupus in histologischer Kontrolle. Arch. physik. Med. u. med. Techn. **2**, H. 1. (ll) Ergebnisse der Diätbehandlung der Hauttuberkulose. Klin. Wschr. **8**, 2366 (1929). — WICKHAM u. DEGRAIS: Radiumtherapie. (Deutsche Übersetzung von M. WINKLER). Berlin: Julius Springer 1910. — WIDERÖE, SOFUS: Über die therapeutische Hautimpfung mit Alttuberkulin. Münch. med. Wschr. **66**, Nr 28, 780 (1919) — WIDOWITZ, P.: Über eine modifizierte Tuberkulinprobe. Münch. med. Wschr. **69**, Nr 7, 233 (1922). WIENER: Erythema induratum (BAZIN) und papulonekrotisches Tuberkulid. Schles. dermat. Ges. Breslau, Sitzg 6. Mai 1922. Zbl. Hautkrkh. **6**, 68 (1923). WIESE, B.: Acne conglobata und Folliculitis barbae. Nordwestdtsch. dermat. Verigg Kiel, Sitzg 18. April 1926. Ref. Zbl. Hautkrkh. **20**, 421 (1926). — WIESE, O.: Zur Häufigkeit der tuberkulösen Infektion im Schulalter (Erwiderung zu KLOSE). Beitr Klin. Tbk. **59**, 627 (1924) — WIESNER, RICHARD: Pathologisch-anatomische Bemerkungen zur Tuberkulose der Lungen. Wien. med. Wschr. **76**, 783 (1926). — WIGAND, R.: Visceraltuberkulose und Hautorgan. Münch. med. Wschr. **73**, Nr 19, 769 (1926). — WIKINA, E. M. u. O. A. MAKLAKOVA: Über den Verlauf der Lungentuberkulose bei der Tuberkulose der Haut und der Augen. Beitr. Klin. Tbk. **63**, 119 (1926). — WILDBOLZ, H.: (a) Der biologische Nachweis aktiver Tuberkuloseherde des menschlichen Körpers durch die intracutane Eigenharnreaktion. Korresp.bl. Schweiz. Ärzte **1919**, 793. (b) Die cutane und conjunctivale Tuberkulinreaktion am Tiere. Berl. klin. Wschr. **45**, 545 (1908). — WILE: (a) Erythema induratum; embolic tuberculosis. Arch. of Dermat. **16**, 241 (1927). (b) Diffuse Tuberculoma of the lip. Tuberculosis orificialis. Tuberculosis verrucosa cutis of the hand and gluteal cleft. Active pulmonary tuberculosis. Arch. of Dermat. **18**, 489 (1928). — WILE, U. J.: Wide-spread Lup. eryth. with associated papulo-necrotic tuberculid (?) J. comp. Dermat. **29**, 286 (1911). WILLIAMS: (a) Tuberculosis cutis. Arch. of Dermat. **5**, 390 (1922). (b) Tuberculosis verrucosa cutis. Arch. of Dermat. **6**, 389 (1922). — WILLIAMS, A. W. u. F. G. BUSHNELL: Über Opsonine usw. Mh. Dermat. **46**, 113 (1908). — WILLIES: Über Tuberkulose-Heil- und Schutzimpfung von Alfen mit dem FRIEDMANNschen Mittel. Münch. med. Wschr. **72**, Nr 48, 2058 (1925). — WILLIS, HENRY STUART: Studies on immunity to tuberculosis. The waning of cutaneous hypersensitiveness to tuberculin and the relation of tuberculoimmunity to tuberculoallergy. Amer. Rev. Tbc. **17**, 240 (1928). — WILMS: (a) Physiotherapie der Gelenkskrankheiten, insbesondere der Tuberkulose. Z. Chir. orthop. **32**, (b) Zur diagnostischen und prognostischen Bedeutung der PIRQUET-Reaktion usw. Dtsch. med. Wschr. **37**, Nr 36, 1635 (1911). — WILSON, G. H.: On the direct cultivation of tubercle bacilli from tissues. Brit. med. J. **1920** I, 146. — WINKLER, A.: Das Wesen der Tuberkulinreaktion vom Gesichtspunkte allgemein-pathologischer und pathologisch-anatomischer Grundlagen der Organtuberkulose. Beitr. Klin. Tbk. **53**, 51 (1922). — WINKLER, F.: (a) Studien über das Eindringen des Lichtes in die Haut. Mh. Dermat. **47**, 445 (1908). (b) Die Verbindung der Röntgentherapie mit der Franklinisation in der Behandlung des Lupus vulgaris. Mh. Dermat. **45**, 239 (1907). — WINKLER, M.: Beitrag zur Frage der „Sarkoide" (BOECK, resp. der subcutanen nodulären Tuberkulide (DARIER). Arch. f. Dermat. **77**, 3 (1905). — WINTERNITZ: Lupus vulgaris (nach Pleurapunktion). Dtsch. dermat. Ges. tschechoslov. Republik, Sitzg 7. Dez. 1924. Zbl. Hautkrkh. **16**, 161 (1925). — WINTERNITZ, R.: Livedo racemosa und Tuberkulose. Dtsch. dermat. Ges. tschechoslov. Republik. Ref. Zbl. Hautkrkh. **20**, 855. — WIRTH, ERNST: Über einen Fall von postexanthematischer Hauttuberkulose. Dermat. Wschr. **78**, 125 (1924). — WIRTHS, M.: Über MUCHsche granuläre Form des Tuberkulosevirus. Münch. med. Wschr. **55**, Nr 32, 1687 (1908). — WIRZ: (a) Psoriasis vulgaris, kombiniert mit Hauttuberkulose. Münch. dermat. Ges., Sitzg 25. Juni 1926. Ref. Zbl. Hautkrkh. **21**, 143 (1927). (b) Erythema induratum Bazin: Münch. dermat. Ges., Sitzg 28. Juli 1922. Zbl. Hautkrkh. **6**, 323 (1923). (c) Aurophosbehandlung bei Lupus vulgaris, Lupus erythematodes und Tuberkuliden. Münch. med. Wschr. **74**, Nr 26, 1090 (1927). — WIRZ, F.: (a) Percutane Elektrosmose oder Iontophorese. (REIN, H.: Erwiderung.) Klin. Wschr. **5**, 319 (1926). (b) Die iontophoretische Anästhesie und ihre Anwendungsmöglichkeiten. Münch. med. Wschr. **71**, Nr 14, 425 (1924). (c) Über Iontophorese. Dtsch. med. Wschr. **51**, Nr 8, 311 (1925). (d) Therapeutische Versuche mittels percutaner Elektrolyse. Dermat. Wschr. **74**, 321 (1922). (e) Die Technik der iontophoretischen Anästhesie. Münch. med. Wschr. **71**, Nr 24, 784 (1924). — WIRZ, FRANZ: (a) Reizung einer ruhenden Gelenktuberkulose bei einem Fall von Erythema induratum (BAZIN). Münch. med. Wschr. **70**, 397 (1923). (b) Ambulante Lupustherapie. (Unter anderem vorl. Mittlg über Krysolganiontophorese.) Münch. med. Wschr. **72**, Nr 1, 10 (1925). — WISE: (a) Tuberculosis verrucosa cutis. Arch. of Dermat. **5**, 412 (1922). (b) Papulo-nekrotisches Tuberkulid. Ref. Arch. f. Dermat. **122**, 538 (1918). — WITH: Untersuchungen über die Lokalisation des Lupus vulgaris. Nord. dermat. Kongr., 10.—12. Juli 1919. Ref. Dermat. Wschr. **73**, 1018. — WITH, CARL: (a) The frequency with which various localities are attacked by lupus vulgaris, illustrated by about 900 cases etc. Brit. J. Dermat. **32**, 287 (1920). (b) Angiolupoid (?) bei 31jähriger Frau. Ref. Zbl. Hautkrkh. **3**, 300 (1922). (c) Studien über die Beziehungen zwischen Lupus und der sogenannten chirurgischen Tuberkulose. Arch. f. Dermat. **142**, 206 (1923). — WITHFIELD, A.: A further contribution to our knowledge of erythema indurat. Brit. J. Dermat. **17**, 1241 (1905). — DE WITT ,LYDIA: The terapeutic and bactericidal value of organic mercurial compounds in experimental tuberculosis in guinea-pigs. Amer. Rev. Tbc. 8, 234 (1923). — WITTEK, A.: Zur Sonnenbehandlung der Tuberkulose. Strahlenther. **14**, 1 (1923). — WOHLSTEIN, E.: Zum Angiolupoid (BROCQ-PAUTRIER). Dermat. Z. **54**, 182 (1928). — WOLF, E. J.: Experimentelle Erzeugung komplementbindender Antikörper gegen Fettstoffe einfacher Konstitution. Dtsch. med. Wschr. **53**, 876 (1927). — WOLF, J.: Über den Einfluß apathogener Keime auf den Reizablauf der Tuberkuline. Münch. med. Wschr. **72**, Nr 48, 2045 (1925). — WOLF, J. E.: Experimentelle Erzeugung komplementbindender Antikörper gegen Fettstoffe einfacher Konstitution. Beitr. Klin. Tbk. **66**, 710 (1927). — WOLFF, E.: Über Circumcisiontuberkulose. Berl. klin. Wschr. **58**, 1531 (1921). — WOLFF, ERNST: Beschneidungstuberkulose und ihre Behandlung mit Röntgenstrahlen. Dtsch. med. Wschr. **48**, Nr 3, 111 (1922). — WOLFF, FELIX: Über Infektionsgefahr und Erkranken bei Tuberkulose. Münch. med. Wschr. **39**, Nr 39/40, 685 (1892). — WOLFF-EISNER: (a) Frühdiagnose und Tuberkuloseimmunität. S. 97. Würzburg 1909. (b) Tuberkulosediagnostik und Therapie, 3. Aufl., 1. Abt. Die spezifische Diagnostik mit besonderer Berücksichtigung der lokalen Tuberkulinreaktionen. Leipzig 1921. — WOLFF-EISNER, A.: (a) Die histiogene und die humorale Tuberkuloseimmunität. Arch. f. Dermat. **132**, 553 (1921). (b) Über die Komplementbindung in ihrer Bedeutung für die Theorie der Tuberkulinwirkung. Wien. klin. Wschr. **21**, Nr 37, 1300 (1908). (c) Die Bedeutung der Haut für Immunität und Immunisierung. Münch. med. Wschr. **75**, Nr 45, 1909 (1928). (d) Über Tuberkulinvaseline zur Anstellung der Conjunctivalreaktion usw. Münch. med. Wschr. **56**, Nr 44, 2266 (1909). (e) Experimentelle Beiträge zur Frage der Tuberkulinimmunität, speziell auch zu der antigenen Wirkung des Tuberkulins. Z. Immun.forschg **35**, 215 (1923). (f) Frühdiagnose und Tuberkuloseimmunität. Würzburg: Curt Kabitzsch 1909. (g) Über die PIRQUETsche Cutan- und die WOLFF-EISNERsche Conjunctivalreaktion und ihre spezielle Bedeutung für die Dermatologie. Dermat. Zbl. **11**, 130 (1907/8). (h) Ergebnisse lokaler Tuberkulinreaktion zur Diagnose und Therapie des Lupus. Dermat. Zbl. **11**, 355 (1907/8). (i) Über Versuche mit verschiedenen Tuberkelbacillen-Derivaten. Berl. klin. Wschr. **45**, 1400 (1908). (k) Über die Beziehungen zwischen der Theorie der Tuberkulinwirkung und der Tuberkulintherapie. Berl. klin. Wschr. **47**, 1651 (1910). (l) Lokale Tuberkulinreaktion oder subcutane Injektion für die Diagnose des Lupus. Ref. Dermat. Z. **18**, 503 (1911). (m) Die Bedeutung der Conjunctivalreaktion nach 4000 klinischen Beobachtungen nebst Bemerkungen über Tuberkulinimmunität und Therapie. Münch. med. Wschr. **55**, Nr 45, 2313 (1908). — WOLFFENSTEIN: Über die Anwendung der Partialantigene (DEYCKE-MUCH bei Hauttuberkulose. Dermat. Z. **1921**, Nr 34, 86. — WOLFHEIM, R.: Granuloma multiplex benignum. Ikonogr. dermat. (Kioto) **6**, 255 (1912). — WOLFSOHN, G.: Die örtliche Reiztherapie der chirurgischen Tuberkulose. Ther. Gegenw. **1925**, Nr 9, 437. — WOLTERS, M.: (a) Über Heilung eines Falles von primärer Schleimhauttuberkulose durch Jod und Hg. Dermat. Z. **14**, 556 (1907). (b) Die Behandlung des Lupus. Dtsch. med. Wschr. **35**, Nr 47, 2055 (1909). (c) Über einen Fall von Lupus nodularis hämatogenen Ursprungs. Arch. f. Dermat. **69**, 83 (1904). (d) Über Inokulationslupus. Dtsch. med. Wschr. **18**, Nr 36, 808 (1892). — WOODS, ROBERT: Artificial light treatment of tuberculosis. Brit. med. J. **1923**, Nr 3274, 584. — WORINGER, F. et A. ADNOT: Rapports entre l'immunité et l'allergie dans l'infection tuberculeuse. C. r. Soc. Biol. Paris **99**, 848 (1928). — WOSNESSENSKIJ, A. und L. BERMAN: Über die lokale Behandlung der Tuberkulose und des Lupus der Nasen-, Mundhöhle und des Pharynx mit ultravioletten Strahlen. Ref. Zbl. Hautkrkh. **30**, 203 (1929). — WRIGHT: Tuberculous ulcere of the leg. Arch. of Dermat. **16**, 490 (1927). — WUCHERPFENNIG, v.: (a) Das elektrische Schneiden mit der Diathermieschlinge bei kleinen chirurgischen Eingriffen. Münch. med. Wschr. **1929**, 786. — WÜRZ, HANNA: Ein Beitrag zur Serodiagnostik der Tuberkulose. Schweiz. med. Wschr. **55**, 783 (1925). — WULFF, FERD.: Investigations into the tubercle bacilli especially its serological relations. Ref. Zbl. Hautkrkh. **20**, 430 (1926). — WURM, HANS: Beitrag zur pathologischen Anatomie der Tuberkulose. I. Über das Verhalten der Gefäße in tuberkulösen Lungenherden. II. Beitrag zur Genese der LANGHANSschen Riesenzellen. Beitr. Klin. Tbk. **63**, 977 (1926). — WYSS, ED. u. A. EGHIAYAN: Die Röntgenbehandlung der Adenitis tuberculosa. Schweiz. med. Wschr. **57**, 1172 (1927).

YANAGIHARA, H.: The relation of skin tuberculosis to the blood vessels. J. of orient. Med. 1, 141 (1923). — YOSISAWA, K.: (a) Experimentelle Studien über den Einfluß der Bestandteile des Tuberkulins und der Tuberkelbacillenleiber auf die tierische Tuberkulose. Ref. Zbl. Hautkrkh. 10, 420 (1924). (b) Über die Wirkung der Tuberkulinbestandteile auf experimentelle Tuberkulose, mit besonderer Berücksichtigung der Hauttuberkulose. Ref. Zbl. Hautkrkh. 11, 211 (1924). — YU ILEHUN: Tuberkulosestudien. Med. Klin. 21, 405 (1921).

ZADEK, J. u. MARTIN MEYER: Praktische Ergebnisse mit der Tuberkuloseschutzimpfung nach LANGER. Dtsch. med. Wschr. 53, 442 (1927). — ZAGNI, LUIGI: Tuberculosi verrucosa a sede insolita. Arch. ital. Dermat. 3, H. 5, 449. — ZARFL, M.: Zur Kenntnis der angeborenen Tuberkulose. Z. Kinderheilk. 8, 370 (1913). — ZDRAŽIL, P.: Ein neues Tuberkulose-Antigen. Ref. Zbl. Hautkrkh. 27, 120 (1928). — ZEISLER, ERWIN P.: (a) The treatment of lupus vulgaris with solution of mercuric nitrate. J. amer. med. Assoc. 78, 1045 (1922). (b) Practical application of ultra violet light in certain skin diseases. Arch. physic. Ther. 8, Nr 3, 101. Zit. Zbl. Hautkrkh. 24, 202 (1927). (c) Tuberculosis of the lip. Arch. of Dermat. 3, 14 (1921). — ZEISLER, J.: Über die Verwendung von flüssiger Kohlensäure usw. Dermat. Z. 15, 409 (1908). — ZEYNEK v.: Die wissenschaftlichen Grundlagen der Thermopenetration oder Diathermie. Strahlenther. 3, 200 (1913). — ZIEGLER, K.: Über die HODGKINsche Krankheit, das maligne Lymphogranulom. Berl. klin. Wschr. 48, 1917 (1911). — ZIEGLER, O.: Lichttherapie bei Lungen- und Kehlkopftuberkulose. Strahlenther. 28, 397 (1928). — ZIELER, K.: (a) Exantheme der Tuberkulose. Med. Sekt. schles. Ges. vaterländ. Kultur, 25. Okt. 1907. Allg. med. Z ztg 1907, Nr 47, 577. (b) Über „toxische Tuberkulosen“ der Haut (Tuberkulinhautimpfungen nach v. PIRQUET, Tuberkulide). Verh. dtsch. path. Ges. Kiel, 23.—25. April 1908. Ref. Mh. Dermat. 1909 I, 467. (c) BOECKsche Krankheit. Verslg südwestdtsch. Dermat., Sitzg 25. Okt. 1924. Ref. Zbl. Hautkrkh. 16, 168 (1925). (d) Zur Spezifität der Tuberkulinreaktion. Ref. Klin. Wschr. 5, 775 (1925). (e) Demonstration zur Spezifität der Tuberkulinreaktion. Ref. Klin. Wschr. 5, 2142 (1926). (f) Lupus erythematosus der Kopfhaut und Lupus vulgaris des Gesichts. Verslg südwestdtsch. Dermat., 22. März 1924. Zbl. Hautkrkh. 13, 32 (1924). (g) Weitere Untersuchungen über die Wirkung des Tuberkulins. Z. Tbk. 36, H. 2, 119 (1922). (h) Über die Wirkung des konzentrierten elektrischen Bogenlichtes auf die Haut. Dermat. Z. 13, 1 (1906). (i) Zur Spezifität der Tuberkulinreaktion. Ref. Zbl. Hautkrkh. 24, 23 (1927). (k) Experimentelle Untersuchungen zur Frage der „toxischen“ Tuberkulosen der Haut. Arch. f. Dermat. 102, 37 u. 257 (1910). (l) Über den sog. Lupus pernio und seine Beziehungen zur Tuberkulose. Arch. f. Dermat. 94, 99 (1909). (m) Entwickelung und Ergebnisse der modernen Arsentherapie bei Syphilis. Münch. med. Wschr. 57, Nr 47, 2458 (1910). (n) Neuere Methoden der Lupusbekämpfung. Münch. med. Wschr. 60 Nr 31, 1748 (1913). (o) Experimentelle und klinische Untersuchungen zur Frage der „toxischen“ Tuberkulosen der Haut. Arch. f. Dermat. 102, 37 u. 257 (1910). (p) Experimentelle Untersuchungen über tuberkulöse Veränderungen an der Haut ohne Wirkung von Tuberkelbacillen (toxische Tuberkulosen) und die Bedingungen ihres Entstehens. Münch. med. Wschr. 55, Nr 32, 1685 (1908). (q) Zur Spezifität der Tuberkulinreaktion mit besonderer Berücksichtigung ihrer histologischen Grundlage. Beitr. Klin. Tbk. 64, 94 (1926). (r) Die Toxinempfindlichkeit der Haut des tuberkulös infizierten Menschen. Dtsch. med. Wschr. 37, Nr 45, 2075 (1911). (s) Über das Wesen der Tuberkulinreaktion. (Bemerkungen zu der unter gleicher Überschrift in Bd. 32 dieser Zeitschrift erschienenen Arbeit von H. SELTER.) Z. Immun.forschg Org. 34, 240 (1922). (t) Die Bedeutung der tuberkulösen Allergie für das Entzündungsproblem und die Proteinkörpertherapie. Dtsch. med. Wschr. 48, Nr 21, 685 (1922). — ZIELER, K. u. J. HÄMEL: (a) Zur Spezifität der Tuberkulinreaktion. Beitr. Klin. Tbk. 63, 991 (1926) u. Dermat. Z. 51, 4 (1928). (b) Nochmals zur Spezifität der Tuberkulinreaktion. Beitr. Klin. Tbk. 70, 620 (1928). — ZIELER, KARL u. H. J. MARKERT: Zur Frage der Giftempfindlichkeit der Haut tuberkulöser und tuberkulosefreier Menschen. Dtsch. med. Wschr. 48, 1672 (1922). — ZIELER, KARL u. H. SELTER: Erwiderung auf ZIELERS Bemerkungen. Dtsch. med. Wschr. 48, Nr 21, 686 (1922). — ZIMMERLI, E. u. W. LUTZ: Eine eigenartige Form von Pigmentierung nach Goldbehandlung. Arch. f. Dermat. 157, 523 (1929). — ZINGALE, M.: Contributo allo studio del lichen nitidus. Giorn. ital. Mal. vener. Pelle 63, 1099 (1922). — ZINN, W. u. KATZ: Biologische Einwirkung von der Haut auf den gesunden und tuberkulösen Organismus. Cutane Tuberkulin-Diagnostik und Therapie. Z. Tbk., Beih. Nr 27, 1. — ZINSER: Lymphangitis tuberculosa der Gesichtshaut. Köln. dermat. Ges., Sitzg 27. Okt. 1922. Zbl. Hautkrkh. 7, 449 (1923). — ZINSSER: (a) Lupus hypertrophicus des Gesichtes. Köln. dermat. Ges., Sitzg 25. Jan. 1923. Zbl. Hautkrkh. 8, 325 (1923). (b) Die Behandlung des Lupus nach FINSEN. Dtsch. med. Wschr. 36, Nr 25, 1164 (1910). (c) Lupus mit Carcinombildung. Köln. dermat. Ges., Sitzg 27. April 1923. Ref. Zbl. Hautkrkh. 11, 394 (1924). — ZINSSER, HANS: (a) The tuberculin reaction and anaphylaxis as studied by the Dale method. Proc. Soc. exper. Biol. a Med. 18, 123 (1921). (b) Studies on the tuberculin reaction and on specific hypersensitiveness in bacterial infection. J. of exper. Med. 34, 495 (1921). — ZINSSER, H. u. J. H. MÜLLER: On the nature of bacterial allergies. J. of. exper. Med. **41**, 159. Ref. Zbl. Hautkrkh. **18**, 771. — ZLATOGOROFF, S., ZECJNOWITZER u. M. KOSCHKIN: Untersuchungen über die Möglichkeit eines Überganges von säurefesten Saprophyten in echte Tuberkelbacillen. Z. Hyg. **105**, 583 (1926). — ZOLLINGER, F.: Einige Bemerkungen zur Frage der Tuberkulose der Haut, Schleimhäute und Weichteile nach Unfällen. Med. Klin. **23**, 62 (1927). — ZUMBUSCH, LEO V. RITTER: Bericht des Lupus-Ausschusses für 1925. Ref. Zbl. Hautkrkh. **21**, 325 (1927). — ZURHELLE: Lupus erythematodes pernioides der Nase. Tagg rhein.-westfäl. Dermat. Bonn, Sitzg 9. Nov. 1924. Zbl. Hautkrkh. **16**, 20 (1925). — ZWEIG, L.: Die Behandlung von umschriebenen Hauterkrankungen mit Kohlensäureschnee. Münch. med. Wschr. **56**, Nr 32, 1642 (1909). — ZWERG: Die Chemotherapie der Lungentuberkulose. Fortschr. Med. **1926**, Nr 15. — ZYGANOVA, S.: Kochsalz bei Hauttuberkulose. Ref. Zbl. Hautkrkh. **24**, 497 (1927).

Literatur-Nachtrag.

ALDERSON: Epithelioma developing on lupus vulgaris. Arch. of. Dermat. **21**, **313** (1930). — ALEXANDER, ARTHUR: Lipogranulomatosis subcutanea (Makai). Klin. Wschr. **1929 II**, 2138. — ALLARD, E. u. WOTZKA: Über die diagnostische Agglutination und die Vaccinetherapie der Tuberkulose mit einem umgewandelten Tuberkelbacillus. Med. Klin. **1929**, 30. — ARLOING, F.: Formes anatomiques de l'infection expérimentale du cobaye par le virus tuberculeux filtrant. C. r. Soc. Anat., 16. Dez. **1926**. — ARMAND-DELILLE, P., P. HILLEMAND et CH. LESTOCQUOY: Etude sur les anticorps tuberculeux, au moyen de l'antigène méthylique. Revue de la Tbc. **2**, No 5, 389. — ARNOULD, E.: La tuberculose dite conjugale et la contagion tuberculeux chez les adultes. Revue la Tbc. **6**, No **2**, 177 (1925). — ASCOLI, ALBERT: (a) Die CALMETTsche Schutzimpfung und die Säuglingserkrankungen in Lübeck. Dtsch. med. Wschr. **1930**, Nr 28. (b) La vacconation antituberculeuse avec les bacilles vivants chez les animaux et chez l'homme. Milano Instituto editoriale cisalpino, 1928. — AXMANN: Zur Ernährungsbehandlung der Hauttuberkulosen. Münch. med. Wschr. **1930**, Nr 17, 708.

BACMEISTER, AD.: Die Entstehung der menschlichen Lungenphthise. Berlin: Julius Springer 1914. — BACMEISTER, A. u. P. REHFELDT: Phosphorlebertran und die GERSON-HERRMANNSDORFERsche Diät zur Heilung der Tuberkulose. Dtsch. med. Wschr. **1930**, Nr 12. — BAENSCH, W.: Über die Grenzen der Röntgentherapie chirurgischer Erkrankungen. Strahlenther. **18**. — BAIL, OSKAR: Über die Grundlagen der MUCHschen Partigenbehandlung der Tuberkulose. Verh. 6. österr. Tbk.-Tag Wien **1918**. Ref. Internat.-Zbl. Tbk.forschg **12**, 208 (1918). — BALDWIN, ED. R. u. L. GARDNER: Reinfection in tuberculosis. Amer. Rev. Tbc. **5**, 429 (1921/22). — BANÉ, R.: Contribution à l'etude du scrofulate de vérole. Schweiz. med. Wschr. **1928 II**, 1229. — BARBER, H. W.: Lettsomian lectures on the relationship of dermatology to other branches of medicine. Lancet **1929 II**, 483. — BAYLIS, ADELAIDE B. and WARD J. MAC NEAL: The resorcinol flocculation test for activity in tuberculosis. Amer. Rev. Tbc. **18**, 843. — BECK, J.: Die Tuberkulose der oberen Luftwege, Erscheinungsformen, Diagnose und Therapie. Münch. med. Wschr. **1929**, Nr 29. — BECK, C. u. J. GRÓSZ: Über Lichen scrophulosorum und dessen Beziehungen zu den „Tuberculides cutanées Darier". Arch. Kinderheilk. **34**, 25 (1902). — BERNARD, LEON, HENRI BONNET et MAURICE LAMY: Reaction de Vernes et tuberculose. Revue de la Tbc. **10**, 623 (1929). — BERNARD, L., M. LAMY et P. GAUTHIER-VILLIARS: Une nouvelle observation de tuberculose cutanée primitive. Bull. Soc. med. Hôp. Paris **46**, **494** (1930). — BERNARD, L. et J. PARAF: L'erythème noueux, manifestation de primoinfection tuberculeuse. Ann. Méd. **25**, 351. — BERNHEIM-KARRER, J.: Ist die CALMETTsche Schutzimpfung ganz gefahrlos? Med. Wschr. **1929**, 3. — BERON: Tuberkulöses Geschwür der Vulva und der angrenzenden Haut. 16. Kongr. dtsch. dermat. Ges. Königsberg, 4. Okt. 1929. Zbl. Hautkrkh. **31**, 416. — BETTMANN: Capillarmikroskopische Untersuchungen bei experimentellen Cutanreaktionen. Arch. f. Dermat. **158**, 51. — BETTMANN, S.: (a) Wesen und Mechanismus der JARISCH-HERXHEIMERschen Reaktion. Klin. Wschr. **1929**, 23. (b) Gefäßbefunde im Lupus vulgaris. Beitr. Klin. Tbk. **72**, 208. — BIBERSTEIN, H. u. D. GIESSER: Zur Frage der Übertragung der Tuberkulinüberempfindlichkeit. Arch. f. Dermat. **161**, H. 3, 534. — BIZZORERO, E.: Sui fattori della reazione di JARISCH-HERXHEIMER. Giorn. ital. Dermat. **70**, 1114 (1929). — BLATT, O.: (a) Papulonekrotische Tuberkulide. Lemberg. dermat. Ges., Sitzg 5. Sept. **1929 II**. Ref. Zbl. Hautkrkh. **32**, 793. (b) Über die Behandlung der Hauttuberkulose mit Lebertraninjektionen nach JACZEWSKI. Zit. Zbl. Hautkrkh. **34**, 609. — BLUMENBERG, W.: Vergleichende Untersuchungen zur Methodik der Tuberkelbacillenzüchtung. Med. Klin. **1929**, Nr 29. — BLUMENTHAL, F.: Die Behandlung der Hauttuberkulose mit besonderer Berücksichtigung der Diättherapie. Med. Klin. **1930**, Nr 39. — BLUMENTHAL, F. u. F. REISS: Über die BESREDKA- und KLOPSTOCK-NEUBERG-Reaktion bei Tuberkulose und Tuberkuliden der Haut. Kongr. dermat. Ges.

Königsberg, Sitzg 4. Okt. 1929. Arch. f. Dermat. **160**, 350. — BOMMER: Tuberkulosediät und Gefäßsystem. Verh. dtsch. Kreislaufforschg **132** (1929). — BOMMER, S.: Neue Erfahrungen auf dem Gebiete der Hauttuberkulose mit besonderer Berücksichtigung der Gersondiät. Strahlenther. **35**, 139 (1930). — BONACORSI, A.: La bismutoterapia nelle tuberculosi chirurgiche. Policlinico, sez. prat., **1929 II**, 1208. — BOŠNJAKOVIČ: Tbc. luposa faciei, Tbc. luposa verr. gen. sin. et regionis glut., Cornu cut. in lupo reg. glut., papillomatöse Wucherungen ebenda. Dermato-Venerolog. Sektion in Zagreb, Sitzg 18. April 1929. Zbl. Hautkrkh. **31**, 569. — BRAIN, R. T.: Lupus annularis. Proc. roy. Soc. Med. **21**, Nr 10, sect. dermat., 17. Mai 1928. — BRANDT: Therapie des Lupus vulgaris. Strahlenther. **35**, 149. — BRIEL, JEAN: Ein Fall von disseminiertem Lupoid Boeck. Dermat. Wschr. **1929 II**, 1233. — BRUCK, C.: Die Chemotherapie der Tuberkulose mit Ausschluß der Kupferbehandlung. Med. Klin. **9**, 1879 (1913). — BRUHNS: Papulonekrotische Tuberkulide im Gesicht. Berl. dermat. Ges., Sitzg 9. Juli 1929. Zbl. Hautkrkh. **32**, 402. — BRUMMER: Tuberkulide am Auge. Diss. München 1920. — BRÜNAUER, St.: Über multiple, fibromatöse, cutan-subcutane Knötchenbildungen über und in der Nähe von größeren und kleineren Gelenken. Erscheint im Archiv für Dermatologie und Syphilis. — BRUZZONI, C.: Manifestazioni lupose primitive delle vie aeree superiori. Ann. Laryng. ecc. **5**, 180 (1929). — BÜTTNER, G.: Die Heilkräfte des Danziger Ostseeklimas im Kampfe gegen die chirurgische Tuberkulose. Strahlenther. **36**, 617. — BUSCHKE, A.: Untersuchungen von Cantharidenblasen bezüglich Pirquetscher und Wassermannscher Reaktion. Med. Klin. **18**, Nr 19, 593.

CALMETTE, A.: (a) Allergie tuberculinique et immunité anti-tuberculeux. Ann. Méd. **25**, 293 (1929). (b) La vaccination préventive contre la tuberculose. Ann. Inst. Pasteur **42**, Suppl. (1928). (c) Tuberkuloseschutzimpfung mit BCG. Z. Tbk. **56**, 312 (1930). (d) Das Tuberkulosevirus. (Präbacilläre Granulämie und Bacillose.) Dtsch. med. Wschr. **1930**, Nr 18. — CASAT, ANNIBALE: Osservazioni radiologiche sopra le alterazioni delle ossa nel lupus pernio. Radiol. med. **16**, 468. — CAULFEILD, A. H. W., M. H. BROWN and MAGNER: A study of tissue tuberculo-allergy in skin transplants. Amer. Rev. Tbc. **21**, 127 (1930). — CAVALUCCI, U.: Su tre casi di cheratosi spinulosa etc. Giorn. ital. Dermat. **70**, 1324 (1929). — CERESOLE, GIULIO: Die Heliotherapie am Meere. Strahlenther. **36**, 641. — CHATELLIER, L.: Sarco-lupus pernio mutilant et mortel. Ann. de Dermat. **10**, 1213 (1929). — CHRONSTONLAW, R.: Die mikroskopischen Veränderungen beim Tuberkulinexanthem. Ref. Mh. Dermat. **41**, 595 (1905). — COHN, FANNY: Komplementbindungsversuche bei Hauttuberkulose mit dem neuen durch Epichlorhydrin-Vorbehandlung und Alkoholextraktion gewonnenen Antigen nach NEUBERG. Arch. f. Dermat. **159**, H. 1, 161. — COLLAZO, VARELA und RUBINO: Über Hypervitaminose. Wien. Arch. inn. Med. **19**, 1. — CORONINI: Darstellung von Gitterfasern. Ver.igg path. Anat. Wien, 17. Dez. 1928. Wien. klin. Wschr. **1929**, Nr 31, 1137. — CORONINI, C.: Über mikroskopische Unterscheidungsmöglichkeiten zwischen tuberkulöser und luischer Nekrose. Virchows Arch. **274**, 560 (1929). — CORTELLA, E.: L'influenza delle irradiazioni ultraviolette sulle intradermoreazioni con tubercolina, tricofitina e peptone. Giorn. ital. Dermat. **70**, 468. — COVISA, J. S. u. E. DE GREGORIA: Die Blutkörperchensenkungsgeschwindigkeit bei Haut- und Geschlechtskrankheiten. Zit. Zbl. Hautkrkh. **30**, 466. — CZACZKES, PHILIPPE: Herédité et tuberculose. Monde méd. **1928**, 737, 812.

DARIER, J.: Sur la nature et la pathogénie des tuberculides et sarcoides. 13. Kongr. schw. Dermat., Sitzg 29.—30. Juni 1929. Zbl. Hautkrkh. **35**, 47. — DEBRÉ, R. et E. COFINO: Variations de la sensibilité à la tuberculine suivant l'âge des nourissons ayant ingéré du vaccin BCG. C. r. Soc. Biol. Paris **102**, 516 (1929). — DELBANCO, E.: Das Angiolupoid Brocq-Pautrier. Med. Welt **1928**, Nr 37. — DEMUTH, FR.: Über ein neues kombiniertes Verfahren zur Behandlung des Lupus vulgaris. Dermat. Z. **56**, 125. — DEUSTER, HANNA: Vergleichende Untersuchungen über v. PIRQUETs Cutan- und HAMBURGERs Percutan-Tuberkulinreaktion. Dtsch. med. Wschr. **1930**, Nr 12. — DIENES, L.: The antigenic substances of the tubercle bacillus. J. of Immun. **17**, 84 (1929). — DIETERLEN: (a) Beitrag zur Frage der Schnelldiagnose der Tuberkulose im Tierversuch. Zbl. Bakter. **42**, 140 (Ref. Beilage) (1909). (b) Tuberkulose. Arb. ksl. Gesdh.amt **1908**, 118. — DITTRICH, O.: (a) Über Hauttuberkulose (Frühstadien Lymphdrüsen und Tuberkelbacillen). Arch. f. Dermat. **158**, 623. (b) Frostschäden und ihre Komplikationen mit Tuberkulose. Dermat. Wschr. **1929 II**, 1059. (c) Über Frostschäden. II. Mitt. Arch. f. Dermat. **157**, 1—27. (d) Zur Klinik und Pathologie der primären Hauttuberkulose. Dtsch. med. Wschr. **1929**, 996. (e) Zur Frage der Chronizität der Hauttuberkulose, insbesondere des Lupus vulgaris. Dtsch. med. Wschr. **1930**, Nr 24. — DUEMLING, WERNER W.: Dermatitis nodularis necrotica. Report of case and review of the literature. Arch. of. Dermat. **21**, 229 (1930). — DURIN, J.: Resultats de la diathermocoagulation en dermatologie. J. de Radiol. **13**, 641 (1929).

EBERT, M. H.: Versuche zur spezifischen Sensibilisierung gegen Trichophytin und Tuberkulin ohne vorausgegangene Infektion. Dermat. Z. **56**, H. 2/3 (1929). — EHRLICH, C.: Beschleunigter Nachweis von Tuberkelbacillen im Tierversuch durch Drüsenexstirpation.

Dtsch. med. Wschr. **1930**, Nr 18. — EHRMANN, S. u. L. WERTHEIM: Über verruköse und spinulöse Morphen von hämatogener Hauttuberkulose. Dermat. Z. **46**, 141 (1925). — ELIASCHEWITSCH, P. A.: Über die Bedeutung der Gitterfasern bei Tuberkulose. Virchows Arch. **272**, 151. — ENGELKING, E.: Über Lichen scrofulosorum der Bindehaut. Klin. Mbl. Augenheilk. **64**, 56 (1920). — EPSTEIN, ELINE: (a) Lupus rhinoscleromatoides. Schles. dermat. Ges., Sitzg 11. Mai 1929. Zbl. Hautkrkh. **31**, 559. (b) Lupus vulgaris familiaris. Schles. dermat. Ges., Sitzg 11. Mai 1929. Zbl. Hautkrkh. **31**, 559.

FABRY, JOH.: Zur Frage der Hauttuberkulose als Berufskrankheit bei Bergleuten. Münch. med. Wschr. **1929 II**, 1962. — FELSENFELD, O.: Die Mutation des Tuberkulosevirus. Med. Klin. **1929**, Nr 21. — FISCHL, FRIEDRICH: Experimenteller Beitrag zur Frage der Hauttuberkulide. Arch. f. Dermat. **158**, 615. — FISCHL, RUDOLF: Lokale und allgemeine Tuberkulose nach ritueller Beschneidung. Riv. Clin. pediatr. **58** (1929). — FLEISCHER, OTTMAR: Über einen Fall gleichzeitigen Vorkommens von Sarkom und Carcinom auf Lupus vulgaris. Arch. f. Dermat. **161**, 149. — FLORANGE, A.: Über einen Fall von Lupus pernio usw. Dermat. Z. **17**, 558 (1910). — FORBES, HENRY HALL: Lupus of the esophagus. Arch. of Otolaryng. **9**, 441. — FOX, HOWARD: Acne agminata. Arch. of Dermat. **13**, Nr 5, 704. — FRASER, JOHN: A study of the typs of organism in a series of bone and joint tuberculosis of children. Brit. med. J. **1913 I**, 2, 760. — FREUDENBERG, K.: (a) Kritisches zur Statistik über den Tuberkuloseschutz nach dem Verfahren von CALMETTE. Klin. Wschr. **1930**, Nr 28. (b) Die Tuberkulosestatistik von PESTERSZEBET. Klin. Wschr. **1930**, Nr 12. — FREUND: Gruppiertes, großpapulöses Tuberkulid (JADASSOHN). Berl. dermat. Ges., Sitzg 12. Sept. 1929. Zbl. Hautkrkh. **32**, 547. — FREUND, E.: Su di una dermatosi finora non osservata. Giorn. ital. Dermat. **70**, 1270 (1929). — FREUND, H.: Über das sogenannte Angiolupoid (BROCQ-PAUTRIER). 8. internat. Kongr. Dermat., 5. bis 9. Aug. 1930. — FRIBOES: Histopathologie der Hautkrankheiten. Leipzig: F. C. W. Vogel 1921. — FRIEDBERGER, E.: Betrachtungen über die Mißerfolge der CALMETTE-Impfung mit B.C.G. in Lübeck. Dtsch. med. Wschr. **1930**, Nr 31. — FRIEDE, R.: Über Tuberkulide der Conjunctiva bulbi. Klin. Mbl. Augenheilk. **64**, 45 (1920). — FRIEDEMANN, U.: Über passive Überempfindlichkeit. Münch. med. Wschr. **54**, 2414 (1907). — FRIEDRICH, H.: Erlaubt eine positive Komplementbindung der neuen v. Wassermannschen Reaktion die sichere Diagnose „aktive Tuberkulose"? Münch. med. Wschr. **71**, Nr **33**, 1121. — FUHS: Livedo racemosa. Wien. dermat. Ges., Sitzg 21. Febr. 1929. Zbl. Hautkrkh. **31**, 290 u. 309. — FUHS, H.: Röntgentherapie bei Hautkrankheiten. Wien. klin. Wschr. **1928**, Nr 51, 1743.

GATÉ et GIRAUD: Erythème induré de Bazin à gros nodules simulant des gommes tuberculeuses. Bull. Soc. franç. Dermat. **37**, 4 429 (1930). — GATÉ, J. et GIRAUD: A propos d'une urticaire purpurique fébrile. Pleuresie sero-fibreuse récente etc. Bull. Soc. franç. Derm. **37**, 537 (1930). — GATÉ et MICHEL: Gute Wirkung von Goldinjektionen bei Lupus nodularis impetiginosus. Monde med. **1929**, 351. — GERLACH, F.: (a) Bemerkungen zu den Ergebnissen der experimentellen Prüfung des Impfstoffes B.C.G. CALMETTE-GUERIN. Wien. klin. Wschr. **1928**, Nr 47. (b) Zur Frage der Schutzimpfung gegen Tuberkulose nach CALMETTE. Zbl. Bakter. **104**, 61 (1927). (c) Die Schutzimpfung gegen Tuberkulose mit BCG, nach CALMETTE-GUÉRIN. (Ausführliche Literatur). Erg. Hyg. **11** (1930). — GERSON, M.: (a) Phosphorlebertran und die GERSON-HERRMANNSDORFERsche Diät zur Heilung der Tuberkulose. Dtsch. med. Wschr. **1930**, Nr 12. (b) Die Entstehung und Begründung der Diätbehandlung der Tuberkulose. Dtsch. med. Wschr. **1929**, Nr 37, 1313. — GILCHRIST: Scrophulose auf der Fußsohle. Amer. J. cutan. Dis. **22**, 107 u. **25**, 195. — GILCHRIST, C.: Some additional cases of blastomycetic dermatite. Amer. J. cutan. Dis. **22**, 507 (1904). — GOLDSMITH, W. N.: A case of clinical morphoea with tuberculous histology. Brit. J. Dermat. **41**, 226. — GOTTRON: (a) Sarkoiderkrankung (Paronychieartiges Sarkoid). Berl. dermat. Ges., Sitzg 9. Juli 1929. Dermat. Z. **57** (1929). (b) Tbc. cut. serpiginos. ulcerativa. Berl. dermat. Ges. März **1927**. Dermat. Z. **50**, 39 (1927). (c) Papulo- bzw. papulo-pustulöses Tuberkulid. Berl. dermat. Ges., Febr. **1929**. Dermat. Z. **56**, 143 (1929). (d) Lupus pernio. Berl. dermat. Ges., Mai **1929**. Dermat. Z. **56**, 362 (1929). (e) Das Zusammenvorkommen von Erythema induratum und Sarkoid Darier-Roussy. Berl. dermat. Ges., Sitzg 12. Nov. 1929. Ref. Dermat. Z. **58**, 36 (1930). — GOTTRON, H.: Purpura Majocchi. Arch. f. Dermat. **159**, 355 (1930). — GOUGEROT, BARTHÉLEMY et LOTTE: Roséole tuberculeuse. Lupus érythémateux aigu d'emblée à forme de roséole non syphilitique. Bull. Soc. franç. Dermat. **35**, 906 (1928). — GOUGEROT et BURNIER: Traitement de l'erythrodermie aurique, par l'auto-hémotherapie. Predominance de l'érythrodermie aurique sur les extremités. Arch. dermato-syphiligr. Hôp. St. Louis **1**, 575 (1929). — GOUGEROT, BURNIER et UHRY: Erythème biotropique du 9e jour par l'or. Bull. Soc. franç. Dermat. **36**, 4, 364. — GOUGEROT et JAUSION: Kombination von Sporotrichose und Tuberkulose. Monde Med. **683**, 294 (1925). — GRAEFE-SAEMISCH-HESS: Handbuch der gesamten Augenheilkunde, 3. Aufl., Abt. 1, S. 1101. — GREENBAUM: Papulonecrotic tuberculids. Arch. of Dermat. **20**, 246 (1929). — GROSSER, R.: Beitrag zur Frage des Infektionsweges der kongenitalen

Tuberkulose. Med. Klin. **1929**, 38. — GRUNDHERR, v.: Ungewöhnliches toxisches Exanthem nach Tuberkulinimpfung bei geschlossener Spitzenaffektion der Lunge. Dermat. Ges. Hamburg-Altona u. Nordwestdtsch. Ver.igg, Sitzg 24. Nov. 1929. Zbl. Hautkrkh. **32**, 556. — GUILLERY, H.: (a) Über Tuberkelbildung nach Injektion toxischer Substanzen. Z. Tbk. **40**, 286 (1924). (b) Tumorbildung durch Fernwirkung des Tuberkelbacillus. Ther. Ber. **1927**, 343. (c) Tuberkulotoxische Fernwirkung an Fettgewebe und Haut. Virchows Arch. **270**, 213 (1928). (d) Die Phlyktäne und andere Erscheinungen der Skrofulose als tuberkulotoxische Erkrankungen. Virchows Arch. **273**, 806 (1929).

HAASE, W.: Über die „Heilung der Tuberkulose durch Cutanimpfung" nach PONNDORF im Tierversuch. Münch. med. Wschr. **1930**, 23. — HABERMANN: Stigmata der Haut nach tuberkulösen Exanthem. Dermat. Ges. Hamburg-Altona u. nordwestdtsch. Ver.igg, Sitzg 24. Nov. 1929. Zbl. Hautkrkh. **32**, 564. — HÄMEL, J.: Über die Nachweisbarkeit sogenannter Anti- und Procutine bei Tuberkulösen und Tuberkulosefreien. Würzburg. Abh. **6**, H. 7. Der ganzen Reihe 26. Bd. — HAHN, ALBERT G.: Studies on changes in the finger nails in pulmonary tuberculosis. With special reference to pitting (depressions) and its relationship to active disease. Amer. Rev. Tbc. **20**, 876 (1929). — HAIM, ARTHUR: Experimentell-immunbiologische Untersuchungen an der Schweinehaut über die Erzeugung von Tuberkeln und tuberkuloiden Strukturen bei gesunden Tieren durch Einspritzung von Lipoiden. Beitr. Klin. Tbk. **71**, 269 (1929). — HALFER, GIUSEPPE: Tuberkulöstoxische Exantheme. Arch. Kinderheilk. 88, 261 (1929). — HARTMANN: Verkäsende Lymphdrüsentuberkulose. Herbsttagg rhein.-westfäl. Dermat. Münster i. W., Sitzg 26. Okt. 1929. Zbl. Hautkrkh. **33**, 325. — HAYEK: Die Bedeutung der Partialantigene nach DEYCKE-MUCH für die Entwickelung der spezifischen Tuberkuloseforschung. Wien. klin. Wschr. **1919**, Nr 31. — HECHT, H.: Efflorescenzen als Ausdruck einer bestimmten individuellen Hautdisposition. Arch. f. Dermat. **158**, 519 (1929). — HEDEN, K.: The sinking-reaction of Fahraeus in tuberculous cutaneous affections. Zbl. Hautkrkh. **32**, 589. — HEILE, B.: Zur Strahlenbehandlung der chirurgischen Tuberkulose. Z. Tbk. **27**, 99. — HEIMBECK, J.: Tuberculosis incipiens. Klin. Wschr. **1929**, 26. — HELMREICH, E. u. M. SOMMER: Das lokale Blutbild (Die Senkungsreaktion in der Pirquetpapel). Mschr. Kinderheilk. **44**, 407. — HENIUS, K. u. G. WEILER: Die quantitative Verteilung des Goldes in den Organen gesunder und tuberkulöser Kaninchen nach Behandlung mit Goldpräparaten. II. Mitt. Versuche an tuberkulösen Kaninchen. Biochem. Z. **214**, 204 (1929). — HENSELER, H.: Die Behandlung lokaler Affektionen besonders der Mund- und Rachenhöhle mit künstlichem Sonnenlicht. Strahlenther. **36**, 323 (1930). — HERB, FERD.: The biology of skin reactions, with special refenrence to tuberculosis and syphilis. Med. J. a. Rec. **126**, Nr 3, 135. — HERTMANN, ED.: Die Ansteckungsgefährlichkeit der Hauttuberkulose. Diss. Gießen 1922. — HERXHEIMER, K. u. E. UHLMANN: Über die Wirkung der Grenzstrahlen auf die Haut. Histologische Untersuchungen. Arch. f. Dermat. **157**, 467 (1929). — HEYMANN, KURT: Die Fixationsreaktion nach BESREDKA bei Hauttuberkulose. Fortschr. Med. **47**, Nr 4. — HILLE, K.: Zur Technik der percutanen Tuberkulinreaktion nach MORO. Arch. Kinderheilk. **88**, 14 (1929). — HIPPE, H.: Die Serodiagnostik der Tuberkulose. Z. Tbk. **44**, H. 2, 143. — HITROWO: Über die lokale Behandlung des Lupus vulgaris mit Aurum-Kalium cyanatum. Wratsch (russ.) **1916**, Nr 44, 1043. — HOHN, J.: Vierjährige Erfahrung mit der Kultur des Tuberkelbacillus zur Diagnose der Tuberkulose. Med. Klin. **1929**, 27 u. 36. — HOKE, E.: (a) Die Leukocytenformel des Tuberkulinpapelblutes. Wien. klin. Wschr. **1917**, Nr 22. (b) Die Immunitätsanalyse mit Partialantigenen nach DEYCKE-MUCH bei der Lungentuberkulose. Wien. klin. Wschr. **1917**, 50. — HOLFELDER, HANS: Die Röntgentherapie der extrapulmonalen Tuberkulose. Röntgenpraxis **1**, 126 (1929). — HOLZKNECHT, G.: Bemerkungen zu der Arbeit H. J. ALIUS: „Röntgensarkom" im 143. Bande. Bruns' Beitr. **147**, 671. — HÜBSCHMANN, K. u. J. UNGAR: Gibt es ein filtrables Tuberkulosevirus bei Granuloma annulare und Lupus follic. dissem? Ref. Zbl. Hautkrkh. **31**, 455 (1929). — HULDSCHINSKY, K.: Die Osram-Vitaluxlampe. Dtsch. med. Wschr. **1929**, Nr 47. — HUTYRA: Über die experimentelle Grundlage der Schutzimpfung gegen Tuberkulose nach CALMETTE. Z. Immun.forschg **62**, 74 (1929).

ISABOLINSKI, M. F. u. W. I. GITOWITSCH: Über filtrierbare Formen des Tuberkulosevirus. Z. Immun.forschg **63**, 510 (1929). — IWANOW, W. W.: Papulo-nekrotisches Tuberkulid. Arch. f. Dermat. **109**, 537 (1911).

JADASSOHN, J.: (a) Fungöse Hauttuberkulose am Amputationsstumpf. 9. dtsch. Kongr. **1906**, 364. (b) Fleckige kolloide Degeneration nach serpiginöser Hauttuberkulose. 9. dtsch. Kongr. **1906**, 365. (c) Fall von Lupus vulgaris rupoides. Schles. dermat. Ges., Sitzg 11. Mai 1929. Zbl. Hautkrkh. **31**, 554. (d) Remarks on tuberculin in dermatology. Brit. J. Dermat. **41**, 451 (1929). — JADASSOHN, W.: (a) Beiträge zur Genese der Allergie bei Impfmykosen. Der Übertritt von Sporen aus dem cutanen Impfherd ins Blut mit Entwicklung von hämatogenen Hautmetastasen. Arch. f. Dermat. **153**, 476. (b) Blutkörperchensenkungsgeschwindigkeit bei Trichophytie und Tuberkulose des Meerschweinchens. Klin. Wschr. **1930**, Nr 15. (c) Tierexperimentelle Untersuchungen über hämatogene traumatisch bedingte Hauttuberkulose. Arch. f. Dermat. **159**, 324. — JAFFÉ, R.: Über Tuberkelbildung nach Injektion toxischer Substanzen. Z. Tbk. **40**, 284 (1924). — Jausion, H. et D. Boidé: Obtention d'une clasine tuberculeuse. C. r. Soc. Biol. Paris **104**, 455 (1930). — Jesionek, Albert: Tuberkulose und Haut. Eine biologische Studie. Gießen: Alfred Töpelmann 1929. — Jesionek, Albert u. Bernhardt Lutz: Diätische Behandlung der Hauttuberkulose und Ernährungsbiologie. Tbk.bibl. **1930**, Beihefte zur Zeitschrift für Tuberkulose. — Johansen: Die Energiestrahlung des Kohlenbogens, der Hg.-Lichtbogen und die Sonne und ihre spektrale Verteilung. Strahlenther. **6**, H. 14.

Kaiser, H. u. A. Perutz: Über Reaktionsfähigkeit der Haut mit besonderer Berücksichtigung der percutanen Tuberkulinreaktion. Die Analyse der Moroschen Salbenreaktion. Arch. f. Dermat. **146**, 481. — Kaplan, I. et W. Karetnikowa: De l'antivirusthérapie dans de lupus. C. c. Soc. Biol. Paris **102**, 276 (1929). — Kast: Der Tuberkelbacillus im Lichte einer neuen Färbungsmethode. Schweiz. med. Wschr. **1929 I**, 42. — Keil: (a) Universelles kleinpapulöses Tuberkulid. Arch. f. Dermat. **160**, 65. (b) Über den kulturellen Nachweis von Tuberkelbacillen bei Hauttuberkulose, insbesondere Lupus. Arch. f. Dermat. **160**, 160. — Keller, Fr.: Versuche einer Sensibilisierung von Meerschweinchen gegen Alttuberkulin auf unspezifischem Wege. Z. Hyg. **108**, 784. — Keller, F. u. R. Wethmar: Experimentelle Untersuchungen über filtrierbare Elemente des Tuberkulosevirus. Z. Tbk. **54**, 22 (1929). — Kemkes, B.: Züchtung oder Tierversuch beim Nachweis der Tuberkelbacillen im Urin, Punktaten oder Eiter? Dtsch. med. Wschr. **1928**, Nr 46. — Kirchner, O.: (a) Die Fortzüchtung wenig virulenter Tuberkelbacillen, insbesondere des B.C.G. in der Cornea. Beitr. Klin. Tbk. **69**, 181 (1929). (b) Untersuchungen zur Methode des Nachweises filtrabler Formen des Tuberkulosevirus durch den Tierversuch. Beitr. Klin. Tbk. **74**, 521. (c) Die Calmettesche Schutzimpfung. Klin. Wschr. **1930**, Nr 27. — Kirchner, O. u. Newton: Vergleichende Schutzimpfungsversuche mit B.C.G., Schröderschem Impfstoff und abgetöteten Tuberkelbacillen. Beitr. Klin. Tbk. **72**, 97 (1929). — Kisch, Eugen: Zehnjährige Tuberkulosetherapie in der Heilanstalt für äußere Tuberkulose in Hohenlychen. Dtsch. med. Wschr. **1924**, Nr 21, 668. — Kistiakovsky, E. V.: Erythrocyanosis cutis symmetrica; angioneurosis endocrinopathica polyglandularis. Arch. of Dermat. **20**, 780 (1929). — Kleeberg: Lymphogranuloma inguinale mit Erythema nodosum und aphtösen Erscheinungen am Genitale. Berl. dermat. Ges., Sitzg 13. Mai 1930. Zbl. Hautkrkh. **34**, 772. — Kleinschmidt, H.: Experimentelle Untersuchungen über den Verlauf der Tuberkulose beim neugeborenen und ausgewachsenen Meerschweinchen. Dtsch. med. Wschr. **49**, Nr 42, 1324 (1923). — Klimmer, M.: Die Bedeutung der Tiertuberkulose für die Ausbreitung der menschlichen Tuberkulose. Zbl. Tbk.forschg **20**, H. 5/6, 289—299. — Knorr, M. u. H. Friedrich: Der Tierversuch bei chirurgischer Tuberkulose. Beitr. Klin. Tbk. **69**, 385 (1928). — Königstein, H.: Über eine bisher unbeachtete Knötchenerkrankung der Gesichtshaut. Wien. klin. Wschr. **1928**, Nr 19, 655. — Kogoj, Fr.: Über die Differenzen im Grade der Allergie bei experimentellen Dermatomykosen. Arch. f. Dermat. **158**, 716. — Kogoj, Fr. u. Vlad. Franković: Über einen Fall von Lupus miliaris disseminatus faciei acneiformis und anschließende Untersuchungen über Serumcutine. Acta dermato-vener. (Stockh.) **10**, H. 6 (1929). — Koike, Totaro: Zur Frage der tuberkuloiden Genese des Erythema nodosum. Zit. Zbl. Hautkrkh. **30**, 733. — Kolle, W. u. H. Hetsch: Die experimentelle Bakteriologie und die Infektionskrankheiten. Lehrbuch. Wien u. Berlin: Urban u. Schwarzenberg 1917. — Koppmann, H.: Über tuberkulöse Kontaktinfektion unter Ehegatten. Med. Klin. **1928**, 27. — Korschun u. Mitarbeiter: Über die Wirkung der Tuberkelbacillen B.C.G. (Calmette) auf das Meerschweinchen. Ref. Zbl. Tbk.forschg **27**, 484 (1927). — Krantz, W.: Tuberkuloseimmunität und Hauttuberkulose. Dermat. Wschr. **1929 II**, 1588. — Kraus, R.: Ziele und Wege der Immunitätsforschung zur Bekämpfung der Tuberkulose. Beitr. Klin. Tbk. **68**, H. 6. — Krause, A. K.: (a) An experimental study of the comparative resistence of young and old guinea pigs to tuberculosis. Amer. Rev. Tbc. **11**, 355. (b) Tuberculosis of the guinea pig after subcutaneous infection. Amer. Rev. Tbc. **4**, 135 (1920/21). (c) Experimental studies of tuberculous infection. Amer. Rev. Tbc. **6**, 1 (1922/23). — Kren, O. u. E. Löwenstein: Zur Pathogenese der Tuberkulide. 8. Kongr. Dermat. Kopenhagen, 5.—9. Aug. 1930. — Krompecher, E. u. K. Zimmermann: Untersuchungen über die Virulenz der aus verschiedenen tuberkulösen Herden des Menschen reingezüchteten Tuberkelbacillen. Zbl. Bakter. I Orig. **33**, 580 (1903). — Kruse: Zur Tuberkuloseschutz- und Heilimpfung. Dtsch. med. Wschr. **1930**, Nr 16. — Küster, E.: Tierversuche über die Schutzwirkung der Calmette-(B.C.G.)Behandlung. Med. Klin. **1930**, Nr 25, 925. — Kyrle, J.: Über eigentümliche histologische Bilder bei Hauttuberkulose und deren Beziehung zum benignen Miliarlupoid. Arch. f. Dermat. **100**, 375 (1910).

Lange, Br.: (a) Die Bedeutung der spezifischen Immunität für Entstehung und Verlauf der menschlichen Tuberkulose. Med. Klin. **1930**, Nr 23. (b) Schutzimpfung gegen Tuberkulose. Ergebnisse der gesamten Tuberkuloseforschung. Herausgegeben von H. Assmann, H. Beitzke, H. Braeuning u. St. Engel. Leipzig: Georg Thieme 1930. — Lange, L. u. K. W. Clauberg: Versuche über die Filtrierbarkeit des Tuberkelbacillus.

Z. Tbk. 53, 1 (1929). — LANGE, L. u. G. HEUER: Über die Wassermannsche Tuberkulosereaktion. Dtsch. med. Wschr. 50, Nr 25, 852. — LANGER, ERICH: Granulosis rubra nasi. Zbl. Hautkrkh. 34, 130 (1930). — LANGER, H.: Grundlagen und Aussichten der Tuberkuloseschutzimpfung. Med. Klin. 23, 343 (1927). — LANGER, E. u. W. SCHIFTAU: Das Schneiden in der Dermatologie. Med. Klin. 1930, 27. — LANGSTEIN, L.: Zur Tuberkuloseschutzimpfung. Dtsch. med. Wschr. 1930, Nr 22, 904. — LAUBAL, ST.: Lupus miliaris disseminatus. Ung. dermat. Ges., Sitzg 5. April 1929. Zbl. Hautkrkh. 31, 784. — LAUTMANN: Wirkung der ultravioletten Strahlen auf die Tuberkulincutanreaktion. Ann. d. Inst. Actinol. Paris 2, 298 (1928). — LAWRENCE, HERMANN: The correlation of the epithelial triad (keratoses, rodent ulcer and epithelioma) and lupus vulgaris in Australia. Med. J. Austral. 1928 I, 615. — LEDERMANN, CARL G.: Die Typen der Tuberkelbacillen bei der Hauttuberkulose. Beitr. Klin. Chir. 1930. — LEHNER, E. u. E. RAJKA: (a) Die Veränderungen der entzündlichen Hautreaktion nach wiederholter Injektion allergenartiger Substanzen in dieselbe Hautstelle. Über die künstliche Sensibilisierung der Haut. Krkh.-forschg 5, H. 1, 57. (b) Sensibilisierungsversuche mit Trichophytinextrakt, Tuberkulin und Luetin. Arch. f. Dermat. 161, 69. — LEITNER, J.: Beitrag zur Goldbehandlung der Tuberkulose mit dem Präparat „Lopion". Beitr. Klin. Tbk. 73, 839 (1930). — LELOIR, H.: La scrofulo-tuberculose. Paris 1892. — LENARTOWICZ: Schankriforme Tuberkulose. Lemberg. dermat. Ges., 2. Mai 1929. Zit. Zbl. Hautkrkh. 31, 296. — LERNER, CHARLES: Lupus vulgaris: Grenz Ray. Physic. Ther. 47, 396 (1929). — LEUSDEN, J. TH.: Experimentelle Untersuchungen über das Vorhandensein eines filtrierbaren Virus bei Tuberkulose. Zbl. Tbk. 55, 437 (1930). — LEWANDOWSKY, F.: Tuberkuloseimmunität und Tuberkulide. Arch. f. Dermat. 73, H. 1 (1916). — LEXER, ERICH: Kosmetische Operation der Nase. Handbuch der Hals-, Nasen- und Ohrenheilkunde, Bd. 5, S. 991. 1929. — LIEBERMEISTER, G.: Die versteckten Allgemeinerscheinungen der Tuberkulose und ihre praktische Bedeutung. Med. Klin. 1930, 833. — LIEBNER, E.: Tuberkulinempfindlichkeit bei Erythema exsudativum multiforme. Arch. f. Dermat. 159, 100 (1930). — LOEWE, O.: Über Haut-Tiefenplastik. Münch. med. Wschr. 1929, Nr 51. — LÖWENSTEIN, E.: Die Methodik der Reinkultur von Tuberkelbacillen aus dem Blute. Dtsch. med. Wschr. 1930, Nr 24. — LUCKSCH, F.: Die Filtrierbarkeit der Tuberkelbacillen und anderer Bakterien. Zbl. Bakter. I Orig. 117 (1930). — LUCKSCH, F. u. A. SKUTETZKY: Die Morphologie und die Filtrierbarkeit des Tuberkuloseerregers. Med. Klin. 1929 II, 1287. — LUNDIUS, IVAR: Apport à la question de la durée d'incubation de l'erythème noueux. Acta tbc. scand. (København.) 4, 256. — LUTZ, G.: Zur Frage: Tierversuch oder Kultur zum Nachweis von Tuberkelbacillen. Zbl. Bakter. 114, 232 (1929).

MACCARI, F.: La tuberculosi come fattere predisponente di alcune forme die porpora (Contributo casistico-istologico). Arch. ital. Dermat. 5, 357. — MAC KENNA, R. W. and R. M. B. MAC KENNA: Lupus erythematosus with erythema induratum. Brit. J. Dermat. 41, 331 (1929). — MAENDL, H. u. K. BLASCHKE: Wiederaufflammen cutaner Tuberkulinsalbenreaktionen (Dermotubin) hervorgerufen durch Serumexanthem bei Kindern. Wien. klin. Wschr. 1928 II, 1613. — MAHLO, A.: Beeinflussung des Lupus vulgaris durch Splenotratbehandlung. Dtsch. med. Wschr. 1930, Nr 7. — MAKAI, E.: Über Lipogranulomatosis subcutanea. Klin. Wschr. 1928, Nr 49, 2343. — MARCERON u. L. HUET: Psoriasis et tuberculides. Soc. de Dermat. 35, 120 (1928). — MARCHIONINI, A.: Die intracutane Tuberkulinwiederholungsreaktion nach BESSAU bei Hauttuberkulose und Erythematodes. Arch. f. Dermat. 158, 505. — MARCHISIO, L.: Sulla ezio-patogenesi della purpura annularis teleangiectodes di Majochi. Giorn. ital. Dermat. 70, 1333 (1929). — MARTENSTEIN, H. u. C. F. HAHN: Über den Verlauf der intradermalen Tuberkelbacilleninfektion und das Auftreten disseminierter Hautherde (Tuberkulide) bei „entdrüsten" Meerschweinchen. Arch. f. Dermat. 159, 276. — MASSIAS, CH.: (a) Le séro-diagnostic de la tuberculose au moyen de l'antigène de Besredka par le procedé du serum non chauffé. C. r. Soc. Biol. Paris 85, Nr 26, 356. (b) Le séro-diagnostic de la tuberculose avec l'antigène méthylique Nègre et Boquet par le procedé du serum non chauffé. C. r. Soc. Biol. Paris 87, No 38, 1279. (c) Le séro-diagnostic de la tuberculose dans le liquide cephalorachidien avec l'antigène de Besredka. C. r. Soc. Biol. 87, No 22, 198. — MATRAS, A.: Über lymphatische Knötcheneinlagerungen (Lymphocytome) in der Gesichtshaut. Arch. f. Dermat. 161, 520 (1930). — MAYRHOFER, H.: (a) Die exsudative Pleuritis bei Psoriasis. Wien. klin. Wschr. 1930, 1149. (b) Einige Gesichtspunkte für die prognostische und diagnostische Verwertbarkeit der Senkungsgeschwindigkeit bei Lungentuberkulose. Wien. klin. Wschr. 1926, Nr 27. — MEIROWSKY: Erythema induratum und Erythrocyanosis crurum puellarum. Ref. Zbl. Hautkrkh. 34, 17. — MELDOLESI, G.: Sulla terapia del „lupus vulgaris" con le radiazioni secondarie (metodo del Ghilarducci). Associazione Romana tra i cultori della Elettrologia e della Radiologia Med., 3. Juni 1924. — LA MENSA: Seltene Fälle von Hautkrankheiten. Arch. f. Dermat. 71, 325 (1904). — MEYER, J. et ST. LITTRE: Appareillage prothétique des mutilations nasales. Bull. Soc. franç. Dermat. 36, 639 (1929). — MICHELSON: The occurence of tuberculoid reactions in the inguinal glands in early syphilis. Arch. of Dermat. 19, 66. —

Milian: Glossite an médaillons losangique tuberculeuse. Bull. Soc. franç. Dermat. **37**, No 1, 90 (1930). — Milian, G.: Angiolupoid de la joue. Rev. franç. Dermat. **5**, 332. — Milian et Garnier: Eruption papuleuse généralisée chronique apparue au cours d'un rhumatisme articulaire aigu. Bull. Soc. franç. Dermat. **36**, No 7, 643 (1929). — Mirizzi, P. L.: Principes généraux de plastique cutanée. Quelques exemples de plastique de la face. Schweiz. med. Wschr. **1929 II**, 1011. — Monacelli, M.: Contributo alla sierologia della tuberculosi con speciale riguardo alla tuberculosi cutanea. Policlinico, sez. med., **36**, 267. — Müller, F.: Erythrocyanosis crurum puellarum. Ref. Zbl. Hautkrkh. **34**, 544. — Münsterer: Tuberkulide. Zbl. Hautkrkh. **33**, 782. — Mylius, K. u. P. Schürmann: Universelle sklerosierende, tuberkulöse, großzellige Hyperplasie, eine besondere Form von atypischer Tuberkulose. Beitr. K.in. Tbk. **73**, 166 (1929).

Neuberg, C. u. F. Klopstock: Über ein neues Antigen für die Serodiagnostik der Tuberkulose. Klin. Wschr. **1926**, 1078. — Neumann, W.: Tuberkulose und Konstitution. Wien. klin. Wschr. **1930**, 46. — Nicolas, J. G. Massia et P. Michel: Tuberculides polymorphes. Bull. Soc. franç. Dermat. **37**, No 3, 304. — Nicolas, J. et Ch. Pétourand: Tuberculides multiples etc. Tuberculides nécrotiques géantes. Bull. Soc. franç. Dermat. **37**, 425 (1930). — Nicolau, S.: (a) Sur un cas de tuberculides nodulaires à lésions de type superficel et profond. Bull. Soc. roum. Dermat. **1**, 3—4 (1930). (b) Sur un cas de tuberculides de type complexe. Bull. Soc. roum. Dermat. **1**, 109 (1929). (c) Sur un nouveau cas de tuberculides nodulaires à lésions de type super ficiel et profond. Bull. Soc. roum. Dermat. **1**, 142 (1930). — Nicolau, S. et M. Blumenthal: Sur un cas de lupus tuberculeux dû au bacille aviaire. Ann. de Dermat. **10**, 953 (1929). — Nobel, Edmund: Experimentelle Ergebnisse über den Impfstoff B.C.G. Calmette. Wien. klin. Wschr. **1928**, Nr 47. — Nobel u. Solé: Experimentelle Studien über die Tuberkuloseimmunisierung nach Calmette. Klin. Wschr. **1927**, 2114.

Oehlecker, F.: Untersuchungen über chirurgische Tuberkulosen. Tbk.-Arb. ksl. Geshd.amt **1905—1907**, H. 6, 88. — Ohmichi, Naoichi: Differenzierende Färbung der säurefesten Bacillen. Zit. Zbl. Hautkrkh. **31**, 40. — Ormsby: Tuberculosis cutis (resembling lupus erythematodes (Leloir) and miliary lupus. Arch. of. Dermat. **20**, 387. — Osol, A. E.: Tuberkelbacillenfärbung im dicken Aufstrich. Dtsch. med. Wschr. **1927**, 24.

Pagel, W.: (a) Tuberkuloseallergie und Serumanaphylaxie. Klin. Wschr. **1929**, Nr 16. (b) Die allgemeinen pathomorphologischen Grundlagen der Tuberkulose. Berlin: Julius Springer 1927. (c) Bemerkungen über Versuche einer Beeinflussung der Meerschweinchentuberkulose, gemessen am histologischen Bilde usw. Beitr. Klin. Tbk. **63**, 160 (1926). — Paldrock, A.: Das mikrochemische Verhalten der Lepraerreger und der Tuberkelbacillen. Dermat. Wschr. **84**, Nr 15, 487. — Paltrinieri, Sebastiano: Die Hauttuberkulose der Katze. Zit. Zbl. Hautkrkh. **33**, 705. — Parassin, J.: Die Friedmannstatistik in Ungarn. Med. Klin. **1930**, Nr 7. — Park, W. H. u. Ch. Krumwiede: Bovine and humaine types of tubercle bacilli. J. med. Res. **23**, 205 (1910). — Paschetta, Vincent: Le traitement des adénites cervicales tuberculeuses par les rayons X et U.V. Arch. Électr. méd. **37**, 193 (1929). — Pautrier, L. M.: Ulcère tuberculeux atypique des membres inférieurs coincidant avec des tuberculides atypiques des jambes et du tronc etc. Bull. Soc. franç. Dermat. **36**, 1122 (1929). — Pautrier, L. M. et Glaser: Tuberculose sporotrichoide à placard verruqueux de la main et à gommes multiples échelonées le long du bras. Bull. Soc. franç. Dermat. **36**, No 9, 1093 (1929). — Pautrier, L. M. et Alice Ullmo: Tuberculides de types multiples chez une même malade. Bull. Soc. franç. Dermat. **36**, No 9, 1100 (1929). — Peck, Samuel M.: Beitrag zur Lehre vom Lupus miliaris disseminatus faciei. Arch. f. Dermat. **158**, 545 (1929).— Pelc, H.: Die Ergebnisse der Zählung der Lupuskranken in der Tschechoslovakischen Republik, vom Jahre 1926. Arch. soz. Hyg. **4**, 12. — Petschacher, Ludwig: Die Serumeiweißkörper bei Tuberkulose und deren Beziehungen zur Viscosität des Blutserums und zur Blutkörperchensenkungsgeschwindigkeit. Z. exper. Med. **36**, H. 1/3, 22. — Peyrer, Karl: Über das Verhalten des Tuberkulins im Organismus. Z. Kinderheilk. **35**, H. 3/4, 202 (1923). Pfannenstiel, W.: Beschleunigter Nachweis von Tuberkelbacillen im Tierversuch durch Drüsenexstirpation. Dtsch. med. Wschr. **1929**, Nr 51. — Pfannenstiel u. B. Scharlau: Die Wirkung gesteigerter Zufuhr von Vitaminen bzw. Vitaminkombinationen auf experimentelle Infektionen. Münch. med. Wschr. **1930**, Nr 15. — Pineles, Friedrich: Über die endokrinen Beziehungen der Akrocyanose. Endokrinol. **5**, 227 (1929). — Pinkus: Morphinistin mit Lupusknötchen um die Narben der Spritzabscesse. Berl. dermat. Ges., Sitzg 12. Sept. 1929. Zbl. Hautkrkh. **32**, 545. — v. Pirqeut, C.: Das Verhalten der cutanen Tuberkulinreaktion während der Masern. Dtsch. med. Wschr. **34**, 1297 (1908). — Platonoff, G. u. S. Schawrowa: Studien über Tuberkulinreaktion. Beitr. Klin. Tbk. **73**, 435 (1930). — Podwyssotzkaja, O. N. u. M. A. Linnikowa: Über die Widerstandsfähigkeit der Haut gegen die Tuberkelbacillen im Experiment. Z. Tbk. **52**, 474 (1929). — Pusey, W. A.: The relative rarity of tuberculosis of the skin in the United States. Arch. of Dermat. **15**, Nr 3, 323.

RADOSAVLJEVIĆ, A. u. V. SPUŽIĆ: Über das Verhältnis der Lungen- und Hauttuberkulose. Ref. Zbl. **31**, 833. — RAMAZZOTTI, V.: Tuberculide papulo-necrotica in leucemia linfantica. Giorn. ital. Dermat. **70**, 1283 (1929). — RAMEL: (a) La tuberculose inflammatoire non folliculaire. Extrait du compte-rendu de la séance des médicins de Leysen, 25. Mai 1929. (b) Sarcoides de Darier-Roussy, tuberculisant cobaye, chez une malade atteinte de splénomégalie et d'un Wassermann positif. 13. Kongr. schweiz. Dermat. Genf, Sitzg 29.—30. Juni 1929. Zit. Zbl. Hautkrkh. **35**, 52. (c) Tuberculose verruqueuse hématogène de la face et des extrémités. Guerison par la sanocrysine. Bull. Soc. franç. Dermat. **1928**. — RAMEL, E.: L'erythème exsudatif multiforme. Rapp. Congr. Dermat. Langue franc. **59** (1929); 4. Congr. Paris, Juli **1929**. — REDEKER, IRMA: Über den Stand des „Allergieproblems". Ergebnisse der gesamten Tuberkuloseforschung. Herausgeg. von H. ASSMANN, H. BEITZKE, H. BRAEUNING u. ST. ENGEL. Leipzig: Georg Thieme 1930. — REISS, HEINRICH: Über Veränderungen der Hautallergie unter Einwirkung von Drüsenextrakten und vegetativen Giften. Arch. f. Dermat. **161**, 462. — RIEHL, G. jun.: Über seltenere Tuberkuloseformen der Haut. 8. internat. Kongr. Kopenhagen Dermat., 5.—9. Aug. 1930. — RIETSCHEL: Über kongenitale Tuberkulose. Jb. Kinderheilk. **70**. — ROCHAT, PAUL: Etude des superinfections tuberculeuses de la peau (Pseudo-complexes primaires). A propos d'une inoculation tuberculeuse de la vulve par contact sexuel. Ann. de Dermat., VI. s. **10**, No 4 (1929). — ROEDERER, J.: Ulcération tuberculeuse péri-urétrale chez une jeune fille de 22 aus. Bull. Soc. franç. Dermat. **35**, 855 (1920). — ROLLIER, A.: (a) The heliotherapy of dermatoses and especially of cutaneous tuberculides. Urologic. Rev. **33**, 793 (1929). (b) A note on pigmentation. Brit. J. Actinother **4**, 78 (1929). — ROLOFF, W. u. W. PAGEL: Zur Virulenz der Tuberkelbacillen bei der Lungentuberkulose. Beitr. Klin. Tbk. **72**, 685 (1929). — RÓNA, N.: Über Konstitutions- und Vererbungsfragen bei der Tuberkulose. Extrapulmon. Tbk. **1925 II**, 29. — ROSENBACH, F. J.: Zur Rolle des Trichophytonpilzes bei Tuberkulin „Rosenbach". Z. Tbk. **27**. — ROSENFELD, S.: Der statistische Beweis für die Immunisierung Neugeborener mit B.C.G. Wien. klin. Wschr. **41**, 800 (1928). — ROST, G. A.: Die Ekzemfrage vom kausalgenetischen Standpunkte. Dtsch. med. Wschr. **1930**, Nr 6, 8 u. 9. — ROTHFELD, JAKOB: Ein Fall von Lupus pernio mit schweren Gehirnerscheinungen. Klin. Wschr. **1930 I**, 1030. — ROUSLACROIX: Réactions de fixation avec l'antigène tuberculeux de Besredka. C. r. Soc. Biol. Paris **86**, No 1, 53. — RÜHL: Beiträge zur Frage der Tuberkulide und des Lupus erythematodes. Dermat. Z. **1916**, 9—10.

SAMEK: BOECKsches Miliarlupoid, geheilt. Dtsch. dermat. Ges. C.S.R., Sitzg 15. Dez. 1929. Zit. Zbl. Hautkrkh. **33**, 22. — SAMEK, J. u. E. FISCHER: Erythema nodosum als bakterielle Metastase eines Ulcus vulvae acutum. Arch. f. Dermat. **158**, H. 3, 729 (1929). — SAVY GATÉ, PALLOT, BUSSY: Un cas de folliclis atypique des deux régions scapulaires. Bull. Soc. franç. Dermat. **37**, 302 (1930). — SCHÄRER, RUD.: Percain „Ciba" als Anaestheticum bei der Pyrogallolbehandlung des Lupus vulgaris. Schweiz. med. Wschr. **1929 II**, 1114. — SCHAUMANN: Hauttuberkulose, mit VAUDREMERS Bacillenemulsion („Culture aspergillaire") behandelt. Verh. dermat. Ges. Stockholm, Sitzg 11. Nov. 1929. Zit. Zbl. Hautkrkh. **33**, 154. — SCHAUMANN, JÖRGEN: Tuberculides. Nature et traitement. 3. Congr. dermat. franç. Bruxelles-Anvers, 25.—28. Juli 1926. Annal. d. Dermat. **7**, No 10 (1926). — SCHEER: Beitrag zur kongenitalen Tuberkulose. Mschr. Kinderheilk. **36**. — SCHEMENSKY u. M. FINL: Vergleichende Untersuchungen über den diagnostischen und prognostischen Wert von Blutbild-, Blutsediment-Matéfyreaktion und Harnkolloiden (stalagmometrischer Quotient). Münch. med. Wschr. **1929**, 22. — SCHERER, AUGUST: Die Bedeutung der Hauttuberkulide für die Diagnose der kindlichen Tuberkulose. Kindertbk. **2**, 1 (1921). — SCHERN, K. u. H. DOLD: Beiträge zur Frage der Schnelldiagnose der Tuberkelbacillen nebst Untersuchungen über säurefeste Stäbchen im Wasser. Arb. ksl. Gesdh.amt **38**, 205 (1912). — SCHMIDT, H. E.: Idiosynkrasie der Haut gegen Röntgenstrahlen. Dtsch. med. Wschr. **1917**, Nr 7. — SCHMIDT-LA BAUME, FR.: Erythema induratum Bazin. Frankf. dermat. Ver.igg, Sitzg 27. Jan. 1927. Zit. Zbl. Hautkrkh. **23**, 621. — SCHNIEDER, E. A.: (a) Über experimentelle Beobachtung von Allergie und Immunität an demselben tuberkulösen Reinfektionsherd. Klin. Wschr. **1929**, Nr 51. (b) B.C.G.-Virulenz und Tuberkuloseimmunität. Münch. med. Wschr. **1929**, Nr 36. — SCHREUS, H. TH.: Der Stand der Strahlendosierung mit der Sabouraud-Noire-Tablette. Strahlenther. **35**, 72. — SCHULTE: Röntgendosierung in der Hautpraxis. Münch. med. Wschr. **1927**, Nr 29. — SCHULTE, G.: Zur Röntgendosierung bei Hautkrankheiten. Strahlenther. **36**, 132 (1930). — SCHULTE-TIGGES, H.: (a) Die Präcipitationsreaktion auf aktive Tuberkulose nach H. SCHLOSSBERGER, im Vergleich zu anderen serologischen Untersuchungsmethoden. Z. Tbk. **55**, 133 (1929). (b) Einfaches Tuberkulosekomplementbindungsverfahren mit aktiven Serum nach GOLDENBERG. Beitr. Klin. Tbk. **71**, 332. — SCHULTZE, W. u. A. MENZ: Unsere Strahlenbehandlung der Dermatosen. Strahlenther. **35**, 220 (1930). — SCHWARZMANN, J. M.: Sur la cystostéatonécrose cutanée et subcutanée traumatique, experimentale. Ann. de Dermat. **1**, 476 (1930). — SCOLARI, E.: Osservazioni sulle reazioni istoidi in luposi curati con la citoretina. Giorn. ital. Dermat. **70**, 1292 (1929). — SELISKY, A. B.: Zur Histologie der Acne conglobata. Arch. f. Dermat. **158**, 460. — SELLEI, J.:

Pruritus hiemalis und die nach Kälte entstehenden allergischen Hautkrankheiten. Arch. f. Dermat. **158**, 378. — SELTER u. BLUMENBERG: Über filtrierbare Formen von Tuberkelbacillen. Krkh.forschg **7**, 1 (1929). — SELTER u. DEGKWITZ: Über die Bedeutung der CALMETTschen Schutzimpfung gegen Tuberkulose. Dtsch. med. Wschr. **1928**, Nr 43. — SÉZARY, A. et R. RIVOIRE: Epithéliomes développés successivement sur deux placards lupiques. Bull. Soc. franç. Dermat. **37**, No 2, 256 (1930). — SIBLEY, W. KNOWSLEY: Electro-therapy in cutaneous tuberculosis. Brit. J. Actinother. **4**, 160 (1929). — SICKMÜLLER, E.: Hauttuberkulose des Rindes. Zit. Zbl. Hautkrkh. **31**, 577. — SILBERSTEIN: Über Komplementablenkung bei Hauttuberkulose mit dem Wassermannschen Antigen. Nordostdtsch. dermat. Ges., Sitzg 25. Nov. 1923. Zbl. Hautkrkh. **13**, 134. — SIMEONOW: Erfahrungen mit dem FRIEDMANNschen Tuberkuloseheilmittel. Dtsch. med. Wschr. **1930**, Nr 16. — SIMON, CLEMENT: La douche filiforme. Bull. méd. **1930 I**, 145. — SIMON, CLÉMENT et J. BRALEZ: Un cas de tuberculose verruqueuse de l'index par inoculation bovine. Bull. Soc. franç. Dermat. **37**, No 2, 242 (1930). — SKEER, JAKOB: Lichen scrofulosorum. Report of a case and treatment with sodium gold thiosulphate. Arch. of Dermat. **20**, 449 (1929). — SPIES, F.: Beiträge zur Diättherapie nach GERSON-SAUERBRUCH. Z. Tbk. **55**, 317 (1930). — SPRONCK, H. H. u. W. HAMBURGER: Über die diagnostische Agglutination und die Vaccine mit einem umgewandelten Tuberkelbacillus. Med. Klin. **1929**, Nr 29, 1094. — SPRONCK, C. H. et K. HOEFNAGEL: Transmission à l'homme, par inoculation accidentelle, de la tuberculose bovine etc. Semaine méd. **1902**, No 42, 241. — STEJSKAL, KARL: Über eine quantitative Bestimmung der percutan wirksamen Tuberkulinmenge. Z. Tbk. **54**, 43 (1929). — STERN, K.: Histologische Untersuchungen über die Wirkung der Kupfersalben (Lekutylsalben) bei Lupus. Med. Klin. **10**, 938 (1914); Arch. **122**, 376. — STORCHI, L.: Influenza dei raggi ultravioletti sulla cutireazione alle tubercolina. Pediatr. riv. **37**, 416. — STRANDBERG, OVE: Behandlung des rhinolaryngologischen Lupus vulgaris am Finseninstitut zu Kopenhagen. Strahlenther. **34**, 32—39 (1929). — STRANSKY: Über kongenitale Infektion. Mschr. Kinderheilk. **43**. — STRASSER, ULRICH: Über symmetrische, posttraumatische Fremdkörpergranulome der Subcutis. Klin. Wschr. **1930**, Nr 21. — STRAUB, W.: Pharmakologisches zur Therapie mit Phosphorlebertran. Münch. med. Wschr. **1930**, 577. — STREMPEL: Eigenartige Hauttuberkulose. Ver.igg rhein.-westfäl. Dermat. Essen, Sitzg 13. Mai 1928. Zit. Zbl. Hautkrkh. **27**, 584. — STÜHMER, A.: Die Lupusbekämpfung und Lupusbehandlung als soziales und ökonomisches Problem. Strahlenther. **35**, 193 (1930). — STÜMPKE, G.: Über die Ergebnisse der Röntgentherapie beim Hautkrebs. Strahlenther. **35**, 98 (1930). — SYMES, J. O.: (a) Erythema nodosum end tuberculosis. Tubercle **11**, 154. (b) The infectivity of erythema nodosum. Lancet **1929 II**, 1023. — SZALAI, E.: (a) Die Lösung der Tuberkulosefrage. Münch. med. Wschr. **1929**, No 37. (b) Erwiderung auf ROESLEs und PARASSINs Kritik. Münch. med. Wschr. **1930**, Nr 17. — SZANTO, JENÖ: Hautveränderungen bei Lungentuberkulosen. Dermat. Wschr. **1929 II**, 1899.

TANIMURA, CH. T. BABA u. K. TAGIKAWA: Experimentelle Untersuchung über die Pathogenese der sog. „Tuberkulide". Acta dermat. (Kioto) **14**, 190 u. deutsche Zusammenfassung **207** (1929). — TARANTELLI, EUGENIO: Primary cutaneous tuberculosis (Bruusgaards primary complex). Urologic Rev. **34**, 105 (1930). — TERPLAN, K. u. MARIA MITTELBACH: Beiträge zur Lymphogranulomatose und zu anderen eigenartigen, verallgemeinerten Granulomen der Lymphknoten. Virchows Arch. **271**, 759 (1929). — TEUTSCHLAENDER, O.: Antagonismus zwischen Roustumor und Tuberkulose? Klin. Wschr. **1929**, Nr 35. — THEDERING, F.: (a) Röntgendosierung in der Hautpraxis. Münch. med. Wschr. **1927**, Nr 24. (b) Über Röntgendosierung in der Hautpraxis. Strahlenther. **36**, H. 1. — THJØTTA: Ref. Zbl. Hautkrkh. **34**, 43 (1930). — THÖTTA, TH. u. ED. GUNDERSEN: The complement-fixation test in different clinical manifestations of tuberculosis with special regard to the tuberculosis of the skin. Acta dermato-vener. (Stockholm) **9**, 335. — TILESTON, W.: Disseminierte miliare Tuberkulose der Haut; ein richtiges Zeichen allgemeiner Miliartuberkulose in der Kindheit. Ref. Arch. f. Dermat. **101**, 427 (1910). — TOYAMA, IKUZO u. TOKUJI ICHIKAWA: Über die sog. Grenzstrahlen. Jap. J. of Dermat. **29**, deutsche Zusammenfassung 40—43 (1929). Ref. Zbl. Hautkrkh. **32**, 702. — TRÉMOLIÈRES, M. F.: L'érythème noueux. Rev. méd. **46**, 755 (1929). — TRENTI, E.: Die tuberkulöse Allergie. Ref. Zbl. Hautkrkh. **34**, 41. — TREUPEL, W.: Beitrag zu dem FRIEDMANNschen Tuberkuloseheilmittel. Med. Klin. **10**, 727 (1914); Arch. f. Dermat. **122**, 374. — TÜRK, ROBERT: Über einen Fall des multiplen benignen Sarkoid BOECK bei einem Säugling. Dermat. Wschr. **1929 II**, 1756.

UHLENHUT, A. MÜLLER u. GRETHMANN: Schutzimpfungsversuche gegen Rindertuberkulose mit massiven Dosen schwach virulenter Rindertuberkelbacillen. Dtsch. med. Wschr. **53**, 1807 (1927). — ULRICH: Die Schleimhautveränderungen der oberen Luftwege beim BOECKschen Sarkoid. Arch. f. Laryng. **31**, 506 (1918). — UNSHEIM, E.: Soll man die percutane Tuberkulinreaktion der cutanen vorziehen? Med. Klin. **1930**, Nr 23. — UNTERBERGER, SIEGFRIED: Eine ungewöhnliche Form der Zahnfleischtuberkulose rhinogenen

Ursprungs, nebenbei auch ein Beitrag zur Frage der primären Nasentuberkulose. Passow-Schaefers Beitr. **27**, 498. — URBACH, E.: Geflügeltuberkulose der Haut und der Schleimhaut in Kombination mit humaner Tuberkulose. Dermat. Ges., Sitz 8. Mai 1930.

VAJL, S.: Zur Frage der akuten Miliartuberkulose der Haut. Zit. Zbl. Hautkrkh. **33**, 374. — VALENTI, ALESSANDRO: Contributo allo studio di speciali lesioni ossee in individui affeti da tuberculide cutanea (tuberculidi delle ossa). Il dermosifilogr. **4**, 325 (1929). Ref. Zbl. Hautkrkh. **33**, 182. — VALENTOVA, OLGA: Lupus erythematodes und vulgaris. Ref. Zbl. Hautkrkh. **33**, 119. — VASCELLARI, G.: Il virus filtrabile nelle colture di bacilli di Koch. Ref. Zbl. Hautkrkh. **34**, 148. — VERROTTI, GIUSEPPE: Reperto istiologico in due associazione di lupus volgare e sifilide congenita. Arch. ist. biochem. ital. **183**; Giron. ital. Dermat. **70**, 1241. — VILLARET, MAURICE et FR. SAINT GIRONS: L'acrocyanose des jeunes femmes. Importance physio-pathologique et pathogénique de l'hypertension veineuse et de l'insuffisance ovarienne. Arch. Méd. Enf. **32**, 79. — VOLK: Sarkoid (DARIER-ROUSSY). Ref. Zbl. Hautkrkh. **31**, 561. — VOLK, R.: (a) Lupus papillomatosus linguae. Wien. dermat. Ges., Sitzg 14. März 1929. Zbl. Hautkrkh. **31**, 561. (b) Therapie des Lupus vulgaris und die Gersondiät. Wien. klin. Wschr. **1930**.

WAHLGREN, F.: Ein Fall von primärer tuberkulöser Infektion der Haut im Anschluß an ein Trauma. Zit. Zbl. Hautkrkh. **33**, 179 (1930). — WAIL, S. S.: Die Tuberkulose der Haut und ihre Wechselbeziehungen zur Tuberkulose der inneren Organe (experimentelle Untersuchung). Virchows Arch. **277**, 115 (1930). — WALLGREN, ARVID: Sur la valeur diagnostique de l'erythème noueux. Rev. franç. Pediatr. **5**, 749 (1929). — WATSON, E. A.: Researches on Bacillus Calmette-Guérin and experimental vaccination against bovine tuberculosis. J. amer. vet. med. Assoc. **73** (N. S. **26**), 799 (1928). — WAY, STUART G.: Purpura annularis teleangiectodes Case report with microscopic examination. Arch. of Dermat. **21**, 42 (1930). — WEILL-HALLÉ, B. u. TURPIN: Note sur la prémunition du nourisson contre la tuberculose par injection sous-cutanée de B.C.G. Bull. Acad. Méd. Paris **126** (1927); Ann. Inst. Pasteur **41**, 254 (1927). — WEINBERG, W.: Die Gefahr der tuberkulösen Infektion durch Ehegatten. Med. Klin. **1906**, Nr 35, 909. — WELEMINSKY, FRIEDRICH: Die Immunisierung gegen Tuberkulose mit CALMETTEs B.C.G. Klin. Wschr. **1930**, Nr 27. — WERTHER: (a) Erythema induratum exulceratum (BAZIN). Ver. Dresdner Dermat., Sitzg 16. Dez. 1929. (b) Lupus des Gesichtes mit salzloser Kost behandelt. Ver. Dresdner Dermat., Sitzg 16. Dez. 1929. Zbl. Hautkrkh. **33**, 24 u. 25. (c) Lupus follicularis mit Oedema perstans faciei. Zbl. Hautkrkh. **34**, 138. (d) Annuläres papulöses Tuberkulid im Gesicht. Übergangsform zum Erythema induratum. Ver. Dresdner Dermat., Sitzg 12. März 1930. Zbl. Hautkrkh. **34**, 538. — WESSELY, E.: Behandlung der Schleimhauttuberkulose mit künstlichem Sonnenlicht. Strahlenther. **34**, 798 (1929). — WICHMANN, P.: (a) Über celluläre Abwehrvorgänge in der menschlichen Haut bei Superinfektion mit Tuberkulose. Dermat. Wschr. **87**, 1897. (b) Ergebnisse der Diätbehandlung der Hauttuberkulose. Klin. Wschr. **1929 II**, 2366. — WICK, W.: Zur Frage des Lichen conjunctivae. Ber. 45. Zusammenkunft dtsch. ophthalm. Ges. Heidelberg **1925**, 168—177. — WILBERT: Expériences de vaccination des singes contre la tuberculose. Ann. Inst. Pasteur **39**, 641 (1925). — WILBERT, J.: Esperienze di vaccinazione contro la tuberculosi con il B.C.G. nelle scimmie. Biochemica e Ter. sper. **12**, 361 (1925). — WILE: (a) Sarcoid of Boeck, miliary lupus. Arch. of Dermat. **20**, 541 (1929). (b) A case for diagnosis. Arch. of Dermat. **20**, 541 (1929). — WIRZ, F.: (a) Abheilung eines Erythema induratum auf 12 Modenolinjektionen (nach SZELLEI). Münch. dermat. Ges., Sitzg 28. Juli 1922; Zbl. Hautkrkh. **6**, 323. (b) Lopion (Gold) Behandlung bei Lupus erythematodes und Tuberkuliden. Münch. med. Wschr. **1930**, Nr 1. (c) Zur Frage der Wirkungsweise der Goldpräparate bei Tuberkulose. Z. Tbk. **55**, 489 (1930). — WITKINA, E. M. und O. A. MAKLAKOWA: Über den Verlauf der Lungentuberkulose bei der Tuberkulose der Haut und der Augen. Beitr. Klin. Tbk. **63**, 119 (1926). — WOHLFEIL, T. u. J. JACOBI: Ergebnisse beim Vergleich zwischen mikroskopischer Untersuchung, Tierversuch und Kulturverfahren auf Tuberkelbacillen und ihre klinische Bedeutung. Med. Klin. **1929 I**, 1025. — WOLDRICH, A.: Der diagnostische Wert der VERNESschen Resorcinreaktion. Beitr. Klin. Tbk. **71**, 159. — WOLFFHEIM, WILLY: Über den heilenden Einfluß des Erysipels auf Gewebsneubildungen, insbesondere bösartige Tumoren. Dtsch. med. Wschr. **47**, 1013 (1921). — WORINGER, PIERRE: La peau, organe d'immunisation antituberculeuse. Ann. Méd. **25**, 301 (1929). — WORINGER, P. et T. SALA: Recherches sur la cutiréaction à la tuberculine. Sensibilité des différents territoires cutanés du corps humain. C. r. Soc. Biol. Paris **102**, 38 (1929). — WUCHERPFENNIG, V.: Das elektrische Schneiden mit der Diathermieschlinge bei kleinen chirurgischen Eingriffen. Chirurg **2**, 300 (1930).

ZAHRADNICKY: Syphilis und Tuberkulose. Ref. Zbl. Hautkrkh. **34**, 213. — ZERBE, G.: Ein Beitrag zur Beurteilung des Wertes der Komplementbindungsreaktion mit dem NEUBERG-KLOPSTOCKschen Antigen für die Diagnose der Tuberkulose. Klin. Tbk. **72**, 473

(1929). — Zeyland, J. et Piasecka-Zeyland: Recherches expérimentales sur les lésions nécrotiques provoquées par les inoculations massives de B.C.G. Ann. Inst. Pasteur **42**, 652 (1928). — Ziegler, O.: Gedanken über künstliche Immunisierung gegen Tuberkulose. Dtsch. med. Wschr. **1929**, Nr 21, 863. — Zieler, K.: (a) Über den sog. Lupus pernio und seine Beziehungen zur Tuberkulose. Arch. f. Dermat. **94**, 99 (1904). (b) Behandlung des Lupus. Münch. med. Wschr. **1919**, 824. (c) Lehrbuch und Atlas der Haut- und Geschlechtskrankheiten. Berlin u. Wien 1924. (d) Tuberkulose, Zustandekommen des histologischen Bildes. Verh. 24. dtsch. path. Ges. Wien, 4.—6. April 1929; Zbl. Path. **46**, Erg.-H., 247. — Zinsser, F.: Hautkrankheiten und Mundschleimhaut. Handbuch für Haut- und Geschlechtskrankheiten, Bd. 14, S. 39.

Lupus erythematodes (CAZENAVE).

Von

FRITZ VEIEL-Cannstatt.

Mit 10 Abbildungen.

Synonyma. Seborrhoea congestiva (F. HEBRA), Flux sébacé (RAYER), Seborrhagia adultorum (FUCHS), Erythème centrifuge und Dartre rongeante qui détruit en surface (BIETT), Erythema lupinosum (A. VEIEL), Lupus superficialis (PARKES and THOMPSON), Erythema atrophicans (MALCOLM MORRIS), Butterfly or Bat's wing disease (BALMANNO SQUIRE), Herpès crétacé (DEVERGIE), Scrofulide érythémateuse, érythémato-squameuse, acnéique (HARDY), Lupus Cazenavi (NEUMANN), CAZENAVES disease (PAYNE), Ulerythema centrifugum (UNNA), Atrophodermitis centrifuga (TOMMASOLI), Lupus seborrhagicus (VOLKMANN), Dermatitis glandularis erythematosa (MORISON), Plasmoma discoides atroffizzante (BREDA), Erythematodes (ROST), Granuloma erythematodes (GANS).

Geschichte.

Die Geschichte des Lupus erythematodes umspannt knapp die letzten 80 Jahre. Man wird zwar kaum daran zweifeln können, daß die Erkrankung, die RAYER im Jahre 1827 als eine seltene Form des Fluxus sebaceus und FUCHS 1840 als Seborrhagia adultorum beschrieben hat, dem Lupus erythematodes entspricht und zweifellos identisch mit diesem Leiden sind die Krankheitsbilder, die 1828 BIETT als „Erythème centrifuge“ und als „Dartre rongeante qui détruit en surface“ veröffentlicht hat. Aber weder RAYER noch BIETT oder FUCHS haben die klinische Sonderstellung der von ihnen beschriebenen Krankheitsformen klar erkannt, und so beginnt die eigentliche Geschichte des Lupus erythematodes erst mit den Arbeiten von F. HEBRA und CAZENAVE, die als erste das Krankheitsbild klar und deutlich umrissen haben. Im Jahre 1845 wurde es von F. HEBRA (a) unter dem Namen „Seborrhoea congestiva“ beschrieben, die grundlegende Arbeit von CAZENAVE erschien im Jahre 1851. Er bezeichnete die Krankheit als „Lupus erythematodes“. Die früher allgemein gebräuchliche und heute noch bei den Autoren englischer Zunge beliebte Form „erythematosus“ wurde aus etymologischen Gründen mit Recht durch „erythematodes“ ersetzt. Dieser Name, der später auch von HEBRA angenommen wurde, wird trotz vieler Versuche, ihn durch einen besseren zu ersetzen, doch jetzt in der gesamten Weltliteratur fast ganz allgemein gebraucht. Auch die von P. G. UNNA gegebene Bezeichnung „Ulerythema centrifugum“, die zwar nicht für alle Formen der Krankheit paßt, aber von den vielen vorgeschlagenen Benennungen doch wohl die treffendste ist, hat sich nicht durchsetzen können.

Das Jahr 1856 brachte noch im Atlas der Hautkrankheiten eine eingehendere Beschreibung aus der Feder HEBRAS (b). Den ausführlichen Arbeiten KAPOSIS vom Jahre 1869 (a) und 1872 (b) verdanken wir dann in erster Linie genauere klinische Kenntnisse und vor allem die Trennung der chronischen von der akuten Form. Galten die nächsten zwei Jahrzehnte der Vertiefung der klinischen, histologischen und therapeutischen Kenntnisse, so trat schon vor der Jahrhundertwende die Ätiologie in den Vordergrund und hat mit der auch heute noch nicht entschiedenen Frage des tuberkulösen Ursprungs des Lupus erythematodes das Feld behauptet. Erst in jüngster Zeit haben mit der Einführung der Goldpräparate die therapeutischen Probleme wieder allseitiges Interesse gefunden.

Einteilung.

Der Lupus erythematodes ist in der überwiegenden Mehrzahl der Fälle eine außerordentlich chronische, meist ohne wesentliche Beeinträchtigung des Allgemeinbefindens verlaufende Erkrankung der Haut. Vereinzelt tritt er aber auch in akuter Form auf und in diesen Fällen wird die Krankheit unter Einsetzen heftiger Allgemeinerscheinungen eine sehr ernste und führt häufig zum Tode. Der erste, der diese Formen klinisch trennte, war KAPOSI. Er bezeichnete die chronische Form als Lupus erythematosus discoides und die akute als Lupus erythematosus discretus et aggregatus. Während die französischen Forscher von anderen Unterscheidungsmerkmalen ausgingen und BESNIER eine vasculäre von einer follikulären Form, BROCQ einen Lupus érythémateux fixe vom Erythème centrifuge symétrique unterschied, folgten die deutschen Ärzte und neuerdings wohl auch die aller anderen Länder dem Beispiel KAPOSIs und unterschieden lediglich den diskoiden, chronischen und den disseminierten, akuten Typ. So ganz einfach liegen nun aber die Verhältnisse doch nicht. Zunächst gibt es Fälle mit großer Ausdehnung, also mit starker Disseminierung, die doch ganz chronisch verlaufen. Ferner beobachtet man außer den gutartigen chronischen und den ernsten, akut einsetzenden Fällen nicht allzu selten Krankheitsbilder, bei denen der anfänglich chronisch verlaufende Lupus erythematodes plötzlich in ein akutes Stadium übergeht. Diese Fälle sind in der Literatur recht häufig mit den akuten Formen im engeren Sinn verwechselt worden und doch sind sie, da prognostisch viel günstiger, streng von ihnen zu trennen. Es erscheint mir daher aus klinischen Gründen ratsam, nach dem Vorschlag EHRMANNs zu unterscheiden: 1. Den Lupus erythematodes chronicus, also die Fälle mit chronischem Verlauf, gleichgültig, ob es sich um wenige Stellen oder um weitausgedehnte Herde handelt. 2. Den Lupus erythematodes acutus, d. h. Fälle, die akut einsetzen und nach JADASSOHN (a) „den Eindruck der Überschüttung der Haut mit toxischem oder virulentem Material machen". 3. Den Lupus erythematodes cum exacerbatione acuta, chronische Fälle, die plötzlich akut sich ausbreiten, in der Regel aber wieder zur Chronizität zurückkehren.

Der klinische Verlauf.

Lupus erythematodes chronicus.

Der Lupus erythematodes hat, wie H. VON HEBRA und JADASSOHN im Gegensatz zu KAPOSI mit Recht betont haben, keine typische Primärefflorescenz. Er beginnt mit wenig charakteristischen, hellroten, häufig weinroten, stecknadelkopf- bis linsengroßen, scharf umgrenzten Flecken auf der Haut, die, meist wenig erhaben, unter Fingerdruck abblassen. In diesem Stadium der Erkrankung ist die Diagnose oft schwer zu stellen, da andere Erkrankungen, beispielsweise das Erythema exsudativum multiforme, mit sehr ähnlichen Efflorescenzen beginnen können.

Die weitere Entwicklung ist nun eine ganz verschiedene. Bei der oberflächlichsten Form ist das Erythem vorherrschend (Abb. 1). Die roten Flecken breiten sich meist langsam, öfters aber auch rasch nach der Peripherie aus, fließen zusammen und haben dabei, besonders im Gesicht, häufig die ausgesprochene Neigung, symmetrisch aufzutreten. Die Nase und die beiden Wangen zeigen das Bild der Schmetterlings- oder Fledermausform, wobei die Nase den Körper, die Wangenherde die ausgebreiteten Flügel darstellen. Es ist das klinische Bild, das BROCQ als Erythème centrifuge symétrique bezeichnet hat. Die Oberfläche der Haut ist vielfach ganz glatt oder nur mit ganz feinen, dünnen, weißen Schuppen bedeckt. Die Heilung kann bei dieser Form, wie auch eigene Beobachtungen bestätigen, ohne jegliche Atrophie

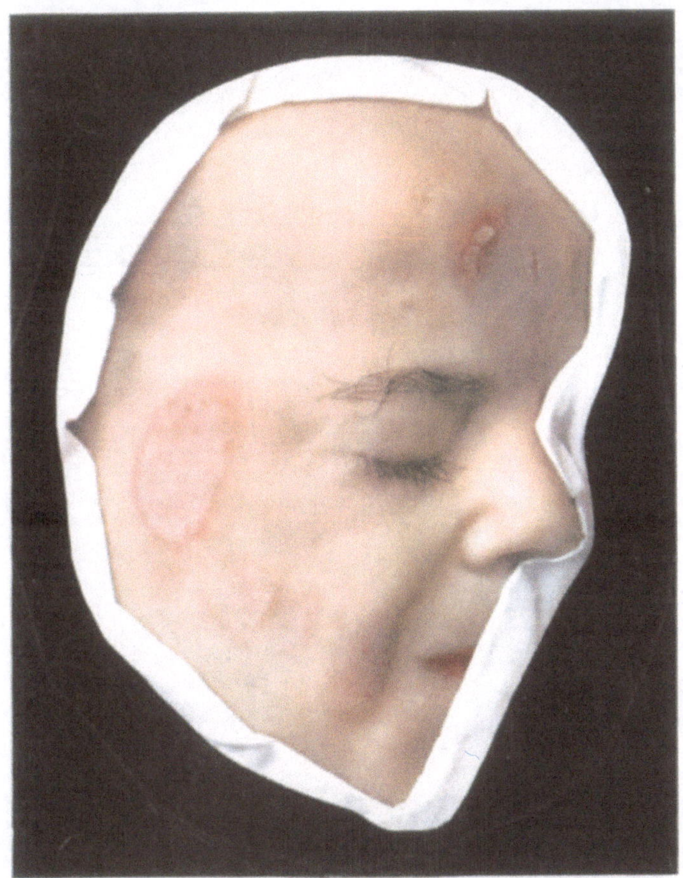

Abb. 1. Oberflächliche Form des Lupus erythematodes. (Aus FINKELSTEIN-GALEWSKY-HALBERSTAEDTER, 2. Aufl.)

erfolgen, so daß eine völlige Restitutio in integrum stattfindet. In der Regel aber entspricht die weitere Entwicklung der des folgenden Typs.

Die häufigste Form des Lupus erythematodes ist charakterisiert durch Hyperkeratose, randständiges Erythem und Atrophie. Die ursprünglichen, kleinen, roten Flecke lassen bei ihrem peripheren Wachstum sehr bald schon einen deutlichen Unterschied zwischen dem Zentrum und der Randzone erkennen. Die Mitte sinkt dellenförmig ein und zeigt oft sehr früh schon eine feine Atrophie der Haut. Meist bedeckt sich das Zentrum mit einer trockenen weißen oder grauweißen Schuppe. Entfernt man sie, was nur durch energisches Kratzen möglich ist, und häufig feine punktförmige Blutungen zur Folge hat, so zeigt ihre Unterseite zapfenartige Fortsätze. Durch die ihnen entsprechenden Vertiefungen, meist erweiterte Follikel-Öffnungen, bekommt die Haut das Aussehen einer Orangenschale. Der erythematöse Saum ist gegen das Zentrum und gegen die umgebende gesunde Haut leicht erhaben und zeigt eine mäßige Infiltration. Seine Oberfläche kann ganz glatt sein, in der Regel aber ist sie mit

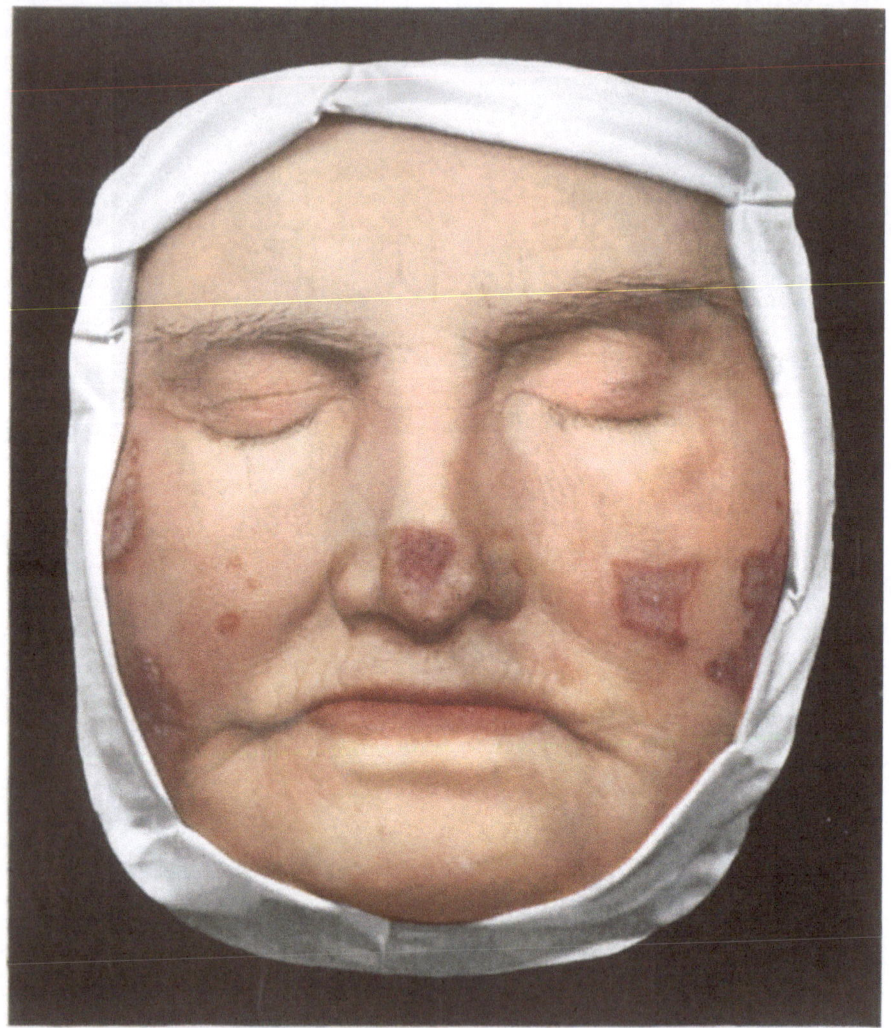

Abb. 2. Lupus erythematodes discoides mit erythematösem Saum. (Aus LESSER, Lehrbuch der Haut- und Geschlechtskrankheiten.)

zahlreichen weißen oder schwarzen comedonenähnlichen Pfröpfen oder stark erweiterten Follikelöffnungen bedeckt (Abb. 2). Sehr häufig sieht man in der roten Randzone und hin und wieder auch in der benachbarten gesunden Haut feine Teleangiektasien oder auch punktförmige Hämorrhagien. Diese Herde wachsen nun allmählich zu immer größeren, bis zu flachhandgroßen Scheiben heran und bilden so das typische Bild des Lupus erythematodes discoides. Meist sind sie von rundlicher Form, sind unregelmäßig zerstreut auf der befallenen Hautfläche, bleiben isoliert oder fließen zusammen und sind dann von serpiginösen Linien begrenzt. Haben die Scheiben eine gewisse Größe erreicht, so pflegt der rote Saum allmählich abzublassen und einzusinken, so daß an seiner Stelle nur noch die Hornpfröpfe, die erweiterten Follikel und die feinen Teleangiektasien zu sehen sind, während das Zentrum

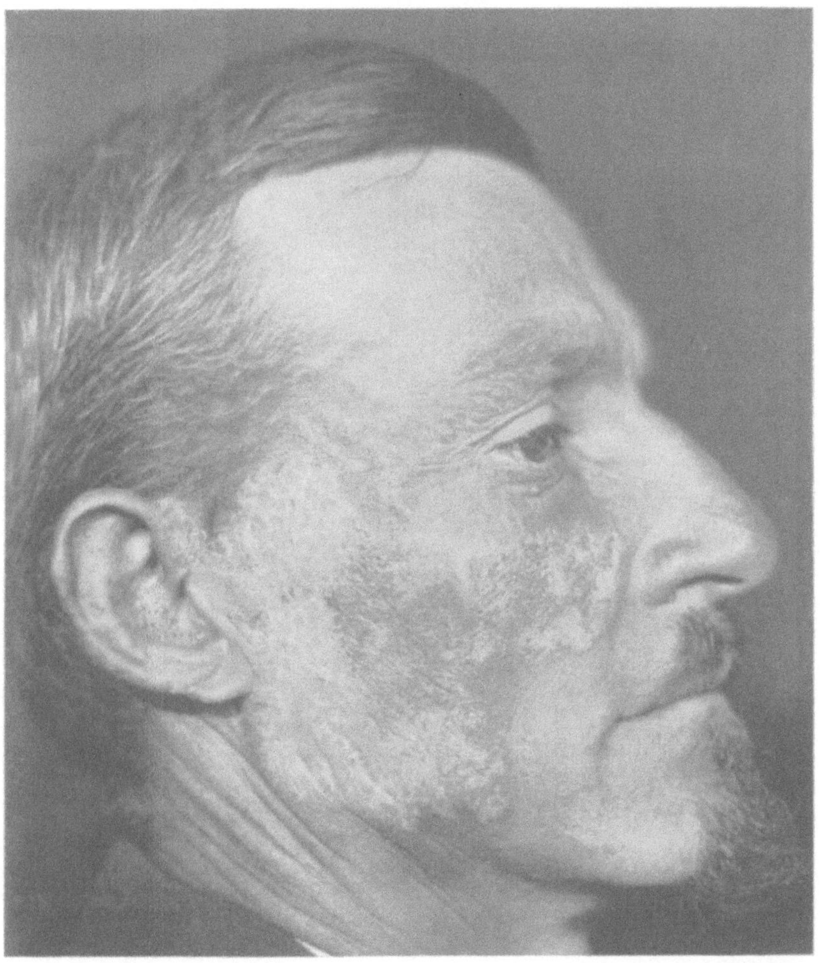

Abb. 3. Lupus erythematodes, zum großen Teil schon im atrophischen Stadium. Sehr deutlich sind die erweiterten Follikelöffnungen zu sehen. (Aus der Sammlung der Universitätshautklinik in Freiburg i. Br. [Prof. Dr. ROST].)

mit den Schuppenauflagerungen bedeckt bleibt (Abb. 3). Die Hyperkeratose nimmt nun allmählich zu (Abb. 4). Die ursprünglich feinen, weißen, trockenen Schuppen werden dicker und zeigen in einem Teil der Fälle dunklere Farbentöne von graubraun bis grünschwarz und fühlen sich fettig an, so daß besonders in diesem Stadium der von HEBRA gewählte Name „Seborrhoea congestiva" verständlich ist (Abb. 5). In anderen Fällen behalten die Schuppen ihre weiße Farbe, bleiben ganz trocken und hart und die Oberhaut erscheint dann nach A. VEIEL „wie eine getrocknete Schlangenhaut, die mit einem Messer geritzt, einen weißen kalkartigen Staub mit eigentümlichem Geräusch ablösen läßt'. Er hat diese Form als Lupus corneus von der seborrhoischen Form HEBRAs getrennt und DEVERGIE hat diese Fälle unter dem Namen Herpès crétacé beschrieben. In diesem Zustande können die Herde lange, oft jahrelang beharren, allmählich kann dann eine Spontanheilung mit Atrophie des Zentrums eintreten. Diese atrophischen Stellen, die übrigens, wie oben bemerkt, schon sehr frühzeitig beobachtet werden, zeigen ein auffallend reines Weiß. Nicht selten sind in diese weiße Narbe braune oder graubraune Pigmentflecke eingesprengt, und es entsteht dann durch das Weiß, das Braun und das Rot der Teleangiektasien ein ganz auffallend scheckiges Bild. Nun scheint der Herd abgeheilt zu

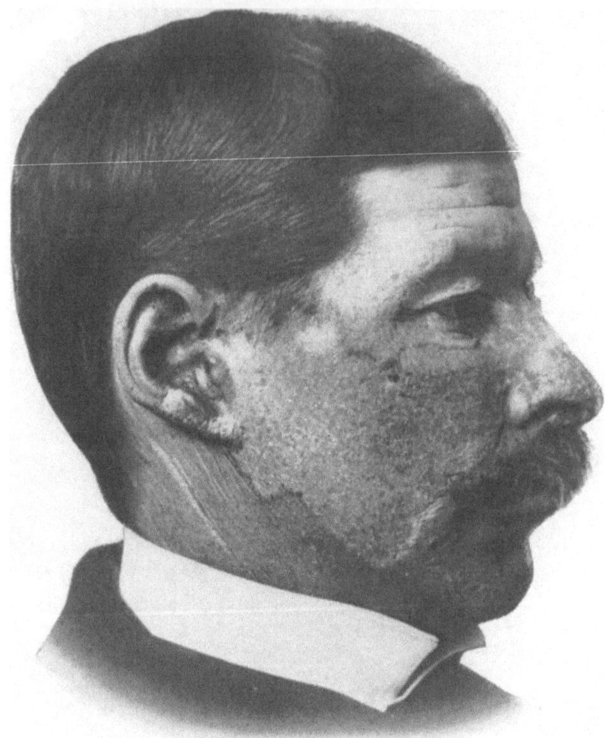

Abb. 4. Lupus erythematodes. Der ganze Herd ist gleichmäßig hyperkeratotisch. (Aus der Sammlung G. ARNDT.)

sein. Es kommt aber gar nicht selten vor, daß eine solche lange Zeit unveränderte Scheibe, besonders infolge von äußeren Reizen, plötzlich wieder einen erythematösen Wall aufweist und sich von neuem auszudehnen beginnt. Während nun bei der ersten Entwicklung die kleinen Scheiben meist gleichmäßig nach allen Seiten wachsen, kann man in diesem späteren Stadium öfters ein einseitiges Wachstum in Form eines roten Kreisbogens beobachten. Aber auch, wenn die alten Herde ganz ruhig bleiben und die Krankheit schon überwunden scheint, treten oft plötzlich in ihrer Nähe oder auch weit von ihnen entfernt, neue kleine rote Stellen auf, die ihrerseits wieder die gleiche Entwicklung wie die alten Herde durchmachen. So kann es durch Jahre, ja Jahrzehnte hindurch weitergehen, so daß mit Recht der Lupus erythematodes als eine der launischsten und hartnäckigsten Hautkrankheiten gefürchtet wird.

Diese beiden Typen, die vorwiegend erythematöse und die durch Hyperkeratose und Atrophie charakterisierte, diskoide Form, die übrigens keineswegs

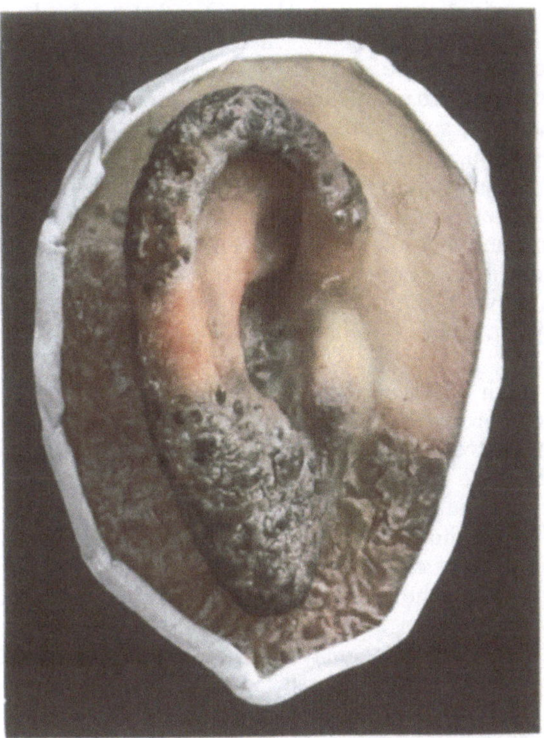

Abb. 5. Lupus erythematodes mit starken, fettigen Schuppenauflagerungen: „Seborrhoea congestiva". (Aus der Sammlung der Universitäts-Hautklinik in Breslau [Geheimrat JADASSOHN].)

immer streng von einander zu trennen sind, sondern oft neben- oder nacheinander auftreten, stellen das klassische Bild des Lupus erythematodes dar. Doch die Zahl der klinischen Formen ist damit noch keineswegs erschöpft.

Seltenere Formen.

Zunächst sind die Krankheitsbilder zu erwähnen, die namentlich im Beginn der Acne rosacea ähneln und leicht mit ihr verwechselt werden können. Es treten hier die flächenhaften Epidermis-Störungen gegenüber den follikulären Veränderungen stark zurück. Auf nur mäßig geröteter, anfangs kaum schuppender Fläche sitzen acneähnliche Knötchen oder Grübchen, die mit hyperkeratotischen Massen gefüllt sind. Es ist dies der Lupus érythémato-acnéique HARDY. Ja es kann sogar das Erythem zunächst ganz fehlen und die Krankheit, wie das M. OPPENHEIM (n) beobachtete, mit gruppierten Comedonen beginnen. Das Ulerythema acneiforme UNNAs gehört wohl auch in diese Gruppe.

Äußerst selten sind verrucöse Veränderungen der Lupus erythematodes-Herde beobachtet worden, so von JAMIESON, HALLOPEAU, E. SPITZER, MILIAN und PÉRIN, BORNEMANN, SCHOENHOF (e), der für seinen Kranken eine besondere Hautkonstitution annimmt, da er auf einer PONNDORF-Impfnarbe dieselben verrucösen Auflagerungen aufwies.

Ausnahmsweise ähneln anfangs die Herde des Lupus erythematodes den Primärefflorescenzen anderer Hautkrankheiten, so in einem Falle von R. CROCKER der Psoriasis guttata. Lichenoide Formen sahen BORNEMANN, BROCQ, TIÈCHE, LANCASHIRE (b), sowie NATHAN und HAAS, W. PICK (c). In einem Falle von GUTH waren die Herde in konzentrischen Ringen angeordnet, NOBL (z) sah herpesirisähnliche Nachschübe.

Selten sind auch die Abarten, die durch Verstärkung des Ödems entstehen. W. PICK (b), KREN (o), sowie ORMSBY und MITCHELL (a) sahen die Krankheit mit Quaddeln beginnen, die PICK dem Infiltrat nach SCHLEICHscher Anästhesie vergleicht. Hierher gehört auch UNNAs Ulerythema centrifugum papulatum, bei dem „die Efflorescenzen auf spastisch-ödematösen Papeln aufgesetzt scheinen". Vereinzelt werden auch Bläschen oder Blasen, mit oder ohne Erythem, als Vorstadium der eigentlichen Lupus erythematodes-Stellen beschrieben, so von SPIEGLER (a), GALLOWAY, BRUHNS, JADASSOHN (a), LANCASHIRE, MAC KEE (g), OPPENHEIM (l), WAUGH (a). Fraglich erscheint, ob ein Fall von SAKAGANI auch hierher gehört.

Die besonders auch differential-diagnostisch interessantesten und wichtigsten Abarten sind durch vermehrte Infiltration charakterisiert. Sie werden als Lupus erythematodes hypertrophicus (E. LESSER), profond (BROCQ), tuberculeux (BESNIER) bezeichnet, je nachdem die Knoten in der Tiefe liegen oder die Haut vorwölben. Sie ähneln mit ihren bläulichen Knoten vielfach dem Lupus pernio (BESNIER) und sicher gehören auch manche der beschriebenen Fälle zu diesem Krankheitsbilde und nicht zum Lupus erythematodes. In anderen ist aber die Diagnose durch die klinische Entwicklung oder durch die histologische Untersuchung gesichert. So haben M. OPPENHEIM (i), sowie SCHERBER (b) je einen Fall von typischem Lupus erythematodes profundus beschrieben, bei dem das Infiltrat die ganze Wange durchsetzte; in dem histologisch bestätigten Falle SCHERBER waren sogar im Munde korrespondierend die typischen Schleimhautefflorescenzen zu sehen. In zwei eigenen Beobachtungen bildeten sich tiefe infiltrative Knoten an den Ohren, die zunächst das Bild des Lupus pernio zeigten, allmählich zu charakteristischem Lupus erythematodes um. Dieselbe Entwicklung sahen EHRMANN und FALKENSTEIN bei multiplen, tumorähnlichen Infiltraten. KREN (e, h, l) konnte in zwei von seinen drei Fällen die Diagnose histologisch bestätigen. Weitere sichere Beobachtungen machten KÖNIGSTEIN (a), E. SAALFELD (a), FORDYCE (f) und W. FISCHER, bei dessen Patientin die Knoten teils cutan, teils subcutan lagen. Vielleicht gehören auch die von E. HOFFMANN (a) als Lupus erythematodes tumidus bezeichneten beiden Fälle hierher.

Die von R. CROCKER, dann noch von PRINGLE beschriebene Form des Lupus erythematodes nodularis, die in braunroten, runden Knötchen besteht, kann wohl mit ziemlicher Sicherheit zum Lupus vulgaris gerechnet werden, zumal PRINGLE selbst anläßlich der Vorstellung eines analogen Falles durch PERNET (b) die Mitteilung machte, daß 3 Fälle, bei denen er die „noduläre" Form diagnostiziert hatte, sich später als Lupus vulgaris erwiesen hätten. NOBL (h) allerdings konnte in einem einschlägigen Falle Tuberkulose histologisch ausschließen.

Der Lupus vulgaris erythematoides (LELOIR), der die klinischen Symptome des Lupus erythematodes mit den allerdings oft schwer sichtbaren Knötchen des Lupus vulgaris vereint, wurde und wird noch heute von manchen Seiten für eine Misch- und Übergangsform der beiden Erkrankungen angesehen — LENGLET spricht direkt von Lupus mixte — und es wird daraus die Identität der Ätiologie gefolgert. Wenn man jedoch solche Fälle genau verfolgt, so zeigt sich, daß es sich um einen sehr oberflächlichen Lupus vulgaris mit spontaner Vernarbung und mit nur geringer Neigung zu Ulceration handelt. Zeitweise kann wohl das klinische Bild des Lupus erythematodes vorgetäuscht werden, das

Vorhandensein der Lupus-Knötchen und das histologische Bild zeigen dann aber allemal, daß ausschließlich Lupus vulgaris vorliegt. Über das gleichzeitige Vorkommen von Lupus erythematodes und Lupus vulgaris bei *einem* Individuum wird noch zu sprechen sein, ebenso über den viel umstrittenen Chilblain-Lupus (HUTCHINSON).

Endlich muß noch eine Form erwähnt werden, die sich durch die Kleinheit der Efflorescenzen von den gewöhnlichen Krankheitsbildern unterscheidet. Nach TH. VEIEL, der sie auf Grund von Beobachtungen an 4 Frauen unter dem Namen Lupus erythematodes punctatus s. solitarius beschrieben hat, zeigen sich dabei auf der Haut des Gesichts eine große Zahl hellroter, ins kupferige übergehender, nadelstich- bis stecknadelkopfgroßer, nicht über die Haut erhabener, scharf von einander getrennter, nicht konfluierender Miniaturflecken, die bei Lupenbetrachtung ein ausgedehntes Capillargefäßnetz und eine zentrale, kleine, kraterförmige Vertiefung erkennen lassen. Die Heilung erfolgt mit nadelstichgroßen Närbchen. Die gleiche Form hat KAPOSI zweimal feststellen können, das eine Mal waren die kleinen Flecken weit über den Körper zerstreut, das andere Mal auf die Nase beschränkt.

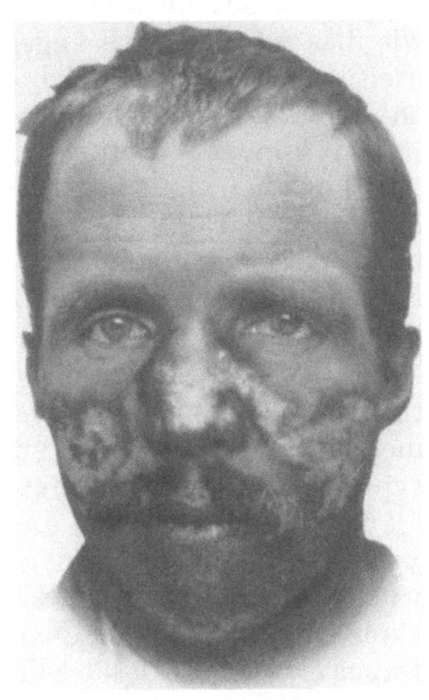

Abb. 6. Endstadium des Lupus erythematodes, Narbenbildung und Pigmentation besonders stark ausgeprägt. (Nach F. LEWANDOWSKY.)

Weitere Abweichungen von dem gewöhnlichen Verlauf betreffen das Endstadium der Erkrankung. Hin und wieder geht nämlich die Hyperkeratose nicht unmittelbar in die Atrophie über, sondern es bilden sich Geschwüre, die dann meist nicht mit oberflächlicher Atrophie, sondern mit tieferen Narben (Abb. 6) ausheilen (KREIBICH, W. PICK [b], DAWSON [b]). Man wird PRINGLE recht geben müssen, wenn er die häufigste Ursache dafür in Traumen oder in unzweckmäßiger Behandlung sieht. DORE (b) sah eine solche Geschwürsbildung durch das Drahtgestell eines Toupets entstehen. Bei einer eigenen Beobachtung wies eine Bauersfrau mit Lupus erythematodes auf dem Kopfe Geschwüre und daneben außergewöhnlich tiefe Narben im erkrankten Gebiete auf, eine Erscheinung, die sie selbst auf häufiges Anstoßen des Kopfes in dem niedrigen Stall zurückführte. Ob für den Fall von HANNAY (a) mit außergewöhnlichen tiefen, auf der Unterlage fest haftenden Narben eine ähnliche Erklärung zutrifft, läßt sich aus seiner Mitteilung nicht ersehen. Auch ROSENTHAL hat auf diese verwachsenen Narben aufmerksam gemacht. Sitzen diese etwas tieferen Narben an einer Stelle mit geringem Fettpolster, wie an den Ohren oder der Nase, so heben sie, wie JADASSOHN betont hat, nicht bloß die Konfiguration dieser Organe scharf hervor, sondern können auch zur Deformierung der Nasenflügel und der Ohren führen (DUBREUILH, TRIMBLE [p, q], JADASSOHN [a]). In einem Falle eigener Beobachtung ging die Zerstörung so weit, daß von den beiden äußeren Ohren fast nichts übrig blieb, wärend im Gesicht, besonders auch an der Nase, die Atrophie das gewöhnliche Maß nicht überschritt. KAPOSI und NEUMANN erklären das Entstehen dieses Knorpelschwundes durch den mechanischen Druck der Narben.

Über die eigenartigen Bilder, die durch die Pigmentierung enstehen, ist oben schon gesprochen worden. Hier sind noch die lupoiden Einlagerungen zu erwähnen, kleine, gelblichbraune, auf Glasdruck nicht entfernbare, an Lupus vulgaris erinnernde Knötchen, die in einen anscheinend typischen Lupus erythematodes-Herd eingesprengt sind. Im Einzelfalle kann nur die histologische Untersuchung entscheiden, welcher pathologische Prozeß vorliegt. Denn es bestehen drei Möglichkeiten. Entweder handelt es sich um tuberkulöses Gewebe, dann entspricht das Krankheitsbild dem Lupus vulgaris erythematoides von LELOIR, oder es liegen, worauf JARISCH und JADASSOHN aufmerksam gemacht haben, dem Knötchen Anhäufungen von kolloiddegenerierten elastischen Fasern (SCHOONHEID) zugrunde. Die dritte Möglichkeit ist durch die Arbeiten von C. A. HOFFMANN (b, c), sowie von KERL (c) erschöpft, die in den Knoten Rundzelleninfiltrate fanden.

Die subjektiven Erscheinungen sind bei der chronischen Form des Lupus erythematodes im allgemeinen selten und meist sehr gering. Vereinzelt tritt, wie dies schon GEBER angegeben hat, bei Entstehen neuer und bei Wiederausbreitung alter Stellen leichtes Jucken und Brennen auf, verhältnismäßig häufig habe ich es bei den lichtempfindlichen Fällen nach Sonneneinwirkung feststellen können. Heftigerer Juckreiz, wie ihn HOLLÄNDER, JADASSOHN (a), allerdings nur in zwei Fällen, NEUMANN, HALLOPEAU, MAC KEE (d), sowie MORRIS und DORE (b) beobachtet haben, ist mir bei meinem Krankenmaterial nicht vorgekommen. Sehr häufig sind aber, wie dies BESNIER, HALLOPEAU, LEREDDE, DUBREUILH, JADASSOHN (a), BOECK, LEWANDOWSKY betont haben, die kranken Stellen recht empfindlich gegen jeden mechanischen Reiz. Besonders das Abkratzen der Schuppen verursacht oft einen ausgesprochenen Schmerz. Heftigere Schmerzen, wenn auch nur ganz selten, hat KLOTZ beobachtet. Ein sehr merkwürdiger Fall wird von BELOT und FAGE berichtet: Bei einer Frau mit typischem Lupus erythematodes des Gesichts bildeten sich allmählich am Rumpf bläuliche Ekchymosen, die langsam in Atrophie übergingen. Diese Stellen zeigten anfangs spontane Schmerzhaftigkeit, die sich auch später mehrfach wiederholte. Auch nach völliger Atrophie blieben sie noch druckempfindlich. Ganz einzigartig ist die Beobachtung von JOURDANET und LEBAR, die bei einem Lupus erythematodes der linken Seite des Gesichts, des Halses und Nackens eine Hyperästhesie auf dieser Seite feststellten, die Haut, Nerven und Muskeln ergriffen hatte. Da gleichzeitig eine linksseitige Spitzenaffektion bestand, vermuteten sie eine Kompression der Cervicalganglien des Sympathicus und infolgedessen eine Trophoneurose des Sympathicus. Mit dem bestehenden Lupus erythematodes würde also dann die Hyperästhesie in keinem unmittelbaren Zusammenhang stehen.

Lokalisationen.

Der Lupus erythematodes bevorzugt ganz ausgesprochen die Hautpartien, die dem Lichte, der Luft und anderen äußeren Reizen ausgesetzt sind. Darum sind seine Lieblingslokalisationen Gesicht, Kopf und Hände. Der Häufigkeit nach ergibt sich folgende Reihenfolge: Nase und Wangen, Ohrmuscheln, behaarter Kopf, Hände. Dem gegenüber sind alle anderen Lokalisationen selten.

Im Gesicht tritt die Erkrankung entweder in der schon erwähnten Schmetterlings- oder Fledermausform auf, die aber häufig nicht streng symmetrisch ist, oder aber in einzelnen, meist unregelmäßig zerstreuten Herden, die aber doch auch häufig eine gewisse Symmetrie erkennen lassen. Bei der oberflächlichen Form, dem Erythème centrifuge, sieht man in der Regel die Schmetterlingsform, aber auch die tieferen, hyperkeratotischen Herde zeigen hin und wieder dieses Bild. Ich selbst habe freilich bei einem reichlichen Material in den letzten 20 Jahren die streng symmetrische Form nicht häufig gesehen, sondern in der Hauptsache unregelmäßig zerstreute Herde, wobei allerdings die Nase fast stets beteiligt war. Viel seltener als Nase und Wangen ergreift die Krankheit Stirne, Kinn und Lider. Die Erkrankung der Lider kommt wohl häufiger vor, als früher angenommen wurde. In einem Falle von NOBL war der Lupus erythematodes sogar zunächst auf die Lider beschränkt. Diese Lokalisierung kann den Kranken recht lästig fallen, so beobachteten GALEWSKY und LINSER außerordentliche Beschwerden durch eine starke Infiltration der Lider. Der Lupus erythematodes kann im Gesicht auch streng halbseitig auftreten. Solche Fälle sahen JOURDANET und LEBAR, NOBL (o), SEQUEIRA (c), E. SAALFELD (a), bei dessen 49jähriger Patientin die Erkrankung seit dem 13. Jahre sich unvermindert auf die eine Gesichtshälfte beschränkt hatte.

In Deutschland ist anscheinend sehr selten die von R. CROCKER beschriebene teleangiektatische Form. Sie tritt streng symmetrisch auf beiden Wangen auf und entspricht nach Größe und Umfang genau dem roten Flecken, „den sich die Clowns im Zirkus auf das Gesicht malen". Die scharf umschriebene Röte ist durch erweiterte Blutgefäße bedingt. Die Oberfläche der verdickten Haut ist glatt, ohne Schuppen, zuweilen mit einzelnen Comedonen bedeckt. Ausgang in oberflächliche Atrophie. In England sieht man diese Fälle anscheinend öfter, so hat jüngst MAC LEOD (l) berichtet, daß er in einer Reihe von 50 Lupus erythematodes-Erkrankungen zweimal den teleangiektatischen Typ beobachtet habe. Es ist JADASSOHN unbedingt rechtzugeben, wenn er in die Nähe dieser Form die von NEISSER erwähnte Abart rückt, die besonders bei erwachsenen Männern vorkommt und sich von der CROCKERs nur durch das Vorhandensein eines oder mehrerer kleinster oberflächlicher, aber charakteristisch festhaftender „seborrhoischer" Schüppchen abgrenzt.

Endlich sind noch eigenartige band- und strichförmig verlaufende Gesichtsherde zu erwähnen, wie sie SCHAMBERG (b), TRIMBLE (a) und BERNHARDT (a) beschrieben haben. In BERNHARDTs Fall war die Erkrankung streng halbseitig und hatte auch den behaarten Kopf derselben Seite ergriffen.

Nächst dem Gesicht sind die Ohrmuscheln am häufigsten befallen, die auch in vereinzelten Fällen ausschließlich erkrankt sind. Der Lupus erythematodes bevorzugt hier die Ohrränder und das Ohrläppchen, ergreift aber auch die Muschel und den äußeren Gehörgang, sowie die Gegend hinter den Ohren. Einzigartig ist die von ULLMANN (o) beobachtete Miterkrankung des Trommelfells. Wie schon oben erwähnt wurde, kommt es nicht allzu selten im Laufe der Krankheit zu einem starken Schwunde des äußeren Ohres.

Auf dem behaarten Kopfe kommt die Erkrankung beim weiblichen Geschlecht öfters vor als beim männlichen. Nach einer Statistik von BROOKE und SAVATARD (a) haben 50% aller Lupus erythematodes-kranken Frauen auch Herde auf dem Kopfe gegen nur 20% der Männer. Vereinzelt sind es Herde auf Stirne und im Nacken, die durch unmittelbares Übergreifen auf die Kopfhaut das Bild des Lupus erythematodes capillitii hervorrufen. In der Regel aber zeigt er sich auf dem Kopfe in Gestalt eines einzigen oder mehrerer isolierter Herde, die in der Größe sehr wechseln und die verschiedene Formen von der rein erythematösen bis zur endgültig atrophischen aufweisen können. In zwei von SANTALOV beschriebenen Fällen trat die Erkrankung auf dem behaarten Kopfe unter dem Bilde der Pseudopelade BROCQ auf. Bei den typischen diskoiden Herden fehlen im atrophischen Gebiete die Haare ganz, die Follikelmündungen sind nicht mehr zu sehen. Auch die hyperkeratotische Zone ist meist frei von Haaren, die nur im erythematösen Rand noch vereinzelt sich finden. Auch auf den rein erythematösen Herden tritt meist Haarausfall auf, der sich aber nach JADASSOHN (a), HELLER (d), SCHINDLER wieder nahezu ausgleichen kann. In 2 Fällen eigener Beobachtung wuchs das Haar in der alten Dichte wieder nach, so daß nach einigen Monaten die Herde nicht mehr zu finden waren. Der Lupus erythematodes kann ausschließlich auf dem behaarten Kopfe, oft nur in Form eines einzigen Herdes vorkommen (G. H. FOX, MARSHALL, CROCKER, STOWERS, JADASSOHN [a], LEWANDOWSKY, BAUMM, M. MORRIS [c], SEQUEIRA [f], BRANDWEINER [c], SACHS [l]. Im allgemeinen wird dies für selten gehalten; mein eigenes Material läßt auf ein häufigeres Vorkommen schließen, denn ich konnte allein in den letzten Jahren, bei Ausschluß aller diagnostisch zweifelhaften, 12 sichere Fälle von ausschließlichem Befallensein der Kopfhaut feststellen und zwar bei 2 Männern und 10 Frauen.

Nächst Gesicht, Ohren und Kopf weisen Hände und namentlich Finger am häufigsten Lupus erythematodes-Herde auf und zwar meist beiderseits in ungefähr gleichem Ausmaße. Die Häufigkeit dieser Lokalisation scheint doch örtlich recht verschieden zu sein. Denn während nach JADASSOHN (a) der Lupus erythematodes der Hände auf dem europäischen Kontinente nicht besonders selten ist, konnte er beim hiesigen Krankenmaterial nur ganz vereinzelt festgestellt werden. Dagegen herrscht darüber wohl völliges Einvernehmen, daß das ausschließliche Vorkommen des Lupus erythematodes an den Händen zu den größten Seltenheiten gehört: HYDE, WHITE, NOBL (q), LEIBKIND, BLASCHKO (c), O. ROSENTHAL haben solche Fälle beobachtet; im Falle von NOBL war die Erkrankung ausschließlich auf die Handflächen und Fingerbeeren beschränkt. Zu den seltenen Ausnahmen gehören auch die Fälle mit Beginn der Erkrankung an den Händen (LASSAR, BUNCH [b]). Der Lupus erythematodes ist an den Händen weniger charakteristisch als im Gesicht. An Hand- und Fingerrücken sind die einzelnen Herde klein, von unregelmäßig runder Gestalt, prominent, die Atrophie ist häufig kaum angedeutet. Besteht daneben eine venöse Stauung mit leichtem Ödem der Finger und bläulicher Verfärbung der Haut, so sehen die Lupus erythematodes-Herde den Pernionen zum Verwechseln ähnlich. Wird dagegen die zentrale Atrophie ausgeprägter, dann wird die Ähnlichkeit mit gewissen papulo-nekrotischen Tuberkuliden so groß, daß nur eine histologische Untersuchung Klärung bringen kann. In diesem Zusammenhang muß auch noch auf den *Chilblain-Lupus* (HUTCHINSON) eingegangen werden, der durch pernionenähnliche, mit weißen, deprimierten Narben abheilende Flecken auf Hand- und Fingerrücken charakterisiert ist. Früher mit dem Lupus pernio (BESNIER) identifiziert, wurde er durch EHRMANN (f) gegen diesen scharf abgegrenzt, in die Nähe des Lupus erythematodes gerückt und als Bindeglied zwischen dieser Erkrankung und den Tuberkuliden gekennzeichnet. Die Arbeiten von GROSS (a) und namentlich die von FISCHL (b, c, d) scheinen mir aber darzutun, daß der Chilblain-Lupus zwar dem Lupus erythematodes oft sehr ähnlich ist, daß es sich aber, wie die histologischen Untersuchungen ergaben, tatsächlich um papulo-nekrotische Tuberkulide handelt. An Hohlhand und Beugeseite der Finger sind die Herde des Lupus erythematodes meist flacher als auf Hand- und Fingerrücken, sie treten als scharf abgegrenzte, rote bis blaurote, runde oder mehr ovale Flecken auf, die durch Zusammenfließen serpiginöse Figuren bilden (Abb. 7). Bei mäßig entwickelter Hyperkeratose ist das Zentrum sehr häufig von einer weißlichen Schuppe bedeckt, hin und wieder werden auch dickere Hornmassen beobachtet. An den Fingerbeeren ist das Bild meist dasselbe. In einzelnen Fällen sah JADASSOHN (a) hier „innerhalb unregelmäßig begrenzter Rötungen kleine, ganz oberflächliche, ebenfalls unregelmäßig begrenzte Depressionen; — hier und da auch Teleangiektasien".

Die Erkrankung der Finger endet in allerdings recht seltenen Fällen mit irreparablen Schäden. Die Phalangen der Finger verschmächtigen sich, die Endphalangen werden zu kurzen, konisch endigenden Gebilden (WILSON, EHRMANN und FALKENSTEIN). Ja es kann durch Nekrosen (KLINGMÜLLER [c])

Ankylose der Interphalangealgelenke eintreten (M. MORRIS, MUNK, SEQUEIRA [e], BALZER und RAFINESQUE [b], PERNET [f]) und zwar in Extensions- wie Contracturstellung. In einem derartigen Falle, den ich zu beobachten Gelegenheit hatte,

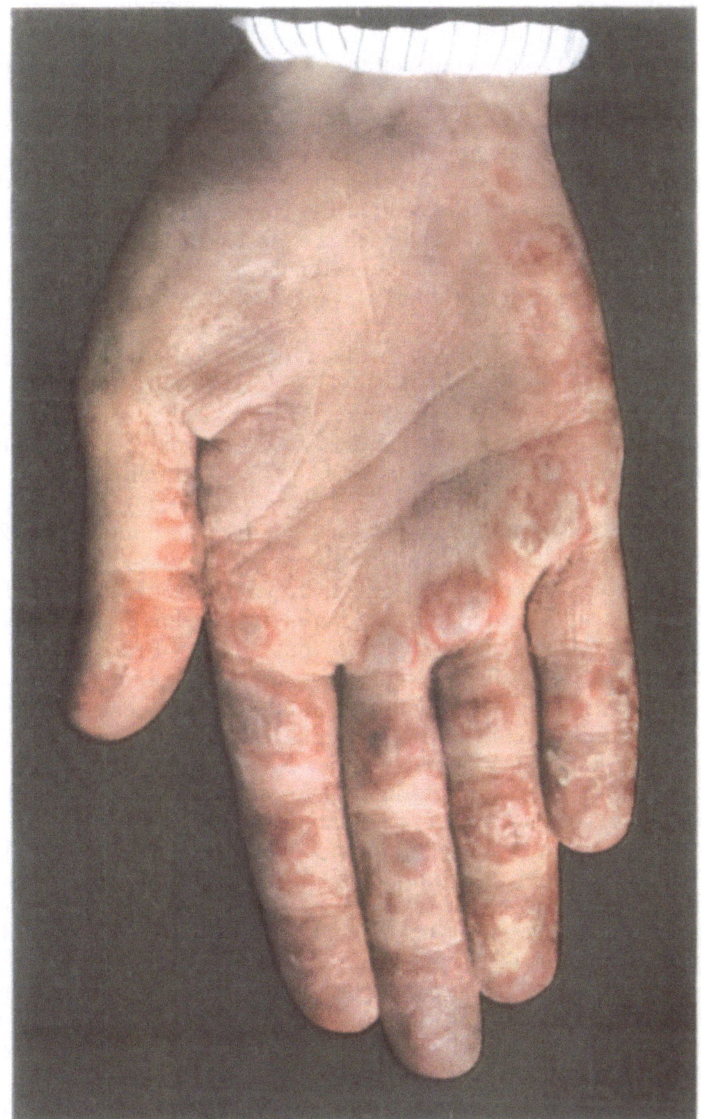

Abb. 7. Lupus erythematodes der Hohlhand mit den scharf abgegrenzten, roten Flecken. (Aus der Sammlung der Krankenanstalt Rudolfstiftung in Wien [Prof. Dr. SCHERBER].)

fiel die außerordentliche Empfindlichkeit der ganzen Finger auf, die so hochgradig war, daß dem Kranken schon das Schreiben zur Qual wurde.

An den Füßen und Zehen zeigt der Lupus erythematodes dieselben Erscheinungen, wie an Händen und Fingern, ist aber sehr viel seltener. Vereinzelt scheint die Hyperkeratose stärker ausgebildet zu sein, so daß das klinische Bild dem des Angiokeratoma Mibelli gleicht (VOLK [h]). Eine große Ausnahme ist nach BROCQ die Erkrankung der Fußsohlen. PARIN und PÉRIN sahen in einem Falle große Herde auf beiden Fußsohlen, bei einem Kranken von KREN (i) waren die beiden Sohlen und Fersen ergriffen und die Zehen verschont, während in 2 Fällen von NOBL (v, x) der Lupus erythematodes sich über die vorderen Sohlenhälften und die Zehenbeeren erstreckte. Auch KLEEBERG, sowie POLAČEK beobachteten Herde auf den Fußsohlen.

Erkrankungen der *Nägel* sind selten. Einzelne Fälle werden von ROSENTHAL, HAVAS, BROCQ und LAUBRY, WHITFIELD, M. MORRIS und BULKLEY berichtet und als Erscheinungen werden besonders Härte und Stillstand des Wachstums erwähnt, daneben Graufärbung, Brüchigkeit, Glanzlosigkeit und Verdickung. In 2 Fällen von RILLE waren die Nagelwälle erkrankt. In dem einen von LÖSER veröffentlichten Falle zeigten die Nägel zunächst nur einen verminderten matten Glanz, später erschienen sie hart, matt gelblichweiß gefärbt. Ihre Flächen trugen hornige, schmutziggelbliche Auflagerungen, waren stellenweise aufgefasert und zeigten quer verlaufende Leisten. Im anderen Falle konnten leichte Verdickungen des Nagels, Unebenheit und Längsrillen festgestellt werden. Bei allen diesen Erscheinungen handelte es sich aber doch wohl nur um das Endergebnis der Krankheit. Das eigentliche Anfangsstadium der Nagelbeteiligung konnte J. HELLER (a, b) beobachten. Bei Erkrankung des ganzen Nagelwalls des Fingers war die der Lunula entsprechende Stelle erhaben und lag beinahe in der Höhe der Nagelwälle. Vor ihr, durch ein Stück gesunder Nagelplatte getrennt, lagen mehrere deutliche Vertiefungen, durch die das Nagelbett tiefrot wie eine Teleangiektasie hindurch schimmerte. Zweifellos handelte es sich an diesen Stellen um Lupus erythematodes-Herde auf dem Nagelbett. Bei einer Kranken mit einem äußerst chronischen Lupus erythematodes der Nase und Ohren, die ich jahrelang regelmäßig sah, beobachtete ich Längsstreifen der Nägel, verbunden mit großer Brüchigkeit. Entzündungserscheinungen der Nägel oder Finger waren nie aufgetreten. Ich muß es dahingestellt sein lassen, ob in diesem Falle die Nagelveränderung in einem ursächlichen Zusammenhang mit dem Lupus erythematodes stand. Im Endstadium kann der Lupus erythematodes der Nägel zu schweren Veränderungen führen. HELLER (c) hat hochgradige Deformationen mit Mutilationen der vordersten Phalangen als Lupus erythematodes unguium mutilans beschrieben.

Im Vergleich zu den bisher erwähnten Lokalisationen der Erkrankung sind alle übrigen äußerst selten. Doch muß grundsätzlich daran festgehalten werden, daß der chronische Lupus erythematodes an jeder Stelle der Haut vorkommen kann. Einige besonders bemerkenswerte Fälle müssen noch erwähnt werden. Beteiligung der männlichen Genitalien sahen HYDE, PIFFARD, LÖSER; Übergreifen eines Herdes der Kreuzbeingegend über das Perineum bis zu den Genito-Cruralfalten wurde von KREN (g) beobachtet, gleichfalls ein Herd am Perineum von DUBREUILH und PETGES. Beteiligung des weiblichen Genitale sahen JADASSOHN (a), MIETHKE, BREDA, VOLK (x); Beschränkung auf den Rücken WISE (f); Beginn an den Armen KINGSBURY (c) und BECHET (a); umfangreiche Beteiligung der Unterschenkel BLASCHKO (b) und NOBL (d). SIEBERT (b) sah bei einer Kranken einen breiten Rückenherd, der beiderseits nach vorne greifend sich verschmälerte und unterhalb der beiden Mammae hinzog.

Lupus erythematodes der Schleimhaut.

Über die Häufigkeit der Schleimhautbeteiligung, namentlich bei der chronischen Form des Lupus erythematodes, sind die Meinungen recht verschieden. HUTCHINSON, BROCQ, KAPOSI, GAUCHER, TENNESON, DUBREUILH, HYDE,

KREN (c) fanden sie nur selten. TH. VEIEL hat sie bei der chronischen Form überhaupt nicht gesehen, TRAUTMANN hat in der gesamten Literatur nur 77 sichere Fälle finden können. Dagegen war bei den 56 Lupus erythematodes-Fällen von SMITH die Mundschleimhhaut 16mal beteiligt, bei 33 Fällen von SÁINZ DE AJA (c) 6mal, bei 38 Fällen von CULVER (a) 10- oder 11mal. Während nach LEWANDOWSKY der Schleimhautlupus nicht besonders häufig ist und meine eigenen Beobachtungen sich mit dieser Erfahrung decken, hat E. HOFFMANN (s. ZURHELLE [e]) in letzter Zeit wiederholt auf das häufige Vorkommen der Schleimhautbeteiligung im Rheinland aufmerksam gemacht. Wie ist diese Unstimmigkeit zu erklären? Geographisch bedingte Unterschiede sind wohl kaum anzunehmen. Denn in ein und demselben Lande differieren die Autoren in ihren Angaben stark, so in Deutschland LEWANDOWSKY und E. HOFFMANN, in England SMITH mit dem obenerwähnten sehr hohen Prozentsatz, sowie SEQUEIRA mit ungefähr derselben Zahl und dagegen MAC LEOD (l), der die Schleimhaut nur „gelegentlich" erkrankt fand. JADASSOHN (a) hat sicher recht, wenn er glaubt, daß die Krankheit häufig übersehen oder wegen des wenig charakteristischen Aussehens nicht diagnostiziert worden ist. Aber soviel ich sehe, liegt noch ein weiterer sehr wesentlicher Grund der Meinungsverschiedenheit darin, daß die einen Autoren bei ihren Angaben nur den Lupus erythematodes der eigentlichen Mundschleimhaut gemeint haben, während die anderen die auf das Lippenrot beschränkten Fälle bei ihrer Statistik mitberücksichtigt haben. Zieht man diese nach allgemeiner Ansicht nicht seltenen Fälle von Lupus erythematodes der Lippen ab, dann bleiben fast in allen Statistiken doch verhältnismäßig wenige eigentliche Schleimhautfälle im engeren Sinne übrig. Darüber, daß diese bei den streng diskoiden Fällen seltener vorkommen als bei den disseminierten, herrscht Übereinstimmung.

Der Reihe nach wird am häufigsten befallen die Schleimhaut der Lippen, der Wangen, des Gaumens. Die ersten genauen Beschreibungen stammen von DUBREUILH und CAPELLE. Dann hat sich besonders KREN (b, c, d) eingehend damit beschäftigt. Er fand in typischen Fällen von Erkrankung der Mundschleimhaut eine oberflächliche, gegen die gesunde Schleimhaut meist scharf abgegrenzte Entzündung mit erhabenem Rande, der sich gegen die Umgebung langsam abflacht, während er gegen die Mitte des Herdes steil abfällt. In den dunkelroten Randzonen erkennt man einzelne erweiterte, äußerst dicht stehende, radiär gestellte Gefäßchen, die sich in die Umgebung langsam verlieren. Die Mitte der Herde zeigt eine atrophische, glatte, häufig violettrote Schleimhaut, die mit zahllosen weißen oder blauweißlichen, äußerst zarten, teils dicht, teils weniger dicht gestellten Pünktchen und Streifchen bedeckt ist. Nirgends fanden sich größere polygonale weiße Felder. In den zentralen Partien öfters Erosionen, auch oberflächliche Ulcerationen mit gelblichen, schwer abstreifbaren Auflagerungen. In alten Herden oder in jungen mit nur mäßiger Entzündung erscheinen die Randzonen infolge der geringeren Füllung der Blutgefäße weniger erhaben und infolge der Epithelverdickung weiß oder blauweißlich. Die Ausläufer dieser Ränder fasern sich reisbesenartig nach außen auf und geben dadurch eine äußerst zarte Zeichnung. Die Mitte dieser Herde entspricht der oben gegebenen Beschreibung, nur sieht man besonders häufig die erwähnten Erosionen und Ulcerationen, die an manchen Stellen mit scharfen Rändern bis an die gesunde Schleimhaut reichen. Mit dieser Beschreibung von KREN decken sich im allgemeinen die Angaben von BAUMM, VOLK (f), P. HASLUND (c, d), JADASSOHN (a), der allerdings die Erhebung des Randes wie die Vertiefung der Mitte nur minimal fand, sowie von CAPELLE und DUBREUILH, nach dessen Erfahrungen die Herde anfangs unscharf begrenzt sind. MARTENSTEIN (g) sah in einem Falle eine ausgedehnte Infiltration der Mundschleimhaut mit teilweise punktförmigen, an die follikulären Hyperkeratosen der Haut erinnernde Stippchen. Auch tiefere Infiltrate kommen vor (LORTAT-JACOB und LEGRAIN [b]). Schleimhautretentionscysten zwischen den Narben sah KREIBICH; schon CAPELLE hatte eine ähnliche Beobachtung gemacht.

Der Lupus erythematodes befällt ebenso wie der Lichen ruber planus an der Schleimhaut der Wangen mit Vorliebe die Gegend zwischen den Zahnreihen des Ober- und Unterkiefers. Zur Erklärung dieser Lokalisation weist JADASSOHN (i) darauf hin, daß nach entwicklungsgeschichtlichen Arbeiten von S. SCHUMACHER bei der Verwachsung der Mundspalte von hinten nach vorn entlang dem Saume eine Gegend entsteht, die der äußeren Haut verwandt ist und daß aus diesem Grunde wohl die Krankheitsbereitschaft dieser Gegend auch der der äußeren Haut ähnlich ist.

Seltener als die Schleimhaut der Wangen wird die des Gaumens ergriffen und zwar meist des harten, aber auch des weichen Gaumens (KUMER). Die Erscheinungen gleichen denen der Wangenschleimhaut.

Eine Sonderstellung nimmt der Lupus erythematodes der *Lippen* ein. Er hat seinen Sitz vorwiegend im Lippenrot, kann einerseits mit Herden der äußeren Haut in unmittelbarem Zusammenhang stehen, andererseits auf die Schleimhaut der Lippen übergreifen. P. HASLUND (c, d) hat die Erkrankung des Lippenrotes, des Prolabiums, das in seinem Epithelbau der äußeren Haut näher steht als der Schleimhaut, von dem Lupus erythematodes der Schleimhaut scharf abgegrenzt. Für das Prolabium hat er folgendes klinische Bild festgelegt: In den ersten Anfängen sind die Erscheinungen ganz geringfügig, eine schwache Opalfärbung des Epithels verschleiert die natürliche kräftige Röte. Erst später zeigt sich Infiltration. Die Veränderungen können von Anfang an das Prolabium in seiner ganzen Ausdehnung von Mundwinkel zu Mundwinkel befallen, sie können aber auch in Form eines scharf abgegrenzten Flecks auftreten, der an einen auf das Lippenrot verschütteten Tropfen Paraffin erinnert. Die weiteren Stadien sind Schuppen- und Krustenbildung, ein Bild, wie wenn die Lippe mit Kollodium überstrichen wäre, dann in starrem Infiltrat Erosionen und Rhagaden, die beim geringsten Anlaß bluten. Dieser Darstellung fügt KREN (c) noch die Beobachtung bei, daß auf dem Lippenrot die Mitte der Flecken das feine Netz der weißen Streifchen besonders schön und deutlich sehen läßt und daß die violette Lippe häufig leicht geschwollen und evertiert ist.

Die Unterlippe wird viel häufiger vom Lupus erythematodes befallen als die Oberlippe. In einzelnen Fällen nimmt die Krankheit ihren Anfang an der Lippe, meist der Unterlippe und erst viel später treten Herde auf der Haut oder der Schleimhaut des Mundes auf (KREN [m], ZURHELLE [e], SANZ DE GRADO, FOERSTER [a], H. FOX [f], HASLUND, KLAUDER). Ja es kann sogar der Herd am Prolabium der einzige sein und bleiben (ROBERTS, ARNDT [a], C. A. HOFFMANN [d], BALZER und GALUP, DOWLING, ZURHELLE [e], HASLUND, GERSTEIN, BILINSKI, ARMUZZI, BLATT [c], BECHET [q]). Auch die Wangenschleimhaut kann jahrelang allein erkrankt sein, bis endlich Hautherde auftreten (STILLIANS [e]). NEISSER spricht sogar von sehr spärlichen Fällen mit ausschließlicher Schleimhauterkrankung.

Auf der *Zunge* wurde der Lupus erythematodes mehrfach beobachtet, so von KAPOSI, ALLEN, R. CROCKER, CROS, VIDAL, CAPELLE, GAUCHER (a), PAUTRIER und FAGE, ZURHELLE (c), JORDAN (b). In einem weiteren Falle (WISE [d]) scheint es sich um Tuberkulose gehandelt zu haben. Die klinischen Erscheinungen entsprechen denen der Wangenschleimhaut.

Am *Kehlkopf* werden Rötung, Ödem, Schwellung, Erosion und Narben beschrieben (BÉRINGIER, MARTY, SHERWELL, JEANSELME und BURNIER [a]), doch sind sämtliche Fälle unsicher. Ob der Lupus erythematodes am Zahnfleisch vorkommt (SCHÜTZ, LESLIE ROBERTS, JADASSOHN) ist noch nicht geklärt.

An der Nase wurde nicht nur Übergreifen von Herden der äußeren Haut auf die Schleimhaut gesehen (LAMAISON, LIVEING, ROSENTHAL, ZURHELLE [e], PILS), sondern auch isolierte Herde der Schleimhaut, nämlich der Nasenflügel (SILBEY [c]) und des Septum cartilagineum (LIPSCHÜTZ [a], VOLK [k]). Im Falle VOLK saß der Herd in der Gegend des Locus Kiesselbachii.

An den Lidern ist entweder nur der Lidrand erkrankt (EHRMANN und FALKENSTEIN, CHAILLOUS und POLLACK) oder die Lidbindehaut selbst ist ergriffen (KREN [c], RUSCH [a], E. HOFFMANN [g], CH. AUDRY, ZINSSER) und zwar in Form scharf abgesetzter Flecke. Es kann sogar durch Schrumpfungsprozesse zum Verlust des Auges kommen (HEIDINGSFELD [a], LOMHOLT [g]).

Subjektive Beschwerden werden durch die anfänglichen Efflorescenzen der Schleimhaut eigentlich nie ausgelöst. VIDAL berichtete allerdings von spontanem Stechen, ebenso KREN (c), dagegen stören in späteren Stadien die Erosionen, Ulcerationen und Rhagaden der Lippen, wie der Wangenschleimhaut und Zunge oft recht erheblich beim Essen (JADASSOHN, KREN) und, wie ich in mehreren Fällen feststellen konnte, auch beim Sprechen. Bei einem meiner Patienten mit halbseitiger Erkrankung der Mundschleimhaut in der klassischen Gegend vom Kiefer- bis zum Mundwinkel klemmte sich die stark infiltrierte Schleimhaut beim Kauakt jedesmal zwischen die beiden Zahnreihen ein und verursachte dadurch erhebliche Schmerzen.

Allgemeinerscheinungen.

Bei den wirklich chronischen Formen des Lupus erythematodes sieht man Störungen des Allgemeinbefindens, die mit der Hauterkrankung in einen ursächlichen Zusammenhang zu bringen wären, nicht gerade häufig. Ich kenne zahlreiche Kranke beiderlei Geschlechts, die trotz des bestehenden Lupus erythematodes jahraus jahrein ihre Berufe, die zum Teil an den Körper recht schwere Anforderungen stellten, voll ausfüllten, ohne je Allgemeinerscheinungen zu zeigen. Insbesondere habe ich trotz regelmäßiger und immer wiederholter Urinuntersuchungen nie Störungen der Niere feststellen können, wie sie, allerdings mit Vorbehalt von BROCQ, LITTLE, SEQUEIRA und BALEAN berichtet wurden. Nur bei disseminierten Formen habe ich vereinzelt, wie STERNTHAL, Gefühl der Zerschlagenheit, leichte Gliederschmerzen, Mangel an Appetit, aber ohne Temperaturerhöhung gesehen, doch jedesmal nur, wenn ein Schub neuer Stellen auftrat. Sobald wieder Stillstand eintrat, verschwanden auch diese Beschwerden wieder. JADASSOHN (a) hat bei solchen Fällen auch Verdauungsstörungen und Albuminurien festgestellt. In einem Falle von MAC LEOD (g) trat der Lupus erythematodes nach schweren Attacken von Gastritis auf. M. MORRIS (b) sah gelegentlich den Lupus erythematodes mit Osteo-Arthritis vergesellschaftet, auch BARBER (e) und MAC CORMAC (b, c) beobachteten Gelenkbeschwerden beim Lupus erythematodes. In einem Falle von ORZECHOWSKI war das Hautleiden mit einer chronischen disseminierten Myositis kombiniert.

Komplikationen.

Die rein örtlichen Komplikationen sind schon oben besprochen. Zu erwähnen ist noch das echte Erysipel, das TH. VEIEL oft, KAPOSI ebenfalls, wenn auch seltener, beobachtet hat. Die Vermutung liegt nahe, daß die Häufung der Erysipelfälle mit der damals in unserer Klinik üblichen Methode der multiplen Scarifizierungen zusammenhing, durch die zahllose Epitheldefekte gesetzt und damit eine Unmenge von Eingangspforten für die Streptokokken geschaffen wurde. Denn seit Verlassen dieser Methode kam kein Fall von Erysipel mehr zur Beobachtung.

Die wichtigste Komplikation ist die Schwellung und Entzündung der regionären Lymphdrüsen. Man findet sie in einer beträchtlichen Zahl der Fälle entweder in der Unterkiefergegend oder, was noch häufiger ist, entlang dem Musculus sterno-cleidomastoideus. Meist sind es derbe, leicht verschiebliche, nicht schmerzhafte Knoten, vereinzelt schmelzen sie auch eitrig ein und bieten dann das Bild der tuberkulösen Lymphome. Auch Narben von überstandenen Einschmelzungen sieht man hin und wieder. Inwieweit diese Lymphdrüsenentzündungen zur Tuberkulose zu rechnen sind, wird im Kapitel über die Ätiologie noch eingehend besprochen werden müssen, ebenso wie das Vorkommen von Lupus vulgaris und Tuberkuliden bei Lupus erythematodes-Kranken.

Die gefährlichste Komplikation ist das *Carcinom*. Es galt bis vor kurzem für sehr selten, jedenfalls für viel seltener als das Carcinom auf Lupus vulgaris. DICKE konnte jedoch im Jahre 1925 unter Weglassen der fraglichen Fälle von TH. VEIEL und von FOX schon 47 Fälle aus der Literatur sammeln, denen er noch 3 eigene zufügen konnte. Er hat dabei je einen Fall von JANEWAY, HEIDINGSFELD (c), BAUMM (anscheinend Carcinom auf dem Lippenrot) nicht erwähnt. Seither wurden noch Fälle mitgeteilt von ELIASCHEFF (b), GR. LITTLE (i) ARZT (2 Fälle [b, c]), FRASER (b), VOLK (4 Fälle [t]), KREN (4 Fälle [p]), ARNDT (d), NOBL und LÖWENFELD, LOMHOLT (2 Fälle [f]), SASAKI (b), HEYMANN (b), ROSEN, RIEHL jun. (7 Fälle [a, b]), KOLJADA (a), GESEROWA, REISNER (2 Fälle), NADEL (c), BURNIER (b), HEINER, FUHS (Rezidiv des Falles von NOBL und LÖWENFELD). Fraglich ist je ein Fall von MÖLLER (b), ANDRUSCEWSKI, STILLIANS (d), CLARK (e). Lassen wir diese Fälle weg, so sind es immerhin rund 90 Fälle, eine Zahl, die doch bedenklich stimmen muß. Auffallend ist das starke Überwiegen des männlichen Geschlechts und die verhältnismäßig starke Beteiligung des Alters unter 50 Jahren. Die histologische Untersuchung hat in allen untersuchten Fällen einen Stachelzellenkrebs ergeben. Nur in einem einzigen Falle von WANDER (a) wurde ein Basalzellenkrebs festgestellt. Es erscheint, worin DICKE beizupflichten ist, nach der Beschreibung nicht ausgeschlossen, daß dieses Epitheliom nicht auf einem Lupus erythematodes, sondern auf einem Keratoma senile entstanden ist, das ja viel mehr zum Basalzellen- als zum Stachelzellenkrebs neigt. Über die Bösartigkeit der Carcinome läßt sich aus der Literatur nicht viel ersehen, bei einigen Kranken waren die regionären Lymphdrüsen hart, bei anderen ganz frei. Die Frage, ob der Lupus erythematodes allein oder die Behandlung den Anlaß zu der Carcinombildung gegeben haben, läßt sich, bei den teilweise nur dürftigen Angaben, für die einzelnen Fälle schwer entscheiden. In einer ganzen Reihe von Fällen scheint es sich um Röntgen-Carcinome gehandelt zu haben, so in den Fällen von MOBERG (g), BOGROW (b), MICHELSON (a), ELIASCHEFF (b), JANEWAY, MC KEE, FORDYCE (f), VOLK (2 Fälle [t]), KREN (? Fälle [p]), MINAMI, LOMHOLT (f), KOLJADA, STRASSBERG (a, c), der noch einen zweiten Fall nach Radiumbestrahlung auftreten sah. KEUTZER hält in seinem Falle eine jahrelange Pyrogallolbehandlung für die Ursache, HEYMANN (b) eine Reizung durch Jodtinktur, SCHAUMANN (c) bei seinem Kranken, der auch vorher mit Röntgen behandelt war, ein Trauma, HOLLÄNDER, sowie HEIDINGSFELD (c) eine vielseitige energische Behandlung. Dagegen waren aber mehrere Kranke ganz unbehandelt, so die von DUHRING, RILLE und 2 Fälle von DICKE. Der Kranke von NOBL und LÖWENFELD hatte nur eine Chinin-Jodkur nach HOLLÄNDER und intravenöse Einspritzungen von Krysolgan erhalten, eine Reihe anderer indifferente Mittel. Es läßt sich darum nicht von der Hand weisen, daß jedenfalls für einen Teil der Fälle das

Carcinom auf den jahrelang anhaltenden chronischen Reiz des Lupus erythematodes oder seiner Narbe zurückzuführen ist.

Als weitere Komplikation wurde RAYNAUDsche Krankheit (HUTCHINSON, PRINGLE, LENGLET, M. MORRIS [b], HARTZELL [b], DOVE, DORE [b], WERTHER [d], WEDROW, CLEVELAND [a]) und Sklerodermie (HALLOPEAU und FRASTOUR, MACKENZIE, PUSEY [d], WARDE [b], DOVE) beobachtet. Ob die Anschauung der beiden letzten Autoren, daß Sklerodermie und Raynaud engere Beziehungen zum Lupus erythematodes haben, zu Recht besteht, ist doch fraglich.

Auch Area Celsi wird als Komplikation beschrieben (REITMANN, PAROUNAGIAN [a], WANDER [b]) und in großer Ausdehnung in Fällen von HANNAY (b) und von NOBL (k), bei dessen Patientin ein Verlust des gesamten Haarkleides auftrat. Eine eigene Beobachtung, bei der einem scheinbar typischen Herd von Area Celsi ein nur wenige Tage sichtbarer, ganz oberflächlicher, ohne jede Atrophie abheilender, von mir selbst festgestellter Lupus erythematodes der betreffenden Stelle vorangegangen war, läßt doch die Frage aufwerfen, ob es sich nicht bei einzelnen der oben erwähnten Fälle ebenso verhalten habe. WISE vermutete dies für den Fall von PAROUNAGIAN.

Inwieweit Vitiligo und Lupus erythematodes in ursächlichem Zusammenhang stehen (Fälle von BOTHE, JADASSOHN [g], STRAUSE, A. STRAUSS, BARBER [h]) müssen weitere Beobachtungen klären. Besonders merkwürdig ist der Fall von STRAUSE, bei dem erst nur auf den nach Anwendung von Jodtinktur abgeblaßten Lupus erythematodes-Herden Vitiligo auftrat, dann aber auch noch auf gesunden Hautpartien.

Eine Erniedrigung der Blutdrucks hat ROUSSEL bei älteren Fällen von Lupus erythematodes fast durchweg gefunden und schließt daraus auf eine innersekretorische Störung. Als rein zufällige Komplikationen dürfen wohl angesehen werden: Folliculite décalvante des parties glabres (WERTHER [a]), Hydradenome (HALLOPEAU und GASTON), Lichen ruber planus (PERNET [e]), Lichen ruber acuminatus (P. MÜLLER), Purpura (PELLIER), FOX-FORDYCEsche Krankheit (HIRSCHFELD, LESCHINSKI), Akrodermatitis atrophicans (ZURHELLE [c], KAUFMANN [b]), Kälte-Urticaria (KRAKAUER [c]), Basedow (BRANDWEINER [b]), Atrophia cutis idiopathica (KREN [g]), Atrophia cutis maculosa (VOLK [i], KAUFMANN [a]), Mycosis fungoides (THRONE [b]), Psoriasis vulgaris (SCHAUMANN [g]), lymphatische Leukämie (CLEVELAND [b]).

Die Kombination des Lupus erythematodes mit Syphilis, besonders mit der kongenitalen Form, ist neuerdings durch französische Arbeiten wieder in den Vordergrund des Interesses gerückt worden (s. Kapitel über Ätiologie).

Lupus erythematodes acutus.

Auf dem Gebiet des Lupus erythematodes acutus hat immer viel Verwirrung geherrscht, vor allem aus dem Grunde, weil Fälle hierher gerechnet wurden, die mit dieser Krankheitsform nichts zu tun haben. In erster Linie ist die schon obenerwähnte chronische Form mit ungewöhnlich starker Ausbreitung zu nennen. Diese Fälle gehören zum chronischen Typ und unterscheiden sich, wie JADASSOHN (a) treffend bemerkt hat, vom rein diskoiden Typ nicht mehr, als eine disseminierte, kleinfleckige Psoriasis von einer lokalisierten, in großen Plaques auftretenden. Immerhin wird man zugeben müssen, daß gerade diese Fälle von ausgebreitetem chronischem Lupus erythematodes zu plötzlicher akuter Ausbreitung neigen und daß daher die Grenzen fließende sind. Zu zahlreichen Verwechslungen gaben Anlaß die von BOECK im Jahre 1880 und später veröffentlichten Fälle, die er mit dem Lupus erythematodes acutus (KAPOSI) identifizierte. Man wird aber jetzt mit Sicherheit sagen können, daß dieses Krankheitsbild sich durch die klinische Form der Efflorescenzen, deren Lokalisation und durch das histologische Bild vom Lupus erythematodes deutlich abgrenzen läßt und mit der Folliclis (Barthélemy) identisch ist, also in die Gruppe der papulo-nekrotischen Tuberkulide gerechnet werden muß. So bleiben noch zwei verschiedene Formen von Lupus erythematodes acutus übrig. Entweder tritt die Erkrankung plötzlich, wie ein Blitz aus heiterem Himmel, auf, es zeigt sich das schwere Krankheitsbild, das Kaposi als erster beschrieben und das Pernet (a) als Lupus érythémateux aigu d'emblée scharf hervorgehoben hat. Bei der zweiten Form schließen sich die akuten Erscheinungen an einen meist schon länger bestehenden chronischen Lupus erythematodes an. Die beiden Formen unterscheiden sich meist durch ihren Verlauf, vor allem aber durch die Prognose. Während die akut einsetzenden Fälle fast stets tödlich enden, tritt bei der anderen Form häufig wieder eine Besserung ein, wenngleich auch diese Kranken stets sehr gefährdet sind. Ehrmann und Falkenstein betonen, daß bei den primär akuten Fällen, soweit sie am Leben blieben, die Herde unter Atrophie zur Ausheilung kamen, während bei der anderen Form meist chronische Herde zurückbleiben. So erscheint der Vorschlag von Ehrmann berechtigt, die beiden Formen mit verschiedenen Namen zu bezeichnen und einen reinen Lupus erythematodes acutus (Kaposi) vom Lupus erythematodes cum exacerbatione acuta zu trennen.

Der Lupus erythematodes acutus ist eine seltene Krankheit. In ihrer erschöpfenden Arbeit vom Jahre 1922 haben Ehrmann und Falkenstein aus der gesamten Literatur einschließlich von 6 eigenen Fällen nur 65 sichere Fälle zusammentragen können. In den letzten Jahren wurden allerdings nicht wenige Fälle veröffentlicht, aber bei einer beträchtlichen Anzahl ist die Diagnose zweifelhaft. Diese ist nicht immer leicht zu stellen, da der akute Lupus erythematodes im Gegensatz zu der chronischen Form eine große Polymorphie der Hauterscheinungen aufweist. Unter heftigen Allgemeinerscheinungen, besonders Gelenkschmerzen, Knochenschmerzen, vorwiegend in den Röhrenknochen (Kaposi), nervösen Störungen und hohem Fieber beginnt er häufig, aber keineswegs regelmäßig im Gesicht. Zunächst treten hier, wie bei der chronischen Form, vereinzelte, rote, scharf abgegrenzte, mäßig infiltrierte Flecken auf. Sie fließen häufig, aber keineswegs immer, rasch zusammen, breiten sich über das ganze Gesicht aus und zeigen dann, oft schon nach wenigen Tagen, ein sehr charakteristisches Bild, das einem Erysipel oder einer akuten Entzündung nach starker Sonneneinwirkung ähnelt. Die gedunsene Gesichtshaut zeigt eine gleichmäßige Rötung, die nach wenigen Tagen oft in eine blaurote Farbe übergeht und die, anfangs undeutlich begrenzt, sich schon am 2. oder 3. Tage an der Stirnhaargrenze gegen die Kopfhaut, ferner gegen die Umgebung des Auges und gegen die Unterkinngegend scharf absetzt, während die Grenzen nach den Ohren und dem Hals zu meist etwas verschwommen sind. Nicht selten wird eine Neigung zu exsudativen Prozessen beobachtet, es treten auf der geröteten Haut Blasen und Bläschen auf, die rasch zu Borken und Krusten eintrocknen. Es ist das Krankheitsbild, dem Kaposi den Namen „Erysipelas perstans faciei" gegeben hat. Da wir heute unter Erysipel eine ätiologisch klargestellte Infektionskrankheit verstehen, die zu dem obigen Krankheitsbild keinerlei Beziehungen hat, hat Jadassohn (a) 1904 dafür den Namen „Erythema perstans faciei" vorgeschlagen, eine Bezeichnung, die heute wohl allgemein angenommen ist. Diese meist schmerzhafte Entzündung des Gesichts kann nun einen ganz verschiedenen Verlauf nehmen. Oft bleibt sie wochenlang in gleicher Stärke bestehen, wobei immer wieder neue Exsudationen auftreten können. In anderen Fällen bildet sie sich zurück, um dann des öfteren von neuem aufzuflammen. Aber auch im Falle der Remission bleibt häufig die Schwellung der Nase bestehen und verleiht dadurch dem Gesicht ein charakteristisches Aussehen.

Setzt schon dieser erste Ausbruch der Krankheit im Gesicht meist mit Fieber, sogar mit Schüttelfrost ein, so treten jetzt unter wiederholten Fieberattacken, die häufig von Gelenkschmerzen begleitet sind, auf den Gliedmaßen, besonders auf Hand- und Fußrücken, sowie auf den Vorderarmen Hauterscheinungen auf, die durch ihre runden roten Herde mit bläulichem, gedellten oder blasig abgehobenen Zentrum lebhaft an Erythema exsudativum multiforme erinnern. Besonders charakteristisch ist nach PHILIPPSON und JADASSOHN (a) das Bild an den Fingern, deren Phalangen und besonders die Beugeseiten der Endphalangen mit kleinsten bis erbsengroßen Efflorescenzen wie übersät sind. Sehr selten gehen die Erkrankungen der Gliedmaßen den Erscheinungen im Gesicht voran, so erkrankten in einem Falle von EHRMANN und FALKENSTEIN erst die Hände, bei einer Kranken von MAYR (c) Hände und Füße, bevor das Erythema perstans im Gesicht auftrat. Es folgen nun in der Regel Efflorescenzen am Rumpf, wo nach EHRMANN und FALKENSTEIN die Brust und der Rücken und besonders deren Rinnen nebst den angrenzenden Hautpartien, also die Lieblingsstellen der Seborrhöe, bevorzugt werden. Die Herde am Rumpf können ein sehr verschiedenes Aussehen haben. Häufig gleichen sie den Efflorescenzen der chronischen Form oder sie ähneln den eben erwähnten Formen auf den Gliedmaßen, sind aber, wenigstens anfangs, oft quaddelartig (EHRMANN und FALKENSTEIN), in anderen Fällen herrschen kleine, braunrote Knötchen vor, so daß ein Lichen scrofulosorum vorgetäuscht wird (KAPOSI, HALLOPEAU, KREIBICH [a], JADASSOHN [a], GOLAY, TIÈCHE [histologisch gesichert]). Bei anderen Kranken treten am Rumpf, aber auch an den Gliedmaßen Blutungen in die Efflorescenzen auf, das ganze Krankheitsbild gleicht dann einer Purpura (KAPOSI, ROTH, EHRMANN und FALKENSTEIN, RAYNAUD, MONTPELLIER und LACROIX, SEQUEIRA [k], ROBERTSON und KLAUDER). In einem Falle von GOUGEROT, BARTHÉLEMY und LOTTE (a) setzte die Erkrankung mit einem roseolaähnlichen Ausschlag ein. Auch in der Form des Pemphigus zeigt sich hin und wieder das Exanthem, wobei die Blasen blutig gefärbten Inhalt aufweisen können. Solche Fälle sahen HALLOPEAU, LEREDDE, PETRINI, ROTH, SCHAMBERG (e), sowie SENEAR und USHER, beim letzten Falle erscheint die Diagnose allerdings fraglich. Aber mit dieser Aufzählung ist die Zahl der Möglichkeiten noch nicht erschöpft, CLARKE und WARNOCK sahen ein fleckfieberähnliches Exanthem, ein Kranker von WHITE bot beim ersten allgemeinen Ausbruch das Bild der Morbillen. Nach KAPOSI gehen den eigentlichen Hautherden in manchen Fällen haselnuß- bis nußgroße, ins Unterhautzellgewebe reichende Knoten voraus, auf denen sich dann nach einigen Tagen die Efflorescenzen des Lupus erythematodes bilden. Nicht allzu selten sind die auch schon von KAPOSI erwähnten ödematösen Knoten der Haut und des Unterhautzellgewebes in den Gelenkgegenden, auf deren Boden dann ebenfalls Hautherde sich entwickeln.

Auf dem behaarten Kopfe entsprechen die Krankheitserscheinungen des akuten Lupus erythematodes denen der chronischen Form. Der Haarausfall tritt nicht allein auf der kranken Kopfhaut auf, sondern ist häufig ganz diffus (G. H. FOX, ROTH, JADASSOHN [a], SABOURAUD, NOBL [k], EHRMANN und FALKENSTEIN).

Die Erkrankungen der Nägel sind wenig charakteristisch. SIEMENS sah in einem Falle typische, zu vollständiger transversaler Durchtrennung der Nägel führende BEAUsche Furchen.

Die Mundschleimhaut ist bei der akuten Form viel häufiger beteiligt als bei dem chronischen Lupus erythematodes. In der Mehrzahl der diagnostisch einwandfreien Fälle wird dies berichtet, doch sind die Erscheinungen nur selten charakteristisch und sie entsprechen dann den Formen, wie sie oben für den chronischen Typ beschrieben wurden. In der Regel aber bieten sich Bilder, wie sie bei Erythema exsudativum multiforme oder bei septischen Prozessen gefunden werden: Umschriebene oder diffuse Rötungen mit Ödem, Abhebungen der Schleimhaut bis zur Ulcerationsbildung, fibrinöse Beläge (ROTH). Vereinzelt wird auch die Beteiligung der Kehlkopfschleimhaut erwähnt, so von JADASSOHN (a) und VAN DER VALK (c), sowie das Übergreifen auf den Nasenvorhof (GRÜTZ). Noch seltener scheint die Erkrankung der Vaginalschleimhaut zu sein (KOCH, BORNEMANN).

Sehr häufig und bei den stark entzündlichen Erscheinungen eigentlich leicht verständlich sind Schwellungen der verschiedenen Lymphdrüsen, die oft ein sehr hohes Maß erreichen, aber nur sehr selten eitrig einschmelzen, sondern meist nach Schwinden der akuten Hautentzündung wieder zurückgehen.

Der Verlauf dieser akuten Form des Lupus erythematodes ist nun in der Regel der folgende: Nachdem der Ausbruch der Krankheit seinen Höhegrad erreicht hat, beginnen die Efflorescenzen der Haut unter Nachlassen des Fiebers sich mit einer Schuppe zu bedecken, wobei allerdings der Rand meist durch einen stärker geröteten Saum gebildet wird. Das Allgemeinbefinden bessert sich, die Gelenkschmerzen und die Drüsenschwellungen lassen nach. Nach wenigen Tagen oder Wochen kommt eine neue Fieberattacke und mit ihr ein erneutes Akutwerden der früheren Hautherde und gleichzeitiges Auftreten neuer Efflorescenzen an bisher verschonten Hautpartien. So kann es monatelang unter raschem Wechsel von Remissionen und Exazerbationen weitergehen. Es kann nun, und zwar vorübergehend, auch in Fällen, die später tödlich enden, zu völligem Rückgang der Hauterscheinungen kommen. EHRMANN und FALKENSTEIN haben unser Augenmerk darauf gelenkt, daß die Efflorescenzen am Rumpfe häufig spurlos abheilen und nur eine leichte Pigmentierung zurückbleibt, während die Herde im Gesicht, auf dem Kopf, an Hand- und Fußrücken mehr zur Atrophie neigen. Die Umgebung dieser atrophischen, pigmentarmen Stellen ist dann häufig stark pigmentiert, so daß ganz dieselben Bilder entstehen wie beim Abheilen des chronischen Lupus erythematodes. Der Auffassung von EHRMANN und FALKENSTEIN, daß beim Ausheilen der akuten Form ein Übergang in die chronische Form nicht zu beobachten ist, kann nicht beigetreten werden. VAN DER VALK (a) und RAMEL (c) sahen je einen einwandfrei akuten Fall mit Übergang in die chronische Form und bei einem von SIEMENS beobachteten Knaben, der während des Bestehens der akuten Erscheinungen aufs äußerste abgemagert war, traten einige Monate nach scheinbarer Ausheilung die chronischen Efflorescenzen des Lupus erythematodes auf.

Im übrigen steht keineswegs fest, ob die scheinbar geheilten Fälle auch gesund geblieben sind oder ob sie nicht doch später einem erneuten Ausbruch der Krankheit zum Opfer gefallen sind. Denn leider ist, wie aus den Literaturangaben zu ersehen ist, das weitere Schicksal der Kranken den Beobachtern meist unbekannt geblieben. Nur ganz vereinzelt konnte eine Nachuntersuchung nach längerer Zeit den guten Zustand bestätigen, so beispielsweise bei einer Kranken von v. ZUMBUSCH (c). Dieser günstige Ausgang ist leider die Ausnahme. Die echten akuten Fälle enden meist tödlich. So hat PERNET (h) von 10 Kranken eigener Beobachtung 9 verloren. Nach EHRMANN und FALKENSTEIN schwankt die Krankheitsdauer zwischen 1 Woche und 2 Jahren. Die häufigsten Komplikationen sind Entzündungen der Lungen und der Nieren; der Ausgang erfolgt meist unter septischen Erscheinungen. Die Lungenentzündungen, bei denen es sich in der Regel um Broncho-Pneumonien handelt, sind eine so häufige Komplikation, daß KRAUS und BOHAČ in der Pneumonie sogar die Ursache des akuten Lupus erythematodes vermuteten, eine Auffassung, die indes nicht haltbar ist, da die Pneumonien in nahezu allen Fällen, auch in denen von KRAUS und BOHAČ erst nach den Hauterscheinungen und meist gegen das Ende aufgetreten sind. Im Gegensatz hierzu zeigt sich die Entzündung der Niere oft vom Beginn der Krankheit an und wird auch in den günstig verlaufenden Fällen öfters vorübergehend beobachtet. EHRMANN und FALKENSTEIN fanden dabei meist hohen Eiweißgehalt, im Sediment rote und weiße Blutkörperchen, sowie hyaline und granulierte Cylinder, STÜMPKE (d) außerdem bei seiner Kranken einen Monat vor dem Tode beiderseits deutliche Retinitis albuminurica. BAUER-JOKL führt in einem Falle den tödlichen Ausgang auf Nieren-Insuffizienz zurück. Viel seltener sind Störungen im Magen-Darmkanal (ROTH, JADASSOHN [a]), die mit starken Diarrhöen (VOIROL, GIBSON) und Icterus (KRAUS und BOHAČ) einhergehen können. In einem Falle von MAC LEOD (b) begannen die Hauterscheinungen gleichzeitig mit einer heftigen Gastro-Enteritis. Eine Frau, über die PERNET (h) berichtete, starb unter den Erscheinungen einer akuten Kolitis. KAPOSI, MAYR (a) erwähnen typhoide Symptome. Herzerscheinungen sind von KAPOSI, ROBINSON, ROTH, JADASSOHN (a), EHRMANN und FALKENSTEIN festgestellt worden. Die Häufigkeit der Gelenkschmerzen ist schon obenerwähnt worden, hier ist noch nachzutragen, daß auch Gelenkerkrankungen in der Form des akuten oder chronischen Gelenkrheumatismus dem Ausbruch des Lupus erythematodes verangehen können (PHILIPPSON, KLINGMÜLLER [c], V. ZUMBUSCH [c]).

Die Frage, inwieweit die erwähnten Komplikationen, besonders die Beteiligung der Lymphdrüsen und der Lungen auf Tuberkulose zurückzuführen sind, soll in dem Kapitel über die Ätiologie näher besprochen werden.

Die dritte Form der Krankheit ist der Lupus erythematodes cum exacerbatione acuta (EHRMANN), dessen Abtrennung von den echten akuten Formen schon JADASSOHN (a) anerkannt hat. Es handelt sich hier um Kranke mit einem seit längerer oder kürzerer Zeit bestehenden chronischen Lupus erythematodes, der plötzlich in die akute Form übergeht. Im Gegensatz zu dem zuvor besprochenen Typ gelingt es hier meist, den Anlaß für dieses Akutwerden ausfindig zu machen. Häufig sind es klimatische Einflüsse, besonders starke Sonnenbelichtung, oder aber unzweckmäßige Behandlung mit äußeren und inneren Mitteln der verschiedensten Art. Nicht jeder Fall von Lupus erythematodes neigt zu diesem Akutwerden. Die alten Herde mit starker Hyperkeratose und fehlendem roten Saum kommen fast nie in Frage, dagegen jüngere Stellen mit deutlich entzündlicher Randzone. Man wird sagen können, daß von Herden, die an sich schon progredient sind, leichter die allgemeine Propagierung ausgehen kann als von stationären Herden. So kann es kommen, daß ein und derselbe Kranke, je nach dem Zustand der Hautherde, einmal sehr zum Akutwerden neigt, ein anderes Mal weniger oder gar nicht. Eine eigene Beobachtung zeigt dies deutlich: Bei einem Taglöhner mit leicht progredienten chronischen Herden im Gesicht trat nach starker Sonnenbelichtung im Hochsommer ein heftiger akuter Ausbruch mit bedrohlichen Erscheinungen auf. Nach deren Rückgang waren auch die alten Herde ruhig geworden und im nächsten Sommer konnte er sich ohne Gefahr der Sonne aussetzen. Nach EHRMANN und FALKENSTEIN neigen außerdem die oberflächlichen, ohne Atrophie abheilenden, in Scheiben auftretenden Formen zur akuten Disseminierung.

Die akute Exazerbation kann ihren Ausgang von den schon bestehenden chronischen Herden nehmen oder mit neuen Efflorescenzen auf der bisher gesunden Haut einsetzen. Auch hier beherrscht anfangs das Erythema perstans faciei häufig das Krankheitsbild. Der Verlauf kann ebenso stürmisch sein wie bei den akut einsetzenden Fällen, zeigt häufig genau dieselben Erscheinungen und Komplikationen und führt unter immer neuen Schüben zum Tode. So endete ein Fall von Bruhns (c), bei dem das Exanthem in Form von außergewöhnlich großen Blasen, wie bei einer Verbrennung 2. Grades, aufgetreten war, 4 Wochen später tödlich. Die Mehrzahl der Fälle verläuft aber wesentlich günstiger. Das Fieber ist dann meist nur mäßig hoch, das Allgemeinbefinden nicht in erheblichem Maße gestört und die späteren Schübe nach Abheilen der stürmischen Anfangserscheinungen sind weniger heftig. Die Krankheit flaut allmählich ab, die akut aufgetretenen Hautherde verschwinden teilweise spurlos, teils heilen sie mit Atrophie ab. Meist aber bleiben — darauf haben Ehrmann und Falkenstein besonders hingewiesen — chronische Herde zurück, so daß das Krankheitsbild sich jetzt kaum mehr von dem ursprünglichen unterscheidet. Das ist denn doch ein so anderer und viel günstigerer Verlauf als bei den eigentlich akuten Fällen im Sinne Kaposi-Pernet, daß eine klinische Trennung wohl berechtigt erscheint. Diese Form ist aber deshalb noch besonders wichtig, weil sie mit fließenden Grenzen alle Übergänge vom rein örtlichen Lupus erythematodes discoides bis zu den aufs stürmischste verlaufenden Fällen zeigt und damit den Beweis liefert, daß der Lupus erythematodes chronicus und acutus, vorläufig ganz abgesehen von der Ätiologie, eine klinisch einheitliche Krankheit bilden, deren einzelne Formen sich nur in der Stärke der Erscheinungen von einander unterscheiden.

Histologie.

Das histologische Bild des chronischen Lupus erythematodes hat ebensowenig einen scharf ausgesprochenen Charakter, wie die primäre Efflorescenz. Wie aber bei dieser die weitere Entwicklung mit ihren immer wiederkehrenden Symptomen bald ein sicheres Erkennen zuläßt, so ist auch im pathologischen Geschehen eine gewisse Gesetzmäßigkeit festzustellen, die die Diagnose und vor allem die Differentialdiagnose sichert.

Die ersten und wichtigsten pathologischen Erscheinungen treten in der Cutis auf. Während man früher die Veränderungen der Epidermis für das Wesentliche hielt, herrscht jetzt wohl allgemein Übereinstimmung darüber, daß der Krankheitsprozeß in der Lederhaut seinen Anfang nimmt. Die ersten Symptome bestehen in Gefäßerweiterung und zellulärer Infiltration. Die Infiltrate, die im allgemeinen ganz einheitlich aus kleinen, protoplasmaarmen Lymphocyten bestehen, sich durch das völlige Fehlen von elastischen Fasern auszeichnen, aber nach Zurhelle (a) Mengen von Gitterfasern enthalten, sind zunächst den Blutgefäßen entlang angeordnet, und zwar nicht als diffuse langgestreckte Einlagerungen, sondern in einzelnen Haufen von rundlicher Form. Gelegentlich finden sich vereinzelte Mastzellen. Beinahe pathognomonisch ist, daß die Infiltrate sich auf die subpapillare Schicht beschränken, dagegen den Papillarkörperanteil der Cutis meist verschonen. Erst in länger bestehenden Efflorescenzen rücken die Infiltrate zuweilen nach oben bis ans Epithel heran, wie sie dann auch die tieferen Cutisgefäße mantelförmig begleiten und Talgdrüsen wie Schweißdrüsen einbetten. Klinisch zeigt sich dies durch die größere Härte der Efflorescenz. Im Stratum papillare besteht anfangs nur ein ausgesprochenes Ödem; man wird also für jüngere Herde als charakteristisch das Ödem der obersten, die Infiltrate der mittleren Cutisschichten anführen können. Bald aber treten im Stratum papillare noch weitere Erscheinungen auf, es finden sich Veränderungen der Gefäße, sowie des elastischen und kollagenen Gewebes. Die Veränderungen der Gefäße bestehen in Erweiterung der Blutcapillaren und vor allem auch der Lymphspalten und Lymphgefäße, die so stark sein kann, daß richtige Lymphseen sich bilden. Besonders auffallend sind jedoch die Veränderungen des Fasersystems im Stratum papillare. Die elastischen Fasern sind gequollen und verklumpt, das Kollagen ist in eine Substanz von homogenen, hyalin aussehenden Balken (UNNA) umgewandelt, die sich ähnlich wie Elacin verhält (Abb. 8—10).

Sind die Veränderungen der Cutis auch zweifellos die primären im pathologischen Geschehen, so geben doch die Veränderungen der Oberhaut, namentlich bei älteren Herden, dem histologischen Bilde ein sehr charakteristisches Gepräge. Das Wesentliche ist hier eine ausgesprochene Hyperkeratose, die meist als breite Schicht über dem ganzen erkrankten Bezirk lagert und sich an den erweiterten Follikeltrichtern und an den Ausführungsgängen der Schweißdrüsen als Zapfen in die Tiefe senkt. Doch findet man auch abseits von diesen natürlichen Öffnungen ähnliche, wenn auch flachere Einbuchtungen, die mit keratotischen Pfröpfen ausgekleidet sind. Die hyperkeratotischen Massen bestehen fast durchweg aus kernlosen Hornzellen, nur ganz vereinzelt findet man, besonders in eingesenkten Hornzapfen, parakeratotische Zellen (LEWANDOWSKY). Das Stratum granulosum ist häufig durch Vergrößerung der einzelnen Zellen verbreitert, wobei das Keratohyalin aber eher vermindert ist und eine unregelmäßige Verteilung im Protoplasma aufweist. Das Epithel ist von normaler Breite oder geringfügig verbreitert, in älteren Fällen verschmälert und atrophisch, so daß jede Leistenbildung fehlt. Es weist meist, als Folgeerscheinung desselben Zustandes im Stratum papillare, ein inter- und intracelluläres Ödem auf. Die Intercellulärbrücken sind dann verbreitert, die Zellen der Stachelzellen- wie der Basalschicht zeigen Vakuolen, verlieren ihre Fortsätze und nehmen eine mehr rundliche Gestalt an. JADASSOHN (a) und MARIA ROBBI haben nachgewiesen, daß im Epithel elastische Fasern ziemlich häufig gefunden werden.

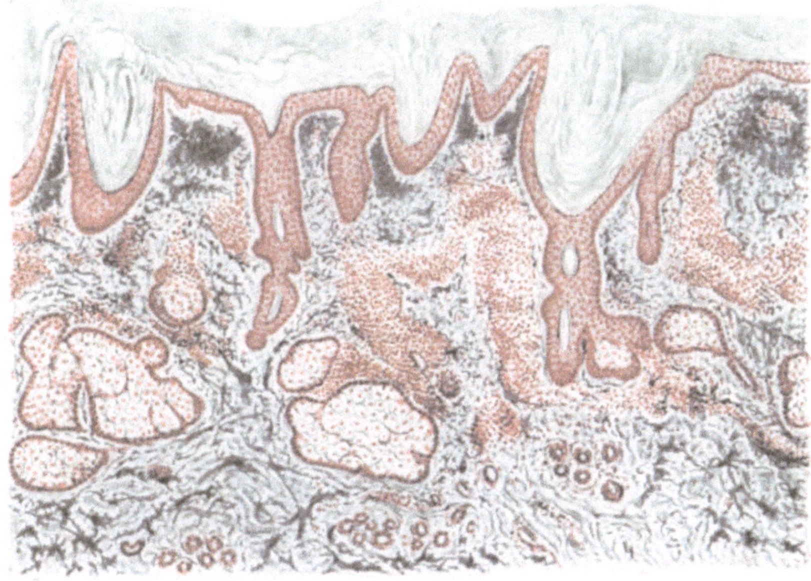

Abb. 8. Lupus erythematodes. Lithion-Carmin-WEIGERT-Elastica. Vergr. 42. Elastica und Kollagen-Degeneration im Bereich des Papillenkörpers; streifenförmige Anordnung der Infiltratmassen, die durchwegs aus banalen Entzündungselementen bestehen. Epidermis im Zustand von Hyperkeratose. (Aus KYRLE: Vorlesungen über Histo-Biologie der menschlichen Haut.)

Damit ist das histologische Bild in einfachen, unkomplizierten Fällen von chronischem Lupus erythematodes erschöpft. Es sind aber nun noch eine Reihe wichtiger Fragen zu besprechen. Die Natur der Infiltratzellen, die oben als kleine, protoplasmaarme Lymphocyten gekennzeichnet wurden, war eine Zeitlang sehr umstritten, da P. G. UNNA in seiner Histopathologie die Auffassung vertreten hatte, daß es sich bei diesen Zellen im Beginne um echte Plasmazellen handele, daß also das Infiltrat im Anfangsstadium ein Plasmom darstelle.

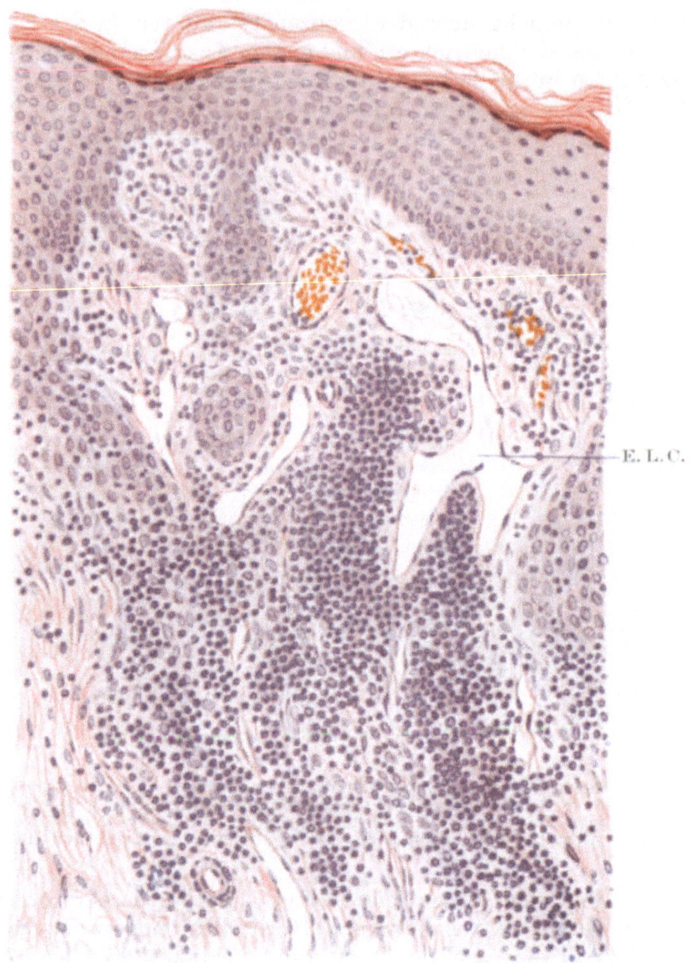

Abb. 9. Lupus erythematodes. Stelle aus Abb. 8 bei starker Vergrößerung (160). (Hämalaun-Eosin.) Erweiterung der Lymphcapillaren (E. L. C.). Hyperämie und Stase in den Blutgefäßen. Rundzelleninfiltration. Hornschichte im Stadium der Abschuppung bei geringgradiger Hyperkeratose. (Aus KYRLE, Vorlesungen über Histo-Biologie der menschlichen Haut.)

Allerdings bestehe dieser Zustand nur wenige Wochen, da die Plasmazellen sich infolge einer spezifischen Degeneration so rasch verändern, daß auf dem Höhestadium unveränderte Plasmazellen gänzlich fehlen. Bei der Nachprüfung dieser Frage haben SCHOONHEID, sowie JADASSOHN (a) die Auffassung UNNAs nicht bestätigen können. Gewiß findet man, wie z. B. GEIGER, in einem Falle gelegentlich Plasmazellen, wie dies auch LEWANDOWSKY und FRIEBOES zugeben, aber die gleichmäßigen Bausteine, aus denen die Infiltrate sich aufbauen, sind keine Plasmazellen und sind auch nicht aus ihnen entstanden. Übrigens scheint

UNNA seinen früheren Standpunkt revidiert zu haben, denn nach einer Veröffentlichung vom Jahre 1921 sieht er das Wesentliche der Krankheit in dem Verschwinden der Sauerstofforte der Haut, also in der Cutis besonders der Mast- und Plasmazellen.

Wegen der Differentialdiagnose gegenüber dem Lupus vulgaris ist natürlich auch die Frage sehr wichtig, ob epitheloide Zellen und LANGHANSsche Riesenzellen sich beim Lupus erythematodes finden. Mit den Epitheloidzellen verhält es sich wohl ähnlich wie mit den Plasmazellen, d. h. einzelne den epitheloiden Zellen ähnliche Gebilde wurden von manchen Untersuchern (EHRMANN und

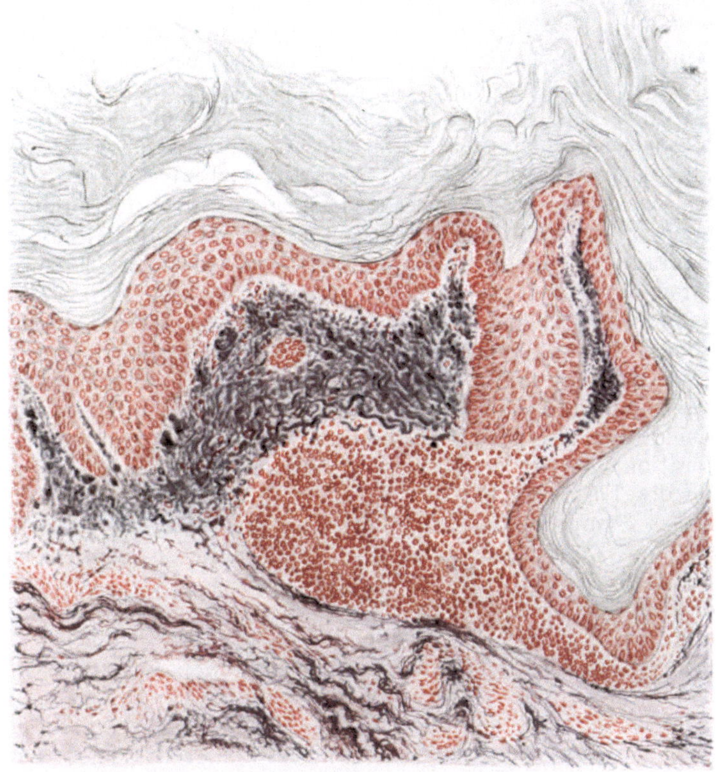

Abb. 10. Lupus erythematodes. Vergr. 110.
Die Abbildung soll Einzelheiten der Cutisdegeneration und den Charakter der Infiltratzellen zeigen.
(Aus KYRLE, Vorlesungen über Histo-Biologie der menschlichen Haut.)

REINES, AUDRY, BORNEMANN, EHRMANN und FALKENSTEIN) gesehen, aber, wie LEWANDOWSKY betont, nie epitheloide Zellen in größeren Haufen oder in tuberkelähnlicher Anordnung, was auch FØNSS (c) bestätigt hat. KYRLE (f) hat übrigens bei seinem doch gewiß sehr großen Material nie Epitheloidzellen nachweisen können. Der von EHRMANN und FALKENSTEIN angezogene Fall von RUETE gehört wohl nicht hierher, da RUETE selbst zu dem Schluß kommt, daß es sich bei seinem Präparat um eine Kombination von Lupus erythematodes und Lupus vulgaris gehandelt hat. Das Vorkommen von LANGHANSschen Riesenzellen wird von nahezu allen Untersuchern abgelehnt. Zu den Befunden von AUDRY, der in 3 Fällen Riesenzellen gefunden hatte, hat schon JADASSOHN (a) festgestellt, daß es sich im einen Falle um einen Lupus vulgaris erythematoides (LELOIR) gehandelt hat, also nach unserer jetzigen Auffassung um einen echten

Lupus vulgaris. In den beiden anderen Fällen waren nur vereinzelte Riesenzellen vorhanden, wie sie schließlich bei einer großen Anzahl entzündlicher Prozesse vorkommen können. P. G. UNNA und LEWANDOWSKY lehnten übrigens das Auftreten von Riesenzellen beim Lupus erythematodes rundweg ab. Sehr fraglich erscheint, ob ein kürzlich veröffentlichter Fall von POEHLMANN (b), der zwei Riesenzellen fand, hierher gehört, da POEHLMANN selbst die klinische Ähnlichkeit mit Granuloma annulare betont.

Zusammenfassend kann ich feststellen, daß das Cutisinfiltrat beim chronischen Lupus erythematodes einheitlich aus kleinen Lymphocyten besteht, nie einen tuberkelähnlichen Bau zeigt und sich dadurch histologisch scharf und einwandfrei vom Infiltrat des Lupus vulgaris trennen läßt.

Weitere Fragen betreffen die Veränderungen im Stratum papillare. Die hier gesetzten Läsionen, besonders die des Fasersystems, sind ja hauptsächlich die Grundlage für die klinisch so charakteristische Atrophie der Lupus erythematodes-Herde. Im Vordergrund des Interesses standen immer die Veränderungen der elastischen Fasern und die Frage, ob es sich dabei um eine typische Läsion handelt. Auf Grund eingehender Studien hatte SCHOONHEID geglaubt, die Degeneration der Elastica als pathognomonisch für Lupus erythematodes auffassen zu dürfen. Diese Anschauung ist indes nicht haltbar. JARISCH, W. PICK, KREIBICH, haben diese Degenerationsformen der Elastica bei den verschiedensten Krankheiten der Gesichtshaut gesehen, JADASSOHN, sowie LEWANDOWSKY in der scheinbar gesunden Gesichtshaut älterer Leute, und auch KYRLE (f), der früher die Auffassung von SCHOONHEID geteilt hatte, hat durch Vergleich mit den Elasticaveränderungen bei der senilen und präsenilen Dystrophie feststellen können, daß die Veränderungen an Elastica und Kollagen etwas Sekundäres sind und „sicher nicht zu der durch den spezifischen Insult gesetzten Erstlingsalteration gehören". Wie schon oben erwähnt wurde, ist neben der Degeneration des Fasersystemes die Erweiterung der Blut- und Lymphgefäße ein wesentliches Symptom der Veränderungen im Stratum papillare. Schon UNNA bringt diese Dilatation in ursächliche Beziehung zu dem Schwunde des kollagenen Gewebes und KYRLE (f) spricht von der physikalisch-chemischen Strukturänderung des Stromas, das infolgedessen gleichsam zu weich geworden wäre, um der Gefäßpulsation mit Erfolg Widerstand zu leisten; er sieht also die Veränderungen des elastischen und kollagenen Gewebes als das Primäre und die Blut- und Lymphgefäßerweiterungen als deren Folge an. Das Ödem des Papillarkörpers ist graduell sehr verschieden. Es ist häufig so stark, daß es, wie schon oben berichtet wurde, auf das Epithel übergreift. Ist es nur gering, dann ist im histologischen Bilde manchmal ein schmales, klares, homogenes Band zwischen Cutis und Epidermis zu sehen, das HOLDER zuerst beschrieben und für eine Art von hyaliner Degeneration gehalten hat, während LEWANDOWSKY diese Erscheinung auf das Ödem zurückführt.

Veränderungen der Blutgefäße, und zwar sowohl innerhalb wie außerhalb der Infiltrate, sind mehrfach beschrieben worden in Form der Endarteriitis und der Thrombose (LELOIR, LENGLET, HOLDER, FORDYCE), werden aber von UNNA, SCHOONHEID, JADASSOHN (a), LEWANDOWSKY ganz abgelehnt. Nur geringe Schwellung und Vermehrung des Endothels wurde auch von ihnen festgestellt. In diesem Zusammenhang muß auch die von UNNA und BURI beschriebene „zentrale Kanalisierung" der Infiltratherde erwähnt werden. Es handelt sich um eine enorme Erweiterung der Saftspalten und Lymphgefäße innerhalb der Herde, und zwar nur in ihrem mittleren Teile. Es entsteht ein darmähnlich gewundenes System von Röhren, die weder regelmäßig cylindrisch, noch von einem kontinuierlichen Endothel ausgekleidet sind. Die Räume sollen sich aus der inselartigen Einschmelzung der zelligen Territorien bilden. Wie schon

JADASSOHN (a) betont hat, haben er und die meisten Nachuntersucher die Angaben UNNAs nicht bestätigen können. Nur WARDE und ROTH haben teilweise ähnliche Befunde erhoben.

Die krankhaften Veränderungen der drüsigen Hautorgane spielten früher eine große Rolle. Von seinen klinischen Beobachtungen („Seborrhoea congestiva") ausgehend, sah F. HEBRA den Anfang des Lupus erythematodes in einer Erkrankung der Talgdrüsen. Unter diesem Einfluß gingen die ersten Untersucher wie NEUMANN, GEDDINGS, KAPOSI, an die histologische Prüfung heran und fanden, da die perivaskulären Cutisherde sich häufig an den Gefäßen der Talgdrüsen bilden, die Ansicht von HEBRA bestätigt. Schon bald regte sich aber der Widerspruch (GEBER, THIN) und das Vorkommen des Lupus erythematodes an Hohlhänden und Schleimhäuten zeigte die Unmöglichkeit der Auffassung. Während nun aber P. G. UNNA so weit geht, jede Hyperplasie oder Hypertrophie der Talgdrüsen zu leugnen, und JADASSOHN (a) sich diesem Standpunkt anschließt, haben doch zahlreiche andere Untersucher hypertrophische Drüsen nachweisen können, so auch LEWANDOWSKY, der die Ursache ausschließlich in dem Verschluß des Follikelhalses durch die Hyperkeratose sieht. Einigkeit herrscht darüber, daß die Talgdrüsen allmählich zugrunde gehen. Aber während UNNA dies ausschließlich auf eine Verfettung der Drüsenzellen infolge des Verschlusses des Ausführungsganges zurückführt, haben andere, wie GEBER, MIETHKE WALDO, JADASSOHN (a), LEWANDOWSKY, durch die histologische Untersuchung die Überzeugung gewonnen, daß UNNAs Auffassung zwar für einen Teil der Fälle zutrifft, daß aber in anderen Fällen die Drüsen durch den Druck des dicht umschließenden Infiltrats zugrunde gehen, wobei dann noch vielfach Leukocyten einwandern. Dasselbe, was von den Talgdrüsen gesagt wurde, gilt ceteris paribus auch von den Schweißdrüsen. Häufig in einen Infiltratmantel eingebettet, im Ausführungsgang eine starke Keratose, sind die Drüsen meist erweitert, ihr Epithel in dem einen Fall üppig entwickelt, in dem anderen degeneriert. Erst jüngst hat WAKAMATSU (a, b) an 8 verschiedenen Fällen von Lupus erythematodes discoides die Richtigkeit der früheren Beobachtungen bestätigen können.

Im Endstadium des Lupus erythematodes, der Atrophie, hat die Hyperkeratose sich bedeutend zurückgebildet. Die Epidermis besteht nur noch aus 2—3 Schichten von Zellen. Sie sind meist platt und zeigen keinerlei Pigment. Dadurch erklärt sich die oft auffallend weiße Farbe der atrophischen Stellen. Die Cutis zeigt, bei völligem Verlust der elastischen Fasern, dichtgedrängte Kollagenfasern, das gewöhnliche Bild der Atrophie. JADASSOHN beschreibt als Degenerationsprodukte „unregelmäßig fädige, bald sehr langgezogene, bald an Bindegewebsspindelkerne erinnernde Gebilde, in oft dichtester Aneinanderlagerung mit bizarrsten Formen". Sie finden sich hin und wieder in geringen Mengen in den Infiltraten, stellenweise aber sind die Infiltratmassen ganz oder fast ganz in sie übergegangen. An Stellen, wo die Infiltrate an Epithel anstoßen, findet man diese Zellen auch vereinzelt zwischen den Epithelien. Die Herkunft dieser Zellen ist noch nicht geklärt. Nach einer persönlichen Mitteilung ist JADASSOHN der Überzeugung, daß es sich um Kernprodukte handelt, und zwar von Kernen, die vielleicht durch den pathologischen Prozeß so weit verändert sind, daß sie bei mechanischer Einwirkung diese eigentümlichen Formen annehmen, die UNNA speziell beim Rotz beschrieben und „Chromatotexis" genannt hat; sie kommen jedenfalls bei allen an Entzündungsstellen reichen Geweben vor. Hin und wieder sieht man in der Cutis Anhäufungen von Pigment, die im klinischen Bilde den in die weiße Narbe eingesprengten braunen Flecken entsprechen. Von diesen Pigmentflecken sind streng zu unterscheiden die von C. A. HOFFMANN (b, c) und KERL (c) beobachteten gelbbräunlichen Knötchen, die einem dichten Infiltrat von kleinen Lymphocyten in der Tiefe der Cutis entsprechen. Wiederum in anderen Fällen ist die Grundlage für die braunen Flecken nur in der kolloiden Degeneration zu suchen.

Die akuten Formen des Lupus erythematodes entsprechen in ihrem histologischen Bild grundsätzlich der chronischen Form. Nur treten manche Symptome stärker hervor, während andere weniger deutlich ausgeprägt sind. Das Ödem des Stratum papillare ist vielfach besonders stark ausgebildet, reicht nach unten bis in die subpapilläre Schicht und geht nach oben in das auf wenige Zellagen verdünnte Epithel über. So erklärt es sich nach EHRMANN und FALKENSTEIN leicht, daß nach Entfernung der hyperkeratotischen Schuppen Serum austritt, also klinisch das Symptom des Nässens sich zeigt. In anderen Fällen tritt das Ödem des Papillarkörpers so brüsk auf, daß das Epithel von der Cutis abreißt und dadurch eine Blase entsteht (LEWANDOWSKY). In wieder anderen Fällen bildet sich die Blase innerhalb des Epithels (REITMANN und v. ZUMBUSCH). In gleicher Weise wie das Ödem sind auch die degenerativen Veränderungen der kollagenen und der elastischen Fasern schon frühzeitig stark ausgeprägt. Im Gegensatz dazu sind — darauf wurde schon von verschiedenen Seiten, auch von EHRMANN und FALKENSTEIN hingewiesen — nach den jüngsten Untersuchungen von GRÜTZ die perivaskulären und periglandulären Infiltrate viel unbedeutender entwickelt, als bei der chronischen Form. Ja, im Stadium der frischen Exazerbationen können sie sogar völlig fehlen. Da nach MARCHAND u. a. feststeht, daß die Zellen der entzündlichen Infiltrate histogen überwiegend aus dem Mesenchym entstehen, so vermutet GRÜTZ, daß es sich beim akuten Lupus erythematodes um eine sehr weitgehende funktionelle Insuffizienz des Mesenchyms handeln könne. Sind aber doch Infiltrate vorhanden, so zeigen sie genau dieselbe einheitliche Zusammensetzung aus den kleinen, protoplasmaarmen Lymphocyten, wie dies für die chronische Form mehrfach geschildert wurde. Auch EHRMANN und FALKENSTEIN bestätigen dies, nur in einem Falle haben sie in großen, perifollikulären Infiltraten außer Lymphocyten, Mastzellen und vereinzelten Plasmazellen noch Gruppen von Zellen gesehen, die das Aussehen von epitheloiden Zellen haben.

Auch der Lupus erythematodes der Mundschleimhaut unterscheidet sich im histologischen Bilde nur unwesentlich von den Efflorescenzen der äußeren Haut. Für die chronische Form betont KREN (c) ausdrücklich, daß die Erkrankung auf der Haut wie auf der Schleimhaut ziemlich analoge Gewebsveränderungen setzt. Das Cutisinfiltrat befällt nach seinen Feststellungen auch hier weniger die Papillarschicht und entwickelt sich erst im Stratum subpapillare zu seiner vollen Stärke. P. HASLUND (c) hat allerdings im Gegensatz hierzu die Infiltrate gerade im Papillarkörper besonders stark ausgebildet gesehen. Teilweise durchsetzten sie die Cutis in ihrer ganzen Breite. Sie scheinen in der Schleimhaut überhaupt mehr diffus zu sein, nur an einem anscheinend ganz frischen Herde fand HASLUND sie perivaskulär angeordnet. Die Infiltrate setzen sich nach KREN und HASLUND hauptsächlich aus Rundzellen zusammen. Dazwischen kann man aber noch immer Bindegewebszellen unterscheiden. Vereinzelt finden sich epitheloide und Mastzellen. KREN sah nie Plasmazellen, PAUTRIER und FAGE, sowie HASLUND nur sehr wenige, auch hebt er ausdrücklich das Fehlen von Riesenzellen hervor. Regelmäßig finden sich Erweiterungen der Blutgefäße, die graduell sehr verschieden stark sein können. Die degenerativen Vorgänge am Fasersystem scheinen weniger stark ausgeprägt zu sein als auf der äußeren Haut. Die auffallendste Veränderung des Epithels besteht in der Umbildung der obersten Reihen zu einer parakeratotischen Hornschicht. PAUTRIER und FAGE haben dies zuerst festgestellt und KREN wie P. HASLUND fanden dieselbe Erscheinung in allen ihren Fällen. Im übrigen zeigt das Epithel ein Ödem von wechselnder Stärke, ist stellenweise, namentlich über den infiltrierten Papillen, stark verdünnt und weist an anderen Stellen wiederum eine ausgesprochene Akanthose auf.

Diesen Symptomenkomplex hat CALLOMON für einen isolierten Schleimhautherd am harten Gaumen bestätigen können und ebenso FINNERUD (a) für folgenden sehr merkwürdigen Fall. Bei einem Kranken mit chronischem Lupus erythematodes des Gesichts stellte sich nach einer Krysolgankur, die auf die Hauterscheinungen günstig einwirkte, ohne vorhergehende Stomatitis ein Lupus erythematodes fast der gesamten Mundschleimhaut ein, der bei einer 3 Wochen nach Beginn vorgenommenen histologischen Untersuchung die oben angeführten Symptome zeigte.

Man wird als Endergebnis der histologischen Betrachtung feststellen können, daß zwar die einzelnen Symptome nichts Typisches an sich haben, daß aber die Gesamtheit der Veränderungen, sowie ihre örtliche Anordnung ein immerhin charakteristisches Bild ergeben, das vor allem differentialdiagnostisch von hohem Werte sein kann.

Vorkommen.

Der Lupus erythematodes kommt bei beiden Geschlechtern vor, doch überwiegt nach allgemeiner Übereinstimmung das weibliche Geschlecht. JADASSOHN (a) hat bei 639 aus der Literatur zusammengetragenen Einzelfällen ein Verhältnis von 3 : 1 berechnet. Zu demselben Ergebnis kommen MAC LEOD (l) sowie HELMUTH FREUND. SEQUEIRA (m) hat unter seinen Kranken sogar 5mal mehr Frauen als Männer, ROST (b) dagegen unter 150 eigenen Fällen nur die doppelt so große Anzahl von Frauen. Von 225 Lupus erythematodes-Kranken, die ich in den 10 Jahren von 1917—1926 in Behandlung hatte, waren 164 weiblichen und nur 61 männlichen Geschlechts. Um so auffallender ist es, daß EHRMANN und FALKENSTEIN bei 130 eigenen Beobachtungen 68 Frauen und 62 Männer, also doch ungefähr die gleiche Zahl bei beiden Geschlechtern zählten. Diese Unstimmigkeit wird von ihnen selbst dadurch erklärt, daß ihr Krankenmaterial überhaupt aus einer viel größeren Anzahl von Männern als von Frauen besteht.

Beim akuten Lupus erythematodes überwiegen die Frauen in noch viel höherem Maße. Unter den 134 diagnostisch einwandsfreien Fällen, die EHRMANN und FALKENSTEIN aus der gesamten Literatur zusammengestellt haben, stehen 110 Frauen 24 Männern gegenüber. Man wird also doch wohl von einem gesetzmäßigen Überwiegen des weiblichen Geschlechtes sprechen dürfen. Worauf diese Erscheinung beruht, wird wohl so lange problematisch bleiben, als die Ätiologie der Erkrankung nicht einwandsfrei geklärt ist. Im nächsten Kapitel wird über die Frage noch zu sprechen sein.

Der Lupus erythematodes kann in jedem Lebensalter beginnen, ist aber im allgemeinen eine Krankheit der Erwachsenen. Die Angaben von JADASSOHN (a), der auf Grund einer Zusammenstellung errechnet hat, daß das Leiden am häufigsten zwischen dem 20. und 40. Lebensjahr auftritt, werden allgemein geteilt. Erst kürzlich allerdings hat H. FREUND, der das Material der Berliner Hautpoliklinik statistisch verarbeitet hat, feststellen können, daß das Prädilektionsalter, berechnet aus der Beziehung der absoluten Zahlen zu dem Altersaufbau der Berliner Bevölkerung, zwischen 30 und 50 Jahren liegt, während das dritte Lebensjahrzehnt eine etwas geringere Verhältniszahl aufweist. Doch kann, wie aus einer Reihe von Mitteilungen hervorgeht, der Beginn schon im zartesten Kindesalter erfolgen. Dabei überwiegt, wie GALEWSKY (a) in einer Zusammenstellung gezeigt hat, das weibliche Geschlecht in demselben Maße, wie dies im erwachsenen Alter der Fall ist. Bis vor kurzem galten 2 Jahre

(Róna: 3 Mädchen) als unterste Grenze. In letzter Zeit sind aber 3 Fälle, je ein Fall von Abramowitz, von Schamberg und Wright sowie von Pardo-Castello und Mestre mitgeteilt, in denen die Erkrankung im 1. Lebensjahr begonnen haben soll. Andererseits kann der Lupus erythematodes nicht nur bis ins höchste Lebensalter fortdauern, sondern er kann auch noch nach dem 60. Lebensjahre erst seinen Anfang nehmen (Th. Veiel 63, Perutz [e] 66, E. Wilson 71, Liebrecht 73, de Beurmann und Laroche 74). Die Dauer des Lupus erythematodes ist eine unbegrenzte, d. h. er kann jahrzehntelang bestehen bleiben. Jeder erfahrene Dermatologe kennt solche Fälle. Ein Kranker von E. Wilson litt 45 Jahre, ein anderer, den Löwenfeld (b) beobachtete, 30 Jahre an der Krankheit.

Als Familienkrankheit ist der Lupus erythematodes sehr selten. Von sicheren Beobachtungen erwähne ich Róna (2 Schwestern), Róna (Bruder und Schwester), Jadassohn (Bruder und Schwester, beide tuberkulös), Truffi (3 Schwestern), Cohn (Bruder und Schwester), Grütz (1 Bruder an Lupus erythematodes acutus gestorben, 1 Bruder Lupus erythematodes chronicus), Sidlick (zwei Schwestern), Michelson [c] (Bruder und Schwester). An eigenen genau beobachteten Fällen kann ich beifügen: 2 Schwestern aus tuberkulös stark belasteter Familie, die eine wahrscheinlich Lungentuberkulose, ferner Vater und Tochter, beide ganz gesunde Menschen. Außer den schon von Jadassohn (a) als zweifelhaft bezeichneten Angaben erscheinen mir als nicht gesichert die seither veröffentlichten Fälle von Hutchinson (3 Brüder) und Mandel (2 Brüder).

Die geographische Verbreitung des Lupus erythematodes ist zweifellos eine ganz verschiedene. In den tropischen Ländern ist er nach Brocq (a) unbekannt, nach den Erfahrungen von Castellani, Chalmers und Prout (zitiert nach Lewandowsky) wenigstens äußerst selten. Vor kurzem hat Noël den ersten Fall veröffentlicht, der bei einer Eingeborenen Südindiens, einer schwarzen Hindufrau, beobachtet wurde. Auch Mac Leod (n), sowie Lenglet betonen, daß er im nördlichen Europa mit seinem kalten feuchten Klima häufiger sei als in trockenen tropischen Ländern. In Brasilien ist er, wie Rabello berichtet, ganz besonders selten. Besteht also wohl zweifellos die Anschauung zu Recht, daß das Leiden in den eigentlich tropischen Ländern zu den größten Seltenheiten gehört, so kann andererseits nicht anerkannt werden, daß es, wie auch Lenglet meint, vorwiegend in den feuchtkalten nördlichen Ländern vorkommt. Denn beispielsweise in Griechenland (Kelemenis) und an der ligurischen Riviera (Truffi) ist der Lupus erythematodes sehr verbreitet.

Nun haben Leslie Roberts, sowie Freshwater betont, daß das Verbreitungsgebiet des Lupus erythematodes ein anderes sei, als das des Lupus vulgaris, und Truffi hat auf die große Häufigkeit des Lupus erythematodes in der Gegend von San Remo hingewiesen, das doch als Platz für Tuberkulose-Rekonvaleszenten bekannt sei. Auch R. Spitzer vertritt, auf Grund der Arbeit von Voirol und der Statistiken aus den Vereinigten Staaten von Nordamerika, in denen, wie in Rußland, der Lupus erythematodes viel häufiger ist, als der Lupus vulgaris, die Auffassung, daß das Vorkommen des Lupus erythematodes von dem des Lupus vulgaris unabhängig sei. Dafür spricht auch, daß in Japan der Lupus erythematodes nicht allzuselten ist, der Lupus vulgaris dagegen kaum vorkommen soll. Andererseits fand M. Winkler in der Zentralschweiz Lupus vulgaris und Lupus erythematodes ungefähr gleich häufig, ja den letzteren sogar noch öfter. Und in der Berner Klinik, in der doch bekanntlich sehr viele Fälle von Hauttuberkulose und Tuberkuliden zur Beobachtung kommen, haben Jadassohn (a) und Lewandowsky den Lupus erythematodes sehr häufig gesehen. Damit decken sich, obwohl ich statistische Angaben nicht zu machen vermag, meine eigenen Beobachtungen in

Württemberg: Viel Lupus vulgaris, viel Lupus erythematodes. Und dasselbe gilt für Wien nach den Beobachtungen von EHRMANN und FALKENSTEIN. Die Krankheit scheint bei allen Menschenrassen vorzukommen, für die gelbe Rasse bestätigen das eine Reihe japanischer Mitteilungen. Bei den Negern in Nordamerika kommt sie auch vor (H. FOX [h], BECHET [k] und viele andere), wird aber wegen der Schwierigkeit der Diagnose wohl häufig nicht erkannt.

Von einer Reihe deutscher Autoren wird in den letzten Jahren ein Häufigerwerden des Lupus erythematodes berichtet, so von H. MÜLLER (c) für die Gegend von Mainz, von MARTENSTEIN (d) für Schlesien, von E. HOFFMANN (k) für die Rheinlande. Für Württemberg kann ich dies gleichfalls bestätigen. Der Gedanke liegt nahe, diese von den verschiedensten Gegenden Deutschlands berichtete Zunahme in ursächlichen Zusammenhang mit den gesundheitlichen Kriegs- und Nachkriegsschäden zu bringen. Doch könnte wohl nur eine auf breitester Grundlage aufgestellte Statistik eine Klärung dieser Frage bringen.

Der Lupus erythematodes kommt bei allen sozialen Schichten vor. Ich stimme darin mit MAC LEOD (n) völlig überein. Auch die verschiedensten Berufsarten sind unter meinen Kranken vertreten und ich kann trotz einer ausgedehnten bäuerlichen Klientel ein Überwiegen der ländlichen Bevölkerung, wie dies schon von den verschiedensten Seiten angegeben wurde, nicht bestätigen. Mit dieser Feststellung soll natürlich nicht bestritten werden, daß gewisse berufliche Schädigungen prädisponierend oder auslösend wirken können. H. FREUND kommt bei dem Berliner Krankenmaterial zu denselben Ergebnissen.

Ätiologie.

Bei der Frage nach der Entstehung des Lupus erythematodes haben von jeher eine Reihe prädisponierender Momente eine große Rolle gespielt. Daß Lebensalter, Geschlecht, Klima, von wesentlicher Bedeutung sein können, haben wir oben gesehen. Nach HUTCHINSON sollen blonde Menschen verhältnismäßig häufiger erkranken und nach MAC LEOD (i) kommt die diskoide Form besonders bei hellen Häuten vor. Für mein Beobachtungsgebiet, in dem Blonde und Brünette reichlich gemischt sind, habe ich den Lupus erythematodes bei beiden ziemlich gleichmäßig angetroffen. Allerdings sah ich die oberflächliche, zu rascher Ausdehnung neigende Form des Erythema centrifugum vorwiegend bei blonden, blauäugigen Individuen mit zarter und reizbarer Haut.

Allgemeine Übereinstimmung herrscht darüber, daß fehlerhafte Blutzirkulation, namentlich in den peripheren Gefäßen, von Bedeutung sein kann. Da sind oft Herzleiden, Anämie, allgemeine Körperschwäche mit im Spiele. Menschen mit immer kalter Nase, mit kalten Ohren, Füßen und Händen, mit den verschiedenen Formen der Akroasphyxie haben entschieden eine erhöhte Neigung zu Lupus erythematodes. SEQUEIRA und BALEAN, WARDE, FRESHWATER, machen in diesem Zusammenhang auf das häufige Vorkommen von Perniones bei Lupus erythematodes aufmerksam. Ich gestehe offen, daß ich früher auch häufig diese Kombination feststellen zu können geglaubt habe. Aber allmählich bin ich durch genaue Beobachtung der klinischen Entwicklung zu der Überzeugung gekommen, daß es sich in den meisten Fällen bei diesen „Frostbeulen" nicht um Perniones, sondern tatsächlich um Lupus erythematodes handelt. Es ist allerdings zuzugeben, daß die Differentialdiagnose, namentlich bei nur ein- oder zweimaliger Besichtigung, ohne histologische Untersuchung oft schlechterdings unmöglich ist. Schon oben wurde berichtet, daß eine ganze Reihe von Autoren das gleichzeitige Vorkommen von Lupus erythematodes und RAYNAUDscher Krankheit beobachtet haben.

Seit Hebra und Kaposi wird der Seborrhöe und der Rosacea von vielen Seiten eine wesentliche prädisponierende Bedeutung zugewiesen. Ehrmann und Falkenstein sprechen von einem direkten Übergang von Rosacea in Lupus erythematodes. Sladkowitsch (a) hat sogar jüngst auf Grund dieses Zusammenhangs eine besondere Heilmethode ausgedacht (s. Kapitel „Behandlung"). Auch seborrhoisches Ekzem wird mehrfach als Vorstufe des Lupus erythematodes erwähnt. Wenn auch die seborrhoischen Prozesse in manchen Fällen eine prädisponierende Rolle spielen mögen, so kann dies keineswegs als Regel gelten und, wenn Jadassohn bezüglich des „seborrhoischen Ekzems" die Frage aufwirft, ob es sich nicht vielleicht dabei schon um ein Anfangsstadium des Lupus erythematodes gehandelt hat, so möchte ich auf Grund einer Reihe genau beobachteter Fälle dieselbe Frage für die Rosacea stellen.

Von einzelnen Organen werden die weiblichen Genitalien am häufigsten in Beziehung zum Lupus erythematodes gebracht und damit zum Teil das Überwiegen der Krankheit beim weiblichen Geschlechte zu erklären versucht. Miethke und W. Fox (a) sahen Verschlimmerung zur Zeit der Menses, Perrin Auftreten bei ausbleibender Menstruation. Werther (g) stellte bei einer 37jährigen Frau, die seit 4 Jahren nicht mehr menstruiert hatte und seit dieser Zeit an Lupus erythematodes leidet, fest, daß die kranken Stellen sich regelmäßig in den Tagen mehr röten, an denen die Menses eintreten sollten. Bei zwei Kranken von Fordyce verschwand der Lupus erythematodes während der Schwangerschaft, um bei der einen nach der Niederkunft wieder aufzuflammen. Auch With (d) beobachtete Verschlimmerung post partum. Im Gegensatz hierzu sahen Roederer und Lix rasche Ausbreitung während der Gravidität, Löwenberg Besserung nach Abortus. Auch bei Fällen von akutem Lupus erythematodes wurden Beziehungen zur Schwangerschaft beobachtet: Auftreten und rasche Verschlimmerung während dieser Zeit (J. Mayr [c], Broers), Verschlimmerung und dann rasche Besserung nach eingetretenem Abort (Hachez). Von Buri wurde der Beginn des chronischen Lupus erythematodes im Klimakterium festgestellt, von Brocq in der Pubertät, in anderen Fällen (Pringle Breda, Jadassohn [a]) trat die Krankheit nach Kastration auf. Diese Angaben, so widersprechend sie im einzelnen sein mögen, machen doch gewisse, wenn auch noch völlig ungeklärte Beziehungen zwischen der weiblichen Genitalsphäre und dem Lupus erythematodes wahrscheinlich. Dafür sprechen auch zwei Sektionsergebnisse von Davydovskij, der bei zwei Frauen eine vorzeitige Sklerose der Ovarien fand.

Daß das Auftreten des Lupus erythematodes nach Grippe (Blaschko, Kenedy [c]) und nach Intoxikationen (Warde) beobachtet wurde, berichte ich nur der Vollständigkeit halber.

Neben den prädisponierenden sind die auslösenden Momente in der Pathogenese des Lupus erythematodes von großer Bedeutung, in erster Linie Sonnenlicht und Frost. Es ist schon lange und von den verschiedensten Seiten darauf hingewiesen worden, daß unter den Kranken eine sehr große Anzahl beruflich diesen Schädigungen ausgesetzt war. Wenn ich auch, wie schon erwähnt, ein Überwiegen der ländlichen Bevölkerung für mein Krankenmaterial abgelehnt habe, so muß ich doch Rost unbedingt recht geben, der bei dem Material der Freiburger Klinik eine ganz ausgesprochen stärkere Beteiligung der Berufsarten feststellte, die im Freien ausgeübt werden. Für diese auch von anderer Seite bestätigte Erscheinung wird in erster Linie die Sonnenbelichtung verantwortlich gemacht. Schon Cazenave hat betont, daß er den Lupus erythematodes häufig bei Postillionen gesehen habe, die ganze Tage lang dem Sonnenlicht ausgesetzt waren. Einzelne Autoren, wie Hutchinson, Warde, Jackson, Möller sind so weit gegangen, den Lupus erythematodes direkt als Lichtdermatose anzusprechen. Aus der großen Anzahl von mitgeteilten Einzelfällen erwähne ich nur: Ausbreitung im Gesicht und am Rumpf, soweit er vom Badeanzug nicht bedeckt war (ORMSBY und MITCHELL [b]), in gleicher Weise bei einem ausgeschnittenen Kleid (SCHOENHOF [f]), desgleichen beim Golfspiel (PUSEY [c]), nach Gletscherbrand bei einer rothaarigen Frau mit auffallend weißer Haut (PULAY), Aufflammen eines längst geheilten Lupus erythematodes der Stirne nach Sonnenerythem (WITH [c]), Auftreten unmittelbar nach einer Bodenseefahrt mit starker Sonnenbelichtung (eigene Beobachtung), akute Ausdehnung eines lokalisierten Lupus erythematodes über das ganze Gesicht im Hochsommer innerhalb von 5 Tagen (ROEDERER). Eine Häufung der Erkrankungen im Frühjahr stellte WERTHER (e) fest, GALEWSKY (c) Verschlechterung im Sommer, Besserung im Winter, ebenso LEHNER, PAROUNAGIAN (b) regelmäßige Besserung im Winter. Sehr interessant sind die Beobachtungen von HAXTHAUSEN (b) an 103 Fällen des dänischen Reichshospitals: Er fand, daß die Exazerbationen an Häufigkeit genau in dem Maße zunehmen, wie die chemische Intensität der Sonne wächst und stellte als Kulmination für Beides in Kopenhagen den Monat Juni fest. Für Berlin steigt nach den Berechnungen von H. FREUND die Kurve der Zugangszahlen im März scharf an, erreicht im Mai und Juni ihre Höhe und fällt im Juli wieder ab. Von der experimentellen Seite her wurde die Frage durch GROSZ und VOLK angegangen. Von der später noch zu erörternden Annahme des ätiologischen Zusammenhangs des Lupus erythematodes mit Tuberkulose ausgehend, suchten sie, die auch von ihnen anerkannte Lichtempfindlichkeit des Lupus erythematodes zu klären. Durch intracutane Einspritzungen von abgetöten Tuberkelbacillen konnten sie bei Meerschweinchen die Empfindlichkeit der Haut für ultraviolettes Licht erhöhen und ebenso gelang es, durch Übertragung virulenter Tuberkelbacillen auf die Tiere die Haut lichtempfindlicher zu machen. Sie schließen aus ihren Versuchen, daß eine ähnliche durch Bakterienwirkung hervorgerufene Sensibilisierung der Haut für Licht auch bei Lupus erythematodes in Frage kommen könne. Im Sinne einer Photosensibilität spricht auch der Nachweis von Porphyrin in Urin und Kot, der RANDAK (d) und ebenso HOFMANN, ferner FUHS (e) bei einer gegen Sonnen- und Quarzlampenlicht überempfindlichen Kranken gelungen ist. PULAY kommt auf Grund von Stoffwechseluntersuchungen bei einer Kranken zu der Anschauung, daß der Lupus erythematodes eine Lichtdermatose bei einem mit Harnsäure übersättigten Organismus sei; KOLJADA (b) kommt zu demselben Ergebnis; eine Auffassung, die bisher von keiner anderen Seite bestätigt wurde. FALCHI hat den Totalgehalt des Blutes an Ca beim Lupus erythematodes normal gefunden.

Auch nach Bestrahlungen mit künstlichem Licht kann Lupus erythematodes auftreten, oder, bei schon bestehender chronischer Form, heftig exazerbieren. Dies wurde bei Kohlenbogenlicht von WITH (b, f) beobachtet, besonders aber nach Bestrahlungen mit Höhensonne oder Quarzlampe. Ich erwähne nur die Fälle von E. HOFFMANN (e), JESIONEK, HASLUND (zitiert bei WITH [f]), FUHS (a), WISE (e), WINTERNITZ (g, h), BECHET (h).

Es darf nach diesen Ausführungen wohl kaum daran gezweifelt werden, daß das Licht, das natürliche wie das künstliche, bei der Entstehung des Lupus erythematodes von Bedeutung sein kann. Die Anschauung aber, daß das Licht etwa den ätiologischen Faktor darstelle, ist abzulehnen. Denn die gewöhnliche Folge einer zu starken Belichtung ist eben eine Dermatitis und, wenn im Verhältnis zu der namentlich im Zeitalter des Sports ganz ungeheuren Zahl von Sonnenverbrennungen nur in den seltensten Fällen aus der Dermatitis ein Lupus erythematodes sich entwickelt, so muß da außer dem Lichte noch ein weiterer, und zwar der wesentliche Faktor, vorhanden sein, der das typische

Krankheitsbild entstehen läßt. So können wir dem Lichte nur eine auslösende Wirkung zuschreiben und müssen annehmen, daß es die starke Reizung der Haut ist, die sowohl die Entstehung wie die Verschlimmerung der Krankheit begünstigt. Ja, man wird sogar die Frage aufwerfen dürfen, ob nicht auch bei den scheinbar spontan nach Belichtung entstandenen Fällen doch schon unscheinbare Herde von Lupus erythematodes vorher vorhanden waren, die eben übersehen worden waren. Dies scheint die Ansicht von MAC LEOD (n) zu sein, denn er stellt fest, daß er zwar sehr häufig eine Verschlimmerung des Lupus erythematodes, nie aber seine Entstehung durch Licht beobachtet habe.

Wie das Licht, so kann auch der *Frost* nur als auslösendes Moment angesehen werden. Da wir gesehen haben, daß schlechte Blutzirkulation einer der wichtigsten prädisponierenden Faktoren ist, so läßt sich wohl verstehen, daß die blutgefäßschädigende Wirkung des Frostes die Entstehung der Krankheit begünstigt. Manche Autoren, namentlich soweit sie den Lupus erythematodes als Lichtdermatose ansehen, lehnen die Wirkung des Frostes ab. Sie kommt aber zweifellos vor. TH. VEIEL hat stets betont, daß er den Lupus erythematodes nie so häufig habe auftreten sehen, wie nach dem berüchtigt strengen Winter 1879/80. MORRIS und FOX, MOBERG (f), CALLOMON (a), haben gleichfalls im Anschluß an Frost das Auftreten der Krankheit gesehen. Ich habe es bei einem Steinbrucharbeiter feststellen können. H. FREUND hat an dem großen Material der Berliner Hautpoliklinik eine erhebliche Vermehrung der Zugänge nach besonders kalten Wintern nachweisen können.

Zusammenfassend wird man sagen dürfen, daß ein Teil der Kranken im Sommer mehr gefährdet ist, ein anderer Teil mehr im Winter. Empfindliche, reizbare Haut disponiert mehr zur Lichtschädigung, bei mangelhafter Blutzirkulation dagegen wird der Frost leichter seine Wirkung ausüben können.

Neben Licht und Frost sind noch die verschiedensten äußeren Reize und Traumen als auslösende Faktoren angesehen worden. Bei den oft recht dürftigen Angaben, die sich vielfach nicht auf eigene Beobachtungen, sondern auf Mitteilungen der Kranken stützen, ist es meist recht schwer, sich im einzelnen ein Urteil zu bilden. Aus der Fülle der mitgeteilten Einzelfälle will ich nur folgende erwähnen: Insekten-, Moskito-Stiche (M. MORRIS, GR. LITTLE, MAC LEOD [c], SASAKI [a], ZEISLER [g], ein eigener Fall), Bienenstiche (GRÜTZ), Blutegelstiche (TH. VEIEL), Verbrennungen mit Streichhölzern, heißem Fett u. ä. (WARDE, KAPOSI, SIEMENS, KING-SMITH), Granatsplitterverletzung (2 Fälle von THIBIERGE [b]), Verletzung beim Rasieren (SIMPSON [a], SCHOENHOF [n]), Paraffininjektion (WILLIAMS [a]). In 7 Fällen führt KING-SMITH die Entstehung des Lupus erythematodes auf eine im Kriege erworbene, durch Senfgas hervorgerufene Dermatitis zurück. Bei 4 von diesen 7 Gasfällen sah er selbst noch die akute Dermatitis der Gesichtshaut und konnte beobachten, wie sich daraus typische Herde von Lupus erythematodes entwickelten. Bei dem Seemann, dessen Lupus erythematodes BURKE (b) auf hochgradige Aufregung bei einem Torpedoangriff zurückführt, handelt es sich wohl um eine Rentenneurose. Auch bei schon bestehendem Lupus erythematodes wird häufig eine Verschlimmerung durch äußere Reize herbeigeführt, besonders durch Heilmittel (siehe Kapitel „Behandlung"). Hier sei nur erwähnt, daß dies auch bei Röntgenbestrahlungen öfters beobachtet wurde, so von SCHIFF und FREUND, WISE (e), LITTLE (g), FRÜHWALD (c), nach Radium von BAUER-JOKL. Besonders merkwürdig ist der Fall von MAC KEE (i), der bei bestehendem Lupus erythematodes die mediastinalen Lymphdrüsen von vorn und hinten bestrahlte und in diesen vorher ganz gesunden Gebieten auf Brust und Rücken eine akute Aussaat von Lupus erythematodes-Herden auftreten sah. Der Einfluß der Jahreszeiten wurde schon oben besprochen, hier sei nur noch der Einwirkung feuchtwarmer

Witterung, der „Treibhausluft“ gedacht, die bei einem Kranken von MILLITZER heftige Rückfälle hervorrief. Bei Lupus erythematodes der Schleimhaut spielt auch das Rauchen, wie ja schließlich bei jeder Entzündung der Mundschleimhaut eine Rolle (LUSTGARTEN, CAPELLE). Ich habe kürzlich bei einem starken Pfeifenraucher nach völliger Abheilung des Lupus erythematodes durch ein Goldpräparat einen Rückfall gesehen, der ausschließlich die Unterlippe betraf.

Wir kommen nun zu der Frage der Ätiologie. Seit BESNIER im Jahre 1889 die These von der skrofulös-tuberkulösen Natur des Lupus erythematodes aufgestellt hat, ist ein wissenschaftlicher Kampf um die Beziehungen des Lupus erythematodes zum Tuberkelbacillus entbrannt, der heute noch weitergeht. Während die französische Schule sich beinahe einhellig der Auffassung von BESNIER angeschlossen hat, hat KAPOSI sie heftig bekämpft. Neuerdings jedoch haben die Wiener, unter Führung von ULLMANN und EHRMANN, die tuberkulöse Ätiologie am lebhaftesten vertreten. JADASSOHN (a) kam in seiner Monographie im Jahre 1904 zu dem Schlusse, „daß er von einem gesetzmäßigen Zusammenhang des Lupus erythematodes mit der Tuberkulose nichts erkennen könne.“ Im Jahre 1913 neigt er (e) zu der Anschauung, daß es Fälle mit tuberkulöser Ätiologie und andere ohne Zusammenhang mit Tuberkulose gibt, daß also die Ätiologie keine einheitliche ist, und er schließt sich damit BROCQ an, für den der Lupus erythematodes eine „réaction cutanée“ ist. Auch ZIELER (a) ist dieser Ansicht. Während nun LEWANDOWSKY sich mehr der Auffassung von der tuberkulösen Ätiologie zuneigt, hat P. G. UNNA jüngst mit aller Deutlichkeit betont, daß der Lupus erythematodes „mit der Tuberkulose nichts anderes gemein habe, als einen vor 100 Jahren gegebenen, ähnlich klingenden Namen“.

Bei diesem großen Mangel an Übereinstimmung müssen nun in erster Linie die Gründe, die für oder wider die tuberkulöse Ätiologie sprechen, eingehend gewürdigt werden.

Von jeher ist die Häufigkeit von anderweitigen tuberkulösen Erkrankungen bei Lupus erythematodes teils bejaht, teils verneint worden. Zur Klärung der Frage wurden umfangreiche Statistiken aufgestellt. Schon die älteren Berichte divergieren in erheblichem Maße. So fanden SEQUEIRA und BALEAN nur 18%, TH. VEIEL 32,7%, W. PICK 42%, ROTH (für sein eigenes Material) 48%, JADASSOHN (VOIROL) 52,4%, BOECK 66% Tuberkulöser unter ihren Kranken. Aber auch die neueren, meist unter Zuhilfenahme der Röntgendiagnostik aufgestellten Statistiken gehen weit auseinander. An der Spitze stehen EHRMANN und FALKENSTEIN, die in 98% ihrer Fälle eine klinisch nachweisbare Tuberkulose fanden. KENEDY (a) stellte bei seinen Lupus erythematodes-Kranken in 95,7% tuberkulöse Erkrankungen fest, gegen 48,6% bei seinem übrigen dermatologischen Material. O. HOFFMANN gibt 94,9%, BERNHARDT (b) 88,5%, ULLMANN (e) 80% an, GOECKERMAN (a) 35,7%, also nur wenig mehr als bei Hautkrankheiten, die sicher nicht tuberkulöser Natur sind (32,1%), während er bei Tuberkuliden in 84% eine Tuberkulose innerer Organe klinisch nachweisen konnte. Ferner fand MARTENSTEIN (d) in 16,5% klinisch nachweisbare Tuberkulose (s. dagegen weiter unten die Ergebnisse der Tuberkulinreaktion bei denselben Kranken). RAMEL (b), der 102 Erythematodes-Kranke der Züricher Klinik eingehend prüfte, konnte in 72 Fällen = 70,5% Tuberkulose nachweisen, bei weiteren 11 = 10,7% bestand Verdacht auf Tuberkulose. M. WINKLERS Zahlen aus zehnjähriger Privatpraxis in der Zentralschweiz lauten: Sichere Anhaltspunkte für Tuberkulose in 46,4%, zweifelhaft in 14,3%, klinisch frei in 39,3% der Fälle. Bei 120 von MAC LEOD (n) beobachteten Kranken war nur in 6 Fällen Tuberkulose nachzuweisen und in 3 weiteren Fällen familiäre Tuberkulose. ORO (f) hat bei 100 Erythematodes-Kranken die Lungen röntgenologisch untersucht und in 83 Fällen Anhaltspunkte für Tuberkulose gefunden. Im Gegensatz dazu zeigten von 85 Kranken H. FREUNDs nur 22% sichere Tuberkulose der Lungen, weitere 24% waren verdächtig. Die Häufigkeit der tuberkulösen Familienerkrankung wird übrigens ebenso verschieden angegeben, wie in den obigen Statistiken.

Die Gründe für diese geradezu erschütternde Divergenz können verschiedener Art sein. Zunächst herrscht, trotz des klinisch unverkennbaren Bildes der typischen Fälle, doch eine gewisse Unsicherheit in der Diagnose. In manchen Ländern und in manchen Kliniken werden zum Lupus erythematodes auch atypische Fälle gerechnet, die anderswo nicht unter dieser Diagnose laufen. Sodann ist die Häufigkeit der Tuberkulose geographisch verschieden. Ferner geht aus den Statistiken nicht immer klar hervor, ob floride oder völlig abgeheilte Tuberkulose gemeint ist.

Es kann wohl kein Zweifel darüber herrschen, daß man aus den mitgeteilten Statistiken weder einen Beweis für, noch einen Beweis gegen die tuberkulöse Ätiologie des Lupus erythematodes konstruieren kann. Sollten derartige Statistiken von Wert sein, dann müssen sie künftig, wie RAMEL (b) mit Recht verlangt, nach einem einheitlichen Plane und nach einheitlichen Gesichtspunkten aufgestellt werden.

Sodann muß auf das gleichzeitige Vorkommen von Lupus erythematodes mit sicher tuberkulösen Hauterkrankungen hingewiesen werden, und zwar mit Tuberkuliden und mit Lupus vulgaris. Die Kombination mit Tuberkuliden ist nicht selten. EHRMANN und FALKENSTEIN haben sie bei 130 Kranken 10mal gesehen, RAMEL (b) bei 11 von 132 Kranken. Meist waren es papulo-nekrotische Tuberkulide, vereinzelt handelte es sich um Erythema induratum Bazin. Die Kombination mit Erythema induratum berichten außerdem AUDRY, EHRMANN und REINES, GALLOWAY und MAC LEOD, POLLAND, JADASSOHN (s. CIVATTE [a]), KYRLE (b), SCHIDACHI, HIRSCH, FORDYCE (d), MAC CORMAC (b), SACHS (k), FREUND (c), WERTHER (h). Außerdem erwähnt SCHIDACHI noch einige diagnostisch unsichere Fälle. Die Verbindung von Lupus erythematodes und Lichen scrofulosorum berichten JADASSOHN (a, c), O. HOFFMANN, KYRLE (b), LESSELIERS, OPPENHEIM (d), BORNEMANN, EHRMANN (n); mit DARIERschen Sarkoiden WICHMANN (f). Ein gleichzeitiges Vorkommen von Lupus erythematodes mit Erythema induratum und mit papulo-nekrotischen Tuberkuliden sah außer VOLK (w) auch NOBL (y) in einem Falle, der auch darum bemerkenswert ist, daß auf 4 mg Alt-Tuberkulin neben Allgemeinerscheinungen eine deutliche Reaktion sämtlicher Lupus erythematodes-Herde und Erythema induratum-Knoten auftrat. Die Kombination von Lupus erythematodes und papulo-nekrotischen Tuberkuliden wird von vielen Seiten berichtet, so von BROCQ und LAUBRY, EHRMANN und REINES, RUETE (b), 3 Fälle, KERL (e), PERUTZ (b), OPPENHEIM (m), ORMSBY (a), KLEIN (a), LUTZ (a), LÖHE (b), STRASSER, WEIDENFELD (a), ULLMANN (b), RÓNA (s. CIVATTE [a]), WILE (a), COYON und GOUGEROT, LITTLE (b), BUNCH (c), GALLOWAY und MAC LEOD, JADASSOHN, O. HOFFMANN, RUSCH (a), SCHOCH (außerdem Drüsen-Tuberkulose), CHATELLIER (außerdem Lichen scrofulosorum). Bemerkenswert ist der Fall von BERNHARDT (b), bei dem sich nach mehrjährigem Bestehen der Tuberkulide unter den Augen des Autors ein nachher histologisch gesicherter Lupus erythematodes bildete, sowie ein Fall von TÖRÖK und NEUWIRTH mit histologischer Bestätigung des Lupus erythematodes und der Tuberkulide und Herdreaktion des Lupus erythematodes auf 3 mg Alt-Tuberkulin. Bei einem jungen Mädchen mit tuberkulöser Vorgeschichte beobachtete ELIASCHEFF (a) Lupus erythematodes des Gesichts und großpapulöse gruppierte Tuberkulide (JADASSOHN) an den Beinen. In diesem Zusammenhang muß auch nochmals auf den Chilblain-Lupus (HUTCHINSON) eingegangen werden. Rein klinisch betrachtet steht er, wie schon EHRMANN (f) betont hat, in der Mitte zwischen Lupus erythematodes und papulo-nekrotischen Tuberkuliden. Aus den histologischen Befunden von FISCHL (b) (umschriebene Nekrosen des Papillarkörpers, in der Cutis Knötchen aus epitheloiden Zellen mit typischen LANGHANSschen Riesenzellen), LUTZ (a), SACHS (c), ZURHELLE (c) (Infiltratherde von Epitheloidzellenhaufen) geht trotz der weniger ausgesprochenen histologischen Ergebnisse von EHRMANN (f) und PETER doch wohl ganz einwandfrei hervor, daß es sich um Tuberkulide handelt. Da nun in den Fällen von Chilblain-Lupus häufig gleichzeitig echter Lupus erythematodes gefunden wird, so vermag diese weitere Kombination von Lupus erythematodes und papulo-nekrotischen Tuberkuliden eine Ergänzung zu den obenerwähnten Befunden zu bilden.

Weit seltener als mit Tuberkuliden kommt der Lupus erythematodes zusammen mit Lupus vulgaris vor. KAPOSI hat diese Kombination nie gesehen, als erster erwähnte sie wohl WILSON. Weitere Fälle werden berichtet von SCHWIMMER, FRÈCHE, H. MÜLLER, LACAVALERIE, FABRY, BESNIER, THIBIERGE, NIELSEN, HYDE, EHRMANN, RÓNA (s. CIVATTE [a]), VOLK (b, l), DORE (a), STRANDBERG (a), JADASSOHN (a), RUSCH (c), DE AJA (d), ABRAMOWITZ (a), BRUNER, EHRMANN und FALKENSTEIN, LEDERMANN (c), BLUMENTHAL, SIBLEY (h), MIERZECKI (c). HERXHEIMER (s. CIVATTE [a]) sah in 2 Fällen einen Lupus erythematodes in Lupus vulgaris übergehen, VOLK (u) beobachtete die Kombination von Lupus erythematodes mit Lupus follicularis disseminatus. Bei einem guten Teil dieser Fälle läßt sich die Vermutung nicht von der Hand weisen, daß ausschließlich Lupus vulgaris vorgelegen hat, dessen Herde teilweise dem Lupus erythematodes klinisch ähnlich sahen, etwa im Sinne des Lupus vulgaris erythematoides (LELOIR). So zeigte JADASSOHN einen Kombinationsfall, den PRINGLE für Lupus erythematodes nodularis (CROCKER) erklärte und der nach wenigen Monaten durchweg das typische Bild des Lupus vulgaris bot. Weit wichtiger sind die Fälle mit histologischer Untersuchung. SPITZER (a) fand in den Narben eines histologisch gesicherten Lupus erythematodes mehrere Knötchen, die tuberkulösen Bau mit Tuberkelbacillen aufwiesen, BORNEMANN örtlich getrennte Herde der beiden Erkrankungen mit typischer Histologie, positiver Tuberkulinreaktion des Lupus vulgaris und negativer an den Lupus erythematodes-Herden. In *einem* mikroskopischen Präparat sah RUETE (b) die Gewebsveränderungen des Lupus vulgaris wie des Lupus erythematodes. Bei einem Kranken von KYRLE (a), der nur typische Lupus erythematodes-Herde aufwies, ergab die Untersuchung mehrerer Herde das histologische Bild des Lupus erythematodes, ein Herd dagegen die Gewebsveränderungen des Lupus vulgaris. Nach Excision dieses Herdes mit Plastikbildung traten in der Narbe echte Lupus vulgaris-Knötchen auf. Ganz ähnlich sind Fälle von FORDYCE (d) und von EHRMANN. MARTENSTEINs (a) Fall wies klinisch Lupus erythematodes der Nase neben ausgedehntem Lupus vulgaris am Halse auf, die histologische Untersuchung bestätigte beide Diagnosen. Endlich hat ZIELER (b) durch 20 Jahre bei einem Kranken Lupus erythematodes der Kopfhaut und Lupus vulgaris des Gesichtes beobachtet und auf oft wiederholte subcutane Alt-Tuberkulin-Injektionen nie Reaktion des Lupus erythematodes, aber regelmäßig sehr heftige Herdreaktion des Lupus vulgaris gesehen.

Der Vollständigkeit halber berichte ich, ohne damit bezüglich der Ätiologie der Sarkoide etwas präjudizieren zu wollen, daß auch das BOECKsche Sarkoid zusammen mit Lupus erythematodes vorkommt (LEVIN [e], KRAUS [a], OLIVER [b], VAN RHEE).

Eine Knochentuberkulose des Fußes konnte auf röntgenologischem Wege BRUNER (b) bei einer Kranken mit Lupus erythematodes des behaarten Kopfes und des Gesichtes nachweisen.

Die Kombination des Lupus erythematodes mit zwei sehr seltenen tuberkulösen Erkrankungen sei nur kurz erwähnt: VOLK (o) und ZURHELLE (c) fanden in je einem Falle Ostitis multiplex cystica tuberculosa (JÜNGLING) und FREY (b) in einem Fall den hier wahrscheinlich auf Tuberkulose beruhenden MIKULICZschen Symptomenkomplex der symmetrischen Erkrankung der Speichel- und Tränendrüsen.

Viel häufiger als die bisher erwähnten tuberkulösen Erkrankungen findet man beim Lupus erythematodes Schwellungen und Entzündungen der Lymphdrüsen, besonders der regionären Lymphdrüsen am Hals, entlang dem Sternocleido-mastoideus. Hier ist nun gleich der auch von F. JULIUSBERG gemachte Einwand zu erheben, daß nicht jede Lymphdrüsenschwellung tuberkulöser Natur ist. Schon JADASSOHN (a) hat darauf hingewiesen, daß ein chronisch-entzündlicher Prozeß, wie es der Lupus erythematodes ist, doch sehr wohl zu Schwellungen in den zugehörigen Lymphdrüsen führen kann. Es muß allerdings auch zugegeben werden, daß lange bestehende Lymphdrüsenschwellungen am Halse doch meist tuberkuloseverdächtig sind. Bei der Durchsicht der Literatur findet man häufig die Angabe, daß am Halse Narben von früher vereiterten Lymphdrüsen zu finden seien. Das beweist natürlich an sich noch gar nichts. Denn einmal gibt es eine Reihe von nicht tuberkulösen Ursachen für die Vereiterung von Lymphdrüsen und dann läßt selbst das Vorhandensein von Narben tuberkulös gewesener Lymphdrüsen noch keinen Schluß auf die Ätiologie des Lupus erythematodes zu. Zur Klärung der Frage hat SCHOENHOF (g) in einer Reihe von Fällen die regionären Lymphknoten einer histologischen Untersuchung unterzogen und stets nur Zeichen einer uncharakteristischen chronischen Entzündung nachweisen können. Auch JADASSOHN (a) konnte diesen Befund bestätigen, der sich allerdings nur auf eine einzige Untersuchung stützt. Die histologische Untersuchung allein vermag hier aber keine völlige Aufklärung zu bringen. Denn es ist bekannt, daß auch bei sicherer Tuberkulose der Lymphdrüsen das histologische Bild oft nur eine einfache Entzündung ohne jeden tuberkulösen Bau zeigt. Das beweisen die Untersuchungen von RAMEL (b) in der Züricher Klinik, dem es in mehreren Fällen mit ganz uncharakteristischem histologischem Befund gelungen ist, durch Impfung auf Meerschweinchen, ja sogar durch direkte Kultur des Bacillus die tuberkulöse Natur der betreffenden Lymphdrüsen nachzuweisen (BLOCH [d]). Derselbe Versuch wurde von OLESOFF und REČMENSKI angestellt, doch konnte bei dem Meerschweinchen keine typische Tuberkulose nachgewiesen werden.

Sehr beachtenswert erscheint auch eine Mitteilung von DARIER (s. CIVATTE [a]), der nach Excision einer Lymphdrüse einen von der Narbe ausgehenden Lupus erythematodes entstehen sah; die histologische Untersuchung fehlt allerdings. Dagegen konnte URBACH (a), der bei bestehendem Lupus erythematodes in der Umgebung eines fistelnden Scrofuloderma typische Erythematodes-Herde sich entwickeln sah, diese Diagnose histologisch sichern. Von verschiedenen Seiten, namentlich von ULLMANN (e), sowie von EHRMANN und FALKENSTEIN wurde auf die gleichzeitigen Besserungen und Verschlimmerungen der Drüsen- bzw. Lungentuberkulose und des Lupus erythematodes hingewiesen.

Als besonders bedeutungsvoll gelten die Fälle, in denen die operative Entfernung tuberkulöser Lymphdrüsen eine Besserung des gleichzeitig bestehenden Lupus erythematodes herbeigeführt hat. Von BENDER (b), MESCHTSCHERSKI (c, d), POSPELOW, EHRMANN und FALKENSTEIN, RAMEL (b), sind solche Fälle beschrieben worden. Ferner hat DELBANCO (a, b) bei einem 14jährigen Knaben nach Excision entzündeter Lymphdrüsen unter dem Kieferwinkel ein rasches Aufblühen des Kindes nach der Operation und spontanes Schwinden des Lupus erythematodes beobachtet. Die histologische Untersuchung der Lymphdrüsen ergab typische Tuberkulose, die noch durch den positiven Tierversuch gesichert wurde. Dagegen fiel dieser bei intraperitonealer Einimpfung eines ebenfalls histologisch einwandfreien Lupus erythematodes-Herdes auf ein Meerschweinchen negativ aus. Nach $1^1/_2$ Jahren trat mit neuen Lymphdrüsenschwellungen auch der Lupus erythematodes wieder auf. Eine erneute Excision, bei der die Drüsen nur zum Teil entfernt werden konnten, hatte keinen Erfolg mehr. Auch die anderen oben erwähnten Fälle verliefen insofern meist ähnlich, als nach vorübergehender Besserung Drüsen und Lupus erythematodes sich wieder verschlimmerten. Nur Ehrmann und Falkenstein sahen bei einem Lupus erythematodes acutus im Anschluß an die Drüsenexstirpation nach anfänglicher Verschlimmerung der Hauterscheinungen völlige Abheilung des Lupus erythematodes. In diesem Zusammenhang muß auch ein Fall von Lupus erythematodes acutus erwähnt werden, bei dem Ehrmann und Falkenstein nach Exstirpation des histologisch als tuberkulös befundenen Processus vermiformis eine allerdings nur vorübergehende, aber deutlich ausgesprochene Besserung des Exanthems feststellen konnten. Eine völlige Heilung eines chronischen Lupus erythematodes sah Ramel (b) nach operativer Entfernung der tuberkulösen Adnexe.

Die Bewertung dieser Beobachtungen im Sinne der tuberkulösen Ätiologie des Lupus erythematodes wird nun allerdings sehr in Frage gestellt durch die zahlreichen Mitteilungen, namentlich amerikanischer und englischer Autoren, die nach Ausmerzung örtlicher, sicher nicht tuberkulöser Infektionsherde den Lupus erythematodes ebenso schwinden sahen, wie nach der Entfernung tuberkulöser Lymphdrüsen. In den meisten dieser Fälle handelt es sich um Streptokokken-Infektionen der Tonsillen und Zähne („Focal infection"), deren erfolgreiche Behandlung eine weitgehende Besserung, ja völlige Heilung des Lupus erythematodes meist ohne örtliche Therapie zur Folge hatte (Barber [c, d, e, g], Towle [b], Roberts [b, c], Hartzell [c], Brown, Wile [b], A. W. Williams, Pernet [i], Guy und Jacob [a]). Von Barber (b) wurde der Infektionsherd auch im Darm gefunden, ebenso von Sibley (g), der außerdem noch uterine Herde erwähnt. Whitehouse (b) sah fast völliges Abheilen des Lupus erythematodes nach Entfernung der eitrigen, aber nicht tuberkulösen Appendix, Pusey prompte Abheilung nach Exstirpation eines Uterus-Myoms. Und endlich hat Wallhauser bei einer Reihe von Fällen im Munde fusiforme Bacillen und Vincentsche Spirillen gefunden und berichtet über Besserung nach Salvarsan.

Im Gegensatz zu diesen Fällen sprechen die folgenden Beobachtungen wieder mehr für Tuberkulose. Im Anschluß an Versuche von Kreibich (c), der nach Bestrahlung der Lymphdrüsen mit Höhensonne und Röntgenstrahlen eine Reaktion der nicht bestrahlen Lupus erythematodes-Herde sah und daher die Frage aufwarf, ob vielleicht die Drüsen als der Ort anzusehen seien, von wo aus der Lupus erythematodes gespeist würde, hat Schoenhof (c, g, i, m, o, p, r) in einer Reihe von Fällen mit Drüsenschwellungen unter peinlicher Abdeckung der Lupus erythematodes-Herde die regionären Lymphdrüsen längs dem hinteren Rande des Sterno-cleido-mastoideus, aber auch die supraclavicularen, nuchalen und submaxillaren mit Röntgen bestrahlt und neben Rückgang oder völligem Schwinden der Lymphdrüsenschwellungen eine knapp nach der Bestrahlung auftretende, teilweise recht heftige Reaktion, dann aber Rückgang und mehrfach völliges Ausheilen des Lupus erythematodes gesehen. Bei einer Nachprüfung (r) ergab sich, daß unter 50 mit dieser indirekten Methode behandelten Kranken 20 von dem Lupus erythematodes geheilt waren. Ähnliche Erfahrungen haben auch Ullmann (i), Halipski und W. Pick (d) gemacht, während Volk (e) bei 5 in derselben Weise behandelten Fällen zwar jedesmal Rückgang der Lymphdrüsenschwellungen, aber keinerlei Beeinflussung des Lupus erythematodes feststellen konnte. Dieselben Ergebnisse wie Volk hatte auch Oro (d). Dagegen hat Robinson, der die gleiche Versuchsanordnung wählte, nur die Röntgenstrahlen durch Radium ersetzte, häufig gute Erfolge gesehen, und ebenso Füllenbaum (c) nach Bestrahlung der Lymphdrüsen mit Quarzlampe. Noch weiter als Schoenhof ging Goeckerman (b, c). In der Annahme, daß beim Lupus erythematodes der primäre und pathologische Herd in den Lymphdrüsen zu suchen sei, hat er, entsprechend der Bestrahlung bei Hodgkinscher Krankheit, alle erreichbaren Lymphdrüsen, des Nackens, der Achselhöhle, der Leisten, der Brust- und der Bauchhöhle den Röntgenstrahlen ausgesetzt, wobei die Lupus erythematodes-Herde sorgfältig abgedeckt waren. Die meisten der 17 Fälle wurden wesentlich gebessert, einzelne geheilt. Bemerkenswert war, daß die Besserung manchmal schon innerhalb 24 Stunden festgestellt werden konnte. Dagegen hatten Schamberg und Wright mit dem Goeckermanschen Verfahren, das sie allerdings nur in einem Falle anwandten, keinen Erfolg. Von ähnlichen Gedankengängen, wie Kreibich, Schoenhof und Goeckerman geht auch Gennerich (a, b) aus, der aber keinen unmittelbaren Zusammenhang mit Tuberkulose annimmt, sondern die beim Zerfall der Lymphdrüsen frei werdenden Fermente für die Entstehung des Lupus erythematodes verantwortlich macht. Schaumann (f) hat neuerdings in Lymphdrüsen und Milz von akuten, sowie in Lymphdrüsen von chronischen Fällen neben Lymphocyten, Plasma- und Mastzellen besondere epitheloide Zellen mit granuliertem Protoplasma gefunden und spricht den Lupus erythematodes als Lymphogranulomatose auf tuberkulöser Grundlage an.

Besonderer Wert wurde natürlich von jeher auf die Ergebnisse der Autopsie gelegt. Sektionsergebnisse der chronischen Form liegen nur in sehr geringer Zahl vor. Jadassohn (a) hat in seiner Monographie aus der Literatur 15 Fälle zusammengestellt. Von diesen 15 Kranken haben 8 während des Lebens an Tuberkulose gelitten, aber nur bei 3 wurde diese Diagnose bei der Sektion gestellt. Kren (a) berichtet über eine sehr genau von Weichselbaum untersuchte Kranke, die an einer ganz akut verlaufenden, vom Uterus ausgehenden Peritonitis starb. Es wurden keinerlei Spuren von Tuberkulose gefunden, insbesondere zeigten die Cervical-, Mediastinal-, Bronchial- und Mesenterialdrüsen keine Veränderungen. Ebensowenig wurde bei einer Kranken von Low und Rutherford, die anscheinend einer Bronchitis mit Herzinsuffizienz erlag, irgendwelche Anzeichen für Tuberkulose gefunden, trotz genauer Untersuchung aller Drüsen. Jaffé konnte bei einer 76jährigen Patientin, die an einer Zungen-Phlegmone starb, einen alten verkalkten Herd der Lungenspitze und rechtsseitige, alte pleuritische Verwachsungen nachweisen, aber keine Spuren frischer Tuberkulose, auch nicht bei histologischer Untersuchung, Ehrmann und Falkenstein erwähnen nur ganz kurz einen Fall, bei dem anscheinend pleuritische Adhäsionen vorlagen. Ein Kranker von Klingmüller (c) erlag einer generalisierten Tuberkulose, die bei der Autopsie in zahlreichen inneren Organen gefunden wurde. In einem subakuten Falle, über den Matras berichtet, konnten in den inneren Organen keine tuberkulösen Veränderungen nachgewiesen werden. Aus diesem dürftigen Material kann natürlich gar kein Schluß gezogen werden.

Viel häufiger als die chronischen, sind die akuten Formen des Lupus erythematodes zur Sektion gekommen. Aber auch hier weichen die Ergebnisse stark voneinander ab. Jadassohn hat 12 Fälle zusammengestellt; 2mal fand sich aktive, 1—2mal nicht aktive Tuberkulose, sonst Pneumonie, Nephritis und Sepsis. Ehrmann und Falkenstein konnten in einem Falle progrediente Bronchialdrüsen-Tuberkulose, in einem zweiten Wirbelcaries und Tuberkulose der Lungen nachweisen. Mehrfach wurden tuberkulöse Mediastinal- oder Mesenterialdrüsen gefunden, so von Low, Logan und Rutherford, ferner von Grütz (positiver Tierversuch), Roberts (a), Spiethoff (a), Beetham und EURICH. In dem Falle von KEITH und ROWNTREE ergab sich Tuberkulose der Lungen, der Milz und der Mesenterialdrüsen, in einem anderen, den OSTROWSKI mitgeteilt hat, spezifische Erkrankung an Lungen, Drüsen, Peritoneum, Ovarium und Tuben. BERGLUND wies tuberkulöse Veränderungen an Hals- und Axillardrüsen nach, GOLAY eine frische Tuberkulose der Tuben und des Uterus, KEEFER und FELTY in einem Falle Veränderungen der retroperitonealen, in einem anderen Falle der axillaren Lymphdrüsen, die durch Tierversuch sich als sicher tuberkulös erwiesen. BRACK konnte in seinem Falle die Diagnose durch positiven Bacillenbefund sichern. STOKES (zitiert nach RAMEL [b]) fand in 3 Fällen jedesmal Darmtuberkulose. Bei den 6 Fällen von KRAUS und BOHAČ wurden zweimal Lymphdrüsentuberkulose, einmal ADDISONsche Krankheit gefunden. Es darf nun aber nicht angenommen werden daß in allen diesen Fällen die Tuberkulose die Todesursache gewesen sei. So betont SCHMIDT-LA BAUME ausdrücklich, daß in seinem Falle die alten tuberkulösen Veränderungen der Lunge so geringfügig gewesen seien, daß dadurch die Malignität der Krankheit nicht hätte erklärt werden können. Häufig war die Todesursache eine Bronchopneumonie, so in den zuletzt genannten Fällen von KRAUS und BOHAČ, ferner in 6 Fällen von REITMANN und V. ZUMBUSCH, von denen 5 leichte Lungentuberkulosen aufwiesen, dann ebenso in dem Falle von GRÜTZ und von BRACK, beide ohne Tuberkulosebefund, und in einem ebenfalls tuberkulosefreien Falle von JAFFÉ. Die meisten Fälle aber sind unter septischen Erscheinungen zugrunde gegangen, so der obenerwähnte Fall von LOW, LOGAN und RUTHERFORD, bei dem aus dem Herzblut eine Reinkultur von Streptokokken gewonnen wurde. Den gleichen Blutbefund konnte GARDINER erheben, der bei der Autopsie Tuberkulose der Lymphdrüsen, Lungen und Milz fand. Auch noch während des Lebens wurden Streptokokken aus dem Blut gezüchtet, so von OSTROWSKI, GIBSON, VAN DER VALK (c), KEEFER und FELTY, SCHOENHOF (c). Die Kulturen konnten aber meist erst kurz vor dem Tode gewonnen werden. Besonders lehrreich ist in dieser Hinsicht der letzterwähnte Fall, bei dem die Kultur SCHOENHOF nach zwei erfolglosen Versuchen erst 10 Tage vor dem Tode gelang. SIEMENS allerdings gelang es, bei einem Kranken, der zur Heilung kam, während des Höhepunktes der Krankheit im Blut schwach hämolysierende, im Urin vergrünende Streptokokken nachzuweisen. Entsprechend dieser Sepsis fanden sich bei der Autopsie meist Entzündungen der Nieren, des Endokards, der Milz, des Knochenmarks, des Darms, so in den Fällen von MAKI, V. ZUMBUSCH (c), (Viridans-Sepsis), STÜMPKE (d), VAN DER VALK (c), SIBLEY und WYNN, SCHÖNHOF (c). Keiner dieser Autoren konnte Tuberkulose nachweisen und ebensowenig DE AZUA und COVISA, BORNEMANN, SUNDT, DAWSON (a), GIBSON, MILIAN und MEYER, KLINGMÜLLER (c), SHORT, FÜLLENBAUM (b), OLLENDORFF. Ganz vereinzelt sind Befunde im Nervensystem: Im Falle DAVYDOVSKIJ chronische Entzündung, im Falle BIACH Atrophie der Intervertebralganglien, im Falle BORTJAEW und CIRKINA alte atrophische Stelle im Plexus solaris.

Faßt man diese Sektionsergebnisse zusammen, so wird man aus ihnen allein die Auffassung des Lupus erythematodes acutus als Tuberkelbacillensepsis (EHRMANN und FALKENSTEIN) nicht für gerechtfertigt halten können. Denn den Sektionen mit positivem Tuberkulosebefund stehen gleich viele oder mehr andere gegenüber, in denen nicht die geringsten Tuberkuloseveränderungen gefunden werden konnten. Nun ist es BLOCH und RAMEL gelungen, bei einer Kranken mit Lupus erythematodes acutus in den 3 Wochen vor dem Tode bei einer akuten Exazerbation entnommenem Blute durch das Tierexperiment Tuberkelbacillen nachzuweisen, trotzdem die Sektion der Kranken nachher keine frische Tuberkulose ergab. Wenn RAMEL (c) auf Grund dieses gewiß sehr interessanten Befundes den Schluß zieht, daß damit die oben erwähnten negativen

Sektionsergebnisse wieder einen Teil ihrer Beweiskraft verlieren, so kann dies nur für die nicht genau durchgeführten Autopsien zugegeben werden. Bei den meisten aber wurde die Untersuchung auf alle nur möglichen Organe ausgedehnt, und es wurde nicht der geringste Anhaltspunkt für Tuberkulose gefunden, während in dem Fall von Bloch und Ramel Kalkherde an beiden Lungenspitzen und cervicale Lymphdrüsen, also doch wohl mindestens Zeichen einer überstandenen Tuberkulose nachgewiesen wurden. Auf der anderen Seite ist zuzugeben, daß es sich bei den meist nur in den letzten Lebenstagen nachgewiesenen Streptokokken wohl ausschließlich um sekundäre Infektionen handelt und daß jedenfalls bis jetzt kein Beweis dafür erbracht ist, daß die Streptokokken mit dem Lupus erythematodes acutus in ursächlichem Zusammenhang stehen.

Es ist naheliegend gewesen, auch die Tuberkulinreaktion zur Klärung der ätiologischen Frage heranzuziehen. Es liegt darüber eine Unzahl von Mitteilungen vor, die aber zu einem guten Teil gar nicht verwertet werden können, da die Angaben zu dürftig sind. Allgemein- und Stichreaktionen, die von den einen Autoren als häufig, von den anderen als selten angegeben werden, besagen natürlich nichts weiter, als daß der betreffende Kranke an Tuberkulose leidet oder gelitten hat. Martenstein (d) fand unter den oben erwähnten 42 Fällen mit 16,5% klinisch nachweisbarer Tuberkulose den Pirquet in 36 Fällen positiv, wogegen Sladkowitsch (a) unter 135 Fällen nur 7mal klinische Tuberkulose und 30mal positiven Pirquet nachweisen konnte. H. Freund hat 121 Fälle geprüft: Pirquet war in 34% stark positiv, in 35% einfach positiv, in 31% negativ. Unter 61 Kranken der Moskauer Klinik, die Olesoff auf Pirquet untersuchte, gaben 52 eine positive Reaktion. Die Conjunctivalreaktion fanden de Beurmann und Gougerot beim Lupus erythematodes häufiger positiv als beim Lupus vulgaris, Sequeira stellte in 14 von 21 Fällen ohne klinisch nachweisbare Tuberkulose einen positiven Ausfall fest, während Kingsbury mit derselben Methode nur negative Ergebnisse erzielte. Bei der Prüfung mit den Partial-Antigenen nach Deycke-Much hatten Arzt und Kumer in 77% der untersuchten Lupus erythematodes-Fälle positive Reaktionen, wobei die Antikörper gegen das N-Antigen (Neutralfett + Wachsalkohol) am stärksten entwickelt waren. Im Gegensatz dazu fand W. Müller beim Lupus erythematodes eine auffallende Armut, ja sogar völliges Fehlen von Fettantikörpern. Bei der Prüfung mittels der Intracutaninjektion fand Wichmann (b) die Reaktion in den Lupus erythematodes-Herden regelmäßig stärker als in der gesunden Haut, Ramel (a) dagegen nur in der Minderzahl seiner Fälle. Man wird zugeben müssen, daß die bisher angeführten Ergebnisse der Tuberkulinprüfung weder einen Beweis für noch gegen den tuberkulösen Ursprung des Lupus erythematodes liefern. Dasselbe läßt sich von einem Versuche von Leiner sagen, der einen Lupus erythematodes-Herd mit Cantharidenpflaster belegte und den so gewonnenen Blaseninhalt zur intracutanen Prüfung bei sicher Tuberkulösen verwendete. Dabei ergab sich beim Einspritzen von Blaseninhalt + Alt-Tuberkulin eine stärkere Reaktion als bei der gleichen Menge von Alt-Tuberkulin allein. Verwertbar ist nur die Herdreaktion und eindeutig beweisend ist auch sie nur dann, wenn die nachher vorgenommene histologische Untersuchung des reagierendes Herdes einwandfrei das Bild des Lupus erythematodes unter Ausschluß jedes tuberkuloseverdächtigen Gewebes ergeben hat. Diese Forderung muß darum gestellt werden, weil, wie wir oben gesehen haben, der Lupus vulgaris einen Lupus erythematodes vortäuschen kann (Leloir, Fall Kyrle). Legt man diesen strengen, aber doch sicher berechtigten Maßstab an, so ist das positive Material recht dürftig. In seiner erschöpfenden Arbeit vom Jahre 1904 konnte Jadassohn (a) nur den einen Fall von Wolff berichten, in dem der reagierende Herd durch die mikroskopische Untersuchung als Lupus erythematodes erwiesen wurde. MUCHA hat bei einem auf 1 mg Alt-Tuberkulin deutlich reagierenden Lupus erythematodes-Herd durch histologische Untersuchung und durch Tierversuch Lupus vulgaris ausschließen können. Denselben Befund hat in 2 Fällen BRUUSGARD (b) erhoben. In einem Falle von SIEBERT (c) konnte leider der einzige reagierende Herd nicht untersucht werden, während allerdings einer der anderen nicht reagierenden das typische histologische Bild des Lupus erythematodes zeigte. Ganz analog ist ein Fall von C. A. HOFFMANN (a) mit Reaktion am linken Unterarm und Excision aus dem rechten Unterarm. FØNSS (c) konnte bei einer Kranken mit ausgesprochener Herdreaktion die Excision der Stelle erst lange Zeit nachher vornehmen und fand reichlich banale Infiltration in der Cutis, keine Atrophie. NEUWIRTH (TÖRÖK) beobachtete bei einer Kranken mit Lupus erythematodes im Gesicht und papulo-nekrotischen Tuberkuliden der Arme deutliche Herdreaktion der ersteren Affektion, weniger ausgeprägte bei den letzteren; beide Diagnosen wurden durch histologische Untersuchung gesichert. GOUGEROTS Fall erscheint mir nicht ganz einwandfrei, denn er fand innerhalb des entzündlichen Infiltrats kleine Nekrosen, die, wie wir oben gesehen haben, dem histologischen Bilde des Lupus erythematodes nicht eigen sind. Histologisch nicht untersuchte, aber gut beobachtete Fälle werden erwähnt von BLOCH (b), HERXHEIMER (s. CIVATTE [a]), EHRMANN und REINES, EHRMANN und FALKENSTEIN, ROBBI, ULLMANN (e), SCHONNEFELD, CHAUSSY, KLINGMÜLLER (c), RACINOWSKI (b, c), HABERMANN (b), FORDYCE (d), CANNON und ORNSTEIN, RAMEL (b), OPPENHEIM (q). SAPHIER (b) hat nach Einspritzung von Tuberkulomucin bei 9 von 11 Fällen Herdreaktionen beobachtet, ebenso ZULEGER in einem Falle. Dagegen hat FØNSS (c) bei 12 Kranken, denen er bis zu 20 mg Alt-Tuberkulin verabreichte, nur in 2 Fällen Herdreaktion gesehen, und zwar den obenerwähnten und einen weiteren, bei dem er selbst die Reaktion als vollständig atypisch bezeichnete. W. PICK hat unter 29 Fällen nur einmal eine „einigermaßen typische" Reaktion erzielt, MARIA ROBBI unter 23 Fällen eine, von ihr selbst als „unsicher" gekennzeichnete Reaktion. Endlich hatte BIRNBAUM (a, b, c) bei 43 Kranken, denen er intramuskulär bis zu 1000 mg Alt-Tuberkulin einspritzte, stets ein negatives Ergebnis. Bei 10 von diesen Kranken, bei denen die Cuti-Reaktion innerhalb von Lupus erythematodes-Herden positiv ausfiel, rief nun eine spätere intramuskuläre Tuberkulin-Injektion zwar eine Reaktion eben dieser Herde hervor, während alle anderen Lupus erythematodes-Stellen sich völlig negativ verhielten. LEINER sah bei der Kombination mit Scrofuloderma, ROBBI mit Lichen scrofulosorum, KYRLE (b) mit Lichen scrofulosorum und Erythema induratum je Herdreaktion der Tuberkulide, dagegen negativen Befund an den Herden des Lupus erythematodes. Die intracutane Tuberkulinwiederholungsreaktion nach BESSAU, die MARCHIONINI bei 25 Kranken anstellte, ließ nur erkennen, daß es Fälle von Lupus erythematodes gibt, bei denen gleichzeitig eine aktive Tuberkulose besteht, dagegen andere, die niemals an Tuberkulose erkrankt waren und wieder andere, bei denen die tuberkulöse Ätiologie sehr unwahrscheinlich ist.

Von besonderem Interesse ist die nicht seltene Beeinflussung des Lupus erythematodes durch Tuberkulin, und zwar in gutem oder schlechtem Sinne. In einer ganzen Reihe von Fällen ist im Anschluß an Tuberkulingaben ein chronischer Lupus erythematodes akut geworden oder es hat sich ein akuter Lupus erythematodes sehr verschlimmert, ja hat sogar tödlich geendet. MAC KEE (b), E. HOFFMANN (c), HEUCK (a), WERTHER (b), BRUUSGARD (b), EHRMANN (l), EHRMANN und FALKENSTEIN, RAVOGLI (b), RUETE (b) (2. Fall von E. HOFFMANN), BAUER-JOKL, SAPHIER (b), MAYR (b), KOPPEL haben solche Fälle berichtet. Die verabreichte Tuberkulinmenge war zum Teil sehr gering, so löste in dem einen Falle von E. Hoffmann eine intracutane Injektion von $^{1}/_{1000}$ mg Alt-Tuberkulin in einen Lupus erythematodes-Herd die akute Disseminierung aus, zu der sich schwerste Störungen des Allgemeinbefindens gesellten. Man könnte versucht sein, diese Fälle im Sinne der tuberkulösen Ätiologie des Lupus erythematodes zu verwerten, wird dies aber doch ablehnen müssen, wenn man bedenkt, daß die Einspritzung verschiedener anderer Mittel dieselbe Reizung hervorgerufen hat, wie Tuberkulin. Solche Reizungen sahen Ehrmann und Falkenstein nach Kollargol und Pferdeserum, Oppenheim nach Mirion, Gray nach einem Salvarsanpräparat, Schmidt (a) nach Quecksilber, Robbi sowie Kiendl nach Chinin per os; diese beiden Fälle endeten tödlich.

Die günstige Beeinflussung des Lupus erythematodes durch Tuberkulin wird vielfach berichtet. Die eigentlichen Heilungen scheinen, was ja übrigens beim Lupus erythematodes nicht zu verwundern ist, recht selten zu sein. Secchi, Ravogli (a), Török, Davill, Cannon und Ornstein (b), Bruusgard (b) (Heilung im Gesicht, nicht aber auf dem Kopf), Klingmüller (d), Oro (e), Sieben (Ponndorf-Impfung), Ramel (a) (intracutan nach Mantoux), Ullmann (b) (Perlsucht-Tuberkulin nach Spengler), berichten solche geheilten Fälle. Andere sahen nur Besserungen, wie Lassar, Rosenthal, Thibierge, Staub, Mucha, Balzer und Rafinesque (Marmorek-Serum), Brezovsky, Lier (b), Bauer-Jokl. Auch vom Tuberkulomucin (Weleminsky) werden gute Erfolge berichtet. Swoboda, Winternitz (a, c, f, k), Scherber (c), sahen teils Besserungen, teils Heilungen; allerdings scheint bei 2 von den Winternitzschen Fällen die Diagnose nicht sicher zu sein. Saphier (a, b) hatte dagegen bei 12 Fällen nur einmal einen Erfolg. Auch durch örtliche Einreibungen mit Tuberkulinsalbe wurde der Lupus erythematodes günstig beeinflußt (Highman, Ehrmann und Reines), was allerdings Savatard (a) nicht bestätigen konnte. Nach einer persönlichen Mitteilung hat Volk in einer Reihe von Fällen durch Einreibung von Dermotubin oder Ektebin in die kranken Herde weitgehende Besserung und Heilung gesehen. Eine Behandlung mit Autoextrakt hat Wichmann angegeben. Er gewinnt den Extrakt aus den eigenen tuberkulösen Drüsen des betreffenden Kranken und spritzt ihn intracutan ein; ein Fall wurde geheilt, in einem zweiten Fall konnte das Fortschreiten der Krankheit nicht aufgehalten werden. Endlich ist noch ein jüngst von Nègre und Boquet angegebenes Verfahren zu erwähnen. Sie spritzen den Methylalkoholextrakt von vorher durch Aceton entfetteten Tuberkelbacillen in steigenden Dosen intramuskulär ein und glauben, bei Lupus erythematodes gute Erfolge gehabt zu haben. Gegenüber diesen günstigen Ergebnissen wird von vielen Seiten das Versagen der Tuberkulinbehandlung betont. Besonders bemerkenswert ist ein Fall von Bernhardt (b), der bei gleichzeitigem Bestehen von Lupus erythematodes und papulo-nekrotischen Tuberkuliden auf Tuberkulinbehandlung eine Abheilung der Tuberkulide, dagegen eine Verschlechterung des Lupus erythematodes aufwies.

Eine ganz neue Methode zur Klärung der Beziehungen zwischen Tuberkulose und Lupus erythematodes haben Bloch und Fuchs ausgearbeitet. Sie versuchten, auf biologischem Wege festzustellen, ob in den Lupus erythematodes-Herden Derivate von Tuberkelbacillen, also ein tuberkulinähnlicher Stoff gefunden wird. Zu diesem Zweck wurde aus excidierten Herden, deren Diagnose durch histologische Untersuchung jedesmal einwandfrei gesichert wurde, ein Extrakt hergestellt, dieser durch Filtration von allen korpuskulären Teilen befreit, eingeengt und ein Tropfen davon tuberkulösen Menschen intracutan injiziert. Es wurden Kranke mit Tuberkuliden gewählt, da deren Haut Tuberkulin gegenüber besonders empfindlich ist. Der Extrakt rief in der Mehrzahl der Fälle eine Impfpapel hervor, die der einer stark verdünnten Tuberkulinlösung entspricht. Nach subcutaner Tuberkulin-Injektion flammten die Reaktionsstellen erneut auf und zeigten bei der mikroskopischen Untersuchung tuberkuloiden Bau. Der Wert dieser zweifellos hochbedeutsamen Befunde wird einigermaßen eingeschränkt durch Ergebnisse, die EHRMANN und FALKENSTEIN mitteilten. Sie wählten dieselbe Versuchsanordnung, spritzten aber zur Kontrolle noch einen Tropfen einer Trichophytinlösung 1 : 50 ein. Diese rief nun ebenso wie der Extrakt aus den Lupus erythematodes-Herden eine Impfpapel hervor, wenn auch in wesentlich geringerem Maße, und die Trichophytinpapeln zeigten denselben tuberkuloiden Bau wie die Extraktpapeln. Allerdings reagierten bei der späteren subcutanen Tuberkulininjektion nur die Extraktstellen, nicht aber die Trichophytinstellen.

Wir kommen nun zu den Versuchen, durch direkte Beweise die tuberkulöse Natur des Lupus erythematodes zu erhärten. Trotz zahlloser Untersuchungen ist es noch nicht in einem einzigen Falle gelungen, den Tuberkelbacillus im Schnitt mit der ZIEHLschen Färbung nachzuweisen. Dagegen fanden ARNDT (b), SPIETHOFF (a), D. FRIEDLÄNDER (a, b), HIDAKA in excidierten und mit Antiformin behandelten Herden säurefeste, dem KOCHschen Tuberkelbacillus gleichende Stäbchen und zwar HIDAKA in 3 von 5 Fällen. Nun könnte sich die Frage erheben, ob es sich nicht beim Lupus erythematodes um die zuerst von FONTES, dann von VAUDREMER und seinen Mitarbeitern, sowie von VALTIS, VANUCCI u. a. angegebenen filtrierbaren Formen des Tuberkelbacillus handeln könnte. Nachdem aber FESSLER auf Grund eingehender Nachuntersuchungen das Vorkommen dieser Formen abgelehnt hat, wogt der Kampf hin und her, zahlreiche Arbeiten mit positiven Ergebnissen stehen ebenso zahlreichen mit negativen Befunden gegenüber (s. JUON). Es müssen daher einwandfreie Beweise für das Vorkommen des filtrierbaren Tuberkuloseerregers verlangt werden, bevor weiter über die Frage diskutiert werden kann.

Die Verimpfung von Lupus erythematodes-Herden auf das Meerschweinchen wurde von vielen Seiten vorgenommen. Als erster hat GOUGEROT einen positiven Erfolg mitgeteilt. Dann gelang EHRMANN und REINES eine Impfung in einem Falle, der jedoch neben dem Lupus erythematodes noch papulo-nekrotische Tuberkulide aufwies. ARNDT (s. ZIELER [a]) hat von einem der Fälle, in denen er im Antiforminsediment Tuberkelbacillen gefunden hatte, Lupus erythematodes-Gewebe auf 3 Meerschweinchen überimpft und bei dem einen nach 3 bis 4 Monaten eine verkäste Mesenterialdrüse mit säurefesten Stäbchen gefunden. Ganz systematisch gingen BLOCH und FUCHS vor. Sie inokulierten die Herde erst nach genauer histologischer Prüfung und konnten in 4 Fällen bei den Meerschweinchen Tuberkulose nachweisen. Bemerkenswert ist, daß bei 2 dieser Fälle die Erstimpfung nur eine Lymphdrüsenschwellung ohne Tuberkelbacillen und erst die 2. oder 3. Passage eine einwandfreie Tuberkulose ergab. RAMEL (b) vermutet daher, daß das Tuberkulosevirus in den Lupus erythematodes-Herden, wenn es überhaupt dort vorhanden ist, meist sehr abgeschwächt ist. Daraus ergibt sich die Forderung, stets nur frische Herde (BLOCH) und reichliches Material (GOUGEROT) zu impfen. In diesem Sinne haben CANNON und ORNSTEIN (a) von 23 Kranken jeweils den frischesten Herd von Lupus erythematodes auf Meerschweinchen verimpft und in 5 Fällen sichere Tuberkulose nachweisen können. Diesen positiven Impfergebnissen stehen nun allerdings zahlreiche Mißerfolge gegenüber, ich erwähne hier nur die Fälle von EHRMANN und FALKENSTEIN, DELBANCO (b), MEBERT, NOBL (f), VERROTTI (a), SPIETHOFF (a). In 7 histologisch gesicherten Fällen von TYSHNENKO (c) fiel die Tierimpfung negativ aus.

Die Eigenharnreaktion nach WILDBOLZ wurde von FREY (a) herangezogen und 7 Fälle von Lupus erythematodes dieser Untersuchungsmethode unterzogen, mit dem Ergebnis, daß die Reaktion in 3 Fällen positiv, in 4 Fällen dagegen negativ ausfiel. Ein Schluß kann daraus kaum gezogen werden, da auch bei allen möglichen anderen Dermatosen positive Ausfälle beobachtet wurden und die Akten über den Wert der Methode noch nicht geschlossen sind.

Auch die Untersuchungen über den opsonischen Index gegen Tuberkelbacillen tragen zur Klärung der ätiologischen Frage nicht bei. PERNET (a) fand ihn unverändert, nach HOUSTON und RANKIN ist er bei hartnäckigen Lupus erythematodes-Fällen herabgesetzt, bei den 10 Fällen von BUNCH (a) war er in 7 normal, in 3 herabgesetzt.

In einer Reihe von Fällen wurde auch das Blutbild untersucht, meist handelte es sich dabei um die akuten Formen des Lupus erythematodes. SPIETHOFF (a), EHRMANN und FALKENSTEIN, GRÜTZ, STOKES fanden ziemlich übereinstimmend eine mäßige relative Lymphocytose und häufiges Fehlen der Eosinophilen. F. R. SCHMIDT sah in einem Falle eine vorübergehende Leukämie, die wohl in einer Infektion ihre Ursache hatte. Der Blutlipasetiter hält sich bei Lupus erythematodes nach SPARMANN, entsprechend den Befunden bei innerer Tuberkulose, unterhalb der normalen Werte.

Damit dürften wohl alle Beweismittel, die für die tuberkulöse Ätiologie des Lupus erythematodes ins Feld geführt werden können, erschöpft sein. Bevor eine Bewertung der bisherigen Ergebnisse vorgenommen wird, müssen noch einige andere Theorien besprochen werden.

Zunächst ist die Frage der *Syphilis* zu erörtern. In ganz vereinzelten Fällen, es handelte sich fast ausschließlich um die akuten Formen, wurde ein positiver Ausfall der Wa.R. festgestellt, so von REINHART, HAUCK (a), v. ZUMBUSCH (a), FEUERSTEIN, SPIETHOFF (a), KERL (a), GENNERICH (a), RAVAUT (a, b). In mehreren anderen Fällen, wie dem von E. HOFFMANN (b), KLAUSNER (b), BERON, sowie MESCHTSCHERSKY und TROITZKY lag nach den Krankenberichten zweifellos Lues vor, weshalb die Fälle hier nicht verwertbar sind. Diesen wenigen Fällen stehen zahlreiche negative Ergebnisse gegenüber. Aus der Fülle der Mitteilungen erwähne ich nur EHRMANN und FALKENSTEIN, die ihre 5 selbst beobachteten Fälle von Lupus erythematodes acutus wiederholt untersucht und die Wassermannsche wie die Sachs-Georgische und die Meineckesche Reaktion stets negativ gefunden haben. W. SCHMIDT hat 2 Kranke mit der akuten Form je dreimal, und zwar auch bei steigendem Fieber, stets mit negativem Ergebnis untersucht, desgleichen KLINGMÜLLER (c) einen rasch letal endenden Fall. So war man wohl allgemein der Meinung gewesen, daß diese seltenen positiven Reaktionen den gleichen Erscheinungen bei akuten Infektionskrankheiten, wie Scharlach und Malaria, entsprächen, bei denen ja auch vorübergehend eine positive Wa.R. beobachtet wird. Man glaubte um so mehr zu dieser Annahme berechtigt zu sein, als das Ergebnis beim chronischen Lupus erythematodes fast stets ein negatives war. So haben BOAS und WITH unter 146 Lupus erythematodes-Kranken der Kopenhagener Klinik kein einziges positives Ergebnis gehabt, ebensowenig DUDUMI und SARATZEANO in 8 und SCHÖNFELD in 9 Fällen. Von 41 Kranken, die OLESOFF untersuchte, reagierten 37 negativ, 4 positiv und diese litten an manifester Lues. SKINNER allerdings fand bei 3 von 12 Kranken die Reaktion positiv. Nun ist, namentlich von französischer Seite, erneut auf die Beziehungen des Lupus erythematodes zur Syphilis, besonders zur kongenitalen Lues (SABOURAUD) aufmerksam gemacht worden. GAUCHER (d), sowie LEREDDE (a) haben wiederholt bei Lupus erythematodes positive Wa.R. gesehen, JEANSELME und BURNIER (b) bei 30 Kranken 12 mal, und sie konnten diese 12 Fälle ausschließlich mit Salvarsan heilen. HUDELO und RABUT berichten über 2 kongenital-syphilitische Kranke, bei denen der bestehende Lupus erythematodes im einen Falle auf Neosalvarsan, im anderen auf ein Jod-Chinin-

Wismut-Präparat völlig verschwand. Ferner haben mit Wismut-Präparaten gute Erfolge erzielt: LORTAT-JACOB und LEGRAIN (c), SÉZARY, SÉZARY und BENOIST, NICOLAS, LACASSAGNE und ROUSSET (a, b), MAC KENNA (a, b), LEDO, SÁINZ DE AJA (h), während GARZELLA (b) nur Versager hatte. RAVAUT und BOCAGE haben 23 Lupus erythematodes-Kranke ausschließlich mit Neosalvarsan behandelt und davon 7 geheilt, 4 beinahe geheilt und 4 sehr gebessert. Sie betonen, daß die Kranken das Mittel fast durchweg schlecht vertragen haben. Weitere Heilungen oder wenigstens Besserung durch Salvarsanpräparate sahen TZANK und PELBOIS, PAULUS, KELLER, WALLHAUSER, RICHTER, DEVOTO, BRINITZER (b), WATRIN, SCHREUS, HUDELO und RABUT (b). Ein akuter Fall, über den HEUCK (b) berichtet, heilte unter Salvarsan-Natrium völlig ab. Im Gegensatz dazu haben andere, wie z. B. v. ZUMBUSCH (b) nie Erfolge gesehen und SÁINZ DE AJA (f) beobachtete nach Salvarsan Verschlimmerung des Lupus erythematodes und Auftreten neuer Stellen. Aus den erwähnten günstigen Erfolgen der Salvarsanbehandlung kann wohl kaum irgend ein Schluß gezogen werden, da die Salvarsanwirkung, wie wir ja wissen, sich keineswegs auf die Lues beschränkt. Doch glauben besonders die französischen Autoren, wie LEREDDE, MILIAN, SABOURAUD, daß die Syphilis und zwar in erster Linie die kongenitale zu Lupus erythematodes prädisponiere. Sie greifen damit auf die alte Anschauung von WILSON zurück, der das Krankheitsbild des Lupus erythematodes im Jahre 1852 als Syphiloderma erythematosum hereditarium beschrieb. Auch SCHAUMANN (e), der selbst ein Anhänger der tuberkulösen Ätiologie ist, glaubt auf Grund von 2 Fällen, in denen eine Komplikation mit Tabes vorlag, an Beziehungen zwischen Lues und Lupus erythematodes. Er nimmt an, daß in seinen Fällen die durch das Syphilisvirus hervorgerufene Erkrankung sympathischer Fasern eines Hautbezirks die Disposition für die Ansiedelung der Tuberkelbacillen in diesem Bezirk und damit die Entstehung des Lupus erythematodes-Herdes bewirkt habe. Er wird darin noch bestärkt durch das Ergebnis von Untersuchungen, die er mit HEDÉN (a) zusammen angestellt hat; durch Verdoppelung und Verdreifachung der Serummengen erhielten sie bei zahlreichen Kranken einen positiven Ausfall der Wa.R. Bei Beurteilung der ganzen Frage wird man zunächst feststellen dürfen, daß unter den Lupus erythematodes-Kranken immer ein bestimmter Prozentsatz außerdem an Syphilis leidet. WITH (a) stellte in 8% seines Materials Lues fest. Ferner kommt der Lupus erythematodes doch in den Ländern, in denen die kongenitale Syphilis lange nicht so häufig ist, wie dies anscheinend bei dem Pariser Krankenmaterial der Fall zu sein scheint, doch ebenso häufig vor und das spricht doch entschieden nicht für die Anschauungen der französischen Autoren. Nun haben allerdings in jüngster Zeit MARTENSTEIN und GRANZOW-IRRGANG über positive Reaktionen berichtet, die sie mit dem Luetin Noguchi erzielt haben. 117 Fälle von Lupus erythematodes ergaben in rund 65—70% positive Luetinreaktionen, das ist genau der Prozentsatz, der bei Lues III und bei Lues congenita tarda gefunden wird. Kontrolluntersuchungen an anderen Hautkranken fielen negativ aus, bei Hauttuberkulosen wurde die Reaktion nur in einem ganz geringen Prozentsatz positiv gefunden. Die beiden Autoren lehnen es aber ab, aus ihren Ergebnissen auf einen Zusammenhang des Lupus erythematodes mit Lues zu schließen, sondern vermuten, daß beim Lupus erythematodes eine „Umstimmung" des Organismus und der Haut stattfinde, die die Reaktionsfähigkeit gegenüber dem Luetin bedinge. Bei der Nachprüfung hatte GOLDSCHLAG in allen 6 untersuchten Fällen ein negatives, BREMENER in 67 Fällen ein negatives, in 4 Fällen ein positives Ergebnis. Die Diskrepanz ist so groß, daß sie zu weiteren Untersuchungen auf diesem Wege auffordert.

Wir kommen nun zu der besonders von angelsächsischen Autoren vertretenen, oben schon kurz gestreiften Theorie von dem *toxischen Ursprung* des Lupus erythematodes. Sie beruht auf der Annahme, daß beim Lupus erythematodes regelmäßig irgendwo im Körper ein septischer, meist Streptokokken oder auch andere Erreger bergender Herd bestehe, dessen Toxine die Hauterscheinungen hervorrufen. C. FOX (a), FRESHWATER, GALLOWAY und MAC LEOD, MORRIS und FOX haben schon auf diese Zusammenhänge hingewiesen. In neuerer Zeit sind dann vor allem BARBER und LESLIE ROBERTS diesen Gedankengängen nachgegangen. Von einer Einzelbeobachtung ausgehend, bei der der Lupus erythematodes mit einer Tonsillenerkrankung kompliziert war und nach deren Abheilung ebenfalls zurückging, untersuchte BARBER (c, d, e) seine Lupus erythematodes-Kranken regelmäßig auf Infektionsherde. Er fand stets in den Tonsillen, an den Zähnen, in den Faeces oder in den Nebenhöhlen septische Entzündungen, aus denen er den Streptococcus pyogenes longus, vereinzelt auch einen haemolyticus züchten konnte. Ein aus dem betreffenden Streptokokkus hergestelltes Autovaccin brachte mehrfach Besserung. BARBER (g) ist von der ätiologischen Bedeutung des Streptokokkus so sehr überzeugt, daß er den Lupus erythematodes zusammen mit Urticaria, Purpura und Erythema exsudativum multiforme als „Streptokokkide“ bezeichnet. ROBERTS (b, c) bestätigte in vollem Umfang die Angaben von BARBER über die „Focal infection“ und berichtete Heilung des Lupus erythematodes nach Tonsillektomie. Wie schon oben mitgeteilt, stellten mehrere englische und amerikanische Autoren die Abheilung des Lupus erythematodes nach Entfernung des septischen Herdes fest. Besserung oder sogar Heilung nach Injektion eines Autovaccins werden außer von BARBER noch von LOW und RUTHERFORD, POLLITZER, MAC LEOD (n), HANNAY (b) erwähnt. PROCHÁZKA, POKORNÁ, GÖRL und VOIGT (a) verwandten Streptokokkenvaccin mit gutem Erfolg. MAC CORMAC (b), der nirgends einen Infektionsherd finden konnte, stellte aus der Darmflora des Kranken (Streptokokken und Bacterium coli) ein Vaccin her, das ebenfalls günstig wirkte. Diese verschiedenen Angaben wurden von THRONE an einem größeren Material von 26 Kranken nachgeprüft. Bei 24 fand er irgend einen Infektionsherd. Kulturen wurden nur in 13 Fällen angelegt, 2 mal ohne Erfolg, in den übrigen fanden sich Streptokokken oder Staphylokokken. Das in allen diesen Fällen hergestellte Autovaccin war durchweg völlig wirkungslos und ebensowenig hatte die Entfernung des infektiösen Herdes irgendeinen günstigen Einfluß auf den Lupus erythematodes. Auch in 2 Fällen von DYSON (b) hatte das Streptokokken-Autovaccin keinerlei Einwirkung auf die Lupus erythematodes-Herde, rief aber in einem Falle starke Allgemeinerscheinungen hervor. Nun hat neuerdings FÜLLENBAUM (b) die Frage von der experimentellen Seite her angegangen. Sie hat bei 20 Lupus erythematodes-Kranken subcutane Einspritzungen mit Tuberkulin, mit dem polyvalenten Eiterbakterien-Vaccin nach DELBET und mit dem Enterovaccin nach DANYSZ gemacht und erhielt Herdreaktionen nach Tuberkulin in 30%, nach DELBET-Vaccin in 65%, nach DANYSZ-Vaccin in 10%. Von 10 Kranken mit Lymphdrüsenschwellungen reagierten 5 auf Tuberkulin, 5 auf DELBET-Vaccin. Das entsprechende Mittel wurde auch therapeutisch verwandt mit dem Ergebnis, daß Tuberkulin nur in *einem* Falle nachhaltig besserte, DELBET-Vaccin in mehreren Fällen, auch bei einem Lupus erythematodes mit akuter Exazerbation, DANYSZ-Vaccin brachte bei einem Kranken, der jahrelang an Darmstörungen nach Typhus gelitten hatte, völlige Heilung der Hautherde. In einer weiteren Arbeit mit FLECK zusammen berichtet FÜLLENBAUM, daß die auf DELBET- oder DANYSZ-Vaccin-Injektionen eine Herdreaktion aufweisenden Kranken die Komplementbindungsreaktion mit ihrem entsprechenden, nicht aber mit dem anderen Antigen geben. So erscheint die Anschauung von MAC LEOD (n), einem der Hauptvertreter dieser Theorie, gut gestützt. Nach seiner Meinung ist der Lupus erythematodes keine pathologische Einheit mit spezifischer Ursache, sondern ein besonderes Hautsymptom, das durch verschiedene toxische oder septische Ursachen erzielt werden kann, wobei den Streptokokken eine dominierende Rolle zugeschrieben wird. Gegen diese Streptokokken-Theorie sind nun viele Einwände zu machen. Von vornherein ist man geneigt, eine Auffassung abzulehnen, die, nach der Meinung von BARBER und ROBERTS dieselben Infektionsherde mit denselben Streptokokken für die verschiedenartigsten Dermatosen, wie Lupus erythematodes, Urticaria, Purpura, Erythema exsudativum multiforme, Alopecia areata, Lichen ruber planus u. a. verantwortlich macht. Ferner ist durch das Auffinden von Streptokokken im Munde, in der Nase usw. noch garnichts bewiesen, denn, wie GRAY (d) mit Recht dagegen einwendet, sind die Streptokokken normale Bewohner aller Schleimhäute. Bei systematischen Untersuchungen, die REICHENMILLER jüngst an 190 gesunden Waisenkindern und Gewerbeschülern anstellte, fand er in der Mundhöhle nahezu regelmäßig vergrünende, in einzelnen Fällen nicht hämolytische und bei einer nicht unbeträchtlichen Zahl sogar hämolytische Streptokokken. Die wenigen Besserungen und Heilungen nach Verwendung von Autovaccin, die ja übrigens von THRONE und von DYSON bestritten werden, können sehr wohl eine unspezifische Wirkung sein, da ja auch, wie wir im letzten Kapitel sehen werden, auf Typhusvaccin, Milch, Normalserum, Eigenblut, Terpentinöl Besserungen des Lupus erythematodes beobachtet worden sind. Endlich lassen die Besserungen nach Entfernung eines streptokokkenhaltigen Eiterherdes ebensowenig wie die nach Excision tuberkulöser Lymphdrüsen einen ätiologischen Schluß zu. Beide Beobachtungen zeigen nur, daß ein Lupus erythematodes sich bessern kann, wenn anderweitige Krankheitsherde aus dem Körper entfernt werden. In diesem Sinne ist auch die Mitteilung von BURKE (b) zu werten, der nach Besserung einer chronischen, auf alter Gonorrhöe beruhenden Prostatitis eine nahezu völlige Abheilung eines gleichzeitig bestehenden Lupus erythematodes sah. Die interessanten Ergebnisse von FÜLLENBAUM sind leider noch nicht zu verwerten, da das Präparat von DELBET wie das von DANYSZ Mischvaccine sind, so daß erst die genaue Prüfung der einzelnen Komponenten weitere Schlüsse zulassen wird.

Was ist nun das Ergebnis all dieser ätiologischen Betrachtungen? Leider ein negatives.

Von den Gründen, die für den tuberkulösen Ursprung des Lupus erythematodes ins Feld geführt werden, sind wohl die gewichtigsten die Herdreaktionen nach Tuberkulin, die Extraktimpfungen nach BLOCH und FUCHS, die erfolgreiche Verimpfung der Krankheitsherde auf das Meerschweinchen, wie sie in besonders exakter Weise von BLOCH und FUCHS vorgenommen worden sind. Alle anderen Gründe sind weniger stichhaltig. Die Statistiken über das gleichzeitige Vorkommen tuberkulöser Erscheinungen sind in ihren Ergebnissen so grundverschieden, daß man sie schlechterdings nicht verwerten kann. Die Komplikation mit Tuberkuliden und Lupus vulgaris ist selten, bei der häufigeren Kombination mit Lymphdrüsen fehlt meist der Beweis der tuberkulösen Natur dieser Drüsenschwellungen. Den Besserungen nach Entfernung oder Bestrahlung der Drüsen stehen Besserungen nach Ausmerzung von Streptokokken-Herden gegenüber. Neben Heilungen durch Tuberkulin werden Heilungen durch Streptokokken- und Staphylokokken-Vaccine oder durch unspezifische Mittel berichtet. Verschlimmerungen werden nach Tuberkulin beobachtet, aber ebenso nach Kollargol, Pferdeserum, Mirion und anderen Mitteln. Die Sektionsergebnisse widersprechen sich. Das histologische Bild zeigt keinerlei Anhaltspunkt für Tuberkulose. So wird man, bei kritischer Würdigung aller einzelnen Punkte, zu folgendem Ergebnis kommen: Bei einer sehr großen Menge von Lupus erythematodes-Fällen können keine Beziehungen zur Tuberkulose nachgewiesen werden, in einer weiteren, ebenfalls beträchtlichen Anzahl, sind tuberkulöse Erscheinungen zwar vorhanden, aber ätiologisch nicht mit Sicherheit zu verwerten, und endlich bleibt eine kleine, aber gut beobachtete Zahl von Fällen übrig, bei denen man es wohl kaum in Abrede stellen kann, daß der Tuberkelbacillus der ätiologische Faktor gewesen ist.

Was ist nun aber mit der großen Zahl der übrigen Fälle? Ist ihr Ursprung ein toxischer? Sind es die Toxine von Streptokokken, Staphylokokken oder anderen Bakterien, die ätiologisch in Frage kommen? Die überwiegende Mehrzahl der Autoren nimmt dies zur Zeit an. Nach dieser Auffassung, wie sie z. B. von Jeanselme und Burnier (b) vertreten wird, ist der Lupus erythematodes eine cutane Reaktion im Sinne Brocqs und kann verschiedenen Ursprungs sein. Sie machen für die Entstehung der Erkrankung örtliche Schädigungen, wie Frost, Sonne und allgemeine Ursachen verantwortlich, in erster Linie Tuberkulose, dann toxische Erkrankungen und in vereinzelten Fällen Syphilis und zwar erworbene wie angeborene. Es leuchtet ohne weiteres ein, daß diese Theorie viel für sich hat, weil sie alle die bisher erwähnten Schwierigkeiten überwindet. Aber es muß nun doch untersucht werden, ob diese Auffassung ganz befriedigt. Da ist zunächst zu sagen, daß man zwar bei den akuten Formen mit ihren oft flüchtigen Exanthemen eine toxische Wirkung wohl annehmen kann, daß aber die klinische Entwicklung des chronischen Lupus erythematodes mit Atrophie im Zentrum und dem fortschreitenden entzündlichen Rande, ferner das histologische, unbedingt an eine chronische Infektion erinnernde Bild doch schlecht zu der Annahme einer Toxinwirkung paßt, sondern viel eher darauf schließen läßt, daß ein Erreger an Ort und Stelle diese pathologischen Veränderungen setzt. Ferner scheint es mir gezwungen, bei einer so charakteristischen und im allgemeinen typisch verlaufenden Krankheit verschiedene Ursachen anzunehmen. Auch Zieler (a), für den der Lupus erythematodes keine ätiologische Einheit ist, betrachtet diese Annahme als nicht sehr befriedigend. Ich halte daher, wobei ich mit aller Reserve feststelle, daß ein Beweis nicht erbracht werden kann, den Lupus erythematodes für eine ätiologisch einheitliche, durch einen bestimmten Erreger hervorgerufene Erkrankung, deren Hauterscheinungen durch die örtliche Wirkung dieses lebenden Virus bedingt sind. Ramel (b), Gray (d), Gawalowski (a, b) vertreten dieselbe Auffassung, und es handelt sich nun vor allem um die Frage, ob dieser angenommene einheitliche Erreger der Tuberkelbacillus ist oder nicht. Ramel ist geneigt, die Frage zu bejahen, Gray, sie zu verneinen. Ist der Kochsche Bacillus der Erreger, dann muß er entweder in einer besonderen, uns bisher unbekannten Form in der Haut wirken oder muß das cutane Gewebe eine besondere Beschaffenheit aufweisen. Dafür spricht das Fehlen des gewöhnlichen Tuberkelbacillus in den kranken Hautstellen, sowie vor allem das histologische Bild, das garnicht in den Rahmen der sonstigen tuberkulösen Gewebeveränderungen paßt. Gegen eine Veränderung des Gewebes sprechen Versuche von Ramel (a), der durch intracutane Tuberkulin-Injektionen nach Mantoux auf der gesunden und kranken Haut der Lupus erythematodes-Kranken dieselbe tuberkuloide Gewebsveränderung erzielen konnte, wie bei echter Hauttuberkulose. Daraus geht hervor, daß der Tuberkelbacillus, wenn er der Erreger ist, in einer ganz veränderten Form in der Haut wirken muß, um das histologische Bild des Lupus erythematodes hervorzurufen. Ist ein noch nicht bekannter Erreger der ätiologische Faktor, so sind die obenerwähnten für Tuberkulose sprechenden Impf- und Extraktversuche schwer damit zu vereinigen. Es wird noch vieler wissenschaftlicher Arbeit bedürfen, bis diese Frage gelöst ist.

Diagnose.

Die Diagnose des chronischen Lupus erythematodes ist in typischen Fällen leicht. Die meist scharf umschriebenen, rundlichen Stellen mit dem hyperkeratotischen, meist eingesunkenen, oft schon atrophischen Zentrum und dem roten, nur mäßig infiltrierten Rande sind so charakteristisch, daß die Diagnose in der Regel schon auf den ersten Blick gestellt werden kann. Es gibt aber, besonders in den Anfangsstadien, Fälle, bei denen zunächst eine Entscheidung nicht getroffen werden kann. Da ist dann oft die Lokalisation an den typischen Stellen von großer Bedeutung. Häufig führen leichteste hyperkeratotische Herde an den Ohrrändern und an der Unterlippe auf den richtigen Weg. Auch die Beteiligung der Mundschleimhaut erleichtert den Entscheid, da sie, meist nicht behandelt, gegenüber den oft durch therapeutische Eingriffe unkenntlich gemachten Hautherden, das ursprüngliche Krankheitsbild aufweist. Zur Sicherung der Diagnose sind eine Reihe von Hilfsmethoden empfohlen worden. So hat Brocq (b) das Schaben mit dem scharfen Löffel, das er zur Erkennung zahlreicher Dermatosen anwendet, auch für den Lupus erythematodes empfohlen. Sind die Schuppen mit ihren stalaktitenartigen Fortsätzen entfernt, so treten bei ganz leichtem Schaben rote Pünktchen, bei stärkerem Drucke kleine Blutungen auf. Neumann hat geraten, die Herde mit Alkohol oder Schmierseife abzureiben, weil dadurch das charakteristische „wurmstichige" Bild klar zutage zu treten pflege. Naegeli (b) empfiehlt seine auch bei Lichen ruber planus erprobte Äthermethode. Nach energischem Abreiben des Lupus erythematodes-Herdes mit Narkose-Äther tritt die häufig vorher nicht sichtbare Hyperkeratose und das Erythem sehr scharf hervor. Besonders wertvoll erscheint ihm die Methode zur Entscheidung der Frage, ob ein Herd schon abgeheilt oder noch progredient ist. Auch die von Otfried Müller und seiner Schule ausgebaute Dermatoskopie wurde zur Klärung herangezogen. Saphier (c, d) beobachtete beim Lupus erythematodes Gefäßverzweigung in Schleifenform mit kurzen Anastomosen und Schwund der Capillarschlingen. Dem Lupus vulgaris gegenüber ist besonders wichtig das regelmäßige Fehlen dendritischer Gefäßverzweigungen. Im Gegensatz dazu fand Dittrich, wenigstens in älteren Fällen, gerade diese Verzweigungen in ähnlicher Weise wie beim Lupus vulgaris, wenn auch nicht so ausgesprochen. Auch er betont den Schwund der Capillarschlingen und ebenso Michael. Zunächst scheint die Methode beim Lupus erythematodes mehr theoretisches Interesse zu haben.

Wenn ich nun zur eigentliehen Differentialdiagnose übergehe, so zeigt sich schon aus den Ausführungen der früheren Kapitel, daß die Abgrenzung des Lupus erythematodes gegen den Lupus vulgaris, und zwar vor allem dessen oberflächliche, schuppende Form besonders wichtig, aber oft recht schwer ist. Das Fehlen der typischen Lupusknötchen, auch nach Aufhellung der Schuppen mit Öl, das Festhalten dieser Schuppen auf der Unterlage, das Abheilen mit glatter, oberflächlicher Atrophie gegenüber den meist grobgestrickten Narben des Lupus vulgaris, das häufige Vorkommen an den Ohrmuscheln und namentlich auf dem behaarten Kopfe lassen in den meisten Fällen den Lupus erythematodes vom Lupus vulgaris unterscheiden. Manchmal versagen aber diese Merkmale und auch bei längerer Beobachtung kommt man nicht zum Ziele. Die Tuberkulinprobe ist natürlich nur bei Herdreaktion entscheidend und bloß bei positivem Ausfall, da die negative Reaktion den Lupus vulgaris nicht mit Sicherheit ausschließen läßt. Dasselbe gilt für den Tierversuch. In solchen zweifelhaften Fällen führt die histologische Untersuchung am sichersten die Entscheidung herbei.

Die Differentialdiagnose zwischen Lupus erythematodes und Tuberkuliden wird am häufigsten an den Händen Schwierigkeiten machen, zumal, wie wir oben gesehen haben, die beiden Erkrankungen hin und wieder gleichzeitig vorkommen. Das isolierte Auftreten der Tuberkulide in einzelnen, meist tieferen Knoten, das Fehlen der progredienten Randzone und des Konfluierens, die Nekrose der Knoten und dementsprechend das Abheilen mit kleinen, aber etwas vertieften Narben lassen die Tuberkulide meist vom Lupus erythematodes trennen. Diese weißen, deprimierten Narben sondern auch schon rein klinisch den Chilblain-Lupus vom Lupus erythematodes. Die Fälle sind aber leider nicht allzu selten, bei denen die klinische Differentialdiagnose nicht mit Sicherheit zu stellen ist und nur das histologische Bild die Klärung bringt. Auch das Granuloma annulare kann im Beginn vom Lupus erythematodes oft schwer unterschieden werden.

Eine Verwechslung des Lupus erythematodes der Hand mit der Tuberculosis cutis verrucosa wird wohl nur äußerst selten in Frage kommen. Denn diese meist einseitig auftretende, fast stets auf die Hand beschränkte Krankheit ist durch ihre derbe, warzige Oberfläche genügend charakterisiert.

Beim Lupus pernio handelt es sich um Herde, die zwar in der Farbe manchmal dem Lupus erythematodes ähneln können, sich von diesem aber durch die unscharfe Abgrenzung der Herde, die tief in der Cutis sitzenden derben Platten und durch die Unversehrtheit der deckenden Haut deutlich abheben.

Die Unterscheidung vom BOECKschen benignen Miliarlupoid kann insofern Schwierigkeiten machen, als einerseits die seltenen infiltrativen Formen des Lupus erythematodes mit den diffus infiltrierenden Sarkoiden und andererseits das mit feiner, glatter, oberflächlicher Narbe abheilende Miliarlupoid mit dem atrophischen Endstadium des Lupus erythematodes verwechselt werden können. So verschieden die beiden Krankheiten bei typischem Aussehen sind, so schwer ist es oft, die eben erwähnten Formen klinisch genau zu diagnostizieren. In einem Falle von FRASER (a) läßt die klinische Beschreibung eher an Lupus erythematodes denken, während das histologische Bild zweifellos für Sarkoid spricht. Andererseits hat NAEGELI (a) einen Fall berichtet, der klinisch ein Sarkoid mit ziemlich tiefgehendem Infiltrat, histologisch zweifellos ein Lupus erythematodes ist.

Verwechslungen zwischen Syphilis und Lupus erythematodes kommen, das scheint mir auch aus der Literatur hervorzugehen, nicht allzu selten vor. Meist kommen die tubero-serpiginösen Formen in Frage, die durch die zentrale Abheilung mit oberflächlicher Narbe dem Lupus erythematodes sehr ähneln können, besonders, wie LENGLET hervorhebt, die tertiären Syphilide der Lippen. Da bei der von manchen Seiten beobachteten Einwirkung von Salvarsan-Präparaten auf Lupus erythematodes die Diagnose ex juvantibus nicht völlig einwandfrei zu stellen ist und da auch ein positiver Wassermann beim chronischen Lupus erythematodes, wenn auch sehr selten, vorkommen kann, muß die Histologie entscheiden, wenn nicht die klinischen Symptome die Unterscheidung gestatten. Dies ist bei genauer Beobachtung wohl meist möglich, da bei den Syphiliden der Rand nicht das helle Rot des Lupus erythematodes, sondern mehr ein Braunrot zeigt und dem tastenden Finger mehr Widerstand bietet. Das atrophische Zentrum läßt die Follikelveränderungen und die fest anhaftenden Schuppen des Lupus erythematodes ganz vermissen. Außerdem treten die tubero-serpiginösen Syphilide nie in symmetrischer Weise auf. FABRY (b) weist darauf hin, daß in solchen differentialdiagnostisch schwierigen Fällen eine einzige Krysolganeinspritzung zur Klärung genüge, da der Lupus erythematodes durch die sofort daraufhin erfolgende Besserung sich als solcher erweise. Dieser Anschauung kann nicht unbedingt beigepflichtet werden. Denn es gibt vereinzelte einwandfreie Lupus erythematodesfälle, die sich gegen Krysolgan längere Zeit oder auch ganz refraktär verhalten.

Von besonderer Wichtigkeit ist die diagnostische Scheidung des Lupus erythematodes von der Rosacea, um so wichtiger, als ja einige Autoren, vor allem EHRMANN, den direkten Übergang von Rosacea in Lupus erythematodes als bewiesen ansehen. Es ist ohne weiteres zuzugeben, daß eine reine Rosacea ohne Acnesymptome von dem Anfangsstadium des Lupus erythematodes oft nicht zu unterscheiden ist. Aber bei genauer Beobachtung klärt sich die Lage bald. Der Rosacea fehlt dauernd die Hyperkeratose, Schuppen sind selten und jedenfalls haften sie nicht fest auf der Unterlage. Die Follikelmündungen können zwar hochgradig erweitert sein, weisen aber keinerlei Hyperkeratose auf. Die stark geröteten, aber kaum infiltrierten Rosaceaherde sind gegen die gesunde Haut nicht scharf abgesetzt, zeigen keine Narben. An den Lieblingsstellen des Lupus erythematodes, den Ohren und der Kopfhaut, kommt die Rosacea nicht vor. Treten dann noch Acneerscheinungen hinzu, ist die Differentialdiagnose einwandsfrei gesichert.

Die leider oft so wenig charakteristischen Anfangsstadien des Lupus erythematodes können weiterhin leicht mit dem Eczema seborrhoicum verwechselt werden. Doch sind dessen Herde meist weniger scharf umschrieben, zeigen oft schon von Anfang an einen Stich ins Gelbliche und weisen nicht die geringste Infiltration auf. Zur Klärung trägt auch meist die Lokalisierung bei, da das Eczema seborrhoicum im Gegensatz zum Lupus erythematodes besonders gerne die Nasenwangenfurchen, die Rückengegend zwischen den Schulterblättern und die mittlere Sternalgegend der Brust befällt.

Ferner kommt die Psoriasis noch in Frage. Auch da ist der roten Farbe meist etwas Gelb beigemischt. Entfernt man bei der Schuppenflechte die viel lockerer sitzenden Schuppen, so zeigt sich eine glatte, glänzende Fläche, die dem Lupus erythematodes stets fehlt.

MERK macht darauf aufmerksam, daß die Pellagra im Gesicht zuweilen mit Lupus erythematodes discoides verwechselt werde. Doch wird hier die genaue Prüfung des einzelnen Herdes bald den Irrtum aufklären.

Besteht bei den Lupus erythematodes-Herden schon eine deutliche Atrophie, so kann eine Verwechslung mit Epitheliomen vorkommen. Doch zeigen diese meist eine tiefere Narbe und vor allem unterscheiden sie sich durch die Härte und die blasse Farbe des Randes deutlich von der wenig infiltrierten, erythematösen Randzone des Lupus erythematodes. Finden sich, was beim Basalzellencarcinom ja nicht selten ist, perlenartige Einlagerungen, dann ist die Frage sofort entschieden. Die Ähnlichkeit zwischen den beiden Erkrankungen kann aber so groß sein, daß, wie JADASSOHN betont hat, nur die histologische Untersuchung den Entscheid bringen kann. Auch das Keratoma senile, die BOWENsche Krankheit und die basalen Rumpfhautepitheliome können gelegentlich Anlaß zu Verwechslung mit dem Lupus erythematodes geben.

Im völlig atrophischen Stadium kann der Lupus erythematodes auch mit der Atrophia cutis maculosa (Anetodermia erythematosa JADASSOHN) verwechselt werden. VIGNOLO-LUTATI hat mit Recht darauf hingewiesen. Wenn aber THIBIERGE (a) so weit geht, diese Erkrankung mit dem Lupus erythematodes zu identifizieren, so kann dieser Anschauung nicht beigetreten werden, da bei der Anetodermie die Epidermisveränderungen und das Randerythem durchweg fehlen.

Die atrophisierenden Formen des Lichen ruber planus können besonders an den Extremitäten differentialdiagnostisch eine Rolle spielen. Es findet sich aber doch bei dieser Dermatose meist eines oder das andere Lichenknötchen, die durch die glatte, glänzende Oberfläche mit zentraler Dellung, durch die charakteristische Farbe und durch das Jucken die Unterscheidung vom Lupus erythematodes leicht machen. Auch die Acne varioliformis kann nur so lange Anlaß zur Verwechslung geben, bis ein neues typisches Acneknötchen die Diagnose rasch klärt.

Einer besonderen Erwähnung bedürfen noch die Pernionen. Wie ich schon in einem früheren Kapitel ausgeführt habe, kann an Händen und Füßen die Unterscheidung oft große Schwierigkeiten machen. Dazu kommt noch, daß der Lupus erythematodes zuweilen in gleicher Weise wie die Pernionen, unter dem Einfluß des Frostes sich verschlimmert, um sich im Frühjahr nach Eintreten der warmen Witterung spontan zurückzubilden. Immerhin tritt diese Erscheinung nicht mit derselben Regelmäßigkeit wie bei den Frostbeulen auf. Charakteristisch für die Pernionen ist die Schmerzhaftigkeit und das Jucken, das besonders beim Übergang von der Kälte in die Wärme sich stark bemerkbar macht. Sie gehen in der Regel bei mehrtägigem, ununterbrochenem Aufenthalt in einem gleichmäßig temperierten Raum rasch zurück. Klinisch unterscheiden sie sich durch ihre unscharfe Begrenzung, die Neigung zum Ulcerieren und die fast gesetzmäßige Beschränkung auf die Dorsalseite der Hände und Füße, vom Lupus erythematodes, der besonders an den Händen doch nicht allzu selten auch die Beugeflächen befällt.

Auf dem behaarten Kopfe und im Bart kommen noch weitere Erkrankungen in Frage. Die Alopecia areata kann eigentlich nur mit den oberflächlichsten, bloß kurze Zeit ein Erythem zeigenden Lupus erythematodes-Herden verwechselt werden. Da diese Efflorescenzen zuweilen ohne jede sichtbare Spur abheilen, kann man, wenn sie unbeachtet geblieben sind, nachträglich oft kaum entscheiden, ob es sich um einen umschriebenen Haarausfall nach Lupus erythematodes oder um eine Area Celsi handelt.

Wichtiger sind die Trichophytien der behaarten Teile, die oft große Ähnlichkeit mit Lupus erythematodes aufweisen können. Hier wird aber die Untersuchung auf Pilze rasch die Entscheidung herbeiführen, ganz abgesehen davon, daß die für Lupus erythematodes charakteristische Neigung zur Atrophie bei der Trichophytie stets vermißt wird.

Der Folliculitis decalvans Brocq fehlen die für Lupus erythematodes charakteristischen epithelialen Veränderungen und vor allem auch der erythematöse Wall der progredienten Randzone. Die klinisch sichtbaren Entzündungserscheinungen beschränken sich bei der Pseudopelade auf eine oft kaum sichtbare, leichteste Rötung rund um die einzelnen Haare. Es ist aber zuzugeben, daß, was schon Lenglet und Jadassohn (a) betont haben, die Endstadien der beiden Erkrankungen zuweilen sehr schwer voneinander zu unterscheiden sind. Dieselbe Schwierigkeit kann bei völlig abgelaufenem Favus entstehen.

Bei dem Ulerythema ophryogenes Taenzer, das wohl als eine besondere, in Atrophie endende Form der Keratosis pilaris angesprochen werden darf, kann die oberflächliche Atrophie sehr wohl Anlaß zur Verwechslung mit Lupus erythematodes geben. Doch ist beim Weiterschreiten der entzündliche Prozeß stets zunächst auf die Follikel beschränkt, und es findet sich nie die typische, erythematöse Randzone des Lupus erythematodes. Außerdem treten beim Ulerythema meist punktförmige Narben auf.

Die Schleimhauterscheinungen des Lupus erythematodes sind, wie auch Kren (c) betont, im Anfangsstadium nicht mit Sicherheit zu diagnostizieren. Im Laufe der weiteren Entwicklung wird aber das Bild meist so charakteristisch, daß eine Abgrenzung gegen andere Erkrankungen möglich wird.

An den Lippen kommen in erster Linie chronische Ekzeme in Betracht. Diese sind jedoch meist schon durch den recht lästigen Juckreiz charakterisiert. Das klinische Bild ist aber, namentlich infolge der schuppigen Auflagerungen, zuweilen dem des Lupus erythematodes sehr ähnlich, nur ist die Abgrenzung gegen das gesunde Gewebe weniger scharf. Entfernt man die Schuppen, so vermißt man die Atrophie und das für den Lupus erythematodes so charakteristische feine Netzwerk weißer Fäden. Auch die Cheilitis exfoliativa KLINGMÜLLER (g) macht differentialdiagnostische Schwierigkeiten. Doch läßt sie sich durch die ödematöse Durchtränkung, die Epitheldefekte und die blutenden Erosionen vom Lupus erythematodes abgrenzen.

An der eigentlichen Mundschleimhaut wird die Leukoplakie zuweilen mit dem Lupus erythematodes verwechselt. Doch findet man bei ihr nie ausgesprochene Entzündungserscheinungen und den starken, weißen Auflagerungen fehlt stets die zentrale Atrophie.

Der Lichen ruber planus beginnt auf der Schleimhaut regelmäßig mit einzelnen Lichenknötchen ohne jede Entzündungserscheinung in der Umgebung. Die Lichenknötchen stehen—darauf hat KREN besonders aufmerksam gemacht—einzeln, während die punktförmigen Epithelverdickungen beim Lupus erythematodes stets innerhalb eines kranken Herdes sitzen.

Von den tuberkulösen Schleimhauterkrankungen kommt wohl nur der Lupus vulgaris in Betracht. Ganz abgesehen von der Bevorzugung des Zahnfleisches und des weichen Gaumens — also Lokalisationen, die bei Lupus erythematodes zu den allergrößten Seltenheiten gehören — ist das klinische Bild mit den weichen, schwammigen Knötchen und der meist starken Schwellung doch ein ganz anderes als beim Lupus erythematodes.

Die sekundären Schleimhautpapeln der Syphilis lassen sich meist schon durch ihr gehäuftes Auftreten unterscheiden. Die Entzündungserscheinungen sind bei ihnen in der Regel viel stärker ausgeprägt, ebenso die Neigung zu Zerfall. Mit den ausgeprägten Lupus erythematodes-Herden haben sie keinerlei Ähnlichkeit. Noch weniger kommen die gummösen Erscheinungen in Frage.

Beim Pemphigus vulgaris mit seinen scharf abgegrenzten Epitheldefekten und der ausgesprochenen Entzündung fehlen jede Atrophie und jede Epithelverdickung.

Die Diagnose des akuten Lupus erythematodes begegnet oft erheblichen Schwierigkeiten. Der erste Ausbruch im Gesicht kann zunächst mit einem akuten Ekzem verwechselt werden. Doch klärt sich das Bild meist schon nach wenigen Tagen. Die früher beschriebenen Allgemeinerscheinungen und das hohe Fieber lassen erkennen, daß es sich um eine schwere Erkrankung handelt. Und während das akute Ekzem verwaschene Ränder zeigt und auch außerhalb des Hauptherdes sich vereinzelte papulöse und vesikulöse Efflorescenzen finden, bildet sich beim Lupus erythematodes das typische Bild des Erythema perstans mit seinen scharfen Grenzen heraus. In diesem Stadium wird es am häufigsten mit dem Erysipel verwechselt. Doch tritt dieses höchst selten so ausgesprochen symmetrisch auf und außerdem zeigt es den progredienten, steilen, derben Rand, der dem Erythema perstans völlig fehlt.

Das erste Auftreten auf Rumpf und Gliedmaßen gleicht nicht selten dem Erythema exsudativum multiforme in hohem Maße. GALLOWAY und MAC LEOD sind sogar so weit gegangen, die beiden Erkrankungen als nahe Verwandte und als die Enden einer Kette anzusehen. SEQUEIRA (d) hat die Vermutung ausgesprochen, daß der Lupus erythematodes durch dieselben Toxine hervorgerufen werde, wie das Erythema exsudativum multiforme. Dem gegenüber muß aber doch betont werden, daß die klinische Ähnlichkeit sich meist auf wenige Tage beschränkt. Dann scheidet sich das akute Exanthem des Lupus erythematodes deutlich von dem multiformen Erythem durch das Fehlen der lividen Färbung, die beim Erythem in so ungemein charakteristischer Weise das Zentrum der Herde kennzeichnet, während die Randzonen, soweit sie noch zum Weiterschreiten neigen, ein helles Rot aufweisen.

Am wichtigsten ist wohl die Ähnlichkeit mit septischen Exanthemen. Die klinische Morphologie ist zuweilen so übereinstimmend, daß eine Diagnose zunächst nicht gestellt werden kann, namentlich wenn die Fälle in stürmischem Verlauf rasch zum Tode führen. Besteht im Gesicht das typische Bild des Erythema perstans, so spricht das unbedingt für Lupus erythematodes. Ferner heilen die septischen Hautherde nie mit Atrophie ab, die beim Lupus erythematodes doch regelmäßig, wenn auch nur an einzelnen Herden sich finden.

Dann kommen noch schwere Arzneiexantheme in Betracht. Nach Jod, Salicyl, Chinin, Phenacetin, besonders aber nach Antipyrin treten zuweilen Ausschläge auf, die an den akuten Lupus erythematodes erinnern. Doch wird der rasche Ablauf nach Aussetzen des Medikamentes in der Regel bald zur richtigen Diagnose führen.

Die prämykotischen Erytheme geben wohl nur selten Anlaß zur Verwechslung. Es fehlt ihnen doch das stürmische Auftreten des akuten Lupus erythematodes und bei ihrer weiteren Entwicklung nähern sie sich, namentlich auch durch den starken Juckreiz, im klinischen Bilde doch mehr dem Ekzem, mit dem sie so häufig verwechselt werden. Sobald die ersten Tumoren auftreten, ist ohnehin die Diagnose geklärt.

Prognose.

Die Prognose des akuten Lupus erythematodes ist, *quoad vitam,* eine unbedingt schlechte. Die Mehrzahl der in der Literatur erwähnten Fälle hat tödlich geendet. Und die nach scheinbarer Besserung, wie z. B. die beiden Fälle von v. Zumbusch (c), entlassenen Kranken, haben sich vielfach weiterer ärztlicher Aufsicht entzogen, so daß man wohl nach Analogie der lange beobachteten Fälle schließen darf, daß die meisten von ihnen einem erneuten Ausbruch der Krankheit erlegen sind. Nur ganz vereinzelt konnte die Beobachtung über längere Zeit fortgesetzt und das günstige Ergebnis kontrolliert werden, so bei dem Falle von Siemens und dem Fall 5 von Ehrmann und Falkenstein. Ob die modernen Goldpräparate, die im nächsten Kapitel eingehend gewürdigt werden, imstande sein werden, die Prognose der akuten Formen zu bessern, muß erst die Erfahrung lehren. Im Gegensatz zu diesen trüben Aussichten zeigen die *Hauteffloreszenzen* des akuten Lupus erythematodes eine ausgesprochene Neigung zur Heilung. Teilweise verschwinden sie spurlos, vielfach hinterlassen sie eine atrophische Stelle, vereinzelt gehen sie, was oben schon ausgeführt wurde, in die chronische Form über.

Weit besser ist die Prognose für den Lupus erythematodes cum exacerbatione acuta. Wohl enden auch viele dieser Fälle tödlich, Ehrmann und Falkenstein rechnen etwa mit einem Drittel, in der Mehrzahl geht aber, namentlich bei geeigneter Behandlung, das akute Stadium allmählich wieder in die chronische Form über.

Die Aussichten des chronischen Lupus erythematodes bezüglich der Lebensdauer werden verschieden beurteilt. Es wurde und wird immer wieder darauf hingewiesen, daß die Kranken nicht alt werden. Von manchen Anhängern der tuberkulösen Ätiologie wird die Tuberkulose dafür verantwortlich gemacht. Dagegen wird von anderen Seiten darauf aufmerksam gemacht, daß viele Lupus erythematodes-Kranke sich bei jahrelanger Beobachtung eines guten Allgemeinbefindens zu erfreuen haben und daß ferner der Lupus erythematodes bei alten Leuten keineswegs so selten ist, wie manche Autoren annehmen. So stellt Jadassohn (a) auf Grund seiner großen persönlichen Erfahrung fest, daß von einer wirklich ernsten Bedeutung des Lupus erythematodes chronicus für das Leben des Kranken eigentlich nichts Sicheres bekannt sei. Mit dieser Anschauung decken sich voll und ganz die Erfahrungen, die ich am eigenen Material gemacht habe und die dahin gehen, daß die vielen Lupus erythematodes-Kranken, die ich Jahre, ja Jahrzehnte hindurch in regelmäßigen Abständen immer wieder gesehen habe, in ihrer überwiegenden Mehrzahl keine Störungen des Allgemeinbefindens gezeigt haben.

Die Prognose der örtlichen Erkrankung ist, zunächst ganz abgesehen von der Behandlung, eine ganz verschiedene. Zwischen völlig unheilbaren Fällen auf der einen Seite und den oberflächlichen, spurlos abheilenden Formen andererseits steht das große Heer der Durchschnittsfälle, die meist durch viele Jahre bestehen, Neigung zum Abheilen mit Atrophie zeigen, oft lange ganz stationär bleiben, plötzlich sich weiter ausdehnen, um dann wieder zum Stillstand zu kommen. Zuweilen heilen sie dann ganz spontan aus. Dieses Bild hat sich in neuerer Zeit wesentlich nach der günstigen Seite verschoben. Ist es schon früher häufig der Behandlung gelungen, selbst hartnäckige Fälle zum Ausheilen zu bringen, so sind es doch namentlich mehrere neuzeitliche Methoden, die die Heilaussichten dieser eminent chronischen und hartnäckigen Krankheit in hohem Maße gebessert haben.

Behandlung.

Auf die Allgemeinbehandlung des chronischen Lupus erythematodes wird von verschiedenen Seiten großer Wert gelegt. So rät M. Morris (b), Stoffwechselstörungen, Erkrankungen der Leber und der Niere zu bekämpfen, die Darmtätigkeit zu regeln und alles zu vermeiden, was Blutandrang zum Kopfe machen kann, wie alkoholische Getränke, Kaffee und Tee. Brocq (a) teilt diese Meinung und warnt außerdem vor schwerverdaulichen Speisen. Swanson legt besonderen Wert auf frische Luft und Sonnenbäder und vor allem auf das Einhalten einer Kost, die in der Hauptsache aus Obst, Gemüsen, großen Mengen von Milch, Käse, Nüssen und einem beschränkten Maß von Kohlehydraten besteht. Delbanco (f) sah in einem Falle Besserung durch die Gerson-Diät. Störungen der Blutzirkulation sollen nach Möglichkeit behoben werden. Zu dem Zwecke will M. Morris diese Kranken den Winter in einem warmen Klima zubringen lassen, Mac Leod (n) steckt sie ins Bett und hat durch die gleichmäßige Wärme Besserungen des Lupus erythematodes ohne jede sonstige Behandlung gesehen. Ich selbst habe in zwei Fällen, bei denen der Lupus erythematodes an Händen und Füßen stark entwickelt war, von konsequent durchgeführten aktiven Bewegungen, besonders der Finger und der Zehen, auffallend rasche Besserung gesehen. Die Anhänger der tuberkulösen Ätiologie sehen in der Bekämpfung der nachweisbaren Organtuberkulosen eine besonders wichtige Aufgabe für die Behandlung. Es kann kein Zweifel darüber sein, daß der Lupus erythematodes bei gutem Allgemeinbefinden leichter therapeutisch zu beeinflussen ist, und es ist daher eine völlig berechtigte Forderung, alle sonstigen gesundheitlichen Störungen nach Möglichkeit zu beheben. Doch muß immer wieder betont werden, daß der Lupus erythematodes auch bei anscheinend ganz gesunden Menschen vorkommen kann. In diesen Fällen wird man sich darauf beschränken, die Kranken vor den oben erwähnten Schädigungen zu warnen.

Bei der Behandlung im engeren Sinne ist zwischen äußeren und inneren Mitteln zu unterscheiden. Die Zahl der angegebenen Mittel ist so groß, daß es völlig unmöglich ist, sie alle zu erwähnen. Ich muß mich daher auf die Anführung der wirklich wertvollen Mittel beschränken.

Für jede äußere Behandlung gelten folgende Hauptregeln: Solange stärker entzündliche Erscheinungen vorhanden sind, muß ein möglichst mildes Mittel gewählt werden, da jede energische Behandlung in diesem Stadium der Krankheit eine starke Reizung und damit eine rasche Ausbreitung hervorrufen kann. Erst wenn der entzündliche Rand zur Ruhe gekommen ist, darf man schärfer zugreifen, ja die alten torpiden Fälle muß man sogar energisch behandeln, da milde Mittel bei ihnen völlig wirkungslos sind. Aber auch hier ist Vorsicht und genaue Beobachtung am Platze. Denn auch solche scheinbar ganz veralteten Herde ohne jede sichtbare Entzündung können bei zu brüsker Behandlung plötzlich wieder Reizungserscheinungen und Neigung zur Ausbreitung zeigen.

Als äußere Mittel kommen chemische, chirurgische und physikalische Maßnahmen in Betracht. Von den chemischen Mitteln ist bei stärkerer Entzündung das Bleiwasser besonders geeignet. Es wird entweder als Aqua plumbi oder als Liquor plumbi subacetici, 1 Eßlöffel auf 1 Liter Wasser, zu kühlenden Umschlägen verwendet. Auch Borwasser, essigsaure Tonerde, 1%ige Resorcinlösungen und abgekochtes Wasser (Rasch [b]) werden in gleicher Weise benützt. Bei der oberflächlichen Form des Erythema centrifugum habe ich seit lange besonders gute Erfahrungen mit Xeroformpulver gemacht, das je nach der Stärke der Entzündung mit mehr oder weniger feinst pulverisiertem Talkum vermischt wird. Auch Galewsky (c) konnte dies bestätigen. Ähnlich wirken Zinkoxyd und Bismutum subnitricum, teils rein, teils durch Bolus alba, Amylum oder Magnesia carbonica verdünnt. M. Morris (b) empfiehlt für dieses Stadium Ichthyol in wässeriger Lösung. Die stärker infiltrierten, frischen Herde flachen und blassen unter dem Unnaschen Zinkleim ab, dem noch 1—5% Ichthyol beigemengt werden kann.

Bei geringfügiger Entzündung werden, namentlich wenn noch stärkere Infiltration besteht, Salben mit gutem Erfolg angewandt. Es sind die verschiedensten Salben und Pasten zu diesem Zwecke benützt worden, die besten Erfolge sah ich bei Verwendung einer auch von Jadassohn empfohlenen 5% Weißpräcipitat-Wismutsalbe.

Steht nach Rückgang der Entzündung die Hyperkeratose im Vordergrund, dann sind die Seifenpräparate am Platze. Seit Kaposis Vorschlag wird vor allem der Spiritus saponato-kalinus verwendet. Noch wirksamer ist die nach dem Vorschlag von Th. Veiel durch Zusatz von Liq. kal. caust. verstärkte Kaliseife, die auf Flanell gestrichen, aufgelegt wird: Liq. kal. caust. 2,0—4,0 — Sapo viridis 30,0. Bei starker Schuppenbildung sind oft Pflaster und Pflastermulle sehr brauchbar. Während die Salicylpflaster wohl nur als Schälmittel wirken, wird dem Quecksilberpflaster seit Kaposi, der es warm empfahl, ein großer Wert beigemessen. Majocchi hat neuerdings Resorcin, auch Salicyl- und Quecksilberpflaster warm empfohlen. Zur Nachbehandlung wendet er Bleisalben an. Ich habe von Carbol-Quecksilber-Pflastermull gute Erfolge gesehen. Einen guten Erfolg sah Voehl (b) bei einem Lupus erythematodes der Lippen durch Einpinselung einer 1%igen Flavicidlösung.

Erheblich stärker wirken und müssen daher mit Vorsicht angewandt werden die Jodpräparate, besonders in Form der Jodtinktur (s. unten das Holländersche Verfahren), sowie die Verbindung von Jod und Quecksilber, die schon von Cazenave in Form einer 10%igen Quecksilberjodidsalbe empfohlen wurde. Für umschriebene hartnäckige Stellen hat sie Th. Veiel als Ungt. Rochardi (Hg chlorat. mit. 4,0 — Jod. purum 0,42 — Ungt. simpl. 60,0) benützt. Neuerdings hat Eisdorfer wieder auf das Verfahren zurückgegriffen, indem er 20%ige Jodtinktur mit 20%iger Weißpräcipitatsalbe unmittelbar vor dem Gebrauch fest verreibt und auf die erkrankten Stellen aufträgt; nach 8—14 Tagen wird die Prozedur wiederholt. Und Hauck (b) hat mit einem von O. Sachs für die Behandlung oberflächlicher Trichophytien empfohlenen Verfahren, nämlich morgendlichem Einpinseln von Jodtinktur und abendlichem dickem Auftragen von Weißpräcipitatsalbe sehr gute Erfolge erzielt.

Wir kommen nun zu den ätzenden Methoden. Am oberflächlichsten wirkt wohl die Carbolsäure, die, rein oder verdünnt, schon früher von verschiedenen Seiten, namentlich von englischen und amerikanischen Autoren verwandt und neuerdings wieder von BECHET (b), MIERZECKI, LENARTOWICZ empfohlen wird. Die Methode eignet sich nur für oberflächliche Stellen, die Narben sind sehr gut. Noch bessere kosmetische Erfolge erzielte SMALL mit einer Carbol-Milchsäuremischung (1 : 4), was CASABIANCA bestätigen konnte. Gleich oberflächlich in der Wirkung ist die Arsenbehandlung nach J. SCHÜTZ. Er pinselt eine Lösung von Sol. Fowleri 4,0 in Aqua dest. 20—30 mit Zusatz von 2 Tropfen Chloroform täglich ein, bis sich Entzündung zeigt. Etwas tiefer greifen die Ätzungen mit 10% Sublimatkollodium und Trichloressigsäure (TH. VEIEL). Für die hartnäckigsten Herde kommt die Pyrogallussäure in Betracht, besonders nach dem Verfahren von TH. VEIEL. Einige Tage wird 10%ige Pyrogallol-Vaseline, auf Lint gestrichen, aufgelegt, bis Blasenbildung auftritt. Dann geht man zu $^1/_2$%iger Pyrogallol-Vaseline über, unter der sich die Heilung vollzieht. Es bilden sich glatte, gesunde Narben; die Methode hat jedoch den Nachteil, daß sie schmerzhaft ist und eine längere klinische Behandlung erfordert. Ähnlich wirkt das von EHRMANN gebrauchte 15%ige Emplastrum Pyrogallol. oxydulat. (s. WERTHEIM), sowie das BROOKEsche Verfahren mit Acid. salicyl. 40,0 — Acid. pyrogallol. 10,0 — Collod. 100,0. Im allgemeinen wird man dank den später zu besprechenden neueren Mitteln die starken Ätzmittel nicht mehr anwenden. In ganz vereinzelten Fällen wird man aber doch zu ihnen greifen müssen, namentlich bei kleinen, stark hyperkeratotischen Herden. In einem solchen Falle, bei dem das ganze Arsenal der neuzeitlichen Mittel ohne Erfolg angewandt worden war, gelang es mir, die Heilung durch vorsichtige Ätzungen mit rauchender Salpetersäure herbeizuführen.

Die chirurgischen Behandlungsmethoden werden in neuerer Zeit selten angewandt. Gegen die früher von manchen Seiten vorgeschlagene Excision spricht das fast regelmäßige Vorhandensein mehrerer Herde und die für den operativen Eingriff ungeeigneten Lokalisationen, besonders an Nase und Ohren. Auch das Auskratzen der kranken Stellen mit dem scharfen Löffel kommt kaum mehr in Frage. Die von v. VOLKMANN eingeführte Scarification wurde früher vielfach ausgeübt und von den verschiedensten Autoren wegen der guten kosmetischen Erfolge empfohlen. In der hiesigen Anstalt wurde sie lange Zeit mit dem von E. VEIEL angegebenen sechsteiligen Scarificator ausgeführt, wobei zur Nachbehandlung 50% Chlorzink-Spiritus verwandt wurde. Der Grund zum Verlassen dieser Methode lag für uns und wohl auch für andere in den sich nicht allzu selten anschließenden Infektionen, die zu Phlegmonen und Erysipelen führten. Neuerdings aber wird das Verfahren wegen des vorzüglichen kosmetischen Erfolges von LORTAT-JACOB wieder warm empfohlen. Die indirekte Behandlung des Lupus erythematodes durch die operative Entfernung septischer Herde im Munde oder tuberkulöser Lymphdrüsen ist im Kapitel über Ätiologie eingehend besprochen worden (s. S. 726, 736).

Damit sind wir bei den physikalischen Methoden angelangt. Um die Schädigungen von seiten des Sonnenlichtes auszuschalten, hat FUHS (e) einen stark gereizten Lupus erythematodes auf 3 Wochen im Rotlichtzimmer untergebracht, mit dem Erfolg, daß die Reizerscheinungen völlig zurückgingen. Das früher viel geübte Ausbrennen der Herde mit dem Thermokauter und dem Galvanokauter wird wegen der meist unschönen Narben jetzt bloß noch selten angewandt. Eine Indikation für diese Maßnahmen besteht etwa noch für die oben bei den Ätzmitteln erwähnten kleinen hyperkeratotischen, gegen jede andere

Behandlung refraktären Stellen. Die hochfrequenten Ströme werden in zwei verschiedenen Formen zur Anwendung gebracht, entweder in einer von der Fulguration (Keating-Hart) abgeleiteten Methode, oder in der Form der Diathermie nach dem Vorschlage von Nagelschmidt. Bei beiden Methoden beruht die Wirkung auf der Umsetzung der elektrischen Energie in Wärme (Joulesche Wärme). Bei den Behandlungsarten, die von der Fulguration abgeleitet sind, geht von der Elektrode auf die Haut ein kontinuierliches Funkenbüschel über, das keine ausgesprochenen Schmerzen, sondern nur ein leichtes Brennen und Prickeln verursacht. Brocq und seine Schule (Bissérié, Calmels, Himmel), die zuerst das Verfahren praktisch verwertet haben, loben es wegen der zarten Narben und eine Reihe anderer Autoren, wie Zimmern und Louste, Jungmann, Mac Kee (a), Morafighe, Menstschikow, Satenstein, Hombria und Soto stimmen ihnen bei. Nachteilig ist die große Zahl von Einzelbehandlungen, die notwendig ist, nach Bissérié 25—70 Sitzungen. Nach S. Stern sind die Erfolge nur vorübergehend. Während bei dieser Methode das Funkenbüschel als solches auch zerstörend auf das Gewebe wirkt, ist bei der Diathermie nach Nagelschmidt ausschließlich die Wärme der wirksame Faktor. Während die indifferente Elektrode irgendwo am Körper angebracht wird, wird von der differenten Elektrode aus, die fest auf die kranke Stelle aufgedrückt werden muß, das Gewebe bis zur Koagulation durchwärmt. Sibley (f), Wyeth, Harrison loben das Verfahren.

Mit der Heißluftbehandlung nach Holländer haben Lang-Deutsch, Jadassohn (a), Poirier (a, b) günstige, Holländer selbst ungünstige Erfahrungen gemacht. Von französischen Autoren, so besonders von Desaux und Noel, Veyrières und Ferreyrolles, Didier, wird bei Lupus erythematodes neuerdings die fadenförmige Dusche mit gutem Erfolg verwandt. Ein äußerst feiner Wasserstrahl von $^1/_2$—1 mm Durchmesser und 35—60° C Wärme wird unter einem Druck von 3—10 Atmosphären auf die kranke Stelle gesandt. Einzelne Fälle heilten bei ausschließlicher Anwendung dieser Methode völlig aus.

Die Bestrahlung mit künstlichen Lichtquellen muß auf die torpiden Herde beschränkt werden, da entzündliche Stellen auf diese Behandlung häufig mit Reizung und Progredienz antworten. With (a), E. Hoffmann (e), Jesionek sahen nach Lichtbädern sogar akute Disseminierung des Lupus erythematodes. Als Lichtquellen kommen hauptsächlich der Finsenapparat, die Kromayersche Quarzlampe und die Höhensonne in Frage. Die Angaben über die Wirkung dieser Methoden sind sehr verschieden. Während eine Reihe von Autoren unter den oben angegebenen Einschränkungen gute Erfolge gesehen haben, so Tarchini, der einigen Allgemeinbestrahlungen mit Höhensonne die örtliche Bestrahlung mit Quarzlampe anschließt, können das andere nicht bestätigen. Auch Jadassohn (b), der bei chronischen Formen zuweilen ausgezeichnete Ergebnisse mit der Finsenlampe erzielen konnte, betont doch, daß die Erfolge sehr wechselnde seien. Und dieselben Erfahrungen mit der Finsenbehandlung hat Jungmann gemacht, der übrigens auch in der Kromayerschen Quarzlampe kein Heilmittel, sondern nur ein Hilfsmittel zu erheblicher Besserung sah. Meine eigenen Erfahrungen beschränken sich auf die Quarzlampe, die ich lange Zeit ausgiebig benützte. Die Unzuverlässigkeit und die Unberechenbarkeit der Wirkung haben mich veranlaßt, die Behandlungsart ganz aufzugeben.

Wir kommen nun zu den Röntgen- und Radiumstrahlen. Bei den ersteren haben sich die Anschauungen genau so gewandelt, wie bei der Röntgentherapie im allgemeinen. Erst großer Enthusiasmus, dann allmählich immer mehr Ernüchterung. Zurzeit wird das Verfahren wohl ziemlich allgemein nur dann angewandt, wenn alle anderen Mittel versagt haben. Manche Autoren, wie

EHRMANN (s. WERTHEIM), JADASSOHN (s. P. S. MEYER [b]), H. FOX (e), SEQUEIRA, sind ganz davon abgekommen. Besonders beachtenswert erscheint die Warnung von BROCQ (c). Er macht darauf aufmerksam, daß der Lupus erythematodes ganz ähnliche Teleangiektasien hervorruft, wie die Röntgenstrahlen. Es werden nun häufig die als Folge der Bestrahlung auftretenden Erweiterungen der Blutgefäße fälschlicherweise für die Teleangiektasien des Lupus erythematodes gehalten, es wird weiter bestrahlt und das Ergebnis ist eine starke Schädigung der Haut. Nun hat allerdings BUCKY (a) mit den weichen Strahlen, die das LINDEMANN-Fenster passieren, und die keine Schädigung der Haut herbeiführen sollen, bei Lupus erythematodes sehr gute Erfolge erzielt. Bewährt sich diese Methode, und vor allem, bestätigt sich die Ungefährlichkeit dieser Strahlenart, was nach einer neueren Mitteilung von BUCKY (b) der Fall zu sein scheint, dann werden die Röntgenstrahlen wohl wieder eine größere Bedeutung für die Behandlung des Lupus erythematodes gewinnen. Mit Röntgenin, das F. WINKLER (b) aus Serum und inneren Organen eines stark mit Röntgenlicht bestrahlten Tieres herstellen ließ, hat er bei Einspritzung in das kranke Gewebe mehrfach Erfolge erzielt. PORCELLI (b) hat mit Röntgenstrahlen gute Erfolge erzielt, wenn er die kranken Herde mit dünnen Goldlamellen bedeckte.

Die Radiumbehandlung des Lupus erythematodes, die von DANLOS, WICKHAM und DEGRAIS, BARCAT eingeführt wurde, hat zahlreiche Anhänger, besonders unter den nordamerikanischen Ärzten, denen weit größere Mengen Radium zur Verfügung stehen als uns. So berichtet MACDONALD, daß er von 27 Fällen 22 mit Radium geheilt hat. TAUSSIG hat gute Erfolge bei Kranken gesehen, bei denen jede andere Behandlung wirkungslos war. Auch GILMOUR (c) und GILCHRIST berichten von Heilungen. CULVER (b) sieht in dem Radium das wirksamste Mittel gegen Lupus erythematodes. Auch WERTHEIM (Klinik EHRMANN) spricht sich günstig aus. Die Methodik ist eine verschiedene. WERTHEIM z. B. gibt gewöhnlich 8 mg-Stunden Radiumelement pro Quadratzentimeter mit 0,2 mm Silberfilter und wiederholt diese Sitzung mehrmals in Zwischenräumen von 3—4 Wochen. BARCAT legt großen Wert darauf, daß die umgebende gesunde Haut in einer Breite von 2 mm, vom sichtbaren Rand des kranken Herdes ab gerechnet, mit bestrahlt wird, da sonst fast stets Rückfälle von der Peripherie aus auftreten. Einen Kranken haben WICKHAM und DEGRAIS durch intradermale Einspritzung einer Radiumbromidlösung heilen können. Die Urteile über die Radiumbestrahlung des Lupus erythematodes lauten aber nicht durchweg günstig. JUNGMANN hat bei 12 Kranken nichts erreicht, führt aber selbst den Mißerfolg auf die zu geringe Menge Radium zurück, die ihm zur Verfügung gestanden ist. MARTENSTEIN (c) betrachtet wegen der häßlichen Narben das Radium nur als ultimum refugium.

Neben dem Radium wird bei Lupus erythematodes auch das Mesothorium verwendet, das als erstes Zerfallsprodukt aus dem Thorium entsteht. WICHMANN (a), der das Mittel in die Therapie eingeführt hat, sah bei chronischen Formen sehr gute Erfolge. KUZNITZKY, NAEGELI und JESSNER, ZEHDEN, BRAENDLE, STICKER konnten dies im allgemeinen bestätigen. Dagegen macht RÜDISÜLE auf die nach Mesothoriumbehandlung auftretenden kosmetischen Störungen, wie Teleangiektasien, Narbenbildungen, Pigmentationen und Depigmentationen aufmerksam, die um so lästiger sind, als sie nach 4—5 Jahren noch bestehen können. Auch das Thorium, das unter dem Namen Doramad, neuerdings Thorium-X-Degea, als Salbe und als Lösung im Handel ist, wird bei Lupus erythematodes angewandt. Man benützt in der Regel Konzentrationen mit 1000 elektrostatischen Einheiten auf 1 ccm oder 1 g. Nach JADASSOHN (f), der als erster darüber berichtet, eignet es sich vor allem für die oberflächlichen, relativ schnell sich ausbreitenden Formen. Die Salbe, die häufiger verwendet wird als die Lösung, wird messerrückendick auf die kranke Stelle aufgetragen, darüber wird ein Stück Mosetigbattist gelegt und festgebunden. Nach 48 Stunden wird der Verband entfernt. Die guten Erfolge von JADASSOHN konnten von JESSNER (a, b), SLUCZEWSKI, NAGELSCHMIDT, HÜBNER, MEIROWSKY (b), SCHOLTZ und FISCHER, LOMHOLT (b), FORSTER, OLÁH bestätigt werden. Als Nachteil werden die oft lange Zeit zurückbleibenden Pigmentationen angeführt, die zu großer Vorsicht bei der Anwendung im Gesichte mahnen. Nachteilig ist ferner der rasche Zerfall des Mittels, denn seine Aktivität beträgt nach $5^1/_2$ Tagen nur noch die Hälfte des Anfangswertes. Ferner hat HABERMANN (a) Verbrennungen mit nachfolgender Atrophie beobachtet und NAEGELI (c) hat jüngst bei mehreren Kranken, die allerdings nicht an Lupus erythematodes litten, lange anhaltende Hyperämie gesehen und warnt auf Grund dieser Beobachtungen davor, bei der ersten Anwendung des Doramad eine stärkere Konzentration als 1000 elektrostatische Einheiten auf 1 g zu wählen. Mit der Andriol-Uransalbe, die nach TRUTTWIN ständig Jod und Uran abspaltet, haben LAMPRECHT, sowie SCHUBERT in einzelnen Fällen Besserung erzielen können.

Auch auf iontophoretischem Wege hat man dem Lupus erythematodes beizukommen versucht. Besonders englische Autoren, wie GR. LITTLE (a), R. CROCKER, MAC LEOD (d), haben mit Zink-Ionisation gute Erfolge erreicht. Die Anordnung ist folgende: Ein Stück Lint wird mit einer $2^0/_0$ Zink-Sulfat-Lösung getränkt, auf die kranke Stelle aufgelegt und darauf eine Zink-Elektrode gepreßt, die mit dem positiven Pol verbunden ist, während der Kranke die negative Elektrode in die Hand nimmt. Dann wird für etwa 15 Minuten ein Strom von 2—5 Milliampère durchgeleitet. Meist sind mehrere Sitzungen mit Zwischenpausen von einer Woche nötig, HAAS spricht sogar von 60—87 Sitzungen bei Chlorzink-Iontophorese. DAVIS (a) sowie STOPFORD und MAC KENNA haben Kupfer statt des Zinks mit demselben guten Erfolge verwandt, RITTER eine Jod-Jodkalium-Lösung nach WIRZ. Endlich hat SLADKOWITSCH (a, b) eine $1—5^0/_0$ige Lösung von Chininum bimuriaticum von der Anodenplatte her den kranken Herden zugeführt und hat damit eine Anzahl von Kranken bessern, vereinzelt sogar heilen können.

Es bleibt nun noch die wichtigste von allen physikalischen Methoden zu besprechen, nämlich die *Kältebehandlung*. Schon H. v. HEBRA hat ein Verfahren angegeben, dessen Wirkung auf Wärmeentziehung beruht. Die kranken Herde werden 40—50 mal im Laufe des Tages mit absolutem Alkohol oder mit einer Mischung von Alcohol absolutus, Aether sulfuricus und Spiritus menthae piperitae betupft. ARNING (a) sah günstige Ergebnisse nach Anwendung einer Äthyl-Methyl-Chlorid-Mischung; HAVAS konnte dies bestätigen. M. JULIUSBERG ließ mit gutem Erfolg einen Kohlensäure-Spray 30—60 Sekunden lang auf die kranken Stellen einwirken. Aber diesen verschiedenen Kältemethoden weit überlegen ist der Kohlensäureschnee, der von PUSEY (a) in die Therapie eingeführt und von HOFFMANN und HALLE zuerst in Deutschland angewandt wurde. Die Technik ist denkbar einfach: Aus einer Kohlensäurebombe, die mit nach abwärts gerichtetem Ventil in einem Gestell aufgehängt ist, läßt man die Kohlensäure in einen Wildlederbeutel entweichen, in dem sie sich sofort als Schnee niederschlägt. Den Schnee preßt man in Holzformen von verschiedener Größe und erhält so Stifte von verschiedener Dicke, die nun auf die entsprechend großen Lupus erythematodes-Herde mit mäßigem Druck 10—30 Sekunden lang aufgepreßt werden. Es entsteht dann eine oberflächliche Nekrose und eine reaktive Entzündung, die meist rasch abklingt. Eine Wiederholung der Behandlung darf erst stattfinden, wenn die Entzündungserscheinungen völlig zurückgegangen sind. Über die Güte des Verfahrens herrscht wohl allgemeine Übereinstimmung.

Manche Autoren wie HALLE, ZEISLER (b, c, d), HASLUND (a, b), SERRANO und NOUELL, URUENA, ROST (b), halten die Behandlung mit Kohlensäureschnee sogar für die Methode der Wahl, HASLUND empfiehlt sie besonders auch für die Herde der Schleimhaut. Zweifellos ist das Verfahren sehr gut. Doch muß man sich hüten, es bei stark entzündlichen Herden zu verwenden, da sonst Verschlimmerungen auftreten können. Das kosmetische Ergebnis ist im allgemeinen günstig. Aber manchmal hebt sich doch die Atrophie von der umgebenden gesunden Haut in störender Weise ab. Das konnte man so lange mit in den Kauf nehmen, als kein Mittel bekannt war, das den Lupus erythematodes ohne deutliche Atrophie abzuheilen imstande war. Da wir aber jetzt, wie wir in den nächsten Abschnitten sehen werden, über solche Medikamente verfügen, werden wir, namentlich wenn auf den kosmetischen Erfolg sehr viel ankommt, künftig mit der Anwendung des Kohlensäureschnees etwas zurückhaltender sein müssen. Auch einige Modifikationen des Verfahrens sind angegeben worden. SIBLEY (a) und ebenso SCHOLTZ (c) lösen den Kohlensäureschnee in Äther oder Alkohol, da sie die dann entstehende breiige, gelatinöse Masse leichter auf die kranken Stellen auftragen können. Dann hat LORTAT-JACOB einen Cryokauter angegeben, der aus einem Kupfertubus mit verschiedenen Ansätzen besteht, so daß nur diese mit der kranken Hautstelle in Berührung kommen und nicht der Kohlensäurestift selbst. Dem Kohlensäureschnee wird Aceton zugesetzt und diese Mischung, sowie die Isolierschicht des Kupfertubus ermöglichen eine gleichbleibende Temperatur, während eine regulierbare Feder für die Konstanz des Druckes sorgt (LORTAT-JACOB und LEGRAIN [a]). BONNET, RIHOVÁ, LÁZÁR, LEGRAIN, VIGNAT, DE FAVENTO haben mit dem Verfahren günstige Erfolge erreichen können, JEANSELME und CIRAUDEAU mit einem ganz ähnlichen Apparat. Soweit die Angaben ein Urteil zulassen, scheinen sich die Erfolge von denen des reinen Kohlensäureschnees nicht zu unterscheiden. Die Kältebehandlung mit flüssiger Luft von — 185° C, die besonders von amerikanischen Autoren, wie DADE, WHITEHOUSE (a), GOLD, aber auch von französischer Seite (CHARPY) empfohlen worden war, ist ganz allgemein wieder verlassen worden, da sie Nekrosen herbeiführt, die weder nach Umfang, noch nach Tiefe zu dosieren sind.

Von inneren Mitteln wird *Chinin* seit lange besonders gerühmt und es wird ihm geradezu eine spezifische Wirkung zugesprochen. Von PAYNE zuerst empfohlen, wird es meist per os in hohen Dosen genommen. REICHEL gab Monate lang täglich 1½ g, BROCQ (a) zweimal täglich 0,5—1,0 g. Während ABRAHAM, CROCKER, EDDOWES, FREEMAN günstige Erfolge berichten, sah JADASSOHN (a) in einzelnen Fällen auffallende, aber nur vorübergehende Erfolge, während andere Kranke sich völlig refraktär verhielten. Und NEISSER hat nach anfänglich guter Wirkung sogar eine Steigerung der entzündlichen Erscheinungen beobachtet. Ich habe die Chininbehandlung bei einer großen Zahl von Kranken angewandt, habe bei chronischen, torpiden Herden nie einen Erfolg beobachten können, dagegen bei entzündlichen, zur raschen Ausbreitung neigenden Fällen öfters ein so rasches Nachlassen dieser akuten Erscheinungen gesehen, daß ich ein zufälliges Zusammentreffen für ausgeschlossen halte. Die kranken Herde heilen jedoch durch das Chinin allein nicht aus und müssen daher nach Rückgang der frischen Entzündung noch mit anderen Behandlungsmethoden angegangen werden. Es war naheliegend, das Chinin auch intravenös einzuverleiben. BRINCH sah gute Erfolge nach Einspritzung von doppelschwefelsaurem Chinin, ebenso MENTBERGER (a). Günstiges sah LEBEDEFF bei der intravenösen Infusion von Chininum sulfuricum 1,0, Natrium chloratum 1,7, Aqua destillata ad 250. Er beginnt meist mit 0,3 Chinin pro dosi und steigt bis auf 1,5. MARTENSTEIN (k) hat viele gute Erfolge mit Plasmochin gehabt.

Einen großen Aufschwung hat die Chininanwendung genommen, nachdem HOLLÄNDER die Kombinierung von innerlicher Chinin- und äußerlicher Jodbehandlung als geradezu spezifische Therapie empfohlen hatte. Es wird täglich 3 mal 0,5 Chinin per os gegeben und 5—10 Minuten nachher die offizinelle Jodtinktur auf die kranken Stellen eingepinselt. Nach 5—6 Tagen wird mit der Behandlung so lange ausgesetzt, bis die Jodkruste sich abhebt. In dieser Weise fährt man fort, bis eine blasse, gesunde Epidermis zum Vorschein kommt. HOLLÄNDER führt die gute Wirkung seiner Kombinationsmethode auf die durch die Jodierung erzeugte lokale Kongestion zurück, die nun ihrerseits das die Hautdrüsentätigkeit regulierende Chinin vermehrt den kranken Herden zuführt. Dagegen glaubt M. OPPENHEIM (c) auf Grund von Tierversuchen den chemotaktischen Einfluß des Jods auf das Chinin als Erklärung für die Wirkung ansprechen zu dürfen. Und FREUND (a) sieht in der durch das Chinin hervorgerufenen Erhöhung der normalen Fluorescenzfähigkeit der Haut das wirksame Prinzip. Die HOLLÄNDERsche Methode wird von vielen Seiten sehr gerühmt. So berichtet ISAAC von einem Falle, der auf Jodtinktur allein gar nicht reagierte, dagegen nach der Jod-Chinin-Behandlung sich rasch besserte. M. OPPENHEIM (a, b, c, e) hat besonders gute Erfolge erzielt, wenn er die Chinindosen langsam bis zu 8 halben Gramm im Tag steigerte. REINES änderte die Methode insofern ab, als er das Chinin nicht per os, sondern intravenös einverleibte. W. FRIEDLÄNDER (a) ersetzte die stark färbende Jodtinktur durch 10% Jothion. Dagegen sah STÜMPKE (a) nur geringe Erfolge und SPECHT, O. ROSENTHAL, F. WINKLER (a) berichten über völlige Versager. ROST (b) hat von der Methode eindeutige Erfolge nicht gesehen. Auch ich hatte in einer Reihe von Fällen Mißerfolge, aber ich muß doch feststellen, daß ich bei mehreren Kranken mit frischentzündlichen Herden sehr günstige Ergebnisse hatte.

Außer der HOLLÄNDERschen Methode sind noch andere Kombinationen mit Chinin empfohlen worden. Statt Jodtinktur pinselte F. WINKLER (a) Dichloräthylen auf die kranken Stellen, W. HALLE Tinctura benzoës, TRIMBLE (l) Salicylsalben. Daß bei diesen verschiedenen Chininmethoden auch Chinin-Exantheme gelegentlich beobachtet wurden (SALOMON, ULLMANN [g]), ist an sich nicht verwunderlich.

Nur kurz erwähnt sei der Phosphor, der früher von BULKLEY warm empfohlen, dann wohl allgemein aufgegeben, neuerdings von F. WINKLER (a) wieder der Vergessenheit entrissen wurde. Er sah jedoch eine günstige Wirkung nur bei gleichzeitiger äußerer Anwendung des oben erwähnten Dichloräthylens. In einem Falle, der sich nach Sanocrysin ausbreitete, konnte BURGESS durch intramuskuläre Einspritzungen von Sodium morrhuate, dem Natriumsalz von ungesättigten Lebertranfettsäuren, völlige Heilung herbeiführen.

Auch die verschiedensten Jodpräparate wurden zur inneren Medikation empfohlen, so das Jodoform von BESNIER, BROCQ, WHITEHOUSE. ORMSBY (c, d) hat jüngst diese Behandlung wieder aufgenommen, er gab dreimal 0,065 g pro die und hat damit die in Ausbreitung begriffenen Krankheitsherde sehr günstig beeinflussen können, während die alten chronischen Herde sich nicht änderten. Die Mitteilung von ANDERSON, der Jodstärke wirksam fand, wurde von keiner anderen Seite bestätigt. Dagegen liegen mehrere günstige Berichte über das kolloidale Jodpräparat Mirion vor. FISCHL (f) hat die Beobachtung gemacht, daß es nach Injektion des Mittels zu Herdreaktion, Ödem und Rötung der Lupus erythematodes-Stellen kommt, der Abschuppung mit deutlicher Besserung folgt. KYRLE (e) und MADERNA konnten diese Angaben bestätigen, und KRÜGER (a) sogar über eine völlige Heilung berichten. M. OPPENHEIM (p) hat dagegen eine akute Disseminierung des Lupus erythematodes nach Mirioneinspritzungen beobachtet.

Als zweifellos unspezifische Wirkungen müssen die Besserungen betrachtet werden, die MAC LEOD (n) nach Einspritzung einer sterilen Milcheiweißlösung, ENGMAN und MC GARRY nach intravenöser Einspritzung eines Typhusvaccins, SPIETHOFF (e) nach intramuskulären Alkoholinjektionen (0,1—0,3 ccm Alcohol absolutus), HEIMBURGER nach intravenöser Einverleibung von Traubenzuckerlösung gesehen hat. Auch die intravenösen Einspritzungen von Normalserum (P. S. MEYER [a]) und von defibriniertem Eigenblut (SPIETHOFF [d]) gehören in diese Gruppe, ebenso die Methode von MAC CORMAC (c), der physiologische Kochsalzlösung mehrere Tage der Luft zur bakteriellen Verunreinigung aussetzte, sterilisierte und in Mengen von 50—200 ccm injizierte. Die wirksamste dieser unspezifischen Methoden scheint die Einspritzung von Terpentinöl und den daraus hergestellten Präparaten, wie Terpichin und Olobinthin, zu sein. KLINGMÜLLER (a, f), der ja die Methode überhaupt in die Therapie eingeführt hat, berichtet über gute Erfolge. In seiner letzten Arbeit schlägt er als besonders wirksam die intracutane Einspritzung von 0,25—1,5 ccm Olobinthin vor. Eine Reihe von Arbeiten (SCHOLTZ [d], SCHERLER, BROCK, v. ROSEN, SJAKANAKIS) bestätigen KLINGMÜLLERs günstige Erfahrungen. PAWLAS jedoch hatte keine Erfolge mit dem Verfahren.

Die wohl zuerst von GRENET und DROUIN therapeutisch verwandten Seltenen Erden sind von französischen Autoren mehrfach zur Behandlung des Lupus erythematodes herangezogen worden und zwar meist die schwefelsauren Salze von Cer, Lanthan, Neodym, Samarium, in der Form intravenöser Einspritzungen. Während LAURENT, sowie PARISOT, JACQUES und MARIOT, HUDELO und RABUT über Besserungen berichten, konnten SPILLMANN und HUFSCHMITT höchstens einen geringen Rückgang der entzündlichen Erscheinungen feststellen. In einem Fall von GOUGEROT und BLAMOUTIER trat im Anschluß an die Einspritzungen sogar eine akute Verschlimmerung auf.

Ich komme nun zu den Arsenpräparaten. HUTCHINSON hat, besonders bei lange fortgesetztem Gebrauch, sehr gute Wirkungen beobachtet, ebenso WEIL und SHERWELL. Auch BROCQ (a) empfiehlt den Arsen als wertvolles inneres Mittel. VAN DER VALK (b) hat mit hohen Dosen von kakodylsaurem Natrium, das er in Einzeldosen bis zu 500 mg einspritzte, einen Erfolg erzielt. Von fast allen anderen Autoren wird Arsen abgelehnt. Als unmittelbares Heilmittel kann er sicher nicht gelten, wohl aber kann der Arsen bei schlechtem Allgemeinbefinden roborierend wirken und dadurch die Heilung des Lupus erythematodes erleichtern. In diesem Sinne rät auch ROST (b) zu Solarsoneinspritzungen. In diesem Zusammenhang muß ich nun noch auf die Salvarsanpräparate eingehen. Im Kapitel über Ätiologie wurde mitgeteilt, daß eine Reihe von Autoren dem Salvarsan oder Neosalvarsan eine vorzügliche Wirkung zuschreiben, andere dagegen sie völlig absprechen. Auch mit Silbersalvarsan oder Neosilbersalvarsan wurden weitgehende Besserungen, ja sogar vereinzelt Heilungen erzielt, so von BERING (b), HACHEZ, E. HOFFMANN (i), DOWLING, BARBER, BROCK, KEDROW (a), RISTIĆ, H. FISCHER, der allerdings nur die frischen Herde unter starker Pigmentbildung schwinden sah, während die alten Stellen sich nicht veränderten. Ich selbst sah bei einem alten und äußerst hartnäckigen Lupus erythematodes wiederholt weitgehende Besserung, aber immer wieder Rückfall. AKIYAMA berichtet über Mißerfolg, der sich jedoch nur auf einen einzigen Fall bezieht. In der JADASSOHNschen Klinik wurde nach Mitteilung von MARTENSTEIN (e) von einer allgemeinen Verwendung des Neosilbersalvarsans abgesehen, da nach den angestellten Versuchen zur Erzielung von Besserungen zu große Gesamtmengen nötig waren, es wurde jedoch bei goldrefraktären Fällen und in Kombination mit Goldpräparaten angewandt.

Überblickt man die Reihe der bisher angeführten inneren Mittel, so wird man keinem von ihnen eine spezifische Wirkung auf den Lupus erythematodes zuerkennen. Denn spezifisch kann man ein Heilmittel doch nur dann nennen, wenn es bei einer Krankheit in einer großen Zahl der Fälle eine Heilwirkung ausübt. Es können daher auch die Tuberkulinpräparate hier nicht in Betracht kommen, da sie, wie wir im Kapitel über die Ätiologie gesehen haben, doch nur ganz selten eine heilende Wirkung ausüben.

Dagegen sind in der letzten Zeit die *Goldpräparate* von vielen Seiten als spezifische Mittel angesprochen worden. Als erster hat wohl RUETE (a) im Jahre 1913 das Gold bei Lupus erythematodes angewandt, und zwar das von BRUCK für die Behandlung des Lupus vulgaris eingeführte Aurum-Kalium cyanatum, das, wie auch die anderen Goldpräparate, intravenös injiziert wurde, wöchentlich zweimal 0,02—0,05. Ein chronischer Fall reagierte nicht, dagegen heilte ein nach Tuberkulininjektion disseminierter Fall völlig aus. Die nächsten Mitteilungen stammen von spanischen Autoren. COVISA (b) berichtet über sehr gute Erfolge, ebenso SÁINZ DE AJA (b), der jedoch die Behandlung mit anderen Mitteln kombiniert hat. Von 7 Fällen, die DE AZUA (b) behandelt hat, ist 1 geheilt, 1 bedeutend gebessert, 1 gebessert, 4 haben sich refraktär verhalten. Da das Mittel zuweilen unangenehme Allgemeinerscheinungen, wie Fieber, Kopfschmerzen, Erbrechen und Durchfälle verursachte, wurde es wieder verlassen und die Versuche mit den Goldpräparaten ruhten nun längere Zeit, bis im Jahre 1920 von KIENDL kurz mitgeteilt wurde, daß das von FELDT zur Behandlung der Tuberkulose eingeführte Krysolgan in der Münchener Klinik zur Behandlung des Lupus erythematodes verwandt werde. Dann berichteten aus der Kieler Klinik KOHRS über glatte Heilung, BROCK über zentrale Abheilung in je einem Falle. Ausgedehnte Versuche an größerem Material wurden zuerst von MARTENSTEIN (a, b, d, e) mitgeteilt. Er begann anfangs die Behandlung mit einer Dosis von 0,05, spritzte wöchentlich zweimal ein und stieg auf 0,2, eventuell auf 0,3. Etwa ein Drittel der Kranken zeigte Herdreaktionen, meist nur nach der 1. und 2. Einspritzung, in einzelnen Fällen nach jeder Einspritzung. Die Herde heilten häufig mit Pigmentierung, besonders am Rande ab, die nach einigen Wochen und Monaten ganz verschwand. Die Narbenbildung war durchweg viel oberflächlicher als bei anderen Behandlungsmethoden. Von 42 Fällen konnten 28 geheilt entlassen werden, 6 sehr gebessert, 4 blieben unbeeinflußt, während 4 sich verschlimmerten. Besonders wertvoll sind die Nachuntersuchungen, die MARTENSTEIN (h) an zahlreichen mit Krysolgan behandelten Kranken ausführen konnte. Von 18 als geheilt entlassenen Fällen waren 2 rückfällig geworden, die übrigen 16 zeigten keinerlei Neuerscheinungen. Die Zeitspanne zwischen Entlassung und Nachuntersuchung schwankte zwischen 8 und 55 Monaten. Unangenehme Nebenerscheinungen, vor allem exantheme, veranlaßten MARTENSTEIN, die Dosis immer mehr herabzusetzen, so daß er schließlich mit 0,005, in akuten Fällen mit 0,001 begann, nicht höher als 0,025 stieg und eine Pause von 2—3 Wochen zwischen den einzelnen Einspritzungen einlegte. Diese Mitteilungen von MARTENSTEIN hatten eine Hochflut von Veröffentlichungen zur Folge. Während NOBL (aa, bb, cc) sich an Hand eines großen Materials von 37 Fällen über die Erfolge sehr zurückhaltend äußerte, KENEDY (b, d) nur bei oberflächlichen, nicht aber bei den fixen atrophischen Formen Besserung sah, KANTOR häufig Rückfälle kurze Zeit nach der Abheilung beobachtete, wurden von den verschiedensten Seiten gute Ergebnisse berichtet, so von ULLMANN (k, l, n, o, p), JADASSOHN (h) (Heilung eines Lupus erythematodes der Handrücken und der Fingerkuppen), FRIED (b), FRÜHWALD (a), HEUCK (c), WERTHEIM, v. WESTPHALEN, BOCKHOLT, ZURHELLE (b), VOLK (r), MEIROWSKY (d), KELEMENIS, FALKENSTEIN (b), LENNARTZ, BUSCHKE (b), HUFSCHMITT, E. FREUND (a, b), HEYMANN (a), HOPKINS, NICOLAU und SCHWEITZER,

MALKIN, TANIMURA, DAVIES. Meine eigenen Beobachtungen ergaben 1 vollständige Heilung, die bei einer Nachuntersuchung nach 1 Jahr bestätigt werden konnte, 4 weitgehende Besserungen, 3 Versager. Auf die besonders hohe Wirksamkeit sehr kleiner Dosen, $^1/_{10}$—1 mg, weisen GALEWSKY (d, e), KIESS, WERTHER (f), HEISE (Klinik WERTHER), FABRY (b), SCHREINER hin, während ROTHMANN (b) zur Vermeidung von Goldschädigungen und zur Verbesserung der Heilergebnisse hohe Dosen in kurzen Pausen empfahl. Er injizierte in 3—6tägigen Pausen 0,01—0,2 Krysolgan, bis eine Gesamtdosis von 1,0—1,5 erreicht wurde. Trotz der günstigen Heilerfolge ist jedoch das Krysolgan von den meisten wieder verlassen worden, und zwar wegen zahlreicher höchst unerfreulicher Nebenerscheinungen. So hat MARTENSTEIN (d) bei 42 mit Krysolgan behandelten Kranken 14mal Intoxikationserscheinungen beobachtet, darunter 12mal ein Exanthem, das von Temperatursteigerung und Eosinophilie begleitet, fast immer an der Streckseite der Unterarme begann und, die Streckseiten bevorzugend, teilweise über den ganzen Körper ging. Ferner sah er Stomatitis, Enteritis, Nephritis, Ödeme an Händen und Füßen, Gelenk- und Gliederschmerzen, Magenbeschwerden, Herpes zoster, Ikterus. Von zahlreichen Autoren, wie KOHRS, ROST (a), FRIED (b), ULLMANN (l, m), KRAKAUER (a), GALEWSKY (f), HEISE, SEMON (b, c, d), SCHAUMANN und HEDÉN (a), GOECKERMAN (d) wurden ähnliche Symptome festgestellt. VOEHL und HERXHEIMER sahen besonders schwere Exantheme mit Bronchopneumonien, VOLK (q) mit Beteiligung der Mund- und Rachenschleimhaut. Bei einem Kranken von KREN (k) trat nach 8 Einspritzungen ein ausgedehnter Lupus erythematodes der Mundschleimhaut (s. auch FINNERUD), in einem Falle von TRÝB Disseminierung des Lupus erythematodes auf, bei einem Kranken von KIESS löste die Einspritzung eine rasch zum Tode führende Miliartuberkulose aus. Auch starke Schwellung sämtlicher Lymphdrüsen an Kopf und Hals wurde beobachtet (WERTHER [f]). CALLOMON (b) sah alte Phlyktänen, HEISE einen Lungenspitzenkatarrh und eine alte Pleuritis wieder aufflammen. BUSCHKE (d, e) berichtet von einem Kinde, bei dem nach Krysolgan der Lupus erythematodes sich auf Rumpf und Extremitäten ausdehnte und das im Anschluß daran lange an psychischen Depressionen litt. Endlich aber sind noch Todesfälle zu erwähnen. Eine 61jährige Kranke von BRUHNS (b), deren Urin vor der Einspritzung eiweißfrei befunden war, starb 44 Stunden nach der 1. Einspritzung zu 0,001. In einem Fall von STEIN (s. MARTENSTEIN [d]) traten 10 Tage nach der 3. Einspritzung Stomatitis, Exanthem, Albuminurie auf und unter völliger Anurie erfolgte der Exitus. CATTANEO, der sonst befriedigende Erfolge hatte, verlor einen Kranken an einer Lungenkomplikation. Auch MENDES DA COSTA berichtet von einem Todesfall und O'DONOVAN sah nach der 5. Einspritzung Exanthem, Kolitis und tödlich verlaufende Bronchopneumonie.

Das durch diese Zwischenfälle etwas in Mißkredit geratene Krysolgan wurde nun durch ein anderes, weniger giftiges Goldpräparat, das Triphal, ersetzt. Man injiziert es intravenös in Einzeldosen von 0,025—0,2, in 8—14tägigen Pausen. Während ARNING (d) und LILIENSTEIN nur vorübergehende Besserungen sahen, berichten andere über sehr gute Erfolge, so WICHMANN (d, e), RITTER (b), POEHLMANN (a), SCHERBER (g), GALEWSKY (g), LÖHE (a), KALL (a, c), KREBS, WAGNER-KATZ, OSTROWSKI (b), NADEL (a, b), ORO (b), THRONE, CLARK, VAN DYCK und MYERS, TANIMURA, PISACANE, TEMESVARY (a, c). Ich selbst verfüge über 13 Fälle, bei denen die Behandlung seit längerer Zeit abgeschlossen ist, so daß ein Urteil über den Wert des Mittels möglich ist. Von diesen 13 Kranken sind 6 völlig geheilt worden, von denen 5 nach 9, bzw. 16, 18, 18, 20 Monaten nachuntersucht werden konnten. 5 weitere Kranke wurden gebessert, in 2 Fällen wurde keine Besserung erzielt. Während nun KREBS nie irgend welche Zufälle erlebt hat, habe ich einige recht bedrohliche Erscheinungen beobachtet. Bei einer Kranken trat ein zweitägiges Übelsein mit ununterbrochenem Brechreiz auf, bei einer anderen während der Einspritzung ein Kollaps mit Parästhesien in den Händen, die nach $^1/_2$ Stunde wieder zurückgingen. Der schwerste Zwischenfall war ein wenige Sekunden nach Beendigung der 3. Injektion einsetzender Kollaps, der stundenlang dauerte. Bei einem kräftigen jungen Mann traten eine Stomatitis und universelle Dermatitis auf. Alle diese Schädigungen kamen bei der fertigen Lösung vor, die kurze Zeit im Handel war. Bei der Pulverform habe ich einen Nachteil nicht gesehen. Dieselben Erfahrungen haben KALL (b) und A. FREUND gemacht. Ein von GÖRL und VOIGT beobachteter schwerer Kollaps, dem eine wochenlang anhaltende Hemiplegie folgte, war gleichfalls auf die gelöste Form des Triphal zurückzuführen. Bei 3 Fällen von schwerer Golddermatitis, über die GALEWSKY (f), RITTER (c) und TEMESVÁRY (b) berichten, ist nicht erwähnt, welche Form des Triphal zur Anwendung gekommen war. BÖHM sah eine schwere Purpura, MIERZECKI (b) nach der 10. Einspritzung Auftreten von Plaques der Mundschleimhaut, endlich TRUFFI (b) einen Todesfall bei einer arteriosklerotischen Kranken.

Die bei Triphal beobachteten Schädigungen haben Veranlassung zur Herstellung eines dritten Goldpräparates, des Aurophos gegeben. Man kann mit 0,01 beginnen, wöchentlich eine Einspritzung geben und bis zu 0,2 steigen. Bei entzündlichen Formen vom Charakter des Erythema centrifugum fängt man, um Herdreaktionen stärkerer Art zu vermeiden, besser mit einer kleinen Dosis, etwa 0,001 an. GALEWSKY (f) sah günstige Erfolge, ebenso WIRZ (c), EICHHORN, ORO (b). Aus der Wiener Lupusheilstätte berichtet KROPATSCH von bedeutenden Besserungen und völligen Abheilungen, VOLK (s) von mehreren Fällen, die auf Krysolgan nicht ansprachen, auf Aurophos jedoch prompt zurückgingen. Auch KELEMENIS und J. KLEIN (a, b) konnten völlige Heilungen erzielen. Ich selbst verfüge über 18 Fälle, bei denen das Ergebnis sich schon übersehen läßt. Davon sind 2 völlig geheilt, 14 sehr gebessert, 1 ungebessert, bei einer Patientin mit typischem Erythema centrifugum trat Verschlechterung auf, die Herde wurden immer größer, so daß die Aurophosbehandlung nach 4 Einspritzungen abgebrochen wurde. Chinin per os brachte den entzündlichen Prozeß rasch zum Stillstand und zur Ausheilung. Mit GALEWSKY und KROPATSCH stimme ich darin überein, daß sich nach Aurophos sehr selten Nebenerscheinungen zeigen und daß sie viel weniger bedrohlich sind, als nach Krysolgan und nach Triphal. Nur bei einer Kranken mit sehr altem ausgedehntem Lupus erythematodes, die vor Jahren eine Nephritis durchgemacht hatte, trat, trotzdem die mehrfach wiederholte Urinuntersuchung einen ganz normalen Befund ergeben hatte, nach der 4. Einspritzung unter den Erscheinungen einer Nierenkolik eine Nephritis auf, die nach mehreren Wochen wieder ausheilte. Auch KLEIN beobachtete in 3 Fällen Nierenreizungen und ferner nach hohen Dosen unmittelbar im Anschluß an die Einspritzung zuweilen Kopfschmerzen und leichtes Schwindelgefühl für wenige Minuten. Bei einer meiner Kranken trat außer Kopfschmerzen ein peinigendes Druckgefühl in der Herzgegend auf, das ein Abbrechen der Kur veranlaßte. Die schwerste Schädigung berichtet VOLK (v), der nach zwei minimalen Dosen eine akute Verschlimmerung des Lupus erythematodes, allgemeinen Verfall und Exitus nach 3 Monaten an doppelseitiger hypostatischer Pneumonie sah.

Auch über andere Goldpräparate liegen Berichte vor. Calciumgoldcyanür wurde von SÁINZ DE AJA (g) mit Erfolg angewandt, rief aber in einem Falle ein generalisiertes Exanthem hervor, Aurocantan wirkt nach ROTHMAN (a) ebenfalls günstig, doch sah auch er einmal ein Goldexanthem.

In Amerika werden andere Goldpräparate verwandt. SCHAMBERG und WRIGHT (a), ferner FRASER (e) und BECHET (1) rühmen ein von SCHAMBERG hergestelltes kolloidales Goldpräparat. Neuerdings scheint aber ganz allgemein das von SCHAMBERG eingeführte Goldnatriumthiosulfat, das mit dem MØLLGARDschen Sanocrysin identisch ist, in den Vereinigten Staaten zur Anwendung zu kommen. Zahlreiche Autoren berichten von guten Erfolgen, so SCHAMBERG und WRIGHT (b), BECHET (n, o, p), GUY und JACOB (c), SWEITZER (c), WHITEHOUSE und BECHET, CLARK (f), WEISS, ZEISLER (h), MILLER, ELLER, OSBORNE, COLE, GRINDON, SAUNDERS, ferner aus Latein-Amerika VACCAREZZA und SÁINZ DE AJA aus England HALDIN-DAVIS und BERBER. Doch wurden auch bei diesem Mittel ernste Komplikationen beobachtet: HANSEN, GODINHO, WISE (g), WILE, CUMMER und LA ROCCO, SAUNDERS sahen schwere Exantheme, teilweise mit Nephritis. PUSEY sah bei einem 12jährigen Kinde ein toxisches Exanthem mit Blasen auf der Cornea, die zu völliger Erblindung führten. ORMSBY berichtet von einem Todesfall. Da aber nach Ansicht der meisten Autoren diese Schädigungen bei vorsichtiger Dosierung zu vermeiden sind, erfreut sich das Goldnatriumthiosulphat in USA großer Beliebtheit und scheint auch das Goldprotein, das eine Zeitlang zur Anwendung kam, ganz verdrängt zu haben.

Mit zwei französischen Goldpräparaten, Crisalbin und Thiocrysin, die chemisch dem Sanocrysin nahestehen, haben JEANSELME und BURNIER (b) sowie PAUTRIER und LÉVY gute, zum Teil sehr gute Erfolge erzielt. PAUTRIER beginnt mit einer Dosis von 0,05, spritzt wöchentlich 1mal und steigt bis 0,5. Während PAUTRIER und LÉVY von Schädigungen nur vorübergehende Nierenstörungen beobachtet haben, sah NICOLAS und ebenso BURNIER schwere ulceröse Stomatitiden und BURNIER (c) berichtet von 3 Todesfällen, deren Zusammenhang mit dem Mittel jedoch nicht sichergestellt ist.

Von der Annahme ausgehend, daß es sich bei Gold um eine katalytische, nicht um eine chemo-therapeutische Wirkung handle und daß sich dafür anorganische Metallsalze besser eignen, verwandte HAXTHAUSEN das einfache Goldchlorid, von dem er wöchentlich 1 mg bis höchstens 1 cg in wässeriger Lösung einspritzte, und hatte mit dieser Methode sehr gute Erfolge, auch völlige Heilungen zu verzeichnen.

Nur kurz erwähnen will ich das Auroprotasin, das KRUSPE in einem Falle sehr gute Dienste geleistet hat, und das Phosphorgoldpräparat Fosfoerisol, das CERCHIAI lobt.

Von den deutschen Goldpräparaten stehen zwei zur Zeit im Vordergrund des Interesses, das Solganal und das Lopion. MARTENSTEIN (i) hat mit Solganal gute Ergebnisse erzielen können und stellt es bezüglich der Wirksamkeit dem Krysolgan an die Seite. Er beginnt mit 1 mg und steigt rasch auf 10 mg. Auch LUTZ (c) ist mit der Wirkung des Mittels sehr zufrieden. Dagegen ist, nach einer persönlichen Mitteilung, WIRZ vom Solganal wieder abgekommen, da es öfters toxische Darmstörungen macht und nach seinen Beobachtungen im Heilerfolg hinter Aurophos und Lopion zurückbleibt. Bei meinen eigenen Solganalfällen habe ich nie irgend eine Schädigung feststellen können, ich habe gute und rasche Besserungen gesehen, aber allerdings in keinem der behandelten Fälle eine völlige Heilung aller kranken Stellen. Neuerdings wird noch ein Solganal B verwendet, das den großen Vorteil hat, daß es intramuskulär eingespritzt werden kann, ohne allgemeine oder örtliche Reaktionen hervorzurufen. JADASSOHN hat nach einer persönlichen Mitteilung günstige Erfolge gesehen.

Das Lopion wurde von FÉNYES bei 16 Kranken angewandt, und zwar in der Dosis von 0,01—0,5 und bei 14 konnte er eine völlige Heilung erzielen; nennenswerte Nebenerscheinungen sah er nicht. WIRZ (d) behandelte 15 Lupus erythematodes-Kranke mit Lopion, davon verhielt sich einer refraktär, einer wurde nur wenig gebessert, 3 bekamen Rückfälle, 10 heilten völlig aus. Er injizierte wöchentlich zweimal und stieg bis 0,5. Besonders eindrucksvoll ist ihm die rasche Wirkung des Mittels, das bei hohem Goldgehalt das ungiftigste Goldpräparat ist. WIRZ sieht im Lopion das beste Goldmittel, das wir zur Zeit besitzen. Ich selbst habe aus meinem Krankenmaterial alte Fälle, bei denen andere Goldpräparate keinen oder keinen vollen Erfolg gehabt hatten, der Behandlung mit Lopion zugeführt und dabei ganz überraschende Erfolge erzielt. Am eindrucksvollsten ist die Heilung eines seit Jahrzehnten in unserer Obhut stehenden, ausgedehnten Falles, der im Laufe der Jahre mit fast allen Mitteln, zuletzt mit Aurophos und mit Solganal behandelt worden war und der nach 6 Einspritzungen von Lopion völlig abgeheilt ist. Auch die anderen Fälle wurden geheilt, in einem Falle konnte nur wesentliche Besserung erzielt werden. Die Einspritzungen wurden möglichst einmal in der Woche vorgenommen, ich begann mit 0,1 und stieg rasch auf 0,75, das auch von Frauen ohne die geringste Störung ertragen wurde. Eine schwere Komplikation trat bei einem Manne im Anschluß an die 3. Einspritzung (0,75) auf: Thrombosierung der Vene und der Arterie mit nachfolgender Gangrän des Armes. Ob eine krankhafte Veränderung der Innenhaut der Vene vorlag und diese zu der Thrombose geführt hat, ließ sich infolge der Zersetzung des Präparates leider nicht mehr feststellen. Jedenfalls kann ich dem Mittel als solchem keine Schuld an diesem Unglücksfall zumessen.

Die zahlreichen Schädigungen, die bei den intravenösen Einspritzungen der verschiedenen Goldpräparate beobachtet wurden, haben CL. SIMON veranlaßt, ein fettlösliches Goldpräparat Lipaurol zu intramuskulären Einspritzungen zu verwenden. Bei 3 Lupus erythematodes-Kranken, die er mit dieser Methode behandelte, hatte er sehr gute Erfolge. Nebenerscheinungen traten nicht auf. Während er die Schmerzlosigkeit der Einspritzungen betont, hat BURNIER bei den höheren Dosen starke Schmerzen beobachtet und sich zudem von der Heilwirkung des Mittels nicht überzeugen können.

Wenn man nun zusammenfassend Nachteile und Vorteile der Goldpräparate gegeneinander abwägt, so wird man zu folgendem Ergebnis kommen: Das Goldnatriumthiosulfat, über das mir eigene Erfahrungen nicht zu Gebote stehen, scheint nach den zahlreichen Mitteilungen aus Amerika bei vorsichtiger Anwendung ein sehr gutes Mittel zu sein. Dasselbe gilt wohl für die diesem Goldsalz nahestehenden französischen Präparate. Die Schädigungen, die das Krysolgan verursacht, sind verhältnismäßig häufig und sind oft so ernster Natur, daß man besser daran tut, dieses Mittel zu vermeiden. Diese Forderung ist um so berechtigter, als man andere Goldpräparate hat, die weniger gefährlich sind. Da die durch das Triphal entstandenen Schädigungen fast durchweg auf die nicht mehr im Handel befindliche fertige Lösung zurückzuführen waren, und da das Aurophos sehr selten Intoxikationserscheinungen macht, kann wohl gegen die weitere Verwendung dieser beiden Mittel kaum ein ernster Grund ins Feld geführt werden. Jedoch scheinen diese Mittel durch Solganal und Lopion überholt zu sein. Solganal wirkt rasch und gut, gegen das Präparat sprechen wohl nur die von WIRZ beobachteten toxischen Erscheinungen und die von mir gemachte Beobachtung, daß eine restlose Ausheilung wenigstens bei meinen Kranken nicht zu erzielen war. Mit aller Reserve, namentlich im Hinblick auf die geringen Erfahrungen, die bisher darüber vorliegen, möchte ich das Lopion für das beste derzeitige Goldpräparat halten. Nur glaube ich, besonders nach den Erfahrungen, die ich bei dem obenerwähnten langjährigen Falle gemacht habe, daß die höchsten Dosen zur Heilung nicht nötig sind. Ich beginne jetzt mit 0,05 und steige, mit einer Einspritzung in der Woche, langsam bis höchstens 0,5. Allerdings wird man auch bei den neueren Mitteln gewisse Einschränkungen machen müssen. Die Goldpräparate sollen bei Kranken mit einer floriden Organtuberkulose möglichst vermieden werden, ebenso bei Nephritikern und Herzkranken. Nach meiner eigenen Erfahrung möchte ich sogar alle ausschließen, die jemals eine Nierenentzündung durchgemacht haben. Es erhebt sich nun die Frage, bei welchen Formen des Lupus erythematodes die Goldbehandlung angezeigt ist. Die Ansichten darüber gehen sehr auseinander. Den einen Autoren bewährte sich diese Behandlungsart vorwiegend bei den frischen, flüchtigen, dem Erythema centrifugum nahestehenden Formen, andere haben wieder gerade bei alten torpiden Fällen die besten Erfolge gesehen. Ich habe keine Gesetzmäßigkeit feststellen können, denn unter den Geheilten und Gebesserten, wie unter den Versagern waren alle Formen des Lupus erythematodes vertreten. Man wird also an sich bei jedem Lupus erythematodes die Goldtherapie versuchen können, nur muß man bei den entzündlichen Formen mit kleineren Dosen beginnen. Und nun ist noch die Frage zu beantworten: Sind die Erfolge so gute, daß sie die Anwendung dieser doch recht differenten Behandlung rechtfertigen? Es ist zuzugeben, daß viele Versager beobachtet und die meisten Fälle zwar gebessert, aber nicht geheilt werden. Ferner muß, was nicht aus allen Veröffentlichungen deutlich hervorgeht, betont werden, daß es bei dieser Methode ebenso Rückfälle gibt wie bei jeder anderen Behandlungsart des Lupus erythematodes. Aber man muß doch auf der anderen Seite anerkennen, daß die Dauerheilungen nicht allzu selten sind. Und bei diesen Heilungen ist der kosmetische Erfolg geradezu verblüffend. Ich habe eine Reihe von Fällen beobachtet, bei denen die Herde sicher mit keiner anderen Methode ohne deutliche Atrophie hätten abgeheilt werden können, nach der Goldbehandlung aber so spurlos verschwanden, daß nach einigen Monaten ihr Sitz nicht mehr festzustellen war. Jedenfalls kann man mit den Goldpräparaten viel mehr Fälle von Lupus erythematodes wirklich heilen, als mit allen anderen Mitteln. Und trotzdem die Zahl der völligen Heilungen verhältnismäßig gering ist und man daher die Goldpräparate wohl auch als für Lupus erythematodes spezifisch nicht anerkennen kann, so sind doch diese Mittel die besten, die wir bisher im Kampfe gegen den Lupus erythematodes kennen. Sache der chemischen Wissenschaft ist es, uns noch wirksamere und vor allem völlig unschädliche Goldpräparate zu liefern.

Über die Behandlung des Lupus erythematodes der Schleimhäute ist nicht viel zu sagen. Versucht wurden verschiedene Ätzmittel, sodann auch der Kohlensäureschnee. Ich habe, im Gegensatz zu einigen anderen Autoren, von der Goldbehandlung sehr gute Erfolge bei der Schleimhauterkrankung gesehen.

Es bleibt nun noch die Behandlung des Lupus erythematodes acutus zu besprechen. Die örtliche Behandlung wird sich im Stadium der heftigen Entzündung in der Regel auf schmerzstillende und entzündungswidrige Mittel, wie Umschläge mit schwachen Borlösungen (EHRMANN und FALKENSTEIN), beschränken müssen. Weit wichtiger ist die innere Behandlung. JADASSOHN (a) und EHRMANN (s. WERTHEIM) haben von der internen Medikation des Chinins Günstiges gesehen; EHRMANN empfahl dreimal 0,25 pro die. Neosilber-Salvarsan brachte in einem Falle von HACHEZ Heilung, intravenöse Einspritzungen von kakodylsaurem Natrium bei einer Kranken von VAN DER VALK (a). Von der Erfahrung ausgehend, daß die Fälle von Lupus erythematodes acutus unter septischen Erscheinungen zugrunde gehen, hat KREN (q) zwei Fälle wie eine Sepsis behandelt. Er machte jeden 2. Tag eine intravenöse Argoflavin-Einspritzung zu 0,025 und verabreichte täglich 1 Liter physiologischer Kochsalzlösung als Tropfklysma. In einem Falle trat nach 4, im anderen nach 13 Einspritzungen Heilung ein. Dieser zweite erlag später einem Rückfall. PLANNER (b) konnte die Angaben KRENS insofern bestätigen, als er mit Argochromin-

Einspritzungen das schwere Krankheitsbild günstig beeinflussen konnte. SCHRAMEK (c) erzielte Besserung durch Trinken von Radium-Emanation. Über die Goldbehandlung der akuten Formen liegen recht spärliche Mitteilungen vor. LENNHOFF hat mit Krysolgan einen günstigen Erfolg erzielt. HUDELO, RABUT und GUEX sahen in einem Falle Verschlechterung nach Crisalbin, auf Aurophos erst Besserung, nach weiteren Einspritzungen Verschlechterung und Exitus.

Von großer Bedeutung ist bei den akuten Formen die Allgemeinbehandlung. Gute Ernährung, gute Lagerung und häufiger Lagewechsel zur Vermeidung von Decubitus und Stauungspneumonien, Anregung der Herz- und Nierentätigkeit werden in manchem Falle zur Erhaltung des Lebens wesentlich beitragen können. O'LEARY und GOECKERMANN konnten einen ganz akuten Fall durch 4 Bluttransfusionen retten.

Literatur.

Literatur *vor* 1904 siehe JADASSOHN im MRAČEKschen Handbuch der Hautkrankheiten, Bd. III, S. 416 f.

ABRAHAM, P. S.: Lupus erythematosus of the fingers, Lupus pernio of the nose. Roy. Soc. Med. dermat. sect. 17. Dez. 1914. Brit. J. Dermat. **1915**, Nr 3. — ABRAMOWITZ: (a) Lupus erythematosus? N. Y. Acad. Med., sect. dermat. 7. Dez. 1920. Arch. of Dermat. **3**, 330 (1921). (b) Lupus erythematosus of face and mouth in a boy four years old. N. Y. Acad. Med., sect. dermat., 7. Febr. 1922. Arch. of Dermat. **5**, Nr 6, 815 (1922). (c) Lupus erythematosus or nodular syphiloderm and epithelioma of the face. N. Y. Acad. Med., sect. dermat. 1. Mai 1923. Arch. of Dermat. 8, 571 (1923). (d) Lupus erythematosus. Brooklyn dermat. Soc., 16. Nov. 1925. Arch. of Dermat. **13**, 450 (1926). — ADAMSON, H. G.: Lupus erythematosus mit Lupus vulgaris. Roy. Soc. Med. sect. dermat., 17. Juli 1913. Brit. J. Dermat. **1913**, 255. — AFZELIUS: Lup. eryth. mit Lokalisation an der Unterlippe. Verh. dermat. Ges. Stockholm, 28. Jan. 1909. Arch. f. Dermat. **97**, **343** (1909). — AJA, DE, SÁINZ: (a) Lupus erythematodes acutus febrilis (span.). Actas dermo-sifiliogr. **1911**, 361. (b) Behandlung des Lupus erythematodes mit Aurum kalium cyanatum (span.). Actas dermo-sifiliogr., Dez. **1913**, 67. (c) Lupus erythematodes der Mundschleimhaut (span.). Actas dermo-sifilogr., Febr. **1914**, 137. (d) Lupus erythematodes und Lupus vulgaris (span.). Soc. españ. Dermat., Febr. **1919**. Arch. f. Dermat. **137**, 173 (1921). (e) Generalisiertes Erythema multiforme nach Kaliumgoldcyanür bei der Behandlung eines Lupus erythematodes (span.). Actas dermo-sifiliogr. **13**, No 2, 54 (1921). (f) Anormaler Fall von Lupus erythematodes (span.). Actas dermo-sifiliogr. **17**, 66 (1925). (g) Lupus erythematodes (span.). Actas dermo-sifiliogr. **17**, 95 (1925). (h) Wismut und Lupus erythematodes (span.). Actas dermo-sifiliogr. **21**, 312 (1929). — AKIYAMA: Ein Fall von Lupus erythematodes. Dermato-urol. Soc. Tokio, 11. Mai 1923. Dermat. Wschr. **79**, 1351 (1924). — ALBERT: Lupus erythematodes acutus. Verslg südwestdtsch. Dermat. Freiburg, 24.—25. April 1926. Zbl. Hautkrkh. **20**, 546 (1926). — ALDERSON, HARRY E. and STUART C. WAY: Unusual reaction from gold and sodium thiosulphate injection in treatment of lupus erythematosus. California Med. **28**, 809 (1928). — AMICIS, DE: Außergewöhnlicher Fall von Lupus erythematodes. Verh. internat. Kongr. Dermat. Rom **1912**. Arch. f. Dermat. **112**, 800 (1912). — ANDRUSZEWSKI: Lupus erythematodes, Carcinoma. Lemberg. dermat. Ges., 5. Nov. 1925. Zbl. Hautkrkh. **19**, 610 (1926). — ANTHONY: The relation of Lupus erythematosus to Tuberculosis. J. amer. med. Assoc. **40**, 77 (1903). — ANTONIETTI: Röntgenbehandlung bei ausgedehntem Lupus erythematodes. 7. Kongr. schweiz. Ges. Dermat. u. Vener., 15. Sept. 1923. Schweiz. med. Wschr. **1924**, 753. — ARMUZZI, G.: Sul lupus eritematoso solitario e cronico del margine libero del labbro. Arch. ital. Dermat. **2**, 409 (1927). — ARNDT, G.: (a) Primärer Lupus erythematodes des Lippenrots. Berl. dermat. Ges., 1. März 1904. Dermat. Z. **11**, 531 (1904). (b) Über den Nachweis von Tuberkelbacillen bei Lupus erythematodes acutus resp. subacutus. Berl. klin. Wschr. 1910. 1360. (c) Lupus erythematodes acutus et disseminatus. Berl. dermat. Ges., 13. Juli 1920. Dermat. Z. **33**, 99 (1921). (d) Carcinom auf Lupus erythematodes. Berl. dermat. Ges., 30. Okt. 1926. Zbl. Hautkrkh. **21**, 555 (1927). — ARNING, E.: (a) Weitere Erfahrungen über die therapeutische Anwendung hoher Kältegrade bei Hautkrankheiten. Verh. dtsch. dermat. Ges., 8. Kongr. **1903**, 75. (b) Lupus erythematodes acutus disseminatus. Demonstrationsabende im Allgemeinen Krankenhaus St. Georg in Hamburg, 15. Mai 1909 und 19. Juni 1909. Arch. f. Dermat. **99**, 472 (1910). (c) Lupus erythematodes discoides et bullosus disseminatus. Dermat. Ges. Hamburg, 2. März 1920. Dermat. Wschr. **71**, 449 (1920). (d) Lupus erythematodes, mit Triphal behandelt. Verh. dermat. Ges. Hamburg-Altona, 2. Nov. 1924. Dermat. Wschr. **79**, 1597 (1924). —

ARZT, L.: (a) Lupus erythematodes. Wien. dermat. Ges., Sitzg 23. Juni 1921. Zbl. Hautkrkh. **2**, 162 (1921). (b) Carcinoma in lupo erythematoso. Wien. dermat. Ges., 19. Nov. 1925. Zbl. Hautkrkh. **19**, 716 (1926). (c) Carcinoma in lupo erythematoso. Wien. dermat. Ges., 21. Jan. 1926 u. 11. Febr. 1926. Zbl. Hautkrkh. **20**, 30 u. 275 (1926). (d) Lupus erythematodes cum exacerbatione acuta. Wien. dermat. Ges., 11. Febr. 1926. Zbl. Hautkrkh. **20**, 276 (1926). — ARZT u. KUMER: Über die diagnostische Verwertbarkeit der Partigenmethode in der Dermatologie und den histologischen Aufbau der Partigenimpfpapel. Beitr. Klin. Tbk. **47**, 193 (1921). — AUDRY, CH.: Lupus érythémateux sous la conjonctive palpébrale. Bull. Soc. franç. Dermat. **1926**, 679 (1926). — AUDRY, M.: Lupus érythémateux à début bulleux. Ann. de Dermat. **5**, 172 (1904). — AXMANN: Zur Therapie des Lupus erythematosus. Dtsch. med. Wschr. **45**, 1419 (1919). — AZUA, J. DE: (a) Lupus erythematosus und Epitheliom (span.). Actas dermosifiliogr. **1910**, No 2. (b) Behandlung des Lupus tuberculosus, Lupus erythematosus und der Syphilis mit Aurum-Kalium cyanatum (span.). Actas dermo-sifiliogr., Dez. **1913**. (c) Lupus erythematosus generalisatus, teleangiectaticus im Gesicht und auf dem Kopfe. Actas dermo-sifiliogr., Nov. **1914** (span). — AZUA, DE u. COVISA: Akut einsetzender Lupus erythematodes (span.). Actas dermo-sifiliogr. **1911**, 307.

BABADJAN, M.: Favus capillitii und Lupus erythematodes disseminatus. Dermat. Ges. Odessa, 3. April 1913. Dermat. Wschr. **57**, 1236 (1913). — BACHEM, M.: Die therapeutische Verwendbarkeit der Röntgenstrahlen. Fortschr. Röntgenstr. **14**, H. 1 (1910). — BAER, TH.: Lupus erythematosus der Ohren. Verslg südwestdtsch. Dermat., 22. u. 23. März 1924. Zbl. Hautkrkh. **13**, 32 (1924). — BAERMANN, G.: Lupus erythematodes discoides. Breslau. dermat. Verslg, 11. Okt. 1902. Arch. f. Dermat. **64**, 445 (1903). — BALZER et GALUP: Lupus érythémateux primitif de la muqueuse de la lèvre inférieure. Bull. Soc. franç. Dermat., 4. Juli **1907**. — BALZER et RAFINESQUE: (a) Lupus érythémateux, traitement par le sérum du Dr. MARMOREK. Bull. Soc. franç. Dermat. **21**, 46 (1910). (b) Rhumatisme chronique déformant d'origine tuberculeuse, lupus érythémateux etc. Bull. Soc. franç. Dermat. **21**, 146 (1910). — BARBER, H. W.: (a) Lupus erythematosus. Royal. Soc. Med. sect. dermat., 15. Juli 1915. Brit. J. Dermat. **1915**, Nr 8. (b) A case of acute lupus erythematosus. Brit. J. of Dermat. **27**, 365 (1915). (c) A case of lupus erythematosus associated with streptococcal infection of the tonsils. Brit. J. Dermat. **31**, 186 (1919). (d) Fall von Lupus erythematosus, behandelt mit autogener, von enukleierten Tonsillen bereiteter Streptokokkenvaccine. Proc. roy. Soc. Med. sect. dermat., 15. April 1920. Dermat. Wschr. **72**, 148 (1921). (e) Lupus erythematosus with rheumatoid arthritis. Proc. roy. Soc. Med., sect. dermat. **15**, Nr 5, 21 (1922). (f) Atrophic dermatitis of the hands and feet; ? lupus erythematosus. Proc. roy. Soc. Med., sect. dermat., 17. Mai 1923. (g) Focal sepsis and skin disease. Roy. Soc. Med., sect. dermat., 4. Dez. 1924. Brit. med. J. **1924**, Nr 3337, 1112. (h) Vitiligo with alopecia areata and lupus erythematosus. Proc. roy. Soc. Med., sect. dermat. **28**, Nr. 9 (1925). (i) Lupus erythematosus of the scalp, associated with scars of old papulo-necrotic tuberculide lesions and of erythema induratum on the arms and legs. Proc. roy. Soc. Med. sect. dermat., 17. Febr. 1927, **20**, Nr 7, 69 (1927). — BARCAT, J.: Die Radiumtherapie in der Dermatologie. Strahlenther. **4**, 322 (1914). — BARRIO DE MEDINA u. GONZALEZ DIEZ: (a) Lupus erythematodes, behandelt mit Röntgentherapie (span.). Siglo méd. **2**, 153 (1928). (b) Radiotherapie des Lupus erythematodes. Actas dermo-sifiliogr. **20**, 456 (1928).— BAUER-JOKL, M.: Zur Ätiologie des generalisierten Lupus erythematodes. Arch. f. Dermat. **127**, 342 (1919). — BAUMM, G.: Zur Kasuistik des Lupus erythematodes. Arch. f. Dermat. **88**, 99 (1907). — BECHET: (a) Lupus erythematosus mit Beginn an den Armen. N. Y. Akad. Med., dermat. Sekt. **1912**. J. of cutan. genito-urin. Dis. **31**, Nr 8 (1913). (b) Lupus erythematosus of the nose, showing result of treatment. N. Y. Acad. Med., sect. dermat., Sitzg 8. Mai 1922. Arch. of Dermat. **6**, Nr 3, 381 (1922). (c) A case for diagnosis: Lupus erythematosus or BOECKs sarcoid. N. Y. dermat. Soc., 18. Dez. 1923. Arch. of Dermat. **9**, 777 (1924). (d) A case for diagnosis. Lupus erythematosus? N. Y. dermat. Soc., 26. Febr. 1924. Arch. of Dermat. **10**, 91 (1924). (e) A case for diagnosis: Circinate lesion on the face. Lupus erythematosus or syphilis. N. Y. dermat. Soc., 26. Febr. 1924. Arch. of Dermat. **10**, 92 (1924). (f) Lupus vulgaris erythematodes. N. Y. Acad. Med., sect. dermat., 3. März 1925. Arch. of Dermat. **12**, 591 (1925). (g) Lupus erythematosus discoides of the scalp and face, with disseminate lesions on the hands. N. Y. dermat. Soc., 27. Okt. 1925. Arch. of Dermat. **13**, 427 (1926). (h) Lupus erythematosus disseminatus, with extension of the disease after exposure to actinic light. Atlantic dermatol. conference: New York, New England a. Philadelphia dermat. Soc., 16. Dez. 1925. Arch. of Dermat. **13**, 701 (1926). (i) Lupus erythematosus or Lupus vulgaris erythematoides. N. Y. dermat. Soc., 26. Jan. 1926. Arch. of Dermat. **13**, 855 (1926). (k) Lupus erythematosus of unusual appearance. N. Y. Acad. Med., sect. dermat, 2. Febr. 1926. Arch. of Dermat. **14**, 84 (1926). (l) Lupus erythematodes treated with SCHAMBERGs gold solution. N. Y. dermat. Soc., 25. Mai 1926. Arch. of Dermat. **14**, 490 (1926). (m) Lupus erythematodes disseminatus treated with gold protein. N. Y. dermat. Soc., 26. Okt. 1926. Arch. of Dermat. **15**, 227 (1927). (n) Lupus erythematosus treated with gold and sodium thiosulphate. N. Y. dermat. Soc., 15. Febr. 1927. Arch. of Dermat.

16, 358 (1927). (o) Cases showing the results of treatment with gold and sodium thiosulphate in lupus erythematosus. Arch. of Dermat. **17**, 126 (1928). (p) Lupus erythematosus: Results of treatment with gold and sodium thiosulphate (3 cases). N. Y. dermat. Soc., 20. Dez. 1927. Arch. of Dermat. **17**, 886 (1927). (q) Lupus erythematosus limited to the lower lip. Arch. of Dermat. **19**, 141 (1929). (r) Treatment of lupus erythematosus with a gold preparation. Arch. of Dermat. **20**, 256 (1929). — Beck, O.: Lupus erythematodes acutus beider Ohrmuscheln und beider äußerer Gehörgänge. Sitzg österr. otol. Ges. 29. April 1912. Mschr. Ohrenheilk. **46**, H. 6 (1912). — Beeson: Lupus erythematodes. Chicago dermat. Soc., 25. Nov. 1925. Arch. of Dermat. **13**, 688 (1926). — Beetham u. Eurich: Lupus erythematosus acutus. Brit. med. J. **1909**, 1404. — Belot u. Fage: Atrophies cutanées et lupus érythémateux. Bull. Soc. franç., dermat. **23**, 326 (1912). — Bender, E.: (a) Lupus erythematodes. Besserung durch Röntgenstrahlen. Verh. dtsch. dermat. Ges., 10. Kongr. **1908**, 376. (b) Abheilung eines Lupus erythematodes nach Exstirpation tuberkulöser Lymphdrüsen. Verh. dtsch. dermat. Ges., 10. Kongr. **1908**, 376. — Berglund, A.: Ein Fall von akutem disseminiertem Lupus erythematodes. Hygiea (Stockh.) 88, 545 (1926). Zbl. Hautkrkh. **22**, 90 (1927). — Bering, F.: (a) Über die Behandlung von Hautkrankheiten mit der Kromayerschen Quarzlampe. Dtsch. med. Wschr. **1909**, 62. (b) Behandlung des Lupus erythematodes mit Neosilbersalvarsan. Rhein.-westfäl. dermat. Ges. Essen, 26. Nov. 1922. Dermat. Z. **40**, 233 (1924). — Beringier: Lupus erythematodes der Schleimhaut. Ann. Mal. Oreille **4**, 172 (1878). — Bernhardt, R.: (a) Lupus erythematodes linearis. Arch. f. Dermat. **108**, 55 (1911). (b) Koexistenz von papulo-nekrotischen Tuberkuliden und Lupus erythematosus. Arch. f. Dermat. **111**, 531 (1912). (c) Lupus erythematosus vom Typ des Lupus pernio. Warschau. dermat. Ges., 12. Jan. 1914. Arch. f. Dermat. **119** II, 67 (1915). — Beron, B.: Beitrag zu der Frage der diagnostischen Bedeutung der positiven Wa.R. Dermat. Wschr. **63**, 891 (1916). — Beurmann, de et Gougerot: Ophthalmo-réaction tuberculeuse en dermatologie. Bull. Soc. franç. dermat. **18**, 430 (1907). — Beurmann, de et Laroche: Lupus érythémateux de la face, de la main droite et de la muqueuse buccale chez une femme de soixante-quinze ans. Discussion de la pathogénie. Coexistence d'un épithélioma superficiel. Bull. Soc. franç. Dermat. **1909**, 224. — Beutl, P.: Behandlung mit Kohlensäureschnee (tschech.). Česká Dermat. **4**, H. 1, 1 (1922). Zbl. Hautkrkh. **7**, 255 (1923). — Biach, M.: Über einen positiven Spinalganglien- und Rückenmarksbefund bei einem Fall von Lupus erythematodes mit akutem Nachschub. Arch. f. Dermat. **99**, 5 (1910). — Biddle: Lupus erythematosus. Detroit dermat. Soc., 12. Febr. 1924. Arch. of Dermat. **10**, 241 (1924). — Biett: Abrégé pratique des maladies de la peau. Paris 1828. — Biliński: Lupus erythematodes der Lippen. Lemberg. dermat. Ges., 24. Febr. 1927. Zbl. Hautkrkh. **23**, 631 (1927). — Birnbaum: (a) Lupus erythematodes und Tuberkulose. Physik.-med. Ges. Würzburg, Sitzg 14. Juni 1923. Münch. med. Wschr. **70**, Nr 30, 999 (1923). (b) Die Beziehungen des Lupus erythematodes zur Tuberkulose. Verh. 13. Kongr. dtsch. dermat. Ges. München **1923**. Arch. f. Dermat. **145**, 292 (1924). (c) Zur Frage der Beziehungen des Lupus erythematodes zur Tuberkulose. Arch. f. Dermat. **153**, 1 (1927). — Blaschko: (a) Zur Chininbehandlung des Lupus erythematodes. Berl. dermat. Ges., 3. Juni 1902. Dermat. Z. **9**, 822 (1902). (b) Lupus erythematodes, mit Radium behandelt. Berl. dermat. Ges., 23. Jan. 1906. Dermat. Z. **13**, 384 (1906). (c) Lupus erythematodes der Hände und Finger. Berl. dermat. Ges., 8. Juli 1913. Dermat. Z. **20**, 1123 (1913). (d) Lupus erythematodes mit pernioartigen Stellen auf der Wange. Berl. dermat. Ges., 13. Jan. 1914. Dermat. Z. **21**, 334 (1914). — Blatt: (a) Lupus erythematodes. Lemberg. dermat. Ges., 15. Okt. 1925. Zbl. Hautkrkh. **19**, 609 (1926). (b) Lupus erythematodes disseminatus. Angiokeratoma Mibelli. Lemberg. dermat. Ges., Sitzg 25. Nov. 1926. Zbl. Hautkrkh. **22**, 629 (1927). (c) Lupus erythematodes labii inferioris. Lemberg. dermat. Ges., 22. Dez. 1927. Zbl. Hautkrkh. **26**, 475 (1928). — Bloch, B.: (a) Die Ätiologie des Lupus erythematodes. Med. Ges. Basel, Dez. **1910**. Med. Klin. **33** (1911). (b) Typischer Lupus erythematodes mit positivem Inokulationsresultat. 82. Verslg ärztl. Zentralver., 1. Juni 1912. Korresp.bl. Schweiz. Ärzte **1912**, 877. (c) Zur Lupus erythematodes-Frage. Verh. dtsch. dermat. Ges., 11. Kongr. Arch. f. Dermat. **119**, 134 (1914). (d) Lupus erythematodes, kombiniert mit Lichen scrophulosorum, papulo-nekrotischem Tuberkulid, Lymphomata colli. Schweiz. med. Wschr. **51**, 116 (1921). (e) Lupus erythematodes mit Atrophia cutis maculosa und Akrodermatitis atrophicans. 8. Kongr. schweiz. dermat. Ges., 13.—14. Sept. 1924. Zbl. Hautkrkh. **16**, 297 (1925). (f) Lupus erythematodes. Ges. Ärzte Kanton Zürich, 25. Nov. 1924. Schweiz. med. Wschr. **55**, 242 (1925). — Bloch, Br. u. H. Fuchs: Über die Beziehungen des chronischen Lupus erythematodes zur Tuberkulose. Arch. f. Dermat. **116**, 742 (1913). — Bloch, B. u. E. Ramel: Lupus erythematodes und Tuberkulose. Schweiz. med. Wschr. **54**, 723 (1924). — Blumenthal: Lupus erythematosus und Lupus vulgaris. Verh. Berl. dermat. Ges. 10. Febr. 1914. Dermat. Z. **21**, 521 (1914). — Boas et With: La réaction de Wassermann dans la tuberculose, en particulier dans les affections tuberculeuses de la peau. Ann. de Dermat. **3**, Nr 12, 622 (1922). — Bockholt: Zwei Fälle von Lupus erythematodes, mit Krysolgan behandelt. Rhein.-westfäl. Dermat., Sitzg 10. Mai

1925. Zbl. Hautkrkh. **17**, 497 (1925). — Böhm: Lupus erythematodes und schwere Purpura nach Triphalinjektionen. Dtsch. dermat. Ges. tschechoslov. Republik, 19. Juni 1927. Zbl. Hautkrkh. **25**, 165 (1928). — Bogrow, S. L.: (a) Zur Behandlung des Lupus erythematodes. J. russ. Mal. cut. **7**, 1904. Arch. f. Dermat. **76**, 464 (1905). (b) Epitheliom und Lupus erythematodes. Dermat. Z. **39**, 83 (1923). — Bonnet, L. M.: La Cryothérapie en dermatologie. Lyon méd. **134**, 101 (1924). — Booth, Geo: Radium bei Lupus erythematosus. Brit. med. J. **1909**, 841. — Bordier, H.: Efficacité de la d'arsonvalisation médicamenteuse dans le lupus érythémateux. C. r. Acad. Sci. Paris **190**, 87 (1930). — Bornemann, W.: Über Besonderheiten beim Lupus erythematosus. Dermat. Z. **12**, 349 (1905). — Bortjaev, S. u. M. Čirkina: Ein Fall von Lupus erythematodes acutus (russ.). Russk. Vestn. Dermat. **6**, 286 (1928). — Bothe: Endstadium bei Lupus erythematodes. Schles. dermat. Ges., Sitzg 24. Nov. 1923. Zbl. Hautkrkh. **11**, 403 (1924). — Brack, W.: Zwei Fälle von Lupus erythematodes. 6. Kongr. schweiz. Ges. Dermat. Genf **1922**. Schweiz. med. Wschr. **53**, Nr 27, 649 (1923). — Braendle: Behandlung des Lupus erythematodes. Breslau. dermat. Ver., 26. Jan. 1918. Arch. f. Dermat. **125**, 363 (1920). — Brandweiner: (a) Alopecie nach Lupus erythematodes. Verh. Wien. dermat. Ges., 20. Okt. 1909. Arch. f. Dermat. **101**, 369 (1910). (b) Lupus erythematodes. Verh. Wien. dermat. Ges., 17. Jan. 1912. Arch. f. Dermat. **112**, 388 (1912). (c) Lupus erythematodes. Verh. Wien. dermat. Ges., 4. Juni 1913. Arch. f. Dermat. **117**, 394 (1914). (d) Lupus erythematodes. Verh. Wien. dermat. Ges., 19. Nov. 1913. Arch. f. Dermat. **117**, 862 (1914). — Bremener, M. M.: Über Luetinreaktionen bei Lupus erythematodes. Arch. f. Dermat. **158**, 775 (1929). — Brezovsky, E.: Lupus erythematodes nach Tuberkulininjektionen gebessert. Orv. Hetil. (ung.) **1909**, Nr 25.— Brinch: Behandlung des Lupus vulgaris und des Lupus erythematosus mit absorbierter Lichtenergie. Ugeskr. Laeg. (dän.) **1912**, Nr 1716—1718. Arch. f. Dermat. **115**, 982 (1913). — Brinitzer: (a) Behandlung des Lupus erythematodes mit Kohlensäureschnee. Altona. ärztl. Ver. Münch. med. Wschr. **63**, 1730 (1916). — (b) Lupus erythematodes. Tagg nordwestdtsch. dermat. Verigg Hamburg, 13. Dez. 1927. Zbl. Hautkrkh. **26**, 357 (1928). — Brock, W.: Zur Behandlung des Lupus erythematodes. 9. Tagg nordwestdtsch. Dermat. Ver. Kiel, Sitzg 27. Nov. 1921. Dermat. Z. **36**, 142 (1922). — Brocq, L.: (a) Le traitement du lupus érythémateux. J. Prat. **1907**, Nr 10. (b) Le grattage dans le diagnostic de certaines dermatoses. Ann. de Dermat. **8**, 305 (1907). (c) Quelques réflexions pratiques sur la radiothérapie. Ann. de Dermat. V. s., **6**, 333 (1916—1917). (d) Le lupus érythémateux et son traitement. Clin. dermat. 254. Paris 1924. — Brocq et Fernet: Un cas de lupus érythémateux subaigu. Bull. Soc. franç. Dermat. **21**, 43 (1910). — Broers, J. H.: Lupus erythematosus acutus. 69. Generalverslg niederl. dermat. Ver., Sitzg 29. Juni 1924. Zbl. Hautkrkh. **16**, 76 (1925). — Brooke u. Savatard: (a) Lupus erythematosus of the scalp. Verh. Manchester dermat. Soc., 6. Okt. 1911. Brit. J. Dermat. **1911**, 369. (b) Lupus erythematosus acutus. Manchester dermat. Soc. .14. Nov. 1913. Brit. J. Dermat. **1914**, 30. — Brown: Lupus erythematosus discoides. Philad. dermat. Soc., 10. Dez. 1923. Arch. of Dermat. **10**, 228 (1924). — Brown, Chauncey F.: Lupus erythematosus. Case report. China med. J. **42**, 775—781 (1928). — Bruck, C. u. A. Glück: Über die Wirkung von intravenösen Infusionen mit Aurum-Kalium cyanatum (Merck) bei äußerer Tuberkulose und Lues. Münch. med. Wschr. **60**, 57 (1913). — Brünauer, St. R.: (a) Lupus erythematodes subacutus mit Nachschüben. Wien. dermat. Ges., Sitzg 9. Febr. 1922. Zbl. Hautkrkh. **4**, 489 (1922). (b) Lupus erythematodes neben Lymphomata colli. Wien. dermat. Ges., Sitzg 4. Mai 1922. Zbl. Hautkrkh. **6**, 327 (1923). — Bruhns, C.: (a) Lupus erythematodes (Typus vasculosus). Berl. dermat. Ges., 9. Dez. 1919. Dermat. Z. **29**, 306 (1920). (b) Ein Fall von hochgradiger Idiosynkrasie gegen Krysolgan. Letaler Ausgang nach einer Dosis von 0,001 g. Dermat. Wschr. **79**, 945 (1924). (c) Bericht über tödlich verlaufenen Fall von akutem Lupus erythematodes. Berl. dermat. Ges., 8. März 1927. Zbl. Hautkrkh. **23**, 512 (1927). — Bruner, E.: (a) Lupus erythematodes und Lupus vulgaris (Polnisch). Polska Gaz. lek. **1**,. Nr 26, 540 (1922). Zbl. Hautkrkh. **6**, 459 (1923). (b) Gleichzeitiges Vorkommen von Lupus erythematodes und röntgenologisch festgestellter Knochentuberkulose. Przegl. dermat. (poln.) **21**, 248 (1926). — Bruusgaard, E.: (a) Lupus erythematosus der Mundschleimhaut. Verh. 3. Kongr. nord. dermat. Ver. **1916**. Arch. f. Dermat. **122**, 882 (1918). (b) Lupus erythematosus mit Tuberkulin behandelt. Verh. 3. Kongr. nord. dermat. Ver. **1916**. Arch. f. Dermat. **122**, 882 (1918). — Bua, C.: Über die Anwendung des Kohlensäureschnees bei einigen Hautkrankheiten (italienisch). Giorn. ital. Mal. vener. Pelle **1913**, 259. — Bucky, G.: (a) Tatsächliche Oberflächentherapie und ihre Beziehungen zu inneren Organen. Strahlenther. **23**, 136 (1926). (b) Sarcomatosis of skin, Lupus erythematosus, Duhrings disease, Epitheliomata treated with „grenz rays" (Borderline X-rays). Physic. Ther. **45**, 371 (1927). — Bulkley: Acute general Lupus erythematosus. J. of cutan. genito-urin. Dis. **1906**, 532. — Bunch, J. L.: (a) The question of the tuberculous nature of lupus erythematosus. Brit. J. Dermat. **1907**, 411. (b) Lupus erythematosus. Roy. Soc. Med., sect. dermat. 16. Mai 1912. Brit. J. Dermat. **219** (1912). (c) Über nekrotische Tuberkulide. Brit. J. Dermat. **1912**, 357. — Burgess, J. Frederick: Lupus erythematosus. Report of a case treated with sodium morrhuate. Canad. med. Assoc. J. **20**, 392—394 (1929). — Burke, E. T.: (a) Nodules developing on the face of a colored woman. With lupus erythematosus (sarcoid ?) Pittsburgh. dermat. Soc., 27. April 1922. Arch. of Dermat. **6**, Nr 2, 256 (1922). (b) Chronic prostatitis and lupus erythematosus. Lancet **205**, Nr 22, 1187 (1923). — Burmeister: Behandlung des Lupus erythematodes mit Paquelin. Verh. Breslau. dermat. Ges., 10. Mai 1902. Arch. f. Dermat. **64**, 421 (1903). — Burnier (a) Epithéliome du nez sur ancien lupus érythémateux. Bull. Soc. franç. Dermat. **36**, 127 (1929). (b) Epithélioma du nez sur ancien lupus érythémateux. Arch. dermato-syphiligr. Hôp. St. Louis **1**, 174—176 (1929). (c) Les sels d'or dans le traitement des tuberculoses cutanées. Arch. dermato-syphiligr. Hôp. St. Louis **1**, 69 (1929). — Burns, F. S.: Radium in the treatment of non-malignant diseases of the skin. Boston med. J. **191**, 16 (1924). Zbl. Hautkrkh. **20**, 296 (1926). — Buschke, A.: (a) Lupus erythematodes. Berl. dermat. Ges., 13. Mai 1919. Dermat. Wschr. **69**, 435 (1919). (b) Krysolgan bei Lupus erythematodes. Berl. dermat. Ges., 30. Okt. 1926. Zbl. Hautkrkh. **21**, 555/6 (1927). (c) Lupus erythematodes bei einem Kinde. Berl. dermat. Ges., 11. Jan. 1927. Zbl. Hautkrkh. **22**, 841 (1927). (d) Krysolgan bei Lupus erythematodes. Berl. dermat. Ges., 8. März 1927. Zbl. Hautkrkh. **23**, 510 (1927). (e) Goldbehandlung des Lupus erythematodes. Berl. dermat. Ges., 10. Mai 1927. Zbl. Hautkrkh. **24**, 324 (1927). — Butler, J.: Ultraviolet ray therapy in dermatology. Arch. of Dermat. **9**, 51 (1924). — Butler and Odland: Lupus erythematosus discoides. Amer. dermat. Assoc., 6. Juni 1924. Arch. of Dermat. **11**, 119 (1925). — Butte, L.: Die Behandlung des Lupus mittels Kalium permanganicum. Ann. Thér. dermat. **5**, No 4/5 (1905).

Calhoun, Effect of radium on lupus erythematosus. St. Louis dermat. Soc., 9. April 1924. Arch. of Dermat. **10**, 635 (1924). — Callomon, F.: (a) Hauttuberkulose und Tuberkulide bei Heeresangehörigen. Dermat. Z. **24**, 716 (1917). (b) Krysolgan-Behandlung des Lupus erythematodes. Tagg mitteldtsch. Dermat., 7. Juni 1925. Zbl. Hautkrkh. **18**, 153 (1926). — Calmette, A.: Gli elementi filtrabili del virus tubercolare. Giorn. Tisiol. **6**, 146 (1928) — Campana, R. and G. Lanzi: Contribution on the nature and treatment of lupus erythematodes. Trans. 6. internat. dermat. Congr. New York **1907**, 72. — Cannon, A. B.: Lupus erythematosus labialis. N. Y. Acad. Med., sect. dermat., 6. Okt. 1925. Arch. of Dermat. **13**, 279 (1926). — Cannon, A. B. u. G. G. Ornstein: (a) The tubercle bacillus as an etiologic factor in lupus erythematosus. Arch. of Dermat. **12**, 691 (1925). (b) Lupus erythematosus. Treatment with tuberculin. Arch. of Dermat. **16**, 8 (1927). — Casabianca, J.: Une méthode de traitement simple et efficace du lupus érythémateux. Marseille méd. **60**, 982 (1923). — Cattaneo, L.: Il Krysolgan ed il suo uso nella terapia del lupus eritematoso. Giorn. ital. Dermat. **68**, 328 (1927). — Cazenave: Lupus érythemateux. Ann. des Mal. Peau et Syph. **1851**, 297. — Cerchiai, U.: Cura del lupus eritematoso con preparati fosfoaurici. Giorn. ital. Dermat. **70**, 469 (1929). — Chaillous: Lupus erythematodes des Lides und seine Behandlung mit Kohlensäureschnee. Klin. Mbl. Augenheilk. **50** (1913). — Chaillous u. Pollack: Lupus erythematodes des Lidrandes. Paris. ophthalm. Ges., Ophthalm. Klinik **1908**, Nr 4. — Charpy, P.: Utilisation de l'air liquide dans la thérapeutique dermatologique. Bull. Soc. franç. Dermat. **1926**, 392. — Chatellier, L.: Lupus érythémateux subaigu avec alopécie totale. Ann. de Dermat. **3**, No 1, 24 (1922). — Chaussy, G.: Beitrag zur Klinik und Pathologie des Lupus erythematodes. Inaug.-Diss. Leipzig 1906. — Civatte, A.: (a) Les opinions d'aujourd' hui sur la nature du lupus érythémateux. Ann. de Dermat. 8, 263 (1907). (b) Les recherches sur l'étiologie du lupus érythémateux depuis 20 ans. Revue générale. Ann. de Dermat. **7**, Nr 8/9 (1926). — Clark, A. Schuyler: (a) Tuberkulininjektionen bei der Behandlung einiger Hautkrankheiten. J. of cutan. genito-urin., Dez. **1909**. (b) Das Kromayer-Licht in der Behandlung gewisser Hautkrankheiten. 48. Jverslg. amer. Dermat. Ges. **1914**. J. of cutan. genito-urin. Dis. **32**, 426 (1914). (c) Radium in dermatology. Amer. J. med. Sci. **169**, 355 (1925). Zbl. Hautkrkh. **17**, 792 (1925). (d) Lupus erythematosus treated with gold protein. N. Y. dermat. Soc., 26. Okt. 1926. Arch. of Dermat. **15**, 226 (1927). (e) Basal cell epithelioma and lupus erythematosus. N. Y. dermat. Soc., 21. Dez. 1926. Arch. of Dermat. **15**, 748 (1927). (f) Lupus erythematosus treated with gold and sodium thiosulphate. Arch. of Dermat. **16**, 806 (1927). — Clarke, F. B. and A. W. Warnock: Lupus erythematosus acutus disseminatus. California Med. **24**, 354 (1926) u. Zbl. Hautkrkh. **20**, 803 (1926). — Cleveland, D. E. H.: (a) Raynaud's disease. Report of two cases coexisting with other dermatoses. Arch. of Dermat. **16**, 548 (1927). (b) Leukemia as a sequel in skin disease. Arch. of Dermat. **20**, 320 (1929). — Cohn, P.: Familiärer Lupus erythematodes. Verh. dtsch. dermat. Ges. 9. Kongr. **1907**, 466. — Cole, W.: Metallic compounds in the treatment of lupus. Report of a case of Lupus erythematosus successfully treated with gold and sodium thiosulphate. Canad. med. Assoc. **20**, 372 (1929). — Cole and Driver: Lupus erythematosus recurring after gold therapy. Arch. of Dermat. **20**, 144 (1929). — Conrad, A. H.: A case of recurrent lupus erythematosus after seemingly complete recovery following an attack of typhoid fever. St. Louis dermat. Soc., 14. Febr. 1923. Arch. of Dermat. **7**, 861 (1923). —

CORTELLA, E.: J preparati d'oro nel lupus volgare ed eritematoso. Dermosifilogr. 3, 232(1928). COVISA, J. S.: (a) Lupus erythematosus, tiefes, noduläres Epitheliom, auf dem Lupus entstanden. Actas dermo-sifiliogr. **1910**, No 2. (b) Aurum. Kalium cyanatum. Actas dermosifiliogr., Dez. **1913**. — COYON et GOUGEROT: Tuberculoses cutanées: lupus pernio des mains, du nez, des oreilles et lupus érythémateux fixe squameux des mains, des oreilles et du cou etc. Bull. Soc. franç. Dermat. **22**, 425 (1911). — CROSTI, A.: Lupus eritematoso o erytema perstans. Consideragioni cliniche ed istopatologiche su di un caso anomalo di lupus eritematoso. Giorn. ital. Dermat. **67**, 422 (1926). — CULVER, G. D.: (a) Lupus erythematosus der Schleimhäute. Dermat. Wschr. **62**, 369 (1916). (b) Technique of radium treatment for lupus erythematosus. Radium **3**, Nr 1 (1925). — CUMMER and LA ROCCO: (a) Lupus erythematosus. Arch. of Dermat. **18**, 949 (1928). (b) Dermatitis medicamentosa Arch. of Dermat. **19**, 309 (1929).

DADE, C. T.: Demonstration of the uses of liquid air in dermatology. Trans. of 6. internat. Dermat. Congr. **1907**, 672. — DALLA FAVERA, G. B.: Über die Behandlung einiger Hautkrankheiten mit Kohlensäureschnee nach PUSEY. Giorn. ital. Mal. vener. Pelle. **292** (1911). — DANLOS: Poussée aigue de lupus érythémateux avec albuminurie. Bull. Soc. franç. Dermat. **1908**, 180. — DARIER: Sur la nature du lupus érythémateux. Ann. de Dermat. 8, 189 (1907). — DAVIES, J. H. TWISTON: Treatment of Lupus erythematosus with gold compounds. Brit. med. J. **1929**, Nr 3584, 12—13. — DAVIS, H.: (a) Lupus erythematodes-Behandlung mit Kupfer- und Zink-Ionisation. Roy. Soc. Med., sect. dermat., 15. Juli 1909. Brit. J. Dermat., Sept. **1909**. (b) Lupus erythematosus. Roy. Soc. Med., sect. dermat., 16. Juni 1925. Brit. J. Dermat. **37**, 530 (1925). — DAVYDOVSKIJ, J.: Zur Frage des Lupus erythematodes disseminatus acutus. Russk. Vestn. Dermat. **7**, 450 (1929). — DAWSON, G. W.: (a) A case of acute lupus erythematosus. Lancet **1907**, 956. (b) Ausgebreiteter Lupus erythematodes mit symmetrischer Gangrän. Roy. Soc. Med., sect. dermat., 18. Mai 1911. Brit. J. Dermat. **1911**, 6. — DELBANCO, E.: (a) Vorübergehende Besserung eines Lupus erythematodes nach Exstirpation tuberkulöser Lymphdrüsen. Verh. 79. Verslg dtsch. Naturforsch., 16. Sept. 1907. Arch. f. Dermat. 88, 330 (1907). (b) Zur Klinik und Anatomie des Lupus erythematodes. Mh. Dermat. **48**, 535 (1909). (c) Fraglicher Fall von Lupus erythematodes. Ver. nordwestdtsch. Dermat., Sitzg 17. Nov. 1920. Dermat. Wschr. **72**, 324 (1921). (d) Lupus erythematodes sämtlicher Finger und des Gesichts. Verh. dtsch. dermat. Ges., 12. Kongr. Hamburg **1921**. Arch. f. Dermat. **138**, 467 (1922). (e) Abgeheilter Lupus erythematodes mit außergewöhnlicher Atrophie. Dermat. Ges. Hamburg-Altona, Sitzg 21. Mai 1922. Dermat. Z. **37**, 79 (1922). (f) Lupus erythematodes mit ausgedehnter Drüsentuberkulose. Dermat. Ges. Hamburg-Altona, 24. Nov. 1929. Zbl. Hautkrkh. **32**, 559 (1930). — DENNIS, CH. E.: Notes and experiences in radium therapeutics. Med. J. Austral. **1**, 607 (1924). Zbl. Hautkrkh. **15**, 54 (1925). — DESAUX et NOEL: La douche filiforme en dermatologie. Ann. de Dermat. **2**, No 5, 218 (1921). — DEVOTO, A. Sulla cura del lupus eritematoso con gli arsenobenzoli. Giorn. ital. Dermat. **67**, 438 (1926). — DICKE, B.: Über Carcinomentwicklung bei Lupus erythematodes. Dermat. Z. **44**, 24 (1925). — DIDIER: Présentation d'un appareil portatif permettant de réaliser la douche filiforme. Bull. Soc. franç. Dermat. **1924**, No 5, 3 (1924). — DIETEL, F.: Ein Fall von Carcinom auf einem Lupus erythematodes. Dermat. Z. **42**, 97 (1924). — DITTRICH, E. W.: Ideale Methode zur Behandlung des Lupus erythematodes. Amer. J. Dermat., 14. Juli 1910. — DITTRICH, HANS: Beiträge zur Beurteilung des Wertes der Dermatoskopie. Arch. f. Dermat. **142**, 400 (1923). — DOHI, S.: A case of lupus erythematosus disseminatus. Jap. J. of Dermat. **25**, 65 (1925). Arch. of Dermat. **19**, 420 (1926). — O'DONOVAN, W. J.: Case of lupus erythematosus (juvenilis). Proc. roy. Soc. Med., sect. dermat. **14**, Nr 8, 73 (1921). — DORE, S. E.: (a) Lupus vulgaris erythematoides. Brit. J. Dermat. **22**, 233 (1910). (b) Lupus erythematodes and Morbus Raynaud. Verh. roy. Soc. sect. dermat. Brit. J. Dermat. **1911**, H. 2. — DOVE, S. E.: Über Hautaffektionen bei verschiedenen Krankheitszuständen, speziell in bezug auf gewisse Angioneurosen. Brit. J. Dermat., Dez. **1906**. — DOWLING, G. B.: Case of lupus erythematosus of lower lip. Proc. roy, Soc. Med., sect. dermat., **17**, Nr 6 (1924). — DREYER, A.: (a) Lupus erythematodes mit der HOLLÄNDERschen Methode behandelt. Köln. dermat. Ges., Sitzg 28. April 1922. Dermat. Z. **37**, 165 (1922). (b) Fall zur Diagnose. Köln. dermat. Ges., 27. März 1925. Zbl. Hautkrkh. **17**, 411 (1925). (c) Krysolganbehandlung des Lupus erythematodes. Köln. dermat. Ges., 28. Mai 1926. Dermat. Z. **48**, 192 (1926). — DU BOIS: La radiothérapie des dermatoses les plus fréquentes. Schweiz. med. Wschr. **53**, Nr 36, 833 (1923). — DUBREUILH, W. et G. PETGES: De l'épithélioma consécutif au lupus érythémateux. Ann. de Dermat. **10**, 106 (1909). — DUDUMI et SARATZEANO: La réaction de Wassermann en dermatologie. Ann. de Dermat. **4**, 600 (1913). — DUJARDIN: Zwei Fälle von Epitheliom auf dem Boden älterer Hautveränderungen. Policlinico **1909**, No 14. Ref. Mh. Dermat. **51**, 524 (1910). — DUPLANTÉ, E.: Über den Lupus erythematodes im Kindesalter, sein Wesen und seine Behandlung. Thèse de Montpellier **1905**. — DUWÉ: Lupus érythémateux à forme de pseudo-pelade du cuir chevelu. Soc. belge Dermat., 18. Juni 1922.— DYSON, W.: (a) The treatment of lupus erythematosus by inunction with bacterial toxins.

Brit. med. J. **1924**, Nr 3325, 519. (b) Lupus erythematosus. Brit. J. Dermat. **37**, Nr 10, 401—405 (1925).

EDDOWES, A.: (a) Lupus erythematosus acutus. Roy. Soc. Med. sect. dermat., 17. Juni 1909. (b) Lupus erythematosus. Roy. Soc. Med. sect. dermat., 20. Nov. 1913. Brit. J. Dermat., Dez. **1913**. (c) Akuter Lupus erythematosus mit nodulären nekrotischen Tuberkuliden der Arme, Hände, Füße und Beine. Roy. Soc. Med., sect. dermat., 16. März 1916. Brit. J. Dermat., Juni **1916**. — EHRMANN, S.: (a) Naevus-ähnlicher Lupus erythematodes. Verh. Wien. dermat. Ges., 5. März 1902. Arch. f. Dermat. **63**, 365 (1902). (b) Lupus erythematodes mit starken Schwellungen der Ohren. Verh. Wien. dermat. Ges., 23. April 1903. Arch. f. Dermat. **67**, 119 (1903). (c) Lupus erythematodes mit starken Schwellungen der Ohren. Verh. Wien. dermat. Ges., 28. Okt. 1903. Arch. f. Dermat. **68**, 435 (1903). (d) Lupus erythematodes mit Herden auf Lippenrot. Verh. Wien. dermat. Ges., 7. Febr. 1906. Arch. f. Dermat. **81**, 410 (1906). (e) Lupus erythematodes mit Epitheloidzellen-Tuberkel. Verh. Wien. dermat. Ges., 9. Juni 1909. Arch. f. Dermat. **98**, 131 (1909). (f) Was ist Chilblain-Lupus von HUTCHINSON und was Lupus pernio von BESNIER-TENESSON? Unnas dermat. Stud. **21**, 574 (1910). (g) Lupus erythematodes. Verh. Wien. dermat. Ges., 1. Juni 1902. Arch. f. Dermat. **112**, 1021 (1912). (h) Lupus erythematodes acutus. Verh. Wien. dermat. Ges., 12. Juni 1912. Arch. f. Dermat. **115**, 17 (1913). (i) Die Tuberkulide. Verh. deutsch. dermat. Ges., 11. Kongr. Arch. f. Dermat. **119**, 96 (1914). (k) Zur Kenntnis der kombinierten radio-therapeutischen und medikamentösen Behandlung des Lupus vulgaris und erythematosus. Strahlenther. **7**, 610 (1916). (l) Lupus erythematodes acutus. Wien. dermat. Ges., 16. Nov. 1916. Arch. f. Dermat. **125**, 20 (1920). (m) Lupus erythematodes der Kopfhaut. Wien. dermat. Ges., 14. Dez. 1916. Arch. f. Dermat. **125**, 34 (1920). (n) Lupus erythematodes und Lichen scrofulosorum. Wien. dermat. Ges., 28. Juni 1917. Arch. f. Dermat. **125**, 188 (1920). (o) Lupus erythematodes disseminatus. Wien. dermat. Ges., 4. Dez. 1919. Arch. f. Dermat. **137**, 24 (1921). (p) Über Lupus erythematodes. Wien. klin. Wschr. **39**, Sonderbeil., 1 (1926). — EHRMANN u. FALKENSTEIN: Über Lupus erythematodes. Arch. f. Dermat. **141**, 408 (1922). — EHRMANN u. REINES: Zur Frage des Lupus erythematodes und der Tuberkulide überhaupt. Med. Klin. **1908**, 1298. — EICHHORN: Lupus erythematodes. Demonstrationsabende Chemnitzer Hautärzte, 1. Okt. 1926. Zbl. Hautkrkh. **25**, 518 (1928). — EISDORFER: Zur Therapie des Lupus erythematodes. Gyógyászat (ung.) **1922**, Nr 42, 585 (1922). — EISENSTÜCK: Lupus erythematosus mit familiärer Dystrophie der Haare und Nägel. Verh. 38. Jverslg amer. dermat. Ver.igg **1914**. J. of cutan. genito-urin. Dis. **33**, Nr 5 (1915). — EISNER: Lupus erythematodes disseminatus. Schles. dermat. Ges., 7. Juli 1928. Zbl. Hautkrkh. **29**, 766 (1929). — ELIASCHEFF, O.: (a) Tuberculides groupées à grandes papules (variété JADASSOHN) du membre inférieur droit et lupus érythémateux de la face. Bull. Soc. franç. Dermat. **1924**, 33 (1924). (b) Radiodermite ulcéreuse et épithéliome spinocellulaire sur lupus érythémateux. Bull. Soc. franç. Dermat. **1924**, 75 (1924). (c) Lupus vulgaire érythématoide. Bull. Soc. franç. Dermat. **1925**, 157 (1925). — ELLER: Lupus erythematosus: Unfavorable response to gold therapy. Arch. of Dermat. **18**, 981 (1928). — ENGMAN, M. F. and MC R. A. GARRY: The treatment of certain diseases of the skin by the intravenous injection of a foreign protein. J. amer. med. Assoc. **67**, 1741 (1916). — ESDRA: Die Radiumtherapie der Hautkrankheiten. Sitzgsber. 10. Verslg ital. dermat. Ges. Mh. Dermat. **50**, 24 (1910).

FABRY, J.: (a) Zur Frage der Hauttuberkulide. Arch. f. Dermat. **91**, 163 (1908). (b) Zur Diagnose und Behandlung des Lupus erythematosus. Dermat. Wschr. **81**, 1707 (1925). — FALCHI, G.: Primi risultadi sulla ricerca del calcio nel sangue di alcune dermatosi. Giorn. ital. Mal. vener. Pelle. **65**, 753 (1924). — FALKENSTEIN, F.: (a) Lupus erythematodes nasi. Köln. dermat. Ges., 26. Juni 1925. Zbl. Hautkrkh. **18**, 147 (1926). (b) Lupus erythematodes nach Krysolganbehandlung. Köln. dermat. Ges., 29. Jan. 1926. Zbl. Hautkrkh. **20**, 268 (1926). — FASAL, H.: (a) Lupus erythematodes mit Überwiegen der infiltrativen Form. Verh. Wien. dermat. Ges., 24. Febr. 1904. Arch. f. Dermat. **70**, 479 (1904). (b) Lupus erythematodes discoides. Verh. Wien. dermat. Ges., 26. Jan. 1910. Arch. f. Dermat. **102**, 125 (1910). (c) Lupus erythematodes. Verh. Wien. dermat. Ges., 3. Febr. 1911. Arch. f. Dermat. **107**, 450 (1911). (d) Lupus erythematodes mit Infiltration. Verh. Wien. dermat. Ges., 10. Juli 1919. Arch. f. Dermat. **133**, 115 (1921). — FAULKNER: Lupus erythematosus disseminatus. New England dermat. Soc., 8. Okt. 1924. Arch. of Dermat. **11**, 672 (1925). — FEIDELBERG, F.: Lupus erythematosus der Mundschleimhaut. Ges. Auszüge der Dissertationen an der med. Fakultät Köln 1921. Bd. 2. Bonn 1922. — FAVENTO, DE P.: La cura del lupus eritematoso e di altre affezioni cutanee con la crioterapia. Giorn. ital. Dermat. **68**, 344 (1927). — FÉNYES, G.: Lopion in der Behandlung des Lupus erythematodes. Börgyógy. Szemle (ung.) **7**, 133 (1929). — FEUERSTEIN, L.: Über die Wa.R. bei Lupus erythematosus acutus. Arch. f. Dermat. **104**, 233 (1910). — FINNERUD, C. W.: (a) Ein Beitrag zum Lupus erythematodes der Mundschleimhaut. Arch. f. Dermat. **148**, 318 (1925). (b) Lupus erythematosus of the buccal mucosa. Chicago dermat. Soc., 18. Febr. 1925. Arch. of Dermat. **12**, 566 (1925). — FISCHER, H.: Lupus erythematodes. Köln. dermat. Ges., Sitzg 26. Jan.

1923. Dermat. Z. **39**, 163 (1923). — FISCHER, W.: Ausgedehnter Lupus erythematodes des Kopfes mit cutan-subcutaner Infiltrations- und Knotenbildung am Rumpf und im Gesicht. Berl. dermat. Ges., 13. Dez. 1927. Zbl. Hautkrkh. **26**, 458 (1928). — FISCHL, F.: (a) Lupus erythematodes disseminatus. Verh. Wien. dermat. Ges., 23. Okt. 1919. Arch. f. Dermat. **133**, 131 (1921). (b) Der Chilblain-Lupus (HUTCHINSON), seine Pathogenese, Histologie und Therapie. Arch. f. Dermat. **136**, 345 (1921). (c) Chilblainlupus. Wien. dermat. Ges., 22. April 1920. Arch. f. Dermat. **137**, 60 (1921). (d) Chilblainlupus mit papulonekrotischen Tuberkuliden und Erythema induratum Bazin. Wien. dermat. Ges., Sitzg 24. Febr. 1921. Zbl. Hautkrkh. **1**, 217 (1921). (e) Lupus erythematosus. Wien. dermat. Ges., Sitzg 13. Jan. 1921. Zbl. Hautkrkh. **1**, 14 (1921). (f) Lupus erythematosus, mit Mirion behandelt. Wien. dermat. Ges., Sitzg 9. Juni 1921. Zbl. Hautkrkh. **2**, 6 (1921). (g) Halbseitiges Abheilen von Lupus erythematosus nach Chinin-Jodtinkturbehandlung. Wien. dermat. Ges., Sitzg 3. Nov. 1921. Zbl. Hautkrkh. **3**, 427 (1922). (h) Lupus erythematosus. Wien. dermat. Ges., Sitzg 18. Mai 1922. Zbl. Hautkrkh. **6**, 334 (1923). — FØNSS, A. L.: (a) Gibt Lupus erythematosus eine Herdreaktion nach Tuberkulininjektionen? 4. Kongr. nord. dermat. Ver., 10. Juni 1919. Arch. f. Dermat. **125**, 887 (1920). (b) Zur Frage der tuberkulösen Ätiologie des Lupus erythematodes. Hosp.tid. (dän.) **1919**, Nr 38 u. 39. (c) Einige Bemerkungen über das Verhältnis des Lupus erythematodes zur Tuberkulose. Arch. f. Dermat. **129**, 367 (1921). (d) Fall zur Diagnose (Infiltrate der Sarkoidgruppe, kompliziert mit Lupus erythematodes?). Dän. dermat. Ges. Kopenhagen, Sitzg 6. April 1921. Hosp.tid. (dän.) **64**, Nr. 32 (1921). FÖRSTER: (a) Lupus erythematosus der Schleimhaut Verh. 38. amer. dermat. Ver.igg **1914**. J. of cutan. genito-urin. Dis. **33**, Nr 5 (1915). (b) Lupus erythematodes of the buccal mucosa. Chigago dermat. Soc., 18. Febr. 1925. Arch. of Dermat. **12**, 567 (1925). — FOERSTER u. BAER: Lupus erythematosus. Verh. Chicago. dermat. Ges. **1912**. J. cutan. genito-urin. Dis. **31**, Nr 6 (1912). — FOKIN: Lupus erythematodes mit Epitheliom. Verh. Moskau. vener. u. dermat. Ges., 28/15. April 1912. Arch. f. Dermat. **112**, 876 (1912). — FORDYCE, J.A.: (a) Schleimhautaffektionen in ihrem Verhältnis zu Hautkrankheiten. J. of cutan. genito-urin. Dis. **1904**, 397. (b) Lupus erythematosus disseminatus chronicus. N. Y. dermat. Soc., New England a. Philad. dermat. Soc., 17. Febr. 1923. Arch. of Dermat. **8**, Nr 1, 145 (1923). (c) Lupus vulgaris resembling lupus erythematosus. Dermat. Soc. New York, 24. April 1923. Arch. of Dermat. **8**, Nr 3, 435 (1923). (d) (für CANNON) Lupus erythematosus. Discussion. Arch. of Dermat. **9**, 9 (1924). (e) Lupus erythematosus discoides of the face and lupus erythematosus of the body. N. Y. dermat. Soc., 7. Nov. 1923. Arch. of Dermat. **9**, 640 (1924). (f) Lupus erythematosus with nodular lesions suggesting sarcoid. N. Y. dermat. Soc., 25. Nov. 1924. Arch. of Dermat. **11**, 852 (1925). (g) Lupus erythematosus disseminatus. N. Y. dermat. Soc., 24. Febr. 1925. Arch. of Dermat. **12**, 576 (1925). — FORSTER, E.: Über Erfolge mit Thorium-X-(Doramad-)Salbe. Dtsch. med. Wschr. **48**, Nr 41, 1385 (1922). — FOX, COLCOTT: (a) Gefäßstörungen der Haut und ihre Beziehungen zu anderen Krankheitszuständen. Jverslg Brit. med. Assoc. **1911**. Arch. f. Dermat. **112**, 21 (1912). (b) Lupus erythematosus localised on the scalp. Roy. Soc. Med., sect. dermat. 16. Nov. 1911. Brit. J. Dermat. **1911**, 406. — FOX, HOWARD: (a) Lupus erythematosus disseminatus. New Yorker Akademie für Medizin, Sektion für Dermat., 5. Dez. 1911. J. of cutan. genito-urin. Dis. **31**, Nr 3 (1913). (b) Lupus erythematosus treated by the Kromayer lamp. Dermat. Soc. New York, 21. März 1921. Zbl. Hautkrkh. **2**, 186 (1921). (c) A case for diagnosis. Lupus erythematosus disseminatus (?). Dermat. Soc. Manhattan, 14. Nov. 1922. Arch. of Dermat. **7**, Nr 2, 277 (1923). (d) Lupus vulgaris erythematodes (LELOIR). N. Y. dermat. Soc., 25. Nov. 1924. Arch. of Dermat. **11**, 857 (1925). (e) Roentgentherapy in diseases of the skin. Brit. J. Dermat. **37**, 503 (1925). (f) A case for diagnosis, lupus erythematosus confined to the lips and mouth (?). N. Y. dermat. Soc., 24. Nov. 1925. Arch. of Dermat. **13**, 564 (1926). (g) Lupus erythematosus involving the lips and mouth. Atlantic dermat. confere.: New York, New England a. Philadelphia dermat. Soc., 16. Dez. 1925. Arch. of Dermat. **13**, 695 (1926). (h) Lupus erythematosus in a negress. N. Y. dermat. Soc. **25**. Mai 1926. Arch. of Dermat. **14**, 484 (1926). — FOX, H. and MALONEY, E. R.: Lupus erythematosus disseminatus. N. Y. Acad. Med., sect. dermat., 2. Febr. 1926. Arch. of Dermat. **14**, 82 (1926). — FOX, W.: (a) Case of lupus erythematosus. Proc. roy. Soc. Med., sect. dermat. **14**, Nr 6, 66 (1921). (b) Case of lupus erythematosus, pernio variety. Proc. roy Soc. Med. sect. dermat., **19**, Nr 10, (1926). — FRANCOIS, P.: Phototherapie. Radiotherapie. 1. physiother. Kongr. Lüttich **1905**. Mh. Dermat. **43**, 679 (1906). — FRASER: (a) Syphilis, sarcoid, lupus erythematosus? N. Y. Acad. Med., sect. dermat. 4. Jan. 1921. Arch. of Dermat. **3**, Nr 4, 468 (1921). (b) Squamous cell epithelioma developing on a lupus erythematosus. N. Y. Acad. Med., sect. dermat. 3. Okt. 1922. Arch. of Dermat. **7**, 247 (1923). (c) Lupus erythematosus. N. Y. dermat. Soc., 28. April 1925. Arch. of Dermat. **12**, 749 (1925). (d) Lupus erythematosus. N. Y. dermat. Soc., 26. Jan. 1926. Arch. of dermat. **13**, 849 (1926). (e) Lupus erythematosus treated with Schambergs gold solution. N. Y. dermat. Soc., 25, Mai 1926. Arch. of Dermat. **14**, 490 (1926). — FREEMAN, C. D.: Lupus erythematosus. Minnesota dermat. Soc., 7. Febr. 1923.

Arch. of Dermat. **7**, Nr 6, 843 (1923). — FRENCH, E. G.: Two cases of lupus erythematosus. Proc. roy. Soc. Med., sect. dermat. **19**, Nr 6, (1926). — FRESCOLN, L. A.: Zur Anwendung der „kalten Kauterisation", speziell in der Dermatologie. N. Y. med. J., April **1911**. — FRESHWATER, D.: The aetiology of lupus erythematosus. Brit. J. Dermat. **24**, 57 u. 99 (1912). — FREUND, A.: Nebenwirkungen bei Triphalbehandlung. Dtsch. med. Wschr. **52**, 1735 (1926). — FREUND, E.: (a) Sulla cura del lupus erythematoso col Krysolgan (supragol). 22. Riun., Soc. ital. Dermat., 18. Dez. 1925. Giorn. ital. Dermat. **67**, 443 (1926). — (b) Su ulteriori esperienze con i preparati di oro nella cura del lupus eritematoso. Giorn. ital. dermat. **68**, 311 (1927). — FREUND, H.: Inwiefern ist der Lupus erythematodes von allgemeinen Faktoren abhängig? Dermat. Wschr. **2**, 1939 (1929). — FREUND, L.: (a) Zur Chinin-Jod-Behandlung des Lupus erythematodes. Arch. f. Dermat. **70**, 140 (1904). (b) Lupus erythematodes manuum (Chilblain-Lupus). Wien. dermat. Ges., 7. Mai 1925. Zbl. Hautkrkh. **18**, 155 (1926). (c) Livedo racemosa mit Lupus erythematodes discoides und Erythema induratum Bazin vergesellschaftet. Wien. dermat. Ges., 6. Mai 1926. Zbl. Hautkrkh. **21**, 49 (1926). — FREY, E.: (a) Die intradermale Eigenharnreaktion nach WILDBOLZ bei Hauttuberkulosen und anderen Dermatosen. Arch. f. Dermat. **143**, 210 (1923). (b) Ein Fall von Lupus erythematodes mit MIKULICZschem Symptomenkomplex. Schweiz. med. Wschr. **53**, 1147 (1923). FRIEBOES, W.: Grundriß der Histopathologie der Hautkrankheiten. Leipzig 1921. — FRIED, A.: (a) Über Partial-Antigene nach DEYCKE-MUCH bei Hauttuberkulose. Arch. f. Dermat. **136**, 386 (1921). (b) Lupus erythematosus mit Krysolganinjektionen behandelt. Wien. dermat. Ges., Sitzg 26. Okt. 1922. Zbl. Hautkrkh. **7**, 244 (1923). — FRIEDLÄNDER, D.: (a) The aetiology of Lupus erythematosus with especial reference to tuberculosis etc. J. of cutan. genito-urin. **29**, 417 (1911). (b) The value of Muchs granules etc. Brit. J. Dermat. **24**, 13 (1912). — FRIEDLÄNDER, M.: Lupus erythematodes mit Beteiligung des harten Gaumens. Berl. dermat. Ges., 14. Nov. 1911. Dermat. Z. **19**, 177 (1912). — FRIEDLÄNDER, W.: (a) Zur Jod-Chinin-Behandlung des Lupus erythematodes. Verh. Berl. dermat. Ges., 10. Jan. 1911. Dermat. Z. **18**, 497 (1911). (b) Über lokale Mesothoriumtherapie. Verh. Berl. dermat. Ges., 18. Febr. 1912. Dermat. Z. **19**, 456 (1912). — FRÜHWALD, R.: (a) Ausgedehnter Lupus erythematodes. 4. Tagg mitteldtsch. Dermat., 29. Juni 1924. Zbl. Hautkrkh. **15**, 410 (1925). (b) Lupus erythematodes discoides. 4. Tagg mitteldtsch. Dermat., 29. Juni 1924. Zbl. Hautkrkh. **15**, 410 (1925). (c) Lupus erythematodes in der linken Nasolabialfalte. Demonstrationsabende der Chemnitzer Hautärzte, 6. Nov. 1925. Dermat. Wschr. **82**, 476 (1926). (d) Lupus erythematosus. Demonstrationsabende der Chemnitzer Hautärzte, 7. Mai 1926. Dermat. Wschr. **82**, 1178 (1926). — FUCHS, C. H.: Die krankhaften Veränderungen der Haut und ihrer Anhänge. Göttingen 1840. — FÜLLENBAUM, L.: (a) Pathogenese des Lupus erythematodes. Przegl. dermat. (poln.) **18**, 60 (1923). (b) Klin. Beiträge zur Ätiologie des Lupus erythematodes. Acta dermato-vener. (Stockh.) **7**, 425 (1926). (c) Lymphomata colli. Lupus erythematodes faciei. Lemberg. dermat. Ges., 2. Juni 1927. Zbl. Hautkrkh. **25**, 281 (1928). — FÜLLENBAUM, L. u. LUDWIG FLECK: Experimentelle Beiträge zur Ätiologie des Lupus erythematodes. Dermat. Wschr. **84**, 485 (1927). — FÜLLENBAUMOWNA u. GOLDMANOWNA: Pathogenese des Lupus erythematodes (poln.). Polska Gaz. lek. **1**, Nr 30, 607 (1922). — FÜLÖP, GYULA: Behandlung des Lupus erythematodes, Lupus vulgaris und der Psoriase mittels Goldpräparaten. Dermatologia (Budapest) **2**, 340—348 u. Deutsche Zusammenfassung 351—352 (ung.) 1928. — FUHS: (a) Lupus erythematosus disseminatus. Wien. dermat. Ges., Sitzg 3. Nov. 1921. Zbl. Hautkrkh. **3**, 428 (1922). (b) Lupus erythematosus mit akutem Nachschub. Wien. dermat. Ges., Sitzg 1. Dez. 1921. Zbl. Hautkrkh. **4**, 102 (1922). (c) Lupus erythematosus cum exacerbatione acuta und Exanthema syphiliticum. Wien. dermat. Ges., 21. Jan. 1916. Zbl. Hautkrkh. **20**, 31 (1926). (d) Ca. in lupo erythematoso. Wien. dermat. Ges., 21. Juni 1928. Zbl. Hautkrkh. **28**, 762 (1929). (e) Lupus erythematosus subacutus mit ausgesprochener Überempfindlichkeit gegen Quarzlicht. Wien. dermat. Ges., 25. Okt. 1928. Zbl. Hautkrkh. **30**, 308 (1929). (f) Lupus erythematosus subacutus. Wien. dermat. Ges., 25. Okt. 1928. Zbl. Hautkrkh. **30**, 308 (1929).

GALEWSKY, E.: (a) Über Lupus erythematodes im Kindesalter. Arch. f. Dermat. **84**, 193 (1907). (b) Lupus erythematodes. Verh. mitteldtsch. Dermat., 5. Dez. 1920. Arch. f. Dermat. **137**, 180 (1921). (c) Lupus erythematodes mit Verschlimmerung im Hochsommer. Verh. dtsch. Naturforsch. Leipzig **1922**. Zbl. Hautkrkh. **7**, 159 (1923). (d) Beitrag zur Krysolganbehandlung des Lupus erythematodes. Dermat. Wschr. **79**, 1255 (1924). (e) Krysolganbehandlung des Lupus erythematodes. 4. Tagg mitteldtsch. Dermat., 29. Juni 1924. Zbl. Hautkrkh. **15**, 410 (1925). (f) Die verschiedenen Goldpräparate und ihre Einwirkung auf den Lupus erythematodes. 14. Kongr. dtsch. dermat. Ges. Dresden **1925**. Arch. f. Dermat. **151**, 370 (1926). (g) Lupus erythematodes, durch Triphal geheilt. Ver. Dresden. Dermat., 4. März 1926. Zbl. Hautkrkh. **20**, 272 (1926). — GALEWSKY u. LINSER: Lupus erythematodes beider Augenlider. 14. Kongr. dtsch. dermat. Ges. Dresden **1925**. Arch. f. Dermat. **151**, 355 (1926). — GALLOWAY, J. and MACLEOD, J. M. H.: The relationship of Lupus erythematosus and Erythema multiforme. Brit. J. Dermat. **20**, 65 (1908). —

GANN, D. jr.: Radium: its use in medicine. Urologic Rev. **25**, 1 (1921). — GARDINER, F.: Lupus erythematosus. Edinburgh med. J. **30**, 233 (1923). Zbl. Hautkrkh. **10**, 71 (1924). — GARZELLA, N. R.: (a) Beitrag zur Therapie einiger Dermatosen mit Kohlensäureschnee (ital.). Giorn. ital. Med. vener. Pelle **61**, 544 (1920). Arch. f. Dermat. **137**, 281 (1921). (b) Saggi di terapia bismutica nel lupus eritematoso. Dermosifilogr. **4**, 392 (1929). — GASKILL: Ungewöhnlicher Lupus erythematosus. Philad. dermat. Ges., 10. April 1911. J. of cutan. genito-urin. Dis. **30**, 358 (1912). — GASTOU et DECROSSAS: Radiothérapie du lupus érythémateux fixe de la face. Ann. de Dermat. **1906**, 159. — GAUCHER: (a) Lupus érythémateux de la langue. Bull. Soc. franç. Dermat. 2. Mai 1907. (b) Die verschiedenen Formen des Lupus erythematodes. J. des Prat. **1913**, Nr 2. (c) Der Lupus erythematosus. Diagnose und Behandlung. J. des Prat. **1913**, No 7. (d) Über die Beziehungen des Lupus erythematodes zur hereditären Lues. Ann. Mal. vénér. **1917**, 139. — GAUCHER, GOUGEROT et CROISSANT: Syphilides papulo-squameuses simulant un Lupus érythémateux. Bull. Soc. franç. Dermat. **22**, 365 (1911). — GAUCHER, GOUGEROT et SALIN: Lupus pernio des mains et avant-bras, lupus érythémateux vésico-pustuleux de la face etc. Bull. Soc. franç. Dermat. **23**, 58 (1912). — GAWALOWSKI, K.: (a) Lupus erythematodes acutus. Etude critique. Acta dermato-vener. (Stockh.) **10**, 1—39 (1929). (b) Lupus erythematodes acutus (tschech.). Česká Dermat. **10**, 57 (1929). — GEBER, EDUARD: Zur Anatomie des Lupus erythematodes. Arch. f. Dermat. 8, 17 (1876). — GEDDINGS: Zur Anatomie des Lupus erythematodes. Sitzgsber. Akad. Wiss. Wien, Math.-wiss. Kl. **57** (1868). — GEIGER: Lupus erythematodes discoides. Wien. dermat. Ges., 29. März 1928. Zbl. Hautkrkh. **28**, 17 (1929). — GENNERICH, W.: (a) Über die Ätiologie des Lupus erythematodes. Arch. f. Dermat. **135**, 184 (1921). (b) Stand der Lupus erythematodes-Frage. Verh. 12. Kongr. dtsch. dermat. Ges. **1921**. Arch. f. Dermat. **138**, 403 (1923). — GENT, W.: Beobachtungen zur Goldbehandlung des Lupus erythematosus. Ther. Gegenw. **68**, 190 (1927). — GERSTEIN: Isolierter Lupus erythematodes der Mundschleimhaut (Lippe). Essen. dermat. Ges., 15. Jan. 1927. Zbl. Hautkrkh. **23**, 162 (1927). — GESEROWA: Primärer Lupus erythematodes labii inferioris. Bulgar. dermat. Ges., 15. Nov. 1927. Zbl. Hautkrkh. **26**, 560 (1928). — GIBSON, ROBERT: Fatal case of Lupus erythematosus, with Post-Mortem. Brit. J. Dermat. **37**, 232 (1925). — GILCHRIST: Lupus erythematosus (healed). Amer. dermat. Assoc., 30. April 1927. Arch. of Dermat. **16**, 659 (1927). — GILMOUR, A. J.: (a) Report of a case of lupus erythematosus disseminatus. Med. Rec. **1912**, 1160. (b) Lupus erythematosus. N. Y. Acad. Med., sect. dermat., 4. Jan. 1921. Arch. of Dermat. **3**, Nr 4, 470 (1921). (c) Lupus erythematosus. Manhattan dermat. Soc., Dez. **1926**. Arch. of Dermat. **15**, 714 (1927). — GIMENO, V.: Scarificationen und Pyrogallussäure bei Lupus erythemato-tuberculosus. Actas dermosifiliogr., Juni **1914**. — GODINHO, A.: Drei Fälle von Sanocrysin-Exanthem bei Lupus erythematodes. Schweiz. med. Wschr. **57**, 37 (1927). — GOECKERMAN, W. H.: (a) Is lupus erythematosus discoides chronicus due to tuberculosis? Arch. of Dermat. **3**, Nr 6, 788 (1921). (b) Lupus erythematosus as a systematic disease. J. amer. med. Assoc. **80**, Nr 8, 542 (1923). (c) The treatment of Lupus erythematosus by filtered X-ray to the glandbearing region of the body. Med. J. Rec. **120**, 530 (1924). (d) Krysolgan in the treatment of lupus erythematosus. Report on twenty-eight cases. Ann. internat. Med. **2**, 428—434 (1928). — GÖRL u. VOIGT: (a) Über Lupus erythematodes acutus. Dermat. Wschr. **74**, Nr 6, 129 (1922). (b) Bemerkungen zur Triphalbehandlung. Münch. med. Wschr. **73**, 1360 (1926). — GOLAY, J.: Le lupus érythémateux exanthématique d'emblée. Acta dermato-vener. (Stockh.) **7**, H. 2, 302 (1926). — GOLD, J. D.: Flüssige Luft und Kohlensäureschnee. N. Y. med. J., Dez. **1910**. — GOLDSCHLAG: Lupus erythematodes acutus. Lemberg. dermat. Ges., 5. Jan. 1927. Zbl. Hautkrkh. **23**, 627 (1927). — GOTTHEIL, W. S.: (a) Solid carbon dioxyde in lupus erythematosus. N. Y. med. J., 3. Juli **1909**, 12. (b) Lupus erythematosus disseminatus. Sitzg Manhattan dermat. Ges., 6. Dez. 1911. J. of. cutan. genito-urin. Dis. **31**, Nr 6 (1913). — GOUGEROT: Tuberculoses cut. atypiques nonfolliculaires. Revue de la Tbc. **1908**, 345. — GOUGEROT, BARTHÉLEMY et LOTTE: (a) „Roséole tuberculeuse". Lupus érythémateux „aigu d'emblée" à forme de roséole non syphilitique. Bull. Soc. franç. Dermat. **35**, 906—907 (1928). — (b) „Roséole tuberculeuse". Lupus érythémateux disséminé, aigu d'emblée à éruption roséoliforme. Autopsie. Arch. dermato-syphiligr. Hôp. St. Louis **1**, 147—154 (1929). — GOUGEROT et BLAMOUTIER: Poussée aigue de lupus érythémateux et d'adénite tuberculeuse par les sulfates de terres rares. Choc hémoclasique provoqué par les injections de ces préparations. Désensibilisation par injection préparante. Paris méd. J. **15**, 34 (1925). — GOUGEROT, H. et PAUL BLUM: Tuberculides papulo-squameuse atrophiques et lupus érythémateux. Bull. Soc. franç. Dermat. **36**, 587—588 (1929). — GOUGEROT et LAROCHE: Reproduction expérimentale des Tuberculides etc. Arch. Méd. expér. **20**, 581 (1908). — GRADO, SANZ DE: Lupus erythematosus der Lippenschleimhaut. Actas dermo-sifiliogr. **17**, 70 (1925). — GRAU, JUAN u. ALBERTO OTEIZA: Zwei Fälle von sehr ausgedehntem Lupus erythematosus (span.). Bol. Soc. cub. Dermat. **1**, 210 (1929). — GRAY, A. M. H.: (a) Lupus erythematosus disseminatus. Proc. roy. Soc. Med. dermat. sect., 15. Jan. 1914. Brit. J. Dermat., Febr. **1914**. (b) Lupus erythematosus. Proc. roy. Soc. Med. dermat. sect., 15. Mai

1919. (c) Erythema of face. Proc. roy. Soc. Med. sect. dermat. **16**, Nr 8, 79 (1923). (d) The aetiology of lupus erythematosus. Brit. J. Dermat. **37**, 406 (1925). — Greenbaum: A case for diagnosis. Philad. dermatol. Soc. 12. Nov. 1923. Arch. of Dermat. **9**, 403 (1924). — Grindon: Lupus erythematosus. Arch. of Dermat. **20**, 263 (1929). — Grintschar: (a) Kohlensäureschnee bei Hautkrankheiten. Moskau. vener. dermat. Ges., 9.—22. April 1910. Dermat. Z. **17**, 514 (1910). (b) Behandlung des Lupus erythematodes mit Kohlensäureschnee. Moskau. vener.-dermat. Ges., 27. Nov. bis 10. Dez. 1911. Mh. Dermat. **1912**, Nr 54, 68. — Grosz, S.: (a) Chilblainlupus (Hutchinson) und Lupus pernio. Dermat. Wschr. **54**, 133 (1912). (b) Lupus erythematodes der Schleimhaut. Verh. Wien. dermat. Ges. 18. Mai 1916. Arch. f. Dermat. **122**, 801 (1918). — Grosz u. Volk: Beitrag zur Pathogenese der Tuberkulide. (Sensibilisierung der Haut durch Bakterienprodukte.) Arch. f. Dermat. **120**, 301 (1914). — Grünfeld: Lupus erythematodes discoides mit auffallender Infiltration. Verh. Wien. dermat. Ges., 10. Febr. 1909. Arch. f. Dermat. **96**, 345 (1909). — Grütz, O.: Beiträge zur Klinik und Histologie des Lupus erythematodes acutus. Arch. f. Dermat. **147**, 524 (1924). — Gunsett, A.: Die Röntgentherapie in der Dermatologie. Strahlenther. **7**, 639 (1916). — Guth, H.: Über einen eigenartigen Fall von Lupus erythematodes. Arch. f. Dermat. **109**, 157 (1911). — Guy and Jacob: (a) Lupus erythematosus. Pittsburgh dermat. Soc., 27. April 1922. Arch. of Dermat. **6**, Nr 2, 256 (1922). (b) Lupus erythematosus. Pittsburgh dermat. Soc., 2. Mai 1925. Arch. of Dermat. **12**, 766 (1925). (c) Lupus erythematosus. Pittsburgh dermat. Soc., 24. März 1927. Arch. of Dermat. **16**, 529 (1927).

Haas: Jontophoretische Behandlung bei Lupus erythematodes. Wien. dermat. Ges., 22. April 1920. Arch. f. Dermat. **137**, 57 (1921). — Hababou-Sala: A propos de la filtrabilité du bacille tuberculeux. C. r. Soc. Biol. Paris **99**, 1215 (1928). — Habermann: (a) Schädigungen durch Doramad. Köln. dermat. Ges., Sitzg 24. Febr. 1922. Dermat. Z. **36**, 234 (1922). (b) Lupus erythematodes. Dtsch. dermat. Ges. tschechoslov. Republik, 13. Dez. 1925. Zbl. Hautkrkh. **19**, 199 (1926). — Hachez, E.: Die Behandlung des Lupus erythematodes mit Neosilbersalvarsan. Dermat. Wschr. **75**, Nr 27, 678 (1922). — Haldin-Davis: Four cases of lupus erythematosus treated with gold preparations. Proc. roy. Soc. Med. **22**, 89 (1928). — Halipski: Zur Frage der Ausheilung des Lupus erythematodes unter dem Einfluß der Röntgenbestrahlung der tuberkulösen Lymphadenitis. Vrač. Delo (russ.) **1925**, Nr 19/20. Dermat. Wschr. **82**, 151 (1926). — Halle, A.: Ein Beitrag zur Behandlung umschriebener Hautaffektionen mit Kohlensäureschnee. Arch. f. Dermat. **113**, 389 (1912). — Halle, W.: 3 Fälle von Lupus erythematodes. Nordwestdtsch. dermat. Ver. Hannover, Sitzg 26. März 1922. Zbl. Hautkrkh. **5**, 439 (1922). — Hallopeau et Bondet: Lupus erythematodes der Wangen. Halbseitige Abheilung nach Erysipel. Bull. Soc. franç. Dermat. 3. Jan. 1907. — Hallopeau et Gastou: Sur un cas d'hydradénomes éruptifs chez une malade atteinte de lupus érythémateux. Ann. de Dermat. **1906**, **61**. — Hammer, F.: Lupus erythematodes. Verslg südwestdtsch. Dermat. Stuttgart, Sitzg 27. Mai 1922. Dermat. Z. **37**, 168 (1922). — Hannay, M. G.: (a) Case of lupus erythematosus with deep scarring. Proc. roy. Soc. Med., dermat. sect., 18. Okt. 1923. (b) Lupus erythematodes and alopecia areata. Lancet **207**, Nr 22, 1119 (1924). — Hansen, P.: Über die Behandlung der Hauttuberkulose mit chemotherapeutischen Mitteln, besonders mit Sanocrysin (esth.). Eesti Arst **5**, 201 (1926). Zbl. Hautkrkh. **31**, 734 (1926). — Harrison, W. J.: Lupus erythematosus treated by diathermy. Brit. med. J. **1922**, 758. — Hartzell, M. B.: (a) Treatment of Lupus erythematosus by repeated refrigeration with Ethyl Chlorid. J. amer. med. Assoc. **43**, 2016, 31. Dez. 1904. (b) Lupus erythematosus and Raynauds disease. Amer. J. med. Sci. **144**, 793 (1912). (c) Lupus erythematosus and focal infection. Arch. of Dermat. **2**, Nr 4 (1920). — Haslund, P.: (a) Sur le traitement du Lupus érythémateux par la neige carbonique. Ann. de Dermat. **4**, 641 (1913). (b) Über die Behandlung von Hautkrankheiten mit Kohlensäureschnee. Arch. f. Dermat. **118**, 336 (1913). (c) Über das Vorkommen von Lupus erythematosus auf dem Prolabium der Lippen und der Schleimhaut des Mundes. Dermat. Z. **23**, 705 (1916). (d) Über die Häufigkeit des Lupus erythematosus auf dem Prolabium und der Mundschleimhaut (dän.). Hosp.tid. (dän.) **1916**, 752. — Hauck, L.: (a) Positiver Ausfall der Wassermann-Neisser-Bruckschen Syphilisreaktion bei Lupus erythematosus acutus. Münch. med. Wschr. **1910**, 17. (b) Zur Behandlung des Lupus erythematodes. Münch. med. Wschr. **70**, 1482 (1923). — Havas, A.: Über einige neuere physikalische Heilmethoden. Mh. Dermat. **42**, 574 (1906). — Haxthausen, H.: (a) Akuter Lupus erythematodes. Dän. dermat. Ges., Sitzg 7. April 1920. Dermat. Z. **35**, 292 (1922). (b) Über den Einfluß der Jahreszeiten auf verschiedene Hautkrankheiten. Bibl. Laeg. (dän.) **116**, 321 (1924). (c) Fall zur Diagnose. Dän. dermat. Ges., 3. März 1926. Zbl. Hautkrkh. **20**, 11 (1926). (d) Lupus erythematosus. Dän. dermat. Ges., 2. März 1927. Zbl. Hautkrkh. **23**, 334 (1927). (e) Treatment of lupus erythematosus with intravenous injections of gold-chloride. Forh. nord. dermat. For. **1929**, 109—116. (f) Goldbehandlung des Lupus erythematodes. Dän. dermat. Ges., 1. Febr. 1928. Zbl. Hautkrkh. **27**, 251 (1928). — Hebra, F.: (a) Versuch einer auf pathologischer Anatomie gegründeten Einteilung der

Hautkrankheiten. Z. k. k. Ges. Ärzte. **1845**. (b) Atlas der Hautkrankheiten. Wien 1856. — HEDGE: Lupus erythematosus. Arch. of Dermat. **14**, 464 (1926). — HEIDINGSFELD, M. L.: (a) Lupus erythematosus. J. amer. med. Ass. **49**, 830 (1907). (b) Lupus erythematosus. Ohio State med. J., Febr. **1908**. (c) Epitheliom auf der Basis eines Lupus erythematosus. Lancet Clin., 8. Juli **1916**. — HEIDINGSFELD u. IHLE: Kohlensäureschnee. Lancet Clin. **1909**, 102, 1091. — HEIMBURGER, F. L.: Lupus erythematosus. China med. J. **1924**, H. 38, 553. Arch. of Dermat. **11**, 257 (1925). — HEINER, LAJOS: Carcinoma in Lupo erythematoso. Börgyógy. Szemle (ung.) **7**, 105 (1929). — HEISE, F.: Beitrag zur Krysolganbehandlung des Lupus erythematodes. Dermat. Wschr. **80**, 893 (1925). — HELLER, J.: (a) Nagelerkrankung bei Lupus erythematodes. Verh. Berl. dermat. Ges., 12. Juni 1906. Arch. f. Dermat. **82**, 434 (1906). (b) Zur Kasuistik seltener Nagelerkrankung. Dermat. Z. **13**, 613 (1906). (c) Zur Kasuistik seltener Nagelerkrankungen. Lupus erythematosus unguium mutilans. Dermat. Z. **21**, 151 (1914). (d) Lupus erythematodes der Kopfhaut. Berl. dermat. Ges., 13. Jan. 1914. Dermat. Z. **21**, 336 (1914). — HERXHEIMER, K.: Fall von Krysolgan-Schädigung. Verslg südwestdtsch. Dermat. Frankfurt, Sitzg 14. Okt. 1922. Zbl. Hautkrkh. **7**, 169 (1923). — HESS, JULIUS H.: Generalized lupus erythematosus and intra-abdominal Tumor. Amer. J. Dis. Childr. **28**, Nr 1, 128 (1924). — HESSE: Lupus erythematodes der Haargrenze. A. o. dermat. Verslg Bonn, 22. Sept. 1917. Arch. f. Dermat. **125**, 370 (1920). — HEUCK, W.: (a) Zur Tuberkulinanwendung beim Lupus erythematodes. Verh. Münch. dermat. Ges., 25. Mai 1914. Arch. f. Dermat. **119**, II, 527 (1915). (b) Lupus erythematodes disseminatus und Salvarsanbeeinflussung. Münch. dermat. Ges., 1. März 1920. Arch. f. Dermat. **137**, 119 (1921). (c) Lupus erythematodes des Gesichts, durch Krysolgan günstig beeinflußt. Verh. Münch. dermat. Ges., 29. Febr. 1924. Zbl. Hautkrkh. **12**, 233 (1924). — HEYMANN: (a) Lupus erythematodes auf Nasenrücken und Wange. Nordostdtsch. dermat. Ver.igg, Sitzg 10. Okt. 1926. Zbl. Hautkrkh. **22**, 601 (1927). (b) Epitheliom bei Lupus erythematodes. Verein Dresden. Dermat., Sitzg 1. Dez. 1926. Zbl. Hautkrkh. **22**, 612 (1927). — HIDAKA, L.: Über den Nachweis von Tuberkelbacillen und MUCHschen Granula bei Lupus vulgaris, Lupus erythematodes etc. Arch. f. Dermat. **106**, 259 (1911). — HIGHMAN: Discoid lupus erythematosus. N. Y. dermat. Soc., 22. April 1924. Arch. of Dermat. **10**, 653 (1924). — HIRSCH, F.: Über Erythema induratum (BAZIN). Arch. f. Dermat. **75**, 57 (1905). — HIRSCHFELD, R.: FOX-FORDYCEsche Krankheit in Kombination mit Lupus erythematodes bei einer 67jährigen Frau. Dermat. Wschr. **82**, 221 (1926). — HODARA, MENAHEM: Therapeutische Bemerkungen der Trichophytiasis, der Alopecia areata, des Lupus erythematosus etc. Mh. Dermat. **48**, 508 (1909). — HODARA, MENAHEM u. HOULOUSSI BEHDJED: Experimentelle histologische Untersuchungen über die Wirkung des Sublimats auf die normale Haut. Dermat. Wschr. **73**, 1100 (1921). — HOFFMANN, C. A.: (a) Lokalreaktionen auf Alttuberkulineinspritzungen bei Lupus erythematodes. Charité-Ann. **35**, 574 (1911). (b) Lupoide Einlagerungen bei Lupus erythematodes. Arch. f. Dermat. **113**, 431 (1912). (c) Lupoide Einlagerungen bei Lupus erythematodes. Sitzg Berl. dermat. Ges., 9. Juni 1914. Dermat. Z. **21**, 931 (1914). (d) Lupus erythematodes der Unterlippe. Berl. dermat. Ges. 13. Jan. 1920. Dermat. Z. **29**, 353 (1920). — HOFFMANN, E.: (a) Lupus erythematodes tumidus. Sitzg Berl. dermat. Ges., 8. Dez. 1908. Dermat. Z. **16**, 159 (1909). (b) Sehr ausgedehnter Lupus partim verrucosus und Lupus erythematodes mit stark positiver Wa.R. Niederrh. Ges. Natur u. Heilk. Bonn, 19. Juni 1911. Dtsch. med. Wschr. **37**, 2402 (1911). (c) Lupus erythematodes disseminatus, entstanden nach minimaler Tuberkulininjektion. Dtsch. med. Wschr. **39**, 530 (1913). (d) Lupus erythematodes und Tuberkulose. Niederrh. Ges. Natur. u. Heilk. Bonn, 13. Juli 1914. Dtsch. med. Wschr. **41**, 359 (1915). (e) Über die Bedeutung der Strahlenbehandlung in der Dermatologie nebst Bemerkungen über ihre biologische Wirkung. Strahlenther. **7**, 1 (1916). (f) Lupus erythematodes. A. o. dermat. Verslg Bonn, 22. Sept. 1917. Arch. f. Dermat. **125**, 371 (1920). (g) Lupus erythematodes der Wangenschleimhaut und der Conjunctiva. Tagg rhein.-westf. Dermat. Ver., 30. Mai 1920. Dermat. Z. **31**, 144 (1920). (h) Die Entwicklung der Röntgenbehandlung in der Dermatologie. Berl. klin. Wschr. 58, 179 (1921). (i) Behandlung des Lupus erythematodes mit Neosilbersalvarsan. Verslg südwestdtsch. Dermat. Frankfurt, 14. Okt. 1922. Zbl. Hautkrkh. **7**, 168 (1923). (k) Häufigeres Auftreten von Lupus erythematodes. Ver.igg rhein.-westfäl. Dermat. Köln, 18. Mai 1924. Dermat. Z. **43**, 68 (1925). — HOFFMANN, E. u. A. HALLE: Demonstration der Behandlung eines Naevus vasculosus mit Kohlensäureschnee. Verh. dtsch. Dermat. Ges., 10. Kongr. **1908**, 383. — HOFFMANN, O.: Über das Zusammenvorkommen von Lupus erythematodes und Tuberkulose. Leipzig 1912. — HOFMANN: Lupus erythematodes. Dtsch. dermat. Ges. tschechoslov. Republik, 19. April 1925. Zbl. Hautkrkh. **17**, 265 (1925). — HOFMANN, E.: Lupus erythematodes und Röntgenschädigung. Frankf. dermat. Ver.igg 12. Nov. 1925. Zbl. Hautkrkh. **19**, 202 (1926). — HOLLÄNDER, E.: Lupus erythematodes mit 13tägiger Jod-Chinin-Behandlung. Verh. Berl. dermat. Ges., 10. März 1908. Arch. f. Dermat. **91**, 112 (1908). — HOLLANDER: Erythema perstans. Pittsburgh dermat. Soc., 18. Okt. 1923. Arch. of Dermat. **9**, 392 (1924). — HOMBRÍA u. SOTO: Lupus erythematosus, behandelt mit Elektrokoagulation. Actas dermo-sifiliogr. **20**, 195 (1928). — HOOP, V. D.:

Lupus erythematodes der Schleimhaut. Dermat. Zbl. **1908**, 220. — HOPKINS: Lupus erythematosus treated with gold. N. Y. Acad. Med., sect. dermat., 7. Dez. 1926. Arch. of Dermat. **15**, 732 (1927). — HOUSTON u. RANKIN: Das Blut in bezug auf Hautkrankheiten. Brit. med. Assoc., 74. Kongr. **1906**. — HUDELO et ADELMANN: Traitement des lupus et de certaines tuberculoses cutanées atypiques par les injections de sels de terres cériques et des réactions graves qu'elles peuvent provoquer. Bull. Soc. franç. Dermat. **1921**, Nr 6, 210 (1921). — HUDELO et RABUT: (a) Deux cas de lupus érythémateux chez des malades hérédosyphilitiques; guérison par le traitement spécifique. Bull. Soc. franç. Dermat. **1926**, 614. (b) Lupus érythémateux guéri par une médication antibacillaire. Récidive, guérison par une médication antisyphilitique. Bull. Soc. franç. Dermat. **35**, 914—915 (1928). — HUDELO, RABUT et GUEX: Lupus érythémateux exanthématique, traité par les sels d'or. Bull. Soc. franç. Dermat. **36**, 122 (1929). — HÜBNER, H.: Behandlung des Lupus erythematodes mit Doramad. Ver. rhein.-westfäl. Dermat., Sitzg 5. Nov. 1921. Dermat. Z. **35**, 343 (1922). — HÜBSCHMANN, K.: (a) Experimenteller Beitrag zu den Komplementbindungsreaktionen bei Tuberkulose, insbesondere bei tuberkulösen Erkrankungen der Haut. Ceská Dermat. **5**, 89 (1924). (b) Ein Beitrag zur Komplementbindungsreaktion bei der Tuberkulose mit besonderer Berücksichtigung der Hauttuberkulose. Die Komplementbindungsreaktion bei Lupus erythematodes. Acta dermato-vener. (Stockh.) **7**, 315 (1926). (c) Komplementbindungsreaktion bei Kranken mit Hauttuberkulose und speziell bei Lupus erythematodes. Česká Dermat. **9**, 19 (1928). — HUFSCHMITT, G.: L'or dans la thérapeutique des tuberculoses cutanées. Paris méd. **16**, 135 (1926). — HUTCHINSON, J.: Familiärer Lupus erythematosus. Arch. Surg. **11**, Nr 44 (1911). — HYDE, J. N.: Lepra, Blastomykosis, Lupus, Syphilis, Alopecia areata, Sykosis lupoides. J. amer. med. Assoc., 16. Sept. **1905**.

ISAAC, H.: Jod-Chinin-Behandlung bei Lupus erythematodes. Verh. Berl. dermat. Ges., 10. Jan. 1911. Arch. f. Dermat. **107**, 431 (1911). — IWANOW, W. W.: (a) Radiumbehandlung des Lupus erythematodes. Verh. russ. syph. u. dermat. Ges. Tarnowsky, 27. März bis 9. April 1910. Mh. Dermat. **52**, 72 (1911). (b) Lupus erythematodes der behaarten Kopfhaut und Folliclis. Verh. Moskau. dermat. u. vener. Ges., 3. April 1924. Zbl. Hautkrkh. **13**, 132 (1924).

JADASSOHN, J.: (a) Lupus erythematodes. Handbuch der Hautkrankheiten von MRAČEK. Bd. 3, S. 298. 1904. (b) Demonstration eines durch Finsenbehandlung geheilten Lupus erythematodes. Verh. dtsch. dermat. Ges., 9. Kongr. **1907**, 463. (c) Demonstration eines Kranken mit Acne scrophulosorum, Lichen scrophulosorum, Folliclis und Lupus erythematodes labii inferioris. Verh. dtsch. dermat. Ges. 9. Kongr. **1907**, 367. (d) Einige Erfahrungen über lokale Reaktionen mit MOROscher Tuberkulin-Salbe bei Hauttuberkulose, Tuberkuliden, Syphiliden und Lupus erythematodes. Arch. f. Dermat. **113**, 479 (1912). (e) Die Tuberkulide. Verh. dtsch. dermat. Ges. 11. Kongr. Arch. f. Dermat. **119**, 57 (1914). (f) Über die Behandlung einiger Hautkrankheiten mit Thorium-X-(Doramad)-Salben. Ther. Mh. **29**, 555 (1915). (g) Lupus erythematodes und Vitiligo. Schles. dermat. Ges., Sitzg 24. Nov. 1923. Zbl. Hautkrkh. **11**, 403 (1924). (h) Lupus erythematodes der Hände. Verh. Schles. dermat. Ges., 2. Febr. 1924. Zbl. Hautkrkh. **12**, 132 (1924). (i) Über die Lokalisation von Hautkrankheiten an der Innenwand der Wangen. Klin. Wschr. **5**, 348 (1926). — JAFFÉ, R.: Lupus erythematodes acutus und subacutus. Schles. dermat. Ges., Sitzg 24. Nov. 1923. Zbl. Hautkrkh. **11**, 401 (1924). und Verh. schles. dermat. Ges. 2. Febr. 1924. Zbl. Hautkrkh. **12**, 134 (1924). — JAMIESON: A case for diagnosis: Lupus erythematosus? Detroit. dermat. Soc., 20. Okt. 1925. Arch. of Dermat. **13**, 293 (1926). — JANEWAY: Epitheliom in einem Falle von Lupus erythematosus, der mit Kohlensäureschnee behandelt war. J. of cutan. genito-urin. Dis. **1910**, 140. — JARKE: Lupus erythematodes an der Unterlippe mit beginnendem Epitheliom. 9. Tagg Nordwestdtsch. dermat. Ver. Kiel, Sitzg 27. Nov. 1921. Dermat. Z. **36**, 145 (1922). — JEANSELME et BURNIER: (a) Un cas de lupus érythémateux subaigu, à type exanthématique. Bull. Soc. franç. Dermat. **1924**, 74 (1924). (b) Tuberculides, nature et traitement. 3. Congr. Dermat. franç. Brüssel, 25.—28. Juli 1926. Ann. de Dermat. VI. s., **7**, 572 u. 574 (1926). — JEANSELME et CHATIN: Traitement du lupus par les nouvelles méthodes. Ann. de Dermat. **6**, 808 (1905). — JEANSELME et GIRAUDEAU: La cryothérapie en dermatologie. J. des Prat. **38**, 657 (1924). — JESIONEK, A.: Richtlinien der modernen Lichtbehandlung. Strahlenther. **7**, 41 (1916). — JESSNER, M.: (a) Doramadsalbe bei Lupus erythematodes. Verh. nordostdtsch. dermat. Ver., 30. Nov. 1919. Arch. f. Dermat. **137**, 145 (1921). (b) Über Doramadbehandlung in der Dermatologie. Klin. Wschr. **1**, Nr 34, 1697 (1922). — JOHNSTON, Lupus erythematosus disseminatus. N. Y. dermat. Ges., 24. Okt. 1911. J. of cutan. genito-urin. Dis. **30**, Nr 1 (1912). — JONES, J. W.: Ultra-violet ray therapy in dermatology. South. med. J. **16**, Nr 6, 423 (1923). Zbl. Hautkrkh. **11**, 119 (1924). — JORDAN, A.: (a) Über die Behandlung der Hautkrankheiten mittels des Finsenapparates. Med. Obozr Nižn. Povolzja (russ.) **1914**, Nr 8. Ref. Dermat. Z. **22**, 170 (1915). (b) Lupus erythematodes der Schleimhaut. Moskau. vener. dermat. Ges. 4. März 1923. Dermat. Z. **40**, 176 (1924). — JOURDANET et LEBAR, Lupus érythémateux localisé à la partie gauche de la face et du cou chez une dyspeptique chronique, tuberculeuse etc. Bull. Soc. franç. Dermat. **23**, 123 (1912). — JULIUSBERG, F.: Zur Frage des Lupus erythematodes. Verh. 16. internat. med. Kongr. Budapest, Sekt. 13, **2**, 69 (1910). — JULIUSBERG, M.: Gefrierbehandlung bei Hautkrankheiten. Berl. klin. Wschr. **42**, 260 (1905). — JUNGMANN, A.: Ärztlicher Bericht aus der Heilstätte für Lupuskranke. Erg.-Bd. Arch. f. Dermat. **1911**. — JUON, M.: Die filtrierbaren Formen der Tuberkelbacillen vom Standpunkt der dermatologischen Forschung. Zbl. Hautkrkh. **30**, 417 (1929).

KAISER: Lupus erythematodes. Abheilung unter indifferenter Salbe. Verh. Breslau. dermat. Ver.igg, 3. Febr. 1906. Arch. f. Dermat. **82**, 419 (1906). — KALL, K.: (a) Lupus erythematodes. Nürnberg. Dermat. Ges., 7. Okt. 1925. Dermat. Wschr. **82**, 580 (1926). (b) Lupus erythematodes. Ärztl. Ver. Nürnberg, 3. Jan. 1926. Münch. med. Wschr. **73**, 1176 (1926). (c) Über Triphalbehandlung bei Lupus erythematodes und Psoriasis vulgaris. Dtsch. med. Wschr. **2**, 2062 (1928). — KANOH: Ein Fall von Lupus erythematodes. Jap. Z. f. Dermat. **6**, 92. — KANTOR: Lupus erythematodes. Wien. dermat. Ges., 19. Nov. 1925. Zbl. Hautkrkh. **19**, 714 (1926). — KAPOSI, M.: (a) Zum Wesen und zur Therapie des Lupus erythematosus. Arch. f. Dermat. **1**, 18 (1869). (b) Neue Beiträge zur Kenntnis des Lupus erythematosus. Arch. f. Dermat. **4**, 36 (1872). — KAUFMANN, M.: (a) Lupus erythematodes und Atrophia cutis maculosa. Berl. dermat. Ges., Sitzg 10. Jan. 1922. Dermat. Z. **37**, 71 (1922) (b) Lupus erythematodes und Akrodermatitis. Berl. dermat. Ges., Sitzg 10. Jan. 1922. Dermat. Z. **37**, 71 (1922). (c) Lupus erythematodes oder Lues. Berl. dermat. Ges., Sitzg 10. Jan. 1922. Dermat. Z. **37**, 71 (1922). — KEDROW, L. J.: (a) Lupus erythematodes disseminatus. Verh. Moskau. vener. u. dermat. Ges., 2. Okt. 1924. Zbl. Hautkrkh. **15**, 414 (1925). (b) Ein Fall von Lupus erythematosus disseminatus. Russk. vestn. Dermat. **3**, 220 (1925). Zbl. Hautkrkh. **18**, 397 (1926). — KEEFER, CHESTER S. u. AUGUSTUS R. FELTY: Acute disseminated lupus erythematosus. Report of three fatal cases. Bull. Hopkins Hosp. **10**, Nr 3, 294 (1924). — KEITH, N. M. and ROWNTREE: A study of the renal complications of disseminated lupus erythematosus: report of four cases. Trans. Assoc. amer. Physicians **37**, 487 (1922). — KELEMENIS, B.: Das Gold in der Therapie des Lupus erythematodes (griech.). Athen. Klin. **1926**, 286. Zbl. Hautkrkh. **20**, 804 (1926). — KELLER: Lupus erythematodes discoides, mit Neosalvarsan behandelt. Verh. dermat. Ges., 17. April 1920. Arch. f. Dermat. **137**, 124 (1921). — KENEDY, D.: (a) Statistische Beiträge zum Zusammenhang des chronischen Lupus erythematodes zur Tuberkulose. Börgyógy. Szemle (ung.) **1**, Nr 9/10, 184 (1923). Zbl. Hautkrkh. **11**, 55 (1924). (b) Lupus erythematodes. Dermatologische Zusammenkünfte in Budapest, 10. Nov. 1924. Zbl. Hautkrkh. **17**, 625 (1925). (c) Lupus erythematodes, beschränkt auf behaarten Kopf. Dermatologische Zusammenkünfte in Budapest, 7. April 1925. Zbl. Hautkrkh. **17**, 629 (1925). (d) Lupus erythematodes. Dermatologische Zusammenkünfte in Budapest, 12. Mai 1925. Zbl. Hautkrkh. **19**, 603 (1926). (e) Die Therapie des Lupus erythematodes. Börgyógy. Szemle (ung.) **6**, 224 (1928). — KERL, W.: (a) Lupus erythematosus disseminatus. Verh. Wien. dermat. Ges., 15. Jan. 1913. u.29. Jan. 1913. Arch. f. Dermat. **115**, 743 u. 755 (1913). (b) Lupus erythematosus. Verh. Wien. dermat. Ges., 23. April 1913. Arch. f. Dermat. **117**, 18 (1914). (c) Lupus erythematosus. Verh. Wien. dermat. Ges., 3. Dez. 1913. Arch. f. Dermat. **117**, 874 (1914). (d) Lupus erythematodes discoides mit Herd auf der Unterlippe. Wien. dermat. Ges., 16. Nov. 1916. Arch. f. Dermat. **125**, 18 (1920). (e) Lupus erythematodes und papulo-nekrotisches Tuberkulid. Wien. dermat. Ges., 24. Mai 1917. Arch. f. Dermat. **125**, 170 (1920). (f) Über Radiumtherapie. Wien. med. Wschr. **1923**, Nr 12/13, 603. — KETSCHEK: Finsen-Therapie bei Lupus erythematodes. Russ. syph. u. dermat. Ges. Tarnowsky, 3./16. Mai 1908. Ref. Mh. Dermat. **47**, 22 (1908). — KEUTZER, FRITZ: Lupus erythematodes in Verbindung mit verhornendem Plattenepithelkrebs. Dermat. Z. **42**, 38 (1924). — KIENDL, W.: Zur Behandlung des Lupus erythematodes. Dermat. Wschr. **70**, 321 (1920). — KIESS, O.: Zur Krysolganbehandlung des Lupus erythematodes. Med. Klin. **21**, 50 (1925). — KINCH: Lupus erythematosus acutus. Manhattan dermat. Soc., 6. Dez. 1912. J. cutan. genito-urin. **31**, Nr 5 (1913). — KING-SMITH, D.: External irritation as a factor in the causation of lupus erythematosus discoides. Arch. of Dermat. **14**, 547 (1926). — KINGSBURY: (a) Lupus erythematosus. N. Y. Acad. Med. sect. dermat., 4. April 1911. J. of cutan. genito-urin. **30**, Nr 4 (1912). (b) Lupus erythematosus. N. Y. Acad. Med., 3. Okt. 1911. J. of cutan. genito-urin. **30**, Nr 6 (1912). (c) Lupus erythematosus disseminatus. Manhattan dermat. Soc., 6. Dez. 1911. J. of cutan. genito-urin. Dis., **31**, Nr 6, (1912). (d) Lupus erythematosus. N. Y. Acad. Med., sect. dermat. 2. Jan. 1912. J. of cutan. genito-urin. Dis. **31**, Nr 6 (1912). (e) Lupus erythematosus. N. Y. dermat. Soc., 27. Mai 1913. J. of cutan. genito-urin. Dis. **1913**, Nr 10. — KIRBY-SMITH: Urticaria oedematosa als Folge einer cutanen Tuberkulinreaktion bei Lupus erythematosus disseminatus. South. med. J., Nov. **1911**. Arch. f. Dermat. **115**, 97 (1913). — KIRSCHENBLATT, D.: Ein Fall von ungewöhnlicher exsudativer polymorpher Dermatose. Dermat. Z. **43**, 43 (1925). — KLAUDER: Lupus erythematosus of the lip and face. Philad. dermat. Soc., 10. März 1924. Arch. of Dermat. **10**, 238 (1924). — KLAUSNER, E.: (a) Lupus erythematodes oder Lupus erythematoides (LELOIR). Verh. dtsch. dermat. Ges. 11. Kongr. Arch.

f. Dermat. **119**, 125 (1914). (b) Über unspezifische Komplementbindungsreaktion. Dermat. Wschr. **62**, 169 (1916). — KLEEBERG: Lupus erythematodes mit besonderer Lokalisation. Berl. dermat. Ges. 17. Febr. 1927. Zbl. Hautkrkh. **23**, 330 (1927). — KLEIN: (a) Lupus erythematosus disseminatus. Amer. dermat. Assoc., 6. Juni 1924. Arch. of Dermat. **11**, 123 (1925) u. Additional report on case. Minnesota dermat. Soc., 1. Okt. 1924. Arch. of Dermat. **11**, 545 (1925). (b) Lupus erythematosus and folliclis. Amer. dermat. Assoc., 6. Juni 1924. Arch. of Dermat. **11**, 124 (1925). — KLEIN, J.: (a) Aurophos-Behandlung des Lupus erythematodes. Köln. dermat. Ges., 29. Jan. 1926. Zbl. Hautkrkh. **20**, 268 (1926). (b) Goldbehandlung der Hauttuberkulose mit besonderer Berücksichtigung des Aurophos. Köln. dermat. Ges., 28. Mai 1926. Zbl. Hautkrkh. **21**, 136 (1926). — KLINGMÜLLER, V.: (a) Über Behandlung von Entzündungen und Eiterungen durch Terpentineinspritzungen. Dtsch. med. Wschr. **43**, 1294 (1917). (b) Über die Wirkung von Terpentineinspritzungen auf Eiterungen und Entzündungen. Münch. med. Wschr. **1918**, 896. (c) Zur Klinik des Lupus erythematodes. Arch. f. Dermat. **130**, 519 (1921). (d) Lupus erythematodes mit Alttuberkulin geheilt. 9. Tagg nordwestdtsch. dermat. Ver. Kiel, Sitzg 27. Nov. 1921. Dermat. Z. **36**, 142 (1922). (e) Lupus erythematodes des Lippenrots. 9. Tagg nordwestdtsch. dermat. Ver. Kiel, Sitzg 27. Nov. 1921. Dermat. Z. **36**, 142 (1922). (f) Weiterer Beitrag zur Terpentinbehandlung. Dtsch. med. Wschr. **49**, Nr 21, 669 (1923). (g) Cheilitis exfoliativa. Arch. f. Dermat. **146**, 349 (1924). — KNOWLES: Tuberkelbacillen im Stuhl bei Lupus erythematodes. J. of cutan. genito-urin. Dis., Jan. **1912**. — KOEHLER, G. D.: Ein Fall von Lupus erythematodes disseminatus acutus bei schwerer Depression mit Ausgang in Heilung. Dermat. Wschr. **84**, 60 (1927). — KÖNIGSTEIN, H.: (a) Lupus erythematodes hypertrophicus. Verh. Wien. dermat. Ges., 12. Jan. 1910. Arch. f. Dermat. **101**, 379 (1910). (b) Lupus erythematodes mit Lokalisation an den unteren Augenlidern. Verh. Wien. dermat. Ges., 3. Mai 1911. Arch. f. Dermat. **109**, 228 (1911). (c) Lupus erythematosus (?). Wien. dermat. Ges., 12. Febr. 1920. Arch. f. Dermat. **137**, 39 (1921). — KOHRS, TH.: Einige Fälle von Krysolganstomatitis. Dermat. Wschr. **72**, 179 (1921). — KOLJADA, F.: (a) Ein Epitheliom als Komplikation des Lupus erythematodes. Ukrain. med. Visti **1927**, 35 (1927). (b) Zur Ätiologie des Lupus erythematodes. Russk. Vestn. Dermat. **6**, 672 (1928). — KOPPEL: Lupus erythematodes durch Alt-Tuberkulin provoziert. Schles. dermat. Ges., 25. Juli 1925. Zbl. Hautkrkh. **18**, 755 (1926). — KOZEVSKI u. GÓRKIEWICZ: Aus eigenen Beobachtungen im Bereiche der Röntgen-, der Radium- und der Phototherapie. Poln. Z. Dermat. u. Vener. **1907**, Nr 7. — KRAKAUER: (a) Lupus erythematodes des behaarten Kopfes. Schles. dermat. Ges., Sitzg 9. Juli 1923. Zbl. Hautkrkh. **11**, 284 (1924). (b) Lupus erythematodes der Wangenschleimhaut. Schles. dermat. Ges., 14. Febr. 1925. Zbl. Hautkrkh. **17**, 271 (1925). (c) Lupus erythematodes und Kälteurticaria. Schles. dermat. Ges., 20. Juli 1925. Zbl. Hautkrkh. **18**, 754 (1926). — KRAUS, A.: (a) BOECKsches Sarkoid und Lupus erythematodes. Dtsch. dermat. Ges. tschechoslov. Republik, 25. Okt. 1925. Zbl. Hautkrkh. **19**, 465 (1926). (b) Lupus erythematodes discoides. Dtsch. dermat. Ges. tschechoslov. Republik, 25. Okt. 1925. Zbl. Hautkrkh. **19**, 465 (1926). — KRAUS, ALFRED u. CARL BOHAČ: Bericht über acht Fälle von Lupus erythematodes acutus. Arch. f. Dermat. **93**, 117 (1908). — KREBS, G.: Triphal-Behandlung des Lupus erythematodes. Tagg mitteldtsch. Dermat. 7. Juni 1925. Zbl. Hautkrkh. **18**, 153 (1926). — KREIBICH, K.: (a) Ein Fall von Erythema perstans faciei (Erysipelas perstans faciei Kaposi). Mh. Dermat. **43**, 443 (1906). (b) Zur Ätiologie des Erythema perstans faciei. Verh. dtsch. dermat. Ges. 10. Kongr. **1908**, 361. (c) Lupus erythematodes und Tuberkulose. Arch. f. Dermat. **136**, 98 (1921). (d) Lupus erythematodes mit Lymphomata colli. Dtsch. dermat. Ges. tschechoslov. Republik, Sitzg 3. Dez. 1922. Zbl. Hautkrkh. **7**, 310 (1923). (e) Lupus erythematodes Typus BOECK. Verh. dtsch. dermat. Ges. tschechoslov. Republik, 11. Mai 1924. Zbl. Hautkrkh. **13**, 25 (1924). (f) Erythema perstans faciei (Lupus erythematodes acutus). Dtsch. dermat. Ges. tschechoslov. Republik, 24. Mai 1925. Zbl. Hautkrkh. **17**, 624 (1925). (g) Rezidivierendes Erythema perstans faciei mit Ausgang in Atrophie. Arch. f. Dermat. **122**, 7 (1918). — KREN, O.: (a) Über die Beziehung des Lupus erythematodes zur Tuberkulose. Arch. f. Dermat. **75**, 303 (1905). (b) Lupus erythematodes mit Beteiligung der Lippen- und Wangenschleimhaut. Verh. Wien. dermat. Ges., 16. Mai 1906. Arch. f. Dermat. **82**, 424 (1906). (c) Über Lupus erythematodes des Lippenrots und der Mundschleimhaut. Arch. f. Dermat. **83**, 13 (1907). (d) Lupus erythematodes mit Beteiligung des Lippenrots. Verh. Wien. dermat. Ges., 6. März 1907. Arch. f. Dermat. **87**, 458 (1907). (e) Lupus erythematodes in Knotenform. Wien. dermat. Ges., 17. Jan. 1912. Arch. f. Dermat. **112**, 391 (1912). (f) Erysipelas perstans. Verh. Wien. dermat. Ges., 17. Jan. 1912. Arch. f. Dermat. **112**, 391 (1912). (g) Lupus erythematodes discoides und Atrophia cutis idiopathica. Wien. dermat. Ges., 24. Mai 1917. Arch. f. Dermat. **125**, 172 (1920). (h) Lupus erythematodes mit plattenförmigen Infiltrationen. Verh. Wien. dermat. Ges., 24. Mai 1917. Arch. f. Dermat. **125**, 174 (1920). (i) Lupus erythematodes der Fußsohlen. Wien. dermat. Ges., Sitzg 28. April 1921. Zbl. Hautkrkh. **1**, 457 (1921). (k) Diffuser Lupus erythematodes des Cavum orale im Anschluß an Krysolganbehandlung. Verh. Wien. dermat. Ges., 7. Febr. 1924. Zbl. Hautkrkh. **12**, 238 (1924).

(l) Lupus erythematodes mit cutanen Infiltraten. Verh. Wien. dermat. Ges., 10. April 1924. Zbl. Hautkrkh. **13**, 135 (1924). (m) Lupus erythematodes labii inferioris. Verh. Wien. dermat. Ges., 10. April 1924. Zbl. Hautkrkh. **13**, 135 (1924). (n) Lupus erythematodes disseminatus. Wien. dermat. Ges., 7. Mai 1925. Zbl. Hautkrkh. **18**, 154 (1926). (o) Lupus erythematodes. Wien. dermat. Ges., 18. Juni 1925. Zbl. Hautkrkh. **18**, 339 (1926). (p) Lupus erythematodes und Carcinom. Wien. dermat. Ges., 19. Nov. 1925. Zbl. Hautkrkh. **19**, 716 (1926). (q) Zur Pathogenese und Therapie des Lupus erythematosus acutus. Wien. med. Wschr. **76**, 906 (1926). — KROMAYER, E.: Die Anwendung des Lichts in der Dermatologie. Berl. klin. Wschr. **1907**, Nr 3. — KROPATSCH, A.: Erfahrungen mit „Aurophos", einem neuen Goldpräparat zur Behandlung des Lupus erythematosus und vulgaris. Wien. klin. Wschr. **38**, 1239 (1925). — KRÜGER: (a) Lupus erythematodes des Gesichts, mit Mirion geheilt. Wien. dermat. Ges., Sitzg 26. Jan. 1922. Zbl. Hautkrkh. **4**, 418 (1922). (b) Lupus erythematodes. Wien. dermat. Ges., Sitzg 3. Mai 1923. Zbl. Hautkrkh. **9**, 166 (1924). — KRUGLIKOVA, R.: Kombinierte Behandlung des Lupus erythematodes discoides mit Kohlensäureschnee und nachfolgender Röntgenbestrahlung. Vrač. Delo (russ.) **1926**, Beil.-H., 193 (1926). — KRUSPE: Guter Erfolg bei Lupus erythematodes mit Auroprotasin (Toponwerke). Ver. Dresden. Dermat., 2. Nov. 1927. Zbl. Hautkrkh. **26**, 32 (1928). — KRZYSZTALOWICZ, F. v.: Erfahrungen mit Radiumbehandlung. Dermat. Wschr. **67**, 751 (1918). — KUMER, L.: Lupus erythematosus der Mundschleimhaut. Wien. dermat. Ges., Sitzg 18. Mai 1922. Zbl. Hautkrkh. **6**, 336 (1923). — KUSNETZ, M.: Die Bedeutung der Syphilis für die Ätiologie des Lupus erythematodes. Russk. Vestn. Dermat. **6**, 824 (1928). — KUZNITZKY, E.: Das Mesothorium in der Dermatologie. Arch. f. Dermat. **116**, 423 (1913). — KYRLE, J.: (a) Über einen Fall von Lupus erythematodes in Gemeinschaft mit Lupus vulgaris. Arch. f. Dermat. **94**, 309 (1909). (b) Lupus erythematodes kombiniert mit Erythema induratum. Verh. Wien. dermat. Ges., 13. Jan. 1909. Arch. f. Dermat. **96**, 341 (1909). (c) Lupus erythematodes discoides. Verh. Wien. dermat. Ges., 18. Mai 1916. Arch. f. Dermat. **122**, 808 (1918). (d) Lupus erythematodes disseminatus. Verh. Wien. dermat. Ges., 18. Mai 1916. Arch. f. Dermat. **122**, 809 (1918). (e) Zur Mirion-Behandlung des Lupus erythematodes. Wien. dermat. Ges., Sitzg 9. Juni 1921. Zbl. Hautkrkh. **2**, 6 (1921). (f) Histobiologie der menschlichen Haut und ihrer Erkrankungen. Wien und Berlin 1927.

LAMPRECHT: Die Behandlung gewisser Dermatosen mit Andriol-Wismut und Uransalben. Verh. 13. Kongr. dtsch. Dermat. Ges. München **1923**. Arch. f. Dermat. **145**, 224 (1924). — LANCASHIRE: (a) Lupus erythematosus disseminatus. Manchester dermat. Soc., 6. Okt. 1911. Brit. J. Dermat. **1911**, 370. (b) Lupus erythematosus. Manchester dermat. Soc., 24. Nov. 1911. Brit. J. Dermat. **1911**, 417. (c) Lupus erythematosus. Manchester dermat. Soc., 14. Nov. 1913. Brit. J. Dermat. **1914**, 28. — LANE: (a) Lupus erythematosus. N. Y. Acad. Med., sect. dermat., 7. Febr. 1922. Arch. of Dermat. **5**, Nr 6, 818 (1922). (b) A case for diagnosis. Lupus erythematosus? N. Y. dermat Soc. 22. Jan. 1924. Arch. of Dermat. **10**, 76 (1924). (c) Lupus erythematosus. Atlantic dermat. confer.: New York, New-England a. Philad. dermat. Soc. 16. Dez. 1925. Arch. of Dermat. **13**, 695 (1926). — LAPOWSKI: Lupus erythematosus. N. Y. Acad. Med., sect. dermat., 5. Dez. 1911. J. of cutan. genito-urin Dis. **31**, 3, 173 (1912). — LAURENT, CH.: Action des sels de terres rares sur l'inoculabilité des lésions tuberculeuses de la peau. Bull. Soc. franç. Dermat. **1921**, No 4, 150 (1921). — LAVERGNE: Traitement par le néosalvarsan des tuberculides, du lichen plan et du psoriasis. Thèse de Paris **1914**. — LÁZÁR, K.: Über Vereisung mit Kohlensäureschnee-Äthermischung. Gyógyászat (ung.) **64**, 309 (1924). Zbl. Hautkrkh. **19**, 118 (1926). — LEBEDEFF, A.: Über intravenöse Infusion von Chinin bei einigen Hautkrankheiten. Turkestan. med. Z. **1**, Nr 4, 313 (1922). Zbl. Hautkrkh. **7**, 256 (1923). — LEDERMANN, R.: (a) Kombination von Lupus erythematodes mit Acne rosacea. Verh. Berl. dermat. Ges., 14. Juni 1904. Dermat. Z. **11**, 669 (1904). (b) Lupus erythematodes der linken Kopfhälfte. Berl. dermat. Ges., 15. Okt. 1919. Dermat. Wschr. **69**, 743 (1919). (c) Kombination von Lupus vulgaris mit Lupus erythematodes? Berl. dermat. Ges., Sitzg 25. Juli 1922. Dermat. Z. **38**, 217 (1923). — LEDERMANN u. HELD: Lupus erythematodes disseminatus. Berl. dermat. Ges., 13. März 1912. Dermat. Z. **19**, 528. — LEDO, E.: Zwei Jahre Wismuttherapie bei Lupus erythematodes und Psoriasis. Actas dermo-sifiliogr. **21**, 428 (1929). — LEGRAIN, P.: Les indications de la cryothérapie. Bull. méd. **39**, 618 (1925). — LEHNER, E.: Lupus erythematodes. Dermat.-urol. Zusammenkünfte in Budapest, Sitzg 29. April 1924. Zbl. Hautkrkh. **16**, 299 (1925). — LEIBKIND, M.: Lupus erythematodes, auf Hände beschränkt. Verh. mitteldtsch. Dermat., 5. Dez. 1920. Arch. f. Dermat. **137**, 179 (1921). — LEINER: Lupus erythematosus, Scrophuloderm und Folliclis-Eruption. Wien. med. Wschr. **74**, 588 (1924). — LENARTOWICZ: Lupus erythematodes. Lemberg. dermat. Ges., 4. März 1926. Zbl. Hautkrkh. **20**, 537 (1926). — LENNARTZ: Zur Krysolganbehandlung des Lupus erythematodes. Ther. Gegenw. **67**, 288 (1926). — LENNHOFF: Krysolgan bei akutem Lupus erythematosus. Schles. dermat. Ges., 25. Juli 1925. Zbl. Hautkrkh. **18**, 756 (1926). — LEREDDE: (a) Syphilis et tuberculides. Essai de méd. étiologique. Bull. Soc. franç. Dermat. **1923**, 419. (b) Au sujet d'une communication du Dr. JOERGEN SCHAUMANN. Bull. Soc.

franç. Dermat. **1924**, 181 (1924). — LEREDDE et R. MARTIAL: Etudes sur le traitement du lupus érythémateux (Type fixe). Rev. prat. Mal. cutan. Syph. et Vénér. **1908**, H. 2/6. — LESCHINSKI: FOX-FORDYCEsche Krankheit, kombiniert mit Lupus erythematodes. Schles. Dermat. Ges. Breslau, Sitzg 18. Nov. 1922. Zbl. Hautkrkh. **7**, 306 (1923). — LESSELIERS: Contribution à l'étude du lichen scrofulosorum. Ann. de Dermat. **1906**, 897. — LESZCZYNSKI, R.: Lupus erythematodes. Lemberg. dermat. Ges., 18. Juni 1925. Zbl. Hautkrkh. **18**, 749 (1926). — LEVIN, O. L.: (a) Lupus erythematosus of the face and mouth. Marked improvement under Holländer treatment. N. Y. Acad. Med., sect. dermat., 7. Febr. 1922. (b) Lupus erythematosus disseminatus. Acad. of Med., sect. dermat. N. Y., 3. April 1923. Arch. of Dermat. **8**, Nr 2, 299 (1923). (c) Radiotherapy in dermatology. Med. J. Rec. **121**, 299 (1925). (d) Lupus erythematosus, treated with endothermy. Manhattan dermat. Soc., 9. Dez. 1924. Arch. of Dermat. **12**, 120 (1925). (e) Lupus erythematosus. Epithelioma? N. Y. Acad. Med., sect. dermat., 2. Dez. 1924. Arch. of Dermat. **11**, 868 (1925). — LEWANDOWSKY, F.: Die Tuberkulose der Haut. Berlin 1916. — LIEBERTHAL: (a) Psoriasis and lupus erythematosus. Chicago dermat. Soc., 15. Dez. 1920. Arch. of Dermat. **3**, H. 1, Nr 4, 453 (1921). (b) Lupus erythematosus of the lip. Chicago dermat. Soc., 18. Mai 1921. Arch. of Dermat. **4**, Nr 2, 282 (1921). — LIEBNER, E.: Gegen Licht überempfindlicher Lupus erythematodes. Gyógyászat (ung.) **68**, 297 (1928). — LIEBRECHT: Lupus erythematodes discoides. Schles. dermat. Ges. Breslau, Sitzg 29. Juni 1921. Zbl. Hautkrkh. **2**, 422 (1921). — LIER: (a) Lupus erythematodes discoides faciei. Verh. Wien. dermat. Ges., 12. Febr. 1912. Arch. f. Dermat. **115**, 844 (1913). (b) Lupus erythematodes und Tuberkulose. Verh. Wien. dermat. Ges., 19. Febr. 1914. Arch. f. Dermat. **119**,II, 34 (1915). — LILIENSTEIN: Lupus erythematodes. Dermat. Ges. Hamburg-Altona, 2. Nov. 1924. Zbl. Hautkrkh. **16**, 16 (1925). — LIPSCHÜTZ, B.: (a) Lupus erythematodes discoides mit Beteiligung der Nasenschleimhaut. Verh. Wien. dermat. Ges., 26. Jan. 1910. Arch. f. Dermat. **102**, 126 (1910). (b) Lupus erythematodes der Kopfhaut. Verh. Wien. dermat. Ges., 3. Febr. 1911. Arch. f. Dermat. **107**, 455 (1911). (c) Chilblain-Lupus. Verh. Wien. dermat. Ges., 3. Febr. 1911. Arch. f. Dermat. **107**, 455 (1911). (d) Lupus erythematodes oder Lupus vulgaris erythematoides LELOIR. Wien. dermat Ges., 10. Juli 1919. Arch. f. Dermat. **133**, 122 (1921). — LITTLE, E. G. GRAHAM: (a) Lupus erythematosus behandelt mit Zink-Ionisation. Roy. Soc. Med., sect. dermat., 18. Febr. 1909. (b) Lupus erythematosus. Roy. Soc. Med., sect. dermat., 18. Nov. 1909. Brit. J. Dermat., Dez. **1909**. (c) A case of acute lupus erythematosus. Roy. Soc. Med. sect. dermat. **1910**. Brit. J. Dermat. **1911**, 51. (d) Macular atrophy associated with lupus erythematosus. Roy. Soc. Med., sect. dermat., 20. Juli 1911. Brit. J. Dermat. **1911**, Nr 8, 250. (e) Lupus erythematosus acutus. Roy. Soc. Med., sect. dermat., 16. Juli 1914. Brit. J. Dermat. **1914**, Nr 9. (f) Zwei Fälle von Lupus erythematosus von ungewöhnlicher Ausdehnung. Proc. roy. Soc. Med., sect. dermat., 17. Febr. 1917. Brit. J. Dermat., März **1917**. (g) Fall von Lupus erythematosus nach mit Röntgenstrahlen behandelter Trichophytie des behaarten Kopfes. Roy. Soc. Med., sect. dermat., 19. Juli 1917. Brit. J. Dermat., Sept. **1917**. (h) Lupus erythematosus acutus. Proc. roy. Soc. Med., sect. dermat., Sitzg 18. März **1920**. (i) A case of epithelioma developing upon lupus erythematosus, X-rayed. Proc. roy. Soc. Med., sect. dermat., **17**, Nr 12, 87 (1924). — LÖHE, H.: (a) Triphal bei Lupus erythematodes. Berl. dermat. Ges., 30. Okt. 1926. Zbl. Hautkrkh. **21**, 556 (1927). (b) Lupus erythematodes und papulonekrotische Tuberkulide an Gesicht und Kopf. Berl. dermat. Ges., 30. Okt. 1926. Zbl. Hautkrkh. **21**, 556 (1927). — LÖHNBERG, E.: Über Lupus erythematodes mit besonderer Berücksichtigung der Ätiologie und der neueren Therapie, vorzüglich der Radiotherapie und der Kohlensäurevereisung. Inaug.-Diss. Bonn 1911. — LÖSER, O.: Beitrag zur Ätiologie des Lupus erythematodes. Inaug.-Diss. Leipzig 1904. — LÖWENBERG: Lupus erythematodes und Abortus. Ver.igg rhein.-westfäl. Dermat. Köln, 18. Mai 1924. Dermat. Z. **43**, 68 (1925). — LÖWENFELD: (a) Lupus erythematodes disseminatus. Wien. dermat. Ges., 9. Dez. 1920. Arch. f. Dermat. **137**, 112 (1921). (b) Lupus erythematodes. Wien. dermat. Ges., 7. Mai 1925. Zbl. Hautkrkh. **18**, 156 (1926). — LOEWENHEIM: Lupus erythematodes (?) der Kopfhaut. Schles. dermat. Ges. Breslau, Sitzg 18. Nov. 1922. Zbl. Hautkrkh. **7**, 304 (1923). — LOMHOLT, S.: (a) Lupus erythematodes der Mundschleimhaut. Dän. dermat. Ges., 1. Mai 1918. Dermat. Z. **31**, 41 (1920). (b) Die Bedeutung der Alpha-Strahlen in der Hauttherapie. 5. Kongr. nord. dermat. Ver. Stockholm, 6.—8. Juni 1922. Zbl. Hautkrkh. **6**, 144 (1923). (c) Lupus erythematodes bei 8jährigem Knaben. Dän. dermat. Ges., 13. Sept. 1922. Dermat. Z., **41**, 149 (1924). (d) Über die Anwendung der radioaktiven Stoffe in gelöster Form — mit besonderer Berücksichtigung der Alphastrahlen bei der Hautbehandlung. Hosp.tid. (dän.) **65**, Nr 51, 865 (1922). (e) On the employment of radio-active matter in solution. With a special view to the use of α-rays in treatment of the skin. Act. radiol. (Stockh.) **2**, 437 (1923). (f) Carcinom in einem Lupus erythematodes. Dän. dermat. Ges., 6. Febr. 1924. Dermat. Z. **47**, 78 (1926). (g) Lupus erythematodes faciei et conjunctivae. Dän. dermat. Ges., 2. Dez. 1925. Zbl. Hautkkh. **19**, 834 (1926). — LORTAT-JACOB, L.: Lupus érythémateux. Progrès méd. **50**, Nr 26, 303 (1922). — LORTAT-JACOB et LEGRAIN: (a) La cryothérapie en dermatologie. Presse méd. **34**, 131 (1926). (b) Un cas de lupus érythémateux étendu et infiltré de la muqueuse buccale. Bull. Soc. franç. Dermat. **33**, 368 (1926). (c) Lupus érythémateux du visage chez une hérédo-syphilitique. Guérison par le bismuth. Bull. Soc. franç. Dermat. **34**, 19 (1927). — Low, R. Cranston, Logan et Rutherford: A fatal case of lupus erythematosus with autopsy. Brit. J. Dermat. **32**, 253 (1920). — Low, R. Cranston and Rutherford: Post-mortem report of a case of lupus erythematosus. Brit. J. Dermat. **32**, 326 (1920). — Lutz, W.: (a) Zwei Fälle von Chilblainlupus. 6. Kongr. schweiz. Ges. Dermat. Genf **1922**. Schweiz. med. Wschr. **53**, Nr 27, 649 (1923). (b) Lupus erythematodes. Med. Ges. Basel, 20. Nov. 1924. Schweiz. med. Wschr. **55**, 351 (1925). (c) Zur Goldtherapie des Lupus erythematodes. Schweiz. med. Wschr. **1**, 534 (1929).

Mac Cormac, H.: (a) Case for diagnosis. Proc. roy. Soc. Med., sect. dermat., **15**, Nr 3, 7, (1922). Zbl. Hautkrkh. **5**, 242 (1922). (b) Case of lupus erythematosus with hypodermic nodules. Proc. roy. Soc. Med., sect. dermat. **17**, Nr 2, 2 (1923). (c) Case of lupus erythematosus and arthritis treated by saline injections. Proc. roy. Soc. Med., sect. dermat., 16. Okt. 1924. **18**, Nr 2, 20 (1924). (d) Lupus erythematosus. Proc. roy. Soc. Med., sect. dermat., 17. Dez. 1925, **19**, Nr 6, 23 (1926). — Mc Donagh, J. E. R.: Case of acute Lupus erythematosus. Lancet **1909**, 148. — Macdonald, Wm. J.: The dermatological firing line. Boston med. J. **194**, 152 (1926) Zbl. f. Hautkrkh. **20**, 183, (1926). — Mc Ewen: Lupus erythematosus der Haut und Schleimhaut. Verh. amer. dermat. Ver.igg **1914**. J. of cutan. genito-urin. Dis. **33**, Nr 5 (1915). — Mackay, H.: Lupus erythematosus and its Treatment by Radium. Canad. med. Assoc. J. **25**, Nr 1 (1925). — Mac Kee, G. M.: (a) Fulguration usw. in der Dermatologie. J. of cutan. genito-urin. Dis., Juni **1909**. (b) Lupus erythematosus. N. Y. Acad. Med., sect. dermat., 7. Febr. 1911. J. of cutan. genito-urin. Dis. **30**, Nr 1 (1912). (c) Akuter disseminierter Lupus erythematosus. J. of cutan. genito-urin. Dis. **1913**, Nr 10. (d) Lupus erythematosus mit heftigem Jucken. Manhattan dermat. Ges., Okt. **1911**. J. of cutan. genito-urin. Dis. **31**, Nr 2 (1913). (e) (für Fordyce): Lupus erythematosus. Verh. N. Y. dermat. Ges., 22. Okt. 1912. J. of cutan. genito-urin. Dis. **31**, Nr 2 (1913). (f) Lupus erythematosus, chronische Radiodermatitis und Epitheliom. Verh. N. Y. dermat. Ges., 27. Mai 1913. J. of cutan. genito-urin. Dis. **31**, 785 (1913). (g) Lupus erythematosus. Verh. N. Y. dermat. Ges., 24. Febr. 1914. J. of cutan. genito-urin. Dis. **32**, 7 (1914). (h) Lupus erythematosus disseminatus. Verh. N. Y. Dermat. Ges., 20. April 1915. J. of cutan. genito-urin. Dis. **33**, Nr 11 (1915). (i) Lupus erythematosus. Verh. N. Y. dermat. Soc., 28. April 1925. Arch. of Dermat. **12**, 750 (1925). — Mac Kenna, R. M. B.: (a) Treatment of lupus erythematosus by bismuth. Lancet **2**, 1146 (1929). (b) Treatment of lupus erythematosus with bismuth. Lancet **1930**, 178. — Mac Leod, J. M. H.: (a) A case of erythema induratum associated with lupus erythematosus. Brit. J. Dermat. **1906**, Nr 18, 104. (b) Lupus erythematosus associated with fatal nephritis. Brit. J. Dermat. **20**, 162 (1908). (c) A lecture on lupus erythematosus: its nature and treatment. Lancet **1908**, 1271. (d) Lupus erythematosus durch Zink-Ionisation geheilt. Roy. Soc. Med., dermat. sect., 18. Febr. 1909. (e) On the therapeutic value of carbon dioxide snow in the treatment of vascular naevi etc. Brit. med. J., 29. Jan. **1910**. (f) A case of extensive lupus erythematosus associated with ulceration. Roy. Soc. Med., dermat., sect., **1910**. Brit. J. Dermat. **1911**, 54. (g) Case of lupus erythematosus. Roy. Soc. Med., dermat. sect., 18. April 1912. Brit. J. Dermat. **1912**, 196. (h) Superficial late syphilide simulating lupus erythematosus. Roy. Soc. Med., sect. dermat., 18. April 1912. Brit. J. Dermat. **24**, 196 (1912). (i) Lupus erythematosus, nature, causation and treatment. Brit. med. Assoc., sect. dermat., **1913**. Brit. med. J. **1913**, 313. (k) Lupus erythematosus nodularis. Roy. Soc. Med., dermat. sect., 16. März 1916. Brit. J. Dermat., April **1916**. (l) Lupus erythematosus. Diseases of the skin, S. 911. London 1920. (m) Recent observations on lupus erythematosus. Practitioner **108**, Nr 4, 236 (1922). (n) Lupus erythematosus. Some observations on its etiology. Arch. of Dermat. **9**, 1 (1924). (o) Severe atrophy following lupus erythematosus. Proc Roy. Soc. Med., sect. dermat., 17. Dez. 1925. **19**, Nr 6, 23 (1926). (p) The treatment of lupus erythematosus. Lancet **1926**, Nr 5354, 775. — Maderna, C.: Il „Mirion" nel lupus eritematoso. Riforma med. **39**, No 6, 125 (1923). — Majocchi, D.: La cura del lupus erythematosus con la metodica sostituzione dei pflasters e dei salben. Arch. ital. Dermat. **2**, 189 (1926). — Maki: Zur Histologie des Lupus erythematosus disseminatus. Jap. Z. Dermat. u. Urol. **13**, H. 1/2 (1913). Arch. f. Dermat. **115**, 873 u. 1067 (1913). — Malkin, J.: Zur Krysolganbehandlung des Lupus erythematodes. Dermat. Wschr. **86**, 852 (1928). — Mamonow: Lupus erythematodes an der Schleimhaut der Unterlippe. Verh. russ. syph. u. dermat. Ges. Tarnowsky, 26. März bis 8. April 1911. Arch. f. Dermat. **109**, 539 (1911). — Mandel, H.: Cas pour diagnostic. Bull. Soc. franç Dermat. **32**, No 6, 131 (1925). — Marchionini, A.: Die intracutane Tuberkulinwiederholungsreaktion nach Bessau bei Hauttuberkulose und Erythematodes. Arch. f. Dermat. **158**, 505—518 (1929). — Marcus: Lupus erythematosus mit Beteiligung der Mundschleimhaut. Verh. dermat. Ges. Stockholm, 26. Okt. 1911. Arch. f. Dermat. **112**, 283 (1912). — Martenstein, H.: (a) Nebeneinanderbestehen einer Haut- bzw. Lymphdrüsentuberkulose und eines Lupus erythematodes. Schles. dermat. Ges., Sitzg 28. Jan. 1922. Zbl. Hautkrkh. 4, 322 (1922). (b) Die Behandlung des Lupus erythematodes mit Krysolgan. Schles. dermat. Ges., Sitzg 28. Jan. 1922. Zbl. Hautkrkh. 4, 322 (1922). (c) Radium und Mesothorium in der dermatologischen Therapie. Klin. Wschr. 1, Nr 26, 1312 (1922). (d) Die Behandlung des Lupus erythematodes mit Krysolgan. Klin. Wschr. 1, 2235 (1922). (e) Zur Krysolganbehandlung des Lupus erythematodes. Dtsch. med. Wschr. 50, 79 (1924). (f) Fall zur Diagnose (atypischer Lupus erythematodes acutus?). Schles. dermat. Ges. Breslau, 14. Febr. 1925. Zbl. Hautkrkh. 17, 273 (1925). (g) Lupus erythematodes der Mundschleimhaut und Lungentuberkulose. Schles. dermat. Ges., 25. Juli 1925. Zbl. Hautkrkh. 18, 756 (1926). (h) Über Dauererfolge nach Krysolganbehandlung des Lupus erythematodes. Dermat. Z. 47, 309 (1926). (i) Lupus erythematodes discoides. Bericht über bisherige Erfahrungen mit Solganal-Schering. Schles. dermat. Ges., 19. Febr. 1927. Zbl. Hautkrkh. 24, 585 (1927). (k) Lupus erythematodes subacutus und tuberkulöse Halslymphdrüsenschwellungen. Behandlung mit Plasmochin. Schles. dermat. Ges. Breslau, 19. Nov. 1927. Zbl. Hautkrkh. 27, 248 (1928). — MARTENSTEIN, H. u. D. GRANZOW-IRRGANG: Über positive Luetin-Reaktionen bei Lupus erythematodes. Arch. f. Dermat. 152, 196 (1926). — MASOTTI: Behandlung von Hautkrankheiten mit Radium. Paris 1910. — MASUCCI, A.: Il lupus eritematoso el le altre dermatosi dette tuberculidi. Ann. Med. nav. e colon. 2, 314 (1925). — MATRAS: Lupus erythematodes subacutus. Obduktionsbefund. Wien. dermat. Ges., 23. Mai 1929. Zbl. Hautkrkh. 32, 36 (1930). — MAYR, J. K.: (a) Zur Frage des Erythema perstans. (KAPOSI-JADASSOHN). Arch. f. Dermat. 131, 198 (1921). (b) Lupus erythematodes acutus nach PONNDORFscher Hautimpfung. Münch. dermat. Ges., Sitzg 4. März 1921. Zbl. Hautkrkh. 1, 462 (1921). (c) Lupus erythematodes acutus disseminatus. Verh. Münch. dermat. Ges., 29. Febr. 1924. Zbl. Hautkrkh. 12, 233 (1924). — MEACHEN, G. N.: (a) Lupus erythematosus mit hauptsächlicher Beteiligung des Kopfhaarbodens. Roy. Soc. Med., dermat. sect. 15. Juli 1909. Brit. J. Dermat., Sept. 1909. (b) Die klinischen Beziehungen des Lupus erythematosus. M. Press. a. Circ. Jan. 1914. Ref. Dermat. Wschr. 60, 423 (1915). — MEBERT: Ein Fall von Lupus erythematodes disseminatus acutus (KAPOSI). Inaug.-Diss Erlangen 1908. — MEDINA, B. DE: Fall von Lupus erythematosus discoides (span.). Span. Ges. Dermat. Sitzg. 15. Okt. 1920. Actas dermo-sifiliogr., Okt. 1920. — MEIROWSKY, E.: (a) Über die diagnostische und spezifische Bedeutung der v. PIRQUETschen Hautreaktion. Arch. f. Dermat. 94, 335 (1909). (b) Doramad bei Lupus erythematodes. Köln. dermat. Ges., Sitzg 24. Febr. 1922. Dermat. Z. 36, 234 (1922). (c) Lupus erythematodes. Köln. dermat. Ges., 24. Jan. 1924. Zbl. Hautkrkh. 16, 371 (1925). (d) Lupus erythematodes und Krysolgan. Ver.igg rhein.-westfäl. Dermat. Köln, 18. Mai 1924. Dermat. Z. 43, 68 (1925). (e) Lupus erythematodes. Köln. dermat. Ges., 25. Juli 1924. Zbl. Hautkrkh. 16, 377 (1925). — MENDES DA COSTA: Über Lupus erythematodes in seinen meist vorkommenden Formen. Nederl. Tijdschr. Geneesk. 72, 1289 (1928). — MENSTSCHIKOW: Lupus erythematodes. Moskau. vener.-dermat. Ges., 7. Mai 1925. Zbl. Hautkrkh. 18, 653 (1926). — MENTBERGER: (a) Lupus erythematodes, mit intravenösen Chinininfusionen behandelt. Verh. Straßburg. dermat. Ges., 15. Dez. 1912. Arch. f. Dermat. 115, 1021 (1913). (b) Lupus erythematodes. Straßburg. dermat. Ges., Sitzg 10. Mai 1914. Arch. f. Dermat. 122, 813 (1918). — MERIAN, L. E.: Über die Darstellung des Kohlensäureschnees und die Anwendung desselben in der Dermatologie. Med. Klin. 1912, Nr 12. — MERK, L.: Die Pellagra. Zbl. Hautkrkh. 17, 373 (1925). — MESCHTSCHERSKI: (a) Lupus erythematodes und Dermatitis papillaris capillitii. Moskau. vener.-dermat. Ges., 17./30. Dez. 1904. Mh. Dermat. 40, 125 (1905). (b) Lupus erythematodes disseminatus acutus und Erythema perstans faciei. Verh. Moskau. vener. u. dermat. Ges., 23. Okt. 1910. Arch. f. Dermat. 105, 268 (1910). (c) Exstirpation der skrofulösen Lymphdrüsen bei Lupus erythematodes. Verh. Moskau. vener. u. dermat. Ges., 9., 12./26. Nov. 1910. Arch. f. Dermat. 106, 366 (1911). (d) Zur Behandlung des Lupus erythematodes mittels Exstirpation der Halslymphdrüsen. Russ. Z. Hautkrkh. 25 (1911). — MESCHTSCHERSKI u. GRINTSCHAR: Über einen Fall von Erythema perstans (KAPOSI-KREIBICH) tuberkulösen Ursprungs. Festschrift für Prof. NIKIFOROW, S. 405, Moskau 1911. Dermat. Z. 19, 202 (1912). — MESCHTSCHERSKI u. TROITZKY: Erythema perstans faciei et Lupus erythematodes corporis. Verh. Moskau. vener. u. dermat. Ges. 28./15. Okt. 1912. Arch. f. Dermat. 115, 416 (1913). — MEYER, P. S.: (a) Lupus erythematodes. Schles. dermat. Ges., 22. Nov. 1924. Zbl. Hautkrkh. 16, 882 (1925). (b) Der derzeitige Stand der Röntgenbehandlung in der Dermatologie. Zbl. Hautkrkh. 17, 1 (1925). — MIANI, G.: Sul lupus eritematoso delle mucose. 22. Riun. Soc. ital. Dermat., 18. Dez. 1925. Giorn. ital. Dermat. 67, 418 (1926). — MICHAEL, J. C.: Dermatoscopy. A study of blood vessel form and arrangement in various dermatoses. Arch. of Dermat. 8, 603 (1923). — MICHELSEN, F.: Zur Kasuistik der Carcinombildung auf Lupus erythematosus. Dermat. Zbl. 8, H. 6 (1905). — MICHELSON: (a) Epithelioma of the cheek in lupus erythematosus scar and active lupus erythematosus discoides of hands. Minnesota dermat. Soc., 5. Aug. 1922. Arch. of Dermat. 6, Nr 5, 646 (1922). (b) A case for diagnosis (Lupus erythematosus or sarcoid of BOECK?). Minnesota dermat. Soc., 4. April 1923. Arch. of Dermat. 8, Nr 2, 260 (1923). (c) Tuberculid presenting the clinical appearance of lupus erythematosus of the hands. Minnesota dermat.

Soc., 3. Dez. 1924. Arch. of Dermat. **12**, 112 (1925). (d) Lupus erythematosus of the scalp. Minnesota dermat. Soc., 6. Okt. 1926. Arch. of Dermat. **15**, 355 (1927). (e) Lupus erythematosus discoides occuring in brother and sister. Arch. of Dermat. **19**, 328 (1929). — Mierzecki: (a) Lupus erythematodes. Lemberg. dermat. Ges., 17. Dez. 1925. Zbl. Hautkrkh. **19**, 612 (1926). (b) Lupus erythematodes faciei et mucosae oris. Lemberg. dermat. Ges., 27. Okt. 1927. Zbl. Hautkrkh. **26**, 470 (1928). (c) Lupus erythematodes et lupus vulgaris mutilans. Lemberg. dermat. Ges., 3. Febr. 1928. Zbl. Hautkrkh. **27**, 479 (1928). — Milian et Mayer: Lupus exanthématique mortel sans tuberculose. Bull. Soc. franç. Dermat. **1923**, 434. — Milian et L. Périn: Lupus érythémateux à forme végétante. Bull. Soc. franç. Dermat. **35**, 528—529 (1928). — Miller, J. W.: Lupus erythematosus bei einem Kinde. J. of cutan. genito-urin. Dis. **31**, 646 (1913). — Millitzer: Ein Beitrag zu den schwersten Formen des Lupus erythematosus. Verh. 8. Kongr. dtsch. dermat. Ges. **1903**. Arch. f. Dermat. **72**, 449 (1904). — Milmann, J.: Lupus erythematodes. Besserung durch Bestrahlungen mit Quarzlampe. Verh. dermat. Ges. Odessa, 20. März 1913. Dermat. Wschr. **57**, 1236 (1913). — Minami, S.: Lupus erythematodes und Carcinom. Dermat. Wschr. **78**, 213 (1924). — Moberg, L.: (a) Röntgenbehandlung von Lupus erythematodes. Verh. dermat. Ges. Stockholm, 28. Okt. 1909. Arch. f. Dermat. **101**, 403 (1910). (b) Lupus erythematodes der Unterlippe. Verh. dermat. Ges. Stockholm, 16. Dez. 1909. Arch. f. Dermat. **101**, 406 (1910). (c) Lupus erythematodes, erfolgreich mit Röntgenstrahlen behandelt. Verh. dermat. Ges. Stockholm, 2. Juni 1910. Arch. f. Dermat. **104**, 117 (1910). (d) Über die Behandlung von Lupus erythematosus mit Röntgenstrahlen. Arch. f. Dermat. **107**, 47 (1911). (e) Röntgenbehandlung von Lupus erythematodes. 1. Kongr. nord. dermat. Ver., 17.—19. Mai 1910. Arch. f. Dermat. **112**, 433 (1912). (f) Lupus erythematosus. Verh. dermat. Ges. Stockholm, 10. April 1913. Arch. f. Dermat. **117**, 352 (1914). (g) Schwerer Lupus erythematosus ohne Erfolg mit Röntgenstrahlen behandelt. Verh. 2. Kongr. nord. dermat. Ver. **1913**. Dermat. Wschr. **60**, 78 (1915). — Mocafighe: Sull'uso dell' alta frequenza in dermatologia. Giorn. ital. Mal. vener. Pelle **2**, 302 (1909). — Möller, Magnus: (a) Mitteilungen ans der Abteilung für Lichtbehandlung im Krankenhaus St. Göran (Stockholm). Abt. II, **1904**, H. 3, Nr 10. (b) Lupus erythematodes und Carcinom. Verh. dermat. Ges. Stockholm, 23. Sept. 1909. Arch. f. Dermat. **99**, 473 (1910). — Monacelli, M.: Su una rara varietà di lupus eritematoso. Arch. ital. Dermat. **1**, 44 (1925). — Montgomery u. Culver: The action of radium on a variety of cutaneous conditions. Arch. of Dermat. **2**, Nr 4 (1920). — Morita, J.: Two cases of lupus erythematosus. Jap. J. Dermat. **24**, Nr 5, 23 (1924). — Morris, Malcolm: (a) The treatment of lupus erythematosus. Lancet **1909**, 911. (b) Die Behandlung des Lupus erythematosus. Mh. Dermat. **49**, 425 (1910). (c) Lupus erythematosus. Brit. J. Dermat. **22**, 234 (1910). — Morris, Malcolm u. Dore: (a) Lupus erythematosus acutus. Roy. Soc. Med., sect. dermat., 18. Mai 1911. Brit. J. Dermat. **1911**, Nr 6. (b) Ungewöhnlicher Lupus erythematosus. Roy. Soc. Med., sect. dermat., 20. Nov. 1913. — Morris, Malcolm u. W. Fox: Lupus erythematodes nach Erfrierungen. Roy. Soc. Med. sect. dermat., 31. Mai 1910. Brit. J. Dermat. **1910**, Nr 7. — Morton, E. R.: Some results from the local application of solid carbon dioxide. Brit. med. J. **1910**, 861. — Mount, L. B.: (a) Lupus erythematosus and tuberculosis. Med. Rec. **1916**, 983. (b) Radium in dermatologic Practice. Urologic. Rev., Okt. **1920**. — Mucha, V.: Lupus erythematodes. Besserung durch Tuberkulinbehandlung. Verh. Wien. dermat. Ges., 1. Dez. 1909. Arch. f. Dermat. **101**, 376 (1910). — Müller, G. J.: Über den derzeitigen Stand und die Aussichten der Aktinotherapie. Dtsch. med. Wschr. **33**, 1333 (1907). — Müller, H.: (a) Zusammenhang von Lupus erythematodes mit florider Phthisis. Verh. dtsch. dermat. Ges. **1908**, 366. (b) Lupus erythematosus. Verslg südwestdtsch. Dermat. Frankfurt a. M., Sitzg 9. Okt. 1921. Zbl. Hautkrkh. **3**, 130 (1922). (c) Zur Häufigkeit des Lupus erythematodes. Verslg südwestdtsch. Dermat. Frankfurt a. M., 14. Okt. 1922. Zbl. Hautkrkh. **7**, 169 (1923). (d) Lupus erythematosus acutus mit Nässen und schwerem Erythem. Verslg südwestdtsch. Dermat. Frankfurt, 13.—14. Nov. 1926. Zbl. Hautkrkh. **22**, 28 (1927). — Müller, P.: Ein Fall von Lichen ruber acuminatus in Koinzidenz mit Lupus erythematodes. Diss. Erlangen 1925. — Müller, R.: (a) Lupus erythematodes mit Beteiligung der Innenflächen beider Hände. Verh. Wien. dermat. Ges., 17. Mai 1911. Arch. f. Dermat. **110**, 289 (1911). (b) Lupus erythematodes. Verh. Wien. dermat. Ges., 15. Mai 1912. Arch. f. Dermat. **112**, 1008 (1912). — Müller, W.: Neuere Anschauungen auf dem Gebiete des Lupus. Beitr. Klin. Tbk. **36**, 303 (1917). — Müllern-Aspegren: Lupus erythematodes discoides des Rumpfes. Verh. dermat. Ges. Stockholm, 27. Okt. 1910. Arch. f. Dermat. **107**, 468 (1911). — Munk, F.: Über Pathologie, Diagnostik und Therapie der chronischen Gelenkerkrankungen. Med. Klin. **20**, 135 (1924). — Murero, G.: Della terapia del lupus eritematoso con la neve carbonica. Giorn. ital. Mal. vener. Pelle **62**, H. 6, 755 (1921). — Murthum: Lupus erythematodes. Verslg südwestdtsch. Dermat. Stuttgart, Sitzg 27. Mai 1922. Dermat. Z. **37**, 168 (1922).

Nadel: (a) Lupus erythematodes. Lemberg. dermat. Ges., 2. Juni 1927. Zbl. Hautkrkh. **25**, 281 (1928). (b) Lupus erythematodes. Lemberg. dermat. Ges., 1. Dez. 1927.

Zbl. Hautkrkh. **26**, 473 (1928). (c) Carcinomata in lupo erythematode. Lemberg. dermat. Ges., 5. Juni 1928. Zbl. Hautkrkh. **28**, 245 (1929). — NAEGELI, O.: (a) Lupus erythematodes oder BOECKsches Sarkoid? 8. Kongr. schweiz. dermat. Ges., 13.—14. Sept. 1924. Schweiz. med. Wschr. **1925**, Nr 14, 302. (b) Lupus erythematodes (diagnostische Äthermethode, Therapie). Kanton Bern. Ärztetag, 19. Dez. 1925. Schweiz. med. Wschr. **56**, 350 (1926). (c) Unannehmlichkeiten bei der externen Doramadbehandlung, die Bedeutung heftiger Reaktionen und die Möglichkeit ihrer Verhütung. Klin. Wschr. **5**, 2400 (1926). — NAEGELI u. JESSNER: Über die Verwendung von Mesothorium und von Thorium-X' in der Dermatologie. Ther. Mh., Nov. **1913**. — NAGELSCHMIDT, F.: Eine Bestrahlungsmethode mittels Thorium X. Dtsch. med. Wschr. **42**, 191 (1916). — NAKANO: Lupus erythematosus disseminatus, zwei Fälle von Lupus erythematosus discoides und Bogenlichttherapie. Jap. Z. Dermat. u. Urol. **11**, 1142. — NANDER: Lupus erythematosus disseminatus. Dän. dermat. Ges., 6. Dez. 1922. Dermat. Z. **43**, 193 (1925). — NATHAN, E.: Lupus erythematosus. Verslg südwestdtsch. Dermat. Frankfurt a. M., Sitzg 9. Okt. 1921. Zbl. Hautkrkh. **3**, 131 (1921). — NATHAN, E. u. C. HAAS: Lupus erythematosus mit tuberkulidähnlichen Efflorescenzen (Lichenoider Lupus erythematosus). Arch. f. Dermat. **142**, 17 (1923). — NÈGRE, L. et A. BOQUET: Action des extraits méthyliques de bacilles tuberculeux préalablement dégraissés par l'acétone sur les tuberculoses externes. Presse méd. **34**, 370 (1926). — NEUBERG, H.: Über Lupus erythematodes acutus. Inaug.-Diss. Freiburg 1926. — NEUGEBAUER: (a) Lupus erythematodes. Verh. Wien. dermat. Ges., 3. Febr. 1911. Arch. f. Dermat. **107**, 452 (1911). (b) Lupus erythematodes. Verh. Wien. dermat. Ges., 12. Juni 1912. Arch. f. Dermat. **115**, 11 (1913). — NEUWIRTH, E.: Zur Ätiologie des Lupus erythematodes. Arch. f. Dermat. **136**, 226 (1921). — NICOLAS, J. et ROGER FROMENT: Lupus érythémateux fixe de la peau et de la muqueuse buccale. Evolution parallèle d'une onyxis de même origine et d'une lésion néoplastique du genou. Bull. Soc. franç. Dermat. **36**, 688 (1929). — NICOLAS, J., JEAN LACASSAGNE et J. ROUSSET: (a) Le traitement du lupus érythémateux par les injections de sels de bismuth. Paris méd. **1**, 62—66 (1929). (b) A propos d'un nouveau cas de lupus érythémateux fixe traité par les injections bismuthiques. Bull. Soc. franç. Dermat. **36**, 345—349 (1929). — NICOLAU, S. et J. SCHMITZER: Contribution à l'étude du traitement du lupus érythémateux par les sels d'or (le Krysolgan). Rev. franç. Dermat. **4**, 4 (1928). — NOBL, G.: (a) Lupus erythematosus, der tertiärer Lues ähnlich ist. Verh. Wien. dermat. Ges., 27. Jan. 1904. Arch. f. Dermat. **70**, 134 (1904). (b) Lupus erythematodes kombiniert mit Acne rosacea. Verh. Wien. dermat. Ges., 7. März 1906. Arch. f. Dermat. **82**, 270 (1906). (c) Lupus erythematodes disseminatus. Verh. Wien. dermat. Ges., 17. Nov. 1909. Arch. f. Dermat. **101**, 374 (1910). (d) Lupus erythematodes der Extremitäten. Verh. Wien. dermat. Ges., 25. Mai 1910. Arch. f. Dermat. **104**, 102 (1910). (e) Lupus erythematodes disseminatus. Verh. Wien. dermat. Ges., 9. Nov. 1910. Arch. f. Dermat. **105**, 265 (1910). (f) Über eine atypische Erscheinungsform des Lupus erythematosus. Arch. f. Dermat. **107**, 109 (1911). (g) Atypische Form von Lupus erythematodes. Verh. Wien. dermat. Ges., 7. Febr. 1912. Arch. f. Dermat. **112**, 398 (1912). (h) Lupus erythematodes mit nodulären Verdichtungen. Verh. Wien. dermat. Ges., 13. März 1912. Arch. f. Dermat. **112**, 675 (1912). (i) Initialform des Lupus erythematodes. Verh. Wien. dermat. Ges., 13. März 1912. Arch. f. Dermat. **11**, 675 (1912). (k) Totale Alopecie und Lupus erythematosus disseminatus. Verh. Wien. dermat. Ges., 15. Mai 1912. Arch. f. Dermat. **112**, 1004 (1912). (l) Lupus erythematosus. Verh. Wien. dermat. Ges., 15. Mai 1912. Arch. f. Dermat. **112**, 1005 (1912). (m) Lupus erythematosus disseminatus mit Beteiligung der Lippen- und Wangenschleimhaut. Verh. Wien. dermat. Ges., 27. Nov. 1912. Arch. f. Dermat. **115**, 625 (1913). (n) Lupus erythematodes der Kopfhaut. Verh. Wien. dermat. Ges., 26. Febr. 1913. Arch. f. Dermat. **115**, 1004 (1913). (o) Halbseitig lokalisierter Lupus erythematodes. Verh. Wien. dermat. Ges., 19. Febr. 1914. Arch. f. Dermat. **119** II, 28 (1915). (p) Lupus erythematosus der Schleimhaut. Wien. dermat. Ges., 16. Nov. 1916. Arch. f. Dermat. **125**, 8 (1920). (q) Lupus erythematosus an Fingerbeeren und Hohlhänden. Wien. dermat. Ges., 2. Mai 1918. Arch. f. Dermat. **125**, 598 (1920). (r) Lupus erythematosus papulosus. Wien. dermat. Ges., 6. Juni 1918. Arch. f. Dermat. **125**, 607 (1920). (s) Lupus erythematodes mit starker Reizung durch Höhensonne. Verh. Wien. dermat. Ges., 5. Juni 1919. Arch. f. Dermat. **133**, 98 (1921). (t) Lupus erythematodes discoides mit Erkrankung der Lippenschleimhaut. Wien. dermat. Ges., 10. Juli 1919. Arch. f. Dermat. **133**, 116 (1921). (u) Lupus erythematodes discoides mit Beteiligung der Lippenschleimhaut. Wien. dermat. Ges., 23. Okt. 1919. Arch. f. Dermat. **133**, 127 (1921). (v) Lupus erythematosus an den Zehenkuppen und Fußsohlen. Wien. dermat. Ges., Sitzg 10. März 1921. Zbl. Hautkrkh. **1**, 220 (1921). (w) Frühform des Lupus erythematosus. Wien. dermat. Ges., Sitzg 9. Nov. 1922. Zbl. Hautkrkh. **4**, 370 (1923). (x) Lupus erythematosus der Zehen und Sohlen. Wien. dermat. Ges., Sitzg 7. Dez. 1922. Zbl. Hautkrkh. **8**, 11 (1923). (y) Erythema induratum und Lupus erythematodes. Wien. dermat. Ges., Sitzg 7. Juni 1923. Zbl. Hautkrkh. **9**, 372 (1924). (z) Sonderformen des Lupus erythematosus in Verbindung mit Erythema Bazin und papulonekrotischem Tuberkulid. Dermat. Wschr. **77**, 1373 (1923). (aa) Lupus erythematodes, mit Krysolgan behandelt. Wien. dermat. Ges., 13. Nov. 1924. Zbl. Hautkrkh. **16**, 462 (1925). (bb) Lupus erythematodes. Wien. dermat. Ges., 22. Jan. 1925. Zbl. Hautkrkh. **17**, 131 (1925). (cc) Zur Chemotherapie tuberkulöser Hauterkrankungen. Wien. klin. Wschr. **38**, 1190 (1925). (dd) Lupus erythematosus disseminatus. Wien. dermat. Ges., 10. Juni 1926. Zbl. Hautkrkh. **21**, 257 (1926). (ee) Lupus erythematodes der Mundschleimhaut. Wien. dermat. Ges., 10. Juni 1926. Zbl. Hautkrkh. **21**, 258 (1926). (ff) Sondererscheinungen des Lupus erythematodes. Wien. med. Wschr. **1**, 91 (1930). — NOBL, G. u. W. LÖWENFELD: Carcinom als Komplikation von Lupus erythematodes. Dermat. Wschr. **83**, 1599 (1926). — NOBL u. SPRINGELS: Über die dermato-therapeutischen Anzeigen der Kohlensäureschnee-Behandlung. Z. physik. u. diät. Ther. **14**, 385 (1910). — NOËL, P.: Le lupus érythémateux dans les races noires. Ann. de Dermat. **9**, 372 (1928). — NONELL u. SERRANO: Ein Fall von symmetrischem Lupus erythematosus discoides mit Kohlensäureschnee behandelt. Actas dermo-sifiliogr. **1910**, Nr 1. — NORSK, F.: Fall von Lupus erythematosus der Mundschleimhaut. Verh. dän. oto-laryng. Ges. Kopenhagen, 8. Febr. 1922. 60. Hosp.tid. (dän.) **65**, Nr 28 (1922). — NOVOSTNY, J.: Über Anwendung von fester Kohlensäure in der Therapie. Čas. lék. česk. **1914**, Nr 53, 807. — NUTT: Lupus erythematodes kombiniert mit Drüsentuberkulose. Tagg rhein.-westfäl. Dermat.-Verslg, 17. Okt. 1920. Dermat. Z. **32**, 249 (1921).

OCHS: Lupus erythematosus of the face and of the mucous membrane of the mouth. Manhattan dermat. Soc., 9. Dez. 1924. Arch. of Dermat. **12**, 120 (1925). — OLÁH, D.: Die Rolle des Thoriums-X (Doramad) in der Hauttherapie. Orv. Hetil. (ung.) **70**, 144 (1926). Zbl. Hautkrkh. **20**, 46 (1926). — O'LEARY, PAUL A. u. WILLIAM H. GOECKERMAN: Acute lupus erythematosus disseminatus (acute fulminating type of lupus erythematosus disseminatus demonstrating the effect of blood transfusion.) Arch. of Dermat. **15**, 93 (1927). — OLESOFF, J.: Zur Ätiologie des Lupus erythematodes. Nach den Materialien der dermatologischen Klinik der 1. Moskauer Universität. Arch. f. Dermat. **156**, 465—476 (1928). — OLESOFF u. REČMENSKI: Bakteriologische Studien bei Lupus erythematodes. Moskau. vener.-dermat. Ges., 3. Juni 1926. Zbl. Hautkrkh. **28**, 666 (1929). — OLIVER, E. L.: (a) Quartz Light Therapy in Skin diseases. J. amer. med. Assoc. **79**, 625 (1922). (b) Lupus erythematosus, sarcoid. Chicago dermat. Soc., 17. Dez. 1924. Arch. of Dermat. **12**, 150 (1925). (c) Lupus erythematosus (treated with carbon dioxid snow). Chicago dermat. Soc., 21. Jan. 1925. Arch. of Dermat. **12**, 424 (1925). — OLLENDORFF, HELENE: Über den Lupus erythematodes, besonders seine akute Form. Dermat. Z. **50**, 126 (1927). — OPPENHEIM, M.: (a) Heilung eines Lupus erythematodes durch Chinin-Jod-Behandlung. Verh. Wien. dermat. Ges., 18. März u. 23. April 1903. Arch. f. Dermat. **66**, 432 u. **67**, 119 (1903). (b) Lupus erythematodes mit Chinin und Jodtinktur behandelt. Verh. Wien. dermat. Ges., 20. April 1904. Arch. f. Dermat. **72**, 274 (1904). (c) Die kombinierte Chinin-Jodbehandlung des Lupus erythematosus nach HOLLÄNDER und eine Erklärung für diese Therapie. Wien. klin. Wschr. **1905**, Nr 3. (d) Lupus erythematodes und Scrofulose. Verh. Wien. dermat. Ges., 8. Nov. 1905. Arch. f. Dermat. **78**, 379 (1906). (e) Lupus erythematodes. Erhebliche Besserung mit modifizierter HOLLÄNDER-Methode. Verh. Wien. dermat. Ges., 7. Febr. 1906. Arch. f. Dermat. **81**, 410 (1906). (f) Lupus erythematodes mit starker Verschlechterung durch große Kälte. Verh. Wien. dermat. Ges., 6. März 1907. Arch. f. Dermat. **87**, 458 (1907). (g) Lupus erythematodes der Finger. Verh. Wien. dermat. Ges., 26. Febr. 1908. Arch. f. Dermat. **96**, 87 (1909). (h) Lupus erythematodes. Verh. Wien. dermat. Ges., 27. Mai 1908. Arch. f. Dermat. **96**, 92 (1909). (i) Lupus erythematodes profundus. Verh. Wien. dermat. Ges., 12. Febr. 1912. Arch. f. Dermat. **115**, 847 (1913). (k) Lupus erythematosus. Verh. Wien. dermat. Ges., 7. Mai 1914. Arch. f. Dermat. **119** II, 279 (1915). (l) Lupus erythematodes mit Blasenbildung. Verh. Wien. dermat. Ges., 16. Nov. 1916. Arch. f. Dermat. **125**, 16 (1920). (m) Lupus erythematosus disseminatus, papulöses Tuberkulid am Stamme. Wien. dermat. Ges., Sitzg 23. März 1922. Zbl. Hautkrkh. **5**, 210 (1922). (n) Lupus erythematosus chronicus acneiformis. Wien. dermat. Ges., Sitzg 4. Mai 1922. Zbl. Hautkrkh. **6**, 325 (1923). (o) Lupus erythematosus superficialis (Erythème centrifuge BROCQ). Wien. dermat. Ges., Sitzg 18. Mai 1922. Zbl. Hautkrkh. **6**, 331 (1923). (p) Lupus erythematosus mit universeller Ausbreitung nach Mirioninjektionen. Wien. dermat. Ges., Sitzg 22. Juni 1922. Zbl. Hautkrkh. **6**, 501 (1923). (q) Lupus erythematosus incipiens und Tuberculosis papulo-necrotica. Wien. dermat. Ges., 19. Mai 1927. Zbl. Hautkrkh. **24**, 747 (1927). — ORLEMAN-ROBINSON: Lupus erythematosus bei einem Farbigen. N. Y. Acad. Med., sect. dermat., **1912**. J. of cutan. genito-urin. Dis. **31**, Nr 8 (1913). — ORMSBY: (a) Lupus erythematosus and papulonecrotic tuberculid. Chicago dermat. Soc., 19. Dez. 1923. Arch. of Dermat. **9**, 661 (1924). (b) Lupus erythematosus disseminatus (subacute variety). Chicago dermat. Soc., 21. Okt. 1925. Arch. of Dermat. **20**, 804 (1926). (c) Lupus erythematosus, iodoform. Chicago dermat. Soc., 16. Dez. 1925. Arch. of Dermat. **14**, 71 (1926). (d) Lupus erythematosus disseminatus (subacute type). Arch. of Dermat. **15**, 371 (1927). (e) Lupus erythematosus (discoid type). Arch. of Dermat. **18**, 973 (1928). — ORMSBY and MITCHELL: (a) Lupus erythematosus.

Arch. of Dermat. **4**, 124 (1921). (b) Lupus erythematosus with an extensive eruption on the trunk. Chicago dermat. Soc., 17. Okt. 1923. Arch. of Dermat. **9**, 272 (1924). (c) A case for diagnosis. Chicago dermat. Soc., 19. Dez. 1923. Arch. of Dermat. **9**, 658 (1924). — Oro, Augusto: (a) Concetti moderni di terapia del lupus eritematoso. Rinasc. med. **4**, 173 (1927). (b) I. preparati aurici nella cura del lupus eritematoso. Policlinico, sez. prat. **34**, 613 (1927). (c) I preparati aurici nella cura della tubercolosi cutanea e del lupus eritematoso in particolare. Riv. ital. Ter. **1927**, No 3/4. Sonderdruck. (d) Le traitement du lupus érythémateux chronique. Česká Dermat. **9**, 190—192 (1928). (e) La tuberculino-terapia nel lupus eritematoso. Riforma med. **44**, 275 (1928). (f) L'indagine radiologica dell'apparato respiratorio nei pazienti affetti da lupus eritematoso. Riforma med. **44**, 877 (1928). (g) Rapporti tra lupus eritematoso e tuberculosi. Giorn. ital. Dermat. **69**, 888 (1928). (h) Le traitement du lupus érythémateux chronique. Česká Dermat. **9**, 190 (1928). — Orzechowski, K.: Disseminierte chronische Myositis und Lupus erythematosus. Przegl. lek. (poln.) **1919**. Arch. f. Dermat. **137**, 369 (1921). — Ostrowski: (a) Lupus erythematodes acutus. Lemberger dermat. Ges., 8. u. 22. April 1926. Zbl. Hautkrkh. **21**, 138 (1926). (b) Zwei Fälle von Lupus erythematodes. Lemberg. Dermat. Ges., 28. April 1927. Zbl. Hautkrkh. **25**, 278 (1928).

Pardo-Castello and Mestre: Lupus erythematosus disseminatus. Cuba dermat. Assoc., 8. Nov. 1928. Arch. of Dermat. **19**, 824 (1929). — Parin et Périn: Cas de lupus érythémateux plantaire. Bull. Soc. franç. Dermat., 18. Dez. 1919. — Parisot, Jaques et Mariot: Les sels de terres rares dans le traitement des tuberculoses locales. Soc. Méd. Nancy, 22. Dez. 1920. Rev. méd. est. **49**, No 6, 198 (1921). — Parounagian: (a) Lupus erythematosus und Alopecia areata. Manhattan dermat. Ges., Mai 1911. J. of cutan. genito-urin. **30**, Nr 4 (1912). (b) Lupus erythematosus. Verh. Manhattan dermat. Ges. **1912**. J. of cutan. genito-urin. **31**, Nr 7 (1912). (c) Lupus erythematosus beginning at six years of age. N. Y. Acad. Med., sect. dermat., 7. Febr. 1922. Arch. of Dermat. **5**, 819 (1922). (d) Lupus erythematosus of the face, scalp, lips and buccal mucosae. N. Y. Acad. Med., sect. dermat., 4. Okt. 1923. Arch. of Dermat. **9**, 265 (1924). — Parounagian and Mason: (a) Lupus erythematosus disseminatus with unusual distribution. N. Y. Acad. Med., sect. dermat., 6. Okt. 1925. Arch. of Dermat. **13**, 270 (1926). (b) Lupus erythematosus disseminatus acutus in a patient with secondary syphilis. N. Y. Acad. Med., sect. dermat., 6. Okt. 1925. Arch. of Dermat. **13**, 272 (1926). — Paulus: Lupus erythematodes mit Salvarsan behandelt. A. o. dermat. Verslg Bonn, 22. Sept. 1917. Arch. f. Dermat. **125**, 371 (1920). — Pautrier, L.: Sur un cas d'épithélioma développé au niveau d'un lupus érythémateux. Bull. Soc. Anat. Paris, Nov. **1904**, 745. — Pautrier et Fage: Contribution à l'étude de l'anatomie du lupus érythémateux des muqueuses. Ann. de Dermat. **1909**, 673. — Pautrier et Gouin: Behandlung des Lupus erythematosus durch Kohlensäureschnee. Bull. méd. **1911**, 33. — Pautrier, L. M. et Georges Lévy: Résultats du traitement du lupus érythémateux par les sels d'or. Bull. Soc. franç. Dermat. **35**, 858—862 (1928). — Pawlas, T.: Terpentinbehandlung bei Haut- und Geschlechtskrankheiten. Polska Gaz. lek. **1**, Nr 49, 49 (1922). — Pellier: Lupus érythémateux et Purpura. J. Mal. cut. **7** (1909). — Pernet, G.: (a) Le Lupus érythémateux aigu d'embleé. Thèse de Paris **1908**. (b) Lupus erythematosus nodularis. Roy. Soc. Medic., dermat. sect., 18. Mai 1911. Brit. J. Dermat. **1911**, Nr 6. (c) Lupus erythematosus. Proc. roy. Soc. Med., sect. dermat., 21. Jan. 1915. (d) Lupus erythematosus. Auftreten bei 53jähriger Frau. Roy. Soc. Med., sect. dermat., 21. Jan. 1915. Brit. J. Dermat. **1915**, Nr 4. (e) Case of lupus erythematosus associated with lichen planus. Proc. roy. Soc. Med., sect. dermat., 19. Okt. 1922. Dermat. Wschr. **76**, 528 (1923). (f) Case of disseminated lupus erythematosus associated with Raynaud symptoms and early sclerodactylia. Proc. roy. Soc. Med., sect. dermat., **16**, Nr 10. 91 (1923). Zbl. Hautkrkh. **10**, 373 (1924). (g) An unusual case of unilateral sclerodactylia and lupus erythematosus, with Raynaud phenomena, in a syphilitic woman. Proc. roy. Soc. Med., sect. dermat. **17**, Nr 8, 65 (1924). (h) Comments on a further case of acute primary lupus erythematosus. Brit. J. Dermat. **37**, 227 (1925). (i) Lupus erythematosus. Proc. roy. Soc. Med., sect dermat., 15. Okt. 1925, **19**, Nr 2 (1925). — Perutz, A.: (a) Lupus erythematodes acutus. Wien. dermat. Ges., 25. Jan. 1917. Arch. f. Dermat. **125**, 38 (1920). (b) Lupus erythematodes und papulo-nekrotische Tuberkulide. Wien. dermat. Ges., 24. Mai 1917. Arch. f. Dermat. **125**, 174 (1920). (c) Fraglicher Fall von Lupus erythematodes der Kopfhaut. Wien. dermat. Ges., 15. Mai 1919. Arch. f. Dermat. **133**, 97 (1921). (d) Lupus erythematodes des äußeren Gehörgangs. Wien. dermat. Ges., Sitzg 24. Febr. 1921. Zbl. Hautkrkh. **1**, 218 (1921). (e) Lupus erythematodes. Wien. dermat. Ges., Sitzg 4. Mai 1922. Zbl. Hautkrkh. **6**, 326 (1923). — Perutz, A. u. H. Kaiser: Über Reaktionsfähigkeit der Haut mit besonderer Berücksichtigung der percutanen Tuberkulinreaktion. Arch. f. Dermat. **146**, 481 (1924). — Peter, F. M.: Über Chilblainlupus. Dermat. Wschr. **80**, 701 (1925). — Petersen: Lupus erythematodes Verh. russ. syph. u. dermat. Ges. Tarnowsky, 16./29. Jan. 1910. Arch. f. Dermat. **103**, 378 (1910). — Pfahler: Lupus erythematosus von ungewöhnlicher Verteilung. Philad. dermat. Ges., 13. Mai 1912. J.

of cutan. genito-urin 31, Nr 7 (1912). — Pick, E.: Lupus erythematodes capitis. Dtsch. dermat. Ges. tschechoslov. Republik, 25. April 1926. Zbl. Hautkrkh. 20, 858 (1926). — Pick, W.: (a) Die Beziehungen des Lupus erythematosus discoides zur Tuberculose, mit besonderer Verwertung der Tuberculinreaktion. Arch. f. Dermat. 58, 359 (1901). (b) Über ungewöhnliche Erscheinungsformen des Lupus erythematodes. Wien. klin. Wschr. 1905, Nr 49. (c) Lupus erythematodes discoides mit abnormen Herden in abnormer Lokalisation. Dtsch. dermat. Ges. tschechoslov. Republik, 24. Mai 1925. Zbl. Hautkrkh. 17, 623 (1925). (d) Lupus erythematodes an Gesicht, Hals und Extremitäten. Dtsch. dermat. Ges. tschechoslov. Republik, 19. Juni 1927. Zbl. Hautkrkh. 25, 164 (1928). — Pils: Lupus erythematodes. Wien. dermat. Ges., 28. Mai 1925. Zbl. Hautkrkh. 18, 160 (1926). — Pinard, Vernier et Versini: Lupus érythémateux évoluant depuis quatre années, traité et très amélioré par des injections intraveineuses d'un sel d'or. Bull. Soc. franç. Dermat. 35, 443 (1928). — Pinch, A. E. H.: (a) A report of the Work carried out at the radium institute. Brit. med. J. 1913, 149. (b) Arbeitsbericht aus dem Radium-Institut in London vom 1. Januar bis 31. Dezember 1913. Strahlenther. 5, 12 (1914). — Pisacane, C.: Sull'uso dei praparati d'oro nella cura del Lupus eritematoso. Rinasc. med. 6, 79 (1929). — Pisko, E.: (a) Die Behandlung von Hautkrankheiten mit festem Kohlensäureschnee. N. Y. med. Wschr. 31, 11 (1911). (b) Quarzlicht bei Hautkrankheiten, erfolgreiche Erfahrungen damit. N. Y. med. J., 9. Sept. 1916 u. Dermat. Wschr. 66, 375 (1918). — Pitcher, H. F.: Phototherapy in benign diseases of the skin. Amer. J. Electrother. a. Radiol. 39, 143 (1921). — Planner: (a) Lupus erythematodes. Wien. dermat. Ges., Sitzg 26. Okt. 1922. Zbl. Hautkrkh. 7, 244 (1923). (b) Argochromin bei Lupus erythematodes acutus. Wien. dermat. Ges., 21. Jan. 1926. Zbl. Hautkrkh. 20, 31 (1926). — Poehlmann, A.: (a) Behandlung des Lupus erythematodes mit Triphal. 14. Kongr. dtsch. dermat. Ges. Dresden 1925. Arch. f. Dermat. 151, 376 (1926). (b) Lupus erythematodes (mit Kollagendegeneration). Münch. dermat. Ges., 25. Juni 1926. Zbl. Hautkrkh. 21, 144 (1926). — Pohlmann: Lupus erythematodes hauptsächlich der Nase und beider Wangen. Frankf. dermat. Ver.igg, 5. Febr. 1925. Zbl. Hautkrkh. 18, 25 (1926). — Poirier: (a) Behandlung des Lupus erythematodes nach der Holländerschen Methode. Verh. Soc. belge Dermat., 14. Juni 1908. Mh. Dermat. 49, 23 (1909). (b) Behandlung des Lupus erythematodes mit heißer Luft. Verh. Soc. belge Dermat. 13. Febr. 1910. Mh. Dermat. 52, 373 (1911). — Pokorná: Zwei Fälle von Lupus erythematodes. Tschechoslov. wiss. dermato-vener. Ges. Prag, 3. April 1927. Zbl. Hautkrkh. 25, 285 (1928). — Pokorny: Lupus erythematodes der Unterlippe und Mundschleimhaut. Verh. dtsch. dermat. Ges. tschechoslov. Republik, 2. März 1924. Zbl. Hautkrkh. 12, 128 (1924). — Polaček: Lupus erythematodes. Wien. dermat. Ges., 23. Juni 1927. Zbl. Hautkrkh. 24, 751 (1927). — Polland, R.: (a) Ein Fall von Lupus erythematodes mit Erythema induratum. Dermat. Z. 11, 482 (1904). (b) Über die Beziehungen des akuten Lupus erythematodes (Erythema perstans faciei) zur Tuberkulose. Arch. f. Dermat. 96, 215 (1909). Pollitzer: Lupus erythematosus. N. Y. Acad. Med., sect. dermat. 7. Febr. 1922. Arch. of Dermat. 5, Nr 6, 818 (1922). — Popper: Lupus erythematosus. Verh. Wien. dermat. Ges., 5. März 1914. Arch. f. Dermat. 119, II 38 (1915). — Porcelli, R.: (a) Lupus eritematoso. Raggi ultraviol. 1, 91 (1925). (b) Sulla natura e cura del lupus eritematoso. Giorn. ital. Dermat. 68, 357 (1927). — Porias: (a) Lupus erythematodes mit Beteiligung der Lippenschleimhaut. Wien. dermat. Ges., 6. Nov. 1919. Arch. f. Dermat. 137, 16 (1921). (b) Lupus erythematodes der Wangenschleimhaut. Wien. dermat. Ges., 10. Dez. 1925. Zbl. Hautkrkh. 19, 839 (1926). — Pospelow: Ein Fall von raschem Verschwinden von Lupus erythematodes-Herden des Gesichts nach Entfernung von tuberkulös entarteten Halslymphdrüsen. J. russ. Mal. cut. 1908. — Procházka: Lupus erythematodes. Tschechoslov. wiss. dermatovener. Ges. Prag, 20. Febr. 1927. Zbl. Hautkrkh. 25, 284 (1928). — Pulay, E.: Stoffwechselpathologische Analyse eines Falles von Lupus erythematodes als Grundlage einer Neuorientierung der Pathologie dieses Krankheitsbildes. Dermat. Wschr. 73, 1217 (1921). — Pusey, W. A.: (a) Kohlensäureschnee zur Behandlung von Hautkrankheiten. Berl. klin. Wschr. 24, 1146 (1908). (b) The therapeutic use of refrigeration with solid carbonic dioxid. J. of cutan. genito-urin. Dis. 1910, Nr 7. (c) Lupus erythematosus nach Sonnenbestrahlung. Verh. 38. Jverslg amer. dermat. Ver.igg 1914. J. of cutan. genito-urin. 33, Dis. Nr 5 (1915). (d) Lupus erythematosus, diffuse scleroderma. Chicago dermat. Soc., 17. März 1925. Arch. of Dermat. 14, 465 (1926).

Rabello: Lupus erythematodes (portugies.). Bol. Soc. brasil. Dermat. 15. März 1912. Ann. de Dermat., V. s., 5, 427 (1914—1915). — Racinowski, A.: (a) Chilblain lupus Hutchinsoni. Verh. Warschau. dermat. Ges., 20. Dez. 1923. Zbl. Hautkrkh. 13, 245 (1924). (b) Beitrag zur Ätiologie des Lupus erythematodes. Polska Gaz. lek. 3, 739 (1924). (c) Lupus erythematodes. Warschau. dermat. Ges., 3. April 1924. Zbl. Hautkrkh. 16, 886 (1925). — Rajka: Lupus erythematodes. Dermat. Zusammenkunft in Budapest, 12. Mai 1925. Zbl. Hautkrkh. 19, 602 (1926). — Ramel, E.: (a) Zur Pathogenese des Lupus erythematodes. Verh. 13. Kongr. dtsch. dermat. Ges. München 1923. Arch. f. Dermat. 145, 286 (1924). (b) Neuere Beobachtungen und Anschauungen über die Beziehungen des Lupus erythematodes zur Tuberkulose. Extrapulmonale Tuberkulose. Med. Klin. **1**, H. 3, 11 (1925). Sonderbeil. (c) Lupus érythémateux aigu d'emblée, évoluant vers la forme chronique. Soc. vaudoise Méd. Lausanne, 8. Juli 1926. Rev. méd. Suisse rom. **46**, 949 (1926). — RANDAK: (a) Lupus erythematodes disseminatus. Wien. dermat. Ges., Sitzg 4. Mai 1922. Zbl. Hautkrkh. **6**, 330 (1923). (b) Lupus erythematodes. Wien. dermat. Ges., Sitzg 4. Mai 1922. Zbl. Hautkrkh. **6**, 330 (1923). (c) Lupus erythematodes disseminatus. Wien. dermat. Ges., Sitzg 7. Juni 1923. Zbl. Hautkrkh. **9**, 374 (1924). (d) Porphyrin bei Lupus erythematodes disseminatus acutus. Wien. dermat. Ges., 23. Okt. 1924. Zbl. Hautkrkh. **16**, 382 (1925). RASCH: (a) Epitheliom bei einem Lupus erythematodes. Verh. nord. **4**. Dermat.-Kongr. Kopenhagen **1919**. Dermat. Wschr. **73**, 1019 (1921). (b) Lupus erythematodes nur mit Umschlägen von gekochtem Wasser behandelt. Dän. dermat. Ges., 3. Okt 1928. Zbl. Hautkrkh. **29**, 154 (1929). — RAVAUT, P.: (a) L'action du Néosalvarsan et la réaction de Wassermann chez des malades atteints de tuberculides diverses. Ann. de Dermat. **4**, 470 (1913). (b) Lupus érythémateux avec réaction de Wassermann positive; amélioration par le Néosalvarsan. Bull. Soc. franç. Dermat. **24**, 551 (1913). — RAVAUT, P. et BOCAGE: Le traitement du lupus érythémateux par le novarsénobenzol. Ann. de Dermat. **7**, 657 (1926). — RAVOGLI, A.: (a) Considerations on lupus erythematosus. J. of cutan. genito-urin. Dis. **30**, 4 (1912). (b) Lupus erythematosus diffusus, mit unglücklichem Erfolg mit Tuberkulin behandelt. J. of cutan. genito-urin. Dis. **1915**, Nr 4, 266. — RAYER: Traité théorique et pratique des maladies de la peau. Paris 1827. — RAYNAUD, MONTPELLIER et LACROIX: Un cas de lupus érythémateux exanthématique aigu. Bull. Soc. franç. Dermat. **1922**, Nr 8, 392 (1922). — REICH, E.: Lupus erythematodes der Wangenschleimhaut. Wien. laryngorhinol. Ges., 1. Juni 1926. Mschr. Ohrenheilk. **60**, 993 (1926). — REICHENMILLER, H.: Über das Vorkommen des Streptococcus haemolyticus (SCHOTTMÜLLER) im Rachen und auf den Tonsillen von anscheinend gesunden Personen. Münch. med. Wschr. **73**, 2117 (1926). — REINES, S.: Eine Modifikation in der HOLLÄNDERschen Behandlungsmethode des Lupus erythematodes. Wien. med. Wschr. **1920**, Nr 30/31. — REINHART: Erfahrungen mit der WASSERMANN-NEISSER-BRUCKschen Syphilisreaktion. Münch. med. Wschr. **1909**, 2092. — REISNER, A.: Über Krebsbildung auf dem Boden eines Lupus erythematosus. Dermat. Z. **53**, 496 (1928). — REITMANN, K.: Lupus erythematodes und Alopecia areata. Verh. Wien. dermat. Ges., 20. April 1910. Arch. f. Dermat. **103**, 369 (1910). — REITMANN u. v. ZUMBUSCH: Beitrag zur Pathologie des Lupus erythematodes acutus. Arch. f. Dermat. **99**, 147 (1910). — RENAULT, A.: Lupus érythémateux ou syphilis lupoide. Bull. Soc. franç. Dermat. **1908**, 521. — REYN, A.: (a) Lupus erythematosus und Epitheliom. Brit. J. Dermat. **1912**, 375. (b) Lupus erythematodes mit Atrophie des subcutanen Gewebes. 4. nord. dermat. Kongr. Kopenhagen, 10. Juni 1919. Dermat. Wschr. **73**, 1017 (1921). — RHEE, VAN: Lupus erythematosus and sarcoid. Detroit. dermat. Soc., 20. Okt. 1925. Arch. of Dermat. **13**, 293 (1926). — RICHTER, W.: Zur Kasuistik des Lupus erythematodes kombiniert mit Erythema centrifugum. Münch. med. Wschr. **72**, Nr 25, 1026 (1925). — RIECKE, E.: Lupus erythematodes disseminatus acutus. Sitzg med. Ges. Leipzig, 18. Juni 1912. Münch. med. Wschr. **1912**, 2135. — RIEHL, G.: (a) Lupus erythematodes disseminatus acutus. Verh. Wien. dermat. Ges., 4. März 1903 u. 23. April 1903. Arch. f. Dermat. **66**, 427 u. **67**, 125 (1903). (b) Fraglicher Fall von Lupus erythematodes hypertrophicus. Verh. Wien. dermat. Ges., 21. Febr. 1906. Arch. f. Dermat. **81**, 411 (1906). — RIEHL, G. jun.: (a) Über Carcinoma in Lupo erythematoso. Dermat. Z. **51**, 161 (1927). (b) Beginnendes Ca in Lupo erythematoso. Wien. dermat. Ges., 11. Juni 1929. Zbl. Hautkrkh. **32**, 180 (1930). — ŘIHOVÁ, V.: Cryokauter. Česká Dermat. **6**, 185 (1925). Zbl. Hautkrkh. **17**, 789 (1925). — RILLE, J. H.: Carcinom auf dem Boden von Lupus erythematosus. 1. Tagg mitteldtsch. Dermat. Dresden, 5. Dez. 1920. Dermat. Wschr. **72**, 188 (1921). — RISTIĆ, L.: Behandlung des Lupus erythematodes mit Neosilbersalvarsan. Česká Dermat. **9**, 186 (1928). — RITTER, H.: (a) Lupus erythematodes. Sitzg nordwestdtsch. Dermat. Hamburg, 17. Nov. 1920. Dermat. Wschr. **72**, 324 (1921). (b) Lupus erythematodes, mit Triphal behandelt. Verh. dermat. Ges. Hamburg-Altona, 2. Nov. 1924. Dermat. Wschr. **79**, 1598 (1924). (c) Über die Goldbehandlung der Psoriasis und einiger anderer Dermatosen. Dermat. Z. **45**, 158 (1925). — RIVELLONI, G.: La terapia aurica nel lupus eritematoso ed in altre dermatosi. Giorn. ital. Dermat. **70**, 592 (1929). — ROBBI, MARIA: Statistische, kasuistische und histologische Beiträge zur Lehre vom Lupus erythematodes. Inaug.-Diss. Bern 1910. — ROBERTS, H. L.: (a) Acute Lupus erythematosus. Brit. J. Dermat. **23**, 167 (1911). (b) Focal infection. Brit. J. Dermat. **33**, Nr 10, 319 (1921). (c) Focal infection in relation to the etiology of skin diseases. Brit. med. J. **1922**, Nr 3190, 262. — ROBERTSON and KLAUDER: Lupus erythematosus acutus disseminatus. Report of a fatal case associated with disseminated teleangiectasis. Arch. of Dermat. 8, Nr 4, 487 (1923). — ROBINSON, G. A.: Radium therapy in dermatology. Amer. J. Roentgenol. **14**, 130 (1925). Zbl. Hautkrkh. **20**, 44 (1926). — ROBINSON, J. H.: Lupus erythematosus and alopecia areata. Lancet **1924**, Nr 5285, 1260. — ROCHETTE: Etude sur l'étiologie et le traitement du lupus érythémateux et le role de la syphilis. Diss. Paris. 1927. — ROEDERER, J.: Lupus érythémateux aigu à extension rapide de la face.

Bull. Soc. franç. Dermat. **32**, 167 (1925). — ROEDERER, J. et A. LIX: Lupus érythémateux fixe de la totalité du visage, du cuir chevelu, des avant-bras, des mains, de la cuisse. Bull. Soc. franç. Dermat. **1921**, No 3, 23. — ROSCHER: Lupus erythematodes mit Ausdehnung auf die Extremitäten. Verh. Berl. dermat. Ges., 3. Juli 1906. Arch. f. Dermat. **82**, 439 (1906). — ROSEN: Lupus erythematosus and epithelioma. Manhattan dermat. Soc. 14. Febr. 1927. Arch. of Dermat. **16**, 345 (1927). — ROSEN, H. v.: Der jetzige Stand der parenteralen Terpentintherapie. Z. ärztl. Fortbildg **1921**, Nr 19. — ROSENBERGER, F.: Lupus erythematodes. Dermat. Ges. Hamburg-Altona, 6. Dez. 1925. Zbl. Hautkrkh. **20**, 14 (1926). — ROSENTHAL, O.: Lupus erythematodes. Verh. Berl. dermat. Ges., 12. Juli 1911. Dermat. Z. **18**, 922. — ROST, G.: (a) Zur Krysolganbehandlung des Lupus erythematodes. Verslg südwestdtsch. Dermat. Frankfurt, 14. Okt. 1922. Zbl. Hautkrkh. **7**, 166 (1923). (b) Hautkrankheiten. Berlin 1926. — ROSTENBERG: (a) Lupus erythematosus disseminatus. N. Y. Acad. Med., sect. dermat., 4. März 1924. Arch. of Dermat. **10**, 372 (1924). (b) Lupus erythematosus? Ulerythema ophryogenes? N. Y. Acad. Med., sect. dermat. 2. Dez. 1924. Arch. of Dermat. **11**, 871 (1925). — ROTH, A.: (a) Ein Fall von Lupus erythematodes acutus. Budapest. Orv. Ujsag (ung.) **1909**, Nr 48. (b) Carcinom auf einem Lupus erythematodes-Herde. Budapest. Orv. Ujsag. (ung.) **1909**, Nr 47. — ROTH, A. u. KARÁCSONY: Die Kohlensäureschneebehandlung von Hautkrankheiten. Budapest. Orv. Ujsag (ung.) **1909**, Nr 28. Dermat. Beil. — ROTHMAN, ST.: (a) Zwei Fälle von Lupus erythematosus. Erhebliche Besserung durch Aurocantaneinspritzungen. Verslg südwestdtsch. Dermat. Frankfurt, 14. Okt. 1922. Zbl. Hautkrkh. **7**, 169 (1923). (b) Über die Goldbehandlung des Lupus erythematodes und über Goldschädigungen. Beitr. Klin. Tbk. **63**, 906 (1926). — ROTHWELL: Lupus erythematosus? Sarcoid? N. Y. Acad. Med., sect. dermat. 6. Dez. 1921. Arch. of Dermat. **5**, Nr 3, 408 (1921). — ROUSSEL, J. N.: Blood pressure observations in psoriasis, lichen planus and erythematous lupus. New Orleans med. J. **75**, Nr 5, 228 (1922). Zbl. Hautkrkh. **7**, 250 (1923). — ROXBURGH, A. C.: (a) Case of lupus erythematosus affecting covered parts of body. Proc. roy. Soc. Med., **19**, Nr 2, sect. dermat., 15. Okt. 1925, 1 (1925). (b) Section from case for diagnosis (? lupus erythematosus) shown october 15, 1925. Proc. roy. Soc. Med., sect dermat., 19. Nov. 1925, **19**, Nr 4, 14 (1926). — RÜDISÜLE: Kosmetische Unannehmlichkeiten bei der Mesothoriumbehandlung und Vorschläge zu deren Verhütung. Strahlenther. **11**, 1013 (1920). — RUETE, A. E.: (a) Über den Wert des Aurum-Kalium cyanatum bei der Behandlung des Lupus vulgaris und erythematodes. Dtsch. med. Wschr. **39**, 1727 (1913). (b) Beiträge zur Frage der Tuberkulide und des Lupus erythematodes. Dermat. Z. **23**, 513 (1916). — RUSCH, P.: (a) Lupus erythematodes mit Beteiligung der Mundschleimhaut und Conjunctiven. Verh. Wien. dermat. Ges., 7. Febr. 1912. Arch. f. Dermat. **112**, 396 (1912). (b) Lupus erythematodes. Verh. Wien. dermat. Ges., 7. Mai 1914. Arch. f. Dermat. **119**, II, 282 (1915). (c) Koincidenz eines Lupus vulgaris und Lupus erythematosus. Wien. dermat. Ges., 25. Jan. 1917. Arch. f. Dermat. **125**, 39 (1920). (d) Chilblainlupus. Wien. dermat. Ges., 25. Jan. 1917. Arch. f. Dermat. **125**, 39 (1920). — RYGIER-COKALSKA: Lupus erythematodes. Verh. Warschau. dermat. Ges., 7. Juni 1923. Zbl. Hautkrkh. **13**, 244 (1924).

SAALFELD, E.: (a) Lupus erythematodes hypertrophicus. Verh. Berl. dermat. Ges., 8. Juni 1909. Dermat. Z. **16**, 807 (1909). (b) Zur Behandlung des Lupus erythematodes mit Metäthyl. Verh. 16. internat. med. Kongr. Budapest, Sekt. XIII, **1910**, 69. — SAALFELD, U.: Lupus erythematodes. Berl. dermat. Ges., Sitzg 11. Dez. 1923. Zbl. Hautkrkh. **11**, 197 (1924). — SABOURAUD, R.: Lupus érythémateux chez des malades hérédosyphilitiques. Bull. Soc. franç. Dermat. **1926**, 615. — SACHS, O.: (a) Lupus erythematodes bei 63jährigem Mann. Verh. Wien. dermat. Ges., 8. Febr. 1905. Arch. f. Dermat. **76**, 427 (1905). (b) Lupus erythematodes bei 64jährigem Mann. Verh. Wien. dermat. Ges., 29. Jan. 1908. Arch. f. Dermat. **96**, 84 (1909). (c) Chilblain-Lupus. Verh. d. Wien. dermat. Ges., 3. Febr. 1911. Arch. f. Dermat. **107**, 456 (1911). (d) Lupus erythematodes. Verh. Wien. dermat. Ges., 8. April 1911, Arch. f. Dermat. **108**, 532 (1911). (e) Lupus erythematodes. Wien. dermat. Ges., 20. April 1919. Arch. f. Dermat. **133**, 77 (1921). (f) Lupus erythematodes. Wien. dermat. Ges., 23. Okt. 1919. Arch. f. Dermat. **133**, 130 (1921). (g) Über kombinierte Behandlung mit Jodtinktur und weißer Präcipitatsalbe bei Dermatosen. Dermat. Wschr. **78**, 165 (1924). (h) Chilblain-Lupus. Verh. Wien. dermat. Ges., 4. Dez. 1924. Zbl. Hautkrkh. **16**, 645 (1925). (i) Lupus erythematodes und Erythema perstans. Wien. dermat. Ges., 22. Jan. 1925. Zbl. Hautkrkh. **17**, 130 (1925). (k) Lupus erythematodes und Erythema induratum Bazin. Wien. dermat. Ges., 4. März 1926. Zbl. Hautkrkh. **20**, 276 (1926). (l) Narben nach Lupus erythematodes auf der behaarten Kopfhaut. Wien. dermat. Ges., 27. Jan. 1927. Zbl. Hautkrkh. **23**, 517 (1927). — SAKAGAMI: Demonstration von Lupus erythematodes pemphigoides. Jap. Z. Dermat. u. Urol. **22**, Nr 9, 817 (1922). Zbl. Hautkrkh. **8**, 44 (1923). — SALOMON, O.: Chinin-Intoxikation bei Lupus erythematodes. Verh. dtsch. dermat. Ges., **1908**, 136. — SAMUEL, H. C.: (a) Behandlung von Lupus erythematodes mit UNNAS Mikrobrenner. Verh. New London dermat. Soc., 11. Dez. 1913. Med. Press 31. Dez. **1913**. (b) Lupus erythematosus (anormaler

Typus). Proc. roy. Soc. Med., sect. dermat., Sitzg 15. April 1920. Dermat. Wschr. **72**, 148 (1921). — SANTALOV, N.: Zur Frage des Zusammenhangs des Lupus erythematodes mit der Pseudopelade BROCQ. Russk. Vestn. Dermat. **7**, 33 (1929). — SAPHIER, J.: (a) Lupus erythematodes disseminatus mit Tuberkulomucin behandelt. Verh. Wien. dermat. Ges., 5. März 1914. Arch. f. Dermat. **119** II, 41 (1915). (b) Tuberkulomucin bei Hauttuberkulose und Tuberkuliden. Z. Tbk. **30**, 327 (1919). (c) Die Dermatoskopie. I. Mitt. Arch. f. Dermat. **128**, 1 (1920). (d) Die Dermatoskopie. III. Mitt. Arch. f. Dermat. **134**, 314 (1921). (e) Lupus erythematosus. Münch. dermat. Ges., 1. März 1920. Arch. f. Dermat. **137**, 120 (1921). — SASAKAWA: Ein Fall von Lupus erythematosus disseminatus. Jap. Z. Dermat. u. Urol. **15**, 866. — SASAKI, K.: (a) A case of lupus erythematosus. Jap. J. Dermat. a. Urol. **26**, 8 (1926). Zbl. Hautkrkh. **21**, 331 (1927). (b) Lupus erythematosus and cancer. Jap. J. Dermat. a. Urol. **26**, 58 (1926). Zbl. Hautkrkh. **22**, 90 (1927). — SATENSTEIN: Lupus erythematosus treated with electrocoagulation. Manhattan dermat. Soc., 9. Dez. 1924. Arch. of Dermat. **12**, 120 (1925). — SAUNDERS, HARRY C.: Lupus erythematosus treated with gold and sodium thiosulphate; a report of thirty-two cases. N. Y. State J. Med. **29**, 942—944 (1929). — SAVATARD: (a) Case for diagnosis. Manchester dermat. Soc. 23. Febr. 1912. Brit. J. Dermat. **1912**, 158. (b) Lupus erythematosus acutus. Manchester dermat. Soc., 23. Febr. 1912. Brit. J. Dermat. **1912**, 158. (c) Lupus erythematosus in a man aged 56 years. Brit. J. Dermat., Jan. **1913**, 46. (d) Lupus erythematosus. Verh. Manchester dermat. Soc., 3. Juli 1914. Brit. J. Dermat. **1914**, 402. — SAVILL: Heilung eines Lupus erythematodes nach Tuberkulinbehandlung. Proc. roy. Soc. Med., sect dermat., 22. Mai 1913. Brit. J. Dermat. **1913**. — SCHAMBERG, J. F.: (a) A case of lupus erythematosus in early childhood. J. of cutan. Dis. incl. Syph. **24** (1906). (b) Bandartiger Lupus erythematosus. Philad. dermat. Soc., 11. März 1912. J. cutan. genito-urin. **31**, Nr 3 (1913). (c) Folliculitis decalvans oder Lupus erythematosus. Philad. dermat. Ges., 13. Mai 1912. J. of cutan. genito-urin. Dis. **31**, Nr 7 (1913). (d) Lupus erythematosus disseminatus. Dermat. Soc. Philad., 13. Nov. 1922. Arch. of Dermat. **7**, Nr 3, 399 (1923). (e) Lupus erythematosus. Philad. dermat. Soc., 5. März 1926. Arch. of Dermat. **14**, 228 (1926). — SCHAMBERG and WRIGHT: (a) Lupus erythematosus. Amer. dermat. Assoc., 27. Mai 1926. Arch. of Dermat. **14**, 602/3 (1926). (b) The use of gold and sodium thiosulphate in the treatment of lupus erythematosus. Arch. of Dermat. **15**, 119 (1927). — SCHATTMANN: Weitere Erfahrungen mit der Quarzlampe. Dtsch. med. Presse **1909**, Nr 7. — SCHAULOFF, J.: Die Goldbehandlung des Lupus erythematodes. Clin. bulgar. **2**, 44 (1929). — SCHAUMANN, J.: (a) Lupus erythematodes mit Röntgenbehandlung. Verh. dermat. Ges. Stockholm, 27. Jan. 1910. Arch. f. Dermat. **102**, 133 (1910). (b) Lupus erythematodes der Mundschleimhaut. Verh. dermat. Ges. Stockholm, 26. Jan. 1911. Arch. f. Dermat. **107**, 470 (1911). (c) Lupus erythematosus und Epitheliom. Verh. dermat. Ges. Stockholm, 13. Febr. 1913. Arch. f. Dermat. **117**, 350 (1914). (d) Über Radiumbehandlung von Hautkrankheiten. Verh. 2. Kongr. nord. dermat. Ver. 1913. Dermat. Wschr. **60**, 72 (1915). (e) Lupus érythémateux et syphilis. Note à propos de l'apparition du tabès dans deux cas de lupus érythémateux avec séroréaction de BORDET-WASSERMANN positive. Bull. Soc. franç. Dermat. **1924**, 168 (1924). (f) Sur la pathogénie du lupus érythémateux. Ann. de Dermat. **7**, 193 (1926). (g) Psoriasis et lupus érythémateux associés. Bull. Soc. franç. Dermat. **35**, 278 (1928). — SCHAUMANN, JOERGEN et KARL HEDÉN: (a) Sur la réaction de BORDET-WASSERMANN dans le lupus érythémateux pratiquée au moyen de sérum à fortes doses. Bull. Soc. franç. Dermat. **34**, 366 (1927). (b) Sur le traitement du lupus érythémateux par le Krysolgan. Bull. Soc. franç. Dermat. **34**, 867 (1927). — SCHEER: (a) Lupus erythematosus or cicatrizing superficial epithelioma. N. Y. Acad. Med., 6. März 1923. Arch. of Dermat. **8**, Nr 1, 107 (1923). (b) Lupus erythematosus disseminatus. N. Y. Acad. Med., sect. dermat., 3. März 1925. Arch. of Dermat. **12**, 593 (1925). — SCHERBER, G.: (a) Lupus erythematodes. Verh. Wien. dermat. Ges., 13. Mai 1908. Arch. f. Dermat. **96**, 90 (1909). (b) Lupus erythematosus profundus. Verh. Wien. dermat. Ges., 12. Febr. 1912. Arch. f. Dermat. **115**, 848 (1913). (c) Lupus erythematodes disseminatus, mit Tuberkulomucin behandelt. Verh. Wien. dermat. Ges., 18. Juni 1914. Arch. f. Dermat. **119** II, 518 (1915). (d) Lupus erythematodes disseminatus. Verh. Wien. dermat. Ges., 25. Jan. 1917. Arch. f. Dermat. **125**, 40 (1920). (e) Lupus erythematodes. Verh. Wien. dermat. Ges., 22. Febr. 1917. Arch. f. Dermat. **125**, 49 (1920). (f) Akuter Ausbruch eines Lupus erythematodes. Verh. Wien. dermat. Ges., 28. Juni 1917. Arch. f. Dermat. **125**, 181 (1920). (g) Die Goldtherapie des Lupus erythematodes. 14. Kongr. dtsch. dermat. Ges. Dresden 1925. Arch. f. Dermat. **151**, 376 (1926). — SCHERLER, J.: Erfahrungen mit der Terpentinbehandlung bei dermatologischen und urologischen Erkrankungen. Allg. Med. Ztg **1920**, Nr 24. — SCHIDACHI, T.: Über das Erythema induratum. Arch. f. Dermat. **90**, 371 (1908). — SCHIFF, E.: Kälteanwendung in der Dermatologie. Wien. med. Wschr. **1911**, Nr 51. — SCHILDKRAUT: (a) Lupus erythematosus and lupus pernio. Philad. dermat. Soc., Mai **1924**. Arch. of Dermat. **10**, 778 (1924). (b) Lupus erythematosus. Philad. dermat. Soc., 10. Nov. 1924. Arch. of Dermat. **11**, 691 (1925). — SCHINDLER: Lupus erythematosus.

Verh. Breslau. dermat. Ver.igg, 3. Febr. 1906. Arch. f. Dermat. **82**, 420 (1906). — SCHIPERSKAJA: Zur Frage der Behandlung von streptokokkogenen Hautkrankheiten mit dem Finsenapparat. Russk. Wratsch **1910**, Nr 1. — SCHMID: Lupus erythematodes. Verh. Münch. dermat. Ges., 25. Mai 1914. Arch. f. Dermat. **119** II, 527 (1915). — SCHMIDT: (a) Lupus erythematodes und Carcinom. Verh. Berl. dermat. Ges., 3. Juli 1906. Arch. f. Dermat. **82**, 437 (1906). (b) Lupus erythematosus (generalized). Chicago dermat. Soc., 21. Jan. 1925. Arch. of Dermat. **12**, 410 (1925). (c) Disseminated lupus erythematosus. Chicago dermat. Soc., 16. Dez. 1925. Arch. of Dermat. **14**, 71 (1926). — SCHMIDT, FREDERICK REHM: Lupus erythematosus with leukemic observations. Report of a case. Arch. of Dermat. **20**, 217—220 (1929). — SCHMIDT, W.: Über 3 Fälle von Lupus erythematodes acutus nebst statistischen Beiträgen zur Lehre dieser Krankheit usw. Dermat. Z. **21**, 28 (1914). — SCHMIDT-LA BAUME: Tödlicher Verlauf eines Lupus erythematodes. Frankf. dermat. Ver.igg, 13. Dez. 1928. Zbl. Hautkrkh. **31**, 681 (1928). — SCHOCH: Lupus erythematodes des Gesichts, des behaarten Kopfes und der Hände, Drüsentuberkulose und papulonekrotische Tuberkulide (Übergänge). 9. Kongr. Schweiz. dermat. Ges. Zürich, 4.—5. Juli 1925. Schweiz. med. Wschr. **56**, 397 (1926). — SCHÖNFELD, W.: Zur Frage des Vorkommens positiver Wa.R. bei Hauttuberkulosen und Tuberkuliden. Arch. f. Dermat. **126**, 702 (1919). — SCHOENHOF, S.: (a) Ein durch Röntgenbehandlung geheiltes Carcinom auf der Basis von Lupus erythematodes. Ver. dtsch. Ärzte Prag, 27. Jan. 1922. Dtsch. med. Wschr. **48**, 510 (1922). (b) Lupus erythematodes? Gumma? Dtsch. dermat. Ges. tschechoslov. Republik, 1. März 1925. Zbl. Hautkrkh. **16**, 753 (1925). (c) Lupus erythematodes acutus. Dtsch. dermat. Ges. tschechoslov. Republik, 19. April 1925. Zbl. Hautkrkh. **17**, 266 (1925). (d) Behandlung des Lupus erythematodes mit Röntgenbestrahlung der regionären Drüsen. Dtsch. dermat. Ges. tschechos ov. Republik, 19. April 1925. Zbl. Hautkrkh. **17**, 266 (1925). (e) Lupus erythematodes verrucosus. Dtsch. dermat. Ges. tschechoslov. Republik, 28. Juni 1925. Zbl. Hautkrkh. **18**, 24 (1926). (f) Lupus erythematodes. Ausbreitung nach Sonnenbestrahlung. Dtsch. dermat. Ges. tschechoslov. Republik, 13. Dez. 1925. Zbl. Hautkrkh. **19**, 198 (1926). (g) Versuche zur indirekten Bestrahlung von Hautkrankheiten. Strahlenther. **22**, 148 (1926). (h) Lupus erythematodes mit universeller Ausbreitung. Dtsch. dermat. Ges. tschechoslov. Republik, 25. April 1926. Zbl. Hautkrkh. **20**, 856 (1926). (i) Behandlung des Lupus erythematodes durch Röntgenbestrahlung der regionären Lymphdrüsen. Dtsch. dermat Ges. tschechoslov. Republik, 20. Juni 1926. Zbl. Hautkrkh. **21**, 132 (1926). (k) Lupus erythematodes subacutus. Dtsch. dermat. Ges. tschechoslov. Republik, 14. Nov. 1926. Zbl. Hautkrkh. **22**, 597 (1927). (l) Lupus erythematodes disseminatus. (Erythema perstans faciei chronicum.) Dtsch. dermat. Ges. tschechoslov. Republik, 19. Dez. 1926. Zbl. Hautkrkh. **22**, 846 (1927). (m) Lupus erythematodes. Heilung nach Röntgenbestrahlung der Halsdrüsen. Dtsch. dermat. Ges. tschechoslov. Republik, 8. Mai 1927. Zbl. Hautkrkh. **24**, 162 (1927). (n) Lupus erythematodes mit isomorphem Reizeffekt. Dtsch. dermat. Ges. tschechoslov. Republik, 8. Mai 1927. Zbl. Hautkrkh. **24**, 162 (1927). (o) Lupus erythematodes. Heilung nach Röntgenbestrahlung der regionären Lymphdrüsen. Dtsch. dermat. Ges. tschechoslov. Republik, 18. März 1928. Zbl. Hautkrkh. **26**, 773 (1928). (p) Drei Fälle von Lupus erythematodes. Dtsch. dermat. Ges. tschechoslov. Republik, 29. April 1928. Zbl. Hautkrkh. **27**, 579 (1928). (q) Drei Fälle von Lupus erythematodes mit Beziehungen zu Lichteinwirkungen. Dtsch. dermat. Ges. tschechoslov. Republik, 17. Juni 1928. Zbl. Hautkrkh. **28**, 115 (1929). (r) Über die indirekte Röntgenbehandlung der Hautkrankheiten. Dtsch. dermat. Ges. tschechoslov. Republik, 23. Febr. 1929. Zbl. Hautkrkh. **30**, 171 (1929). — SCHOLTZ, M.: Lupus erythematosus acutus disseminatus haemorrhagicus. Arch. of Dermat. **6**, Nr 4, 466 (1922). — SCHOLTZ, W.: (a) Über die Indikationen der Behandlung mit Röntgenstrahlen in der Dermatologie. Fortschr. Röntgenstr. 8, 2 (1904). (b) PIRQUETsche Reaktion bei Lupus erythematodes. Verh. nordostdtsch. dermat. Ver.igg, 15. Jan. 1913. Arch. f. Dermat. **115**, 854 (1913). (c) Lupus erythematodes, mit Kohlensäureschnee behandelt. Verh. nordostdtsch. dermat. Ver.igg, 30. Nov. 1919. Arch. f. Dermat. **137**, 145 (1921). (d) Behandlung des Lupus erythematosus mit Terpichin. Verh. nordostdtsch. dermat. Ver.igg, 17. Okt. 1920. Arch. f. Dermat. **137**, 154 (1921). — SCHOLTZ u. FISCHER: Über die Anwendung des Doramad bei der Behandlung von Hautkrankheiten. Berl. Klin. Wschr. **1921**, Nr 38. — SCHONNEFELD, Lupus erythematodes disseminatus mit positiver Herdreaktion auf Tuberkulin. Wiss. Ver. städt. Krk.haus Frankfurt, 2. Febr. 1910. Münch. med. Wschr. **57**, 937 (1910). — SCHRAMEK: (a) Lupus erythematodes in langgestreckten Herden auf beiden Handrücken. Verh. Wien. dermat. Ges., 11. Nov. 1908. Arch. f. Dermat. **96**, 98 (1909). (b) Lupus erythematodes. Verh. Wien. dermat. Ges., 17. Mai 1911. Arch. f. Dermat. **110**, 287 (1911). (c) Lupus erythematodes disseminatus acutus, mit Radiumemanation behandelt. Verh. Wien. dermat. Ges., 19. Febr. 1914. Arch. f. Dermat. **119** II, 32 (1915). (d) Lupus erythematodes oder Purpura. Verh. Wien. dermat. Ges., 18. Mai 1916. Arch. f. Dermat. **122**, 812 (1918). — SCHREINER, K.: Zur Krysolganbehandlung des Lupus erythematodes. Dermat. Z. **47**, 53 (1926). — SCHRÖPL: Chilblain-Lupus. Dermat. Ges. Hamburg-Altona, 6. Dez. 1925. Zbl. Hautkrkh. **20**, 14 (1926). —

SCHREUS: Lupus erythematodes. Tagg Ver.igg rhein.-westfäl. Dermat., 20. Jan. 1929. Zbl. Hautkrkh. **30**, 296 (1929). — SCHUBERT: Über die Verwendung von Andriolsalben Verh. 88. Verslg Ges. dtsch. Naturforsch. Innsbruck 1924. Zbl. Hautkrkh. **14**, 413 (1924). — SCHUCHT, A.: Über die Behandlung des Lupus vulgaris und über andere mit der KROMAYERschen Quarzlampe behandelte Dermatosen. Z. med. Elektr. u. Röntgenkde **10** (1908). — SCHULTZ, FRANK: Die Röntgentherapie in der Dermatologie. Berlin 1910. — SCHUMACHER: (a) Lupus erythematodes nach starker Reizung durch Schwefelsalbe und Sonnenbäder. Münch. dermat. Ges., 21. Juli 1920. Arch. f. Dermat. **137**, 131 (1921). (b) Lupus erythematodes discoides. Münch. dermat. Ges., Sitzg 25. Juni 1923. Zbl. Hautkrkh. **9**, 440 (1924). — SCHWAB, TH.: Lupus erythematodes, angefangen unter der Form der Granulosis rubra. Verh. Breslau. dermat. Ges. Arch. f. Dermat. **79**, 471 (1906). — SCHWARTZ: Lupus erythematosus or Lupus vulgaris. N. Y. dermat. Soc., 26. Nov. 1912. J. of cutan. genito-urin. Dis. **31**, Nr 5 (1913). — SCHWARTZ and BUSMAN: Lupus erythematosus. Dermat. Soc. Pittsburgh, 1. Mai 1923. Arch. of Dermat. 8, Nr 4, 576 (1923). — SCHWONER: Lupus erythematodes. Verh. Wien. dermat. Ges., 22. Febr. 1917. Arch. f. Dermat. **125**, 45 (1920). — SEMON, H. C.: (a) X-rays in dermatology. Practitioner **108**, Nr 4, 259 (1922). (b) Lupus erythematosus treated by Krysolgan. Proc. roy. Soc. Med., sect. dermat., 16. Dez. 1926. **20**, Nr 5, 56 (1926). (c) Lupus erythematosus, treated by Krysolgan. Proc. roy. Soc. Med., sect. dermat., 17. März 1927, **20**, Nr 9, 83 (1927). (d) The treatment of lupus erythematosus by Krysolgan. Brit. med. J. **1927**, Nr 3475, 258. — SENEAR: A case for diagnosis (Lupus erythematosus). Chicago dermat. Soc., 18. Mai 1921. Arch. of Dermat. 4, 283 (1921). — SENEAR, F. E. and B. USHER: An unusual type of pemphigus combining features of lupus erythematosus. Arch. of Dermat. **13**, 761 (1926). — SENGER, E.: Eine Bemerkung zur Ätiologie des Lupus erythematodes. Dermat. Zbl. **290**, (1908). — SEQUEIRA, J. H.: (a) Lupus erythematosus with epithelioma. Brit. J. Dermat. **22**, 236 (1910). (b) Lupus erythematosus mit Epitheliom. Roy. Soc. Med., sect. dermat., 31. Mai 1910. Brit. J. Dermat. **1910**, Nr 7. (c) Lupus erythematosus der einen Gesichtshälfte. Roy. Soc. Med., sect. dermat., 17. Febr. 1910. Brit. J. Dermat., Febr. **1910**. (d) Lupus erythematosus mit erythema iris. Roy. Soc. Med., sect. dermat., 21. April 1910. Brit. J. Dermat., Mai **1910**. (e) Lupus erythematosus mit Sklerodaktylie. Roy. Soc. Med., sect. dermat., 31. Mai 1910. Brit. J. Dermat. **1910**, Nr 7. (f) Lupus erythematosus bei einer Frau auf den Haarboden beschränkt. Roy. Soc. Med., sect. dermat., 31. Mai 1910. Brit. J. Dermat. **1910**, Nr 7. (g) Lupus erythematosus acutus. Roy. Soc. Med., sect. dermat., 20. April 1911. Brit. J. Dermat. **1911**, Nr 5. (h) Case for diagnosis. Verh. roy. Soc. Med., sect. dermat., 21. März 1912. Brit. J. Dermat., **1912**, 150. (i) Lupus erythematosus. Verh. roy. Soc. Med., sect. dermat., 22. Mai 1913. Brit. J. Dermat., **1913**, 197. (k) Fall von hämorrhagischem Lupus erythematosus. Roy. Soc. Med., sect. dermat., 18. Dez. 1919. Dermat. Wschr. **71**, 755 (1920). (l) Lupus erythematosus with Sclerodermia. Brit. J. Dermat. **33**, 298 (1921). (m) Diseases of the skin. London 1919. SEQUEIRA, J. H. and H. BALEAN: Lupus erythematosus: a clinical study of seventy one cases. Brit. J. Dermat. **1902**, 377. — SERRANO: Behandlung des Lupus erythematodes mit Trichloressigsäure. Actas dermo-sifiliogr. **1911**, Nr 5. — SERRANO u. NOUELL: Behandlung einiger Hautkrankheiten mit Kohlensäureschnee. Actas dermo-sifiliogr., Okt. **1909**. Ref. Mh. Dermat. **50**, 302 (1910). — SÉZARY, A.: Sur le traitement bismuthique du lupus érythémateux. Bull. Soc. franç. Dermat. **35**, 187 (1928). — SÉZARY, A. et F. BENOIST: Action remarquable du traitement bismuthique dans deux cas de lupus érythemateux. Bull. Soc. franç Dermat. **34**, 382 (1927). — SHAPIRO: (a) Lupus erythematosus. Minnesota dermat. Soc., 5. Nov. 1924. Arch. of Dermat. **11**, 685 (1925). (b) Lupus erythématosus. Minnesota dermat. Soc., 3. Dez. 1924. Arch. of Dermat. **12**, 111 (1925). — SHORT, T. S.: Fatal case of acute lupus erythematosus. Brit. J. Dermat., **19**, 271 (1907). — SIBLEY, W. K.: (a) Über eine neue Applikationsmethode des Kohlensäureschnees. Practitioner, Juli **1912**. (b) Lupus erythematosus. Roy. Soc. Med., sect. dermat., 18. Dez. 1913. Brit. J. Dermat., Jan. **1914**. (c) Lupus erythematosus der Wangenschleimhaut. Roy. Soc. Med., sect. dermat., 19. Febr. 1914. Brit. J. Dermat., März **1914**. (d) Erythema pernio, (?) Lupus erythematosus. Roy. Soc. Med., sect. dermat., 17. Dez. 1914. Brit. J. Dermat. **1915**, Nr 3. (e) Erythema pernio or Lupus erythematodes. Brit. J. Dermat., **1915**, Nr 3. (f) The uses of diathermy in dermatology. Practitioner **107**, Nr 4. 246 (1921). Zbl. Hautkrkh. **3**, 351 (1922). (g) Lupus erythematosus and its treatment. Urologic. Rev. **27**, Nr 27, 414 (1923). Zbl. Hautkrkh. **11**, 327 (1924). (h) Case of lupus vulgaris et erythematosus. Proc. roy. Soc. Med., sect. dermat., 19. Nov. 1925., **19**, Nr 4, 15 (1926). — SIBLEY, W. R. and W. H. WYNN: A fatal case of lupus erythematosus disseminatus. Brit. J. Dermat. **35**, Nr 8/9, 323 (1923). — SIDLICK: Lupus erythematosus. Arch. of Dermat. **20**, 243 (1929). — SIEBEN, H.: Tuberkulinbehandlung des Lupus erythematodes und des Erythema induratum Bazin. Dtsch. med. Wschr. **50**, 304 (1924). — SIEBERT, C.: (a) Erythema centrifugum. Verh. Breslau. dermat. Ges. Arch. f. Dermat. **79**, 470 (1906). (b) Ausgedehnter Lupus erythematodes discoides. Verh. Breslau. dermat. Ges. Arch. f. Dermat. **79**, 470 (1906). (c) Positive Tuberkulinreaktion bei Lupus erythematodes. Verh. Breslau. dermat. Ges. Arch. f. Dermat. **79**,

470 (1906). — SIEMENS, W. H.: Zur Klinik und Ätiologie des Lupus erythematodes acutus. Münch. med. Wschr. **72**, Nr 25, 1023 (1925). — SIMON, CL.: Essai de traitement du lupus érythémateux par les injections intra-musculaires d'or lipo-soluble. Bull. Soc. franç. Dermat. **36**, 1059 (1929). — SIMPSON: Lupus erythematosus (?). Poikilodermia (?). N. Y. Acad. Med., sect. dermat., 1. Febr. 1927. Arch. of Dermat. **16**, 217 (1927). — SIMPSON, F. E.: (a) Lupus erythematosus. Chicago dermat. Soc., März/April 1910. J. of cutan. genito-urin. Dis. **30**, Nr 1 (1912). (b) Radium in skin diseases. J. amer. med. Assoc. **1913**, 80. (c) Lupus erythematosus erfolgreich mit Radium behandelt. J. cutan. of genito-urin Dis. **33**, Nr 5 (1915). — SJAKANAKIS: Erfahrungen mit Terpichin bei dermatologischen, gynäkologischen und urologischen Erkrankungen. Dtsch. med. Wschr. **1920**, Nr 49. — SKINNER, E. F.: The relationship of syphilis to other dermatoses. Brit. J. Dermat. **37**, 459 (1925). — SKLARZ, E.: (a) Lupus erythematodes (Erythema centrifugum). Berl. dermat. Ges., Sitzg 14. Nov. 1922. Dermat. Z. **38**, 288 (1923). (b) Zwei Fälle von Erythema centrifugum. Berl. dermat. Ges., Sitzg 8. Mai 1923. Zbl. Hautkrkh. **9**, 370 (1924). — SLADKOWITSCH, S. E.: (a) Behandlung des Lupus erythematodes mit Iontophorese. Arch. f. Dermat. **152**, 353 (1926). (b) Behandlung des Lupus erythematodes mit Iontophorese. Moskau. vener.-dermat. Ges., 14. Jan. 1926. Zbl. Hautkrkh. **26**, 35 (1928). — SLUCZEWSKI, A.: Thorium-X-Doramad-Behandlung bei Dermatosen. Dermat. Z. **28**, 211 (1919). — SMALL, W. D. D.: Lupus erythematosus: eine einfache Behandlungsmethode. Brit. J. Dermat., Juli **1919**. Dermat. Wschr. **71**, 796 (1920). — SMITH, TH.: Mucous membrane lesions in lupus erythematosus. Brit. J. Dermat. **18**, 59 (1906). — SOMOGYI, S.: Der heutige Stand der Frage des Lupus erythematodes. Zbl. Hautkrkh. **18**, 641 (1926). — SPARMANN, G.: Beitrag zu den Blutlipasen bei Gesunden, Hauttuberkulösen und Syphilitikern. Dermat. Z. **40**, 15 (1923). — SPECHT: Lupus erythematodes. Versagen der Jod-Chininbehandlung. Verh. Breslau. dermat. Ges. Arch. f. Dermat. **79**, 472 (1906). — SPIEGEL, A.: (a) Fall von Lupus erythematodes des Gesichts und Kopfes. Köln. dermat. Ges., Sitzg 24. Febr. 1922. Dermat. Z. **36**, 234 (1922). (b) Ungewöhnlich hartnäckiger Fall von Lupus erythematodes. Köln. dermat. Ges., Sitzg 28. April 1922. Dermat. Z. **37**, 165 (1922). (c) Fall von Lupus erythematodes der Kopfhaut. Köln. dermat. Ges., Sitzg 27. Okt. 1922. Dermat. Z. **38**, 355 (1923). — SPIEGLER: (a) Lupus erythematodes. Beginn mit wasserhellen Bläschen. Verh. Wien. dermat. Ges., 9. Nov. 1904. Arch. f. Dermat. **74**, 317 (1905). (b) Lupus erythematodes im Anschluß an eine Erfrierung. Verh. Wien. dermat. Ges., 23. Nov. 1904. Arch. f. Dermat. **75**, 112 (1905). (c) Lupus erythematodes. Verh. Wien. dermat. Ges., 24. Jan. 1906. Arch. f. Dermat. **81**, 408 (1906). — SPIETHOFF, B.: (a) Zur Ätiologie und Pathologie des Lupus erythematodes chronicus und acutus. Arch. f. Dermat. **113**, 1047 (1912). (b) Das Blutbild bei der chronischen und akuten Form des Lupus erythematodes. Arch. f. Dermat. **121**, 269 (1916). (c) Das Blutbild bei den verschiedenen Formen der Hauttuberkulose. Arch. f. Dermat. **132**, 259 (1921). (d) Defibriniertes Eigenblut in der Reiztherapie. Münch. med. Wschr. **69**, Nr 27, 1003 (1922). (e) Der parenteral einverleibte Alkohol in der Reiztherapie. Münch. med. Wschr. **71**, 773 (1924). — SPILLMANN et HUFFSCHMITT: Résultats des essais de traitement de certaines dermatoses par les injections de terres rares. Rev. méd. est. **49**, 200 (1921). Zbl. Hautkrkh. **1**, 480 (1921). — SPITZER, E.: Lupus erythematodes hypertrophicus. Wien. dermat. Ges., 9. Dez. 1920. Arch. f. Dermat. **137**, 112 (1921). — SPITZER, L.: (a) Association de lupus érythémateux et de lupus tuberculeux. Ann. de Dermat. 8, 189 (1907). (b) Lupus erythematodes auf die Kopfhaut beschränkt. Verh. Wien. dermat. Ges., 26. Febr. 1913. Arch. f. Dermat. **115**, 1004 (1913). — SPITZER, R.: Geographische Verteilung der Hautkrankheiten. Handbuch der Haut- und Geschlechtskrankheiten v. JADASSOHN, Bd. 14 II, S. 269. 1928. — STEINER, J.: Ein seltener Fall von Lupus erythematosus. Budapest. Orv. Ujsag (ung.), Beil. Nr 2. Mh. Dermat. **42**, 281 (1906). — STELWAGON, H. W.: (a) Beobachtungen über den Gebrauch der X-Strahlen in der Dermatologie. J. of cutan. genito-urin. Dis. **24**, H. 3 (1906). (b) Kohlensäureschnee bei Hautkrankheiten. Ther. Gaz., Aug. **1910**. — STELWAGON u. GASKILL: Lupus erythematosus. Philad. dermat. Soc., 11. Dez. 1911. J. of cutan. genito-urin. Dis. **30**, Nr 10 (1912). — STERN, S.: Bericht über 800 dermatologische Fälle, mit X-Strahlen und Hochfrequenzströmen am Mount Sinai-Hospital behandelt. J. of cutan. genito-urin. Dis., Okt. **1907**. — STICKER, A.: Klinische Erfolge der Radium- und Mesothoriumbestrahlung. Strahlenther. **10**, 689 (1920). — STILLIANS: (a) Dermatitis herpetiformis with lupus erythematosus. Chicago dermat. Soc., Sitzg 21. Dez. 1921. Arch. of Dermat. **5**, Nr 4, 543 (1922). (b) Lupus erythematosus. Chicago dermat. Soc., 16. Jan. 1924. Arch. of Dermat. **9**, 801 (1924). (c) Lupus erythematosus and arsenic dermatitis. Chicago dermat. Soc., 19. März 1924. Arch. of Dermat. **10**, 266 (1924). (d) Carcinoma in scar of lupus erythematosus. Chicago dermat. Soc., 21. Okt. 1925. Arch. of Dermat. **13**, 558 (1926). (e) Lupus erythematosus. Chicago dermat. Soc., 17. März 1925. Arch. of Dermat. **14**, 469 (1926). (f) Lupus erythematosus. Arch. of Dermat. **20**, 382 (1929). — STOKES, J. H.: The diagnosis of disseminate erythematous lupus. Med. Clin. N. Amer. **10**, 290 (1926). — STOPFORD u. MAC KENNA: Zinkionenbehandlung bei Lupus usw. Liverpool med. Inst.,

5. Dez. 1912. Brit. med. J., Dez. **1912**, 1710. — STRANDBERG, J.: (a) Lupus erythematosus bei 5jährigem Kind. Verh. d. dermat. Ges. Stockholm, 13. Febr. 1913. Arch. f. Dermat. **117**, 351 (1914). (b) Lupus erythematosus und Lupus vulgaris. Verh. f. Dermat. **117**, 353 (1914). (c) Lupus erythematodes. Verh. dermat. Ges. Stockholm, 20. Okt. 1926. Zbl. Hautkrkh. **23**, 166 (1927). — STRASZÝNSKI, A.: Atypischer Lupus erythematosus. Przegl. dermat. (poln.) **18**, 70 (1923). Zbl. Hautkrkh. **16**, 586 (1925). — STRASSBERG: (a) Epitheliom nach Lupus erythematodes. Wien. dermat. Ges., 20. Febr. 1920. Arch. f. Dermat. **137**, 39 (1921). (b) Lupus erythematodes discoides. Wien. dermat. Ges., Sitzg 22. Juni 1922. Zbl. Hautkrkh. **6**, 502 (1923). (c) Carcinom auf Lupus erythematodes. Wien. dermat. Ges., Sitzg 26. Okt. 1922. Zbl. Hautkrkh. **7**, 244 (1923). — STRASSER, J.: Lupus erythematodes und das papulonekrotische Tuberkulid. Wien. med. Presse **1905**, Nr 6, 269. — STRAUSE: Lupus erythematosus, Vitiligo. Philad. dermat. Soc., 14. Jan. 1924. Arch. of Dermat. **10**, 229 (1924). — STRAUSS, ABRAM: Lupus erythematosus and vitiligo, Philadelphia, New York a. New England dermat. Soc., 14. Okt. 1924. Arch. of Dermat. **11**, 559 (1925). — STRAUSS, ARTUR: Die Technik der Kohlensäureschneebehandlung bei Hautkrankheiten. Münch. med. Wschr. **58**, 27 (1911). — STREMPEL: Lupus erythematodes disseminatus. Rhein. westfäl. Dermat.ver., Sitzg 14. Mai 1922. Dermat. Z. **37**, 328 (1922). — STROSCHER: Lupus erythematodes. Med. Ges. Oberlausitz, 21. März 1926. Münch. med. Wschr. **73**, 718 (1926). — STÜMPKE, G.: (a) Zur Therapie des Lupus erythematodes. Med. Klin. **1920**, 1027. (b) Die Behandlung des Lupus erythematodes. Zbl. Hautkrkh. **1**, 169 (1921). (c) Fall von Lupus erythematodes. Nordwestdtsch. Dermat.ver. Hannover, Sitzg 26. März 1922. Zbl. Hautkrkh. **5**, 439 (1922). (d) Zur Ätiologie des Lupus erythematodes. Dermat. Wschr. **82**, 289 (1926). — SUNDT, H.: Fall von Lupus erythematosus mit akuter Verschlechterung unter dem Auftreten von Erysipel und Phlegmone des Kopfes; tödlicher Ausgang; Obduktion ohne Befund für Tuberkulose. Med. Rev. **39**, Nr 1, 25 (1922). Zbl. Hautkrkh. **5**, 311 (1922) u. Brit. J. Dermat. **38**, 273 (1926). — SUTTON, J.: Die Anwendung von Kohlensäureschnee in der Dermatologie. Dublin. J. med. Sci., Juli **1909**. — SWANSON, COSBY: Lupus erythematosus. South. med. J. **22**, 1001—1003 (1929). — SWEITZER, S. E.: (a) Radium bei Hautkrankheiten. Dermat. Wschr. **64**, 419 (1917). (b) Lupus erythematosus congestive type. Minnesota dermat. soc. 7. Okt. 1925. Arch. of Dermat. **13**, 285 (1926). (c) Lupus erythematosus. Minnesota dermat. Soc., 6. April 1927. Arch. of Dermat. **16**, 787 (1927). — SWOBODA: Lupus erythematodes (Tuberkulomucinbehandlung). Dtsch. dermat. Ges. tschechoslov. Republik, 13. Dez. 1925. Zbl. Hautkrkh. **19**, 199 (1926).

TANIMURA, CH.: Goldpräparate (Krysolgan und Triphal) als Therapeuticum des Lupus erythematodes. Jap. J. of Dermat. **28**, 9 (1928). — TAPARELLI, A.: Lupus eritematodes del viso. Raggi ultraviol. **1**, 53 (1925. — TARCHINI, P.: Sulla terapia del lupus eritematoso. Giorn. ital. Dermat. **68**, 352 (1927). — TARTAROVSKY, MARIE: Kritische Betrachtung der Behandlungsarten des Lupus erythematodes. Inaug.-Diss. Genf 1910. — TAUSSIG, L. R.: The limitations of radium therapy in dermatology. Amer. J. Roentgenol. **14**, 121 (1925). TEMESVÁRY, G.: (a) Mit Triphal behandelte Fälle von Lupus erythematodes. Ung. dermat. Ges., 30. März 1928. Zbl. Hautkrkh. **26**, 656 (1928). (b) Triphaldermatitis. Zbl. Hautkrkh. **26**, 656 (1928). (c) Über Vor- und Nachteile der Triphalbehandlung bei Lupus erythematodes. Mschr. ung. Med. **2**, 124 (1928). — THEDERING, F.: (a) Das Quarzlicht und seine Anwendung in der Medizin. Oldenburg 1916. (b) Erfahrungen mit der künstlichen Höhensonne und natürlicher Heliotherapie. Strahlenther. **6**, 64 (1915). (c) Neuere radiologische Erfahrungen. Strahlenther. **12**, H. 3, 796 (1921). — THIEBIERGE, G.: (a) Le lupus érythémateux a forme d'atrophodermie en plaques. Ann. de Dermat. **913** (1905). (b) Deux cas de lupus érythémateux des paupières. L'origine traumatique possible du lupus érythémateux. Bull. Soc. franç. Dermat. **1923**, No 6, 295 (1923). — THIEME, S.: Lupus erythematodes, daneben Chilblainlupus. Münch. dermat. Ges., 14. Mai 1926. Zbl. Hautkrkh. **21**, 143 (1926). — THOMPSON: Behandlung des Lupus erythematodes mit Kohlensäureschnee. Soc. belge Dermat., 9. April 1911. Dermat. Wschr. **54**, 232 (1912). — THRONE, B.: (a) Lupus erythematosus. A clinical study. Arch. of Dermat. **12**, 33 (1925). (b) Lupus erythematosus and mycosis fungoides. Brooklyn dermat. Soc., 18. April 1927. Arch. of Dermat. **16**, 800 (1927). — THRONE, CLARK, VAN DYCK and MYERS: Treatment of lupus erythematosus with gold compounds. (Sodium salt of aurothiobenzimidazolcarbolic acid.) N. Y. State J. Med. **27**, 1064 (1927). — TIÈCHE: Lupus erythematodes disseminatus. Verh. dtsch. dermat. Ges., 9. Kongr. **1907**, 463. — TÖRÖK, L.: Ein Fall von Lupus erythematodes tuberkulösen Ursprungs. Budapesti Orv. Ujsag. (ung.) **1912**, Nr 1. — TOMMASI, LODOVICO: Chemioterapia mista oro-arsenobenzolo nel lupus eritematoso. Dermosifilogr. **2**, 517 (1927). — TORTORA, O.: Differente modo di comportarsi rispetto alla cura dei preparati colloidali di oro del lupus eritematoso e del lupus vulgaris. Rinnov. med. **29**, 382 (1926). — TOWLE: (a) Lupus erythematosus oder Morbus Addison. 45. Jtagg amerik. dermat. Ver.igg. J. of cutan. genito-urin. Dis. **1912**, Nr 5. (b) Acute lupus erythematosus. Amer. dermat. Assoc. Chicago, 2. Juni 1921. Arch. of Dermat. **4**, Nr 4, 551 (1921). — TOYAMA: Ein Fall von Lupus erythematosus disseminatus. Jap. Z. Dermat. u, Urol. **7**, 152. — TRAUTMANN:

Die Krankheiten der Mundhöhle und der oberen Luftwege bei Dermatosen. 2. Aufl. Wiesbaden 1911. — TRIMBLE, W. B.: (a) Lupus erythematosus mit besonderer Konfiguration. N. Y. dermat. Ges., 19. Dez. 1911. J. of cutan. genito-urin. Dis. **30**, Nr 4 (1912). (b) Lupus erythematosus. N. Y. dermat. Ges., 27. Febr. 1912. J. of cutan. genito-urin. Dis. **30**, Nr 8 (1912). (c) Lupus erythematosus. N. Y. dermat. Ges., 23. April 1912. J. of cutan. genito-urin. Dis. **30**, Nr 11 (1912). (d) Lupus erythematosus disseminatus. Verh. N. Y. dermat. Ges., 22. Okt. 1912. J. of cutan. genito-urin. Dis. **31**, Nr 2 (1913). (e) Lupus erythematosus mit bemerkenswertem Heilerfolg. Verh. N. Y. dermat. Ges., 22. Okt. 1912. J. of cutan. genito-urin. Dis. **31**, Nr 2 (1913). (f) Lupus erythematosus nach HOLLÄNDER behandelt. Verh. N. Y. Akad. Med., Sekt. Dermat., Okt./Nov. 1911. J. of cutan. genito-urin. Dis. **31**, Nr 2 (1913). (g) Lupus erythematosus. Verh. N. Y. Akad. Med., Abt. Dermat. **1912**. J. of cutan. genito-urin. Dis. **31**, Nr 8 (1913). (h) Lupus erythematosus, gebessert durch Jod und Chinin. Verh. N. Y. Akad. Med., Abt. Dermat. **1912**. J. of cutan. genito-urin **31**, Nr 8 (1913). (i) Lupus erythematosus disseminatus. Verh. N. Y. Akad. Med., Abt. Dermat., 1912. J. cutan. genito-urin. Dis. **31**, Nr 8 (1913). (k) Disseminierter Lupus erythematosus nach der Behandlung. Verh. N. Y. dermat. Ges., 27. Mai 1913. J. of cutan. genito-urin. Dis. **31**, Nr 10 (1913). (l) Behandlung von Lupus erythematosus disseminatus mit Salicylsalben und Chinin. N. Y. dermat. Ges., 28. Okt. 1913. J. of cutan. genito-urin. Dis. **32**, Nr 2 (1914). (m) Lupus erythematosus disseminatus. Verh. N. Y. dermat. Ges., 28. Okt. 1913. J. of cutan. genito-urin. Dis. **32**, Nr 2 (1914). (n) Vier Fälle von Lupus erythematosus auf verschiedene Weise behandelt. N. Y. dermat. Ges., 20. April **1915**. J. of cutan. genito-urin. Dis. **33**, Nr 11 (1915). (o) Osseous formation in lupus erythematosus. Arch. of dermat. **38**, H. 3 (1920). (p) Lupus erythematoide tuberculeux (BESNIER and LELOIR). N. Y. dermat. Soc., 7. Nov. 1923. Arch. of Dermat. **9**, 635 (1924). (q) Lupus erythematosus. N. Y. Acad. Med., sect. dermat., 4. Dez. 1923. Arch. of Dermat. **9**, 652 (1924). (r) A case for diagnosis. N. Y. dermat. Soc., 25. März 1924. Arch. of Dermat. **10**, 380 (1924). — TRUFFI, M.: (a) Lupus eritematoso in tre sorelle. Giorn. ital. Mal. vener. Pelle, **65**, 773 (1924). (b) Todesfall nach Triphal; s. CATTANEO. — TRÝB: Krysolgan-Schädigung. Wien. dermat. Ges., Sitzg 26. Okt. 1922. Zbl. Hautkrkh. **7**, 244 (1923). — TYSHNENKO: (a) Lupus erythematodes mit Carcinom. Moskau. vener.-dermat. Ges., Sitzg 25. Sept. 1919. Dermat. Wschr. **73**, 880 (1921). (b) Die Rolle der Tuberkulose für die Ätiologie des Lupus erythematodes discoides. Moskau. vener.-dermat. Ges., Sitzg 25. Sept. 1919. Dermat. Wschr. **73**, 880 (1921). (c) Zur Frage der Rolle der Tuberkulose für die Ätiologie des Lupus erythematodes discoides. Klin. Med. (russ.) **1920**, Nr 1, 26. Dermat. Wschr. **72**, 612 (1921). — TZANCK et PELBOIS: A propos du traitement des tuberculoses cutanées et des tuberculides par le néosalvarsan. Ann. de Dermat. **5**, 65 (1914).

UCHIDA, SHIGEWO: On psoriasis vulgaris and lupus erythematosus. Jap. J. Dermat. a. Urol **27**, 14 (1927). — UHLMANN: Lupus erythematodes. Frankf. dermat. Verslg, 12. Nov. 1925. Zbl. Hautkrkh. **19**, 202 (1926). — ULLMANN, K.: (a) Lupus erythematodes mit vorangehender tuberkulöser Drüsenschwellung am Halse. Verh. Wien. dermat. Ges., 18. Okt. 1905. Arch. f. Dermat. **78**, 372 (1906). (b) Lupus erythematodes. Heilung durch SPENGLERS Perlsuchttuberkulin. Verh. Wien. dermat. Ges., 9. Jan. 1907. Arch. f. Dermat. **87**, 439 (1907). (c) Beziehungen des Lupus erythematodes zur Tuberkulose. Verh. Wien. dermat. Ges., 6. März 1907. Arch. f. Dermat. **87**, 459 (1907). (d) Lupus erythematodes und Tuberkulose. Verh. Wien. dermat. Ges., 24. Febr. 1909. Arch. f. Dermat. **96**, 346 (1909). (e) Über die ätiologischen Beziehungen des Lupus erythematodes zur Tuberkulose. Wien. klin. Wschr. **1909**, Nr 34. (f) Chilblain-Lupus. Verh. Wien. dermat. Ges., 18. Jan. 1911. Arch. f. Dermat. **107**, 444 (1911). (g) Lupus erythematodes discoides. Chininexanthem bei Überempfindlichkeit der Haut gegen Licht und Chinin. Verh. Wien. dermat. Ges., 4. Juni 1913. Arch. f. Dermat. **117**, 401 (1914). (h) Zur Ätiologie des Lupus erythematodes chronicus. Verh. dtsch. dermat. Ges., 11. Kongr. Arch. Dermat. **119**, 135 (1914). (i) Lupus erythematodes und regionäre Lymphdrüsen. 12. Kongr. dtsch. dermat. Ges. Hamburg **1921**. Arch. f. Dermat. **138**, 409 (1922). (k) Zur Krysolganbehandlung des Lupus erythematodes. Wien. dermat. Ges., Sitzg 26. Okt. 1922. Zbl. Hautkrkh. **7**, 244 (1923). (l) Krysolgan bei Lupus erythematodes und tuberkuliden Affektionen. Wien. dermat. Ges., Sitzg 1. März 1923. Zbl. Hautkrkh. **9**, 162 (1924). (m) Arzneiexanthem bei Krysolganbehandlung eines Lupus erythematodes. Verh. Wien. dermat. Ges., 7. Febr. 1924. Zbl. Hautkrkh. **12**, 239 (1924). (n) Zur Krysolganbehandlung tuberkulöser Hautaffektionen. Ges. Ärzte Wien, Sitzg 23. Mai 1924. Wien. klin. Wschr., **37**, 579 (1924). (o) Lupus erythematodes mit Krysolgan behandelt. Wien. dermat. Ges., 4. Dez. 1924. Zbl. Hautkrkh. **16**, 463 (1925). (p) Lupus erythematodes, 2 Fälle mit Krysolgan geheilt. Wien. dermat. Ges., 5. März 1925. Zbl. Hautkrkh. **17**, 417 (1925). (q) Über Lupus erythematodes. Wien. klin. Wschr. **1928 II**, 1159—1164. — UNNA, PAUL: Lupus erythematodes. Dermat. Ges. Hamburg, 27. Febr. 1927. Zbl. Hautkrkh. **24**, 592 (1927). — UNNA, P. G.: Ulerythema centrifugum. Eine Analyse des histologischen Bildes des sogenannten Lupus erythematosus. Acta dermato-vener. (Stockh.) **2**, H. 2, 218 (1921). — URBACH: (a) Aussaat von kleinsten

Lupus erythematodes-Herden in der nächsten Umgebung eines fistelnden Skrofuloderma. Wien. dermat. Ges., Sitzg 25. Okt. 1923. Zbl. Hautkrkh. **11**, 290 (1924). (b) Lupus erythematodes der Mundschleimhaut. Schles. dermat. Ges., 25. Juli 1925. Zbl. Hautkrkh. **18**, 755 (1926). (c) Lupus erythematodes der Lippen- und Wangenschleimhaut. Wien. dermat. Ges., 11. Febr. 1926. Zbl. Hautkrkh. **20**, 275 ,1926). — Uruena, G.: Behandlung des Lupus erythematodes mit Kohlensäureschnee. Gacet med. Mexiko, Mai **1920**. Ann. de Dermat. VI. s., **4**, 698 (1923).

Vaccarezza, R. A. und A. Z. Sáenz: Sanocrysinbehandlung der Hauttuberkulosen und des Lupus erythematosus. Rev. méd. lat.-amer. **13**, 1708 (1928). — Valk, J. W. van der: (a) Über Lupus erythematodes acutus d'emblée. 62. Generalverslg niederl. Dermat.ver. Amsterdam, 29. Okt. 1921. Zbl. Hautkrkh. **5**, 155 (1922). (b) Die Behandlung von Lupus erythematodes mit hohen Dosen Natriumkakodylat. 64. Sitzg niederl. dermat. Ver., 3. Dez. 1922. Zbl. Hautkrkh. **9**, 43 (1924). (c) Mitteilung über den Verlauf eines Falles von Lupus erythematodes acutus. 65. Sitzg niederl. Dermat.ver., Sitzg 25. März 1923. Zbl. Hautkrkh. **10**, 71 (1924). — Veiel, F.: Lupus erythematodes, mit Weißpräcipitat-Wismut-Salbe behandelt. Verh. dtsch. dermat. Ges., 10. Kongr. **1908**, 105. — Veiel, Th.: (a) Über Lupus erythematosus. Inaug.-Diss. Tübingen 1871. (b) Licht- u. Schattenseiten der physikalischen Behandlung der Hautkrankheiten. Verh. 16. internat. Kongr., Sekt. 13, **1909**, 115. — Verrotti, G.: (a) Über Lupus erythematodes diffusus des ganzen Kopfes und der Hände. Arch. f. Dermat. **103**, 241 (1910). (b) Un cas de lupus érythémateux anormal. Ann. de Dermat. **3**, 447 (1912). — Veyrières et Ferreyrolles: (a) Quelques médicaments utiles en dermatologie. Bull. méd. **35**, No 17, 335 (1921). (b) Traitement externe simple et efficace de quelques dermatoses courantes. Gaz. Hôp. **94**, No 40, 633 (1911). — Vignat, M.: Cryotherapie. Instrumentation, indications applications. Urologic Rev. **29**, 392 (1925). — Vignolo-Lutati, K.: Über die Atrophia maculosa cutis. Mh. Dermat. **45**, 329 (1907). — Voehl: (a) Krysolgan-Schädigung. Verh. dtsch. Naturforsch. Leipzig 1922. Zbl. Hautkrkh. **7**, 157 (1923). (b) Lupus erythematodes. Frankf. dermat. Ver.igg, Sitzg 30. Sept. 1926. Zbl. Hautkrkh. **22**, 307 (1927). — Volk, R.: (a) Lupus erythematodes, geheilt durch Chinin-Jodtinktur. Verh. Wien. dermat. Ges., 28. Okt. 1908. Arch. f. Dermat. **96**, 94 (1909). (b) Lupus erythematodes, der stellenweise einen Lupus vulgaris vortäuscht. Verh. Wien. dermat. Ges., 11. Nov. 1908. Arch. f. Dermat. **96**, 97 (1909). (c) Lupus erythematodes acutus disseminatus, nach Behandlung mit Holländerschem Verfahren. Verh. Wien. dermat. Ges., 13. Jan. 1909. Dermat. Wschr. **48**, 173 (1909). (d) Chilblain-Lupus. Verh. Wien. dermat. Ges., 26. Febr. 1913. Arch. f. Dermat. **115**, 1006 (1913). (e) Ätiologie und Pathogenese der Tuberkulide. Arch. f. Dermat. **133**, 1 (1921). (f) Lupus erythematodes mit Beteiligung der Wangenschleimhaut. Wien. Dermat. Ges., 15. Mai 1919. Arch. f. Dermat. **133**, 97 (1921). (g) Lupus erythematodes mit Beteiligung der Wangenschleimhaut. Wien. dermat. Ges., 6. Nov. 1919. Arch. f. Dermat. **137**, 16 (1921). (h) Lupus erythematodes mit Angiokeratom. Wien. dermat. Ges., 18. Dez. 1919. Arch. f. Dermat. **137**, 27 (1921). (i) Lupus erythematodes und Anetodermie. Wien. dermat. Ges., 18. Dez. 1919. Arch. f. Dermat. **137**, 28 (1921). (k) Lupus erythematodes der Nasenschleimhaut. Wien. dermat. Ges., 20. Mai 1920. Arch. f. Dermat. **137**, 69 (1921). (l) Lupus erythematosus und Lupus vulgaris. Wien. dermat. Ges., 20. Mai 1920. Arch. f. Dermat. **137**, 69 (1921). (m) Zur Frage der Zugehörigkeit des Angiokeratoms. Arch. f. Dermat. **132**, 423 (1921). (n) Die Röntgentherapie der Hauttuberkulosen. Wien. klin. Wschr. **36**, Nr 3, 41 (1923). (o) Ostitis multiplex cystica tuberculosa bei Lupus erythematosus. Verh. 13. Kongr. dtsch. dermat. Ges. München 1923. Arch. f. Dermat. **145**, 290 (1924). (p) Lupus erythematodes disseminatus. Wien. dermat. Ges., Sitzg 22. Nov. 1923. Zbl. Hautkrkh. **11**, 463 (1924). (q) Krysolgan-Dermatitis. Verh. d. Wien. dermat. Ges., 7. Febr. 1924. Zbl. Hautkrkh. **12**, 239 (1924). (r) Zur Krysolganbehandlung des Lupus erythematodes. Ges. Ärzte Wien, Sitzg 23. Mai 1924. Wien. klin. Wschr. **37**, 579 (1924). (s) Ein Fall von Überempfindlichkeit. Wien. dermat. Ges., 19. Nov. 1925. Zbl. Hautkrkh. **19**, 715 (1926). (t) Lupus erythematodes und Carcinom. Wien. dermat. Ges., 19. Nov. 1925. Zbl. Hautkrkh. **19**, 716 (1926). (u) Lupus follicularis disseminatus mit Lupus erythematodes. Wien. dermat. Ges., 4. März 1926. Zbl. Hautkrkh. **20**, 277 (1926). (v) Periarteriitis nodosa bei einem Lupus erythematodes chron. cum exacerbatione. Dermat. Z. **53**, 682 (1928). (w) Lupus erythematodes kombiniert mit Tuberkuliden. Wien. dermat. Ges., 3. Mai 1928. Zbl. Hautkrkh. **28**, 519 (1929). (x) Lupus erythematodes. Wien. dermat. Ges., 14. März 1929. Zbl. Hautkrkh. **31**, 560 (1929).

Wagner-Katz, Else: Über Triphalbehandlung bei Lupus erythematodes. Dtsch. med. Wschr. **53**, 1000 (1927). — Wakamatsu, M.: (a) A contribution to the knowledge of histology of lupus erythematosus, with a special reference to keratosis of porus sudoriferus. Jap. J. Dermat. a. Urol. **25**, 41 (1925). Zbl. Hautkrkh. 18, 687 (1926). (b) Beitrag zur Histologie des Lupus erythematodes, insbesondere über die Hyperkeratose der Schweißdrüsenmündungen. Jap. J. med. Sci., Trans. Dermat. **1**, 1—18 (1927). — Wallhauser, H. J. F.: Lupus erythematosus. Arch. of Dermat. **9**, 10 (1924). — Walzer, A.: (a) A case for diagnosis. Brooklyn dermat. Soc., 16. Nov. 1925. Arch. of Dermat. **13**, 454 (1926).

(b) A case for diagnosis. Brooklyn dermat. Soc. 1 (1926). Arch. of Dermat. 13, 838 (1926). — WANDER, W. G.: (a) Epitheliomas developing on lupus erythematosus. Arch. of Dermat. 3, 22 (1921). (b) Case for diagnosis. Detroit dermat. Soc., 20. Febr. 1923. Arch. of Dermat. 8, 127 (1923). — WARDE, W. B.: (a) Lupus erythematosus: some illustrative cases. Brit. J. Dermat., Mai **1903**. (b) The sclerodermic type of Lupus erythematosus. Brit. J. Dermat. **1903**. — WATRIN, J.: Le traitement du lupus érythémateux par les arséno-benzènes. Bull. Soc. franç. Dermat. **34**, 698 (1927). — WAUGH: (a) Lupus erythematosus. Dermat. Soc. Chicago, 16. Febr. 1921. Arch. of Dermat. **3**, Nr 6, 836 (1921). (b) Lupus erythematosus, Erythema multiforme. Chicago dermat. Soc., 17. März 1925. Arch. of Dermat. **14**, 464 (1926). — WEDROW, N. S.: Lupus erythematodes des behaarten Kopfes mit Akroasphyxie. Moskau. vener. u. dermat. Ges., 4. Dez. 1924. Zbl. Hautkrkh. **16**, 526 (1925) — WEIDENFELD: (a) Lupus erythematosus und papulo-nekrotische Tuberkulide. Verh. Wien. dermat. Ges., 20. Febr. 1907. Arch. f. Dermat. **87**, 455 (1907). (b) Lupus erythematosus mit Spätschädigung nach Röntgenbestrahlung. Verh. Wien. dermat. Ges., 19. Febr. 1914. Arch. f. Dermat. **119**,II, 30 (1915). — WEIK: Lupus erythematodes mit negativer Tuberkulinreaktion. Verh. Breslau. dermat. Ges. Arch. f. Dermat. **79**, 471 (1906). — WEISS: Lupus erythematosus disseminatus treated with gold sodium thiosulphate. Arch. of Dermat. **18**, 447 (1928). — WERMEL: Behandlung des Lupus erythematodes mit röntgenisiertem Serum. Moskau. vener. u. dermat. Ges., Sitzg 25. Sept. 1919. Dermat. Wschr. **73**, 880 (1921). — WERTHEIM, L.: Über Behandlung des Lupus erythematodes. Wien. med. Wschr. **75**, Nr 30, 1747 (1925). — WERTHER, J.: (a) Lupus erythematodes mit Folliculite decalvante des parties glabres. Verh. 79. Verslg dtsch. Naturforsch., 17. Sept. 1907. Arch. f. Dermat. **88**, 333 (1907). (b) Lupus erythematodes acutus. Verh. Berl. dermat. Ges., 10. März 1914. Dermat. Z. **21**, 633 (1914). (c) Geheilter Lupus erythematosus. Verh. Ver. Dresden. Dermat. u. Urol., 5. Okt. 1921. Zbl. Hautkrkh. **14**, 28 (1924). (d) Lupus erythematosus mit beginnendem Raynaud. Verh. Ver. Dresden. Dermat. u. Urol., 8. Dez. 1922. Zbl. Hautkrkh. **14**, 296 (1924). (e) Lupus erythematosus. Verh. Ver. Dresden. Dermat. u. Urol., 2. April 1924. Zbl. Hautkrkh. **14**, 303 (1924). (f) Krysolganbehandlung des Lupus erythematodes. Tagg mitteldtsch. Dermat., 7. Juni 1925. Zbl. Hautkrkh. **18**, 152/3 (1926). (g) Lupus erythematoides des Gesichts und der Mundschleimhaut mit Abhängigkeit von den Keimdrüsen. Ver. Dresden. Dermat., Sitzg 3. Nov. 1926. Zbl. Hautkrkh. **22**, 473 (1927). (h) Erythema induratum Bazin bei einer Patientin mit Lupus erythematoides. Ver. Dresden. Dermat., Sitzg 2. Mai 1928. Zbl. Hautkrkh. **27**, 582 (1928). — WESTPHALEN, F. v.: Zur Krysolganbehandlung des Lupus erythematodes. Dtsch. med. Wschr. **49**, 1519 (1923). — WEWIOROWSKY, A.: Lupus erythematodes oder Syphilis. Moskau. vener. u. dermat. Ges., Sitzg 15. Jan. 1922. Dermat. Wschr. **74**, 403 (1922). — WHITE, CH. J.: (a) Lupus erythematosus. 45. Jtagg amer. dermat. Ver. J. of cutan. genito-urin. Dis. **30**, Nr 5 (1912). (b) Disseminated lupus erythematosus. Philad. dermat. Soc., 2. April 1926. Arch. of Dermat. **14**, 332 (1926). — WHITEHOUSE, H. H.: (a) Liquid Air in Dermatology. J. amer. med. Assoc. **49**, 371 (1907). (b) Lupus erythematosus. N. Y. dermat. Soc., 22. April 1924. Arch. of Dermat. **10**, 654 (1924). — WHITEHOUSE, HENRY H. and PAUL E. BECHET: Lupus erythematosus, lupus vulgaris, tuberculids and gold compounds. Arch. of Dermat. **16**, 563 (1927). — WICHMANN, P.: (a) Biologische und therapeutische Erfahrungen mit dem Radiumersatzpräparat Mesothorium. Strahlenther. **1**, 483 (1912). (b) Die Diagnose der Hauttuberkulose durch Vergleichung der im Krankheitsherd und Normalhaut angestellten Intracutaninjektionen. Dermat. Wschr. **65**, 887 (1917). (c) Neue Wege der spezifischen Therapie der Haut- und Schleimhauttuberkulose. Arch. f. Dermat. **139**, 10 (1922). (d) Drei Fälle von Lupus erythematodes der Nase. Verh. dermat. Ges. Hamburg, 23. März 1924. Zbl. Hautkrkh. **13**, 25 (1924). (e) Neuere Heilmittel zur Behandlung der Hauttuberkulose. Dtsch. med. Wschr. **51**, 1072 (1925). (f) Lupus erythematodes des Gesichts und DARIERsche Sarkoide. Dermat. Ges. Hamburg-Altona, 6. Dez. 1925. Zbl. Hautkrkh. **20**, 11 (1926). — WICKHAM, L.: Quelques notes sur l'emploi du radium en thérapeutique. Ann. de Dermat. **7**, 817 (1906). — WICKHAM et DEGRAIS: Radiumthérapie. Paris 1909, p. 268. — WIENER: Lupus erythematodes der Mundschleimhaut. Schles. dermat. Ges., 25. Juli 1925. Zbl. Hautkrkh. **18**, 755 (1926). — WILD, R. B.: (a) Lupus erythematosus acutus. Manchester dermat. Soc., 19. Jan. 1912. Brit. J. Dermat. **1912**, 80. (b) Lupus erythematosus. Manchester dermat. Soc., 23. Febr. 1912. Brit. J. Dermat. **1912**, 157. (c) Lupus erythematosus acutus. Manchester dermat. Soc., 7. Juni 1912. Brit. J. Dermat., Juli **1912**, 283. — WILE, UDO J.: (a) Lupus erythematosus, papulonecrot. Tuberculides. J. of cutan. genito-urin. Dis. **29**, 286 (1911). (b) Lupus erythematosus. Detroit dermat. Soc., 19. Mai 1925. Arch. of Dermat. **12**, 917 (1925). (c) Lupus erythematosus or pityriasis rubra pilaris. Detroit dermat. Soc., 19. Mai 1925. Arch. of Dermat. **12**, 917 (1925). — WILLIAMS, A. W.: Extensive lupus erythematosus with miliary papules. Proc. roy. Soc. Med., sect. dermat., 15. Okt 1925, **19**, Nr 2 (1925). — WILLIAMS, CH. M.: (a) Paraffinoma and lupus erythematosus. N. Y. Acad. Med., sect. dermat., 3. April 1923. Arch. of Dermat. **8**, Nr 2, 299 (1923). (b) Lupus erythematosus? Lesion on cheek. N. Y.

dermat. Soc., 7. Nov. 1923. Arch. of Dermat. **9**, 643 (1924). (c) Lupus erythematosus. N. Y. dermat. Soc., 22. Jan. 1924. Arch. of Dermat. **10**, 76 (1924). — WILLIAMS, W.: Lupus erythematosus. Verh. roy. Soc. Med., sect. dermat., 17. Juli 1913. Brit. J. Dermat. **1913**, 269. — WINFIELD: (a) Lupus erythematosus. Verh. N. Y. dermat. Ges., 28. Mai 1912. J. of cutan. genito-urin. Dis. **30**, Nr 12 (1912). (b) Lupus erythematosus disseminatus mit akuter Lungentuberkulose. N. Y. dermat. Ges. **1913**. Arch. f. Dermat. **117**, 418 (1914). — WINKLER, F.: (a) Zur Behandlung des Lupus erythematodes. Dermat. Wschr. **64**, 120 (1917). (b) Die Behandlung von Hautkrankheiten mit Röntgentoxin. Dermat. Wschr. **64**, 244 (1917). — WINKLER, M.: Über den Lupus erythematodes. Schweiz. Rdsch. Med. **1915**, Nr 1, 1. — WINTERNITZ, R.: (a) Geheilter Lupus erythematodes discoides et disseminatus. Dtsch. dermat. Ges. tschechoslov. Republik, Sitzg 7. Jan. 1923. Zbl. Hautkrkh. 8, 161 (1923). (b) Lupus erythematodes disseminatus im Anschluß an discoides. Dtsch. dermat. Ges. tschechoslov. Republik, Sitzg 4. Febr. 1923. Zbl. Hautkrkh. **8**, 378 (1923). (c) Tumorartiger Lupus erythematodes hypertrophicus. Dtsch. dermat. Ges. tschechoslov. Republik, Sitzg 4. März u. 15. April 1923. Zbl. Hautkrkh. **9**, 84 u. 86 (1924). (d) Lupus erythematodes in Tumorform. Dtsch. dermat. Ges. tschechoslov. Republik, Sitzg 10. Juni 1923. Zbl. Hautkrkh. **9**, 377 (1924). (e) Tumorartiger Lupus erythematodes. Dtsch. dermat. Ges. tschechoslov. Republik, Sitzg 18. Nov. 1923. Zbl. Hautkrkh. **11**, 11 (1924). (f) Lupus erythematodes follicularis. Dtsch. dermat. Ges. tschechoslov. Republik, Sitzg 2. März 1924. Zbl. Hautkrkh. **12**, 126 (1924). (g) Lupus erythematodes disseminatus. Dtsch. dermat. Ges. tschechoslov. Republik, Sitzg 25. April 1926. Zbl. Hautkrkh. **20**, 855 (1926). (h) Lupus erythematodes disseminatus nach Höhensonnenbestrahlung. Dtsch. dermat. Ges. tschechoslov. Republik, Sitzg 20. Juni 1926. Zbl. Hautkrkh. **21**, 129 (1926). (i) Zwei Fälle von Unterlippenaffektion. Dtsch. dermat. Ges. tschechoslov. Republik, 13. März 1927. Zbl. Hautkrkh. **23**, 610 (1927). (k) Lupus erythematodes (Erythema centrifugum) mit Handaffektion. Dtsch. dermat. Ges. tschechoslov. Republik, 8. Mai 1927. Zbl. Hautkrkh. **24**, 161 (1927). (l) Tuberculomucinerfolg bei zwei Fällen von Lupus erythematodes. Dtsch. dermat. Ges. tschechoslov. Republik, 8. Mai 1927. Zbl. Hautkrkh. **24**, 161 (1927). — WIRZ, F.: (a) Lupus erythematodes capillitii. Verh. Münch. dermat. Ges., 19. Mai 1924. Zbl. Hautkrkh. **14**, 31 (1924). (b) Lupus erythematodes der Finger und Unterlippe. Münch. dermat. Ges., 19. Juni 1925. Zbl. Hautkrkh. **18**, 28 (1926). (c) Aurophosbehandlung bei Lupus vulgaris, Lupus erythematodes und Tuberkuliden. Münch. med. Wschr. **74**, 1090 (1927). (d) Lopion-(Gold-) -Behandlung bei Lupus erythematodes und Tuberkuliden. Münch. med. Wschr. **77**, 17 (1930). — WISE, F.: (a) Lupus erythematosus mit Kohlensäureschnee behandelt. Verh. Manhattan. dermat. Ges. 1912. J. of cutan. genito-urin. Dis. **31**, Nr 9 (1913). (b) The relation between Lupus erythematosus and tuberculosis. N. Y. med. J. **1918**, 1164. (c) Lupus erythematosus disseminatus. N. Y. dermat. Soc., 24. Jan. 1922. Arch. of Dermat. **5**, Nr 5, Nr 5, 672 (1922). (d) Lupus erythematosus. N. Y. dermat. Soc., 18. Dez. 1923. Arch. of Dermat. **9**, 775 (1924). (e) Lupus erythematosus. N. Y. dermat. Soc., 28. April 1925. Arch. of Dermat. **12**, 750 (1925). (f) Discoid lupus erythematosus of the back. N. Y. dermat. Soc., 25. Mai 1926. Arch. of Dermat. **14**, 484 (1926). (g) Lupus erythematosus and dermatitis medicamentosa (Gold). Manhattan dermat. Soc., 12. April 1927. Arch. of Dermat. **16**, 794 (1927). — WISNIEWSKI: Lupus erythematodes. Verh. Warschau. dermat. Ges., 4. März 1914. Arch. f. Dermat. **119 II** 540 (1915). — WITH, C.: (a) Kombination von Lupus erythematosus und Syphilis. 4. Kongr. nord. dermat. Ver., 10. Juni 1919. Arch. f. Dermat. **125**, 885 (1920). (b) Akuter Ausbruch von Lupus erythematodes nach Kohlenbogenlichtbädern. Dän. dermat. Ges., 2. Okt. 1918. Dermat. Z. **31**, 42 (1920). (c) Lupus erythematodes, im Anschluß an ein Sonnenerythem entstanden. Dän. dermat. Ges., 5. Febr. 1919. Dermat. Z. **31**, 45 (1920). (d) Lupus erythematodes, mit Verschlimmerung nach Partus. Dän. dermat. Ges., Sitzg 1. Okt. 1919. Dermat. Z. **32**, 252 (1921). (e) Wiederholte positive Wa.R. und Lupus erythematodes bei einer 32jährigen Frau. Dän. dermat. Ges., Sitzg 3. Nov. 1920. Hosp.tid. (dän.) **84**, Nr 7, 14 (1921). (f) An eruption of lupus erythematodes on the breast and upper arm, caused by carbon lightbaths in a patient with lupus erythematodes of the face. Forh. nord. dermat. For. (dän.) (4. Sitzg, Kopenhagen, 10.—12. Juni 1919) **1921**, 130. Zbl. Hautkrkh. **2**, 87 (1921). (g) Studies on lupus erythematosus and syphilis. Forh. nord. dermat. For. (dän.) (4. Sitzg, Kopenhagen, 10.—12. Juni 1919) **1921**, 69. Zbl. Hautkrkh. **2**, 185 (1921). — WOLFF: Lupus erythematodes. Verh. Straßburg. dermat. Ges., 29. Juni 1913. Arch. f. Dermat. **117**, 886, 897 (1914). — WRIGHT: Lupus erythematosus treated with gold and sodium thiosulphate. Philad. dermat. Soc., 3. Dez. 1926. Arch. of Dermat. **15**, 723 (1927). — WYETH, G. A.: Endothermy. New York. med. J. **115**, Nr 8, 437 (1922). Zbl. Hautkrkh. 8, 121 (1923).

YAMADA: Über Lupus erythematosus. Jap. Z. Dermat. u. Urol. **11**, 909. — YANAGIHARA: (a) Demonstration von Lupus erythematosus samt dessen histologischen Präparaten. Jap. Z. Dermat. u. Urol. **16**, 614. (b) Ein Fall von Lupus erythematosus mit Tuberkulid. Jap. Z. Dermat. u. Urol. **17**, 653.

ZEHDEN: Zur Mesothoriumbehandlung. Berl. klin. Wschr. **1912**, 2433. — ZEISLER, J.:

(a) Über Radiotherapie. J. of cutan. genito-urin. Dis., Aug. **1907**. (b) Über die therapeutische Verwendung von flüssiger Luft und flüssiger Kohlensäure. Dermat. Z. **15**, 409 (1908). (c) Observations on the use of liquid carbon dioxide. J. of cutan. genito-urin. Dis. **1909**, 32. (d) Zur Behandlung des Lupus erythematodes mit Kohlensäureschnee. Verh. **16**. internat. med. Kongr. Budapest, Sektion XIII, **1910**, 68. (e) Lupus erythematosus. Chicago. dermat. Ges. **1912**. J. of cutan. genito-urin. Dis. **31**, Nr 5 (1912). (f) Erythematosus lupus. Chicago dermat. Soc., 25. Nov. 1925. Arch. of Dermat. **13**, 693 (1926). (g) Lupus erythematosus discoides. Chicago dermat. Soc., 12. Jan. 1927. Arch. of Dermat. **16**, 93 (1927). (h) Lupus erythematosus. Arch. of Dermat. **18**, 974 (1928). — ZIELER, K.: (a) Hauttuberkulose und Tuberkulide. Prakt. Erg. Hautkrkh. **3**, 17 (1914). (b) Lupus erythematosus der Kopfhaut und Lupus vulgaris des Gesichts. Verslg südwestdtsch. Dermat., 22. u. 23. März 1924. Zbl. Hautkrkh. **13**. 32 (1924). — ZIMMERN et LOUSTE: Application combiné des scarifications et de la haute fréquence en thérapeutique dermatologique. Bull. Soc. franç. Dermat. **1908**, 261. — ZINSSER: Lupus erythematodes der Bindehaut. Köln. dermat. Ges., 28. Jan. 1927. Zbl. Hautkrkh. **23**, 34 (1927). — ZULEGER: Lupus erythematodes. Verh. dtsch. dermat. Ges. tschechoslov. Republik, 25. Jan. 1925. Zbl. Hautkrkh. **16**, 521 (1925). — ZUMBUSCH, L.v.: (a) Ein Fall von Lupus erythematodes disseminatus mit positiver Wa.R. Wien. klin. Wschr. **23**, 550 (1910). (b) Zur Behandlung des Lupus erythematodes mit Salvarsan. A. o. dermat. Verslg Bonn, 22. Sept. 1917. Arch. f. Dermat. **125**, 371 (1920). (c) Zur Ätiologie des Lupus erythematodes. Arch. f. Dermat. **149**, 136 (1925). — ZURHELLE, E.: (a) Über den Anteil feinster Bindegewebsfibrillen, der sog. Gitterfasern, am Aufbau syphilitischer und anderer Hautefflorescenzen, gleichzeitig ein Beitrag zu ihrer Konsistenz, insbesondere zur Härte des Primäraffektes. Dermat. Z. **35**, H. 5, 251 (1922). (b) Lupus erythematodes der Unterlippe und Mundschleimhaut. Ver.igg rhein.-westfäl. Dermat. Köln, 18. Mai 1924. Dermat. Z. **43**, 68 (1925). (c) Lupus erythematodes pernioides der Nase. Tagg rhein.-westfäl. Dermat. Bonn, 9. Nov. 1924. Zbl. Hautkrkh. **16**, 20 (1925). (d) Lupus erythematodes der Mundschleimhaut. Tagg rhein.-westfäl. Dermat., Bonn, 9. Nov. 1924. Zbl. Hautkrkh. **16**, 21 (1925). (e) Isolierte Dermatosen der Mundschleimhaut. Zbl. Hautkrkh. **21**, 545 (1927). — ZWEIG, L.: Die Behandlung von umschriebenen Hauterkrankungen mit Kohlensäureschnee. Münch. med. Wschr. **56**, 1642 (1909).

Granuloma annulare.

Von

F. JACOBI-Berlin.

Mit 9 Abbildungen.

Historisches.

Englische Autoren — COLCOTT FOX, GALLOWAY, RADCLIFFE CROCKER — erfaßten als erste die Sonderstellung des Granuloma annulare, eines verhältnismäßig seltenen, klinisch und histologisch wohl charakterisierten Krankheitsbildes, dessen Ätiologie bisher noch nicht hat geklärt werden können. 1895 beschrieb der bekannte englische Dermatologe COLCOTT FOX unter der Bezeichnung „Ringed eruption of the fingers" eine klinisch im wesentlichen durch ringförmige, erhabene, an den Streckseiten der Finger lokalisierte Plaques gekennzeichnete Affektion. Er bezeichnete seinen Fall als „allied to Erythema elevatum et diutinum", einem Krankheitsbild, das wohl zuerst MIDDELSON (1887) und später BURRY (1889) beobachteten. RADCLIFFE CROCKER gab der Affektion die jetzt allgemein übliche Bezeichnung „*Granuloma annulare*", die hinsichtlich der Ätiologie nichts präjudiziert und die klinischen und histologischen Merkmale in knapper Form wiedergibt.

In Frankreich wurden analoge Fälle zuerst 1895 von DUBREUILH als „Erythème circiné de la main", 1901 von HALLOPEAU als „Erythème iris à forme chronique", 1904 von AUDRY als „Erythématosclérose du dos des mains", von BROCQ als „Néoplasie circinée et nodulaire" beschrieben. RASCH und GREGERSEN in Dänemark sowie GALEWSKY bezeichneten die von ihnen beobachteten Fälle als einen „neuen Typus benigner sarkoider Geschwülste" im Sinne von BOECK.

Die bis zum Jahre 1908 veröffentlichten Fälle, deren Benennung zum Teil mehr die klinischen, zum Teil mehr die histologischen Charaktere oder die Auffassung der einzelnen Autoren von der Ätiologie zum Ausdruck bringt, wurden von GRAHAM LITTLE in seiner groß angelegten Monographie miteinander identifiziert und unter dem seit dieser Zeit allgemein üblichen Namen *Granuloma annulare* zusammengefaßt.

In Deutschland lenkte als Erster ARNDT die Aufmerksamkeit auf das hier bis vor 20 Jahren unbekannte Krankheitsbild. Er diagnostizierte den ersten in Deutschland bekannt gewordenen Fall, der von HALLE als Erythema elevatum et diutinum veröffentlicht wurde, als Granuloma annulare und gab an Hand eines weiteren Falles einen umfassenden Abriß der klinischen und histologischen Merkmale sowie der Differentialdiagnose des Krankheitsbildes.

Viel erörtert sind in der Literatur die Beziehungen des sogenannten Erythema elevatum et diutinum zum Granuloma annulare. Bereits RADCLIFFE CROCKER hat sich 1895 eingehend mit dieser Frage befaßt und trat für eine Trennung ein. In der Folge ist dann die Bezeichnung Erythema elevatum et diutinum vielfach geradezu als Synonym für Granuloma annulare gebraucht worden. Es sind unter diesem Namen aber auch Fälle veröffentlicht worden, die nur wenig oder garnichts mit dem Granuloma annulare gemein haben. DALLA FAVERA versuchte auf Grund eigener Beobachtungen das Erythema elevatum et diutinum vom Granuloma annulare abzugrenzen. Auch PICCARDI trat in dem von ihm beschriebenen Fall einer papulösen, am Genitale, an den Handrücken, Ellenbogen, Knien, Füßen und im Gesicht lokalisierten Hautaffektion auf Grund rheumatoider Prodrome und des histologischen Befundes, der Nekrose vermissen ließ und mehr das Bild eines akuten perivaskulären Entzündungsprozesses bot, für eine schärfere Trennung ein, nahm aber trotz klinischer und histologischer Verschiedenheit eine ätiologische Verwandtschaft beider Prozesse an. Jedenfalls ist es zweckmäßig, bezüglich der Nomenklatur dem Vorschlage ARNDTs zu folgen und soweit das klinisch und histologisch doch recht charakteristische Krankheitsbild der Fälle von DUBREUILH, GALLOWAY, RASCH und GREGERSEN, GRAHAM LITTLE, GALEWSKY, DALLA FAVERA (3. Fall) und seines eigenen in Frage kommt, *die recht vage und nur bis zu einem gewissen Grade rein klinisch berechtigte Bezeichnung Erythema elevatum et diutinum vollkommen fallen zu lassen.*

Geographische Verbreitung.

Seitdem englische Autoren das Krankheitsbild des Granuloma annulare abgegrenzt haben, ist es in Frankreich, Dänemark, Deutschland, Norwegen, Schweden, Holland, Österreich, Ungarn, Tschechoslowakei, Italien, Spanien, Schweiz, Polen, Rußland, den Vereinigten Staaten von Nordamerika, Argentinien, Australien und Japan beschrieben worden.

Vorkommen, Häufigkeit, Geschlecht und Alter.

In der Berliner Universitäts-Hautklinik wurden im Zeitraum von 1919—1929 33 Fälle beobachtet. Die Seltenheit ist also nur relativ. Die mangelnde Kenntnis des Krankheitsbildes sowie seine relative Harmlosigkeit, das Fehlen subjektiver Symptome erklären vielleicht, daß nicht mehr derartige Fälle diagnostiziert werden oder überhaupt zur Kenntnis des Arztes gelangen.

Das Leiden findet sich etwas häufiger beim weiblichen als beim männlichen Geschlecht und befällt vorwiegend jugendliche Personen. Prozentual waren Frauen bei dem Material der Berliner Klinik wie bei dem in der einschlägigen Literatur zugänglichen mit 57%, Männer mit 43% beteiligt. Die Verteilung auf die einzelnen Altersklassen ergibt folgendes Bild:

	Univ.-Hautklinik Berlin	Literatur	Gesamtzahl
1.— 5. Lebensjahr	16,7%	14,3%	14,5%
6.—10. „	26,6%	13,8%	15,3%
11.—20. „	16,7%	25,2%	23,5%
21.—30. „	16,7%	24,3%	24,3%
31.—40. „	19,9%	9,8%	10,9%
41.—50. „		7,2%	6,4%
über 50 Jahre	3,4%	5,4%	5,1%

Gegenüber den Zusammenstellungen in der Literatur fällt an unserem Material, das die bisher größte Zahl einheitlich beobachteter Fälle zusammenfaßt, die stärkere Beteiligung des *Kindesalters* auf.

Die obere Altersgrenze wird bezeichnet durch 63 Jahre (Universitäts-Hautklinik Berlin), 60 Jahre (KENEDY, SCHOENHOF), 58 Jahre (LIEBREICH, VARNET), die untere durch einen von GOLDSCHMIDT bei einem 4 Monate alten Mädchen beobachteten Fall. In drei Fällen der Literatur konnte familiäres Auftreten festgestellt werden.

Klinisches Bild.

Das klinische Bild typischer Fälle von Granuloma annulare ist namentlich durch drei Momente gekennzeichnet: die vorwiegende Lokalisation an den Händen, die Neigung der weißlichen, erhabenen Einzelherde sich zu Ringen zu gruppieren und die Chronizität des Prozesses.

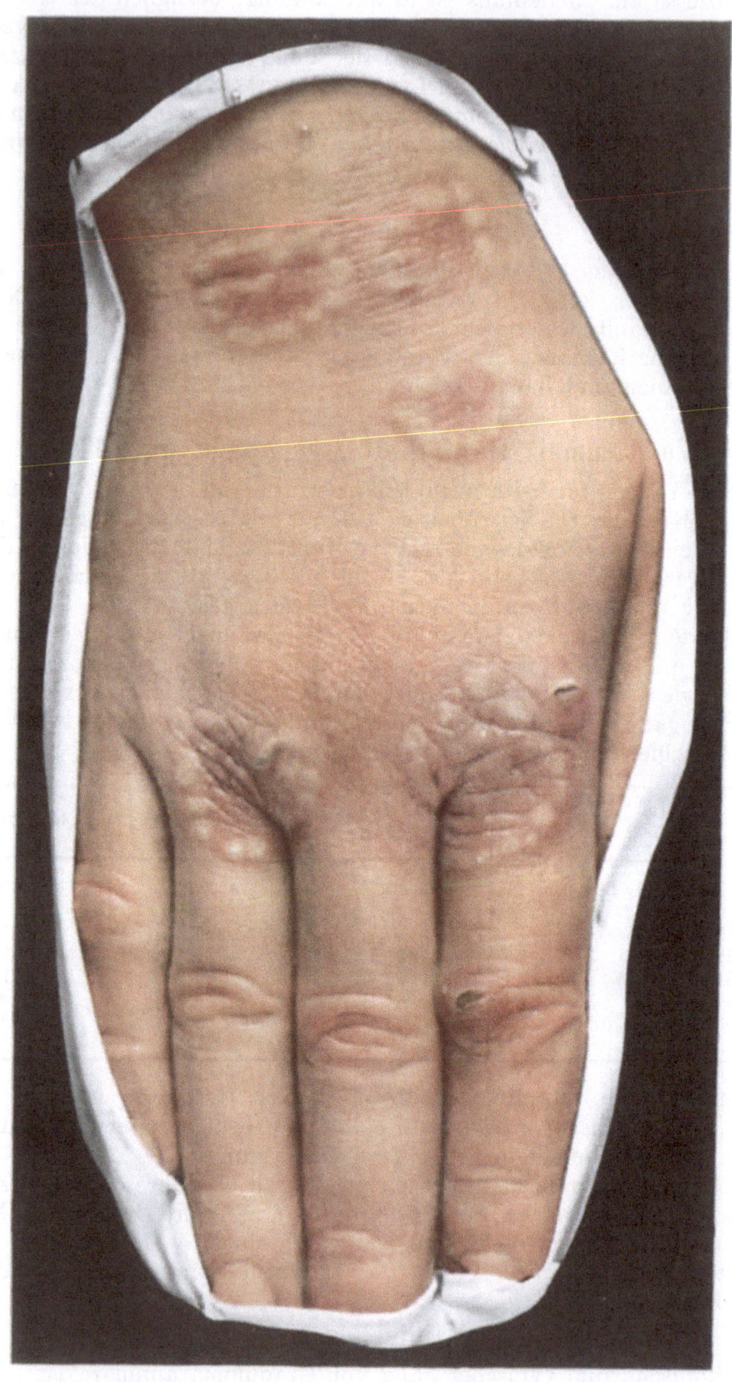

Abb. 1. Granuloma annulare.
(Moulage der Berliner Universitäts-Hautklinik.)

Die klinisch wahrnehmbaren Veränderungen beginnen meist als etwas über stecknadelkopfgroße, grauweiße, flachhalbkugelig vorspringende, seltener polygonale, abgeflachte Knötchen, die von den mittleren oder tieferen Schichten der Lederhaut ihren Ausgang nehmen. Sie können in den einzelnen Fällen langsamer, in anderen ziemlich schnell wachsen, ja bisweilen ganz plötzlich urticariaartig aufschießen, so daß von vornherein umfangreichere, erbsengroße, rundliche Erhebungen, markstückgroße und größere Platten zur Beobachtung gelangen.

Auf der Höhe der Entwicklung finden sich vornehmlich an den Streckseiten

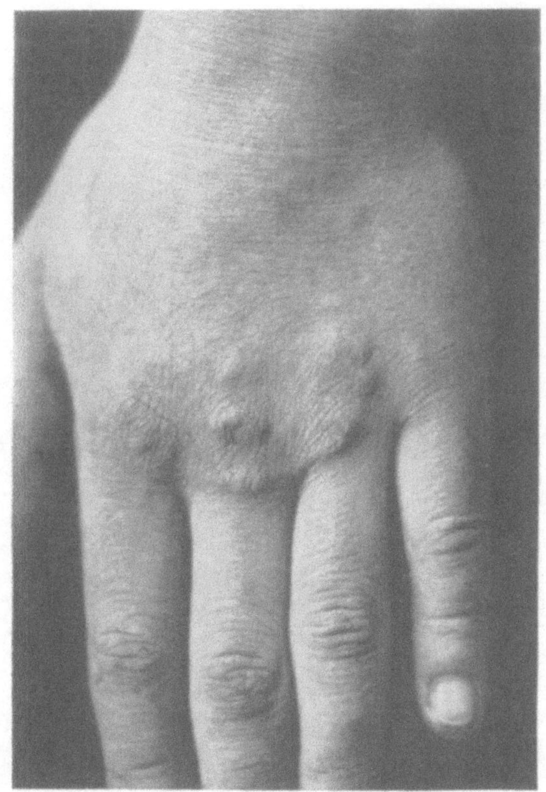

Abb. 2. Granuloma annulare. (Sammlung der Berliner Universitäts-Hautklinik.)

der Hände, über den Metakarpophalangeal- und Fingergelenken angeordnete, bohnen- bis über fünfmarkstückgroße, meist scharf begrenzte Herde, die aus einem peripheren, ein bis mehrere Millimeter breiten, außen steil aus der gesunden Umgebung aufsteigenden, nach der Mitte zu allmählich abfallenden Wall und einer leicht eingesunkenen zentralen Zone bestehen. Der periphere Wall setzt sich zusammen aus einzelnen bis über linsengroßen, grauweißen Knötchen, die am Rande einen rötlichen Saum aufweisen können.

Die zentrale, eingesunkene Partie, in deren Bereich es nicht selten zur Bildung isolierter, weißlicher Erhebungen kommt, ist meist bläulichrot bzw. bräunlich, ihre Oberfläche stärker gefeldert.

Der periphere Wall stellt eine fortlaufende Erhebung dar oder setzt sich aus einzelnen, isolierten Knötchen zusammen, die entweder durch eine Hautfurche voneinander getrennt sind oder sich mit ihren freien Rändern unmittelbar berühren. Die Knötchen, deren Zentrum gelegentlich eine feine, klaffende oder durch einen grauschwärzlichen Hornpfropf verschlossene Öffnung (verhornter Schweißdrüsenporus — ARNDT) aufweist, heben sich von der Umgebung scharf ab. Es sind rundliche, flachhalbkugelig vorspringende, linsen- bis erbsengroße, grauweiße Erhebungen, die namentlich beim Schließen der Faust bzw. bei Glasdruck besonders plastisch hervortreten und durch ihren weißlichen, etwas ins gelbliche spielenden, an Elfenbein erinnernden Farbenton auffallen. Bei längerem Bestande kann es zu einer mehr oder weniger ausgesprochenen

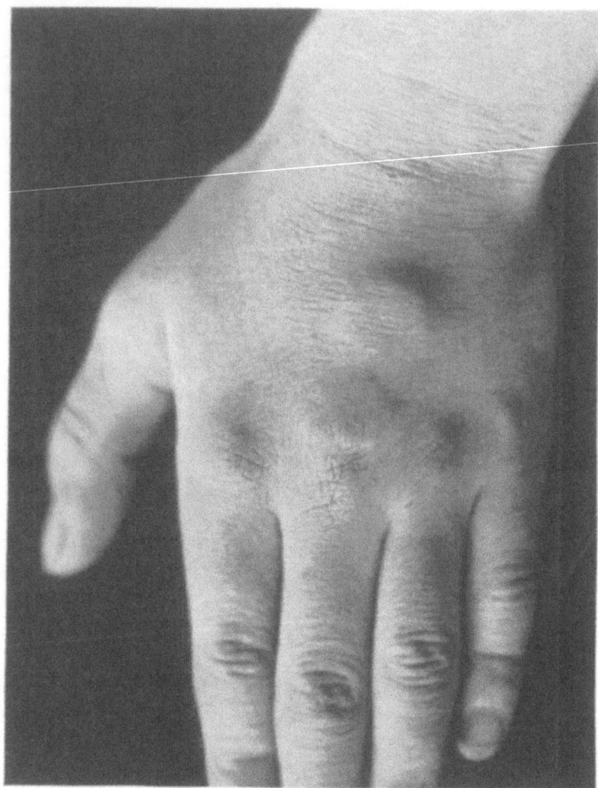

Abb. 3. Granuloma annulare, tief cutan-subcutaner Sitz. (Sammlung der Berliner Universitäts-Hautklinik.)

Eindellung kommen; klinisch nachweisbare Nekrose, Ulceration werden nicht beobachtet.

Die Oberfläche der Herde ist glatt. Bei Lupenbetrachtung erscheint die Oberhautfelderung der einzelnen Knoten meist erhalten und oft etwas vergröbert; sie kann aber auch vollkommen verstrichen sein.

Bei Betastung sind die im wesentlichen in den mittleren und tieferen Schichten der Lederhaut lokalisierten Knoten von mäßig derber bis harter Konsistenz. Die Grenzen der in der Tiefe vielfach konfluierenden Knoten sind bei der Palpation nicht so scharf wie bei der Betrachtung. Die Herde sind auf der Unterlage vollkommen frei verschieblich und weder spontan noch auf Druck schmerzhaft.

Da das Leiden infolge seines häufig schleichenden Beginnes, seiner relativen Unscheinbarkeit und des Fehlens subjektiver Symptome in der Regel erst zur

Beobachtung gelangt, wenn die charakteristische Gestaltung der Efflorescenzen auf eine vorgeschrittenere Entwicklungsphase schließen läßt, gehen die Ansichten hinsichtlich der allerersten Veränderungen auseinander. Die Mehrzahl der Autoren beschreibt als erste klinisch wahrnehmbare Veränderungen die oben erörterten stecknadelkopf- bis linsengroßen, grauweißen Knötchen. VIGNOLO LUTATI sah in einem seiner Fälle als Primärstadium einen an keiner Stelle erhabenen, von der umgebenden gesunden Haut deutlich abgegrenzten, erythematösen Fleck, der ganz langsam in ein knötchenförmiges Stadium überging.

Bei der Entwicklung der für den weiteren klinischen Verlauf so charakteristischen Ringbildung lassen sich zwei Haupttypen unterscheiden. Einmal entstehen durch exzentrisches Wachstum aus den einzelnen Knötchen plattenartige Gebilde, deren Zentrum unter leicht dunkelroter oder bläulicher Verfärbung, eventuell unter leichter Atrophie der Haut einsinkt (DUBREUILH, DALLA FAVERA, DORE, KLAUSNER, VIGNOLO LUTATI u. a.). Vorzugsweise jedoch ist die Ringbildung Folge dichteren gruppenweisen Auftretens meist nicht mehr als erbsengroßer Knoten und Knötchen, die sich zu ring-, halbkreis- und girlandenförmigen Figuren aneinander reihen und mehr oder weniger miteinander verschmelzen.

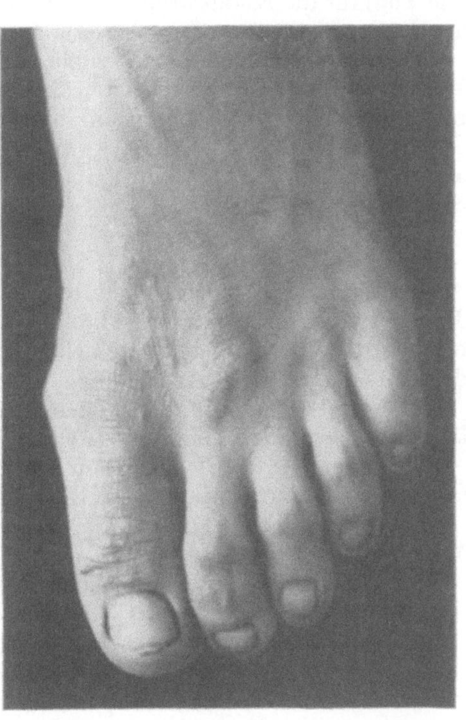

Abb. 4.
Granuloma annulare, tiefcutan-subcutaner Sitz. (Sammlung der Berliner Universitäts-Hautklinik.)

Eine besondere Erwähnung und Beschreibung verdienen diejenigen Formen, in denen sich der Prozeß vorwiegend oder ausschließlich in der Subcutis abspielt, in der es zu meist umfangreichen, großknotigen und plattenförmigen, mäßig derben, mitunter aber auch knorpelharten, schmerzlosen Gewebsneubildungen kommt, über denen die Hautoberfläche meist vollkommen unverändert ist. Diese bisher nur wenig beachtete, diagnostisch oft sehr schwer zu beurteilende und wie die meisten Infiltratbildungen der Unterhaut ohne mikroskopische Untersuchung mit Sicherheit garnicht erkennbare Form findet sich im Gegensatz zu den cutanen Lokalisationen auch an der Flachhand und der Beugefläche der Finger.

Bei sorgfältiger Palpation kann man im Bereich größerer Infiltrate zentrale Rückbildung (Ringbildung) nachweisen.

Leichter ist die Erkennung dieser Formen, auf die noch weiter unten im Abschnitt über Histologie eingegangen wird, wenn neben den subcutanen Infiltraten cutane Knotenbildung besteht. Außer an der Hand wurde diese Form des Prozesses noch am Fußrücken und am Unterarm beobachtet.

Die Veränderungen des Granuloma annulare sind mit Vorliebe an den Streckseiten der Hände und Finger besonders über den Gelenken lokalisiert. So in 24 Fällen unseres Materials und 238 Fällen der Literatur.

Als Granuloma annulare aufgefaßte Fälle, in denen die Hände vollkommen frei geblieben sind, zeigen meist auch in anderer Beziehung Abweichungen vom klassischen Bilde, so daß, namentlich wenn ein charakteristischer histologischer Befund fehlt, nach ARNDT ihre Zugehörigkeit zu der hier besprochenen Krankheit nicht immer zweifelsfrei erscheint.

Diese so außerordentlich charakteristische Lokalisation an den Händen ist wohl zurückzuführen auf eine besondere lokale Disposition der betreffenden Hautpartien. In einer großen Zahl der von mir beobachteten Fälle ließ sich, nachdem durch einen besonders auffälligen Fall meine Aufmerksamkeit auf dieses Moment gelenkt worden war, eine mehr oder weniger ausgesprochene Akroasphyxie feststellen, die im Verein mit mechanischen Momenten (Druck und Zug) für die Lokalisation sowie sicherlich auch für den schleichenden Verlauf des Leidens mit verantwortlich zu machen ist.

Nächst den Händen sind besonders häufig die Füße, speziell Fußrücken und Malleolen, ferner die Streckseiten der Vorderarme, Unterschenkel, Ellenbogen, Kniee und Nates befallen. Ganz ausnahmsweise sind Herde an Hals und im Gesicht beschrieben worden (ARNDT: am freien Ohrrand, KISSMEYER: Ohrmuscheln, MAC KEE: am Ohrläppchen, DANEL: Regio mastoidea, WENDE und HARTZELL: am Hals).

Verlauf.

Der Verlauf ist ein ungemein chronischer und kann sich über Monate und Jahre erstrecken. Die Herde können sich viele Jahre hindurch unter Rückbildung der älteren und Aufschießen frischer Herde weiterentwickeln bzw. in der einmal erreichten Ausdehnung unbegrenzt lange bestehen bleiben.

In einer Reihe von Fällen bilden sich die Infiltrate auch nach kürzerem oder längerem Bestande, ohne irgendwelche Spuren zu hinterlassen, spontan zurück,

So konnten STOKES eine Dauer von 27 Jahren, SEQUEIRA von 17 Jahren. CORSON und MAC CORMAC von 15 Jahren beobachten.

In unseren Fällen betrug die Dauer der einzelnen Erkrankungen wenige Monate bis 5 Jahre.

Ein gesetzmäßiger Einfluß der Jahreszeiten auf Auftreten und Verlauf ließ sich nicht feststellen. In einzelnen Fällen wird Besserung im Sommer und Verschlimmerung im Herbst bzw. Frühjahr angegeben.

Histologische Veränderungen.

Die erschöpfende Darstellung des histologischen Bildes des Granuloma annulare durch ARNDT, die ich im Wortlaut folgen lasse, konnte in den letzten Jahren durch keinerlei wesentliche neue Züge bereichert werden:

„Wir finden als Substrat der klinisch wahrnehmbaren rundlichen, grauweißen, derben Erhebung eine vorwiegend auf die mittlere Schicht der Lederhaut beschränkte und von derselben ihren Ausgang nehmende Gewebsneubildung, die in ihren zentralen Anteilen gegen die Umgebung ziemlich gut abgesetzt, rundlich begrenzt ist, nach der Peripherie zu dagegen sich mit allmählich unregelmäßiger und unschärfer werdenden Grenzen in das umgebende Gewebe verliert.

Die Neubildung besteht in der Hauptsache aus zelligen, meist in langen Zügen angeordneten Elementen und Bindegewebe, dessen schmälere und breitere Balken vom Zentrum nach der Peripherie fächerförmig ausstrahlen und eine Art Septierung bedingen.

Die Zellen sind in der überwiegenden Mehrzahl große, protoplasmareiche Elemente von sehr verschiedener Form und verschiedenem Umfang, die alle einen, mitunter auch zwei und mehrere, meist ovale, scharf konturierte, chromatinarme Kerne aufweisen und als Fibroblasten resp. epitheloide Zellen

(Anordnung in epithelähnlichen Verbänden!) anzusprechen sind, d. h. als durch Wucherung der präexistenten Bindegewebszellen und Endothelien entstandene Formen. Darauf, daß sich dieselben lebhaft vermehren, weisen die nicht gerade spärlichen indirekten Kernteilungsfiguren, das Vorkommen mehrkerniger Zellen (unvollständige Zellteilung) hin.

Die in Zügen und Haufen liegenden Zellen sind mitunter ohne Zwischensubstanz dicht aneinandergedrängt, meist aber in ein feines Reticulum (Reste der auseinandergedrängten Stützsubstanz!) eingelagert. Hier und da findet von diesen Elementen aus eine Neubildung von Bindegewebsfibrillen statt (mehrkernige Zellen, die durch spinnenfußartige Ausläufer mit anderen analogen Elementen — ein- und mehrkernigen — in Verbindung treten!).

Hinter dieser ziemlich lebhaften Wucherung des präexistenten Cutisgewebes tritt die Ansiedlung von kleinen, runden, protoplasmaarmen Zellen mit stark tingiblen Kernen (Lymphocyten) zurück. Letztere stammen wohl zum Teil aus dem Blut, zum Teil sind sie adventitiellen Ursprungs; eine irgendwie nennenswerte Vermehrung derselben außerhalb der Gefäße ist im histologischen Bilde nicht nachweisbar (Fehlen von Mitosen!). Lymphoblasten und pathologisch fortentwickelte Lymphocyten, Plasmazellen, finden sich nirgends.

Die Lymphocyten bilden neben spindelförmigen Elementen einen Hauptbestandteil der kleinen circumvasculären Infiltrate, die sich in näherer und weiterer Umgebung des Hauptherdes nachweisen lassen; dann finden sie sich in den peripheren Teilen des letzteren. Nach dem Zentrum zu werden sie dagegen immer spärlicher und treten hier vollkommen hinter den durch Wucherung der präexistierenden Bindegewebselemente entstandenen Zellen zurück.

Die Zellzüge sind reich an neugebildeten, meist hyperplastischen Gefäßen. Während sich an den von peripheren Teilen des Knotens stammenden Schnitten leicht verfolgen läßt, daß sich der Prozeß eng an die Gefäße anschließt, die von Infiltratzügen eingescheidet sind, während das dazwischen gelegene Gewebe vollkommen normal erscheint, kann man in den mittleren Teilen eine sichere Beziehung der pathologischen Veränderungen zu den Gefäßen meist nicht nachweisen. Jedoch findet man hier und da Intimawucherungen an kleineren und mittelgroßen Venen (Endophlebitis), während die entsprechenden Arterien keine Veränderungen zeigen.

Das die Zellneubildung septierende Bindegewebe ist zum Teil vollkommen normal, zum Teil hyalin entartet (wenig umfangreiche, leuchtend rote, stark lichtbrechende, homogene Klumpen und Kugeln bei VAN GIESON-Färbung!), zum Teil aber, namentlich in den zentralen Anteilen der Neubildung, Sitz einer ausgesprochenen Nekrose, die sich in einer schlechteren Färbbarkeit und hochgradigen Strukturveränderung dokumentiert. Die Nekrose macht an der Grenze gegen die Zellhaufen meist unvermittelt Halt. Das elastische Gewebe ist im Zentrum der Veränderungen vollkommen geschwunden, in den peripheren Teilen rarefiziert. Weder die Färbung auf Bakterien nach WEIGERT noch die nach ZIEHL-NEELSEN ergibt irgendwelche Anhaltspunkte für das Vorhandensein von Mikroorganismen."

Übereinstimmend mit diesem Befunde finden sich in den von mir untersuchten Fällen in den mittleren und tieferen Schichten der Cutis, vereinzelt auch in der Subcutis, circumscripte, rundliche, zentral nekrotische Gewebsneubildungen (Abb. 5, a), die sich peripher in einzelne mehr und mehr an Umfang abnehmende, perivasculär angeordnete Infiltrate auflösen.

Am Epithel können, abgesehen von zwei Fällen, in denen das Epithel im Bereiche des Herdes eine geringere Färbbarkeit der Kerne und Parakeratose aufweist, keine nennenswerten Veränderungen festgestellt werden (Abb. 5, b). Der Papillarkörper und das Stratum subpapillare (Abb. 5, c) sind je nach der

Höhenlage der Gewebsneubildung entweder vollkommen normal oder weisen ein leichtes Ödem, einzelne perivasculäre Infiltrate und gelegentlich Vermehrung der fixen Bindegewebszellen auf.

Die Gewebsneubildungen selbst setzen sich in der Hauptsache aus gewucherten Bindegewebszellen (Epitheloiden) und Lymphocyten zusammen, die meist in Haufen und Zügen angeordnet das präexistente Bindegewebe fächerförmig auseinanderdrängen (Abb. 5, d). Abgesehen von einem Fall, der ein ausgesprochen kernreiches, in fibroblastischer Regeneration befindliches Bindegewebe erkennen läßt, sind alle Fälle gekennzeichnet durch eine mehr oder minder ausgesprochene zentrale Nekrose. Besonders bei einfachen Kern-

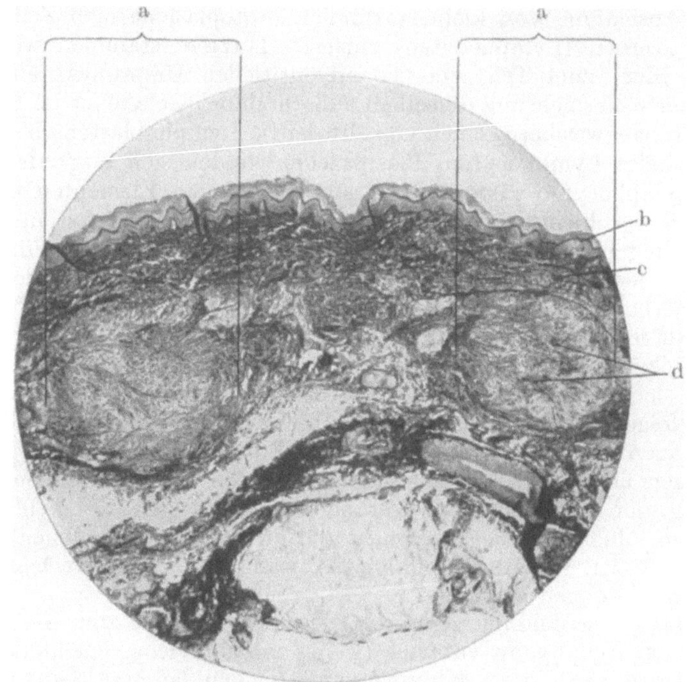

Abb. 5. Granuloma annulare, typisches histologisches Bild. (Buchstabenerklärung im Text.)

bzw. Hämatoxylin-Eosinfärbungen setzt sich die Nekrose scharf ab gegen die in Form eines Demarkationsringes angeordneten Infiltratmassen, in denen die Kerne der Epitheloidzellen oft eine radiäre, in anderen Fällen eine konzentrische Anordnung erkennen lassen, zuweilen aber auch regellos durcheinander liegen. Spezifische Bindegewebsfärbungen, speziell nach van Gieson zeigen, daß bei dieser regressiven Metamorphose, die vorwiegend das Bindegewebe befällt, noch reichlich ursprüngliches Bindegewebe erhalten bleibt. Zwischen leuchtend rot gefärbten Balken kollagenen Gewebes sind schmutziggelbliche Streifen eingelagert, die nach dem Zentrum hin an Masse zunehmen. In den nekrotischen Partien, deren mittlere Anteile meist jede Struktur vermissen lassen, finden sich neben unregelmäßig gestalteten Chromatinbröckeln vereinzelte geschrumpfte, nackte Bindegewebskerne und zum Teil zerfallene, meist aber gut erhaltene Leukocyten, letztere speziell in den Randzonen. Bei stärkeren Vergrößerungen kann man auch innerhalb der gelblichen, strukturlosen Bezirke vielfach gröbere und feinere, blaßrötlich gefärbte Fasern nachweisen, die zum Teil wohl als Reste des ursprünglichen, zum Teil als von der Peripherie einwachsendes junges fibrilläres Bindegewebe aufzufassen sind.

Die elastischen Fasern sind fast innerhalb der ganzen Ausdehnung der Infiltrate zugrunde gegangen. In den peripheren Anteilen sind sie rarefiziert und weder morphologisch noch tinktoriell verändert.

Neben den Epithelzellen und Lymphocyten treten alle anderen Zellformen vollkommen in den Hintergrund. Plasmazellen konnten nur vereinzelt, Riesenzellen vom LANGHANSschen Typus lediglich in einem einzigen Fall (klinisch handelte es sich um einen solitären, ringförmigen Herd über dem Metakarpophalangealgelenk II links bei der ältesten Patientin unserer Beobachtungsreihe) nachgewiesen werden. Sie fanden sich in der Hauptsache hier und da verstreut in den peripheren Zonen der Herde, an einer Stelle waren sie am unteren Pol eines zentral nekrotischen Herdes in Form einer größeren Gruppe angeordnet.

Mastzellen treten vornehmlich in den peripheren Abschnitten der Herde auf und sind hier in der nächsten Umgebung der Gefäße angeordnet. Daneben sieht man in unregelmäßiger Verteilung vereinzelte gelapptkernige Leukocyten und mehr oder weniger zahlreiche Eosinophile. Die Randzonen der Infiltrate fassen eine lebhafte Proliferation der Gefäße in Form zahlreicher neugebildeter Gefäße mit vielfach geschwollenen und stark in das Lumen vorspringenden Endothelien erkennen.

An den kleineren und mittelgroßen Venen lassen sich Intimawucherungen nachweisen, die meist einseitig in das Lumen vorspringen und dasselbe mehr oder weniger verschließen. Die Arterien erscheinen demgegenüber meist frei von krankhaften Veränderungen.

Die bis in die Ausläufer der Gewebsneubildungen verfolgbaren, in den peripheren Anteilen mehr und mehr an Umfang abnehmenden, die Gefäße mantelartig umschließenden Infiltrate sind ausschließlich aus spindelförmigen, hellkernigen Zellen (gewucherten Perithelien) und kleinen, dunkelkernigen Rundzellen (Lymphocyten) zusammengesetzt, zwischen die hier und da Mastzellen eingesprengt sind. In keinem der von mir untersuchten Fälle konnten bei den verschiedenen Bakterienfärbungen (GRAM, ZIEHL-NEELSEN, MUCH, KLINGMÜLLER) irgendwelche Gebilde nachgewiesen werden, die man als Erreger hätte ansprechen können.

Gegenüber den bisher beschriebenen Veränderungen der cutanen Herde bedürfen die bei subcutanem Sitz sich abspielenden Prozesse noch einer besonderen Würdigung. Der Aufbau ihrer Zellelemente entspricht vollkommen dem der cutanen Herde. Die Zellwucherung erstreckt sich ausschließlich auf die einzelnen Bindegewebssepten des subcutanen Fettgewebes, die bedeutend an Umfang zunehmen und durch die in Zügen und Haufen angeordneten Infiltratmassen auseinandergedrängt werden. Eine Anordnung der Infiltrate in den Maschen des Fettgewebes konnte nirgends festgstellt werden. Das Fettgewebe wird entweder durch die Bindegewebswucherung beiseite gedrängt oder kleinere und größere Gruppen von Fettzellen werden eingeschlossen und resorbiert. Als Ausdruck für diesen Vorgang findet man hin und wieder innerhalb der Zellmasse vereinzelt Lücken, die ausgefallenen Fettzellen entsprechen. In den Maschen des Fettgewebes findet sich nur gelegentlich eine geringe Zellvermehrung. Veränderungen im Sinne der sogenannten Wucheratrophie des Fettgewebes, wie man sie ungemein häufig beim Erythema induratum beobachtet, konnten nirgends festgestellt werden.

Im Gegensatz zu den cutanen Herden, die direkte Beziehungen der Gefäße zu den zentralen Nekrosen meist nicht erkennen lassen, da sich der Prozeß hier in der Regel an kleineren Gefäßen abspielt, deren Elastica zur Zeit der Untersuchung bereits zugrunde gegangen ist, treten diese hier klar zutage. Bisher konnten GRÜTZ und HORNEMANN, die das Verhalten der Gefäße eingehend studiert haben, in einem Fall ein durch Endothelwucherung verschlossenes Gefäß nachweisen, das anscheinend in die Nekrose hineinführte; in einem

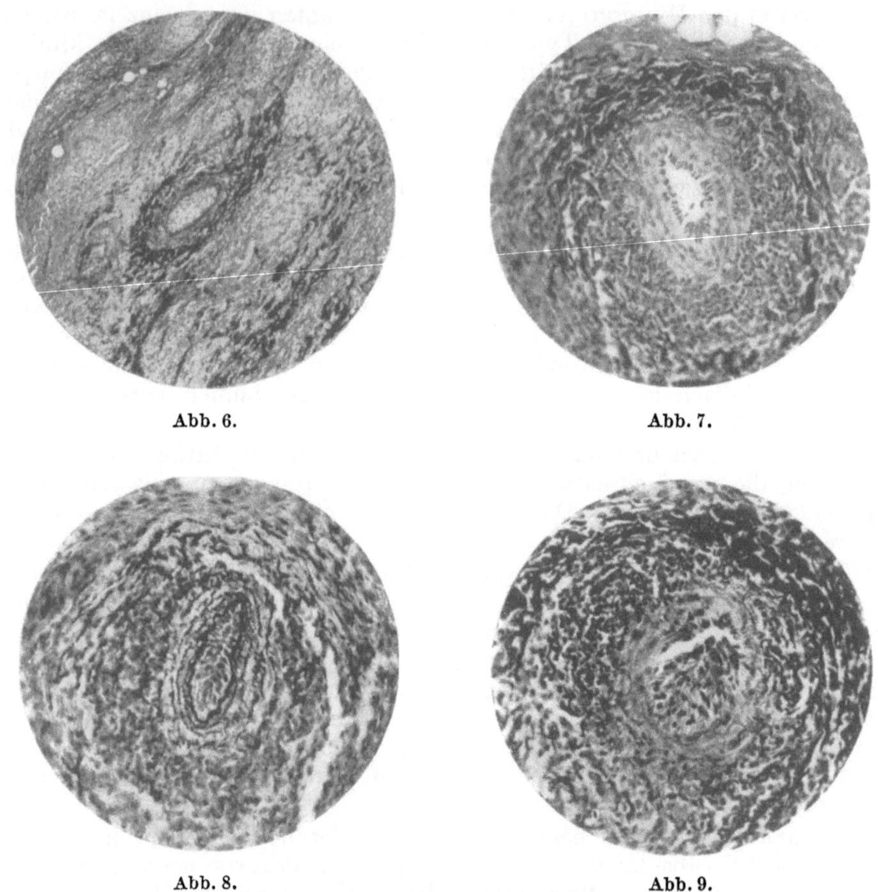

Abb. 6. Abb. 7.

Abb. 8. Abb. 9.

Abb. 6—9. Granuloma annulare mit tiefcutanem-subcutanen Sitz.

weiteren Fall sahen sie die Nekrosen teils herdförmig, teils strangförmig mit auffallender Gebundenheit an die Gefäße verlaufen, teils baumkronenartig bzw. pilzförmig einem breiten Stiel aufsitzen, dessen Lage auffallend der Richtung des zuführenden Gefäßes entsprach. In einem der von mir untersuchten Fälle läßt sich im ganzen Bereiche eines subcutanen Herdes eine zentral gelegene Arterie verfolgen (Abb. 6), die in den peripheren Anteilen eine deutliche Quellung und Wucherung der Intima, deren Kerne palisadenartig gestellt sind (Abb. 7) erkennen läßt, sowie eine perivasculäre Infiltration mit Rundzellen, die die Adventitia und das umgebende Bindegewebe auseinanderdrängt. In den zentralen Partien ist das Lumen durch produktive endarteriitische Prozesse vollständig obliteriert (Abb. 8, 9), die Adventitia und das umgebende

Bindegewebe durch ein massiges, in der Hauptsache aus epitheloiden Zellen bestehendes Infiltrat aufgelockert und auseinandergedrängt. Gleichzeitig verfällt das Bindegewebe einer partiellen Nekrose, die das Gefäß in Form eines mehr oder weniger geschlossenen Ringes umschließt (Abb. 6).

Im gleichen Falle lassen sich auch in tiefcutanen Herden obliterierte Gefäße bis an die Nekrose hinan verfolgen, die innerhalb der Nekrose mehr oder weniger schnell unter Schwinden der Elastica jegliche Struktur verlieren.

Pathogenese.

Da die Gewebsneubildungen des Granuloma annulare sich bei ihrem Sitz in den mittleren und tieferen Schichten der Cutis an den Gefäßen in der Gegend der Schweißdrüsenknäuel ansiedeln, so werden auch diese in die Infiltrate miteinbezogen und auseinandergedrängt, was namentlich ältere Untersucher veranlaßt hat, eine Erkrankung der Schweißdrüsen als Ursache des Prozesses anzunehmen. Die Veränderungen der Schweißdrüsen sind jedoch rein sekundärer Natur und haben mit dem Prozeß an sich nichts zu tun. Als primär sind offensichtlich die an den Gefäßen sich abspielenden endo- und perivasculären Prozesse aufzufassen, deren direkter Zusammenhang mit den zentral nekrotischen Veränderungen durch meine Befunde bewiesen wird. Im weiteren Verlaufe kommt es zur vollständigen Obliteration der befallenen Gefäße, der sich eine Nekrose des umgebenden Bindegewebes anschließt, die teils vielleicht toxischer Natur ist, teils durch den Ausfall der Gefäßversorgung bedingt wird. Die die Nekrose einfassenden, aus gewucherten Bindegewebszellen und dunkelkernigen Rundzellen zusammengesetzten Infiltrate mit ihren zahlreichen neugebildeten Gefäßen sind einerseits als Ausdruck eines Demarkationsprozesses, andererseits als Ausdruck einer von der Peripherie her einsetzenden Regeneration aufzufassen.

Ätiologie.

Die Ätiologie des Granuloma annulare ist zur Zeit noch als ungeklärt zu betrachten, wenn auch einzelne Autoren glauben, den Weg zur Lösung der Frage gefunden zu haben. Auf Grund der perivasculären Anordnung der Infiltrate, des peripheren Walles, der zentralen Nekrose und der in diesem Zusammenhange höchst bedeutsamen Gefäßveränderungen in Form peri- und endovasculärer Prozesse, die mit Intimawucherung und Gefäßobliteration einhergehen, nimmt die Mehrzahl der Autoren einen hämatogenen Ursprung des Leidens an, wobei die Frage offen gelassen wird, ob eine infektiöse oder eine toxische Noxe das auslösende Moment bildet. Nach ARNDT liegt die Annahme nahe, wenn man aus der Ähnlichkeit, die in mancher Hinsicht zwischen den histologischen Veränderungen des Granuloma annulare und den sogenannten infektiösen Granulationsgeschwülsten besteht, irgendwelche Rückschlüsse auf die Natur des ersteren ziehen darf, daß wir es mit einer spezifischen chronischen Infektionskrankheit der Haut zu tun haben, deren Erreger zur Zeit noch unbekannt ist. In dem Bestreben, ätiologisch dunkle Krankheitsbilder unserem Verständnis näher zu bringen, hat man in früheren Jahren namentlich in Frankreich ätiologisch rätselhafte Affektionen zur Tuberkulose in Beziehung zu setzen gesucht. So haben sowohl BROCQ wie GRAHAM LITTLE auf Grund tuberkulöser Belastung einen direkten bzw. indirekten Zusammenhang zwischen dem Granuloma annulare und der Tuberkulose angenommen. In neuerer Zeit sind es besonders die Ähnlichkeit des histologischen Bildes mit dem der papulonekrotischen Tuberkulide (GOUGEROT und BONIN, MILIAN, WERTHER, WICHMANN, STETTLER), gelegentliches Auftreten des Leidens bei tuberkulös Belasteten oder mit gleichzeitig manifester oder latenter Organtuberkulose behafteten Individuen (PINKUS, VOLK u. a.), sowie vereinzelt beobachtete schnelle Abheilung nach Tuberkulininjektionen (HUDELO, CIVATTE und RABUT), die diese Annahme zu bestätigen scheinen. GRÜTZ, STETTLER, MARTENSTEIN, PICK halten einen tuberkulösen Ursprung für gegeben auf Grund zum Teil sehr atypischer generalisierter Fälle, die sie in klinischer und histologischer Beziehung als Übergangsformen bzw. Kombinationen zwischen Granuloma annulare und Tuberkuliden auffassen. Diese Fälle sind ausnahmslos gekennzeichnet durch das Auftreten typischer Tuberkulide neben den atypischen Efflorescenzen, so daß es nahe liegt, sie einheitlich als besondere Formen der Tuberkulide aufzufassen, als Beziehungen zum Granuloma annulare anzunehmen. Andere Autoren, wie HAUSER, rechnen ihre Beobachtungen, die klinisch und histologisch eine weitgehende Ähnlichkeit mit dem Granuloma annulare boten — einzelne Herde zeigten unregelmäßige Ringformen, die aus derben, weißlichen Papeln und Leisten zusammengesetzt waren, nur die Lokalisation und an einzelnen Stellen vorhandene Narbenbildung wichen von dem gewöhnlichen Bilde des Granuloma annulare ab — auf Grund des Auftretens typischer papulonekrotischer Tuberkulide zu den sogenannten annulären Tuberkuliden. Wenn es nach diesen Beobachtungen als erwiesen gelten kann, daß bei Tuberkuliden Hauterscheinungen auftreten können, die morphologisch denen des Granuloma annulare zum Verwechseln ähnlich sind, so wird dadurch die Frage des kausalen Zusammenhanges zwischen dem Granuloma annulare und der Tuberkulose immer komplizierter. Vor allem sinkt der Wert des Nachweises der tuberkulösen Ätiologie bzw. ihrer Wahrscheinlichkeit in atypischen Fällen, deren Zuteilung zum Granuloma annulare bzw. Tuberkuliden strittig ist, solange der Beweis nicht auch in typischen Fällen geführt werden kann. Klinische und histologische Ähnlichkeit sind kein Beweis für den ätiologischen Zusammenhang von Krankheitsbildern, die bei typischer Gestaltung leicht voneinander abgegrenzt werden können. Ist es doch allgemein bekannt, daß es klinisch und histologisch übereinstimmende Krankheitsbilder gibt, die durch verschiedene Mikroorganismen bedingt werden. Es ist dabei nur hinzuweisen auf die vielfachen Parallelen zwischen den Hautmanifestationen der Tuberkulose und der Syphilis, die unter Umständen weder auf Grund des klinischen Bildes noch auf Grund des histologischen Bildes voneinander abgegrenzt werden können, sofern es nicht gelingt, den Erreger nachzuweisen.

Was den direkten Nachweis von Tuberkelbacillen im Schnitt bzw. im Tierversuch betrifft, so ist er in überzeugender Weise bisher nicht gelungen.

Über den Nachweis säurefester Stäbchen im Schnitt liegt eine kurze Mitteilung von DITTRICH vor. „Die Bacillen wurden in der mittleren Cutis, teils in einer Höhe mit den Granulomaherden, teils etwas tiefer gelegen in Form von säurefesten Stäbchen und Körnchen gefunden. Sie waren sowohl in der gesunden oder regenerierten Cutis wie im nekrotischen Gewebe fern von Gefäßen als auch direkt in der Gefäßwand nachzuweisen, wo sie von der Intima aus schon häufig in der Muskularis und Adventitia angelangt waren.“ Von einer Mitteilung des klinischen Befundes seiner beiden Fälle hat DITTRICH Abstand genommen, da sie nach seiner Meinung typisch waren.

Auf diese Befunde hin habe ich von unserem Material erneut nach der von KLINGMÜLLER angegebenen Methode acht Fälle von typischem Granuloma annulare unter allen Kautelen untersucht. Zur Kontrolle der Färbung wurden mit den gleichen Lösungen Präparate von Lepra, Hühnertuberkulose und Lupus vulgaris gefärbt. Während in den Kontrollpräparaten die Bacillen eine klare und einwandfreie Färbung aufwiesen, konnten in den Präparaten von Granuloma annulare keinerlei Spuren von säurefesten Stäbchen und Körnchen aufgefunden werden.

Alle bisher mitgeteilten Tierversuche (15) hatten ein negatives Ergebnis, abgesehen von einem von VOLK mitgeteilten Fall. Bei dem von ihm auf dem Wiener Kongreß als Erythema elevatum et diutinum vorgestellten Fall, der gleichzeitig einen Lupus vulgaris nasi et palati aufwies, trat bei einem der geimpften Tiere nach mehreren Monaten eine leichte Drüsenschwellung auf. Die Drüsen wurden weiter verimpft und nach einer mehrere Monate langen Inkubation zeigte sich bei einem dieser Tiere starke Drüsenschwellung in inguine. Das Tier wurde getötet. Die Obduktion ergab Tuberkulose der Lungen, Milz, Verkäsung der inguinalen Drüsen mit positivem Bacillenbefund. Eine eingehendere Beschreibung des klinischen sowie des histologischen Befundes des Falles ist in der Literatur nicht festgelegt. Lediglich in Diskussionsbemerkungen weist VOLK auf die Ähnlichkeit des von ihm vorgestellten Falles mit typischen Fällen von Granuloma annulare hin.

Von 14 an unserer Klinik beobachteten Fällen konnten wir Hautmaterial auf Meerschweinchen verimpfen. Die Verimpfungen hatten sämtlich ein negatives Ergebnis.

Da somit der direkte Nachweis von Tuberkelbacillen im Schnitt bzw. im Tierversuch in zweifelsfreier Weise nicht gelungen ist, kann die Annahme einer tuberkulösen Ätiologie vorläufig nur gestützt werden durch statistische Zusammenstellungen über den Ausfall von Tuberkulinreaktionen, über die Häufigkeit tuberkulöser Belastung und gleichzeitigen Bestehens manifester bzw. latenter Organtuberkulose.

Diese Gesichtspunkte haben wir bei unserem Material stets besonders berücksichtigt und uns speziell in den letzten Jahren bei der Untersuchung der Lungen nicht nur auf Auscultation, Perkussion und Durchleuchtung beschränkt, sondern auch Lungenplatten anfertigen lassen, da es uns bei diesem Verfahren fast ausnahmslos gelingt, bei typischen Tuberkuliden Tuberkuloseherde aufzudecken, die gelegentlich der klinischen Untersuchung wie auch der Durchleuchtung entgehen.

In der Literatur fanden sich unter 237 Angaben hinsichtlich tuberkulöser Belastung 21 positive und 214 negative Fälle; die Untersuchung auf gleichzeitig bestehende manifeste bzw. latente Organtuberkulose ergab in 27 Fällen ein positives, in 210 Fällen ein negatives Resultat. In zwei Fällen fanden sich neben dem Granuloma annulare ein Lupus vulgaris, in einem Fall ein Lupus erythematodes des behaarten Kopfes, in 6 Fällen typische Tuberkulide.

Unter den Mitteilungen über den Ausfall von Tuberkulinreaktionen liegen 72 Beobachtungen vor, darunter 37 positive. Im einzelnen werden mitgeteilt:

Pirquetreaktionen	25 positive	28 negative
Intradermoreaktionen . .	5 „	7 „
Ponndorfimpfungen . . .	4 „	6 „
Mororeaktionen.	3 „	13 „
Mantoux	— „	1 „
Tuberkulinreaktionen . .	6 „	12 „

Das Wachstum von Tuberkulose-Kulturen wurde beschleunigt durch Zusatz von Patientenserum in zwei Fällen, unbeeinflußt blieb es in 10 Fällen.

Speziell hervorzuheben gegenüber den Fällen mit mehr oder weniger stark positiven Reaktionen auf Tuberkulin, gegenüber den zum Teil sehr atypischen Fällen, die zur Stützung der Annahme einer tuberkulösen Ätiologie herangezogen werden, sind die Beobachtungen, bei denen es sich um blühende Kinder und jugendliche Individuen handelt, bei denen weder die persönliche noch die Familienanamnese, noch die genaueste, wiederholt vorgenommene Untersuchung der inneren Organe irgendwelche Anhaltspunkte für das Bestehen einer tuberkulösen Erkrankung ergeben hat. Besonderer Wert ist nach Arndt gerade in diesen Fällen auf den negativen Ausfall der Tuberkulinreaktionen zu legen, der ja mit großer Wahrscheinlichkit dafür spricht, daß das betreffende Individuum niemals mit dem Tuberkulosevirus in Berührung gekommen ist, geschweige denn an einem aktiven tuberkulösen Prozeß leidet. Außerdem besagen positive Tuberkulinreaktionen doch lediglich, daß das betreffende Individuum als tuberkuloseinfiziert zu betrachten ist, was nun aber nach allen neueren Untersuchungen bei einem großen Prozentsatz der Menschen der Fall ist. Ein Rückschluß auf die Ätiologie einer zufällig vorhandenen Hautaffektion lediglich auf Grund des positiven Ausfalles der Reaktion ist ebensowenig zulässig wie bei anderen cutanen bzw. serologischen Reaktionen.

Unter den 30 von uns beobachteten Fällen war bei weitgehendster Berücksichtigung auch der entfernteren Verwandtschaft und Ascendenz die Familienanamnese hinsichtlich Tuberkulose positiv in 8 Fällen. Die in 10 Fällen angefertigten Lungenplatten ergaben in 7 Fällen einen negativen Befund, in 2 Fällen waren die Hilusdrüsen leicht vergrößert, in einem Fall wurde eine Spitzenpleuritis festgestellt. Unter den Durchleuchtungen ergaben 2 einen positiven Befund. In einem Fall bestand gleichzeitig neben einem typischen Granuloma annulare an den Ellenbogen, das prompt im Anschluß an eine vorgenommene Probeexcision abheilte, ein Lupus vulgaris des Gesichtes. Bei 6 Kindern ließ sich eine leichte Vergrößerung der Cervicaldrüsen feststellen, die in Form mäßig derber, linsen- bis gut erbsengroßer Knoten am hinteren Rande des Sternokleidomastoideus abtastbar waren. Hervorzuheben ist, daß gerade diese Drüsengruppen bei allen Alterationen des adenoiden Apparates des Nasenrachenraumes anschwellen und häufig zu unrecht für tuberkulös gehalten werden. Charakteristische Drüsenschwellungen, die vornehmlich am Kieferwinkel und vorderen Rande des Sternokleidomastoideus lokalisiert sind, konnten nur in einem Falle nachgewiesen werden.

Die Pirquetreaktion fiel in 4 Fällen schwach positiv, in 3 Fällen mittelstark positiv, in 2 Fällen stark positiv aus. In allen übrigen Fällen unseres Materials — also in 21 — hatte die Pirquetreaktion ein völlig negatives Ergebnis, was um so mehr ins Gewicht fällt, als sich unter den negativ reagierenden Fällen relativ viel Kinder befanden, bei denen auch die sonstige Untersuchung auf Tuberkulose (Drüsen, Röntgenaufnahme) negativ ausgefallen waren.

Aus diesen Zusammenstellungen erhellt, daß tuberkulöse Belastung sowie gleichzeitig bestehende Organ- bzw. Hauttuberkulose nur in einer verschwindenden Anzahl von Fällen hat nachgewiesen werden können. Mithin ist das vorliegende Tatsachenmaterial in keiner Weise geeignet, die Annahme einer tuberkulösen Ätiologie zu stützen, ja, wenn man überhaupt aus derartigen statistischen Zusammenstellungen einen Rückschluß auf die Ätiologie ziehen will, so sprechen sie absolut für die Sonderstellung des Granuloma annulare, das als eine Infektionskrankheit aufzufassen ist, deren Erreger zur Zeit noch nicht nachgewiesen werden kann.

Auf die vergeblichen Versuche, an Hand atypischer Fälle Beziehungen zwischen dem Lichen ruber planus und dem Granuloma annulare nachzuweisen, wird noch in dem Abschnitt der Differentialdiagnose hingewiesen werden.

Zu erwähnen wäre noch die gelegentliche Beobachtung von Stoffwechselstörungen (Gicht, Diabetes), doch sind diese Beobachtungen zu vereinzelt, um irgendwelche Rückschlüsse berechtigt erscheinen zu lassen.

Differentialdiagnose.

Die klinische Diagnose ist bei Berücksichtigung der Hauptcharaktere des Leidens, der vorwiegenden Lokalisation an den Händen, der Neigung der weißlichen Einzelherde zur Ringbildung, der Chronizität des Prozesses, meist leicht zu stellen. Histologisch kann, wie ARNDT betont, allein auf Grund des mikroskopischen Befundes, der sich von allen uns bekannten und geläufigen pathologischen Hautveränderungen wesentlich unterscheidet, sofern in voller Entwicklung begriffene Herde in vollständigen Schnittserien untersucht werden, die Diagnose zum mindesten per exclusionem gestellt werden.

In früheren Jahren, als erst wenige Fälle von Granuloma annulare bekannt waren, wurde das Leiden vor allem mit dem Lupus erythematodes (RADCLIFFE CROCKER, DUBREUILH), dem Lichen ruber und den BOECKschen Sarkoiden (RASCH und GREGERSON, HARTZELL) in Beziehung gebracht, doch kommen bei dem gegenwärtigen Stande unserer Kenntnisse vom Granuloma annulare all diese Erkrankungen differentialdiagnostisch wohl kaum in Betracht. Auch neuere Versuche (LIEBREICH, MARTINOTTI, ORNSTEIN — der klinischen Beschreibung nach ist dieser Fall wohl als Tuberkulid aufzufassen) das Granuloma annulare mit dem Lichen ruber in Beziehung zu stellen und dadurch die alte Auffassung GALLOWAYS als Lichen annularis wieder zu Ehren zu bringen, müssen nach unserer, auf ein sehr reiches Material gestützten Kenntnis als mißlungen betrachtet werden.

Klinisch können differentialdiagnostische Schwierigkeiten gegenüber manchen Formen von ringförmig angeordneten Tuberkuliden auftreten, um so mehr, da das histologische Bild beider Erkrankungen weitgehende Ähnlichkeit aufweisen kann. Auch die papulonekrotischen Tuberkulide lassen eine ausgesprochene Prädilektion für die distalen Anteile der Extremitäten, speziell der Streckseiten der Arme und Beine, der Ellenbogengegend, der Hand- und Fingerrücken erkennen und nehmen ihren Ausgang von den mittleren und tieferen Schichten der Lederhaut, doch sind gerade bei ihnen bereits im Beginn oft auch die obersten Schichten der Cutis in Mitleidenschaft gezogen. Ringbildung und gruppiertes Auftreten (BERNHARDT, RUSCH, HAUSER, WHITEFIELD) wird im ganzen nur selten beobachtet. Die Aussaat der kleinen, derben, mehr entzündlichen, hanfkorn- bis erbsengroßen, papulösen, halbkugelig vorspringenden, blaßroten Knötchen ist weiter ausgebreitet als beim Granuloma annulare. Nach einem Bestande von 4—6 Wochen zeigen die Einzelefflorescenzen eine charakteristische Umwandlung in Gestalt einer meist nach außen durchbrechenden, das Epithel in Mitleidenschaft ziehenden, zentralen Nekrose, die klinisch als grauweißlich bis gelbliche, fleckförmige Veränderung erscheint. Die Nekrosen trocknen zu Krusten ein, unter denen die Gewebsdefekte mit charakteristischen, kreisförmigen, anfangs mehr bläulichroten, später weißen, glatten, leicht eingesunkenen Narben abheilen.

Das Fehlen klinisch nachweisbarer Nekrose und Narbenbildung, die ausgesprochene Neigung zur Ringbildung und gruppenweisem Auftreten der Einzelefflorescenzen beim Granuloma annulare bilden so wesentliche Unterscheidungsmerkmale gegenüber den papulonekrotischen Tuberkuliden, daß klinisch bei typischer Ausbildung keinerlei Ähnlichkeit zwischen beiden Prozessen besteht. Zu bemerken ist ferner, daß die papulonekrotischen Tuberkulide ausschließlich bei Personen mit gleichzeitig bestehender, häufig allerdings latenter Organtuberkulose beobachtet werden, was beim Granuloma annulare nur in einer verschwindenden Anzahl von Fällen hat festgestellt werden können. Außerdem ist die Prognose der papulonekrotischen Tuberkulide (LEWANDOWSKY), wenn sie in frühester Kindheit auftreten, eine ernste und bei kachektischen Kindern mit manifester Tuberkulose ist der Ausgang nur zu häufig die allgemeine Miliartuberkulose oder tuberkulöse Meningitis, während es sich beim Granuloma annulare um ein in jeder Beziehung harmloses Leiden handelt.

Histologisch findet sich bei beiden Prozessen eine umschriebene, in den mittleren und tieferen Schichten der Lederhaut bzw. in der Unterhaut lokalisierte Infiltration, die sich peripher in mehr und mehr an Umfang abnehmende, um Gefäße, Follikel und Schweißdrüsen angeordnete Zellanhäufungen auflöst. An den Gefäßen, Venen und Arterien finden sich endo- und perivasculäre Prozesse, die mit Intimawucherungen und anschließender Gefäßobliteration einhergehen. Beide Prozesse weisen eine zentrale Nekrose auf, die jedoch bei den Tuberkuliden massiger ist, Zellen und Bindegewebe in gleicher Weise befällt, häufig unter Zerstörung des Epithels nach außen durchbricht und von einem Granulationsgewebe eingefaßt wird, das sich aus Lymphocyten, Plasmazellen, Leukocyten, Epitheloiden und eventuell spärlichen Riesenzellen zusammen setzt. Neben der Wucherung des präexistenten Bindegewebes, dem Mangel an Plasmazellen und Riesenzellen ist es nach ARNDT gerade die unvollständige, auf das Bindegewebe beschränkte Nekrose, bei der noch reichlich Kollagen erhalten bleibt, die das Granuloma annulare von den papulonekrotischen Tuberkuliden trennt.

Selbstverständlich kann neben einem Granuloma annulare auch gelegentlich ein Tuberkulid vorhanden sein, wie wir ja auch in einem Fall neben typischem Granuloma annulare am Ellenbogen einen kleinen Lupusknoten im Gesicht beobachtet haben, ohne beide Erkrankungen irgendwie in Beziehung zueinander bringen zu wollen. Ein Autor, der viele Fälle von Granuloma annulare und daneben viele Fälle von Tuberkuliden eingehend mikroskopisch zu untersuchen Gelegenheit gehabt hat, wird wohl meist in der Lage sein, auch auf Grund des mikroskopischen Bildes eine Differentialdiagnose zu stellen. Unter Umständen entstehen auch Schwierigkeiten der Diagnose durch eine ungewöhnlich starke Aussaat isolierter Knötchen am Stamm, wie z. B. in dem von PINKUS in der Berliner Dermatologischen Gesellschaft vorgestellten Fall. Da bei derartigen Kranken meist auch die charakteristische Ringbildung fehlt, kann klinisch an alles mögliche, namentlich auch an Hauttumoren gedacht werden.

Mit echten, vom Bindegewebe ausgehenden Tumoren, Fibromen, Sarkomen, ist bei sorgfältiger Untersuchung eine Verwechslung kaum möglich. Eine gewisse klinische Ähnlichkeit nach Form und Farbe können Keloide aufweisen, doch ist ihre Konsistenz bedeutend derber, mitunter knorpelhart; die bedeckende Haut ist verdünnt, gespannt, glänzend und nicht selten von feinsten Gefäßreisern durchzogen, so daß sie einen mehr graurötlichen Farbenton annimmt. Ferner fehlt den Keloiden die Neigung zur Ringbildung durch zentrale Rückbildung und peripheres Fortschreiten von Einzelherden oder gruppenweises Auftreten von isolierten Knötchen, die sich zu ring- und girlandenförmigen Figuren aneinander lagern bzw. miteinander verschmelzen, sowie die Vorliebe für die Haut der Hände, wenn man absieht von den von R. v. VOLKMANN und ARNDT mitgeteilten Fällen multipler Keloidbildungen an den Fingern zweier Kinder.

Namentlich nummuläre und lentikuläre Formen des Erythema exsudativum multiforme können bei ausschließlicher Lokalisation an den Streckseiten der Hände, Finger und Vorderarme bei geringer Anzahl der Herde und weniger ausgesprochenem entzündlichen Charakter gegenüber dem Granuloma annulare differentialdiagnostisch in Frage kommen. Klinisch lassen sich die bald hochroten, bald mehr braunroten, oberflächlich gelegenen, derben Erhebungen, die sich peripher ausdehnen und unter gleichzeitigem Absinken und dunklerer Verfärbung der zentralen Partien in ringförmige und bei Konfluenz gyrierte

Herde übergehen können, auf Grund der oft vorhandenen rheumatischen Allgemeinsymptome, des plötzlichen Auftretens, des oberflächlichen Sitzes, des Verstreichens der Hautfelderung als Ausdruck der Mitbeteiligung des Papillarkörpers, des mehr entzündlichen, ödematösen, gelegentlich zur Blasenbildung neigenden Charakters von den grauweißen, derben Knoten des Granuloma annulare abgrenzen.

Histologisch bieten die Veränderungen des Erythema exsudativum multiforme, die durch ihren Sitz im Papillarkörper und in den oberen Schichten der Cutis, durch das im Vordergrunde stehende Ödem, demzufolge der Papillarkörper auf das Doppelte bis Dreifache seines Volumens verdickt, das kollagene Gewebe stark gequollen, auseinandergedrängt und wie auch die elastischen Fasern in ihrer Färbbarkeit geschädigt sind, sowie durch ein entzündliches, aus Rundzellen und Leukocyten mit gelegentlichen Hämorrhagien durchsetztes Infiltrat gekennzeichnet sind, keinerlei Ähnlichkeit mit den auf die mittleren und tieferen Schichten der Cutis beschränkten umschriebenen, zentral nekrotischen Herden des Granuloma annulare.

Prognose.

Die Prognose ist hinsichtlich des allgemeinen Gesundheitszustandes als absolut günstig, hinsichtlich der restitutio ad integrum als zweifelhaft zu beurteilen. Unbehandelte Fälle können sich jahrelang fortentwickeln, um unter Umständen in der einmal erreichten Ausdehnung unbegrenzt lange bestehen zu bleiben. Spontane Rückbildung wie auch plötzliche Rückbildung im Anschluß an fieberhafte Erkrankungen ist in einer Reihe von Fällen beobachtet worden. Bedeutend günstiger ist die Prognose behandelter Fälle, die selbst, wenn sie seit Jahren nicht die geringste Neigung zur Involution haben erkennen lassen, unter Behandlungsmethoden abheilen, die weit davon entfernt sind, als spezifisch angesprochen werden zu können.

Therapie.

Innerlich wird dem Arsen in seinen verschiedenen Anwendungsarten ein besonderer Wert beigemessen, wenn es auch in einer ganzen Reihe von Fällen versagt hat. WICHMANN, MILIAN, SAUPHER und THIBAUT, HUDELO, CIVATTE und RABUT sahen in ihren Fällen schnelle Abheilung im Anschluß an Tuberkulinimpfungen nach PONNDORF bzw. Tuberkulininjektionen. Ebenso wurden Erfolge mit Röntgen, Radium und Mesothorium erzielt.

Besonders betont zu werden verdient die von zahlreichen Autoren (ADAMSON, ARNDT, LITTLE, WENDE, GRÜTZ und HORNEMANN u. a.) mitgeteilte Beobachtung der Abheilung selbst seit Jahren sich dauernd ausbreitender Herde im Anschluß an Probeexcisionen, die wir auch an unserem Material in einer ganzen Reihe von Fällen feststellen konnten. Es bilden sich nicht nur die von der Probeexcision betroffenen, sondern auch weiter entferntere Herde zurück, so daß die ja auch für die Sicherung der klinischen Diagnose durch mikroskopische Untersuchung wünschenswerte Probeexcision empfohlen werden kann.

Diese bemerkenswerte Rückbildung im Anschluß an Excisionen, ein Vorkommnis, das von vulgären Warzen seit langem bekannt ist und von ARNDT bei den verschiedensten Hautkrankheiten (Lupus erythematodes, Lichen ruber verrucosus speziell der Unterschenkel u. a.) beobachtet werden konnte, schrieb ADAMSON allein dem Verband zu. Näher liegt jedoch wohl, daß der durch die Excision gesetzte Reiz das die Rückbildung auslösende Moment darstellt.

Gelegentlich sind aber auch im Anschluß an derartige Excisionen Rezidive in der Narbe und frische Eruptionen in der Umgebung beobachtet worden. So konnte ich in einem unserer Fälle im Anschluß an die Ausschneidung eines Herdes am Handrücken dementsprechend am rechten Vorder- und Oberarm bis zur Schulter eine multiple Aussaat beobachten, die sich allerdings im Laufe von zwei Monaten unter Arsen zurückbildete. Seitdem ist die Patientin rezidivfrei geblieben.

Als diejenige Behandlung, die uns immerhin noch die besten Resultate gegeben hat, ist wohl die Kombination von partieller Ausschneidung und Arsen zu betrachten.

Literatur.

ABRAMOWITZ: (a) Granuloma annulare. N. Y. Acad. Med., sect. dermat. 4. Okt. 1923. Arch. of Dermat. **9**, Nr 2, 257 (1924). Ref. Zbl. Hautkrkh. **13**, 3, 68 (1924). (b) Granuloma annulare. N. Y. Acad. Med., sect. dermat. 8. Nov. 1923. Arch. of Dermat. **9**, Nr 4, 520. (c) Generalized granuloma annulare. N. Y. Acad. Med., sect. dermat. 5. Mai 1925. Arch. of Dermat. **12**, 903 (1925). Ref. Zbl. Hautkrkh. **20**, 801 (1926). — ADAMSON: A case of nodular ringed eruption. Ref. Brit. J. Dermat. **20**, 189 (1908). — ANDRUSZEWSKI: Erythema diutinum elevatum. Lemberg. Dermat. Sitzg 23. Okt. 1924. Ref. Zbl. Hautkrkh. **16**, 524 (1925). — ARNDT: (a) Zur Kenntnis des Granuloma annulare. Arch. f. Dermat. **108**, 229 (1911). Ref. Mh. Dermat. **53**, H. 2, 286 (1911). Dermat. Z. **19**, 197 (1912). (b) Zwei Fälle von Granuloma annulare. Berl. dermat. Ges., Sitzg 8. Juli 1913. Ref. Mh. Dermat. **57**, 981 (1913). Ref. Dermat. Zbl. **16**, 384 (1913). Dermat. Z. **20**, 1124 (1913). Ref. Arch. f. Dermat. **117**, 208 (1914). (2 neue Fälle, im ganzen 8). (c) Erythema elevatum. Berl. dermat. Ges., Sitzg 14. Juni 1921. Ref. Mh. Dermat. **73**, 783 (1921). Ref. Dermat. Z. **35**, 294 (1922). Ref. Zbl. Hautkrkh. **2**, 155. (d) Granuloma annulare. Berl. dermat. Ges., Sitzg 25. Juli 1922. Ref. Zbl. Hautkrkh. **6**, 321. Ref. Dermat. Wschr. **75**, 850 (1922). Ref. Dermat. Z. **38**, 216 (1923). (e) Granuloma annulare. Berl. dermat. Ges., Sitzg 13. März 1923. Ref. Zbl. Hautkrkh. 8, 377 (1923). Ref. Dermat. Wschr. **76**, 440 (1923). (f) Granuloma annulare. Berl. dermat. Ges., Sitzg 11. Mai 1926. Ref. Zbl. Hautkrkh. **20**, 260 (1926). Ref. Dermat. Wschr. **83**, 1140 (1926). (g) Granuloma annulare. Festsitzung anläßlich des 40jährigen Bestehens der Berl. dermat. Ges. Berlin, 30. Okt. 1926. Ref. Zbl. Hautkrkh. **21**, 555 (1926/27). — ARNING: Ein Fall von Granuloma annulare. Dermat. Ges. Hamburg, Sitzg 6. April 1919 im allg. Krankenhaus St. Georg. Ref. Mh. Dermat. **68**, 380. Ref. Zbl. Hautkrkh. **23**, 12 (1920). Ref. Dermat. Wschr. **1919**, Nr 24. — ARON: Granuloma annulare. (Allerheiligen-Hospital.) Schles. dermat. Ges., Sitzg 3. Juli 1926. Ref. Zbl. Hautkrkh. **22**, 22 (1927). — AUDRY: (a) Des érythémato-scléroses et particulièrement de l'érythémato-sclérose pemphigoid. Ann. de Dermat. **5**, 1—14 (1904). (b) Sclérose circinée des doigts. Ann. de Dermat. **1905**, 161—162. Soc. franç. Dermat., 2. Febr. 1905. Ref. Mh. Dermat. **41 II**, 319 (1905).

BARANOW, O.: Granuloma annulare. Med. Mysl'. (russ.) **3**, Nr 5, 55—58 (1926). Ref. Zbl. Hautkrkh. **24**, 251 (1927). — BARTOS: Ungar. dermat. Ges. Budapest, 5. Okt. 1928. Ref. Zbl. Hautkrkh. **29**, 254 (1929). — BERGER, M.: Casus pro diagnosis. Dermat. Zusammenkünfte Budapest, Sitzg 10. März 1925. Ref. Zbl. Hautkrkh. **17**, 627 (1925). — BERKOWITZ: Dermat. Soc. Brooklyn, 21. Nov. 1927. Ref. Zbl. Hautkrkh. **29**, 689 (1929). — BERNHARDT: Koexistenz von papulonekrotischen Tuberkuliden mit Lupus erythematodes. Arch. f. Dermat. **111**, 351 (1912). — BETTMANN: Granuloma annulare. Klin. Wschr. **1922**, Nr 8, 398. — BIRGER: Granuloma annulare. Verh. dermat Ges. Stockholm, 20. Dez. 1912. Ref. Arch. f. Dermat. **117**, 348 (1914) (1 Fall). — BLASCHKO: Granuloma annulare. Berl. dermat. Ges., Sitzg 8. Juli **1913**. Ref. Arch. f. Dermat. **117**, 208 (1914). (Diskussion zu ARNDT.) (2 eigene Fälle.) — BOGDANOVIC: (a) Kiew. Ges. Hautkrkh., 1. April 1928. Ref. Zbl. Hautkrkh. **29**, 415 (1929). (b) Erythema elevatum diutinum und Granuloma annulare. Russk. Vestn. Dermat. **7**, 233—242 (1929). Ref. Zbl. Hautkrkh. **30**, 736 (1929). — BOTHE: Granuloma annulare. Aus der Hautabteilung des Allerheiligen-Hospitals Breslau. Schles. dermat. Ges. Breslau, Sitzg 18. Nov. 1922. Ref. Zbl. Hautkrkh. **7**, 306 (1922). — BRIEL: (a) 51. Tagg Ver. südwestdtsch. Dermat. Ref. Zbl. Hautkrkh. **29**, 13 (1929). (b) 52. Tagg Ver. südwestdtsch. Dermat. Ref. Zbl. Hautkrkh. **30**, 565 (1929). — BRINITZER: Dermat. Ges. Hamburg-Altona, 23. Febr. 1929. Ref. Zbl. Hautkrkh. **30**, 170 (1929). — BROCQ: Traité élémentaire de dermatologie pratique. Tome 2, p. 275—277. 1907. — BROCQ, LENGLET et BEISSEAU: Néoplasie nodulaire et circinée des extrémités. Ann. de Dermat. 5, 1089—1090 (1904). Soc. franç. Dermat. 1. Dez. 1904. — BROERS, J. sen.: Ein Fall von Granuloma annulare. 66. Generalverslg niederländ. Dermat.ver., Sitzg 17. Juni 1923. Ref. Zbl. Hautkrkh. **11**, 482 (1924). — BRUHNS: Granuloma annulare. Berl. dermat.

Ges., Sitzg 11. Dez. 1923. Ref. Zbl. Hautkrkh. **11**, 197 (1924). Ref. Dermat. Wschr. **78**, 199 (1924). Ref. Dermat. Z. **41**, 139 (1924). — BRUN, A.: Ein Beitrag zur Kenntnis des Granuloma annulare (RADCLIFFE CROCKER). Dermat. Univ. Klin. Frankfurt a. M. Arch. f. Dermat. Orig. **135**, 117—132 (1921). Ref. Dermat. Wschr. **74**, 547 (1922). Ref. Dermat. Z. **41**, 178 (1924). Ref. Zbl. Hautkrkh. **2**, 519 (1921). – BRUUSGAARD: Granuloma annulare. Norsk. Mag. Laegevidensk. **85**, Nr 10, 884 (1924). Ref. Zbl. Hautkrkh. **16**, 229 (1925). — BUNCH: Drei Fälle von Granuloma annulare. Brit. J. Dermat., Juni **1913**, 183. Ref. Arch. f. Dermat. **117**, 222 (1914). Ref. Dermat. Zbl. **17**, 18 (1913/14). Mh. Dermat. **57**, 967 (1913). Ref. Dermat. Z. **23**, 438 (1916). — BUNCH, J. L.: Granuloma annulare bei einem $2^1/_2$jährigen Knaben. Proc. roy. Soc., sed. Sect. dermat. **5**, Nr 1, 19. Okt. 1911. Ref. Brit. J. **1911**, 357. Ref. Arch. f. Dermat. **112**, 140 (1912). Ref. Dermat. Z. **19**, 282 (1912). (1 Fall.) — BURNIER et REJSEK: (a) Un cas de granulome annulaire. (Ein Fall von Granuloma annulare.) Bull. Soc. franç. Dermat. **1922**, No 5, 218—221. Ref. Dermat. Wschr. **75**, 1997 (1922). Ref. Zbl. Hautkrkh. **6**, 278 (1922). (b) Un cas de granulome annulaire. (Ein Fall von Granuloma annulare.) (Clin. de prof. JEANSELME, Paris.) Bull. Soc. franç. Dermat. **33**, No 7, 480–482 (1926), Sitzg 8. Juli 1926. Ref. Dermat. Wschr. **84**, 214 (1927). Ref. Zbl. Hautkrkh. **22**, 390 (1927). — BUTLER and ODLAND: Erythema elevatum diutinum. Minnesota dermat. Soc. 2. April 1924. Ref. Arch. of Dermat. **10**, Nr 3, 386—387 (1924). Ref. Zbl. Hautkrkh. **15**, 428 (1925).

CALLOMON, FRITZ: Granuloma annulare bei Mutter und Tochter nebst Bemerkungen zur Kasuistik und Therapie der Erkrankung. Dermat. Wschr. **82**, Nr 10, 317—325. Ref. Dermat. Z. **49**, 114 (1926/27). Ref. Zbl. Hautkrkh. **20**, 802 (1926). — CANNON: Case for diagnosis. N. Y. Acad. Med. 6. Dez. 1927. Arch. of Dermat. **17**, Nr 5, 755 (1928). Ref. Zbl. Hautkrkh. **28**, 810 (1928). — CAPELLI: Beitrag zum Studium des sogenannten Granuloma annulare. Contributio allo studie del cosi dette granuloma annulare. Giorn. ital. Mal. vener. Pelle **1909**, H. 6, 799—815. Ref. Mh. Dermat. **50 I**, 308 (1910). — CAROL: Zbl. Hautkrkh. **18**, 686. — CAROL, W. L. L.: Übėr „ringed eruption" oder Granuloma annulare. (Path. anat. Labor. Univ. Amsterdam.) Nederl. Tijdschr. Geneesk. **67 I**, Nr 10, 985—990 (1923), Sitzg 13. Dez. 1922. Ref. Zbl. Hautkrkh. **9**, 42 (1923). — CHARGIN: (a) Granuloma annulare, showing the effect of roentgen-ray-therapy. N. Y. Acad. Med., sect. dermat. 7. Dez. 1920. Ref. Arch. of Dermat. **3**, Nr 3, 324—325. (b) Granuloma annulare. Brooklyn. dermat. Soc. 16. Nov. 1925. Arch. of Dermat. **13**, Nr 3, 456—457 (1926). Ref. Zbl. Hautkrkh. **20**, 802 (1926). (c) Granuloma annulare. Brooklyn dermat. Soc. **1** (1926). Arch. of Dermat. **13**, Nr 6, 839—840 (1926). Ref. Zbl. Hautkrkh. **21**, **330** (1926/27). (d) N. Y. Acad. Med., sect. dermat. Nov. **1928**, Arch. of Dermat. **19**, 495—496. Ref. Zbl. Hautkrkh. **31**, 90 (1929). — CHIPMAN, ERNEST D.: Ein Fall von Granuloma annulare. Brit. J. Dermat. Nov. **1911**, 349. Ref. Arch. f. Dermat. **112**, 158 (1912). Ref. Mh. Dermat. **54**, 33 (1912). Ref. Dermat. Z. **19**, 481 (1912). — COOPER, PERRY and GERALD SICHEL: Case for diagnosis (Granuloma annulare nach Ansicht von RADCLIFFE CROCKER, COLCOTT FOX und PRINGLE.) Brit. J. Dermat. **17**, 61—62 (1905). Dermat. Soc. London 18 (1905). — CORSON: (a) A case for diagnosis. Philadelphia, New York a. New England dermat. Soc. 14. Okt. 1914. Ref. Arch. of Dermat. **11**, Nr 4, 565 (1925). Ref. Zbl. Hautkrkh. **17**, 555 (1925). (b) Granuloma annulare. Philad. dermat. Soc., 9. Febr. 1925. Arch. of Dermat. **12**, Nr 4, 560 (1925). Ref. Zbl. Hautkrkh. **19**, 145 (1926). — CORSON, E. F.: An unusual ringed eruption (Granuloma annulare?) Arch. of Dermat. **18**, 415—419 (1928). Ref. Zbl. Hautkrkh. **30**, 95 (1929). — CROCKER, H. R.: Erythema elevatum diutinum. Brit. J. Dermat. **1894**, H. 5, 335 (Mai). Ref. Mh. Dermat. **19 II**, 217 (1894). — CROCKER, H. R. und J. L. BUNCH: Fall von Granuloma annulare. Proc. roy. Soc. Med., sect. dermat. **2**, Nr 5, 86. Ref. Brit. J. Dermat. **1909**, 88. Ref. Mh. Dermat. **48 I**, 517 (1909). — CROCKER, H. R. u. WILLIAMS (London): Erythema elevatum diutinum. Brit. J. Dermat. Jan. **1894**, H. 1, 1. Ref. Arch. f. Dermat. **30**, 299 (1895). Ref. Brit. J. Dermat. **1894**, H. 2, 148. Ref. Mh. Dermat. **18 I**, 284 u. 380 (1894). — CROCKER, R.: Diseases of the skin. Vol. 1, p. 104; Vol. 2, p. 1015. 1905. — CROCKER, RADCLIFFE: (a) Granuloma annulare. Brit. J. Dermat. (14. Jan. 1902). Ref. Dermat. Zbl. **5**, 206 (1902). Ref. Mh. Dermat. **34 I**, 179 (1902). (b) Ein neuer Fall von Granuloma annulare. Brit. J. Dermat. **14**, 1 (Aug. 1902). Ref. Mh. Dermat. **35 II**, 296 (1902).

DALLA FAVERA: (a) Beitrag zum Studium des sogenannten Granuloma annulare (R. CROCKER). Chronische circinäre Eruption der Hand (DUBREUILH). 10. Verslg ital. dermat. Ges., 7. Sitzg 16.—19. Dez. 1908. Ref. Mh. Dermat. **50 I**, 23 (1910). Ref. Dermat. Z. **16**, Febr.-H. 2, 73—85 (1908). Ref. Mh. Dermat. **48 I**, 321 (1909). Ref. Dermat. Zbl. **12**, 204 (1909). (b) Contributio allo studio del cosi dette Granuloma annulare (R. CROCKER), eruptione circinata cronica della mano di DUBREUILH. (Referisee: MIBELLI.) Giorn. ital. Mal. vener. Pelle. **1909**. H. 2, 373—385. Ref. Dermat. Zbl. **12**, 366 (1909). (c) Erythema elevatum et diutinum und Granuloma annulare. XI. Zusammenkunft ital. Ges. Dermat. Rom 5. Sitzg 20.—23. Dez. 1909. Ref. Mh. Dermat. **51 II**, 415 (1910). — DALLA FAVERA- (Parma): Erythema elevatum et diutinum und Granuloma annulare. Giorn. ital. Mal. vener. Pelle **1910**, H. 2. Ref. Dermat. Z. **17**, H. 8. Orig.-Arb. 541—557 (1910). Ref.

Mh. Dermat. 51 II, 263 (1910). Ref. Dermat. Zbl. 14, 42 u. 108 (1911). — DANEL, L.: Granulome annulaire rétroauriculaire. Guérison par le crayon de neige carbonique. Bull. Soc. franç. Dermat. 1922, No 6, 292—293 (1922). Ref. Dermat. Wschr. 76, 46 (1923). Ref. Zbl. Hautkrkh. 7, 273 (1923). — DARIER: Précis. 1928. — DAVIS, H.: Fall von Granuloma annulare. Proc. roy. Soc. Med., dermat. sect. 3, Nr 5, Sitzg 17. Febr. 1910. Ref. Brit. J. Dermat. 27, 90—91. — DAVIS, HALDIN: Fall von Granuloma annulare. Proc. roy. Soc. Med., sect. dermat. 18. Dez. 1919. Ref. Mh. Dermat. 71, 755 (1920). — DAWSON: A case of ringed eruption. Ref. Brit. J. Dermat. 17 (1905). Dermat. Soc. Lond. 61. — DEFINE, GIACOMA (Neapel): Granuloma annulare. Giorn. internat. Sci. med. 1911, Nr 19. Festschrift f. Prof. BARDUZZI, Livorno 1911. Ref. Arch. f. Dermat. 115, 111. Ref. Dermat. Wschr. 55, 1741. (1 Fall.) — DIETEL, FRIEDRICH: Granuloma annulare. Ärztl. Bezirksver. Erlangen, Sitzg 31. Mai 1926. Münch. med. Wschr. 73, Nr 28, 1175 (1926). Ref. Zbl. Hautkrkh. 20, 801 (1926). — DITTRICH, O.: Zur Ätiologie des Granuloma annulare. (Univ. Hautklinik Kiel — Prof. KLINGMÜLLER.) Arch. f. Dermat. 153, 599—602 (1927). — DORE: (a) Proc. roy. Soc. med., Sitzg 1. Nov. 1913. Ref. Brit. J. Med. 1915, 474. Diskussion zu LITTLE. Ref. Arch. f. Dermat. 122, 831 (1918). (1 Fall.) (b) Case for diagnosis. Roy. Soc. Med., sect. dermat., 21. Juni 1928. Ref. Zbl. Hautkrkh. 29, 532 (1929). — DORE, S. E.: Fall von Granuloma annulare. Proc. roy. Soc. med., sect. dermat. Sitzg 16. Okt. 1913. Ref. Brit. J. Dermat. 1913, 361. Ref. Arch. f. Dermat. 117, 717 (1914). Ref. Mh. Dermat. 58, 183 (1914). (1. Fall.) — DOTY: Granuloma annulare. Detroit dermat. Soc., 19. Mai 1925. Arch. of Dermat. 12, Nr 6, 919 (1925). Ref. Zbl. Hautkrkh. 19, 878 (1926). — DOWLING, G. B.: Case of granuloma annulare. Proc. roy. Soc. med. 18, Nr 4, sect. dermat. 20. Nov. 1924, 32. Ref. Dermat. Wschr. 80, 787 (1925). Ref. Dermat. Z. 48, 77 (1926). Ref. Zbl. Hautkrkh. 17, 195 (1925). — DÜBENDORFER, EMMA: Granuloma annulare. 5. Kongr. schweiz. dermat. Ges. Basel, Sitzg 9.—10. Juli 1921. Schweiz. med. Wschr. 52, Nr 22, 574 (1922). Ref. Zbl. Hautkrkh. 6, 179 (1923). — DUBREUILH: (a) Sur un cas d'éruption circinée de la main. Soc. franç. Dermat. 19. April 1895. Ann. de Dermat. 6, 355—358 (1895). (b) Néoplasie nodulaire et circinée des extrémités. Bull. Soc. franç. Dermat. 1905, 65. Ann. de Dermat. 6 (1905).

EICHHORN: Granuloma annulare (junges Mädchen). 4. Tagg mitteldtsch. Dermat. Chemnitz, Sitzg 29. Juni 1924. Ref. Zbl. Hautkrkh. 15, 414 (1925). Ref. Dermat. Wschr. 79, 1320 (1924). — EICHHORN (Chemnitz): Granuloma annulare bei einer Frau. 4. Tagg mitteldtsch. Dermat. Chemnitz, Sitzg 29. Juni 1924. Ref. Zbl. Hautkrkh. 15, 411 (1925). Ref. Dermat. Wschr. 79, 1316 (1924).

FELDMANN: Granuloma annulare. N. Y. Acad. Med., sect. dermat. 11. Nov. 1924. Arch. of Dermat. 11, Nr 5, 709 (1925). Ref. Zbl. Hautkrkh. 18, 685 (1926). — FENYÖ: Granuloma annulare? Dermat. Zusammenkünfte Budapest, Sitzg 19. Nov. 1925. Ref. Zbl. Hautkrkh. 19, 605 (1926). — FINGER: Granuloma annulare. Wien. dermat. Ges., Sitzg 24. Febr. 1909. Ref. Arch. Dermat. 96, 346 (1909). Ref. Mh. Dermat. 48 I, 545 (1909). — FORDYCE: Granuloma annulare after radium treatment (Granuloma annulare nach Radiumbehandlung). N. Y. dermat. Soc. New England a. Philad., sect. dermat. 27. Febr. 1923. Arch. of Dermat. 8, Nr 1, 154—155. — FOX, COLCOTT: (a) Ein Fall von Erythema elevatum diutinum. Lond. dermat. Ges., 13. Febr. 1895. Ref. Mh. Dermat. 21 II, 234 (1895). (b) Ringed eruption on the fingers. Dermat. Soc. Lond. Ref. Brit. J. Dermat. 1895, 91. (c) Ringed nodulair eruption in an infant. Brit. J. Dermat. 1896, 15. (d) A case of granuloma annulare. Proc. roy. Soc. Med., sect. dermat., Sitzg 16. Juni 1910. Ref. Brit. J. Dermat. 20 (1910). Ref. Mh. Dermat. 51 II, 513 (1910). — FRÜHWALD: Erythema elevatum, ein Fall von. Dermat. Wschr. 63, 995—1001 (1915). Ref. Mh. Dermat. 63. Ref. Dermat. Z. 24, 308 (1917). — FULÖP: Behandlung des Lupus erythematodes usw. mit Goldpräparaten. Dermatologia (Budapest) 2, 340—348. Deutsche Zusammenfassung S. 351—352. Ref. Zbl. Hautkrkh. 30, 370 (1929).

GALEWSKY (Dresden): (a) Ein Fall von benigner Sarkoidgeschwulst der Haut. Ikonogr. dermat. (Kioto) 22 III, 91—94 (1908). Tabelle XVIII. (b) Beitrag zur Kenntnis der multiplen Keloide an den Händen und des Granuloma annulare. Arch. f. Dermat. 129, 491—497 (1921). Ref. Dermat. Wschr. 73, 958. Ref. Zbl. Hautkrkh. 1, 190 (1921). (c) Granuloma annulare und multiple Keloide. (Präparate und Moulagen.) 1. Tagg mitteldtsch. Dermat. Dresden, UNNAS Festschrift, Sitzg 5. Dez. 1920. Arch. f. Dermat. 137, 180 (1921). Ref. Mh. Dermat. 72, 188. Ref. Dermat. Z. 38, 51 (1923). — GALLOWAY: Erythema elevatum diutinum. Lond. dermat. Ges., Sitzg 9. Nov. 1898. Ref. Mh. Dermat. 28 I, 519 (1899). — GALLOWAY, JAMES: Lichen annularis, a ringed eruption of the extremities. Brit. J. Dermat. 11, 221 (1899, Juni). Zit. nach DALLA FAVERA, Dermat. Z. 16, 73 (1909). — GANGEROT et BONNIN: Granuloma annulare ou érythématosclérose circinée des mains à structure tuberculoide disc. étiologique. Bull. Soc. franç. Dermat. 1919, 33. Ref. Arch. f. Dermat. 125, 865 (1920). — GERSON: Ver. Dresden. Dermat. 10. April 1929. Ref. Zbl. Hautkrkh. 31, 156 (1929). — GILCHRIST, T. C.: Ein Fall von Erythema elevatum et diutinum (?) oder ringförmiger Knotenausschlag an den Extremitäten eines Kindes. Verh. Amer. Dermat. Assoc. 24. Jverslg Washington, 1.—3. Mai 1900. Ref. Mh. Dermat. **33 II**, 447 (1901). — GOLDSCHLAG: (a) Granuloma annulare — papulonekrotische Tuberkulide — Erythema induratum — ähnliche Veränderungen. Lemberg. dermat. Ges., Sitzg 15. Okt. 1925. Ref. Zbl. Hautkrkh. **19**, 609 (1926). (b) Granuloma annulare und Tuberkulide. Lemberg. dermat. Ges., Sitzg 5. Nov. 1925. Ref. Zbl. Hautkrkh. **19**, 610 (1926). (c) Lemberg. dermat. Ges., 5. Juli 1928. Ref. Zbl. Hautkrkh. **28**, 244 (1928). — GOLDSCHMIDT: Erythema elevatum et diutinum (CROCKER). Proc. roy. Soc. med. **19**, Nr 12, Sitzg 17. Juni 1926. Ref. Dermat. Wschr. **83**, 1960 (1926). Ref. Dermat. Z. **50**, 217 (1927). Ref. Zbl. Hautkrkh. **24**, 828 (1927). Ref. Zbl. Hautkrkh. **23**, 220 (1927). — GOLDSCHMIDT, W. N.: Case of granuloma anulare with subcutaneous nodules. (Fall von Granuloma annulare mit subcutanen Knoten.) Proc. roy. Soc. Med. **19**, Nr 2, sect. dermat., 15. Okt. 1925, 11—12 (1925). Ref. Dermat. Wschr. **82**, 530 (1926). Ref. Zbl. Hautkrkh. **19**, 878 (1926). Ref. Dermat. Z. **48**, 197 (1926). — GOODMAN: A case for diagnosis: Granuloma annulare? (Ein Fall zur Diagnose: Granuloma annulare?). N. Y. Acad. Med., sect. dermat. 2. März 1926. Arch. of Dermat. **14**, Nr 2, 216 (1926). Ref. Zbl. Hautkrkh. **22**, 91 (1927). — GRAY, A. M. H.: (a) Internat. Kongr. London **1913** (1 Fall); s. auch Roy. Soc. Med., Sitzg 16. Okt. 1913. Ref. Brit. J. Dermat. 361. Diskussion zu DORE. (b) Granuloma annulare mit subcutanen Knötchen. Proc. roy. Soc. Med., sect. dermat., Sitzg 19. März 1914. Ref. Brit. J. Dermat. **1914**, 157. Ref. Arch. f. Dermat. **119** II, 150 (1914). Ref. Mh. Dermat. **59**, 1261 (1914). — GRECO: Granuloma annulare. Casos de observacion de Argentina Medica Buenos Aires. **1909**, p. 339. — GREENBAUM: Granuloma annulare. Dermat. Soc. Philad. 14. Mai 1923. Arch. of Dermat. 8, Nr 3, 447. — GRÜTZ: Granuloma annulare. Nordwestdtsch. dermat. Ver.igg Kiel, Sitzg 27. Nov. 1921. Ref. Arch. f. Dermat. **136**, 1—11. Ref. Dermat. Wschr. **74**, 334 (1922). Ref. Dermat. Z. **36**, 142 (1922). Ref. Zbl. Hautkrkh. **4**, 442 (1922). — GRÜTZ, O.: Klinische und histologische Beiträge zur Frage der Beziehungen zwischen Granuloma annulare und Tuberkuliden. (Dermat. Univ.-Klinik Kiel.) Arch. f. Dermat. **147**, H. 3, 590—598 (1924). Ref. Zbl. Hautkrkh. **16**, 72 (1925). Ref. Dermat. Wschr. **79**, 1665 (1924). — GRÜTZ, O. u. E. HORNEMANN: Beiträge zur Klinik und Histologie des Granuloma annulare. (Dermat. Univ.-Klinik Kiel.) Arch. f. Dermat. Orig. **136**, H. 1, 1—11 (1921). Ref. Dermat. Wschr. **74**, 351 (1922). Ref. Dermat. Z. **41**, 177 (1924). Ref. Zbl. Hautkrkh. **3**, 177.

HAHN, C. F.: Granuloma annulare. Schles. dermat. Ges. Breslau, Sitzg 28. Nov. 1925. Ref. Zbl. Hautkrkh. **19**, 363 (1926). — HALLE: (a) Moulage eines Kindes mit erythémato-sclérose circinée du dos des mains oder Erythema elevatum von CROCKER. Berl. dermat. Ges., Sitzg 18. Febr. 1907. Ref. Dermat. Zbl. **11**, 251 (1908). Ref. Mh. Dermat. **48 I**, 355 (1909). (b) Ein Fall von Erythema elevatum et diutinum. Berl. dermat. Ges., Sitzg 18. Febr. 1908. Ref. Dermat. Z. **15**, 302 (1908). Demonstration der Moulage S. 510. (c) Erythema elevatum et diutinum. Verh. dtsch. dermat. Ges., 10. Kongr. Frankfurt a. M., 8. Juni 1908. Ref. Arch. f. Dermat. **91**, 363 (1908). (d) Ein Beitrag zur Kenntnis des Erythema elevatum diutinum. Arch. f. Dermat. **91**, 363 (1909). (e) Ein Beitrag zur Kenntnis des Erythema elevatum et diutinum. Arch. f. Dermat. **99**, 51—57. Ref. Mh. Dermat. **50 I**, 213 (1910). — HALLOPEAU et VILLERET: Sur un cas d'érythème iris à form chron. Ann. de Dermat. **1901**, 666. — HARTZELL: (a) Granuloma annulare. Philad. dermat. Soc., 13. Dez. 1909. J. of cutan. Dis., zit. nach ARNDT. Arch. f. Dermat. **108** (1911). J. of cutan. Dis., Juni **1910**, 302. (b) Granuloma annulare. J. amer. med. Assoc. 18. Febr. **1914**. Ref. Dermat. Wschr. **62**, 366 (1916). — HARTZEL, M. B.: Ein Bericht über 5 Fälle von Granuloma annulare. Philadelphia. J. amer. med. Assoc. **63**, Nr 3, 18. Juli 1914. Ref. Arch. f. Dermat. **122**, 951. Ref. Dermat. Z. **22**, 683 (1915). Ref. Mh. Dermat. **62**, 366 (1916). — HASLUND: Granuloma annulare. Dän. dermat. Ges., Sitzg 3. Febr. 1926, 193. Ref. Zbl. Hautkrkh. **19**, 348 (1926). — HAUSER: Annuläre und gruppierte Tuberkulide. Arch. f. Dermat. **128**, 149—172 (1920). — HAXTHAUSEN: Granuloma annulare. Verh. dän. dermat. Ges. **1921/22**, 2—3. Hosp.tit. (dän.) **65**, Nr 46. — HECHT: Granuloma annulare. Dtsch. dermat. Ges. tschechoslov. Republik, Sitzg 1. März 1925. Ref. Zbl. Hautkrkh. **16**, 753 (1925). — HELLER: Granuloma annulare. Berl. dermat. Ges., Sitzg 11. Mai 1926. Ref. Dermat. Z. **49**, 83 (1926/27). Ref. Dermat. Wschr. **83**, 1141 (1926). Ref. Zbl. Hautkrkh. **20**, 261 (1926). — HEYN: (a) Granuloma annulare. Berl. dermat. Ges., Sitzg 9. Mai 1922. Ref. Zbl. Hautkrkh. **5**, 277 (1922). Ref. Dermat. Z. **38**, 40 (1923). Ref. Dermat. Wschr. **75**, 691. (b) Granuloma annulare. Berl. dermat. Ges., Sitzg 20. Juni 1922. Ref. Zbl. Hautkrkh. **6**, 66. Ref. Dermat. Wschr. **75**, 804. — HIRSCHFELD: Granuloma annulare-ähnliches Tuberkulid. Schles. dermat. Ges. Breslau, Sitzg 8. Mai 1926. (Allerheiligen-Hospital.) Ref. Zbl. Hautkrkh. **20**, 740 (1926). — HOPF: Granuloma annulare. Ver. Dresden. Dermat. u. Urol., Sitzg 2. Nov. 1921. Ref. Zbl. Hautkrkh. **14**, 29 (1924). — HOROWITZ: Granuloma annulare bei einer tuberkulösen Patientin. (Allerheiligen-Hospital Breslau.) Schles. dermat. Ges. Breslau, Sitzg 14. Febr. 1925. Ref. Zbl. Hautkrkh. **17**, 271 (1925). — HUDELO, CIVATTE u. RABUT: Granuloma annulare mit zerstreuten Läsionen. Behandlung mit Tuberkulin.

Bull. Soc. franç. Dermat., Sitzg 8. Jan. 1920. Ref. Mh. Dermat. **71**, 931 (1920). Ref. Arch. f. Dermat. **137**, 158 (1921). — HÜBSCHMANN, K. und JOSEPH UNGAR: Gibt es ein filtrierbares Tuberkulosevirus bei Granuloma annulare und Lupus miliaris disseminatus? Čas. lék. česk. **1929 I**, 437—444. Ref. Zbl. f. Dermat. **31**, 455 (1929).

IMSCHANETZKI: Wratsch. Gaz. **1928**, Nr 1.

JERSILD, O.: Granuloma annulare. Dermat. Z. **14**, 775 (1907).

KENEDY, DESIDER: Über einen Fall von Granuloma annulare. (Abt. f. Hautkrkankheiten, Graf Albert Appony-Poliklinik Budapest.) Arch. f. Dermat. **140**, H. 1, 70—74 (1922). Ref. Dermat. Wschr. **75**, 1227 (1922). Ref. Dermat. Z. **41**, 325 (1924). — KIESMEYER: Fall von Granuloma annulare. Dän. dermat. Ges., 4. Okt. 1916. Ref. Dermat. Z. **28**, 41 (1919). — KIESS: Granuloma annulare. Med. Ges. Leipzig, Sitzg 4. März 1924. Ref. Münch. med. Wschr. **71**, Nr 12, 384—385 (1924). Dtsch. med. Wschr. **1924**, Nr 19, 624. Klin. Wschr. **3**, Nr 20. Ref. Zbl. Hautkrkh. **13**, 174 (1924). Ref. Dermat. Wschr. **79**, 1068 (1924). — KLAUSNER: (a) Internat. Kongr. London. Ref. Arch. f. Dermat. **117**, 301. (b) Die Stellung des Erythema diutinum zum Granuloma annulare (CROCKER). (Demonstration.) Ref. Dermat. Z. **20**, 915 (1913). (c) Zur Histologie des Granuloma annulare (RADCLIFFE CROCKER). Ref. Arch. f. Dermat. **120**, H. 1, 247 (1914). Ref. Dermat. Zbl. **18**, 38 (1914/15). Ref. Dermat. Z. **22**, 304 (1915). — KLAUSNER (Prag): Granuloma annulare. 9. Kongr. dtsch. dermat. Ges. Wien. 19. u. 20. Sept. 1913. Ref. Dermat. Z. **20**, 1002 (1913). Ref. Dermat. Zbl. **17**, 31 (1913/14). Ref. Arch. f. Dermat. **119 I**, 126 (1914). — KLÖPEL: Inaug.-Diss. Berlin 1924. — KORTUJANSKIJ (Luposorium Rasliv): Granuloma annulare. Russ. syphil. u. dermat. Ges. B. Tarnovskij Leningrad, Sitzg 1. Okt. 1916. Ref. Zbl. Hautkrkh. **24**, 757 (1927). — KRAKAUER, ADOLF: Granuloma annulare. Schles. dermat. Ges. Breslau, Sitzg 28. Nov. 1925. Ref. Zbl. Hautkrkh. **19**, 356 (1926). — KRAUS, A.: Granuloma annulare. Dtsch. dermat. Ges. tschechoslov. Republik, Sitzg 1. Nov. 1924. Ref. Zbl. Hautkrkh. **15**, 406 (1925). — KREIBICH: Über Granulome. Arch. f. Dermat. **94**, 121 (1909). — KREN: Granuloma annulare (CROCKER). Wien. dermat. Ges., Sitzg 25. Okt. 1923. Ref. Dermat. Wschr. **78**, 650 (1924). Ref. Zbl. Hautkrkh. **11**, 289 (1924). — KRING, RICHARD: A case of Granuloma annulare. St. Louis dermat. Soc., 15. Okt. 1924. Ref. Arch. f. Dermat. **11**, Nr 4, 569 (1925). — KUMER: (a) Granuloma annulare. Wien. dermat. Ges., Sitzg 4. März 1926. Ref. Zbl. Hautkrkh. **20**, 279 (1926). Ref. Dermat. Wschr. **83**, 1040 (1926). (b) Granuloma annulare. Wien. dermat. Ges., Sitzg 28. April 1927. Ref. Zbl. Hautkrkh. **84**, 745 (1927). Ref. Dermat. Wschr. **85**, 1328 (1927).

LAPOWSKI: Granuloma annulare. N. Y. Acad. Med., sect. dermat. 11. Nov. 1924. Ref. Arch. of Dermat. **11**, Nr 5, 708 (1925). Ref. Zbl. Hautkrkh. **18**, 685 (1926). — LEINER: (a) Granuloma annulare. Mitt. Ges. inn. Med. Wien **21**, Nr 3, 208. (b) Granuloma annulare. Ges. inn. Med. Wien, Sitzg 7. Dez. 1922. Ref. Wien. med. Wschr. **73**, Nr 5, 260 (1923). Ref. Zbl. Hautkrkh. 8, 137 (1923). (c) Zur Kenntnis des Granuloma annulare. Mautner-Markhof-Kinderspital, Wien. Mschr. Kinderheilk. **28**, H. 1, 46—51 (1924). Ref. Zbl. Hautkrkh. **16**, 72 (1925). Ref. Dermat. Wschr. **79**, 964 (1924). — LEMEZ, LEO: Ein Fall von Granuloma annulare multiplex im Kindesalter. Lijecn. Vjesn. (serbo-kroat.) **50**, 691—697 (1928). Ref. Zbl. Hautkrkh. **28**, 725 (1928). — LESCHINSKI: Granuloma annulare. Aus dem Allerheiligenhospital Breslau. Schles. dermat. Ges., Stzg 24. Nov. 1923. Ref. Zbl. Hautkrkh. **11**, 403 (1924). — LEWANDOWSKY, F.: Die Tuberkulose der Haut. S. 205. Berlin: Julius Springer 1916. — LIEBENER: Ungar. dermat. Ges. Budapest, 11. Jan. 1929. Ref. Zbl. Hautkrkh. **30**, 693 (1929). — LIEBREICH, EMIL (Bern): Zur Kenntnis des Granuloma annulare und seiner eventuellen Beziehungen zum Lichen ruber. Arch. f. Dermat. **123**, 180—204, H. 1 (1916). Ref. Mh. Dermat. **63**, 1144 (1916). Ref. Dermat. Z. **24**, 500 (1917). LITTLE, E. G.: Case of granuloma annulare. Proc. roy. Soc. Med. **14**, Nr 9, sect. dermat. 76—77. — LITTLE, E. GRAHAM: Case of ringed eruption (COLCOTT FOX). Proc. roy. Soc. Med. **17**, Nr 9, sect. dermat. 73—74. — LITTLE, GRAHAM: (a) A case of ringed eruption. Ref. Brit. J. Dermat. **17**, 16 (1905). (b) A case of granuloma annulare. Ref. Brit. J. Dermat. **18**, 117 (1906). (c) Über Granuloma annulare. Brit. J. Dermat., Juli **1908**, 213—229, 248—257 u. 317—335. (d) Über Granuloma annulare. Brit. J. Dermat. **20**, 82 (1908, Sept.). Ref. Dermat. Z. **16**, 267 (1909). Ref. Mh. Dermat. **47 II**, 263. (e) Über Granuloma annulare. Ref. Mh. Dermat. **47 II**, 409 u. 619. (1908, Okt.). (f) A case of granuloma annulare. Roy. Soc. Med., Sitzg 17. Nov. 1909. Ref. Brit. J. Dermat. **22**, 389—390. (g) Granuloma annulare. Ref. Brit. J. Dermat. **1910**, 24, 17. Nov. 1910. Ref. Arch. f. Dermat. **107**, 465 (1911). Ref. Mh. Dermat. **52**, 311. (h) Fall von rezidivierendem Granuloma annulare. Proc. roy. Soc. Med., sect. dermat. **5**, Nr 3 (1912). Sitzg 14. Dez. 1911. Ref. Brit. J. Dermat. **1912**, 22 (der gleiche Fall wie Nr 47 der vorigen Arbeit). Ref. Arch. f. Dermat. **112**, 274 (1912). Ref. Dermat. Z. **19**, 1023 (1912). (i) Erythema elevatum et diutinum. Proc. roy. Soc. Med., Sitzg 17. Okt. 1912. Ref. Brit. J. Dermat. **1912**, 399. (k) Granuloma annulare. Proc. roy. Soc. Med. **7**, Nr 1 (1913). (l) A case of granuloma annulare. Proc. roy. Soc. Med., Sitzg 19. März 1914. Ref. Brit. J. Dermat. **1914**, 164 (1 Fall). Ref. Mh. Dermat. **59**, 1261 (1914). Ref. Arch. f. Dermat. **119 II**, 151 (1914). (m) Fall von Granuloma annulare. Proc. roy.

Soc. Med., sect. dermat., Sitzg 18. Nov. 1915. Ref. Brit. J. Dermat. **1915**, 472. Ref. Arch. f. Dermat. **122**, 831 (1917). Ref. Mh. Dermat. **63**, 934 (1916). (n) A case of Granuloma annulare. Proc. roy. Soc. Med., Sitzg 16. Dez. 1915. Ref. Mh. Dermat. **63**, 948 (1916). (o) Fall von Granuloma annulare. Proc. roy. Soc. Med., sect. dermat., Sitzg 21. April 1921. Ref. Dermat. Wschr. **73**, 1090 (1921). — LOMHOLT: Granuloma annulare. Dän. dermat. Ges., Sitzg 6. Okt. 1926. Ref. Zbl. Hautkrkh. **22**, 474 (1927). — LOMHOLT, SVEND: Granuloma annulare? Verh. dän. dermat. Ges. **1922/23**, 7. Hosp.tid. (dän.) **66**, Nr 30. — LORTAT, JAKOB u. LEGRAIN: Bull. Soc. franç. Dermat. **1927**, 438. — LORTAT-JAKOB u. TERNET: Bull. Soc. franç. Dermat. **1927**, 832. — LUTZ (Basel): Granuloma annulare. 8. Kongr. schweiz. dermat. Ges. Luzern, Sitzg 13.—14. Sept. 1924. Ref. Dermat. Wschr. **81**, 1279 (1925). Ref. Zbl. Hautkrkh. **16**, 298 (1925).

MAC CORMAC, HENRY: Case of granuloma annulare. Proc. roy. Soc. Med. **18**, Nr 11, sect. dermat., Sitzg 21. Mai 1925, 60 (1925). Ref. Zbl. Hautkrkh. **19**, 146 (1926). Ref. Dermat. Wschr. **81**, 1853 (1925). Ref. Dermat. Z. **48**, 87 (1926). — MAC KEE: N. Y. dermat. Ges., Sitzg 25. Jan. 1913. Ref. Arch. f. Dermat. **122**, 262 (1917). — MAC LEOD: (a) Granuloma annulare bei einem 4jährigen Mädchen. Proc. roy. Soc. Med., sect. dermat., Sitzg 16. Nov. 1911, **5**, Nr 2. Ref. Brit. J. Dermat. 409. (1 Fall.) Ref. Arch. f. Dermat. **112**, 272 (1912). Ref. Mh. Dermat. **54**, 291 (1912). Ref. Dermat. Z. **19**, 283 (1912). (b) Fall von Granuloma annulare. Proc. roy. Soc. Med., Sitzg 15. Nov. 1917. Ref. Arch. f. Dermat. **125**, 777 (1920). Ref. Dermat. Wschr. **79**, 826 (1924). — MAC LEOD, J. M. H.: Case of Granuloma annulare. Proc. roy. Soc. Med. **17**, Nr 6, sect. dermat. 52 (1924). Ref. Zbl. Hautkrkh. **13**, 374 (1924). — MARKOWITZ: A case for diagnosis. Philad. dermat. Soc., 5. März 1926. Ref. Arch. of Dermat. **14**, Nr 2, 227—228 (1926). Ref. Zbl. Hautkrkh. **21**, 864 (1926/27). — MARTENSTEIN: (a) Sarkoid Boeck und Granuloma annulare. Univ.-Hautklin. Breslau, Sitzg 20. Nov. 1926. Schles. dermat. Ges. Ref. Zbl. Hautkrkh. **22**, 608 (1927). (b) Sarkoid Boeck mit Granuloma annulare-ähnlichen Herden an den Fingern. (Moulage.) Univ.-Hautklin. Breslau. Schles. dermat. Ges., Sitzg 19. Febr. 1927. Ref. Zbl. Hautkrkh. **24**, 585 (1927). — MARTENSTEIN, HANS: Granuloma annulare. (Moulage.) Breslau. Röntgenver.igg, Sitzg 9. Dez. 1925. Fortschr. Röntgenstr. **34**, H. 5, 766 (1926). Ref. Zbl. Hautkrkh. **21**, 330 (1926/27). — MARTINOTTI, L.: Forme atipiche di granuloma annulare e dermatosi affini. (Atypische Formen des Granuloma annulare und verwandte Dermatosen.) (Mit einer Tafel.) 17. Riun. Soc. ital. Dermat. Bologna 5.—7. Juni **1920**, 229—236. Ref. Arch. f. Dermat. **146**, 250 (1924) (zit. Arbeit v. ORNSTEIN). Ref. Zbl. Hautkrkh. **5**, 389 (1922). — MEMORSKI: Ein Fall von Granuloma annulare. Russk. Vestn. Dermat. **2**, 3, 690 (1924). Ref. Dermat. Z. **44**, 270 (1925). Ref. Dermat. Wschr. **79**, 1501 (1924). — MENDES DA COSTA, S.: Granuloma annulare bei einer Patientin, die früher Lupus hatte. 71. Alg. vergad. nederl. dermat. Ver.igg Amsterdam, Sitzg 29. März 1925. Nederl. Tijdschr. Geneesk. **69 II**, Nr 8, 981—982 (1925). Ref. Dermat. Wschr. **81**, 1783 (1925). Ref. Zbl. Hautkrkh. **18**, 685 (1926). — MGEBROW: (a) Odessa. dermat. Ges. 14. Juni 1927. Ref. Zbl. Hautkrkh. **28**, 29 (1928). (b) Granuloma annulare neben Lupus vulgaris. Dermat. Wschr. **1929 I**, 545—548. — MICHELSON: (a) A case for diagnosis (Granuloma annulare). (Casus pro Diagnosi, Granuloma annulare.) Minneapolis, 1. Okt. 1924. Arch. of Dermat. **11**, Nr 4, 541 (1925). Ref. Zbl. Hautkrkh. **17**, 550 (1925). Zbl. Hautkrkh. **18**, 394 (1926). (b) A case of granuloma annulare (?) in a girl aged 14 years. (Fall von Granuloma annulare bei einem 14jährigen Mädchen.) Minnesota dermat. Soc., Sitzg 5. Nov. 1924. Ref. Arch. of Dermat. **11**, Nr 5, 690 (1925). — MILIAN, SAUPHER et THIBAUD: Un cas de granulome annulaire. Bull. Soc. franç. Dermat., 13. Nov. **1919**, 269. Ref. Arch. f. Dermat. **125**, 878 (1920). — MILMANN: Zur Lehre des Granuloma annulare (RADCLIFFE CROCKER). Dermatologica. Russ. Mschr. **2**, H. 10, 1042 (1913). Ref. Arch. f. Dermat. **117**, 730 (1914). (1 Fall.) Ref. Dermat. Z. **21**, 811 (1914). Ref. Mh. Dermat. **57**, 1513. — MÖLLER: Granuloma annulare. Dermat. Ges. Stockholm, Sitzg 17. Jan. 1910. — MORRIS: Case for diagnosis. Granuloma annulare? Roy. Soc. Med., sect. dermat. 17. Juni 1909, 149. Brit. J. Dermat. **1909**, 258. — MURERO, GINO: Contributio clinico-istologico sul granuloma annulare di CROCKER. (Klinisch-histologischer Beitrag zum Granuloma annulare von CROCKER.) Soc. ital. Dermat. Roma, 14.—16. Dez. 1922. Giorn. ital. Mal. vener. Pelle. **64**, H. 2, 223—230. Ref. Dermat. Wschr. **76**, 421 (1923). Ref. Zbl. Hautkrkh. **10**, 179 (1924).

NOBL: (a) Fall von Granuloma annulare. Wien. dermat. Ges., Sitzg 19. Nov. 1913. Ref. Dermat. Z. **21**, 342 (1914). Ref. Arch. f. Dermat. **117**, 863 (1914). (1 Fall.) (b) Serpiginös gruppierte Aussaat des Granuloma annulare. Wien. dermat. Ges., Sitzg 2. Dez. 1926. Ref. Dermat. Wschr. **84**, 340 (1927). — NOTHHAAS: Granuloma annulare. Dermat. Ges. Hamburg-Altona, Sitzg 6. Dez. 1925. Ref. Dermat. Wschr. **82**, 621 (1926). Ref. Zbl. Hautkrkh. **20**, 14 (1926). Ref. Dermat. Z. **47**, 204 (1926).

OLAH, DANIEL: (a) Neue Daten zur Pathogenese des Granuloma annulare. Orv. Hetil. (ung.) **70**, Nr 31, 837—840 (1926). Ref. Zbl. Hautkrkh. **21**, 737 (1926/27). (b) Beiträge zur Pathogenese des Granuloma annulare. (Klin. Hautkrkh. Univ. Bebresen.) Ref. Dermat. Wschr. **84**, Nr 12, 389—394 (1927). Ref. Zbl. Hautkrkh. **24**, 250 (1927). — ORMSBY:

Granuloma annulare. Dermat. Ges. Chicago. Ref. Arch. f. Dermat. **117**, 331 (1914). (1 Fall.) — ORMSBY and MITCHELL: Granuloma annulare. Chicago dermat. Soc., Sitzg 17. Jan. 1923. Arch. of Dermat. **7**, Nr 5, 693 (1925). Ref. Zbl. Hautkrkh. **10**, 373 (1924). — ORNSTEIN: Granuloma annulare. Schles. Ges. vaterl. Kultur, Breslau, Sitzg 21. Okt. 1921. Ref. Berl. klin. Wschr. **58**, Nr 51, 1513 (1921). — ORNSTEIN, MAX: (a) Granuloma annulare. Schles. dermat. Ges. Breslau, Sitzg 28. Jan. 1922. Ref. Zbl. Hautkrkh. **4**, 325 (1922). (b) Zur Kenntnis des Granuloma annulare. (Dermat. Univ.-Klin. Breslau.) Arch. f. Dermat. **146**, H. 2, 243—252 (1924). Ref. Zbl. Hautkrkh. **12**, 468 (1924).

PAULUS (Aachen): An tuberkulöse Granulome erinnernde Hautgeschwülste bei einem 58jährigen Diabetiker ohne klinisch nachweisbare Tuberkulose. Frühjahrstagg Ver.igg rheinisch-westfälischer Dermat. Köln, 6. März 1927. Ref. Zbl. Hautkrkh. **23**, 336 (1927). — PAUTRIER: Traité de Path. de Sergent. Tome 21. — PAWLOW: Zbl. Hautkrkh. **24**, 757. — PELLIER: Stéréo-phlogose nodulaire et circinée (Granulome annulaire de CROCKER). Ann. de Dermat. **1910**, H. 1, 28—33. Ref. Mh. Dermat. **50 I**, 352 (1910). Ref. Dermat. Zbl. **13**, 241 (1910). — PERNET, GEORGE: Case of multiple granuloma (celluloma) annulare in a child under two years (Fall von multiplem Granuloma annulare bei einem Kinde unter 2 Jahren). Proc. roy. Soc. Med. **17**, Nr 9, sect. dermat. 72 (1924). Ref. Zbl. Hautkrkh. **14**, 459 (1924). Ref. Dermat. Wschr. **79**, 1344 (1924). — PERUTZ: Granuloma annulare. Wien. dermat. Ges., Sitzg 20. Okt. 1926. Ref. Dermat. Wschr. **84**, 178 (1927). Ref. Zbl. Hautkrkh. **22**, 315 (1927). — PETERSEN, Frl. A. D.: (a) Typischer Fall von Granuloma annulare. Dän. dermat. Ges., Sitzg 3. Mai 1922. Ref. Dermat. Z. **41**, 149 (1924). (b) Granuloma annulare. Verh. dän. dermat. Ges. **1922/23**, 7. Hosp.tid. (dän.) **66**, Nr 30. — PICCARDI: (a) Ein Fall von Erythema elevatum et diutinum. Turin. Ges. Dermat., Sitzg 15. Mai 1910. Ref. Mh. Dermat. **51 II**, 164 (1910). (b) Ein Fall von Erythema elevatum et diutinum mit Demonstration von Photographien und Mikrophotographien. Verh. internat. Kongr. Dermat. Rom, 8.—13. April 1912. Ref. Arch. f. Dermat. **112**, H. 7, 842. (c) Erythema elevatum et diutinum. Dermat. Wschr. **55**, Nr 36, 1115—1124 (7. Sept. 1912). Ref. Dermat. Z. **20**, 254 (1913). Ref. Dermat. Zbl. **16**, 78 (1913). — PICK: (a) Granuloma annulare. Aus der Dermat. Univ.-Klin. Dtsch. dermat. Ges. tschechoslov. Republik, Sitzg 11. Mai 1924. Ref. Zbl. Hautkrkh. **13**, 27 (1924). (b) Granuloma annulare. Dtsch. dermat. Ges. tschechoslov. Republik, Sitzg 11. Mai 1924. — PICK, ERWIN. Zur Ätiologie des Granuloma annulare. (Dtsch. Derm. Univ. Prag.) Dermat. Wschr. **79**, Nr 50, 1603—1606 (1924). Ref. Zbl. Hautkrkh. **16**, 585 (1925). — PINKUS: Fall von Granuloma annulare. Berl. dermat. Ges., Sitzg 12. Dez. 1922. Ref. Dermat. Wschr. **76**, 219 (1923). Ref. Dermat. Z. **39**, 93 (1923). — POEHLMANN: Ein Fall von Granuloma annulare. Münch. dermat. Ges., Sitzg 22. April 1921. Ref. Zbl. Hautkrkh. **1**, 397 (1921). — PONTOPPIDAN, B.: Granuloma annulare mit Salvarsan behandelt. Verh. dän. dermat. Ges. **1921/22**. 24. Hosp.tid. (dän.) **65**, Nr 47 (1922). Ref. Zbl. Hautkrkh. 8, **44** (1923). — PRINGLE: A case for diagnosis. Dermat. Soc. Lond. Ref. Brit. J. Med. **11**, 435 (1899).

RABUT et CAILLAU: Granuloma annulaire de la main (Granuloma annulare der Hand). Bull. Soc. franç. Dermat. **33**, Nr 3, 170 (1926). Ref. Dermat. Wschr. **83**, 1252 (1926). Ref. Dermat. Z. **48**, 206 (1926). Ref. Zbl. Hautkrkh. **20**, 801 (1926). — RASCH: (a) Fall von Granuloma annulare. 4. nord. dermat. Kongr. Kopenhagen 10.—12. Juni 1919. Ref. Arch. f. Dermat. **125**, 885 (1920). Ref. Dermat. Wschr. **73**, 1015 (1921). (b) Fall von Erythema diutinum perstans. Dän. dermat. Ges., Sitzg 1. Okt. 1919. Ref. Dermat. Z. **32**, 251 (1921). — RASCH u. GREGERSON: Über einen neuen Typus von sarkoiden Geschwülsten der Haut. Arch. f. Dermat. **64**, 337—345 (1903). — RAVAUT: (a) Bull. Soc. franç. Dermat. **1927**, 839. (b) Autodermatherapie par elektrocoagulation. Bull. Soc. franç. Dermat. **35**, Nr 5, 414—416 (1928). Ref. Zbl. Hautkrkh. **28**, 473 (1928). — RIEHL, jun.: Wien. dermat. Ges. 21. Febr. 1929. Ref. Zbl. Hautkrkh. **31**, 290 (1929). — ROSEN: Granuloma annulare. N. Y. Acad. Med., sect. dermat., 4. Okt. 1923. Arch. of Dermat. **9**, Nr 2, 257—258 (1924). Ref. Zbl. Hautkrkh. **13**, 68 (1924). — ROSENTAL, M.: Ein Fall von Granuloma annulare. Venerol. (russ.) **1925**, Nr 3, 31—34. Ref. Dermat. Wschr. **81**, 1695 (1925). Ref. Zbl. Hautkrkh. **18**, 858 (1926). — RUSCH: (a) Papulonekrotische Tuberkulide. Arch. f. Dermat. **112**, 994 (1912). (b) Wien. dermat. Ges., Sitzg 4. Dez. 1919. Arch. f. Dermat. **137**, 22 (1921). (c) Granuloma annulare. Wien. dermat. Ges., Sitzg 8. Nov. 1923. Ref. Zbl. Hautkrkh. **11**, 404 (1924). Ref. Dermat. Wschr. **80**, 133 (1925). (d) Granuloma annulare. Wien. dermat. Ges., Sitzg 19. Nov. 1925. Ref. Zbl. Hautkrkh. **19**, 715 (1926). Ref. Dermat. Wschr. **82**, 685 (1926). (e) Granuloma annulare (8 ?). Wien. dermat. Ges., Sitzg 11. Nov. 1926. Ref. Dermat. Wschr. **84**, 275 (1927). Ref. Zbl. Hautkrkh. **22**, 614 (1927). — RUVINSKIJ: Venerol. (russ.) **5**, 621—624 (1928). Ref. Zbl. Hautkrkh. **28**, 726 (1928).

SACHAROW: Ein Fall von Granuloma annulare. Dermatologica. Russ. Mschr. **4**, Nr 10 (1914). Ref. Dermat. Wschr. **67**, 778 (1918). — SACHS: (a) Erythema elevatum. Wien. dermat. Ges., Sitzg 20. April 1910. Ref. Arch. f. Dermat. **103**, 368 (1910). (b) 11. Kongr. dtsch. dermat. Ges. Wien **1913**. Ref. Arch. f. Dermat. **119 I**, 125 (1914). (c) Granuloma annulare.

Wien. dermat. Ges. 23. Okt. 1924. Ref. Zbl. Hautkrkh. **16**, 380 (1925). Ref. Dermat. Wschr. **80**, 658 (1925). — SAMEK: Dtsch. dermat. Ges. tschechoslov. Republik, 17. Jnui 1928. Ref. Zbl. Hautkrkh. **28**, 118 (1928). — SATTA, GAVINO PERANTONI: Un caso di granuloma annulare recidivante. (Ein Fall von rezidivierendem Granuloma annulare.) Clin. dermosifilopat. univ. Sassari. Rinasc. med. **3**, Nr 7, 144—146 (1926). Ref. Zbl. Hautkrkh. **20**, 801 (1926). — SAVILL: Persistent ringed eruption. Dermat. Soc. Lond. Ref. Brit. J. Dermat. **17**, 23 (1905). — SCHAMBERG: A case of Erythema elevatum diutinum. J. of cutan. Dis. **26**, 583—584 (1908). — SCHEER: Granuloma annulare. N. Y. Acad. Med., sect. dermat. 8. Nov. 1923. Arch. of Dermat. **9**, Nr 4, 520. — SCHNABL: Dtsch. dermat. Ges. tschechoslov. Republik 23. Febr. 1929. Ref. Zbl. Dermat. **30**, 180 (1929). — SCHOENHOF: Granuloma annulare. Dtsch. dermat. Ges. tschechoslov. Republik, Sitzg 11. Juni 1923. Vorsitzender: C. KREIBICH. Ref. Zbl. Hautkrkh. **9**, 375 (1924). — SCHRAMEK: Granuloma annulare. Wien. dermat. Ges., Sitzg 5. März 1914. Ref. Arch. f. Dermat. **119 II**, **44** (1914). (1 Fall.) — SELINSKIJ: Zur Klinik und Pathogenese der ringförmigen Granulome. Venerol. (russ.) **5**, 498—502. Ref. Zbl. Hautkrkh. **29**, 98 (1929). — SELISKY, A. B.: Zur Klinik und Histologie des Granuloma annulare aus dem venerolog. Dispansair zu Pawlowo Possad (U.d.S. S.R.). Ref. Dermat. Wschr. **85**, H. 50, 1710—1713 (1927). — SEQUEIRA: (a) Ringend Eruption. Dermat. Soc. Lond. Ref. Brit. J. Dermat. **14**, 270 (1902); zit. nach DALLA FAVERA. Dermat. Z. **16**, 84 (1909). (b) Granuloma annulare. 17. internat. med. Kongr. London, Aug. **1913**. Ref. Dermat. Zbl. **17**, 63 (1913/14). — SEQUEIRA, G. N.: Ringeruption des Fingers — Granuloma annulare von außergewöhnlich langer Dauer. Proc. roy. Soc. Med., sect. dermat., 18. Dez. 1919. Ref. Mh. Dermat. **71**, 755 (1920). — SERRA-COSTA: Contributio allo studio del granuloma annulare. (Beitrag zum Studium des Granuloma annulare.) Istit. di clin. dermo-sifilopat. univ. Pisa. Sonderdruck aus: Pensiero med. **1925**, No 28/29, 11. Ref. Dermat. Wschr. **82**, 701 (1926). Ref. Zbl. Hautkrkh. **19**, 672 (1926). — SÉZARY et VAUDREMER: Granulome annulaire. Guérison âprès vaccinethérapie. Bull. Soc. franç. Dermat. **34**, No 2, 112—115 (1927). Ref. Zbl. Hautkrkh. **24**, 250 (1927). Ref. Dermat. Wschr. **84**, 749 (1927). — SÉZARY et DURUY: Sur le traitement du Granulome annulaire par le vaccin de VAUDREMER. Bull. Soc. franç. Dermat. **1929**, 270—272. Ref. Zbl. Hautkrkh. **31**, 337 (1929). — SIEMENS: Münch. dermat. Ges., 20. Dez. 1928. Ref. Zbl. Hautkrkh. **30**, 15 (1929). — SMITH, F. J. (London): Ein Fall von sogenanntem Erythema elevatum diutinum. Brit. J. Dermat. **1894**, H. 5 (Mai), 144. Ref. Arch. f. Dermat. **34**, 294 (1896). Ref. Mh. Dermat. **19 II**, 216 (1894). — SEBOLEW: Zur Frage des Granuloma annulare und dessen Beziehungen zu den Tuberkuliden. Russk. Vestn. Dermat. **5**, Nr 6 (1927). Ref. Dermat. Wschr. **85**, 1466 (1927). — SPIETHOFF: (a) Granulom der Sehnenscheiden oder Granuloma annulare? Med. Ges. Jena, Sitzg 15. Juli 1925. Ref. Münch. med. Wschr. **72**, Nr 38, 1627. Ref. Zbl. Hautkrkh. **18**, 151 (1926). (b) Granuloma annulare. 14. Kongr. dtsch. dermat. Ges., Dresden, 13.—16. Sept. 1925. Ref. Arch. f. Dermat. **151**, 341 (1926). Ref. Zbl. Hautkrkh. **18**, 520, 829 (1926). — STEIN: (a) Granuloma annulare recidivans (RADCLIFFE CROCKER). Verh. Wien. dermat. Ges., Sitzg 25. Nov. 1920. Arch. f. Dermat. **137**, 106 (1921). (b) Wien. dermat. Ges. 25. Okt. 1928. Ref. Zbl. Hautkrkh. **30**, 305 (1929). — STETTLER: Granuloma annulare. Schweiz. dermat. Ges. Zürich, Sitzg 10.–11. Juli 1920. Schweiz. med. Wschr. **51**, Nr. 6, 138—139 (1921). Ref. Zbl. Hautkrkh. **1**, 59 (1921). — STETTLER, EDUARD: Beitrag zur Kenntnis des Granuloma annulare. (Dermat. Klin. Basel.) Arch. f. Dermat. Orig. **132**, 314—328 (1921). Ref. Dermat. Wschr. **74**, 147 (1922). Dermat. Z. **38**, 48 (1923). — STOKES: (a) Granuloma annulare. Arch. of Dermat. **7**, Nr 5, 692 bis 693 (1923). Chicago dermat. Soc., 17. Jan. 1923. Ref. Zbl. Hautkrkh. **10**, 372 (1924). (b) Granuloma annulare. Philad. dermat. Soc., 3. Dez. 1926. Arch. of Dermat. **15**, Nr 6, 723 (1927). Ref. Zbl. Hautkrkh. **24**, 828 (1927). — STONT: A case of Erythema elevatum. J. of cutan. Dis. **27**, 131 (1909). Philad. dermat. Soc., 24. Nov. 1908. — STOWERS, J. H.: Proc. roy. Soc. Med., Sitzg 18. Nov. 1915. Ref. Brit. J. **1915**, 472. (Diskussion zu LITTLE.) (2 eigene Fälle.) Ref. Arch. f. Dermat. **122** (1918). — STRANDBERG: Granuloma annulare. Dermat. Ges. Stockholm, 24. Okt. 1912. Ref. Arch. f. Dermat. **117**, 346 (1914). (1 Fall.) — STRANZ: Schles. dermat. Ges., 11. Mai 1929. Ref. Zbl. f. Dermat. **31**, 554 (1929). — SUSSMANN: Wien. dermat. Ges., 25. Okt. 1928. Ref. Zbl. Hautkrkh. **30**, 305 (1929). — SUTTEN: Diseases of the skin. 1926. — SWEITZER: Granuloma annulare. Minnesota dermat. Soc. Arch. of Dermat. **6**, Nr 1, 124.

TANIMURA, CHUHE: Über Granuloma annulare (R. CROCKER). Univ.-Hautklin. Kiel. Jap. J. of Dermat. **24**, Nr 5, 21 (1924). (11 Fälle.) Ref. Zbl. Hautkrkh. **16**, 73 (1925). — THOMSON, M. SYDNEY: Case for diagnose (Granuloma annulare?). Proc. roy. Soc. Med., sect. dermat. **19**, Nr 2, Sitzg 15. Okt. 1925. Ref. Dermat. Wschr. **82**, 530 (1926). Ref. Dermat. Z. **48**, 195 (1926). — THURSFIELD, HUGH: Case of granuloma annulare. Proc. roy. Soc. Med. **19**, Nr 2, sect. study dis. childr., 23. Okt. 1925, 14. — TRIMBLE, WILLIAM B.: (a) Erythema elevatum diutinum? N. Y. Acad. Med., sect. dermat. 3. März 1925. Arch. of Dermat. **12**, Nr 4, 596—597 (1925). Ref. Zbl. Hautkrkh. **19**, 146 (1926). (b) Erythema elevatum diutinum. Report of a case with comments on its nosologie position. (Erythema elevatum diutinum. Bericht über einen Fall, seine Stellung in der Lehre der Krankheiten.) (Dep. of dermatol. a. syphilol. New York univ. and Bellevue med. coll. New York.) Arch. of Dermat. **13**, Nr 3, 383—388 (1926). Ref. Zbl. Hautkrkh. **20**, 673 (1926).

ULLMANN: Granuloma annulare. Wien. dermat. Ges., Sitzg 20. März 1924. Ref. Zbl. Hautkrkh. **13**, 39 (1924) u. **24**, 745 (1927). (Aussprache zu KUMER.) — UNNA, PAUL jun.: Granuloma annulare. Dermat. Ges. Hamburg-Altona, Sitzg 13. Juni 1926. Ref. Dermat. Z. **49**, 274 (1926/27). Ref. Zbl. Hautkrkh. **21**, 561 (1926/27).

VARNET, H. R. und R. C. JAMIESON (Detroit): Granuloma annulare. J. of cutan. Dis., Jan. **1911**. Ref. Mh. Dermat. **52 I**, 314 (1911). Ref. Arch. f. Dermat. **107**, 497 (1911). — VIGNOLO LUTATI, KARL: Beitrag zum Studium des sogenannten Granuloma annulare. Dermat. Wschr. **54**, H. 3, 77—85, 20. Jan. 1912. Ref. Arch. f. Dermat. **112**, 462. Ref. Dermat. Zbl. **15**, 238 (1912). Ref. Mh. Dermat. **54**, 114—124. — VOLK: (a) Granuloma annulare. Wien. dermat. Ges., Sitzg 19. Nov. 1913. Ref. Arch. f. Dermat. **117**, 863 (1914). Diskussion zu NOBL. (1 eigener Fall.) (b) Wien. dermat. Ges., Sitzg 5. Febr. 1914. Ref. Arch. f. Dermat. **119 II**, 45 (1915). (Diskussion zu SCHRAMEK.) (c) Erythema elevatum et diutinum. Wien. dermat. Ges., Sitzg 20. Okt. 1921. Dermat. Wschr. **74**, 25 (1922). Ref. Zbl. Hautkrkh. **3**, 338.

WEIDMANN: Erythema elevatum diutinum. (A case for diagnosis.) Amer. dermat. Assoc., 27. Mai 1926. Arch. of Dermat. **10**, 231 (1924, Aug.); **11**, 566 (1925, April); **14**, Nr 5, 622—623 (1926).; Zbl. Hautkrkh. **17**, 538 u. **23**, 220 (1927). — WEILL et WATRIN: Un cas d'érythème annulaire centrifuge. (Ein Fall von Erythema annulare centrifugum (Granuloma annulare?). Ref. Bull. Soc. franç. Dermat. **33**, No 6, 435–437 (1926). Ref. Zbl. Hautkrkh. **22**, 91 (1927). — WENDE, GROVER W. (Buffallo): Eine noduläre, in Ringform endigende Eruption (Granuloma annulare). J. of cutan. Dis. **27**, 388—393 (1909, Sept.). Ref. Dermat. Zbl. **13**, 214. Ref. Mh. Dermat. **49 II**, 455 (1909). — WERTHEIMER: Granuloma annulare. Pittsburgh. dermat. Soc., 21. Okt. 1926. Arch. of Dermat. **15**, Nr 2, 221 (1927). Ref. Zbl. Hautkrkh. **24**, 85 (1927). — WERTHER: (a) Granuloma annulare. 11. Kongr. dtsch. dermat. Ges. Wien **1913**. Ref. Arch. f. Dermat. **119 I**, 129 (1914). (b) Zur Histologie des Granuloma annulare. Ver. Dresden. Dermat., Sitzg 3. Nov. 1926. Ref. Zbl. Hautkrkh. **22**, 472 (1927). — WERTHER (Dresden): Granuloma annulare. 1. Tagg mitteldtsch. Dermat. Dresden, 5. Dez. 1920. (Moulage.) Ref. Arch. f. Dermat. **137**, 179 (1921). Ref. Mh. Dermat. **72**, 189 (1921). — WESTPHALEN: Typisches Granuloma annulare. Dermat. Ges. Hamburg, Sitzg 27. Febr. 1927. Dermat. Wschr. **85**, 958 (1927). Ref. Zbl. Hautkrkh. **24**, 594 (1927). — WHITE: Granuloma annulare. Klin. Sitzg 45. Jtagg amer. dermat. Ver.igg. Ref. Arch. f. Dermat. **112**, 1028 (1912) (1 Fall). — WHITEFIELD: A case of unusual papulonecrotic tuberculid. Brit. J. Dermat. **25**, 307 (1913). — WICHMANN: (a) Die Diagnose der Hauttuberkulose durch Vergleichung der im Krankheitsherd und Normalhaut angestellten Intracutanreaktion. Dermat. Wschr. **65**, Nr 38 (1917). Ref. Dermat. Zbl. **1917/18**, 184. (b) Granuloma annulare. Hamburg. ärztl. Ver.igg, 27. Nov. 1916. Ref. Dermat. Zbl. **1917/18**, 127. (c) Atypische Exantheme der Tuberkulose. Strahlenther. 8, H. 2, 560 (1918). — WILLIAMS: Granuloma annulare. N. Y. Acad. Med., sect. dermat., 3. Mai 1921. Arch. of Dermat. **4**, Nr 2, 268. — WIRZ: (a) Granuloma annulare. Münch. dermat. Ges., 16. Mai 1927. (b) Münch. dermat. Ges., 20. Juni 1928. Ref. Zbl. f. Dermat. **28**, 516 (1928). — WISE: Granuloma annulare. Dermat. Soc. New York, 24. Okt. 1922. Arch. of Dermat. **7**, Nr 2, 275. — WOLF: Arch. of Dermat. **17**, Nr 4, 572—573 (1928). N. Y. Arad. Med., sect. dermat., 1. Sept. 1927. Ref. Zbl. Hautkrkh. **28**, 65 (1928). — WOLLENBERG, R. A. C.: Granuloma annulare. Dermat. Soc. Detroit, 17. März 1925. Arch. of Dermat. **12**, Nr 5, 742—743. — WORONOFF, D. u. J. OLESSOFF: Zur Ätiologie des Granuloma annulare. Klin. f. vener. und Hautkrkh. I. Univ. Moskau. Acta dermato-vener. (Stockh.) **7**, H. 1, 164—169 (1926). Ref. Zbl. Hautkrkh. **22**, 90 (1927). Ref. Dermat. Wschr. **83**, 1559 (1926). Ref. Dermat. Z. **50**, 310 (1927).

ZIELER, KARL: Lehrbuch und Atlas der Haut- u. Geschlechtskrankheiten. Lehrbuchband. S. 343. Berlin u. Wien: Urban u. Schwarzenberg 1928. — ZWEIG: Über einen Fall von Erythema elevatum et diutinum. Arch. f. Dermat. **109**, H. 3, 519 (1911, Sept.). Ref. Mh. Dermat. **53 II**, 549 (1911). Ref. Dermat. Z. **19**, 194 (1912).

Namenverzeichnis.

(Die schrägen Zahlen verweisen auf die Literaturverzeichnisse.)

Sachverzeichnis.